中国泌尿外科和男科疾病诊断治疗指南

（2019版）

名誉主编　郭应禄　那彦群　叶章群

主　　编　黄　健

副 主 编　王建业　孔垂泽　李　虹
　　　　　谢立平　周利群　叶定伟

科学出版社

北京

内 容 简 介

《中国泌尿外科和男科疾病诊断治疗指南》（2019版）由中华医学会泌尿外科学分会（CUA）、中国医师协会泌尿外科医师分会（CUDA）、中国抗癌协会泌尿男生殖系肿瘤专业委员会（CACA-GU）共同组织编写，包括28个指南，内容涵盖了泌尿系统肿瘤、结石、下尿路及女性泌尿外科疾病、肾上腺外科疾病、先天性及小儿泌尿系统疾病、肾移植管理、泌尿系统疾病护理等常见泌尿外科疾病的诊疗技术和方法，并首次纳入了常见的男科疾病。本指南将成为广大泌尿外科医护人员在临床工作中最重要和权威的参考资料。

图书在版编目（CIP）数据

中国泌尿外科和男科疾病诊断治疗指南：2019版/黄健主编．—北京：科学出版社，2020.10
　ISBN 978-7-03-065979-8

　Ⅰ．①中…　Ⅱ．①黄…　Ⅲ．①泌尿系统疾病－诊疗－指南　②男性生殖器疾病－诊疗－指南　Ⅳ．① R69-62

中国版本图书馆 CIP 数据核字（2020）第 165120 号

责任编辑：程晓红 / 责任校对：郭瑞芝
责任印制：赵　博 / 封面设计：吴朝洪

科 学 出 版 社 出版
北京东黄城根北街 16 号
邮政编码：100717
http://www.sciencep.com

三河市春园印刷有限公司 印刷
科学出版社发行　各地新华书店经销

*

2020 年 10 月第　一　版　　开本：889×1194　1/16
2022 年 4 月第十次印刷　　印张：58
字数：1 878 000
定价：290.00 元
（如有印装质量问题，我社负责调换）

中国泌尿外科疾病
诊断治疗指南

吴阶平

中国泌尿系统疾病诊疗指南与共识科学指导委员会

中华医学会泌尿外科学分会指南办公室

参编人员名单

名誉主编 郭应禄　那彦群　叶章群

主　　编 黄　健

副 主 编 王建业　孔垂泽　李　虹　谢立平　周利群　叶定伟

1.肾细胞癌诊断治疗指南

分 篇 主 编 孔垂泽　中国医科大学附属第一医院

分篇副主编 王少刚　华中科技大学同济医学院附属同济医院

　　　　　　姚　欣　天津医科大学肿瘤医院

编　　委 种　铁　西安交通大学第二附属医院

　　　　　　崔心刚　海军军医大学第三附属医院

　　　　　　董　文　中山大学孙逸仙纪念医院

　　　　　　何志嵩　北京大学第一医院

　　　　　　李炯明　昆明医科大学第二附属医院

　　　　　　吕家驹　山东省立医院

　　　　　　马　鑫　中国人民解放军总医院第一医学中心

　　　　　　倪少滨　哈尔滨医科大学附属第一医院

　　　　　　谭万龙　南方医科大学南方医院

　　　　　　王林辉　海军军医大学附属长征医院

　　　　　　王志平　兰州大学附属第二医院

　　　　　　文瀚东　中国人民解放军中部战区总医院

　　　　　　邢毅飞　华中科技大学同济医学院附属协和医院

　　　　　　杨　勇　北京市肿瘤医院

　　　　　　张海梁　复旦大学附属肿瘤医院

秘　　书 姜元军　中国医科大学附属第一医院

2. 膀胱癌诊断治疗指南

分 篇 主 编 黄　健　中山大学孙逸仙纪念医院

分篇副主编 许传亮　海军军医大学附属长海医院

　　　　　　章小平　华中科技大学同济医学院附属协和医院

编　　委 陈　炜　中山大学附属第一医院

陈志文　陆军军医大学西南医院
郝　瀚　北京大学第一医院
李宏召　中国人民解放军总医院第一医学中心
刘跃平　中国医学科学院肿瘤医院
刘　征　华中科技大学同济医学院附属同济医院
王国良　北京大学第三医院
王剑松　昆明医科大学第二附属医院
吴　芃　南方医科大学南方医院
吴　松　深圳市罗湖区人民医院
徐　涛　北京大学人民医院
朱　刚　北京和睦家医院
朱一平　复旦大学附属肿瘤医院

秘　　书 林天歆　中山大学孙逸仙纪念医院

3. 前列腺癌诊断治疗指南

分篇副主编 梁朝朝　安徽医科大学第一附属医院
高　旭　海军军医大学附属长海医院

编　　委 毕建斌　中国医科大学附属第一医院
戴　波　复旦大学附属肿瘤医院
董柏君　上海交通大学医学院附属仁济医院
龚　侃　北京大学第一医院
何　旺　中山大学孙逸仙纪念医院
胡志全　华中科技大学同济医学院附属同济医院
黄　毅　北京大学第三医院
李　磊　西安交通大学第一附属医院
刘久敏　广东省人民医院
牛远杰　天津医科大学第二医院
姚旭东　上海市第十人民医院
曾　浩　四川大学华西医院
郑祥义　浙江大学医学院附属第一医院
周芳坚　中山大学肿瘤防治中心
邹　青　江苏省肿瘤医院

秘　　书 王志华　华中科技大学同济医学院附属同济医院

4. 睾丸肿瘤诊断治疗指南

分篇主编 丁　强　复旦大学附属华山医院

分篇副主编	王东文	山西医科大学第一医院
编　委	韩金利	中山大学孙逸仙纪念医院
	姜　帅	复旦大学附属中山医院
	刘存东	南方医科大学附属第三医院
	卢慕峻	上海交通大学附属仁济医院
	秦卫军	空军军医大学西京医院
	秦晓建	复旦大学附属肿瘤医院
	邰　胜	安徽医科大学第一附属医院
	田　军	中国医学科学院肿瘤医院深圳医院
	谢　燚	北京协和医院
	徐啊白	南方医科大学珠江医院
	原小斌	山西医科大学第一医院
	张爱莉	河北医科大学第四医院暨河北省肿瘤医院
	张　骞	北京大学第一医院
编委兼秘书	姜昊文	复旦大学附属华山医院

5.阴茎癌诊断治疗指南

分 篇 主 编	齐　琳	中南大学湘雅医院
分篇副主编	侯建全	苏州大学附属第一医院
编　　委	韩　辉	中山大学肿瘤防治中心
	胡　滨	辽宁省肿瘤医院
	黄玉华	苏州大学附属第一医院
	李　响	四川大学华西医院
	刘　涛	中国医科大学附属第一医院
	沈国球	中国人民解放军中部战区总医院
	孙　庭	南昌大学第一附属医院
	薛学义	福建医科大学附属第一医院
	叶剑飞	北京大学第三医院
	张　勇	河北医科大学第二医院
	朱　耀	复旦大学附属肿瘤医院
编委兼秘书	王　龙	中南大学湘雅医院

6.上尿路尿路上皮癌诊断治疗指南

分 篇 主 编	周利群	北京大学第一医院
分篇副主编	魏　强	四川大学华西医院
	王行环	武汉大学中南医院
编　　委	鲍一歌	四川大学华西医院

丁德刚　河南省人民医院

苟　欣　重庆医科大学附属第一医院

郭剑明　复旦大学附属中山医院

黄吉炜　上海交通大学医学院附属仁济医院

李学松　北京大学第一医院

李长岭　中国医学科学院肿瘤医院

史本康　山东大学齐鲁医院

万　奔　北京医院

叶烈夫　福建省立医院

张洪宪　北京大学第三医院

张雪培　郑州大学第一附属医院

周　宇　中国人民解放军中部战区总医院

秘　　书　方　冬　北京大学第一医院

7. 良性前列腺增生诊断治疗指南

分 篇 主 编　谢立平　浙江大学医学院附属第一医院

分篇副主编　徐万海　哈尔滨医科大学附属第四医院

刘　明　北京医院

编　　委　陈　忠　华中科技大学同济医学院附属同济医院

董　强　四川大学华西医院

杜传军　浙江大学医学院附属第二医院

江　春　中山大学孙逸仙纪念医院

刘　犇　浙江大学医学院附属第一医院

刘春晓　南方医科大学珠江医院

孟一森　北京大学第一医院

宋　超　武汉大学人民医院

王　忠　上海交通大学医学院附属第九人民医院

谢克基　广州市第一人民医院（华南理工大学附属第二医院）

杨　庆　海军军医大学附属长海医院

周晓峰　中日友好医院

秘　　书　罗金旦　浙江大学医学院附属第一医院

8. 泌尿系结石诊断治疗指南

分 篇 主 编　叶章群　华中科技大学同济医学院附属同济医院

邓耀良　广西医科大学附属第一医院

分篇副主编　高小峰　海军军医大学附属长海医院

曾国华　广州医科大学附属第一医院

编　　　委	陈　斌	厦门大学附属第一医院
	陈志强	华中科技大学同济医学院附属同济医院
	程　跃	宁波市第一医院
	郭小林	华中科技大学同济医学院附属同济医院
	李建兴	北京清华长庚医院
	刘贤奎	中国医科大学附属第一医院
	沈柏华	浙江大学医学院附属第一医院
	王　刚	北京大学第一医院
	王　平	中国医科大学第四附属医院
	王树声	广东省中医院
	吴　忠	复旦大学附属华山医院
	肖克峰	深圳市人民医院
	许可慰	中山大学孙逸仙纪念医院
	许长宝	郑州大学第二附属医院
	杨嗣星	武汉大学人民医院
秘　　　书	余　虓	华中科技大学同济医学院附属同济医院

9. 神经源性膀胱诊断治疗指南

分 篇 主 编	廖利民	中国康复研究中心北京博爱医院
分篇副主编	黄　海	中山大学孙逸仙纪念医院
	刘智勇	海军军医大学附属长海医院
编　　　委	杜广辉	华中科技大学同济医学院附属同济医院
	江海红	温州医科大学第一附属医院
	李龙坤	陆军军医大学新桥医院
	李旭东	西安交通大学第一附属医院
	田　军	国家儿科医学中心首都医科大学附属北京儿童医院
	卫中庆	南京医科大学第二附属医院
	徐智慧	浙江省人民医院
	张晓鹏	北京大学人民医院
	张志鹏	北京医院
编委兼秘书	陈国庆	中国康复研究中心北京博爱医院

10. 膀胱过度活动症诊断治疗指南

分 篇 主 编	王建业	北京医院
分篇副主编	许克新	北京大学人民医院
编　　　委	冷　静	上海交通大学医学院附属仁济医院
	李振华	中国医科大学附属第一医院

茹　峰　山西医科大学第一医院

田晓军　北京大学第三医院

肖云翔　北京大学第一医院

赵耀瑞　武警特色医学中心

编委兼秘书　王建龙　北京医院

11. 尿失禁诊断治疗指南

分篇主编　宋　波　陆军军医大学西南医院

分篇副主编　张耀光　北京医院

杨国胜　广东省第二人民医院

编　　　委　陈　敏　华中科技大学同济医学院附属协和医院

方克伟　昆明医科大学第二附属医院

方针强　陆军军医大学新桥医院

黄　啸　浙江大学医学院附属第一医院

黎　玮　河北医科大学第二医院

任力娟　山西医科大学第一医院

史本康　山东大学齐鲁医院

张　帆　中国康复研究中心北京博爱医院

张慕淳　吉林大学第一医院

周祥福　中山大学附属第三医院

编委兼秘书　宋奇翔　上海交通大学医学院附属仁济医院

12. 泌尿系感染诊断治疗指南

分篇主编　郑军华　上海市第一人民医院

分篇副主编　陈　明　东南大学附属中大医院

编　　　委　高振利　烟台毓璜顶医院

果宏峰　北京大学吴阶平泌尿外科医学中心

李恭会　浙江大学医学院附属邵逸夫医院

李正明　广州市红十字会医院

刘余庆　北京大学第三医院

乔庐东　首都医科大学附属北京同仁医院

邵　怡　上海市第一人民医院

王养民　中国人民解放军联勤保障部队940医院

王　毅　中国医科大学附属第一医院

郑　波　北京大学第一医院

编委兼秘书　陈恕求　东南大学附属中大医院

13. 前列腺炎诊断治疗指南

分 篇 主 编　夏术阶　上海市第一人民医院
分篇副主编　刘继红　华中科技大学同济医学院附属同济医院
　　　　　　张　凯　北京大学第一医院
编　　　委　韩从辉　东南大学附属徐州医院
　　　　　　郝宗耀　安徽医科大学第一附属医院
　　　　　　何乐业　中南大学湘雅三医院
　　　　　　刘　冰　海军军医大学长征医院
　　　　　　王细生　深圳市龙华新区中心医院
　　　　　　肖恒军　中山大学附属第三医院
　　　　　　杨　璐　四川大学华西医院
　　　　　　周　铁　海军军医大学附属长海医院
　　　　　　周晓峰　中日友好医院
编委兼秘书　韩邦旻　上海市第一人民医院
秘　　　书　王　涛　华中科技大学同济医学院附属同济医院

14. 男性泌尿生殖系统结核诊断治疗指南

分 篇 主 编　纪志刚　北京协和医院
分篇副主编　陈凌武　中山大学附属第一医院
编　　　委　曹晓明　山西医科大学第一医院
　　　　　　陈敏丰　中南大学湘雅医院
　　　　　　顾朝晖　郑州大学第一附属医院
　　　　　　姜元军　中国医科大学附属第一医院
　　　　　　罗俊航　中山大学附属第一医院
　　　　　　史涛坪　中国人民解放军总医院第一医学中心
　　　　　　孙晓文　上海市第一人民医院
　　　　　　肖　峻　中国科技大学附属第一医院（安徽省立医院）
　　　　　　张树栋　北京大学第三医院
　　　　　　张　朋　四川大学华西医院
秘　　　书　邓建华　北京协和医院

15. 肾移植指南

分 篇 主 编　马潞林　北京大学第三医院
分篇副主编　顾　民　南京医科大学第二附属医院
编　　　委　蔡　明　中国人民解放军总医院第八医学中心
　　　　　　董　隽　中国人民解放军总医院第一医学中心
　　　　　　韩文科　北京大学第一医院

李　恒　华中科技大学同济医学院附属协和医院

林　涛　四川大学华西医院

邱建新　上海交通大学附属第一人民医院

田普训　西安交通大学第一附属医院

谢　森　中国人民解放军中部战区总医院

于胜强　烟台毓璜顶医院

张　雷　海军军医大学附属长海医院

周洪澜　吉林大学第一医院

周　华　山西省第二人民医院

编委兼秘书　赵　磊　北京大学第三医院

16. 间质性膀胱炎/膀胱疼痛综合征诊断治疗指南

分 篇 主 编　潘铁军　中国人民解放军中部战区总医院

分篇副主编　白志明　中南大学湘雅医学院附属海口医院暨海口市人民医院

编　　　委　曾建文　清远市人民医院

都书琪　中国医科大学附属第一医院

江　军　陆军军医大学西南医院

李　源　中南大学湘雅医院

刘　可　北京大学第三医院

吕坚伟　上海交通大学医学院附属仁济医院

沈文浩　陆军军医大学附属大坪医院

王春喜　吉林大学第一医院

姚友生　中山大学孙逸仙纪念医院

章传华　武汉市第一医院

编委兼秘书　刘　波　中国人民解放军中部战区总医院

17. 肾上腺外科疾病诊断治疗指南

分 篇 主 编　张　旭　中国人民解放军总医院第一医学中心

分篇副主编　邢念增　中国医学科学院肿瘤医院

编　　　委　傅　斌　南昌大学第一附属医院

蒋绍博　山东大学省立医院

李黎明　天津医科大学总医院

刘同族　武汉大学中南医院

秦　杰　浙江大学医学院附属第一医院

徐丹枫　上海交通大学医学院附属瑞金医院

杨　波　海军军医大学附属长海医院

张大宏　浙江省人民医院

张国玺　赣南医学院第一附属医院

张玉石　北京协和医院

朱育春　四川大学华西医院

编委兼秘书　王保军　中国人民解放军总医院第一医学中心

18. 泌尿系损伤诊断治疗指南

分 篇 主 编　李　虹　四川大学华西医院

分篇副主编　袁建林　空军军医大学西京医院

编　　　委　曹志强　中国人民解放军北部战区总医院

侯　智　青海医科大学附属医院

李　兵　华中科技大学同济医学院附属协和医院

李培军　宁夏医科大学附属医院

林　健　北京大学第一医院

刘　飞　空军军医大学西京医院

杨家荣　中国人民解放军中部战区总医院

袁晓奕　华中科技大学同济医学院附属同济医院

张林琳　西安交通大学第一附属医院

周占松　陆军军医大学西南医院

编委兼秘书　罗德毅　四川大学华西医院

19. 肾脏囊性疾病诊断治疗指南

分 篇 主 编　高　新　中山大学附属第三医院

分篇副主编　杨锦建　郑州大学第一附属医院

编　　　委　陈朝晖　华中科技大学同济医学院附属协和医院

狄金明　中山大学附属第三医院

管　维　华中科技大学同济医学院附属同济医院

贾占奎　郑州大学第一附属医院

刘修恒　武汉大学人民医院

王　尉　中国人民解放军南部战区总医院

夏海波　赤峰市肿瘤医院（赤峰学院第二附属医院）

杨　诚　安徽医科大学第一附属医院

张志宏　天津医科大学第二医院

秘　　　书　吴杰英　中山大学附属第三医院

20. 肾输尿管先天畸形诊断治疗指南

分 篇 主 编　林天歆　中山大学孙逸仙纪念医院

分篇副主编　程继文　广西医科大学附属第一医院

编　　委	何卫阳	重庆医科大学附属第一医院
	李明磊	首都医科大学附属北京儿童医院
	李天宇	广西医科大学附属第一医院
	刘　承	北京大学第三医院
	梅红兵	深圳市第二人民医院（深圳大学第一附属医院）
	魏　强	南方医科大学南方医院
	姚　林	北京大学第一医院
	周辉霞	中国人民解放军总医院第七医学中心附属八一儿童医院
	朱清毅	江苏省中医院
秘　　书	于　浩	中山大学孙逸仙纪念医院

21. 膀胱尿道先天畸形诊断治疗指南

分 篇 主 编	薛　蔚	上海交通大学医学院附属仁济医院
分篇副主编	傅　强	上海交通大学附属第六人民医院
编　　委	毕允力	复旦大学附属儿科医院
	何永忠	广州医科大学附属第五医院
	李惠珍	海军军医大学附属长海医院
	王建伟	北京积水潭医院
	吴海啸	金华市中心医院
	谢　华	上海市儿童医院
	徐　哲	中山大学附属第一医院
	张钦明	北京和睦家医院
编委兼秘书	刘毅东	上海交通大学医学院附属仁济医院

22. 阴囊阴茎良性疾病诊断治疗指南

分 篇 主 编	贺大林	西安交通大学第一附属医院
分篇副主编	徐忠华	山东大学齐鲁医院
编　　委	潮　敏	安徽省儿童医院
	郭丰富	山东省临沂市人民医院
	金讯波	山东省立医院
	李　超	上海同济大学附属同济医院
	李卫平	中国人民解放军联勤保障部队940医院
	牛海涛	青岛大学附属医院
	王建宁	山东省千佛山医院
	杨　林	西安交通大学第一附属医院
	张　茁	吉林大学附属中日联谊医院
	周尊林	山东大学齐鲁医院

秘　　书　张林琳　西安交通大学第一附属医院

23. 性发育异常诊断治疗指南

分篇主编　田　野　首都医科大学附属北京友谊医院
分篇副主编　王增军　南京医科大学第一附属医院
　　　　　　巩纯秀　国家儿童医学中心首都医科大学附属北京儿童医院
编　　委　邓　姗　中国医学科学院北京协和医院国家妇产疾病研究中心
　　　　　　何　屹　浙江省嘉兴市第一医院
　　　　　　洪　锴　北京大学第三医院
　　　　　　姜长青　首都医科大学附属北京安定医院
　　　　　　李　朋　上海市第一人民医院
　　　　　　孙祥宙　中山大学附属第一医院
　　　　　　田　龙　首都医科大学附属北京朝阳医院
　　　　　　王　涛　华中科技大学同济医学院附属同济医院
　　　　　　肖　飞　清华大学附属垂杨柳医院
编委兼秘书　吉正国　首都医科大学附属北京友谊医院
　　　　　　秦　超　南京医科大学第一附属医院

24. 肾血管性高血压诊断治疗指南

分篇主编　徐　勇　天津医科大学第二医院
分篇副主编　唐　伟　重庆医科大学第一附属医院
编　　委　陈方敏　天津市第三中心医院
　　　　　　胡海龙　天津医科大学第二医院
　　　　　　蒋国松　华中科技大学同济医学院附属协和医院
　　　　　　李　建　天津市人民医院
　　　　　　刘龙飞　中南大学湘雅医院
　　　　　　刘　谦　天津市第一中心医院
　　　　　　武玉东　郑州大学第一附属医院
　　　　　　袁敬东　武汉市第一医院
　　　　　　周子华　华中科技大学同济医学院附属协和医院
秘　　书　刘冉录　天津医科大学第二医院

25. 尿瘘诊断治疗指南

分篇主编　黄翼然　上海交通大学医学院附属仁济医院
分篇副主编　王坤杰　四川大学华西医院
编　　委　李彦锋　陆军特色医学中心
　　　　　　凌　青　华中科技大学同济医学院附属同济医院

申吉弘　昆明医科大学第一附属医院

沈　宏　四川大学华西医院

唐耘熳　四川省医学科学院·四川省人民医院

吴士良　北京大学第一医院

邢金春　厦门大学附属第一医院

编委兼秘书　李佳怡　上海交通大学医学院附属仁济医院

26. 留置导尿护理指南

分 篇 主 编　何　玮　华中科技大学同济医学院附属同济医院

分篇副主编　钱卫红　中国人民解放军中部战区总医院

编　　　委　曾子健　香港泌尿护理学会

陈雪花　江苏省中医院

程　茹　天津医科大学第二医院

黄燕波　北京大学第一医院

贾晓君　北京大学人民医院

李思逸　广东省中医院

刘春霞　北京大学第三医院

彭晓琼　复旦大学附属华山医院

郑　瑾　中国医科大学附属第一医院

编委兼秘书　王卫红　宁波市第一医院

臧　煜　华中科技大学同济医学院附属同济医院

27. 泌尿系统造口护理指南

分 篇 主 编　盛　夏　海军军医大学附属长海医院

分篇副主编　王　薇　浙江大学医学院附属第一医院

编　　　委　陈庆丽　江苏省人民医院

高凌燕　厦门大学附属第一医院

蒋玉梅　西安交通大学第一附属医院

蓝　丽　中山大学附属第一医院

刘会范　郑州大学第一附属医院

刘亚丽　北京大学第三医院

孟晓红　上海交通大学医学院附属仁济医院

乔够梅　中国人民解放军联勤保障部队940医院

王　敏　中国人民解放军中部战区总医院

王　霞　北京医院

编委兼秘书　罗　敏　中山大学孙逸仙纪念医院

28. 尿失禁护理指南

分 篇 主 编 马雪霞　中山大学孙逸仙纪念医院

分篇副主编 谢双怡　北京大学第一医院

编　　　委 车新艳　北京大学第一医院

程　欣　海军军医大学附属长海医院

李　欣　北京医院

刘　玲　四川大学华西医院

吕嘉乐　香港东区尤德夫人那打素医院

屈晓玲　华中科技大学同济医学院附属同济医院

宋　真　安徽医科大学第一附属医院

王　佳　北京大学人民医院

编委兼秘书 樊　帆　中山大学孙逸仙纪念医院

前　言

医学是预防、诊断和治疗疾病的科学与艺术。传统医学以经验医学为主，随着现代医学科学技术的进步，循证医学的理念已深入人心，它强调任何医疗决策都应建立在最佳的科学研究证据基础上，同时结合医师的个人专业技能和经验，考虑患者的价值和愿望，将三者完美结合，制定出适合患者的治疗措施。疾病的诊断治疗指南是推广循证医学最好的途径和方法。

自2006年以来，中华医学会泌尿外科学分会（CUA）先后组织数百名专家分别编写出版了2006年、2007年、2009年、2011年、2014年五版《中国泌尿外科疾病诊断治疗指南》，在全国范围内得到了广泛的推广和应用，对提高我国泌尿外科疾病的诊治水平起到了巨大的推动作用。

岁月不居，时节如流，自2014版指南出版以来，又历经了六个春秋。在过去的几年里，国内外泌尿外科领域涌现出了很多新方法、新药物、新技术、新理念；我国泌尿外科人践行着"顶天立地"的学科发展方针，不管是在学科的深度还是广度上都有空前的提高。2019年，CUA指南办公室启动了新一版指南的编撰工作，新版指南首次由中华医学会泌尿外科学分会（CUA）、中国医师协会泌尿外科医师分会（CUDA）、中国抗癌协会泌尿男生殖系肿瘤专业委员会（CACA-GU）国内三个最权威的泌尿外科协会统筹协作，集结了中国当代泌尿外科各个领域的优秀专家，并邀请了肿瘤内科、肿瘤放疗科、儿科、妇产科、心血管内科等多个交叉学科的专家近500人共同参与编写。新版指南不仅涵盖了泌尿系肿瘤、结石、下尿路及女性泌尿外科疾病、肾上腺外科疾病、先天性及小儿泌尿系疾病、肾移植管理、泌尿系统疾病护理等常见泌尿外科疾病的诊疗技术和方法，而且首次纳入了常见的男科疾病。因此，新版指南由《中国泌尿外科疾病诊断治疗指南》更名为《中国泌尿外科和男科疾病诊断治疗指南》。

在新版指南的编写过程中，CUA指南办公室通过广泛征求意见，仔细查阅最新文献，积极与欧洲泌尿外科学会（EAU）、美国泌尿外科学会（AUA）等国际泌尿外科学术团体的指南负责部门进行交流合作，搜集整理了国外最新的循证医学证据；同时，新版指南也结合我国的临床实践，纳入了更多的国内的文献资料和数据，以期能反映出中国指南的特色。我们欣喜地看到，越来越多的来自中国的研究被国内外权威指南引用；我们也清晰地认识到，在赢得学术话语权的道路上，广大中国泌尿外科同道仍然任重道远！只要全国泌尿外科同道们团结一致，精诚合作，利用好我们国家人口众多、病例资源丰富的优势，相信在不远的将来，一定会有更多的来自中国的高水平临床研究，我们将制定出更加体现中国特色的泌尿外科指南。

在新版指南即将付梓之际，我们再次感谢前几届编委为前几版指南所付出的艰辛劳动，积累的宝贵经验；同时也衷心地感谢本届编委为新版指南的编写与修订工作付出的辛勤劳动。相信新版指南将成为广大泌尿外科同道们在临床工作中最重要和权威的参考书籍之一，同时我们也希望大家在临床实践过程中不断提出宝贵意见和建议，以便再版时不断完善。

最后，热烈祝贺2019版《中国泌尿外科和男科疾病诊断治疗指南》出版发行！

中华医学会泌尿外科学分会候任主任委员

中华医学会泌尿外科学分会指南办公室主任

2020年9月18日

序（2009 版）

《中国泌尿外科疾病诊断治疗指南》（2009 版）即将出版发行了，我高兴地向大家推荐这本书。

中华医学会泌尿外科学分会第七届委员会 2004 年成立后，在那彦群主任委员的领导下，积极推行规范泌尿外科疾病临床诊断和治疗工作，并于 2006 年和 2007 年分别编写出版了包括 4 种疾病和 8 种疾病的《中国泌尿外科疾病诊断治疗指南》，在全国范围内推广和应用，受到广大泌尿外科医师的欢迎和重视。2007 年 10 月以来，在中华医学会泌尿外科学分会第八届委员会的组织下，继续编写了泌尿男生殖系统感染、肾上腺疾病、泌尿生殖系统结核、泌尿男生殖系统外伤、尿道狭窄、睾丸肿瘤、鹿角状结石、活体肾移植等八个新指南。这些指南的出版发行必将进一步推动我国泌尿外科临床诊疗工作的规范化。

随着信息化社会的进程，学会的工作领域和范围不断扩大，无论是学术交流，还是继续教育，以及办杂志、写指南，都离不开推动中国泌尿外科学发展的大目标。我欣喜地看到，这些年来，以那彦群教授为主任委员的中华医学会泌尿外科学分会紧紧围绕这一目标，不断努力，不断进取，学会的工作既轰轰烈烈又踏踏实实，受到泌尿外科学界和中华医学会的好评，我衷心地祝愿他们。

发展中国的泌尿外科事业不是一两个人的事，也不是一两个医院的事，也不是一两个地区的事，需要全国同道们的共同努力，希望大家团结在学会的旗帜下，把中国的泌尿外科事业推向一个新的发展阶段。

我再一次祝贺《中国泌尿外科疾病诊断治疗指南》（2009 版）出版发行。

2009 年 8 月 8 日

序（2007 版）

新中国成立以来，我国的泌尿外科专业从无到有，改革开放以来，我国的泌尿外科事业不断发展壮大，至今已经成为临床医学的一个重要学科。近年，随着现代泌尿外科的进步，新的诊断和治疗技术不断被开发和应用，给广大泌尿外科医生和患者带来更广阔的选择空间，但随之也带来了困惑和操作技术的不统一、不规范。因此在现代科学技术飞速发展的今天，尤其需要不断制定出相应的规范或指南。

以那彦群教授为主任委员的中华医学会泌尿外科学分会第七届委员会以两个规范为工作目标，在规范学会管理工作的同时，不断规范常见疾病诊断治疗原则。最近他们组织全国专家，参阅大量文献，制定出前列腺增生、前列腺癌、膀胱过度活动症和肾癌诊断治疗指南，这些指南的出版发行一定会对中国泌尿外科学术健康发展起到积极的作用。希望在实践应用过程中不断修订完善，并不断制定出其他疾病指南，推动中国泌尿外科事业发展。

2006 年 3 月 1 日

前言一（2014 版）

　　随着现代医学科学技术的进步，以循证医学为基础的临床经验不断得到推广，疾病的诊断治疗指南成为推广循证医学最好的途径和方法。

　　中华医学会泌尿外科学分会自 2006 年以来，先后组织数百名专家，分别编写出版了 2006 年、2007 年、2009 年、2011 年四版《中国泌尿外科疾病诊断治疗指南》，对推动中国泌尿外科临床工作的规范化起到重大作用，受到广大泌尿外科医生的欢迎和好评。

　　两年来，泌尿外科领域又有了重大进步，新理论、新药物、新技术、新设备不断得到开发和应用。国外一些学会指南的更新速度也越来越快，以期指导日新月异的临床工作，2012 年下半年开始，在广泛征求大家意见基础上，学会调整了各疾病指南编写组组长及专家，编写了 2014 年版《指南》，希望对全国泌尿外科同道在开展临床工作中有所帮助。

　　感谢参与 2006～2011 年版《指南》编写的专家，你们的付出为《指南》编写积累了宝贵经验，是中国泌尿外科事业的珍贵财富，希望你们一如既往地关心支持指导《指南》编写工作，谢谢你们！

　　感谢人民卫生出版社对这项工作的鼎力支持！

中华医学会泌尿外科学分会前任主任委员

《中华泌尿外科杂志》总编辑

前言二（2014版）

《中国泌尿外科疾病诊断治疗指南》自2006年出版以来，历经七个春秋，三次改版，已经成为泌尿外科学界最具权威的参考书之一，也为全国泌尿外科医师的临床实践提供了重要理论指导。

随着医学科学技术的迅猛发展，在泌尿外科疾病的诊治方面取得了长足的进步，新观念、新技术和新方法层出不穷。为此，在指南编写过程中，我们力求在指南中尽量增加一些新的概念和新技术与诊疗方法，同时也强调数据及文献引用应准确无误。中华医学会泌尿外科学分会（CUA）第九届委员会先后组织并开展了多项全国多中心的临床研究，取得了一些阶段性的成果。因此，《2014版指南》在搜集国外最新的循证医学资料的基础上，也结合我们国内的文献资料和多中心临床研究数据，对某些章节做了相应的补充和更新，希望能反映出中国泌尿外科指南的特色。

《2014版指南》基本涵盖了泌尿外科常见疾病的诊疗技术和方法，二十二个专题独立成篇，均由各个领域的权威专家执笔，并广泛征求临床一线泌尿外科医师及相关专业的专家意见，最后提交CUA全体委员及各学组部分委员多次商讨并审议定稿完成。《2014版指南》编写委员会尊重各分指南主编和编委的意见，对各疾病的分指南只是在篇幅上做了一些删减，有关诊治原则、专家观点、循证医学级别的界定都未加改动。

我们不会忘记上几届编委为前几版《指南》付出的艰辛劳动，同时也衷心地感谢本届编委为按时完成《2014版指南》的编写与修订工作付出的辛勤劳动。相信该指南将成为广大泌尿外科同仁们在临床工作中的重要参考书籍，也相信该指南将成为规范我国泌尿外科疾病诊治的指导性书籍。由于自新一届指南编委会成立至指南要求付梓的时间十分紧迫，因此各分指南的编写程式难于取得一致，也可能有些错误和疏漏之处，殷切期望各位读者批评指正，以便再版时予以修正。

热烈祝贺《中国泌尿外科疾病诊断治疗指南》（2014版）出版发行！

中华医学会泌尿外科学分会主任委员

叶章群

2013.秋于江城武汉

前言（2011版）

　　《中国泌尿外科疾病诊断治疗指南》自2006年发行以来，已于2007年、2009年改版二次，《指南》也由原来4个疾病增加到23个，《指南》的出版发行对中国泌尿外科临床诊疗规范起到巨大推动作用。

　　疾病诊断治疗指南是临床经验的总结，需要大量循证医学证据的支持，但遗憾的是我们在编写指南时痛感我们国家循证医学资料的匮乏。我们高兴地看到，以叶章群教授为主任委员的中华医学会泌尿外科学分会第九届委员会提出了加强多中心临床研究的工作目标，我们国家人口众多，病例资源丰富，只要全国同道们持之以恒、严谨求实，相信在不远的将来，以中国循证医学为主要参考，适合于中国的"泌尿外科疾病诊疗指南"一定会呈献给大家。

　　2009年以来，泌尿外科疾病的诊疗认识和技术又有很大发展，指南编写组的专家对2009版指南进行了增补和修订，汇集成《中国泌尿外科疾病诊断治疗指南》（2011版）。希望对全国泌尿外科同道有所帮助！

　　祝贺《中国泌尿外科疾病诊断治疗指南）（2011版）出版发行！

　　谨以此书献给中华医学会泌尿外科学分会成立卅周年！

　　谨以此书纪念新中国泌尿外科奠基人吴阶平院士！

中华医学会泌尿外科学分会前任主任委员

《中华泌尿外科杂志》总编辑

2011年7月21日

前言（2009 版）

《中国泌尿外科疾病诊断治疗指南》（2007版）出版以来，受到广大泌尿外科医师的欢迎和重视，在中华医学会泌尿外科学分会的积极推动和组织下，指南不断得到推广和应用，中国泌尿外科临床诊疗工作日益规范化。

2年来，随着基础和临床研究的进展，对泌尿外科疾病病因和发展规律的认识不断深入，新技术、新治疗方法不断涌现，2007版指南已经不能满足临床工作的需要，今年初，学会组织2007版指南编写组对2007版指南进行了修订，同时组织一大批专家编写了泌尿男生殖系统感染、肾上腺外科疾病、泌尿男生殖系统结核、肾移植、阴茎癌、睾丸肿瘤、鹿角状结石、泌尿系统损伤8个新指南。

推动中国泌尿外科疾病诊断治疗的规范化是中华医学会泌尿外科学分会长期的重要工作目标和任务，2009版指南的出版必将进一步推动我国泌尿外科疾病诊断治疗的规范化进程。

在2009版指南修订和编写过程中，有百余名来自全国各地的专家参加了修订和编写，在此表示衷心感谢。

中华医学会泌尿外科学分会主任委员

2009年7月15日

前言（2007版）

由全国近百位专家参与编写、吴阶平院士亲笔题写书名并作序的《中国泌尿外科疾病诊断治疗指南》（2006版）出版以来，在全国得到推广应用，推动了我国泌尿外科常见病规范化诊治的进程。

今天，我们高兴地看到，在中华医学会泌尿外科学分会（CUA）领导下，通过有关专家的努力，《中国泌尿外科疾病诊断治疗指南》（2007版）（以下简称《指南》）如期出版。2007版《指南》增加了膀胱癌、泌尿系结石、前列腺炎和压力性尿失禁四种泌尿外科常见疾病。在2007版《指南》出版之际，新的一批疾病指南正在编写中。

一年来，在2006版《指南》推广、2007版《指南》编写和征求意见过程中，出现了诸多令人欣喜的现象。首先，"规范常见病诊治"这一CUA工作重点得到全国各地泌尿外科分会的重视和响应，积极组织各种形式的《指南》推广活动，丰富了各地的学术活动内容，突显了健康、民主的学术气氛，促进了全国泌尿外科学术水平的提高。其次，全国泌尿外科同道对学习和应用《指南》表现出了极大的热情，很多医生积极主动地参与《指南》的修改。例如，老前辈梅骅教授逐字逐句审阅了2006版《指南》，提出了很多中肯的意见，北京的谷现恩医生仔细推敲了尿石症诊治指南讨论稿，提出了详尽的修改意见。第三，越来越多的中青年专家出现在2007版《指南》的编委会里，他们使命感强，态度认真，思维活跃，效率高，体现了我们的事业朝气蓬勃，充满希望。第四，《指南》在医药领域及社会各界引起了良好的反响。中华医学会赞扬CUA在规范常见病诊治方面为其他分会做出了榜样。越来越多的医药企业热情地响应、支持和参与规范化常见病诊治的工作，必将推动我们的事业在健康的轨道上快速发展。

《指南》是建立在循证医学证据基础上的。通过《指南》的编写和推广，循证医学的原则和理念在我国泌尿外科界日益深入人心。我们应该认识到，《指南》不是硬性规定，而是按照《指南》规范临床诊治，会使患者得到最大可能的益处。另一方面，《指南》不是一成不变的，随着循证医学证据的进一步丰富，《指南》也将得到不断的补充和修改。我们衷心希望全国同道继续对《指南》提出意见和建议。

2007年是CUA"指南推广年"。"规范常见病诊治"是我们始终如一的工作重点。《指南》能否推动这一重点工作，关键看执行情况。在深度上，CUA已成立了肾癌、膀胱癌、前列腺癌、慢性前列腺炎四个协作研究组，将通过全国多中心、前瞻性的研究获得体现中国人特点的循证医学证据；在广度上，CUA将使《指南》的推广活动不仅限于大中城市的国有医疗机构，而是向广大城镇、农村等基层医生推近，向民营医院的医生推进。

在此衷心感谢参与《指南》编写和指导《指南》编写的各位专家，感谢积极响应、使用《指南》的全国同道，感谢支持《指南》的各界人士。

中华医学会泌尿外科学分会主任委员

2007年5月20日

前言（2006 版）

　　随着现代医学科学技术的发展，我国的泌尿外科事业有了长足的进步，新的诊断和治疗方法不断得到应用和推广，对泌尿外科疾病的发生、发展规律也有了更深入的认识，但同时也给医生对疾病认识和选择治疗方法带来一定的困惑。为此，中华医学会泌尿外科学分会组织全国泌尿外科各个领域的专家组成"中国泌尿外科疾病诊断治疗指南编写委员会"，经过前期准备，反复研讨及对以循证医学原理为基础的国内外相关资料的分析与评价，编写委员会分别制定了膀胱过度活动症、良性前列腺增生、肾细胞癌和前列腺癌等泌尿外科疾病的诊断治疗指南，在征求国内知名老专家的意见后，经中华医学会泌尿外科学分会常务委员会讨论后通过。

　　今后学会还将陆续推出泌尿外科其他疾病的诊断治疗指南，并计划每一到两年对这些指南进行修改和更新。希望指南尽快在全国泌尿外科学界得到推广和应用，并且希望临床医师在临床应用过程中不断提出宝贵意见和建议，以期使之不断完善。相信《中国泌尿外科疾病诊断治疗指南》（2006 版）的出版发行一定会进一步推动中国泌尿外科事业的健康发展。

　　在此衷心感谢参与及指导编写的各位专家！

　　我还特别要感谢新中国泌尿外科事业的奠基人、中华医学会泌尿外科学分会的创建人，我们尊敬的吴阶平老师亲自为本书题写书名和作序。

中华医学会泌尿外科学分会主任委员

2006 年 3 月 20 日

目　录

肾细胞癌诊断治疗指南

在中华医学会泌尿外科学分会的指导下，肾细胞癌（renal cell carcinoma，RCC）诊断和治疗指南编写委员会以国内外循证医学资料为主要依据制定本指南，为中国泌尿外科医师临床决策提供肾细胞癌诊断和治疗的推荐意见。需要强调的是，在为具体患者制定医疗方案时，本指南并不能取代医师的临床经验和基于患者实际状况而做出的决定。更需要强调的是，本指南并不具有强制性，也并非法律标准。

本指南初版于2007年发布，后分别于2009年、2011年和2014年进行了三次不同程度的更新。近5年来，我国肾细胞癌从流行病学到临床诊疗各方面都发生了显著变化，因而本版指南在前述版本的基础上进行了较大规模的修订，所有章节都进行了更新。为方便临床应用，本指南可在中华医学会泌尿外科学分会网站查询使用，还将以App的形式面向广大临床医师发布。

在文献引用方面，为突出中国特色、适应国情，着眼于指南对我国泌尿外科医师的指导作用，本版指南在编写时强调了对我国学者基于国人的高质量研究的引用和采纳。同时，也着重分析和采纳了国际上具有高等级循证医学证据的研究结果，参考欧洲泌尿外科学会（EAU）、美国泌尿外科学会（AUA）以及美国国家综合癌症网络（NCCN）的肾细胞癌指南，提高本指南的推荐强度。

本次修订主要体现在以下几个方面。

1.肾细胞癌的流行病学和病因学　更新了最新的国内外肾癌发病率和死亡率等流行病学数据。

2.肾细胞癌的病理学　将肾脏肿瘤分类更新为2016版世界卫生组织（WHO）肾脏肿瘤分类标准；采用世界泌尿病理学会（WHO/ISUP）分级系统。

3.肾细胞癌的临床分期　采用美国癌症联合委员会（AJCC）2017年修订的肾癌TNM分期取代2010年版肾癌TNM分期。

4.肾细胞癌预后评估的证据和推荐　采用最新的WHO/ISUP分级系统能够更加简便和客观地对RCC进行病理分级，组织学亚型不能作为乳头状肾细胞癌独立的预后因素，体能状态评分、局部症状等临床因素可以作为肾细胞癌预后预测因子。

推荐使用新的TNM肿瘤分期系统、肿瘤细胞核病理分级系统、RCC组织学亚型，转移性肾细胞癌使用预后评价系统，包括细胞因子时代的纪念斯隆－凯特琳癌症中心（Memorial Sloan-Kettering Cancer Center，MSKCC）模型和靶向药物时代的国际转移性肾细胞癌数据库联盟（International Metastatic Renalcell carcinoma Database Consortium，IMDC）模型等。

5.肾细胞癌治疗的证据和推荐

（1）局限性肾细胞癌的治疗：腹腔镜根治性肾切除术（RN）比开放性根治性肾切除术的并发症发生率低，对于T1～T2a期的肿瘤，二者具有类似的肿瘤学效果。如果微创手术不能确保完整地切除肿瘤与围术期安全，则不推荐进行微创手术。

肾部分切除术（PN）或RN对于临床/病理T1a（c/pT1a）期患者肿瘤学预后无明显差别，PN手术方法可根据实际情况选择开放、腹腔镜或机器人手术。T1a期患者强烈推荐PN。部分经选择的T1b期患者可行PN。

（2）局部进展性肾细胞癌的治疗：对于局部进展性肾癌，尚不能明确区域或扩大淋巴结清扫是否能带来生存获益，淋巴结清扫的意义主要在于明确临床分期。对于非转移性肾细胞癌合并静脉癌栓者行癌栓取出术能够获益，推荐行肾癌根治性切除术联合癌栓取出术。

分子靶向药物辅助治疗不能改善局部进展性肾细胞癌患者的术后生存。

（3）转移性肾细胞癌的治疗：手术治疗方面，减瘤术及转移灶切除术在肾癌的分子靶向和免疫治疗时代仍可能带来生存获益。实施减瘤术较适用于一般情况良好［美国东部肿瘤协作组（ECOG）评分＜2、无或轻微相关症状，转移负荷低］、手术能显著降低肿瘤负荷的转移性肾细胞癌患者。对MSKCC高危患者不推荐减瘤术。对于具有良好条件（可以完全切除转移病灶或需要控制转移灶局部症状）的患者，可以考虑局部转移灶治疗（包括手术切除）。对于肾癌的骨和脑转移病灶，放射治疗可以显著缓解患者局部症状。

对于肾透明细胞癌，分子靶向药物能显著提高转移性肾细胞癌患者的客观反应率，延长肿瘤无进展生存期（PFS）和总生存期（OS），推荐分子靶向治疗药物作为转移性肾细胞癌的一、二线治疗用药。新的免疫检查点抑制剂之间联合应用或联合分子靶向药物能够改善中高危转移性肾透明细胞癌患者的预后。

6.肾细胞癌随访的证据和推荐　随访比没有进行随访的患者有更好的生存率，可以更早发现可以手术切除的局部复发或者远处转移病灶。强烈推荐依据肿瘤复发风险如加州大学整合分期系统（University of California Los Angeles Integrated Staging System，UISS）风险评分系统对肾癌患者术后进行个体化定期随访。

一、流行病学和病因学

1.流行病学　肾细胞癌发病率占成人恶性肿瘤的2%～3%，在泌尿系统肿瘤中仅次于前列腺癌和膀胱癌，但却是泌尿系统致死率最高的恶性肿瘤[2]。各国或各地区的肾细胞癌发病率不同，发达国家较高（占成人恶性肿瘤3.8%）[4,5]。在大多数国家和地区，肾癌的发病率都呈持续增长趋势，近10年每年递增0.7%～2%[1-5]，但其死亡率在发达国家趋于稳定或下降[3]。发病高峰在60～70岁，中位诊断年龄为64岁，男女发病率约为2∶1[4,5]。

据中国肿瘤登记年报的资料显示，从1988年至2014年我国肾癌的发病率呈上升趋势[6]；国家癌症中心的最新癌症数据显示，2014年中国肾癌发病率为4.99/10万，其中男性肾癌发病率为6.09/10万，女性肾癌发病率为3.84/10万[6]。2015年我国新发肾癌为66.8万例，死亡人数为23.4万人[7]，发病高峰年龄为50～60岁。

2.病因学　肾癌的病因尚不明确，与遗传、吸烟、肥胖、高血压及抗高血压药物等有关（证据级别2a）。大部分肾细胞癌是散发性的非遗传性肾癌，遗传性肾癌占2%～4%。吸烟和肥胖是目前公认的肾癌危险因素，因此减少吸烟及控制体重是预防肾癌发生的重要措施（强烈推荐）[1-4]。目前尚未发现与肾癌具有明确关系的致癌物质，需要进一步研究遗传因素与环境暴露之间相互作用的潜在影响[6]。

证据总结	证据级别
已经证实的肾癌致病危险因素：吸烟、肥胖和高血压	2a

推荐意见	推荐等级
增加锻炼、减少吸烟以及控制体重作为降低肾细胞癌风险的主要预防措施	强烈推荐

参 考 文 献

［1］吴阶平. 吴阶平泌尿外科学（第一版）. 济南：山东科学技术出版社，2009. ★

［2］Steven C, et al. Campbell-Walsh Urology 11 edition. 2015, 1320-1321.

［3］B Ljungberg（Chair），et al. EAU Guidelines on Renal Cell Carcinoma 2019 edition. European Association of Urology, 2019, 365.

［4］Robert JM（Chair），et al. NCCN Clinical Practice Guidelines in Oncology™ Kidney Cancer-Version 1. 2019, 19.

［5］Siegel RL, et al. Cancer statistics. CA Cancer J Clin, 2018, 68（1）: 7-30.

［6］中华人民共和国国家卫生健康委员会. 肾癌诊疗规范（2018年版）. 中华人民共和国国家卫生健康委员会官网. ★

［7］Chen W, et al. Cancer statistics in China. CA Cancer J Clin, 2016, 66（2）: 115-132. ★

二、病理学

2012年ISUP共识会议对2004版肾脏肿瘤分类进行了修订，并形成最新的2016年版WHO肾脏肿瘤分类标准[1]，新定义了5种具有临床意义的肾细胞癌：

①管状囊性肾细胞癌；②获得性囊性疾病相关肾细胞癌；③透明细胞乳头状肾细胞癌；④MiT家族易位性肾细胞癌；⑤遗传性平滑肌瘤病及肾细胞癌综合征相关肾细胞癌。此外，还收录了3种罕见的肿瘤，即甲状腺样滤泡状肾细胞癌、琥珀酸脱氢酶缺陷相关的肾细胞癌及ALK易位相关肾细胞癌，但这些肿瘤目前极为罕见，相关的生物学特征有待于临床进一步观察[2]（表1-1）。

表1-1　WHO肾肿瘤分类（2016年版）

肾细胞肿瘤
　肾透明细胞癌
　低度恶性潜能的多房囊性肾肿瘤
　乳头状肾细胞癌
　遗传性平滑肌瘤病肾细胞癌综合征相关性肾细胞癌
　嫌色性肾细胞癌
　集合管癌
　肾髓质癌
　MiT家族易位性肾细胞癌
　琥珀酸脱氢酶缺陷相关的肾细胞癌
　黏液样小管癌和梭形细胞癌
　管状囊性肾细胞癌
　获得性囊性疾病相关性肾细胞癌
　透明细胞乳头状肾细胞癌
　未分类的肾细胞癌
　乳头状腺瘤
　嗜酸细胞瘤
后肾肿瘤
　后肾腺瘤
　后肾腺纤维瘤
　后肾间质瘤
主要发生于儿童的肾母细胞性肿瘤和囊性细胞肿瘤
　肾源性残余
　肾母细胞瘤
　　部分囊性分化的肾母细胞瘤
　　儿童囊性肾瘤
间叶性肿瘤
　主要发生于儿童的间叶肿瘤
　　透明细胞肉瘤
　　横纹肌样瘤
　　先天性中胚层肾瘤
　　儿童期骨化性肾肿瘤
　主要发生于成人的间叶肿瘤
　　平滑肌肉瘤
　　血管肉瘤
　　横纹肌肉瘤
　　骨肉瘤
　　滑膜肉瘤
　　尤因肉瘤
　　血管平滑肌脂肪瘤
　　上皮样血管平滑肌脂肪瘤
　　平滑肌瘤

　　血管瘤
　　淋巴管瘤
　　成血管细胞瘤
　　肾小球旁细胞瘤
　　肾髓质间质细胞瘤
　　神经鞘瘤
　　孤立性纤维肿瘤
　间质和上皮混合性肿瘤
　　囊性肾瘤
　　混合性上皮间质瘤
　神经内分泌肿瘤
　　高分化神经内分泌肿瘤
　　大细胞神经内分泌癌
　　小细胞神经内分泌癌
　　嗜铬细胞瘤
其他肿瘤
　肾造血肿瘤
　生殖细胞瘤

自1982年开始Fuhrman分级系统[3,4]一直被长期应用（表1-2）。Fuhrman分级系统评估需要同时评估的三种主要细胞异型性特征（核仁、核外形及核大小），但临床实践中发现肾细胞癌的三种主要病理异型性特征常相互矛盾，比如核仁形状属于3级，核外形及大小可能属于1级，导致临床诊断困难，也影响了对临床预后的评估。2011年Brett Delahunt等采用以核仁为主要参数的肾细胞癌分级，主要以单个参数（核仁变化）为判别标准，对肾细胞癌临床预后判断有良好的一致性，明显优于Fuhrman分级系统。2012年国际泌尿病理学会温哥华共识对其进行总结，并被WHO采纳而形成WHO/ISUP分级系统[5]（表1-3）。需要指出的是，无论何种分级系统，只适用于肾透明细胞癌和乳头状肾细胞癌，其他类型的肾细胞癌并不适用，比如对嫌色性肾细胞癌会造成恶性度评价过高，而其他类型肾细胞癌的生物学特征更多地取决于其组织学类型而非细胞异型性分级。

表1-2　Fuhrman分级系统[4]

分级	核直径	核形状	核仁
Ⅰ级	小（接近10 μm）	圆形，均匀	缺失或不明显
Ⅱ级	大（接近15 μm）	轮廓不规则	400倍视野下可见
Ⅲ级	更大（接近20 μm）	明显的不规则轮廓	100倍视野下可见
Ⅳ级	大小类似Ⅲ级，但伴有奇异多叶核，易见梭形细胞		

表1-3　WHO/ISUP分级系统[5]

分级	定义
Ⅰ级	400×镜下核仁缺如或不明显，呈嗜碱性
Ⅱ级	400×镜下核仁明显，嗜酸性；100 X镜下可见但不突出
Ⅲ级	100×镜下核仁明显，嗜酸性
Ⅳ级	极端核多形性，多核巨细胞，和（或）横纹肌样和（或）肉瘤样分化

参 考 文 献

[1] Srigley JR, et al. ISUP renal tumor panel. The international society of urological pathology（ISUP）vancouver classification of renal neoplasia. Am J Surg Pathol, 2013, 37（10）: 1469-1489.

[2] Humphrey PA, et al. The 2016 WHO classification of tumours of the urinary system and male genital organs-part B: prostate and bladder tumours. Eur Urol, 2016, 70（1）: 106-119.

[3] Fuhrman SA, et al. Prognostic significance of morphologic parameters in renal cell carcinoma. Am J Surg Pathol, 1982, 6（7）: 655-663.

[4] Delahunt B, et al. Grading of clear cell renal cell carcinoma should be based on nucleolar prominence. Am J Surg Pathol, 2011, 35（8）: 1134-1139.

[5] Moch H, et al. The 2016 WHO classification of tumours of the urinary system and male genital organs-part A: renal, penile, and testicular tumours. Eur Urol, 2016, 70（1）: 93-105.

三、分期

　　2017年AJCC对肾癌TNM分期进行了修订，与2010年版肾癌TNM分期相比有两点变化：①对T3a期，删除了侵及肾静脉的"grossly"一词，并把"含肌层的肾段静脉分支"改为"肾段静脉分支"；②T3a期增加了一项，把肿瘤侵及肾盂肾盏归为T3a期。2017年AJCC定义的肾脏区域淋巴结包括肾门淋巴结、下腔静脉周围淋巴结、腹主动脉周围淋巴结。推荐采用2017年AJCC的TNM分期和基于TNM分期系统的肾癌临床分期（表1-4，表1-5）[1]。

表1-4　2017年AJCC肾癌TNM分期

T分期	标准
原发肿瘤（T）	
TX	原发肿瘤无法评估
T0	无原发肿瘤的证据
T1	肿瘤局限于肾脏，最大径≤7cm
T1a	肿瘤最大径≤4cm
T1b	4cm<肿瘤最大径≤7cm
T2	肿瘤局限于肾脏，最大径>7cm
T2a	7cm<肿瘤最大径≤10cm
T2b	肿瘤局限于肾脏，最大径>10cm
T3	肿瘤侵及肾段静脉或肾静脉或下腔静脉，或侵及肾周围组织，但未侵犯同侧肾上腺、未超过肾周筋膜
T3a	肿瘤侵及肾段静脉分支或肾静脉，或侵犯肾盂肾盏，或侵犯肾周围脂肪和（或）肾窦脂肪，但未超过肾周筋膜
T3b	肿瘤侵及横膈膜下的下腔静脉
T3c	肿瘤侵及横膈膜上的下腔静脉或侵犯下腔静脉壁
T4	肿瘤侵透肾周筋膜，包括侵犯同侧肾上腺
区域淋巴结（N）	
NX	区域淋巴结无法评估
N0	没有区域淋巴结转移
N1	有区域淋巴结转移
远处转移（M）	
M0	无远处转移
M1	有远处转移

表1-5　2017年AJCC肾癌临床分期

分期	肿瘤情况		
Ⅰ期	T1	N0	M0
Ⅱ期	T2	N0	M0
Ⅲ期	T3	N0或N1	M0
	T1，T2	N1	M0
Ⅳ期	T4	任何N	M0
	任何T	任何N	M1

参 考 文 献

Brian I.R，et al. AJCC cancer staging manual. Springer Verlas，2017.

四、诊断

肾癌的诊断包括临床诊断和病理诊断。临床诊断主要依靠影像学检查，结合临床表现和实验室检查确定临床分期cTNM。肾癌确诊需依靠病理学检查，依据术后组织学确定的侵袭范围进行病理分期pTNM诊断，如pTNM与cTNM分期有偏差，以pTNM分期诊断为准。

（一）临床表现

早期肾癌多无临床症状，晚期肾癌可出现血尿、腰痛、腹部肿块"肾癌三联征"，但仅占6%～10%。无症状肾癌的发现率逐年升高，目前约占60%。有症状的肾癌患者中10%～40%出现副瘤综合征，即肾癌患者出现一系列由肿瘤引起的全身性症状、体征和实验室检查异常，与远处转移、感染、营养不足和治疗无关，包括贫血、高血压、发热、肝功能异常、高钙血症、红细胞增多症等。有症状的患者中约30%肾癌患者表现转移灶症状，如骨痛和持续性咳嗽等。

（二）体格检查

体格检查对肾癌的诊断价值有限。在出现腹部包块、腹壁静脉怒张、平卧位不消失的精索静脉曲张和双下肢水肿时，应考虑肾癌的可能并进一步做检查。

（三）实验室检查

必须包括的实验室检查项目：尿素氮、肌酐、肝功能、全血细胞计数、血红蛋白、血钙、血糖、红细胞沉降率、碱性磷酸酶和乳酸脱氢酶（推荐）。

（四）影像学检查

通过超声、CT、MRI等影像学检查可以将肾脏肿块划分为囊性和实性肿块。肿块是否具有强化效应是鉴别囊实性肿块的一个重要标准。

1.超声　彩色多普勒超声能够提供肿块的血供信息，在检测下腔静脉癌栓方面具有一定优势，敏感性和特异性分别为75%和96%。超声造影（CEUS）在某些CT/MRI诊断困难的病例可以提供额外的影像学特征信息，如复杂性肾囊肿、小的肾脏肿块等。

2.CT　必须包括平扫和增强CT。肾脏肿块的强化效应是指增强后CT值较平扫增加20HU以上，具有强化效应的肿块考虑为恶性的可能性大。此外CT还能够明确对侧肾脏的形态，评估对侧肾功能，肿瘤浸润程度，静脉是否受累，区域淋巴结是否增大以及肾上腺和其他实质器官情况。腹部CT平扫和增强扫描及胸部平扫CT是术前临床分期的主要依据（强烈推荐）。

3.MRI　对于造影剂过敏、妊娠以及年轻患者担心辐射者，可选择增强MRI替代增强CT。MRI能够对静脉是否受累及其程度进行评价，对下腔静脉癌栓的敏感性为86%～94%，特异性为75%～100%。

CT对于复杂性肾囊肿（Bosniak ⅡF～Ⅲ）的诊断准确性不高，敏感性和特异性仅为36%和76%；MRI的敏感性和特异性高于CT，分别为92%和91%，而超声造影对复杂性肾囊肿的敏感性较高，可达95%，但特异性为84%，不及MRI[1,2]。

（五）其他检查

肾动脉造影和下腔静脉造影对肾癌的诊断作用有限，不推荐常规使用。

核素肾图或IVU检查指征：未行CT增强扫描，无法评价对侧肾功能者；

核素骨显像检查指征：①有相应骨症状；②碱性磷酸酶高；③临床分期≥Ⅲ期的患者（证据级别1b）；

头部MRI、CT扫描检查指征：有头痛或相应神经系统症状患者（证据级别1b）；

腹部MRI扫描检查指征：肾功能不全、超声检查或CT检查提示下腔静脉癌栓患者（证据级别1b）。

正电子发射断层扫描（positron emission tomography，PET）或PET-CT检查：费用昂贵，不推荐常规应用PET-CT，主要用于发现远处转移病灶以及对化疗、细胞因子治疗、分子靶向治疗或放疗的疗效进行评定。

（六）肾肿瘤穿刺活检

对于准备进行手术治疗的患者无须行肾肿瘤穿刺活检。肾肿瘤穿刺活检主要应用于以下情况：①对于拟积极监测的、小的肾脏占位性病变患者；②在进行消融治疗前明确病理诊断；③对于转移性肾细胞癌，在进行靶向治疗或放化疗前明确病理诊断。此外，穿刺活检还用于除外一些非手术适应证的肾脏疾病如肾脓肿、转移性肾肿瘤及淋巴瘤等。

穿刺可以在局部麻醉下以超声或CT引导进行，可分为粗针穿刺组织活检（core needle biopsy，CNB）和细针穿刺抽吸细胞学检查（fine needle aspiration，FNA）两种。粗针穿刺能够更好地明确肿块的病理特征，在诊断准确性方面优于FNA。对于较大的肿块穿刺时应选择其边缘部位，以免穿出的组织为坏死组织，建议使用18G的穿刺针，最少穿2针。肾肿瘤穿刺活检诊断恶性肿瘤具有极高的敏感性和特异性，分别高达99.1%和99.7%。采用同轴CT技术引导经皮肾穿刺能够避免肿瘤种植[3]，能很好地预测组织学亚型，与术后病理具有良好的一致性，但无法准确判断其组织学分级。肾肿瘤穿刺活检发生种植转移的概率极低。

肾脏穿刺活检常见并发症包括肾包膜下血肿或肾周血肿，无须特殊处理[4-7]。肾脏囊性肿块不推荐行穿刺活检，对含有实性成分的Bosniak Ⅳ级囊肿可考虑对实性部分穿刺活检。

证据总结	证据级别
增强CT对诊断肾细胞癌、明确有无局部浸润、癌栓和转移性肾细胞癌的特征具有较高的敏感性和特异性	2
MRI诊断肾脏囊性肿块和癌栓的敏感性和特异性略高于CT	2
超声造影（CEUS）对复杂性肾囊肿具有很高的敏感性和特异性	2

推荐意见	推荐等级
使用腹部增强CT扫描和胸部平扫CT来诊断肾肿瘤并分期	强烈推荐
使用MRI更好地评估有无静脉受累，同时可以减少辐射，避免使用造影剂	推荐
使用超声造影（CEUS）诊断小的肾肿块和复杂性肾囊肿	强烈推荐
不常规使用骨扫描和正电子发射断层扫描（PET）诊断肾细胞癌及分期	可选择
在消融治疗和全身治疗前进行肾肿瘤穿刺活检	强烈推荐
拟行积极监测的患者进行肾肿瘤穿刺活检	可选择

参 考 文 献

[1] Defortescu G，et al. Diagnostic performance of contrast-enhanced ultrasonography and magnetic resonance imaging for the assessment of complex renal cysts：A prospective study. Int J Urol，2017，24（3）：184-189.

[2] Zhou L，et al. Comparison of contrast-enhanced ultrasound with MRI in the diagnosis of complex cystic renal masses：a meta-analysis. Acta Radiol，2018，59（10）：1254-1263.

[3] Richard PO，et al. Renal tumor biopsy for small renal masses：a single-center 13-yearExperience. Eur Urol，2015，68（6）：1007-1013.

[4] Shannon BA，et al. The value of preoperative needle core biopsy for diagnosing benign lesions among small，incidentally detected renal masses. J Urol，2008，180（4）：1257-1261.

[5] Schmidbauer J，et al. Diagnostic accuracy of computed tomography-guided percutaneous biopsy of renal masses. EurUrol，2008，53（5）：1003-1011.

[6] Lebret T，et al. Percutaneous core biopsy for renal masses：indications，accuracy and results. J Urol，2007，178（4 pt1）：1184-1188.

[7] Volpe A，et al. Contemporary results of percutaneous biopsy of 100 small renal masses：a single center experience. J Urol，2008，180（6）：2333-2337.

五、治疗

综合影像学检查结果确定肾肿瘤的临床分期c-TNM，同时利用辅助检查手段评估患者对治疗的耐受能力，根据cTNM分期与耐受能力初步制定治疗方案。依据术后组织学确定的侵袭范围进行病理分期pTNM评价，如pTNM与cTNM分期有偏差，则按照pTNM分期结果修订术后治疗方案。

（一）局限性肾细胞癌的治疗

局限性肾癌（localized renal cell carcinoma）：2017年版美国癌症联合委员会（AJCC）TNM分期中的T1～2N0M0期肾癌，临床分期为Ⅰ、Ⅱ期。

1.手术治疗　外科手术是局限性肾癌首选的治疗方法，目前局限性肾癌的手术治疗主要包括根治性肾切除术（Radical nephrectomy，RN）和肾部分切除术（Partial nephrectomy，PN）。

（1）根治性肾切除术：根治性肾切除术是公认的可能治愈肾癌的方法，对于不适合行肾部分切除术的T1a肾癌患者，以及临床分期T1b期、T2期的肾癌患者，根治性肾切除术仍是首选的治疗方式。目前可选择的手术方式包括开放性手术，以及包括腹腔镜手术、单孔腹腔镜手术、小切口腹腔镜辅助手术、机器人辅助腹腔镜手术等在内的微创手术。开放性及微创根治性肾切除术两种手术方式的治疗效果无明显区别，微创手术在术中出血、住院时间、镇痛需求等方面均优于开放性手术。但是如果微创手术不能确保完整的切除肿瘤、不利于肾功能保护、不利于围术期安全，则不推荐进行微创手术。开放性与微创根治性肾切除术均可选择经腹或经腹膜后（经腰）入路，没有明确证据表明哪种手术入路更具有优势[1]。

既往认为根治性肾切除术范围应包括患肾、肾周脂肪、肾周筋膜、同侧肾上腺、从膈肌脚到腹主动脉分叉处腹主动脉旁或下腔静脉旁淋巴结以及髂血管分叉以上输尿管，但目前主要的研究结果显示根治性肾切除术患者无需常规行同侧肾上腺切除术[2]，但在以下情况下推荐同时行同侧肾上腺切除术：术前CT等影像学检查发现肾上腺异常或术中发现同侧肾上腺异常考虑肾上腺转移或直接受侵。

对于是否同时行淋巴结清扫，欧洲癌症治疗研究泌尿男生殖系协作组（EORTC）开展了前瞻性Ⅲ期临床随机对照研究[3]，入组772例局限性肾癌患者，随机分为根治性肾切除术组（389例）与根治性肾切除＋区域淋巴结清扫术组（383例），中位随访12.6年，结果显示：二组患者中位生存期均为15年，在并发症的发生率、总生存期、疾病进展时间、无疾病进展生存期方面均无明显差别。由于没有明确的证据显示肾癌患者行区域或广泛性淋巴结清扫术能提高患者的总生存时间，因此不推荐对局限性肾癌患者行区域或扩大淋巴结清扫术。若术中可触及到明显肿大的淋巴结或术前CT等影像学检查发现增大的淋巴结时，为了明确病理分期可行肿大淋巴结切除术。

（2）肾部分切除术

PN的适应证：适用于T1a期、位于肾脏表面、便于手术操作的肾癌。对于完全内生性或特殊部位（肾门、肾窦）的T1a期肾癌，以及经过筛选的T1b期肾癌，根据术者的技术水平和经验、所在医院的医疗条件以及患者的体能状态等综合评估，可选择肾部分切除术。

PN的绝对适应证：发生于解剖性或功能性孤立肾的肾癌、对侧肾功能不全或无功能者、家族性RCC、双肾同时性肾癌等。

PN的相对适应证：肾癌对侧肾存在某些良性疾病，如肾结石、慢性肾盂肾炎或合并其他可能导致肾功能恶化的疾病（如高血压、糖尿病、肾动脉狭窄等）患者。

需要注意的是，即使存在PN的绝对或相对适应证，如解剖性或功能性孤立肾、合并某些肾功能恶化风险的疾病等，在选择肾部分切除术时，仍必须首先考虑达成肿瘤控制，即完整切除肿瘤的目的，避免术后短期内肿瘤复发。

有观点认为对于局限性肾癌，若技术上可行则均采取肾部分切除术[4]。然而除了技术上的挑战，其他诸如切缘阳性、肿瘤多中心性导致的肿瘤残余等问题也需重视，扩大的适应证范围是否能够带来肾癌患者总体生存上的获益尚无高质量的医学证据支持，临床应用应慎重。

有关PN与RN比较的研究以回顾性研究为主，缺少高质量的前瞻性RCT研究，目前普遍认为PN能更好地保存患者的肾功能[5]，降低肾功能不全及相关心血管事件的发生风险[6]，提高生活质量（QoL）[7,8]。与RN相比，PN可能会增加肿瘤局部复发风险[9,10]，但这并不影响肿瘤特异性生存率（CSS）及总生存率（OS）。对于有经验的医师，PN并不显著增加围术期出血等并发症的风险。

施行PN的理想目标是达成三连胜（Trifecta），即完整切除肿瘤保证切缘阴性、最大程度保留正常肾单位的功能以及避免近期和远期并发症，其中最重要的是要保证肿瘤切缘阴性[11]。既往要求手术中需要切除肿瘤周围0.5～1.0cm的正常肾实质，但近年来的研究显示切除肿瘤周围肾实质厚度对疗效并无影响。对于肉眼观察切缘有完整肾组织包绕的病例，术中不需要进行切缘组织冷冻病检[12]。更短的热缺血时间及术中更多地保留正常肾组织意味着更大限度地保护肾功能[13]。高选择性分支动脉阻断或不阻断动脉可能更好地保护肾功能，但同时会增加术中出血等并发症风险[14-16]。目前研究认为，不同的动脉阻断技术，包括热缺血、冷缺血及零缺血等在PN肾功能保护方面，相互间均无明显差异[17]。对于经过选择的T2期肾癌病例，PN与RN治疗效果并无明显差异[18,19]，是否选择PN主要取决于手术者的经验以及肿瘤的位置和深度；内生型或位置过深会增加热缺血时间，而且出血和尿漏等并发症风险也随之增加[20,21]。术前R.E.N.A.L.等评分系统[22]有助于评估手术的难度；肾脏CTA有助于了解肿瘤的血供；术中超声定位有助于内生型肿瘤的切除。

经严格选择的T2期病例可考虑行PN。囊性肾癌并非PN的禁忌证[4]。

PN可经开放性手术或腹腔镜手术进行，在围术期并发症（如术中及术后出血率、深静脉血栓及肺栓塞发生率）等方面，开放手术与腹腔镜手术相当[23]。而开放手术在缩短热缺血时间及减轻术后短期肾功能损害方面有优势，但长期随访中两者在肾功能损害、肿瘤无进展生存率及总生存率方面并无差别[24]。机器人辅助腹腔镜手术与普通腹腔镜手术相比，可以缩短热缺血时间，对近期eGFR的影响也更小[25-28]，特别是对于复杂的肾肿瘤，机器人辅助腹腔镜手术更具优势[29,30]。

证据总结	证据级别
对于T1～T2a期的肿瘤，腹腔镜与开放性根治性肾切除术具有类似的肿瘤学结果	2a
根治性肾切除术同时切除同侧肾上腺并不能带来生存优势	3
对于局限性肾癌、无淋巴结转移证据的患者，根治性肾切除术同时行淋巴结清扫没有生存优势	2b
对于c/pT1a患者，行PN或RN肿瘤学预后无明显差别	1b
PN术式可根据实际情况选择开放、腹腔镜或机器人手术，三者的CSS和OS相当	2b

推荐意见	推荐等级
在确保完整地切除肿瘤与围术期安全的前提下，推荐微创手术	强烈推荐
不推荐局限性肾癌根治性肾切除术时行区域或扩大淋巴结清扫术	强烈推荐
不推荐局限性肾癌根治性肾切除术同时行同侧肾上腺切除术	强烈推荐
T1a患者推荐行腹腔镜下或机器人辅助腹腔镜下肾部分切除术	强烈推荐

2. 积极监测（active surveillance，AS）是指通过连续的影像学检查（超声、CT或MRI）密切监测肾肿瘤大小变化，暂时不处理肾肿瘤，在随访期间一旦出现肿瘤进展则接受延迟的干预治疗[31]。

适应证：伴有严重合并症或预期寿命比较短的高龄患者、小肾癌患者可采用积极监测手段。

3. 其他保留肾单位治疗 主要包括各种消融治疗，适用于不适合手术的小肾癌患者，但需要按适应证慎重选择。适应证包括：不适合外科手术、需尽

可能保留肾单位、有全身麻醉禁忌、有严重合并症、肾功能不全、遗传性肾癌、双肾肾癌、肿瘤最大径＜4cm且位于肾脏周边者。肾癌患者消融前需穿刺活检明确病理诊断，为后续治疗及随访提供支持[40]。

射频消融（radiofrequency ablation，RFA）与冷冻消融（cryoablation）是最常用的消融方式。消融治疗可经腹腔镜或经皮穿刺完成，两种方式在并发症发生率、肿瘤复发率、肿瘤特异性生存率、总生存率等方面均没有差异[32]。对于肿瘤直径＜3cm者更推荐经皮途径消融治疗[35]。

射频消融与冷冻消融相比，二者在总生存率（OS）、肿瘤特异性生存率（CSS）、无复发生存率（RFS）及并发症发生率方面均没有差异[4]。

与标准治疗肾部分切除术相比，对于肾癌消融的疗效还存在争议。一部分研究显示消融治疗与肾部分切除术相比，两者总生存率（OS）、肿瘤特异性生存率（CSS）、无复发生存率（RFS）、局部复发率及远处转移率没有差异[33,34,36,37]；另一部分研究则显示肾部分切除术在局部复发等部分指标上优于消融治疗[38,39]。最近一项系统综述和荟萃分析发现，与肾部分切除术相比，消融治疗（冷冻或射频）的全因死亡率和肿瘤特异性死亡率更高，两者的局部复发率和转移风险无差异，而消融治疗的并发症低于肾部分切除术[41]。

目前有报道的其他肾脏肿瘤消融治疗方法主要包括微波消融、高强度聚焦超声消融、不可逆电穿孔及高低温复合式消融等。以上方法均需进一步研究以验证其效果，因此在治疗上需慎重选择。

（二）局部进展性肾细胞癌的治疗

局部进展性肾细胞癌既往称为局部晚期肾细胞癌，也是2017版AJCC肾癌TNM分期系统的Ⅲ期病变，具体包括：T1N1M0、T2N1M0、T3N0M0和T3N1M0期。

局部进展性肾癌的治疗方法仍然为根治性肾切除术。术者可以根据自己的经验，采取经腰或经腹的入路，以开放、腹腔镜或机器人辅助下腹腔镜方式完成手术。现有的证据表明，对于发生下腔静脉癌栓的肾细胞癌病例，通过手术完整切除肾脏及癌栓可以获得最佳疗效。对于比较复杂的病例，可以在血管外科、肝胆外科或心脏外科医师的帮助下以团队合作的形式完成手术。

1. 淋巴结清扫术 对于局部进展性肾细胞癌，目前尚无证据表明在根治性肾切除术时进行区域或扩

大淋巴结清扫能够使患者生存获益。一般而言，肾细胞癌患者发生血行转移更为常见，而发生区域淋巴结转移的病例绝大多数均已同时发生远处器官转移，单独发生淋巴结转移者仅占肾细胞癌转移病例的2%～5%[42]。

2009年EORTC报道了一项前瞻性Ⅲ期临床随机对照研究（30081）的结果[43]，在这项研究中共有772例局限性肾癌患者被随机分入根治性肾切除术组或根治性肾切除加区域淋巴结清扫术组，中位随访12.6年，结果发现两组患者在总生存、无疾病进展时间及手术并发症发生率方面均无显著性差异，即区域淋巴结清扫并不能延长患者的生存。不过在这项研究中，只有28%和31%的患者属于T3期，因而并不能完全代表局部进展性肾癌的特点。而在多项针对局部进展性肾癌的回顾性临床研究中也发现，区域或扩大淋巴结清扫同样不能改善患者的生存[44-46]。

目前多数研究观点认为，只有在术前影像学检查发现有淋巴结转移和（或）者术中发现有肿大淋巴结时考虑进行淋巴结清扫术，并且淋巴结清扫的意义更主要在于进行精确的临床分期，而对患者的生存影响不大。一项来自SEER数据库的回顾性研究发现[47]，对于pT2及pT3期肾细胞癌患者，是否进行腹膜后淋巴结清扫或扩大清扫，对患者的肿瘤特异性生存均无影响。但该研究同时也发现，对于pT3期患者而言，阳性淋巴结数目与患者的肿瘤特异性死亡率有轻度相关性，HR0.98；$P=0.007$，因此对此类患者是否应该进行淋巴结清扫术仍值得开展临床研究。

2.同时性同侧肾上腺切除术　局部进展性肾癌根治性切除术同时切除同侧肾上腺的比例呈下降趋势，有关切除肾上腺能否获得生存获益的研究较少，且多为回顾性研究，大部分研究样本量小，随访时间短，因此证据级别很低，无法得出确切结论。一项美国梅奥医学中心的较大规模研究表明在局部进展性肾癌根治性肾切除术的同时常规切除同侧肾上腺并不能带来肿瘤学的获益，且不能防止术后对侧肾上腺转移，术后发生同侧和对侧肾上腺转移的风险相当[48]。因此，除非术前影像学检查发现肾上腺异常或术中发现同侧肾上腺异常考虑肾上腺转移或直接受侵，否则不建议在局部进展性肾癌根治性肾切除术的同时常规切除同侧肾上腺。

3.肾癌合并静脉癌栓的手术治疗　静脉癌栓尚无统一的分级方法。目前应用最为广泛的是美国梅奥医学中心（Mayo Clinic）的五级分类法[52]。0级：癌栓局限在肾静脉内；Ⅰ级：癌栓侵入下腔静脉，癌栓顶端距肾静脉开口处≤2cm；Ⅱ级：癌栓侵入肝静脉水平以下的下腔静脉，癌栓顶端距肾静脉开口处>2cm；Ⅲ级：癌栓生长达肝内下腔静脉水平，膈肌以下；Ⅳ级：癌栓侵入膈肌以上的下腔静脉。

积极手术切除作为治疗肾癌伴静脉癌栓患者的标准策略已被广泛接受[49,50]。伴有静脉癌栓的肾癌患者接受手术切除肾脏和癌栓能够取得生存获益（证据级别3）。最近的一项荟萃分析发现TNM分期、Fuhrman分级、肿瘤坏死和癌栓高度等与患者术后生存明显相关[51]。

对于这类患者手术治疗的最佳方式仍存在不确定性。开放根治性肾切除联合静脉癌栓取出术是传统而有效的治疗方法，目前仍然是常用的术式之一。部分中心已经开展腹腔镜下[53-56]或机器人辅助[57-60]根治性肾切除术联合静脉癌栓取出术，并探索微创手术下的分级系统及手术策略[61-63]。为了减少术中癌栓脱落风险，总体原则是先处理静脉癌栓再切除患侧肾脏及肿瘤。微创手术下，左、右侧肾癌由于解剖学的差异，应采取不同的手术步骤[64]。对于肝后段癌栓，第一、第二肝门血管是重要的解剖学标志，不同解剖学特征的下腔静脉癌栓应采取不同的血管阻断顺序和重建策略[65]。对于Ⅳ级癌栓，建议常规建立体外循环，如癌栓进入右心房，则需阻断上腔静脉及下腔静脉回流后切开右心房取栓。对于复杂病例，特别是Ⅲ～Ⅳ级癌栓患者，推荐多专科协作，可降低围术期并发症和死亡率（证据级别3）。

下腔静脉癌栓切除术中对下腔静脉的处理是手术的难点之一。对于下腔静脉切除后是否需要重建目前仍存在较大争议。对于一部分适应证明确的患者，下腔静脉离断是一种可选择的方式。术前可根据癌栓高度、肿瘤左右侧别、腔静脉阻塞及侵犯程度、侧支循环建立情况制定不同的离断策略[63]。术前行肾动脉栓塞或放置下腔静脉滤网可能没有获益（证据级别3）。

4.辅助治疗　局部进展性肾癌根治性肾切除术后尚无标准辅助治疗方案，目前尚没有随机Ⅲ期试验的数据表明辅助治疗可提供生存获益。由于肾癌对放、化疗不敏感，不推荐术后对瘤床区域进行常规放、化疗。研究数据显示术后辅助白介素-2/干扰素、化疗或者激素治疗高复发风险肾癌均未能延长患者总生存[66]。在靶向治疗时代，已经有四项随机对照研究报道了高复发风险肾癌术后靶向治疗的结果[67-69]，ASRURE和SORCE研究均为阴性结果，S-TRAC研究证实舒尼替尼辅助治疗可改善无病生存，但总体生存的数据未达统计学差异。PROTECT研究显示术后辅助培唑帕尼

800mg可改善患者无病生存，但600mg剂量无统计学意义。因此分子靶向治疗作为局部进展期肾癌的辅助治疗未能获得生存获益（证据水平1b）。随着以免疫检查点受体为靶标的肿瘤免疫治疗的兴起，多项针对局部进展期肾癌术后免疫维持治疗的临床试验尚在进一步研究中。

证据总结	证据级别
对于局部进展性肾癌，尚不能明确区域或扩大淋巴结清扫术能够带来生存获益	3
对非转移性、合并静脉癌栓的肾癌患者行根治性肾切除术和癌栓取出术能够获益	3
同时切除同侧肾上腺并不能改善局部进展性肾癌患者的生存	3
分子靶向药物辅助治疗不能改善局部进展性肾细胞癌患者的术后生存	1b

推荐意见	推荐等级
对于局部进展性肾癌，淋巴结清扫的意义主要在于明确临床分期	推荐
对于非转移性、合并静脉癌栓的肾癌患者，行肾癌根治性切除术联合癌栓取出术	强烈推荐
局部进展性肾癌根治性肾切除术不常规同时切除同侧肾上腺	推荐
不使用分子靶向药物作为术后辅助治疗	强烈推荐

（三）晚期/转移性肾细胞癌的治疗

肿瘤已突破Gerota筋膜，出现区域淋巴结转移或出现远处转移，即TNM分期为T4N0～1M0/T1～4N0～1M1期（临床分期为Ⅳ期）者，称之为晚期/转移性肾细胞癌（下称转移性肾细胞癌）。此期肾细胞癌以全身药物治疗为主，辅以原发灶或转移灶的姑息手术或放疗。转移性肾细胞癌的治疗需全面考虑原发灶及转移灶的情况、肿瘤危险因素评分及患者的体能状况评分，选择恰当的综合治疗方案[70]。

1.转移性肾细胞癌的减瘤性肾切除术　外科手术作为转移性肾细胞癌的辅助性治疗手段，包括原发灶的减瘤手术及转移灶的姑息性切除。少数患者可通过外科手术获得较长期生存。外科减瘤术应在有效的全身治疗基础上进行。减瘤性肾切除术（cytoreductive nephrectomy，CN）是指切除转移性肾细胞癌患者的原发灶。回顾性研究显示，CN及转移灶切除在肾癌的靶向治疗时代仍可能带来生存获益[71,72]。目前实施CN较适用于一般状态良好（ECOG评分＜2，无或轻微相关症状，转移负荷低）、手术能显著降低肿瘤负荷的转移性肾细胞癌患者[73]。此外，对肾肿瘤引起严重血尿或疼痛的患者，可行姑息性肾切除术或肾动脉栓塞，以缓解症状、提高患者的生存质量。

在靶向治疗时代，转移性肾细胞癌选择性行CN及转移灶切除，患者能否获得生存改善还需要前瞻性研究证实。目前的前瞻性随机对照临床研究中，TARIBO研究（NCT02535351）[74]正在进行，SURTIME（NCT01099423）[75]研究因入组数量不足已经被提前终止，但对已经入组的数据进行意向性治疗分析发现新辅助舒尼替尼＋减瘤术的OS更好。一项前瞻性随机对照研究CARMENA已经证实对于MSKCC中高危的转移性肾细胞癌患者，单独用舒尼替尼治疗的生存并不劣于减瘤性肾切除后再应用舒尼替尼，不建议全身治疗前接受CN[76]。但是需要注意的是，对该项研究进一步的解读表明其在研究设计、患者选择、治疗方案实施等方面存在缺陷，因此上述研究结论需慎重对待。对于经过适当筛选的、一般状态良好的转移性肾细胞癌患者，CN联合靶向药物仍是可选择的治疗方案。

2.肾癌转移灶的局部治疗　根治性肾切除术是局限性原发性肾癌的标准治疗方法，但是这些患者术后约有25%将会出现肿瘤的远处转移[77]。此外有30%的原发性肾癌患者在就诊时已有局部进展或远处转移[77]。肾癌常见的转移部位分别为肺（45.2%）、骨（29.5%）、淋巴结（21.8%）、肝（20.3%）、肾上腺（8.9%）、脑（8.1%）等[78]。晚期肾癌转移者除了系统性全身治疗以外，转移灶的局部治疗也起着重要作用。

（1）转移灶手术切除原则：对于孤立性转移瘤，若患者的体能状态良好，可手术切除转移灶。转移灶完全切除后患者的中位OS或癌症特异性生存期（Cancer Correlated Survival，CCS）（中位OS或CSS：40.75个月，区间范围：23～122个月）与不完全切除或不切除转移灶的患者相比（中位OS或CSS：14.8个月，区间范围：8.4～55.5个月）显著延长[79-82]。但也有部分研究显示肾癌转移灶完全切除的患者未见生存获益，包括OS（切除和不切除：58个月 vs 50个月）和CCS（切除和不切除：30个月 vs 12个月）[83]。

（2）肾癌肺转移灶处理原则：肺是肾癌最常见的转移部位，单发肺转移灶或转移灶位于一叶肺，手术切除可能有助于延长患者的生存期。一项回顾性研究报道，肺转移灶手术切除的肾癌患者生存期较单纯靶向治疗和免疫治疗明显延长（36.3个月 vs 30.4个月和18.0个月）[84]。非对比性研究报道，手术切除单发肺转移或转移灶位于单一肺叶的5年生存率为37%～54%[85-88]。此外肺转移灶可行分次立体定向放射治疗（stereotactic body radiation therapy，SBRT），患者可能获得生存获益，局部肿瘤控制率可达98%，严重不良反应发生概率在5%以内[89]。支气管动脉栓塞术可用于姑息性治疗肺转移灶，防治肺转移灶相关并发症（疼痛、咯血、血胸等事件），提高患者生存质量。

（3）肾癌骨转移灶的处理原则：肾癌骨转移部位多见于脊柱、骨盆和四肢近端骨骼，主要症状为病变部位进行性疼痛加重，容易发生病理性骨折，甚至压迫脊髓引起截瘫。对可切除的原发病灶或已被切除原发病灶伴单一骨转移病变（不合并其他转移病灶）的患者，应进行积极的外科治疗。承重骨骨转移伴有骨折风险的患者推荐首选手术治疗，可采用预防性内固定术等方法以避免骨事件的发生。已出现病理性骨折或脊髓的压迫症状符合下列3个条件者也推荐首选手术治疗：①预计患者存活期＞3个月；②体能状态良好；③术后能改善患者的生活质量，有助于接受放、化疗和护理。

肾癌骨转移瘤对常规放疗不敏感，推荐影像引导下放射治疗（image-guided radiotherapy，IGRT）和立体定向放射治疗（SBRT）或者手术联合IGRT和SBRT的治疗模式。单剂量影像引导下放射治疗（IGRT）具有优异的3年局部无进展生存率[90]。SBRT治疗肾癌椎体转移灶，1年局部肿瘤控制率82.1%，治疗后第6个月和第12个月疼痛缓解率明显提高[91]。

在手术切除前介入栓塞治疗血供丰富的骨或椎体转移灶，可以显著降低术中出血量[92]。骨或椎体转移诱发明显疼痛的患者，介入栓塞姑息性手术可以一定程度缓解患者骨痛症状[93]。

（4）肾癌脑转移灶处理原则：对于肾癌脑转移灶，放射治疗的效果优于手术治疗。对体能状态良好、单纯脑转移的患者（脑转移灶≤3个，脑转移瘤最大直径≤3cm）首选立体定向放疗（γ刀、X刀等）或脑外科手术联合放疗；对多发脑转移患者（脑转移灶＞3个，脑转移瘤最大直径＞3cm），可考虑行全颅放疗（whole brain radiotherapy，WBRT）。颅内转移灶分次立体放疗的患者1年、2年和3年生存率为90%、54%和41%；全颅放疗＋手术切除颅内转移灶的患者1年、2年和3年生存率为64%、27%和9%；

单纯全颅放疗的患者1年、2年和3年生存率为25%、17%和8%。尽管入组病例少，但是分次立体放疗疗效明显优于全颅放疗[94]。

（5）肾癌肝转移灶处理原则：肾癌肝转移患者预后较差，首先考虑靶向药物治疗。如全身治疗无效，可考虑联合肝脏转移灶的局部治疗，如手术切除、消融治疗、经肝动脉化疗栓塞术（TACE）、立体定向放射治疗及高强度聚焦超声治疗（HIFU）等[95-98]。肾癌肝转移灶切除显著延长患者总生存期（肝转移灶切除 vs 不切除：142个月 vs 27个月），但需谨慎考虑手术并发症甚至死亡的风险[95]。

证据总结	证据级别
对于一般状态良好、手术能够降低肿瘤负荷的转移性肾细胞癌，即刻CN依然具有临床意义	2b
回顾性比较研究显示转移性肾细胞癌患者接受完全性转移灶切除术在总生存率、肿瘤特异性生存率和协同全身治疗中获益	3
对于肾癌的骨和脑转移病灶，放射治疗可以显著缓解患者局部症状（如疼痛等）	3

推荐意见	推荐等级
对体能状态良好的、低转移负荷的转移性肾细胞癌患者实施即刻CN	可选择
MSKCC高危患者不进行减瘤性肾切除术	强烈推荐
对于具有良好条件（可以完全切除转移病灶或需要控制转移灶局部症状）的患者，可以考虑局部转移灶治疗（包括手术切除）	可选择
对于肾癌骨和脑转移的患者，可应用立体定向放射治疗局部肿瘤控制和症状缓解（如疼痛等）	可选择

3.转移性肾细胞癌的全身治疗　转移性肾细胞癌的全身治疗包括化疗、靶向治疗和免疫治疗等。化疗对转移性肾细胞癌的治疗效果有限，多与免疫药物联合进行试验性治疗。放疗主要用于骨、脑转移、局部瘤床复发、区域或远处淋巴结转移患者，可达到缓解疼痛、改善生存质量的目的，但应当在有效的全身治疗基础上进行。

国内外研究表明，分子靶向药物能显著提高转移性肾细胞癌患者的客观反应率，延长PFS和OS。2006年起NCCN、EAU等将分子靶向治疗药物（索拉非尼、舒尼替尼、贝伐珠单抗、培唑帕尼、依维莫司、阿昔替尼等）作为转移性肾细胞癌的一、二线治疗用药[99-104]。而自2015年起，大量的临床研究证实了免疫检查点抑制剂的单药治疗或联合治疗，可使转移性肾细胞癌患者获得明显的生存获益，并因此列入了国外各个指南的一、二线治疗用药[105-107]。

对于初始治疗的晚期肾细胞癌患者，应该根据IMDC风险分层（表1-6）选择药物。对于中高危患者采用纳武利尤单抗（nivolumab）和伊匹木马单抗（ipilimumab）联合治疗。在无法获得上述药物或对免疫治疗不耐受时可选择舒尼替尼、培唑帕尼和卡博替尼。对于IMDC低危患者可首选舒尼替尼或培唑帕尼。在此基础上，晚期肾透明细胞癌的药物治疗应遵循序贯治疗策略。

表1-6　IMDC风险分层

危险因素	标准值
Karnofsky身体状态	<80%
从诊断到治疗时间	<12个月
血红蛋白	<实验室参考值下限
血钙	>10.0mg/dl（2.4mmol/L）
中性粒细胞计数	>正常上限
血小板计数	>正常上限

低危：无危险因素
中危：1～2个危险因素
高危：3～6个危险因素

（1）转移性肾透明细胞癌的一线治疗用药

1）靶向治疗药物

①索拉非尼：索拉非尼是一种多效激酶抑制剂，具有拮抗丝氨酸/苏氨酸激酶的作用，如Raf，VEGFR-2、3，PDGFR，FLT-3，c-KIT和RET的活性。推荐索拉非尼用量400mg，每日2次。3～4级不良反应包括手足皮肤反应（16.1%）、高血压（12.9%）、腹泻（6.45%）、白细胞减少（3.2%）、高尿酸血症（9.7%）。

国内研究显示，62例晚期肾癌患者接受索拉非尼400mg，每日2次治疗至少2个月后，完全缓解（CR）1例（1.75%），部分缓解（PR）11例（19.3%），疾病稳定（SD）36例（63.16%），疾病控制率（CR＋PR＋SD）达84.21%，中位PFS时间为9.6个月，疾病控制率与国外索拉非尼Ⅲ期随机双盲对照研究（TARGET试验）[108]报道一致[109]。国内临床研究结果显示：索拉非尼增量（600～800mg，每日2次）[110]方案可提高治疗转移性肾细胞癌有效率（证据水平3），但相关的不良反应发生率高于索拉非尼400mg，每日2次的

治疗方案。

②舒尼替尼：舒尼替尼是一种羟吲哚酪氨酸激酶抑制剂，选择性抑制PDGFR-α、β，VEGFR-1、2、3，KIT，FLT-3，CSF-1R和RET，具有抗肿瘤和抗血管发生活性。推荐舒尼替尼用量50mg，每日1次，4/2方案，即治疗4周停2周为1个周期。常见不良反应为疲劳乏力、高血压、白细胞减少、血小板减少、口腔不良反应、腹泻等。研究发现舒尼替尼对转移性肾细胞癌的疗效明显优于IFN-α[111,112]。与IFN-α相比，患者的PFS显著延长（11.0个月 vs 5个月，HR＝0.539，P＜0.001），OS显著延长（26.4个月 vs 21.8个月，HR＝0.818，P＝0.049），客观缓解率也显著提高（47% vs 12%，P＜0.001）。

③培唑帕尼：培唑帕尼是一种羟吲哚酪氨酸激酶抑制剂，选择性抑制PDGFR-α、β，VEGFR-1、2、3，c-KIT，具有抗肿瘤和抗血管生成活性。推荐培唑帕尼用量800mg，每日1次。常见不良反应为腹泻、高血压、乏力等，少见但严重的不良反应包括肝脏毒性反应，如转氨酶升高等。国外进行的培唑帕尼治疗晚期肾细胞癌的研究[113]结果显示培唑帕尼组相比于安慰剂，显著延长患者的PFS（9.2个月 vs4.2个月），客观缓解率也明显提高（ORR30%vs3%）。另一项培唑帕尼与舒尼替尼疗效比较的COMPARZ研究[114]显示培唑帕尼组PFS为8.4个月，舒尼替尼组为9.5个月（HR 1.047），PFS与客观缓解率也无明显差异（培唑帕尼组为30%，舒尼替尼组为25%），两组患者的OS也无明显差异。

④卡博替尼：卡博替尼是一种小分子的酪氨酸激酶抑制剂，主要作用靶点为VEGF受体、EMT和AXL。推荐剂量为60mg，每日1次。常见的不良反应为高血压、腹泻、乏力、血液学异常。一项Ⅱ期临床研究（CABOSUN）[115]入组患者均为中高危患者。研究显示卡博替尼组明显改善PFS，优于舒尼替尼组（8.2个月 vs 5.6个月），客观缓解率也的明显增加（46% vs 18%）。

2）免疫治疗药物：传统意义上的免疫治疗如干扰素α、白介素-2等面临的主要问题是反应率低，虽然新的治疗策略如大剂量应用或联合贝伐珠单抗能够提高反应率，但随着靶向药物时代来临及新型免疫检查点抑制剂的推出，已不再作为临床应用和研究的重点。

①帕博利珠单抗（Pembrolizumab）＋阿昔替尼：帕博利珠单抗是一种可与PD-1受体结合的单克隆抗体，可阻断PD-1与PDL1、PD-L2之间的相互作用，

解除PD-1通路介导的免疫应答抑制，包括抗肿瘤免疫应答。推荐用药剂量为帕博利珠单抗200mg，每3周1次＋阿昔替尼5mg，每日2次。主要的不良反应有腹泻、高血压、乏力、甲状腺功能减低、食欲缺乏、皮疹等。在KEYNOTE-426临床研究中[116]，帕博利珠单抗与阿昔替尼联合用与舒尼替尼比较转移性肾细胞癌疗效。联合治疗组与舒尼替尼相比，患者的PFS明显延长（15.1个月 vs 11.1个月，HR 0.69，$P<0.001$），客观缓解率也显著提高（59.3%. vs. 35.7%，$P<0.001$）。且无论患者PD-1的表达情况如何，联合治疗组均可获益。联合治疗组毒副反应发生率略高于舒尼替尼组。

②纳武利尤单抗＋伊匹木马单抗：纳武利尤单抗是一种选择性阻断PD-1和其受体的抗体。伊匹木马单抗为一种阻断CTLA-4和其受体CD80/CD86的抗体。剂量为纳武利尤单抗 3mg/kg＋伊匹木马单抗1mg/kg，每3周1次，共4次，而后使用纳武利尤单抗3mg/kg，每2周1次。治疗的不良反应主要有乏力、皮疹、腹泻、瘙痒、恶心、脂肪酶升高等。

一项多中心、Ⅲ期临床研究发现[105]，在中高危患者中，纳武利尤单抗联合伊匹木马单抗具有更高的ORR和CR率（42% vs 27%，$P<0.001$;9% vs 1%，$P<0.001$），OS也有明显获益，12个月、18个月生存率联合组明显优于舒尼替尼组（80% vs 72%；75% vs 60%，$P<0.001$）。但在低危患者中，舒尼替尼效果更佳。因此推荐中高危患者使用纳武利尤单抗联合伊匹木马单抗治疗。

③Avelumab＋阿昔替尼：Avelumab是一种PD-1抗体。其联合阿昔替尼治疗转移性肾细胞癌的机制与帕博利珠单抗联合阿昔替尼相似。推荐使用剂量为Avelumab 10mg/kg每2周1次＋阿昔替尼 5mg，每日2次。主要不良反应与帕博利珠单抗联合阿昔替尼相似。在JAVELIN Renal 101临床研究中，Avelumab联合阿昔替尼与舒尼替尼相比，患者的PFS显著延长，两组PFS分别为13.8个月和8.4个月（HR，0.69；$P<0.001$），在PD-1阳性患者中，效果更佳[117]。

（2）透明细胞为主型肾细胞癌一线治疗失败后续治疗

①阿昔替尼：是第二代抗血管生成靶向药物，是VEGFR-1、2和3的一种强效和选择性的酪氨酸激酶抑制剂。同第一代VEGFR抑制剂相比，其在低于纳摩尔水平抑制VEGFR，因此本质上不抑制PDGFR、b-RAF、KIT和FLT-3。阿昔替尼的推荐起始剂量为5mg，每日2次。常见不良反应有高血压、疲劳、发

声困难和甲状腺功能减退。

阿昔替尼在转移性肾细胞癌二线治疗中的疗效已在2010年的AXIS研究中得到证实[118]。阿昔替尼治疗组的PFS为6.7个月，客观缓解率19%。在一线采用细胞因子和舒尼替尼治疗两个亚组中，阿昔替尼的PFS分别为12.1个月和4.8个月。一项在亚洲人群中的注册研究纳入了204例既往接受过一次一线治疗（舒尼替尼或细胞因子）失败的转移性肾细胞癌患者，其中中国患者127例。阿昔替尼组的PFS为6.5个月，客观反应率为23.7%。在既往接受细胞因子治疗的患者中（$n=103$），阿昔替尼组的PFS为10.1个月；在既往接受舒尼替尼治疗的患者中（$n=101$），阿昔替尼组的PFS为4.7个月。

对细胞因子或索拉非尼或舒尼替尼等激酶抑制剂治疗失败的转移性肾细胞癌患者，可酌情使用阿昔替尼。

②依维莫司：是一种口服mTOR抑制剂。依维莫司推荐剂量为10mg，每日1次，常见不良反应包括贫血、感染、疲劳、高血糖、高胆固醇血症、淋巴细胞减少和口腔炎等[119]。少见但严重的不良反应包括间质性肺炎等。RECORD-1研究[120]证实二线应用依维莫司和安慰剂的中位PFS分别是4.9个月 vs. 1.9个月。临床获益率达69%，中位OS为14.8个月。中国大陆的一项多中心注册临床研究（L2101研究）证实[121]：二线使用依维莫司的中位PFS是6.9个月，临床获益率为66%，1年生存率为56%，1年无进展生存率为36%。中国台湾地区的研究证实[122]：二线使用依维莫司的中位PFS是7.1个月，中位OS为20.7个月。全球的REACT研究证实[123]：无论患者一线使用舒尼替尼或索拉非尼，无论患者一线治疗的客观反应率如何，二线使用依维莫司均有效，且二线治疗的客观反应率相似。

对索拉非尼和舒尼替尼等激酶抑制剂治疗失败的转移性肾细胞癌患者，可酌情使用依维莫司。

③卡博替尼：一项Ⅲ期临床研究（METEOR）随机入组既往TKI治疗失败的肾癌患者[124,125]，卡博替尼与依维莫司相比，PFS及OS均有显著延长（7.4个月 vs 3.8个月，HR，0.58，$P<0.001$;21.4个月 vs 6.5个月，HR 0.66，$P<0.001$）。在另外的一项研究中，也再次证实了卡博替尼相比依维莫司可提高PFS（HR，0.51，$P<0.0001$）和客观缓解率（17% vs 3%；$P<0.001$）。

④纳武利尤单抗：推荐剂量为3mg/kg，每2周1次。CheckMate 025试验结果显示，二线应用纳武

利尤单抗的OS较依维莫司延长5.4个月（25个月 vs 19.6个月，HR 0.73），客观缓解率明显优于依维莫司（25% vs 5%）[126]。

⑤乐伐替尼＋依维莫司：乐伐替尼是一个多靶点TKI药物，已成为多种肿瘤治疗的标准方案。推荐剂量为乐伐替尼18mg＋依维莫司5mg，每日1次。一项Ⅱ期研究显示二者联合治疗的PFS和OS相对于依维莫司明显延长（14.6个月 vs 5.5个月，HR 0.40；25.5个月 vs 15.4个月，HR 0.67）[127,128]，可作为转移性肾细胞癌的二线治疗的标准方案。

⑥一线药物的二线应用：索拉非尼、舒尼替尼、培唑帕尼这三种药物，在转移性肾细胞癌的一线治疗中，均取得了不错的治疗效果。大量研究证实了它们在序贯治疗中作为二线治疗药物的良好效果[129-133]。所以，这三种药物也成为了转移性肾细胞癌二线治疗的标准方案。

证据总结	证据级别
一线和二线VEGF-靶向药物治疗可改善转移性肾透明细胞癌患者的PFS和OS	1a
免疫检查点抑制剂帕博利珠单抗联合阿昔替尼、Avelumab联合阿昔替尼、纳武利尤单抗单抗＋伊匹木马单抗治疗中高危转移性肾透明细胞癌	1a
阿昔替尼在一线细胞因子治疗失败和TKI治疗失败的肾透明细胞癌患者中的疗效良好	1a
纳武利尤单抗、卡博替尼治疗TKI一线治疗失败的肾透明细胞癌	1a

推荐意见	推荐等级
舒尼替尼、培唑帕尼用于转移性肾透明细胞癌的一线治疗	强烈推荐
阿昔替尼可用于既往细胞因子治疗失败或TKI治疗失败的晚期肾透明细胞癌	强烈推荐

注：贝伐珠单抗、纳武利尤单抗、帕博利珠单抗国内已上市，但未批准用于转移性肾细胞癌的治疗；伊匹木马单抗、卡博替尼、阿特珠单抗等尚未于国内上市批准用于转移性肾细胞癌的治疗。尽管上述药物均有国外临床研究的I类证据结果，在本指南中未做常规推荐

（3）非透明细胞肾癌的一线治疗：既往靶向药物的临床试验主要聚焦于透明细胞癌，而对非透明细胞癌，由于发病率低，研究相对较少。靶向药物治疗效果尚不完全明确，故如条件允许，建议患者先行临床试验性治疗。目前有研究证实有效性的药物包括舒尼替尼、卡博替尼、依维莫司等[134-140]。

推荐意见	推荐等级
晚期非透明细胞癌患者进入相关临床试验	推荐

参考文献

［1］Nambirajan T, et al. Prospective, randomized controlled study: transperitoneal laparoscopic versus retroperitoneoscopic radical nephrectomy. Urology, 2004, 64（5）: 919-924.

［2］Lane BR, et al. Management of the adrenal gland during partial nephrectomy. J Urol, 2009, 181（6）: 2430-2436.

［3］Blom JH, et al. Radical nephrectomy with and without lymph-node dissection: final results of European Organization for Research and Treatment of Cancer（EORTC）randomized phase 3 trial 30881. Eur Urol, 2009, 55（1）: 28-34.

［4］Campbell S, et al. Renal mass and localized renal cancer: AUA Guideline. J Urol, 2017, 198（3）: 520-529.

［5］Khalifeh A, et al. Three-year oncologic and renal functional outcomes after robot-assisted partial nephrectomy. Eur Urol, 2013, 64（5）: 744-750.

［6］Capitanio U, et al. Nephron-sparing techniques independently decrease the risk of cardiovascular events relative to radical nephrectomy in patients with a T1a-T1b renal mass and normal preoperative renal function. Eur Urol, 2015, 67（4）: 683-689.

［7］Bhindi B, et al. Predicting renal function outcomes after partial and radical nephrectomy. Eur Urol, 2018, 75（5）: 766-772.

［8］MacLennan S, et al. Systematic review of perioperative and quality-of-life outcomes following surgical management of localised renal cancer. Eur Urol, 2012, 62（6）: 1097-1117.

［9］Wood EL, et al. Local tumor bed recurrence following partial nephrectomy in patients with small renal masses. J Urol, 2018, 199（2）: 393-400.

［10］Shah PH, et al. Partial nephrectomy is associated with higher risk of relapse compared with radical nephrectomy for clinical stage T1 renal cell carcinoma pathologically up staged to T3a. J Urol, 2017, 198（2）: 289-296.

［11］Shah, PH, et al. Positive surgical margins increase risk of recurrence after partial nephrectomy for high risk renal tumors. J Urol, 2016, 196（2）: 327-334.

［12］Duvdevani M, et al. Is frozen section analysis in nephron sparing surgery necessary? A clinicopathological study of 301 cases. J Urol, 2005, 173（2）: 385-387.

［13］Volpe A, et al. Renal ischemia and function after partial nephrectomy: a collaborative review of the literature. Eur Urol, 2015, 68（1）: 61-74.

［14］Porpiglia F, et al. Hyperaccuracy three-dimensional reconstruction is able to maximize the efficacy of selective clamping during robot-assisted partial nephrectomy for complex renal masses. Eur Urol, 2018, 74（5）: 651-660.

［15］Satkunasivam R, et al. Robotic unclamped "minimal-margin" partial nephrectomy: ongoing refinement of the anatomic zero-ischemia concept. Eur Urol, 2015, 68（4）: 705-712.

［16］Simone G, et al. Indications, techniques, outcomes, and limitations for minimally ischemic and off-clamp partial nephrectomy: a systematic review of the literature. Eur Urol, 2015, 68（4）: 632-640.

［17］Greco F, et al. Ischemia techniques in nephron-sparing surgery: a systematic review and meta-Analysis of surgical, oncological, and functional outcomes. Eur Urol, 2019, 75（3）: 477-491.

［18］Bertolo R, et al. Outcomes of robot-assisted partial nephrectomy for clinical T2 renal Tumors: a multicenter analysis（ROSULA Collaborative Group）. Eur Urol, 2018, 74（2）: 226-232.

［19］Mir MC, et al. Partial nephrectomy versus radical nephrectomy for clinical T1b and T2 renal tumors: a systematic review and meta-analysis of comparative studies. Eur Urol, 2017, 71（4）: 606-617.

［20］Kim SP, et al. Collaborative review of risk benefit trade-offs between partial and radical nephrectomy in the management of anatomically complex renal masses. Eur Urol, 2017, 72（1）: 64-75.

［21］Leslie S, et al. Renal tumor contact surface area: a novel parameter for predicting complexity and outcomes of partial nephrectomy. Eur Urol, 2014, 66（5）: 884-893.

［22］Kutikov A, et al. The renal. nephrometry score: a comprehensive standardized system for quantitating renal tumor size, location and depth. J Urol, 2009, 182（3）: 844-853.

［23］Shin J, et al. Clinical results of transarterial embolization to control postoperative vascular complications after partial nephrectomy. J Urol, 2019, 201（4）: 702-708.

［24］Sprenkle PC, et al. Comparison of open and minimally invasive partial nephrectomy for renal tumors 4-7 centimeters. Eur Urol, 2012, 61（3）: 593-599.

［25］Casale P, et al. Evolution of robot-assisted partial nephrectomy: techniques and outcomes from the transatlantic robotic nephron-sparing surgery study group. Eur Urol, 2018, pii: S0302-2838（18）30937-0.

［26］Andrade HS, et al. Five-year oncologic outcomes after transperitoneal robotic partial nephrectomy for renal cell carcinoma. Eur Urol, 2016, 69（6）: 1149-1154.

［27］Choi JE, et al. Comparison of perioperative outcomes between robotic and laparoscopic partial nephrectomy: a systematic review and meta-analysis. Eur Urol, 2015, 67（5）: 891-901.

［28］Hu JC, et al. Technique and outcomes of robot-assisted retroperitoneoscopic partial nephrectomy: a multicenter study. Eur Urol, 2014, 66（3）: 542-549.

［29］Long JA, et al. Robotic versus laparoscopic partial nephrectomy for complex tumors: comparison of perioperative outcomes. Eur Urol, 2012, 61（6）: 1257-1262.

［30］Leow JJ, et al. Outcomes of robotic versus laparoscopic partial nephrectomy: an updated meta-analysis of 4, 919 Patients. J Urol, 2016, 196（5）: 1371-1377.

［31］Volpe A, et al. The natural history of incidentally detected small renal masses. Cancer, 2004, 100（4）: 738-745.

［32］Kim SD, et al. Radiofrequency ablation of renal tumors: four-year follow-up results in 47 patients. Korean J Radiol, 2012, 13（5）: 625-633.

［33］Rivero JR, et al. Partial nephrectomy versus thermal ablation for clinical stage t1 renal masses: systematic review and meta-analysis of more than 3, 900 patients. J VascIntervRadiol, 2018, 29（1）: 18-29.

［34］Pierorazio PM, et al. Management of renal masses and localized renal cancer: systematic review and meta-analysis. J Urol, 2016, 196（4）: 989-999.

［35］Tanagho YS, et al. Laparoscopic cryoablation of renal masses: single-center long-term experience. Urology, 2012, 80（2）: 307-314.

［36］Bhindi B, et al. Outcomes after cryoablation versus partial nephrectomy for sporadic renal tumors in a solitary kidney: a propensity score analysis. Eur Urol, 2018, 73（2）: 254-259.

［37］O'alley RL, et al. A matched-cohort comparison of laparoscopic cryoablation and laparoscopic partial nephrectomy for treating renal masses. BJU Int, 2007, 99（2）: 395-398.

［38］Thompson RH, et al. Comparison of partial nephrectomy and percutaneous ablation for cT1 renal masses. Eur Urol, 2015, 67（2）: 252-259.

［39］Klatte T, et al. Laparoscopic cryoablation versus partial nephrectomy for the treatment of small renal masses: systematic review and cumulative analysis of observational studies. Eur Urol, 2011, 60（3）: 435-443.

［40］Pierorazio PM，et al．Management of renal masses and localized renal cancer．AHRQ comparative effectiveness reviews．2016，Rockville（MD）：Agency for Healthcare Research and Quality（US）．

［41］Rivero JR，et al．Partial nephrectomy versus thermal ablation for clinical stage T1 renal masses：systematic review and meta-analysis of more than 3，900 patients．J VascIntervRadiol，2018，29（1）：18-29．

［42］Karmali RJ，et al．Lymphatic drainage in renal cell carcinoma：back to the basics．BJU Int，2014，114：806-817．

［43］Blom JH，et al．Radical nephrectomy with and without lymph-node dissection：final results of European Organization for Research and Treatment of Cancer（EORTC）randomized phase 3 trial 30881．Eur Urol，2009，55：28-34．

［44］Gershman B，et al．Radical nephrectomy with or without lymph node dissection for high risk nonmetastatic renal cell carcinoma：a multi-institutional analysis．J Urol，2018，199：1143-1148．

［45］Feuerstein MA，et al．Analysis of lymph node dissection in patients with ≥7-cm renal tumors．World J Urol，2014，32：1531-1536．

［46］Gershman B，et al．Radical nephrectomy with or without lymph node dissection for nonmetastatic renal cell carcinoma：a propensity score-based analysis．Eur Urol，2017，71：560-567．

［47］Michele M，et al．The impact of lymph node dissection and positive lymph nodes on cancer-specific mortality in contemporary pT2-3 non-metastatic renal cell carcinoma treated with radical nephrectomy．BJU Int，2018，121：383-392．

［48］Weight CJ，et al．Routine adrenalectomy in patients with locally advanced renal cell cancer does not offer oncologic benefit and places a significant portion of patients at risk for an asynchronous metastasis in a solitary adrenal gland．Eur Urol，2011，60（3）：458-464．

［49］Haferkamp A，et al．，Renal cell carcinoma with tumor thrombus extension into the vena cava：prospective long-term followup．J Urol，2007，177（5）：1703-1708．

［50］Kirkali Z．et al．Van poppel，a critical analysis of surgery for kidney cancer with vena cava invasion．Eur Urol，2007，52（3）：658-662．

［51］Gu L，et al．A systematic review and meta-analysis of clinicopathologic factors linked to oncologic outcomes for renal cell carcinoma with tumor thrombus treated by radical nephrectomy with thrombectomy．Cancer Treat Rev，2018，69：112-120．★

［52］Blute ML，et al．The mayo slinic experience with surgical management，complications and outcome for patients with renal cell carcinoma and venous tumour thrombus．BJU Int，2004，94（1）：33-41．

［53］Hoang AN，et al．Laparoscopy-assisted radical nephrectomy with inferior vena caval thrombectomy for level Ⅱ to Ⅲ tumor thrombus：a single-institution experience and review of the literature．J Endourol，2010，24（6）：1005-1012．

［54］Bansal RK，et al．Laparoscopic management of advanced renal cell carcinoma with renal vein and inferior vena cava thrombus．Urology，2014，83（4）：812-816．

［55］Tang Q，et al．Renal cell carcinoma with infrahepatic vena caval tumor thrombus treated with a novel combined retroperitoneal and transperitoneal pure laparoscopic procedure．Urology，2014，83（5）：e9-10．★

［56］Shao P，et al．Laparoscopic radical nephrectomy and inferior vena cava thrombectomy in the treatment of renal cell carcinoma．Eur Urol，2015，68（1）：115-122．★

［57］Abaza R．Initial series of robotic radical nephrectomy with vena caval tumor thrombectomy．Eur Urol，2011，59（4）：652-656．

［58］Abaza R，et al．Multi-institutional experience with robotic nephrectomy with inferior vena cava tumor thrombectomy．J Urol，2016，195（4 Pt 1）：865-871．

［59］Gill IS，et al．Robotic level Ⅲ inferior vena cava tumor thrombectomy：initial series．J Urol，2015，194（4）：929-938．

［60］Gu L，et al．Robotic versus open level Ⅰ-Ⅱ inferior vena cava thrombectomy：a matched group comparative analysis．J Urol，2017，198（6）：1241-1246．★

［61］黄庆波，等．肾肿瘤伴静脉癌栓"301分级系统"及手术策略（附100例病例分析）．微创泌尿外科杂志，2017，6（6）：328-332．★

［62］北京市癌栓协作小组．肾癌伴静脉癌栓北京专家共识．微创泌尿外科杂志，2017，6（6）：321-327．★

［63］杜松良，等．下腔静脉癌栓切除术中下腔静脉离断的术前决策及影响因素分析．微创泌尿外科杂志，2018，7（4）：230-234．★

［64］Wang B，et al．Robot-assisted laparoscopic inferior vena cava thrombectomy：different sides require different techniques．Eur Urol，2016，69（6）：1112-1119．★

［65］Wang B，et al．Robot-assisted retrohepatic inferior vena cava thrombectomy：first or second porta hepatis as an important boundary landmark．Eur Urol，2018，74（4）：512-520．★

［66］Pal SK，et al．Adjuvant therapy for renal cell carcinoma：past，present，and future．Oncologist，2014，19（8）：851-859．

［67］Haas NB，et al．Adjuvant sunitinib or sorafenib for high-risk，non-metastatic renal-cell carcinoma（ECOG-ACRIN E2805）：a double-blind，placebo-controlled， randomised, phase 3 trial. Lancet, 2016, 387（10032）: 2008-2016.

［68］ Ravaud A, et al. Adjuvant sunitinib in high-Risk renal-cell carcinoma after nephrectomy. N Engl J Med, 2016, 375（23）: 2246-2254.

［69］ Motzer RJ, et al. Randomized Phase Ⅲ trial of adjuvant pazopanib versus placebo after nephrectomy in patients with localized or locally advanced renal cell carcinoma. J Clin Oncol, 2017, 35（35）: 3916-3923.

［70］ Barata PC, et al. Treatment of renal cell carcinoma: current status and future directions. CA Cancer J Clin, 2017, 67: 507-524.

［71］ Flanigan RC, et al. Cytoreductive nephrectomy in patients with metastatic renal cancer. A combined analysis. J Urol, 2004, 171: 1071-1076.

［72］ Conti SL, et al. Utilization of cytoreductive nephrectomy and patient survival in the targeted therapy era. Int J Cancer, 2014, 134（9）: 2245-2252.

［73］ Motzer RJ, et al. Prognostic factors for survival in previously treated patients with metastatic renal cell carcinoma. J Clin Oncol, 2004, 22: 454-463.

［74］ Verzoni E, et al. TARIBO trial: targeted therapy with or without nephrectomy in metastatic renal cell carcinoma: liquid biopsy for biomarkers discovery. Tumori, 2018, 104（5）: 401-405.

［75］ Bhindi B, et al. Systematic review of the role of cytoreductive nephrectomy in the targeted therapy era and beyond: an individualized approach to metastatic renal cell carcinoma. Eur Urol, 2019, 75（1）: 111-128.

［76］ Mejean A, et al. Sunitinib alone or after nephrectomy in metastatic renal-cell carcinoma. N Engl J Med, 2018, 379: 417-427.

［77］ Choueiri TK, et al. Systemic therapy for metastatic renal-cell carcinoma. N Engl J Med, 2017, 376（4）: 354-366.

［78］ Bianchi M, et al. Distribution of metastatic sites in renal cell carcinoma: a population-based analysis. Ann Oncol, 2012, 23（4）: 973-980.

［79］ Alt A L, et al. Survival after complete surgical resection of multiple metastases from renal cell carcinoma. Cancer, 2011, 117（13）: 2873-2882.

［80］ Kwak C, et al. Metastasectomy without systemic therapy in metastatic renal cell carcinoma: comparison with conservative treatment. Urol Int, 2007, 79（2）: 145-151.

［81］ Lee SE, et al. Metastatectomy prior to immunochemo-therapy for metastatic renal cell carcinoma. Urol Int, 2006, 76（3）: 256-263.

［82］ Eggener SE, et al. Risk score and metastasectomy independently impact prognosis of patients with recurrent

renal cell carcinoma. J Urol, 2008, 180（3）: 873-878.

［83］ Russo P, et al. Cytoreductive nephrectomy and nephrectomy/complete metastasectomy for metastatic renal cancer. Scientific world journal, 2015, 7（1）: 768-778.

［84］ Kim JJ, et al. Surgical resection of pulmonary metastasis from renal cell carcinoma. Korean J Thorac Cardiovasc Surg, 2011, 44（2）: 159-164.

［85］ Assouad J, et al. Renal cell carcinoma lung metastases surgery: pathologic findings and prognostic factors. Annals of Thoracic Surgery, 2007, 84（4）: 1114-1120.

［86］ Kanzaki R, et al. Long-term results of surgical resection for pulmonary metastasis from renal cell carcinoma: a 25-year single-institution experience. Eur J Cardiothorac Surg, 2011, 39（2）: 167-172.

［87］ Marulli G, et al. Long-term results of surgical management of pulmonary metastases from renal cell carcinoma. Thorac Cardiovasc Surg, 2006, 54（08）: 544-547.

［88］ Pfannschmidt J, et al. Prognostic factors for survival after pulmonary resection of metastatic renal cell carcinoma. Annals of Thoracic Surgery, 2002, 74（5）: 1653-1657.

［89］ Peter J. et al. Extracranial stereotactic radiotherapy for primary and metastatic renal cell carcinoma. Radiotherapy & Oncology, 2005, 77（1）: 88-95.

［90］ Zelefsky MJ, et al. Tumor control outcomes after hypofractionated and single-dose stereotactic image-guided intensity-modulated radiotherapy for extracranial metastases from renal cell carcinoma. International Journal of Radiation Oncology Biology Physics, 2012, 82（5）: 1744-1748.

［91］ Nguyen QN, et al. Management of spinal metastases from renal cell carcinoma using stereotactic body radiotherapy. International Journal of Radiation Oncology Biology Physics, 2010, 76（4）: 1185-1192.

［92］ Kickuth R, et al. Interventional management of hypervascular osseous metastasis: role of embolotherapy before orthopedic tumor resection and bone stabilization. AJR Am J Roentgenol, 2008, 191（6）: W240-247.

［93］ Forauer AR, et al. Selective palliative transcatheter embolization of bony metastases from renal cell carcinoma. Acta Oncologica, 2007, 46（7）: 1012-1018.

［94］ Ikushima H, et al. Fractionated stereotactic radiotherapy of brain metastases from renal cell carcinoma. Int J Radiat Oncol Biol Phys, 2000, 48（5）: 1389-1393.

［95］ Staehler MD, et al. Liver resection for metastatic disease prolongs survival in renal cell carcinoma: 12-

year results from a retrospective comparative analysis. World J Urol, 2010, 28（4）: 543-547.

［96］Goering JD, et al. Cryoablation and liver resection for noncolorectal liver metastases. Am J Surg, 183（4）: 384-349.

［97］Christer S, et al. A prospective Phase Ⅱ trial of using extracranial stereotactic radiotherapy in primary and metastatic renal cell carcinoma. Acta Oncologica, 2006, 45（7）: 870.

［98］Stinauer MA, et al. Stereotactic body radiation therapy for melanoma and renal cell carcinoma: impact of single fraction equivalent dose on local control. Radiat Oncol, 2011, 6（1）: 34.

［99］Escudier B, et al. Sorafenib in advanced clear-cell renal-cell carcinoma. N Engl J Med, 2007, 356（2）: 125-134.

［100］Motzer RJ, et al. Sunitinib versus interferon alfa in metastatic renal-cell carcinoma. N Engl J Med, 2007, 356（2）: 115-124.

［101］肾癌诊疗规范（2018年版）2018-12-17，中华人民共和国国家卫生健康委员会；出处：中华人民共和国国家卫生健康委员会官网. ★

［102］Escudier B, et al. Bevacizumab plus interferon alfa-2a for treatment of metastatic renal cell carcinoma: a randomised, double-blind phase Ⅲ trial. Lancet, 2007, 370（9605）: 2103-2111.

［103］Sternberg CN, et al. A randomised, double-blind phase Ⅲ study of pazopanib in patients with advanced and/or metastatic renal cell carcinoma: final overall survival results and safety update. Eur J Cancer, 2013, 49（6）: 1287-1296.

［104］Motzer RJ, et al. Efficacy of everolimus in advanced renal cell carcinoma: a double-blind, randomised, placebocontrolled phase Ⅲ trial. Lancet, 2008, 372（9637）: 449-456.

［105］Motzer RJ, et al. Nivolumab plus ipilimumab versus sunitinib in advanced renal-cell carcinoma. N Engl J Med, 2018, 378: 1277-1290.

［106］Hammers HJ, et al. Safety and efficacy of nivolumab in combination with ipilimumab in metastatic renal cell carcinoma: the checkmate 016 study. J Clin Oncol, 2017, 35: 3851-3858.

［107］Motzer RJ, et al. Nivolumab versuse verolimus in advanced renal-cell carcinoma. N Engl J Med, 2015, 373: 1803-1813.

［108］Escudier B, et al. Sorafenib for treatment of renal cell carcinoma: Final efficacy and safety results of the phase Ⅲ treatment approaches in renal cancer global evaluation trial. J Clin Oncol, 2009, 10;27（20）: 3312-3318.

［109］周爱萍，等. 索拉非尼治疗转移性肾细胞癌的临床研究. 中华泌尿外科杂志，2009，30: 10-14. ★

［110］斯璐，等. 索拉非尼增量治疗转移性肾细胞癌的初步报告. 中华泌尿外科杂志，2009，30: 18-20. ★

［111］Motzer RJ, et al. Sunitinib versus interferon alfa in metastatic renal-cell carcinoma. N Engl J Med, 2007, 356（2）: 115-124.

［112］Motzer RJ, et al. Overall survival and updated results for sunitinib compared with interferon alfa in patients with metastatic renal cell carcinoma. N Engl J Med, 2009, 27（22）: 3584-3590.

［113］Sternberg CN, et al. Pazopanib in locally advanced or metastatic renal cell carcinoma: results of a randomized phase Ⅲ trial. J Clin Oncol, 2010, 28: 1061-1068.

［114］Motzer RJ, et al. Pazopanib versus sunitinib in metastatic renal-cell carcinoma. N Engl J Med, 2013, 369: 722-731.

［115］Choueiri TK, et al. Cabozantinib versus sunitinib as initial targeted therapy for patients with metastatic renal cell carcinoma of poor or intermediate risk: the alliance A031203 cabosun trial. J Clin Oncol, 2017, 35: 591-597.

［116］Rini BI, et al. Pembrolizumab plus axitinib versus sunitinib for advanced renal-cell carcinoma. N Engl J Med, 2019, 380（12）: 1116-1127.

［117］Motzer RJ, et al. Avelumab plus axitinib versus sunitinib for advanced renal-cell carcinoma. N Engl J Med, 2019, 380（12）: 1103-1115.

［118］Rini BI, et al. Comparative effectiveness of axitinib versus sorafenib in advanced renal cell carcinoma（AXIS）: a randomised phase 3 trial. Lancet, 2011, 378（9807）: 1931-1939.

［119］张旭. 转移性肾细胞癌依维莫司中外研究安全性比较及不良反应管理经验. 中华泌尿外科杂志，2013，6: 479-482. ★

［120］Robert J Motzer, et al. Phase 3 trial of everolimus for metastatic renal cell carcinoma. Cancer, 2010, 9: 4256-4265.

［121］Jun Guo, et al. Safety and efficacy of everolimus in Chinese patients with metastatic renal cell carcinoma resistant to vascular endothelial growth factor receptor-tyrosine kinase inhibitor therapy: an open-label phase 1b study. BMC Cancer, 2013, 13: 136. ★

［122］Wen-kuanHuang, et al. Everolimus in metastatic renal cell carcinoma: preliminary experience from Chang Gung Memorial Hospital. Chang Gung Med J, 2012, 35（5）: 402-407.

［123］Grünwald V1, et al. An international expanded-access programme of Everolimus: Addressing safety and efficacy in patients with metastatic renal cell carcinoma who progress after initial vascular endothelial growth factor receptor-tyrosine kinase inhibitor therapy. Eur J

Cancer, 2012, 48（3）: 324-332.

［124］Choueiri TK, et al. Cabozantinib versus everolimus in advanced renal-cell Carcinoma. N Engl J Med, 2015, 373: 1814-1823.

［125］Choueiri TK, et al. Cabozantinib versus everolimus in advanced renal cell carcinoma（METEOR）: final results from a randomised, open-label, phase 3 trial. Lancet Oncol, 2016, 17: 917-927.

［126］Motzer RJ, et al. Nivolumab versus everolimus in advanced renal-cell carcinoma. N Engl J Med, 2015, 373: 1803-1813.

［127］Motzer RJ, et al. Lenvatinib, everolimus, and the combination in patients with metastatic renal cell carcinoma: a randomised, phase 2, open-label, multicentre trial. Lancet Oncol, 2015, 16: 1473-1482.

［128］Motzer RJ, et al. Independent assessment of lenvatinib plus everolimus in patients with metastatic renal cell carcinoma. Lancet Oncol, 2016, 17: e4-5.

［129］Garcia JA, et al. Sorafenib in patients with metastatic renal cell carcinoma refractory to either sunitinib or bevacizumab. Cancer, 2010, 116: 5383-5390.

［130］Dudek AZ, et al. Sequential therapy with sorafenib and sunitinib in renal cell carcinoma. Cancer, 2009, 115: 61-67.

［131］Hainsworth JD, et al. Pazopanib as second-line treatment after sunitinib or bevacizumab in patients with advanced renal cell carcinoma: a Sarah Cannon Oncology Research Consortium Phase Ⅱ Trial. Clin Genitourin Cancer, 2013, 11: 270-275.

［132］Matrana MR, et al. Outcomes of patients with metastatic clear-cell renal cell carcinoma treated with pazopanib after disease progression with other targeted therapies. Eur J Cancer, 2013, 49: 3169-3175.

［133］Gore ME, et al. Safety and efficacy of sunitinib for metastatic renal-cell carcinoma: an expanded-access trial. Lancet Oncol, 2009, 10: 757-763.

［134］Choueiri TK, et al. Efficacy of sunitinib and sorafenib in metastatic papillary and chromophobe renal cell carcinoma. J Clin Oncol, 2008, 26: 127-131.

［135］Tannir NM, et al. A phase 2 trial of sunitinib in patients with advanced non-clear cell renal cell carcinoma. Eur Urol, 2012, 62: 1013-1019.

［136］Lee JL, et al. Multicenter phase Ⅱ study of sunitinib in patients with non-clear cell renal cell carcinoma. Ann Oncol, 2012, 23: 2108-2114.

［137］Armstrong AJ, et al. Everolimus versus sunitinib for patients with metastatic non-clear cell renal cell carcinoma（ASPEN）: a multicentre, open-label, randomised phase 2 trial. Lancet Oncol, 2016, 17: 378-388.

［138］MartínezChanzá N, et al. Cabozantinib in advanced non-clear-cell renal cell carcinoma: a multicentre, retrospective, cohort study. Lancet Oncol, 2019, 20（4）: 581-590.

［139］Larkin JM, et al. Chromophobe renal cell carcinoma with prolonged response to sequential sunitinib and everolimus. J Clin Oncol, 2011, 29: e241-242.

［140］Koh Y, et al. Phase Ⅱ trial of everolimus for the treatment of non-clear-cell renal cell carcinoma. Ann Oncol, 2013, 24: 1026-1031.

六、其他类型肾癌

（一）遗传性肾癌

1. VHL病（von Hippel-Lindau disease）肾癌 VHL病是一种相对罕见的常染色体显性遗传病，主要表现包括肾细胞癌、嗜铬细胞瘤、视网膜血管瘤、脑干、小脑或脊髓的成血管细胞瘤。染色体3p25-26 VHL基因异常。*VHL*综合征中肾癌发生率为50%，且发病年龄早，呈双侧多病灶发病[1]。治疗上肾肿瘤直径＜3cm者观察等待，当肿瘤最大直径≥3cm时考虑手术治疗，以NSS为首选，要切除所有实性肿瘤及囊性病变，术后必须严密观察。

2. 结节性硬化症（Tuberous sclerosis）肾癌 结节性硬化症是一种常染色体显性遗传病，患者多有皮脂腺瘤、面部血管纤维瘤、多发肾血管平滑肌脂肪瘤、肾囊肿或多囊肾、癫痫、智力迟钝，偶发肾癌。检验证实染色体9q34 *TSC1*基因或16p13 *TSC2*基因异常。TSC患者的肾癌以早发、多发为特征，治疗上首选NSS，对于双侧多发小肾癌，积极监测或射频消融也是可选择的方案。

3. BHD综合征（Birt-Hogg-Dube综合征） 是指患者患有皮肤纤维毛囊瘤、肺囊肿、自发性气胸以及多种原发于远侧肾单位的肾肿瘤的临床综合征。常伴有染色体17p11 *Folliculin*基因异常。BHD综合征主要包括嫌色性肾细胞癌、嗜酸细胞瘤以及同时表现以上两种实性肿瘤特征的杂合或移行性肿瘤。常呈双侧及多灶性发病，治疗以NSS为首选，对于双侧多发小肾癌也可选积极监测或射频消融治疗。

4. 遗传性平滑肌瘤病和肾细胞癌综合征相关肾癌［Hereditary leiomyomatosis and renal cell carcinoma（RCC）syndrome-associated RCC, HLRCC相关RCC］为罕见的常染色体显性遗传病，患者除有肾癌表现外，还并发肾外平滑肌瘤病[2]。20%～34%HLRCC患者并发肾细胞癌[3]，平均发病年龄41～46岁[4]。

患者存在染色体1q42-43延胡索酸水合酶（FH）基因表达异常。肿瘤多为单侧、单发病灶[2,5,6]，肿瘤侵袭性强[7]，易于发生转移，预后差。明确诊断后对局限性肿瘤应尽早行手术治疗，如根治性肾切除＋淋巴结清扫术（证据水平4，推荐）[8]。NCCN推荐"贝伐单抗＋厄罗替尼"用于治疗晚期HLRCC相关RCC患者（证据水平2b，推荐）[9]。

5.遗传性乳头状肾细胞癌（Hereditary Papillary Renal Carcinoma，HPRC） 该病发病年龄不定，儿童和老年人均有报道[8]。肿瘤发生与肝细胞生长因子受体（MET）基因表达异常有关[2,10]，易发展为双侧、多灶的Ⅰ型乳头状肾细胞癌[2,10]。肿瘤直径＜3cm时密切随访、监测（证据水平4，可选择）或行消融治疗（证据水平2b，可选择）[7,11]；≥3cm时首选保留肾单位的肾部分切除术（NSS）（证据水平4，可选择），晚期患者可考虑使用血管内皮生长因子（VEGF）抑制剂和mTOR抑制剂如雷帕霉素[10]（证据水平1b，推荐），MET抑制剂目前尚在研究[12]。

6.其他类型遗传性肾癌 包括琥珀酸脱氢酶缺陷型肾细胞癌、Cowden综合征、甲状旁腺功能亢进-下颌肿瘤综合征、小眼畸形相关转录因子（MITF）基因相关肿瘤等。

（二）Bellini集合管癌

肾集合管癌是一种非常少见的肾细胞癌病理亚型，起源于肾髓质的集合管（Bellini管）。就诊时大多已发生转移，恶性程度极高，进展迅速，大多数患者在初次诊断后1～3年死亡[13]。其与肾透明细胞癌比较肿瘤特异性生存率的风险比为4.49[14]。大宗病例研究显示44.2%患者有区域淋巴结转移，32.1%有远处转移[15]。局限性肾集合管癌的治疗以外科手术为主，但疗效明显差于肾癌的其他亚型[16,17]。目前肾集合管癌患者缺乏有效的术后辅助治疗。转移性肾集合管癌对放疗及细胞因子治疗均不敏感，对靶向治疗反应差。吉西他滨和铂类联合应用具有一定疗效，客观反应率为26%，疾病控制率为70%，中位生存时间为10.5个月[18]。

（三）肾髓样癌

肾髓样癌多发生于年轻的非洲裔美国人，患者通常具有特征性的镰状细胞贫血症[19]。该肿瘤恶性度极高，大多数患者发现时已是晚期，95%的患者存在转移病灶，且大部分患者治疗无效，即使接受化疗，生存率也很低，中位生存期为5个月[20,21]。对于肾髓样癌来说单纯手术治疗远远不够，需要结合化疗和放疗，但由于病例数稀少，综合治疗方案至今未确定。

（四）基因易位性肾癌

基因易位性肾癌较少见，多发生于儿童和年轻人，在最新的WHO肾脏肿瘤病理分类中被归为MiT家族易位性肾细胞癌，涉及MiT转录因子家族两个成员（TFE3和TFEB基因）与不同的基因发生融合。Xp11.2易位相关肾细胞癌是TFE3基因与不同的伙伴基因发生融合，t（6；11）易位性肾细胞癌是MALAT1-TFEB基因发生融合[19,22]。Xp11.2易位相关肾细胞癌占MiT家族易位性肾细胞癌的90%以上[23]。

儿童肾细胞癌中约40%是Xp11.2易位相关肾细胞癌，而在成人中，这一比例是1.6%～4%[24]。Xp11.2易位相关肾细胞癌预后与肾透明细胞癌患者相似，但比乳头状肾细胞癌患者差很多，伴有远处转移和年轻患者的预后通常较差。不同伙伴基因的Xp11.2易位相关肾细胞癌可能存在不同的临床特征[25]。抗血管内皮生成因子靶向药物对部分患者有效[26]。

（五）黏液小管状及梭形细胞癌

黏液小管状及梭形细胞癌是一类低度恶性的肾脏上皮源性肿瘤，其确切起源尚不清楚[27]，预后通常好于其他类型的肾癌。该肿瘤初诊时多为局限性肿瘤，很少出现淋巴结转移和远处转移，根治性手术仍是最佳治疗手段，术后不需要其他辅助治疗[28]。

（六）肾脏转移癌

其他恶性肿瘤转移到肾脏比较罕见，绝大多数文献报道是基于尸体解剖结果，88%病例有明确的其他部位原发恶性肿瘤史，63%病例合并肾脏以外的其他器官转移。肾脏转移癌的临床特点主要有双侧肾脏转移、多发转移灶、肿瘤病灶呈弥漫性生长、边界不清，同时侵犯肾皮质和肾髓质；可伴有血尿、肾区疼痛和血清肌酐升高[29]。

当肿瘤的临床和影像学检查缺乏典型肾癌或尿路上皮癌的形态特征时，可行穿刺活检进一步明确病理诊断。当肿瘤引起严重血尿或疼痛症状时，如果对侧肾功能正常，可考虑患侧肾脏的姑息性肾切除[30]。肾脏转移癌的全身系统性治疗应遵从原发肿瘤的系统性治疗方案[31]。

参考文献

[1] Peng X, et al. Natural history of renal tumours in von Hippel-Lindau disease: a large retrospective study of Chinese patients. J Med Genet, 2019, pii: jmedgenet-2018-105567 ★.

[2] Campbell S, et al. Renal mass and localized renal cancer: AUA guideline. J Urol, 2017, 198 (3): 520-529.

[3] Patel VM, et al. Hereditary leiomyomatosis and renal cell cancer syndrome: An update and review. J Am Acad Dermatol, 2017, 77 (1): 149-158.

[4] 赵子辰, 等. 遗传性平滑肌瘤病及肾细胞癌综合征研究进展. 实用妇产科杂志, 2018, 34 (04): 257-260. ★

[5] 肾癌诊疗规范 (2018年版) 2018-12-17, 中华人民共和国国家卫生健康委员会; 出处: 中华人民共和国国家卫生健康委员会官网. http://www.nhc.gov.cn/yzygj/s7659/201812/b21802b199814ab7b1219b87de0cae51.shtml. ★

[6] Escudier B, et al. Renal cell carcinoma: ESMO Clinical Practice Guidelines for diagnosis, treatment and follow-up. Ann Oncol, 2016, 27 (suppl 5): v58-v68.

[7] Ljungberg B, et al. EAU guidelines on renal cell carcinomaEAU guidelines. Presented at: the 34th Annual Congress Barcelona; Arnhem, The Netherlands, 2019.

[8] 陈健, 等. 肾细胞癌相关遗传性综合征. 协和医学杂志, 2016, 7 (02): 136-140. ★

[9] NCCN. Clinical practice guidelines in oncology kidney cancer. Version 1, 2019.

[10] Courthod G, et al. Papillary renal cell carcinoma: A review of the current therapeutic landscape. Crit Rev Oncol Hematol, 2015, 96 (1): 100-112.

[11] Escudier B, et al. Renal cell carcinoma: ESMO Clinical Practice Guidelines for diagnosis, treatment and follow-up. Ann Oncol, 2019, pii: mdz056.

[12] Sidana A, et al. Therapeutic strategies for hereditary kidney cancer. Curr Oncol Rep, 2016, 18 (8): 50.

[13] Moch H, et al. The 2016 WHO classification of tumours of the urinary system and male genital organs-part A: renal, penile, and testicular tumours. Eur Urol, Jul 2016, 70 (1): 93-105.

[14] Keegan KA, et al. Histopathology of surgically treated renal cell carcinoma: survival differences by subtype and stage. J Urol, 2012, 188 (2): 391-397.

[15] Karakiewicz PI, et al. Collecting duct renal cell carcinoma: a matched analysis of 41 cases. Eur Urol, 2007, 52 (4): 1140-1145.

[16] Tokuda N, et al. Collecting duct (Bellini duct) renal cell carcinoma: a nationwide survey in Japan. J Urol, 2006, 176 (1): 40-43.

[17] Gupta R, et al. Carcinoma of the collecting ducts of Bellini and renal medullary carcinoma: clinicopathologic analysis of 52 cases of rare aggressive subtypes of renal cell carcinoma with a focus on their interrelationship. Am J Surg Pathol, 2012, 36 (9): 1265-1278.

[18] Sui W, et al. Collecting duct carcinoma of the kidney: Disease characteristics and treatment outcomes from the National Cancer Database. Urol Oncol, 2017, 35 (9): 540.

[19] Moch H, et al. The 2016 WHO Classification of Tumours of the Urinary System and Male Genital Organs-Part A: Renal, Penile, and Testicular Tumours. Eur Urol, 2016, 70 (1): 93-105.

[20] Blas L, et al. Renal medullary carcinoma: a report of the current literature. CurrUrol Rep, 2019, 20 (1): 4.

[21] Hakimi AA, et al. Renal medullary carcinoma: the Bronx experience. Urology, 2007, 70 (5): 878-882.

[22] Inamura K. Translocation Renal Cell Carcinoma: an update on clinicopathological and molecular features. Cancers (Basel), 2017, 9 (9). pii: E111.

[23] Qu Y, et al. Diagnosis of adults Xp11. 2 translocation renal cell carcinoma by immunohistochemistry and FISH assays: clinicopathological data from ethnic Chinese population. Sci Rep, 2016, 16 (6): 21677. ★

[24] Magers MJ, MiT family translocation-associated renal cell carcinoma: a contemporary update with emphasis on morphologic, immunophenotypic, and molecular mimics. Arch Pathol Lab Med, 2015, 139 (10): 1224-1233.

[25] Argani P. MiT family translocation renal cell carcinoma. Semin Diagn Pathol, 2015, 32 (2): 103-113.

[26] Choueiri TK, et al. Vascular endothelial growth factor-targeted therapy for the treatment of adult metastatic Xp11. 2 translocation renal cell carcinoma. Cancer, 2010, 116 (22): 5219-5225.

[27] Hes O, et al. Spindle and cuboidal renal cell carcinoma, a tumour having frequent association with nephrolithiasis: report of 11 cases including a case with hybrid conventional renal cell carcinoma/ spindle and cuboidal renal cell carcinoma components. Histopathology, 2002, 41 (6): 549-555.

[28] Sun N, et al. Mucinous tubular and spindle cell carcinoma of the kidney: A case report and review of the literature. Oncol Lett, 2014 Mar, 7 (3): 811-814. ★

[29] Wu AJ, et al. Metastases to the kidney: a clinicopathological study of 43 cases with an emphasis on deceptive features. Histopathology, 2015, 66 (4): 587-597.

[30] Morichetti D, et al. Secondary neoplasms of the urinary system and male genital organs. BJU Int, 2009 Sep, 104 (6): 770-776.

[31] Bates AW, et al. The significance of secondary neoplasms of the urinary and male genital tract. Virchows Arch, 2002, 440: 640-647.

七、预后影响因素

影响肾癌预后的主要因素包括肿瘤的解剖因素、组织学因素、临床因素和分子因素等。

解剖因素包括肿瘤的大小，是否侵犯静脉、肾包膜及同侧肾上腺，是否有淋巴结转移及远处转移。

组织学因素包括细胞分化程度、RCC组织学亚型、肉瘤样分化、微血管侵犯、肿瘤坏死和集合系统侵犯等。Fuhrman核分级是常用的病理分级方法，但目前更推荐采用新的WHO/ISUP分级系统[1]，该系统根据100倍及400倍光镜下肿瘤细胞核仁的情况，更加简便和客观地对RCC进行病理分级（证据级别3）。单因素分析显示肾癌的预后与组织学亚型有关，嫌色性肾细胞癌、乳头状肾细胞癌较透明细胞癌预后更

好[2-3]，5年生存期分别为88%、91%、71%[4-5]。在乳头状癌亚型中，Ⅰ型为低级别肿瘤，预后较好；Ⅱ型为高级别肿瘤，易发生转移，预后较差[6]（证据级别3）。但通过对肿瘤的分级、分期等多因素进行综合分析后发现，组织学亚型不能作为独立的预US后因素[7]（证据级别2a）。

临床因素包括体能状态评分（表1-7）、局部症状、恶病质、贫血、血小板计数、中性粒细胞/淋巴细胞、C反应蛋白和血白蛋白[8-12]（证据级别3）。

目前的各种分子标志物对肾癌预后的预测还缺乏准确性，需要进一步研究验证，尚未被推荐临床应用[13-17]。

预测肾癌预后的评价体系较多，目前常用的预后评价系统有：对局限性肾癌和局部进展性肾癌推荐使用UISS、SSIGN（Stage Size Grade Necrosis）、Postoperative Karakiewicz's nomogram评分系统；对晚期/转移性肾细胞癌推荐使用IMDC和MSKCC评分系统进行危险度分级[18-27]（表1-8）。

表1-7 Karnofsky体能评分以及Zubrod-ECOG-WHO体能评分

Karnofsky体能评分（KPS，百分法）		ECOG体能评分（ZPS，5分法）	
体能状况	评分	体能状况	评分
正常，无症状和体征	100	活动能力完全正常，与起病前活动能力无任何差异	0
能进行正常活动，有轻微症状和体征	90	能自由走动及从事轻体力活动	1
勉强可进行正常活动，有一些症状或体征	80	包括一般家务或办公室工作，但不能从事较重的体力活动能自由走动及生活自理，但已丧失工作能力，日间不少于一半时间可以起床活动	2
生活可自理，但不能维持正常生活和工作	70	生活仅能部分自理，日间一半以上时间卧床或坐轮椅	3
生活能大部分自理，但偶尔需要别人帮助	60	卧床不起，生活不能自理	4
常需人照料	50	死亡	5
生活不能自理，需要特别照顾和帮助	40		
生活严重不能自理	30		
病重，需要住院和积极的支持治疗	20		
重危，临近死亡	10		
死亡	0		

表1-8　肾癌预测预后评价体系汇总

预后模型		TNM	ECOG体能评分	Karnofsky体能评分	RCC相关症状	Fuhrrman分级	肿瘤坏死	肿瘤大小	诊断后延迟治疗	乳酸脱氢酶	血钙	血红蛋白	中性粒细胞/淋巴细胞比值	血小板计数
局限性肾癌	UISS	√	√			√								
	SSIGN	√				√	√	√						
	Post-operative Karakiewicz's nomogram	√				√		√						
转移性肾细胞癌	MSKCC			√					√	√	√	√		
	IMDC			√	√						√	√	√	√

证据总结	证据级别
RCC患者TNM分期、肿瘤细胞核分级作为评价预后的重要信息	2a

推荐意见	推荐等级
使用新的肾癌TNM分期系统进行预后评估	强烈推荐
使用肿瘤细胞核病理分级系统作为肾细胞癌预后评价指标	强烈推荐
转移性肾细胞癌使用IMDC和MSKCC预后评价系统	强烈推荐

参 考 文 献

［1］Delahunt B，et al. The International Society of Urological Pathology（ISUP）grading system for renal cell carcinoma and other prognostic parameters. Am J Surg Pathol，2013，37（10）：1490-1504.

［2］Cheville JC，et al. Comparisons of outcome and prognostic features among histologic subtypes of renal cell carcinoma. Am J Surg Pathol，2003，27（5）：612-624.

［3］Patard JJ，et al. Prognostic value of histologic subtypes in renal cell carcinoma：a multicenter experience. J Clin Oncol，2005，23（12）：2763-2771.

［4］Wahlgren T，et al. Treatment and overall survival in renal cell carcinoma：a Swedish population based study（2000-2008）. Br J Cancer，2013，108（7）：1541-1549.

［5］Li P，et al. Survival among patients with advanced renal cell carcinoma in the pretargeted versus targeted therapy eras. Cancer Med，2016，5（2）：169-181.

［6］Delahunt B，et al. Morphologic typing of papillary renal cell carcinoma：comparison of growth kinetics and patient survival in 66 cases. Hum Pathol，2001，32（6）：590-595.

［7］PatardJJ，et al. Prognostic value of histological subtypes in renal cell carcinoma：a multicenter experience. J Clin Oncol，2005，23（12）：2763-2771.

［8］Kim HL，et al. Paraneoplastic signs and symptoms of renal cell carcinoma：implications for prognosis. J Urol，2003，170（5）：1742-1746.

［9］Bensalah K，et al. Prognostic value of thrombocytosis in renal cell carcinoma. J Urol，2006，175（3 Pt 1）：859-863.

［10］Kim HL，et al. Cachexia-like symptoms predict a worse prognosis in localized t1 renal cell carcinoma. J Urol，2004，171（5）：1810-1813.

［11］Patard JJ，et al. Multi-institutional validation of a symptom based classification for renal cell carcinoma. J Urol，2004，172（3）：858-862.

［12］Cho DS，et al. Prognostic significance of modified Glasgow Prognostic Score in patients with non-metastatic clear cell renal cell carcinoma. Scand J Urol，2016，50（3）：186-191.

［13］Choueiri TK，et al. Cabozantinib versus everolimus in advanced renal-cell carcinoma. N Engl J Med，2015，373（19）：1814-1823.

［14］Sim SH，et al. Prognostic utility of pre-operative circulating osteopontin, carbonic anhydrase IX and CRP in renal cell carcinoma. Br J Cancer，2012，107（7）：1131-1137.

［15］Li G，et al. Serum carbonic anhydrase 9 level is associated with postoperative recurrence of conventional renal cell cancer. J Urol，2008，180（2）：510-513.

［16］Choueiri TK，et al. A phase I study of cabozantinib（XL184）in patients with renal cell cancer. Ann Oncol，

2014，25（8）：1603-1608.

［17］Motzer RJ，et al. Nivolumab versus Everolimus in Advanced Renal-Cell Carcinoma. N Engl J Med，2015，373（19）：1803-1813.

［18］Sorbellini M，et al. A postoperative prognostic nomogram predicting recurrence for patients with conventional clear cell renal cell carcinoma. J Urol，2005，173（1）：48-51.

［19］Zisman A，et al. Improved prognostication of renal cell carcinoma using an integrated staging system. J Clin Oncol，2001，19（6）：1649-1657.

［20］Frank I，et al. An outcome prediction model for patients with clear cell renal cell carcinoma treated with radical nephrectomy based on tumor stage，size，grade and necrosis：the SSIGN score. J Urol，2002，168（6）：2395-2400.

［21］Leibovich BC，et al. Prediction of progression after radical nephrectomy for patients with clear cell renal cell carcinoma：a stratification tool for prospective clinical trials. Cancer，2003，97（7）：1663-1671.

［22］Patard JJ，et al. Use of the University of California Los Angeles integrated staging system to predict survival in renal cell carcinoma：an international multicenter study. J Clin Oncol，2004，22（16）：3316-3322.

［23］Karakiewicz PI，et al. Multi-institutional validation of a new renal cancer-specific survival nomogram. J Clin Oncol，2007，25（11）：1316-1322.

［24］Zigeuner R，et al. External validation of the Mayo Clinic stage，size，grade，and necrosis（SSIGN）score for clear-cell renal cell carcinoma in a single European centerapplying routine pathology. Eur Urol，2010，57（1）：102-109.

［25］Isbarn H，et al. Predicting cancer-control outcomes in patients with renal cell carcinoma. CurrOpinUrol，2009，19（3）：247-257.

［26］Raj GV，et al. Preoperative nomogram predicting 12-year probability of metastatic renal cancer. J Urol，2008，179（6）：2146-2151.

［27］Karakiewicz PI，et al. A preoperative prognostic model for patients treated with nephrectomy for renal cell carcinoma. Eur Urol，2009，55（2）：287-295.

八、随访

随访的主要目的是检查是否有术后并发症、肾功能恢复情况、是否有肿瘤复发转移等。有研究认为治疗后常规随访的肾癌患者较没有进行常规随访的患者可能具有更长的总生存时间[1]，但由于循证医学的证据尚不充分，目前尚不能确定最经济、最合理的随访内容和随访时限，也并非所有患者都需要进行严密的影像学随访。随访可结合当地医疗条件、患者肿瘤复发风险等并参考以下内容进行。

常规随访内容包括：①病史询问；②体格检查；③实验室检查，包括尿常规、血常规、尿素氮、肌酐、胱抑素C、乳酸脱氢酶、肝功能、碱性磷酸酶和血清钙。术前检查异常的血生化指标，通常需要进一步复查。如果有碱性磷酸酶异常升高和（或）有骨转移症状如骨痛，需要进行骨扫描检查；④影像学检查。X线胸片因敏感性低目前已基本被胸部低剂量CT平扫取代，腹部CT依据肿瘤复发风险定期进行。为了减少放射线的损害，除了胸部以外的其他部位可以用MRI检查；腹部超声波检查发现异常的患者需行腹部CT扫描检查加以确认[2,3]。

对于肾部分切除术后的患者，术后随访的重点在于早期发现局部复发和远处转移。肾部分切除术后复发罕见，与切缘阳性、多中心性以及组织学分级有关，早期发现并进行手术才是治疗复发病灶最有效的方法。

第一次随访可在术后4～6周进行，主要评估肾功能、术后恢复状况及有无手术并发症。根据肾癌的临床分期采取不同的随访时限和随访内容：①Ⅰ期肾癌随访强调个体化原则，临床上可采用UISS风险评分系统判定局限性或局部进展期肾癌行根治性或者肾部分切除术后复发或转移的危险程度，并依据危险程度的高低决定患者随访的时间间隔以及随访检查的项目，5年内每6～12个月随访1次，5年后每2年随访1次，详见表1-9。对于行射频或者冷冻消融患者，随访应该更严密。②Ⅱ～Ⅲ期肾癌的随访比Ⅰ期肾癌的随访应当更加严密，每3～6个月进行1次，连续3年，之后每年1次至术后5年，5年后每2年随访1次，详见表1-10。③Ⅳ期肾癌每6～16周随访1次，随访方案应根据患者一般情况、服用靶向药物时间、剂量、毒副作用等因素适当调整[3]；④VHL综合征治疗后，应每年进行腹部MRI扫描1次；每年进行1次中枢神经系统体格检查，每两年中枢神经系统MRI扫描1次；每年进行血儿茶酚胺测定及眼科和听力检查[4]。

需要指出的是并非随访的频率越高、强度越大，就能获得更大的生存优势。根据RECUR研究结果，对于局限性肾细胞癌患者，更加严密的影像学随访并不能改善复发后的总生存率[5]。

表1-9　Ⅰ期肾癌随访

	低复发风险						中/高复发风险					
	1～3个月	6个月	1年	2年	3年	5年后（每2年1次，约10%复发风险）	1～3个月	6个月	1年	2年	3年	5年后（每2年1次）
病史询问	√	√	√	√	√	√	√	√	√	√	√	√
体格检查	√	√	√	√	√	√	√	√	√	√	√	√
实验室检查	√	√	√	√	√	√	√	√	√	√	√	√
腹部超声		√	√	√	√	√		√	√	√	√	√
胸部CT或X片		√	√	√	√	√		√	√	√	√	√
腹部CT	√				√	√	√				√	√

表1-10　Ⅱ～Ⅲ期肾癌随访

	1～3个月	6个月	9个月	12个月	15个月	18个月	21个月	24个月	30个月	3年	4年	5年后（每2年1次）
病史询问	√	√	√	√	√	√	√	√	√	√	√	√
体格检查	√	√	√	√	√	√	√	√	√	√	√	√
实验室检查	√	√	√	√	√	√	√	√	√	√	√	√
腹部超声	√	√	√	√	√	√	√	√	√	√	√	√
胸部CT片		√		√		√		√		√		√
腹部CT	√	√		√		√		√		√		√

证据总结	证据级别
随访比没有进行随访的患者有更好的生存率	3
随访可以更早地发现可以手术切除的局部复发或者远处转移病灶	4

推荐意见	推荐等级
依据肿瘤复发风险如UISS风险评分系统对肾癌患者术后进行个体化定期随访	强烈推荐

参 考 文 献

［1］Beisland C，et al. A prospective risk-stratified followupprogramme for radically treated renal cell carcinomapatients：evaluation after eight years of clinical use. World J Urol，2016，34（8）：1087-1099.

［2］Ljungberg B，et al. Guidelines on Renal Cell Carcinoma. European Association of Urology，2018. ISBN 978-94-92671-01-1.

［3］Mozter RJ，et al. NCCN Clinical Practice Guidelines in Oncology™ KidneyCancer-Version 3，2019.

［4］Binderup ML，et al. Von Hippel-Lindau disease（VHL）. National clinical guideline for diagnosis and surveillance in Denmark. 3rd edition. Dan Med J，2013，60（12）：B4763.

［5］Dabestani S，et al. Intensive imaging-based follow-up of surgically treated localised renal cell carcinoma does not improve post-recurrence survival：results from a european multicentre database（RECUR）. Eur Urol，2019，75（2）：261-264.

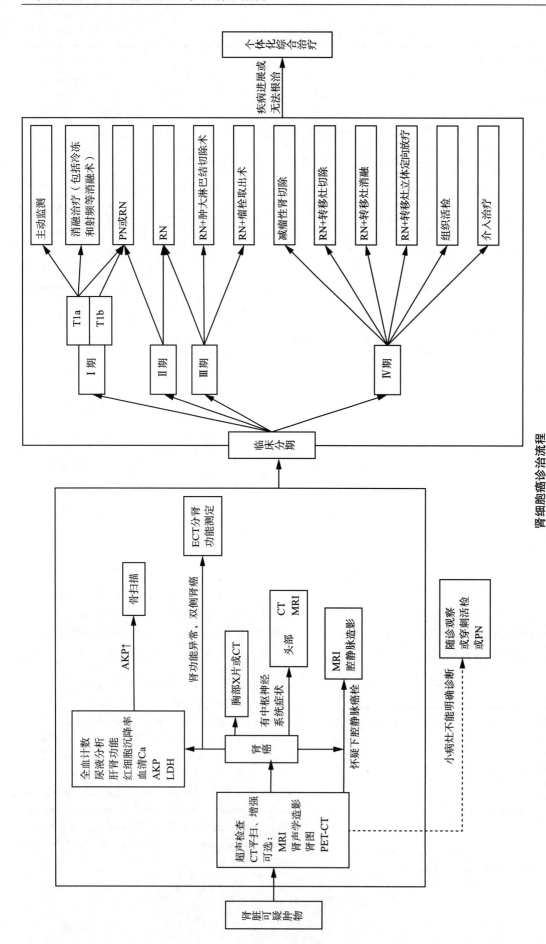

肾细胞癌诊治流程

注：外科治疗可根据病情、医院条件及医师的能力采用开放、腹腔镜或机器人辅助腹腔镜手术；T1a期肾癌首选PN。RN：根治性肾切除术；PN：肾部分切除术；AKP：碱性磷酸酶；
LDH：乳酸脱氢酶

膀胱癌诊断治疗指南

膀胱癌是我国泌尿外科临床上最常见的恶性肿瘤之一。为了进一步规范膀胱癌诊断和治疗方法的选择，提高我国膀胱癌的诊断治疗水平，中华医学会泌尿外科学分会（CUA）自2006年起组织有关专家组成编写组，以国内外循证医学资料为依据，参考《吴阶平泌尿外科学》、Campbell's Urology以及欧洲泌尿外科学会（EAU）、美国泌尿外科学会（AUA）、美国国立综合癌症网络（NCCN）等相关膀胱癌诊断治疗指南，并结合国内临床实际，编写了中国《膀胱癌诊断治疗指南》并经过多次修订，为我国不同医疗条件下泌尿外科医师选择合理的膀胱癌诊断方法与治疗手段提供了有益的指导。《膀胱癌诊断治疗指南》在全国范围内的推广和应用，对提高我国膀胱癌的诊治水平起到了巨大的推动作用。

近年在指南的推广和临床实践过程中，我们发现了一些在编写和认识上的问题和错误需要修改，同时随着膀胱癌相关临床研究以及新的诊断和治疗方法不断进入临床应用，《膀胱癌诊断治疗指南》有了更新的需要。在中华医学会泌尿外科学分会指南办公室的统一领导安排下，中华医学会泌尿外科学分会（CUA）联合中国医师协会泌尿外科医师分会（CUDA）、中国抗癌协会泌尿男生殖系肿瘤专业委员会（CACA-GU）成立了《膀胱癌诊断治疗指南》编写组，通过广泛征求意见，仔细查阅最新文献，结合我国的临床实践，经过反复讨论，完成了对《膀胱癌诊断治疗指南》的修订。新版指南按照临床诊断和治疗思维进行编写，突出根据肿瘤分期进行综合治疗的理念，并加入了"尿道癌"指南。编写组希望新版《膀胱癌诊断治疗指南》可以在膀胱癌临床诊断治疗的工作过程中为泌尿外科医师及相关医疗工作者提供

更好的参考和帮助。

值得注意的是，新版《膀胱癌诊断治疗指南》根据国际最新研究成果编写，其中介绍的部分治疗药物在我国仍在临床试验阶段，目前尚未在我国获得治疗许可。

本版《膀胱癌诊断治疗指南》中共引用627条文献，其中由我国学者在国内或国际学术期刊中发表的论文和专著共138条。

一、流行病学和病因学

世界范围内，膀胱癌发病率居恶性肿瘤的第9位，在男性排第7位，女性排在第10位之后，死亡率居恶性肿瘤的第13位[1]。在欧美，膀胱癌发病率居男性恶性肿瘤的第4位，位列前列腺癌、肺癌和结肠癌之后，在女性恶性肿瘤亦排在10位以后[2]。2012年全球新发病例约43万例，死亡约16.5万例，世界发达地区膀胱癌年龄标准化发病率男性为16.9/10万，女性为3.7/10万，年龄标准化死亡率男性为4.5/10万，女性为1.1/10万[1]。年龄标准化发病率和死亡率具有地区差异，发病率最高的地区由高到低依次是北美、欧洲和西亚地区，然而发展中地区的死亡率较发达地区高。2009—2013年美国男性膀胱癌发病率为36.2/10万，女性为8.9/10万。美国癌症协会预测2017年美国膀胱癌新发病例数为79 030例（男60 490例，女18 540例），死亡病例数为16 870例（男12 240例，女4630例）[3]。

根据2019年发布的数据显示[4,5]，2015年我国膀胱癌发病率为5.80/10万，位居全身恶性肿瘤的第13位，其中膀胱癌男性发病率8.83/10万，位居第7位，女性发病率2.61/10万，位居第17位；2015年我

国膀胱癌死亡率为2.37/10万，位居全身恶性肿瘤的第13位，其中膀胱癌男性死亡率3.56/10万，位居第11位，女性死亡率1.11/10万，位居第16位。无论男、女性，各年龄膀胱癌发病率及死亡率均为城市高于农村，2015年城市地区膀胱癌发病率6.77/10万（男性10.36/10万，女性3.04/10万），农村地区发病率4.55/10万（男性6.89/10万，女性2.06/10万）；城市地区膀胱癌死亡率2.69/10万（男性4.01/10万，女性1.31/10万），农村地区死亡率1.95/10万（男性3.00/10万，女性0.85/10万）。而对分期相同的膀胱癌，女性的预后比男性差[6]。男性膀胱癌发病率高于女性不能完全解释为吸烟习惯和职业因素，性激素可能是导致这一结果的重要原因[7]。目前有研究认为女性分娩对膀胱癌可能存在一定保护作用[8]。膀胱癌可发生在任何年龄，甚至儿童也可能[9]。以我国浙江地区为例[10]，膀胱癌的发病率在45岁前处于较低水平，自45岁开始逐渐升高，男性在55岁之后明显上升，而女性增长较为缓慢，发病高峰均出现在85岁以后。膀胱癌的死亡率在60岁前处于较低水平，自60岁开始逐渐增高，85岁以上者死亡率最高[4]。中国相对于其他国家而言，膀胱癌发病率处于中等水平[1]。

种族对膀胱癌发病的影响迄今还没有确定。美国黑种人膀胱癌的发病危险率为美国白种人的50%，但是其总体生存率更差。美国白种人发病率高于美国黑种人，但差异仅限于非肌层浸润性肿瘤，而肌层浸润性膀胱癌的发病危险率相似[11]。

由于对低级别肿瘤认识不同，不同国家报道的膀胱癌发病率存在差异，使不同地域间的比较非常困难。不同人群的膀胱癌组织类型不同，在美国及大多数国家中，以尿路上皮癌为主，占膀胱癌的90%以上，而非洲和西亚国家则以埃及血吸虫感染所致的鳞状细胞癌为主[12,13]，如在埃及，鳞状细胞癌约占膀胱癌的75%。老年人群以尿路上皮癌为主，年轻人群则缺乏典型临床表现，侵袭性较弱且预后较好[14]。

膀胱癌的发生是复杂、多因素、多步骤的病理变化过程，既受内在的遗传因素影响，又受外在的环境因素影响。较为明显的两大致病危险因素是吸烟和长期接触工业化学产品。吸烟是目前最为肯定的膀胱癌致病危险因素，约50%的膀胱癌由吸烟引起[6,15-17]。吸烟可使膀胱癌的危险率增加2～3倍，其危险率与吸烟强度和时间成正比。每天吸烟量达到15支（或50包年）时，继续增加吸烟强度不再明显提升膀胱癌的发病风险，可能由于吸烟者血液中多环芳烃和4-ABP含量在此时达到稳定水平。同时戒烟后发病

风险不会立刻降低，距诊断超过20年前戒烟者风险明显降低，但即使超过20年风险仍然增加了50%[16]。这些结果表明，暴露于烟草相关致癌物质的恶性影响可持续一生。但吸烟对于膀胱癌的进展及复发的影响仍不明确[18]。另一重要的致病危险因素为长期接触工业化学产品，职业因素是最早获知的膀胱癌致病危险因素，约20%的膀胱癌是由职业因素引起的[19,20]。包括从事纺织、染料制造、橡胶化学、药物制剂和杀虫剂生产、油漆、皮革及铝和钢生产。除此之外，烟囱清扫工、印刷工人也是膀胱癌高发人群。有学者研究认为商业人士和行政人员、男性的电工和电子工业人员有膀胱癌倾向；农民、园艺工人、教师、林业工人等职业的膀胱癌发病率较低[19,21]。

其他可能的致病因素还包括慢性感染（细菌、血吸虫及HPV感染等）[6,22,23]、应用化疗药物环磷酰胺[6]、治疗2型糖尿病药物吡格列酮[24]、盆腔放疗史[25]、长期饮用砷含量高的水或砷污染[26]及染发[27]。另外膀胱癌还可能和遗传有关，有家族史者发生膀胱癌的危险性增加至2倍[28]。饮酒情况和膀胱癌的发病率没有统计学上的显著关联。大量摄入脂肪、胆固醇、油煎食物、红肉和抗氧化剂补充剂可能增加膀胱癌的发病危险[19]，大量食用果蔬可能降低膀胱癌的风险，但效果不明显，额外补充维生素A、维生素D、维生素E和硒等则没有表明有显著相关[25,29-31]。茶、可乐或乳制品的消费量与发病率同样无显著关联，一些研究认为较高水平的水化作用可能通过稀释致癌物与尿路上皮的接触并促进更频繁的排尿来降低发病率，但目前尚无明确结果[32-36]。对于肌层浸润性膀胱癌，慢性尿路感染、血吸虫病致慢性膀胱炎、残余尿及长期异物刺激（留置导尿管、结石）与之关系密切，其主要见于鳞状细胞癌和腺癌[22]。

正常膀胱细胞恶变开始于细胞DNA的改变。流行病学证据表明化学致癌物质是膀胱癌的主要致病因素，尤其是芳香类化合物，如2-萘胺、4-氨基联苯，广泛存在于烟草和各种化学工业中。烟草代谢产物经尿液排出体外，尿液中的致癌物质成分诱导膀胱上皮细胞恶变。目前大多数膀胱癌病因学研究集中在癌基因改变，与膀胱癌相关的癌基因包括 HER-2、HRAS、Bcl-2、FGFR3、C-myc、MDM2＋MDM4、MSH2、APE1、GTSE1 等[37-47]。值得注意的一个致癌因素是马兜铃酸，它可能与肾皮质或尿路上皮细胞DNA结合，诱使 TP53、FGFR3、HRAS 等基因发生倒位或移码突变[48-50]。膀胱癌发生的另外一个重要分子机制是编码调节细胞生长、DNA修复或凋亡的蛋白抑制基因失

活，使DNA受损的细胞不发生凋亡，导致细胞生长失控。研究发现：含有*p53*、*Rb*、*p21*抑癌基因的17、13、9号染色体的缺失或杂合性丢失与膀胱癌的发生发展密切相关[51]。而且，P53，Rb的突变或失活也与膀胱癌侵袭力及预后密切相关[52,53]。近年来，*SYK*、*CAGE-1*等基因的超甲基化被认为与膀胱癌的进展相关[54]，WDR5、hnRNPK和部分miRNA的上调可能增强膀胱癌细胞对顺铂的化学抗性[55-57]。此外，膀胱癌的发生还包括编码生长因子或其受体的正常基因的扩增或过表达，如EGEF、MMP-9或FN1过表达可增加膀胱癌的侵袭力及转移[58-62]；部分基因参与体内致癌物质的活化和解毒，如NAT2、GSTM和SL14A等，这些基因发生突变后可导致与尿路上皮细胞接触的尿液中致癌物质浓度发生变化，从而导致膀胱癌的发生[6]。

尿路上皮肿瘤具有时间和空间的多中心性，上尿路尿路上皮肿瘤的病史是膀胱尿路上皮癌的重要危险因素，研究表明，上尿路尿路上皮癌治疗后出现膀胱癌的风险累计达15%～50%。目前GWAS研究证实了一些SNP与膀胱癌的发生密切相关，如POLB（rs7832529）、OGG1（rs6809452）、XPC（rs2607734）与中国人的膀胱癌风险之间存在关联，具有种族异质性；XRCC6（rs2284082）与吸烟有关联，这些基因将来有可能成为可预测发病风险的指标[37]；*IQGAP3*、*ABCG1*等基因在膀胱癌组织中高表达[63,64]，可能作为潜在的判断预后的标志物和治疗靶点。

推荐意见	推荐等级
建议发病高风险人群戒烟，并避免被动吸烟	推荐
对于高风险工种从业者加强监测及预警	推荐
服用环磷酰胺、吡格列酮等可能提高膀胱风险的药物的患者应密切注意自身症状，如出现血尿、尿急、尿痛等症状时应及时就医	推荐

参 考 文 献

[1] Ferlay J, et al, Cancer incidence and mortality worldwide: sources, methods and major patterns in GLOBOCAN 2012. Int J Cancer, 2015, 136（5）: e359-e386.

[2] Ferlay J, et al, Cancer incidence and mortality patterns in Europe: estimates for 40 countries in 2012. Eur J Cancer, 2013, 49（6）: 1374-1403.

[3] Siegel RL, et al, Cancer statistics, 2017. CA Cancer J Clin, 2017, 67（1）: 7-30.

[4] Chen W, et al, Cancer statistics in China, 2015. CA Cancer J Clin, 2016, 66（2）: 115-132. ★

[5] Chen W, et al, Cancer incidence and mortality in China, 2013. Cancer Letters, 2017, 401: 63-71. ★

[6] Burger M, et al, Epidemiology and risk factors of urothelial bladder cancer. Eur Urol, 2013, 63（2）: 234-241.

[7] Cantor KP, et al. Bladder cancer, parity, and age at first birth. Cancer Causes Control, 1992, 3（1）: 57-62.

[8] Weibull CE, et al, Childbearing and the risk of bladder cancer: a nationwide population-based cohort study. Eur Urol, 2013, 63（4）: 733-738.

[9] 黄海超，等. 儿童及青少年膀胱癌临床特点与发病机制研究（附1例罕见17岁女性膀胱癌报告）. 临床泌尿外科杂志，2017，5: 65-67. ★

[10] 杜灵彬，等. 浙江省肿瘤登记膀胱癌发病及死亡特征分析. 浙江预防医学，2014，5: 473-476. ★

[11] Yee DS, et al. Ethnic differences in bladder cancer survival. Urology, 2011, 78（3）: 544-549.

[12] Antoni S, et al. Bladder cancer incidence and mortality: a global overview and recent trends. European Urology, 2017, 71（1）: 96-108.

[13] Heyns CF, et al. Bladder cancer in Africa. Can J Urol, 2008, 15（1）: 3899-3908.

[14] 李新新，等. 年轻膀胱癌患者50例临床及病理特征分析. 现代泌尿外科杂志，2019，24（4）: 1-11. ★

[15] Chavan S, et al. International variations in bladder cancer incidence and mortality. Eur Urol, 2014, 66（1）: 59-73.

[16] van Osch FH, et al. Quantified relations between exposure to tobacco smoking and bladder cancer risk: a meta-analysis of 89 observational studies. Int J Epidemiol, 2016, 45（3）: 857-870.

[17] 戴奇山，等. 吸烟与中国人膀胱癌相关性的多中心病例对照研究. 中华医学杂志，2011，91（34）: 2407-2410. ★

[18] 毛士玉，等. 吸烟影响非肌层浸润性膀胱癌预后的研究进展. 现代泌尿外科杂志，2016，21（1）: 73-76. ★

[19] Al-Zalabani AH, et al. Modifiable risk factors for the prevention of bladder cancer: a systematic review of meta-analyses. Eur J Epidemiol, 2016, 31（9）: 811-851.

[20] 何广宁，等. 膀胱癌发病率与职业因素的多中心病例对照研究. 中华医学杂志，2012，92（28）: 1978-1980. ★

[21] Colt JS, et al. A case-control study of occupational exposure to metalworking fluids and bladder cancer risk among men. Occup Environ Med, 2014, 71（10）: 667-674.

[22] Zaghloul MS, et al. Schistosomiasis and bladder cancer:

similarities and differences from urothelial cancer. Expert Rev Anticancer Ther, 2012, 12（6）：753-763.

［23］范治璐，等. 人膀胱癌组织中p16与HPV的相关表达. 现代泌尿外科杂志，2002，7（3）：133-135.★

［24］简伟明，等. 糖尿病与膀胱癌相关性研究进展. 中华老年多器官疾病杂志，2019，18（02）：77-81.★

［25］Abern MR，et al. The characteristics of bladder cancer after radiotherapy for prostate cancer. Urol Oncol, 2013，31（8）：1628-1634.

［26］Fernandez MI，et al. Long-term impact of arsenic in drinking water on bladder cancer health care and mortality rates 20 years after end of exposure. J Urol, 2012，187（3）：856-861.

［27］段支前，等. 染发剂与膀胱癌发病关系的系统评价及剂量-反应Meta分析. 现代泌尿外科杂志，2015，4：251-256.★

［28］Egbers L，et al. The prognostic value of family history among patients with urinary bladder cancer. Int J Cancer, 2015，136（5）：1117-1124.

［29］Buckland G，et al. Adherence to the Mediterranean diet and risk of bladder cancer in the EPIC cohort study. Int J Cancer, 2014，134（10）：2504-2511.

［30］Liu H，et al. Fruit and vegetable consumption and risk of bladder cancer：an updated meta-analysis of observational studies. Eur J Cancer Prev,2015,24（6）：508-516.★

［31］Zhao L，et al. Association of body mass index with bladder cancer risk：a dose-response meta-analysis of prospective cohort studies. Oncotarget, 2017, 8（20）：33990-34000.★

［32］Di Maso M. et al. Dietary water intake and bladder cancer risk：An Italian case-control study. Cancer Epidemiology, 2016，45：151-156.

［33］Turati F，et al. Coffee, tea, cola, and bladder cancer risk：dose and time relationships. Urology,2015,86（6）：1179-1184.

［34］Wu S，et al. The association of tea consumption with bladder cancer risk：A meta-analysis. Asia Pacific Journal of Clinical Nutrition, 2013, 22（1）：128-137.★

［35］Zhou J，et al. Fluid intake and risk of bladder cancer in the Nurses' Health Studies. International Journal of Cancer, 2014, 135（5）：1229-1237.★

［36］王月生，等. 膀胱癌发病与非酒精类饮料相关性分析. 中华临床医师杂志（电子版），2011，5（7）：2075-2077.

［37］Corral R，et al. Comprehensive analyses of DNA repair pathways, smoking and bladder cancer risk in Los Angeles and Shanghai. Int J Cancer, 2014, 135（2）：335-347.

［38］Grotenhuis AJ，et al. Prognostic relevance of urinary bladder cancer susceptibility loci. PLoS One, 2014,

9（2）：e89164.

［39］Guey LT，et al. Genetic susceptibility to distinct bladder cancer subphenotypes. Eur Urol,2010,57（2）：283-292.

［40］Guo G，et al. Whole-genome and whole-exome sequencing of bladder cancer identifies frequent alterations in genes involved in sister chromatid cohesion and segregation. Nat Genet, 2013, 45（12）：1459-1463.★

［41］Kriegmair MC，et al. Expression of the p53 Inhibitors MDM2 and MDM4 as Outcome Predictor in Muscle-invasive Bladder Cancer. Anticancer Res,2016,36（10）：5205-5213.

［42］Liu A，et al. Overexpression of G2 and S phase-expressed-1 contributes to cell proliferation, migration, and invasion via regulating p53/FoxM1/CCNB1 pathway and predicts poor prognosis in bladder cancer. International Journal of Biological Macromolecules, 2019, 123：322-334.★

［43］Matsumoto H，et al. Bax to Bcl-2 ratio and Ki-67 index are useful predictors of neoadjuvant chemoradiation therapy in bladder cancer. Jpn J Clin Oncol, 2004, 34（3）：124-130.

［44］Skeldon SC，et al. Patients with Lynch syndrome mismatch repair gene mutations are at higher risk for not only upper tract urothelial cancer but also bladder cancer. Eur Urol, 2013, 63（2）：379-385.

［45］van der Post RS，et al. Risk of urothelial bladder cancer in Lynch syndrome is increased, in particular among MSH2 mutation carriers. J Med Genet, 2010, 47（7）：464-470.

［46］Zhong JH，et al. Association between APE1 Asp148Glu polymorphism and the risk of urinary cancers：a meta-analysis of 18 case-control studies. Onco Targets Ther, 2016, 9：1499-1510.★

［47］白云金，等. 膀胱癌病因学研究进展. 现代泌尿外科杂志，2014，19（10）：693-697.

［48］Chen CH，et al. Aristolochic acid-associated urothelial cancer in Taiwan. Proceedings of the National Academy of Sciences, 2012, 109（21）：8241.★

［49］Du Y，et al. Mutagenic factors and complex clonal relationship of multifocal urothelial cell carcinoma. European Urology, 2017, 71（5）：841-843.

［50］Hoang ML，et al. Mutational signature of aristolochic acid exposure as revealed by whole-exome sequencing. Science Translational Medicine, 2013, 5（197）：197ra102.

［51］Williams SG，et al. Molecular pathways in bladder cancer. Urol Res, 2004, 32（6）：373-385.

［52］Cordon-Cardo C，et al. Altered expression of the retinoblastoma gene product：prognostic indicator in bladder cancer. J Natl Cancer Inst, 1992, 84（16）: 1251-1256.

[53] Grossman HB, et al. p53 and RB expression predict progression in T1 bladder cancer. Clin Cancer Res, 1998, 4（4）: 829-834.

[54] Kunze E, et al. Promoter hypermethylation of the 14-3-3 sigma, SYK and CAGE-1 genes is related to the various phenotypes of urinary bladder carcinomas and associated with progression of transitional cell carcinomas. Int J Mol Med, 2006, 18（4）: 547-557.

[55] Chen X, et al. Gene expression profiling of WDR5 regulated genes in bladder cancer. Genomics Data, 2015, 5: 27-29. ★

[56] Chen X, et al. Heterogeneous nuclear ribonucleoprotein K is associated with poor prognosis and regulates proliferation and apoptosis in bladder cancer. J Cell Mol Med, 2017, 21（7）: 1266-1279. ★

[57] 黄军, 等. 膀胱癌化疗耐药相关microRNA研究进展. 现代泌尿外科杂志, 2017, 22（8）: 75-77. ★

[58] Mellon K, et al. Long-term outcome related to epidermal growth factor receptor status in bladder cancer. J Urol, 1995, 153（3 Pt 2）: 919-925.

[59] O-charoenrat P, et al. Epidermal growth factor-like ligands differentially up-regulate matrix metalloproteinase 9 in head and neck squamous carcinoma cells. Cancer Res, 2000, 60（4）: 1121-1128.

[60] Theodorescu D, et al. Epidermal growth factor receptor-regulated human bladder cancer motility is in part a phosphatidylinositol 3-kinase-mediated process. Cell Growth Differ, 1998. 9（11）: 919-928.

[61] 陈子坚, 等. 纤维连接蛋白1在膀胱癌组织的表达及临床意义. 中华实验外科杂志, 2016, 33（6）: 1444-1447. ★

[62] 胡吉梦, 等. 免疫相关因素在膀胱癌发病机制与免疫治疗中的研究进展. 现代泌尿外科杂志, 2015, 20（7）: 520-524. ★

[63] 杜国伟, 等. IQGAP3基因表达对膀胱癌患者临床病理和预后的影响. 现代泌尿外科杂志, 2018, 23: 35-38. ★

[64] 刘小平, 等. ABCG1表达对膀胱癌患者临床预后的意义. 现代泌尿外科杂志, 2017, 22（11）: 827-830. ★

二、组织病理学

（一）组织学类型

膀胱被覆尿路的上皮统称为尿路上皮（urothelium）或移行细胞（transitional cell），现"移行细胞"这一名称已经较少采用，因此，在本指南中统称为"尿路上皮"。

膀胱癌包括尿路上皮癌、鳞状细胞癌和腺癌，其次还有较少见的小细胞癌、混合型癌、癌肉瘤及转移性癌等。其中，膀胱尿路上皮癌最为常见，占膀胱癌的90%以上，膀胱鳞癌约占5%，膀胱腺癌更为少见，占膀胱癌的比例＜2%[1-3]。其中，膀胱腺癌是膀胱外翻患者最常见的癌[4]。

如不做特别说明，本指南内容特指膀胱尿路上皮癌；少见病理类型的膀胱癌另见单独的章节。

2004年，世界卫生组织（World Health Organization, WHO）采纳了国际泌尿病理协会（International Society of Urological Pathology, ISUP）推荐的组织病理学诊断标准和命名原则，对膀胱癌的病理诊断标准进行了更新[5]。2016年，WHO对膀胱癌病理分型再次进行了更新，病理医师在对膀胱癌标本做出诊断时，除需要对主要病理成分做出诊断外，还应判读是否合并有各种变异亚型[6]。因为膀胱癌的各种变异亚型与肿瘤预后显著相关[7-9]。

膀胱癌的各种主要病理类型及变异亚型见表2-1。

表2-1 膀胱癌的主要病理类型及变异亚型

尿路上皮癌
尿路上皮癌伴部分鳞化和（或）腺样分化[10-12]
微乳头型（micropapillary）尿路上皮癌[13]
微囊型（microcystic）尿路上皮癌[14]
巢状变异型（nested variant）癌[15,16]
淋巴上皮瘤样癌（lymphoepithelioma）[17]
浆细胞样癌（plasmocytoid）[18]
巨细胞变异型癌（giant cell）
印戒细胞癌（signet ring）[19]
弥漫型癌（diffuse）
未分化癌（undifferentiated）
伴有滋养层分化（trophoblastic differentiation）的尿路上皮癌
小细胞癌[20,21]
肉瘤样癌[22-25]

膀胱原位癌

膀胱原位癌又称"扁平"癌，属于高级别非浸润性膀胱癌。在膀胱镜下有时易与膀胱炎症混淆。需要通过活检进行确诊。膀胱原位癌常为多灶性。原位癌亦可见于上尿路或前列腺尿道[26]。

膀胱癌的其他病理表现

膀胱癌标本中，有时可以见到血管淋巴浸润（lymphovascular invasion, LVI）。一项Meta分析证实，存在血管淋巴浸润与病理分期升高呈显著相关 [27]。多篇文献证实，血管淋巴浸润对于T1期膀胱癌的预后存在不良影响 [28-30]。尿路上皮癌的其他肿瘤亚型，如微乳头样癌，浆细胞样癌，肉瘤样癌，也被认为是不良病理类型，与预后不良相关 [16,31-37]。

(二) 组织学分级

膀胱癌的分级与其复发和侵袭行为密切相关。关于膀胱癌的分级，目前普遍采用WHO 1973 [38] 和WHO 2004分级法 [5]。在WHO 2016年更新的膀胱癌病理诊断标准中，仍然推荐采用WHO 2004分级法 [6]。因此，本指南仍以WHO 1973和WHO 2004分级为准。

WHO 1973分级法：1973年的膀胱癌组织学分级法根据癌细胞的分化程度分为高分化、中分化和低分化3级，分别用Grade 1、2、3或G1、G2、G3表示（表2-2）。

表2-2　WHO 1973膀胱癌分级系统

乳头状瘤	
尿路上皮癌1级	分化良好
尿路上皮癌2级	中等分化
尿路上皮癌3级	分化不良

WHO 2004/2016分级法：2004年WHO正式公布了新的膀胱癌分级法。此分级法将尿路上皮肿瘤分为低度恶性潜能乳头状尿路上皮肿瘤（papillary urothelial neoplasms of low malignant potential，PUNLMP）、低级别和高级别尿路上皮癌（表2-3）。低度恶性潜能乳头状尿路上皮肿瘤的定义为乳头状的尿路上皮肿瘤，其细胞形态正常，无恶性肿瘤的细胞学特征。虽然，此种尿路上皮肿瘤进展的风险很小，但不完全属于良性病变，仍有复发的可能。

表2-3　WHO 2004膀胱癌分级系统

乳头状瘤
低度恶性潜能乳头状尿路上皮肿瘤（PUNLMP）
乳头状尿路上皮癌，低级别
乳头状尿路上皮癌，高级别

WHO 1973和WHO 2004分级法是两个不同的分类系统，二者之间不能逐一对应（表2-4）

表2-4　WHO 2004和WHO1973分级法的对比 [42]

PUNLMP	UCC-LG	UCC-HG	WHO 2004
注：UCC-LG：低级别尿路上皮癌 　　UCC-HG：高级别尿路上皮癌			
G1	G2	G3	WHO 1973

近期的一项Meta分析表明，WHO 2004/2016分级系统，相较于WHO1973分级法，在预测肿瘤复发和进展方面，并未显示出明显优势 [39-41]；因此，新的分级法是否优于WHO 1973分级还需要更多的临床试验验证。

为了统一诊断规范，本指南建议国内单位统一采用WHO 2004分级系统。

(三) 病理报告规范

膀胱癌病理标本的送检和处理流程是否规范，对病理科医师最终做出准确的诊断有着极其重要的意义，因此，建议规范病理标本的送检和处理流程。

1. **膀胱电切病理报告**　电切病理报告中需要包含以下关键信息：标本中是否包含有肌层，如有，肿瘤是否有肌层侵犯；肿瘤是否侵犯黏膜固有层；是否存在血管、淋巴浸润；是否合并有膀胱原位癌。

临床医师应与病理医师充分沟通，这将更有助于病理医师做出准确的诊断。

2. **膀胱全切病理报告**　对于膀胱全切的手术标本，需要按照标准化的流程进行处理 [43]。在标本切除之后，需要尽快对切除标本进行固定。病理报告除需要对肿瘤的病理类型和分期进行描述之外，男性必须描述尿道、输尿管切缘情况，以及前列腺是否有肿瘤侵犯 [44]。对于女性患者，则需要描述尿道和输尿管切缘、子宫和阴道是否受累。所有切除的淋巴结都必须送检，而且推荐按照不同的区域分别送检，有助于提高阳性淋巴结检出率 [45]。需要在病理切片下进行淋巴结计数，淋巴结外浸润情况、血管淋巴结是否有癌栓浸润及阳性淋巴结比例都需要进行记录 [46,47]。

一项荟萃分析（Meta分析）表明，淋巴结密度是影响患者预后的独立危险因素（HR OS：1.45；95%置信区间CI 1.11～1.90）[48]。所有切缘阳性的区域，都应该予以记录。切缘阳性与患者的肿瘤特异性生存呈负相关 [49]。

3. **膀胱癌的术中冷冻检查**　有研究对膀胱根治性切除术中尿道切缘冷冻的准确性提出质疑，认为术中冷冻检查具有较高的假阳性率 [50]，而且即使术中切缘冷冻阴性仍有一定概率发生术后尿道复发[51]。对于切缘冷冻阳性的患者，不适应行原位新膀胱术，应考虑行全尿道切除术[52]。

目前针对是否需要常规行尿道切缘冷冻活检尚没有定论。部分研究认为，仅合并膀胱原位癌的患者需要常规行尿道切缘术中冷冻[53]。

关于是否需要常规在膀胱全切术中行输尿管切缘冷冻检查，目前亦存在较大争议。有文献认为膀胱全切术中应当常规行输尿管术中冷冻，该检查具有良好的敏感性和特异性[54,55]。但也有一些研究指出，输尿管切缘术中冷冻检查敏感性较差，而且无法有效预测上尿路肿瘤复发[56,57]，并不推荐常规输尿管残端冷冻[58]。仅对于合并膀胱原位癌的患者[53,59]，或者膀胱肿瘤分期在T2期以上者[60]，需要行输尿管切缘术中冷冻检查，如切缘冷冻检查可见肿瘤，需要再次切取输尿管残端送检，直至切缘阴性[61]。

4.膀胱癌的免疫组化 在膀胱癌的组织病理学诊断中，免疫组化起着至关重要的作用。

免疫组化有助于：①明确肿瘤是否为尿路上皮起源；②区分反应性增生和膀胱原位癌；③对膀胱癌进行分期；④膀胱梭形细胞肿瘤的诊断；⑤膀胱转移癌的诊断。

根据2013 ISUP的推荐意见[62]，在膀胱癌的病理诊断过程中，为明确肿瘤是否为尿路上皮起源，推荐的免疫组化标记物有：GATA3、CK7、CK20、p63、HMWCK、CK5/6，但诊断过程中不可完全依赖免疫组化，需要结合临床情况和组织形态学改变。过度依赖免疫组化有可能误导临床诊断。

膀胱反应性增生和膀胱原位癌因其病变特点存在一些相似性，有时诊断存在一定困难；鉴别主要依赖形态学诊断，免疫组化标记物CK20、p53、CD44可能在一定程度上有助于鉴别诊断。

膀胱的梭形细胞肿瘤（包括肉瘤样癌、炎症性肌纤维母细胞瘤、平滑肌肉瘤、横纹肌肉瘤等）在病理诊断上有时存在一定困难，尤其是标本有限的情况。对于梭形细胞肿瘤的诊断，推荐的免疫组化标记物有ALK1、SMA、desmin、cytokeratin（AE1/AE3）、p63、HMWCK及CK5/6。

免疫组化在帮助判断膀胱癌的分期和肿瘤预后方面也有一定价值，但应用意义有限，仍有待进一步验证，故目前尚未在临床广泛推广[63]。

（四）分期

膀胱癌的分期包含3个方面信息：①原发肿瘤局部浸润的情况；②区域淋巴结受累情况；③全身其他脏器转移情况。TNM分期是判断膀胱肿瘤预后的最有价值的指标之一，推荐在临床工作当中常规采用。目前普遍采用国际抗癌联盟（Union Internationale Contre le Cancer，UICC）在2017年发布的第8版TNM分期法（表2-5）。

表2-5　膀胱癌2017 UICC TNM分期（第8版）[67]

T（原发肿瘤）	
Tx	原发肿瘤无法评估
T0	无原发肿瘤证据
Ta	非浸润性乳头状癌
Tis	原位癌
T1	肿瘤侵犯上皮下结缔组织
T2	肿瘤侵犯肌层
T2a	肿瘤侵犯浅肌层
T2b	肿瘤侵犯深肌层
T3	肿瘤侵犯膀胱周围组织
T3a	显微镜下发现肿瘤侵犯膀胱周围组织
T3b	肉眼可见肿瘤侵犯膀胱周围组织
T4	肿瘤侵犯以下任一器官或组织，如前列腺、精囊、子宫、阴道、盆壁和腹壁
T4a	肿瘤侵犯前列腺、精囊、子宫或阴道
T4b	肿瘤侵犯盆壁或腹壁
N（区域淋巴结）	
Nx	区域淋巴结无法评估
N0	无区域淋巴结转移
N1	真骨盆区单个淋巴结转移（髂内、闭孔、髂外、骶前）
N2	真骨盆区多个淋巴结转移（髂内、闭孔、髂外、骶前）
N3	髂总淋巴结转移
M（远处转移）	
M0	无远处转移
M1a	区域淋巴结以外的淋巴结转移
M1b	其他远处转移

其中Tis、Ta、T1期的膀胱癌，统称为非肌层浸润性膀胱癌（Non-muscle invasive bladder cancer，NMIBC），而T2期以上的膀胱癌，称为肌层浸润性膀胱癌（Muscle invasive bladder cancer，MIBC）。

原位癌（Tis）虽然也属于非肌层浸润性膀胱癌，但一般分化差，发生肌层浸润的风险较高，属于高度恶性的肿瘤[64]。因此，应将原位癌与Ta、T1期膀胱癌加以区别。

有部分文献建议将T1期膀胱癌进一步细分[65,66]，但其应用价值仍需进一步验证。因此，在临床工作当中，仍建议统一分到T1期即可。

（五）分子分型

近年来的研究认为，MIBC和NMIBC二者发生和发展的分子机制不同，甚至有学者认为二者不是同一类疾病[68]。随着分子生物学的快速发展和生物检测技术的不断涌现，通过基因分析技术对膀胱癌进行分子分型成为新的热点[69]。基于基因分析的综合性膀胱癌分子分型，目前有多种分型方案，诸如：癌症基因组图谱（the Cancer Genome Atlas，TCGA）四分法[70]、北卡罗来纳大学（University of North Carolina，UNC）二分法[71]、MD安德森癌症中心（University of Texas，M.D. Anderson Cancer Center，MDA）三分法[72]和隆德大学（Lund University，Lund）五分法[73]。其中，UNC二分法将膀胱癌分为管腔样（luminal）细胞型和基底样（basal）细胞型。他们的研究表明这两种分子亚型的膀胱癌患者有不同的临床结局，其中基底样细胞型膀胱癌患者的预后较差。MDA三分法则是通过分析MIBC组织的全基因组mRNA，通过分层分析法提出了膀胱癌的3种分子亚型：基底样（basal）细胞型、管腔样（luminal）细胞型和p53样型。有研究认为，这些不同的分子分型方案在某种程度上具有内在的一致性[74]。

考虑到目前分子分型方法众多，而且不同的分型方法之间存在着一定的交叉和重叠，2019年膀胱癌分子分型协作组（the Bladder Cancer Molecular Taxonomy Group）发表了一篇专家共识，在上述诸多分型方案的基础上，对肌层浸润性膀胱癌的分子分型方法进行了统一，规范了分子分型的方法，将肌层浸润性膀胱癌分为6种类型：管腔乳头型（luminal papillary，24%）、管腔非特异型（luminal nonspecified，8%）、管腔不稳定型（luminal unstable，15%）、基质富集型（stroma-rich，15%）、基底/鳞状细胞型（basal/squamous，35%）、神经内分泌型（neuroendocrine-like，3%)[75]。

膀胱癌分子分型目前主要用于判断预后和预测药物反应性，尤其是在判断患者对新辅助化疗的反应性上有较高的临床价值[76]；另外，膀胱癌分子分型与患者对免疫治疗的反应性也有明显相关性[77]。

膀胱癌的分子分型目前尚处于探索阶段，未来的应用前景仍有待进一步研究验证[78,79]。

膀胱癌组织病理学评估推荐意见	推荐等级
采用膀胱癌2017 TNM分期系统（UICC）进行病理学分期	强烈推荐
使用WHO 2004分级法进行组织学分级	强烈推荐
电切标本中应当详细描述是否有肌层，以及是否存在肌层受侵	强烈推荐
全切标本中，应当描述尿道、输尿管切缘情况，以及前列腺、子宫、阴道受累情况	强烈推荐
建议对区域淋巴结分区送检	推荐
应当记录是否有血管淋巴浸润，以及是否合并有膀胱癌的各种组织学变异/亚型	强烈推荐
单独描述是否合并有膀胱原位癌	强烈推荐
行原位新膀胱术建议行尿道切缘术中冷冻检查	推荐
对于合并膀胱原位癌以及病理分期≥T2期者，术中行输尿管切缘冷冻检查	可选择

参 考 文 献

[1] 李芳，等. 膀胱肿瘤2350例临床病理学特点分析. 中华泌尿外科杂志，2009，30（8）：543-545.★

[2] Lopez-Beltran A. Bladder cancer: clinical and pathological profile. Scand J Urol Nephrol Suppl，2008，21（8）：95-109.

[3] 董胜国，等. 膀胱肿瘤，2007，北京：人民卫生出版社.★

[4] Bennett JK, et al. 10-year experience with adenocarcinoma of the bladder. J Urol，1984，131（2）：262-263.

[5] Sauter G. WHO Classification of Non-invasive Papillary Urothelial Tumors，2004.

[6] Humphrey PA, et al. The 2016 WHO Classification of Tumours of the Urinary System and Male Genital Organs-Part B: Prostate and Bladder Tumours. Eur Urol，2016，70（1）：106-119.

[7] Xylinas E, et al. Impact of histological variants on oncological outcomes of patients with urothelial carcinoma of the bladder treated with radical cystectomy. Eur J Cancer，2013，49（8）：1889-1897.

[8] 李刚，等. 4200例膀胱肿瘤病理特点分析. 中华泌尿外科杂志，2016，37（4）：268-271.★

[9] 葛鹏，等. 尿路上皮癌变异型对根治性膀胱切除术患者预后的影响. 中华泌尿外科杂志，2015，36（7）：490-494.★

[10] 吴涛，等. 膀胱尿路上皮癌伴鳞状分化的临床病理特点分析. 中华泌尿外科杂志，2014，7：524-527.★

[11] Kapur P, et al. Primary adenocarcinoma of the urinary bladder: value of cell cycle biomarkers. Am J Clin Pathol，2011，135（6）：822-830.

［12］Ploeg M，et al. Clinical epidemiology of nonurothelial bladder cancer：analysis of the Netherlands Cancer Registry. J Urol，2010，183（3）：915-920.

［13］罗继圣，等. 膀胱微乳头型尿路上皮癌的研究进展. 中华泌尿外科杂志，2018，39（2）：154-156. ★

［14］张伟，等. 膀胱微囊型尿路上皮癌临床病理观察. 诊断病理学杂志，2013，20（11）：682-684. ★

［15］覃子健，等. 膀胱巢状变异型尿路上皮癌的临床特点分析. 中华泌尿外科杂志，2019，40（6）：440-443. ★

［16］Beltran AL，et al. Clinicopathological characteristics and outcome of nested carcinoma of the urinary bladder. Virchows Arch，2014，465（2）：199-205.

［17］咸建涛，等. 膀胱淋巴上皮瘤样癌1例报告. 现代泌尿外科杂志，2017，22（6）：487-488. ★

［18］王一，等. 膀胱浆细胞样尿路上皮癌的临床与病理学特点分析. 中华泌尿外科杂志，2014，35（2）：107-110. ★

［19］张其强，等. 原发性膀胱印戒细胞癌一例报告. 中华泌尿外科杂志，2019，40（1）：65. ★

［20］Mukesh M，et al. Small cell carcinoma of the urinary bladder：a 15-year retrospective review of treatment and survival in the Anglian Cancer Network. BJU Int，2009，103（6）：747-752.

［21］李森，等. 原发性膀胱小细胞癌的诊治体会和预后分析. 临床泌尿外科杂志，2014，29（7）：596-600. ★

［22］程亮，等. 膀胱肉瘤样癌病理学诊断、鉴别诊断及分子病理学. 中华病理学杂志，2013，42（6）：416-419. ★

［23］陆伟，等. 膀胱巨大憩室内肉瘤样癌1例报告. 现代泌尿外科杂志，2015，20（8）：535. ★

［24］潘敏杰，等. 膀胱憩室内肉瘤样癌一例报告. 中华泌尿外科杂志，2016，37（10）：790. ★

［25］张浪，等. 膀胱肉瘤样癌1例并文献复习体会. 中国临床医学影像杂志，2016，27（8）：606-607. ★

［26］Sylvester RJ，et al. High-grade Ta urothelial carcinoma and carcinoma in situ of the bladder. Urology，2005，66（6 Suppl 1）：90-107.

［27］Kim HS，et al. Presence of lymphovascular invasion in urothelial bladder cancer specimens after transurethral resections correlates with risk of upstaging and survival：a systematic review and meta-analysis. Urol Oncol，2014，32（8）：1191-1199.

［28］Tilki D，et al. Lymphovascular invasion is independently associated with bladder cancer recurrence and survival in patients with final stage T1 disease and negative lymph nodes after radical cystectomy. BJU Int，2013，111（8）：1215-1221.

［29］Martin-Doyle W，et al. Improving selection criteria for early cystectomy in high-grade t1 bladder cancer：a meta-analysis of 15，215 patients. J Clin Oncol，2015，33（6）：643-650.

［30］李慧，等. 淋巴血管侵犯在电切术后高级别T1期膀胱癌中的临床病理意义. 中华泌尿外科杂志，2015，36（2）：126-130. ★

［31］Compérat E，et al. Micropapillary urothelial carcinoma of the urinary bladder：a clinicopathological analysis of 72 cases. Pathology，2010，42（7）：650-654.

［32］Kaimakliotis HZ，et al. Plasmacytoid variant urothelial bladder cancer：is it time to update the treatment paradigm? Urol Oncol，2014，32（6）：833-838.

［33］Masson-Lecomte A，et al. Oncological outcomes of advanced muscle-invasive bladder cancer with a micropapillary variant after radical cystectomy and adjuvant platinum-based chemotherapy. World J Urol，2015，33（8）：1087-1093.

［34］Seisen T，et al. Impact of histological variants on the outcomes of nonmuscle invasive bladder cancer after transurethral resection. Curr Opin Urol，2014，24（5）：524-531.

［35］Soave A，et al. Does the extent of variant histology affect oncological outcomes in patients with urothelial carcinoma of the bladder treated with radical cystectomy? Urol Oncol，2015，33（1）：21 e1-21 e9.

［36］Willis DL，et al. Clinical outcomes of cT1 micropapillary bladder cancer. J Urol，2015，193（4）：1129-1134.

［37］Willis DL，et al. Micropapillary bladder cancer：current treatment patterns and review of the literature. Urol Oncol，2014，32（6）：826-832.

［38］Mostofi FK，et al. WHO Histological Typing of Urinary Bladder Tumors，1973.

［39］Soukup V，et al. Prognostic Performance and Reproducibility of the 1973 and 2004/2016 World Health Organization Grading Classification Systems in Non-muscle-invasive Bladder Cancer：A European Association of Urology Non-muscle Invasive Bladder Cancer Guidelines Panel Systematic Review. Eur Urol，2017，72（5）：801-813.

［40］May M，et al. Prognostic accuracy of individual uropathologists in noninvasive urinary bladder carcinoma：a multicentre study comparing the 1973 and 2004 World Health Organisation classifications. Eur Urol，2010，57（5）：850-858.

［41］陈俊星，等. 非浸润性膀胱尿路上皮癌不同病理分级方法的临床应用价值比较. 中华泌尿外科杂志，2010，31（2）：104-106. ★

［42］MacLennan GT，et al. Histologic grading of noninvasive papillary urothelial neoplasms. Eur Urol，2007，51（4）：889-897.

［43］Hansel DE，et al. A contemporary update on pathology standards for bladder cancer：transurethral resection and radical cystectomy specimens. Eur Urol, 2013, 63（2）: 321-332.

［44］Herr HW, Pathologic evaluation of radical cystectomy specimens. Cancer, 2002, 95（3）: 668-669.

［45］郝瀚，等. 膀胱尿路上皮癌淋巴结转移特点: 单中心522例膀胱根治性切除病例回顾. 北京大学学报（医学版），2014, 46（4）: 524-527. ★

［46］Fajkovic H, et al. Extranodal extension is a powerful prognostic factor in bladder cancer patients with lymph node metastasis. Eur Urol, 2013, 64（5）: 837-845.

［47］Fritsche HM, et al. Prognostic value of perinodal lymphovascular invasion following radical cystectomy for lymph node-positive urothelial carcinoma. Eur Urol, 2013, 63（4）: 739-744.

［48］Ku JH, et al. Lymph node density as a prognostic variable in node-positive bladder cancer: a meta-analysis. BMC Cancer, 2015, 15: 447.

［49］Neuzillet Y, et al. Positive surgical margins and their locations in specimens are adverse prognosis features after radical cystectomy in non-metastatic carcinoma invading bladder muscle: results from a nationwide case-control study. BJU Int, 2013. 111（8）: 1253-1260.

［50］Kates M, et al. Accuracy of urethral frozen section during radical cystectomy for bladder cancer. Urol Oncol, 2016, 34（12）: 532 e1-532 e6.

［51］Osman Y, et al. Value of routine frozen section analysis of urethral margin in male patients undergoing radical cystectomy in predicting prostatic involvement. Int Urol Nephrol, 2012, 44（6）: 1721-1725.

［52］Lebret T, et al. Urethral recurrence of transitional cell carcinoma of the bladder. Eur Urol, 1998, 33（2）: 170-174.

［53］Zhou H, et al. Intraoperative frozen section evaluation of ureteral and urethral margins: studies of 203 consecutive radical cystoprostatectomy for men with bladder urothelial carcinoma. American Journal of Clinical and Experimental Urology, 2014, 2（2）: 156-160. ★

［54］Whalen MJ, et al. Lessons learned from routine intraoperative ureteral margin frozen sections during radical cystectomy. Urology Practice, 2015, 2（2）: 90-95.

［55］武鹏，等. 输尿管残端冷冻活检是膀胱癌根治性膀胱切除术的必要技术. 现代泌尿外科杂志,2014,19（1）: 55-56. ★

［56］Satkunasivam R, et al. Is frozen section analysis of ureteral margins at time of radical cystectomy useful? Curr Urol Rep, 2015, 16（6）: 38.

［57］Satkunasivam R, et al. Utility and significance of ureteric frozen section analysis during radical cystectomy. BJU Int, 2016, 117（3）: 463-468.

［58］陈志文，膀胱癌根治性膀胱全切术"不需要"行输尿管残端冷冻活检. 现代泌尿外科杂志，2014, 19（1）: 57-59. ★

［59］Schumacher MC, et al. Is there an indication for frozen section examination of the ureteral margins during cystectomy for transitional cell carcinoma of the bladder? J Urol, 2006, 176（6 Pt 1）: 2409-2413.

［60］Tang J, et al. Utility of Routine Intraoperative ureteral frozen section analysis at radical cystectomy: outcomes from a regional australian center. Curr Urol, 2019, 12（2）: 70-73.

［61］刘振华，等. 根治性膀胱全切术中进行输尿管残端冷冻活检的临床意义. 现代泌尿外科杂志,2014,19（1）: 59-60. ★

［62］Amin MB, et al. Best practices recommendations in the application of immunohistochemistry in the bladder lesions: report from the International Society of Urologic Pathology consensus conference. Am J Surg Pathol, 2014, 38（8）: e20-34.

［63］Xiao X, et al. Practical applications of immunohisto-chemistry in the diagnosis of genitourinary tumors. Arch Pathol Lab Med, 2017, 141（9）: 1181-1194. ★

［64］Lamm DL. Carcinoma in situ. Urol Clin North Am, 1992, 19（3）: 499-508.

［65］Otto W, et al. WHO 1973 grade 3 and infiltrative growth pattern proved, aberrant E-cadherin expression tends to be of predictive value for progression in a series of stage T1 high-grade bladder cancer after organ-sparing approach. Int Urol Nephrol, 2017, 49（3）: 431-437.

［66］van Rhijn BW, et al. A new and highly prognostic system to discern T1 bladder cancer substage. Eur Urol, 2012, 61（2）: 378-384.

［67］Brierley JD, et al, TNM Classification of Malignant Tumours, 8th Edition. 2017: John Wiley and Sons.

［68］Gui Y, et al. Frequent mutations of chromatin remodeling genes in transitional cell carcinoma of the bladder. Nat Genet. 2011; 43（9）: 875-878. ★

［69］王凯剑，等. 膀胱癌分子分型的研究进展. 第二军医大学学报, 2018. 39（1）: 81-85. ★

［70］Cancer Genome Atlas Research Network. Comprehensive molecular characterization of urothelial bladder carcinoma. Nature, 2014, 507: 315.

［71］Damrauer JS, et al. Intrinsic subtypes of high-grade bladder cancer reflect the hallmarks of breast cancer biology. Proceedings of the National Academy of Sciences of the United States of America, 2014, 111（8）: 3110-3115.

［72］Choi W, et al. Identification of distinct basal and luminal subtypes of muscle-invasive bladder cancer with different sensitivities to frontline chemotherapy. Cancer Cell, 2014, 25（2）: 152-165.

［73］Sjödahl G，et al. A molecular taxonomy for urothelial carcinoma. Clin Cancer Res, 2012, 18（12）: 3377-3386.

［74］Aine M，et al. Biological determinants of bladder cancer gene expression subtypes. Scientific Reports, 2015, 5: 10957-10957.

［75］Kamoun A，et al. A consensus molecular classification of muscle-invasive Bladder Cancer. Eur Urol, 2019.

［76］McConkey D，et al. Genetic subtypes of invasive bladder cancer. Curr Opin Urol, 2015, 25（5）: 449-458.

［77］Kojima T，et al. Biomarkers for precision medicine in bladder cancer. Int J Clin Oncol, 2017, 22（2）: 207-213.

［78］曹煜东，等. 肌层浸润性膀胱癌分子分型的研究进展. 中华泌尿外科杂志, 2019, 40（6）: 477-480. ★

［79］黄健，等. 精准时代膀胱癌诊疗策略探讨. 中华外科杂志, 2016, 54（19）: 1550-1552. ★

三、诊断

（一）临床表现

血尿是膀胱癌最常见的症状，80%～90%的患者以间歇性、无痛性全程肉眼血尿为首发症状。血尿程度可由淡红色至深褐色不等，多为洗肉水色，可形成血凝块。有些也可表现为初始血尿或终末血尿，前者常提示膀胱颈部病变，后者提示病变位于膀胱三角区、膀胱颈部或后尿道。少数患者仅表现为镜下血尿。血尿持续的时间、严重程度和肿瘤恶性程度、分期、大小、数目和形态并不一致[1,2]。

膀胱癌患者亦有以尿频、尿急和尿痛，即膀胱刺激征为首发症状，此为膀胱癌另一类常见的症状，常与弥漫性原位癌或肌层浸润性膀胱癌有关[3]，而 Ta、T1 期肿瘤常无此类症状[4]。

其他症状还包括：输尿管梗阻导致的腰部疼痛，膀胱出口梗阻导致的尿潴留，营养不良或静脉、淋巴管堵塞导致的下肢水肿，巨大肿瘤导致的盆腔包块。晚期患者可表现为体重减轻、肾功能不全、腹痛或骨痛。

少部分患者是体检或因其他疾病进行例行检查时偶然发现膀胱肿瘤。

膀胱癌患者一般无临床体征，体检触及盆腔包块是局部进展性肿瘤的证据[3]，因此查体对早期患者（如 Ta、T1 期等）的诊断价值有限[4]。

（二）影像学检查

影像学检查包括超声检查、CT 及 CT 尿路造影（CTU）、MRI 及磁共振泌尿系水成像（MRU）、静脉尿路造影（IVU）、胸部 X 线摄片/胸部 CT 等。主要目的是了解膀胱病变程度、胸腹盆腔脏器、腹膜后和盆腔淋巴结及上尿路情况，利于判断膀胱癌临床分期。

1.超声检查 超声检查是诊断膀胱癌最常用、最基本的检查项目。超声检查可通过 3 种途径（经腹、经直肠、经尿道）进行。经腹部超声诊断膀胱癌的敏感性为 63%～98%，特异性为 99%[5]，并且可以同时检查肾、输尿管和腹部其他脏器。经直肠超声显示膀胱三角区、膀胱颈和前列腺较清楚，能近距离观察肿瘤基底部，对判断肿瘤浸润深度优于经腹部超声检查，适用于膀胱不能充盈的患者[6]。经尿道膀胱内超声检查需要麻醉，但影像清晰，分期准确性较高[7]，国外报道经尿道膀胱内超声判定肿瘤分期的诊断效能显示非肌层浸润性肿瘤准确率为 94%～100%，肌层浸润性肿瘤准确率为 63%～96.8%[8]。经尿道超声属于有创伤性检查，未广泛应用。

彩色多普勒超声检查可以显示肿瘤基底部血流信号，但膀胱肿瘤血流征象对术前肿瘤分期、分级帮助不大[9]。超声造影（contrast enhanced ultrasound, CEUS）及三维超声联合 CEUS 可提供更丰富、更准确的诊断信息，通过多角度、实时动态检查可提高膀胱肿瘤的检出率，并有效预测膀胱肿瘤的浸润程度[10]。

和其他影像学检查一样，超声检查无法诊断膀胱原位癌。

2.计算机断层成像（computed tomography, CT） 增强 CT 检查在诊断膀胱肿瘤和评估肿瘤浸润范围（特别是显示膀胱外肿瘤浸润）方面有一定价值。如果膀胱镜发现肿瘤为广基无蒂、恶性度高、有肌层浸润的可能时建议 CT 检查，以了解肿瘤的浸润范围。

目前的多排螺旋 CT 可以发现较小肿瘤（1～5mm）[11]，可以判断邻近器官是否受侵犯及转移。但 CT 不能发现原位癌；不能准确区分非肌层浸润膀胱癌（Ta、T1）和 T2 期膀胱癌；不能区分肿大淋巴结是转移还是炎症；也不能很好地显示输尿管[12]。研究显示浸润性膀胱肿瘤患者行 CT 检查，肿瘤准确率只有 54.9%，其中 39% 分期偏低，6.1% 分期偏高[13]。既往有肿瘤切除史者可因局部炎症反应所致的假象而造成分期过高[13]。但患者若存在尿道狭窄或膀胱有活动性出血不能进行膀胱镜检查，CT 仍有一定优越性[14]。

CT 尿路造影（CTU）：膀胱多发性肿瘤、高危肿瘤及膀胱三角区肿瘤患者建议行CTU检查，CTU能提供更多的泌尿系统信息（包括上尿路、周围淋巴结和邻近器官的状态），可替代传统IVU检查[15]。

3.多参数磁共振成像（multiparmetric magnetic resonance imaging，mpMRI） mpMRI具有出色的软组织分辨率，能够诊断并进行肿瘤分期。膀胱癌T1WI尿液呈极低信号，膀胱壁为低至中度信号，而膀胱周围脂肪为高信号。T1WI有助于检查扩散至邻近脂肪的肿瘤、淋巴结转移以及骨转移情况，甚至可评价除前列腺以外的邻近器官受侵犯情况。T2WI尿液呈高信号，正常逼尿肌呈低信号，而大多数膀胱肿瘤为中等信号。低信号的逼尿肌出现中断现象提示肌层浸润。动态增强MRI在显示是否有尿路上皮癌存在以及肌层浸润深度方面准确性高于CT或非增强MRI。由于膀胱肿瘤的平均表观弥散系数（ADC）较周围组织低，弥散加权成像（DWI）可能在评估肿瘤侵犯周围组织中有价值。mpMRI对于膀胱癌肌层受侵评估有重要价值，敏感性为90%～94%，特异性为87%～95%，高场强（3.0 T）和DWI可以提高诊断敏感度和特异度[16]。

增强MRI检查也可发现正常大小淋巴结有无转移征象[17]。例如，应用超顺磁性的氧化铁纳米颗粒作为增强剂可鉴别淋巴结有无转移：良性增大的淋巴结可吞噬铁剂，在T2加权像上信号强度降低，而淋巴结转移则无此征象[18]，有报道此检查对正常大小淋巴结是否存在转移进行术前判定，敏感性为58.3%，特异性为83.0%，准确率为76.4%。而且假阴性的淋巴结多为直径小于5mm者[19]。对于术前预判淋巴结清扫范围有一定参考价值[20]。

2018年日本腹部放射学年会、欧洲泌尿学会和欧洲泌尿影像学会共同发表了膀胱影像报告和数据系统（vesical imaging-reporting and data system，VI-RADS）[21]。VI-RADS对膀胱MRI检查设备和技术要求提出了指导性建议，针对检查要求、评估分类标准、技术规范、扫描参数和治疗后的检查和评估等内容制定了详细的规范，VI-RADS在对膀胱癌的分期、诊断和诊疗方案的制定上必将发挥重要的作用。

对造影剂过敏、肾功能不全、IVU检查肾不显影及伴有肾盂输尿管积水的患者行磁共振水成像（MRU），能显示整个泌尿道，特别是显示上尿路梗阻部位及原因、是否有上尿路肿瘤等。

在检测有无骨转移时MRI敏感性远高于CT，甚至高于核素骨扫描。

4.静脉尿路造影（IVU） IVU一直被视为膀胱癌患者的常规检查，以期发现并存的上尿路肿瘤。但目前初步诊断时此项检查的必要性受到置疑，因为IVU检查诊断上尿路肿瘤的阳性率低，漏诊风险比较高，特别是小的上尿路肿瘤或尿路积水不显影时更容易漏诊[22]。CTU、MRU检查可获得更清晰的图像，现已经逐步替代IVU检查。

5.胸部X线/CT检查 胸部正、侧位X线摄片是膀胱癌患者手术前的常规检查项目，了解有无肺部转移，是判定临床分期的主要依据之一，也是术后随访的常规检查项目。肺转移瘤在胸部X线上可表现为单个、多发或大量弥漫分布的圆形结节性病灶。胸部CT检查肺转移瘤更敏感。因此，对于肺部有结节或肌层浸润性膀胱癌拟行根治性膀胱切除的患者推荐术前行胸部CT以明确有无肺转移。

6.全身骨显像 全身骨显像是目前临床上检测骨转移最常用的方法，敏感度高。可比X线提前3～6个月发现骨转移病灶。主要用于检查有无骨转移病灶以明确肿瘤分期，在浸润性肿瘤患者出现骨痛或碱性磷酸酶增高时，或拟行根治性膀胱切除的患者怀疑有骨转移时，可选择使用。

膀胱癌骨转移灶为溶骨性改变，多表现为异常放射性浓聚，少数表现为放射性稀疏、缺损。脊柱是骨转移的常见部位，其次为盆骨、肋骨、颅骨及股骨、肱骨的近端。骨显像对骨转移瘤的特异度不高，尤其是对单发或少发病灶的良恶性鉴别需要CT扫描或MRI检查确认。

7.正电子发射-计算机断层扫描显像（positron emission tomography-computed tomography，PET-CT） 一般不作为常规诊断方法，因示踪剂FDG（氟脱氧葡萄糖）经肾排泌入膀胱显影会影响对已经摄取示踪剂肿瘤的判断。但也有报道采用排空膀胱并用50～100ml生理盐水冲洗后显像[23]或者利尿后延迟显像的方法可以减少膀胱内示踪剂的影响。

目前已有使用新型示踪剂（如胆碱、蛋氨酸、乙酸）的报道，^{11}C-胆碱和^{11}C-乙酸均不经泌尿系统排泄，因此有效的避免了对膀胱肿瘤显像的干扰[24]。有限的数据显示^{11}C-胆碱和^{11}C-乙酸可能是检测淋巴结转移的一种很有前途的示踪剂，但还需进一步证实[24,25]。

对比研究及荟萃分析显示，PET-CT诊断淋巴结转移的准确率优于CT和MRI[26-29]。因此PET-CT在术前淋巴结转移以及软组织肿块的鉴别尤其是术后随访方面有一定优势，可选择性使用。由于显像机制不同，在骨转移瘤诊断方面PET-CT尚不能取代MRI和核素骨扫描。

（三）内镜检查

1.膀胱镜检查和活检 膀胱镜检查和活检是诊断膀胱癌最可靠的方法。通过膀胱镜检查可以明确膀胱肿瘤的数目、大小、形态（乳头状的或广基的）、部位以及周围膀胱黏膜的异常情况，同时可以对肿瘤和可疑病变进行活检以明确病理诊断。如有条件，建议使用软性膀胱镜检查，与硬性膀胱镜相比，该方法具有损伤小、视野无盲区、相对舒适等优点。

膀胱肿瘤可以是多灶性的，非肌层浸润性膀胱癌可以伴有原位癌或发育不良，表现为类似炎症的淡红色绒毛样的黏膜改变，也可以表现为完全正常膀胱黏膜。

不建议对非肌层浸润性膀胱癌的正常膀胱黏膜进行常规的随机活检或选择性活检，因为发现原位癌的可能性很低（小于2%），特别是对于低危的膀胱癌[30]。

但当尿脱落细胞学检查阳性或膀胱黏膜表现异常时，建议行选择性活检（selected biopsy），以明确诊断和了解肿瘤范围。在尿细胞学检查阳性而膀胱黏膜表现为正常、怀疑有原位癌存在时，应考虑行随机活检[30]。如果膀胱肿瘤为原位癌、多发性癌或者肿瘤位于膀胱三角区或颈部时，并发前列腺部尿道癌的危险性增加，建议行前列腺部尿道活检，此外，尿细胞学阳性或前列腺部尿道黏膜表现异常时，也应行该部位的活检[31]。

（1）荧光膀胱镜（fluorescence cystoscopy）：荧光膀胱镜检查是通过向膀胱内灌注光敏剂，如5-氨基酮戊酸（5-ALA）、HAL或吡柔比星，产生的荧光物质能高选择地积累在新生的膀胱黏膜组织中产生的荧光物质能高选择地积累在新生的膀胱黏膜组织中，与正常膀胱黏膜的蓝色荧光形成鲜明对比，能够发现普通膀胱镜难以发现的小肿瘤或原位癌，与普通膀胱镜相比可以提高检出率14%～25%[32,33]。

在怀疑有膀胱原位癌或尿细胞学检查阳性而普通膀胱镜检查正常时，应该考虑使用荧光膀胱镜做进一步检查[34]。荧光膀胱镜的缺点是诊断膀胱癌的特异性相对不高，约为63%，低于普通膀胱镜的81%，炎症、近期膀胱肿瘤电切术和膀胱灌注治疗会导致假阳性结果[34]。

（2）窄谱光成像膀胱镜：窄谱光成像（narrow band imaging，NBI）的原理是通过滤光器过滤掉普通内镜氙灯光源所发出红、蓝、绿中的宽带光谱，选择415nm、540nm的窄带光。其显示黏膜表面微细

结构和黏膜下血管较传统的白光模式内镜清楚，立体感更强，有助于微小病灶的早期发现与诊断。文献报道白光和NBI膀胱镜对膀胱肿瘤诊断的敏感性、特异性和准确率分别为77.7%和92.9%、82.7%和73.5%、79.3%和86.7%，两者对膀胱原位癌诊断的敏感性、特异性和准确率分别为68.3%和87.8%、82.9%和77.1%、75%和82.9%。当同时使用两者进行检查时，仅能通过NBI发现而不能通过白光发现的肿瘤占17.1%，反之仅占1.9%[35,36]。有42%尿细胞学阳性而白光膀胱镜检阴性患者在接受NBI膀胱镜检查时发现膀胱肿瘤[36]。

在NBI引导下进行膀胱肿瘤电切手术，与白光下电切术相比，能够降低至少10%的术后1年复发率[37]。

2.诊断性经尿道电切术（transurethral resection，TUR） 如果影像学检查发现膀胱内有肿瘤样病变，可以省略膀胱镜检查，直接行诊断性TUR，这样可以达到两个目的：一是切除肿瘤，二是明确肿瘤的病理诊断和分级、分期，为进一步治疗以及判断预后提供依据[38]。

TUR方法：如果肿瘤较小（小于1cm），可以将肿瘤与其基底的部分膀胱壁一起切除送病理检查；如果肿瘤较大，则行分步骤切除，先将肿瘤的突起部分切除，然后切除肿瘤的基底部分，基底部分应包含膀胱壁肌层，最后切除肿瘤的周边区域，将这三部分标本分别送病理检查[38,39]。TUR时尽量避免烧灼，以减少对标本组织的破坏。

3.输尿管镜检查 对膀胱癌伴随可疑上尿路病变，行CTU或MRU仍不能明确诊断者，可行诊断性输尿管镜检查和活检。

（四）尿细胞学及肿瘤标志物检查

1.尿细胞学检查 尿细胞学检查是膀胱癌诊断和术后随诊的主要方法之一。尿标本的采集一般是通过自然排尿，也可以通过膀胱冲洗，这样能得到更多的癌细胞，利于提高诊断率。目前认为尿标本应尽量采用新鲜尿液，但晨起第一次尿由于细胞溶解比率高，不适合用于尿细胞学检查[40]。尿细胞学检查过程中存在的一个重要问题是尿液中肿瘤脱落细胞含量不够，会导致假阴性，针对细胞含量不够的患者，建议采用连续留尿3天，每天留取后先进行细胞离心与固定，然后合并3天的尿细胞进行诊断。尿液中脱落尿细胞学阳性意味着泌尿道的任何部分，包括肾盏、肾盂、输尿管、膀胱和尿道存在尿路上皮癌的可能。根据文献报道[41]，尿细胞学检测膀胱癌的敏感性为

13%～75%，特异性为85%～100%。敏感性与癌细胞恶性分级密切相关，分级低的膀胱癌敏感性较低，一方面是由于肿瘤细胞分化较好，其特征与正常细胞相似，不易鉴别；另一方面由于癌细胞之间黏结相对紧密，没有足够多的癌细胞脱落到尿中被检测到，所以尿细胞学阴性并不能排除低级别尿路上皮癌的存在；相反，分级高的膀胱癌或原位癌，敏感性和特异性均较高[42-44]。尿标本中癌细胞数量少、细胞的不典型或退行性变、泌尿系统感染、结石、膀胱灌注治疗和检查者的技术差异等因素会影响尿细胞学检查结果[45,46]。尿脱落细胞学联合尿膀胱癌标志物一起检测，有助于提高膀胱癌的诊断率[47]。在膀胱癌尿细胞学诊断中，为了构建一个标准化的平台对尿液样本进行细胞学解释，一个由泌尿外科医师与病理医师组成的巴黎系统工作组于2016年发布了一个标准化报告系统（The Paris System for Reporting Urinary Cytology），定义了特定的诊断类别和细胞形态学标准，在膀胱癌尿细胞学诊断中具有重要的参考价值[48]。流式细胞分析技术也可应用于尿细胞学检查，且相对简便客观，其原理是应用DNA特异性的荧光剂将尿液中脱落细胞的染色质染色，应用分析软件对DNA倍体进行分析，从而客观地反应细胞增生状态[49]。由于肿瘤细胞的增殖分裂旺盛，呈现多倍体的情况。一般来说，二倍体代表低度恶性肿瘤，三倍体到四倍体为高度恶性肿瘤，而四倍体及四倍体以上则代表恶性程度更高，预后更差[50-52]。和细胞病理学类似，尿液中脱落肿瘤细胞数量也影响流式细胞分析的结果。因此诊断膀胱癌的敏感性和特异性也和肿瘤分化程度和分期相关[53]。尿液中白细胞也会被染色，从而干扰结果，结合肿瘤细胞的特异性荧光剂染色或抗原抗体反应一起分析，有助于减少干扰，提高准确率[54,55]。但流式细胞分析仍不能在临床上替代细胞病理学。

2.尿膀胱癌标志物　为了提高无创检测膀胱癌的水平，尿膀胱癌标志物的研究受到了很大的关注，美国FDA已经批准将BTAstat、BTAtrak、NMP22、FDP、ImmunoCyt和尿荧光原位杂交技术（Fluorescence in situ hybridization，FISH）用于膀胱癌的检测。多项研究显示FISH技术具有较高的敏感性和特异性[56-60]。但在有膀胱炎症、结石、放疗等病史者的尿液标本中，反应性脱落细胞可能造成FISH结果的特异性降低[61]。研究显示针对中国人群FISH具有较高的阳性预测值，在中国人群尿路上皮癌的诊断中具有重要价值，值得在临床进一步推广应用[62]。通过FISH技术进行膀胱癌早期诊断时，常会出现FISH结果为阳性，而尿细胞学和膀胱镜检为阴性，考虑到肿瘤细胞基因变异一般早于形态学异常，针对此类患者建议密切随访[63,64]。目前已有多种商品化的FISH试剂盒通过CFDA批准用于临床。国内学者研究显示，尿膀胱肿瘤抗原（BTA）检查简单快速，灵敏性和特异性较高，可用于膀胱癌早期筛查和术后监测的无创性筛查，且可初步评估患者的疾病进展程度；但BTA检测易受血尿浓度的影响，建议联合其他诊断手段以提高膀胱癌筛查的准确度[65]。尿液纤维连接蛋白（Fibronectin）有助于鉴别肌层浸润性膀胱癌，联合尿液纤维连接蛋白与尿肌酐比值可用于预测术后肿瘤的残留[66-68]。其他还有许多的标志物，如端粒酶、存活素（survivin）、微卫星分析、CYFRA21-1和LewisX等，在检测膀胱癌的临床研究中显示了较高的敏感性和特异性[69-76]。虽然大部分尿液膀胱癌标志物显示出了较高的敏感性，但是其特异性却普遍低于尿细胞学检查。近年来也有检测尿液RNA和DNA标志物的报道，其中一项包括485例肉眼血尿患者入组的多中心研究显示，RNA标志物μRNA和Cxbladder检出膀胱癌的敏感性高于细胞病理学和NMP22，尤其对于高级别或者T1分期及以上的膀胱癌的敏感性和特异性更高[77]；另一项研究利用肿瘤个体化深度测序手段对67名健康个体与118名早期膀胱癌患者治疗前后或术后监测期间的尿液游离DNA片段进行分析，结果显示该方法相比尿细胞学与膀胱镜检查在早期膀胱癌患者的诊断与术后复发监测中具有更高的敏感性，而且可以对肿瘤进行无创化分子分型[78]。DNA甲基化作为肿瘤表观遗传学修饰最为常见的方式，其检测在肿瘤分子诊断中具有重要前景。已有报道通过PCR或者飞行时间质谱方法对尿液中膀胱癌特定的DNA甲基化位点进行检测，在低级别和非肌层浸润性膀胱癌的敏感性明显优于脱落细胞学和FISH，展示良好的诊断结果，有望实现临床转化[79,80]。到目前为止，临床应用中仍然没有一种理想的标志物能够取代膀胱镜和尿细胞学检查而对膀胱癌的诊断、治疗、术后随诊和预后等方面做出足够的判断[41,81,82]。

高通量测序与生物信息分析技术的发展，促进了医学界从分子遗传角度认识与探究膀胱癌，也因此开发了基于尿液组学特征的膀胱癌早筛及术后随访的方法[83,84]。国内外学者对膀胱癌多组学特征谱进行分析，鉴定了一系列膀胱癌高频突变基因，针对鉴定的膀胱癌高频突变基因[85,86]，利用尿液脱落细胞DNA

或游离DNA，通过多靶标联用或全谱筛查的技术，有望在未来膀胱癌临床诊疗中发挥尿标志物更好的应用价值。

膀胱癌临床诊断方法推荐意见	推荐等级
膀胱肿瘤患者需询问病史，做体格检查、超声、IVU或泌尿系CT/MRI检查及胸部X线CT检查	强烈推荐
对所有怀疑膀胱癌的患者应行膀胱镜检查及病理活检或诊断性TUR及病理检查	强烈推荐
对怀疑原位癌、尿脱落细胞阳性而无明确黏膜异常者应考虑随机活检	可选择
对怀疑原位癌者可选择行荧光膀胱镜或NBI膀胱镜检查	推荐
对肌层浸润性膀胱癌疑有骨转移者，可选择骨扫描检查	推荐
尿细胞学是一种无创检查方法，在可疑尿路上皮肿瘤的辅助诊断或膀胱癌术后监测中，可选择使用	推荐
尿脱落细胞FISH检测，在临床诊疗与科学研究中开展较多，其敏感性高于尿细胞学检测，在尿细胞学诊断为不典型细胞异常或者患者因生理原因难以忍受多次膀胱镜检查痛苦时可考虑使用	推荐

参 考 文 献

［1］Mishriki SF，et al. Diagnosis of urologic malignancies in patients with asymptomatic dipstick hematuria：prospective study with 13 years' follow-up. Urology，2008，71（1）：13-16.

［2］Edwards TJ，et al. A prospective analysis of the diagnostic yield resulting from the attendance of 4020 patients at a protocol-driven haematuria clinic. BJU Int，2006，97（2）：301-305.

［3］Stenzl A，et al. Guidelines on Bladder Cancer Muscle-invasive and Metastatic. European Association of Urology，2008.

［4］Babjuk M，et al. Guidelines on TaT1（Non-muscle invasive）Bladder Cancer. European Association of Urology，2008.

［5］Datta SN，et al. Urinary tract ultrasonography in the evaluation of haematuria—a report of over 1000 cases. Ann R Coll Surg Engl，2002，84（3）：203-205.

［6］Yaman O，et al. Staging with computed tomography，transrectal ultrasonography and transurethral resection of bladder tumour：comparison with final pathological stage in invasive bladder carcinoma. Br J Urol，1996，78（2）：197-200.

［7］Koraitim M，et al. Transurethral ultrasonic assessment of bladder carcinoma：its value and limitations. J Urol，1995，154（2 Pt 1）：375-378.

［8］Horiuchi K，et al. High-frequency endoluminal ultrasonography for staging transitional cell carcinoma of the bladder. Urology，2000，56：404-407.

［9］Karahan OI，et al. Color Doppler ultrasonography findings of bladder tumors：correlation with stage and histopathologic grade. Acta Radiol，2004，45：481-486.

［10］Gupta VG，et al. Contrast enhanced ultrasound in urothelial carcinoma of urinary bladder：An underutilized staging and grading modality. Cent European J Urol，2016，69（4）：360-365.

［11］Tsampoulas C，et al. 16-MDCT cystoscopy in the evaluation of neoplasms of the urinary bladder. AJR Am J Roentgenol，2008，190：729-735.

［12］Tritschler S，et al. Staging of muscle-invasive bladder cancer：can computerized tomography help us to decide on local treatment? World J Urol，2012，30（6）：827-831.

［13］Paik ML，et al. Limitations of computerized tomography in staging invasive bladder cancer before radical cystectomy. J Urol，2000，163：1693-1696.

［14］Browne RF，et al. CT cystography and virtual cystoscopy in the assessment of new and recurrent bladder neoplasms. Eur J Radiol，2005，53：147-153.

［15］Nolte-Ernsting C，et al. Understanding multislice CT urography techniques：many roads lead to Rome. Eur Radiol，2006，16：1670-1686.

［16］Huang L，et al. The Diagnostic Value of MR Imaging in Differentiating T Staging of Bladder Cancer：A Meta-Analysis. Radiology，2018，286（2）：502-511.

［17］Deserno WM，et al. Urinary bladder cancer：preoperative nodal staging with ferumoxtran-10-enhanced MR imaging. Radiology，2004，233：449-456.

［18］Triantafyllou M，et al. Ultrasmallsuperparamagnetic particles of iron oxide allow for the detection of metastases in normal sized pelvic lymph nodes of patients with bladder and/or prostate cancer. Eur J Cancer，2013，49（3）：616-624.

［19］Tekes A，et al. Dynamic MRI of bladder cancer：evaluation of staging accuracy. AJR Am J Roentgenol，2005，184：121-127.

［20］Deserno WM，et al. Urinary bladder cancer：preoperative nodal staging with ferumoxtran-10-enhanced MR imaging. Radiology，2004，233：449-456.

［21］Panebianco V，et al. Multiparametric Magnetic Resonance Imaging for Bladder Cancer：Development of VI-RADS（Vesical Imaging-Reporting And Data System）. Eur Urol，2018，74（3）：294-306.

［22］Goessl C，et al. Is routine excretory urography necessary at first diagnosis of bladder cancer? J Urol，1997，157：480-481.

［23］Holmang S，et al. Long-term follow up of a bladder carcinoma cohort：routine follow up urography is not necessary. J Urol，1998，160：45-48.

［24］Mertensa LS，et al. Catheter-assisted 18F-FDG-PET/CT imaging of primarybladder cancer：a prospective study. Nuclear Medicine Communications，2012，33：1195-1201.

［25］Vargas HA，et al. Prospective evaluation of MRI，11C-acetate PET/CT and contrast-enhanced CT forstaging of bladder cancer. Eur J Radiol，2012，81（12）：4131-4137.

［26］Apolo AB，et al. Clinical value of fluorine-18 2-fluoro-2-deoxy-D-glucose positron emission tomography/computed tomography in bladder cancer. J Clin Oncol，2010，28（25）：3973-3978.

［27］Lodde M，et al. Evaluation of fluorodeoxyglucose positron-emission tomography with computed tomography for staging of urothelial carcinoma. BJU Int，2010，106（5）：658-663.

［28］Nayak B，et al. Diuretic 18F-FDG PET/CT imaging for detection and locoregional staging of urinary bladder cancer：prospective evaluation of a novel technique. Eur J Nucl Med Mol Imaging，2013，40：386-393.

［29］Lu YY，et al. Clinical value of FDG PET or PET/CT in urinary bladder cancer：a systemic review and meta-analysis. Eur J Radiol，2012，81（9）：2411-2416. ★

［30］Van der Meijden APM，et al. EAU guidelines on the diagnosis and treatment of urothelial carcinoma in situ. Eur Urol，2005，48：363-371.

［31］Mungan MU，et al. Risk factor for mucosal prostatic urethral involvement in superficial transitional cell carcinoma of the bladder. Eur Urol，2005，48（5）：760-763.

［32］Kriegmair M，et al. Detection of early bladder cancer by 5-aminolevulinic acid induced porphyrin fluorescence. J Urol，1996，155：105-110.

［33］Denzinger S，et al. Clinically relevant reduction in risk of recurrence of superficial bladder cancer using 5-aminolevulinic acid-induced fluorescence diagnosis：8-year results of prospective randomized study. Urology，2007，69：675-679.

［34］van der Meijden AP，et al. EAU guidelines on the diagnosis and treatment of urothelial carcinoma in situ. Eur Urol，2005，48（3）：363-371.

［35］Zhu YP，et al. Narrow-band imaging flexible cystoscopy in the detection of clinically unconfirmed positive urine cytology. Urol Int，2012，88（1）：84-87. ★

［36］Naselli A，et al. A randomized prospective trial to assess the impact of transurethral resection in narrow band imaging modality on non-muscle-invasive bladder cancer recurrence. Eur Urol，2012，61（5）：908-913.

［37］Raharja PAR，et al. Recent advances in optical imaging technologies for the detection of bladder cancer. Photodiagnosis Photodyn Ther，2018 Dec，24：192-197.

［38］Brausi M，et al. Variability in the recurrence rate at first follow-up cystoscopy after TUR in stage Ta T1 transitional cell carcinoma of the bladder：a combined analysis of seven EORTC studies. Eur Urol，2002，41（5）：523-531.

［39］Fleshner NE，et al. The National Cancer Data Base report on bladder carcinoma. Cancer，1996，78：1505-1513.

［40］林天海，等. 晨尿标本和新鲜尿标本对尿脱落细胞学检查的影响. 成都医学院学报，2012，7（3）：396-398. ★

［41］van Rhijn BW，et al. Urine markers for bladder cancer surveillance：A systematic review. EurUrol，2005，47：736-748.

［42］Grégoire M，et al. Diagnostic accuracy of urinary cytology，and deoxyribonucleic acid flow cytometry and cytology on bladder washings during follow up for bladder tumors. J Urol，1997，157：1660-1664.

［43］Kannan V，et al. Low grade transitional cell carcinoma and instrument artifact. A challenge in urinary cytology. ActaCytol，1993，37：899-902.

［44］Messing EM，et al. Urothelial tumors of the urinary tract. In Campbell's urology，7th ed. Walsh PC，Retik AB，Vaughan ED Jr，Wein AJ，eds. Philadelphia（PA）：W. B. Saunders，1998，2327-2408.

［45］Roy JY，et al. Cytologic and histologic features of superficial bladder cancer. UrolClin North Am，1992，19：435-453.

［46］Raitanen MP，et al. Differences between local and review urinary cytology in diagnosis of bladder cancer. An interobserver multicenter analysis. EurUrol，2002，41（3）：284-289. ★

［47］杨青，等. 核基质蛋白22联合尿脱落细胞学检查对膀胱癌诊断的价值. 安徽医科大学学报，2012，47（2）：220-222. ★

［48］Barkan GA，et al. The Paris system for reporting urinary cytology：the quest to develop a standardized terminology. Acta Cytol，2016，60（3）：185-197.

［49］唐燕，等. 尿路上皮癌诊断中DNA倍体分析和尿脱落细胞学检查的临床价值. 临床与实验病理学杂志，2015，（6）：636-639. ★

［50］Tribukait B. Flow cytometry in assessing the clinical aggressiveness of genitourinary neoplasms. World J Urol，1987，5（2）：108-122.

［51］Winkler HZ et al. Nuclear deoxyribonucleic acid ploidy in squamous cell bladder cancer. J Urol，1989，141：297.

［52］Wijkstrom H，et al. Deoxyribonucleic acid flow cytometry in predicting response to radical radiotherapy of bladder cancer. J Urol，1990，144：646.

［53］Bellaoui H，et al. Flow cytometric DNA analysis and cytology in diagnosis and prognosis of bladder tumors：preliminary results of a comparative study of bladder lavage. Ann Urol（Paris），2002，36（1）：45-52.

［54］Hajazi A，et al. Flow cytometry study of cytokeratin 18 expression according to tumor grade and deoxyribonucleic acid content in human bladder tumors. J Urol，1989，141：522.

［55］Cunderlíková B，et al. Detection of urinary bladder cancer with flow cytometry and hexaminolevulinate in urine samples. Cytopathology，2007，18：87-95.

［56］Lokeshwar VB，et al. Bladder tumor markers beyond cytology：international consensus panel on bladder tumor markers. Urology，2005，66（6 Suppl 1）：35-63.

［57］Sarosdy MF，et al. Clinical evaluation of a multi-target fluorescent in situ hybridization assay for detection of bladder cancer. J Urol，2002，168（5）：1950-1954.

［58］Friedrich MG，et al. Comparison of multitarget fluorescence in situ hybridization in urine with other noninvasive tests for detecting bladder cancer. BJU Int，2003，92（9）：911-914.

［59］Halling KC，et al. A comparison of BTA stat，hemoglobin dipstick，telomerase and Vysis UroVysion assays for the detection of urothelial carcinoma in urine. J Urol，2002，167（5）：2001-2006.

［60］曾铮，等. 荧光原位杂交技术对膀胱癌诊断价值的Meta分析. 中华病理学杂志，2010，2：75-78. ★

［61］Tapia C，et al. Evaluation of chromosomal aberrations in patients with benign conditions and reactive changes in urinary cytology. Cancer Cytopathol，2011，119（6）：404-410.

［62］柳家园，等. 尿脱落细胞荧光原位杂交检查阳性在尿路上皮癌中的临床价值. 北京大学学报（医学版），2017，4：31-35. ★

［63］Skacel M，et al. Multitarget fluorescence in situ hybridization assay detects transitional cell carcinoma in the majority of patients with bladder cancer and atypical or negative urine cytology. J Urol，2003，169（6）：2101-2105.

［64］Kipp BR，et al. Assessing the value of reflex fluorescence in situ hybridization testing in the diagnosis of bladder cancer when routine urine cytological examination is equivocal. J Urol，2008，179（4）：1296-1301.

［65］薛玉泉，等. 尿膀胱肿瘤抗原在膀胱癌诊断中的临床价值及相关性分析. 癌症进展，2019，17（1）：51-54. ★

［66］沈周俊，等. 尿液纤维连接蛋白对浸润性膀胱移行上皮癌的诊断意义. 中华泌尿外科杂志，1993，14（1）：27-29. ★

［67］Li LY，et al. Urinary fibronectin as a predictor of a residual tumour load after transurethral resection of bladder transitional cell carcinoma. BJU Int，2008，102（5）：566-571. ★

［68］郭剑明，等. 尿液纤维连接蛋白糖链结构在膀胱癌患者中的变化及意义. 中华泌尿外科杂志，2005，26（9）：601-604. ★

［69］韦思明，等. 端粒及端粒酶在膀胱癌中的研究进展. 国际泌尿系统杂志，2003，23（6）：651-654. ★

［70］周毅，等. 尿膀胱癌抗原、透明质酸和存活素联合检测对膀胱癌的诊断运用探讨. 中国实验诊断学，2012，9：1661-1664. ★

［71］周海滨，等. Survivin与膀胱癌的研究进展. 国际泌尿系统杂志，2009，29（3）：346-349. ★

［72］夏勇，等. 尿液CYFRA21-1诊断膀胱癌的Meta分析. 检验医学与临床，2014，15：2053-2056. ★

［73］张建军，等. 微卫星分析在膀胱癌诊断中应用的进一步研究. 中华医学杂志，2001，81（20）：1224-1226. ★

［74］蒲小勇，等. 尿膀胱癌抗原与透明质酸在膀胱癌诊断中的临床价值. 中华泌尿外科杂志，2003，24（12）：830-833. ★

［75］桂律，等. 尿脱落细胞Lewis X检测诊断膀胱尿路上皮癌的价值. 中华肿瘤防治杂志，2003，10（6）：609-611. ★

［76］于浩，等. 尿液中膀胱癌肿瘤标记物的研究进展. 岭南现代临床外科，2012，12（2）：159-160. ★

［77］O'Sullivan P，et al. A Multigene Urine Test for the Detection and Stratification of Bladder Cancer in Patients Presenting with Hematuria. J Urol，2012，188：741-747.

［78］Dudley JC，et al. Detection and surveillance of bladder cancer using urine tumor DNA. Cancer Discov，2019，9（4）：500-509.

［79］Wang Y，et al. An epigenetic biomarker combination of PCDH17 and POU4F2 detects bladder cancer accurately by methylation analyses of urine sediment DNA in Han Chinese. Oncotarget，2016，7（3）：2754-2764. ★

［80］Chen X，et al. TOF-MS based urine DNA methylation classifier：A fast and effective technique for non-invasive diagnosis and monitoring of bladder cancer. Eur Urol Suppl，2019，18（1）：e307. ★

［81］王春荣，等. 膀胱肿瘤标记物的研究进展. 国际泌尿系统杂志，2006，26：12-15. ★

［82］Vrooman OP，et al. Urinary markers in bladder cancer. EurUrol，2008，53（6）：1129-1137.

［83］Togneri FS，et al. Genomic complexity of urothelial bladder cancer revealed in urinary cfDNA. Eur J Hum Genet，2016，24（8）：1167-1174.

［84］Springer SU，et al. Non-invasive detection of urothelial cancer through the analysis of driver gene mutations and aneuploidy. Elife，2018，7：e32143.

［85］Wu S，et al. Whole-genome sequencing identifies ADGRG6 enhancer mutations and FRS2 duplications as angiogenesis-related drivers in bladder cancer. Nat Commun, 2019, 10（1）: 720.

[86] Cancer Genome Atlas Research Network. Comprehensive molecular characterization of urothelial bladder carcinoma. Nature, 2014, 507（7492）: 315-322.

四、非肌层浸润性膀胱癌的治疗及随访

（一）危险程度分级、随访策略

非肌层浸润性膀胱癌（non muscle-invasive bladder cancer, NMIBC），既往称为表浅性膀胱癌（superficial bladder cancer），占初发膀胱肿瘤的70%，其中Ta占70%、T1占20%、Tis占10%[1]。Ta和T1分期虽然都属于非肌层浸润性膀胱癌，但两者的生物学特性有显著的不同，由于固有层内血管和淋巴管丰富，T1期肿瘤较容易发生扩散[2]。

影响NMIBC复发和进展的危险因素有：肿瘤的数量、大小、分期、分级，复发的频率以及是否存在原位癌（carcinoma in situ, CIS）。与复发相关的主要危险因素为肿瘤的数量（≥8个）和复发的频率（>1次/年），与进展相关的主要危险因素为肿瘤的分期（T1）、分级（G3或高级别尿路上皮癌）和存在CIS[3-7]。根据复发风险及预后的不同，NMIBC可分为以下四组。

表2-6　NMIBC的危险度分组

低危NMIBC	原发、单发、TaG1（低恶性潜能乳头状尿路上皮肿瘤，低级别尿路上皮癌）、直径<3cm，没有CIS（注：必须同时具备以上条件才是低危非肌层浸润性膀胱癌）
中危NMIBC	所有不包含在低危和高危分类中的NMIBC
高危NMIBC	符合以下任何一项： ①T1期肿瘤 ②G3（或高级别尿路上皮癌） ③CIS ④同时满足：多发、复发和直径>3cm的TaG1G2（或低级别尿路上皮癌，）
极高危NMIBC	当符合以下任何一项时，认为是极高危NMIBC亚组 ①T1G3（高级别尿路上皮癌）并发膀胱CIS ②多发，大的，复发的T1G3（高级别尿路上皮癌） ③T1G3（高级别尿路上皮癌）并发前列腺部尿道CIS ④尿路上皮癌伴不良组织学变异亚型 ⑤BCG治疗失败的NMIBC

（二）手术治疗策略

对于临床诊断的NMIBC（包括Ta、T1、原位癌），通常依据前述肿瘤复发和进展风险分层来选择手术方式、术后灌注和随访策略[8,9]。

1.经尿道膀胱肿瘤切除术　经尿道膀胱肿瘤切除术（transurethral resection of bladder tumor, TURBT）是非肌层浸润性膀胱癌重要的诊断方法和治疗手段。通过手术对内镜可见所有膀胱肿瘤行深达肌层切除，可进行病理诊断、制订灌注治疗方案及随访策略。

对于1cm以内的肿瘤，可将其与基底部分膀胱壁同时切除进行病理学诊断；对于较大肿瘤，选择分块切除直至露出正常的膀胱壁肌层；送检标本要求包含膀胱肌层成分，并减少烧灼造成的标本破坏。

运用窄带成像（NBI）能更好地观察富含血管的肿瘤组织，对肿瘤和原位癌的检出率明显优于普通白光成像[10,11]。一项多中心随机对照研究证实NBI引导TURBT比普通白光发现更多病灶，术后1年随访后发现肿瘤复发率仅在低危组患者中有显著性差异（NBI 5.6% vs 白光 27.3%）[12]。因此，对多发病灶、原位癌患者运用NBI引导下电切，能降低遗漏病灶的风险。但在患者的远期获益方面，仍需更多证据支持[10,12]。

首次TURBT的肿瘤残留率为4%～78%，与肿瘤分期和数目相关[13,14]；另一方面，术者技术和标本质量等因素可能令肿瘤病理分期被低估[14,15]。pT1期膀胱癌二次电切患者的5年疾病进展率为6.5%，明显优于单次电切（23.5%）[16]。另一项回顾性研究对高级别T1期肿瘤行二次电切后随访10年，无病生存率为69.7%，而单次电切为49.6%[17]。

国际主流学术团体认为二次电切的适应证如下：①首次TURBT不充分；②首次电切标本中没有肌层组织（除外低级别/G1 Ta期肿瘤和原位癌）；③T1期肿瘤。

另外，中国膀胱癌联盟专家共识中指出G3（高级别）肿瘤也可做为二次电切适应证[18]。关于二次电切的手术时机和方案，推荐术后2～6周实施，对原肿瘤部位再次切除，深度需达深肌层。

2.经尿道膀胱肿瘤整块切除手术　运用膀胱肿瘤整块切除能获取较多的逼尿肌组织从而提高病理标本质量，其安全性和肿瘤学预后与TURBT术相当[19]。由于激光气化效果好、凝固层薄、能对组织精确切割、无闭孔神经反射、出血和膀胱穿孔并发症发生率低，近年来在膀胱肿瘤整块切除术中得到了广泛的应用。但需要考虑到因肿瘤直径过大需分部切割、位于

前壁等特殊位置以及数目过多可能造成手术时间延长、难度增加等不良因素[20-23]。已有报道用于整块切除的有钬激光、铥激光、绿激光（磷酸钛氧钾晶体激光）、1470nm半导体激光，近期效果如前述，但均缺乏远期疗效及高级别证据[24-27]。

3. 膀胱部分切除术　可选择应用于憩室内膀胱癌患者，降低因电切造成的膀胱穿孔风险。对于高级别T1期肿瘤，建议同时行淋巴结清扫术以及术后膀胱免疫灌注或全身辅助化疗[28,29]。

4. 根治性膀胱切除术　对部分高危NMIBC亚组或极高危NMIBC亚组患者，推荐行根治性膀胱切除术（手术原则见"肌层浸润性膀胱癌的治疗和随访"章节）。诊断为高危NMIBC后立即行根治性膀胱切除术的患者，其5年无病生存率超过80%[30-32]，延期手术降低疾病特异性生存率[33]。对高危患者选择即刻根治性膀胱切除还是TURBT＋BCG膀胱灌注，应将两种方案的益处和弊端告知患者，与患者沟通讨论后决定。

NMIBC手术治疗推荐意见	推荐等级
TURBT术是NMIBC的主要治疗手段	强烈推荐
如设备条件允许，可采用荧光膀胱镜或NBI膀胱镜，以提高CIS或微小病灶切除率	推荐
首次电切肿瘤切除不完全、标本内无肌层（低级别、G1肿瘤、原位癌除外）、T1期肿瘤，建议术后2~6周再次行TURBT	推荐
经尿道肿瘤整块切除可作为NMIBC的一种治疗选择	可选择
对部分高危或极高危NMIBC亚组患者，推荐行根治性膀胱切除术	推荐

（三）膀胱腔内辅助灌注治疗

1. 膀胱灌注化疗

（1）灌注时机及方案

1）术后即刻膀胱灌注化疗：TURBT术后即刻膀胱灌注化疗能显著降低非肌层浸润性膀胱癌的复发率，其原理是术后即刻灌注化疗能够杀灭术中播散的肿瘤细胞和创面残留的肿瘤细胞[34-36]。为了预防肿瘤细胞种植，应在术后24小时内尽早完成膀胱灌注化疗。若术后24小时内未行灌注化疗，术后次日再行灌注化疗也有一定预防复发的效果[37]。术后即刻灌注使患者的5年复发率降低35%，但是不能降低肿瘤进展风险和死亡风险[36]。当存在TURBT术中膀胱穿孔或术后严重肉眼血尿时，不建议术后即刻膀胱灌注化疗

[38]。低危非肌层浸润性膀胱癌术后即刻灌注化疗后，复发概率很低，不推荐维持膀胱灌注化疗[36]；中危、高危非肌层浸润性膀胱癌则需要后续膀胱灌注化疗或免疫治疗。

2）术后早期和维持膀胱灌注化疗：中危和高危非肌层浸润性膀胱癌在术后即刻膀胱灌注化疗后，均应当接受后续灌注治疗，以降低肿瘤复发率。中危非肌层浸润性膀胱癌推荐术后维持灌注化疗，也可选择BCG灌注免疫治疗；高危非肌层浸润性膀胱癌建议术后BCG灌注免疫治疗，也可选择术后维持膀胱灌注化疗。目前不推荐持续1年以上的膀胱灌注化疗[39]。建议灌注方案应包括：早期灌注（诱导灌注）：术后4~8周，每周1次膀胱灌注；之后维持灌注：每月1次，维持6~12个月。

（2）灌注药物的选择：常用灌注化疗药物包括吡柔比星（常用剂量为每次30~50mg）、表柔比星（常用剂量为每次50~80mg）、多柔比星（常用剂量为每次30~50mg）、羟喜树碱（常用剂量为每次10~20mg）、丝裂霉素（常用剂量为每次20~60mg）、吉西他滨（常用剂量为每次1000mg）。膀胱灌注化疗的效果与尿液pH、化疗药物作用时间、化疗药物剂量和化疗药物浓度相关，其中化疗药物浓度比化疗药物作用时间更为重要[40]。化疗药物应通过导尿管注入膀胱，并保留0.5~2小时（保留时间请参照具体药物说明书）。膀胱灌注前应避免大量饮水，灌注时根据药物说明选择合适的溶剂。膀胱灌注化疗的不良反应主要是化学性膀胱炎，主要表现为膀胱刺激症状和血尿，症状严重程度与灌注剂量和频率相关，若在灌注期间出现灌注药物引起的严重膀胱刺激症状，应延迟或停止灌注以避免继发性膀胱挛缩，多数不良反应在停止灌注后可自行改善。

2. 膀胱灌注免疫治疗

辅助膀胱内灌注免疫治疗：非肌层浸润性膀胱癌行肿瘤局部切除后，需要通过膀胱内灌注免疫制剂，诱导机体局部免疫反应，以达到预防膀胱肿瘤复发、控制肿瘤进展的目的[41]。辅助灌注免疫治疗主要使用的药物是卡介苗（Bacillus Calmette-Guérin，BCG），也有使用铜绿假单胞菌、A群链球菌、红色诺卡菌制剂等生物制剂的临床实验正在开展[41-44]。BCG膀胱灌注治疗膀胱肿瘤的确切作用机制尚不清楚。目前认为，BCG对膀胱癌的治疗作用是通过直接杀伤肿瘤细胞；或诱导体内非特异性免疫反应，引起Th1细胞介导的免疫应答，从而间接发挥抗肿瘤作用[45]。

（1）BCG膀胱灌注治疗的适应证：BCG膀胱灌注

治疗的适应证为中高危非肌层浸润性膀胱癌和膀胱原位癌。

对低危患者并不推荐BCG：由于低级别肿瘤的抗原性较低，BCG在这类患者中的疗效可能较低[46]。尽管有随机对照研究显示BCG灌注也可以降低低危患者复发风险，但其使用必须与不良反应进行权衡[47]。

对中危患者，多中心RCT证实，与各种化疗药物相比，BCG在预防肿瘤复发方面的疗效最好，并且这种疗效具有持久性，而且可以延缓肿瘤进展[48-50]；使用BCG灌注1年足以满足中危患者的需求[50]。

对于高危患者，相比丝裂霉素，BCG灌注的复发风险率降低了32%；BCG无维持治疗比行BCG维持治疗的复发风险率增加28%；BCG维持治疗与丝裂霉素灌注相比，可使肿瘤进展率降低27%[51,52]。

对于膀胱原位癌（CIS），使用BCG灌注治疗的完全缓解率达到72%～93%，明显高于膀胱灌注化疗（48%），并明显降低肿瘤复发率和肿瘤进展率，因此CIS术后治疗推荐BCG灌注治疗[52]。对于CIS，没有证据显示BCG加化疗灌注效果优于BCG单独灌注[53]。

（2）国产BCG菌株的疗效：BCG有不同菌株，各菌株的疗效没有明显差异[52]。目前国内可使用的菌株为中国D2PB302菌株培养而成的治疗用BCG（商品名：必赛吉®）。中国膀胱癌联盟利用必赛吉®治疗用BCG的多中心RCT显示：BCG对于预防中高危NMIBC术后复发的效果确切，优于表柔比星[54]。

（3）BCG膀胱灌注的禁忌证：BCG膀胱灌注的禁忌证包括，有症状的泌尿系感染；活动性结核患者；膀胱手术后2周内；有肉眼血尿；免疫缺陷或损害者（如艾滋病患者、正使用免疫抑制剂或放射治疗者）；对BCG过敏者（有可能引起强烈过敏反应）。

在有症状的泌尿系感染的情况下使用BCG可导致BCG脓毒血症；但是无症状细菌尿不会增加BCG的毒性或不良反应，也不会影响患者的复发率，甚至BCG灌注对于无症状菌尿本身还有治疗作用[55]。免疫功能受损患者使用BCG虽然安全性尚可，但因存在免疫抑制，对BCG产生反应的可能性低，因此不推荐使用[56]。

（4）BCG膀胱灌注的方案：BCG膀胱灌注免疫治疗的最佳方案目前尚无定论。

1）开始灌注时间：由于术后膀胱有开放创面，即刻灌注易引起严重的不良反应，而且非随机研究显示早期给药没有优势，因此与化疗药物不同，禁止术后即刻灌注BCG。没有RCT表明首次给药的最佳时间，所以各指南都建议BCG膀胱灌注免疫治疗的开始时间从经尿道膀胱肿瘤切除术或膀胱活检至少两周后开始，以避免全身吸收[57-63]。

2）灌注方案：BCG治疗开始时采用每周1次共6次的灌注，称为诱导灌注[46,57-62]。为了获得最佳疗效，BCG治疗必须行维持治疗，维持治疗方案很多，但没有证据表明任何一种方案明显优于其他[63]。必赛吉®推荐灌注方案为，在6周诱导灌注后，行每2周1次、共3次强化灌注，然后开始每月1次的维持灌注，共10次，1年共19次[54,66,67]；使用必赛吉®进行的RCT表明，第1年19次BCG灌注组的1年无复发生存率优于第1年15次BCG灌注组（详见下文第1年15次方案），而两者总不良反应发生率无差异[54]，该研究还在继续观察中。对于高危患者，美国西南肿瘤协作组（SWOG）推荐，在6周诱导灌注后，在第3、6、12、18、24、30、36个月时，进行维持灌注，每周1次，共3次（第1年15次）[64]。在不增加毒性的情况下，全剂量BCG维持灌注比1/3剂量BCG维持灌注更有效，高危患者受益于3年的维持灌注方案[65]。在我国，高危患者使用必赛吉®持续灌注3年的方案还需要更多临床证据。

3）灌注剂量：BCG膀胱灌注免疫治疗的最佳剂量目前同样尚无定论，必赛吉®推荐全量剂量120mg[54,66,67]，国外常用菌株初始疗程应为1瓶BCG（TICE®为50mg；Theracy®为81mg）[64]。

（5）BCG膀胱灌注的不良反应：BCG灌注的总体不良反应发生率为71.8%，但以局部不良反应为主，其中Ⅰ～Ⅱ级不良反应发生率为60.1%，主要表现为膀胱炎症；Ⅲ～Ⅳ级不良反应发生率为11.7%，包括血尿、膀胱炎、发热、反应性关节炎、造血功能异常、膀胱挛缩、结核性肺炎。所有患者通过停止灌注、抗感染、对症治疗后症状缓解[54]。BCG引起严重全身反应少，资料显示BCG败血症发生率为0.4%，如果出现，需立刻停止BCG灌注，可行标准3联抗结核治疗6个月，早期可使用激素[68]。

（6）灌注注意事项：不推荐置入导尿管时使用利多卡因或过量润滑剂，有证据提示这样会影响BCG活力[69]。不需要在BCG灌注后每15分钟变换体位[70]。BCG给药6小时后口服喹诺酮类药物可降低BCG不良反应[71,72]。

（7）BCG膀胱灌注治疗失败的类型：参照国外BCG使用经验，对BCG膀胱灌注治疗失败的类型进行区分，以利临床评估及后续治疗选择[73-75]。临床评估的病例应行BCG充分治疗：患者接受5～6次诱导灌注治疗，并接受3～6个月或以上的维持灌注。

1）BCG难治（BCG refractory）：在接受BCG充分治疗后6个月内发现还有高级别肿瘤，或肿瘤在1个BCG治疗周期后3个月出现任何分级/分期进展。

2）BCG复发（BCG relapsing）：在接受BCG充分治疗后并维持无瘤状态6个月，之后出现高级别肿瘤复发（最后一次接触BCG的6～9月内）。

3）BCG无反应（BCG unresponsive）：包括BCG难治和BCG复发。出现BCG无反应应该选择根治性膀胱切除术（RC），对不适合RC的患者采取保留膀胱综合治疗，或根据患者情况重复BCG治疗。

使用BCG治疗中危NMIBC后出现非高级别复发，可行重复BCG治疗或选择根治性膀胱切除术。

3.其他腔内治疗方法

（1）电化学灌注疗法（EMDA）：一项小型RCT试验证实了连续使用EMDA灌注MMC，并联合BCG治疗高危者，对比单独使用BCG可增加无复发生存期，并降低进展率[76]。

（2）光动力治疗：光动力治疗是一种使用血卟啉或5-盐酸氨基酮戊酸（5-ALA）为光敏剂，灌注于膀胱内，以波长630nm激光，能量功率约为50mW/cm² 进行全膀胱内照射的治疗方法。比较传统化疗灌注可以降低肿瘤的复发率和进展率[77]。BCG灌注失败的患者行一次光动力治疗，可以使50%的患者1年内不复发，这尚需更多证据[78]。

（3）热灌注疗法：通过热疗设备对膀胱灌注液局部加热，利用热能对肿瘤细胞的杀伤作用及药物协同作用增强肿瘤细胞对药物的敏感性和通透性。具体是将丝裂霉素（MMC）灌注液（20mg MMC+50ml注射用水）加热到42℃，灌注至膀胱内并维持1小时。行热灌注化疗相比传统膀胱灌注化疗，可降低复发风险59%[79]。一个对中高危NMIBC患者的小型RCT研究显示，膀胱热灌注化疗与BCG灌注比较，在降低复发率上还有优势[80]。

NMIBC腔内辅助治疗推荐意见	推荐等级
对低危非肌层浸润性膀胱尿路上皮癌，术后可只进行单剂即刻膀胱灌注化疗	推荐
对中、高危非肌层浸润性膀胱尿路上皮癌，术后单剂即刻膀胱灌注化疗后，应进行后续化疗药物或BCG维持灌注治疗	强烈推荐
对高危非肌层浸润性膀胱尿路上皮癌，首选BCG膀胱灌注治疗（至少维持1年）	强烈推荐

（四）随访

在非肌层浸润性膀胱癌的随访中，膀胱镜检查目前仍然是金标准，检查过程中一旦发现异常应该行活检及病理检查。超声学、CUT、尿脱落细胞学、尿膀胱癌标志物（如尿液FISH检查等）等检查也有一定的价值，但均不能完全代替膀胱镜检查的地位和作用[81-84]。

推荐所有非肌层浸润性膀胱癌患者在术后3个月时进行第一次膀胱镜检查，但如果存在手术切除不完全、肿瘤发展迅速可适当提前，另外针对CIS的膀胱镜复查可以随机多处活检以观察治疗后的效果，以后的随访根据膀胱癌复发和进展的危险程度决定。高危患者推荐前2年每3个月行1次膀胱镜检查，第3年开始每6个月1次，第5年开始每年1次直到终身；低危患者如第一次膀胱镜检查阴性，建议术后1年时行第二次膀胱镜检查，之后每年1次直到第5年；中危患者随访方案介于两者之间，依据患者个体预后因素和一般情况决定。随访过程中，一旦出现复发，治疗后的随访方案按上述方案重新开始。

参 考 文 献

［1］Ro JY，et al. Cytologic and histologic features of superficial bladder cancer. Urol Clin North Am，1992，19（3）：435-553.

［2］顾方六. 尿路上皮肿瘤的诊断和治疗//吴阶平. 吴阶平泌尿外科学. 济南：山东科学技术出版社，2004，959-980.

［3］Kurth KH，et al. Factors affecting recurrence and progression in superficial bladder cancer. Eur J Cancer，1995，31A：1840-1846.

［4］Parmar MKB，et al. Prognostic factors for recurrence and follow-up policies in the treatment of superficial bladder caner：report from the British Medical Research Council Subgroup on Superficial Bladder Cancer. J Urol，1989，142：284-288.

［5］Witjes JA，et al. Prognostic factors in superficial bladder cancer. Eur Urol，1992，21：89-97.

［6］Allard P，et al. The early clinical course of primary Ta and T1 bladder cancer：a proposed prognostic index. Br J Urol，1998，81：692-698.

［7］Fuji Y，et al. Significance of bladder neck involvement on progression in superficial bladder cancer. Eur Urol，1998，33：464-468.

［8］Fernandez-Gomez J，et al. Predicting nonmuscle invasive bladder cancer recurrence and progression in patients treated with bacillus Calmette-Guerin：the

CUETO scoring model. The Journal of urology, 2009, 182: 2195-2203.

[9] Sylvester RJ, et al. Predicting recurrence and progression in individual patients with stage Ta T1 bladder cancer using EORTC risk tables: a combined analysis of 2596 patients from seven EORTC trials. European Urology, 2006, 49: 466-465.

[10] Mukherjee P, et al. The impact of narrow band imaging (NBI) in the detection and resection of bladder tumour in transitional cell carcinoma of the bladder: A prospective, blinded, sequential intervention randomized controlled trial. Urology, 2019, 1: 39.

[11] Xiong Y, et al. A meta-analysis of narrow band imaging for the diagnosis and therapeutic outcome of non-muscle invasive bladder cancer. PloS One, 2017, 12: e0170819. ★

[12] Naito S, et al. The Clinical Research Office of the Endourological Society (CROES) Multicentre Randomised Trial of Narrow Band Imaging-Assisted Transurethral Resection of Bladder Tumour (TURBT) Versus Conventional White Light Imaging-Assisted TURBT in Primary Non-Muscle-invasive Bladder Cancer Patients: Trial Protocol and 1-year Results. European Urology, 2016, 70: 506-515.

[13] Brauers A, et al. Second resection and prognosis of primary high risk superficial bladder cancer: is cystectomy often too early? The Journal of Urology, 2001, 165: 808-810.

[14] Brausi M, et al. Variability in the recurrence rate at first follow-up cystoscopy after TUR in stage Ta T1 transitional cell carcinoma of the bladder: a combined analysis of seven EORTC studies. European Urology, 2002, 41: 523-531.

[15] Zurkirchen MA, et al. Second transurethral resection of superficial transitional cell carcinoma of the bladder: a must even for experienced urologists. Urologia Internationalis, 2004, 72: 99-102.

[16] Divrik RT, et al. Impact of routine second transurethral resection on the long-term outcome of patients with newly diagnosed pT1 urothelial carcinoma with respect to recurrence, progression rate, and disease-specific survival: a prospective randomised clinical trial. European Urology, 2010, 58: 185-190.

[17] Hashine K, et al. Results of second transurethral resection for high-grade T1 bladder cancer. Urology Annals, 2016, 8: 10-15.

[18] 中华医学会泌尿外科学分会 & 中国膀胱癌联盟. 非肌层浸润性膀胱癌二次电切中国专家共识. 中华泌尿外科杂志, 2017, 38: 561-563. ★

[19] Kramer MW, et al. Current Evidence of Transurethral En-bloc Resection of Nonmuscle Invasive Bladder Cancer. European Urology Focus, 2017, 3: 567-576.

[20] Chen J, et al. Green-light laser en bloc resection for primary non-muscle-invasive bladder tumor versus transurethral electroresection: A prospective, nonrandomized two-center trial with 36-month follow-up. Lasers Surg Med, 2016, 48 (9): 859-865. ★

[21] Chen X, et al. En bloc transurethral resection with 2-micron continuous-wave laser for primary non-muscle-invasive bladder cancer: a randomized controlled trial. World Journal of Urology, 2015, 33: 989-995. ★

[22] Kramer MW, et al. Current evidence of transurethral Ho: YAG and Tm: YAG treatment of bladder cancer: update 2014. World Journal of Urology, 2015, 33: 571-579.

[23] Xu Y, et al. Comparing the treatment outcomes of potassium-titanyl-phosphate laser vaporization and transurethral electroresection for primary nonmuscle-invasive bladder cancer: A prospective, randomized study. Lasers in Surgery and Medicine, 2015, 47: 306-311.

[24] 董礼明, 等. 经尿道等离子切除和钬激光切除治疗膀胱侧壁肿瘤的疗效分析. 现代泌尿外科杂志, 2017, 22: 690-692. ★

[25] 李功成, 等. 1470nm激光经尿道膀胱肿瘤整块切除疗效观察. 临床泌尿外科杂志, 2017, 32: 264-266. ★

[26] 张飞, 等. 铥激光膀胱肿瘤整块切除术配合术中膀胱灌注治疗非肌层浸润性膀胱癌疗效分析. 临床泌尿外科杂志, 2017, 32: 516-518. ★

[27] 李益坚, 等. 经尿道绿激光整块切除非肌层浸润性膀胱肿瘤的随机对照研究. 临床泌尿外科杂志, 2017, 32: 751-754. ★

[28] Bourgi A, et al. Diverticulectomy in the Management of Intradiverticular Bladder Tumors: A Twelve-Year Experience at a Single Institution. Adv Urol, 2016, 2016: 2345306.

[29] Walker NF, et al. Diagnosis and management of intradiverticular bladder tumours. Nature reviews. Urology, 2014, 11: 383-390.

[30] Hautmann RE, et al. Radical cystectomy for urothelial carcinoma of the bladder without neoadjuvant or adjuvant therapy: long-term results in 1100 patients. European Urology, 2012, 61: 1039-1047.

[31] Shariat SF, et al. Outcomes of radical cystectomy for transitional cell carcinoma of the bladder: a contemporary series from the Bladder Cancer Research Consortium. The Journal of Urology, 2006, 176: 2414-2422.

[32] Stein JP, et al. Radical cystectomy in the treatment of invasive bladder cancer: long-term results in 1054 patients. Journal of Clinical Oncology: Official journal of the American Society of Clinical Oncology, 2001,

19：666-675.

［33］Raj GV，et al. Treatment paradigm shift may improve survival of patients with high risk superficial bladder cancer. The Journal of Urology，2007，177：1283-1286.

［34］Bosschieter J，et al. Value of an Immediate Intravesical Instillation of Mitomycin C in Patients with Non-muscle-invasive Bladder Cancer：A Prospective Multicentre Randomised Study in 2243 patients. Eur Urol，2018，73（2）：226-232.

［35］Messing EM，et al. Effect of Intravesical Instillation of Gemcitabine vs Saline Immediately Following Resection of Suspected Low-Grade Non-Muscle-Invasive Bladder Cancer on Tumor Recurrence：SWOG S0337 Randomized Clinical Trial. Jama，2018，319（18）：1880-1888.

［36］Sylvester RJ，et al. Systematic Review and Individual Patient Data Meta-analysis of Randomized Trials Comparing a Single Immediate Instillation of Chemotherapy After Transurethral Resection with Transurethral Resection Alone in Patients with Stage pTa-pT1 Urothelial Carcinoma of the Bladder：Which Patients Benefit from the Instillation?. Eur Urol，2016，69（2）：231-244.

［37］Bosschieter J，et al. The effect of timing of an immediate instillation of mitomycin C after transurethral resection in 941 patients with non-muscle-invasive bladder cancer. BJU Int，2018，122（4）：571-575.

［38］Oddens JR，et al. One immediate postoperative instillation of chemotherapy in low risk Ta，T1 bladder cancer patients. Is it always safe?. Eur Urol，2004，46（3）：336-338.

［39］Sylvester RJ，et al. The schedule and duration of intravesical chemotherapy in patients with non-muscle-invasive bladder cancer：a systematic review of the published results of randomized clinical trials. Eur Urol，2008，53（4）：709-719.

［40］Kuroda M，et al. Effect of prophylactic treatment with intravesical epirubicin on recurrence of superficial bladder cancer—The 6th Trial of the Japanese Urological Cancer Research Group（JUCRG）：a randomized trial of intravesical epirubicin at dose of 20mg/40ml，30mg/40ml，40mg/40ml. Eur Urol，2004，45（5）：600-605.

［41］Lamm DL，et al. Bacillus Calmette-Guerin immunotherapy of superficial bladder cancer. J Urol，1980，124（1）：38-40.

［42］Nepple KG，et al. Bacillus Calmette-Guerin with or without interferon alpha2b and megadose versus recommended daily allowance vitamins during induction and maintenance intravesical treatment of nonmuscle

invasive bladder cancer. J Urol，2010，184（5）：1915-1919.

［43］孙祥宙，等. 沙培林膀胱灌注预防膀胱癌术后复发的机制. 临床泌尿外科杂志，2004，19（7）：407-409. ★

［44］于顺利，等. 红色诺卡菌细胞壁骨架膀胱灌注预防非肌层浸润性膀胱癌术后复发的疗效和安全性. 中华泌尿外科杂志，2019，40（7）：521-525. ★

［45］Redelman-Sidi G，et al. The mechanism of action of BCG therapy for bladder cancer-a current perspective. Nat Rev Urol，2014，11（3）：153-162.

［46］Sylvester RJ，et al. Systematic review and individual patient data metaanalysis of randomized trials comparing a single immediate instillation of chemotherapy after transurethral resection with transurethral resection alone in patients with stage pTa-pT1 Urothelial carcinoma of the bladder：which patients benefit from the instillation? Eur Urol，2016，69（2）：231-244.

［47］Chang SS，et al. Diagnosis and treatment of non-muscle invasive bladder cancer：AUA/SUO guideline. J Urol，2016，196（4）：1021-1029.

［48］Duchek M，et al. Bacillus Calmette-Guérin is superior to a combination of epirubicin and interferon-alpha2b in the intravesical treatment of patients with stage T1 urinary bladder cancer. A prospective，randomized，Nordic study. Eur Urol，2010，57（1）：25-31.

［49］Järvinen R，et al. Long-term efficacy of maintenance bacillus Calmette-Guérin versus maintenance mitomycin C instillation therapy in frequently recurrent TaT1 tumours without carcinoma in situ：a subgroup analysis of the prospective，randomised FinnBladder I study with a 20-year follow-up. Eur Urol，2009，56（2）：260-265.

［50］Martinez-Pineiro L，et al. Maintenance therapy with 3-monthly bacillus Calmette-Guerin for 3 years is not superior to standard induction therapy in high-risk non-muscle-invasive Urothelial bladder carcinoma：final results of randomised CUETO study 98013. Eur Urol，2015，68（2）：256-262.

［51］Böhle A，et al. Intravesical bacille Calmette-Guérin versus mitomycin C in superficial bladder cancer：formal meta-analysis of comparative studies on tumor progression. Urology，2004，63（4）：682-686.

［52］Sylvester RJ，et al. Intravesical bacillus Calmette-Guerin reduces the risk of progression in patients with superficial bladder cancer：a meta-analysis of the published results of randomized clinical trials. J Urol. 2002，168（5）：1964-1970.

［53］Oosterlinck W，et al. Sequential intravesical chemoimmunotherapy with mitomycin Cand bacillus Calmette-Guerinand with bacillusCalmette-Guerin alone in patients with carcinoma in situ of the urinary bladder: resultsof anEORTC genito-urinary group randomized phase 2 trial (30993). Eur Urol, 2011, 59 (3): 438-446.

［54］于浩, 等. 卡介苗预防中、高危非肌层浸润性膀胱癌术后复发的有效性、安全性随机、对照、多中心临床试验中期报. 中华泌尿外科杂志, 2019, 40 (7): 485-491. ★

［55］Herr HW. Intravesical bacillus Calmette-Guerin outcomes in patients with bladder cancer and asymptomatic bacteriuria. J Urol, 2012, 187 (2): 435-437.

［56］Herr HW, et al. Intravesical bacille Calmette-Guérin (BCG) in immunologically compromised patients with bladder cancer. BJU Int, 2013, 111 (6): 984-987.

［57］Lamm D, et al. Clinical practice recommendations for the management of non-muscle invasive bladder cancer. Eur Urol, 2008, 59 (Suppl 7): 651-666.

［58］Brausi M, et al. A review of current guidelines and best practice recommendations for the management of nonmuscle invasive bladder cancer by the international bladder cancer group. J Urol, 2011, 186 (6): 2158-2167.

［59］Burger M, et al. ICUD-EAU international consultation on bladder cancer 2012: non-muscle-invasive urothelial carcinoma of the bladder. Eur Urol, 2013, 63 (1): 36-44.

［60］Babjuk M, et al. EAU guidelines on non-muscle-invasive urothelial carcinoma of the bladder: update 2013. Eur Urol, 2013, 64 (4): 639-653.

［61］Kamat AM, et al. Expert consensus document: consensus statement on best practice management regarding the use of intravesical immunotherapy with BCG for bladder cancer. Nat Rev Urol, 2015, 12 (4): 225-235.

［62］National Comprehensive Cancer Network. Bladder Cancer (Version 2. 2016). October 11, 2016.

［63］Kamat AM, et al. Expert consensus document: consensus statement on best practice management regarding the use of intravesical immunotherapy with BCG for bladder cancer. Nat Rev Urol, 2015, 12 (4): 225-235.

［64］Lamm DL, et al. Maintenance bacillus Calmette-Guerin immunotherapy for recurrent Ta, T1 and carcinoma in situ transitional cell carcinoma of the bladder: a randomized southwest oncology group study. J Urol, 2000, 163 (4): 1124-1129.

［65］Oddens J, et al. Final results of an EORTC-GU cancers group randomized study of maintenance bacillus Calmette-Guerin in intermediate-and high-risk Ta, T1 papillary carcinoma of the urinary bladder: one-third dose versus full dose and 1 year versus 3 years of maintenance. Eur Urol, 2013, 63 (3): 462-472.

［66］孙卫兵, 等. 卡介苗膀胱灌注预防中、高危非肌层浸润性膀胱癌复发的疗效及并发症分析. 中华泌尿外科杂志, 2019, 40 (1): 14-19. ★

［67］徐佩行, 等. 高危非肌层浸润性膀胱癌卡介苗灌注的近期疗效与预测因素分析。中华泌尿外科杂志, 2019, 40 (1): 20-24. ★

［68］Brausi M, et al. Side effects of Bacillus Calmette-Guerin (BCG) in the treatment of intermediate-and high-risk Ta, T1 papillary carcinoma of the bladder: results of the EORTC genitourinary cancers group randomised phase 3 study comparing one-third dose with full dose and 1 year with 3 years of maintenance BCG. Eur Urol, 2014, 65: 69-76.

［69］Bohle A, et al. The effect of lubricants on viability of bacillus CalmetteGuerin for intravesical immunotherapy against bladder carcinoma. J Urol, 1996, 155 (6): 1892-1896.

［70］Shah JB, et al. Strategies for optimizing bacillus Calmette-Guerin. Urol Clin North Am, 2013, 40 (2): 211-218.

［71］Colombel M, et al. The effect of ofloxacin on bacillus calmette-guerin induced toxicity in patients with superficial bladder cancer: results of a randomized, prospective, double-blind, placebo controlled, multicenter study. J Urol, 2006, 176 (3): 935-939.

［72］Damiano R, et al. Short-term administration of prulifloxacin in patients with nonmuscle-invasive bladder cancer: an effective option for the prevention of bacillus Calmette-Guerin-induced toxicity? BJU Int, 2009, 104 (5): 633-639.

［73］Kamat AM, et al. Definitions, end points, and clinical trial designs for nonmuscle-invasive bladder cancer: recommendations from the international bladder cancer group. J Clin Oncol, 2016, 34 (16): 1935-1944.

［74］Lightfoot AJ, et al. Recognition and treatment of BCG failure in bladder cancer. Scientific World Journal, 2011, 11: 602-613.

［75］Solsona E, et al. Extravesical involvement in patients with bladder carcinoma in situ: biological and therapy implications. J Urol, 1996, 155 (3): 895-899.

［76］Di Stasi SM, et al. Sequential BCG and electromotive mitomycin versus BCG alone for high-risk superficial bladder cancer: a randomised controlled trial. Lancet Oncol, 2006, 7 (1): 43-51.

［77］盛文葳, 等. 光动力治疗在非浸润性膀胱癌中的疗效评价. 临床泌尿外科杂志, 2012, 9: 650-653. ★

［78］Berger AP, et al. Photodynamic therapy with intravesical instillation of 5-aminolevulinic acid for patients with recurrent superficial bladder cancer: a single-center study. Urology, 2003, 61（2）: 338-341.

［79］Lammers RJ, et al. The role of a combined regimen with intravesical chemotherapy and hyperthermia in the management of non-muscle-invasive bladder cancer: a systematic review. Eur Urol, 2011, 60（1）: 81-93.

［80］Arends TJ, et al. Results of a Randomised Controlled Trial Comparing Intravesical Chemohyperthermia with Mitomycin C Versus Bacillus Calmette-Guérin for Adjuvant Treatment of Patients with Intermediate-and High-risk Non-Muscle-invasive Bladder Cancer. Eur Urol, 2016, 69（6）: 1046-1052.

［81］Gofrit ON, et al. Watchful waiting policy in recurrent Ta G1 bladder tumours. Eur Urol, 2006, 49（2）: 303-306.

［82］Herr HW, et al. Management of Low Grade Papillary Bladder Tumors. J Urol, 2007, 178（4 Pt 1）: 2201-2205.

［83］Pruthi RS, et al. Conservative Management of Low Risk Superficial Bladder Tumors. J Urol, 2008, 179（1）: 87-90.

［84］Mariappan P, et al. A surveillance schedule for G1Ta bladder cancer allowing efficient use of check cystoscopy and safe discharge at 5 years based on a 25-year prospective database. J Urol, 2005, 173（4）: 1008-1011.

五、肌层浸润性膀胱癌的治疗及随访

肌层浸润性膀胱癌是一种致命的恶性肿瘤。近年来，随着新型治疗药物和临床研究的进展，肌层浸润性膀胱癌的治疗也逐渐综合化。根据肿瘤的浸润深度和侵犯范围，选择外科、肿瘤内科、肿瘤放疗科以及相关支持学科的多学科联合治疗可以获得最佳的治疗效果。对于可切除的肌层浸润性膀胱癌，新辅助化疗联合根治性膀胱切除术是目前治疗的金标准。对于局部进展难以手术根治的肌层浸润性膀胱癌，以全身系统性治疗为主，同时联合局部治疗的治疗方法可以使患者最大获益。对于转移性膀胱癌，全身系统性治疗联合最佳支持治疗有助于改善患者的生存和生活质量。

（一）根治性膀胱切除术

新辅助化疗后行根治性膀胱切除（Radical Cystectomy, RC）＋盆腔淋巴结清扫术，是肌层浸润性膀胱癌的标准治疗，是提高患者生存率、避免局部复发和远处转移的有效治疗方法[1-3]。该手术需要根据肿瘤的病理类型、分期、分级、肿瘤发生部位、有无累及邻近器官等情况，结合患者的全身状况进行选择。

1.根治性膀胱切除术的指征　根治性膀胱切除术的基本手术指征为：无远处转移、局部可切除的肌层浸润性膀胱癌（T2-4a，N0-x，M0）[4]；高危的非肌层浸润性膀胱癌，包括：①复发或多发的T1G3（或高级别）肿瘤；②伴发CIS的T1G3（或高级别）肿瘤；③BCG治疗无效的肿瘤；④TUR和膀胱灌注治疗无法控制的广泛乳头状病变；⑤膀胱非尿路上皮癌；⑥尿路上皮癌伴不良组织学变异亚型。挽救性膀胱全切除术的指征包括非手术治疗无效、保留膀胱治疗后肿瘤复发的肌层浸润性膀胱癌[5]。术前应仔细评估患者的总体状况、特别是对于高龄患者应评估重要生命器官的功能状态和代偿情况[6]，除有严重合并症（心、肺、肝、脑、肾等疾病）不能耐受手术者外，有以上指征者，推荐根治性膀胱切除术。如果不是新辅助化疗的需要，建议在确诊肌层浸润性膀胱癌后尽早（≤3个月内）接受手术治疗[7,8]。新辅助化疗原则详见"膀胱癌的化疗"章节。若患者考虑存在多发淋巴结转移，可考虑先行系统性降期治疗，再行手术切除，详见"不能根治的膀胱癌的治疗"章节。

2.根治性膀胱切除术的手术范围　经典的根治性膀胱切除术的手术范围包括膀胱及周围脂肪组织、输尿管远端，并同时行盆腔淋巴结清扫术；男性患者还应包括前列腺、精囊；女性还应包括子宫、部分阴道前壁、附件[9,10]。若肿瘤侵犯女性膀胱颈或者男性尿道前列腺部，或术中冷冻发现切缘阳性是术后肿瘤尿道复发的危险因素，若不采用新膀胱作为尿流改道方式，可考虑同时行全尿道切除[11-14]。对于选择原位新膀胱作为尿流改道方式的患者，尽可能保留支配尿道的自主神经可以改善术后尿控[15-17]。对于性功能要求高的年龄较轻的男性患者，保留神经血管束可以使部分患者保留性功能[18]。近年有研究显示保留前列腺、保留前列腺包膜或保留精囊腺除了可以改善尿控外，还可以进一步改善术后勃起功能[19-21]。对于女性患者也有保留生殖器官且缩短手术时间的作用[22]；对于选择原位新膀胱作为尿流改道方式的女性患者，保留子宫可以改善术后尿控，降低尿潴留的风险[23,24]；绝经期前的女性如卵巢未受侵犯可以保留[25,26]。尽管有研究显示这些保留功能的术式的肿瘤控制效果不劣于经典术式，但应该在技术成熟的条件下在器官局限性肿瘤患者中选择应用，特别是男性患者术前应认真评估以排除并发的前列腺癌和尿道肿瘤[27]。保留功能的术式术中应以保证肿瘤根治效果为前提，术后需接受严密随访，患者的长期转归仍有待进一步证实[28-31]。

淋巴结清扫不仅是一种治疗手段，而且为预后判断提供重要的信息[3,32]，应与根治性膀胱切除术同期进行。国外研究表明，肌层浸润性膀胱癌出现淋巴转移风险达24%以上[33,34]，而且与肿瘤浸润深度相关（pT2a 9%～18%、pT2b 22%～41%、pT3 41%～50%、pT4 41%～63%），即使是术后证实NMIBC的患者也有一定的淋巴转移风险（1%～10%）[35]。基于我国人群的研究同样证实类似的淋巴结转移特点[36,37]。因此盆腔淋巴结清扫是根治性膀胱切除术的重要组成部分。目前主流的淋巴结清扫术式有标准淋巴结清扫和扩大淋巴结清扫两种。标准淋巴清扫的范围是髂总血管分叉处（近端），生殖股神经（外侧），旋髂静脉和Cloquet淋巴结（远端），髂内血管（后侧），包括闭孔区淋巴结。扩大淋巴结清扫在标准淋巴结清扫的基础上向上扩展至主动脉分叉处，包括髂总血管、腹主动脉远端及下腔静脉周围淋巴脂肪组织，包括骶骨前淋巴结。有学者提出上界至肠系膜下动脉水平的超扩大淋巴清扫[38]。尽管有研究显示扩大淋巴结清扫对患者有益，可以提高病理分期的准确性以及提高术后生存率，但是淋巴清扫的合理范围目前尚无定论[39,40]。近年的研究发现92%的膀胱淋巴引流位于输尿管跨越髂血管平面以下[41]。针对不同的淋巴清扫范围，目前仅有的一项来自德国的随机对照研究显示：与标准淋巴清扫相比，扩大淋巴清扫并不能改善无复发生存和总生存率，但增加了术后淋巴囊肿的发生率[42]。因此对于大部分患者，推荐行标准盆腔淋巴清扫。对于术前或术中怀疑淋巴结转移者应考虑扩大淋巴结清扫。淋巴结清扫范围可根据肿瘤范围、病理类型、浸润深度和患者情况决定。淋巴结清扫时应注意清除双侧清扫范围内的所有淋巴脂肪组织[43]。由于淋巴结个数受患者个体差异、切除及送检方式、病理医师主观判断影响[44,45]，因此不应以淋巴结个数作为判断淋巴清扫效果的指标。

3. 根治性膀胱切除术的手术方式　目前根治性膀胱切除术的方式可以分为开放手术和腹腔镜手术两种，腹腔镜手术包括常规腹腔镜手术和机器人辅助腹腔镜手术。开放手术是经典的手术方式。与开放手术相比，常规腹腔镜手术对术者的操作技巧要求较高。目前腹腔镜手术的可行性、围术期治疗效果已经得到证实，一些远期的肿瘤控制效果报道也证实了腹腔镜手术的安全性[46-52]。我国学者的研究显示高龄患者若身体情况允许，也可以接受腹腔镜手术[53,54]。目前仅有一项针对开放手术、常规腹腔镜手术及机器人辅助腹腔镜手术三种术式比较的小型随机对照研究，提示常规腹腔镜手术可以降低术后早期并发症发生率，但是由于每组样本量较少，结论的信服力不足[55]。我国学者的一项常规腹腔镜与开放手术的随机对照研究显示常规腹腔镜手术的手术时间较长，总体并发症、术后切缘阳性率以及淋巴结清扫效果等结果与开放手术相近，但具有出血量少、术后疼痛较轻、恢复较快的特点[56]，基于我国人群的对照研究也证实了同样的特点[57]。机器人辅助腹腔镜根治性膀胱切除术与开放手术在国外的随机对照研究及系统回顾结果显示尽管手术时间较长，但是出血量较少、严重手术并发症发生率较低、患者恢复较快，术后2年无进展生存率不劣于开放手术[58-60]。我国手术机器人辅助腹腔镜根治性膀胱切除术目前只在大型医疗中心开展，基于我国人群的对照研究显示机器人辅助腹腔镜手术可以较开放手术减少出血量和术后短期并发症[61]，可以使手术更精细和高效，可以降低常规腹腔镜的手术操作难度，但是其技术上特别是完全腹腔内尿流改道的技术仍需探索[47,62-65]。单孔腹腔镜手术的可行性已经得到证实，但手术难度极大，手术耗时长[66-69]。我国学者的对照研究显示与常规腹腔镜手术相比，单孔腹腔镜手术可以进一步减少出血量和缩短术后住院时间，但术后90天并发症略高于常规腹腔镜手术[70]。单孔腹腔镜手术器械及技术上还有待于进一步完善。

4. 根治性膀胱切除术的并发症和生存率　根治性膀胱切除术属于高风险的手术，围术期并发症可达28%～64%，围术期的死亡率为2.5%～2.7%，主要死亡原因有心血管并发症、败血症、肺栓塞、肝衰竭和大出血[1,71,72]。大宗病例报道显示，接受根治性膀胱切除术后患者的5年总体生存率和无复发生存率分别为66%和68%，10年总体生存率和无复发生存率分别为43%和60%。肿瘤浸润深度和淋巴结情况是重要的预后指标。器官局限性病变的患者5年和10年的总体生存率达68～74%和49～54%，肿瘤特异生存率可达79%和73%。非器官局限性的患者5年和10年的总体生存率达30%～37%和22%～23%，肿瘤特异生存率可达37%和33%。淋巴结阴性患者5年和10年总体生存率为57%～69%和41%～49%，肿瘤特异生存率为67%和62%。淋巴结阳性患者5年和10年总体生存率为25%～35%和21%～34%，肿瘤特异生存率为31%和28%[1,73]。

根治性膀胱切除术推荐意见	推荐等级
新辅助化疗后行根治性膀胱切除+盆腔淋巴结清扫术，是肌层浸润性膀胱癌的标准治疗	强烈推荐
如果没有手术禁忌和新辅助化疗，建议在确诊肌层浸润性膀胱癌后尽早接受手术治疗	推荐
经典的根治性膀胱切除术手术范围包括：膀胱及周围脂肪组织、输尿管远端，并同时行盆腔淋巴结清扫术；男性患者还应包括前列腺、精囊；女性还应包括子宫、部分阴道前壁、附件	强烈推荐
在技术成熟的条件下在器官局限性肿瘤患者中选择保留功能的根治性膀胱切除术的肿瘤控制效果不劣于经典术式，但患者的长期转归仍有待进一步证实	可选择
盆腔淋巴结清扫是根治性膀胱切除术的重要组成部分，应注意包括髂外和闭孔区的标准范围淋巴清扫的彻底性	强烈推荐
腹腔镜（或机器人辅助腹腔镜）和开放术式在根治性膀胱切除术围术期指标方面各有优势，腹腔镜术式的短期和中期肿瘤控制效果不差于开放手术	可选择

（二）尿流改道术

尿流改道术尚无标准治疗方案，目前有多种方法可选。尿流改道方式与术后并发症相关，尿流改道方式的选择需要根据患者的具体情况，如年龄、伴随疾病、术前肾功、预期寿命、盆腔手术及放疗史等，并结合患者的要求及术者经验慎重选择[74]。医师术前应与患者充分沟通，告知患者尿流改道的各种手术方式及其优、缺点，由患者决定尿流改道方式。保护肾功能、提高患者生活质量是治疗的最终目标[75]。神经衰弱、精神病、预期寿命短、肝或肾功能严重受损的患者不宜采用复杂性尿流改道术[76,77]。

随着腹腔镜技术的普及，常规腹腔镜手术和机器人辅助的腹腔镜手术已应用于多种尿流改道术[46]。过去多采用在腹腔镜下行膀胱切除术后通过小切口在腹腔外行尿流改道术。现在越来越多的中心采用腹腔镜或机器人辅助根治性膀胱切除＋体腔内尿流改道术（intracorporeal urinary diversion，ICUD）[78]。虽然ICUD技术要求很高，但随着手术经验的积累和技术水平的提高，近年国外多篇文献报道机器人辅助下根治性膀胱切除＋ICUD在手术时间、切缘阳性率、清扫淋巴结个数、生存率等指标上与体腔外尿流改道

术（extracorporeal urinary diversion，ECUD）无明显差异，且失血量较少、肠道恢复较快[79-81]。腹腔镜根治性膀胱切除＋ICUD的报道较少，国内一项单中心回顾性研究结果显示，常规腹腔镜下ICUD与ECUD组在手术时间、失血量、术后90天并发症上无明显差异，但ICUD组肠道恢复较快[82]。尽管现有文献报道ICUD的围术期结局是安全的，但术者团队的经验非常重要。目前国内开展ICUD的经验尚不多，而且尚无高质量的大宗病例和远期功能学数据支持。腹腔镜尿流改道方式的选择原则与开放性手术基本相同。

目前主要有以下几种尿流改道术式。

1. 原位新膀胱术（orthotopic neobladder） 原位新膀胱术由于患者不需要腹壁造口，保持了生活质量和自身形象，已逐渐被各大医疗中心作为根治性膀胱切除术后尿流改道的主要手术方式之一。可用于男性和女性患者。首选末段回肠去管化制作的回肠新膀胱[83,84]，如Studer膀胱[85]，M形回肠膀胱[46]等。国内有报道去带乙状结肠新膀胱亦取得较好疗效[86]，升结肠、盲肠、胃应用相对较少。也有报道顺蠕动双输入袢原位回肠新膀胱[87]、改良U形新膀胱[88]、IUPU新膀胱[89]等回肠原位新膀胱的构建术式，但目前随访时间较短，长期效果还有待观察。有经验的中心术后1年日间控尿率可达87%～96%，夜间控尿率可达72%～95%[85,90-92]。缺点是可能出现尿失禁和排尿困难，部分患者需要长期导尿或间歇性自我导尿[90]。根据报道22%的患者术后出现各种并发症，远期并发症包括日间及夜间尿失禁（分别为8%～10%，20%～30%）、输尿管肠道吻合口狭窄（3%～18%）、尿潴留（4%～12%）、代谢性疾病、维生素B_{12}缺乏病等[91,92]。保留神经血管束，前列腺，或子宫的膀胱切除方式可以改善术后尿控[15,16,23,93]。另一缺点是存在尿道肿瘤复发的风险，尿道肿瘤复发率为1.5%～7%，如膀胱内存在多发原位癌或侵犯前列腺尿道则复发率高达35%[12,94]。建议术前男性患者行尿道前列腺部可疑组织活检，女性行膀胱颈活检，或者术中行冷冻切片检查，术后应定期行尿道镜检和尿脱落细胞学检查[94,95]。

采用原位新膀胱作为尿流改道方式应满足以下条件：①尿道完整无损和外括约肌功能良好；②术中尿道切缘肿瘤阴性；③肾功能良好者可保证电解质平衡及废物排泄；④肠道无明显病变。术前膀胱尿道镜检查明确肿瘤侵犯尿道、膀胱多发原位癌、盆腔淋巴结转移、估计肿瘤不能根治、术后盆腔局部

复发可能性大、高剂量术前放疗、复杂的尿道狭窄及生活不能自理者是原位新膀胱术的禁忌证，女性患者肿瘤侵犯膀胱颈、阴道前壁亦为手术禁忌。存在膈肌裂孔疝、腹壁疝、盆底肌松弛、子宫脱垂等影响腹压的病变时应慎重选择，必要时同时处理该病变。在严格掌握适应证情况下，原位新膀胱术不影响肿瘤治疗效果[77,98]。

2. 回肠通道术（ileal conduit） 回肠通道术是一种经典的简单、安全、有效的不可控尿流改道的术式，是不可控尿流改道的首选术式，也是最常用的尿流改道方式之一。其主要缺点是需腹壁造口、终身佩戴集尿袋。术后早期并发症可达48%，包括尿路感染、肾盂肾炎、输尿管回肠吻合口漏或狭窄[96]。长期随访结果表明，主要远期并发症是造口相关并发症（24%）、上尿路的功能和形态学上的改变（30%）[97-99]。随着随访时间的增加并发症相应增加，5年并发症为45%，15年并发症达94%，后组患者上尿路的改变和尿石形成发生率分别达50%和38%[98]。有报道显示改良回肠通道术可减少输尿管回肠吻合口狭窄及造口相关并发症[100]。各种形式的肠道尿流改道中，回肠通道术的远期并发症要少于可控贮尿囊或原位新膀胱[97]。伴有短肠综合征、小肠炎性疾病、回肠受到广泛射线照射的患者不适于此术式[94]。对于无法采用回肠的患者，可采用结肠通道术（colon conduit）作为替代术式。横结肠通道术对于进行过盆腔放疗或输尿管过短的患者可选用[101,102]。

3. 输尿管皮肤造口术（cutaneous ureterostomy） 输尿管皮肤造口术是一种简单的术式，并发症发生率方面，输尿管皮肤造口术要明显低于回、结肠通道术[96]。但是输尿管皮肤造口术后出现造口狭窄和逆行泌尿系感染的风险比回肠通道术高[97,103]。因此，该术式仅建议用于预期寿命短、有远处转移、姑息性膀胱全切、肠道疾患无法利用肠管进行尿流改道或全身状态不能耐受手术的患者。

4. 其他尿流改道方法

（1）经皮可控尿流改道术（continent cutaneous urinary diversion）：经皮可控尿流改道术，是20世纪80年代兴起的一种术式，以Kock Pouch和Indiana Pouch为代表，由肠道去管重建的低压贮尿囊、抗反流输尿管吻合和可控尿的腹壁造口组成，患者术后需间歇性自行插管导尿。由于该术式并发症发生率高，目前已趋于淘汰。

（2）利用肛门控尿术式：利用肛门括约肌控制尿液的术式包括：①尿粪合流术，如输尿管乙状结肠吻合术；②尿粪分流术，如直肠膀胱术（直肠膀胱、结肠腹壁造口术）。输尿管乙状结肠吻合术由于易出现逆行感染、高氯性酸中毒、肾功能受损和恶变等并发症，现已很少用，但这种术式的改良（如Mainz Ⅱ术式）可以减少并发症的发生，所以还被一些治疗中心选择应用[104,105]。

无论采用何种尿流改道方式，患者术后应定期复查，了解是否存在上尿路梗阻、感染及结石情况，及时治疗以保护肾功能。接受原位新膀胱手术的患者需要更密切的随访。

尿流改道术推荐意见	推荐等级
选择尿流改道方式时应因人而异，从患者年龄、性别、肿瘤状态、伴随疾病与认知能力等具体情况出发，着重从保护患者肾功能、减少术中术后并发症、提高生活质量、延长生存时间等方面来选择尿流改道的方式	强烈推荐
原位新膀胱术和回肠通道术为根治性膀胱切除后尿流改道的经典术式，在条件允许的情况下应作为首选。肿瘤侵犯尿道或尿道切缘阳性者不适宜选择原位新膀胱术	强烈推荐
输尿管皮肤造口术适用于年龄大、体质差、耐受力低、不能承受复杂手术的患者	强烈推荐
ICUD对技术的要求较高，应根据术者团队经验选择性开展	可选择
不推荐常规选择经皮可控尿流改道术及利用肛门控尿术式	可选择

（三）保留膀胱的综合治疗

对于身体条件不能耐受根治性膀胱切除术（RC），或不愿接受RC的MIBC患者，可以考虑行保留膀胱的综合治疗。

鉴于肌层浸润性膀胱癌较高的淋巴结和远处转移比例，考虑施行保留膀胱治疗的患者需经过仔细选择，对肿瘤性质、浸润深度进行综合评估，选择适当的保留膀胱手术方式，并辅以化学治疗和放射治疗，且术后需进行密切随访[106,107]。必要时行挽救性膀胱切除术。在选择保留膀胱时，良好的随访依从性也是重要的决定因素。

肌层浸润性膀胱癌保留膀胱的手术方式有两种：经尿道最大限度膀胱肿瘤切除术（complete TURBT，cTURBT）和膀胱部分切除术。cTURBT指对可见膀胱肿瘤的彻底切除。对于T2期患者，初次TURBT术后行二次TURBT并结合综合治疗（辅助化疗与辅助放疗）有助于保留膀胱[108]。

目前保留膀胱的治疗方法有以下几种。

1. 单纯TURBT 仅对少部分肿瘤局限于浅肌层、二次电切阴性的患者可采用。但肿瘤基底活检为pT0或pT1的患者中有20%会进展成MIBC而被迫行RC，肿瘤特异死亡率占47%[109]。此治疗选择仅适用于不适合RC的患者，或作为保留膀胱综合治疗中的一部分。不应单独使用TURBT作为MIBC保留膀胱的治疗手段。

2. TURBT联合外照射放疗 国外学者报道，经过二次电切和腹腔镜盆腔淋巴结清扫术确认的pT0N0患者接受辅助外照射放疗，平均随访41个月，11.3%局部复发，3.2%无局部复发，无疾病存活率为85.4%[108]。也有国外报道显示，比较TURBT后接受联合辅助放化疗与单独辅助放疗患者，前者的中期生存为70个月，后者只有28.5个月[110]。提示TURBT联合辅助放化疗应该是更合理的选择。TURBT联合外照射放疗可以作为不适合RC且/或不能耐受化疗患者的替代治疗选择。

3. TURBT联合化疗 国外学者报道，接受新辅助化疗和TURBT的患者，随访56个月，有60%患者存活，44%患者维持完整膀胱，5年存活率为69%[111]。我国学者对动脉化疗治疗MIBC保留膀胱的疗效进行分析，发现26例患者接受动脉介入化疗后，实施TURBT＋膀胱灌注化疗。随访31.9个月，92.9%患者肿瘤缩小，89.3%患者保留膀胱。5年疾病特异性生存（DSS）为44%，总体生存率（OS）为62%[112]。

对于选择该方案的患者，在3个周期辅助化疗后，应通过膀胱镜和活检进行再次评估，即使未发现残留病灶，也要警惕有残留病灶存在的可能；如病灶仍存在，则应行挽救性全膀胱切除[113]。

对经过严格选择的病例，铂类为基础的新辅助化疗联合cTURBT是一种治疗选择。临床上不应为肌层浸润性膀胱癌患者实施单独的化疗。

4. TURBT联合放、化疗 单一的治疗手段难以达到理想的保留膀胱的效果，所以目前保留膀胱的治疗多采取手术、化疗和放疗的三联（Trimodality）或多联综合治疗（Multimodality Treatment，MMT）[114]。

MMT的目标是保留膀胱和生活质量，但不降低肿瘤控制效果。结合放疗的目的是取得对膀胱原发肿瘤和局部淋巴结的控制。加用系统化疗和其他放疗增强剂是为了提升放疗效力。以铂类为基础的化疗目标是治疗显微转移。

采用MMT的患者分两类：①适合膀胱切除的患者；②年龄大、整体状况差的患者。对于前者，MMT的目标为在追求治愈效果前提下选择性保留膀胱；而后者是通过TURBT切除尽可能多的原发肿瘤，然后结合放化疗，目标是获得更长、更高质量的生存。一项比较RC与MMT保留膀胱的研究入组173例cT2-cT4 MIBC患者，结果显示，保留膀胱组在生活质量，认知，身体形象，性功能，肠道功能等方面显著优于RC组[115]。

美国麻省总医院联合TURBT、放疗和铂类化疗的MMT治疗cT2-4a MIBC的患者，随访7.7年，78%的T2患者取得了完全缓解（CR），接受cTURBT的患者中只有22%的患者需要挽救性RC，5年、10年的DSS分别为64%和59%，OS为52%和35%，与同期的RC治疗结果相近[116]。Büchser报道的cTURBT联合放疗和铂类为基础化疗的MMT，10年膀胱保留率可达79%，总生存，癌特异性存活和无转移存活分别可达43.2%，76.3%和79.2%。cTURBT和化疗诱导期后的达到完全缓解是最重要的预测因子[117]。

美国肿瘤放射治疗协作组（RTOG）一项入组468例MIBC患者的前瞻性MMT研究显示，随访4.3年，69%的患者在MMT治疗后完全缓解（CR，T0）。5年和10年的DSS分别是71%和65%，OS分别是57%和36%[118]。RTOG的另外一项研究分析了MMT后获得CR和接近CR（Ta或Tis）患者。经过5.9年的随访，34%的患者经历了膀胱肿瘤复发，其中34%的需要挽救性膀胱切除。CR和接近CR对治疗结果无显著影响。如果随访期间发生浸润性肿瘤复发，则推荐早期行根治性膀胱切除术[119]。

我国学者的研究发现，对于107例局限性MIBC患者实施保留膀胱的三联综合治疗与行RC比较，2年无进展生存率无明显差异。T2期患者保留膀胱的疗效明显优于T3及T4a期患者。他们建议TURBT术后1周应尽早化疗，化疗方案建议MVAC（甲氨蝶呤、长春碱、阿霉素、顺铂）方案或GC（吉西他滨和顺铂）方案[120]。我国学者比较了28例接受cTURBT＋术后放化疗（MMT）与45例接受RC治疗的MIBC患者治疗效果。通过37.8个月的随访发现，MMT组和RC组的生存情况相近，DSS分别为78.6%和82.2%，OS分别为64.3%和66.7%。但生活质量方面MMT组优于RC组[121]。

MMT与RC对OS比较的长期结果尚无高质量循证医学证据支持。国外学者的回顾研究显示，1年的死亡率MMT组较低，但2年后MMT组的死亡率显著持续高于RC组[122]。一项包括57个研究，30000例患者的系统回顾比较了RC和MMT，发现与RC相比MMT改善了10年的OS和DSS（差异无统计学意义）[123]。

5.膀胱部分切除术联合化疗 膀胱部分切除术存在肿瘤种植的风险。对符合下述适应证的患者可考虑行膀胱部分切除术＋盆腔淋巴结清扫术：肿瘤位于膀胱憩室内、输尿管开口周围或肿瘤位TURBT手术操作盲区，术前影像学检查提示膀胱肿瘤相关的上尿路积水以及盆腔淋巴结肿大，有严重尿道狭窄和无法承受截石位的患者。手术应最大限度地切除肿瘤。

欧洲一个多中心的回顾性分析显示接受膀胱部分切除术的MIBC患者术后接受辅助化疗或联合放化疗，平均随访36.5个月，预估5年总生存（OS）和无进展生存率（PFS）为53.7%和62.1%，其中81.5%的患者保持了完整的膀胱以及良好的生活质量[124]。

国内学者对保留膀胱手术联合动脉化疗与RC治疗T2期膀胱癌的患者进行分析，随访5.7年，两组DSS分别为76.5%和60%。60%保留膀胱手术联合动脉化疗组患者在随访期间保留了膀胱，采用TURBT和膀胱部分切除术式保留膀胱的疗效没有明显差异[125]。

因此，对于部分患者，膀胱部分切除术联合放化疗可以作为一种治疗选择。

目前国际上有Ⅱ期研究报道显示pembrolizumab对cT2-T3N1膀胱癌患者的新辅助治疗取得了42%的pT0和54%的降期（＜pT2）[126]。但这类免疫检查点抑制剂治疗多处在临床试验阶段，尚需要更多的证据来支持此类药物在保留膀胱治疗策略中的角色。

MMT保留膀胱的选择指征必须严格，患者良好的随访依从性是取得较好治疗效果的基础。在经选择的（小的单发肿瘤，无淋巴结转移，无CIS，无肿瘤相关的肾积水以及治疗前膀胱功能良好），依存性好，特别是不适合膀胱切除术或强烈要求保留膀胱的MIBC患者患者，MMT保留膀胱可以作为治疗的替代选择之一[113]。

即使患者表现出了对MMT保留膀胱治疗的初步的临床和病理反应，依然有潜在的复发风险，因而长期严密的膀胱检查等随访是十分必要的。尽管报道MMT保留膀胱与早期根治性膀胱切除术在长期存活方面相近，但早期根治性膀胱切除术对MIBC是一种治愈性治疗手段。选择MMT保留膀胱一定要严格把握适应证，与患者充分沟通此选择的优缺点，慎重

决定。

MIBC保留膀胱的综合治疗推荐意见	推荐等级
多联综合治疗（MMT）保留膀胱可以作为经严格选择MIBC患者治疗选择之一	可选择
特殊情况下选择保留膀胱治疗时，须与患者充分沟通并告知风险，手术辅以放、化疗，并密切随访	可选择

（四）化疗

1.新辅助化疗 肌层浸润性膀胱癌患者行膀胱根治性切除术后仍有近50%的患者进展为转移性膀胱癌[1,3]。显然，单纯手术治疗并不能使大部分肌层浸润性膀胱癌的患者获得理想的疗效。自20世纪80年代中期开始，多项膀胱癌研究均表明膀胱癌对以顺铂为基础的联合化疗有很好的反应率。目前推荐T2-4a，CT2-4a，N0M0（Ⅱ期或ⅢA期）的患者可采用以顺铂为基础的联合新辅助化疗[127-130]。北欧的两项试验表明新辅助化疗组的5年完全生存获益为8%，临床分期为T3组完全生存获益则可达11%，NNT（number needed to treat，需治疗人数：表示在特定时间内，为防止1例某种不良结局或获得1例某种有利结局，需要用该种干预方法处理的人数，NNT值越小，表明治疗措施越好）为9[131]。2016年一项纳入15项随机临床研究、共3285名患者的荟萃分析证实肌层浸润性膀胱癌患者行以顺铂为基础的联合新辅助化疗能使患者获得生存获益，5年内的总体生存改善可达8%，而此时的NNT为12.5[132]。一项中位随访时间为8年的大型Ⅲ期随机试验表明新辅助化疗可以将死亡风险降低16%，其中新辅助化疗中的CMV方案可以将10年生存率从30%提高到36%，甚至有远处转移的患者仍能从中获益[133]。国内的一项研究表明对于高风险（T3/T4，N0/N＋）膀胱尿路上皮癌行GC方案新辅助化疗与直接行根治性膀胱切除术相比可降低肿瘤的病理分期，并明显改善患者的预后[134]。

除了传统的新辅助化疗方案外，新型新辅助化疗方案正在不断地应用于临床研究。大量的回顾性研究及荟萃分析均表明，新型化疗方案（如吉西他滨联合顺铂）可以获得与MVAC方案接近的pT0/pT1率[135-138]。而国内有研究表明GC方案新辅助化疗的肿瘤降期率、中位生存期均优于MVAC方案，而复发

率及死亡率均低于MVAC方案[139]。

不良反应以及是否会影响手术是影响新辅助化疗决策的重要因素。随着化疗方案的不断完善，新辅助化疗的不良反应逐渐减小。根据已有的临床试验数据，新辅助化疗的主要不良反应有消化道反应、贫血及白细胞减少等，但不增加术后3～4级并发症发生率[129]。许多临床实验数据均证实了新辅助化疗的疗效。但对于对化疗不敏感的患者行新辅助化疗可能会延误膀胱癌的治疗。目前尚不清楚组织学上属于非尿路上皮癌的患者是否能从新辅助化疗中获益，小宗病例研究表明膀胱神经内分泌肿瘤的患者接受新辅助化疗后总生存期延长且转移率降低，而腺癌以及肉瘤患者转移率降低而总生存期无明显改善，鳞癌患者则不能从中获益[140]。因此识别对新辅助化疗有良好反应性的膀胱癌患者尤为重要。膀胱的多参数MRI（mpMRI）有助于经尿道膀胱肿瘤电切术后的肿瘤分期及新辅助化疗的反应性的评估[141]，但迄今为止，尚没有好的方法可以筛选出能够从新辅助化疗中获益的患者，基因标志及个体化治疗或能推进新辅助化疗敏感患者的筛选，使得新辅助化疗更好地让膀胱癌患者获益。

2.辅助化疗　在大多数的荟萃研究中，膀胱癌辅助化疗的作用被肯定，但仍需更多临床数据证实。pT3～4和（或）伴有淋巴结转移、并且无远处转移的患者应考虑辅助化疗[142,143]。

2014年，一项荟萃分析将9项研究945名肌层浸润性膀胱癌患者纳入研究，提示辅助化疗能延长总生存期（OS）以及无病生存期（DFS），并且在淋巴结转移阳性患者中，其DFS获益更为明显[142]。

一项包含3974名患者的回顾性研究表明，行膀胱癌根治术后的高危患者（肿瘤膀胱外侵犯及淋巴结转移）行辅助化疗能延长OS（HR 0.75；95%CI 0.62～0.90）[144]。淋巴结转移为主的转移性膀胱癌患者行以顺铂为基础的联合化疗方案后，可以获得较长时间DFS以及良好的体力状况[145-147]。

另一项大型随机研究表明，术后即刻辅助化疗相比延迟化疗能明显改善无进展生存期（HR 0.54；95%CI 0.4～0.73，$P < 0.0001$），尽管OS没有明显延长[148]。目前已有的研究暂不确定术后即刻辅助化疗或者复发后再化疗之间有无优劣，以及两种方案之间OS是否相同。

而2016年的一项研究对5653名pT3～4和（或）伴有淋巴结转移的患者进行随访，其中23%的患者接受辅助化疗，化疗组五年生存率为37%，而对照组为

29.1%[149]。另一项荟萃研究也表明T3～4以及淋巴结阳性的患者行辅助化疗能获得生存获益[150]。

膀胱癌辅助化疗研究常常受限于群体数量少以及患者纳入困难，从而难以对化疗整体疗效下一个确切的定论。在大多数的荟萃研究中，膀胱癌辅助化疗的作用被肯定，尽管证据仍显得不够充分[151]；故应该将新辅助化疗以及辅助化疗的益处，以及其证据的相对局限性，在行根治性膀胱切除术前充分告知患者。

辅助化疗基于准确的病理分期，因此避免了对低危患者的过度治疗，而且不会延迟根治性手术治疗时间；但缺点是辅助化疗难以评估肿瘤体内的化疗敏感性以及可能存在过度治疗的问题，同时术后并发症可能导致化疗的延迟以及耐受性降低。

3.保留膀胱的化疗　保留膀胱的综合治疗的目的是保留膀胱和提高生活质量而又不影响肿瘤治疗的效果。但是尚没有比较保留膀胱的综合治疗与膀胱癌根治性切除疗效的RCT研究。对于严格选择的患者，采用经尿道膀胱肿瘤电切术联合以顺铂为基础的静脉化疗的综合治疗，可能在保留膀胱的同时得到长期的生存[152]。但是这种方案不推荐常规使用。保留膀胱的综合治疗中采用的化疗方案有很多，其中大量已有的证据均支持使用顺铂[153]、丝裂霉素C和5-氟尿嘧啶的方案[154]。

4.转移性膀胱癌的化疗　自20世纪80年代开始，以顺铂为基础的联合化疗方案就成了转移性尿路上皮癌的标准治疗方案[155]。相比单一药物化疗，MVAC以及GC方案能够分别延长患者的总生存期14.8个月和13.8个月[156]。紫杉醇、顺铂、吉西他滨的三联方案（PCG）也是转移性尿路上皮癌的一线治疗选择。尽管相对GC方案，PCG方案并未能显著改善意向治疗（Intent to treat，ITT）人群总生存期，但其总反应率升高（56%vs 44%，$P = 0.0031$），并且有总生存期改善的倾向[157]。对于顺铂不耐受的患者推荐行吉西他滨/卡铂化疗。一项随机Ⅱ/Ⅲ临床试验对比吉西他滨/卡铂方案以及甲氨蝶呤/卡铂/长春碱（M-CAVI）方案在顺铂化疗不耐受患者中的疗效，发现两种方案皆有明显效果，但相比M-CAVI方案，吉西他滨/卡铂方案毒性低（13.6% vs 23%），且客观缓解率高（42% vs 30%）[158,159]。

5.化疗方案　目前新辅助化疗或辅助化疗首选以顺铂为基础的联合化疗方案，但存在以下情况之一患者不推荐行顺铂化疗：PS评分>1、GFR≤60 mL/min、听力损伤程度≥2级、外周神经病变、NYHA Ⅲ级心

力衰竭以上[160]；其中肾功能是决定治疗方案选择最主要的评估因素。最佳辅助化疗方案以及系统化疗获益仍不甚明确，已有的新辅助化疗方案中以顺铂为基础的联合化疗方案疗效较为明确，其中经过试验证实的化疗方案包括GC方案（吉西他滨和顺铂）、MVAC方案（甲氨蝶呤、长春花碱、阿霉素、顺铂）、CMV方案（顺铂、甲氨蝶呤、长春花碱）、CM方案（顺铂和甲氨蝶呤）、顺铂和阿霉素、顺铂和5-氟尿嘧啶等。单独化疗很难达到长时间的完全缓解，对于非浸润性膀胱癌患者，不应该将单独化疗作为主要治疗方案；患者对化疗的敏感性可以作为预后以及最终生存期的预测因素。

（1）GC（吉西他滨和顺铂）方案：是目前临床最常用的标准一线治疗方案，不良反应较MVAC方案轻而疗效相似。相对于单药化疗及既往化疗方案，GC方案可延长生存期约13.8个月，反应率为49%[156]。吉西他滨1000～1200 mg/m^{2}第1、8天静脉滴注，顺铂70mg/m^{2}第2天静脉滴注，每3周（21天方案）为一个周期。GC化疗方案也有28天化疗方案，但21天疗程可减少给药时间，从而获得更好剂量依从性，临床上更为常用。另一项Ⅲ期随机试验研究表明[157]，紫杉醇联合顺铂和吉西他滨的三联方案（PCG）相比于GC方案，虽然总生存时间并没有明显延长，但总反应率升高且有总生存时间改善的倾向，并且不增加不良反应，因此，PCG方案也成为膀胱癌化疗的一线方案选择。

（2）ddMVAC方案（剂量密集型MVAC）：即MVAC化疗方案的改良版。相对于单药化疗及既往化疗方案，MVAC方案可延长生存期约14.8个月，反应率为46%[156]。一项纳入了307例肌层浸润性膀胱癌患者的SWOG随机试验表明3个疗程（28天）的MVAC新辅助化疗可以增加中位生存时间并降低残余病灶率，而且不增加治疗相关的疾病发生率或死亡率[129]。进一步研究表明，在进展期膀胱癌中，ddMVAC相对传统MVAC方案更容易耐受并且疗效更好[161,162]，因此传统MVAC方案已不被推荐。甲氨蝶呤30mg/m^{2}第1天静脉滴注，长春新碱3mg/m^2、多柔比星30mg/m^2，顺铂70mg/m^{2}第2天静脉滴注，每2周重复，化疗期间常规预防性应用粒系生长因子。

（3）CMV方案：甲氨蝶呤30mg/m^2、长春碱4mg/m^{2}第1、8天静脉滴注，顺铂100mg/m^{2}第2天静脉滴注，每3周为一个周期。2011年的一项临床试验中，CMV新辅助化疗被证明可降低死亡风险16%，提高10年生存率6%，因而也被作为可用于新辅助化

疗的一线方案[163]。

其他方案：一项多中心Ⅱ期试验表明肌层浸润性膀胱癌（cT2-cT4a，N0-1）的患者在行膀胱癌根治性切除术之前采用ddMVAC联合乙醇化非格司亭与传统的MVAC新辅助化疗相比，更安全、手术时间更短而完全缓解率相似，且ddMVAC方案没有3～4级的肾毒性及毒性相关的死亡[164]。另一项临床试验则表明采用了ddMVAC联合贝伐珠单抗新辅助化疗方案的5年总体生存率可达63%[165]。有研究表明吉西他滨＋艾瑞布林联合治疗不适合顺铂化疗的转移性尿路上皮癌患者，客观反应率达50%，中位总生存期为11.9个月，中位无进展生存期为5.3个月[166]。对于肾功能处于边界状态或轻度功能不全的患者可考虑采用顺铂分次治疗方案，虽然分次剂量法比较安全，但其疗效还有待进一步证实，且对于肾功能处于边界状态的患者需要评估肾小球滤过率来确定是否适合使用顺铂。对适合采用以顺铂为基础联合化疗的患者，不能用卡铂代替顺铂在围术期化疗的地位。暂无证据支持采用新辅助化疗能使不适合顺铂为基础的新辅助化疗方案的患者获益。对于不适合顺铂化疗的转移性膀胱癌患者，国外的免疫检查点抑制剂药物临床试验显示，对PD-L1表达阳性患者有一定疗效，给这部分患者提供了更多的选择。

膀胱癌化疗推荐意见	推荐等级
新辅助治疗	
对CT2-4a，NOMO的患者术前予以顺铂为基础的联合新辅助化疗	强烈推荐
不适合顺铂为基础的联合化疗的患者不推荐行新辅助化疗	可选择
辅助治疗	
对于未行新辅助化疗的pT3/4和（或）pN+的患者推荐给予以顺铂为基础的联合化疗	强烈推荐
适合顺铂化疗患者的晚期一线治疗	
采用以顺铂为基础的联合化疗方案如吉西他滨＋顺铂（GC）方案、大剂量甲氨蝶呤＋长春花碱＋阿霉素＋顺铂＋粒细胞集落刺激因子（DD-MVAC＋粒细胞集落刺激因子）方案或紫杉醇＋顺铂＋吉西他滨（PCG）方案	强烈推荐
不推荐卡铂和非铂类联合化疗方案	推荐
不适合顺铂化疗患者的晚期一线治疗	
根据PD-L1的表达水平在临床试验时给予免疫检查点抑制剂治疗	可选择

续表

膀胱癌化疗推荐意见	推荐等级
对于PD-L1表达阴性的患者可考虑行卡铂为基础的联合化疗方案	可选择
晚期二线治疗	
对于转移性膀胱癌患者行铂类为基础的联合化疗期间或化疗之后出现进展，可考虑在临床试验时给予免疫检查点抑制剂治疗	推荐
对于转移性膀胱癌的患者，如果不适合行免疫治疗或联合化疗，可考虑长春氟宁作为二线治疗，或者将长春氟宁作为三线治疗	可选择

（五）免疫治疗及靶向治疗

近年来，免疫检查点抑制剂相继研发并获批应用于临床，已在多种肿瘤治疗中展示出强大的抗肿瘤活性，包括黑素瘤、非小细胞肺癌、肾癌、尿路上皮癌等，帮助部分晚期癌症患者实现长期生存，甚至达到了临床治愈的目标[167-170]。使用免疫检查点抑制剂的免疫调节治疗，尤其是使用直接针对程序性细胞死亡分子1（PD-1）、程序性细胞死亡分子配体1（PD-L1）、细胞毒T淋巴细胞相关抗原4（CTLA-4）的抗体在局部进展和转移性膀胱癌的患者中表现出抗肿瘤活性的同时也具有良好的安全性及持久的反应性。虽然新辅助的免疫治疗及辅助免疫治疗尚处于临床试验阶段，但是目前权威指南推荐免疫检查点抑制剂应用于失去切除机会和已转移的膀胱癌患者的二线治疗及不适合铂类化疗的PD-L1阳性患者的一线治疗[171,172]。FDA已批准2个PD-1抑制剂和3个PD-L1抑制剂用于转移性膀胱癌，依次是Pembrolizumab（派姆单抗）、Nivolumab（纳武单抗）和Atezolizumab（阿特珠单抗）、Durvalumab（度伐鲁单抗）和Avelumab。由于免疫检查点抑制剂尚处于临床试验阶段，至本指南定稿时，国内尚未批准免疫检查点抑制剂应用于膀胱癌的治疗。

Pembrolizumab和Atezolizumab可作为不适合顺铂且PD-L1表达阳性患者的一线治疗选择。Pembrolizumab是一种人源单克隆PD-1抗体，一项多中心、单臂、Ⅱ期临床试验（KEYNOTE 052）评估Pembrolizumab用于一线治疗顺铂不耐受局部晚期、不可切除或转移性尿路上皮癌患者疗效，结果显示，中位随访时间5个月，客观缓解率（ORR）为24%，5%患者达到完全缓解（CR），19%患者达到部分缓解（PR），6个月OS为67%[173]。Atezolizumab是一种高亲和力的人源PD-L1单抗，一项单臂、多中心、Ⅱ期临床试验（IMvigor 210）评估Atezolizumab用于一线治疗顺铂不耐受局部晚期和转移性尿路上皮癌患者疗效，结果显示，中位随访时间29.3个月，所有患者的ORR为24%，8%患者达到CR，中位OS为16.3个月，PD-L1表达≥5%患者ORR高达28%[174,175]。

Pembrolizumab、Atezolizumab、Nivolumab、Durvalumab和Avelumab可作为铂类为基础的一线化疗之后的二线治疗药物。一项开放、多中心、随机、Ⅲ期临床试验（KEYNOTE 045）比较单药Pembrolizumab与化疗（联合紫杉醇、多西他赛和长春氟宁）在铂类化疗失败后的晚期尿路上皮癌患者中的疗效，结果显示，中位随访时间14.1个月，Pembrolizumab治疗组患者ORR优于化疗组（21.1% vs 11.4%，$P = 0.001$）、中位总生存（mOS）较化疗组更高（10.3个月 vs 7.4个月）、PD-L1阳性评分（肿瘤细胞和免疫细胞的阳性总比例）≥10%患者mOS优于化疗组（8.0个月 vs 5.2个月，$P = 0.005$）[176]。Nivolumab也是一种人源单克隆PD-1抗体，一项多中心、开放标签、Ⅰ/Ⅱ期临床试验（CheckMate 032）评估不同剂量与给药方案的Nivolumab单药治疗和Nivolumab与Ipilimumab联合治疗用于转移性尿路上皮癌的安全性和疗效，结果显示，最短随访时间9个月，Nivolumab单药治疗患者ORR为24.4%，6%达到CR，18%达到PR，mOS和中位无进展生存期（mPFS）分别为9.7个月和2.8个月[177]；中位随访7.9个月，Nivolumab 1mg/kg与Ipilimumab 3mg/kg联合治疗效果更佳，ORR为38%，mPFS为4.9个月，mOS为15.3个月[178]。一项多中心、单臂、Ⅱ期临床试验（CheckMate 275）评估Nivolumab在含铂方案治疗后转移性尿路上皮癌患者中的安全性与有效性，结果显示，中位随访时间7个月，所有患者ORR为19.6%，PD-L1表达≥5%和≥1%患者ORR较PD-L1表达<1%患者更佳（28.4%、23.8%vs. 16.1%）；所有患者的mOS为8.74个月，PD-L1表达≥1%患者的mOS较PD-L1表达<1%的患者更佳（11.30个月 vs 5.95个月）[179]。一项多中心、开放、随机对照、Ⅲ期临床试验（IMvigor211）比较单药Atezolizumab与化疗（长春氟宁、紫杉醇或多西他赛）用于二线治疗含铂化疗后进展的局部晚期/转移性尿路上皮癌的疗效差异，结果显示，中位随访17.3个月，Atezolizumab与化疗的mOS没有显著差异（11.1个月 vs 10.6个月，$P = 0.41$）；ITT人群的探索性分析显示，Atezolizumab组与化疗组ORR均为13.4%，Atezolizumab组mOS优于

化疗组（8.6个月 vs 8.0个月，$P = 0.038$），Atezolizumab组的 3 ~ 4 级治疗相关不良反应低于化疗组（20% vs 43%）[170]。Durvalumab 是一种人源单克隆 PD-L1单抗，一项 I / II 期、开放临床试验（1108）评估 Durvalumab 二线治疗转移性膀胱癌患者的安全性和疗效，结果显示，中位随访时间 5.78 个月，所有患者的 ORR 为 17.8%，PD-L1 高表达（TC ≥ 25% 或 IC ≥ 25%）患者的 ORR 可达 27.6%，PD-L1 低表达或表达阴性（TC 及 IC 均低于 25%）患者 ORR 为 5.1%；所有患者 mOS 为 18.2 个月，PD-L1 高表达患者 mOS 可达 20.0个月[180]。Avelumab 是一种人源单克隆 PD-L1 单抗，一项开放、I 期临床试验（JAVELIN 实体瘤试验）评估 Avelumab 用于铂类药物化疗失败后转移性尿路上皮癌患者的疗效，结果显示，中位随访时间 9.9 个月，所有患者 ORR 为 17%，6% 患者达到 CR，11%患者达到 PR，PD-L1 表达阳性（≥ 5%）患者 ORR 较 PD-L1 表达阴性（< 5%）患者更优（24% vs 13%），所有患者 mOS 为 6.5 个月，PD-L1 表达阳性患者 mOS 较 PD-L1 表达阴性患者更优（8.2 个月 vs.6.2 个月），PD-L1 表达阳性患者 mPFS 较 PD-L1 表达阴性患者更优（11.9 个月 vs.6.1 个月）[181]。

随着免疫检查点抑制剂的疗效逐步得到相关临床数据的证实，免疫检查点抑制剂对膀胱癌适应症的探索已经由二线治疗前移至一线治疗，并逐渐向辅助治疗、新辅助治疗、联合其他方案治疗、非肌层浸润膀胱癌等开展临床试验。此外，纳入中国膀胱癌患者以及国产 PD-1/PD-L1 抑制剂的临床研究也正在开展。

免疫检查点抑制剂联合其他方案用于尿路上皮癌一线治疗的研究包括 Durvalumab 单药或联合 Tremelimumab 与标准化疗方案（GC）用于尿路上皮癌（NCT02516241）、Ipilimumab 联合 GC 用于转移性尿路上皮癌[182]、Pembrolizumab 单药或联合 GC 与仅 GC 治疗用于尿路上皮癌（KEYNOTE 361）、Atezolizumab 联合 GC 用于局部进展或转移性尿路上皮癌（NCT02807636）。多项 PD-1/PD-L1 抑制剂二线治疗研究仍在持续开展，包括铂类一线化疗失败的患者中评估 Atezolizumab 对比其他化疗（包括多西他赛、紫杉醇等）的疗效（NCT02302807），评估 Pembrolizumab 与 B-701（抗 FGFR3）联合用药在铂类化疗失败患者中的疗效（NCT02925533），在接受 4 ~ 6 个周期吉西他滨联合铂类化疗后无进展的膀胱癌患者中评估 Avelumab 对比最佳支持治疗对患者 OS 的影响（NCT02603432）等。

正在开展新辅助免疫治疗的临床试验药物包括 PD-1/PD-L1 抑制剂单药、联合化疗或联合 CTLA-4 抑制剂等。而用于辅助治疗临床试验的免疫检查点抑制剂则包括 Nivolumab、Pembrolizumab、Atezolizumab 等。

此外，在非肌层浸润膀胱癌患者中正在开展的临床试验包括免疫检查点抑制剂单药或联合 BCG 治疗初治的非肌层浸润膀胱癌患者，或治疗中高危的 BCG 难治性非肌层浸润性膀胱癌膀胱灌注 Pembrolizumab 单药（NCT03167151）、Pembrolizumab 单药（NCT02625961）、Pembrolizumab 联合 BCG（NCT02808143）、Nivolumab 单药或联合 BCG 治疗高危的 BCG 难治性非肌层浸润性膀胱癌（NCT03519256）。

与此同时，多种 PD-1/PD-L1 抑制剂在中国膀胱尿路上皮癌患者中的研究也已进入 III 期临床试验阶段，包括 Nivolumab、Atezolizumab 及我国自主研发的替雷利珠单抗等。其中，替雷利珠单抗的 I A/ I B 期研究纳入 15 例既往接受过标准治疗，但未接受过抗 PD-1 或 PD-L1 治疗的尿路上皮癌患者，平均年龄 71.5 岁，中位治疗时间 4.3 个月。研究结果显示，替雷利珠单抗二线治疗晚期尿路上皮癌患者具有良好的抗肿瘤活性，且耐受性良好。其中，1 例患者达到 CR，4 例患者达到 PR，3 例患者达到疾病稳定（SD）。ORR 为 33.3%，疾病控制率（DCR）为 53.3%。替雷利珠单抗联合化疗一线治疗晚期尿路上皮癌患者的 III 期临床研究正在开展。

免疫治疗具有良好的抗肿瘤疗效，但也可能发生相应的不良反应。免疫相关不良反应（irAE）可发生于任一器官，不同部位不良反应发生频率各异。Checkmate 275 研究入组 270 例局部晚期或转移性尿路上皮癌患者接受 Nivolumab 治疗，安全性结果显示 1 ~ 2 级不良反应发生率：皮肤 16%，内分泌系统 14%，胃肠道 7%，肺 3%，肝 2%，肾 1%[184,188]。免疫治疗的常见不良反应包括：瘙痒、疲乏、恶心、腹泻、食欲缺乏、无力、皮疹、发热等，但其发生率通常低于化疗，耐受性更好[170,176]。1 ~ 2 级 irAE 主要发生在皮肤和肠道，3 ~ 4 级 irAE 主要限于消化道。心，神经，肾，眼和血液系统的 irAE 罕见[183]。一项 Meta 分析纳入 1996—2016 年间共 21 项随机 II / III 期免疫治疗相关试验共 11454 例患者（其中 6528 例接受免疫检查点抑制剂治疗），结果显示致死性 irAE 的发生率为 0.64%，大部分是由于 Ipilimumab 导致的结肠炎[184]。因此在使用免疫检查点抑制剂治疗时，经治医师应充分了解免疫治疗的毒性反应，鉴别可能带来

irAE的潜在危险因素[185]，这些危险因素包括：患者和家族自身免疫疾病史、肿瘤的浸润情况、机会致病菌、合并用药、从事增加自身免疫性疾病风险的专业活动等。2019年NCCN免疫治疗相关毒性反应管理指南中推荐irAE的一般处理原则包括[186]：

1.轻中度irAE 对症治疗，考虑暂停免疫治疗，直至不良反应恢复至1级或治疗前基线水平；症状无缓解时，可考虑激素治疗。

2.重度irAE 暂停免疫治疗，立即开始激素治疗，可使用甲基泼尼松龙静脉给药直至患者症状缓解。对于激素耐药性AEs，可考虑联用免疫抑制类药物。

3.免疫抑制治疗期间考虑支持性护理 如血糖水平监测、服用质子泵抑制剂或H_2受体阻滞剂以预防胃炎等。

目前用于预测患者是否对免疫治疗有响应的潜在生物标志包括PD-L1的表达水平、膀胱癌分子分型、肿瘤突变负荷、基因标签、ECOG评分，以及转移灶情况等[187]，但是目前尚缺乏一个敏感有效的指标。其中PD-L1表达状态是目前选择免疫治疗优势人群可供参考的因素。1108研究（NCT01693562）中52.2%患者为PD-L1高表达（TC≥25%或IC≥25%），40.1%患者为PD-L1低表达或阴性（TC及IC均低于25%），结果显示：PD-L1高表达患者ORR为26%，PD-L1低表达或阴性患者ORR仅为4%[180,188]。基于这一研究，目前美国FDA已批准VENTANA PD-L1（SP263）分析用于评估PD-L1表达水平检测，作为Durvalumab补充诊断试剂。

目前多项新型靶向药物治疗膀胱癌的临床研究正在国内外进行。对于转移性膀胱癌以及不适合顺铂化疗的进展期膀胱癌的患者，可在治疗前检测是否存在相应靶标，对于高表达靶标的患者可考虑行靶向治疗。FDA已批准靶向治疗药物Erdafitinib（厄达替尼）用于治疗FGFR3/FGFR2基因变异型局部晚期或转移性膀胱癌而含铂化疗无效的患者。Erdafitinib是一种泛FGFR酪氨酸激酶抑制剂，一项Ⅱ期临床研究结果显示在既往接受过治疗，有FGFR突变且患局部晚期和不可切除或转移性尿路上皮细胞癌的患者中，与Erdafitinib用药相关的肿瘤客观缓解率为40%，其中完全反应率为3%，部分反应率为37%。中位无进展生存期为5.5个月，中位总生存期为13.8个月。该临床试验结果表明此类患者口服Erdafitinib能明显获益[189]。

膀胱癌免疫治疗和靶向治疗推荐意见	推荐等级
对于转移性膀胱癌患者行铂类为基础的联合化疗期间或化疗之后出现进展，可考虑在临床试验时给予免疫检查点抑制剂治疗	推荐
对于不适合顺铂化疗的转移性膀胱癌患者，一线治疗可以根据PD-L1的表达水平在临床试验时给予免疫检查点抑制剂治疗	可选择
新辅助免疫检查点抑制剂治疗目前仅在临床试验应用	可选择
根治性膀胱切除术后免疫检查点抑制剂辅助治疗目前仅在临床试验应用	可选择

（六）放疗

放疗是局限于盆腔的肌层浸润性膀胱癌（cT2～4，Nx）的治疗手段之一，单纯放射治疗其肿瘤完全消除率（CR）在40%左右，而5年总生存率约为25%，治疗效果低于根治性膀胱切除＋盆腔淋巴结清扫术[190,191]，因此对于可手术病例单独放疗不作为治疗首选。但对于不能耐受根治性手术或因局部肿瘤晚期无法手术的病例仍是合理选择。

经尿道膀胱肿瘤电切再配合以顺铂或吉西他滨为基础的同步化放疗疗效明显优于单纯放疗，加拿大和英国的随机研究表明5年总生存率可达48%，正常膀胱功能保存约为70%[154,192]，中国医学科学院肿瘤医院分析肌层浸润性膀胱癌同步化放疗与单纯放疗的结果也显示同步化放疗疗效明显优于单纯放疗，同步化放疗、单纯放疗3年总生存率分别为64%、30%（$P=0.001$）[193]，对于T2-T3有计划的多学科保膀胱功能综合治疗的结果达到了根治性膀胱切除＋盆腔淋巴结清扫术相当的疗效，有计划的多学科保膀胱功能综合治疗要求经尿道膀胱肿瘤最大限度切除综合术后同步放化疗，将根治性膀胱切除＋盆腔淋巴结清扫术作为非手术治疗疗效差或失败后的补救措施，通过有计划的多学科保膀胱功能综合治疗，肿瘤CR率可提高到66%～85%，40%～80%的病例5年内保存了膀胱功能，总的5年生存率可达50%～60%[194-199]，因此对于局限期肌层侵犯的膀胱癌，该治疗方案在部分选择病例中可作为根治性膀胱切除术的替代治疗[172]。对于切除困难的T3、T4或N＋膀胱癌术前同步化放疗有可能缩小肿瘤并降期，从而转化成可手术切除，给患者以根治治疗机会[172]。术前放疗或放化疗有降期作用，但对改善生存目前仍缺少充分的证据[5]。对于手术切缘阳性，局部病变较晚期（T4b）、仅行姑息手术，或术后病理为鳞癌、腺鳞癌、癌肉瘤、肉瘤样癌、和小细胞癌等的病例，术后放疗仍有提高局部控制，改善生存率的价值[200-203]。术中无法切净或无法切除的病例在有条件的单位可考虑术中照射或肿瘤残存处留置金属标记指导术后放疗，另外放疗还是晚期病例姑息减症治疗的重要手段，对改善血尿、局部疼痛、尿频尿急、排尿困难、以及骨转移疼痛等症状，提高患者生活质量起到重要作用。晚期病例通过放疗或放化疗，90%以上能达到姑息减症目的，约50%病例症状完全缓解，22%的病例中位生存期得以延长7个月[204,205]。放疗或同步放化疗的毒性反应包括放射性膀胱炎、尿道炎、直肠炎、小肠炎、骨髓抑制及性功能影响等，发生频率在20%～60%不等，发生严重的影响患者生存质量和威胁生命的晚期损伤概率较低（3%～5%），高龄患者和合并糖尿病、严重高血压、或严重肾功能不全患者放射损伤风险增加，放疗中和放疗后应加以防范。

肌层浸润性膀胱癌的放疗主要通过图像引导的调强适形放疗实现，靶区包括肿瘤区域、膀胱，部分尿道，盆腔淋巴引流区等，由于同步化放疗治疗疗效优于单纯放疗和单纯化疗，因此只要患者身体状况和医疗条件允许，均应考虑同步化放疗。根治量放疗的推荐剂量为60～66Gy，分次剂量为1.8～2Gy，术前放疗以40～45Gy/4～5周为宜，术后辅助放疗以50Gy/5周为宜，术后有残存者应局部推量至根治剂量。根治剂量放疗的病例采用后程缩野技术，全膀胱±淋巴引流区照射DT40～45Gy后再缩野至肿瘤局部加量DT20～25Gy，也可选择同步局部加量技术。术中放疗常用4～9MeV电子线照射15～20Gy/1次，姑息放疗多采用大分割剂量方案照射，30～35Gy/10次/2周或30Gy/5～6次/2～3周为参考方案。同步化疗可选择单药顺铂、吉西他滨、卡培他滨或顺铂＋5-Fu、MMC＋5-Fu两药联合，3Gy以上的大分割放疗不适宜使用同步化疗，以免增加毒性。

膀胱癌放疗推荐意见	推荐等级
不可手术的局限于盆腔的肌层浸润性膀胱癌（cT3-T4伴或不伴N+），若身体状况好，可接受包括TURBT、化疗、同步化放疗的多学科治疗	强烈推荐
不可手术的局限于盆腔的肌层浸润性膀胱癌（cT3-T4伴或不伴N+），若身体情况好，可考虑术前同步化放疗	推荐

续表

膀胱癌放疗推荐意见	推荐等级
不可手术的局限于盆腔的肌层浸润性膀胱癌（cT3-T4伴或不伴N+），若身体情况好，可考虑单纯放疗	可选择
单发病灶T2-T3N0M0，≤3厘米，无尿路梗阻，无CIS及肾功能受损，膀胱容量和功能正常，可考虑包括TURBT、化疗、同步化放疗的多学科综合保膀胱功能治疗	推荐
手术切缘阳性，局部病变较晚（pT4N±），或仅行姑息手术，或术后病理为鳞癌、腺鳞癌、癌肉瘤、肉瘤样癌、和小细胞癌等，建议术后放疗或放化疗	推荐
局部肿瘤较晚伴有血尿、局部疼痛、尿频尿急、排尿困难、以及骨转移疼痛等症状，如果患者能耐受，建议姑息放疗或放化疗，>3Gy/次的姑息放疗，不宜合并同步化疗以免增加毒性	强烈推荐
接受放疗的病例，建议图像引导调强放疗，如果患者状况允许首选同步化放疗，建议放疗前最大限度TURBT切除膀胱肿瘤	强烈推荐

（七）不能根治的膀胱癌的治疗

1.盆腔多发淋巴结转移膀胱癌的治疗 cN2～3期膀胱癌患者的预后差，初始治疗可包括系统性降期治疗或同步放化疗。一项包括659例cN＋的膀胱癌患者的研究显示，对于cN1期疾病，39%接受化疗的患者实现了病理降期，而未接受化疗的患者中，这一比例为5%。对于cN2～3期患者，这两组的病理降期率分别为27%和3%，在接受化疗的患者中，OS也得到了改善（$P < 0.001$）[206]。利用美国国家癌症数据库资料对1783名cN＋的膀胱癌患者的研究发现，接受同步放化疗的患者的中位OS高于单纯接受化疗的患者（19.0个月 vs 13.8个月，$P < 0.001$）[207]。

国外学者曾报道过转移性膀胱癌化疗有效后的复发模式及其结果。研究在以顺铂为基础的全身化疗后，观察完全缓解（CR）或部分缓解（PR）患者的复发模式。从化疗效果最佳时间到疾病复发的中位间隔约为9个月（范围3～53个月），在最初表现为局限性疾病的患者中，74%仅出现局部原位复发而26%的患者出现远处内脏转移[208]。根据这些观察结果，推测即使对全身化疗表现良好反应，之后仍应采取局部治疗（手术或放疗）。

后续治疗应取决于对初始治疗的反应。接受系统性降期治疗并获得完全缓解（CR）的患者，随后可选择根治性膀胱切除术、同步放化疗或者随访观察直至疾病复发，应根据患者的具体特点进行选择。接受系统性降期治疗并获得部分缓解（PR）的患者可接受膀胱切除术或同步放化疗（适用于局限于膀胱的残余病变），或接受其他的全身治疗来控制远处转移性病变。在初始降期治疗后出现疾病进展（PD）的患者可参照转移性疾病进行进一步治疗，采用其他系统性治疗。

同步放化疗后疾病完全缓解的患者应持续观察直至疾病复发。对同步放化疗后出现部分缓解的患者随后可选用手术巩固治疗（对于局限于膀胱的残余病变）、或考虑膀胱内卡介苗灌注治疗（适用于膀胱内 Tis、Ta 或 T1 期残余病变），或参照转移性疾病采取系统治疗（对于膀胱外的残余病变）。同步放化疗后出现疾病进展的患者可参照转移性疾病给予系统性治疗。

2. 侵及腹盆壁或伴区域淋巴结以外转移的膀胱癌患者的治疗　包括 cT4b（侵及腹盆壁）或非区域淋巴结转移（M1a）的患者[209]，初始治疗方案根据有无远处转移而有所不同。M0 的患者的初始治疗建议采取全身化疗或同步放化疗[193]，化疗 2～3 周期后可以重新检查评估。如果初始治疗后无肿瘤残留的证据，可以考虑继续巩固化疗或进行根治性放疗。如果初始治疗仅给予 40～45Gy 的部分放疗剂量，建议完成根治性放疗。对于既往未接受过放疗的患者，可以开始同步放化疗。目前一般认为，cT4b 和 M1a 疾病难以根治性切除，然而在对初始治疗反应好的患者，也可以选择膀胱切除术。如果在初始治疗后评估仍有残留病变，建议继续系统性治疗或膀胱切除术。对于既往未接受过放疗的患者，可以开始同步放化疗。

M1a 期患者应接受全身化疗或同步放化疗。如果在初始治疗后呈现完全缓解，患者可接受增量放疗或膀胱切除术。如果初始治疗后疾病保持稳定或出现进展，患者应参照复发性或持续性疾病来进行治疗。

3. 系统性降期治疗后仍无法切除的膀胱癌的治疗

1）姑息性膀胱切除：对于无法手术治愈的局部晚期膀胱癌患者（T4b 期，侵犯盆腔或腹壁），常伴有出血、疼痛、排尿困难和尿路梗阻，这些症状会导致患者一般状态进一步恶化。对于表现为顽固性血尿等症状的晚期膀胱癌患者，姑息性膀胱切除及尿流改道是有效治疗方法。但由于手术风险较高，一般仅在没有其他选择的情况下采用[210-212]。

由于膀胱肿瘤的机械性梗阻或者肿瘤侵及输尿管口，局部晚期肌层浸润性膀胱癌可以导致输尿管梗阻。双侧输尿管梗阻或孤立肾伴输尿管梗阻会导致尿毒症。可选择姑息性膀胱切除及输尿管造口或永久性肾造瘘术以解除梗阻。

2）支持治疗：不能根治的膀胱癌患者往往面临以下几个问题：疼痛、出血、排尿困难和上尿路梗阻。支持治疗在这些患者中有重要的意义。然而 SEER 数据库分析显示仅 4.1% 晚期膀胱癌患者接受了支持治疗[213]。

（1）上尿路梗阻：可以通过肾造瘘、内置输尿管内支架管和尿流改道方法解除上尿路梗阻。肾造瘘可以有效解决上尿路梗阻。而输尿管内支架管虽然比肾造瘘管对日常生活影响更少，但是输尿管支架管有时难以置入并且需定期更换，而且输尿管支架管也会出现堵塞及移位等现象。尿流改道（伴或不伴姑息性膀胱切除）也是解除上尿路梗阻的有效措施之一。

（2）出血和疼痛：无法根治的膀胱癌患者出现血尿，首先应评估患者是否存在凝血功能障碍或正在使用抗凝或抗血小板药物。出血不重的患者可以在冲洗膀胱血块后持续膀胱冲洗，以避免膀胱内血块形成造成膀胱填塞。对于生理盐水持续冲洗无效的患者，予膀胱内灌注 1% 硝酸银或 1%～2% 的明矾可以达到较好的止血效果，且无须麻醉[214]。明矾溶液止血成功率可达 50%～100%，一般无严重不良反应。应注意少数患者可能会出现凝血酶原时间延长，铝溶液长期灌注可能会导致血铝升高可能会引发脑病[215]。常用灌注方法是 1% 的明矾溶液以 3～5ml/min 的速度持续灌注。另一种可选择的止血方法为膀胱内灌注福尔马林，止血成功率可达 71%～100%。福尔马林浓度一般为 2.5%～4%，保留 30 分钟。由于膀胱内灌注福尔马林会导致严重疼痛，一般需要脊髓麻醉或全身麻醉。福尔马林灌注出现不良反应的风险较高，如膀胱纤维化和肾功能不全等。膀胱输尿管反流的患者应避免膀胱内灌注福尔马林，以免造成肾损伤。一般认为铝溶液优于福尔马林溶液[216]。

对于生理盐水持续冲洗无效的患者，也可以考虑进行经尿道电凝或激光止血，由于肿瘤无法切除，应综合考虑患者全身情况和膀胱肿瘤情况来决定治疗方式。若肿瘤填满膀胱腔，则难以进行经尿道电凝或激光凝固止血。放疗也具有一定的止血作用，同时也有止痛作用。有报道显示，放疗对出血和疼痛的控制率分别为 59% 和 73%[217]，但可能出现轻微的放射性膀胱炎和肠炎。非手术治疗无效的患者可选择行盆腔动脉栓塞术，成功率高达 90%[218]。

持续出血可能会导致膀胱填塞，膀胱填塞又会引起肾后性肾损伤或肾衰竭。如果上述各种方法均无法控制出血，对于一般状态较好，尚能够耐受手术和麻醉的患者，可以考虑进行尿流改道术（伴或不伴姑息性膀胱切除）。因为围术期并发症发生率较高，对一般情况较差的患者不推荐行膀胱切除及尿流改道手术[218]。

4.膀胱切除术/放疗后复发或持续存在的病变约50%患者在膀胱切除术后会出现复发。膀胱切除术后转移性或局部复发的患者后续治疗包括化疗、同步放化疗、免疫检查点抑制剂或放射治疗。化疗可与姑息性放疗相结合，以治疗膀胱切除术后的转移或盆腔复发。单纯放疗可作为转移性或膀胱切除术后局部复发膀胱癌患者的后续治疗，特别适用于仅有局部复发或伴有临床症状的部分患者。

对于已经接受全剂量放射治疗并且残留肿块巨大或者固定的患者，有时无法进一步切除膀胱。对于这些患者，可考虑行姑息性TURBT和支持治疗。

5.转移性膀胱尿路上皮癌　大约4%的膀胱癌患者在诊断时有转移性疾病[219]。膀胱切除术后，局部复发约占复发的10%～30%，而远处转移更为常见。

1）患者的评估：如果怀疑存在转移，则需行进一步检查来评估疾病的程度，如胸部CT。如果碱性磷酸酶升高或患者出现骨转移的症状或体征，则需进一步行骨扫描检查。如果出现神经系统症状或体征时应考虑中枢神经系统检查。应通过计算肾小球滤过率（eGFR），以评估患者对顺铂的耐受性。如果转移仅局限于淋巴结，可考虑行淋巴结活检明确诊断，并且按照前述淋巴结转移期疾病来进行处理。出现多发转移病灶的患者通常使用全身治疗。转移灶切除术仅适用于特定的患者。

2）转移性膀胱癌的全身治疗：对于可以耐受铂类化疗的转移性膀胱癌患者，一线治疗方案为含铂类的化疗。预后和治疗的选择应取决于患者的全身情况和肿瘤转移情况。

预后较佳的患者包括了体能状态评分良好、无内脏转移或骨转移，且碱性磷酸酶或乳酸脱氢酶水平正常的患者，这类患者通过积极的全身治疗可以获得较长时间的生存。预后较差患者，包括体能状态评分不佳或合并内脏转移的患者，这类患者对联合化疗方案耐受性极差，很少能够完全缓解。

相关内容请参阅"膀胱癌的化疗"和"膀胱癌的免疫治疗和靶向治疗"部分。

3）寡转移膀胱癌患者的转移灶切除术：部分伴有寡转移的膀胱癌患者，如果肿瘤生物学上进展缓慢，且对全身化疗反应良好，可能受益于转移灶切除术。

虽然支持转移灶切除的前瞻性研究证据有限，但一些回顾性研究表明，转移灶切除术对于某些转移性膀胱癌患者可能是一种有效的治疗选择，尤其是对全身治疗反应良好、单发转移灶、肺转移或淋巴结转移的膀胱癌患者。目前各中心对于寡转移的定义尚不统一，可包括腹膜后淋巴结转移、肺转移等。有学者将可切除的寡转移灶定义为：①局限于一个器官；②转移灶少于3处；③最大直径小于5cm；④没有肝脏转移[220]。

一项Ⅱ期前瞻性研究选取11名腹膜后淋巴结转移的膀胱癌患者（经系统化疗后64%患者达CR，36%达PR），所有患者接受了完整的双侧腹膜后淋巴结清扫术（未切除膀胱者同时切除了膀胱），结果显示不超过2个淋巴结有残存肿瘤的患者的生存率有明显优势，这表明低肿瘤负荷可能有助于从转移灶切除术中获益[221]。另一项Ⅱ期前瞻性研究对70名接受膀胱癌转移灶完整手术切除的患者进行了分析，尽管转移灶切除术没有给患者带来生存优势，但有症状患者的生活质量和体能状态评分有所改善[222]。除了这些前瞻性研究数据外，几项回顾性研究已经证明了转移灶切除的生存优势[223,224]。有学者报道接受尿路上皮癌肺转移灶切除手术的患者中，3年和5年的总体存活率分别为59.8%和46.5%。单发和多发转移灶患者的5年总体存活率分别为85.7%和20%[225]。一项共入选了412例转移性尿路上皮癌患者的系统回顾和荟萃分析显示，接受转移灶切除手术的患者的总体生存率5年生存率在28%～72%，相对于未进行转移灶切除的患者有所改善[226]。

由于膀胱癌转移灶切除术患者获益的证据有限，而且通常手术切除范围较大且技术难度高，因此必须严格选择合适的患者。

不能根治的膀胱癌的治疗推荐意见	推荐等级
对于有多发淋巴结转移或局部浸润明显不能根治性切除的膀胱癌患者，推荐采用化疗或同步放化疗，如肿瘤出现完全缓解或部分缓解，可进一步巩固化疗、放疗、根治性放疗或膀胱切除术，少数完全缓解患者可选择密切随访。初始治疗后出现进展的患者，推荐按转移患者处理	推荐

续表

不能根治的膀胱癌的治疗推荐意见	推荐等级
系统降期后仍无法切除的膀胱癌患者，为了提高生活质量，可以选择姑息性放疗或姑息性膀胱切除术。如有上尿路梗阻，可选用肾造瘘、输尿管内支架、输尿管造口等方法解除梗阻。对有症状患者推荐支持治疗	推荐
转移性膀胱癌患者首选全身化疗	强烈推荐
转移灶切除术对于转移性膀胱癌患者的疗效尚不明确，仅限严格选择对全身治疗反应良好的患者进行进一步探索	可选择

（八）随访

膀胱癌患者接受根治性膀胱切除术和尿流改道术后必须进行长期随访，随访重点包括肿瘤复发和与尿流改道相关的并发症。

根治性膀胱切除术后肿瘤复发和进展的危险主要与组织病理学分期相关，局部复发和进展以及远处转移在手术后的前24个月内最高，24～36个月时逐渐降低，36个月后则相对较低[227]。肿瘤复发通过定期的影像学检查很容易发现，但是间隔多长时间进行检查仍然存在着争论。有学者推荐pT1期肿瘤患者每年进行一次体格检查、血液生化检查、胸部X线、超声和CT或MR检查（包括肝、上尿路、腹膜后等）；pT2期肿瘤患者6个月进行1次上述检查而pT3期肿瘤患者每3个月进行1次[228]。术后2～3年后若病情稳定可改为每年检查1次。伴有原位癌、输尿管或尿道切缘阳性的患者上尿路及尿道复发风险增加。尿液细胞学和肿瘤标志物检查有助于泌尿系统腔内复发的诊断，对于未行尿道切除而且并非采用原位新膀胱作为尿流改道方式的患者可以采用尿道冲洗的方式获取细胞学样本。需要特别指出的是，上尿路影像学检查对于排除输尿管狭窄和上尿路肿瘤的存在是有价值的，上尿路肿瘤虽然并不常见，但是一旦发现往往需要手术治疗[229]。

根治性膀胱切除术后尿流改道患者的随访应包括手术相关并发症：输尿管狭窄或反流、贮尿囊尿潴留、造口旁疝、泌尿系感染、结石、尿失禁、相关代谢问题（如维生素B12缺乏所致贫血和外周神经病变、水电解质、酸碱平衡紊乱）以及有无肿瘤复发及转移等。

参考文献

[1] Stein JP, et al. Radical cystectomy in the treatment of invasive bladder cancer: long-term results in 1054 patients. J Clin Oncol, 2001 Feb 1, 19（3）: 666-675.

[2] Stein JP, et al. Lymphadenectomy for invasive bladder cancer: historical perspective and contemporary rationale. BJU Int, 2006, 97: 227-231.

[3] Ghoneim MA, et al. Radical cystectomy for carcinoma of the bladder: critical evaluation of the results in 1026 cases. J Urol, 1997, 158: 393-399.

[4] World Health Organization（WHO）Consensus Conference in Bladder Cancer, Hautmann RE, Abol-Enein H, Hafez K, Haro I, Mansson W, Mills RD, Montie JD, Sagalowsky AI, Stein JP, Stenzl A, Studer UE, Volkmer BG. Urinary diversion, Urology 2007 Jan, 69（1 Suppl）: 17-49.

[5] Witjes JA, et al. EAU on Muscle-invasive and Metastatic Bladder Cancer. Edn. Edition 2019. Publisher: EAU Guidelines Office. Place published: Arnhem, The Netherlands.

[6] Miller DC, et al. The impact of co-morbid disease on cancer control and survival following radical cystectomy. J Urol, 2003 Jan, 169（1）: 105-109.

[7] Bruins HM, et al. The effect of the time interval between diagnosis of muscle-invasive bladder cancer and radical cystectomy on staging and survival: A Netherlands Cancer Registry analysis. Urol Oncol, 2016 Apr, 34（4）: 166. e1-6.

[8] Williams SB, et al. Discerning the survival advantage among patients with prostate cancer who undergo radical prostatectomy or radiotherapy: The limitations of cancer registry data. Cancer, 2017 May 1, 123（9）: 1617-1624.

[9] Leow JJ, et al. SIU-ICUD consultation on bladder cancer: treatment of muscle-invasive bladder cancer. World J Urol, 2019 Jan, 37（1）: 61-83.

[10] Stenzl A, et al. Cystectomy-Technical Considerations in Male and Female Patients. EAU Update Series, 2005 Sep, 3（3）: 138-146.

[11] Van Poppel H, et al. Radical cystectomy with or without urethrectomy? Crit Rev Oncol Hematol, 2003, 47: 141-145.

[12] Stein JP, et al. Urethral tumor recurrence following cystectomy and urinary diversion: clinical and pathological characteristics in 768 male patients. J Urol, 2005 Apr, 173（4）: 1163-1168.

[13] Chan Y, et al. Urethral recurrence after cystectomy: current preventative measures, diagnosis and management. BJU Int, 2016 Apr, 117（4）: 563-569.

［14］张东正，等. 根治性膀胱切除术后发生尿道癌的危险因素分析 中华泌尿外科杂志，2016，37（9）：681-684.★

［15］Kessler TM, et al. Attempted nerve sparing surgery and age have a significant effect on urinary continence and erectile function after radical cystoprostatectomy and ileal orthotopic bladder substitution. J Urol, 2004, 172（4 Pt 1）：1323-1327.

［16］Bhatta Dhar N, et al. Nerve-Sparing Radical Cystectomy and Orthotopic Bladder Replacement in Female Patients. Eur Urol, 2007, 52（4）：1006-1014.

［17］el-Bahnasawy MS, et al. Urethral pressure profile following orthotopic neobladder: differences between nerve sparing and standard radical cystectomy techniques. J Urol, 2006, 175（5）：1759-1763.

［18］Vilaseca A, et al. Erectile function after cystectomy with neurovascular preservation. Actas Urol Esp, 2013, 37（9）：554-559.

［19］Colombo R, et al. Fifteen-year single-centre experience with three different surgical procedures of nerve-sparing cystectomy in selected organ-confined bladder cancer patients. World J Urol, 2015, 33（10）：1389-1395.

［20］Jacobs BL, et al. Prostate capsule sparing versus nerve sparing radical cystectomy for bladder cancer: results of a randomized, controlled trial. J Urol, 2015, 193（1）：464-470.

［21］Basiri A, et al. Overall survival and functional results of prostate-sparing cystectomy: a matched case-control study. Urol J, 2012, 9（4）：678-684.

［22］唐世英，等. 保留女性生殖器官膀胱切除术的临床预后分析（附87例报告）. 临床泌尿外科杂志，2017，32（10）：741-745, 750.★

［23］Gross T, et al. Orthotopic ileal bladder substitution in women: factors influencing urinary incontinence and hypercontinence. Eur Urol, 2015, 68（4）：664-671.

［24］Wishahi M, et al. Genital-Sparing Cystectomy versus Standard Urethral-Sparing Cystectomy Followed with Orthotopic Neobladder in Women with Bladder Cancer: Incidence and Causes of Hypercontinence with an Ultrastructure Study of Urethral Smooth Muscles. Open Access Maced J Med Sci, 2019, 27, 7（6）：978-981.

［25］Chang SS, et al. Pathological findings of gynecologic organs obtained at female radical cystectomy. J Urol, 2002, 168（1）：147-149.

［26］Salem H, et al. A clinicopathologic study of gynecologic organ involvement at radical cystectomy for bladder cancer. Int J Gynaecol Obstet, 2011, 115（2）：188-190.

［27］Huang J, et al. Current status of laparoscopic and robot-assisted nerve-sparing radical cystectomy in male patients. Asian J Urol, 2016, 3（3）：150-155.★

［28］Veskimäe E, et al. Systematic review of the oncological and functional outcomes of pelvic organ-preserving radical cystectomy（RC）compared with standard RC in women who undergo curative surgery and orthotopic neobladder substitution for bladder cancer. BJU Int, 2017, 120（1）：12-24.

［29］Hernández V, et al. Oncological and functional outcomes of sexual function-preserving cystectomy compared with standard radical cystectomy in men: A systematic review. Urol Oncol, 2017, 35（9）：539.

［30］Kessler TM, et al. Clinical indications and outcomes with nerve-sparing cystectomy in patients with bladder cancer. Urol Clin North Am, 2005, 32（2）：165-175.

［31］马宝杰，等. 保留女性生殖器官的根治性膀胱切除55例临床分析. 中华泌尿外科杂志，2012，33（5）：351-355.★

［32］Vieweg J, et al. Pelvic lymph node dissection can be curative in patients with node positive bladder cancer. J Urol, 1999, 161（2）：449-454.

［33］Liedberg F, et al. Intraoperative sentinel node detection improves nodal staging in invasive bladder cancer. J Urol, 2006, 175（1）：84-88.

［34］Abol-Enein H, et al. Lymph node involvement in patients with bladder cancer treated with radical cystectomy: a patho-anatomical study—a single center experience. J Urol, 2004, 172（5 Pt 1）：1818-1821.

［35］Stein JP, et al. Radical cystectomy for invasive bladder cancer: long-term results of a standard procedure. World J Urol, 2006, 24: 296-304.

［36］申克辉，等. 不同病理分级分期膀胱癌淋巴结转移的分布状态：208例根治性膀胱切除连续病例分析. 中华泌尿外科杂志，2010，31（2）：99-103.★

［37］谢伟槟，等. 膀胱癌盆腔淋巴结转移的规律及影响因素分析. 中华腔镜泌尿外科杂志（电子版），2018，12（6）：397-401.★

［38］Perera M, et al. Pelvic lymph node dissection during radical cystectomy for muscle-invasive bladder cancer. Nat Rev Urol, 2018, 15（11）：686-692.

［39］Dhar NB, et al. Outcome after radical cystectomy with limited or extended pelvic lymph node dissection. J Urol, 2008, 179（3）：873-878.

［40］Zehnder P, et al. Super extended versus extended pelvic lymph node dissection in patients undergoing radical cystectomy for bladder cancer: a comparative study. J Urol, 2011, 186（4）：1261-1268.

［41］Roth B, et al. A new multimodality technique accurately maps the primary lymphatic landing sites of the bladder. Eur Urol, 2010, 57（2）：205-211.

［42］Gschwend JE, et al. Extended versus limited lymph

node dissection in bladder cancer patients undergoing radical cystectomy: survival results from a prospective, randomized trial. Extended Versus Limited Lymph Node Dissection in Bladder Cancer Patients Undergoing Radical Cystectomy: Survival Results from a Prospective, Randomized Trial. Eur Urol, 2019, 75 (4): 604-611.

[43] Gakis G, et al. International Consultation on Urologic Disease-European Association of Urology Consultation on Bladder Cancer 2012. ICUD-EAU International Consultation on Bladder Cancer 2012: Radical cystectomy and bladder preservation for muscle-invasive urothelial carcinoma of the bladder. Eur Urol, 2013, 63 (1): 45-57.

[44] Davies JD, et al. Anatomic basis for lymph node counts as measure of lymph node dissection extent: a cadaveric study. Urology, 2013, 81 (2): 358-363.

[45] 李伟, 等. 根治性膀胱全切除术中分区与整块标准盆腔淋巴结清扫对淋巴结数目的影响. 临床泌尿外科杂志, 2016, 31 (4): 349-352, 356. ★

[46] Huang J, et al. Laparoscopic radical cystectomy with orthotopic ileal neobladder for bladder cancer: oncologic results of 171 cases with a median 3-year follow-up. Eur Urol, 2010, 58 (3): 442-449. ★

[47] Haber GP, et al. Laparoscopic and robotic assisted radical cystectomy for bladder cancer: a critical analysis. Eur Urol, 2008, 54 (1): 54-62.

[48] Snow-Lisy DC, et al. Robotic and laparoscopic radical cystectomy for bladder cancer: long-term oncologic outcomes. Eur Urol, 2014, 65 (1): 193-200.

[49] 邢毅飞, 等. 腹腔镜与开放膀胱根治性切除原位膀胱术并发症和肿瘤控制比较. 临床泌尿外科杂志, 2016, 31 (5): 406-409. ★

[50] Sathianathen NJ, et al. Robotic Assisted Radical Cystectomy vs Open Radical Cystectomy: Systematic Review and Meta-Analysis. J Urol, 2019, 201 (4): 715-720.

[51] Tang K, et al. Laparoscopic versus open radical cystectomy in bladder cancer: a systematic review and meta-analysis of comparative studies. PLoS One, 2014, 9 (5): e95667. ★

[52] Li K, et al. Systematic review and meta-analysis of comparative studies reporting early outcomes after robot-assisted radical cystectomy versus open radical cystectomy. Cancer Treat Rev, 2013, 39 (6): 551-560. ★

[53] 李炳坤, 等. 腹腔镜下全膀胱切除术加全去带乙状结肠原位新膀胱术治疗高龄膀胱癌的临床研究. 中华泌尿外科杂志, 2014, 35 (11): 815-818. ★

[54] 白云金, 等. 腹腔镜与开放性根治性膀胱切除术治疗老年膀胱癌短期疗效对比研究, 现代泌尿外科杂志,

2016, 21 (2): 87-90. ★

[55] Khan MS, et al. A Single-centre Early Phase Randomised Controlled Three-arm Trial of Open, Robotic, and Laparoscopic Radical Cystectomy (CORAL). Eur Urol, 2016, 69 (4): 613-621.

[56] Lin T, et al. A prospective randomised controlled trial of laparoscopic vs open radical cystectomy for bladder cancer: perioperative and oncologic outcomes with 5-year follow-up. Br J Cancer, 2014, 110 (4): 842-849. ★

[57] 曾蜀雄, 等. 腹腔镜下与开放式根治性膀胱切除术后早期并发症的对比研究. 中华泌尿外科杂志, 2015, 36 (5): 333-336. ★

[58] Parekh DJ, et al. Robot-assisted radical cystectomy versus open radical cystectomy in patients with bladder cancer (RAZOR): an open-label, randomised, phase 3, non-inferiority trial. Lancet, 2018, 391 (10139): 2525-2536.

[59] Bochner BH, et al. Randomized Trial Comparing Open Radical Cystectomy and Robot-assisted Laparoscopic Radical Cystectomy: Oncologic Outcomes. Eur Urol, 2018, 74 (4): 465-471.

[60] Bochner BH, et al. Comparing Open Radical Cystectomy and Robot-assisted Laparoscopic Radical Cystectomy: A Randomized Clinical Trial. Eur Urol, 2015, 67 (6): 1042-1050.

[61] 徐金山, 等. 机器人辅助与开放式根治性膀胱切除术后早期并发症的对比研究. 中华泌尿外科杂志, 2017, 38 (2): 99-102. ★

[62] 黄健. 根治性膀胱切除术——从开放到腹腔镜到机器人. 中华泌尿外科杂志, 2017, 38 (8): 564-567. ★

[63] 中国机器人辅助根治性膀胱切除术专家协作组. 中国机器人辅助根治性膀胱切除术专家共识. 中华泌尿外科杂志, 2018, 39 (1): 2-5. ★

[64] 瓦斯里江·瓦哈甫, 等. 机器人辅助完全腹腔镜下根治性膀胱全切加尿流改道术后短期随访结果 (附10例报告). 微创泌尿外科杂志, 2014, 1: 12-16. ★

[65] 周晓洲, 等. 机器人辅助女性根治性膀胱切除全腹腔内原位回肠W形新膀胱术的初步疗效. 中华泌尿外科杂志, 2018, 39 (8): 596-600. ★

[66] Lin T, et al. Hybrid laparoscopic endoscopic single-site surgery for radical cystoprostatectomy and orthotopic ileal neobladder: an initial experience of 12 cases. J Endourol, 2011, 25 (1): 57-63. ★

[67] Kaouk JH, et al. Laparoendoscopic single-site radical cystectomy and pelvic lymph node dissection: initial experience and 2-year follow-up, Urology, 2010, 76 (4): 857-861.

[68] 刘春晓, 等. 单孔腹腔镜下根治性膀胱切除术10例报告. 中华泌尿外科杂志, 2011, 32 (2): 90-93. ★

[69] Ma LL, et al. Laparoendoscopic single-site radical

cystectomy and urinary diversion: initial experience in China using a homemade single-port device. J Endourol, 2012, 26（4）: 355-359. ★

［70］Xu K, et al. Laparoendoscopic Single-Site Radical Cystectomy vs Conventional Laparoscopic Radical Cystectomy for Patient with Bladder Urothelial Carcinoma: Matched Case-Control Analysis. J Endourol, 2017, 31（12）: 1259-1268. ★

［71］Shabsigh A, et al. Defining early morbidity of radical cystectomy for patients with bladder cancer using a standardized reporting methodology. Eur Urol, 2009, 55（1）: 164-174.

［72］Quek ML, et al. A critical analysis of perioperative mortality from radical cystectomy. J Urol, 2006, 175（3 Pt 1）: 886-889.

［73］Gschwend JE, et al. Disease specific survival as endpoint of outcome for bladder cancer patients following radical cystectomy. Eur Urol, 2002, 41（4）: 440-448.

［74］周祥福, 等. 尿流改道与膀胱替代. 见: 吴阶平. 吴阶平泌尿外科学. 济南: 山东科学技术出版社, 2004, 2057-2082. ★

［75］Boyd SD, et al. Kock pouch bladder replacement. Urol Clin North Am, 1991, 18: 641-648.

［76］Gershman B, et al. Comparative impact of continent and incontinent urinary diversion on long-term renal function after radical cystectomy in patients with preoperative chronic kidney disease 2 and chronic kidney disease 3a. Int J Urol, 2015, 22: 651-656.

［77］Witjes JA, et al. EAU guidelines on muscle-invasive and metastatic bladder cancer: summary of the 2013 guidelines. Eur Urol, 2014, 65: 778-792.

［78］Hussein AA, et al. Outcomes of Intracorporeal Urinary Diversion after Robot-Assisted Radical Cystectomy: Results from the International Robotic Cystectomy Consortium. J Urol, 2018, 199: 1302-1311.

［79］Thress TM, et al. Robotic Cystectomy with Intracorporeal Urinary Diversion: Review of Current Techniques and Outcomes. Urol Clin North Am, 2018, 45: 67-77.

［80］Lenfant L, et al. Perioperative outcomes and complications of intracorporeal vs extracorporeal urinary diversion after robot-assisted radical cystectomy for bladder cancer: a real-life, multi-institutional french study. World J Urol, 2018, 36: 1711-1718.

［81］Yuh B, et al. Systematic review and cumulative analysis of oncologic and functional outcomes after robot-assisted radical cystectomy. Eur Urol, 2015, 67: 402-422.

［82］Wang MS, et al. A Retrospective Study Comparing Surgical and Early Oncological Outcomes between Intracorporeal and Extracorporeal Ileal Conduit after Laparoscopic Radical Cystectomy from a Single Center. Chin Med J（Engl）, 2018, 131: 784-789. ★

［83］Perimenis P, et al. Postoperative management and rehabilitation of patients receiving an ileal orthotopic bladder substitution. Urol Nurs, 2004, 24: 383-386.

［84］Hautmann RE. Urinary diversion: ileal conduit to neobladder. J Urol, 2003, 169: 834-842.

［85］Studer UE, et al. Twenty years experience with an ileal orthotopic low pressure bladder substitute—lessons to be learned. J Urol, 2006, 176: 161-166.

［86］Xu K, et al. Orthotopic detaenial sigmoid neobladder after radical cystectomy: technical considerations, complications and functional outcomes. J Urol, 2013, 190: 928-934. ★

［87］邢念增, 等. 顺蠕动双输入袢原位回肠新膀胱10例临床分析. 中华泌尿外科杂志, 2014, 35（3）: 239-240. ★

［88］Wang S, et al. An improved technique for bladder cancer: Pure laparoscopic radical cystectomy with orthotopic U-shape ileal neobladder using titanium staples. Eur J Surg Oncol, 2015, 41: 1522-1528. ★

［89］Hong P, et al. Laparoscopic Radical Cystectomy With Extracorporeal Neobladder: Our Initial Experience. Urology, 2019, 124: 286-291. ★

［90］Hautmann R. E, et al. The ileal neobladder: complications and functional results in 363 patients after 11 years of followup. J Urol, 1999, 161: 422-427.

［91］Abol-Enein H, et al. Functional results of orthotopic ileal neobladder with serous-lined extramural ureteral reimplantation: experience with 450 patients. J Urol, 2001, 165: 1427-1432.

［92］Stein JP, et al. The orthotopic T pouch ileal neobladder: experience with 209 patients. J Urol, 2004, 172: 584-587.

［93］Mertens LS, et al. Prostate sparing cystectomy for bladder cancer: 20-year single center experience. J Urol, 2014, 191: 1250-1255.

［94］Peters, et al. CAMPBELL-WALSH UROLOGY 11th Edition. Elsevier.

［95］Burkhard FC, et al. Orthotopic bladder substitution. Curr Opin Urol, 2000, 10: 343-349.

［96］Pycha A, et al. Comparison of complications in three incontinent urinary diversions. Eur Urol, 2008, 54: 825-832.

［97］Nieuwenhuijzen JA, et al. Urinary diversions after cystectomy: the association of clinical factors, complications and functional results of four different diversions. Eur Urol, 2008, 53: 834-842.

［98］Madersbacher S, et al. Long-term outcome of ileal conduit diversion. J Urol, 2003, 169: 985-990.

［99］ Wood DN，et al. Stomal complications of ileal conduits are significantly higher when formed in women with intractable urinary incontinence. J Urol，2004，172：2300-2303.

［100］ Zhang ZL，et al. Modified technique to prevent complications related to stoma and ileoureteral anastomosis in patients undergoing ileal conduit diversion. Urology，2010，76：996-1000. ★

［101］ Ravi R，et al. Transverse colon conduit urinary diversion in patients treated with very high dose pelvic irradiation. Br J Urol，1994，73：51-54.

［102］ Frank Hinman Jr 著. 泌尿外科手术图谱. 李龙承，张旭，主译. 北京：人民卫生出版社，1996，410-430.

［103］ Deliveliotis C，et al. Urinary diversion in high-risk elderly patients：modified cutaneous ureterostomy or ileal conduit? Urology，2005，66：299-304.

［104］ Fisch M，et al. The sigma rectum pouch（Mainz pouch II）. World J Urol，1996，14：68-72.

［105］ el Mekresh，MM. et al. Double folded rectosigmoid bladder with a new ureterocolic antireflux technique，J Urol，1997，157：2085-2089.

［106］ 侯建国，等. 浸润性膀胱癌患者的保留膀胱综合治疗. 临床泌尿外科杂志，2004，19（10）：619-620. ★

［107］ 孙晓南，等. 膀胱癌保存膀胱术后综合治疗预防复发的疗效. 中华医学杂志（英文版），2002，115（10）：1548-1551. ★

［108］ Geavlete P，et al. Second transurethral resection and adjuvant radiotherapy in conservative treatment of pT2N0M0 bladder tumors. Eur Urol，2003，43（5）：499-504.

［109］ Herr HW，Conservative management of muscle-infiltrating bladder cancer：prospective experience. J Urol，1987，138（5）：1162-1163.

［110］ Krause FS，et al. 15-year survival rates after transurethral resection and radiochemotherapy or radiation in bladder cancer treatment. Anticancer Res，2011，31（3）：985-990.

［111］ Sternberg CN，et al. Can patient selection for bladder preservation be based on response to chemotherapy? Cancer，2003，97（7）：1644-1652.

［112］ 梁胜杰，等. 新辅助动脉化疗在肌层浸润性大体积膀胱癌保留膀胱治疗中的价值. 现代泌尿外科杂志，2014，19（8）：517-520. ★

［113］ Flaig TW，et al，NCCN Guidelines Insights：Bladder Cancer，Version 5. 2018. J Natl Compr Canc Netw，2018，16（9）：1041-1053.

［114］ Merseburger AS et al. The value of bladder-conserving strategies in muscle-invasive bladder carcinoma compared with radical surgery. Current opinion in urology，2007，17（5）：358-362.

［115］ Mak KS，et al，Quality of Life in Long-term Survivors of Muscle-Invasive Bladder Cancer. Int J Radiat Oncol Biol Phys，2016，96（5）：1028-1036.

［116］ Efstathiou JA，et al，Long-term outcomes of selective bladder preservation by combined-modality therapy for invasive bladder cancer：the MGH experience. Eur Urol，2012，61（4）：705-711.

［117］ Buchser D，et al，Long-term Outcomes and Patterns of Failure Following Trimodality Treatment With Bladder Preservation for Invasive Bladder Cancer. Urology，2019，124：183-190.

［118］ Mak RH，et al，Long-term outcomes in patients with muscle-invasive bladder cancer after selective bladder-preserving combined-modality therapy：a pooled analysis of Radiation Therapy Oncology Group protocols 8802，8903，9506，9706，9906，and 0233. J Clin Oncol，2014，32（34）：3801-3809.

［119］ Mitin T，et al，Long-Term Outcomes Among Patients Who Achieve Complete or Near-Complete Responses After the Induction Phase of Bladder-Preserving Combined-Modality Therapy for Muscle-Invasive Bladder Cancer：A Pooled Analysis of NRG Oncology/RTOG 9906 and 0233. Int J Radiat Oncol Biol Phys，2016，94（1）：67-74.

［120］ 范欣荣，等. 保留器官的综合治疗-膀胱癌治疗的新模式（附107例报告）. 中华泌尿外科杂志，2016，（2）：131-134. ★

［121］ 王建峰，等. "三联"保膀胱模式治疗肌层浸润性膀胱癌的疗效观察. 中华医学杂志，2018，98（20）：1614-1616. ★

［122］ Ritch CR，et al. Propensity matched comparative analysis of survival following chemoradiation or radical cystectomy for muscle-invasive bladder cancer. BJU Int，2018，121（5）：745-751.

［123］ Fahmy O，et al，A systematic review and meta-analysis on the oncological long-term outcomes after trimodality therapy and radical cystectomy with or without neoadjuvant chemotherapy for muscle-invasive bladder cancer. Urol Oncol，2018，36（2）：43-53.

［124］ Ebbing J，et al，Oncological outcomes，quality of life outcomes and complications of partial cystectomy for selected cases of muscle-invasive bladder cancer. Sci Rep，2018，8（1）：8360.

［125］ 刘泽赋，等，保留膀胱手术联合辅助动脉化疗治疗 T2期膀胱癌的长期随访结果. 中华泌尿外科杂志，2017，38（8）：568-572. ★

［126］ Necchi A，et al. Pembrolizumab as Neoadjuvant Therapy Before Radical Cystectomy in Patients With Muscle-Invasive Urothelial Bladder Carcinoma（PURE-01）：An Open-Label，Single-Arm，Phase II Study. J

Clin Oncol, 2018, Jco1801148.

[127] Stenzl A, et al. The updated EAU guidelines on muscle-invasive and metastatic bladder cancer. Eur Urol, 2009, 55（4）: 815-825.

[128] Rosenblatt R, et al. Pathologic downstaging is a surrogate marker for efficacy and increased survival following neoadjuvant chemotherapy and radical cystectomy for muscle-invasive urothelial bladder cancer. Eur Urol, 2012, 61（6）: 1229-1238.

[129] Grossman HB, et al. Neoadjuvant chemotherapy plus cystectomy compared with cystectomy alone for locally advanced bladder cancer. N Engl J Med, 2003, 349（9）: 859-866.

[130] Sherif A, et al. Neoadjuvant cisplatinum based combination chemotherapy in patients with invasive bladder cancer: a combined analysis of two Nordic studies. Eur Urol, 2004, 45（3）: 297-303.

[131] Stein JP, Contemporary concepts of radical cystectomy and the treatment of bladder cancer. J Urol, 2003, 169（1）: 116-117.

[132] Yin M, et al. Neoadjuvant Chemotherapy for Muscle-Invasive Bladder Cancer: A Systematic Review and Two-Step Meta-Analysis. Oncologist, 2016, 21（6）: 708-715.

[133] Griffiths G, et al. International phase III trial assessing neoadjuvant cisplatin, methotrexate, and vinblastine chemotherapy for muscle-invasive bladder cancer: long-term results of the BA06 30894 trial. J Clin Oncol, 2011, 29（16）: 2171-2177.

[134] 杨栋, 等. 高风险膀胱尿路上皮癌新辅助化疗的疗效分析. 临床泌尿外科杂志, 2018, 33（12）: 946-949. ★

[135] Yuh BE, et al. Pooled analysis of clinical outcomes with neoadjuvant cisplatin and gemcitabine chemotherapy for muscle invasive bladder cancer. J Urol, 2013, 189（5）: 1682-1686.

[136] Lee FC, et al. Pathologic Response Rates of Gemcitabine/Cisplatin versus Methotrexate/Vinblastine/Adriamycin/Cisplatin Neoadjuvant Chemotherapy for Muscle Invasive Urothelial Bladder Cancer. Adv Urol, 2013, 2013: 317190.

[137] Dash A, et al. A role for neoadjuvant gemcitabine plus cisplatin in muscle-invasive urothelial carcinoma of the bladder: a retrospective experience. Cancer, 2008, 113（9）: 2471-2477.

[138] Weight CJ, et al. Lack of pathologic down-staging with neoadjuvant chemotherapy for muscle-invasive urothelial carcinoma of the bladder: a contemporary series. Cancer, 2009, 115（4）: 792-799.

[139] 温力. 吉西他滨联合顺铂新辅助化疗对膀胱癌根治术患者预后的影响. 实用癌症杂志, 2016, 31（9）:

[140] Vetterlein MW, et al. Neoadjuvant chemotherapy prior to radical cystectomy for muscle-invasive bladder cancer with variant histology. Cancer, 2017, 123（22）: 4346-4355.

[141] Panebianco V, et al. Multiparametric Magnetic Resonance Imaging for Bladder Cancer: Development of VI-RADS（Vesical Imaging-Reporting And Data System）. Eur Urol, 2018, 74（3）: 294-306.

[142] Leow JJ, et al. Adjuvant chemotherapy for invasive bladder cancer: a 2013 updated systematic review and meta-analysis of randomized trials. Eur Urol, 2014, 66（1）: 42-54.

[143] Sylvester R, et al. The role of adjuvant combination chemotherapy after cystectomy in locally advanced bladder cancer: what we do not know and why. Ann Oncol, 2000, 11（7）: 851-856.

[144] Svatek RS, et al. The effectiveness of off-protocol adjuvant chemotherapy for patients with urothelial carcinoma of the urinary bladder. Clin Cancer Res, 2010, 16（17）: 4461-4467.

[145] Stadler WM, et al. Long-term survival in phase II trials of gemcitabine plus cisplatin for advanced transitional cell cancer. Urol Oncol, 2002, 7（4）: 153-157.

[146] von der Maase H, et al. Long-term survival results of a randomized trial comparing gemcitabine plus cisplatin, with methotrexate, vinblastine, doxorubicin, plus cisplatin in patients with bladder cancer. J Clin Oncol, 2005, 23（21）: 4602-4608.

[147] Sternberg CN, Perioperative chemotherapy in muscle-invasive bladder cancer to enhance survival and/or as a strategy for bladder preservation. Semin Oncol, 2007, 34（2）: 122-128.

[148] Sternberg CN, et al. Immediate versus deferred chemotherapy after radical cystectomy in patients with pT3-pT4 or N＋M0 urothelial carcinoma of the bladder（EORTC 30994）: an intergroup, open-label, randomised phase 3 trial. Lancet Oncol, 2015, 16（1）: 76-86.

[149] Galsky MD, et al. Effectiveness of Adjuvant Chemotherapy for Locally Advanced Bladder Cancer. J Clin Oncol, 2016, 34（8）: 825-832.

[150] Advanced Bladder Cancer（ABC）Meta-analysis Collaboration. Adjuvant chemotherapy in invasive bladder cancer: a systematic review and meta-analysis of individual patient data Advanced Bladder Cancer（ABC）Meta-analysis Collaboration. Eur Urol, 2005, 48（2）: 189-199.

[151] Leow JJ, et al. Adjuvant chemotherapy for invasive bladder cancer: a 2013 updated systematic review and

1498-1500. ★

meta-analysis of randomized trials. Eur Urol, 2014, 66（1）：42-54.

［152］Sternberg CN, et al. Can patient selection for bladder preservation be based on response to chemotherapy? Cancer, 2003, 97（7）：1644-1652.

［153］Hoskin PJ, et al. Radiotherapy with concurrent carbogen and nicotinamide in bladder carcinoma. J Clin Oncol, 2010, 28（33）：4912-4918.

［154］James ND, et al. Radiotherapy with or without chemotherapy in muscle-invasive bladder cancer. N Engl J Med, 2012, 366（16）：1477-1488.

［155］Bellmunt J, et al. New therapeutic challenges in advanced bladder cancer. Semin Oncol, 2012, 39：598.

［156］von der Maase, H. et al. Long-term survival results of a randomized trial comparing gemcitabine plus cisplatin, with methotrexate, vinblastine, doxorubicin, plus cisplatin in patients with bladder cancer. J Clin Oncol, 2005, 23：4602.

［157］Bellmunt J, et al. Randomized phase III study comparing paclitaxel/cisplatin/gemcitabine and gemcitabine/cisplatin in patients with locally advanced or metastatic urothelial cancer without prior systemic therapy：EORTC Intergroup Study 30987. J Clin Oncol, 2012, 30：1107.

［158］De Santis M, et al. Randomized phase II/III trial assessing gemcitabine/carboplatin and methotrexate/ carboplatin/vinblastine in patients with advanced urothelial cancer "unfit" for cisplatinbased chemotherapy：phase II—results of EORTC study 30986. J Clin Oncol, 2009, 27：5634.

［159］De Santis M, et al. Randomized phase II/III trial assessing gemcitabine/carboplatin and methotrexate/ carboplatin/vinblastine in patients with advanced urothelial cancer who are unfit for cisplatin-based chemotherapy：EORTC study 30986. J Clin Oncol, 2012, 30：191.

［160］Galsky MD, et al. Treatment of patients with metastatic urothelial cancer "unfit" for Cisplatin-based chemotherapy. J Clin Oncol, 2011, 29（17）：2432-2438.

［161］Sternberg CN, et al. Randomized phase III trial of high-dose-intensity methotrexate, vinblastine, doxorubicin, and cisplatin（MVAC）chemotherapy and recombinant human granulocyte colony-stimulating factor versus classic MVAC in advanced urothelial tract tumors：European Organization for Research and Treatment of Cancer Protocol no. 30924. J Clin Oncol, 2001, 19（10）：2638-2646.

［162］Sternberg CN, et al. Seven year update of an EORTC phase III trial of high-dose intensity M-VAC chemotherapy and G-CSF versus classic M-VAC in advanced urothelial tract tumours. Eur J Cancer, 2006, 42（1）：50-54.

［163］De Santis M, et al. Randomized phase II/III trial assessing gemcitabine/carboplatin and methotrexate/ carboplatin/vinblastine in patients with advanced urothelial cancer who are unfit for cisplatin-based chemotherapy：EORTC study 30986. J Clin Oncol, 2012, 30（2）：191-199.

［164］Plimack ER, et al. Accelerated methotrexate, vinblastine, doxorubicin, and cisplatin is safe, effective, and efficient neoadjuvant treatment for muscle-invasive bladder cancer：results of a multicenter phase II study with molecular correlates of response and toxicity. J Clin Oncol, 2014, 32（18）：1895-1901.

［165］McConkey DJ, et al. A Prognostic Gene Expression Signature in the Molecular Classification of Chemotherapy-naive Urothelial Cancer is Predictive of Clinical Outcomes from Neoadjuvant Chemotherapy： A Phase 2 Trial of Dose-dense Methotrexate, Vinblastine, Doxorubicin, and Cisplatin with Bevacizumab in Urothelial Cancer. Eur Urol, 2016, 69（5）：855-862.

［166］Sadeghi S, et al. Phase II California Cancer Consortium Trial of Gemcitabine-Eribulin Combination in Cisplatin-Ineligible Patients With Metastatic Urothelial Carcinoma：Final Report（NCI-9653）. J Clin Oncol, 2019, 37（29）：2682-2688.

［167］Larkin J, et al. Overall Survival in Patients With Advanced Melanoma Who Received Nivolumab Versus Investigator's Choice Chemotherapy in CheckMate 037：A Randomized, Controlled, Open-Label Phase III Trial. J Clin Oncol, 2018, 36（4）：383-390.

［168］Rittmeyer A, et al. Atezolizumab versus docetaxel in patients with previously treated non-small-cell lung cancer（OAK）：a phase 3, open-label, multicentre randomised controlled trial. Lancet,2017,389（10066）：255-265.

［169］Motzer RJ et al. Nivolumab versus Everolimus in Advanced Renal-Cell Carcinoma. N Engl J Med, 2015, 373（19）：1803-1813.

［170］Powles T, et al. Atezolizumab versus chemotherapy in patients with platinum-treated locally advanced or metastatic urothelial carcinoma（IMvigor211）： a multicentre, open-label, phase 3 randomised controlled trial. Lancet, 2018, 391（10122）：748-757.

［171］Witjes JA, et al. EAU Guidelines on Muscle-invasive and Metastatic Bladder Cancer, ed. European Association of Urology, 2018.

［172］NCCN Clinical Practice Guidelines in Oncology-

Bladder Cancer（Version 1. 2019）.

［173］Balar AV，et al. First-line pembrolizumab in cisplatin-ineligible patients with locally advanced and unresectable or metastatic urothelial cancer （KEYNOTE-052）：a multicentre，single-arm，phase 2 study. Lancet Oncol，2017，18（11）：1483-1492.

［174］Balar AV，et al. Atezolizumab as first-line treatment in cisplatin-ineligible patients with locally advanced and metastatic urothelial carcinoma：a single-arm，multicentre，phase 2 trial. Lancet，2017，389（10064）：67-76.

［175］Global Congress on Bladder Cancer 2018 Atezolizumab as First-line Therapy in Patients with Cisplatin Ineligible Locally Advanced or Metastatic Urothelial Cancer：Efficacy by PD-L1 Status Over Time.

［176］Bellmunt J，et al. Pembrolizumab as Second-Line Therapy for Advanced Urothelial Carcinoma. N Engl J Med，2017，376（11）：1015-1026.

［177］Sharma P，et al. Nivolumab monotherapy in recurrent metastatic urothelial carcinoma（CheckMate 032）：a multicentre，open-label，two-stage，multi-arm，phase 1/2 trial. Lancet Oncol，2016，17（11）：1590-1598.

［178］ESMO 2018：Nivolumab Alone or in Combination With Ipilimumab in Patients with Platinum-Pretreated Metastatic Urothelial Carcinoma.

［179］Sharma P，et al. Nivolumab in metastatic urothelial carcinoma after platinum therapy（CheckMate 275）：a multicentre，single-arm，phase 2 trial. Lancet Oncol. 2017，18（3）：312-322.

［180］Sharma P，et al. Efficacy and Safety of Durvalumab in Locally Advanced or Metastatic Urothelial Carcinoma：Updated Results From a Phase 1/2 Open-label Study. Lancet Oncol，2017，18（3）：312-322.

［181］Patel MR，et al. Avelumab in metastatic urothelial carcinoma after platinum failure（JAVELIN Solid Tumor）：pooled results from two expansion cohorts of an open-label，phase 1 trial. Lancet Oncol，2018，19（1）：51-64.

［182］Galsky MD，et al. Phase 2 trial of gemcitabine，cisplatin，plus ipilimumab in patients with metastatic urothelial cancer and impact of DNA damage response gene mutations on outcomes. Eur Urol，2017，pii：S0302-2838（17）：31033.

［183］Tajiri K，et al. Cardiac Complications in Immune Checkpoint Inhibition Therapy. Front Cardiovasc Med，2019，6：3.

［184］Lemiale V，et al. Severe toxicity from checkpoint protein inhibitors：What intensive care physicians need to know? Ann Intensive Care，2019，9（1）：25.

［185］Champiat S，et al. Management of Immune Checkpoint Blockade Dysimmune Toxicities：a collaborative position paper. Ann Oncol，2016，27（4）：559-574.

［186］NCCN. Management of Immunotherapy-Related Toxicities. 2019 Version 1.

［187］Farina MS，et al. Immunotherapy in Urothelial Cancer：Recent Results and Future Perspectives. Drugs，2017，77（10）：1077-1089.

［188］Durvalumab. FDA instruction. 2018. 2.

［189］Loriot Y，et al. Erdafitinib in Locally Advanced or Metastatic Urothelial Carcinoma. N Engl J Med，2019，381（4）：338-348.

［190］刘跃平. 膀胱癌. 李晔雄，主编. 肿瘤放射治疗学. 5版. 北京：中国协和医科大学出版社，2018年，1323-1340. ★

［191］Saucer R，et al. Efficacy of radiochemotherapy with platin derivatives compared to radiotherapy alone in organ-sparing treatment of bladder cancer. Int J Radiat Oncol Biol Phys，1998，40：121-127.

［192］Coppin CM，et al. Improved local control of invasive bladder cancer by concurrent cisplatin and preoperative or definitive radiation. The National Cancer Institute of Canada Clinical Trials Group. J Clin Oncol，1996，14（11）：2901-2907.

［193］高俊俊，等. 膀胱癌放疗疗效分析. 中华放射肿瘤学杂志，2018，27（8）：740-743. ★

［194］Kachnic LA，et al. Bladder preservation by combined modality therapy for invasive bladder cancer. J Clin Oncol，1997，15：1022-1029.

［195］Shipley WU，et al. Phase III trial of neoadjuvant chemotherapy in Phase III trial of neoadjuvant chemotherapy in patients with invasive bladder cancer treated with selective bladder preservation by combined radiation therapy and chemotherapy：Initial results of radiation therapy oncology group 89-03. J Clin Oncol，1998，16：3576-3583.

［196］Shipley WU，et al. An update of combined modality therapy for patients with muscle invading bladder cancer using selective bladder preservation or cystectomy. J Urol，1999，162：445-451.

［197］Mak RH，et al. Long-term outcomes in patients with muscle-invasive bladder cancer after selective bladder-preserving combined-modality therapy：a pooled analysis of Radiation Therapy Oncology Group protocols 8802，8903，9506，9706，9906，and 0233. J Clin Oncol，2014，32（34）：3801-3809.

［198］Efstathiou JA，et al. Long-term outcomes of selective bladder preservation by combined-modality therapy for invasivebladder cancer：the MGH experience. Eur Urol，2012，61（4）：705-711.

［199］Ploussard G，et al. Critical analysis of bladder sparing with trimodal therapy in muscle-invasive bladder cancer: a systematic review. Eur Urol, 2014, 66 (1): 120-137.

[200] Mohiuddin M, et al. Combined pre-and postoperative ajuvant radiotherapy for bladder cancer: results of RTOG/Jefferson Study. Cancer, 1981, 47: 2840-2843.

[201] Serretta V, et al. Pure squamous cell carcinoma of the bladder in western countries. Eur Urol, 2000, 37: 85-89.

[202] Lohrisch C, et al. Small cell carcinoma of the bladder. Cancer, 1999, 86: 2346-2352.

[203] Bayoumi Y, et al. Survival benefit of adjuvant radiotherapy in stage III and IV bladder cancer: results of 170 patients. Cancer Manag Res, 2014, 27 (6) 459-465.

[204] James N, at al. Bladder Cancer. In Halperin EC, Wazer DE, Perez CA, et al. editors. Perez & Brady's Principles and Practice of Radiation Oncology. the Sixth Edition. Philadelphia: Lippincott Williams & Wilkins, 2013, Chapter 64.

[205] Duchesne GM, et al. A randomized trial of hypofractionated schedules of palliative radiotherapy in the management of bladder carcinoma: results of medical research council trial BA09. Int J Radiat Oncol Biol Phys, 2000, 47 (2): 379-388.

[206] Hermans TJ, et al. Pathological downstaging and survival after induction chemotherapy and radical cystectomy for clinically node-positive bladder cancer-Results of a nationwide population-based study. Eur J Cancer, 2016, 69: 1-8.

[207] Haque W, et al. Chemotherapy Versus Chemoradiation for Node-Positive Bladder Cancer: Practice Patterns and Outcomes from the National Cancer Data Base. Bladder Cancer, 2017, 3: 283-291.

[208] Dimopoulos MA, et al. Pattern of failure and survival of patients with metastatic urothelial tumors relapsing after cis-platinum-based chemotherapy, J Urol, 1994, 151: 598-600.

[209] Amin MB, et al. eds. AJCC Cancer Staging Manual, 8th ed. New York: Springer International Publishing, 2017.

[210] Ok JH, et al. Medical and surgical palliative care of patients with urological malignancies, J Urol, 2005, 174: 1177-1182.

[211] Ubrig B, et al. Extraperitoneal bilateral cutaneous ureterostomy with midline stoma for palliation of pelvic cancer. Urology, 2004, 63: 973-975.

[212] Zebic N, et al. Radical cystectomy in patients aged > or = 75 years: an updated review of patients treated with curative and palliative intent, BJU Int, 2005,

95 (9): 1211-1214.

[213] Lee AH, et al. Palliative Care Use Among Patients with Bladder Cancer. BJU Int, 2019, doi: 10.1111/bju. 14708.

[214] Ghahestani SM, et al. Palliative treatment of intractable hematuria in context of advanced bladder cancer: A systematic review. J Urol, 2009, 6: 149-156.

[215] Goswami AK, et al. How safe is 1%alum irrigation in controlling intractable vesical hemorrhage? J Urol, 1993, 149: 264-267.

[216] Srinivasan V, et al. A comparison of two radiotherapy regimens for the treatment of symptoms from advanced bladder cancer. Clin Oncol (R Coll Radiol), 194, 6: 11-13.

[217] Kouloulias V, et al. Evaluation of acute toxicity and symptoms palliation in a hypofractionated weekly schedule of external radiotherapy for elderly patients with muscular invasive bladder cancer. Int Braz J Urol, 2013, 39: 77-82.

[218] Tsushima T, et al. Treatment recommendations for urological symptoms in cancer patients: clinical guidelines from the japanese society for palliative medicine. J Palliat Med, 2019, 22: 54-61.

[219] National Cancer Institute. SEER stat fact sheets: Bladder cancer. 2017.

[220] Ogihara K, et al. Can urologists introduce the concept of "oligometastasis" for metastatic bladder cancer after total cystectomy? Oncotarget, 2017, 8 (67): 111819-111835.

[221] Sweeney P, et al. Is there a therapeutic role for postchemotherapy retroperitoneal lymph node dissection in metastatic transitional cell carcinoma of the bladder? J Urol, 2003, 169: 2113-2117.

[222] Otto T, et al. Impact of surgical resection of bladder cancer metastases refractory to systemic therapy on performance score: a phase II trial, Urology 2001, 57: 55-59.

[223] Siefker-Radtke AO, et al. Is there a role for surgery in the management of metastatic urothelial cancer? The MD. Anderson experience, J Urol, 2004, 171: 145-148.

[224] Lehmann J, et al. Surgery for metastatic urothelial carcinoma with curative intent: the German experience (AUO AB 30/05), Eur Urol 2009, 55: 1293-1299.

[225] Kanzaki R, et al. Outcome of surgical resection of pulmonary metastasis from urinary tract transitional cell carcinoma. Interact Cardiovasc Thorac Surg, 2010, 11: 60-64.

[226] Patel V, et al. Survival after Metastasectomy for Metastatic Urothelial Carcinoma: A Systematic Review

and Meta-Analysis. Bladder Cancer，2017，3：121-132.

［227］Olsen LH，Genster HG．Prolonging follow-up intervals for non-invasive bladder tumors：a randomized trial．Scand J Urol Nephrol，1995，172：33-46.

［228］Slaton JW，Swanson DA，Grossman HB，et al. A stage specific approach to tumor surveillance after radical cystectomy for transitional cell carcinoma of the bladder．J Urol，1999，163：710-714.

［229］Balaj KC，McGuire M，Grotas J，et al. Upper tract recurrences following radical cystectomy：an analysis of prognostic factors，recurrence pattern and stage at presentation．J Urol，1999，162：1603-1606.

六、膀胱非尿路上皮肿瘤

（一）鳞状细胞癌

膀胱鳞状细胞癌（squamous cell carcinoma，SCC）约占膀胱恶性肿瘤的2.5%[1,2]，近年来发病率有下降的趋势[3]，女性发病率略高于男性，可能和女性更易发生慢性尿路感染尤其是膀胱炎症性病变有关[1,2]。膀胱SCC可分为非血吸虫病性SCC和血吸虫病性SCC。诊断主要靠膀胱镜活检。单纯的膀胱SCC患者应选择根治性膀胱切除术，目前尚缺乏新辅助和辅助化疗有效的证据。高分级、高分期肿瘤术前放疗有助于预防盆腔复发[4,5]；合并高危因素如切缘阳性等，术后可行放疗[6]。对于部分晚期患者可考虑行紫杉醇、异环磷酰胺和顺铂的联合化疗[7]。膀胱SCC总体的5年生存率约为23%，其中非肌层浸润性SCC为33%，肌层浸润性SCC为28%，转移性SCC为6%[1,2]。血吸虫病性膀胱SCC的预后相对较好，5年生存率约为48%[4]。

1.非血吸虫病性膀胱鳞状细胞癌　细菌感染、异物、慢性下尿路梗阻或膀胱结石等引起的慢性炎症，以及膀胱黏膜白斑、长期留置导尿管可能与膀胱SCC的发生有关[8,9]。

非血吸虫病性膀胱SCC好发于膀胱三角区和侧壁，主要表现为溃疡和浸润，很少呈乳头样生长，可伴有膀胱憩室或膀胱结石。8%～21%膀胱SCC发现时已有转移[1]。血尿是主要的临床表现，93%的患者伴有泌尿系统感染[8]。本病单纯放疗效果差，根治性膀胱切除术疗效优于放疗；局部复发是治疗失败的主要原因，术前放疗加根治性膀胱切除术与单纯根治性膀胱切除术相比可以降低局部复发风险[3,5,10]。

2.血吸虫病性膀胱鳞状细胞癌　血吸虫病性膀胱SCC的发生可能与血吸虫存在导致的细菌和病毒感染有关，而非寄生虫本身[11]。维生素A缺乏也可能是膀胱上皮鳞状化生及肿瘤发生的重要原因之一。

血吸虫病性膀胱SCC的平均发病年龄比非血吸虫病性膀胱SCC低10～20岁[3]。主要症状是尿频、尿痛和血尿。肿瘤多发于膀胱后壁的上半部分或顶部，很少发生于三角区。确诊主要依靠膀胱镜活检检查。根治性膀胱切除术是血吸虫病性膀胱SCC治疗的主要方法。研究显示术前放疗可改善高分级、高分期肿瘤患者的预后[12]。

（二）腺癌

膀胱腺癌（adenocarcinoma，AC）约占膀胱恶性肿瘤的1.5%[1,2]，根据组织来源可分为3种类型：原发性非脐尿管腺癌、脐尿管腺癌、转移性腺癌。诊断主要依靠膀胱镜活检，超声、CT及MRI等检查可显示肿瘤大小、侵犯范围及临床分期，需注意部分腺癌在肿瘤未侵及膀胱黏膜时，膀胱镜检可无异常发现[13,14]。

1.非脐尿管腺癌　非脐尿管腺癌可能因移行上皮腺性化生引起[15]。长期的慢性刺激、梗阻及膀胱外翻则是引起化生的常见原因[16,17]。血吸虫感染也是腺癌发生原因之一，在血吸虫流行地区膀胱腺癌约占膀胱癌的10%[4]。膀胱腺癌主要症状有血尿、以尿痛为主的膀胱刺激症状和黏液尿。非脐尿管腺癌多发生于膀胱三角区及膀胱侧壁，病变进展较快，多为肌层浸润性膀胱癌[1,2]，伴腺性膀胱炎比原位癌更常见[18]。

非脐尿管腺癌可依据病理类型进一步分为5个亚型，①乳头状（肠型）：结构和细胞学特征类似典型的结肠腺癌；②黏液型：癌细胞或细胞巢漂浮在细胞外黏蛋白湖中；③印戒细胞型：肿瘤细胞呈印戒状，扩散或侵袭周围组织；④非特异型：非以上特异表现的类型；⑤混合型：当病理显示2个或更多类型，没有单一类型占75%以上时[17]。临床就诊时大多数已属局部晚期，宜行根治性膀胱切除术以提高疗效。经尿道切除或膀胱部分切除术的疗效差[19]。术后辅以放射治疗，可以提高肿瘤无复发生存率[20]。对于进展期和已有转移的腺癌可以考虑化疗，一般采用5-氟尿嘧啶为基础的结直肠癌化疗方案[21]。乳头状和非特异性腺癌预后相对较好，印戒细胞型预后极差[20]。

2.脐尿管腺癌　脐尿管腺癌可能与脐尿管上皮增

生及其内覆移行上皮腺性化生有关[22,23]，约占膀胱腺癌的1/3[24]。脐尿管腺癌只发生在膀胱顶部前壁，膀胱黏膜无腺性膀胱炎和囊性膀胱炎及肠上皮化生，肿瘤集中于膀胱壁，即肌间或更深层，而非黏膜层，可见脐尿管残留[25]。脐尿管腺癌可浸润到膀胱壁深层、脐、Retzius间隙及前腹壁。脐尿管癌分期一直沿用Sheldon提出的分期：Ⅰ期，肿瘤局限于脐尿管黏膜；Ⅱ期，局部侵袭突破黏膜但局限在脐尿管；Ⅲ期，局部累及膀胱（A），腹壁（B），腹膜（C），其他临近脏器（D）；Ⅳ期，局部淋巴结转移（A），远处转移（B）。而Mayo Clinic的分期相对简单：Ⅰ期，肿瘤局限于脐尿管黏膜；Ⅱ期，局部累及脐尿管或膀胱肌层；Ⅲ期，局部淋巴结转移；Ⅳ期，远处淋巴结或器官转移[26]。

脐尿管腺癌的治疗主要为手术治疗，包括扩大性膀胱部分切除术和根治性膀胱切除术联合盆腔淋巴清扫术。放疗和化疗的效果不佳[27]。近年来针对脐尿管腺癌的扩大性膀胱部分切除术受到重视[28]，手术应尽可能的整块切除膀胱顶、脐尿管和脐，切除范围包括部分腹直肌、腹直肌后鞘、腹膜及弓状线。复发和转移一般在术后2年内发生[29]。常见的转移部位是骨、肺、肝和盆腔淋巴结[28]。脐尿管腺癌诊断时往往分期较高，有较高的远处转移风险。脐尿管腺癌的预后较非脐尿管腺癌更好[30]。美国M.D. Anderson肿瘤中心的经验：切缘阴性与否和淋巴结情况是影响预后的重要因素，总体5年生存率为40%，平均生存46个月。美国Mayo Clinic基于他们的分期系统分析了该中心49例脐尿管腺癌的中位生存期显示：Ⅰ/Ⅱ期为10.8年，Ⅲ/Ⅳ期为1.3年[13]。新近有研究显示脐尿管腺癌和结直肠癌有相同的基因组改变，靶向表皮生长因子的药物可能对晚期脐尿管腺癌有效[31]。

3.转移性腺癌 转移性腺癌是最常见的膀胱腺癌，原发病灶包括来自直肠、胃、子宫内膜、乳腺、前列腺和卵巢。治疗上以处理原发病为主的综合治疗。

（三）神经内分泌肿瘤

膀胱的神经内分泌肿瘤（neuroendocrine neoplasm）约占所有膀胱恶性肿瘤的1%[1,2]。以小细胞神经内分泌肿瘤为主，大细胞神经内分泌膀胱癌极其罕见，仅有极少量病例报道[32,33]。膀胱小细胞癌组织学上类似肺小细胞癌，好发于膀胱两侧壁和膀胱底部，瘤体直径往往较大，平均约5cm[34]。与尿路上皮癌相似，膀胱小细胞癌主要通过淋巴转移，不同点在于其更具侵

袭性，更早、更快出现转移。最常见的转移部位依次为淋巴结、肝脏、骨骼、肺和大脑[35]。就诊时患者往往已有深肌层浸润[36]。膀胱小细胞癌的诊断同尿路上皮癌，但需更关注远处转移。膀胱小细胞癌与膀胱尿路上皮癌在CT上的区别是：膀胱小细胞癌广基、无蒂、息肉样改变，向膀胱壁内浸润明显，在未出现膀胱邻近器官或淋巴结转移时往往已侵犯膀胱全层[37]。

膀胱小细胞癌治疗考虑局部的手术或放疗联合新辅助化疗或者辅助化疗[38]，化疗方案同小细胞肺癌，一般选用顺铂和依托泊苷[39]。新辅助化疗联合根治性膀胱切除术可显著提高患者的生存率[40]。病理分期为T3、T4期考虑术后辅助化疗[34,41]。肿瘤无法手术切除的患者亦可考虑异环磷酰胺联合阿霉素和顺铂联合依托泊苷的交替化疗[40,42]。

（四）膀胱微乳头癌

微乳头形态特征的肿瘤在卵巢、肺、甲状腺和乳腺癌中亦有发现，无论组织来源均表现出高侵袭性。膀胱微乳头癌（micropapillary urothelial carcinoma）是膀胱尿路上皮癌的变异之一，约占膀胱恶性肿瘤的0.3%[2]，大部分以混合细胞癌的组分出现[43]。组织学上肿瘤细胞紧密成簇或巢状排列，在肿瘤细胞簇周围有间质回缩空间，核异形明显，缺乏颗粒小体，常伴脉管系统侵犯[43]。肿瘤大体形态及患者症状相比单纯尿路上皮癌无明显特异性[44]，但发现时往往局部分期更晚，超过50%的患者为非器官局限性肿瘤，且淋巴转移的比例更高[44,45]。治疗方法以根治性膀胱全切术联合盆腔淋巴清扫术为主。对于非肌层浸润性微乳头癌，经尿道肿瘤切除联合BCG膀胱灌注疗效不佳，早期的膀胱全切有可能获得更好的肿瘤控制效果[46-48]。新辅助化疗及辅助化疗的效果尚不明确[46,48]。微乳头癌有更高的侵袭性，但总体预后和单纯尿路上皮癌类似[2,45,49]。

（五）混合细胞癌

混合细胞癌是指原发于膀胱的两种或两种以上不同类型恶性肿瘤同时出现或并存。通常以鳞癌、腺癌或小细胞癌，与尿路上皮癌共生[50]。相比单纯的尿路上皮癌，侵袭性更强，恶性程度更高，预后更差，治疗上建议行根治性膀胱切除术[51]。目前尚无证据表明根治术后辅助化疗有效（小细胞癌除外）。如果含有小细胞癌的成分，首选根治性膀胱切除术联合新辅助化疗，或术后根据分期联合辅助化放疗方

案（化疗方案同单纯的膀胱小细胞癌）[21,52]。亦有研究（SOG8710）表明在含有鳞状上皮分化或腺样分化成分的尿路上皮膀胱混合性细胞癌，局部进展性肿瘤能从联合铂类的新辅助化疗（MVAC方案）中获益[53]。

（六）膀胱肉瘤和肉瘤样癌

膀胱原发性肉瘤较罕见，膀胱肉瘤是指膀胱恶性软组织非上皮肿瘤，50%为平滑肌肉瘤（发生率在膀胱癌恶性肿瘤低于1%），好发于中老年人，部分患者有全身化疗（环磷酰胺）和局部放疗史，临床主要表现为肉眼血尿，少数患者表现为尿频、尿痛、排尿困难，或下腹包块。肿瘤可以发生在膀胱任何部位，但以膀胱顶部或两侧壁为多见。肿瘤较大，无包膜，多数侵及膀胱深层或全层，质硬，伴黏液，出血，局部坏死或溃疡。20%为横纹肌肉瘤，好发于儿童和青少年[54]。其余的为血管肉瘤、骨源性肉瘤、黏液脂肪肉瘤、纤维肉瘤和未分型的肉瘤等，均极罕见[55,56]。还有一种较特殊罕见的尿路上皮变异来源的类型为肉瘤样癌（sarcomatoid carcinoma，SaC）[57]，约占膀胱恶性肿瘤的0.15%[58]。肿瘤组织同时具备上皮和间质分化的形态学或免疫组织化学表现，细胞角蛋白免疫组化染色可辅助病理诊断[59]。膀胱肉瘤和膀胱肉瘤样癌均具有高侵袭生物行为，就诊时多数已侵及肌层或膀胱外，预后差，一旦确诊需行根治性膀胱全切术。

（七）其他

恶性纤维组织细胞瘤：为罕见肿瘤，患者常以肉眼血尿就诊，发现时体积较大，侵及膀胱全层。确诊后行根治性膀胱全切术，但极易发生局部复发和远处转移。术后生存期短，多数死于广泛转移。放化疗作用不明显[60]。

原发神经外胚层瘤：极罕见，临床表现为尿频、尿痛、血尿、急迫性尿失禁，严重时出现下肢淋巴水肿。该肿瘤高度恶性，生长极快，就诊时肿瘤往往侵犯到膀胱外，因而预后极差[61]。

恶性外周神经鞘瘤：极罕见，可能起源于膀胱自主神经丛神经鞘。高度恶性，生长极快，在初次手术后2个月后复发或转移，预后极差[62]。

血管外皮细胞瘤：极罕见，临床表现为慢性增大的无痛性肿块，肿瘤有假性包膜，瘤中常伴出血和坏死区，可发生进行性排尿梗阻症状，伴腹股沟疼痛，并可发生急性尿潴留。尽管表现为良性肿瘤发展过

程，但50%患者最终发生转移[63]。

黑素瘤：原发性膀胱黑素瘤极其罕见，细胞起源难以确定，尿道发生率高于膀胱。多数继发于皮肤黑素瘤转移。原发性黑素瘤的治疗手段为根治性膀胱全切术，但预后较差[64]。

淋巴瘤：膀胱淋巴瘤是系统性淋巴瘤的一部分转移灶。原发性膀胱淋巴瘤极其罕见，病理以弥漫大B细胞淋巴瘤和黏膜相关淋巴组织结节外周淋巴瘤为常见类型。以女性患者多见。多数原发性肿瘤较局限，分级较低，局部放疗作为推荐的治疗手段，预后较好。系统性淋巴瘤依赖于全身系统性的治疗[65,66]。

副节神经瘤（异位嗜铬细胞瘤）：膀胱嗜铬细胞瘤占膀胱肿瘤的0.05%，可能起源于膀胱逼尿肌的交感神经丛，与肾上腺嗜铬细胞瘤一样，恶性嗜铬细胞瘤仅为10%。临床症状与肾上腺嗜铬细胞瘤类似。表现为排尿时阵发性高血压、头晕、视物模糊、大汗。如考虑该病，行膀胱镜检查前应给予α受体阻滞剂。同位素间位碘苄胍扫描特异性为95%。标准的治疗方法为膀胱部分切除合并盆腔淋巴结清扫术。围术期处理同肾上腺嗜铬细胞瘤。由于该肿瘤在病理上难以判断良性与恶性，术后随访很重要[67]。

膀胱假性瘤：极罕见，低度恶性，组织学起源不明，有些病理表现为梭形细胞，和平滑肌肉瘤难以区分。肿瘤局部切除后复发和转移极罕见。如果诊断明确，根据肿瘤大小行经尿道膀胱肿瘤电切术或膀胱部分切除术即可，但如果诊断不能与肉瘤区分，建议行根治性膀胱全切术[68,69]。

其他明确为良性膀胱肿瘤如膀胱海绵状血管瘤、膀胱壁纤维瘤、膀胱平滑肌瘤，可进行局部切除或膀胱部分切除术[70]。

膀胱非尿路上皮癌的治疗推荐意见	推荐等级
膀胱非尿路上皮癌的治疗原则是选择根治性膀胱切除术	推荐
高分级、高分期的膀胱鳞状细胞癌术前放疗可改善预后	可选择
膀胱脐尿管腺癌可选择扩大性膀胱部分切除术加盆腔淋巴结清扫术，非脐尿管癌根治膀胱切除术后可选择辅助放疗或/和化疗	可选择
膀胱小细胞癌或混合癌含小细胞癌成分行膀胱全切联合化疗/新辅助化疗	推荐
对于尿路上皮混合细胞癌，除了根治性手术外，新辅助或辅助化疗有可能提高生存	推荐

参考文献

[1] Ploeg M, et al. Clinical Epidemiology of Nonurothelial Bladder Cancer: Analysis of The Netherlands Cancer Registry. J Urol, 2010, 183: 915-920.

[2] Jemal A, et al. Clinical characteristics and outcomes of nonurothelial cell carcinoma of the bladder: Results from the National Cancer Data Base. Urol Oncol, 2017, 36: 78.

[3] Abdel-Rahman O. Squamous Cell Carcinoma of the Bladder: A SEER Database Analysis. Clin Genitourin Cancer, 2017, 15: e463-e468.

[4] Ghoneim MA, et al. Radical cystectomy for carcinoma of the bladder: critical evaluation of the results in 1026 cases. J Urol, 1997, 58: 393-399.

[5] Swanson DA, et al. Pre-operative irradiation and radical cystectomy for stage T2 and T3 squamous cell carcinoma of the bladder. J Urol, 1990, 143: 37-40.

[6] Zaghloul MS, et al. Postoperative radiotherapy of carcinoma in bilharzial bladder: improved disease free survival through improving local control. Int J Radiat Oncol Biol Phys, 1992, 23: 511-517.

[7] Galsky M, et al. Prospective trial of ifosfamide, paclitaxel, and cisplatin in patients with advanced non-transitional cell carcinoma of the urothelial tract. Urology, 2007, 69: 255-259.

[8] Shokeir AA. Squamous cell carcinoma of the bladder : pathology, diagnosis and treatment. BJU Int, 2004, 93: 216-220.

[9] Rausch S, et al. Squamous cell carcinogenesis and squamous cell carcinoma of the urinary bladder: A contemporary review with focus on nonbilharzial squamous cell carcinoma. Urol Oncol, 2014, 32: 32.

[10] Khan MS, et al. Keratinizing squamous metaplasia of the bladder: natural history and rationalization of management based on review of 54 years. Eur Urol, 2002, 42: 469-474.

[11] EL-Bolkainy MN. Topographic Pathology of Cancer. Cairo University: The National Cancer Institute, 1998, 59-63.

[12] Ghoneim MA, et al. Randomized trial of radical cystectomy with or without preoperative radiotherapy for carcinoma of the bilharzial bladder. J Urol, 1985, 134: 266-268.

[13] Molina JR, et al. Predictors of survival from urachal cancer: A mayo clinic study of 49 cases. Cancer, 2007, 110: 2434-2440.

[14] Akamatsu S, et al. Signet-ring Cell Carcinoma of the Urinary Bladder. Urology, 2010, 75: 615-618.

[15] Allen TD, et al. Adenocarcinoma of the bladder. J Urol, 1965, 93: 50-56.

[16] Culp DA. The histology of the estrophied bladder. J Urol, 1964, 91: 538-548.

[17] Grignon DJ, et al. Primary adenocarcinoma of the urinary bladder: a clinicopathologic analysis of 72 cases. Cancer, 1991, 67: 2165-2172.

[18] Edward M, et al. Urothelial Tumors of the Urinary Tract. In: Campbell's Urology, 8th ed. Walsh PC, Retik AB, Vaughan ED Jr, Wein AJ, eds. Philadelphia (PA): W. B. Saunders, 2002. 2732-2804.

[19] El-mekresh MM, et al. Primary adenocarcinoma of the urinary bladder: a report of 185 cases. Br J Urol, 1998, 82: 206-212.

[20] Zaghloul MS, et al. Long-term results of primary adenocarcinoma of the urinary bladder: a report on 192 patients. Urol Oncol, 2006, 24: 13-20.

[21] Flaig TW, et al. NCCN clinical practice guidelines in oncology (NCCN Guidelines): Bladder cancer including upper tract tumors and urothelial carcinoma of the prostate. V. 1. 2019.

[22] Anderstrom C, et al. Primary adenocarcinoma of the urinary bladder: a clinicopathological and prognostic study. Cancer, 1983, 52: 1273-1280.

[23] Sheldon CA, et al. Malignant urachal lesions. J Urol, 1984, 131: 1-8.

[24] Wilson TG, et al. Primary adenocarcinoma of the bladder. Urology, 1991, 38: 223-226.

[25] 何祖根, 等. 膀胱肿瘤. 见: 夏同礼, 主编. 现代泌尿病理学. 北京: 人民卫生出版社, 2002. 292. ★

[26] Ashley RA, et al. Urachal carcinoma: clinicopathologic features and long-term outcomes of an aggressive malignancy. Cancer, 2006, 107: 712-720.

[27] Siefker-Radtke AO, et al. Multimodality management of urachal carcinoma: The M. D. Anderson Cancer Center experience. J Urol, 2003, 169: 1295-1298.

[28] Henly DR, et al. Urachal cancer: role of conservative surgery. Urology, 1993, 42: 635-639.

[29] Kakizoe T, et al. Adenocarcinoma of the urachus: report of 7 cases and review of literature. Urology, 1983, 21: 360-366.

[30] Wright JL, et al. Differences in survival among patients with urachal and nonurachal adenocarcinomas of the bladder. Cancer, 2006, 107: 721-728.

[31] Collazo-Lorduy A, et al. Urachal carcinoma shares genomic alterations with colorectal carcinoma and may respond to epidermal growth factor inhibition. Eur Urol, 2016, 70: 771-775.

[32] Quek ML, et al. Radical cystectomy for primary neuroendocrine tumors of the bladder: The University of Southern California experience. J Urol, 2005, 174:

93-96.

［33］Arranz JA, et al. Large Cell and Small Cell Neuroendocrine Bladder Carcinoma. Am J Clin Pathol, 2007, 128: 733-739.

［34］Choong NW, et al. Small cell carcinoma of urinary bladder: the Mayo Clinic experience. Cancer, 2005, 103: 1172-1178.

［35］Trias I, et al. Small cell carcinoma of the urinary bladder: presentation of 23 cases and review of 134 published cases. Eur Urol, 2001, 39: 85-90.

［36］Ali SZ, et al. Small cell neuroendocrine carcinoma of the urinary bladder: a clinicopathologic study with emphasis on cytologic features. Cancer, 1997, 79: 356-361.

［37］Kim JC, et al. Small cell carcinoma of the urinary bladder: CT and MR imaging findings. Korean J Radiol, 2003, 4: 130-135.

［38］Siefker-Radtke AO, et al. Evidence supporting preoperative chemotherapy for small cell carcinoma of the bladder: a retrospective review of the M. D. Anderson cancer experience. J Urol, 2004, 172: 481-484.

［39］Roth BJ, et al. Randomized study of cyclophosphamide, doxorubicin, and vincristine versus etoposide and cisplatin versus alternation of these two regimens in extensive small-cell lung cancer: a phase III trial of the Southeastern Cancer Study Group. J Clin Oncol, 1992, 10: 282-291.

［40］Lynch SP, et al. Neoadjuvant Chemotherapy in Small Cell Urothelial Cancer Improves Pathologic Downstaging and Long-term Outcomes: Results from a Retrospective Study at the MD Anderson Cancer Center. Eur Urol, 2013, 64: 307-313.

［41］Thompson RH, et al. Long-term results of radical cystectomy and role of adjuvant chemotherapy for small cell carcinoma of the bladder. Int J Urol, 2015, 22: 549-554.

［42］Dinney CP, et al. Phase II Clinical Trial of Neoadjuvant Alternating Doublet Chemotherapy With Ifosfamide/Doxorubicin and Etoposide/Cisplatin in Small-Cell Urothelial Cancer. J Clin Oncol, 2009, 27: 2592-2597.

［43］Lopez-Beltran A, et al. Histologic variants of urothelial carcinoma: differential diagnosis and clinical implications. Hum Pathol, 2006, 37: 1371-1388.

［44］Watts KE, et al. Emerging Concepts in Micropapillary Urothelial Carcinoma. Adv Anat Pathol, 2010, 17: 182-186.

［45］Fairey AS, et al. Impact of micropapillary urothelial carcinoma variant histology on survival after radical cystectomy. Urol Oncol, 2014, 32: 110-116.

［46］Kamat AM, et al. Micropapillary bladder cancer: A review of the University of Texas M. D. Anderson Cancer Center experience with 100 consecutive patients. Cancer, 2007, 110: 62-67.

［47］Willis DL, et al. Clinical Outcomes of cT1 Micropapillary Bladder Cancer. J Urol, 2015, 193: 1129-1134.

［48］Willis DL, et al. Micropapillary bladder cancer: Current treatment patterns and review of the literature. Urol Oncol, 2014, 32: 826-832.

［49］Wang JK, et al. Outcomes following radical cystectomy for micropapillary bladder cancer versus pure urothelial carcinoma: A matched cohort analysis. World J Urol, 2012, 30: 801-806. ★

［50］Shah RB, et al. Variant (divergent) histologic differentiation in urothelial carcinoma is under-recognized in community practice: Impact of mandatory central pathology review at a large referral hospital. Urol Oncol, 2013, 31: 1650-1655.

［51］吴大鹏, 等. 膀胱碰撞癌（附9例报道）. 中国肿瘤临床, 2006, 33: 38-40. ★

［52］Cheng L, et al. Small cell carcinoma of the urinary bladder: a clinicopathologic analysis of 64 patients. Cancer, 2004, 101: 957-962.

［53］Scosyrev E, et al. Do mixed histological features affect survival benefit from neoadjuvant platinum-based combination chemotherapy in patients with locally advanced bladder cancer? A secondary analysis of Southwest Oncology Group-Directed Intergroup Study (S8710). BJU Int, 2010, 108: 693-699.

［54］Parekh DJ, et al. Leiomyosarcoma in urinary bladder after cyclophosphamide therapy for retinoblastoma and review of bladder sarcomas. Urology, 2002, 60: 164-166.

［55］Lott S, et al. Soft tissue tumors of the urinary bladder Part II: malignant neoplasms Human Pathology, 2007, 38: 963-977.

［56］Soloway M, et al. Bladder cancer. 2th International Consultation on bladder cancer. Second Edition 2012, 425-427.

［57］Humphrey PA, et al. The 2016 WHO Classification of Tumours of the Urinary System and Male Genital Organs—Part B: Prostate and Bladder Tumours. Eur Urol, 2016, 70: 106-119.

［58］Wright JL, et al. Differences in Survival Among Patients With Sarcomatoid Carcinoma, Carcinosarcoma and Urothelial Carcinoma of the Bladder. J Urol, 2007, 178: 2302-2307.

［59］Lopez-Beltran A, et al. Variants and new entities of bladder cancer. Histopathology, 2019, 74: 77-96.

［60］Egawa S, et al. Malignant fibrous histiocytoma of the bladder with focal rhabdoid tumor differentiation. J

Urol，1994，151：154-156.

[61] Lopez-Beltran A, et al. Primary primitive neuroectodermal tumour of the urinary bladder：a clinicopathological study emphasising immunohistochemical，ultrastructural and molecular analyses. J Clin Pathol，2006，59，775-778.

[62] Rober PE，et al. Malignant peripheral nerve sheath tumor（malignant schwannoma）of urinary bladder in von Recklinghausen. Urology，1991，38：473-476.

[63] Kibar Y，et al. Hemangiopericytoma arising from the wall of the urinary bladder. Int Urol Nephrol，2006，38：243-245.

[64] Arapantoni-Dadioti P，et al. Metastasis of malignant melanoma to a transitional cell carcinoma of the urinary bladder. Eur J Surg Oncol，1995，21：92-93.

[65] Kempton CL，et al. Malignant lymphoma of the bladder：evidence from 36 cases that low-grade lymphoma of the MALT-type is the most common primary bladder lymphoma. Am J Surg Pathol，1997，21：1324-1333.

[66] Bates AW，et al. Malignant lymphoma of the urinary bladder：a clinicopathological study of 11 cases. J Clin Pathol，2000，53：458-461.

[67] Safwat AS，et al. Pheochromocytoma of the urinary bladder. Can J Urol，2007，14：3757-3760.

[68] Jones EC，et al. Inflammatory pseudotumor of the urinary bladder. A clinicopathological，immunohistochemical，ultrastructural，and flow cytometric study of 13 cases. Am J Surg Pathol，1993，17：264-274.

[69] Harik LR，et al. Pseudosarcomatous myofibroblastic proliferations of the bladder：a clinicopathologic study of 42 cases. Am J Surg Pathol，2006，30：787-794.

[70] 徐阿祥，等. 膀胱非上皮性肿瘤的诊治. 中华外科杂志，2003，41：530-533. ★

七、尿道癌诊断治疗指南

（一）尿道癌的流行病学

尿道恶性肿瘤罕见，包括尿道癌、黑素瘤和淋巴瘤等。原发性尿道癌是一种极少见的肿瘤，占全部尿路恶性肿瘤不到1%。尿道癌多见于老年患者，男女均可发病，既往文献报道男性发病率稍高。2006年报道[1]美国男性、女性的原发性尿道癌的年发病率分别为4.3/10⁶和1.5/10⁶，并且发病率随着年龄的增长逐渐增高，以75 ～ 84岁年龄段发病率最高，男性、女性分别达32/10⁶、9.5/10⁶。2012年报道[2]原发性尿道癌在欧洲男性、女性的年发病率分别为1.6/10⁶和0.6/10⁶。而关于我国原发性尿道癌的流行病学数据尚

无文献报道。

男性尿道癌的病因尚不清楚，诱发因素包括慢性尿道炎、尿道狭窄、反复尿道扩张、外放疗或者放射性粒子植入等。男性尿道癌约50%继发于远侧的尿道狭窄，约25%有性传播性疾病。男性末梢尿道癌与阴茎上皮内瘤变及硬化性苔藓相关[3]。

女性尿道癌的病因不明，可能的病因包括慢性刺激、尿道炎症、局部增殖病变如尿道肉阜、乳头状瘤、腺瘤、息肉和尿道黏膜白斑病[4]。

文献报道，31.6%的原发性尿道癌的发生与高危型人乳头瘤病毒（HPV16、HPV18等）感染相关[5,6]。

尿道肿瘤男女均可发生，由于男性尿道与女性尿道解剖上的差异，以及肿瘤发生、治疗上的不同，本章分别予以叙述。

（二）尿道癌的病理学

1.尿道癌的组织学类型　根据目前WHO2016第四版分型，尿道癌组织类型可分为尿路上皮癌、鳞状细胞癌及腺癌，少见类型包括透明细胞癌和腺样囊性癌。正常男性尿道舟状窝部覆盖鳞状上皮，阴茎部和球部尿道覆盖假复层或柱状上皮，后尿道则覆盖移行上皮。肿瘤最常见的部位是球、膜部尿道。约60%尿道肿瘤位于球、膜部尿道，30%位于阴茎部尿道，10%位于前列腺部尿道。女性尿道远段2/3覆盖鳞状上皮，近段1/3覆盖移行上皮。与组织学相对应，女性近端尿道癌病理类型主要是尿路上皮癌和腺癌，而远端尿道癌病理类型以鳞癌为主。

尿道癌中原发性尿路上皮癌占54% ～ 65%，是原发性尿道癌的主要病理类型，鳞癌占16% ～ 22%，腺癌占10% ～ 16%[7]。

2.尿道癌的转移途径　尿道癌属侵袭性较强肿瘤，可向外浸润与转移，肿瘤转移以直接扩散和淋巴转移为主。

（1）直接扩散：男性尿道球、膜部肿瘤常侵犯会阴部深层结构，包括尿生殖膈、前列腺和膀胱；舟状窝的肿瘤可侵犯富含血管及淋巴管的阴茎头。而女性尿道肿瘤向近侧生长侵犯膀胱，向远侧侵犯阴唇，亦可侵犯阴道，形成尿道阴道瘘。全尿道癌更易向深部组织浸润。

（2）淋巴转移：前尿道肿瘤通常转移至腹股沟浅、深淋巴结。后尿道肿瘤则转移至闭孔和髂内、外淋巴结，但当后尿道肿瘤侵犯阴茎或会阴部皮肤时则可转移至腹股沟淋巴结。

（3）血行转移：尿道癌发生血行转移少见。但

晚期尿道癌、原发的前列腺移行上皮癌可发生血行转移，血行转移的部位最多为肺，其次为肝，偶可转移至胸膜和骨。

3.尿道癌的分期和分级　尿道癌的TNM分期（UICC第8版分期，表2-7）。

表2-7　尿道癌2017 UICC TNM分期（第8版）

T（原发肿瘤）	
Tx	原发肿瘤无法评估
T0	无原发肿瘤证据
尿道（男性及女性）	
Ta	非浸润性乳头状癌、息肉状或者疣状癌
Tis	原位癌
T1	肿瘤侵入上皮下结缔组织
T2	肿瘤侵犯尿道海绵体、前列腺或者尿道肌层
T3	肿瘤侵犯阴茎海绵体、超过前列腺包膜、前阴道或者膀胱颈部（前列腺外延伸）
T4	肿瘤侵犯其他邻近器官（侵犯膀胱）
前列腺尿路上皮癌（移行细胞癌）	
Tis pu	原位癌，前列腺尿道受累
Tis pd	原位癌，前列腺导管受累
T1	肿瘤侵入上皮下结缔组织（仅适用于前列腺尿道肿瘤）
T2	肿瘤侵犯前列腺间质、尿道海绵体或者尿道肌层
T3	肿瘤侵犯阴茎海绵体、超过前列腺包膜或者膀胱颈部（前列腺外延伸）
T4	肿瘤侵犯其他邻近器官（侵犯膀胱或者直肠）
N（区域淋巴结）	
Nx	区域淋巴结无法评估
N0	无区域淋巴结转移
N1	单个淋巴结转移且最大径≤2cm
N2	单个淋巴结转移且最大径>2cm；多个淋巴结转移
M（远处转移）	
M0	无远处转移
M1	远处转移

（三）尿道癌的诊断

1.尿道癌的临床表现　男性尿道癌发病年龄绝大多数超过50岁。早期即可有排尿困难的症状，肿瘤位于阴茎部可扪及肿块。一般以尿道流血、尿道梗阻、肿块、尿道周围脓肿、尿外渗、尿道瘘和尿道分泌物等症状而就医，一些患者有疼痛、血尿或血精症状。舟状窝肿瘤可表现为溃疡或乳头状病灶。部分患者可触及腹股沟肿大淋巴结。直肠双合诊检查可了解肿瘤有无扩展至前列腺、肛门和尿生殖膈[8,9]。

女性尿道癌常见症状为尿道出血、尿频和排尿困难，据报道70%以上的患者表现为反复的泌尿系统感染、尿路刺激症或尿道出血等症状。尿道癌有时尿道口可见类似肉阜脱出，肿瘤增大后可在尿道局部触及肿块，并可形成溃疡，部分有阴道分泌物增多，尿失禁及性交疼痛。肿瘤坏死时可为恶臭分泌物并可继发感染，晚期可蔓延至会阴皮肤或外阴，并可出现尿道阴道瘘或膀胱阴道瘘、消瘦、贫血等症状。女性盆腔检查在阴道前壁可触及肿块、尿道增粗、变硬，约有1/3患者就诊时能触及腹股沟肿大的淋巴结[4,10]。

2.影像学检查

（1）MRI：在尿道癌的辅助诊断中起着较大作用，男性和女性尿道癌均可在矢状位上清晰呈现。尿道肿瘤在T_1加权像中呈低信号，在T_2加权像中呈低至中等信号（强于尿道肌层）。值得注意的是相较于肿瘤，海绵体在T_2加权像上呈高信号[11]。因此，MRI检查有利于了解尿道肿瘤的浸润深度，并可了解盆腔淋巴结转移情况，有助于肿瘤分期[12]。

（2）CT：在诊断尿道肿瘤和评估尿道癌浸润范围方面有一定价值。

（3）X线：女性近段尿道癌可直接侵犯耻骨，造成骨质破坏。

3.膀胱镜/尿道镜检查　通过膀胱镜/尿道镜检查可明确尿道肿瘤的数目、大小、形态（乳头状的或广基的）、部位以及周围黏膜的异常情况，同时可以对肿瘤和可疑病变进行活检以明确病理诊断。同时一部分尿道癌患者尿道镜可表现为尿道缩窄，但也有少部分尿道癌患者尿道镜下并无可视的病变。

（四）尿道癌的治疗

1.手术治疗

（1）远端阴茎部尿道癌：浅表的非肌层浸润性尿道癌，可以尝试行经尿道的肿瘤电切术。但由于临床分期往往不够准确，且局部电切后复发率相对较高，在肿瘤近端1～2cm处行阴茎部分切除较为合理。侵入尿道海绵体及扩展至尿道海绵体外组织的尿道肿瘤，宜距离肿瘤1～2cm处行阴茎部分切除术。若不能获得满意的无瘤切缘，则行阴茎切除及会阴部尿道造口术。切除原发肿瘤后，若肿大的腹股沟淋巴结不缩小，活检证实癌转移者，应行双侧腹股沟深、浅淋巴结及盆腔淋巴结清除术。未行淋巴结清除术，应密切随访。尚没有证据表明要行预防性腹股沟淋巴结清扫。

（2）球、膜部尿道癌：浅表的非肌层浸润性尿道癌，可经尿道行电切手术，但电切肿瘤往往不完全，且电切括约肌附近的肿瘤易发生尿失禁。少部分病灶局限的球膜部尿道癌，可行受累尿道切除吻合术。大多球膜部尿道癌，以施行膀胱前列腺及全阴茎切除术较为合理，且应同时行盆腔淋巴结清除术。活检证实腹股沟淋巴结转移者，亦应予以清除。

（3）前列腺部尿道癌：原发于前列腺部尿道癌少见，浅表性的非肌层浸润性尿道癌，可经尿道行电切手术。由于电切肿瘤往往不完全，且电切括约肌附近的肿瘤易发生尿失禁，以施行膀胱前列腺全切及全尿道切除术较为合理，且应同时行盆腔淋巴清除术。活检证实腹股沟淋巴结转移者，亦应予以清除。

（4）女性尿道癌：手术是治疗女性尿道癌的主要方法，经尿道电切或激光手术以及尿道部分切除术适用于非肌层浸润性的局限性前尿道癌，但术后局部复发率较高，并且可能发生尿失禁。腹股沟淋巴结清扫术仅限于已证明有淋巴结转移者。近段尿道癌和（或）全尿道癌发现时常较晚，需行尿道根治性切除术，手术范围应远端起自双侧球海绵体肌，环形切除尿道周围所有软组织至耻骨联合和膀胱颈，尿道后壁切除范围应包括阴道前壁[13]。

2.化学治疗　多用于有远处转移的姑息治疗，效果不肯定。有研究表明以铂类化疗药物为基础多药联合化疗对进展期原发性尿道癌有效，可作为术前辅助性化疗方案，有助于提高患者生存期。

3.放射治疗　包括外照射和组织内照射，前尿道低分期小肿瘤放疗满意，较大的、分期晚的近段尿道癌放疗效果不佳，放射治疗常见并发症有肠梗阻、肠瘘、尿道狭窄、局部坏死、外阴脓肿、放射性盆腔炎等[14]。

（五）尿道癌的预后

本病国内的病例报道多属晚期，预后差[15]。国外报告存活率与肿瘤部位和分期有关。美国学者对95名原发性尿道癌患者的随访中，有23名患者死亡，平均和中位生存时间分别为39个月和21个月，10年生存率为25%[12]。男性尿道癌中，阴茎部尿道癌预后较好，5年存活率43%；球部及前列腺部者14%。采

用上述扩大根治的手术方法可能会改变疗效。而女性尿道癌尽管组织类型可不同，但对预后影响不大，治疗方法也基本相似，资料显示女性患者预后可能稍优于男性患者。影响预后的主要因素包括年龄、种族、临床分期、肿瘤部位、肿瘤体积、病理类型及治疗方案等。

（六）随访

鉴于原发性尿道癌发病率很低，目前关于尿道癌的随访还没有系统性的研究。在接受保留尿道手术的患者，可选择尿细胞学、尿道膀胱镜检查和横断面成像等进行随访，建议根据患者危险因素个体化制定监测方案。

尿道癌的诊断治疗推荐意见	推荐等级
采用膀胱癌TNM分期系统（UICC 第八版分期）进行病理学分期	推荐
MRI可作为尿道癌的首选检查；尿道镜/膀胱镜下活检可明确诊断	推荐
手术治疗为尿道癌的首选治疗方法，经尿道电切术治疗治疗效果不充分，根据肿瘤位置可选择尿道根治性切除术	推荐

参 考 文 献

[1] Swartz MA, et al. Incidence of primary urethral carcinoma in the United States. Urology, 2006. 68（6）: 1164-1168.

[2] Visser O, et al. Incidence and survival of rare urogenital cancers in Europe. Eur J Cancer, 2012, 48（4）: 456-464.

[3] Corbishley CM, et al. Clinicopathological features of carcinoma of the distal penile urethra. Semin Diagn Pathol, 2015, 32（3）: 238-244.

[4] Ampil FL, Primary malignant neoplasm of the female urethra. Obstet Gynecol, 1985, 66（6）: 799-804.

[5] Hellner K, et al. Recent advances in understanding and preventing human papillomavirus-related disease. F1000Res, 2017. 6.

[6] Ura S, et al. Condylomatous carcinoma of the urethra that detected human papillomavirus type 16 genome: a case report. Nihon Hinyokika Gakkai Zasshi, 2014, 105（2）: 47-50.

[7] Thyavihally YB, et al. Primary carcinoma of the female urethra: single center experience of 18 cases. Jpn J Clin Oncol, 2005, 35（2）: 84-87.

［8］Kisa E，et al．Metastatic primary urothelial carcinoma of the prostatic urethra：A case report．Urologia，2018，391560318808631．

［9］Garg G，et al．Squamous cell carcinoma of male urethra presenting as urethrocutaneous fistula．BMJ Case Rep，2018．

［10］Yamada Y，et al．Primary carcinoma of the female urethra：report of 4 cases．Nihon Hinyokika Gakkai Zasshi，2012，103（5）：675-680．

［11］Jemni H，et al．MRI features in transitional cell carcinoma of the penile urethra．Tunis Med，2011，89（11）：877-879．

［12］Zhang M，et al．Carcinoma of the urethra．Hum Pathol，2018，72：35-44．

［13］刘献辉，等．女性原发性尿道癌5例报告．现代泌尿外科杂志，2018，23（1）：43-46．★

［14］Hara I，et al．Successful treatment for squamous cell carcinoma of the female urethra with combined radio-and chemotherapy．Int J Urol，2004，11（8）：678-682．

［15］马保敬，等．原发性尿道癌的诊断及治疗（附16例分析）．山东医药，2017，57（15）：63-65．★

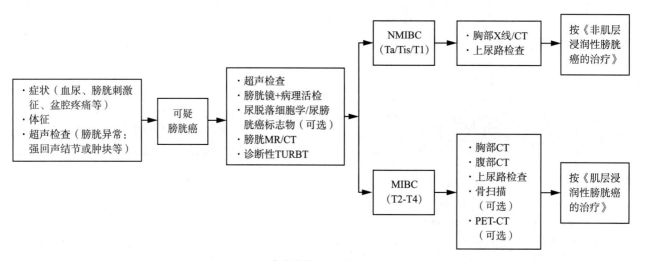

膀胱癌诊断治疗流程

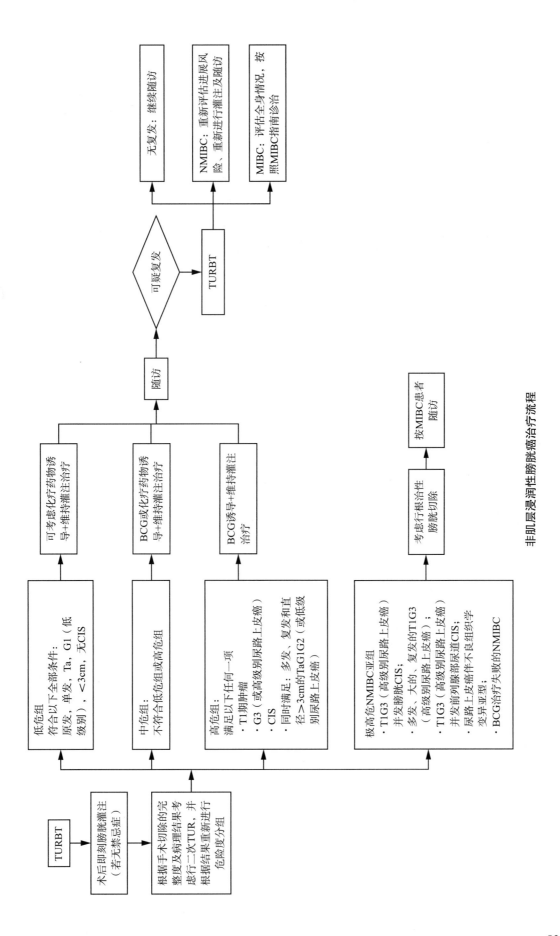

非肌层浸润性膀胱癌治疗流程

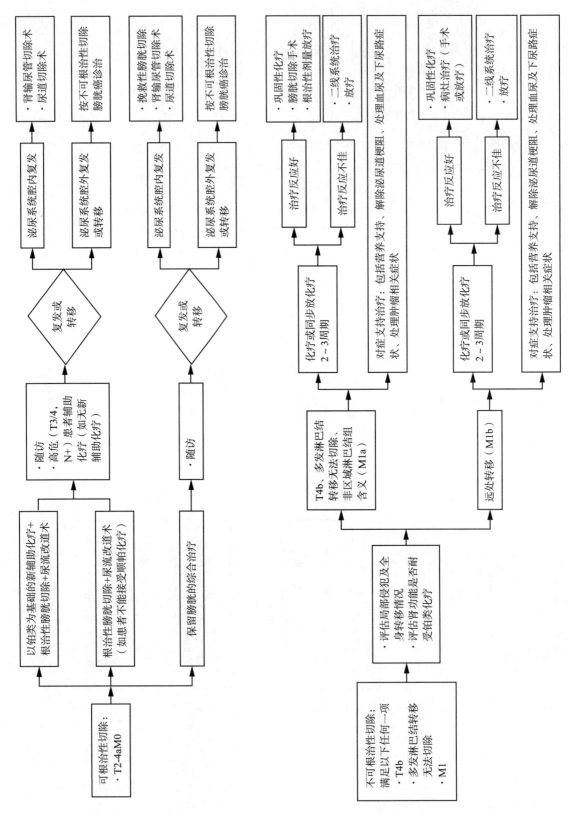

肌层浸润性膀胱癌治疗流程

前列腺癌诊断治疗指南

一、流行病学和病因学

（一）流行病学及危险因素

1.流行病学　前列腺癌（PCa）是男性泌尿生殖系统中最常见的恶性肿瘤，按世界卫生组织（WHO）2018年GLOBOCAN统计，在世界范围内，其发病率在男性所有恶性肿瘤中位居第2位，仅次于肺癌[1]。前列腺癌的发病率具有显著的地域和种族差异，美国、北欧和西欧、澳大利亚和新西兰等国家是高发地区，发病率最高可达86.4/10万，而亚洲和北非等地区相对低发，发病率最低为5/10万[1]。在美国，前列腺癌的发病率居男性恶性肿瘤的首位，死亡率占男性恶性肿瘤的第2位。据美国癌症协会（ACS）统计，2019年美国新发前列腺癌患者预计达174 650人，占男性所有恶性肿瘤的20%；新增死亡例数将达31 620人，仅次于肺癌[2]。

亚洲前列腺癌的发病率和死亡率远低于欧美国家，但近年来呈现明显上升趋势，其增长比欧美发达国家更为迅速[3,4]。以东亚地区为例，根据GLOBOCAN统计数据，2008年前列腺癌发病率和死亡率分别为8.2/10万和2.5/10万，2012年为10.5/10万和3.1/10万，而2018年已上升到13.9/10万和4.7/10万[1,3]。同样，中国是前列腺癌发病率及死亡率较低的国家之一，2015年全国发病率为10.23/10万，死亡率为4.36/10万[5]；但近年来其发病率呈现持续快速增长趋势[6]。

前列腺癌发病率与年龄密切相关。即随着年龄的增长，50岁以上其发病率呈指数增加，70岁以上前列腺癌发病率已超过膀胱肿瘤位居男性泌尿生殖系

肿瘤第1位[7]。我国新诊断前列腺癌患者中位年龄为72岁，高峰年龄为75～79岁，而小于60岁前列腺癌相对风险较低。来自中国肿瘤防治研究办公室/中国肿瘤登记中心收集全国72个登记处的最新数据显示，年龄小于44岁患前列腺癌的可能性仅为0.01%，45～59岁年龄段增至0.34%，60～74岁年龄段增至2.42%，大于75岁年龄段高达3.24%[7]。

此外，我国前列腺癌的发病呈现显著的地域差别，港、台地区为前列腺癌最高发区域，长三角和珠三角地区其次，而广大的农村地区前列腺癌发病率较低，具有明显的城乡差异性，大城市发病率较高。在2008年城市人口与农村人口统计中，前列腺癌发病率之比是3.7∶1[8]。2010年上海市65岁以上男性前列腺癌发病率已显著高于香港和台湾地区，且广州、杭州、北京等经济发达地区与上海市基本相当，总体来讲，随着我国人均寿命的延长，前列腺癌发病率将逐渐增长[9]。

2.危险因素　引起前列腺癌的危险因素尚不明确，目前已经被确认的内源性因素除了种族和年龄外，还包括遗传因素的家族史[10]。遗传性前列腺癌，定义为3个或3个以上直系亲属患病或至少2个为早期发病（55岁以前）。如果1个一级家属（兄弟或父亲）患有前列腺癌，其本人患前列腺癌的危险性会增加1倍以上。2个或2个以上一级亲属患前列腺癌，相对患病危险性会增至5～11倍。有前列腺癌家族史的患者，其确诊前列腺癌的年龄比无家族史患者确诊年龄会早6～7年。

在外源危险因素中，雄激素及雌激素等水平紊乱与前列腺癌的发病密切相关[11]，雄激素暴露程度与

前列腺癌的发生密切相关。长时期缺乏雄激素可能与前列腺癌的发生相关，睾丸不发育或幼年阉割者不发生前列腺癌。雌激素对前列腺癌的发生也具有重要意义，在日常饮食富含植物雌激素的人群中前列腺癌发病率低，雌激素可能是通过抑制前列腺上皮的生长来防止前列腺癌的发生，但当雌激素与雄激素联合引发炎症或产生致突变代谢产物，反而可能增加前列腺癌的发病风险[11]。

炎症可能是前列腺癌的诱因之一，有研究表明前列腺炎与前列腺癌的发生、发展可能存在一定的关系[12]，但具体机制仍不清楚。肥胖等代谢因素也可能影响前列腺癌，具体机制尚未明确。美国癌症学会一项随访12年75万人的调查资料显示，男性肥胖者前列腺癌的患病风险增加[13]。

前列腺癌的其他危险因素还包括饮食习惯，例如高动物脂肪饮食可增加前列腺癌发病风险，维生素E、硒、木脂素、异黄酮的摄入不足也是前列腺癌的危险因素[14]。一项关于饮食与前列腺癌关系的病例对照研究发现，总脂肪摄入量和饱和脂肪摄入量增加与前列腺癌进展密切相关[15]。

总之，遗传是前列腺癌发生、发展的重要危险因素，而外源性因素对这种危险可能有着重要的影响。

（二）病因学

前列腺癌的病因学尚未完全阐明。一方面，遗传易感性可能源于遗传学突变。遗传家系分析发现在多个前列腺癌相关染色体区域中，同源框基因HOXB13发生"G84E"胚系突变是前列腺癌易感基因，其在家族性早发前列腺癌中发生率3.1%，而对照人群仅为0.6%（OR＝5.1）[16]。另一方面，DNA损伤修复相关基因 BRCA1/2、CHEK2、PALB2、BRIP1、NBS1 等胚系突变也与前列腺癌发生风险相关。例如，BRCA1 和 BRCA2 基因突变可增加约3.8和8.6倍前列腺癌患病风险[17]，且与肿瘤侵犯、淋巴结转移、远处转移及生存期显著相关[16]。对我国前列腺癌发病相关性的研究发现，DNA损伤修复相关基因TEX15的 Q1631H 突变与汉族人群前列腺癌发病风险相关[18]。

此外，前列腺癌发病风险与单核苷酸多态性（SNP）有关。通过前列腺癌全基因组关联分析（GWAS），已发现77个SNP与前列腺癌相关[19]。最早鉴定的SNP位点位于染色体8q24，在癌基因c-MYC附近的非编码区域，染色质构象分析表明该突变能影响c-MYC的表达[20]。Zheng等研究证明，在之前发现的SNP中，有任意5个或5个以上SNP

的男性与不含任何SNP的男性相比，其患前列腺癌的风险比为9.46[21]。

近年来，在不同人群的GWAS研究中已发现的前列腺癌相关SNP近50%与国人前列腺癌发病或进展风险相关[22,23]，而针对中国人群前列腺癌患者进行的全基因组关联研究发现，9q31.2（rs817826）和19q13.4（rs103294）两个SNP与中国人前列腺癌患病密切相关，这与欧美人群前列腺癌遗传易感性明显不同，这两个SNP有望在未来应用于中国人前列腺癌风险预测[23]。Li等发现中国人群和高加索人群前列腺癌不同的遗传突变特征，即 FOXA1 突变和 ZNF292 缺失与致病相关[24]。此外，Wu等也证实胚系拷贝数变异（CNVs）也与中国人群前列腺癌发病风险有关[25]。

参 考 文 献

[1] Bray F, et al. Global cancer statistics 2018: GLOBOCAN estimates of incidence and mortality worldwide for 36 cancers in 185 countries. CA Cancer J Clin, 2018, 68（6）: 394-424.

[2] Siegel RL, et al. Cancer statistics, 2019. CA Cancer J Clin, 2019, 69（1）: 7-34.

[3] Ha Chung B, et al. The incidence, mortality, and risk factors of prostate cancer in Asian men. Prostate Int, 2019, 7（1）: 1-8. ★

[4] Chen R, et al. Prostate cancer in Asia: A collaborative report. Asian J Urol, 2014, 1（1）: 15-29. ★

[5] 郑荣寿，等. 2015年中国恶性肿瘤流行情况分析. 中华肿瘤杂志, 2019, 41（1）: 19-28.

[6] Wong MC, et al. Global Incidence and Mortality for Prostate Cancer: Analysis of Temporal Patterns and Trends in 36 Countries. Eur Urol, 2016, 70（5）: 862-874. ★

[7] Chen W, et al. Cancer statistics in China, 2015. CA Cancer J Clin, 2016, 66（2）: 115-132. ★

[8] 韩苏军，等. 中国前列腺癌发病现状和流行趋势分析. 临床肿瘤学杂志, 2013, 18（4）: 330-334.

[9] 叶定伟，等. 中国前列腺癌的流行病学概述和启示. 中华外科杂志, 2015, 53（4）: 249-252.

[10] Pilie PG, et al. Germline genetic variants in men with prostate cancer and one or more additional cancers. Cancer, 2017, 123（20）: 3925-3932.

[11] Platz EA, et al. The epidemiology of sex steroid hormones and their signaling and metabolic pathways in the etiology of prostate cancer. J Steroid Biochem Mol Biol, 2004, 92（4）: 237-253.

[12] Nakai Y, et al. Inflammation and prostate carcinogenesis. Int J Urol, 2013, 20（2）: 150-160. ★

[13] De Pergola G, et al. Obesity as a major risk factor for

cancer. J Obes, 2013, 2013: 291546.

[14] Ma RW, et al. A systematic review of the effect of diet in prostate cancer prevention and treatment. J Hum Nutr Diet, 2009, 22 (3): 187-199; quiz 200-202. ★

[15] Liss MA, et al. Higher baseline dietary fat and fatty acid intake is associated with increased risk of incident prostate cancer in the SABOR study. Prostate Cancer Prostatic Dis, 2019, 22 (2): 244-251.

[16] Castro E, et al. Germline BRCA mutations are associated with higher risk of nodal involvement, distant metastasis, and poor survival outcomes in prostate cancer. J Clin Oncol, 2013, 31 (14): 1748-1757.

[17] Eeles R, et al. The genetic epidemiology of prostate cancer and its clinical implications. Nat Rev Urol, 2014, 11 (1): 18-31.

[18] Lin X, et al. TEX15: A DNA repair gene associated with prostate cancer risk in Han Chinese. Prostate, 2017, 77 (12): 1271-1278. ★

[19] Ishak MB, et al. A systematic review of replication studies of prostate cancer susceptibility genetic variants in high-risk men originally identified from genome-wide association studies. Cancer Epidemiol Biomarkers Prev, 2011, 20 (8): 1599-1610.

[20] Zheng SL, et al. Association between two unlinked loci at 8q24 and prostate cancer risk among European Americans. J Natl Cancer Inst, 2007, 99 (20): 1525-1533. ★

[21] Zheng SL, et al. Cumulative association of five genetic variants with prostate cancer. N Engl J Med, 2008, 358 (9): 910-919. ★

[22] Na R, et al. Evaluation of reported prostate cancer risk-associated SNPs from genome-wide association studies of various racial populations in Chinese men. Prostate, 2013, 73 (15): 1623-1635. ★

[23] Xu J, et al. Genome-wide association study in Chinese men identifies two new prostate cancer risk loci at 9q31.2 and 19q13.4. Nat Genet, 2012, 44 (11): 1231-1235. ★

[24] Li J, et al. A Genomic and epigenomic atlas of prostate cancer in Asian populations. Nature, 2020, 580 (7801): 93-99. ★

[25] Wu Y, et al. Genome-wide Association Study (GWAS) of Germline Copy Number Variations (CNVs) Reveal Genetic Risks of Prostate Cancer in Chinese population. J Cancer, 2018, 9 (5): 923-928. ★

二、病理类型及诊断

(一)前列腺癌的病理类型和评分系统

1.前列腺癌的病理类型 2016年最新版的《WHO 泌尿系统及男性生殖器官肿瘤分类》将前列腺原发的上皮源性恶性肿瘤分为以下多种组织学类型[1]:①腺泡腺癌;②导管内癌;③导管腺癌;④尿路上皮癌;⑤腺鳞癌;⑥鳞状细胞癌;⑦基底细胞癌;⑧神经内分泌肿瘤。

Gleason评分仅适用于腺泡腺癌和导管腺癌。

2.前列腺癌的病理评分系统 Gleason分级是目前应用最广泛的组织学评价前列腺癌的分级系统。2014年国际泌尿病理协会(ISUP)专家共识会议对前列腺癌Gleason分级标准进行修订,更为详细和明确的界定了前列腺癌Gleason各级别的形态学标准(表3-1)[2]。

表3-1 前列腺癌Gleason分级标准

分级	组织学特征
1级*	单个的分化良好的腺体密集排列,形成界限清楚的结节
2级*	单个的分化良好的腺体较疏松排列,形成界限较清楚的结节(可伴微小浸润)
3级	分散、独立的分化良好的腺体
4级	分化不良、融合的或筛状(包括肾小球样结构)的腺体
5级	缺乏腺性分化(片状、条索状、线状、实性、单个细胞)和/或坏死(乳头/筛状/实性伴坏死)

注*: 不存在于空芯针穿刺活检标本中,根治术标本中罕见

前列腺癌的Gleason评分是肿瘤主要成分和次要成分(>5%)的Gleason分级总和。如果没有次要成分存在,双倍主要成分分级就是Gleason评分。如果一种分级占肿瘤体积≤5%,则不纳入Gleason评分中。除了Gleason评分,主要和次要的分级也应报告,例如:3(主要成分)+4(次要成分)=7分。当肿瘤存在第三成分的Gleason分级,且该分级为4级或5级时,还应报告第三成分的Gleason分级及其在肿瘤体积中所占的大致比例。

为了更好的评估患者的预后,ISUP 2014专家共识会议还提出了一套以预后区别为基础的新的分级系统,称为前列腺癌分级分组(Grading Groups)系统[2]。该系统根据Gleason评分和疾病危险度的不同将前列腺癌分为5个具有明显预后区别的组别(表3-2)。分级分组越高,患者的预后越差。

表3-2　ISUP前列腺癌的分级分组

分级分组	Gleason 评分
1	≤3＋3＝6分
2	3＋4＝7分
3	4＋3＝7分
4	4＋4＝8分；3＋5＝8分；5＋3＝8分
5	5＋4＝9分；4＋5＝9分；5＋5＝10分

（二）常见标本类型及病理诊断

1.前列腺穿刺活检标本

（1）前列腺穿刺活检标本取材规范：不同部位穿刺的标本应分别处理并记录各自数量和长度[3]。穿刺标本应分开进行包埋，每个蜡块最多包埋3条活检组织。为增加微小病灶的检出，每个蜡块应在3个不同层面上制作切片，并预留白片以备后续可能进行的免疫组化检测[3]。

（2）前列腺穿刺活检标本的病理诊断报告：一份完整的肿瘤阳性的前列腺穿刺活检病理报告应包括以下内容。

1）肿瘤组织学类型：每个穿刺活检部位均应单独做出病理诊断。病理诊断内容需包括肿瘤的组织病理学类型，如果发现导管内癌必须报告，活检组织中若存在筛状结构的癌组织和导管内癌均是患者肿瘤特异性生存率较低的独立预后指标[4-6]。

2）Gleason评分：每个穿刺活检部位应单独给出Gleason评分[2]。

3）肿瘤组织定量：对肿瘤组织进行定量，定量方式可任选以下一种：肿瘤组织占针穿前列腺组织的比例（％），或者肿瘤组织长度/针穿前列腺组织长度（__/__mm）。该指标和前列腺癌根治术后的Gleason评分、肿瘤大小、切缘情况和病理分期相关，并可预测根治术后或根治性放疗后肿瘤复发的情况[7,8]。该指标还可用于判断患者是否适合主动监测[9]。

4）应描述有无：包膜外侵犯、精囊腺侵犯、脉管（淋巴管及血管）浸润、神经束侵犯。

2.经尿道前列腺电切术标本

（1）经尿道前列腺电切术标本取材规范：根据标本量取材，如果送检组织小于或等于12g，需全部包埋标本；对于超过12g的送检组织，应至少取材12g的标本（6～8个蜡块），并在制片过程中确保蜡块切全。对可疑病变组织需全部包埋，如果癌组织的所占比例小于取材前列腺组织的5％，则需要再次取材所

有剩余的标本，以便估算肿瘤组织占送检前列腺组织的比例。

（2）经尿道前列腺电切术标本的病理诊断报告：一份完整的肿瘤阳性的经尿道前列腺电切术标本的病理报告必须包括以下内容。

1）肿瘤组织学类型：如发现导管内癌应明确注明。

2）Gleason评分。

3）肿瘤定量方式可任选以下一种：肿瘤组织占送检前列腺组织的比例（％），或者肿瘤组织≤5％或＞5％送检前列腺组织。

4）如果存在前列腺包膜外侵犯、精囊侵犯、脉管（淋巴管及血管）浸润和神经束侵犯，应在报告中注明。

3.根治性前列腺切除术（RP）标本

（1）RP标本取材规范：前列腺经称重和测量大小后，参照精囊定位前列腺。建议进行标本涂墨，至少使用2种颜色以区分前列腺左叶和右叶。建议将RP标本完全包埋，以评估肿瘤的位置、数量及异质性[10]。出于成本考虑，也可部分包埋，特别是处理大于60g的标本时。最广泛采用的方法包括完全包埋前列腺后叶，及单个层面的左右侧的前中叶。与全部包埋相比，这种部分包埋法仍可获得98％的肿瘤准确分级和96％的肿瘤准确分期[11]。

（2）RP标本的病理诊断报告：一份完整的RP标本的病理报告必须包括以下内容。

1）组织病理学类型：如发现导管内癌，应在诊断中明确注明，因为该类型肿瘤常与高级别、高分期和较大体积的前列腺癌有关，无论其单独存在还是与其他亚型前列腺癌伴发存在，均提示患者预后较差[4,5]。

2）Gleason评分：Gleason评分是影响肿瘤生物学行为和患者治疗反应的最重要预后因素[2]。如果患者已行放疗和（或）内分泌治疗，应对治疗反应进行评估，并根据治疗反应决定是否进行Gleason评分。

3）肿瘤定量：估算所有肿瘤组织占送检前列腺标本的比例（％）。虽然，根治术标本中肿瘤体积能否作为独立预后因素尚未明确[12]，但小于0.5ml的肿瘤通常被认为是临床无意义的前列腺癌[12,13]。

4）病理分期：报告中需注明肿瘤有无前列腺外侵犯、膀胱颈侵犯、精囊侵犯和淋巴结转移。

存在前列腺外侵犯，需注明具体部位、范围大小（描述为局灶或广泛前列腺外侵犯）。前列腺包膜外侵犯表现为肿瘤混合在前列腺周围的脂肪组织中。其程度与患者的复发风险相关[14]。

①存在膀胱颈侵犯，需注明是大体可见累及还

是显微镜下累及。在膀胱颈部，镜下发现的平滑肌纤维受侵并不等同于膀胱壁侵犯（pT4），因为它对肿瘤复发没有独立的预测价值，应被记为包膜外侵犯（pT3a）[15]。只有大体标本上确认肿瘤侵犯膀胱肌层时才能被认定为pT4期[15]。

②存在精囊侵犯，应注明是侵犯前列腺内的精囊部分还是前列腺外的精囊部分。因为前者属于pT3a，而后者属于pT3b。

③区域淋巴结评估需要注明具体取材部位及淋巴结数目，淋巴结发生癌转移的数目。

5）切缘情况：手术切缘阳性是生化复发的独立危险因素。若肿瘤细胞与标本表面的颜料标记接触，则切缘为阳性。若肿瘤细胞仅为"贴近"颜料标记表面，则手术切缘仍视为阴性。手术切缘与病理分期并不相关，且切缘阳性不是包膜外侵犯的证据[16]。如条件允许，应以毫米为单位报告切缘侵犯的程度：≤1mm（局部阳性）和＞1mm（广泛阳性）[17]。

6）其他情况：是否存在淋巴管、血管侵犯和神经束侵犯。

4.内分泌治疗和（或）放疗对前列腺癌病理诊断的影响

（1）前列腺腺癌对放疗反应的形态学特征：癌细胞具有丰富的空泡状细胞质，细胞核变小、皱缩，核仁不明显，呈单个细胞或不规则散在分布的腺体或细胞巢。

（2）前列腺腺癌对内分泌治疗反应的形态学特征：肿瘤性腺体减少，间质显著，癌细胞胞质透亮或空泡形成，部分细胞胞质溶解，细胞核固缩、深染，核仁不明显，呈挤压或塌陷萎缩的小腺体、小的条索状或单个细胞排列，间质黏液变性，可见慢性炎性病变。

（3）病理诊断可参照前列腺腺癌内分泌治疗和（或）放疗的治疗反应评估分组（表3-3）进行。

**表3-3 前列腺癌内分泌治疗和/或放疗的治疗
反应评估分组（美国M.D.Anderson癌症
中心评估标准[18]）**

分组	肿瘤情况
0	无肿瘤
1*	前列腺癌伴有治疗反应（所有癌细胞均具有治疗反应）
2*	前列腺癌伴有部分治疗反应（具有治疗反应的癌细胞呈灶状分布）
3	前列腺癌不伴有治疗反应

*注：对该组不进行Gleason评分评估

5.前列腺癌病理诊断常用免疫组化标记　前列腺癌病理诊断中，常用的免疫组化标记多为针对基底细胞的标志物（P63、CK5/6、P40、34βE12），如果基底细胞消失，提示为前列腺癌[19-21]。除此之外，P504S（AMACR）常在前列腺癌细胞中表达，如果其表达阳性，常提示为前列腺癌[21,22]。

6.前列腺癌的分子分型　通过微阵列50（PAM50）检测可以将前列腺癌分为LuminalA，LuminalB和Basal亚型。LuminalB亚型具有更差的预后。LuminalB亚型相较其他两种亚型更建议根治术后使用辅助内分泌治疗[23]。

来自TCGA的结果提示，初发前列腺癌中74%的病例可以分为7个亚型，即ERG融合、ETV1融合、ETV4融合、FLI1融合或SPOP突变、FOXA1突变、IDH1突变[24]。Li等通过基因组学、表观基因组学、转录组学多组学分析，将中国人前列腺癌分成了与临床预后相关的4个分子亚型：A型-CNV缺失型（以ZNF292、HDAC2、RB1缺失为主）；B型－基因组稳定型；C型-CNV扩增型（以8q13.3、8q23.3、8q24.13扩增为主）；D型－基因组不稳定型[25]。

参 考 文 献

[1] Moch H, et al. The 2016 WHO Classification of Tumours of the Urinary System and Male Genital Organs-Part A：Renal，Penile，and Testicular Tumours. Eur Urol，2016，70（1）：93-105.

[2] Epstein JI，et al. The 2014 International Society of Urological Pathology（ISUP）Consensus Conference on Gleason Grading of Prostatic Carcinoma：Definition of Grading Patterns and Proposal for a New Grading System. Am J Surg Pathol，2016，40（2）：244-252.

[3] Van der Kwast T，et al. Guidelines on processing and reporting of prostate biopsies：the 2013 update of the pathology committee of the European Randomized Study of Screening for Prostate Cancer（ERSPC）. Virchows Arch，2013，463（3）：367-377.

[4] Kweldam CF，et al. Disease-specific survival of patients with invasive cribriform and intraductal prostate cancer at diagnostic biopsy. Mod Pathol，2016，29（6）：630-636.

[5] Zhao J，et al. The Prognostic Value of the Proportion and Architectural Patterns of Intraductal Carcinoma of the Prostate in Patients with De Novo Metastatic Prostate Cancer. J Urol，2019，201（4）：759-768. ★

[6] Zhao T，et al. Is there any prognostic impact of intraductal carcinoma of prostate in initial diagnosed

aggressively metastatic prostate cancer？Prostate，2015，75（3）：225-232. ★

［7］Sebo TJ，et al. Predicting prostate carcinoma volume and stage at radical prostatectomy by assessing needle biopsy specimens for percent surface area and cores positive for carcinoma，perineural invasion，Gleason score，DNA ploidy and proliferation，and preoperative serum prostate specific antigen：a report of 454 cases. Cancer，2001，91（11）：2196-2204.

［8］Freedland SJ，et al. Preoperative model for predicting prostate specific antigen recurrence after radical prostatectomy using percent of biopsy tissue with cancer，biopsy Gleason grade and serum prostate specific antigen. J Urol，2004，171（6 Pt 1）：2215-2220.

［9］Bangma CH，et al. Active surveillance for low-risk prostate cancer. Crit Rev Oncol Hematol，2013，85（3）：295-302.

［10］Zhu Y，et al. Pathological features of localized prostate cancer in China：a contemporary analysis of radical prostatectomy specimens. PLoS One，2015，10（3）：e0121076. ★

［11］Sehdev AE，et al. Comparative analysis of sampling methods for grossing radical prostatectomy specimens performed for nonpalpable（stage T1c）prostatic adenocarcinoma. Hum Pathol，2001，32（5）：494-499.

［12］Epstein JI，et al. Prognostic factors and reporting of prostate carcinoma in radical prostatectomy and pelvic lymphadenectomy specimens. Scand J Urol Nephrol Suppl，2005，216）：34-63.

［13］Stamey TA，et al. Prostate cancer is highly predictable：a prognostic equation based on all morphological variables in radical prostatectomy specimens. J Urol，2000，163（4）：1155-1160.

［14］Magi-Galluzzi C，et al. International Society of Urological Pathology（ISUP）Consensus Conference on Handling and Staging of Radical Prostatectomy Specimens. Working group 3：extraprostatic extension，lymphovascular invasion and locally advanced disease. Mod Pathol，2011，24（1）：26-38.

［15］Ploussard G，et al. The prognostic significance of bladder neck invasion in prostate cancer：is microscopic involvement truly a T4 disease？BJU Int，2010，105（6）：776-781.

［16］Chuang AY，et al. Positive surgical margins in areas of capsular incision in otherwise organ-confined disease at radical prostatectomy：histologic features and pitfalls. Am J Surg Pathol，2008，32（8）：1201-1206. ★

［17］Sammon JD，et al. Risk factors for biochemical recurrence following radical perineal prostatectomy in a large contemporary series：a detailed assessment of margin extent and location. Urol Oncol，2013，31（8）：1470-1476.

［18］Efstathiou E，et al. Morphologic characterization of preoperatively treated prostate cancer：toward a post-therapy histologic classification. Eur Urol，2010，57（6）：1030-1038.

［19］Molinie V，et al.［Value of the antibody cocktail anti p63 ＋ anti p504s for the diagnosis of prostatic cancer］. Ann Pathol，2004，24（1）：6-16.

［20］Uchida K，et al. DeltaNp63（p40）expression in prostatic adenocarcinoma with diffuse p63 positivity. Hum Pathol，2015，46（3）：384-389.

［21］Boran C，et al. Reliability of the 34betaE12，keratin 5/6，p63，bcl-2，and AMACR in the diagnosis of prostate carcinoma. Urol Oncol，2011，29（6）：614-623.

［22］Lloyd MD，et al. alpha-Methylacyl-CoA racemase（AMACR）：metabolic enzyme，drug metabolizer and cancer marker P504S. Prog Lipid Res，2013，52（2）：220-230.

［23］Zhao SG，et al. Associations of Luminal and Basal Subtyping of Prostate Cancer With Prognosis and Response to Androgen Deprivation Therapy. JAMA Oncol，2017，3（12）：1663-1672. ★

［24］Cancer Genome Atlas Research Network. The Molecular Taxonomy of Primary Prostate Cancer. Cell，2015，163（4）：1011-1025.

［25］Li J，et al. A Genomic and epigenomic atlas of prostate cancer in Asian populations. Nature. 2020；580（7801）：93-99. ★

三、临床诊断、分期及风险评估

（一）前列腺癌的临床诊断

前列腺癌在疾病初期与良性前列腺增生症状类似或无特殊临床表现，可通过直肠指检（DRE）或前列腺特异性抗原（PSA）筛查异常时发现。前列腺癌的确诊仍依赖于穿刺活检组织进行组织病理学检查。

1. 临床症状及体格检查

（1）临床症状：早期前列腺癌通常没有典型症状，当肿瘤阻塞尿道或侵犯膀胱颈时会产生下尿路症状，严重者可能出现急性尿潴留、血尿、尿失禁等。骨转移时可引起骨痛、病理性骨折、贫血、脊髓压迫等症状。

（2）直肠指检：大多数前列腺癌起源于前列腺的外周带，肿瘤体积≥0.2mL时可通过直肠指诊发现。约18%的前列腺癌因单纯DRE异常而被检出。DRE异常是穿刺活检的指征之一，并与更高的ISUP分级分组相关。考虑到DRE可能影响PSA值，应在抽血检查PSA后进行DRE。DRE的敏感性及特异性均不足60%，因此DRE正常并不能排除前列腺癌风险[1,2]。

2.前列腺肿瘤标志物

（1）PSA及其衍生指标：PSA是一种含有237个氨基酸的蛋白酶，由前列腺上皮细胞及尿道周围组织分泌，以游离和结合两种形式存在。PSA作为前列腺器官特异性而非前列腺癌特异性生物标志物，在前列腺癌、良性前列腺增生、前列腺炎以及其他非恶性疾病时都可升高。相比较于DRE和经直肠前列腺超声（TRUS），PSA是更好的前列腺癌预测因子，但我国男性PSA水平与前列腺癌风险的相关性显著低于西方国家[3]。

1）前列腺癌筛查：前列腺癌筛查是以无临床症状的男性为对象、以PSA检测为主要手段的系统性检查，主要目的是降低筛查人群的前列腺癌病死率且不影响筛查人群的生活质量[4]。前列腺癌筛查的意义在于提高前列腺癌的检出率，发现早期前列腺癌，尤其是具有临床意义的前列腺癌。

目前我国前列腺癌的发病率和死亡率及其构成与欧美国家还存在着显著差异，美国每年新发病例中约有81%为临床局限性前列腺癌，而我国只有33%，其余均为局部进展期或者转移患者[5]，预后远远差于欧美发达国家。因此在我国对高危人群进行PSA筛查是早期诊断和治疗具有临床意义前列腺癌的重要手段。

前列腺癌筛查的目标人群：对身体状况良好，且预期寿命10年以上的男性开展基于PSA的前列腺癌筛查，应每2年检测一次，根据患者的年龄和身体状况决定PSA检测的终止时间。需要注意的是，在对患者详细阐明前列腺癌筛查的风险和获益之后才能开展PSA检测。

对前列腺癌高危人群要重视筛查[6]。高危人群包括：年龄＞50岁的男性；年龄＞45岁且有前列腺癌家族史的男性；年龄＞40岁且基线PSA＞1ng/mL的男性患者。

目前研究认为筛查能够增加前列腺癌的检出率，筛查可检出更多局限性前列腺癌[7]；根据欧洲前列腺癌筛查研究结果，以PSA2.5～4.0ng/mL为阈值每2～4年筛查1次可降低前列腺癌特异性死亡率27%[8]，但其他两项有关PSA筛查的大型随机对照研究则未发现生存获益[9,10]。国内有关前列腺癌筛查的研究较少，尚无针对社区人群开展的基于血清PSA检测的大规模前列腺癌筛查报道。一些单中心的研究发现血清PSA筛查（PSA＞4ng/ml定义为异常阈值）具有非常高的阳性预测值[11,12]。因此从理论上讲，在我国通过PSA筛查可以有效筛选出大量前

列腺癌高危人群，并进一步实现前列腺癌的早期诊断与治疗，以提高前列腺癌患者的治疗效果、改善预后。

血清PSA水平受很多临床因素影响，应在射精24小时后，膀胱镜检查、导尿等操作后48小时，前列腺的直肠指诊后1周，前列腺穿刺后1个月进行，PSA检测时应无急性前列腺炎、尿潴留等疾病。

2）PSA结果的判定：作为一个连续性参数，PSA数值越高，罹患前列腺癌的风险越大。虽然一般将血清总PSA（tPSA）＜4.0ng/ml视为正常，但正常tPSA并不能排除前列腺癌风险。对初次PSA异常者建议复查。当tPSA介于4～10ng/ml时，中国人群发生前列腺癌的可能性约25%，而国外数据为40%[3]。血清PSA受年龄和前列腺大小等因素的影响，有研究显示，年龄特异性tPSA值分别为：40～49岁为0～2.15ng/ml，50～59岁为0～3.20ng/ml，60～69岁为0～4.10ng/ml，70～79岁为0～5.37ng/ml[13]。血清PSA 4～10ng/ml是前列腺癌判定的灰区，推荐参考以下PSA相关衍生指标：

① fPSA及其与tPSA比值：通常认为，当血清tPSA为4～10ng/ml时，fPSA水平与前列腺癌的发生率呈负相关，游离PSA与总PSA比值的参考界值为0.16。国内统计数据显示，应用游离PSA比值可一定程度提高前列腺癌检出率，但其敏感性、特异性及适用人群范围与国外报道存在一定差异[14,15]。

② 前列腺特异性抗原密度（PSAD）：PSAD即血清tPSA值与前列腺体积的比值，正常值≤0.15。比值越高越有可能为具有临床意义的前列腺癌，有助于决定是否进行活检或随访[16]。

③ 前列腺特异性抗原速率（PSAV）：在2年内至少检测3次PSA，PSAV＝[（PSA2-PSA1）＋（PSA3-PSA2）]/2，其正常值为＜0.75ng/ml/年。如果PSAV＞0.75ng/ml/年，应怀疑前列腺癌的可能。

（2）其他血清标志物：其他血清标志物主要包括前列腺健康指数（prostate health index，PHI）和4种激肽释放酶分数检测［four kallikrein（4K）score test］等，前者是基于最具前列腺癌特异性的分子标志物PSA异构体［-2］proPSA（p2PSA）、由公式（p2PSA/fPSA×$\sqrt{PSA}$）计算，后者通过联合测定tPSA，%fPSA（f/tPSA），完整PSA，和激肽释放酶样多肽酶（hK2）并考虑患者的年龄、DRE和既往穿刺结果而得出，其目的在于减少不必要的前列腺穿刺活检。二者均获得美国FDA批准，检测效能均优于单用fPSA比值，能够提高PSA在2～10ng/ml区间时

有临床意义的前列腺癌检出率[17,18]。

（3）尿液检测标志物：尿液沉渣中的一种长链的编码 RNA PCA3 已被美国 FDA 批准作为诊断前列腺癌的标记物。在 PSA 升高的患者中，使用 PCA3 作为诊断标记物比使用 tPSA、fPSA 比值等更能提高前列腺癌的诊断准确率。

欧美前列腺癌人群中较为广泛存在的融合基因 TMPRSS2-ERG 同样可提高前列腺癌的诊断准确率。研究表明由 TMPRSS2:ERG-PSA-PCA3 构建的诊断回归模型诊断准确率优于 PSA-PCA3 诊断模型。selectMDx 检测借助反转录 PCR 方法测定尿液中 DLX1 和 HOXC6 mRNA 表达水平，为患者提供前列腺癌风险评估[19]。值得注意的是，部分新型的前列腺癌诊断标志物在国内尚未广泛使用，其对于国人前列腺癌诊断价值如何尚待观察。

3. 影像评估

（1）经直肠前列腺超声：前列腺癌典型的 TRUS 表现为位于外周带的低回声结节，超声可以初步判断肿瘤的体积大小，但对前列腺癌诊断特异性较低。经直肠超声造影技术可较好的显示前列腺组织中的微血管系统，提高前列腺癌诊断的敏感性及特异性[20]。

（2）磁共振成像（MRI）：MRI 检查可以显示前列腺包膜的完整性、肿瘤是否侵犯前列腺周围组织及器官，也可以显示盆腔淋巴结受侵犯的情况及骨转移病灶，在临床分期上有较重要的作用。核磁共振波谱学检查是利用前列腺癌组织中枸橼酸盐、胆碱和肌酐的代谢与前列腺增生和正常组织中的差异而呈现出不同的波谱线，在前列腺癌诊断中具有一定价值。

多参数磁共振成像（mpMRI）相比其他影像学检查，在前列腺癌的诊断中具有更高的诊断效能。基于 3.0T 多参数核磁共振的前列腺影像报告和数据评分系统（Prostate Imaging Reporting and Data System，PI-RADS），适用于前列腺癌的定位、诊断和危险分组。

PI-RADS 2019 v2.1 中根据前列腺 T2 加权显像（T2WI）、弥散加权成像（DWI）及动态对比增强（DCE）的 mpMRI 综合表现，对出现有临床意义前列腺癌的可能性给出了评分方法，具体表见表 3-4[21]。PI-RADS 4 ～ 5 分应考虑进行靶向和系统性活检；PI-RADS 1 ～ 2 分不建议进行临床干预，但必须考虑实验室检查、临床病史、局部情况等其他因素；PI-RADS 3 分是否进行前列腺穿刺取决于 mpMRI 之外的因素。目前的主要问题是阅片者之间重复性较低，需要专业的放射科医师培训。

表 3-4　PI-RADS 评分与前列腺癌相关性

评分	前列腺癌可能性	穿刺阳性率
1	非常低（极不可能出现）	—
2	低（不太可能出现）	—
3	中等（可疑存在）	20%
4	高（可能存在）	50%
5	非常高（极有可能出现）	80%

（3）全身核素骨显像检查（ECT）：前列腺癌最常见的远处转移部位是骨骼，锝（^{99m}TC）MDP 放射性核素骨显像是评价前列腺癌骨转移最常用的方法，可比常规 X 线提前 3 ～ 6 个月发现骨转移灶，敏感性较高但特异性较差[22]。

^{99}TC-MDP 单光子发射计算机断层成像术（SPECT）的灵敏性及特异性均提高，其矢状位、横断位及冠状位显像，有助于确定病灶的具体位置，有效避免组织结构重叠的干扰。^{99}TC-MDP-SPECT/CT 是将 SPECT 与 CT 融合在一起的成像系统，能显示早期计算机断层扫描（CT）上检查无异常的病灶，能有效地区分多种骨质改变[23]。一旦前列腺癌诊断明确，建议进行全身核素骨显像检查，尤其对高危前列腺癌患者。

（4）正电子发射计算机断层扫描（PET）：不推荐使用常规肿瘤的 PET 显像剂 ^{18}F-脱氧葡萄糖（^{18}F-fludeoxyglucose，^{18}F-FDG）作为前列腺癌的 PET 检查。^{18}F-胆碱、^{11}C-胆碱可用于探测前列腺癌细胞的增殖状态，在 PSA 水平较低时，对一部分复发病灶也有一定检测能力，但在原发前列腺癌的检测和定位中具有局限性。^{18}F-NaF-PET/CT 在早期的、轻微的骨转移病灶诊断方面，有较高的敏感性及特异性[24,25]。

近年来，用 ^{68}Ga 和 ^{18}F 标记 PET 显像剂靶向 PSMA 逐渐受到重视。前列腺特异膜抗原（PSMA）是一种由前列腺上皮细胞分泌的糖蛋白，几乎在所有前列腺癌类型中呈高表达，且随肿瘤分期和分级的升高而增加，而在正常人体细胞中几乎无 PSMA 表达[26]。PSMA PET-CT 能够显著提高转移病灶的诊断准确率，使其优于传统的影像学检查如 MRI、CT、骨 ECT 等。PET-MRI 是近几年新兴的分子影像学检查，将 MRI 高软组织分辨率、多参数、多序列成像的优势与 PET 高灵敏性的优势结合，可以更好地显示腺体及前列腺外受累情况，提高转移灶的检出率，尤其当患者的活检结果为阴性时，PSMA PET-MRI 能更好地发挥排疑作用[27]。

（5）CT：CT对早期前列腺癌诊断的敏感性低于MRI，前列腺癌患者进行CT检查的目的主要是协助临床医师进行肿瘤的临床分期，了解前列腺邻近组织和器官有无肿瘤侵犯及盆腔内有无肿大淋巴结。

（二）前列腺穿刺活检

前列腺穿刺活检是诊断前列腺癌最可靠的检查。由于前列腺穿刺可导致出血可能影响影像学评价临床分期，因此前列腺穿刺活检应在MRI检查之后进行。

1. 适应证及禁忌证[28]

（1）前列腺穿刺适应证：①直肠指检发现前列腺可疑结节，任何PSA值；②TRUS或MRI发现可疑病灶，任何PSA值；③PSA > 10ng/ml，任何f/t PSA和PSAD值；④PSA 4 ~ 10ng/ml，异常f/t PSA值和/或PSAD值。

注：PSA4 ~ 10ng/ml，如f/t PSA、PSAD值、影像学正常，应严密随访。

（2）重复穿刺：第一次前列腺穿刺结果为阴性，但DRE、复查PSA或其他衍生物水平提示可疑前列腺癌时，可考虑再次行前列腺穿刺。重复穿刺指征为：①第一次穿刺病理发现不典型小腺泡增生（ASAP）或高级别上皮内瘤变（HGPIN），尤其是多针穿刺结果如上时；②复查PSA > 10ng/ml；③复查PSA 4 ~ 10ng/ml，f/t PSA或PSAD值异常或直肠指检或影像学异常；④复查PSA 4 ~ 10ng/ml，复查f/t PSA、PSAD、直肠指检、影像学均正常，则严密随访，每3个月复查PSA。如PSA连续2次 > 10ng/ml或PSAV > 0.75/ml/年，应重复穿刺。

重复穿刺的时机：2次穿刺间隔时间尚不确定，推荐3个月或更长时间。

重复穿刺前除常规检查外，建议mpMRI检查，并进行基于mpMRI的靶向穿刺，能够提高穿刺阳性率，尤其是具有临床意义前列腺癌的检出率。

（3）前列腺穿刺活检禁忌证：①处于急性感染期、发热期；②有高血压危象；③处于心脏功能不全失代偿期；④有严重出血倾向的疾病；⑤高血压、糖尿病等合并症控制不良；⑥合并严重的内、外痔，肛周或直肠病变者不宜经直肠途径穿刺。

2. 前列腺穿刺入路及比较

（1）超声引导下经直肠穿刺活检（TRBx）。优点：操作简单、手术时间短、临床应用广、可无需局部麻醉。缺点：感染并发症发生率高，对于前列腺前、尖部肿瘤检出率低，需要预防性口服抗生素并进行肠道准备[29]。

（2）超声引导下经会阴穿刺活检（TPBx）。优点：能够有效获得前列腺各区域组织，提高前列腺前、尖部肿瘤检出率，并发症发生率低。缺点：疼痛感增加、技术要求高、学习曲线长、需要局部麻醉[29]。

TPBx和TRBx前列腺癌检出率和并发症的发生率相当[30]。对于已知严重痔、抗生素耐药或其他可能增加直肠出血或感染风险的患者，TPBx可能是一种更安全的选择。

3. 系统穿刺及靶向穿刺

（1）系统穿刺：超声引导下前列腺系统穿刺是标准的穿刺方法，一般建议穿刺10 ~ 12针或以上，因为穿刺针数为6针时检出率较低，穿刺针数为10 ~ 12针时，可提高检出率且不增加并发症的发生率，而当穿刺针数大于20针（饱和穿刺）时，可进一步提高前列腺癌检出率，但出血、感染、尿潴留等并发症的风险会相应增加。根据患者PSA值、DRE、MRI或TRUS结果，在常规的10 ~ 12针系统穿刺基础上对可疑病灶进行靶向穿刺可进一步提高检出率。

（2）靶向穿刺：近年来基于mpMRI的前列腺靶向穿刺在国内开展日趋广泛。mpMRI能够更可靠地定位可疑区，既能减少穿刺针数，又能有效地提高穿刺的准确性，也提高了Gleason score ≥ 7（包括4＋3、3＋4）的PCa检出率，减轻患者痛苦并减少术后并发症。mpMRI靶向穿刺对ISUP 2级以上前列腺癌的敏感性和特异性分别为91%和37%[31]。

靶向穿刺的方式有：

1）多参数磁共振直接引导下前列腺靶向穿刺（mpMRI guided in-bore biopsy）：直接在mpMRI引导下获取组织样本，能够实时准确定位并检出微小病灶；可经直肠直接引导和经会阴直接引导进行穿刺，漏诊率低（6% ~ 10%）[32]。

2）多参数磁共振与经直肠超声影像（软件）融合靶向穿刺（mpMRI and transrectal ultrasound fusion targeted prostate biopsy）：通过影像融合技术，在超声实时引导下，对mpMRI定位的可疑病灶实施穿刺活检。适用于PSA值持续性升高、既往穿刺阴性但仍怀疑存在前列腺癌，且MRI检查发现可疑病灶，尤其是位于系统穿刺"盲区"的可疑前列腺癌患者；系统穿刺漏诊率高，需要靶向针对移行带可疑病灶；低风险PCa主动监测期的重复穿刺[33]。

3）认知融合靶向穿刺（cognitive fusion-targeted prostate biopsy）：不通过软件进行影像融合，仅通过操作者目视估测，判断mpMRI中所确定的目标病灶位置，并将此位置转换为经直肠超声引导活检时的穿刺进针策略来实施前列腺靶向穿刺。

由于条件限制，目前大部分医院尚不能开展MRI引导下穿刺和软件融合穿刺，因而不需要特殊设备或软件的认知融合穿刺也是国内可选择的靶向穿刺方法。

由于靶向穿刺依赖于MRI检查对可疑病灶的检出，而多参数磁共振成像对具有临床意义的前列腺癌假阳性率可达5%～15%[33]，漏诊风险可达10%～20%，因此目前多认为靶向穿刺还不能完全取代系统穿刺，建议在靶向穿刺基础上联合系统穿刺。

初次活检的患者和既往活检结果呈阴性的患者，对于两种穿刺方法的选择有着不同的建议。当穿刺活检前mpMRI阳性，初次活检的患者推荐靶向穿刺联合系统穿刺，而既往活检阴性的患者可考虑仅进行靶向穿刺。

4.前列腺穿刺并发症及其处理 前列腺穿刺是一种有创的检查方法，感染是经直肠途径穿刺最严重的并发症，其发生率为1%～17.5%[34]，可表现为发热和脓毒血症，甚至可能导致死亡。其他常见并发症包括直肠出血、血尿、血精及迷走神经反射等。

前列腺穿刺并发症预防处理：经直肠穿刺活检前常规应用抗生素预防感染，喹诺酮类药物是首选，经会阴穿刺前可不需要预防性应用抗生素。穿刺前后可考虑应用 α 受体阻滞剂预防急性尿潴留[35]的发生。

（二）临床分期及危险分组

1.临床分期 前列腺癌分期、病理分级和预后分期可以指导选择治疗方法和评价预后（表3-5～表3-7）。有别于根治术后的病理分期，临床分期往往只能通过DRE、穿刺活检阳性部位、MRI、骨扫描、CT、PSMA PET等检查进行判断。

表3-5 前列腺癌TNM分期（AJCC，2017年）

原发肿瘤（T）		病理（pT）*	
临床		pT2 局限于前列腺	
Tx 原发肿瘤不能评价		pT3 突破前列腺包膜**	
T0 无原发肿瘤证据		pT3a 突破前列腺包膜（单侧或双侧）或镜下侵犯膀胱颈	
T1 不可扪及和影像学难以发现的临床隐匿肿瘤		pT3b 侵犯精囊	
T1a 偶发肿瘤，体积≤所切除组织体积的5%		pT4 肿瘤固定或侵犯除精囊外的其它临近组织结构，如尿道外括约肌、直肠、膀胱、肛提肌和（或）盆壁	
T1b 偶发肿瘤，体积>所切除组织体积的5%			
T1c 不可扪及，仅穿刺活检发现的肿瘤（如由于PSA升高）			
T2 肿瘤可触及，仅局限于前列腺内			
T2a 肿瘤限于单叶的1/2（≤1/2）			
T2b 肿瘤超过单叶的1/2但限于该单叶			
T2c 肿瘤侵犯两叶			
T3 肿瘤突破前列腺包膜**			
T3a 肿瘤侵犯包膜外（单侧或双侧）			
T3b 肿瘤侵犯精囊			
T4 肿瘤固定或侵犯除精囊外的其它临近组织结构，如膀胱颈、尿道外括约肌、直肠、肛提肌和（或）盆壁			
区域淋巴结（N）***			
Nx 区域淋巴结不能评价			
N0 无区域淋巴结转移			
N1 区域淋巴结转移			
远处转移（M）****			
M0 无远处转移			
M1 远处转移			
M1a 有区域淋巴结以外的淋巴结转移			
M1b 骨转移			
M1c 其它脏器转移，伴或不伴骨转移			

* 没有病理T1分期

** 侵犯前列腺尖部或前列腺包膜但未突破包膜的定为T2，非T3

*** 不超过0.2cm的转移定为pN1mi

**** 当转移多于一处，为最晚的分期

表3-6 AJCC预后分期*

分期	T	N	M	PSA（ng/ml）	G
Ⅰ期	cT1a～c	N0	M0	PSA＜10	1
	cT2a	N0	M0	PSA＜10	1
	pT2	N0	M0	PSA＜10	1
Ⅱ期A	cT1a～c	N0	M0	10≤PSA＜20	1
	cT2a	N0	M0	10≤PSA＜20	1
	pT2	N0	M0	10≤PSA＜20	1
	cT2b	N0	M0	PSA＜20	1
	cT2c	N0	M0	PSA＜20	1
Ⅱ期B	T1～2	N0	M0	PSA＜20	2
Ⅱ期C	T1～2	N0	M0	PSA＜20	3
Ⅲ期A	T1～2	N0	M0	PSA≥20	1～4
Ⅲ期B	T3～4	N0	M0	任何PSA	1～4
Ⅲ期C	任何T	N0	M0	任何PSA	5
Ⅳ期A	任何T	N1	M0	任何PSA	任何
Ⅳ期B	任何T	任何N	M1	任何PSA	任何

*若临床上PSA或病理分级无法获得，可仅通过TNM分期

表3-7 病理分级*

级别组	Gleason评分	Gleason评分构成
1	≤6	≤3＋3
2	7	3＋4
3	7	4＋3
4	8	4＋4，3＋5，5＋3
5	9 or 10	4＋5，5＋4，5＋5

*该分类仅适用于腺泡腺癌和导管腺癌，不适用于肉瘤或尿路上皮癌。黏液腺癌、印戒细胞癌、导管癌、神经内分泌癌包括小细胞癌常被用于描述前列腺癌的病理特征。病理类型必须经组织学确诊

前列腺癌分期系统目前最广泛采用的是美国癌症分期联合委员会（American Joint Committee on Cancer Staging，AJCC）制定的TNM分期系统（第8版）。

（1）T分期表示原发肿瘤的局部情况，主要通过DRE、MRI等影像学检查来确定，肿瘤病理分级和PSA可协助分期。

（2）N分期表示淋巴结转移情况，MRI、CT和B超可协助判断临床N分期。

（3）M分期主要针对骨骼转移、盆腔以外的非区域淋巴结和内脏转移，全身核素骨显像、MRI、X线检查是主要的检查方法。一旦前列腺癌诊断明确，建议进行全身核素骨显像检查，尤其对高危前列腺癌患者。如果核素骨显像发现可疑病灶又不能明确诊断者，可选择MRI等检查明确诊断。近年来PSMA PET-CT在前列腺癌精准分期中起着重要的作用。

2.风险分组　推荐通过确诊时的基线指标，对无远处转移患者进行预后风险分组（风险意指行治愈性治疗后的复发风险，表3-8），国际上常用的风险分组标准如下。

（1）低危：PSA＜10 ng/ml，Gleason 评分＜7/分级分组1级，T1～2a（同时满足上述3个条件）。

（2）中危：PSA 10～20 ng/ml，或Gleason 评分＝7/分级分组2/3级，或T2b。

（3）高危：PSA＞20 ng/ml，或Gleason 评分＞7/分级分组4/5级，或以上。

表3-8 前列腺癌预后风险分组

低危	中危	高危	
PSA＜10ng/ml	PSA 10～20ng/ml	PSA＞20ng/ml	任何PSA
GS＜7（ISUP 1级）	或GS 7（ISUP 2～3级）	或GS＞7（ISUP 4～5级）	任何GS（任何ISUP分级）
cT1～2a	或cT2b	或cT2c	cT3～4或cN＋
			局部进展性

推荐意见	证据级别	推荐等级
对于预期寿命大于10年、身体状态良好且充分知情的患者，采取个体化、风险分层的策略进行早期筛查	3	强烈推荐
对前列腺癌风险增加的患者进行PSA筛查 ·大于50岁的男性 ·具有家族史、大于45岁的男性	2b	强烈推荐
在进行前列腺活检之前，对DRE正常及PSA水平＜10 ng/ml的无症状患者进行进一步的风险评估，使用以下方式之一 ·风险评估模型 ·影像学检查 ·PSA衍生指标及新型标志物	3	强烈推荐
初次活检者在前列腺活检前进行mpMRI	1a	可选择
初次活检者PI-RADS≥3时，进行靶向联合系统穿刺活检	2a	强烈推荐
初次活检者 PI-RADS≤2，且临床怀疑为前列腺癌的可能性比较低时，在与患者共同决策后，可不进行活检	2a	可选择
重复穿刺者在前列腺活检前进行mpMRI	1a	强烈推荐
重复穿刺者 PI-RADS≥3时，只进行靶向穿刺活检	2a	可选择
重复穿刺者PI-RADS≤2，且临床怀疑为前列腺癌的可能性较高时，在与患者共同决策后，进行系统穿刺活检	2a	强烈推荐

参 考 文 献

[1] 中华医学会泌尿外科学分会前列腺癌联盟. 中国前列腺癌早期诊断专家共识. 中华泌尿外科杂志, 2015, 36（8）：561-564.

[2] Philip J, et al. Is a digital rectal examination necessary in the diagnosis and clinical staging of early prostate cancer? BJU Int, 2005, 95（7）：969-971.

[3] Chen R, et al. Prostate Specific Antigen and Prostate Cancer in Chinese Men Undergoing Initial Prostate Biopsies Compared with Western Cohorts. J Urol, 2017, 197（1）：90-96. ★

[4] Fleshner K, et al. The effect of the USPSTF PSA screening recommendation on prostate cancer incidence patterns in the USA. Nat Rev Urol, 2017, 14（1）：26-37.

[5] 叶定伟, 等. 中国前列腺癌的流行病学概述和启示. 中华外科杂志, 2015, 53（4）：249-252.

[6] 中国抗癌协会泌尿男生殖系统肿瘤专业委员会前列腺癌学组. 前列腺癌筛查专家共识. 中华外科杂志, 2017, 55（5）：340-342.

[7] Hayes JH, et al. Screening for prostate cancer with the prostate-specific antigen test: a review of current evidence. JAMA, 2014, 311（11）：1143-1149.

[8] Schröder FH, et al. Screening and prostate cancer mortality: results of the European Randomised Study of Screening for Prostate Cancer（ERSPC）at 13 years of follow-up. The Lancet, 2014, 384（9959）：2027-2035.

[9] Andriole GL, et al. Mortality results from a randomized prostate-cancer screening trial. N Engl J Med, 2009, 360（13）：1310-1319.

[10] Schroder FH, et al. Screening and prostate-cancer mortality in a randomized European study. N Engl J Med, 2009, 360（13）：1320-1328.

[11] 牛玉春, 等. 血清PSA检测在健康体检前列腺癌筛查中的应用. 人民军医, 2014, 57（11）：1244-1245.

[12] 沈雁冰, 等. PSA筛查与临床诊断发现的前列腺癌患

者的临床和病理特征比较. 中国实用医刊, 2013, 40
（12）: 4-6.

[13] Liu ZY, et al. Age-specific PSA reference ranges in Chinese men without prostate cancer. Asian J Androl, 2009, 11（1）: 100-103. ★

[14] Chen R, et al. Percent free prostate-specific antigen is effective to predict prostate biopsy outcome in Chinese men with prostate-specific antigen between 10. 1 and 20. 0 ng ml（-1）. Asian J Androl, 2015, 17（6）: 1017-1021. ★

[15] Chen R, et al. Percent free prostate-specific antigen for prostate cancer diagnosis in Chinese men with a PSA of 4. 0-10. 0 ng/mL: Results from the Chinese Prostate Cancer Consortium. Asian J Urol, 2015, 2（2）: 107-113. ★

[16] Lin YR, et al. PSA density improves the rate of prostate cancer detection in Chinese men with a PSA between 2. 5-10. 0 ng ml（-1）and 10. 1-20. 0 ng ml（-1）: a multicenter study. Asian J Androl, 2015, 17（3）: 503-507. ★

[17] Nordstrom T, et al. Comparison Between the Four-kallikrein Panel and Prostate Health Index for Predicting Prostate Cancer. Eur Urol, 2015, 68（1）: 139-146.

[18] Na R, et al. Prostate health index significantly reduced unnecessary prostate biopsies in patients with PSA 2-10 ng/mL and PSA > 10 ng/mL: Results from a Multicenter Study in China. Prostate, 2017, 77（11）: 1221-1229. ★

[19] Kretschmer A, et al. Biomarkers in prostate cancer-Current clinical utility and future perspectives. Crit Rev Oncol Hematol, 2017, 120: 180-193.

[20] Qi TY, et al. Contrast-enhanced transrectal ultrasonography: measurement of prostate cancer tumor size and correlation with radical prostatectomy specimens. Int J Urol, 2013, 20（11）: 1085-1091. ★

[21] Ahmed HU, et al. Diagnostic accuracy of multi-parametric MRI and TRUS biopsy in prostate cancer （PROMIS）: a paired validating confirmatory study. The Lancet, 2017, 389（10071）: 815-822.

[22] Langsteger W, et al. （18）F-NaF-PET/CT and（99m）Tc-MDP Bone Scintigraphy in the Detection of Bone Metastases in Prostate Cancer. Semin Nucl Med, 2016, 46（6）: 491-501.

[23] Kuji I, et al. Skeletal standardized uptake values obtained by quantitative SPECT/CT as an osteoblastic biomarker for the discrimination of active bone metastasis in prostate cancer. Eur J Hybrid Imaging, 2017, 1（1）: 2.

[24] Li R, et al. The use of PET/CT in prostate cancer. Prostate Cancer Prostatic Dis, 2018, 21（1）: 4-21. ★

[25] Fonager RF, et al. Diagnostic test accuracy study of （18）F-sodium fluoride PET/CT,（99m）Tc-labelled diphosphonate SPECT/CT, and planar bone scintigraphy for diagnosis of bone metastases in newly diagnosed, high-risk prostate cancer. Am J Nucl Med Mol Imaging, 2017, 7（5）: 218-227.

[26] Janssen JC, et al. Comparison of hybrid（68）Ga-PSMA-PET/CT and（99m）Tc-DPD-SPECT/CT for the detection of bone metastases in prostate cancer patients: Additional value of morphologic information from low dose CT. Eur Radiol, 2018, 28（2）: 610-619.

[27] Virgolini I, et al. Current status of theranostics in prostate cancer. Eur J Nucl Med Mol Imaging, 2018, 45（3）: 471-495.

[28] 中华医学会泌尿外科学分会, 中国前列腺癌联盟. 前列腺穿刺中国专家共识. 中华泌尿外科杂志, 2016, 37（4）: 241-244.

[29] Guo LH, et al. Comparison between Ultrasound Guided Transperineal and Transrectal Prostate Biopsy: A Prospective, Randomized, and Controlled Trial. Sci Rep, 2015, 5（16089. ★

[30] Shen PF, et al. The results of transperineal versus transrectal prostate biopsy: a systematic review and meta-analysis. Asian J Androl, 2012, 14（2）: 310-315. ★

[31] Drost FH, et al. Prostate MRI, with or without MRI-targeted biopsy, and systematic biopsy for detecting prostate cancer. Cochrane Database Syst Rev, 2019, 4（CD012663.

[32] Verma S, et al. The Current State of MR Imaging-targeted Biopsy Techniques for Detection of Prostate Cancer. Radiology, 2017, 285（2）: 343-356.

[33] Das CJ, et al. Magnetic Resonance Imaging-Transrectal Ultrasound Fusion Biopsy of the Prostate-An Update. Semin Roentgenol, 2018, 53（3）: 219-226.

[34] Borghesi M, et al. Complications After Systematic, Random, and Image-guided Prostate Biopsy. Eur Urol, 2017, 71（3）: 353-365.

[35] Qiao LD, et al. A multi-center, controlled, randomized, open-label clinical study of levofloxacin for preventing infection during the perioperative period of ultrasound-guided transrectal prostate biopsy. Eur J Clin Microbiol Infect Dis, 2016, 35（11）: 1877-1881. ★

四、器官局限性及局部进展期前列腺癌的治疗与随访

（一）自然病程及基于复发风险分层的治疗选择策略

1. 自然病程　前列腺癌是一类异质性很强的恶性肿瘤，其发病率受年龄、种族及遗传等因素的影响，不同个体间肿瘤生物特性及预后差异较大。部分生长

缓慢、侵袭性弱的低、中危肿瘤并不影响患者的预期寿命[1]，对此类患者施行积极的局部治疗可能增加相关并发症的发生进而影响患者生活质量，为避免过度治疗可采取主动监测等治疗方法[2]；同时，部分前列腺癌存在高侵袭性、进展迅速等特点，特别是我国中晚期前列腺癌发病率明显高于欧美国家，对此类患者需要更为积极的局部或系统治疗。所以，根据临床及病理参数对不同的前列腺癌患者进行合理的危险度分层至关重要，并结合患者的预期寿命、健康状态及主观意愿共同进行临床决策，进而制定个体化的治疗及随访方案。

2.预期寿命和健康状态评估　预期寿命和健康状态评估是临床上筛查、诊断及治疗前列腺癌重要的参考因素。

（1）预期寿命：现有方法很难对个体患者的预期寿命做出准确评估，目前可使用的量表包括Social Security Administration Life Insurance Tables[3]、WHO's Life Tables by Country[4]等（参见表3-21）；步速（测量方法为自站立状态开始以平时步幅行进6m）是目前判断预期寿命较好的单一因素，对于75岁的老年人，步速＜0.4m/s者10年生存率为19%，步速≥1.4m/s者10年生存率为87%[5]。

（2）健康状态评估：在前列腺癌治疗方式决策过程中，患者的健康状态也是重要影响因素之一，包括合并症、营养状态、认知状态和身体机能等方面，推荐应用G8筛查工具对患者的健康状态进行评估[6]。对于大于70岁的老年前列腺癌患者，G8评分＞14的患者或具有可逆损害且已纠正的患者在治疗方式决策

上同相对年轻的患者，而具有不可逆损害的患者应选择相对非手术的治疗方法甚至是姑息的治疗方法[7]。由于G8评分与患者3年死亡率相关，所以对于G8评分≤14的患者应充分评估合并症、营养状态、认知功能和体能状态，明确患者是否具有不可逆损害。

1）合并症：合并症是预测接受RP患者非肿瘤特异性死亡的重要预测因子，甚至比患者的年龄更为重要；对于未接受积极治疗的前列腺癌患者，无论患者年龄和肿瘤侵袭性如何，诊断前列腺癌10年后合并症仍是患者死亡的主要原因[8]。目前评估合并症的主要方法有：Cumulative Illness Score Rating-Geriatrics（CISR-G）[9]和Charlson Comorbidity Index（CCI）[10]等。

2）营养状态：营养状态可以通过患者既往3个月的体重变化进行评估：良好营养状态为体重减低＜5%；营养状态可能异常为体重减低5%～10%；营养状态重度异常为体重减低＞10%[11]。

3）认知功能：认知功能障碍可通过mini-COG进行评估，以评估患者做出正确决定的能力，并且认知功能是评估健康状态重要因素[12]。

4）体能状态：可以应用Karnofsky评分和美国东部肿瘤协作组（Eastern Cooperative Oncology Group, ECOG）评分评估患者的总体体能状态（参见表3-13，表3-14），应用Activities of Daily Living（ADL，日常基本活动）和Instrumental Activities of Daile Living（IADL，需要高级认知判断的活动）评估患者日常活动的独立程度[13]。

3.基于预期寿命及风险分组（参照第三节）的治疗策略选择　见图3-1至图3-4。

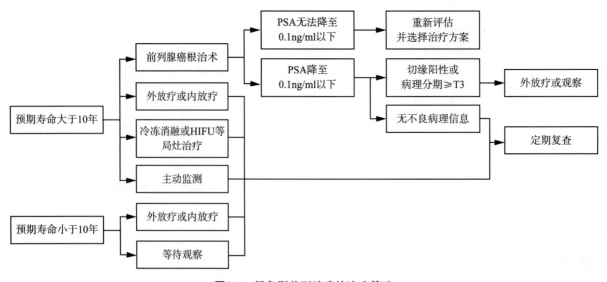

图3-1　低危型前列腺癌的治疗策略

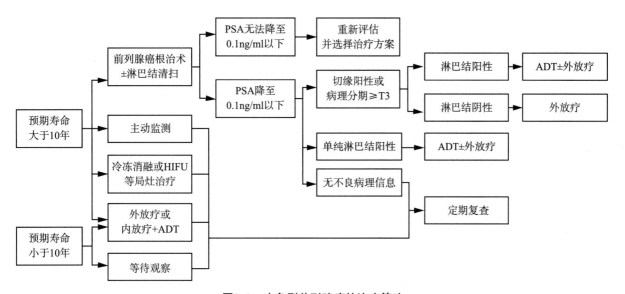

图3-2　中危型前列腺癌的治疗策略

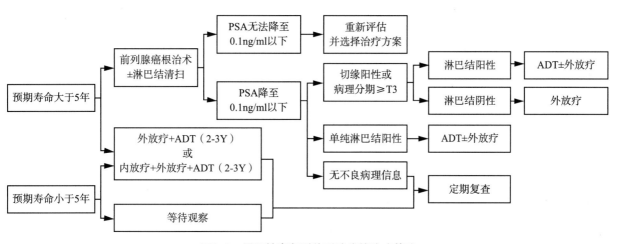

图3-3　局限性高危型前列腺癌的治疗策略

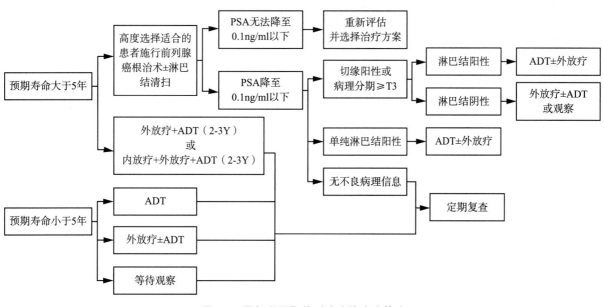

图3-4　局部进展期前列腺癌的治疗策略

（二）等待观察（WW）和主动监测（AS）

对于器官局限性及局部进展期前列腺癌患者，积极的局部治疗能够使预期寿命大于10年者临床受益。但是对于预期寿命相对较短的前列腺癌患者，非前列腺癌相关疾病致死的风险明显增大，所以出现了以保持生活质量为目的、以局部或系统症状为导向的治疗方法－等待观察[14]。另外，对于临床低危型和少部分预后良好的中危型前列腺癌，为避免局部治疗的不良反应及影响生活质量，出现了主动选择不即刻施行局部治疗而进行严密随访的治疗方法－主动监测[15]。以上两种前列腺癌的治疗方式在欧美国家相对常见，而我国目前确实缺乏针对WW和AS的临床研究结果；同时，我们也注意到，国内各地区前列腺穿刺活检及前列腺肿瘤病理的诊断水平参差不齐，对于局限性前列腺癌患者的初始评估可能存在对病情的低估，进而造成延误治疗。所以，以上两种方法虽然能够规避部分因局部治疗引发的并发症及生活质量下降，但应在充分告知患者可能存在的疾病进展风险基础上谨慎选择应用。

1.等待观察

（1）定义：对已明确前列腺癌诊断、预期寿命较短、不愿意或体弱无法耐受手术治疗的患者，为避免治疗相关的不良反应及其对生活质量的影响，予以观察及随诊，在观察过程中无标准的随访方案，直至患者出现局部或系统症状（如疼痛、骨相关事件、血尿、尿潴留等），才使用一些缓解症状的姑息性治疗手段（如对症治疗、姑息性放疗、内分泌治疗等），此方法适用于所有临床分期的无症状前列腺癌患者。

（2）适应证

1）预期寿命较短、不愿意或体弱无法耐受积极主动治疗的无症状患者。

2）经充分告知，但患者无法接受治疗相关的不良反应及其对生活质量的影响、仍拒绝主动治疗。

2.主动监测

（1）定义：主动监测是指对已经确诊的低危及少部分中危型前列腺癌、预期寿命大于10年，以规范的影像、病理诊断为基础，在患者充分知情并了解相关风险的前提下，主动选择不即刻施行局部治疗而进行严密随访的治疗方法。主动监测可使约2/3符合标准治疗或积极治疗适应证的患者避免治疗的不良反应对生活质量的影响[16]，但仍有约30%的患者在AS过程中出现肿瘤进展，小于3%的患者可能因为前列腺癌进展延误治疗时机而死亡[17]。因此，接受AS治疗

的患者应遵循标准的监测、随访方案，在随访过程中如出现肿瘤进展到潜在威胁患者生存或患者主观意愿改变的情况，应综合考虑患者的预期寿命进行积极治疗[18,19]。定期PSA和mpMRI检查，必要时前列腺重复穿刺是目前早期发现AS患者病情进展的标准临床处理方案[20]。

（2）适应证

1）低危型前列腺癌、预期寿命大于10年者（临床分期≤T2a，且ISUP分组1、且PSA＜10ng/ml）。

2）部分预后良好的中危型前列腺癌（Gleason分级4级小于10%）、预期寿命大于10年者。

3）患者充分知情、主动选择并可以配合主动监测及随访。

（3）主动监测期间随访原则及监测项目：对于选择主动监测的患者，应该有标准的监测、随访方案，相对年轻的前列腺癌患者随访方案应更为严格。具体监测项目为：PSA（第一年每3个月1次，此后每6个月1次）、DRE（每12个月1次）、mpMRI（每12个月1次）。

建议施行主动监测的前列腺癌患者诊断性穿刺后12个月行重复穿刺活检，如果穿刺针数小于10针或阳性位置与DRE及mpMRI不一致时，建议6个月内完善重复穿刺活检；当PSA、DRE及mpMRI提示肿瘤进展时应施行重复穿刺，但目前并没有非常可靠的参数能够明确肿瘤进展[21,22]；建议在重复穿刺过程中应用靶向穿刺以提高对更高分级前列腺癌（ISUP分级≥2）的检出率[23]；当施行主动监测的前列腺癌患者预期寿命小于10年时，不建议再进行重复穿刺。

（4）主动监测转为积极治疗的指征

1）在重复穿刺病理结果中出现Gleason评分4～5分或其他不良病理类型（如神经内分泌分化、导管内癌等）。

2）在重复穿刺后临床分期≥T2b。

3）患者在主动监测随访期间主动要求行积极治疗。

（三）根治性前列腺切除术

根治性前列腺切除术（RP）是治疗器官局限性及局部进展期前列腺癌的最有效的方法之一。手术包括完整切除前列腺及精囊腺；同时也应在不影响肿瘤切除的情况下，尽量保护患者的控尿及勃起功能。有报道指出局限性中/低危患者根治术后23年肿瘤特异性生存率达80.4%[24]，局限性高危患者根治术后7年

肿瘤特异性生存率达93.0%[25]。在与患者共同决定实施RP前，应告知患者除手术外，根治性放疗、主动监测及等待观察等其他措施的优缺点。

1.手术适应证　手术应综合考虑肿瘤的风险分级、患者的预期寿命以及总体健康状况。术前应充分告知患者手术可能存在的并发症，特别是手术对控尿及勃起功能造成的潜在影响。

（1）肿瘤的风险分组

1）低危及中危患者：推荐行RP。研究表明RP可以显著降低低中危前列腺癌患者的肿瘤特异性死亡率和远处转移的风险[26]。对包膜外侵袭概率较低的患者可考虑在术中保留NVB。

2）局限性高危前列腺癌：对于肿瘤负荷相对较低的局限性高危前列腺癌患者，RP是可选择的治疗方法。因高危前列腺癌患者根治性前列腺切除术后淋巴结转移的风险可达15%～40%[27]，故建议对此类患者选择施行扩大淋巴结清扫。

3）局部进展期前列腺癌：近年来部分回顾性研究显示局部进展期前列腺癌接受以根治性手术为基础的综合治疗能获得良好的生存获益[28,29]。因此对局部进展期前列腺癌患者可以有选择地实施RP及扩大淋巴结清扫。但是，与根治性外放疗相比，对局部进展期患者实施RP能否产生生存获益目前仍缺乏前瞻性对照研究。

对于cT3b～T4期前列腺癌患者，回顾性研究显示此类患者行RP后15年的肿瘤特异性生存率和总生存率分别为87%和65%[28]。但是，cT3b～T4期前列腺癌患者手术治疗围术期并发症发生概率较高，应在与患者充分沟通的基础上谨慎选择手术。

（2）患者预期寿命：尽管手术没有硬性的年龄界限，一般施行RP的局限性中、低危患者预期寿命应大于10年；局限性高危、局部进展性患者预期寿命应大于5年。

（3）健康状况：前列腺癌患者多为高龄男性，手术并发症的发生率与患者健康状况密切相关。因此术前应仔细评估患者健康状况，对耐受能力较好的患者行手术治疗。

（4）手术时机：对于手术时机的选择目前仍无定论。一般认为穿刺后数周、局部炎症及水肿消退，施行手术可降低手术难度、减少手术并发症；良性前列腺增生手术后诊断的前列腺癌，术后应等待12周后施行RP手术。

2.手术禁忌证

（1）患有显著增加手术或麻醉风险的疾病，如严重的心血管疾病、呼吸系统疾病及凝血障碍等。

（2）广泛的骨转移或伴其他脏器转移。

3.根治性前列腺切除术中的扩大盆腔淋巴结清扫

（1）扩大盆腔淋巴结清扫的意义：扩大盆腔淋巴结清扫有利于较准确的术后病理分期及切除微小的淋巴转移灶，对辅助治疗的选择有重要的指导价值，目前的研究中，其对患者肿瘤学预后的影响尚存争议[30]。

（2）盆腔淋巴结清扫的范围：根治性前列腺切除术中的"扩大盆腔淋巴结清扫（ePLND）"是相对于单纯的闭孔淋巴结活检而言，扩大盆腔淋巴结清扫包括髂外A\V、髂内A内侧及闭孔旁淋巴结，此范围与膀胱根治术中的"标准淋巴结清扫"相似[31]。所以，建议对经评估需要盆腔淋巴结清扫的患者施行ePLND。

（3）盆腔淋巴结清扫的适应证：不建议对低危型前列腺癌患者施行盆腔淋巴结清扫，Briganti列线图预测淋巴结转移概率大于5%的中、高危型前列腺癌患者可选择施行盆腔淋巴结清扫，同时应结合术者经验、患者的健康状况等因素综合考虑。不建议术中行淋巴结快速病理检查并在淋巴结阳性时终止手术[32]。

4.手术入路及方式

（1）手术入路

1）经腹膜外途径：对于局限性低、中危前列腺癌，经腹膜外途径使用较为广泛。该入路操作空间建立较为简单，手术野显露良好，对腹腔脏器干扰小，但是行ePLND较为困难。

2）经腹腔途径：经腹腔入路提供了更大的操作空间及范围，对需行ePLND以及拟行更广泛的淋巴结清扫的患者较为适宜。

3）经会阴途径等其他入路：经会阴前列腺切除术需切断会阴中心腱打开坐骨直肠窝，此入路难以同时进行淋巴结清扫。此外，还有经膀胱入路、Monstouris入路等，但应用尚不广泛。

（2）手术方式

1）开放根治性前列腺切除术：开放根治性前列腺切除术（ORP）是RP的基础。由于前列腺解剖位置较深，该术式的手术视野的显露与微创手术相比不具明显优势，学习曲线相对较长。

2）腹腔镜及机器人辅助腹腔镜根治性切除切除术：腹腔镜根治性前列腺切除术（LRP）及机器人辅助腹腔镜根治性前列腺切除术（RALP）为国内外目前最常用的手术方式，该术式对患者创伤较小，学习曲线短。LRP及RALP与开放手术相比肿瘤学预后及功能性预后无明显差异[33,34]，应根据术者经验、当地医疗条件、患者健康状况及患者意愿等综合选择手术治疗方式。

3）保留NVB的适应证及方法：根治性前列腺切除术中保留NVB有助于改善患者的功能学预后，包括术后控尿及勃起功能的恢复，可在大部分局限性前列腺癌中施行，对于局限性低、中危前列腺癌，尽可能保留双侧NVB。前列腺癌包膜外侵犯是保留NVB手术的相对禁忌证，术中快速病检及术前mpMRI有助于判断[35,36]，在肿瘤控制的基础上尽可能保留单侧NVB。如果术中不能确定或高度怀疑前列腺肿瘤残留，应放弃保留NVB。另外，术后勃起功能的恢复还与患者年龄、术前勃起功能状况密切相关，对于要求保留勃起功能的患者，术前应做充分评估。

（3）手术并发症

1）根治性前列腺切除术并发症：根治性前列腺切除术围术期死亡率为0%～2.1%，并发症主要包括严重出血、直肠损伤、深部静脉血栓、肺栓塞、高碳酸血症、尿瘘、感染等；远期并发症主要包括术后尿失禁、勃起功能障碍、膀胱颈挛缩、尿道吻合口狭窄等。为了减少手术并发症的发生率，术前应充分评估手术风险、术中应注意解剖标志及确保正确的分离层面，在不影响肿瘤切除的前提下，尽可能保留功能性尿道长度、尿道括约肌及神经血管束。

2）盆腔淋巴结清扫相关并发症：根治性前列腺切除行盆腔淋巴结清扫的并发症发生率为20%左右，明显高于单纯RP[31]。多个临床研究证实并发症的发生率与清扫的范围[37]及腹盆腔粘连程度存在明显的相关性，常见的并发症为淋巴漏[38]及腹腔脏器损伤、血管损伤、淋巴囊肿等。

5.根治性前列腺切除术新辅助及辅助治疗

（1）新辅助治疗：新辅助治疗主要包括新辅助内分泌治疗、新辅助化疗等。新辅助内分泌治疗能够降低术后切缘阳性率、术后病理分期及淋巴结的阳性率，并达到缩小前列腺体积的目的。新辅助内分泌治疗时间一般为3～6个月甚至更长时间。但多项研究提示新辅助治疗不能改善患者疾病特异性生存率及总生存率[39]，因此不推荐作为常规的治疗选项。

（2）辅助治疗：辅助治疗是指前列腺癌根治性切除术后辅以内分泌治疗或放疗，目的是消灭术后瘤床的残余病灶、残余阳性淋巴结及其他部位的微小转移灶，以提高长期生存率[40]。

1）辅助内分泌治疗的适应证：术后病理淋巴结阳性，推荐辅助内分泌治疗（需适时联合辅助放疗）。病理淋巴结阳性早期辅助内分泌治疗能够改善10年肿瘤特异性生存率。前瞻性RCT研究结果显示，辅助内分泌治疗能够显著提高pN1患者肿瘤特异性生存率及总生存率[41]。即刻辅助内分泌治疗较延迟内分泌治疗能够显著改善pN1患者总生存率[42]。

2）辅助放疗的适应证：根治性前列腺切除术后具有pT3-4、淋巴结转移、切缘阳性等病理特征者，术后有较高的生化复发、临床进展风险和肿瘤特异性死亡率。推荐控尿恢复后接受辅助放疗，淋巴结阳性者术后同时即刻辅助内分泌治疗[43,44]。

6.随访原则及监测项目　根治性前列腺切除术后的随访意义在于及时评估疗效及预后，帮助患者更好应对病情的变化；应根据肿瘤危险程度分层、术后病理特征及辅助治疗方案制定个体化的随访策略。理想的RP后4～8周PSA应降至测不出水平，目前大部分研究仍以0.1ng/ml作为阈值；若PSA无法降至0.1ng/ml以下考虑可能的原因为肿瘤局部残留、术前存在肿瘤转移及残留良性前列腺组织等，需对患者进行重新评估并选择相应治疗方案，具体可参阅本指南五、治愈性治疗后前列腺癌复发的诊断与治疗相关内容。

PSA水平和DRE为常规随访项目。PSA检查建议术后3个月内每月查1次，如果PSA降至0.1ng/ml以下，1年内每3个月1次，如无进展1年后每6个月1次；DRE应每年检查1次，但如果术后PSA水平维持在0.2ng/ml以下可以暂不进行。同时，建议对前列腺根治性切除术后的功能学预后及生活质量进行随访。术后辅助内分泌治疗及辅助放疗的相关随访方案见本指南五、治愈性治疗后前列腺癌复发的诊断与治疗。

（四）根治性放射治疗

放射治疗又称放疗，是一种运用高能射线或放射性粒子杀伤肿瘤细胞的治疗手段，主要包括外放射治疗（EBRT）和近距离放射治疗（brachytherapy）。根治性放射治疗与RP一样，是局限性或局部进展性前列腺癌的治愈性治疗方式[45]。前瞻性随机对照临床研究发现两者治疗局限性前列腺癌患者的10年总生存率和肿瘤特异性生存无显著差异[45,46]。对于局部进展性前列腺癌，放疗联合内分泌治疗的循证学证据级别略优于单纯手术治疗，前者在局部进展性前列腺癌患者中普遍可选，而后者仅适用于部分严格选择的患者。根治性放疗和根治性手术治疗后患者生活质量和长期并发症无显著差异，在短期并发症方面，根治性手术易发生尿失禁和勃起功能障碍，根治性放疗易发生膀胱激惹和肠道功能异常[47]。

1.适应证及禁忌证

（1）适应证：低危和中危局限性前列腺癌患者可选择根治性外放疗，高危局限性及局部进展性前列腺癌患者可选择根治性外放疗联合内分泌治疗。

低危局限性前列腺癌患者可选择单纯近距离放射治疗－永久粒子植入治疗，其特殊适应证为：cT1b-T2a，N0，M0；ISUP 1级，穿刺阳性针数不超过50%或ISUP 2级，穿刺阳性针数不超过33%；初始PSA值＜10 ng/mL；前列腺体积小于50ml；IPSS评分小于12分且最大尿流率＞15 ml/s[48,49]。中危局限性前列腺癌患者可选择永久粒子植入联合内分泌治疗，高危局限性前列腺癌患者可选择永久粒子植入治疗联合外放疗和内分泌治疗。

中危局限性前列腺癌患者可选择暂时性粒子插植治疗联合外放疗，高危局限性前列腺癌患者可考虑接受暂时性粒子插植治疗联合外放疗和内分泌治疗。

（2）禁忌证

1）绝对禁忌证：①一般情况及全身重要脏器功能差；②共济失调性毛细血管扩张症（ataxia telangiectasia），此类患者对电离辐射极其敏感；③既往经尿道前列腺切除术（TURP）史，引起的前列腺体缺损很可能导致放射性粒子植入失败[50,51]，是近距离放射治疗的绝对禁忌证。

2）相对禁忌证：①患者既往有下尿路症状（LUTS），尤其是尿路梗阻症状；②炎症性肠病；③多次盆腔放疗及手术史；④前列腺腺体大于60ml为近距离放射治疗的相对禁忌证[51-53]。

2.治疗方式及患者选择　根治性放疗治疗方式多样，具体治疗方式和放射剂量需根据患者的具体病情行个体化治疗选择，肿瘤的危险度分层是主要参考指标之一。

（1）外放射治疗

1）调强放疗（IMRT）：既可以使高剂量区剂量分布的形状在三维方向上与靶区形状一致，又可以对射野内诸点的射线强度进行调整，使靶区内及表面的剂量处处相等；对肿瘤周边正常组织可做到剂量低，有利于提高疗效、降低损伤。若结合影像引导放疗技术（IGRT），则治疗的精准度将会更高[54]。在IMRT过程中，脏器的位移既关系到对肿瘤杀伤的效果，又涉及到治疗相关的并发症，而IGRT技术可以实时显示脏器的位移，并作相应修正，从而增加治疗的精准度。

2）立体定向放疗（SBRT）：利用立体定向装置（CT、MRI和DSA等影像设备和三维重建技术），准确确定病变和邻近重要器官的位置和范围，利用三维治疗计划系统，确定X射线的方向，精确计算出一个优化分割病变和邻近重要器官的剂量分布计划。

3）三维适形放疗（3D-CRT）：采用立体定向技术，在三维空间上照射野与肿瘤靶区形状一致，结果类似分次立体定向放疗。由于剂量、疗效和安全性等因素，3D-CRT在前列腺癌根治性放疗中的应用有限。

（2）近距离放射治疗：近距离放射治疗包括腔内照射、组织间照射等，是将放射源密封后直接放入人体的天然腔内或放入被治疗的组织内进行照射。前列腺癌近距离放射治疗包括暂时性粒子插植治疗和永久粒子植入治疗，后者较为常用。目前的临床证据显示，对于适合的患者，近距离放射治疗与外放疗的治疗效果相仿。

行粒子植入治疗的所有患者在手术前均应制订治疗计划，根据三维治疗计划系统给出预期的剂量分布。通常先用TRUS确定前列腺体积，再根据TRUS所描绘的前列腺轮廓和横断面来制订治疗计划。术中应利用经直肠实时超声来指导操作，随时调整因植入针的偏差而带来的剂量分布的改变。需要指出的是，前列腺靶区处方剂量所覆盖的范围应包括前列腺及其周边3～8mm的范围。因此，前列腺靶区大约是实际前列腺体积的1.75倍[51]。

永久粒子植入治疗常用125碘（^{125}I）和103钯（^{103}Pd），半衰期分别为60天和17天。暂时性粒子插植治疗常用192铱（^{192}Ir）。对单纯近距离放射治疗的患者，^{125}I的处方剂量为144Gy，^{103}Pd为115～120Gy；联合外放疗者，外放疗的剂量为40～50Gy，而^{125}I和^{103}Pd的照射剂量分别调整为100～110Gy和80～90Gy。

患者行粒子植入治疗后通常应用CT进行剂量学评估。粒子植入后过早进行CT检查会由于前列腺水肿和出血而显示前列腺体积增大，此时做出的剂量学评估会低估前列腺所受剂量。因此，建议粒子植入后4周行剂量学评估。如果发现有低剂量区，应及时作粒子补充再植；如果发现大范围低剂量区，则可以考虑外放疗。

（3）质子治疗：理论上质子治疗相较于其他放疗治疗具有明显的优势，但在前列腺癌的治疗中，关于质子治疗的研究相对缺乏，仅有的少数研究也未发现质子治疗相比于传统外放疗可以给患者带来更好的生存获益或者生活质量[55,56]。因此，质子治疗暂时不作为局限性前列腺癌的常规治疗推荐。

3.并发症及处理　外放射治疗常见急性期并发症包括尿频、尿急、夜尿增多、血尿、腹泻、下坠感、里急后重、便血、肛周皮肤糜烂等，一般放疗结束数周后上述症状基本消失，是可逆的病理变化（急性放射性损伤分级标准详见表3-10）[57,58]。外放射治疗迟发并发症最明显的是直肠出血，但严重影响生活、需外科治疗的直肠出血发生率不足1%。其他可能出现的并发症如出血性膀胱炎，一般经非手术治疗后改善[57,58]（晚期放射性损伤分级标准详见表3-11）。

外放疗引起的并发症与单次剂量、总剂量、放疗方案和照射体积有关。自开展适形放疗及调强适形放疗后，并发症发生率明显降低，特别是应用图像引导的精准放疗后，严重的并发症极少出现。与手术治疗相比，放疗很少引起尿失禁、尿道狭窄，对勃起功能的影响也小于手术治疗。放疗有二次致癌的风险，回顾性研究显示前列腺癌放疗能增加患者发生直肠癌和膀胱癌的风险。直肠癌患病风险较未行放疗的患者提高1.7倍；膀胱癌患病风险与健康人相比提高2.34倍，但这些小概率不良事件不影响前列腺癌患者对放疗的选择[57,58]。

与外放疗相似，近距离放射治疗并发症主要涉及尿路、直肠和勃起功能等方面。近距离放射治疗的短期并发症包括尿频、尿急、尿痛、夜尿增多等尿路刺激症状，排尿困难，大便次数增多及里急后重等直肠刺激症状，直肠炎（轻度便血、肠溃疡甚至前列腺直肠瘘）等。远期并发症以慢性尿潴留、尿道狭窄、尿失禁为常见[59]。

4.根治性放疗联合雄激素剥夺治疗（ADT）　多项临床研究证实，对中、高危局限性前列腺癌患者及局部进展性前列腺癌患者，根治性放疗联合ADT相比于单纯根治性放疗，显著提高患者的无复发生存期[60-63]。EAU指南推荐中危患者可选择联合ADT治疗，对于高危及局部进展的患者推荐放疗联合ADT。目前推荐：中危患者联合短程ADT治疗，治疗时间4～6个月；高危及局部进展性患者联合长程ADT治疗，治疗时间2～3年。值得注意的是，联合使用ADT在提升疗效的同时，亦会增加药物相关不良反应的发生及严重程度[64]。

5.随访原则及监测项目　随访目的包括评估前列腺癌治疗的效果和监测治疗的并发症等。随访项目包括临床随访、监测PSA水平、影像学检查（骨扫描、CT/MRI及PET-CT等）及影像学引导穿刺活检、治疗相关并发症和生活质量的评估等[65-68]。一般在治疗后2年内每3个月随访1次；2年后每6个月随访1次；5年后每年随访1次。如发现随访异常，必要时缩短随访间隔，详见本指南八、前列腺癌患者随访管理相关内容。

（五）其他治疗

除前列腺癌根治术和根治性放射治疗，一些低侵袭性治疗也成为临床局限性前列腺癌的治疗选择[69-77]，如前列腺冷冻消融（CSAP）、高能聚焦超声（HIFU）、不可逆电穿孔（IRE）、组织内肿瘤射频消融（RITA）、光动力治疗（PDT）等。近10年来，影像引导下靶向前列腺癌肿瘤区域的低侵袭性局灶治疗应用逐年增多[78]。相较于前列腺癌根治术和根治性放射治疗，这些低侵袭性治疗方式对临床局限性前列腺癌的治疗效果还需要更多的临床研究以评估远期疗效和安全性。

1.类型及特点

（1）前列腺冷冻消融（CSAP）：CSAP通过前列腺治疗区域细胞内外冰晶形成、渗透压/pH改变及微血管损伤，导致细胞凋亡和坏死，以及继发免疫反应引起肿瘤免疫杀伤，已成为局限性前列腺癌可选择的治疗方式之一[69-72]。

1）CSAP适应证

①初治的局限性前列腺癌[69-71]：预期寿命＜10年的局限性前列腺癌患者，或由于其他原因不适合行RP治疗的局限性前列腺癌患者；血清PSA＜20 ng/ml；Gleason评分≤7；前列腺体积≤40 ml（以保证有效的冷冻范围），如前列腺体积＞40ml，先行新辅助内分泌治疗使腺体缩小；对于预期寿命大于10年的患者，须告知目前此术式尚缺乏远期疗效相关数据。

②挽救性前列腺癌局部治疗：用于前列腺癌放疗后局部复发的挽救性治疗[79]。

③前列腺癌局灶冷冻消融：其适应证目前尚无统一标准，大部分专家认为需满足以下条件[80]。①单病灶或多病灶的中危前列腺癌；②穿刺方法为影像引导下经会阴系统穿刺联合靶向穿刺；③治疗边界超过已知肿瘤边界5mm；④前列腺体积和患者年龄不是决定条件；⑤仅治疗主要病灶（dominant index lesion），而非主要病灶可以密切监测。

2）CSAP疗效：CSAP治疗局灶性前列腺癌的5年生化无复发率、3年无病生存率与RP/EBRT治疗无统计学差异[81]。局灶冷冻消融与RP/EBRT治疗临床局限性前列腺癌患者的3年无生化复发率亦无统计学意义[81]。但这些研究的一致性较差，生化复发的标准也不统一，研究结果循证学依据级别不高。

3）CSAP并发症：CSAP患者的1年尿失禁率显著低于RP，与EBRT之间没有统计学差异；CSAP患者的1年勃起功能障碍率与RP相似（0%～40%），但尚无研究比较CSAP与EBRT的差异[81]。CSAP术后尿道狭窄的发生率明显低于RP[80]。其他并发症包括会阴部水肿、尿路感染、组织脱落、盆腔疼痛、尿潴留等。前列腺癌局灶冷冻消融治疗的开展，使CSAP并发症发生率显著下降，最常见的并发症为尿路感染和会阴水肿[82,83]。

（2）前列腺癌高能聚焦超声（HIFU）：HIFU是利用超声发生器发射高能超声波，将能量聚焦在病变组织区域，使温度高于65℃，通过机械，热和气蚀效应，达到肿瘤组织发生凝固性坏死目的[73]。

1）HIFU适应证：与CSAP类似，主要适用于中低危局限性前列腺癌患者。对于预期寿命大于10年的患者，须告知目前此术式尚缺乏远期疗效数据。

2）HIFU疗效：HIFU的3～5年无进展生存率为63%～87%，但大部分研究的中位随访时间12～24个月[84]。比较HIFU与RP/EBRT治疗临床局限性前列腺癌的治疗效果[81]，HIFU患者的1年无生化复发率显著高于EBRT，但二者之间的5年无生化复发率差异无统计学意义；HIFU患者的1年疾病无进展生存率显著低于EBRT，但二者的3年疾病无进展生存率差异无统计学意义。

3）HIFU并发症[81,85]：HIFU并发症发生率较低，最常见的并发症包括排尿困难（22%～30%），急性尿潴留（2%～24%），尿道组织脱落（22%）和尿路感染（17%）。HIFU患者的1年尿失禁率显著低于RP，尿道狭窄的发生率高于EBRT。

（3）前列腺癌不可逆电穿孔（IRE）：IRE通过在组织上产生短而强烈的电场脉冲来实现细胞的杀伤，电场的变化引起细胞膜上纳米孔的形成，最终通过细胞凋亡导致细胞的不稳定和死亡[86]。

1）IRE适应证：与CSAP或HIFU类似，主要适用于中低危前列腺癌患者。

对于预期寿命大于10年的患者，须告知目前此术式尚缺乏远期疗效相关数据。

2）IRE疗效：研究显示[87-89]，IRE术后6个月消融区域肿瘤检出率16%～25%。目前关于IRE的研究循证医学证据级别不高，尚无长期随访对照研究结果。

3）IRE的并发症：最常见的并发症为：血尿（15%～18%），尿路感染（8%～15%），排尿困难（4%～15%），尿潴留（6%～22%）[87-89]。IRE与RP相比，其尿失禁和勃起功能障碍的发生率明显降低[90]，主要原因为IRE是非热能消融方法，对血管神经周围组织损伤程度明显低于前列腺腺体组织[91]。

2.随访原则及监测项目

（1）低侵袭性治疗的随访原则：评估肿瘤治疗疗效和并发症，以及为患者提供心理健康辅导。

（2）随访监测项目主要包括：PSA、DRE检查和前列腺MRI或超声造影检查。术后1个月PSA和影像学评估肿瘤治疗疗效，然后术后每3个月～6个月随访，3年后每年随访。骨扫描与其他影像学检查不推荐作为无特殊症状患者的常规随访手段。如DRE阳性或血清PSA持续升高，行盆腔MRI以及骨扫描；存在骨痛，不论PSA水平，应行骨扫描。如需确诊前列腺原发病灶是否复发，建议应用影像引导下前列腺系统穿刺联合靶向穿刺，以指导后续治疗选择。

1）血清PSA水平：目前尚无统一的标准定义低侵袭性治疗术后生化复发。目前大部分专家推荐斯图加特标准（Stuttgart criteria），即PSA相较于最低点升高1.2 ng/ml作为HIFU治疗后的生化复发[92]。

2）DRE：DRE被用于判断是否存在前列腺癌局部复发，在低侵袭性治疗后如果前列腺区有新出现的结节时应该怀疑局部复发，结合前列腺mpMRI或超声影像，以及PSA变化，决定是否穿刺活检病理检查。

3）前列腺mpMRI、超声造影或PET/CT扫描：前列腺mpMRI检查对早期发现前列腺癌局部复发病灶具有重要价值。对于不适合MRI检查的前列腺癌患者，可以考虑超声造影检查代替MRI检查。PET/CT扫描能够发现局部进展和远处转移，68Ga-PSMA PET/CT检查敏感性和特异性优于传统影像学检查。

4）影像引导下前列腺靶向和系统穿刺病理活检：影像引导下前列腺靶向和系统穿刺病理活检不作为常规随访手段，建议低侵袭性治疗后一年应用穿刺活检作为评估治疗疗效的标准。穿刺活检是临床证实前列腺局部复发的依据，生化复发、DRE发现局部结节或影像学检查发现可疑病灶时建议行前列腺穿刺活检。

推荐意见	证据级别	推荐强度
对前列腺癌患者(特别是70岁以上者)的预期寿命、健康状态进行个体化评估	—	强
应向前列腺癌患者告知治疗方式的选择以延长生命为主要目的,不同的治疗方式均存在相应的不良反应	—	强
对临床低危型及部分中危型(Gleason4级小于10%)前列腺癌患者选择施行主动监测(AS),并告知患者主动监测的内容及在过程中可能更改治疗方式	—	强
可对无症状的预期寿命小于10年或不适合行积极治疗的局限性前列腺癌患者施行等待观察(WW)	—	强
应向前列腺癌患者告知不同手术方式(开放,腹腔镜或机器人辅助腹腔镜)在肿瘤学和功能性预后方面没有显著的差异	—	强
在充分知情的情况下,应用根治性前列腺切除术等局部治疗替代主动监测作为低危型前列腺癌患者的治疗方法	—	弱
应用根治性前列腺切除术治疗预期寿命大于10年的中危型前列腺癌患者	—	强
对预期寿命大于10年的高危局限性前列腺癌患者施行以根治性前列腺切除术作为组成部分的综合治疗	—	强
对高度选择适当的局部进展期前列腺癌患者施行以根治性前列腺切除术作为组成部分的综合治疗	—	强
不建议对存在前列腺包膜外侵犯风险的局限性前列腺癌患者施行保留神经的前列腺根治性切除术(基于临床分期、病理分级、量表及mPMRI评估)	—	强
不建议对低危型前列腺癌患者施行盆腔淋巴结清扫,建议对淋巴结阳性风险大于5%的中危型前列腺癌患者施行扩大盆腔淋巴结清扫,建议对高危型前列腺癌患者施行扩大盆腔淋巴结清扫	—	强
对经评估需要盆腔淋巴结清扫的患者施行扩大淋巴结清扫术(ePLND)	—	强
不建议对根治性前列腺切除术常规行新辅助内分泌治疗	—	强
不建议对根治性前列腺切除术后pN0的患者行辅助内分泌治疗	—	强
建议对根治性前列腺切除术后病理pT3pN0且切缘阳性,和/或精囊侵犯的患者施行辅助外放射治疗	—	强
建议对根治性前列腺切除术后pN1的患者行辅助内分泌治疗,并可选择性加用辅助外放射治疗	—	弱
给予符合适应证的低危前列腺癌患者永久粒子植入治疗	—	强
对低危前列腺癌患者给予总剂量为74~80Gy的外放疗或进行中度大分割放疗(4周内60Gy/20fx或 6周内70 Gy/28 fx),无需联合ADT治疗	—	强
给予符合适应证的中危前列腺癌患者永久粒子植入治疗	—	强
对中危前列腺癌患者给予总剂量为76~78Gy的外放疗或进行中度大分割放疗(4周内60Gy/20fx或 6周内70 Gy/28 fx),联合短程新辅助加同期ADT(4~6个月)治疗	—	强
对于拒绝ADT治疗的高危前列腺癌患者,可采用增强剂量的外放疗(76~80Gy)或者外放疗联合粒子植入(永久植入或暂时性植入)	—	弱
对高危前列腺癌患者给予总剂量为76~78Gy的外放疗,联合长程ADT(24~36个月)治疗	—	强
对局部进展期前列腺癌患者给予外放疗联合粒子植入治疗(永久植入或暂时性植入),联合长程ADT(24~36个月)治疗	—	弱
低侵袭性治疗为局限性前列腺癌可选择的治愈型治疗方法,目前证据尚不足以支持其成为标准治疗	2b	—
目前尚无低侵袭治疗对比根治性手术或放疗治疗局限性前列腺癌的长期随访结果	3	—
前列腺特异性抗原术后最低点可能是低侵袭治疗的预后预测指标	3	—
低侵袭性治疗为局限性前列腺癌有前景的治疗方法,但需要更多的研究探讨其长期疗效,复发及再次治疗标准	3	—

参 考 文 献

[1] Schröder FH, et al. Screening and prostate cancer mortality: results of the European Randomised Study of Screening for Prostate Cancer (ERSPC) at 13 years of follow-up. The Lancet, 2014, 384 (9959): 2027-2035.

[2] Bill-Axelson A, et al. Radical prostatectomy versus watchful waiting in early prostate cancer. N Engl J Med, 2011, 364 (18): 1708-1717.

[3] Administration SS. Period Life Table, 2013, [cited 2018 June 11].

[4] Organization WH. Life Tables By Country. [cited 2018 June 11].

[5] Studenski S, et al. Gait speed and survival in older adults. JAMA, 2011, 305 (1): 50-58.

[6] Droz JP, et al. Management of Prostate Cancer in Elderly Patients: Recommendations of a Task Force of the International Society of Geriatric Oncology. Eur Urol, 2017, 72 (4): 521-531.

[7] Bellera CA, et al. Screening older cancer patients: first evaluation of the G-8 geriatric screening tool. Ann Oncol, 2012, 23 (8): 2166-2172.

[8] Albertsen PC, et al. Impact of comorbidity on survival among men with localized prostate cancer. J Clin Oncol, 2011, 29 (10): 1335-1341.

[9] Groome PA, et al. Assessing the impact of comorbid illnesses on death within 10 years in prostate cancer treatment candidates. Cancer, 2011, 117 (17): 3943-3952.

[10] Charlson ME, et al. A new method of classifying prognostic comorbidity in longitudinal studies: Development and validation. Journal of Chronic Diseases, 1987, 40 (5): 373-383.

[11] Blanc-Bisson C, et al. Undernutrition in elderly patients with cancer: target for diagnosis and intervention. Crit Rev Oncol Hematol, 2008, 67 (3): 243-254.

[12] Robinson TN, et al. Preoperative cognitive dysfunction is related to adverse postoperative outcomes in the elderly. J Am Coll Surg, 2012, 215 (1): 12-7; discussion 17-18.

[13] Stineman MG, et al. All-cause 1-, 5-, and 10-year mortality in elderly people according to activities of daily living stage. J Am Geriatr Soc, 2012, 60 (3): 485-492.

[14] Carter HB, et al. Expectant management of prostate cancer with curative intent: an update of the Johns Hopkins experience. J Urol, 2007, 178 (6): 2359-2364; discussion 2364-2365.

[15] Klotz L, et al. Long-term follow-up of a large active surveillance cohort of patients with prostate cancer. J Clin Oncol, 2015, 33 (3): 272-277.

[16] Loeb S, et al. Five-year nationwide follow-up study of active surveillance for prostate cancer. Eur Urol, 2015, 67 (2): 233-238.

[17] Feliciano J, et al. The incidence of fluoroquinolone resistant infections after prostate biopsy—are fluoroquinolones still effective prophylaxis? J Urol, 2008, 179 (3): 952-955; discussion 955.

[18] Bruinsma SM, et al. Expert consensus document: Semantics in active surveillance for men with localized prostate cancer-results of a modified Delphi consensus procedure. Nat Rev Urol, 2017, 14 (5): 312-322.

[19] Dall'Era MA, et al. Active surveillance for prostate cancer: a systematic review of the literature. Eur Urol, 2012, 62 (6): 976-983.

[20] Klotz L, et al. Clinical results of long-term follow-up of a large, active surveillance cohort with localized prostate cancer. J Clin Oncol, 2010, 28 (1): 126-131.

[21] Klotz L. Point: Active Surveillance for Favorable Risk Prostate Cancer. Journal of the National Comprehensive Cancer Network, 2007, 5 (7): 693-698.

[22] Ross AE, et al. Prostate-specific antigen kinetics during follow-up are an unreliable trigger for intervention in a prostate cancer surveillance program. J Clin Oncol, 2010, 28 (17): 2810-2816.

[23] Nassiri N, et al. Targeted Biopsy to Detect Gleason Score Upgrading during Active Surveillance for Men with Low versus Intermediate Risk Prostate Cancer. J Urol, 2017, 197 (3 Pt 1): 632-639.

[24] Bill-Axelson A, et al. Radical Prostatectomy or Watchful Waiting in Prostate Cancer-29-Year Follow-up. N Engl J Med, 2018, 379 (24): 2319-2329.

[25] Lei JH, et al. Systematic review and meta-analysis of the survival outcomes of first-line treatment options in high-risk prostate cancer. Sci Rep, 2015, 5 (7713. ★

[26] Johansson E, et al. Time, symptom burden, androgen deprivation, and self-assessed quality of life after radical prostatectomy or watchful waiting: the Randomized Scandinavian Prostate Cancer Group Study Number 4 (SPCG-4) clinical trial. Eur Urol, 2009, 55 (2): 422-430.

[27] Studer UE, et al. Using PSA to guide timing of androgen deprivation in patients with T0-4 N0-2 M0 prostate cancer not suitable for local curative treatment (EORTC 30891). Eur Urol, 2008, 53 (5): 941-949.

[28] Yossepowitch O, et al. Radical prostatectomy for clinically localized, high risk prostate cancer: critical analysis of risk assessment methods. J Urol, 2007, 178 (2): 493-499; discussion 499.

[29] Bastian PJ, et al. Clinical and pathologic outcome after

radical prostatectomy for prostate cancer patients with a preoperative Gleason sum of 8 to 10. Cancer, 2006, 107（6）: 1265-1272.

［30］Chalouhy C, et al. Current controversies on the role of lymphadenectomy for prostate cancer. Urol Oncol, 2019, 37（3）: 219-226.

［31］Fossati N, et al. The Benefits and Harms of Different Extents of Lymph Node Dissection During Radical Prostatectomy for Prostate Cancer: A Systematic Review. Eur Urol, 2017, 72（1）: 84-109.

［32］Engel J, et al. Survival benefit of radical prostatectomy in lymph node-positive patients with prostate cancer. Eur Urol, 2010, 57（5）: 754-761.

［33］Nyberg M, et al. Functional and Oncologic Outcomes Between Open and Robotic Radical Prostatectomy at 24-month Follow-up in the Swedish LAPPRO Trial. Eur Urol Oncol, 2018, 1（5）: 353-360.

［34］Coughlin GD, et al. Robot-assisted laparoscopic prostatectomy versus open radical retropubic prostatectomy: 24-month outcomes from a randomised controlled study. Lancet Oncol, 2018, 19（8）: 1051-1060.

［35］Beyer B, et al. A feasible and time-efficient adaptation of NeuroSAFE for da Vinci robot-assisted radical prostatectomy. Eur Urol, 2014, 66（1）: 138-144.

［36］Rud E, et al. Does preoperative magnetic resonance imaging reduce the rate of positive surgical margins at radical prostatectomy in a randomised clinical trial? Eur Urol, 2015, 68（3）: 487-496.

［37］Ploussard G, et al. Pelvic lymph node dissection during robot-assisted radical prostatectomy: efficacy, limitations, and complications-a systematic review of the literature. Eur Urol, 2014, 65（1）: 7-16.

［38］Briganti A, et al. Complications and other surgical outcomes associated with extended pelvic lymphadenectomy in men with localized prostate cancer. Eur Urol, 2006, 50（5）: 1006-1013.

［39］Hussain M, et al. Phase III Intergroup Trial of Adjuvant Androgen Deprivation With or Without Mitoxantrone Plus Prednisone in Patients With High-Risk Prostate Cancer After Radical Prostatectomy: SWOG S9921. J Clin Oncol, 2018, 36（15）: 1498-1504.

［40］Bandini M, et al. Neoadjuvant and adjuvant treatment in high-risk prostate cancer. Expert Rev Clin Pharmacol, 2018, 11（4）: 425-438.

［41］Ghavamian R, et al. Radical retropubic prostatectomy plus orchiectomy versus orchiectomy alone for pTxN＋ prostate cancer: a matched comparison. J Urol, 1999, 161（4）: 1223-7; discussion 1227-1228.

［42］Messing EM, et al. Immediate versus deferred androgen deprivation treatment in patients with node-positive prostate cancer after radical prostatectomy and pelvic lymphadenectomy. Lancet Oncol, 2006, 7（6）: 472-479.

［43］Bolla M, et al. Postoperative radiotherapy after radical prostatectomy for high-risk prostate cancer: long-term results of a randomised controlled trial（EORTC trial 22911）. Lancet, 2012, 380（9858）: 2018-2027.

［44］Thompson IM, et al. Adjuvant and salvage radiotherapy after prostatectomy: AUA/ASTRO Guideline. J Urol, 2013, 190（2）: 441-449.

［45］Wallis CJD, et al. Survival and Complications Following Surgery and Radiation for Localized Prostate Cancer: An International Collaborative Review. Eur Urol, 2018, 73（1）: 11-20.

［46］Wallis CJD, et al. Surgery Versus Radiotherapy for Clinically-localized Prostate Cancer: A Systematic Review and Meta-analysis. Eur Urol, 2016, 70（1）: 21-30.

［47］Lardas M, et al. Quality of Life Outcomes after Primary Treatment for Clinically Localised Prostate Cancer: A Systematic Review. Eur Urol, 2017, 72（6）: 869-885.

［48］Ash D, et al. ESTRO/EAU/EORTC recommendations on permanent seed implantation for localized prostate cancer. Radiotherapy and Oncology, 2000, 57（3）: 315-321.

［49］Martens C, et al. Relationship of the International Prostate Symptom score with urinary flow studies, and catheterization rates following 125I prostate brachytherapy. Brachytherapy, 2006, 5（1）: 9-13.

［50］Legare F, et al. Interventions for improving the adoption of shared decision making by healthcare professionals. Cochrane Database Syst Rev, 2014, 9: CD006732.

［51］Davis BJ, et al. American Brachytherapy Society consensus guidelines for transrectal ultrasound-guided permanent prostate brachytherapy. Brachytherapy, 2012, 11（1）: 6-19.

［52］Sanda MG, et al. Quality of life and satisfaction with outcome among prostate-cancer survivors. N Engl J Med, 2008, 358（12）: 1250-1261.

［53］Pham YD, et al. Outcomes for prostate glands ＞60 cc treated with low-dose-rate brachytherapy. Brachytherapy, 2016, 15（2）: 163-168.

［54］Ling CC, et al. From IMRT to IGRT: frontierland or neverland? Radiother Oncol, 2006, 78（2）: 119-122. ★

［55］Zietman AL, et al. Randomized trial comparing conventional-dose with high-dose conformal radiation therapy in early-stage adenocarcinoma of the prostate: long-term results from proton radiation oncology group/american college of radiology 95-09. J Clin Oncol, 2010, 28（7）: 1106-1111.

［56］Gray PJ, et al. Patient-reported outcomes after

3-dimensional conformal, intensity-modulated, or proton beam radiotherapy for localized prostate cancer. Cancer, 2013, 119 (9): 1729-1735.

[57] Matzinger O, et al. Acute toxicity of curative radiotherapy for intermediate-and high-risk localised prostate cancer in the EORTC trial 22991. Eur J Cancer, 2009, 45 (16): 2825-2834.

[58] Matta R, et al. Pelvic Complications After Prostate Cancer Radiation Therapy and Their Management: An International Collaborative Narrative Review. Eur Urol, 2019, 75 (3): 464-476.

[59] Hoskin PJ, et al. High dose rate brachytherapy in combination with external beam radiotherapy in the radical treatment of prostate cancer: initial results of a randomised phase three trial. Radiother Oncol, 2007, 84 (2): 114-120.

[60] Bolla M, et al. External irradiation with or without long-term androgen suppression for prostate cancer with high metastatic risk: 10-year results of an EORTC randomised study. The Lancet Oncology, 2010, 11 (11): 1066-1073.

[61] Pilepich MV, et al. Androgen suppression adjuvant to definitive radiotherapy in prostate carcinoma—long-term results of phase III RTOG 85-31. Int J Radiat Oncol Biol Phys, 2005, 61 (5): 1285-1290.

[62] D'Amico AV, et al. Androgen suppression and radiation vs radiation alone for prostate cancer: a randomized trial. JAMA, 2008, 299 (3): 289-295.

[63] Denham JW, et al. Short-term neoadjuvant androgen deprivation and radiotherapy for locally advanced prostate cancer: 10-year data from the TROG 96. 01 randomised trial. The Lancet Oncology, 2011, 12 (5): 451-459.

[64] Nguyen PL. Rethinking the Balance of Risk and Benefit of Androgen Deprivation Therapy for Intermediate-Risk Prostate Cancer. Int J Radiat Oncol Biol Phys, 2016, 94 (5): 975-977.

[65] Ray ME, et al. PSA nadir predicts biochemical and distant failures after external beam radiotherapy for prostate cancer: a multi-institutional analysis. Int J Radiat Oncol Biol Phys, 2006, 64 (4): 1140-1150.

[66] Roach M, et al. Defining biochemical failure following radiotherapy with or without hormonal therapy in men with clinically localized prostate cancer: recommendations of the RTOG-ASTRO Phoenix Consensus Conference. Int J Radiat Oncol Biol Phys, 2006, 65 (4): 965-974.

[67] De Visschere PJL, et al. A Systematic Review on the Role of Imaging in Early Recurrent Prostate Cancer. Eur Urol Oncol, 2019, 2 (1): 47-76.

[68] Hofman MS, et al. Prostate-specific Membrane Antigen PET: Clinical Utility in Prostate Cancer, Normal Patterns, Pearls, and Pitfalls. Radiographics, 2018, 38 (1): 200-217.

[69] Fahmy WE, et al. Cryosurgery for prostate cancer. Arch Androl, 2003, 49 (5): 397-407.

[70] Rees J, Patel B, MacDonagh R, et al. Cryosurgery for prostate cancer. BJU Int, 2004, 93 (6): 710-714.

[71] Han KR, et al. Third-generation cryosurgery for primary and recurrent prostate cancer. BJU Int, 2004, 93 (1): 14-18. ★

[72] Beerlage HP, et al. Current status of minimally invasive treatment options for localized prostate carcinoma. Eur Urol, 2000, 37 (1): 2-13.

[73] Madersbacher S, et al. High-energy shockwaves and extracorporeal high-intensity focused ultrasound. J Endourol, 2003, 17 (8): 667-672.

[74] Luo J, et al. Efficacy of extracorporeal ultrasound-guided high intensity focused ultrasound: An evaluation based on controlled trials in China. Int J Radiat Biol, 2015, 91 (6): 480-485. ★

[75] Li LY, et al. Comparison of penile size and erectile function after high-intensity focused ultrasound and targeted cryoablation for localized prostate cancer: a prospective pilot study. J Sex Med, 2010, 7 (9): 3135-3142. ★

[76] Li LY, et al. Prospective comparison of five mediators of the systemic response after high-intensity focused ultrasound and targeted cryoablation for localized prostate cancer. BJU Int, 2009, 104 (8): 1063-1067. ★

[77] Dong S, et al. First Human Trial of High-Frequency Irreversible Electroporation Therapy for Prostate Cancer. Technol Cancer Res Treat, 2018, 171533033818789692. ★

[78] Ward JF, et al. Focal cryotherapy for localized prostate cancer: a report from the national Cryo On-Line Database (COLD) Registry. BJU Int, 2012, 109 (11): 1648-1654.

[79] Li YH, et al. Salvage focal prostate cryoablation for locally recurrent prostate cancer after radiotherapy: initial results from the cryo on-line data registry, Prostate, 2015; 75 (1): 1-7. ★

[80] Donaldson IA, et al. Focal therapy: patients, interventions, and outcomes—a report from a consensus meeting. Eur Urol, 2015, 67 (4): 771-777.

[81] Ramsay CR, et al. Ablative therapy for people with localised prostate cancer: a systematic review and economic evaluation. Health Technol Assess, 2015, 19 (49): 1-490.

[82] 董柏君, 等. 靶向冷冻消融治疗局限性前列腺癌的临床研究. 中华泌尿外科杂志, 2016, 37 (10): 754-757.

［83］董柏君，等．影像联合穿刺病理指导下靶向冷冻消融治疗局限性前列腺癌的临床应用．中华泌尿外科杂志，2017，38（6）：457-460．

［84］Aus G．Current status of HIFU and cryotherapy in prostate cancer—a review．Eur Urol，2006，50（5）：927-934；discussion 934．

［85］Yu T，et al．Adverse events of extracorporeal ultrasound-guided high intensity focused ultrasound therapy．PLoS One，2011，6（12）：e26110．★

［86］van den Bos W，et al．Histopathological Outcomes after Irreversible Electroporation for Prostate Cancer：Results of an Ablate and Resect Study．J Urol，2016，196（2）：552-559．

［87］van den Bos W，et al．Focal irreversible electroporation as primary treatment for localized prostate cancer．BJU Int，2018，121（5）：716-724．

［88］Murray KS，et al．Pilot Study to Assess Safety and Clinical Outcomes of Irreversible Electroporation for Partial Gland Ablation in Men with Prostate Cancer．J Urol，2016，196（3）：883-890．

［89］Valerio M，et al．Initial assessment of safety and clinical feasibility of irreversible electroporation in the focal treatment of prostate cancer．Prostate Cancer Prostatic Dis，2014，17（4）：343-347．

［90］Scheltema MJ，et al．Pair-matched patient-reported quality of life and early oncological control following focal irreversible electroporation versus robot-assisted radical prostatectomy．World J Urol，2018，36（9）：1383-1389．

［91］Ting F，et al．Focal irreversible electroporation for prostate cancer：functional outcomes and short-term oncological control．Prostate Cancer Prostatic Dis，2016，19（1）：46-52．★

［92］Blana A，et al．High-intensity focused ultrasound for prostate cancer：comparative definitions of biochemical failure．BJU Int，2009，104（8）：1058-1062．

五、治愈性治疗后前列腺癌复发的诊断与治疗

前列腺癌治愈性治疗包括RP和RT，其目的是彻底去除前列腺肿瘤组织。但由于恶性肿瘤的生物学特性及局灶残留、远处微转移等原因，前列腺癌治愈性治疗后同样存在复发的可能。治愈性治疗后复发包括生化复发、局部复发及远处转移，其治疗目的是延长患者生存期、改善生活质量并减少相关并发症。

（一）治愈性治疗后复发的定义及诊断

1.生化复发（BCR）的定义及诊断 前列腺癌根治性治疗后27%～53%的患者会发生生化复发[1,2]，诊断生化复发应排除局部复发或全身转移。生化复发是前列腺癌发生局部复发和远处转移的前兆[2]。

（1）RP后BCR的定义：RP后PSA值一般可降至0.2ng/ml以下，如果连续两次随访PSA值回升至0.2ng/ml以上并有上升趋势，定义为RP后PSA复发（PSA Recurrence）或BCR。若RP后PSA值未能降至0.2ng/ml以下，则称为PSA持续（PSA Persistence），其处理原则同PSA复发（BCR）。

（2）前列腺根治性放疗后生化复发的定义：PSA值高于放疗后最低点 2 ng/ml 时定义为放疗后生化复发，无论有无同时采用其他治疗手段，也无论放疗后PSA最低值是多少。

2.局部复发的定义及诊断

（1）RP后的局部复发：判断RP后是否出现局部复发主要依赖于影像学检查。mpMRI是目前检测评估前列腺癌局部复发的推荐方法，采用经直肠线圈的mpMRI检查PSA＞0.5g/ml的患者时敏感性可达94%，特异性45%[3]，且在PSA＜1 ng/ml时敏感性高于[11]C-胆碱PET/CT[4]，可作为判断局部复发的首选影像学检查。局部复发的常见部位是尿道膀胱吻合口、原精囊后方及局部淋巴结[5]，但吻合口活检的阳性率较低，尤其当PSA＜1 ng/ml时[6]，因此不推荐常规行吻合口活检。对于PSA＜0.5ng/ml的患者，PSMA PET/CT是检测局部复发的较好选择，检出率为15%～58%，且30.2%患者因此调整了治疗方案[7,8]。当影像学提示局部复发，对病灶进行穿刺活检以取得病理结果是可选的诊断手段之一。

（2）前列腺根治性放疗后的局部复发

1）定义：放疗后18个月以上前列腺穿刺活检发现有癌细胞，同时伴有PSA上升，而CT、MRI、骨扫描或其他影像学检查未发现转移证据。

2）诊断：局部复发须经穿刺活检确诊。TRUS对局部复发的检出率较低，mpMRI是评估局部复发情况的首选检查[6,9]，有条件者可在系统性穿刺活检的基础上，经mpMRI图像引导行可疑复发灶的靶向穿刺。PET-CT、PET-MRI、PSMA PET/CT均是可选的影像学检查[10]，这些检查在局部复发的诊断方面与mpMRI的优劣对比尚无定论。

3.远处转移 如考虑远处转移，PET-CT、PET-MRI、PSMA PET/CT、骨ECT、mpMRI等均是可选的影像学检查，详情可参阅前列腺癌远处转移的相关内容。

（二）前列腺癌根治术后复发的治疗

前列腺癌治愈性治疗后的自然病程中，生化复发进展到局部复发之间并没有明确的时间界限，RP后盆腔的解剖及影像改变也增加了明确有无局部复发病灶的难度，因此在制定治疗方案时，不需严格区分生化复发与局部复发的状态（图3-5）。

1.挽救性放疗（SRT）　RP后复发患者早期挽救性放疗有望治愈肿瘤。对PSA＜0.5 ng/ml的复发患者行SRT，可使60%以上的患者PSA值降至检测水平之下，使80%患者无生化进展期大于5年[11]，并能降低75%患者全身进展的风险[12]。SRT在PSADT较短的患者中可获得更好的治疗效果[13]。

理想状态下，SRT应在PSA达到0.4ng/ml前开始，而不需等待影像学检查发现局部复发病灶[14]。SRT的最佳总剂量（Dose）、分割次数（Fraction）等尚无定论，但前列腺窝的总剂量至少应达到66Gy。一项系统综述表明，SRT前PSA值每升高0.1ng/ml，SRT后无进展生存率降低2.4%，而SRT总剂量每增加1Gy，SRT后无进展生存率提升2.6%[15]。大剂量放疗产生的并发症显著高于较小剂量放疗，64Gy剂量的泌尿生殖道2级放疗毒性及下消化道3级放疗毒性发生率分别约13%及0.6%，70Gy剂量则达到16.6%及2.3%[16]，若剂量提升至76Gy，则放疗毒性明显增加[17]。因此放疗总剂量不宜过大，选择66～72Gy均可。对于放射技术的选择，三维适形放疗（3D-CRT）、调强放疗（IMRT）或其他放射技术均是可选的手段，最优的技术尚无定论。

SRT合并ADT可获得更好的生存期，改善无进展生存期，减少远处转移的发生率。

2.ADT　RP后复发的患者单纯行ADT治疗能否获益尚无定论，缺乏高质量的临床研究，因此不应作为常规单独治疗方案。SRT联合ADT可使部分患者获益。GETUG-AFU 16研究显示66Gy SRT＋促性腺激素释放激素类似物（GnRH-a）6个月与单纯66Gy SRT相比，5年无进展生存率（PFS）显著提高（80%vs 62%）[18]，对于具有高侵袭性特征的肿瘤：pT3b/4且ISUP分级＞4、或者pT3b/4且行挽救性放疗时PSA＞0.4 ng/mL，SRT＋ADT可改善患者预后[19]。SRT＋ADT中ADT的最优方案及时程尚无定论。

3.挽救性淋巴结清扫　有报道生化复发患者接受挽救性淋巴结清扫，十年肿瘤特异性生存率可达70%[20]，但无高质量的临床研究支持其成为常规挽救性治疗手段。影像学检查往往低估淋巴结受累范围，因此虽然目前挽救性淋巴结清扫术的清扫范围尚无定论，但不应仅清扫影像学阳性的区域，可参照RP的常规清扫范围进行挽救性淋巴结清扫。

4.观察等待　有研究显示，局部复发的患者发生远处转移的中位时间约8年，远处复发至死亡的中位时间约5年[21]，因此对于预期寿命较短、PSA-DT＞12个月、根治术至生化复发时间＞3年、分期＜pT3a、ISUP≤3的低危患者，观察等待是可选的方案之一。

5.远处转移的治疗　请参阅本指南六、转移性前列腺癌的治疗与随访。

（三）前列腺癌根治性放射治疗后复发的治疗

根治性放疗后复发的患者通过恰当的诊断评估后，针对不同的患者可选择挽救性治疗、ADT或WW（图3-6）。

1.生化复发的治疗　生化复发进行治疗之前应明确有无局部复发或远处转移。生化复发的治疗时机及方案目前尚无明确定论，部分观点认为PSADT＞12个月的患者可选择WW。生化复发的患者选择WW

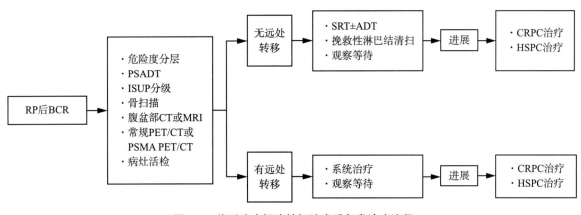

图3-5　前列腺癌根治性切除术后复发诊疗流程

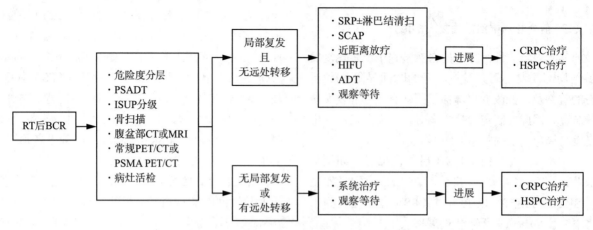

图3-6　前列腺癌根治性放疗后复发诊疗流程

或ADT的优劣尚无定论，可参加相关临床试验。

2.局部复发的治疗

（1）挽救性RP：挽救性根治性前列腺切除术（SRP）适用于无严重合并疾病、预期寿命＞10年、复发时临床分期≤T_2、穿刺活检ISUP≤3、术前PSA＜10ng/ml、无淋巴结转移的患者。10年总体存活和肿瘤特异性存活分别为54%～89%和70%～83%[22]。与局部进展期前列腺癌相比，局限性、外科切缘阴性、无精囊侵犯和无淋巴结转移患者取得较好的无疾病存活（40%～60% vs 70%～80%）。SRP的疗效与外科切缘阳性率密切相关[23]。

根治性放疗后局部复发行SRP时的外科切缘阴性预测因素包括：SRP前活检Gleason评分＜7分、＜50%穿刺针阳性、PSADT＞12个月、有低剂量近距离放疗史。目前主张同时行扩大盆腔淋巴结清扫，尽管与预后的关系尚无法确定，但至少可以获得更准确的分期。

由于放疗引起的组织纤维化、粘连及外科解剖层面的不清晰，使SRP难度较大，与常规根治性手术相比，吻合口狭窄（47% vs 5.8%）、尿潴留（25.3% vs 3.5%）、尿瘘（4.1% vs 0.06%）、感染（3.2% vs 0.7%）及直肠损伤（9.2% vs 0.6%）等概率均较高[24]，SRP的尿失禁发生率可达21%～90%，几乎所有患者均出现勃起功能障碍[22]。随着技术的进步，SRP的并发症近年有所下降，但仍面临较大的挑战。因此，SRP应在有经验的中心开展。

（2）挽救性淋巴结切除术及淋巴结区域放疗：根治性放疗后出现局部淋巴结复发，可选择挽救性淋巴结切除术或淋巴结区域放疗。挽救性淋巴结切除术一般与SRP同步进行。淋巴结切除术后加用淋巴结区域放疗可改善无生化复发率及生存率[25]，但进行手术或

放疗的时机仍无定论。

（3）挽救性近距离放疗（salvage brachytherapy）：目前挽救性近距离放疗能否获益的证据不多，在有经验的中心或相关临床试验中可作为根治性放疗后复发的挽救治疗措施。欧洲的数据显示，5年无生化复发率为51%～69%[26]，10年无生化复发率为54%[27]，并发症发生率各中心报道不一，与SRP相仿或略高[26-28]。

（4）挽救性冷冻消融治疗（SCAP）：挽救性冷冻消融治疗适用于无严重合并疾病、预期寿命＞10年、复发时临床分期≤T_2、穿刺活检ISUP≤3、消融前PSA＜10ng/ml、消融前PSADT＞16个月的患者。

对放疗后的局部复发，SCAP可获得46%～55%的5年无生化复发率[29-31]，5年总生存率略低于SRP（85%vs. 95%）[32]，尿瘘的发生率3%～5%，尿失禁发生率4%～25%[33,34]，下尿路梗阻发生率约4%[34]。近年的新技术如复发灶局部SCAP等可降低尿失禁、勃起功能障碍等发生率[30,35]，SCAP的疗效、并发症等数据缺乏高质量的临床研究，须进一步研究确证。SCAP在特定患者群体中可作为挽救性治疗选择方案之一。

（5）挽救性高能超声聚焦（HIFU）治疗：挽救性HIFU的5年无生化复发率49%～60%[36]，尿失禁发生率19%，尿瘘发生率0.6%，尿潴留发生率15%[36]。未观察到直肠并发症。挽救性HIFU仍缺乏高质量的临床研究证据，在临床试验中可作为挽救性治疗的选择之一。

（6）雄激素剥夺治疗：目前ADT对放疗后生化复发患者的生存期、生存质量、远处转移发生率等的作用尚无定论，缺乏高质量的临床研究，因此不作为根治性放疗后局部复发的常规治疗手段。TOAD研究显示，早期（生化复发后8周内）开始ADT

比晚期（生化复发2年后）开始治疗5年生存率更高，但ADT相关并发症也更多[37,38]。此外，治疗开始时机、持续或间歇ADT的疗效对比等亦无确定性结论。

（7）观察等待：有研究显示，局部复发的患者发生远处转移的中位时间约8年，远处复发至死亡的中位时间约5年[21]，因此在预期寿命较短或不愿接受挽救性治疗的患者中，WW是可行的选择之一。

3.远处转移的治疗　请参阅本指南六、转移性前列腺癌的治疗与随访相关内容。

推荐意见	证据级别	推荐强度
生化复发患者行PSMA PET-CT或其他类型PET-CT、骨ECT等检查，评估局部复发及全身转移状况	2b	强
RT后生化复发，PSA>0.5 ng/ml且无法接受PSMA PET/CT检查的患者，行mpMRI评估局部复发状况	2b	强
RT后生化复发患者，首选mpMRI评估局部复发状况	3	强

推荐意见	证据级别	推荐强度
RP后出现生化复发或局部复发后尽早给予挽救性放疗，且剂量至少为66 Gy	—	强
RP后高侵袭性肿瘤的pN0患者接受挽救性放疗时可给予雄激素剥夺治疗	—	弱
RP后不应将雄激素剥夺治疗作为单独的治疗方案，或挽救性放疗的常规合并治疗手段	—	强
RP后低危的生化复发前列腺癌患者可选择观察等待或延期行挽救性放疗	—	强

推荐意见	证据级别	推荐强度
对RT后生化复发的患者进行雄激素剥夺治疗	3	弱
RT后的挽救性根治性前列腺切除术（SRP）适用于无严重合并疾病、预期寿命>10年、复发时临床分期≤T$_2$、穿刺活检时ISUP≤3、术前PSA<10ng/ml、无淋巴结转移的局部复发患者	2a	强
对RT后局部复发的患者可进行挽救性冷冻消融治疗、挽救性近距离放疗或挽救性高能超声聚焦治疗，但治疗效果须进一步研究确证	2b	弱
在RT后局部复发的患者中雄激素剥夺治疗的作用尚无定论，在PSA倍增时间短（<6～12个月）、ISUP4-5、预期寿命较长的高危患者中，可作为挽救性治疗选择之一	2b	弱
在RT后局部复发的患者中，预期寿命较短或不愿接受挽救性治疗的患者，可选择观察等待	3	弱

参 考 文 献

[1] 翟明慧，等. 早期前列腺癌不同治疗模式的疗效及生化复发的危险因素分析. 肿瘤防治研究,2015,42(06):601-605.

[2] Van den Broeck T, et al. Prognostic Value of Biochemical Recurrence Following Treatment with Curative Intent for Prostate Cancer: A Systematic Review. Eur Urol, 2019, 75(6): 967-987.

[3] Linder BJ, et al. Early localization of recurrent prostate cancer after prostatectomy by endorectal coil magnetic resonance imaging. Can J Urol, 2014, 21(3): 7283-7289.

[4] Kitajima K, et al. Detection of recurrent prostate cancer after radical prostatectomy: comparison of 11C-choline PET/CT with pelvic multiparametric MR imaging with endorectal coil. J Nucl Med, 2014, 55(2): 223-232.

[5] Liauw SL, et al. Evaluation of the prostate bed for local recurrence after radical prostatectomy using endorectal magnetic resonance imaging. Int J Radiat Oncol Biol Phys, 2013, 85(2): 378-384.

[6] Rouviere O, et al. Imaging of prostate cancer local recurrences: why and how? Eur Radiol, 2010, 20(5): 1254-1266.

[7] Morigi JJ, et al. Prospective Comparison of 18F-Fluoromethylcholine Versus 68Ga-PSMA PET/CT in Prostate Cancer Patients Who Have Rising PSA After Curative Treatment and Are Being Considered for Targeted Therapy. J Nucl Med, 2015, 56(8): 1185-1190.

[8] van Leeuwen PJ, et al. (68)Ga-PSMA has a high detection rate of prostate cancer recurrence outside the

prostatic fossa in patients being considered for salvage radiation treatment. BJU Int, 2016, 117（5）：732-739.

［9］Alonzo F, et al. Detection of locally radio-recurrent prostate cancer at multiparametric MRI：Can dynamic contrast-enhanced imaging be omitted? Diagn Interv Imaging, 2016, 97（4）：433-441.

［10］杨立平，等. ^{68}Ga-PSMAPET/CT在前列腺癌复发中的应用进展. 肿瘤防治研究, 2018, 45（07）：505-509.

［11］Wiegel T, et al. Achieving an undetectable PSA after radiotherapy for biochemical progression after radical prostatectomy is an independent predictor of biochemical outcome—results of a retrospective study. Int J Radiat Oncol Biol Phys, 2009, .73（4）：1009-1016.

［12］Boorjian SA, et al. Radiation therapy after radical prostatectomy：impact on metastasis and survival. J Urol, 2009, 182（6）：2708-2714.

［13］Trock BJ, et al. Prostate cancer-specific survival following salvage radiotherapy vs observation in men with biochemical recurrence after radical prostatectomy. JAMA, 2008, 299（23）：2760-2769.

［14］Van den Broeck T, et al. Prognostic Value of Biochemical Recurrence Following Treatment with Curative Intent for Prostate Cancer：A Systematic Review. Eur Urol, 2019, 75（6）：967-987.

［15］King CR. The dose-response of salvage radiotherapy following radical prostatectomy：A systematic review and meta-analysis. Radiother Oncol, 2016, 121（2）：199-203.

［16］Ghadjar P, et al. Acute Toxicity and Quality of Life After Dose-Intensified Salvage Radiation Therapy for Biochemically Recurrent Prostate Cancer After Prostatectomy：First Results of the Randomized Trial SAKK 09/10. J Clin Oncol, 2015, 33（35）：4158-4166.

［17］Ost P, et al. High-dose salvage intensity-modulated radiotherapy with or without androgen deprivation after radical prostatectomy for rising or persisting prostate-specific antigen：5-year results. Eur Urol, 2011, 60（4）：842-849.

［18］Carrie C, et al. Salvage radiotherapy with or without short-term hormone therapy for rising prostate-specific antigen concentration after radical prostatectomy（GETUG-AFU 16）：a randomised, multicentre, open-label phase 3 trial. Lancet Oncol, 2016, 17（6）：747-756.

［19］Gandaglia G, et al. Use of Concomitant Androgen Deprivation Therapy in Patients Treated with Early Salvage Radiotherapy for Biochemical Recurrence After Radical Prostatectomy：Long-term Results from a Large,

Multi-institutional Series. Eur Urol, 2018, 73（4）：512-518.

［20］Suardi N, et al. Long-term outcomes of salvage lymph node dissection for clinically recurrent prostate cancer：results of a single-institution series with a minimum follow-up of 5 years. Eur Urol, 2015, 67（2）：299-309.

［21］Pound CR, et al. Natural history of progression after PSA elevation following radical prostatectomy. JAMA, 1999, 281（17）：1591-1597.

［22］Chade DC, et al. Cancer control and functional outcomes of salvage radical prostatectomy for radiation-recurrent prostate cancer：a systematic review of the literature. Eur Urol, 2012, 61（5）：961-971.

［23］Heidenreich A, et al. Prognostic parameters, complications, and oncologic and functional outcome of salvage radical prostatectomy for locally recurrent prostate cancer after 21st-century radiotherapy. Eur Urol, 2010, 57（3）：437-443.

［24］Gotto GT, et al. Impact of prior prostate radiation on complications after radical prostatectomy. J Urol, 2010, 184（1）：136-142.

［25］Ploussard G, et al. Management of Node Only Recurrence after Primary Local Treatment for Prostate Cancer：A Systematic Review of the Literature. J Urol, 2015, 194（4）：983-988.

［26］Yamada Y, et al. A Phase II study of salvage high-dose-rate brachytherapy for the treatment of locally recurrent prostate cancer after definitive external beam radiotherapy. Brachytherapy, 2014, 13（2）：111-116.

［27］Moman MR, et al. Treatment outcome and toxicity after salvage 125-I implantation for prostate cancer recurrences after primary 125-I implantation and external beam radiotherapy. Brachytherapy, 2010, 9（2）：119-125.

［28］Chen CP, et al. Salvage HDR brachytherapy for recurrent prostate cancer after previous definitive radiation therapy：5-year outcomes. Int J Radiat Oncol Biol Phys, 2013, 86（2）：324-329. ★

［29］Pisters LL, et al. Salvage prostate cryoablation：initial results from the cryo on-line data registry. J Urol, 2008, 180（2）：559-63；discussion 563-564.

［30］Li YH, et al. Salvage focal prostate cryoablation for locally recurrent prostate cancer after radiotherapy：initial results from the cryo on-line data registry. Prostate, 2015, 75（1）：1-7. ★

［31］梁轩. 冷冻消融对高危与局部复发前列腺癌疗效的荟萃分析. 中华医学杂志, 2017, 25（97）：1975-1980.

［32］Pisters LL, et al. Locally recurrent prostate cancer after initial radiation therapy：a comparison of salvage radical prostatectomy versus cryotherapy. J Urol,2009,182（2）: 517-25; discussion 525-527.

［33］ Mouraviev V, et al. Salvage cryoablation for locally recurrent prostate cancer following primary radiotherapy. Eur Urol, 2012, 61（6）: 1204-1211.

［34］ Jiang P, et al. Interstitial high-dose-rate brachytherapy as salvage treatment for locally recurrent prostate cancer after definitive radiation therapy: Toxicity and 5-year outcome. Brachytherapy, 2017, 16（1）: 186-192. ★

［35］ Lian H, et al. Salvage cryotherapy with third-generation technology for locally recurrent prostate cancer after radi ation therapy. Int Urol Nephrol, 2016, 48（9）: 1461-1466. ★

［36］ Crouzet S, et al. Salvage high-intensity focused ultrasound（HIFU）for locally recurrent prostate cancer after failed radiation therapy: Multi-institutional analysis of 418 patients. BJU Int, 2017, 119（6）: 896-904.

［37］ Duchesne GM, et al. Timing of androgen-deprivation therapy in patients with prostate cancer with a rising PSA （TROG 03. 06 and VCOG PR 01-03［TOAD］）: a randomised, multicentre, non-blinded, phase 3 trial. Lancet Oncol, 2016, 17（6）: 727-737.

［38］ Duchesne GM, et al. Health-related quality of life for immediate versus delayed androgen-deprivation therapy in patients with asymptomatic, non-curable prostate cancer（TROG 03. 06 and VCOG PR 01-03［TOAD］): a randomised, multicentre, non-blinded, phase 3 trial. Lancet Oncol, 2017, 18（9）: 1192-1201.

六、转移性前列腺癌的治疗与随访

（一）概述及疾病评估

1.概述　转移性前列腺癌（mPCa）是严重影响前列腺癌患者预后的重要疾病阶段。在欧美人群中，mPCa仅占新发前列腺癌的5%～6%[1]，而在我国，这一比例则高达54%[2]。欧美mPCa患者的5年总体生存率约为30%[1,3]，而我国有限的数据显示，国人mPCa患者5年总体生存率为40%～52%，显示出比欧美人种更好的预后[4-7]。

雄激素剥夺治疗（androgen deprivation therapy, ADT）是mPCa最广泛使用的基础治疗方法，近年来此领域中一系列突破性的进展（主要是新型内分泌治疗药物或化疗药物的联合使用）更新了传统ADT的治疗观念，并改善了mPCa的总体治疗效果。

2.诊断及疾病评估　转移性前列腺癌的患者通常因PSA升高、骨痛或病理性骨折被发现，原发灶或转移病灶经病理确诊后，需要通过CT、MRI、骨扫描、PET等影像检查，以及肿瘤相关血生化指标检测等手段全面评估肿瘤负荷状态。确诊时部分基线指标以及ADT治疗后PSA变化等可作为预测治疗效果的判断因素，国内外一些评估模型也有助于预测整体预后，辅助治疗决策的选择。

（1）肿瘤负荷及风险评估：mPCa患者的转移病灶数目及肿瘤负荷等与治疗预后有关，随着近年来几项大型临床研究结果的公布，针对mPCa患者的评估分层方法逐渐广泛应用于临床。"寡转移"（Oligo-metastatic）前列腺癌的概念最早在1995年由Hellman和Weichselbaum提出，指从局限性前列腺癌进展为广泛mPCa之间的一个特定疾病阶段，其预后也界于二者之间[8]。目前，关于"寡转移"的定义尚无统一标准[9]，不同文献报道中，对转移病灶数目的定义存在差异，部分文献还将转移病灶的部位、转移时间（同时或异时转移）及患者去势状态等作为定义标准的组成部分[9,10]。另一方面值得注意的是，骨扫描作为经典的前列腺癌骨转移检测方法被大量使用于早期相关临床研究中，而随着包括PSMA-PET及全身磁共振（Whole-body MRI）等新型影像诊断技术的临床应用，寡转移性前列腺癌的定义会更趋复杂，不同研究之间的横向对比及结果解读需考虑诊断手段的差异[11-13]。

高转移负荷（high-volume disease, HVD）与低转移负荷（low-volume clisease, LVD）的概念源于近期几项大型临床研究：HVD定义为内脏转移，或骨转移病灶≥4处，其中至少1处在脊柱或骨盆以外，LVD定义为无内脏转移且骨转移病灶≤3处。

高危疾病（high risk disease, HRD）与低危疾病（low risk disease, LRD）的分类方法也源于大型临床研究，前者指满足以下3个危险因素中的2个：Gleason评分≥8分，骨转移病灶≥3处，存在内脏转移，后者为具备不超过1个上述危险因素。

CHAARTED、STAMPEDE、LATITUDE等几项临床研究显示，对于转移性激素敏感性前列腺癌（mHSPC）患者，单纯去势治疗联合多西他赛或阿比特龙，可显著降低HVD或HRD患者的死亡风险，延长影像学无进展生存时间，推迟PSA进展时间[14-17]。STAMPEDE研究的最新分析结果还显示，LVD患者仍然能从联合阿比特龙治疗中获得生存获益[18]。而另一项ENZAMET研究显示单纯去势联合恩扎卢胺可显著降低LVD患者的疾病进展及死亡风险[19]。

（2）预期寿命及体能评估：与局限性和局部进展期前列腺癌患者相似，mPCa患者预期寿命和体能状态是影响临床治疗策略制定的重要因素。通常采用G8标准对患者包括合并症、营养状态、认知及体能状态（ECOG评分）等因素进行综合评估（详见第4章）。

（二）总体治疗原则及选择策略

除了极少数无症状性mPCa可以选择"观察等待"（或延迟治疗）的方式以外，几乎所有mPCa患者需要接受治疗（图3-7）。

ADT是mPCa最主要的标准治疗方式，也是各种新型联合治疗方案的基础，且常需贯穿患者后续治疗的始终[20]。ADT治疗包括多种实施方案，其中单纯去势（外科或者药物去势）是最广为接受的核心治疗方式。随着近年来多种新型内分泌治疗药物的出现，在单纯去势治疗基础上，联合使用这些新型药物取得了显著的临床获益，并成为ADT治疗的未来趋势。

尽管如此，各种新型的联合用药方案带来的相关药物毒性反应及经济负担需要加以重视，并作为临床决策重要的参考。未来，针对转移性前列腺癌的分层治疗将成为保证疗效、平衡毒性不良反应和节约医疗资源的总体原则，并成为今后临床探索的重点。

针对mPCa原发病灶或转移病灶的局部治疗临床获益尚未获得充分证据，多个前瞻性研究似乎提示

该种治疗对进一步改善预后具有积极作用[21-23]。针对mPCa的治疗方案多样（图3-7），包括：①单纯去势，包括手术去势及药物去势（促黄体激素释放激素激动剂（LHRHa）；或促黄体激素释放激素拮抗剂（luteinizing hormone-releasing hormone antagonist）；②去势联合多西他赛；③去势联合新型内分泌药物治疗（阿比特龙或恩扎卢胺）；④去势联合传统非甾体类抗雄激素药物（氟他胺或比卡鲁胺）；⑤观察等待（watchful waiting，WW）或延迟治疗。

1.观察等待或延迟治疗

（1）定义：mPCa的WW或延迟治疗是指在少数患者中密切监测mPCa的疾病进程，在出现肿瘤进展或临床症状明显时再给予治疗。

（2）适应证及禁忌证：对于无症状或强烈意愿拒绝接受药物治疗的患者可考虑进行观察等待或延迟治疗。由于转移性患者的平均中位生存时间仅40个月左右，因此对于大多数患者可以采取WW或延迟治疗时间往往十分有限。需要注意的是，由于未接受系统性内分泌治疗，在等待治疗期间患者存在疾病进展甚至死亡风险[24,25]。因此，拟采用延迟治疗患者须进行密切随访，临床医师需谨慎选择适宜的患者。

2.ADT 1941年，Huggins和Hodges发现手术切除双侧睾丸可延缓mPCa的进展，首次证实了前列

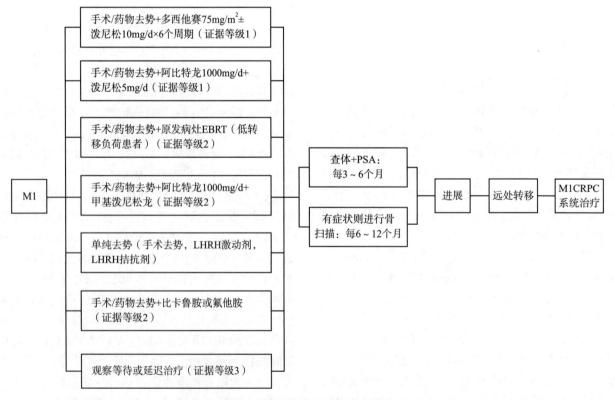

图3-7 转移性前列腺癌治疗策略

腺癌对雄激素去除的反应性，奠定了前列腺癌ADT的基础[26,27]。任何去除雄激素或抑制雄激素活性的治疗方法统称为ADT，也称前列腺癌的内分泌治疗。ADT治疗从作用机制上分为以下4类。

1) 手术去势：通过双侧睾丸切除术（毁损雄激素分泌器官）达到阻断雄激素分泌的作用。

2) 药物去势：通过药物抑制LHRH分泌，继而抑制睾丸分泌雄激素，常用药物包括LHRHa和促黄体激素释放激素拮抗剂（luteinizing hormone-releasing hormone antagonist）两类。

3) 抗雄激素类药物（雄激素受体拮抗剂）：分为甾体类雄激素受体拮抗剂如醋酸环丙孕酮等，以及非甾体类雄激素受体拮抗剂，如氟他胺、比卡鲁胺、恩扎卢胺、阿帕他胺等。

4) 抑制雄激素合成的药物：包括酮康唑、阿比特龙等。

由于在阿比特龙、恩扎卢胺、阿帕他胺等新型内分泌治疗的药物出现之前，国际上主流的ADT治疗方式多为单纯药物去势或手术去势，故近年来多数国际文献中常以ADT来指代外科或药物去势。

（1）单纯去势治疗

1) 手术去势治疗：双侧睾丸切除术是一种简单、成本低、不良反应小的手术方式，可以通过局部或全身麻醉完成。手术后，血清睾酮水平快速下降，通常在12小时以内，患者睾酮可达到去势水平。当患者病情需要尽快降低睾酮（例如，即将发生脊髓压迫）或者当药物去势在经济、患者依从性方面存在困难时，双侧睾丸切除术是一种合适的选择。但与药物去势相比，手术去势可能会给患者带来负面的身心影响。通过改进睾丸切除术可以一定程度地减轻患者的心理影响，具体方式包括置入睾丸假体和包膜下睾丸切除术（保留白膜和附睾的完整性）等[28]，从而维持近乎正常的阴囊外观。

2) 药物去势治疗：药物去势的原理是通过影响下丘脑-垂体-性腺轴，减少睾丸产生的雄激素。常用药物包括促黄体激素释放激素激动剂和促黄体激素释放激素拮抗剂。

①促黄体激素释放激素激动剂（LHRH agonist，LHRHa）：促黄体激素释放激素（LHRH），亦称促性腺激素释放激素（GnRH），在下丘脑中合成，能够促使垂体分泌卵泡刺激素（FSH）和黄体生成素（LH）。人工合成的LHRH具有很强的受体亲和力，且难以被酶降解，其作用效力约为天然LHRH分子的100倍[29]。在采用LHRH激动剂治疗一周后，LHRH的受体会出现下调，垂体产生的LH和FSH也随之下降[30]；在应用3～4周后，血清睾酮降至去势水平[31]。

目前临床上应用的LHRHa包括亮丙瑞林、戈舍瑞林、曲普瑞林、布舍瑞林和组氨瑞林等。这些药物包含多种剂型（1，3，6个月剂型和1年期剂型等），是目前药物去势治疗的主要药物。目前尚没有1级证据支持哪种LHRHa效果更好。

在开始应用LHRHa治疗时，LHRHa与受体结合能够引起LH和FSH的释放，进而引起睾酮水平的突然上升导致闪烁现象（flare-up），这种现象可能会刺激前列腺癌的生长，并引起骨痛、膀胱出口梗阻或其他前列腺癌相关症状加重[32]。为了减少这种睾酮水平突然上升的现象发生，在应用LHRHa的初期，至少应联用经典非甾体抗雄激素药物1～4周。与睾丸切除术相比，LHRHa不会引起手术去势相关的心理问题，在停药后性腺功能减退相关的症状会有所改善，具备间歇药物去势治疗的条件。

LHRHa与手术去势相比，在前列腺癌患者预后方面并没有差异。一项纳入10项临床试验（包含1908例前列腺癌患者）的Meta分析比较了LHRHa与睾丸切除术，两者在患者总生存率、疾病进展以及治疗失败时间方面无明显差异。[33]

②促黄体激素释放激素拮抗剂（LHRH antagonist）：LHRH拮抗剂如地加瑞克，能够通过与LHRH受体迅速结合，降低LH和FSH的释放，继而抑制睾酮水平。由于LHRH拮抗剂不会在治疗初始阶段刺激睾酮分泌，因此能够避免睾酮水平突然升高导致的疾病加重现象。但是，LHRH拮抗剂发生皮肤注射反应的比例较高，临床应用前需向患者特别交代说明。

由于缺少长效剂型，地加瑞克需每月进行注射。地加瑞克的标准用量为首月240mg，之后每月80mg维持。研究显示，多数患者应用地加瑞克可以在3天内将睾酮降至去势水平[34]，并且在后续的12个月维持用药期间，睾酮水平能够被抑制并得以维持。由于地加瑞克缺少长期应用的疗效数据，目前尚不能明确LHRH激动剂和地加瑞克之间的效果差异。LHRH拮抗剂治疗效果是否优于LHRH激动剂有待进一步研究证实。

尽管国内缺乏长期用药经验，但总体来说，除了手术去势和LHRH激动剂去势治疗以外，尤其对于存在脊髓压迫风险的患者，LHRH拮抗剂是一个合理药物去势治疗选择。

总体而言，单纯去势治疗在mPCa治疗中的重要价值早已得到证实和认可。早在2000年的一项汇集27项临床研究的荟萃分析中显示[33]，接受单纯去势治疗的患者5年生存率可达到24.7%，其疗效与联合接受甾体类抗雄药物治疗的患者没有差别；与联合接受非甾体类抗雄药物患者疗效间差异有统计学意义，但差距很小。尽管受到新型联合治疗方案的冲击，由于其简单、经济、有效，单纯去势治疗仍然是mPCa的标准治疗方案选择之一。目前尚没有高等级循证医学依据证明哪种单纯去势治疗方案效果更好。

（2）单纯抗雄激素药物治疗

1）甾体类抗雄激素类药物：甾体类抗雄激素类药物主要是羟基孕酮的人工合成衍生物。主要包括醋酸环丙孕酮、醋酸甲地孕酮、醋酸甲羟孕酮等，其中醋酸环丙孕酮应用相对较多。醋酸环丙孕酮通过阻断雄激素受体和抑制雄激素合成而产生作用。一项RCT研究比较了醋酸环丙孕酮和LHRH激动剂，结果显示醋酸环丙孕酮组的OS较差[35]。另外一项RCT研究比较了醋酸环丙孕酮和氟他胺单药方案治疗mPCa的效果，结果显示两者在CSS和OS方面均未见明显差异[36]。此类药物除了会导致继发于去势之后的不良反应外，还存在心血管毒性（例如醋酸环丙孕酮）和肝毒性。

2）非甾体类抗雄激素类药物：非甾体类抗雄激素类药物可与AR结合，但不会抑制雄激素的分泌。此类药物具有肝毒性，应用期间应监测患者的肝功能变化。目前临床上此类药物主要包括氟他胺、比卡鲁胺、尼鲁米特、恩扎卢胺和阿帕他胺。

① 氟他胺：氟他胺是一种前体药物，药物半衰期为5～6小时，几乎完全经尿液排出。目前推荐的应用剂量为750mg/d。氟他胺引起的不良反应有腹泻、恶心和呕吐，虽然肝毒性不常见，但可能会产生严重肝毒性，甚至出现肝衰竭而导致患者死亡，治疗期间需监测肝功能[37,38]。

② 比卡鲁胺：比卡鲁胺的单药方案为150mg/d，与ADT联合治疗时的给药方案为50mg/d。该药物的主要不良反应包括男性乳腺发育症（70%）和乳房疼痛（68%）。但相比于尼鲁米特和氟他胺，比卡鲁胺在药物安全性和耐受性方面仍然存在明显优势[39]，并且其与雄激素受体的亲和能力是尼鲁米特和氟他胺的4倍[40]，更好地保证了其对AR的竞争抑制能力。另外有研究表明，相比于LHRH激动剂和LHRH拮抗剂，比卡鲁胺单药方案能够提供更好的骨骼保护作用[41,42]。

③ 尼鲁米特：目前尚缺乏尼鲁米特单药方案的临床证据，单药方案尚未得到批准。除了抗雄激素特

性引起的不良反应外，尼鲁米特的其他不良反应有暗适应延迟、恶心、可逆的肝转氨酶升高、酒精不耐受等，甚至出现致命性的间质性肺炎[43-45]。鉴于以上原因，尼鲁米特在临床上应用较少。

④ 恩扎卢胺：一种新型选择性雄激素拮抗剂，可通过识别AR的配体结合域，抑制雄激素-AR的结合；抑制活化AR的核转运以及抑制AR与DNA的结合，从而阻断AR介导的转录[46]。未见单药使用研究，多与手术/药物去势治疗联用（见后文）。

⑤阿帕他胺：另一种在结构和药代动力学与恩杂鲁胺极其相似的新型雄激素拮抗剂，但其对AR的亲和力更高，且不易透过血脑屏障[47]。未见单药使用研究，多与手术/药物去势治疗联用（见后文）。

有关单独使用传统非甾体类抗雄药物进行雄激素剥夺治疗的荟萃分析则显示：与单纯去势（手术去势或药物去势）治疗mPCa的疗效相比，传统非甾体类抗雄药物的单药治疗在总生存期、疾病进展、治疗抵抗以及毒性反应等方面均存在劣势[48]。因此对于转移性前列腺癌，不推荐采用非甾体类抗雄激素单药方案进行治疗。

（3）以药物或手术去势为基础的联合治疗方案

1）联合多西他赛化疗：多项有关药物/手术去势联合多西他赛化疗的RCT研究比较了单纯去势和药物/手术去势联合多西他赛（75mg/m²，每3周1次加泼尼松10mg/d）治疗mPCa的临床疗效[14,15,49]。CHAARTED试验[14,50,51]和STAMPEDE试验[15]结果均显示相比于单纯去势，药物/手术去势联合多西他赛化疗显著改善高肿瘤负荷mPCa患者的总体预后。因此，药物/手术去势联合多西他赛化疗应作为mPCa，特别是高肿瘤负荷患者的标准治疗方案选择。

2）联合新型内分泌药物治疗

① 联合使用阿比特龙：阿比特龙为CYP17抑制剂，它的作用机制是阻断睾丸、肾上腺和前列腺癌肿瘤细胞产生的雄激素。LATITUDE试验[16]和STAMPEDE试验[52]结果显示，相比于单纯去势治疗，药物/手术去势联合阿比特龙（1000 mg/d）加泼尼松（5 mg/d）治疗组能显著改善患者的预后。尽管改善生存的差异不大，但STAMPEDE研究的最新分析结果仍然显示去势联合阿比特龙可以延长低危mPCa患者的总体生存[53]。因此，药物/手术去势联合阿比特龙加泼尼松应作为mPCa患者的标准治疗方式。

② 联合使用恩扎卢胺或阿帕他胺：最新研究表明新型非甾体类抗雄药物恩扎卢胺（160mg/d）或阿

帕他胺（240mg/d）联合去势亦能显著改善mHSPC患者预后[19,54]。在ENZAMET研究中，低肿瘤负荷患者相较高肿瘤负荷和既往接受过多西他赛为基础化疗的患者，能从联合治疗中获得更多生存获益，但该研究的随访时间较短，低肿瘤负荷患者是否从联合治疗中最终获益尚需更长时间更大样本量的临床数据[19]。这些新型抗雄药物联合治疗的临床研究数据与阿比特龙相似，已获得FDA批准，成为mPCa患者治疗的标准治疗方案之一。

③ 联合使用氟他胺或比卡鲁胺：去势治疗与氟他胺或比卡鲁胺联合使用包括两种情况。

一种是在使用LHRH激动剂类药物开始阶段短时间（1～4周）联用，有助于减少由于睾酮水平一过性升高导致疾病症状加重的情况发生[55]。

另一种是将药物去势与氟他胺或比卡鲁胺长程联合使用。值得注意的是，这种联合用药的方案在国内仍有较广泛的使用。来自欧美人群的荟萃分析结果显示，采用去势联合这类非甾类抗雄激素药物的治疗方案，能够较单纯去势治疗延长患者3%的5年生存率[3,56]，尽管差异具有微弱的统计学意义，但国外各大指南仍然在权衡疗效和安全性的平衡后，已不再推荐这种联合用药方案。

然而，此种传统联合治疗方案在国内（乃至一些亚洲国家）仍有使用，近期一些回顾性研究及荟萃分析显示，这种方案或能为部分mPCa患者带来一定生存获益（多数研究为国内样本人群或加入了相当比例的国内人群研究结果）[4,57]，但具体获益人群筛选，以及真实获益情况尚待进一步研究证实。基于现有证据并结合国内诊疗现状，药物/手术去势联合氟他胺或比卡鲁胺仍可作为治疗mPCa的可选方案之一[58]。

（4）间歇性与持续性药物去势的选择：接受长期药物去势治疗后，由于睾酮水平持续维持在去势水平，患者面临代谢综合征、贫血、骨质疏松、情绪异常等诸多不良反应。如果停止药物去势，患者的睾酮水平多会逐渐恢复至正常水平，不良反应随之改善。因此，相对于长期持续性单纯去势治疗概念外，提出了间歇性药物去势的概念，即指在对患者进行一段时间药物去势后，对治疗有效的患者撤除去势药物治疗，然后当出现疾病复发或进展的证据时再恢复药物去势治疗，目的是降低由药物去势带来的不良反应。

一项大规模前瞻性非劣性研究（SWOG 9346）的结果提示，间歇性药物去势在治疗mPCa患者的生存数据较持续性药物去势存在劣势[59]。多项荟萃分析结果则显示间歇性药物去势和持续性单纯去势治疗对于mPCa的疗效无明显差异[60-64]。2017年，一项基于人群的回顾性研究显示，间歇性药物去势可以明显降低去势治疗所带来的心血管事件、心力衰竭及病理性骨折等不良反应[65]。因此，尽管间歇性药物去势无法在疗效上超越持续性单纯去势治疗，但对提高患者的生活质量，减轻去势治疗相关副作用具有重要临床应用价值，值得临床医师在治疗决策上认真考虑。鉴于以上结果，间歇性药物去势治疗应持谨慎态度，对于无症状患者，在充分告知获益和风险后，可对有积极意愿且依从性较高的患者采用。但临床采用间歇性药物去势治疗时，需特别注意以下事项：①间歇性药物去势是间歇性内分泌的治疗基础，因而间歇性内分泌中所使用的药物应具有明确的去势作用；②诱导期不要超过9个月；③当患者有明确PSA反应后才能中断治疗；④如果患者出现临床进展或PSA升高超过经验性阈值时，应重新开始治疗。再次治疗应用相同方案至少3～6个月；⑤必须严密随访，每3～6个月检测PSA；⑥后续的周期治疗采用相同的原则，治疗持续到出现去势抵抗的证据时结束。

（三）针对原发灶、转移灶的局部治疗

1. 原发灶治疗　近10余年来，多项回顾性研究报道了转移性激素敏感性前列腺癌行原发灶手术或者放疗，给患者带来临床获益[66-68]。然而，并非所有患者的原发灶治疗都能改善预后，Löppenberg等[68]分析了美国SEER数据库2004年至2012年15501例mPCa患者资料，根据患者的年龄、合并症状况、PSA水平、Gleason评分、TNM分期建立了3年总体死亡风险模型，结果发现，只有当患者的3年总体死亡风险＜72%时，原发灶局部治疗才能使患者获益。该研究提示：年轻且一般状况良好、低转移肿瘤负荷和Gleason评分低的mPCa患者接受原发灶局部治疗获益可能性大。

也有前瞻性临床研究报道了原发灶放疗的价值[69,70]。HORRAD研究[22]入组432例有骨转移的激素敏感性前列腺癌，随机分成两组，一组接受内分泌治疗，另外一组接受内分泌治疗联合放疗，结果两组患者总生存期无差异，亚组分析显示寡转移（＜5处），Gleason评分＜9分，PSA值低于中位数（＜142ng/ml）的患者取得生存获益趋势（HR 0.43，95%CI 0.17～1.05；$P=0.063$）。类似的，STAMPEDE研究[70]入组2061例有骨转移的激素敏感性前列腺癌，随机分为内分泌治疗组和内分泌治疗联合放疗组，结果内分泌治疗联合放疗虽然提高了无失败生存期，但总生存期无统计学差异，亚组分析显示联合治疗方案在低转移负荷组取得生存获益（HR 0.68，95%CI 0.52～0.90；$P = 0.0098$）。

综合上述资料，不加甄别的原发灶治疗并不能带来生存获益。推荐对于年轻、一般状况良好、低转移负荷的mPCa患者进行原发灶放疗。减瘤性前列腺癌根治术能否取得与放疗类似的结果，还有待前瞻性临床研究结果证实，建议采取临床研究的方法谨慎开展。

此外，转移性激素敏感性前列腺癌原发灶治疗，能降低发展至去势抵抗阶段出现排尿困难及血尿等下尿路症状的风险[71]。尽管文献报道前列腺手术或者放疗的并发症与局限期前列腺癌的相当，但原发灶治疗可能引起的泌尿道或者肠道并发症仍需重视，需要同患者充分沟通、权衡利弊、谨慎实施。

2.转移灶治疗　对于转移灶将导致脊髓压迫和病理性骨折等紧急并发症的患者，建议行转移灶部位手术和/或放射治疗。

前列腺癌根治性治疗后寡转移的患者（＜3个转移灶），转移灶局部治疗可以延迟全身治疗的时间，然而，还不清楚转移灶局部治疗能否改善生存期[21,72]。

（四）治疗期间随访原则及监测项目

随访目的是确保治疗依从性、评估疗效及监测不良反应。随访内容包括临床随访、血液学检查（包括PSA、睾酮、血红蛋白及肝肾功能等）、影像学检查和监测代谢相关并发症等，推荐在内分泌治疗开始后第3个月和第6个月进行初步随访评估，详见本指南八、前列腺癌患者随访管理部分相关内容。

推荐意见	证据级别	推荐等级
对有症状的M1患者，应给予即刻系统化治疗，以缓解症状，降低潜在的由疾病进展而导致的严重并发症风险（包括：脊髓压迫、病理性骨折、尿路梗阻、骨骼外转移等）	3	推荐
采用LHRH拮抗剂，尤其是对发生脊髓压迫或膀胱出口梗阻风险较高的患者	3	可选择
对无症状的M1患者，应给予即刻系统化治疗，以改善预后，延缓疾病进展，预防疾病进展相关的严重并发症	1	推荐

推荐意见	证据级别	推荐等级
对无症状的M1患者，延迟治疗可减轻治疗相关的不良反应，但需与患者充分沟通，且治疗期间应密切监测病情	3	可选择
对M1患者，不推荐再采用单纯抗雄药物治疗方案	2A	推荐
对于初诊转移且可耐受多西他赛为基础的化疗的患者，采用药物/手术去势联合多西他赛化疗的治疗方案	1	推荐
对于初诊转移且可耐受阿比特龙治疗的患者，采用药物/手术去势联合阿比特龙的治疗方案	1	推荐
对于初诊转移且可耐受恩扎卢胺治疗的患者，采用药物/手术去势联合恩扎卢胺的治疗方案	1	—
对于初诊转移且可耐受阿帕他胺治疗的患者，采用药物/手术去势联合阿帕他胺的治疗方案	1	—
对于初诊转移的患者，采用药物/手术去势联合非甾体类抗雄药物的治疗方案	2	推荐
对于不适合或不愿接受化疗或阿比特龙联合药物/手术去势治疗的患者，可选择单纯去势，和/或联合抗雄治疗的方案	2	推荐
对于无症状患者，在充分告知获益和风险后，可对有积极意愿且依从性较高的患者采用间歇性内分泌治疗	2A	推荐
对无症状的M1患者，仅对治疗诱导期PSA反应率好，且意愿强烈的患者推荐间歇性治疗	1	推荐
对M1患者，依照已发表相关临床研究中采用的方案进行间歇性治疗	3	可选择
治疗6～7周，患者PSA<4ng/ml，可停止治疗		
当PSA＞10～20ng/ml时（若初始PSA<20ng/ml，则升高达到初始PSA水平），应重新开始治疗		
除为控制局部症状，不推荐采用去势联合局部治疗（放疗/手术）的方案	1	推荐

参 考 文 献

［1］Siegel RL，et al．Cancer statistics，2019．CA Cancer J Clin，2019，69（1）：7-34．

［2］马春光，等．前列腺癌的流行病学特征及晚期一线内分泌治疗分析．中华外科杂志，2008，46（12）：921-925．

［3］Maximum androgen blockade in advanced prostate cancer：an overview of the randomised trials．Prostate Cancer Trialists' Collaborative Group．Lancet，2000，355（9214）：1491-1498．

［4］Chen XQ, et al. Efficacy of maximal androgen blockade versus castration alone in the treatment of advanced prostate cancer: a retrospective clinical experience from a Chinese medical centre. Asian J Androl, 2010, 12（5）: 718-727. ★

［5］Zhao T, et al. Is there any prognostic impact of intraductal carcinoma of prostate in initial diagnosed aggressively metastatic prostate cancer? Prostate, 2015, 75（3）: 225-232. ★

［6］Zhao J, et al. Novel nomograms for castration-resistant prostate cancer and survival outcome in patients with de novo bone metastatic prostate cancer. BJU Int, 2018, 122（6）: 994-1002. ★

［7］Zhao J, et al. The Prognostic Value of the Proportion and Architectural Patterns of Intraductal Carcinoma of the Prostate in Patients with De Novo Metastatic Prostate Cancer. J Urol, 2019, 201（4）: 759-768. ★

［8］Hellman S, Weichselbaum RR. Oligometastases. J Clin Oncol, 1995, 13（1）: 8-10.

［9］Tosoian JJ, et al. Oligometastatic prostate cancer: definitions, clinical outcomes, and treatment considerations. Nat Rev Urol, 2017, 14（1）: 15-25.

［10］Reyes DK, et al. The biology and treatment of oligometastatic cancer. Oncotarget, 2015, 6（11）: 8491-8524.

［11］Perera M, et al. Sensitivity, Specificity, and Predictors of Positive（68）Ga-Prostate-specific Membrane Antigen Positron Emission Tomography in Advanced Prostate Cancer: A Systematic Review and Meta-analysis. Eur Urol, 2016, 70（6）: 926-937.

［12］Albisinni S, et al. Clinical impact of（68）Ga-prostate-specific membrane antigen（PSMA）positron emission tomography/computed tomography（PET/CT）in patients with prostate cancer with rising prostate-specific antigen after treatment with curative intent: preliminary analysis of a multidisciplinary approach. BJU Int, 2017, 120（2）: 197-203.

［13］Roach PJ, et al. The Impact of（68）Ga-PSMA PET/CT on Management Intent in Prostate Cancer: Results of an Australian Prospective Multicenter Study. J Nucl Med, 2018, 59（1）: 82-88.

［14］Sweeney CJ, et al. Chemohormonal Therapy in Metastatic Hormone-Sensitive Prostate Cancer. N Engl J Med, 2015, 373（8）: 737-746.

［15］James ND, et al. Addition of docetaxel, zoledronic acid, or both to first-line long-term hormone therapy in prostate cancer（STAMPEDE）: survival results from an adaptive, multiarm, multistage, platform randomised controlled trial. The Lancet, 2016, 387（10024）: 1163-1177.

［16］Fizazi K, et al. Abiraterone plus Prednisone in Metastatic, Castration-Sensitive Prostate Cancer. N Engl J Med, 2017, 377（4）: 352-360.

［17］James ND, et al. Abiraterone for Prostate Cancer Not Previously Treated with Hormone Therapy. N Engl J Med, 2017, 377（4）: 338-351.

［18］Hoyle AP, et al. LBA4Effects of abiraterone acetate plus prednisone/prednisolone in high and low risk metastatic hormone sensitive prostate cancer. Annals of Oncology, 2018, 29（suppl_8）: .

［19］Davis ID, et al. Enzalutamide with Standard First-Line Therapy in Metastatic Prostate Cancer. N Engl J Med, 2019, 381（2）: 121-131.

［20］Huggins C. Effect of Orchiectomy and Irradiation on Cancer of the Prostate. Ann Surg, 1942, 115（6）: 1192-1200.

［21］Ost P, et al. Surveillance or Metastasis-Directed Therapy for Oligometastatic Prostate Cancer Recurrence: A Prospective, Randomized, Multicenter Phase II Trial. Journal of Clinical Oncology, 2018, 36（5）: 446-453.

［22］Boeve LMS, et al. Effect on Survival of Androgen Deprivation Therapy Alone Compared to Androgen Deprivation Therapy Combined with Concurrent Radiation Therapy to the Prostate in Patients with Primary Bone Metastatic Prostate Cancer in a Prospective Randomised Clinical Trial: Data from the HORRAD Trial. Eur Urol, 2019, 75（3）: 410-418.

［23］Parker CC, et al. LBA5_PRRadiotherapy（RT）to the primary tumour for men with newly-diagnosed metastatic prostate cancer（PCa）: Survival results from STAMPEDE. Annals of Oncology, 2018, 29（suppl8）.

［24］Immediate versus deferred treatment for advanced prostatic cancer: initial results of the Medical Research Council Trial. The Medical Research Council Prostate Cancer Working Party Investigators Group. Br J Urol, 1997, 79（2）: 235-246.

［25］Walsh P. Immediate versus deferred treatment for advanced prostatic cancer: initial results of the Medical Research Council trial. The Medical Research Council Prostate Cancer Working Party Investigators Group. The Journal of urology, 1997, 158（4）: 1623-1624.

［26］Huggins C, et al. Studies on Prostatic Cancer. I. The Effect of Castration, of Estrogen and of Androgen Injection on Serum Phosphatases in Metastatic Carcinoma of the Prostate. Cancer Research, 1941, 1（4）: 293-297.

［27］Huggins C. Studies on Prostatic Cancer II. The Effects of Castration on Advanced Carcinoma of The Prostate Gland. Archives of Surgery, 1941, 43（2）: 209-223.

［28］Desmond AD, et al. Subcapsular orchiectomy under local anaesthesia. Technique, results and implications.

Br J Urol, 1988, 61（2）: 143-145.

［29］Schally AV, et al. LH-RH agonists and antagonists. Int J Gynaecol Obstet, 1980, 18（5）: 318-324.

［30］Conn PM, et al. Gonadotropin-releasing hormone and its analogues. N Engl J Med, 1991, 324（2）: 93-103.

［31］Limonta P, et al. LHRH analogues as anticancer agents: pituitary and extrapituitary sites of action. Expert Opin Investig Drugs, 2001, 10（4）: 709-720.

［32］Waxman J, et al. Importance of early tumour exacerbation in patients treated with long acting analogues of gonadotrophin releasing hormone for advanced prostatic cancer. Br Med J（Clin Res Ed）, 1985, 291（6506）: 1387-1388.

［33］Seidenfeld J, et al. Single-therapy androgen suppression in men with advanced prostate cancer: a systematic review and meta-analysis. Ann Intern Med, 2000, 132（7）: 566-577.

［34］Crawford ED, et al. A phase III extension trial with a 1-arm crossover from leuprolide to degarelix: comparison of gonadotropin-releasing hormone agonist and antagonist effect on prostate cancer. J Urol, 2011, 186（3）: 889-897.

［35］Moffat LE. Comparison of Zoladex, diethylstilbestrol and cyproterone acetate treatment in advanced prostate cancer. Eur Urol, 1990, 18 Suppl 326-327.

［36］Burns-Cox N, et al. Prospective randomised trial comparing diethylstilboestrol and flutamide in the treatment of hormone relapsed prostate cancer. Int J Urol, 2002, 9（8）: 431-434.

［37］Wysowski DK, et al. Flutamide hepatotoxicity. J Urol, 1996, 155（1）: 209-212.

［38］Wysowski DK, et al. Fatal and nonfatal hepatotoxicity associated with flutamide. Ann Intern Med, 1993, 118（11）: 860-864.

［39］Gillatt D. Antiandrogen treatments in locally advanced prostate cancer: are they all the same? J Cancer Res Clin Oncol, 2006, 132 Suppl 1 S17-26.

［40］Kolvenbag GJ, et al. Receptor affinity and potency of non-steroidal antiandrogens: translation of preclinical findings into clinical activity. Prostate Cancer Prostatic Dis, 1998, 1（6）: 307-314.

［41］Smith MR, et al. Bicalutamide monotherapy versus leuprolide monotherapy for prostate cancer: effects on bone mineral density and body composition. J Clin Oncol, 2004, 22（13）: 2546-2553.

［42］Wadhwa VK, et al. Long-term changes in bone mineral density and predicted fracture risk in patients receiving androgen-deprivation therapy for prostate cancer, with stratification of treatment based on presenting values. BJU Int, 2009, 104（6）: 800-805.

［43］Gomez JL, et al. Simultaneous liver and lung toxicity related to the nonsteroidal antiandrogen nilutamide（Anandron）: a case report. Am J Med, 1992, 92（5）: 563-566.

［44］Wieder JA, et al. Interstitial pneumonitis associated with neoadjuvant leuprolide and nilutamide for prostate cancer. J Urol, 1998, 159（6）: 2099.

［45］Lourenco EP, et al. Lung caught in Nilutamide treatment. BMJ Case Rep, 2016, 2016: ber 2016216590.

［46］Scher HI, et al. Increased survival with enzalutamide in prostate cancer after chemotherapy. N Engl J Med, 2012, 367（13）: 1187-1197.

［47］Clegg NJ, et al. ARN-509: a novel antiandrogen for prostate cancer treatment. Cancer Res, 2012, 72（6）: 1494-1503.

［48］Kunath F, et al. Non-steroidal antiandrogen monotherapy compared with luteinizing hormone-releasing hormone agonists or surgical castration monotherapy for advanced prostate cancer: a Cochrane systematic review. BJU Int, 2015, 116（1）: 30-36.

［49］Gravis G, et al. Androgen-deprivation therapy alone or with docetaxel in non-castrate metastatic prostate cancer（GETUG-AFU 15）: a randomised, open-label, phase 3 trial. The Lancet Oncology, 2013, 14（2）: 149-158.

［50］Patrick-Miller LJ, et al. Quality of life（QOL）analysis from CHAARTED: Chemohormonal androgen ablation randomized trial in prostate cancer（E3805）. Journal of Clinical Oncology, 2016, 34（15_suppl）: 5004-5004.

［51］Kyriakopoulos CE, et al. Chemohormonal Therapy in Metastatic Hormone-Sensitive Prostate Cancer: Long-Term Survival Analysis of the Randomized Phase III E3805 CHAARTED Trial. J Clin Oncol, 2018, 36（11）: 1080-1087.

［52］James ND, et al. Addition of docetaxel, zoledronic acid, or both to first-line long-term hormone therapy in prostate cancer（STAMPEDE）: survival results from an adaptive, multiarm, multistage, platform randomised controlled trial. Lancet, 2016, 387（10024）: 1163-1177.

［53］Sydes MR, et al. LBA31_PRAdding abiraterone acetate plus prednisolone（AAP）or docetaxel for patients（pts）with high-risk prostate cancer（PCa）starting long-term androgen deprivation therapy（ADT）: Directly randomised data from STAMPEDE（NCT00268476）. Annals of Oncology, 2017, 28（suppl_5）.

［54］Chi KN, et al. Apalutamide for Metastatic, Castration-Sensitive Prostate Cancer. N Engl J Med, 2019, 381（1）: 13-24.

［55］Loblaw DA, et al. American Society of Clinical Oncology recommendations for the initial hormonal management of androgen-sensitive metastatic, recurrent, or progressive prostate cancer. J Clin Oncol,

2004，22（14）：2927-2941.

［56］Schmitt B, et al. Maximal androgen blockade for advanced prostate cancer. Cochrane Database Syst Rev, 2000，2：CD001526.

［57］Yang Y, et al. Efficacy and safety of combined androgen blockade with antiandrogen for advanced prostate cancer. Curr Oncol, 2019，26（1）：e39-e47. ★

［58］Chiong E, et al. Management of patients with advanced prostate cancer in the Asia Pacific region：'real-world' consideration of results from the Advanced Prostate Cancer Consensus Conference（APCCC）2017. BJU Int, 2019，123（1）：22-34.

［59］Hussain M, et al. Intermittent versus continuous androgen deprivation in prostate cancer. N Engl J Med, 2013，368（14）：1314-1325.

［60］Niraula S, et al. Treatment of prostate cancer with intermittent versus continuous androgen deprivation：a systematic review of randomized trials. J Clin Oncol, 2013，31（16）：2029-2036.

［61］Botrel TE, et al. Intermittent versus continuous androgen deprivation for locally advanced, recurrent or metastatic prostate cancer：a systematic review and meta-analysis. BMC Urol, 2014，14（9）.

［62］Brungs D, et al. Intermittent androgen deprivation is a rational standard-of-care treatment for all stages of progressive prostate cancer：results from a systematic review and meta-analysis. Prostate Cancer Prostatic Dis, 2014，17（2）：105-111.

［63］Sciarra A, et al. A novel therapeutic option for castration-resistant prostate cancer：after or before chemotherapy? Eur Urol, 2014，65（5）：905-906.

［64］Magnan S, et al. Intermittent vs Continuous Androgen Deprivation Therapy for Prostate Cancer：A Systematic Review and Meta-analysis. JAMA Oncol, 2015，1（9）：1261-1269.

［65］Tsai HT, et al. Risks of Serious Toxicities from Intermittent versus Continuous Androgen Deprivation Therapy for Advanced Prostate Cancer：A Population Based Study. J Urol, 2017，197（5）：1251-1257.

［66］Thompson IM, et al. Impact of Previous Local Treatment for Prostate Cancer on Subsequent Metastatic Disease. Journal of Urology, 2002，168（3）：1008-1012.

［67］Qin XJ, et al. Tumor cytoreduction results in better response to androgen ablation—a preliminary report of palliative transurethral resection of the prostate in metastatic hormone sensitive prostate cancer. Urol Oncol, 2012，30（2）：145-149. ★

［68］Loppenberg B, et al. The Impact of Local Treatment on Overall Survival in Patients with Metastatic Prostate Cancer on Diagnosis：A National Cancer Data Base Analysis. Eur Urol, 2017，72（1）：14-19.

［69］Qu M, et al. Palliative transurethral resection of the prostate in patients with metastatic prostate cancer：a prospective study of 188 patients. J Endourol, 2019, 33（7）：570-575.

［70］Parker CC, et al. Radiotherapy to the primary tumour for newly diagnosed, metastatic prostate cancer（STAMPEDE）：a randomised controlled phase 3 trial. The Lancet, 2018，392（10162）：2353-2366.

［71］Won AC, et al. Primary treatment of the prostate improves local palliation in men who ultimately develop castrate-resistant prostate cancer. BJU Int, 2013, 112（4）：E250-E255.

［72］Ost P, et al. Metastasis-directed therapy of regional and distant recurrences after curative treatment of prostate cancer：a systematic review of the literature. Eur Urol, 2015，67（5）：852-863.

七、去势抵抗性前列腺癌的诊断与治疗

近几年，我国前列腺癌发病率呈显著上升趋势，且在初诊时多数已属中晚期[1,2]。内分泌治疗是晚期前列腺癌患者的基础治疗，但经过中位时间18～24个月的内分泌治疗后，几乎所有患者都进展为去势抵抗性前列腺癌（castration-resistant prostate cancer, CRPC）。常规的内分泌治疗无效后患者将面临疾病进展、生活质量下降、生存期缩短等问题[3,4]。

（一）去势抵抗性前列腺癌的定义及诊断

CRPC是指前列腺癌患者经过初始持续ADT治疗后，血清睾酮达到去势水平（<50ng/dl或<1.7nmol/L），但是疾病进展的前列腺癌阶段。疾病进展可表现为PSA水平持续增高（PSA进展）或影像学可见的肿瘤进展（影像进展）。

1. PSA进展　即每间隔1周监测血清PSA水平，连续3次，血清PSA持续升高，且较基础值升高50%以上。同时，PSA绝对值达2ng/ml以上。

2. 影像进展　影像学检查发现新发病灶，包括骨扫描提示至少2处新发骨转移病灶，或者应用RECIST标准评价的新发软组织病灶[5]。单纯症状进展不足以诊断为CRPC，需进一步评估。

在诊断CRPC时需要与发生转移的激素敏感性前列腺癌（hormone-sensitive prostate cancer, HSPC）相鉴别。并非所有的在使用去势治疗时进展的前列腺癌患者均能够诊断为CRPC。鉴别CRPC与转移性HSPC的两个关键点在于：①睾酮是否达到去势水平；②达到去势条件后，疾病是否持续进展。

（二）CRPC发生发展的分子机制及分型

CRPC的致病机制不明，相关分子网络复杂，多条信号通路协同致病，并随疾病发展而变化；因此针对单一分子的靶向治疗难以彻底清除病变。目前认为，CRPC的分子机制主要分为雄激素受体相关机制和非雄激素受体相关机制两大方面。

1. CRPC的雄激素受体相关形成机制

（1）*AR*基因扩增和过表达：*AR*基因异常扩增和AR蛋白的过表达是CRPC最常见AR改变。AR蛋白水平的升高是前列腺癌肿瘤细胞对低水平雄激素的适应。在大部分CRPC患者中，AR信号系统是被激活的[6,7]。因此，持续和强化抗雄治疗仍然有效。

（2）*AR*基因突变：CRPC细胞中*AR*基因突变点多数位于氨基端结构域（N-terminal domain，NTD）和配体结合结构域（ligand-binding domain，LBD）区域，包括T878A、AR868、AR867、H875Y/T、W742C、L702H和F877L等[8]，这些突变多数是由抗雄药物治疗诱导，且不同抗雄药物的常见AR突变有所差异。AR突变会导致AR活性的增加，同时也会导致AR对配体的选择特异性下降[9]。有些AR突变允许AR被其拮抗剂所激活[6]。

（3）AR剪接变异体（AR variants，AR-Vs）的表达：AR-Vs是一系列AR剪接过程中产生的不完整形式的AR蛋白。AR-Vs已经被证实与前列腺癌耐药性相关。AR-V7缺乏AR蛋白中的LBD区域，可以不依赖于雄激素而保持持续的激活[9]。它会导致前列腺癌对于传统及新型的内分泌治疗药物耐药，例如比卡鲁胺、阿比特龙和恩扎卢胺等[10]。

（4）AR共调节因子的异常表达和功能异常：AR共调节因子是一类与AR转录活性相关的蛋白因子，它们在激活或者抑制AR介导的转录中起着辅助作用。AR共调节因子，如p300/CBP等，对AR活性具有重要的调节作用，它们分别通过不同信号促进AR的转录活性，促进CRPC的形成[11,12]。

（5）AR翻译后修饰的异常：AR蛋白在翻译后尚需要通过各种修饰才能发挥其功能，AR常见的翻译后修饰主要包括磷酸化、乙酰化、甲基化、泛素化和类泛素化等。AR翻译后异常的修饰使AR对于低浓度的雄激素敏感度增加，而导致CRPC的进展[13]。

（6）AR信号通路的旁路激活：在缺乏雄激素配体的条件下，表皮生长因子（EGF）和胰岛素样生长因子1（IGF-1）及细胞因子白介素6（IL-6）等可以通过不同的信号通路激活AR，启动AR靶基因的转

录[14,15]。ADT治疗后，糖皮质激素受体（GR）的表达量升高。GR能激活AR的下游基因[16]。这一系列的旁路激活与CRPC的进展相关。

（7）肾上腺雄激素和肿瘤内雄激素的合成：在正常生理状态下，睾丸合成的睾酮是男性雄激素的主要来源。另外5%～10%的雄激素由肾上腺合成[17]。肾上腺及肿瘤细胞自身产生的雄激素可以促进前列腺癌进展成为CRPC。

2. CRPC的非雄激素受体相关形成机制

（1）CRPC的前列腺癌肿瘤干细胞机制：干细胞是一类具有多向分化潜能及自我更新能力的未分化或低分化的细胞群。前列腺癌肿瘤干细胞可能有两种来源：①正常干细胞是肿瘤发生的源泉，致癌性突变使正常干细胞内在的自我更新和无限增殖能力得到加强，从而转变为肿瘤干细胞；②分化较成熟的肿瘤细胞受到外界突变剂、诱导剂等作用从而活化了某些干细胞相关途径，使其逆分化而获得干细胞特性，形成肿瘤干细胞。研究认为，ADT治疗可以诱发前列腺癌细胞的逆分化，因而CRPC的形成可能与肿瘤干细胞相关[18,19]。

（2）治疗诱导的CRPC：神经内分泌性CRPC（NeCRPC）在组织学上表现为神经内分泌的分子标记物阳性，例如：CgA、SYN、NSE和CD56（NCAM）等。NeCRPC详细的起源及其机制尚不十分明确。研究表明，NeCRPC与前列腺腺癌拥有相似的基因组，只是在基因组的转录调控上存在差异，且腺癌可以转化为NeCRPC。这就表明，普通的前列腺癌在ADT、放疗、化疗的选择压力下有向NeCRPC转化的可能，也称之为治疗诱导的NeCRPC（therapy-induced，CRPC、t-NeCRPC）。此时病变的临床特征主要包括：内分泌治疗无效、疾病进展迅速、内脏转移、早期转移而PSA水平没有相应升高[20,21]。

CRPC并非"一种病"，而是"一类疾病状态"。它的发病有多种复杂机制参与，也就决定了无法用单一的方法进行治疗。CRPC对ADT治疗敏感性、组织病理类型及基因型存在异质性。正因为CRPC存在着这种异质性，临床上对于CRPC采用统一的治疗方式就缺乏理论支持，也难以达到理想的效果。因此，有必要根据CRPC形成的分子机制及病理特征进行分型，然后根据各自的特点，采用针对性的个体化治疗方案才能达到理想的疗效。

（三）可选治疗类型、机制及疗效评估

1. 化疗药物

（1）多西他赛（Docetaxel）：又名多烯紫杉醇，

是一种紫杉烷类抗肿瘤药物，多西他赛主要通过加强微管蛋白聚合作用和抑制微管解聚作用，形成稳定的非功能性微管束，阻碍癌细胞有丝分裂，最终诱导其凋亡，达到抗肿瘤的效果。SWOG-9916研究显示，与米托蒽醌联合强的松相比，多西他赛联合雌二醇氮芥化疗在延长mCRPC患者中位生存期（17.5个月 vs 15.6个月，$P = 0.02$）和中位疾病进展时间（6.3个月 vs 3.2个月，$P < 0.01$），提高PSA缓解率（50% vs 27%，$P < 0.01$）方面有明显优势。但多西他赛联合雌二醇氮芥化疗组的中断治疗率（16% vs 10%）和白细胞减少的发生率（5% vs 2%）较高[22]。TAX-327研究结果显示与接受米托蒽醌治疗的患者相比，接受多西他赛75mg/m^2，每3周1次的治疗显著延长中位生存期（18.9个月 vs 16.5个月，$P = 0.009$）。同时，患者疼痛明显缓解（45% vs 32%，$P = 0.01$），生活质量明显提高（22% vs 13%，$P = 0.009$），PSA缓解率明显增加（45% vs 32%，$P = 0.001$）[23]。由此，多西他赛联合泼尼松成为治疗CRPC患者的标准治疗方案。多西他赛常见的不良反应是骨髓抑制、疲劳、脱发、腹泻、神经病变和血管神经性水肿。TAX-327研究中，患者最多接受多西他赛治疗10个周期，而临床实践中，患者的最多治疗周期数可以不受此限制，对于完成10个周期多西他赛化疗，疗效好且身体状况能够承受的患者，可以继续增加化疗周期数，直至疾病进展。

（2）卡巴他赛（Cabazitaxel）：是第三代半合成紫杉烷类药物，通过与微管蛋白结合使细胞进入有丝分裂期受到抑制，从而抑制癌细胞增殖，其半衰期较长，较多西他赛作用更持久。TROPIC研究纳入多西他赛治疗后出现疾病进展的mCRPC患者。结果显示与米托蒽醌组相比，卡巴他赛治疗组患者在PSA缓解率（39.2% vs 17.8%），中位无进展生存期（2.8个月 vs 1.4个月），中位生存期（15.1个月 vs 12.7个月）方面存在优势。卡巴他赛治疗使患者的死亡风险降低了30%（HR 0.70，$P < 0.0001$）[24]。PROSELICA研究进一步探讨了卡巴他赛C20（20 mg/m^2）对比C25（25 mg/m^2）的非劣性。结果显示，对于多西他赛治疗后的mCRPC患者，C20与C25组患者的中位生存期为13.4个月和14.5个月（HR 1.024）。在次要终点中，C20组和C25组的PSA缓解率为29.5%和42.9%（$P < 0.001$），PSA进展时间为5.7个月和6.8个月（HR 1.195）。同时，两组的健康相关生活质量无差异[25]。由此可见卡巴他赛20 mg/m^{2}与25 mg/m^{2}治疗mCRPC的疗效相当，但不良反应相对减少。因此，卡巴他赛

可作为多西他赛治疗失败后可选的有效治疗药物[26]。卡巴他赛常见的不良反应是骨髓抑制、腹泻、恶心呕吐和疲劳。此外，卡巴他赛联合泼尼松化疗方案容易引起中性粒细胞减少症，因此，高危患者在用药前应预防性使用集落刺激因子。

（3）米托蒽醌（Mitoxantrone）：是蒽环类细胞周期非特异性抗肿瘤药物，通过与细胞DNA结合，抑制核酸合成导致细胞死亡。20世纪90年代，米托蒽醌成为最早被用于治疗CRPC的化疗药物。米托蒽醌能明显改善mCRPC患者的疼痛症状及其他生活质量相关指标，但是米托蒽醌未能延长患者的总体生存时间[27]。因此，近年来随着多个可延长mCRPC患者总生存时间的药物获批和应用，米托蒽醌已不作为mCRPC患者的常规治疗选项。

2.新型内分泌治疗

（1）阿比特龙（Abiraterone）：阿比特龙是一种高效、选择性、不可逆的CYP17酶抑制剂，能够阻断睾丸、肾上腺组织、前列腺癌肿瘤组织中雄激素的合成。COU-AA-302研究纳入既往未接受过化疗的mCRPC患者。结果显示阿比特龙可显著延长中位影像学无进展生存时间（16.5个月 vs 8.2个月，HR 0.52，$P < 0.001$）及中位生存期4.4个月（34.7个月 vs 30.3个月，HR 0.81，$P = 0.0033$）。此外，阿比特龙能减缓疼痛的进展，推迟化疗和阿片类药物的使用，推迟体能状况的恶化[28-30]。COU-AA-301研究纳入多西他赛治疗失败的患者，分析显示阿比特龙联合泼尼松较安慰剂能显著延长中位生存期4.6个月（15.8个月 vs 11.2个月，HR 0.74，$P < 0.001$）。次要研究终点显示阿比特龙可以延长患者中位PSA进展时间（8.5个月 vs 6.6个月）及影像学进展时间（5.6个月 vs 3.6个月），提高PSA缓解率（29% vs 5.5%）[31,32]。阿比特龙最常见药物不良反应包括谷草转氨酶和（或）谷丙转氨酶水平升高或心脏疾病。由于CYP17酶抑制导致盐皮质激素水平升高，阿比特龙可能引起高血压、低钾血症和体液潴留。因此，治疗患有高血压、低钾血症或体液潴留（如心力衰竭患者、心肌梗死、室性心律失常）相关基础疾病的患者时，需要谨慎选择并严密观察相关毒副反应。阿比特龙联合泼尼松治疗期间，至少初始需按月监测肝功能、血钾以及血压，还需对心脏疾病进行对症评估，尤其是对既往存在心血管疾病的患者[28-32]。mCRPC患者接受阿比特龙治疗时，推荐空腹服用阿比特龙，且联合治疗药物泼尼松的剂量为5mg（2次/天）使用。

（2）恩扎卢胺（Enzalutamide）：恩扎卢胺是新

型非甾体类抗雄激素药物。作为雄激素受体信号转导抑制剂，通过抑制雄激素受体核易位、转录结合及辅助活化因子的募集来调控前列腺癌肿瘤细胞。PROSPER研究中，对于PSA倍增时间（PSA-DT）≤10个月的NM-CRPC患者随机分组，接受恩扎卢胺或安慰剂治疗。恩扎卢胺组中位无转移生存时间及PSA进展时间显著延长（36.6个月 vs 14.7个月，HR 0.29，$P < 0.001$）（37.2个月 vs 3.9个月，HR 0.07，$P < 0.001$）[33]。PREVAIL研究纳入无症状或症状轻微，未接受过化疗、或阿比特龙治疗的mCRPC患者。结果显示，与对照组相比，恩扎卢胺能显著降低影像学进展风险（HR 0.19，$P < 0.001$）和死亡风险（HR 0.71，$P < 0.001$），并显著提高患者的中位生存期4.0个月（35.3个月 vs 31.3个月），推迟化疗的使用及骨相关不良事件的出现，延长PSA进展时间，明显提高PSA缓解率及软组织病灶反应率。恩扎卢胺还能减缓疼痛的进展，推迟阿片类药物的首次应用及体能状况的恶化[34,35]。对于接受过化疗的mCRPC患者，AFFIRM研究显示恩扎卢胺治疗可延长中位生存期（18.4个月 vs 13.6个月，HR 0.63，$P < 0.001$），此外其他次要终点也显著有利于恩扎卢胺，包括PSA缓解率、影像学无进展生存期和至首次骨相关事件时间等[36]。恩扎卢胺常见的不良反应是疲劳、高血压、腹泻、潮热、头痛及癫痫。癫痫发作的发生率为0.6%，主要发生于既往有癫痫病史的患者[34-36]。mCRPC患者接受恩扎卢胺治疗时无需联合泼尼松使用。

（3）阿帕他胺（Apalutamide）：是首个获批用于非转移性CRPC（NM-CRPC）治疗的药物，是新型非甾体雄激素受体阻断剂，其与雄激素受体的结合力是比卡鲁胺的7～10倍，能够有效抑制雄激素受体的功能，降低DNA结合效率及核转位，达到抑制肿瘤细胞增殖的作用[37]。SPARTAN研究中，对于PSA-DT≤10个月的NM-CRPC患者随机分组，接受阿帕他胺或安慰剂治疗。结果显示，阿帕他胺显著延长中位无转移生存时间（40.5个月 vs 16.2个月，HR 0.28，$P < 0.001$），阿帕他胺治疗使远处转移或死亡风险下降72%。但对于患者的总生存时间获益数据在研究报道时尚不充分。次要终点，阿帕他胺组显著延长无症状进展时间（HR 0.45，$P < 0.001$）、出现转移的时间（HR 0.27，$P < 0.001$）及中位无进展生存期（HR 0.29，$P < 0.001$）[38]。阿帕他胺组常见的不良反应为乏力、高血压、皮疹等，阿帕他胺可能会导致患者出现甲状腺功能减退，临床使用阿帕他胺时需要加强对甲状腺功能的监测[39]。

（4）Darolutamide：新型非甾体雄激素受体拮抗剂，用于治疗NM-CRPC。ARAMIS试验结果显示[40]，对于PSA-DT≤10个月的NM-CRPC患者，与安慰剂联合ADT相比，darolutamide联合ADT显著改善无转移生存期（40.4个月 vs 18.4个月，HR 0.41，$P < 0.001$），患者转移或死亡风险降低了59%。此外，darolutamide在延长总生存期方面有优势（HR 0.71，$P = 0.045$）。在其他次要终点，如疼痛进展时间、细胞毒性化疗时间、症状性骨骼事件时间等方面也优于对照组。Darolutamide联合ADT可延缓患者尿路和肠道症状发生。两组出现的不良事件发生率相似，包括疲劳/虚弱状态、高血压、跌倒、认知障碍、记忆障碍。

3. 免疫治疗　Sipuleucel-T是一种自体源性细胞免疫制剂，能刺激T细胞，提高对前列腺酸性磷酸酶（大多数前列腺癌组织特异性表达的抗原）的免疫应答，从而调动患者自身的免疫系统识别和杀灭肿瘤细胞。一项多中心、随机、双盲的Ⅲ期临床研究显示Sipuleucel-T治疗组的中位生存期较安慰剂组延长了4.1个月。在3年生存率方面，治疗组为31.7%，明显高于安慰剂组的23%[41,42]。Sipuleucel-T用于症状轻微或无症状mCRPC患者的治疗。常见的不良反应包括畏寒、发热和头痛等[43]。

（四）不同类型治疗方案选择

1. 非转移性CRPC（nonmetastatic castration-resistant prostate cancer，NM-CRPC）的治疗　NM-CRPC实际指仅存在PSA持续升高且维持去势状态，但没有影像学检查可发现转移灶的前列腺癌患者。通过严密的PSA监测，这部分患者可以更早的被发现。NM-CRPC患者，尤其是PSA-DT≤10个月的患者，在疾病发展过程中极易出现转移病灶并最终导致患者死亡。在这个疾病阶段，通过积极的治疗可以延缓病情进展、保证患者生存质量[4]。

基于SPARTAN（阿帕他胺）、PROSPER（恩扎卢胺）和ARAMIS（Darolutamide）这三项Ⅲ期临床研究，对于转移风险较高（PSA-DT≤10个月）的NM-CRPC患者在ADT治疗基础上建议联合阿帕他胺、恩扎卢胺或Darolutamide。

在上述研究中对于转移灶的判断基于传统的影像学技术，例如CT、MRI及骨扫描。随着影像学技术的发展，新型PET-CT能够发现一些传统影像学检查没有发现的转移灶。但是新型影像学手段对于NM-CRPC诊疗的临床意义仍不明确，截至目前国际公认的NM-CRPC临床诊断标准依然是利用传统影像学检查来判断是否远处转移，因此对于新型PET-CT检查显示阳性，但传统影像学阴性的NM-CRPC患者，应积极的进行临床治疗，密切随访。除药物治疗以外，NM-CRPC患者的局部治疗可参考本指南其他章节。

2. mCRPC的治疗

（1）内分泌治疗

1）维持性去势治疗：回顾性的临床数据表明ADT治疗仍可以使晚期前列腺癌患者生存获益，虽然获益程度有限；此外，几乎所有的关于mCRPC患者药物治疗的Ⅲ期临床试验均以去势为基础；再者，考虑到LHRH类似物的不良反应相对温和，因此，目前仍推荐mCRPC患者需要维持去势治疗。

2）新型内分泌药物治疗：阿比特龙和恩扎卢胺等。COU-AA-302和PREVAIL研究分别奠定了阿比特龙和恩扎卢胺在未经化疗的mCRPC患者治疗中的地位，两者均能明显延长mCRPC患者的总生存期和疾病无进展生存期。对于既往多西他赛化疗后的患者，COU-AA-301和AFFIRM研究结果已证实阿比特龙和恩扎卢胺也有比较显著的临床疗效。治疗方案为：阿比特龙，1000mg（1次/日）联合泼尼松5mg（2次/日）；恩扎卢胺，160mg（1次/日）。

（2）化疗：化疗前需先考虑患者对化疗的耐受性、一般身体状况及既往治疗的情况等因素。

1）多西他赛：以多西他赛为基础的化疗是mCRPC的标准化疗方案；即DP方案：多西他赛75mg/m²，每3周1次，静脉用药；泼尼松5mg口服，2次/日。如果能够耐受，可持续10个周期或以上。

DP方案的适应证：①未经化疗的CRPC患者，不论有无症状，且身体状况良好，可使用以多西他赛为基础的化疗；②对既往曾接受过多西他赛治疗的患者，身体状况良好，且之前对治疗有反应的可以重新给予多西他赛化疗；③合并神经内分泌分化的CRPC仍可选择含多西他赛的化疗方案；④对于病理类型为单纯神经内分泌或小细胞癌的CRPC患者，推荐使用以铂类为基础的化疗方案。可选用依托泊苷+顺铂或多西他赛+卡铂等化疗方案。化疗相关并发症分级详见（表3-15）。

2）米托蒽醌：米托蒽醌12mg/m²，每3周1次，静脉用药，同时联合强的松治疗，可在一定程度控制疾病进展，提高生活质量，特别是减轻疼痛。

3）其他可选择的化疗方案有：①雌二醇氮芥+长春花碱。②雌二醇氮芥+依托泊苷。③卡巴他赛25mg/m²，每3周1次，静脉用药。加用泼尼松5mg口服，2次/日。可做为多西他赛治疗失败后的二线化疗替代药物[5]。TROPIC研究的结果显示，与米托蒽醌二线治疗相比较，卡巴他赛可以延长多西他赛耐药后患者中位生存期2.4个月。

（3）免疫治疗：Sipuleucel-T是第一种有效的治疗CRPC的肿瘤疫苗，用于无症状或轻微症状的mCRPC的治疗，中位生存时间可延长4.1个月。

3. 更换、停用经典抗雄激素药物等传统二线内分泌治疗　前列腺癌进展至去势抵抗阶段，传统的内分泌治疗药物已经失效，无法继续有效的控制肿瘤。对于二线内分泌治疗（包括抗雄药物的撤退、抗雄药物的替换、改用雌激素等）虽部分患者可以短期内出现PSA下降，但总体有效率偏低，维持时间较短，且无明确证据表明可以给患者带来生存期的延长[44-46]。但结合我国国情，考虑到新型内分泌药物治疗的高昂医疗费用及部分患者对化疗毒性不良反应的顾虑，在部分患者中选择性的使用二线内分泌治疗也是可以考虑的。具体的二线治疗方案根据患者的临床症状、体能状态及合并症等因素综合考虑。撤药过程中应严密观察患者的撤药反应。撤药期间进一步对患者进行全面评估，制订下一步治疗方案。

（五）精准治疗与个体化治疗

前列腺癌发生发展的遗传因素复杂多样，存在显著的肿瘤异质性。前列腺癌患者的肿瘤在基因组序列、表观遗传学等分子水平上存在巨大差异，特别是肿瘤进入CRPC阶段。这种差异直接导致了相同病理类型的前列腺癌患者对治疗药物的反应（耐药性）不尽相同。随着NGS的快速发展，测序成本的降低，前列腺癌已经进入精准/个体化治疗时代。随着NGS在包括前列腺癌等肿瘤临床诊疗中的广泛应用，前列腺癌精准诊治策略已让越来越多的患者受益。基因检测有助于更准确地评估患者预后，进行疾病进展风险分层；提示对特定药物的敏感性，指导精准治疗，改善患者预后；积累资料，完善我国前列腺癌患者的基因突变谱和相关特征；理解与CRPC疾病进展、转移、复发、疗效等有关的分子机制，帮助新药研发。因此，建议确诊的mCRPC患者，在一线治疗进展后推荐进行相关的基因检测[47,48]。

1. 检测内容　虽然二代测序可以发现部分mCRPC患者存在有临床价值的突变，但是受限于药物的研发。《二代测序技术在肿瘤精准医学诊疗中的应用专家共识》建议检测应包含指南中明确指定、FDA或者中国药品监督管理局（National Medical Products

Administration，NMPA）批准的适应证相关的突变位点，还建议纳入正在进行临床试验的药物相关靶点[48]。

每个检测公司自己设定的检验组（panel）所包含的基因或者相同基因的检测位点都不尽相同，但这些检验组都是基于欧美人群（以高加索人种为主）数据筛选的。检验组中有限的基因数量可能导致国人前列腺癌检测及治疗过程中，遗传相关基因突变信息遗漏并增加受试者后续检测费用及样本损耗。因此建议针对不同遗传背景及检测目的的受检者，应根据实际需要进行检验组的筛选。

2. CRPC 个体化治疗药物

（1）PARP抑制剂：mCRPC患者可检测到DNA修复基因的失活，如 BRCA1/2 和 ATM 的改变，以及MMR途径基因（MLH1或MSH2）的高突变[49,50]。BRCA1/2 和 ATM 胚系突变在前列腺癌的发生发展中发挥了一定的作用。此外，随着疾病进展，部分患者出现体细胞的 BRCA1/2 和 ATM 等同源重组修复基因的突变。BRCA1/2、ATM 等同源重组修复缺陷基因的存在往往提示患者预后不良[51]。一项国内的对DNA修复基因缺陷的研究中纳入316例前列腺癌患者。研究发现9.8%的前列腺癌患者存在DNA同源重组修复基因缺陷，包括6.33%的受试者携带 BRCA2、0.63%的受试者携带 BRCA1、0.63%的受试者携带 ATM 基因胚系致病变异[52]。TOPARP-A研究旨在评估奥拉帕利对mCRPC患者疗效。研究结果证明了奥拉帕利在非选择人群中的抗肿瘤活性，总体反应率为33%，在携带DNA同源重组修复相关基因突变人群中反应率为88%。TOPARP-B研究评估奥拉帕利在DNA同源重组修复相关基因异常mCRPC患者中的疗效。按不同基因突变亚组分析复合反应率，结果显示，BRCA1/2基因突变组最高（83.3%），其次是PALB2基因突变组（57.1%）、ATM基因突变组（36.8%）及CDK12基因突变组（25.0%）。基于TOPARP等研究中单药奥拉帕利用于 BRCA1/2 或 PALB2 基因突变的mCRPC治疗取得良好的效果[53,54]。另外，尼拉帕利（Niraparib）在GALAHAD试验纳入81例DNA修复基因缺陷的患者，结果显示：与对照组的非 BRCA1/2 基因突变组相比，尼拉帕利明显提高 BRCA1/2 基因突变组的完全缓解率（63% vs 17%）。BRCA1/2基因突变组中位影像学无进展生存期为8.2个月。基于上述研究结果，FDA认为尼拉帕利治疗携带BRCA1/2基因突变的mCRPC患者属于一种突破性疗法[55]。携带同源重组修复基因突变可能提示对铂类化疗[56]及PARP抑制剂敏感。通过检测BRCA1/2、

ATM、CDK12、PALB2及FANCA等DNA同源重组修复基因的胚系与体细胞基因突变，可以指导早期使用铂类化疗药物，并使用PARP抑制剂等临床实验性治疗。

（2）免疫检查点抑制剂：相对于正常前列腺细胞，前列腺癌细胞中PD-L1表达增多，且前列腺肿瘤微环境中的CD8＋T细胞高表达PD-1[57,58]。免疫检查点抑制剂中的PD-1/PD-L1抑制剂为前列腺癌的免疫治疗提供了新的手段。目前相关临床试验显示PD-1/PD-L1抑制剂在前列腺癌中有实际的临床意义，特别是对于基于二代基因测序发现存在微卫星不稳定（MSI-H）或错配修复缺陷（dMMR）的患者是潜在获益人群。携带上述基因突变的患者往往具有较高的总体基因突变数量。但存在的问题是适用人群的选择及疗效和不良反应的评估[59,60]。在中国316例前列腺癌患者中，携带MSH6、MSH2基因胚系致病变异的患者比例均为0.63%，未发现携带MLH1、PMS2基因胚系致病变异患者[54]。KEYNOTE-199研究中显示Pembrolizumab对携带BRCA1/2或ATM基因突变mCRPC患者的疾病控制率为22%[61]。KEYNOTE-028研究证实Pembrolizumab治疗后患者的中位无进展生存时间及中位生存期分别为3.5个月和7.9个月，且对于晚期的PD-L1阳性的进展期前列腺癌患者是很好的选择[62]。Pembrolizumab于2017年被FDA批准用于治疗在MMR中具有突变和/或在肿瘤中表现出MSI的前列腺癌。推荐在使用或排除其他可用的有效治疗（例如sipuleucel-T、阿比特龙、恩扎卢胺、多西他赛、卡巴他赛、镭-223等）之后，可考虑Pembrolizumab。PD-1/PD-L1抑制剂主要的不良反应为体内激活的T细胞引起的炎性组织损伤，表现为腹泻、结肠炎、皮疹、瘙痒、肝炎、垂体炎和甲状腺炎等[63]。

（3）其他潜在的信号通路：针对mCRPC活检组织的全外显子组和转录组测序发现：与局限性前列腺癌相比，mCRPC组织中AR、TP53、PI3K/AKT信号转导通路、WNT信号转导通路、细胞周期通路、MAPK信号转导通路以及染色体重塑等基因的突变发生率更高。但是由于药物研发及相关靶向药物在前列腺癌临床应用中的证据有限，对上述基因突变检测的意义仍有待进一步确认。

国内外针对CRPC的分型治疗仍处于临床研究阶段，其重点是探索CRPC治疗方式选择及预后的标志物。例如AR的剪切变体、AR信号调节因子、AR翻译后修饰的异常、AR信号通路的旁路激活、干细胞分化及神经内分泌转化在CRPC发病中的作用的研

究。此外，血液活检中发现AR-V7阳性的患者对阿比特龙及恩扎卢胺的治疗效果不佳，但不影响多西他赛的疗效。CRPC患者合并前列腺导管内癌的情况下，对多西他赛治疗效果不佳[10,20,64-67]。随着研究的深入，将为CRPC的治疗提供更多的理论依据。CRPC患者会得到个体化、精准、有效的治疗方式。

（六）针对症状及转移病灶的治疗

1.下尿路症状的治疗　近年来，随着新型内分泌治疗、化疗、免疫治疗等方法应用于临床，治疗反应性良好的CRPC患者的生存时间跨度延长至20～80个月[68]，系统性治疗的不良反应需要临床医师密切关注。此外，CRPC原发灶引起的并发症严重影响患者生活质量，甚至有些症状（尿道出血膀胱填塞）可能危及生命，临床仍需重视，这些并发症主要包括下尿路梗阻、反复性肉眼血尿或伴有血块填塞膀胱、直肠尿道或直肠膀胱瘘及直肠梗阻等。尽管有回顾性研究报道了手术切除晚期前列腺癌原发灶是安全可行的，但应严格掌握手术指征、评估身体状况及手术难度，术前应与患者及家属充分沟通，手术目的是缓解局部症状，提高晚期前列腺癌患者的生存质量。根据局部的侵犯情况可选的手术方式包括：姑息性经尿道前列腺电切术[69-72]、姑息性前列腺切除术[73]、姑息性前列腺膀胱切除术[74]、姑息性全盆腔脏器切除术[75]。

2.骨转移相关并发症的治疗　针对难治性骨痛，外照射放疗可显著缓解疼痛[76]，疼痛无法耐受者可建议单次小剂量放疗[77]或三代双膦酸盐治疗[78]。对于骨转移引起的椎体塌陷或畸形、病理性骨折和脊髓压迫等并发症，骨水泥填充或减压手术可缓解疼痛和改善生活质量[79,80]，应充分告知患者脊髓压迫的危险性，有可疑症状者给予高剂量皮质类固醇并尽快行MRI检查，包括骨科在内多学科会诊考虑是否减压手术解除压迫症状，或者辅助外照射放疗[81]。

（1）双膦酸盐药物治疗：大多数mCRPC患者伴有骨转移疼痛症状。骨保护剂可有效治疗骨破坏，缓解骨痛，预防和推迟骨相关事件的发生，但不能延长生存时间。

唑来膦酸已用于mCRPC患者的一线用药，能有效治疗骨破坏、缓解骨痛、预防和推迟骨相关事件的发生，尤其推迟病理性骨折的发生[82]。唑来膦酸适合与化疗、放疗、手术、内分泌治疗等治疗联合应用，也可与阿片类镇痛药联合用药。因此，唑来膦酸虽然不能取代常规抗肿瘤治疗及镇痛治疗，但可作为前列

腺癌骨转移综合治疗的基础用药。双膦酸盐治疗可能导致低钙血症和低磷血症等代谢异常。为防止此类不良反应的发生，可在治疗时补充钙剂和维生素D，并给予监测。

（2）分子靶向药物治疗：地诺单抗（Denosumab）是一种特异性靶向核因子κB受体活化因子配体（RANKL）的单克隆抗体，可以抑制破骨细胞活化和发展，减少骨吸收，增加骨密度。在M0CRPC人群中，与安慰剂相比，地诺单抗可增加无骨转移患者生存率（中位生存期29.5个月vs 25.2个月，$P=0.028$），但总体生存率并无获益[83]。一项Ⅲ期随机双盲临床试验显示，对于mCRPC患者，地诺单抗在延迟或预防SRE（病理性骨折、放疗、骨骼手术、脊髓压迫）方面优于唑来膦酸，但低钙血症的发生率显著升高（13%vs 6%），下颌骨坏死的发生率也有升高趋势（2%vs 1%）[84]。推荐补充钙剂和维生素D，并给予监测。

同时，须重视此类药物的不良反应（如下颌骨坏死）。患者在开始骨保护剂治疗前应进行牙科检查。创伤史、牙科手术或牙科感染以及长期静脉注射双膦酸盐治疗可增加下颌坏死的风险[85]。

3.镇痛治疗　骨转移癌疼痛常见的治疗方法包括放疗、化疗、核素治疗、生物治疗、双膦酸盐类药物治疗、经皮椎体成形术、微创介入治疗、手术治疗、阿片类镇痛药物、非甾体抗炎药物、抗抑郁药物和抗惊厥药物治疗等。尽管缓解骨疼痛的治疗方法多种多样，但镇痛药治疗在骨疼痛治疗中，具有不可取代的作用，是疼痛治疗的关键及基础性治疗用药。

骨转移的镇痛药治疗应遵循WHO癌症疼痛治疗基本原则，针对患者的疼痛程度选择不同"阶梯"的镇痛药物。WHO的癌症三阶梯镇痛治疗的五项基本原则：口服及无创途径给药；按阶梯给药；按时给药；个体化给药；注意具体细节。常用镇痛药物包括非甾体抗炎镇痛药、阿片类镇痛药及辅助用药三大类。非甾体抗炎镇痛药及阿片类镇痛是缓解骨转移疼痛的主要药物。辅助用药包括：抗抑郁药、抗惊厥药、NMDA受体拮抗剂、糖皮质激素类、α2肾上腺素能受体激动剂等药物。辅助用药与非甾体类抗炎镇痛药和（或）阿片类镇痛药联合应用，用于进一步缓解神经病理性疼痛。

应根据疼痛程度选择用药。

（1）轻度疼痛：选择非甾体抗炎药，或阿片及非甾体类抗炎镇痛药复方制剂。

（2）中度疼痛：选择阿片类镇痛药，如可待因，

双氢可待因，同时给予非甾体抗炎镇痛药，或阿片及非甾体类抗炎镇痛药复方制剂。酌情联合应用辅助药物。

（3）重度疼痛：选择强阿片类镇痛药，如吗啡缓释片，羟可酮缓释片，芬太尼透皮贴剂。同时给予非甾体抗炎镇痛药，或阿片及非甾体抗炎镇痛药复方制剂。住院患者多有中重度骨痛，需根据病情将阿片类镇痛药剂量调整至最佳镇痛的安全用药剂量。

癌痛控制强调个体化的综合治疗，针对处于不同病程和疼痛程度的患者，制定和实施个体化治疗方案是决定预后的重要因素。治疗骨转移癌痛，应采取多学科会诊制度，给予序贯治疗，并及时评估疗效和安全性，调整治疗方式和剂量，以期达到最佳治疗效果。

（七）治疗期间随访原则及监测项目

CRPC患者随访的主要目的是监测治疗效果和不良反应。随访原则与监测项目详见本指南八、前列腺癌患者随访管理相关内容。

推荐意见	证据级别	推荐等级
CRPC诊断时，血清睾酮水平应达到去势水平（<50ng/dl或<1.7nmol/L）	—	强
成立MDT团队为CRPC患者进行综合治疗	—	强
选择能有效延长患者生命的治疗方式来治疗mCRPC	—	强
治疗方式的选择需考虑患者在HSPC阶段的一线治疗的情况，症状、并发病、疾病的局部及进展情况、耐受性、等因素。（可选的方式包括：阿比特龙、多西他赛、恩杂鲁胺、镭-223及Sipuleucel-T）		

推荐意见	证据级别	推荐等级
成立MDT团队为mCRPC患者进行综合治疗	—	强
mCRPC患者采用多西他赛化疗剂量为75mg/m^2，每3周1次	—	强
多西他赛治疗失败后的患者可选择的能有效延长生命的治疗方式包括：阿比特龙、卡巴他赛、恩杂鲁胺和镭-223		强
对于mCRPC患者选择二线治疗前需先考虑患者既往治疗的情况，症状、耐受性、合并症等因素		强

推荐意见	证据级别	推荐等级
对于转移风险较高（PSA-DT≤10个月）的NM-CRPC在ADT治疗基础上建议联合阿帕他胺或恩扎卢胺	—	强

推荐意见	证据级别	推荐等级
mCRPC患者伴有骨转移给予骨保护剂预防骨相关事件	—	强
给予denosumab或双膦酸盐治疗时，补充钙剂和维生素D	—	强
尽早给予姑息性手段治疗骨转移疼痛，如外照射放疗和充分使用镇痛药	—	强
对于脊髓压迫患者，立即给予高剂量皮质类固醇，建议评估后脊柱手术联合外照射放疗。如手术无法耐受，给予单独的放疗	—	强

参 考 文 献

[1] 陈万青，等. 2011年中国恶性肿瘤发病和死亡分析. 中国肿瘤，2015，24（1）：1-10.

[2] 叶定伟，等. 中国前列腺癌的流行病学概述和启示. 中华外科杂志，2015，53（4）：249-252.

[3] Friedlander TW, et al. Targeting the androgen receptor. Urol Clin North Am, 2012, 39（4）：453-464.

[4] Cornford P, et al. EAU-ESTRO-SIOG Guidelines on Prostate Cancer. Part II: Treatment of Relapsing, Metastatic, and Castration-Resistant Prostate Cancer. Eur Urol, 2017, 71（4）：630-642.

[5] Watanabe H, et al.［New response evaluation criteria in solid tumours-revised RECIST guideline（version 1. 1）］. Gan To Kagaku Ryoho, 2009, 36（13）：2495-2501.

[6] Pienta KJ, et al. Mechanisms underlying the development of androgen-independent prostate cancer. Clin Cancer Res, 2006, 12（6）：1665-1671.

[7] Linja MJ, et al. Amplification and overexpression of androgen receptor gene in hormone-refractory prostate cancer. Cancer Res, 2001, 61（9）：3550-3555.

[8] Rathkopf DE, et al. Androgen receptor mutations in patients with castration-resistant prostate cancer treated with apalutamide. Ann Oncol, 2017, 28（9）：2264-2271.

[9] Nelson PS. Molecular states underlying androgen receptor activation: a framework for therapeutics targeting androgen signaling in prostate cancer. J Clin Oncol, 2012, 30（6）：644-646.

［10］Antonarakis ES，et al. AR-V7 and resistance to enzalutamide and abiraterone in prostate cancer. N Engl J Med，2014，371（11）：1028-1038.

［11］Biron E，et al. Recent progress in the development of protein-protein interaction inhibitors targeting androgen receptor-coactivator binding in prostate cancer. J Steroid Biochem Mol Biol，2016，161 36-44.

［12］Debes JD，et al. p300 mediates androgen-independent transactivation of the androgen receptor by interleukin 6. Cancer Res，2002，62（20）：5632-5636.

［13］Gioeli D，et al. Post-translational modification of the androgen receptor. Mol Cell Endocrinol，2012，352（1-2）：70-78.

［14］Dutt SS，et al. Molecular mechanisms of castration-resistant prostate cancer progression. Future Oncol，2009，5（9）：1403-1413.

［15］Toropainen S，et al. Global analysis of transcription in castration-resistant prostate cancer cells uncovers active enhancers and direct androgen receptor targets. Sci Rep. 2016；6 33510.

［16］Puhr M，et al. The Glucocorticoid Receptor Is a Key Player for Prostate Cancer Cell Survival and a Target for Improved Antiandrogen Therapy. Clin Cancer Res，2018，24（4）：927-938.

［17］Isbarn H，et al. Testosterone and prostate cancer：revisiting old paradigms. Eur Urol，2009，56（1）：48-56.

［18］Packer JR，et al. The molecular and cellular origin of human prostate cancer. Biochim Biophys Acta，2016，1863（6 Pt A）：1238-1260.

［19］Adisetiyo H，et al. Dependence of castration-resistant prostate cancer（CRPC）stem cells on CRPC-associated fibroblasts. J Cell Physiol，2014，229（9）：1170-1176.

［20］Beltran H，et al. Divergent clonal evolution of castration-resistant neuroendocrine prostate cancer. Nat Med，2016，22（3）：298-305.

［21］Chen R，et al. Molecular model for neuroendocrine prostate cancer progression. BJU Int，2018，122（4）：560-570. ★

［22］Petrylak DP，et al. Docetaxel and estramustine compared with mitoxantrone and prednisone for advanced refractory prostate cancer. N Engl J Med，2004，351（15）：1513-1520.

［23］Tannock IF，et al. Docetaxel plus prednisone or mitoxantrone plus prednisone for advanced prostate cancer. N Engl J Med，2004，351（15）：1502-1512.

［24］de Bono JS，et al. Prednisone plus cabazitaxel or mitoxantrone for metastatic castration-resistant prostate cancer progressing after docetaxel treatment：a randomised open-label trial. The Lancet，2010，376（9747）：1147-

1154.

［25］Eisenberger M，et al. Phase III Study Comparing a Reduced Dose of Cabazitaxel（20 mg/m（2））and the Currently Approved Dose（25 mg/m（2））in Postdocetaxel Patients With Metastatic Castration-Resistant Prostate Cancer-PROSELICA. J Clin Oncol，2017，35（28）：3198-3206.

［26］Omlin A，et al. Sequential use of novel therapeutics in advanced prostate cancer following docetaxel chemotherapy. Therapeutic Advances in Urology，2013，6（1）：3-14.

［27］Tannock IF，et al. Chemotherapy with mitoxantrone plus prednisone or prednisone alone for symptomatic hormone-resistant prostate cancer：a Canadian randomized trial with palliative end points. J Clin Oncol，1996，14（6）：1756-1764.

［28］Ryan CJ，et al. Abiraterone acetate plus prednisone versus placebo plus prednisone in chemotherapy-naive men with metastatic castration-resistant prostate cancer（COU-AA-302）：final overall survival analysis of a randomised，double-blind，placebo-controlled phase 3 study. The Lancet Oncology，2015，16（2）：152-160.

［29］Ryan CJ，et al. Abiraterone in metastatic prostate cancer without previous chemotherapy. N Engl J Med. 2013；368（2）：138-148.

［30］Rathkopf DE，et al. Updated interim efficacy analysis and long-term safety of abiraterone acetate in metastatic castration-resistant prostate cancer patients without prior chemotherapy（COU-AA-302）. Eur Urol，2014，66（5）：815-825.

［31］Sternberg CN，et al. Abiraterone acetate for patients with metastatic castration-resistant prostate cancer progressing after chemotherapy：final analysis of a multicentre，open-label，early-access protocol trial. The Lancet Oncology，2014，15（11）：1263-1268.

［32］Reid AH，et al. Significant and sustained antitumor activity in post-docetaxel，castration-resistant prostate cancer with the CYP17 inhibitor abiraterone acetate. J Clin Oncol，2010，28（9）：1489-1495.

［33］Hussain M，et al. Enzalutamide in Men with Nonmetastatic，Castration-Resistant Prostate Cancer. N Engl J Med，2018，378（26）：2465-2474.

［34］Beer TM，et al. Enzalutamide in metastatic prostate cancer before chemotherapy. N Engl J Med，2014，371（5）：424-433.

［35］Beer TM，et al. Enzalutamide in Men with Chemotherapy-naive Metastatic Castration-resistant Prostate Cancer：Extended Analysis of the Phase 3 PREVAIL Study. Eur Urol. 2017；71（2）：151-154.

［36］Scher HI，et al. Increased survival with enzalutamide

in prostate cancer after chemotherapy. N Engl J Med, 2012, 367（13）: 1187-1197.

［37］Clegg NJ, et al. ARN-509: a novel antiandrogen for prostate cancer treatment. Cancer Res, 2012, 72（6）: 1494-1503.

［38］Saad F, et al. Effect of apalutamide on health-related quality of life in patients with non-metastatic castration-resistant prostate cancer: an analysis of the SPARTAN randomised, placebo-controlled, phase 3 trial. The Lancet Oncology, 2018, 19（10）: 1404-1416.

［39］Rathkopf DE, et al. Safety and Antitumor Activity of Apalutamide（ARN-509）in Metastatic Castration-Resistant Prostate Cancer with and without Prior Abiraterone Acetate and Prednisone. Clin Cancer Res, 2017, 23（14）: 3544-3551.

［40］Fizazi K, et al. Darolutamide in Nonmetastatic, Castration-Resistant Prostate Cancer. N Engl J Med, 2019, 380（13）: 1235-1246.

［41］Kantoff PW, et al. Sipuleucel-T immunotherapy for castration-resistant prostate cancer. N Engl J Med, 2010, 363（5）: 411-422.

［42］Higano CS, et al. Integrated data from 2 randomized, double-blind, placebo-controlled, phase 3 trials of active cellular immunotherapy with sipuleucel-T in advanced prostate cancer. Cancer, 2009, 115（16）: 3670-3679.

［43］Simondsen K, et al. New treatment options for castration-resistant prostate cancer. Am J Health Syst Pharm, 2013, 70（10）: 856-865.

［44］Dawson NA, et al. A randomized study comparing standard versus moderately high dose megestrol acetate for patients with advanced prostate carcinoma. Cancer, 2000, 88（4）: 825-834.

［45］Davis NB, et al. A phase II study of nilutamide in men with prostate cancer after the failure of flutamide or bicalutamide therapy. BJU Int, 2005, 96（6）: 787-790.

［46］Small EJ, et al. Antiandrogen withdrawal alone or in combination with ketoconazole in androgen-independent prostate cancer patients: a phase III trial（CALGB 9583）. J Clin Oncol, 2004, 22（6）: 1025-1033.

［47］Hovelson DH, et al. The Role of Next-Generation Sequencing in Castration-Resistant Prostate Cancer Treatment. Cancer J, 2016, 22（5）: 357-361.

［48］中国临床肿瘤学会肿瘤标志物专家委员会, 中国肿瘤驱动基因分析联盟. 二代测序技术在肿瘤精准医学诊断中的应用专家共识. 中华医学杂志, 2018, 98（26）: 2057-2065.

［49］Beltran H, et al. Targeted next-generation sequencing of advanced prostate cancer identifies potential therapeutic targets and disease heterogeneity. Eur Urol, 2013, 63（5）: 920-926.

［50］Robinson D, et al. Integrative Clinical Genomics of Advanced Prostate Cancer. Cell, 2015, 162（2）: 454.

［51］Mateo J, et al. DNA Repair in Prostate Cancer: Biology and Clinical Implications. Eur Urol, 2017, 71（3）: 417-425.

［52］Wei Y, et al. Germline DNA Repair Gene Mutation Landscape in Chinese Prostate Cancer Patients. Eur Urol, 2019, 76（3）: 280-283. ★

［53］Goodall J, et al. Circulating Cell-Free DNA to Guide Prostate Cancer Treatment with PARP Inhibition. Cancer Discov, 2017, 7（9）: 1006-1017.

［54］Mateo J, et al. DNA-Repair Defects and Olaparib in Metastatic Prostate Cancer. N Engl J Med, 2015, 373（18）: 1697-1708.

［55］Smith MR, et al. Pre-specified interim analysis of GALAHAD: A phase II study of niraparib in patients （pts）with metastatic castration-resistant prostate cancer（mCRPC）and biallelic DNA-repair gene defects（DRD）. Annals of Oncology, 2019, 30（Supplement_5）: .

［56］Zafeiriou Z, et al. Genomic Analysis of Three Metastatic Prostate Cancer Patients with Exceptional Responses to Carboplatin Indicating Different Types of DNA Repair Deficiency. Eur Urol, 2019, 75（1）: 184-192.

［57］Sfanos KS, et al. Human prostate-infiltrating CD8＋ T lymphocytes are oligoclonal and PD-1＋. Prostate, 2009, 69（15）: 1694-1703.

［58］Massari F, et al. Magnitude of PD-1, PD-L1 and T Lymphocyte Expression on Tissue from Castration-Resistant Prostate Adenocarcinoma: An Exploratory Analysis. Target Oncol. 2016; 11（3）: 345-351.

［59］Graff JN, et al. Early evidence of anti-PD-1 activity in enzalutamide-resistant prostate cancer. Oncotarget, 2016, 7（33）: 52810-52817.

［60］Abida W, et al. Analysis of the Prevalence of Microsatellite Instability in Prostate Cancer and Response to Immune Checkpoint Blockade. JAMA Oncol, 2019, 5（4）: 471-478.

［61］Rexer H, et al.［Phase II study of pembrolizumab（MK-3475）in patients with metastatic castration-resistant prostate cancer（KEYNOTE-199）-study AP 93/16 of the AUO］. Urologe A, 2017, 56（11）: 1471-1472.

［62］Hansen AR, et al. Pembrolizumab for advanced prostate adenocarcinoma: findings of the KEYNOTE-028 study. Ann Oncol, 2018, 29（8）: 1807-1813.

［63］Yeku O, et al. Immune Therapy for Prostate Cancer. Cancer J, 2016, 22（5）: 334-341.

［64］王准, 等. 去势抵抗性前列腺癌的病因学分型研究和临床精准医疗实践探索. 临床外科杂志, 2017, 25（7）: 551-555.

［65］Nakazawa M, et al. Androgen receptor splice variants

in the era of enzalutamide and abiraterone. Horm Cancer, 2014, 5（5）: 265-273.

[66] Beltran H, et al. Molecular characterization of neuroendocrine prostate cancer and identification of new drug targets. Cancer Discov, 2011, 1（6）: 487-495.

[67] Zhao T, et al. Is there any prognostic impact of intraductal carcinoma of prostate in initial diagnosed aggressively metastatic prostate cancer? Prostate, 2015, 75（3）: 225-232. ★

[68] Heidenreich A, et al. EAU guidelines on prostate cancer. Part II: Treatment of advanced, relapsing, and castration-resistant prostate cancer. Eur Urol, 2014, 65（2）: 467-479.

[69] 叶敏, 等. 经尿道汽化切除治疗伴膀胱出口梗阻的晚期前列腺癌. 中华泌尿外科杂志, 2007, 28（8）: 544-547.

[70] 车建平, 等. 经尿道铥激光前列腺切除术联合雄激素全阻断治疗晚期前列腺癌合并膀胱出口梗阻的疗效. 上海医学, 2012, 35（5）: 389-391.

[71] 高健刚, 等. 经尿道120w绿激光汽化术联合保留附睾去势术治疗晚期前列腺癌67例报告. 中国男科学杂志, 2013, 1: 31-34.

[72] 何正宇, 等. 1470nm激光汽化术通道法治疗晚期前列腺癌并膀胱出口梗阻. 中华腔镜泌尿外科杂志（电子版）, 2018, 12（6）: 411-414.

[73] Reichard CA, et al. Radical Prostatectomy in Metastatic Castration-resistant Prostate Cancer: Feasibility, Safety, and Quality of Life Outcomes. Eur Urol, 2018, 74（2）: 140-143.

[74] Heidenreich A. Palliative Radical（Cysto-）prostatectomy for Locally Advanced, Symptomatic Castration-resistant Prostate Cancer. Eur Urol Focus, 2016, 2（5）: 478-479.

[75] Kamat AM, et al. Total pelvic exenteration: effective palliation of perineal pain in patients with locally recurrent prostate cancer. J Urol, 2003, 170（5）: 1868-1871.

[76] Dy SM, et al. Evidence-based standards for cancer pain management. J Clin Oncol, 2008, 26（23）: 3879-3885.

[77] Hartsell WF, et al. Randomized trial of short-versus long-course radiotherapy for palliation of painful bone metastases. J Natl Cancer Inst, 2005, 97（11）: 798-804.

[78] Hoskin P, et al. A Multicenter Randomized Trial of Ibandronate Compared With Single-Dose Radiotherapy for Localized Metastatic Bone Pain in Prostate Cancer. J Natl Cancer Inst, 2015, 107（10）: .

[79] Frankel BM, et al. Percutaneous vertebral augmentation: an elevation in adjacent-level fracture risk in kyphoplasty as compared with vertebroplasty. Spine J, 2007, 7（5）: 575-582.

[80] Dutka J, et al. Time of survival and quality of life of the patients operatively treated due to pathological fractures due to bone metastases. Ortop Traumatol Rehabil, 2003, 5（3）: 276-283.

[81] Marco RA, et al. Functional and oncological outcome of acetabular reconstruction for the treatment of metastatic disease. J Bone Joint Surg Am, 2000, 82（5）: 642-651.

[82] Saad F, et al. A randomized, placebo-controlled trial of zoledronic acid in patients with hormone-refractory metastatic prostate carcinoma. J Natl Cancer Inst, 2002, 94（19）: 1458-1468.

[83] Smith MR, et al. Denosumab and bone-metastasis-free survival in men with castration-resistant prostate cancer: results of a phase 3, randomised, placebo-controlled trial. The Lancet, 2012, 379（9810）: 39-46.

[84] Fizazi K, et al. Denosumab versus zoledronic acid for treatment of bone metastases in men with castration-resistant prostate cancer: a randomised, double-blind study. The Lancet, 2011, 377（9768）: 813-822.

[85] Aapro M, et al. Guidance on the use of bisphosphonates in solid tumours: recommendations of an international expert panel. Ann Oncol, 2008, 19（3）: 420-432.

[86] Pezaro C, et al. Visceral disease in castration-resistant prostate cancer. Eur Urol, 2014, 65（2）: 270-273.

[87] Payne H, et al. Prostate-specific antigen: an evolving role in diagnosis, monitoring, and treatment evaluation in prostate cancer. Urol Oncol, 2011, 29（6）: 593-601.

[88] Scher HI, et al. Trial Design and Objectives for Castration-Resistant Prostate Cancer: Updated Recommendations From the Prostate Cancer Clinical Trials Working Group 3. J Clin Oncol, 2016, 34（12）: 1402-1418.

[89] Gillessen S, et al. Management of Patients with Advanced Prostate Cancer: The Report of the Advanced Prostate Cancer Consensus Conference APCCC 2017. Eur Urol, 2018, 73（2）: 178-211.

八、前列腺癌患者随访管理及常用评估量表

（一）、随访管理目标

前列腺癌治疗后应该规律复查, 随访的内容包括肿瘤学评估、生活质量及心理学评估、治疗不良反应和并发症的监测等, 并依据随访结果决定是否治疗以及治疗方案是否需要更改。

1.前列腺癌局部治疗后的随访 前列腺癌的局部治疗（local treatment）是指RP和根治性放射治疗

（包括外照射或近距离照射）或者这些治疗方法的联合应用。其他的局部病灶低侵袭性治疗如前列腺冷冻消融、高能聚焦超声等还没有建立公认生化复发的判断标准，但随访的原则是类似的。一般来说，局部治疗后PSA升高通常是前列腺癌复发或转移的表现。

（1）随访项目

1）血清PSA监测

① RP后的PSA监测：监测血清PSA水平的变化是前列腺癌随访的基本内容，通常PSA升高会出现在前列腺癌临床复发或者转移之前[1]。总PSA的半衰期为2～3天[2]，一般认为RP后6周总PSA应该低于可检测水平（＜0.1 ng/ml）[3,4]，RP后6周总PSA仍超过0.1 ng/ml的患者在无转移生存期、肿瘤特异生存期和总生存期方面都比低于0.1 ng/ml者预后更差[5]。但在术后1～3个月时，总PSA＞0.1 ng/ml的患者中依然有约53%在术后3～6个月随访时PSA会继续下降[6]。tPSA的最低值（tPSA nadir）是疾病进展的独立预测因子，tPSA最低值≥0.2 ng/ml者有更高的进展风险[7]。采用检测下限＞0.1 ng/ml的超敏PSA检测有助于更早发现生化复发，但更早的干预能否延长患者的生存目前还没有足够的证据支持[8]，根治性前列腺切除后出现生化复发者中仅有30%会出现临床复发[9]。局部复发或远处转移极少出现血清PSA不升高，这种情况可见于低分化肿瘤[10]。并非所有患者的生化复发都与肿瘤特异性生存期相关，但PSADT＜1年、RP后病理Gleason评分≥8的患者出现生化复发则提示预后不良[11]。

② 根治性放疗后的PSA监测：放疗后前列腺腺体仍然存在，故PSA水平下降缓慢，PSA可能在放疗结束超过3年后达到最低值。目前对于根治性放疗后PSA最低值的预后判断最佳截断值仍有争议。总的来说这个值越低治愈率越高，一般认为在3～5年后PSA水平最低值达到0.5ng/ml者的预后较好[12]。不论是否同时应用了内分泌治疗，放疗后PSA水平升高超过PSA最低值≥2 ng/ml时被认为有生化复发[13]。血清PSADT较短被认为与前列腺癌放疗后局部复发和远处转移有关。PSADT短于3个月与前列腺癌特异性死亡率密切相关[14]。

③ 前列腺癌低侵袭性治疗后PSA监测：目前尚无统一的标准定义低侵袭性治疗后生化复发。目前大部分专家推荐斯图加特标准（Stuttgart criteria），即PSA相较于最低点升高≥1.2 ng/ml作为HIFU治疗后的生化复发[15]。

2）直肠指检（DRE）：在RP后随访不必常规进行DRE，只需规律检测血清PSA判断有无复发[16]。如血清PSA升高则需要进一步检查，包括DRE。恶性程度较高的肿瘤有时不分泌PSA，这样的患者应该常规进行DRE。

对于Gleason评分8～10分、恶性程度较高的前列腺癌患者，放疗联合内分泌治疗后肿瘤进展可能表现为神经内分泌分化，血清PSA水平可能不升高，因此推荐前列腺癌根治性放疗后随访常规进行DRE，以排除原发病灶进展。

DRE被用于判断前列腺癌低侵袭性治疗后是否存在局部复发，如果前列腺区有新出现的结节时应该怀疑局部复发，结合前列腺MRI或超声影像，以及PSA变化，决定是否穿刺活检病理检查。

3）影像学评估及影像引导穿刺活检：局限性前列腺癌经根治性手术或放疗后，对于没有症状和无生化复发证据的患者，不推荐将影像学评估及影像引导穿刺活检作为常规的随访手段。仅在出现PSA升高或者出现临床症状时才有必要进行经直肠超声、骨扫描、mpMRI、PSMA PET/CT等影像学检查；仅在需确定是否局部复发来决定治疗方案时，才建议行超声或磁共振引导下前列腺床或膀胱尿道吻合口可疑病灶的活检。有骨骼症状的患者可以进行骨扫描检查，不必考虑血清PSA水平。PSMA PET/CT检查可在前列腺癌根治术后PSA＜1.0 ng/ml的生化复发患者中早期检出病灶，最常见的病灶是盆腔或腹膜后淋巴结转移、局部复发和骨转移[17-19]。根治性放疗后如需活检，应该在放射治疗18个月以后进行，生化复发者前列腺活检阳性率为54%，DRE异常者前列腺活检阳性率为78%。

对于前列腺癌低侵袭性治疗，建议治疗后一年应用穿刺活检作为评估疗效的标准。穿刺活检是临床证实前列腺癌局部复发的依据，生化复发、DRE发现局部结节或影像学检查发现可疑病灶时建议行前列腺穿刺活检。

4）治疗相关并发症评估：RP后随访应该评估有无术后并发症及恢复情况，包括感染、肠道功能恢复、有无吻合口漏或狭窄、下肢深静脉血栓、尿失禁、勃起功能障碍等。根治性放疗后的随访应该评估有无放射性膀胱炎、放射性直肠炎等并发症发生。建议使用相关并发症评估量表、勃起功能评分、尿控评分、体能评估等量表评估治疗相关并发症及恢复情况。

5）生活质量、心理学评估及监测：建议采用生活质量评分、焦虑状态评估等量表进行评估（表

3-16，表3-17），必要时建议患者就诊精神科等相关专科。

（2）随访频率：对于无症状的患者，第1年应该每3个月随访1次，第2～3年每6个月随访1次，3年后每年随访1次。随访的基本内容包括前列腺癌有关的临床表现、血清PSA水平的检测，必要时DRE。第一次随访还应该评估与治疗相关的并发症，如控尿、性功能恢复情况及恢复时间、肠道症状等。对于低分化、局部进展的肿瘤或手术切缘阳性的患者随访应该更加严密。

推荐意见	证据级别	推荐等级
治疗后第1年每3个月进行随访，第2～3年每6个月随访1次，3年后每年随访1次；基本随访包括前列腺癌临床表现、PSA检测，必要时DRE	—	强
无症状患者如没有生化复发征象，不推荐将骨扫描与其他影像学检查作为常规随访手段	—	强
出现骨痛或其他疾病进展的临床症状，不论PSA水平如何，应行CT、骨扫描等检查以重新评估疾病分期	—	强

2.前列腺癌ADT治疗的随访　激素敏感性前列腺癌ADT治疗的随访目标包括评估治疗依从性、监测治疗反应和不良反应，及时发现CRPC并采取相应治疗。

（1）随访项目

1）临床随访：实验室检查和影像学检查都不能替代临床随访。对于转移的患者，要特别观察脊髓压迫、尿路并发症（输尿管阻塞，膀胱出口梗阻）或病理性骨折的早期症状和体征。

2）血清PSA监测：PSA检查是HSPC随访监测的主要指标。对于接受单纯ADT治疗或者ADT联合多西他赛治疗的初诊mPCa患者，可将PSA作为疗效和预后的评价指标[20]。PSA水平升高通常早于临床症状数月，所以对于无症状患者进行规律的PSA监测可以更早发现疾病的进展。然而必须强调PSA水平并非一个可靠的标记物，不可以单独作为随访项目。约25%的患者发生临床进展而不伴PSA升高[21]。

3）血清睾酮的监测：接受去势治疗的患者，有必要进行定期的血清睾酮水平监测。ADT治疗的基本目标是使血清睾酮达到外科去势水平（＜50 ng/dl），但仍然有13%～38%药物去势患者的血清睾酮无法降到这个水平，还有约24%患者在长期治疗中会出现短暂的睾酮水平升高至超过50 ng/dl，也称为

"突破效应（Breakthrough effect）"[22]。目前尚无规范化的睾酮监测方案，建议使用LHRH药物去势后1个月复查睾酮，6个月后复查睾酮可进一步明确药物去势有效性，若不能维持去势状态可换用其他LHRH激动剂或拮抗剂药物或外科去势。血清PSA升高和（或）出现疾病进展症状时必须复查睾酮明确去势状态。

4）肌酐、血红蛋白、肝功能和碱性磷酸酶的监测：监测肌酐可以协助评估肾功能情况，特别是出现上尿路梗阻时。监测血红蛋白、肝功能的变化可能发现疾病进展和ADT治疗的不良反应，建议应用抗雄治疗的患者每年至少进行2次转氨酶水平检查。

监测碱性磷酸酶及其骨特异性同工异构酶可以协助评估M_{1b}期患者骨转移的治疗效果。需要注意的是，ADT治疗可使血清碱性磷酸酶升高，但骨特异性碱性磷酸酶通常不受影响。

5）代谢并发症及骨转移并发症监测：前列腺癌ADT治疗后由于血睾酮水平的显著降低可能出现一系列并发症，包括代谢综合征、心血管相关并发症、精神异常和骨骼矿物质密度丢失等，进而导致脆性骨折、糖尿病和心血管事件的发生率升高[23,24]；但ADT治疗并不增加心血管相关死亡率[25]。

建议对既往有心血管病病史、超过65岁的患者接受ADT治疗前请心血管内科医师给予评估；所有患者都应该在接受ADT治疗开始、治疗后每3个月进行空腹血糖检测和糖基化血红蛋白（HbA1c）检测，可疑患者应进行糖耐量试验，必要时建议内分泌科就诊；对所有接受内分泌治疗的患者都应该进行生活及行为方式指导，比如：饮食、锻炼、戒烟等。ADT治疗后每2年应该进行骨密度检测，同时监测血清维生素D和钙浓度。如疾病进展，需注意有无病理性骨折和脊髓压迫的风险，并及时建议骨科就诊。

6）影像学评估：对于ADT治疗后PSA没有升高趋势的无症状患者，不必要常规进行影像学评估[26]。在怀疑疾病进展如出现骨痛等临床症状或者PSA升高时，建议根据症状或治疗需要选择CT或者骨扫描等影像学检查。

7）生活质量及心理学评估及监测：患者接受ADT治疗后可出现抑郁、紧张、焦虑、易怒等精神改变，甚至出现轻度认知功能障碍；也可能出现性欲下降、勃起功能障碍、潮热、贫血、体重增加、骨质疏松等，影响患者生活质量[27]。建议采用体能评估（表3-12～表3-14）、焦虑状态评估（表3-16）、生活质量评分（表3-17）等量表进行评估，必要时建议患

（2）随访频率：推荐在开始内分泌治疗后第3个月和第6个月进行初步随访评估。对于M_0期患者治疗反应良好者，如症状改善，心理状况良好，治疗依从性好，PSA水平小于4ng/ml，可每6个月随访1次。对于M_1期患者治疗反应良好者，如症状改善，心理状况良好，治疗依从性好，PSA水平小于4ng/ml，可每3～6个月随访1次。疾病进展时，随访间期应缩短。对于出现去势抵抗的患者，发生疾病进展、按标准治疗无反应者，可行个体化随访方案。

推荐意见	证据级别	推荐等级
治疗开始后3～6个月进行随访，包括检测PSA、睾酮水平等，抗雄激素治疗应注意肝功能情况	—	强
M0患者每6个月随访1次，随访内容至少包括病史和PSA检测。M1患者每3～6个月随访1次；随访内容至少包括病史、DRE、PSA、血红蛋白、血清肌酐、碱性磷酸酶检测等	—	强
应该根据患者疾病分期、临床症状、预后评估和具体治疗方案来制定个体化随访方案	—	强
出现疾病进展，如血清PSA持续升高，或者出现骨痛，需要检测睾酮水平，必要时行骨扫描。疾病进展时随访间期应更短并且应该制定个体化随访方案	—	强
注意询问患者（特别是M1b期的患者）有无脊髓压迫的症状	—	强
病情稳定的无症状患者不推荐常规进行影像学检查	—	弱

3. CRPC治疗的随访　CRPC患者的基线检查应包括病史、体格检查、血液学检查（血PSA、睾酮、血常规、肝肾功能、碱性磷酸酶等）和影像学检查（骨扫描及胸腹部CT）。由于内脏转移可以在没有PSA升高的情况下出现，单独使用PSA来监测晚期CRPC的病情变化是不可靠的[28]。由于需要监测药物的潜在不良反应，即使没有出现新的临床症状或体征，也建议每2～3个月重复一次血液检查，每6个月进行1次CT和骨扫描。欧洲前列腺癌临床研究工作组（PCWG2）建议结合CT、骨扫描、PSA和临床获益来对CRPC治疗效果进行综合评估CRPC患者治疗的有效性[29]。此外，2015年欧洲晚期前列腺癌共识（APCCC）专家共识推荐，应该满足三个标准中的至少两项（PSA进展、放射学进展和临床进展）可以考虑停止或更换治疗方案[30]。胆碱或PSMA PET-

CT扫描评价CRPC进展的效能尚不清楚，且PSMA表达变化与与实际治疗反应性并不一致，因此尚不推荐作为常规检查[31]。

4. mPCa治疗反应的影像学评估　软组织转移病灶的治疗反应可以使用实体瘤反应评估标准（RECIST）评估。然而，这些标准不适用于骨转移的评估。

骨扫描的示踪剂摄取定量可以通过自动化方法测定。尽管如此，骨扫描可能会出现"闪烁（flare）"现象，即在第一次随访中出现治疗后的新病变，可能在后续随访中发现实际上是有利的治疗反应。在治疗开始后8至12周内可能会观察到"闪烁"现象，进而导致错误判断疾病出现了进展。因此，欧洲前列腺癌临床研究工作组（PCWG）建议所有在第一次随访骨扫描中至少有两个新病变的患者，应该在6周后进行确认性骨扫描，同时继续原方案的治疗[29]。这意味着直到治疗后至少14周才能发现初始治疗的抵抗并调整治疗方案。

CT扫描不能用于监测硬化性骨病变，因为骨硬化可在治疗有效的情况下出现并反映骨病变的愈合。目前的证据提示PET/CT在mPCa疾病评估中意义不大。MRI成像可以直接评估骨髓情况，并根据形态学标准或表观弥散系数的变化发现疾病进展。

在实践中，导致治疗方案改变的影像学评估必须是确切的疾病进展：如非骨病变的RECIST标准；对于骨转移，应仅考虑骨扫描出现的进展（出现两个新的热点，并在后续随访中进一步确认）。目前多参数MRI在评估骨转移进展中的实际作用仍不清楚。

（二）前列腺癌常用评估量表

1. 预期寿命评估量表（表3-9）

表3-9　中国男性预期寿命评估量表（2016年）

年龄（岁）	男性预期寿命（岁）
50～54	27.5
55～59	23
60～64	18.7
65～69	14.9
70～74	11.5
75～79	8.8
80～84	6.7
85＋	5

数据来源：世界卫生组织http://apps.who.int/gho/data/view.main.60000?lang＝en

2.放疗相关并发症分级（表3-10，表3-11）

表3-10　RTOG/EORTC急性放射损伤分级标准：指自放射治疗开始之日起3个月内发生的放射反应

组织器官/等级	0级	1级	2级	3级	4级
下消化道包括盆腔	无变化	大便次数增多或大便习惯改变,无需用药/直肠不适,无需镇痛治疗	腹泻,需要抗副交感神经药（如止吐宁)/黏液分泌增多,无需卫生垫/直肠或腹部疼痛,需镇痛药	腹泻,需肠胃外支持/重度黏液或血性分泌物增多,需卫生垫/腹部膨胀平片示肠管扩张	急性或亚急性肠梗阻,瘘或穿孔；胃肠道出血需输血；腹痛或里急后重,需置管减压,或肠扭转
生殖泌尿道	无变化	排尿频率或夜尿为治疗前的2倍/排尿困难、尿急,无需用药	排尿困难或夜尿少于每小时1次,排尿困难、尿急、膀胱痉挛,需局部用麻醉剂（如非那吡啶)	尿频伴尿急和夜尿,每小时1次或更频/排尿困难,盆腔痛或膀胱痉挛,需定时、频繁给予麻醉药/肉眼血尿伴或不伴血块	血尿需输血/急性膀胱梗阻,非继发于血块、溃疡或坏死
白细胞（×1000)	≥4.0	3.0～<4.0	2.0～<3.0	1.0～<2.0	<1.0
血小板（×1000)	>100	75～<100	50～<75	25～<50	<25或自发性出血
中性粒细胞（×1000)	≥1.9	1.5～<1.9	1.0～<1.5	0.5～<1.0	<0.5或败血症
血红蛋白（g/dl)	>11	11～9.5	<9.5～7.5	<7.5～5.0	—

表3-11　晚期放射反应：指自放射治疗开始之日起3个月后发生的放射反应

器官/等级	0级	1级	2级	3级	4级	5级
小肠/大肠	无	轻度腹泻,轻度痉挛,轻度直肠分泌物增多或出血	中度腹泻和肠绞痛,大便>5次/日,多量直肠黏液或间断出血	梗阻或出血,需手术	坏死/穿孔/瘘	直接死于晚期癌症
膀胱	无变化	轻度上皮萎缩；轻度毛细血管扩张（镜下血尿)	中度尿频；广泛毛细血管扩张,间断性肉眼血尿	重度尿频和排尿困难,重度毛细血管扩张（常伴瘀斑),频繁血尿,膀胱容量减少（<150ml)	坏死/膀胱挛缩（容量<100ml),重度出血性膀胱炎	

3.体能评估

（1）G8筛查工具[32]（表3-12）

表3-12　G8筛查工具[32]

	项目	可能的回答
A	在过去的3个月中, 由于食欲缺乏、消化问题, 咀嚼或吞咽困难, 食物摄入量是否有所下降?	0: 食物摄入量严重减少
		1: 食物摄入量中等减少
		2: 食物摄入量没有减少
B	在过去的3个月中, 体重下降?	0: 体重下降>3 kg
		1: 不知道
		2: 体重下降1～3 kg
		3: 无体重下降
C	活动度?	0: 卧床或轮椅
		1: 能从床上/椅子上下来, 但不能外出
		2: 外出活动

	项目	可能的回答
D	神经心理问题	0: 严重痴呆或抑郁症
		1: 轻度痴呆或抑郁症
		2: 没有心理问题
E	BMI? (体重kg) / (身高m²)	0: BMI<19
		1: BMI 19至BMI<21
		2: BMI 21至BMI<23
		3: BMI=23或BMI>23
F	每天服用3种以上处方药?	0: 有
		1: 没有
G	与同龄人相比, 患者如何看待自己健康状况	0.0: 不如
		0.5: 不知道
		1.0: 一样好
		2.0: 更好
H	年龄	0: >85岁
		1: 80~85岁
		2: <80岁
	总分	

老年患者G8评分≤14应该接受全面的老年人评估, 因为这分数与3年的死亡率有关, 评估合并症, 营养状况, 认知和生理功能, 以确定是否损伤可恢复

（2）肿瘤患者的KPS评分和PS评分

1）Karnofsky（卡氏, KPS, 百分法）功能状态评分标准（表3-13）

表3-13 Karnofsky（卡氏, KPS, 百分法）功能状态评分标准

评分	体力状况
100	正常, 无症状和体征
90	能进行正常活动, 有轻微症状和体征
80	勉强可进行正常活动, 有一些症状或体征
70	生活可自理, 但不能维持正常生活工作
60	生活能大部分自理, 但偶尔需要别人帮助
50	常需人照料
40	生活不能自理, 需要特别照顾和帮助
30	生活严重不能自理
20	病重, 需要住院和积极的支持治疗
10	重危, 临近死亡
0	死亡

得分越高, 健康状况越好, 越能忍受治疗给身体带来的不良反应, 因而也就有可能接受彻底的治疗。得分越低, 健康状况越差, 若低于60分, 许多有效的抗肿瘤治疗就无法实施。行为能力评分, Karnofsky评分一般要求不小于70

2）体力状况（Performance Status）分析标准（表3-14）

表3-14 Zubrod-ECOG-WHO（ZPS，5分法）

级	体力状况
0	正常活动
1	症状轻，生活自在，能从事轻体力活动
2	能耐受肿瘤的症状，生活自理，但白天卧床时间不超过50%
3	肿瘤症状严重，白天卧床时间超过50%，但还能起床站立，部分生活自理
4	病重卧床不起
5	死亡

PS评分一般要求不大于2才考虑化疗等

4. 化疗相关并发症分级（表3-15）

表3-15 NCI评分

	0度	I度	II度	III度	IV度
恶心	无恶心	可进食，食量正常	食量明显下降，但可进食	不能进食	
呕吐	无呕吐	24小时内1次	24小时内2～5次；	24小时内6～10次	4小时内＞10次或需输液
口腔溃疡	口腔黏膜无异常	无痛性溃疡，红斑，轻度口疮	红斑疼痛，水肿，溃疡，但可进食	红斑疼痛，水肿，溃疡，不能进食	需肠内或肠外支持治疗
血液学毒性 白细胞计数（×1000）	≥4.0	3.0～3.9	2.0～2.9	1.0～1.9	＜1.0
血红蛋白（g/dl）	正常	10.0～正常值	8.0～9.9	6.5～7.9	＜6.5
血小板（×1000）	正常	75.0～正常值	50.0～74.9	25.0～49.9	＜25.0
周围神经毒性	正常	感觉异常和（或）腱反射减弱	严重感觉异常和（或）轻度无力	不能耐受的感觉异常和（或）显著运动障碍	瘫痪

治疗后毒副反应以NCI-CTC（美国国立癌症研究所通用毒性标准）毒性标准分级0～IV度评价。治疗后仅发生0～I度毒副反应为有效，发生II～IV度毒副反应为无效。每例患者以发生最重一次毒性反应为标准

5. 焦虑状态评估（表3-16）

表3-16 前列腺癌记忆焦虑量表[33]

请您回忆自从被诊断为前列腺癌以来您情绪状态的变化，以帮助我们了解前列腺癌对您生活的影响程度，请根据您"过去一周内"的真实感受在相应的"□"内打"√"，感谢您的配合。

条目	一点也不	很少	有时	经常
任何与前列腺癌相关的信息都会引起我强烈的情绪波动	□	□	□	□
PSA检测虽然对我有益，但还是会让我感到害怕	□	□	□	□
每当我听说朋友或公众人物患有前列腺癌时，我对自己的前列腺病情更加焦虑	□	□	□	□
当想到需要进行PSA检测，我对自己的前列腺癌病情感到更加焦虑	□	□	□	□
其它的事情总使我想到前列腺癌	□	□	□	□
当我想到前列腺癌时，我会感到茫然	□	□	□	□
我会不由自主的想到前列腺癌	□	□	□	□

条目	一点也不	很少	有时	经常
对于前列腺癌我有很多想法，但是我不愿意面对它们	□	□	□	□
关于前列腺癌的想法在我脑海中挥之不去，让我难以入睡	□	□	□	□
我担心PSA检测结果会提示我的病情在恶化	□	□	□	□
仅听到前列腺癌这个词，就使我感到害怕	□	□	□	□
PSA检测使我感到焦虑，以至于我想要推迟检测日期	□	□	□	□
我很担忧我的PSA检测结果，以至于想让医师重复做一次	□	□	□	□
我很怀疑我的PSA检测结果的准确性，以至于我想换家医院再重复检测一次	□	□	□	□

条目	非常赞同	赞同	不赞同	非常不赞同
因为癌症是不可预测的，我感觉自己无法为未来做任何规划	□	□	□	□
对癌症恶化的担忧已经妨碍了我享受正常生活	□	□	□	□
我很害怕癌症会恶化	□	□	□	□
自从被诊断为前列腺癌，我变得更加紧张不安	□	□	□	□

6.前列腺癌患者生活质量评分（表3-17） 改良版–扩展前列腺癌复合指数量表（EPIC-26）[34]，内容如下。

请根据您过去4个星期内，疾病给您带来的症状及对您生活的影响回答以下问题

（1）在过去的4个星期内，您漏尿的频率是多少？

A.几乎没有

B.约1次/天

C.＞1次/天

D.约1次/周

E.＞1次/周

（2）下面哪一项最符合您过去4个星期内控制排尿的情况？

A.完全无法控制

B.频繁漏尿

C.偶尔漏尿

D.能完全控制

（3）过去4个星期内，您每天需要使用多少块尿垫（成人尿不湿）？

A.0 块

B.1块/天

C.2块/天

D.≥3块/天

（4）过去4个星期内，以下症状给您的生活带来多大程度的影响？

	无任何影响	轻微影响	轻度影响	中度影响	重度影响
漏尿	□	□	□	□	□
排尿疼痛或灼烧感	□	□	□	□	□
伴有血尿	□	□	□	□	□
尿线变细或尿不尽	□	□	□	□	□
尿频	□	□	□	□	□

（5）总的来说，过去4个星期内，您的排尿情况给您的生活带来多大程度的影响？

A.无任何影响

B.轻微影响

C.轻度影响

D.中度影响

E.重度影响

（6）过去4个星期内，以下症状给您的生活带来多大程度的影响？

	无任何影响	轻微影响	轻度影响	中度影响	重度影响
排便急迫感	□	□	□	□	□
排便次数增多	□	□	□	□	□
大便失禁	□	□	□	□	□
便血	□	□	□	□	□
腹部/盆腔/直肠疼痛	□	□	□	□	□

（7）总的来说，过去4个星期内，您的排便情况给您的生活带来多大程度的影响？

A.无任何影响

B.轻微影响

C.轻度影响

D.中度影响

E.重度影响

（8）您如何评价过去4个星期内您以下方面的能力？

	几乎没有	差	一般	好	很好
勃起能力	□	□	□	□	□
达到性高潮的能力	□	□	□	□	□

（9）您如何描述过去4个星期内您的勃起质量？

A.无法勃起

B.有勃起，但硬度不足以完成任何形式的性活动

C.勃起硬度能够完成自慰或前戏

D.勃起硬度足够进行性交

（10）您如何描述过去4个星期内您的勃起频率？

A.有性冲动时从不能够勃起

B.有性冲动时，少于一半的次数可以勃起

C.有性冲动时，约一半的次数可以勃起

D.有性冲动时，多于一半的次数可以勃起

E.有性冲动时，随时可以勃起

（11）总的来说，您如何评价过去4个星期内您的性功能？

A.很差

B.差

C.一般

D.好

E.很好

（12）总的来说，过去4个星期内，您的性功能或者性功能缺乏给您的生活带来多大程度的影响？

A.无任何影响

B.轻微影响

C.轻度影响

D.中度影响

E.重度影响

（13）过去4个星期内，以下症状给您的生活带来多大程度的影响？

	无任何影响	轻微影响	轻度影响	中度影响	重度影响
潮热	□	□	□	□	□
乳房胀痛/增大	□	□	□	□	□
情绪低落	□	□	□	□	□
乏力	□	□	□	□	□
体重改变	□	□	□	□	□

参 考 文 献

［1］Stephenson AJ，et al. Defining biochemical recurrence of prostate cancer after radical prostatectomy：a proposal for a standardized definition. J Clin Oncol，2006，24（24）：3973-3978.

［2］Richardson TD，et al. Half-life determination of serum free prostate-specific antigen following radical retropubic prostatectomy. Urology，1996，48（6A Suppl）：40-44.

［3］Oesterling JE，et al. Prostate specific antigen in the preoperative and postoperative evaluation of localized prostatic cancer treated with radical prostatectomy. J Urol，1988，139（4）：766-772.

［4］Audenet F，et al. Persistently elevated prostate-specific antigen at six weeks after radical prostatectomy helps in early identification of patients who are likely to recur. World J Urol，2012，30（2）：239-244.

［5］Preisser F，et al. Persistent Prostate-Specific Antigen After Radical Prostatectomy and Its Impact on Oncologic Outcomes. Eur Urol，2019.

［6］Skove SL，et al. Timing of Prostate-specific Antigen Nadir After Radical Prostatectomy and Risk of Biochemical Recurrence. Urology，2017，108（129-134.

［7］Huang SP，et al. Impact of prostate-specific antigen（PSA）nadir and time to PSA nadir on disease progression in prostate cancer treated with androgen-deprivation therapy. Prostate，2011，71（11）：1189-1197. ★

［8］Tilki D，et al. Ultrasensitive prostate specific antigen and its role after radical prostatectomy：a systematic review. J Urol，2015，193（5）：1525-1531.

［9］Pound CR，et al. Natural history of progression after PSA elevation following radical prostatectomy. JAMA，1999，281（17）：1591-1597.

［10］Oefelein MG，et al. The incidence of prostate cancer progression with undetectable serum prostate specific antigen in a series of 394 radical prostatectomies. J Urol，1995，154（6）：2128-2131.

［11］Van den Broeck T，et al. Prognostic Value of

Biochemical Recurrence Following Treatment with Curative Intent for Prostate Cancer: A Systematic Review. Eur Urol, 2019, 75（6）: 967-987.

［12］Ray ME, et al. PSA nadir predicts biochemical and distant failures after external beam radiotherapy for prostate cancer: a multi-institutional analysis. Int J Radiat Oncol Biol Phys, 2006, 64（4）: 1140-1150.

［13］Roach M, et al. Defining biochemical failure following radiotherapy with or without hormonal therapy in men with clinically localized prostate cancer: recommendations of the RTOG-ASTRO Phoenix Consensus Conference. Int J Radiat Oncol Biol Phys, 2006, 65（4）: 965-974.

［14］Hancock SL, et al. Prostate specific antigen after radiotherapy for prostate cancer: a reevaluation of long-term biochemical control and the kinetics of recurrence in patients treated at Stanford University. J Urol, 1995, 154（4）: 1412-1417.

［15］Blana A, et al. High-intensity focused ultrasound for prostate cancer: comparative definitions of biochemical failure. BJU Int, 2009, 104（8）: 1058-1062.

［16］Chaplin BJ, et al. Digital rectal examination is no longer necessary in the routine follow-up of men with undetectable prostate specific antigen after radical prostatectomy: the implications for follow-up. Eur Urol, 2005, 48（6）: 906-910.

［17］Rauscher I, et al. Efficacy, Predictive Factors, and Prediction Nomograms for（68）Ga-labeled Prostate-specific Membrane Antigen-ligand Positron-emission Tomography/Computed Tomography in Early Biochemical Recurrent Prostate Cancer After Radical Prostatectomy. Eur Urol, 2018, 73（5）: 656-661.

［18］De Visschere PJL, et al. A Systematic Review on the Role of Imaging in Early Recurrent Prostate Cancer. Eur Urol Oncol, 2019, 2（1）: 47-76.

［19］Calais J, et al.（68）Ga-PSMA-11 PET/CT Mapping of Prostate Cancer Biochemical Recurrence After Radical Prostatectomy in 270 Patients with a PSA Level of Less Than 1. 0 ng/mL: Impact on Salvage Radiotherapy Planning. J Nucl Med, 2018, 59（2）: 230-237.

［20］Harshman LC, et al. Seven-Month Prostate-Specific Antigen Is Prognostic in Metastatic Hormone-Sensitive Prostate Cancer Treated With Androgen Deprivation With or Without Docetaxel. J Clin Oncol, 2018, 36（4）: 376-382.

［21］Bryce AH, et al. Radiographic progression with nonrising PSA in metastatic castration-resistant prostate cancer: post hoc analysis of PREVAIL. Prostate Cancer Prostatic Dis, 2017, 20（2）: 221-227.

［22］Morote J, et al. Individual variations of serum testosterone in patients with prostate cancer receiving androgen deprivation therapy. BJU Int, 2009, 103（3）: 332-335; discussion 335.

［23］Nguyen PL, et al. Adverse effects of androgen deprivation therapy and strategies to mitigate them. Eur Urol, 2015, 67（5）: 825-836.

［24］Alibhai SM, et al. Impact of androgen deprivation therapy on cardiovascular disease and diabetes. J Clin Oncol, 2009, 27（21）: 3452-3458.

［25］Nguyen PL, et al. Association of androgen deprivation therapy with cardiovascular death in patients with prostate cancer: a meta-analysis of randomized trials. JAMA, 2011, 306（21）: 2359-2366.

［26］Miller PD, et al. Prostate specific antigen and bone scan correlation in the staging and monitoring of patients with prostatic cancer. Br J Urol, 1992, 70（3）: 295-298.

［27］Xu Y, et al. New agonist-and antagonist-based treatment approaches for advanced prostate cancer. J Int Med Res, 2012, 40（4）: 1217-1226. ★

［28］Pezaro C, et al. Visceral disease in castration-resistant prostate cancer. Eur Urol, 2014, 65（2）: 270-273.

［29］Scher HI, et al. Trial Design and Objectives for Castration-Resistant Prostate Cancer: Updated Recommendations From the Prostate Cancer Clinical Trials Working Group 3. J Clin Oncol, 2016, 34（12）: 1402-1418.

［30］Gillessen S, et al. Management of patients with advanced prostate cancer: recommendations of the St Gallen Advanced Prostate Cancer Consensus Conference（APCCC）2015. Ann Oncol, 2016.

［31］Aggarwal R, et al. Heterogeneous Flare in Prostate-specific Membrane Antigen Positron Emission Tomography Tracer Uptake with Initiation of Androgen Pathway Blockade in Metastatic Prostate Cancer. Eur Urol Oncol, 2018, 1（1）: 78-82.

［32］Droz JP, et al. Management of Prostate Cancer in Elderly Patients: Recommendations of a Task Force of the International Society of Geriatric Oncology. Eur Urol, 2017, 72（4）: 521-531.

［33］Nelson CJ, et al. Assessing anxiety in Black men with prostate cancer: further data on the reliability and validity of the Memorial Anxiety Scale for Prostate Cancer（MAX-PC）. Support Care Cancer, 2016, 24（7）: 2905-2911.

［34］Szymanski KM, et al. Development and validation of an abbreviated version of the expanded prostate cancer index composite instrument for measuring health-related quality of life among prostate cancer survivors. Urology, 2010, 76（5）: 1245-1250.

缩略语对照表

ADT, androgen deprivation therapy	雄激素剥夺治疗
AR, androgen receptor	雄激素受体
AR-Vs, androgen receptor splice variants	雄激素受体剪接变异体
AS, active surveillance	主动监测
ASAP, atypical small acinar proliferation	不典型小腺泡增生
BCR, biochemical recurrence	生化复发
CNVs, copy number variations	拷贝数变异
CRPC, castration-resistant prostate cancer	去势抵抗性前列腺癌
CSAP, cryo-surgical ablation of the prostate	前列腺冷冻消融
CT, computed tomography	计算机断层扫描
DCE, dynamic contrasted enhancement	动态对比增强
dMMR, mismatch repair-deficient	错配修复缺陷
DRE, digital rectal examination	直肠指检
DWI, diffusion weighted imaging	弥散加权成像
EBRT, external beam radiotherapy	外放射治疗
ECT, emission computed tomography	全身核素骨显像检查
ePLND, extended pelvic lymph node dissection	扩大盆腔淋巴结清扫
fPSA, free prostate specific antigen	游离前列腺特异性抗原
FSH, follicle stimulating hormone	卵泡刺激素
GnRH, gonadotropin releasing hormone	促性腺激素释放激素
GWAS, genome-wide association study	全基因组关联分析
HGPIN, high grade prostatic intraepithelial neoplasia	高级别上皮内瘤变
HIFU, high-intensity focused ultrasound	高能聚焦超声
HRD, High risk disease	高危疾病
HSPC, hormone-sensitive prostate cancer	激素敏感性前列腺癌
HVD, high-volume disease	高转移负荷
IMRT, intensity modulated radiation therapy	调强放射治疗
IRE, irreversible electroporation	不可逆电穿孔
ISUP, International Society of Urological Pathology	国际泌尿病理协会
LH, luteinizing hormone	黄体生成素
LHRH, luteinizing hormone-releasing hormone	促黄体激素释放激素
LHRHa, luteinizing hormone-releasing hormone agonist	促黄体激素释放激素激动剂
LRD, Ligh risk disease	低危疾病
LRP, laparoscopic radical prostatectomy	腹腔镜根治性前列腺切除术
LUTS, lower urinary tract symptom	下尿路症状
LVD, low-volume disease	低转移负荷
mCRPC, metastatic castration-resistant prostate cancer	转移性去势抵抗性前列腺癌
mHSPC, metastatic hormone sensitive prostate cancer	转移性激素敏感性前列腺癌
MMR, mismatch repair	错配修复
mPCa, metastatic prostate cancer	转移性前列腺癌
mpMRI, multiparametric magnetic resonance imaging	多参数核磁共振
MRI, magnetic resonance imaging	核磁共振
MSI-H, microsatellite instability-high	微卫星不稳定
NeCRPC, neuroendocrine castration-resistant prostate cancer	神经内分泌性去势抵抗性前列腺癌

NGS, next generation sequencing	第二代测序技术
NM-CRPC, nonmetastatic castrate-resistant prostate cancer	非转移性去势抵抗性前列腺癌
NVB, neuro-vascular bundle	神经血管束
ORP, open radical prostatectomy	开放根治性前列腺切除术
PCa, prostate cancer	前列腺癌
PD-1, programmed cell death-1	程序性死亡受体-1
PD-L1, programmed cell death-ligand 1	程序性死亡配体-1
PDT, photodynamic therapy	光动力治疗
PET, positron emission tomography	正电子发射计算机断层扫描
PFS, progression free survival	无进展生存率
PHI, prostate health index	前列腺健康指数
PSA, prostate specific antigen	前列腺特异性抗原
PSAD, prostate specific antigen density	前列腺特异性抗原密度
PSADT, prostate specific antigen doubling time	前列腺特异性抗原倍增时间
PSAV, prostate specific antigen velocity	前列腺特异性抗原速率
PSMA, prostate specific membrane antigen	前列腺特异膜抗原
RALP, robot-assisted laparoscopic prostatectomy	机器人辅助腹腔镜根治性前列腺切除术
RITA, radiofrequency interstitial tumor ablation	组织内肿瘤射频消融
RP, radical prostatectomy	根治性前列腺切除术
RT, radiotherapy	根治性放疗
SCAP, salvage cryoablation of the prostate	挽救性冷冻消融治疗
SNP, single nucleotide polymorphisms	单核苷酸多态性
SPECT, single photon emission computed tomography	单光子发射计算机断层成像术
SRP, salvage radical prostatectomy	挽救性根治性前列腺切除术
SRT, salvage radiotherapy	挽救性放疗
TPBx, trans-perineal biopsy	经会阴穿刺活检
TRBx, transrectal biopsy	经直肠穿刺活检
TRUS, transrectal ultrasonography	经直肠前列腺超声
TURP, transurethral resection of prostate	经尿道前列腺切除术
WW, watchful waiting	等待观察

睾丸肿瘤诊断治疗指南

一、流行病学和病因学

睾丸肿瘤较为少见，好发于中青年男性，占所有男性肿瘤的1%，泌尿系肿瘤的5%。睾丸肿瘤在西方国家的发病率为3～10/10万[1,2]。近年来，睾丸瘤的发病率不断增加，且在发达国家更为显著[3,4]，美国2019年新发睾丸肿瘤病例9560例，死亡410例。我国睾丸肿瘤的发病率为1/10万左右，占男性所有恶性肿瘤的1%～2%，泌尿生殖系肿瘤的3%～9%[5,6]。睾丸肿瘤的发生率与种族相关，斯堪的纳维亚地区发病率最高，而非洲及亚洲国家的发病率最低[7]。20世纪后期，睾丸肿瘤的发病率明显增加，尤其是欧洲裔的后代。自1973—1977到2003—2007年，丹麦的发病率由7/100 000增长到10.1/100 000，挪威由4.5/100 000增长到10.5/100 000，而同期，中国香港由1.3/100 000增长到1.5/100 000。

睾丸癌病理分型多样，大部分为生殖细胞肿瘤（占90%～95%），其中1%～2%为双侧病变[1]。精原细胞瘤高发年龄为31～40岁，而非精原细胞瘤好发于21～30岁。

睾丸肿瘤的发病原因尚不明确，已知环境因素对睾丸肿瘤的发生具有重要作用。目前已经确定的外部高危因素包括睾丸发育不全综合征（如隐睾症、尿道下裂、少弱精症等）[8,9]，一代直系亲属中有睾丸肿瘤病史或本身有睾丸肿瘤病史。青春期前进行外科干预（睾丸下降固定术）似乎能减少睾丸肿瘤的发生风险，但并未确定[10]。最新的研究还确认了身高和睾丸肿瘤发生的关系[11]。

基因改变与睾丸肿瘤的发生相关，12号染色体短臂的变异与多种类型的生殖细胞肿瘤相关[12]。在不同类型的睾丸肿瘤中，均能发现KIT及RAS基因家族的变异[13]。约66%的睾丸肿瘤病例中存在P53基因的改变[14]。近来还证明了PTEN基因与生殖细胞肿瘤发生的相关性[15]。生殖细胞肿瘤在miRNA特性上与胚胎干细胞类似[16-18]，因此有资料显示，针对胚胎miR-371-73及miR-367的检测有助于诊断。

睾丸肿瘤的治愈率较高，治愈率的提高依赖于早期诊断，正确的临床和病理分期，早期行手术并结合放化疗的综合治疗，以及严格的随访和挽救性治疗。对于精原细胞瘤（包含各个期别），治愈率超过90%。对于早期的精原细胞瘤及非精原细胞瘤，治愈率接近100%[19-22]。

参 考 文 献

[1] Ferlay J, et al. Cancer incidence and mortality worldwide: sources, methods and major patterns in GLOBOCAN 2012. Int J Cancer, 2015, 136: E359-386.

[2] Znaor A, et al. International variations and trends in testicular cancer incidence and mortality. Eur Urol, 2014, 65: 1095-1106.

[3] Jemal A, et al. Cancer statistics, 2009. CA Cancer J Clin, 2009, 59: 225.

[4] Nigam M, et al. Increasing incidence of testicular cancer in the United States and Europe between 1992 and 2009. World J Urol, 2015, 33: 623.

[5] 张宏艳. 睾丸肿瘤流行病学研究进展. 解放军医学杂志, 2007, 32: 274-275.

[6] Pang C, et al. Urologic cancer in China. Jpn J Clin Oncol, 2016, 46: 497-501.

[7] Chia VM, et al. International trends in the incidence of testicular cancer, 1973—2002. Cancer Epidemiol Biomarkers Prev, 2010, 19: 1151-1159.

［8］Jorgensen N, et al. Testicular dysgenesis syndrome comprises some but not all cases of hypospadias and impaired spermatogenesis. Int J Androl, 2010, 33: 298.

［9］Lip SZ, et al. A meta-analysis of the risk of boys with isolated cryptorchidism developing testicular cancer in later life. Arch Dis Child, 2013, 98: 20.

［10］Pettersson A, et al. Age at surgery for undescended testis and risk of testicular cancer. N Engl J Med, 2007, 356: 1835-1841.

［11］Lerro CC, et al. A systematic review and meta-analysis of the relationship between body size and testicular cancer. Br J Cancer, 2010, 103: 1467.

［12］Bosl GJ, et al. Testicular germ-cell cancer. N Engl J Med, 1997, 337: 242.

［13］Goddard NC, et al. KIT and RAS signalling pathways in testicular germ cell tumours: new data and a review of the literature. Int J Androl, 2007, 30: 337-349.

［14］Kuczyk MA, et al. Alterations of the p53 tumor suppressor gene in carcinoma in situ of the testis. Cancer, 1996, 78: 1958.

［15］Andreassen KE, et al. Genetic variation in AKT1, PTEN and the 8q24 locus, and the risk of testicular germ cell tumor. Hum Reprod, 2013, 28: 1995.

［16］Voorhoeve PM, et al. A genetic screen implicates miRNA-372 and miRNA-373 as oncogenes in testicular germ cell tumors. Cell, 2006, 124: 1169-1181.

［17］Gillis AJ, et al. High-throughput microRNAome analysis in human germ cell tumours. J Pathol, 2007, 213: 319-328.

［18］Novotny GW, et al. MicroRNA expression profiling of carcinoma in situ cells of the testis. EndocrRelat Cancer, 2012, 19: 365-379.

［19］Ries LAG, et al. SEER Cancer Statistics Review, 1975—2005. Bethesda, Md: National Cancer Institute, 2007, Last accessed August 27, 2018.

［20］Krege S, et al. European consensus conference on diagnosis and treatment of germ cell cancer: a report of the second meeting of the European Germ Cell Cancer Consensus group （EGCCCG）: part I. Eur Urol, 2008, 53: 478-496.

［21］Groll RJ, et al. A comprehensive systematic review of testicular germ cell tumor surveillance. CritRev Oncol Hematol, 2007, 64: 182-197.

［22］Tandstad T, et al. Risk-adapted treatment in clinical stage I nonseminomatous germ cell testicular cancer: the SWENOTECA management program. J Clin Oncol, 2009, 27: 2122-2128.

二、分类

目前世界范围内关于睾丸肿瘤的分类系统较多，使用最为广泛且认可度最高的是世界卫生组织（World Health Organization, WHO）指定的睾丸肿瘤研究领域知名组织病理学专家所集体编写的分类系统。本指南推荐使用2016年WHO在2004年分类系统基础上重新修订更新后推出的版本[1,2]（表4-1）。

表4-1 2016年WHO睾丸肿瘤分类系统

来源于原位生殖细胞新生物的生殖细胞肿瘤
非侵袭性生殖细胞肿瘤
原位生殖细胞瘤（GCNIS）
特殊类型生精小管内生殖细胞瘤变
单一组织类型肿瘤
精原细胞瘤
含合胞体滋养层细胞的精原细胞瘤
非精原细胞瘤
胚胎癌
青春期后型卵黄囊瘤
滋养细胞肿瘤
绒毛膜癌
非绒毛膜癌性滋养细胞肿瘤
胎盘部位滋养细胞肿瘤
上皮样滋养细胞肿瘤
囊性滋养细胞肿瘤
青春期后型畸胎瘤
含体细胞型恶性成分的畸胎瘤
混合组织类型非精原细胞肿瘤
混合性生殖细胞肿瘤
未定型生殖细胞肿瘤
退化型生殖细胞肿瘤
与原位生殖细胞新生物无关的生殖细胞肿瘤
精原细胞瘤
青春期前型畸胎瘤
皮样囊肿
表皮样囊肿
分化良好的神经内分泌肿瘤（单胚层畸胎瘤）
青春期前型畸胎及卵黄囊混合瘤
青春期前型卵黄囊瘤
性索-间质肿瘤
单一组织类型肿瘤
Leydig细胞瘤
恶性Leydig细胞瘤
支持细胞瘤
恶性支持细胞瘤
大细胞钙化型支持细胞瘤
小管内大细胞玻璃样变性支持细胞瘤
颗粒细胞瘤
成年型颗粒细胞瘤

续表

幼年型颗粒细胞瘤

纤维瘤组肿瘤

混合性及未分类性索-间质肿瘤

混合性性索-间质肿瘤

未分类性索-间质肿瘤

由生殖细胞和性索-间质成分构成的肿瘤

性腺母细胞瘤

混杂细胞成分睾丸肿瘤

卵巢上皮型肿瘤

浆液囊腺瘤

浆液交界性恶性肿瘤

浆液性囊腺癌

黏液性囊腺瘤

黏液交界性瘤

黏液性囊腺癌

子宫内膜样腺癌

透明细胞腺癌

Brenner瘤

幼年性黄色肉芽肿

血管瘤

血液淋巴性睾丸肿瘤

弥漫大B细胞淋巴瘤

滤泡性淋巴瘤

鼻型结外NK/T细胞淋巴瘤

浆细胞瘤

髓系肉瘤

窦组织细胞增生症

集合管和睾丸网肿瘤

腺瘤

腺癌

参 考 文 献

[1] Brierley JD, Gospodarowicz MK, Wittekind C. The TNM Classification of Malignant Tumours, 8th edition. Wiley-Blackwell, 2016, ISBN: 978-1-119-26357-9.

[2] Moch H, et al. The 2016 WHO Classification of Tumours of the Urinary System and Male Genital Organs-Part A: Renal, Penile, and Testicular Tumours. Eur Urol, 2016, 70: 93-105.

三、分期

为明确是否存在转移灶，评价血清肿瘤标志物的半衰期，检查回流路径的淋巴结、排除内脏转移

的存在是必要的。因此，为准确分期推荐以下检查：肿瘤标志物（AFP、HCG、LDH）、腹/盆腔CT、胸部CT、双侧睾丸超声、骨扫描（患者伴有相关症状时）、脑部CT（患者伴有症状或多发肺转移或血HCG明显升高）。

国际抗癌联盟（UICC）2009年公布的分期标准（表4-2）包括：明确的肿瘤解剖学范围、评价肿瘤的标志物水平（HCG、AFP、LDH睾丸切除后的最低值）、明确区域淋巴结意义和对区域淋巴结的评价做了一些修改。

表4-2 TNM分期（UICC，2002年，第6版）

PT原发肿瘤：	
pTx	原发肿瘤无法进行评估（未行睾丸切除则用Tx）
pT0	无原发肿瘤的证据（如睾丸内组织学上的瘢痕）
pTis	曲细精管内细胞肿瘤（原位癌）
pT1	肿瘤局限于睾丸和附睾，不伴有血管/淋巴管浸润，可以浸润睾丸白膜但无鞘膜侵犯
pT2	肿瘤局限于睾丸和附睾，伴有血管/淋巴管浸润，或者肿瘤通过睾丸白膜侵犯鞘膜
pT3	肿瘤侵犯精索，有或没有血管/淋巴管浸润
pT4	肿瘤侵犯阴囊，有或没有血管/淋巴管浸润
N区域淋巴结临床评估：	
Nx	区域淋巴结转移情况无法评估
N0	没有区域淋巴结转移
N1	单个淋巴结最大径线≤2cm，或多发淋巴结转移，任何一个淋巴结最大径线不超过2cm
N2	单个淋巴结最大径线>2cm，但≤5cm；或多发淋巴结转移，任何一个淋巴结最大径线超过2cm但不超过5cm
N3	转移淋巴结>5cm
PN区域淋巴结病理评估：	
pNx	区域淋巴结转移情况无法评估
pN0	没有区域淋巴结转移
pN1	单个转移淋巴结最大径线≤2cm；或转移淋巴结个数≤5个，且任何一个的最大径线≤2cm
pN2	单个转移淋巴结最大径线>2cm，但≤5cm；或5个以上≤5cm的阳性淋巴结；或存在扩散到淋巴结外的证据
pN3	转移淋巴结大径线>5cm
M远处转移：	
Mx	远处转移情况无法评估

续表

M0	无远处转移
M1	远处转移
M1a	区域外淋巴结或者肺转移
M1b	其他部位转移

血清肿瘤标志物：

Sx	无法评估标志物（无法检测到或没有检测）
S0	标志物水平正常范围
S1	AFP<1000ng/ml，且HCG<5000U/L，且LDH<正常值上限1.5倍
S2	AFP1000～10 000ng/ml，或HCG5000～50 000U/L，或LDH正常值上限的1.5～10倍
S3	AFP>10 000ng/ml，或HCG>50 000U/L，或LDH>正常值上限的10倍

AFP：甲胎蛋白，HCG：人绒毛膜促性腺激素，LDH：乳酸脱氢酶

睾丸肿瘤预后与肿瘤本身的组织学类型、细胞分化程度、临床及病理分期、肿瘤标志物的水平等相关，同时与采用的治疗方法密切相关。1997年，国际生殖细胞癌协作组（IGCCCG）根据肿瘤的组织类型、病理分期及肿瘤保肢物的情况，制定出了睾丸肿瘤的预后分期系统，分为预后良好、预后中等及预后差3个等级。

（一）有必要评估以下内容：

1. 睾丸切除术前后的肿瘤标志物半衰期。
2. 腹膜后、锁骨上及纵隔淋巴结的转移情况。
3. 是否有肝脏及肺部转移。
4. 脑及骨骼的情况：当存在可疑症状或伴发高风险因素，如符合国际生殖细胞癌协作组的不良风险标准，高β-HCG和（或）多发肺部转移。

（二）必须做的检查

1. 常规血液学检查　包括血常规，肝、肾功能及血清肿瘤学指标。

血清肿瘤学指标：睾丸切除术后指标的半衰期：AFP和HCG的平均血清半衰期分别为7天和2～3天，睾丸切除术后血清学指标需重新评估，有临床分期疾病的患者肿瘤指标需一直检测到指标正常化。根据IGCCCG风险分级，睾丸切除术前的肿瘤血清指标对划分患者病情至关重要。睾丸切除术后血清肿瘤指标持续升高往往提示肿瘤转移（宏观/微观），但是睾丸切除术后的肿瘤血清指标正常并不代表肿瘤未发生转

移。化疗期间，肿瘤指标应下降，若不下降往往提示预后不良。预后不良的患者若在第一次化疗（方案：博来霉素、依托泊苷和顺铂）出现肿瘤标志物缓慢下降，提示化疗剂量需增加。

2. 影像学检查　腹膜后、纵隔及锁骨上淋巴结：CT能很好地评估腹膜后及纵隔淋巴结情况，而锁骨上淋巴结如果经CT检查后怀疑有问题则需查体。腹部盆腔CT检测腹膜后淋巴结的灵敏度为70%～80%，该检查的准确性往往取决于淋巴结的大小和形状。当使用低于3mm薄层扫描时，灵敏度和阴性预测值增加。这些特征在分级1和分级2中略微下降，分级下降率为25%～30%。

MRI在检测腹膜后淋巴结肿大方面和CT相似，但费用更高，所以在临床使用中受限。但是MRI可以在腹盆腔CT和超声无法得出结论时发挥作用。对造影剂（含碘）过敏是做增强CT的禁忌，当医师或患者担心辐射问题时也需慎重考虑CT。MRI目前仅作为一个备用可选方案，现阶段在睾丸肿瘤分期中，暂无与MRI相关的指标。

胸部CT对检测胸腔和纵隔淋巴结最敏感，因为有10%左右的患者的肿大胸膜下淋巴结在胸部X线不可见，CT有高敏感度，但是特异度低。

没有证据表明FDG-PET对睾丸癌的分期有帮助，精原细胞瘤患者残余组织超过3cm可以使用该技术，但不应该在完成化疗后的8周内，这样可以决定是采用等待疗法还是进一步的治疗方案。FDG-PET不建议使用于非精原细胞瘤型生殖细胞瘤患者化疗后的重新分级。

其他检查，如脑或者脊柱CT、骨扫描、肝脏彩超，仅当有转移至该处引起相应症状时才可采用，非精原细胞瘤型生殖细胞瘤患者建议行脑部CT扫描或MRI脑扫描（表4-3）。

表4-3　推荐用于分级的检查

检测	推荐	强度
血清肿瘤指标	AFP，HCG，LDH	强
腹部盆腔CT	所有患者	强
胸部CT	所有患者	强
睾丸双侧B超	所有患者	强
骨扫描/MRI	有相应症状时	强
脑扫描（CT/MRI）	有相应症状及患者有多发肺部转移和或高β-HCG值时	强

续表

检测	推荐	强度
生育能力检查	总睾酮值	弱
	促黄体生成素	弱
	卵泡刺激素	弱
	精液分析	弱

注：睾丸癌患者在进行治疗前讨论是否进行精子冷冻储存

（三）分级和预后分期

分级系统采用2017年UICC（国际抗癌联盟）TNM指南，包括：

1. 确定肿瘤的组织浸润深度。

2. 评估血清肿瘤指标，包括睾丸根治切除后β-HCG、AFP以及LDH的最低值。

3. 区域淋巴结的情况。

4. 与淋巴结大小相关的N系列的修正。

2017年UICC睾丸癌的TNM的分期见表4-4。

表4-4　2017年 UICC 睾丸癌的TNM的分期

分期	T	N	M	血清指标
0期	pTis	N0	M0	S0
1期	pT1-T4	N0	M0	SX
1A期	pT1	N0	M0	S0
1B期	pT2～pT4	N0	M0	S0
1S期	任何患者/Tx	N0	M0	S1～3
2期	任何患者/Tx	N1～3	M0	SX
2A期	任何患者/Tx	N1	M0	S0
	任何患者/Tx	N1	M0	S1
2B期	任何患者/Tx	N2	M0	S0
	任何患者/Tx	N2	M0	S1
2期	任何患者/Tx	N3	M0	S0
3期	任何患者/Tx	任意一期的N	M1a	SX
3A期	任何患者/Tx	任意一期的N	M1a	S0
	任何患者/Tx	任意一期的N	M1a	S1
3B期	任何患者/Tx	N1～3	M0	S2
	任何患者/Tx	任意一期的N	M1a	S2
3C期	任何患者/Tx	N1～3	M0	S3
	任何患者/Tx	任意一期的N	M1a	S3
	任何患者/Tx	任意一期的N	M1b	任意一期S

1A期：原发性肿瘤（局限于睾丸和附睾），显微镜下没有证据表明有血管/淋巴管侵犯（即未发现该处有肿瘤细胞），临床体检及影像学没有转移的迹象，睾丸根治切除后肿瘤血清学指标在正常范围内，该期患者的肿瘤血清学指标需一直评估到正常为止。

1B期：比原发性肿瘤局部侵略更大范围，但是没有转移迹象。

1S期：睾丸切除术后血清学肿瘤指标持续升高，一般提示亚临床转移（或者提示很有可能在另一个睾丸中有生殖细胞肿瘤的存在）。

四、诊断

（一）症状与体征

睾丸肿瘤好发于25～45岁中青年男性，一般表现为患侧阴囊单发无痛质硬肿块，也有近20%～27%的患者合并阴囊坠胀和疼痛[1,2]。约11%的人出现腹胁部和背部疼痛。10%左右患者出现远处转移的相关表现，如颈部包块、咳嗽或呼吸困难等呼吸系统症状，食欲缺乏、恶心、呕吐和消化道出血等胃肠功能异常，腰背部疼痛和骨痛，外周神经系统异常，以及单侧或双侧下肢水肿。约7%的睾丸肿瘤患者出现男性女乳征[2]。

有些睾丸肿瘤患者为偶然发现，但也有约10%的患者由于表现为睾丸附睾炎的症状而延误诊断[2]。因此，对于可疑病例应进行彩超检查。体格检查方面除了双侧阴囊外，还应进行全身情况检查，以便发现可能存在的远处转移病灶[3]。

（二）影像学检查

超声检查是睾丸肿瘤的首选检查手段，作为一项相对经济的检查方法，即使是临床较为明确的睾丸肿瘤也推荐行超声检查。超声检查不仅可以明确睾丸肿瘤的具体部位、浸润深度、肿块血供等特征，还可以了解对侧睾丸的情况，敏感性几乎可以达到100%[3]。

对于睾丸内不能触及肿块而存在明显的腹部后或脏器结节、血AFP/HCG水平高、因不育前来就诊的年轻患者也应该进行彩超检查[4-6]。彩超不仅可以了解睾丸本身的情况，还可以探测腹膜后有无转移病灶、肾门及腹膜后有无淋巴结转移或腹腔脏器有无肿块等。对于高危患者，如睾丸萎缩（体积小于12ml）或者睾丸内质地不均匀等，推荐采用彩超进行随访。而单纯的睾丸微石症并不作为睾丸肿瘤的高危因素，不推荐常规行阴囊彩超随访。

胸部X线检查是基本的放射学检查，也是睾丸肿瘤患者的常规检查之一，可以发现直径1cm以上的肺部转移病灶。因此，对于睾丸肿瘤肺部转移的初步诊断有很大价值。

腹部及盆腔CT目前被认为是腹膜后淋巴结转移病灶的最佳检查方法，可以检测到直径小于2cm的淋巴结。对于存在肺部转移病灶的患者胸部CT检查能更准确地定位肺部结节的数目和位置。

正常睾丸组织的MRI影像在T_1和T_2加权上表现为均质信号，而肿瘤组织在T_2加权上为低信号。有报道称MRI对于区分精原细胞瘤和非精原细胞瘤有一定作用，但没有得到广泛认可。MRI在诊断的敏感性（100%）和特异性（95%～100%）方面要显著优于超声检查，但MRI对于腹膜后淋巴结转移的检测总体上并不优于CT且费用昂贵，所以在很大程度上限制了其在睾丸肿瘤诊断方面的常规应用[7,8]。

PET在检测睾丸肿瘤转移病灶（腹膜后、肺部、脑部）方面也有应用，但与CT相比，其敏感性及特异性并无显著优势，尤其在检测微小转移病灶等方面，且费用昂贵，因此不作为常规检查。

（三）血清肿瘤标志物检查

血清肿瘤标志物对于睾丸肿瘤诊断、分期及预后判定均有重要作用。目前临床广泛应用的有甲胎蛋白（AFP）、人绒毛膜促性腺激素（HCG）和乳酸脱氢酶（LDH）。其中LDH主要用于转移性睾丸肿瘤患者的检查。在确诊的睾丸肿瘤中，51%的病例存在血清肿瘤标志物的升高[9]。

AFP是一种单链糖蛋白，分子量在70kD左右，半衰期为5～7天，胚胎时期由卵黄囊和肝脏分泌产生。通常50%～70%的睾丸非精原细胞瘤患者血清AFP升高，其中卵黄囊瘤患者血清AFP几乎100%升高，70%的胚胎癌和50%的畸胎瘤患者血清AFP升高，而绒毛膜癌和纯精原细胞瘤患者血清AFP水平一般正常[10-13]。因此，精原细胞瘤患者血清AFP升高，则意味着极有可能混杂有胚胎癌等非精原细胞瘤成分。

HCG是一种多肽链糖蛋白，半衰期为24～36小时。在胚胎正常发育过程中，HCG由胚胎滋养层组织分泌，而睾丸发生肿瘤时，HCG由肿瘤合体滋养层细胞产生。因此，睾丸肿瘤患者HCG浓度显著升高时应高度怀疑绒毛膜癌或者含有绒毛膜癌成分的可能。非精原细胞瘤HCG升高者占40%～60%，绒毛膜癌几乎100%升高。40%～60%的胚胎癌和

10%～30%的精原细胞瘤也因含有合体滋养层细胞而导致HCG升高。

LDH是一种特异性不高的血清肿瘤标志物，与肿瘤负荷相关，在80%的进展性睾丸肿瘤中升高。也有学者认为纯精原细胞瘤能够分泌胎盘碱性磷酸酶（PALP），在进展性精原细胞瘤中PALP升高者可达36%～100%，而非精原细胞瘤仅为10%～60%。PALP对精原细胞瘤的分期也有一定参考价值，Ⅰ期精原细胞瘤升高者只有30%，而Ⅱ期患者可高达59%，Ⅲ期则更高。此外，还有一些血清肿瘤标志物或组织分子标志物在睾丸肿瘤中表达，但因其敏感性和特异性限制，未得到临床的广泛认可和推广应用（表4-5）[14,15]。另有些miRNA也在睾丸肿瘤诊断及预后监测过程中被报道，但未得到广泛临床应用。而近期较为热点的外泌体及ctDNA等体液活检指标尚未见报道。

总体来看，非精原细胞瘤出现一种或者两种肿瘤标志物升高者可达90%，其中AFP升高占50%～70%，HCG升高者占40%～60%。精原细胞瘤出现血清肿瘤标志物升高者仅30%左右[15]。因此，血清肿瘤标志物在睾丸肿瘤诊断和预后判定等方面具有重要的价值。AFP、HCG、LDH推荐为必查指标，其他则为选查指标。

（四）睾丸穿刺活检

经阴囊睾丸穿刺活检会增加局部复发的概率，而且其与根治性睾丸切除术相比，总体无转移生存率及生存率无显著差异。因此，这一检查在睾丸肿瘤和随访过程中的作用一直未被大家所认可，但在评估睾丸发育和生育功能方面存在一定价值。另外，怀疑对侧睾丸存在原位癌时，推荐对侧睾丸行穿刺活检予以明确，但这一检查并非适合所有人群，对于睾丸体积＜12ml，儿时患有隐睾或存在生精功能障碍者推荐进行睾丸穿刺活检。

（五）经腹股沟探查与根治性睾丸切除术

任何怀疑睾丸肿瘤的患者均应行经腹股沟探查，将睾丸及其周围筋膜完整拉出，确诊者在内环口处分离精索，高位结扎后切除睾丸。如果诊断尚不明确，可切除可疑病变部位行睾丸组织冷冻活检。对于全身播散危及生命的患者，如果临床高度怀疑睾丸癌且血清肿瘤标志物升高，也可以在新辅助化疗病情稳定后进行上述根治性切除以便同时切除残留病灶。

表4-5 生殖细胞肿瘤的血清标志物

血清标志物	原位生殖细胞瘤	精原细胞瘤	青春期后型卵黄囊瘤	胚胎癌	细胞滋养层细胞肿瘤	合胞体滋养层细胞肿瘤	生殖细胞肿瘤	青春期前型卵黄囊瘤	性索-间质肿瘤
OCT3/4	100%	100%	—	90%	—	—	—	—	—
SALL4	90%	100%	90%	90%	+	+	50~90%（弱）	100%	—
Glpican3	—	—	100%	8%	100%（异常）	100%（异常）	—	—	—
CD30	—	10%	<10%	100%	—	—	—	—	—
AFP	—	—	80%	33%	—	—	—	—	—
β-HCG	—	—	—	—	—	—	+/—（弱）	—	—
CD117	100%	90/100%	60%（局灶）	—	+/—	100%	—	—	Sertoli; 30%~50%Leydig: 100%
PLAP	100%	86/95%	53%	86%	+/—	100%	—	—	—
α-inhibin	—	—	—	—	—	+/—	—	+	100%
Calretinin	—	—	—	90%	+/—	—	—	—	Sertoli; 64%Leydig: 42%
AE1/AE3	—	20/36%	+/局灶	90%	+/—	+/—	—	—	+/—
EMA	—	2%	5%	90%	—	46%	—	—	—
CEA	—	—	11%	90%	—	25%	—	—	—
GATA3	—	—	100%	90%	+	100%	—	—	—
hPL	—	—	—	—	—	+	—	—	—
CgA	—	—	—	—	—	—	—	—	—
Synapto	—	—	—	—	—	—	—	—	—
p63	—	—	—	—	+	—	—	—	—

（六）保留睾丸手术

总体来讲，保留睾丸手术对于肿瘤控制存在一定风险。但是也有学者认为双侧睾丸肿瘤或者孤立睾丸肿瘤患者，如果其血清睾酮水平正常且肿瘤体积小于睾丸体积的30%可以考虑行保留睾丸手术。但是高达82%的患者出现睾丸原位癌，这些患者术后需要进行辅助性放射治疗（16～20Gy）。放疗后会导致不育症，孤立睾丸放疗后出现间质细胞功能不全的风险也会升高。因此，对于有生育要求的患者可考虑适当延缓放疗或者放疗前冷冻存储精液。总之，保留睾丸组织的手术一定要与患者本人和家属充分沟通后方能进行，而且尚无大宗病例报道或者临床研究可证实其安全性和有效性。

（七）筛查

尽管睾丸肿瘤的分期和预后与早期诊断有着密切的关系，但目前仍无有力证据证实睾丸肿瘤从早期筛查中获益。目前临床上尚无特异性很好的体液活检指标，因此，对于有临床高危因素或者睾丸肿瘤家族史的人群，我们推荐进行日常的自我体检，增强自我健康管理意识。

推荐意见

对于怀疑睾丸肿瘤的所有患者进行阴囊彩超检查

对于高度怀疑双侧睾丸生殖细胞肿瘤的患者进行双侧睾丸穿刺活检，并与患者商讨病理结果

行睾丸根治性切除后进行病理检查以明确睾丸肿瘤局部浸润深度（病理分期）。对于因严重转移而危及生命的患者可给予新辅助化疗后行睾丸根治性切除

在行睾丸根治性切除前及术后5～7天检查血清AFP、HCG、LDH等分子标志物，有助于肿瘤分期及预后判定

行CT增强检查明确腹膜后、纵隔、锁骨上淋巴结及内脏有无转移瘤存在

建议有睾丸肿瘤家族史的人群及其家庭成员常规行睾丸自我体检

参考文献

[1] Germa JR, et al. Clinical pattern and therapeutic results achieved in 1490 patients with germ-celltumours of the testis: the experience of the Spanish Germ-Cell Cancer Group (GG). Eur Urol, 2002, 42: 553.
[2] Moul, J. Timely diagnosis of testicular cancer. Urol Clin North Am, 2007, 34: 109.
[3] Richie JP, et al. Ultrasonography as a diagnostic adjunct for the evaluation of masses in the scrotum. Surg Gynecol Obstet, 1982, 154: 695.
[4] Shaw J. Diagnosis and treatment of testicular cancer. Am Fam Physician, 2008, 77: 469.
[5] Angulo JC, et al. Clinicopathological study of regressed testicular tumors (apparent extragonadal germ cell neoplasms). J Urol, 2009, 182: 2303.
[6] Mancini M, et al. High prevalence of testicular cancer in azoospermic men without spermatogenesis. DOI: 10.1093/humrep/de1500.
[7] Kim W, et al. US MR imaging correlation in pathologic conditions of the scrotum. Radiographics, 2007, 27: 1239.
[8] Cassidy FH, et al. MR imaging of scrotal tumors and pseudotumors. Radiographics, 2010, 30: 665.
[9] Gilligan TD, et al. American Society of Clinical Oncology Clinical Practice Guideline on uses of serum tumor markers in adult males with germ cell tumors. J Clin Oncol, 2010, 28: 3388.
[10] Wanderas EH, et al. Trends in incidence of testicular cancer in Norway 1955—1992. Eur J Cancer, 1995, 31a: 2044.
[11] Koshida K, et al. Significance of placental alkaline phosphatase (PLAP) in the monitoring of patients with seminoma. Br J Urol, 1996, 77: 138.
[12] Dieckmann KP, et al. Serum levels of microRNA miR-371a-3p: a sensitive and specific new biomarker for germ cell tumours. Eur Urol, 2017, 71: 213.
[13] Murray MJ, et al. The present and future of serum diagnostic tests for testicular germ cell tumours. Nat Rev Urol, 2016, 13: 715.
[14] Robinson R, et al. Is it safe to insert a testicular prosthesis at the time of radical orchidectomy for testis cancer: an audit of 904 men undergoing radical orchidectomy. BJU Int, 2016, 117: 249.
[15] Matei DV, et al. Reliability of frozen section examination in a large cohort of testicular masses: what did we learn? Clin Genitourin Cancer, 2017, 15: e689.

五、I期生殖细胞肿瘤的治疗

（一）I期精原细胞瘤的治疗

睾丸生殖细胞肿瘤患者均应行根治性睾丸切除术。<15%的I期精原细胞瘤患者有亚临床转移灶，通常位于腹膜后，如仅行睾丸切除术将会复发[1-4]。行辅助治疗前应和患者充分沟通，告知可能的获益和损害，按照个体化原则进行治疗。

1.监测 Ⅰ期精原细胞瘤5年无复发生存率约为82.3%。研究结果显示未经分层的患者中总体复发率约为16.8%[5]。5年时的复发率为15%～20%，大部分复发首先出现于膈下腹主动脉旁淋巴结[6]。

对于低危患者（肿瘤直径＜4cm且无睾丸网侵犯）采取监测的手段，复发率可低达6%[7]。根据IGCCCG分类，化疗是监测后复发的治疗选择之一。但是由于复发时肿瘤体积往往较小，70%的复发患者更适合单纯放疗，挽救性放疗后复发患者可选择化疗[8]。

根据有经验的中心数据，Ⅰ期精原细胞瘤的总体肿瘤特异性生存率可达97%～100%[6,8]。严密监测的主要缺点是需要更频繁的随访，特别是对于腹膜后淋巴结的重复影像学检查。

2.辅助化疗 对比单周期卡铂辅助化疗和辅助放疗的研究显示，两者在复发率、无复发生存时间和随访4年后的生存率等方面无明显差异[9-11]。因此，单周期卡铂化疗（浓度-时间曲线下面积，AUC＝7）也是Ⅰ期精原细胞瘤的辅助治疗选择之一[6,9-11]，计算方法：单周期卡铂剂量＝7×［肾小球滤过率（GFR，ml/min）＋25］mg。2周期卡铂化疗可将复发率进一步降低1%～3%[12,13]。卡铂辅助化疗后3年的随访数据显示复发率约为15%[14]。

3.辅助放疗 精原细胞瘤对于放疗极度敏感。总剂量20～24Gy的辅助放疗将使复发率降低到1%～3%[15-17]。不推荐预防性纵隔照射。

关于放疗的剂量，比较20 Gy对比30 Gy的研究结果显示两者在复发率方面无差异[16]。严重并发症发生率＜2%，轻度慢性胃肠道并发症发生率约为5%，轻度急性胃肠道并发症发生率约为60%[15]。辅助放疗的主要缺陷是增加放射野内继发恶性肿瘤发生的风险。辅助放疗期间必须注意阴囊防护，避免对侧睾丸受到放射损伤[18]。

4.基于危险因素评估的治疗策略 根据肿瘤是否＞4cm和有无基质睾丸网侵犯，Ⅰ期精原细胞瘤患者的隐匿性转移风险可分为高危和低危两组。具备两种危险因素的患者伴隐匿性转移的风险为32%，两者均无的患者伴隐匿性转移的风险为12%。这两种危险因素首先由回顾性分析中发现[19]，接着在前瞻性研究中被证实[2,20]。一项前瞻性研究对于低危患者采取监测，对于高危患者给予2个周期卡铂辅助化疗[20]。结果显示，卡铂辅助化疗使高危患者复发风险降低约60%[2]。之前的研究显示低危患者5年复发风险较低，为6%～15%。高危患者接受2个疗程卡

铂辅助化疗后，经过34个月的随访平均复发率为1.4%～3.2%[7,20]。但目前支持基于危险因素评估的治疗策略的证据等级较低[21]。

推荐意见
应充分告知患者所有的治疗选项，包括监测或辅助化疗，以及各种治疗选项的复发概率和近远期并发症
如果患者依从性良好，可对pT1～2患者采取严密监测，监测方案见睾丸精原细胞瘤随访部分
如果考虑辅助化疗，应选择单周期卡铂化疗方案（浓度-时间曲线下面积，AUC＝7）
低危（无危险因素）患者不需要辅助治疗
不推荐将放疗作为辅助治疗

（二）临床Ⅰ期非精原细胞瘤的治疗

临床Ⅰ期非精原细胞瘤的治疗主要指对原发肿瘤进行根治性睾丸切除术后的辅助治疗。约30%的临床Ⅰ期非精原细胞瘤患者有亚临床转移，可能在监测期间复发。行辅助治疗前应和患者充分沟通，告知可能的获益和损害，按照个体化原则治疗。

1.监测 随着临床分期和随访手段的改善、挽救性化疗的良好疗效和化疗后手术的开展，临床Ⅰ期非精原细胞瘤睾丸切除术后采取监测逐渐变得合理。目前最大规模的监测研究报道累计复发率约为30%，其中约80%的复发出现在随访的第1年，12%出现在第2年，6%出现在第3年，第4年和第5年减少到1%，此后更少[22,23]。约35%的复发患者在复发时的血清肿瘤标志物处于正常水平，约60%的复发位于腹膜后。尽管监测期间随访频繁，但仍有11%的复发患者发现时肿瘤体积较大。

2.辅助化疗 临床Ⅰ期非精原细胞瘤患者行睾丸切除术2年后的复发率为14%～48%。1996年2个周期BEP方案辅助化疗开始进入临床应用[24]。之后，辅助化疗主要用于高危患者（有淋巴血管侵犯）[24-26]。一项纳入200例患者的研究显示中位随访7.9年后复发率约为2.7%，长期毒性较低[24]。2个周期BEP方案辅助化疗对于生育功能和性功能没有显著影响[27]。但是辅助化疗的远期（＞20年）副作用目前仍不清楚，特别是化疗相关的心血管毒性反应[28]，在选择治疗方案时应予以关注。

2008年，一项比较保留神经的腹膜后淋巴结清扫和单周期BEP化疗作为辅助治疗疗效的随机对照研究公布了结果[29]。辅助化疗组的2年无复发生存

率为99.41%（CI：95.87%～99.92%），而手术组为92.37%（CI：87.21%～95.5%）。差异为7.04%，（CI：2.52%～11.56%），达到了研究主要终点。手术组出现复发的风险是化疗组的7.937倍（CI：1.808～34.48）。43%的化疗组患者具有危险因素（＞pT1）[29]。

一项比较监测和辅助化疗的前瞻性研究结果显示，对有淋巴血管侵犯的患者应采取单周期BEP方案辅助化疗[30]。490例患者接受单周期BEP方案化疗后，有淋巴血管侵犯者复发率为3.2%，无淋巴血管侵犯者复发率为1.6%。中位随访8.1年后整体、有淋巴血管侵犯者、无淋巴血管侵犯者的复发率分别为2.3%、3.4%和1.3%[31]。这些结果显示辅助化疗可以预防90%以上的复发，重要的是随访3.3年后没有出现复发。从2个周期减少到单周期的BEP方案化疗进一步提高了风险-获益比。

3.基于危险因素评估的治疗策略 危险因素主要指是否有淋巴血管侵犯，也有研究将精索侵犯或阴囊侵犯纳入。数项研究结果显示根据危险因素分层后接受各种治疗方法的患者生存率相近，最终治愈率均接近100%，因此将临床Ⅰ期非精原细胞瘤患者根据预测的复发风险进行分层治疗是合理的[24-26,30,31,32-34]。

基于风险评估的治疗策略具体指对于有危险因素的患者推荐辅助化疗，对于没有危险因素的患者推荐监测。过去推荐的辅助化疗方案是2个周期BEP方案化疗，但考虑到复发率较低（2%～3%），挽救性治疗与辅助治疗的肿瘤特异性生存率相近，目前推荐对于有危险因素的患者采用单周期BEP方案辅助化疗。

如果单周期BEP方案化疗复发后，推荐3个周期BEP方案化疗。但作为解救方案，证据等级较低。

BEP方案：DDP 20mg/m² 第1～5天静脉滴注，依托泊苷（VP-16）100mg/m² 第1～5天静脉滴注，BLM 30mg第2、9、16天肌内注射。每3周重复1次。

4.腹膜后淋巴结清扫（Retroperitoneal lymph node dissection，RPLND） 考虑到复发后挽救性治疗的肿瘤特异性生存率仍然很高，以及辅助化疗后复发率较低，腹膜后淋巴结清扫的地位有所下降。一项Ⅲ期随机对照研究比较了腹膜后淋巴结清扫和单周期BEP方案化疗作为辅助治疗的疗效，结果显示化疗组更有优势，复发率低于腹膜后淋巴结清扫组[29]。两组之间生活质量评分没有显著差异[35]。

多中心研究显示，腹膜后淋巴结清扫的复发率和并发症发生率较高[29,36]，包括肾蒂出血、乳糜腹、肺不张、肠粘连、肠梗阻、肠瘘、胰腺炎、胰瘘、应激性溃疡、切口感染等。因此，应在专业医院由有经验的手术医师开展。

18%～30%的患者经过腹膜后淋巴结清扫后发现转移[36,37]。如果腹膜后淋巴结清扫后未发现转移，其中约10%会发生远处转移[37]。如证实存在淋巴结转移，但未行辅助化疗，31%的患者将出现复发[37]。

病理分期Ⅱ期未行辅助化疗的患者如有血管侵犯、胚胎癌、转移性淋巴结中大量出现结外侵犯等特征，其复发风险较高[37,38]。但这些特征的临床价值有待进一步验证，尚未广泛用于临床实践。

如果有指征行腹膜后淋巴结清扫术，应由有经验的术者采用腹腔镜或者机器人手术入路行保留神经的腹膜后淋巴结清扫术。

推荐意见

临床Ⅰ期非精原细胞瘤患者，行睾丸切除术后应告知其所有的辅助治疗方案（监测、辅助化疗和腹膜后淋巴结清扫），包括各种治疗方案的复发率和近远期并发症

对于临床Ⅰ期非精原细胞瘤患者，应根据有无危险因素选择治疗策略（图4-1）

ⅠA期（pT1，无危险因素）：低危——如果患者愿意且依从性良好，可选择监测。如患者不愿意接受监测，可采用单周期BEP方案作为辅助治疗

ⅠB期（pT2-T4）：高危——给予单周期BEP方案辅助化疗

不愿意接受辅助化疗的患者可选择监测

仅对高度有选择的患者行保留神经的腹膜后淋巴结清扫术（例如有化疗禁忌证或不愿意接受监测者）

如果患者不愿意接受监测，可选择单周期BEP方案辅助化疗，在减少复发率方面优于腹膜后淋巴结清扫术

如果患者在监测期间出现肿瘤标志物异常和（或）病变进展，可采用3～4周期BEP方案化疗的挽救性治疗，然后根据，IGCCCG分类决定是否行腹膜后淋巴结清扫术

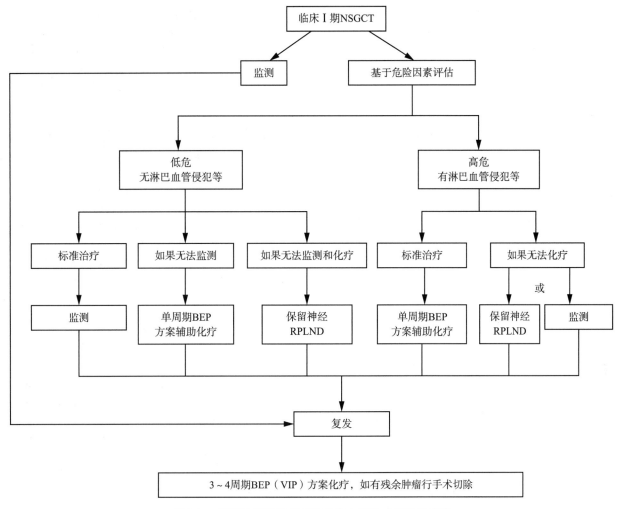

图4-1 Ⅰ期NSGCT患者根治性睾丸切除术后治疗方案

参考文献

[1] Chung P, et al. Evaluation of a prognostic model for risk of relapse in stage I seminoma surveillance. Cancer Med, 2015, 4: 155.

[2] Tandstad T, et al. Treatment of stage I seminoma, with one course of adjuvant carboplatin or surveillance, riskadapted recommendations implementing patient autonomy: a report from the Swedish and Norwegian Testicular Cancer Group (SWENOTECA). Ann Oncol, 2016, 27: 1299.

[3] CohnCG, et al. Surveillance vs. adjuvant therapy of clinical stage I testicular tumors-a review and the SWENOTECA experience. Andrology, 2015, 3: 102.

[4] Kollmannsberger C, et al. Patterns of relapse in patients with clinical stage I testicular cancer managed with active surveillance. J Clin Oncol, 2015, 33: 51.

[5] Groll RJ, et al. A comprehensive systematic review of testicular germ cell tumor surveillance. Crit Rev Oncol Hematol, 2007, 64: 182.

[6] Aparicio J, et al. Multicenter study evaluating a dual policy of postorchiectomy surveillance and selective adjuvant single-agent carboplatin for patients with clinical stage I seminoma. Ann Oncol, 2003, 14: 867.

[7] Aparicio J, et al. Prognostic factors for relapse in stage I seminoma: a new nomogram derived from three consecutive, risk-adapted studies from the Spanish Germ Cell Cancer Group (SGCCG). Ann Oncol, 2014, 25: 2173.

[8] Tandstad T, et al. Management of seminomatous testicular cancer: a binational prospective population-based study from the Swedish norwegian testicular cancer study group. J Clin Oncol, 2011, 29: 719.

[9] Oliver RT, et al. Randomized trial of carboplatin versus radiotherapy for stage I seminoma: mature results on relapse and contralateral testis cancer rates in MRC TE19/EORTC 30982 study (ISRCTN27163214). J Clin Oncol, 2011, 29: 957.

[10] Oliver RT, et al. Radiotherapy versus single-dose

carboplatin in adjuvant treatment of stage I seminoma: a randomised trial. Lancet, 2005, 366: 293.

[11] Mead GM, et al. Randomized trials in 2466 patients with stage I seminoma: patterns of relapse and follow-up. J Natl Cancer Inst, 2011, 103: 241.

[12] Aparicio J, et al. Risk-adapted management for patients with clinical stage I seminoma: the Second Spanish Germ Cell Cancer Cooperative Group study. J Clin Oncol, 2005, 23: 8717.

[13] Schoffski P, et al. Health-related quality of life (QoL) in patients with seminoma stage I treated with either adjuvant radiotherapy (RT) or two cycles of carboplatinum chemotherapy (CT): Results of a randomized phase Ⅲ trial of the German Interdisciplinary Working Party on Testicular Cancer. J Clin Oncol, 2007, 25.

[14] Fischer S, et al. Outcome of Men With Relapse After Adjuvant Carboplatin for Clinical Stage I Seminoma. J Clin Oncol, 2017, 35: 194.

[15] Fossa SD, et al. Optimal planning target volume for stage I testicular seminoma: A Medical Research Council randomized trial. Medical Research Council Testicular Tumor Working Group. J Clin Oncol, 1999, 17: 1146.

[16] Jones WG, et al. A randomized trial of two radiotherapy schedules in the adjuvant treatment of stage I seminoma (MRC TE 18). Eur J Cancer 2001, 37: abstr 572.

[17] Melchior D, et al. Long term results and morbidity of paraaortic compared with paraaortic and iliac adjuvant radiation in clinical stage I seminoma. Anticancer Res, 2001, 21: 2989.

[18] Bieri S, et al. Seminoma of the testis: is scrotal shielding necessary when radiotherapy is limited to the paraaortic nodes? Radiother Oncol, 1999, 50: 349.

[19] Warde P, et al. Prognostic factors for relapse in stage I seminoma managed by surveillance: a pooled analysis. J Clin Oncol, 2002, 20: 4448.

[20] Aparicio J, et al. Risk-adapted treatment in clinical stage I testicular seminoma: the third Spanish Germ Cell Cancer Group study. J Clin Oncol, 2011, 29: 4677.

[21] Boormans JL, et al. Testicular Tumour Size and Rete Testis Invasion as Prognostic Factors for the Risk of Relapse of Clinical Stage I Seminoma Testis Patients Under Surveillance: a Systematic Review by the Testicular Cancer Guidelines Panel. Eur Urol. 2017 Nov 20. pii: S0302-2838 (17) 30826-6.

[22] Freedman LS, et al. Histopathology in the prediction of relapse of patients with stage I testicular teratoma treated by orchidectomy alone. Lancet, 1987, 2: 294.

[23] Read G, et al. Medical Research Council prospective study of surveillance for stage I testicular teratoma.

Medical Research Council Testicular Tumors Working Party. J Clin Oncol, 1992, 10: 1762.

[24] Cullen MH, et al. Short-course adjuvant chemotherapy in high-risk stage I nonseminomatous germ cell tumors of the testis: a Medical Research Council report. J Clin Oncol, 1996, 14: 1106.

[25] Pont J, et al. Adjuvant chemotherapy for high-risk clinical stage I nonseminomatous testicular germ cell cancer: long-term results of a prospective trial. J Clin Oncol, 1996, 14: 441.

[26] Chevreau C, et al. Long-term efficacy of two cycles of BEP regimen in high-risk stage I nonseminomatous testicular germ cell tumors with embryonal carcinoma and/or vascular invasion. Eur Urol, 2004, 46: 209.

[27] Bohlen D, et al. Fertility and sexual function following orchiectomy and 2 cycles of chemotherapy for stage I high risk nonseminomatous germ cell cancer. J Urol, 2001, 165: 441.

[28] Huddart RA, et al. Cardiovascular disease as a long-term complication of treatment for testicular cancer. J Clin Oncol, 2003, 21: 1513.

[29] Albers P, et al. Randomized phase Ⅲ trial comparing retroperitoneal lymph node dissection with one course of bleomycin and etoposide plus cisplatin chemotherapy in the adjuvant treatment of clinical stage I Nonseminomatous testicular germ cell tumors: AUO trial AH 01/94 by the German Testicular Cancer Study Group. J Clin Oncol, 2008, 26: 2966.

[30] Tandstad T, et al. Risk-adapted treatment in clinical stage I nonseminomatous germ cell testicular cancer: the SWENOTECA management program. J Clin Oncol, 2009, 27: 2122.

[31] Tandstad T, et al. One course of adjuvant BEP in clinical stage I nonseminoma mature and expanded results from the SWENOTECA group. Ann Oncol, 2014, 25: 2167.

[32] Maroto P, et al. Multicentre risk-adapted management for stage I non-seminomatous germ cell tumours. Ann Oncol, 2005, 16: 1915.

[33] Tandstad T, et al. Long-term follow-up after risk-adapted treatment in clinical stage 1 (CS1) nonseminomatous germ-cell testicular cancer (NSGCT) implementing adjuvant CVB chemotherapy. A SWENOTECA study. Ann Oncol, 2010, 21: 1858.

[34] Klepp O, et al. Risk-adapted treatment of clinical stage 1 non-seminoma testis cancer. Eur J Cancer, 1997, 33: 1038.

[35] Flechtner HH, et al. Quality-of-Life Analysis of the German Prospective Multicentre Trial of Single-cycle Adjuvant BEP Versus Retroperitoneal Lymph Node Dissection in Clinical Stage I Nonseminomatous Germ

Cell Tumours. Eur Urol, 2016, 69: 518.

[36] Heidenreich A, et al. Complications of primary nerve sparing retroperitoneal lymph node dissection for clinical stage I nonseminomatous germ cell tumors of the testis: experience of the German Testicular Cancer Study Group. J Urol, 2003, 169: 1710.

[37] Nicolai N, et al. Retroperitoneal lymph node dissection with no adjuvant chemotherapy in clinical stage I nonseminomatous germ cell tumours: long-term outcome and analysis of risk factors of recurrence. Eur Urol, 2010, 58: 912.

[38] Al-Ahmadie HA, et al. Primary retroperitoneal lymph node dissection in low-stage testicular germ cell tumors: a detailed pathologic study with clinical outcome analysis with special emphasis on patients who did not receiveadjuvant therapy. Urology, 2013, 82: 1341.

六、转移性睾丸生殖细胞肿瘤的治疗

（一）Ⅱa/Ⅱb期睾丸生殖细胞肿瘤的治疗

1. Ⅱa/Ⅱb期精原细胞瘤的治疗　Ⅱa/Ⅱb期精原细胞瘤的标准治疗到目前为止仍然是放射治疗。Ⅱa期和Ⅱb期的放射剂量分别是30Gy和36Gy。标准的放射野与Ⅰ期相比，从主动脉旁扩展到同侧的髂血管旁区域。Ⅱb期放射边界应包括转移淋巴结周围1.0～1.5cm范围。Ⅱa和Ⅱb期放疗后6年无瘤生存率可以分别达到92%和90%。对Ⅱa期的患者，如果减少放射剂量至27Gy会增加11%的复发率。对于不愿意接受放疗的Ⅱb期患者可以实施3个疗程的BEP或4个疗程的EP化疗。

2. Ⅱa/Ⅱb期非精原细胞瘤的治疗　肿瘤标志物不升高的Ⅱa/Ⅱb期非精原细胞瘤可以选择保留神经的腹膜后淋巴结清扫术，但是肿瘤标志物不升高的非精原细胞瘤非常稀少，包括已分化畸胎瘤或纯胚胎癌。肿瘤标志物升高的Ⅱa/Ⅱb期非精原细胞瘤应在3～4个疗程的BEP化疗后实施残留肿瘤切除，约30%的患者在化疗后不能完全缓解，需要实施残留肿瘤切除；不愿实施基础化疗的患者也可以选择保留神经的腹膜后淋巴结清扫术，术后实施2个疗程的BEP辅助化疗。尽管基础化疗和保留神经的腹膜后淋巴结清扫术的副作用和毒性反应是有差别的，但治愈率都可以接近98%。

（二）Ⅱc/Ⅲ期睾丸生殖细胞肿瘤的治疗

Ⅱc/Ⅲ期转移性生殖细胞肿瘤的基础治疗按照IGCCCG分类不同分为3个或4个疗程的BEP联合化疗，该方案已经被证实优于PVB方案。资料显示3天给药方案与5天给药方案疗效相同，但毒副反应有所增加。

对于预后好的患者，标准治疗包括3个疗程的BEP或4个疗程的EP(针对禁用博来霉素患者)方案。化疗剂量应充足，仅在粒细胞＜1000/mm³而且发热或血小板＜100 000/m³时考虑暂缓化疗。没有必要预防性给予G-CSF等造血生长因子，但如果化疗时出现感染则推荐在后续疗程中预防性应用。

对于预后中等的患者，5年生存率约80%，目前资料支持4个疗程BEP化疗方案或VIP化疗方案（依托泊苷、顺铂、异环磷酰胺，针对博来霉素不耐受的患者）为标准治疗方案。由于该组患者预后与预后好的患者相比普遍不够乐观，所以有的研究中心将这部分患者列为一些前瞻性的临床试验对象，例如，BEP与BEP＋紫杉醇的对比研究（EORTC GU Group）。

预后好和预后中等的患者化疗后行胸部、腹部/盆腔CT扫描和肿瘤标志物检查，如未发现残余肿瘤且肿瘤标志物正常，后续随访即可；如肿瘤标志物正常，但影像学检查仍发现可疑肿瘤，进一步行PET检查，阴性者随访，阳性者则行活检或补救性化疗或放疗；如无条件行PET检查，以CT为标准，＞3cm可行随访或手术或放疗，≤3cm可单纯随访即可。

对于预后差的患者，标准治疗为4个疗程的BEP方案。4个疗程的PEI（顺铂、鬼臼乙叉苷、异环磷酰胺）化疗也有同样的疗效，但毒性反应更大。5年无进展生存率为45%～50%。肿瘤标志物下降缓慢往往提示预后不佳。一项随机试验表明提高化疗剂量对于该组患者无益，但是也有一项前瞻性配对资料显示提高化疗剂量有可能改善患者预后。

（三）转移性睾丸生殖细胞肿瘤再评估及后续治疗

1. 肿瘤再评估　转移性睾丸生殖细胞肿瘤经过2个疗程化疗后需再次评估，包括影像学检查和肿瘤标志物检测。当肿瘤标志物水平下降且肿瘤稳定或缓解，则继续完成化疗方案，通常为3～4个疗程。如果肿瘤标志物浓度降低，而转移灶进一步生长，除非有手术禁忌证，则推荐在诱导化疗结束后行肿瘤切除术。

2个疗程化疗结束后，若发现肿瘤明确进展，则建议尝试新药临床试验。治疗后肿瘤标志物水平稳定，无论是否达到完全缓解均需随访观察，若发现肿瘤标志物浓度明显增高，则需再进行补救性化疗（salvage chemotherapy）。

2.残余肿瘤切除　残余的精原细胞瘤是否需要切除主要取决于影像学表现和肿瘤标志物水平。FDG-PET检查对判断是否存在残留精原细胞瘤和患者的预后有重要价值，肿瘤有进展者则需行补救性化疗，必要时可选择手术切除或放疗。

非精原细胞肿瘤有可见残余肿瘤时，即使肿瘤标志物正常，也推荐行外科手术切除，因为即使病灶＜1cm，残余癌或畸胎瘤的可能性也较高。主要转移灶应在化疗结束后4～6周切除，如果技术允许尽可能选择保留神经的手术方式。到目前为止，尚无有效的影像学检查（包括PET）和预后模型用于预测残余非精原细胞瘤的存在，而BEP诱导化疗后的残余肿块中仍有10%的组织为有活性的癌组织，因此，必须切除残余肿瘤。

手术范围应该考虑患者的复发风险和对生活质量的要求，不同部位的病灶病理也可能会不完全相同。总之，手术对所有病灶的完整切除比术后化疗更重要。

3.二次手术后的巩固化疗　如果二次手术切除的组织为坏死或成熟畸胎瘤则无需进一步治疗。对于未能完整切除的有活性的肿瘤或切除组织中含有不成熟畸胎瘤的患者，可考虑应用以顺铂为基础的2个疗程的辅助化疗。肿块中活性癌组织小于10%并且病灶已完整切除者也不必进行辅助化疗，进一步化疗并不能降低复发率。如果二线、三线化疗后切除的标本中仍存在活性肿瘤，则预后很差，也不再推荐化疗。

（四）复发病灶的挽救性治疗

1.非手术治疗

（1）精原细胞瘤

1）化学治疗：睾丸肿瘤复发病灶的挽救性化学治疗常采用顺铂或卡铂加用一线方案中未用过的药物。目前主要化疗方案有：VIP（顺铂、依托泊苷、异环磷酰胺）×4个疗程，TIP（紫杉醇、异环磷酰胺、顺铂）×4个疗程，VeIP（长春碱、异环磷酰胺、顺铂）×4个疗程。经一线化疗后复发的精原细胞瘤患者50%经上述联合挽救性化疗方案治疗可获得长期缓解。VIP方案是目前最常用的挽救性化学治疗方案。在治愈率和毒副作用方面，TIP方案略优于VeIP方案（表4-6）。

对于上述挽救性化疗方案治疗无效或者治疗后复发的患者，可以选择进行高剂量联合化疗＋自体造血干细胞移植（high-dose chemotherapy＋autologous hematopoietic stem cell transplantation，HDC＋AHSCT）治疗。HDC＋AHSCT能有效克服肿瘤细胞的耐药性提高疗效。该方案具体步骤是：先用BEP方案（顺铂、依托泊苷、平阳霉素）作诱导化学治疗[顺铂50mg/（$m^2 \cdot d$），第1、2天；依托泊苷75mg/（$m^2 \cdot d$），第1～5天；平阳霉素10mg/（$m^2 \cdot d$），第3、5、10、12天；每3周重复1个疗程，共4个疗程]。诱导化疗治疗中或结束后进行造血干细胞（autologous hematopoietic stem cell，AHSC）的采集。采集的造血干细胞原液经处理后与冷冻保护液（终浓度为：6%羟乙基淀粉，5%二甲基亚砜，4%白蛋白）混合，置液氮中保存。解冻时将冷冻保存袋从液氮中取出，置40℃水浴中解冻，融化后不做任何处理直接回输给患者。预处理方案为：卡铂600～750mg/m^2，分3次于第1～3天给药；依托泊苷700～1000mg/m^2，分1次于第1～3天给药；环磷酰胺3.0～3.5g/m^2，分2次于第4、5天给药。在第7、8天回输浓度为10^8数量级的AHSC，第12天开始输G-CSF（250μg/d）至白细胞连续大于2×10^9/L为止。整个治疗期间给予必要的对症支持和抗感染治疗。

由于化疗药物均有一定的不良反应，应及时根据患者体质、化疗中的毒副反应等调整药物剂量，制订个性化的化疗和支持治疗方案。

2）放射治疗：由于精原细胞瘤对放射线高度敏感，因此对于睾丸原位或者＜3cm复发病灶可直接予以35Gy照射4～5周，62.5%～85%能获得长期缓解；而对于体积＞3cm的复发病灶则以化学治疗为主，辅以放射治疗控制局部转移病灶。

（2）非精原细胞瘤：一线化疗后，非精原细胞瘤复发病灶的标准挽救性化学治疗方案有：VIP（顺铂、依托泊苷、异环磷酰胺）×4个疗程，TIP（紫杉醇、异环磷酰胺、顺铂）×4个疗程，VeIP（长春碱、异环磷酰胺、顺铂）×4个疗程。15%～40%的非精原细胞瘤复发患者经上述联合挽救性化疗方案治疗可获得长期缓解。挽救性化疗疗效的影响因素主要包括：①原发肿瘤的位置和组织学类型；②一线化疗的疗效；③缓解持续时间；④复发时AFP和HCG水平。

大量临床实验研究表明VIP方案优于上述另外两种化疗方案，超过3种药物的联合化疗方案不但不增加疗效，反而增加了毒副作用。对于上述化疗方案无效、肿瘤标志物浓度高、肿瘤体积大的复发患者，可行高剂量联合化疗。一些Ⅱ期临床试验和回顾性配对分析证实高剂量联合化疗能提高10%～20%的生存率。如果高剂量联合化疗仍无效，又无法行姑息性手术切除的复发病灶，可行放射治疗和GEMOX方案化疗（2,2-二氟脱氧胞嘧啶核苷、奥沙利铂）。紫杉醇和2,2-二氟脱氧胞嘧啶核苷已被证实在复发、顺铂抵抗等难治性生殖细胞肿瘤中有积极的治疗作用，并且两种药物与顺铂有协同作用。

2.手术治疗　挽救性手术主要包括RPLND、保留神经的RPLND和远处残余灶切除术。根据睾丸淋巴引流途径，左侧睾丸的主要淋巴引流不越过腹主动脉，故左侧睾丸肿瘤从左向右转移的概率很小，左侧睾丸肿瘤可经左侧结肠旁沟入路行单侧RPLND。右侧睾丸肿瘤常有对侧淋巴结受累，需经右侧结肠旁区进路行双侧RPLND。传统的RPLND损伤了腹下神经和盆神经丛，几乎所有的患者术后都会出现阳痿、射精障碍或者不育，而保留神经的RPLND引起的并发症少，尤其是阳痿、射精功能障碍会大大减少，两者在肿瘤复发率方面并无明显差异。对于远处复发病灶，可以直接行手术切除或者放化疗后再行手术切

除。精原细胞瘤患者经检查证实已有腹膜后淋巴结复发灶者，在放射治疗或化学治疗后仍有界线清楚的肿块时也可进行RPLND。此手术目的在于进行准确的病理分期和治疗腹膜后转移淋巴结。非精原细胞瘤经以顺铂为基础的联合化疗后，1/3的≤2cm的腹膜后残余病灶仍有肿瘤组织存活。因此，完整切除复发灶或者放化疗后的残余灶能有效降低再次复发率。如果肿瘤标志物进行性升高，上述各种化疗方案疗效不佳，并且能够完整切除影像学可见的肿瘤组织时，也可行手术切除残余肿瘤组织，术后约25%患者能获得长期生存。

（五）睾丸肿瘤脑转移的治疗

睾丸肿瘤脑转移通常是全身转移的一部分，单纯脑转移者少见。初次诊断时已有脑转移者长期生存率较低，复发患者出现脑转移预后更差，5年生存率仅2%～5%。这类患者首选化疗，联合放疗对该类患者更有益，即使对化疗有完全反应的也推荐联合放疗。对持续存在的孤立性脑转移灶，综合全身情况、原发肿瘤的病理类型和转移灶的部位，也可考虑手术治疗。

表4-6　标准VIP、TIP和VeIP化疗方案和GEMOX化疗方案

VIP	剂量和用法	时间周期
顺铂/cisplatin	20mg/（m²·d），第1～5天	21天
依托泊苷/etoposide	75～100mg/（m²·d），第1～5天	
异环磷酰胺/ifosfamide	1.2g/（m²·d），第1～5天	

TIP	剂量和用法	时间周期
紫杉醇/paclitaxel	250mg/（m²·d）第1天持续24小时输注	28天
异环磷酰胺/ifosfamide	1.5g/（m²·d）第2～5天	
顺铂/cisplatin	25mg/（m²·d）第2～5天	

VeIp	剂量和用法	时间周期
长春碱/vinblastin	0.11mg/（m²·d），第1、2天	21天
异环磷酰胺/ifosfamide	1.2g/（m²·d），第1～5天	
顺铂/cisplatin	20mg/（m²·d），第1～5天	

VeIp	剂量和用法	时间周期
2, 2-二氟脱氧胞嘧啶核苷/gemcitabline	1000～1250mg/（m²·d），第1、8天	21天
奥沙利铂/oxalipatin	130mg/（m²·d），第1天	

七、睾丸生殖细胞肿瘤随访

对睾丸生殖细胞肿瘤患者的随访国内尚无大规模的统计数据，主要参考欧美相关资料，目前还缺乏前瞻性随机对照研究的临床研究资料来制订最佳随访方案，目前的指南和推荐都是基于观察研究的资料。

随访包括肿瘤治疗效果和并发症两个方面。①发现复发的病灶：资料表明复发的睾丸生殖细胞肿瘤患者仍可治愈，主要取决于复发形式和分期。晚期复发（完全缓解2年后复发）的患者，对化疗耐药性较高，预后差。研究表明，通过监测血清肿瘤标志物及影像学检查可以较好的监测睾丸生殖细胞肿瘤的复发。血清肿瘤标志物［AFP和（或）HCG］在约2/3的非精原细胞瘤复发患者以及1/3的精原胞瘤复发患者中会升高。LDH是预测肿瘤转移的重要指标，但用于预测复发还有争议。由于一些复发患者的肿瘤标志物并不升高，因此临床体检、影像学检查的随访亦非常重要。②发现第二原发肿瘤病灶：目前关于对侧睾丸原发肿瘤的监测还缺乏特异性的监测指标。危险因素有睾丸下降不全、不育症、睾丸萎缩、睾丸微小结石、发病年龄小等。一般不推荐做对侧睾丸活检，但由于睾丸萎缩是第二原发病灶的主要危险因素，所以建议当睾丸体积小于12ml时可做对侧睾丸活检（化疗前或化疗结束2年后）。③监测化疗和（或）放疗的毒副作用。④监测远期心理健康：由于睾丸肿瘤的治疗可能会对性功能有影响，随访可帮助这些患者重建信心。⑤监测放射反应。

随访原则上包括临床体格检查、血清肿瘤标志物和影像学检查。体格检查（包括对侧睾丸）应和血清肿瘤标志物一起进行，重点关注颈部、锁骨上淋巴结，腹部有无包块，神经系统症状和体征。血清肿瘤标志物（AFP、β-HCG、LDH）中AFP对肿瘤复发敏感性最高，LDH敏感性和特异性最低。NSGCTs早期复发最敏感的方式是定期行血清AFP、β-HCG检查。纯精原细胞瘤AFP不会升高，β-HCG在15%～20%的晚期精原细胞瘤会升高，LDH在有些精原细胞瘤是唯一升高的标志物。影像学检查包括胸部X线、腹部、盆腔CT或MRI。PET-CT检查虽然对肿块分类的准确性（约为56%）高于CT（约为42%）然而灵敏度较低且费用高，一般不予推荐。由于大多数肿瘤在治疗后2年内复发，晚期复发（5年后）罕见但仍有可能，因此应密切监测。随访的强度取决于原发肿瘤的组织类型、分期和复发风险。

（一）精原细胞瘤的随访

1. I 期精原细胞瘤

（1）积极监测（腹股沟根治性睾丸切除术后）（表4-7）：体格检查和血清肿瘤标志物在第1年每3～6个月1次，2～3年每6～12个月1次，然后每年1次。腹部盆腔CT/MRI在3、6、12个月，在2～3年每6～12个月，然后4～5年每12～24个月检查1次。X线胸片根据需要检查。

（2）辅助治疗（根治性睾丸切除术后化疗或放疗）（表4-8）：体格检查和血清肿瘤标志物第1～2

表4-7 临床 I 期精原细胞瘤：监测

项目	1年	2年	3年	4年	5年
体检	3～6个月	6～12个月	6～12个月	每年	每年
肿瘤标志物*	3～6个月	6～12个月	6～12个月	每年	每年
胸部X线	根据临床需要，有症状者行胸部CT增强				
腹部/盆腔 CT/MRI	3、6、12个月	6～12个月	6～12个月		12～24个月

* 可选择检查

表4-8 临床 I 期精原细胞瘤：辅助治疗后（化疗或放疗）

项目	1年	2年	3年	4年	5年
体检	6～12个月	6～12个月	每年	每年	每年
肿瘤标志物*	6～12个月	6～12个月	每年	每年	每年
胸部X线	根据临床需要，有症状者行胸部CT增强				
腹部/盆腔 CT/MRI	每年	每年	每年	——	

* 可选择检查

年每6～12个月，然后每年1次。腹部盆腔CT/MRI第1～3年每年1次，然后根据需要检查。X线胸片根据临床需要检查。

2. Ⅱ～Ⅲ期精原细胞瘤（表4-9，表4-10）

（1）同侧髂血管和主动脉旁淋巴放疗后：体格检查和血清肿瘤标志物第1年每3个月，然后每6个月直至第5年。腹部盆腔CT/MRI第1年3、6～12个月，第2～3年每年1次，然后根据临床需要。X线胸片在第1～2年每6个月1次。

（2）联合化疗：体格检查、X线胸片和血清肿瘤标志物第1年每2个月，然后降低至第3年每6个月，第5年每年1次。化疗后行RPLND患者腹部盆腔CT/MRI手术后3～6个月检查，然后根据临床需要。X线胸片第1年每2个月，第2年每3个月，然后每年1次。

（二）非精原生殖细胞瘤的随访

1. 临床Ⅰ期积极监测（腹股沟根治性睾丸切除术后）（表4-11，表4-12）　体格检查和血清肿瘤标志物（AFP、β-HCG和LDH）第1年内每2个月1次，第2年每3个月1次，第3年4～6个月1次，第5年每年1次。腹部盆腔CT/MRI第1年4～6个月1次，逐渐降低至第3、4年每年1次。胸部X线在ⅠA期患者第4个月和第12个月，然后每年1次。ⅠB期患者第1年每2个月1次，然后逐渐降低至第5年每年1次。

2. 临床ⅠB期辅助化疗后（表4-13）　体格检查

和血清肿瘤标志物在第1、2年每3个月1次，第3、4年每6个月1次，然后每年1次。腹部盆腔CT/MRI第1、2年每年1次，以后根据临床需要进行检查。胸部X线第1年每6～12个月1次，第2年每年1次，然后根据临床情况进行检查。

3. 病理Ⅱ期（RPLND无辅助化疗）（表4-14）　体格检查、X线胸片和血清肿瘤标志物在第1、2年每2～3个月1次，逐渐降低到第4年每6个月1次，第6年开始每年1次。腹部盆腔CT/MRI在3～4个月检查，然后根据临床需要检查。

4. 病理Ⅱ期（RPLND并辅助化疗）（表4-15）　体格检查、X线胸片和血清肿瘤标志物在第1、2年每6个月1次，然后每年1次。腹部盆腔CT/MRI在RPLND后检查，然后根据临床需要检查。

5. 临床Ⅱ/Ⅲ期化疗后［和（或）RPLND］（表4-16）　体格检查、血清肿瘤标志物第1年每2个月1次，第2年每3个月1次，第5年每6个月1次。X线胸片在最初2年内每6个月1次，第3～4年每年1次，然后根据临床需要。腹部盆腔CT/MRI第1年每6个月1次，第2年6～12个月1次，第3年每年1次，然后根据临床需要检查。

以下几种情况容易被误认为肿瘤复发或进展，要仔细鉴别防止过度治疗。

（1）博来霉素化疗导致的肺部结节（X线胸片或CT发现），通常位于胸膜下，但血清肿瘤标志物是正常的。

表4-9　临床ⅡA和非大块ⅡB期精原细胞瘤：放疗或化疗后无肿瘤残留

项目	1年	2年	3年	4年	5年
体检	每3个月	每6个月	每6个月	每6个月	每6个月
肿瘤标志物*	每3个月	每6个月	每6个月	每6个月	每6个月
胸部X线	每6个月	每6个月			
腹部/盆腔CT/MRI	第3个月和第6～12个月	每年	每年	根据临床需要	

* 可选择检查

表4-10　大块临床ⅡB、ⅡC和Ⅲ期精原细胞瘤：化疗后

项目	1年	2年	3年	4年	5年
体检	每2个月	每3个月	每6个月	每6个月	每年
肿瘤标志物	每2个月	每3个月	每6个月	每6个月	每年
胸部X线*	每2个月	每3个月	每年	每年	每年
腹部/盆腔CT/MRI	每4个月	每6个月	每年	每年 根据需要	

* 有胸部症状者需做胸部CT增强

表4-11 临床 Ⅰ 期 NSGCT（无危险因素）：积极监测

项目	1年	2年	3年	4年	5年
体检	每2个月	每3个月	每4～6个月	每6个月	每年
肿瘤标志物	每2个月	每3个月	每4～6个月	每6个月	每年
胸部X线*	第4个月，12个月	每年	每年	每年	每年
腹部/盆腔 CT/MRI	每4～6个月	每6～12个月	每年	根据需要	

* 有胸部症状者需做胸部CT增强

表4-12 临床 Ⅰ 期 NSGCT（有危险因素）：积极监测

项目	1年	2年	3年	4年	5年
体检	每2个月	每3个月	每4～6个月	每6个月	每年
肿瘤标志物	每2个月	每3个月	每4～6个月	每6个月	每年
胸部X线*	每4个月	每4～6个月	每6个月	每年	根据需要
腹部/盆腔 CT/MRI	每4个月	每4～6个月	每6个月	每年根据需要	

* 有胸部症状者需做胸部CT增强

表4-13 临床 Ⅰ A/B 期 NSGCT：1周期 BEP 辅助化疗或 RPLND

项目	1年	2年	3年	4年	5年
体检	每3个月	每3个月	每6个月	每6个月	每年
肿瘤标志物	每3个月	每3个月	每6个月	每6个月	每年
胸部X线*	每6～12个月	每年	—	—	—
腹部/盆腔 CT/MRI	每年	每年	—	—	—

* 有胸部症状者需做胸部CT增强

表4-14 临床 Ⅱ～Ⅲ 期 NSGCT：化疗后完全缓解 ±RPLND

项目	1年	2年	3年	4年	5年
体检	每2个月	每3个月	每6个月	每6个月	每6个月
肿瘤标志物	每2个月	每3个月	每6个月	每6个月	每6个月
胸部X线*	每6个月	每6～12个月	每年	—	—
腹部/盆腔 CT/MRI#	每6个月	每6个月	每年	每年	—

* 有胸部症状需做胸部CT增强

\# RPLND为N0的术后第3～4个月行1次影像学检查，然后根据临床需要检查

表4-15 病理 Ⅱ A/B 期 NSGCT：RPLND 后辅助化疗

项目	1年	2年	3年	4年	5年
体检	每6个月	每6个月	每年	每年	每年
肿瘤标志物	每6个月	每6个月	每年	每年	每年
胸部X线*	每6个月	每年	每年	每年	每年
腹部/盆腔 CT/MRI	4个月	根据需要			

* 有胸部症状者需做胸部CT增强

表4-16 病理ⅡA/B期NSGCT：RPLND后无辅助化疗

项目	1年	2年	3年	4年	5年
体检	每2个月	每3个月	每4个月	每6个月	每年
肿瘤标志物	每2个月	每3个月	每4个月	每6个月	每年
胸部X线*	每2～4个月	每3～6个月	每年	每年	每年
腹部/盆腔 CT/MRI	第3～4个月	每年根据临床需要			

*有胸部症状需做胸部CT增强

（2）良性畸胎瘤：化疗中或化疗后，畸胎瘤变大，类似肿瘤进展或复发，但血清肿瘤标志物正常。

（3）血清β-HCG假性升高：全身化疗出现的性腺功能减退患者可出现血清β-HCG假阳性升高，应用睾酮可以解决。

八、睾丸非生殖细胞肿瘤

睾丸非生殖细胞肿瘤较为少见，仅为成年人睾丸肿瘤的2%～4%，但种类较多，主要包括性索/性腺间质肿瘤和各种非特异性间质肿瘤（表4-17）。性索/性腺间质肿瘤占该组肿瘤的大部分，其中以睾丸间质细胞肿瘤和支持细胞瘤为主。根据2016年WHO分类（改编）确定睾丸肿瘤的不同组织学亚型。

睾丸肿瘤包含少于5%的性索间质肿瘤。2016年发布的美国国家癌症数据库数据显示，0.39%的患者（315/79 120）被诊断为原发性恶性睾丸间质细胞肿瘤和支持细胞肿瘤。在这315名患者中，250人（79%）有恶性睾丸间质细胞肿瘤和65人（21%）有恶性支持细胞肿瘤。睾丸间质细胞肿瘤1年和5年的总存活率分别为98%（95%CI：96～100）和91%（95%CI：85～96），支持细胞肿瘤1年和5年的总存活率分别为93%（95%CI：83～100）和77%（95%CI：62～95）（P=0.015）。表明Ⅰ期睾丸间质细胞和支持细胞肿瘤的5年生存率估计明显低于与支持细胞肿瘤相比的Ⅰ期生殖细胞肿瘤。

表4-17 睾丸非生殖细胞肿瘤分类

性索——间质肿瘤
　单纯肿瘤
　间质细胞瘤
　恶性间质细胞瘤
　支持细胞瘤
　恶性支持细胞瘤

续表

　大细胞钙化型支持细胞瘤
　管状大细胞透明化支持细胞瘤
　颗粒细胞瘤
　成年型颗粒细胞瘤
　幼年型颗粒细胞瘤
　纤维细胞/泡膜细胞瘤
混合/未分类的性索性腺间质肿瘤
　混合性索性腺间质肿瘤
　未分类性索性腺间质肿瘤
包含生殖细胞和性索/性腺间质的肿瘤（性腺母细胞瘤）
　其他非他异性间质肿瘤
卵巢上皮类型肿瘤
　浆膜囊腺瘤
　边缘性恶性浆液肿瘤
　浆液性囊腺癌
　黏液性囊腺癌
　黏液性边界肿瘤
　子宫内膜样腺癌
　透明细胞腺癌
　Brenner瘤
　幼年黄色肉芽肿
　血管瘤

（一）睾丸间质细胞肿瘤

睾丸间质细胞肿瘤（Leydig cell tumor，LCT）又称Leydig细胞肿瘤，是来源于睾丸间质细胞的一种罕见肿瘤，由Saechi于1895年首先描述，多为良性，10%～20%可能出现恶变，且多为成年型。目前睾丸间质细胞肿瘤的发生原因尚未清楚。

1.流行病学　Leydig细胞肿瘤占成年人睾丸肿瘤的1%～3%，占婴儿和儿童中睾丸肿瘤的3%。成年人发病年龄主要集中在30～60岁，每10年中可以观察到相似的发病率。儿童高发年龄见为3～9岁。睾丸间质肿瘤多为良性，恶性约占10%，多数为成人型[1]。约3%的Leydig肿瘤是双侧的，这些肿瘤发生在约8%[2]的Klinefelter综合征患者中。

2.病理学 Leydig细胞肿瘤是最常见的性索/性腺间质瘤。组织病理学上，Leydig细胞肿瘤边界清楚，通常直径达5cm[2]，实性，黄色至棕褐色，约30%的病例有出血和（或）坏死。Leydig细胞肿瘤的细胞呈多角形，胞质丰富且具有嗜酸性，偶见Reinke晶体，核排列整齐，可见大量具有管状嵴的线粒体。细胞表达波形蛋白，抑制素，蛋白S-100，类固醇激素，钙视网膜蛋白和细胞角蛋白（局灶性）。

约10%的Leydig细胞肿瘤为恶性肿瘤，常伴有以下特征：①肿瘤>5cm；②发病年龄较大[2]；③增加有丝分裂活性［每10个高倍视野（HPF）>3］；④血管侵袭；⑤细胞异型性明显；⑥MIB-1表达增加；⑦组织坏死；⑧边缘浸润；⑨病变超出睾丸薄壁组织的延伸；⑩DNA非整倍性。

3.诊断 常表现为无痛性睾丸肿大或偶然发现。由于Leydig细胞肿瘤的细胞可产生睾酮、雌激素、黄体酮和皮质类固醇等，所以患者可能出现与肿瘤细胞分泌的激素相关的症状。近80%患者伴有激素水平紊乱，雌二醇水平升高而睾酮水平下降，也有报道黄体生成素和卵泡刺激素水平升高但是甲胎蛋白、人绒毛膜促性腺激素、乳酸脱氢酶和血清胎盘碱性磷酸酶等睾丸生殖细胞肿瘤标志物常为阴性。10%左右患者出现男性女乳征[2]。3%患者为双侧性。

诊断检查应该包括肿瘤标志物、激素水平（至少睾酮、LH和FSH；此外，还有雌激素、雌二醇、黄体酮和皮质醇等），双侧睾丸的超声检查，以及胸部和腹部CT检查。当超声提示为界线清楚、血流丰富的低回声小结节时应考虑Leydig细胞肿瘤的可能，但是其形态也多种多样，难以与睾丸生殖细胞肿瘤相鉴别。超声造影检查或增强MRI检查可能会改善诊断。有研究表明，LCT中存在高血供，故超声造影（contrast-enhanced ultrasonography，CEUS）与实时弹性成像（real-time elastography，RTE）有助于对良性LCT的诊断[3]。在MRI检查中，未注射造影剂之前，肿瘤与周围睾丸实质的密度相似。但是在注射造影剂后，肿瘤部位T_1WI信号明显增强，这一点可以用于LCT的辅助诊断[3,4]。在所有已发表的病例报道中转移性肿瘤的比例均低于10%。在长期随访的3个大样本长期随访病例中，共有83例发现

了18例（21.7%）转移性肿瘤，而最近发表的5篇长期随访研究报道仅有152例（1.3%）转移性肿瘤患者[2]。

4.鉴别诊断 Leydig细胞肿瘤发病率较低，肿瘤体积小，临床上不易与其他睾丸疾病相鉴别，主要通过病理学诊断确诊。免疫组织化学标记，有研究指出可使用Insulin-like 3（INSL3），α-inhibin，Melan-A，vimentin以及Calretinin标记肿瘤细胞[5]。但有些LCT病例报道中，肿瘤组织并未出现Melan-A，p53的表达[6]。有学者指出，LCT患者应注意与先天性肾上腺皮质增生患者睾丸静止瘤（testicular adrenal rest tumor）相鉴别[7]。肿瘤良恶性的鉴别也有一定困难，绝大多数为良性，10%～20%为恶性，且以成人型多见，恶性肿瘤患者出现男性女乳症等激素水平异常，但是鉴别点还是主要参考病理检查，Reinke晶体也不能作为良恶性肿瘤的鉴别依据。病理诊断还要注意与睾丸间质细胞增生、睾丸肾上腺迷离瘤等相鉴别，一般可以根据其发病部位、曲细精管生精现象正常与否及肿瘤细胞的形态结构加以区别。

5.治疗 由于Leydig细胞肿瘤是一种很少见的肿瘤，很难确定其是否为良性肿瘤，所以对患者治疗和随访带来很大困难。对于睾丸实质内小体积肿瘤，尤其出现男性女乳症或激素异常的病例，非生殖细胞肿瘤应当被考虑，应避免立刻行根治性睾丸切除术，而考虑行术中冷冻切片，争取术中明确肿瘤良恶性，确定行保留睾丸组织的肿瘤切除术还是睾丸根治性切除术。一般青春期前的Leydig细胞肿瘤患者常表现为良性过程，尽量行保留睾丸组织的手术，仅行病灶切除术。目前有学者认为青春前期，双侧睾丸间质细胞瘤或者单睾丸者，特别是在术中冷冻病理切片检查确诊为良性间质细胞瘤的患者可以考虑保留睾丸的肿瘤切除术（testicular-sparing surgery，TSS）。Ferretti等分析发现在行TSS手术的25例睾丸肿瘤患者中有4例患者为LCT，其中3例患者切除后无复发，1例患者切除后6个月出现复发，在次切除后2年内未再次复发，预后良好[8]。Bozzini G等对247例自1980年1月至2012年12月的LCT患者进行系统总结发现，在行TSS治疗的患者进行长达6～192个月的随访中，所有患者均未出现转移复发，可见只要对患者及时诊断治疗，TSS可以作为以一种安全有效的治疗方法，可以考虑作为LCT的首选治疗方法[9,10]。Nicolai N等研究者通过对67名病例进行分析发现，大多数行TSS的LCT患者预后良好，出现淋巴转移的患者应早期行淋巴结清扫术以获得较好

预后[11]。

保留患侧睾丸对于男性的外观、心理健康具有重要意义。对于青春期后发病的患者应行根治性睾丸切除术，在间质肿瘤中出现恶性病理特征时，尤其是老年患者，推荐行根治性睾丸切除术和腹膜后淋巴结清扫术以防止肿瘤转移。对于晚期恶性Leydig细胞肿瘤也只能采取手术、放疗和化疗的综合治疗。

6. 随访　当早期诊断和治疗时，即使其具有潜在的转移行为，也可在Leydig细胞肿瘤的随访中可以看到长期有利的结果。对于良性Leydig细胞肿瘤，应定期行胸部和腹部CT，定期测定睾酮和雌激素的水平。目前大部分病例资料中都缺少随访资料，转移性肿瘤缺少致死性因素调查。一期患者行腹膜后淋巴结清扫术预后较好，二期患者行腹膜后淋巴结清扫术后总体预后较差[12]。

（二）支持细胞肿瘤

1. 流行病学　睾丸支持细胞肿瘤（sertoli cell tumor，SCT）又称为Sertoli细胞肿瘤、男性母细胞瘤，属于性腺间质肿瘤，占睾丸肿瘤的1%以下，平均诊断年龄为45岁，20岁以下发病罕见。偶尔出现在患有雄激素不敏感综合征和Peutz-Jeghers综合征的患者中。

2. 病理学　Sertoli细胞肿瘤病灶局限，外观呈黄色、棕褐色或白色，平均直径为3.5cm。显微镜下，细胞呈嗜酸性，胞质有空泡；细胞核边界清楚，可有包涵体；细胞排列成管状或团状，也可呈索状或网状；细胞间质完整，呈细管状；少数病例间质硬化明显。肿瘤细胞表达弹性蛋白、细胞角蛋白、抑制素（40%）和蛋白S-100（30%）。恶性Sertoli细胞肿瘤占10%～22%。

恶性Sertoli细胞肿瘤的体征：①肿瘤＞5cm；②有丝分裂活性增加（每10高倍视野＞5个）；③细胞核核仁多型性；④坏死；⑤血管侵犯。

Sertoli细胞肿瘤的分类：分为3种亚型，即经典型、大细胞钙化型和硬化型。

3. 诊断　Sertoli细胞肿瘤通常表现为睾丸增大或超声检查偶然发现。大多数经典的Sertoli细胞肿瘤是单侧、单发的，有时会出现男性乳房发育症，但激素水平紊乱比较少见。AFP、HCG、LDH和PLAP等睾丸肿瘤标志物常为阴性。诊断检查包括肿瘤标志物激素水平（至少睾酮、LH和FSH；如果仍未确诊，还有雌激素、雌二醇、黄体酮和皮质醇等的检测），双侧睾丸超声和胸腹部CT检查等；超声上通常呈低回声且具有多种图像表现，所以仅通过超声检查不能与生殖细胞肿瘤相鉴别。目前有新研究表明Vimentin、Desmin可作为睾丸支持细胞瘤标志物。Kao等报道20例硬化型支持细胞瘤，Vimentin检查7例检查均阳性，CK检查11例中6例阳性，Inhibin检查15例中4例阳性[13]。同时，也有研究者报道对Inhibin阴性的支持细胞瘤的TSS手术的罕见病例[14]。有研究表明β-catenin和cyclin D1的免疫组织化学有助于睾丸支持细胞瘤的鉴别诊断[15]。据报道经典Sertoli细胞肿瘤中转移性疾病占12%[2]，出现转移的的患者通常为高龄、肿瘤较大、同时表现出一种以上恶性肿瘤的征象。大细胞钙化型因具有钙化灶，超声表现为强回声灶，具有特征性图像表现，通常见于青年男性，同时伴有遗传性发育异常综合征（Carney综合征和Peutz-Jeghers综合征），约40%的患者存在内分泌紊乱，44%的病例是双侧的，可同时发生，也可先后发生，28%的病例表现为多灶性。20%左右的硬化型Sertoli细胞肿瘤为恶性，但出现转移者较少。

4. 治疗　体积小、无症状的睾丸肿瘤经常被误诊为生殖细胞肿瘤而进行腹股沟睾丸切除术。目前推荐对于较小的睾丸肿瘤可先进行睾丸部分切除术，得到最终病理结果后再做进一步处理，尤其对于有男性乳房发育症、激素紊乱、钙化超声图像（具有钙化灶的小而局限的肿瘤）等明显支持细胞肿瘤征象的患者。有研究表明睾丸支持细胞瘤可以进行TSS，未出现腹膜淋巴结转移前大多预后良好[11]。对于年轻双侧睾丸的小肿瘤（＜2cm）可以做保留睾丸的肿瘤切除术。如果最终病理结果提示为非间质细胞肿瘤（如生殖细胞肿瘤）可二次行睾丸切除术。当然睾丸部分切除术的前提是必须要保证保留的睾丸组织有足够的内分泌功能。对于既往有恶性肿瘤病史，尤其高龄的支持细胞肿瘤患者，为预防肿瘤转移可行根治性睾丸切除术和腹膜后淋巴结清扫术。没有恶性肿瘤征象者可进行个体化随访（由于没有特异的肿瘤标志物，最好选择CT检查），如果已有淋巴结、肺、骨等处转移，支持细胞肿瘤对放、化疗不敏感，生存率较低，预后很差。

5. 随访　由于缺少大量病例随访资料，目前还没有有效的随访方案可供选择。如果没有恶性肿瘤的临床症状，建议在患有恶性肿瘤的一种或多种病理特征的患者中进行睾丸切除术后的个体化监测策略；建议所有高危患者进行随访；每3～6个月进行体格检查、激素水平检测、阴囊和腹部超声、X线胸片和CT检查等[2]。

（三）颗粒细胞肿瘤

颗粒细胞肿瘤（granulosa cell tumor，GCT）属于性索间质肿瘤的一种，有两种不同的类型：幼年型和成人型。发生在成人睾丸的颗粒细胞肿瘤均为成人型，是一种潜在恶性肿瘤；幼年型是一种良性肿瘤，其临床行为不同于成年型。

睾丸幼年型颗粒细胞肿瘤（juvenile granulosa cell tumor，JGCT）是最常见的良性先天性睾丸肿瘤之一，多发生在6个月以内的新生儿或婴幼儿（约50%），平均诊断年龄为1个月。睾丸幼年型颗粒细胞肿瘤约占12岁以下男性儿童原发睾丸肿瘤的3%，双侧发病者非常罕见，典型表现为较小（<2cm）的单侧阴囊内包块（左、右两侧发病率相同），新生儿表现为腹腔内肿块。除偶伴有外生殖器畸形外，一般和性染色体异常无关，且无明显内分泌异常，AFP和HCG等肿瘤标志物检测在患者年龄的正常范围内。影像学表现为复杂的多房性囊性肿块。

睾丸幼年型颗粒细胞肿瘤直径通常小于2cm，但也有报道最大肿瘤为10.5cm。典型表现是黄褐色、实性和囊性相间的肿块，坏死和出血罕见。镜下观：睾丸幼年型颗粒细胞肿瘤为含有黏液样物质的囊肿，有单层或多层颗粒细胞形成间隔样结构，可见颗粒细胞的固性结节，但是缺乏成人型颗粒细胞肿瘤的Call-Exner小体或"咖啡豆"核的典型表现。睾丸幼年型颗粒细胞肿瘤实性及网状结构会造成诊断困难，但其可依靠显微镜下特征性的病理表现：小叶出现及滤泡分化，与其他性索间质肿瘤相鉴别。免疫表型能帮助鉴别其他幼年性肿瘤，特别是卵黄囊瘤，其高峰出现的年龄稍大[16]。

免疫表型：Inhibin（16/18）、Calretinin（8/9）、WT1（6/7）、FOXL2（12/12）、SF-1（12/12）和SOX9（6/11）均阳性，而SALL4和Glypican-3在肿瘤细胞中持续阴性[16]。

虽然睾丸幼年型颗粒细胞肿瘤在组织学上可见相当数量的有丝分裂象，但其仍是一种良性病变，保留睾丸组织的手术治疗是推荐治疗方案，多数患者术后无复发和转移。

睾丸成年型颗粒细胞肿瘤（adult testicular granulosa cell tumor，ATGCT）非常罕见，占所有睾丸颗粒细胞肿瘤的4%～6%，两侧睾丸发病率相同。截至2013年，ATGCT共报道31例[17]。常偶然发现，也有患者表现为缓慢的无痛性睾丸肿胀，部分患者合并有男子乳腺发育和阳痿。ATGCT发病年龄16～77岁，平均44.6岁。肿瘤大小似乎和发病持续时间相关，从0.5～13cm不等。超声表现为具有不同内在回声的低回声团块。

大多数睾丸成年型颗粒细胞肿瘤为黄色、实性、边界清晰、分叶状团块，偶可见压迫周围纤维组织形成的假包膜，较大肿瘤可出现出血和坏死；转移瘤则表现为囊性、出血和坏死。镜下观为具有嗜酸性细胞质的圆细胞，含有特征性纵沟的卵圆核（咖啡豆样外观）；生长模式包括实性微滤泡状、回状、岛状、小梁状、假肉瘤样等；偶可见泡膜间质细胞；瘤体周边可见含Leydig细胞增生和Sertoli细胞结节的睾丸实质；肿瘤细胞可排列形成小囊性结构的卵巢滤泡（Call-Exner bodies，卡·埃二式小体），肿瘤为恶性的组织学特征包括：肿瘤体积>7cm、有丝分裂活性增加、坏死范围增大、淋巴管浸润。免疫组化（Vimentin阳性，上皮膜抗原阴性，细胞角蛋白＋/－）在颗粒细胞瘤的诊断上作用有限，特别是在年龄较大的病例。研究人员Geiersbach等发现90%的ATGCT患者FOXL2基因存在错义突变402C→G（C134W）[18]。Lima等研究发现ATGCT也存在同样的基因突变，认为FOXL2基因突变分析有助于ATGCT的诊断[19]。

虽然成年型颗粒细胞瘤多数具有良性生物学行为，但有潜在远处转移的能力（20%），文献报道6例患者在诊断时或随访中已发生肿瘤转移，转移部位包括腹膜后淋巴结、肝、肺及骨，以淋巴转移最多见，最晚转移患者发生于诊断后10年[20]。2011年，Hanson等在此基础上，对已报道的29例ATGCT的临床病理变量进行统计分析，内容包括患者年龄、肿瘤位置、男性乳腺是否发育、肿块大小、核分裂及出血坏死，结果发现仅肿块长径>5cm这一因素与其恶性潜能具有相关性[21]。

所以该类患者均推荐根治性睾丸切除术。淋巴结转移者也可有较长的生存时间，但远处转移者往往疾病进展迅速，常于数月后死亡，总体生存率极低。对颗粒细胞瘤患者的治疗除根治性睾丸切除术外还要进行详细的临床和组织病理学检查以排除远处转移，评估其恶性潜能，进一步确定进展性肿瘤的治疗方案。截至目前，对于睾丸颗粒细胞瘤远处转移尚无标准的治疗方案。多种治疗方法的联合应用可能对进展性恶性睾丸成年型颗粒细胞肿瘤有一定效果。

（四）睾丸泡膜细胞瘤/纤维瘤

睾丸泡膜细胞瘤/纤维瘤非常罕见，组织学变化较小，睾丸外侵犯较少，细胞呈高分裂活性。细胞免疫表型不固定，以良性表现为主[22]。睾丸卵泡膜/纤维瘤类似于卵巢相应的肿瘤[22]。发病年龄5～67岁，平均年龄31岁。常表现为单侧阴囊肿胀，有时伴有阴囊疼痛。没有激素相关的症状。目前尚没有睾丸纤维瘤转移和复发的报道。

肉眼观：睾丸纤维瘤直径0.8～7cm，平均2.7cm。瘤体实性、界线清晰、黄灰相间团块，没有坏死和出血。重要特征是厚的纤维包膜，将瘤体与睾丸实质分离。囊性包裹比较罕见。

镜下观：瘤体含有短的交织状或席纹状排列的梭形细胞，细胞质中到大量不等，纤维胶原间质较少，血管丰富。有丝分裂象可见，没有颗粒细胞成Sertoli细胞。睾丸实质正常或轻度精子发生减少。

免疫组化：vimentin阳性、平滑肌肌动蛋白阳性、细胞角蛋白阴性、S-100蛋白阴性、结蛋白阴性、CD99/MIC2阴性、CD34阴性。

本病为良性病变，但治疗上如有可能则尽可能将肿块切除，如肿块压迫睾丸附睾导致睾丸附睾萎缩，虽不存在恶变，但应该切除睾丸及附睾。但也有部分观点认为，睾丸性索间质来源的肿瘤，虽为良性，但主张采用根治性睾丸切除术，且术后应定期随访观察[2]。

（五）其他性索/性腺间质肿瘤

性索/性腺间质肿瘤可能以未完全分化型或混合型存在。对于未完全分化型的性索/性腺间质肿瘤尚无临床经验，未见有转移的报道。在混合型性索/性腺间质肿瘤中所有组织成分均应该报告，肿瘤的临床行为可能由肿瘤含量最多或最具侵袭性的成分来表现。

（六）含有生殖细胞和性索/性腺基质（性腺母细胞瘤）的肿瘤

性腺母细胞瘤（gynandroblastoma，GB）是一种罕见肿瘤，占睾丸肿瘤的0.5%[23]左右，常伴有性腺发育不全，大多数（约80%）患者合并有尿道下裂和隐睾。临床表现与伴发的性腺发育不全密切相关，部分为女性表型。多见于青春期前后，多数在16～25岁，文献报道最小患者为出生后4周，最大者38岁。肿瘤在显微镜下可见3种细胞：间质细胞、支持细胞、生殖细胞[23]。

性腺母细胞瘤细胞有3种不同排列方式：①支持或粒层样细胞排列成小腔隙，腔隙内含有透明物质，与Call-Exner小体相似；②支持与粒层样细胞围绕单个或多个生殖细胞呈环状排列；③支持或粒层样细胞呈栅栏状排列在瘤巢周围，巢外有明显基底膜围绕[23]。OCT3/4和TSPY蛋白表达水平也可作为评估性腺母细胞瘤发生风险的生物标志物[24]。

遗传学特点：目前普遍认为性腺发育不全伴有Y染色体者有更高的风险发生性腺肿瘤，其中性腺母细胞瘤最为常见。但Y染色体是否与性腺母细胞瘤有直接关系尚不明确[25]。

性腺母细胞瘤是一种良性肿瘤，但具有发展为精原细胞瘤和其他侵袭性生殖细胞肿瘤的潜能。组织病理学：生殖细胞呈巢式分布，瘤体其余部分由性索/性腺间质组成；80%以上病例可见局限性钙化。瘤体内的玻璃样变和钙化可将其与其他罕见生殖腺肿瘤、混合生殖细胞-性索间质肿瘤区分。

性腺母细胞瘤的标准治疗方案是性腺切除术。根据瘤体内生殖细胞成分的多少，可进一步行放疗和化疗。由于性腺母细胞瘤具有较高的双侧发生率（40%），所以当对侧性腺异常或未降时推荐双侧性腺切除。该肿瘤具有恶性肿瘤的生物学行为，术后应密切随访，定期阴囊超声检查，以防对侧肿瘤的发生。

（七）睾丸卵巢上皮细胞型肿瘤

睾丸卵巢上皮细胞型肿瘤应与卵巢的上皮性肿瘤相似。肉眼为囊性、偶尔有黏蛋白样物质；在显微镜下，与卵巢类似，但肿瘤的进展取决于不同的卵巢上皮亚型，一些Brenner型可能表现为恶性。

（八）睾丸网及集合系统肿瘤

睾丸网及集合系统肿瘤非常罕见。良性腺瘤和恶性腺癌均有报道。恶性腺癌局限性生长，1年内死亡率为40%[26]。

睾丸网腺癌（rete testis adenocarcinoma，RTA）较罕见，发生于睾丸门区这一特殊部位。主要发生在40～80岁，多见于60岁以上老年男性。多数患者表现为疼痛性肿块、腹股沟疝、窦道或附睾炎及鞘膜积液等[27]。睾丸网腺癌是一种罕见的高度侵袭性肿瘤，缺乏特异性肿瘤标志物，确诊主要依赖于病变部位、病理学图像特征及免疫标记，需与恶性间皮瘤和转移性癌进行鉴别。全面体格检查及详细了解病史在睾丸网原发性腺癌和转移性腺癌鉴别中有重要意义。另外，仔细观察切片，如发现睾丸网正常上皮、增生上皮和腺癌有移行现象，则支持诊断原发性腺癌[28]。

病理特征为呈腺管状浸润性或乳头状生长，可见正常睾丸网上皮至肿瘤细胞的过渡区域。具有诊断意义的免疫组织化学结果为Vim（＋）、CD10（＋）或EMA（＋）、CD56（＋）、NSE（－）、CEA（－）[2]。

因其发病率低，尚无明确系统的治疗方案，睾丸网腺癌患者的基本治疗方法为根治性睾丸切除术，部分病例术后辅以放疗和化疗。通常，睾丸切除辅以腹膜后淋巴结清扫术可提高3年生存率[2]。Chovanec等采用紫杉醇（250 mg/m²、d1）、顺铂（20 mg/m²、d1～5）联合异环磷酰胺（1.2 g/m²、d1～5）化疗方案，行4个疗程后获得较为显著的治疗效果[29]。

（九）非特异性间质肿瘤（良性和恶性）

非特异性间质肿瘤非常罕见，其诊断、预后和治疗与软组织肉瘤相似。

参 考 文 献

[1] Thambi R, et al. Leydig cell tumor of testis with indeterminate features. Indian J Cancer, 2015, 52（4）: 529-530.

[2] Albers P, et al. Guidelines on Testicular Cancer: 2015 Update. Eur Urol, 2015, 68（6）: 1054-1068.

[3] Lock G, et al. Contrastenhanced ultrasound and real-time elastography for the diagnosis of benign leydig cell tumors of the testis-a single center report on 13 cases. Ultraschall Med, 2014, 35（6）: 534-539.

[4] Tsitouridis I, et al. Eleven patients with testicular leydig cell tumors: clinical, imaging, and pathologic correlation. J Ultrasound Med, 2014, 33（10）: 1855-1864.

[5] Rossato M, et al. The novel hormone INSL3 is expressed in human testicular Leydig cell tumors: a clinical and immunohistochemical study. Urol Oncol, 2011, 29（1）: 33-37.

[6] Kryvenko ON, Epstein JI. Testicular hemangioma: a series of 8 cases. Am J Surg Pathol, 2013, 37（6）: 860-866.

[7] Karakus E, Azili MN, Tiryaki T. Testicular adrenal rest tumor mimicking leydig cell tumor in a patient with congenital adrenal hyperplasia. APSP J Case Rep, 2014, 5（1）: 10.

[8] Ferretti L, et al. Testicular-sparing surgery for bilateral or monorchide testicular tumours: a multicenter study of long-term oncological and functional results. BJU Int, 2014, 114（6）: 860-864.

[9] Bozzini G, et al. Long-term follow-up using testicle-sparing surgery for Leydig cell tumor. Clin Genitourin Cancer, 2013, 11（3）: 321-324.

[10] Bozzini G, Ratti D, Carmignani L. Treatment of leydig cell tumours of the testis: Can testis-sparing surgery replace radical orchidectomy? Results of a systematic review. ActasUrolEsp, 2017, 41（3）: 146-154.

[11] Nicolai N, et al. Clinical outcome in testicular sex cord stromal tumors: testis sparing vs. radical orchiectomy and management of advanced disease. Urology, 2015, 85（2）: 402-406.

[12] Hendry J, et al. Retroperitoneal lymph node dissection（RPLND）for malignant phenotype Leydig cell tumours of the testis: a 10-year experience. Springerplus, 2015, 4: 20.

[13] Kao CS, et al. Sclerosing Sertoli cell tumor of the testis: a clinicopathologic study of 20 cases. Am J Surg Pathol, 2014, 38（4）: 510-517.

[14] Mooney KL, Kao CS. A Contemporary review of common adult non-germ cell tumors of the testis and paratestis. Surg Pathol Clin, 2018, 11（4）: 739-758.

[15] Zhao M, et al. Clinicopathologic and molecular characterizations of Sertoli cell tumor, not otherwise specified of the testis. Zhonghua Bing Li Xue Za Zhi, 2018, 47（7）: 505-510.

[16] Kao CS, et al. Juvenile granulosa cell tumors of the testis: a clinicopathologic study of 70 cases with emphasis on its wide morphologic spectrum. Am J Surg Pathol, 2015, 39（9）: 1159-1169.

[17] Miliaras D, Anagnostou E, Moysides I. Adult type granulosa cell tumor: a very rare case of sex-cord tumor of the testis with review of the literature. Case Rep Pathol, 2013, 2013: 932086.

[18] Geiersbach KB, et al. FOXL2 mutation and large-scale genomic imbalances in adult granulosa cell tumors of the ovary. Cancer Genet, 2011, 204（11）: 596-602.

[19] Lima JF, et al. FOXL2 mutations in granulosa cell tumors occurring in males. Arch Pathol Lab Med, 2012, 136（7）: 825-828.

[20] Hammerich KH, et al. Malignant advanced granulosa cell tumor of the adult testis: case report and review of the literature. Hum Pathol, 2008, 39（5）: 701-709.

[21] Hanson JA, Ambaye AB. Adult testicular granulosa cell tumor: a review of the literature for clinicopathologic predictors of malignancy. Arch Pathol Lab Med, 2011, 135（1）: 143-146.

[22] Zhang M, et al. Testicular fibrothecoma: a morphologic and immunohistochemical study of 16 cases. Am J Surg Pathol, 2013, 37（8）: 1208-1214.

[23] Cools M, et al. Gonadoblastoma arising in undifferentiated gonadal tissue within dysgenetic gonads. J Clin Endocrinol Metab, 2006, 91（6）: 2404-2013.

[24] Palma I, et al. Utility of OCT3/4, TSPY and beta-catenin as biological markers for gonadoblastoma formation and malignant germ cell tumor development in dysgenetic gonads. Dis Markers, 2013, 34（6）: 419-424.

[25] Cools M, et al. Germ cell tumors in the intersex gonad: old paths, new directions, moving frontiers. Endocr Rev, 2006, 27（5）: 468-484.

[26] Klotz T, Schwindl B, Mathers MJ. Carcinoma of the rete testis with lymphogenous metastasis: multimodal treatment. Urologe A, 2012, 51（3）: 409-411.

[27] Huang PW, Chang KM. Adenocarcinoma of the rete testis with prominent papillary structure and clear neoplastic cells: morphologic and immunohistochemical findings and differential diagnosis. Indian J Pathol Microbiol, 2015, 58（2）: 232-234.

[28] Tian Y, et al. Primary adenocarcinoma of the rete testis: A case report and review of the literature. Oncol Lett, 2014, 7（2）: 455-457.

[29] Chovanec M, et al. Adenocarcinoma of the rete testis-a rare case of testicular malignancy. KlinOnkol, 2014, 27（2）: 136-137.

九、其他问题

（一）睾丸原发肿瘤与转移瘤病理一致性问题

临床上有10%左右的睾丸原发肿瘤与转移瘤的病理类型不一致，睾丸原发瘤可表现为单一病理类型，而其转移瘤可含有其他病理类型[1]。病理取材时对切面不同颜色、质地处均应至少取1块组织染色做显微镜检查。在做病理诊断时还应结合LDH、AFP及HCG的检测结果，以谋求病理诊断与临床特征相吻合。当睾丸肿瘤患者伴有转移，按睾丸原发肿瘤病理类型治疗效果不佳时应考虑到原发肿瘤与转移瘤病理类型可能不同这一特点，必要时应切取转移部位肿瘤组织做病理检查，用于指导临床治疗。

（二）睾丸肿瘤转移风险评估

睾丸肿瘤有无转移涉及患者治疗方案的选择和预后的好坏，因此评估睾丸肿瘤转移风险至关重要。对于Ⅰ期精原细胞肿瘤，肿瘤大小（>4cm）和睾丸间质浸润是肿瘤发生转移的独立危险因素。研究显示，缺乏上述危险因素的患者总的复发率大约只有6%[2]。对于Ⅰ期非精原细胞肿瘤，原发肿瘤的血管和淋巴管浸润是发生转移极其重要的预测因素，除此之外，增

殖速率（>70%）和胚胎性癌的占比（>50%）也是重要的两个方面。除定量的衡量外，定性指标（是否合并有畸胎瘤）可能是血管浸润之外的另一个重要预测因素[1,2]。

（三）睾丸肿瘤S分期

除了常规的TNM分期，睾丸肿瘤有一个特殊的S分期。S分期是以睾丸切除术后血清标志物LDH、HCG和AFP的值为依据进行的分类。在真正的S分期中，只有5%的非精原细胞瘤患者会出现上述血清标志物高于正常值或进行性升高[1]。出现血清标志物升高往往暗示着有亚临床转移性可能（或在剩下的睾丸生殖细胞中有第二种肿瘤）。在睾丸切除术后应即刻进行血清肿瘤标志物检测，如果检测结果较术前升高，应根据AFP（半衰期5～7天）和β-HCG（半衰期2～3天）的半衰期进行系列的血清学检测来了解血清肿瘤标志物的衰减曲线[2]。根据衰减情况判断标志物实际的升高情况。血清标志物升高的越多预示患者预后越差。

（四）关注睾丸肿瘤患者的生育和性功能障碍

综合治疗的重要性可以在睾丸生殖细胞肿瘤的治疗中完美体现出来。Ⅰ期生殖细胞肿瘤患者在根治性睾丸切除术联合放疗、化疗后5年无疾病复发率为82.3%[2]。因此，保存患者生育能力和性功能是成功治疗后的又一个需要重视的重要指标。睾丸肿瘤影响局部睾丸微环境、性腺-垂体轴、全身等，其中任何一个因素的失常都能对精子的发生产生损害。研究发现有50%～60%睾丸肿瘤患者在治疗前出现精子异常和间质细胞功能障碍，表现为精子缺乏或精子活力减低[2]。确诊睾丸肿瘤后的心理因素也能影响性功能和生育，而盆腔放疗、化疗、腹膜后淋巴结清扫术等治疗方法也会对生育产生潜在的影响，但这种影响长期是不常见的。在接受治疗后，患者生育能力约下降30%[1,2]。因此，我们应该对睾丸肿瘤患者进行生育能力方面的评估和相关检查，并在抗肿瘤治疗前，医师在遵循患者生育意愿的情况下，在睾丸根治切除术前进行后续生育的相关准备，如精液的存储。另外，虽然睾丸肿瘤患者治疗后的后代中暂时未出现罹患非遗传性肿瘤危险因素的升高（除视网膜母细胞瘤外），但其治疗后仍有出现染色体异常的可能性，应该在治疗后12～18个月再考虑生育问题，以尽可能减少潜在的胎儿畸形等危险性。睾丸肿瘤本身和各种治疗方法都可能会导致患者性功能障碍，尤其是腹膜

后淋巴结清扫术和腹部放疗，治疗前医师应充分告知患者。

（五）睾丸原位癌的发现及处理

睾丸原位癌属癌前病变，又称为生精小管内生殖细胞肿瘤、睾丸上皮内肿瘤，其发生率约为9%。一侧出现睾丸原位癌，对侧出现或后期出现原位癌的概率约为2.5%[2]。此类型肿瘤主要见于男性不育患者睾丸穿刺活检标本、隐睾异位睾丸的手术标本中。对原位癌进行密切随访发现原位癌若不治疗5年后有50%可发展为癌[2]。孤立睾丸的原位癌患者确诊后可对原发病灶进行局部的放射治疗（16 ~ 20Gy），对有生育要求的患者可考虑推迟治疗。对侧睾丸正常者也可行经腹股沟睾丸切除术，或密切观察待发生癌变后再进行治疗。对睾丸原位癌患者是否进行对侧睾丸穿刺活检存有争议，但是对于睾丸体积小于12ml、既往有隐睾病史、精子质量差的患者可考虑进行睾丸穿刺活检，对于年龄大于40岁的无睾丸肿瘤危险因素的患者可不进行对侧睾丸活检[2]。

参 考 文 献

［1］Timothy G，et al. NCCN. Clinical practice guidelines in oncology testicular cancer. Version 1，2019.

［2］Albers P，et al. EAU guidelines on testicular cancer. Version 1，2019.

阴茎癌诊断治疗指南

阴茎癌是一种较少见的恶性肿瘤，为了进一步规范阴茎癌诊断和治疗方法的选择，提高我国阴茎癌的诊断治疗水平，中华医学会泌尿外科学分会于2006年组织有关专家组成编写组，在学会委员会的直接领导与组织下，以国内外循证医学资料为依据，参考《吴阶平泌尿外科学》、*Campbell's Urology*以及欧洲泌尿外科学会（EAU）、美国泌尿外科学会（AUA）、美国国立综合癌症网络（NCCN）等相关阴茎癌诊断治疗指南，结合国内临床实际，编写完成了2007年版中国《阴茎癌诊断治疗指南》，并分别在2009年、2011年、2014年进行了更新，为我国不同医疗条件下泌尿外科医师选择合理的阴茎癌诊断方法与治疗手段提供了有益的指导，对提高我国阴茎癌的诊治水平起到了巨大的推动作用。

近年来，随着阴茎癌诊断治疗相关研究的进展，使得《阴茎癌诊断治疗指南》又有了进一步更新的需要。在中华医学会泌尿外科学分会的统一领导安排下，《阴茎癌诊断治疗指南》编写组通过广泛征求意见，仔细查阅最新相关文献，并经过反复讨论，完成此版更新后的《阴茎癌诊断治疗指南》，以期对阴茎癌的临床诊断治疗工作提供更好的帮助。需注意的是，因阴茎癌整体发病率低，绝大部分诊疗方法缺乏临床对照试验，现有证据总体级别较低，本次更新是在国内外文献的基础上结合中国国情推出的。

一、流行病学和病因学

（一）流行病学

原发性阴茎癌是一种比较少见的恶性肿瘤，绝大多数为鳞状细胞癌，常见于50～70岁男性患者。由于国家、民族、宗教信仰及卫生习惯的不同，阴茎癌的发病率在各个国家有明显的差异，其发病率在欧洲为每年（0.4～2）/10万[1,2]；在美国约为0.6/10万[3,4]；但在亚洲、非洲和南美洲等经济欠发达国家的发病率较上述国家可能增加10%左右。

随着人民生活水平的提高及卫生条件的改善，我国的阴茎癌发病率也逐渐与欧美国家水平接近，中国国家癌症中心全国肿瘤防治研究办公室最新公布的粗发病率为每年0.61/10万[4]。

（二）病因学

目前阴茎癌的病因学仍不明确，一般认为与包茎、人类乳头瘤病毒（human papillomavirus，HPV）、吸烟及其他因素有关[5]。包茎的患者相对于正常男性罹患阴茎癌的风险增加25%～60%[6]。包茎和包皮过长导致阴茎癌发生的原因可能是由于长期的慢性炎症刺激，因为包皮垢不是致癌物[7]。在常规实施新生儿包皮环切术的地区阴茎癌发病率较低，如以色列犹太人的发病率最低，为每年0.3/10万[8]。人类乳头瘤病毒患病率高的地区阴茎癌很常见，这可能是因为全球人类乳头瘤病毒患病率差异很大[9]。有研究证实，在70%～100%的上皮内瘤形成和30%～40%的侵袭性阴茎癌组织样品中发现人类乳头瘤病毒的DNA[10]。其可能的机制为人类乳头瘤病毒通过与癌基因和肿瘤抑制基因（*P53*，*Rb*基因）的相互作用从而变成阴茎鳞状上皮癌某些变体致癌作用的辅助因子[11]。阴茎癌中最常见的人类乳头瘤病毒亚型是16型和18型[12]，但人类乳头瘤病毒与阴茎癌的预后关系仍不确定。目前没有关于男性人类乳头瘤病毒疫苗接种的建议，因为阴茎和宫颈癌的人类乳头瘤病毒相关风险模式不同[13]。较为明确的因素为吸烟，因为吸烟的患者较非吸烟者罹患阴茎癌的风险增加4.5倍[7]。此外，还可能与社会经济地位差、教育水平低、艾滋病病毒感染、外生殖器疣、阴茎皮疹、阴茎裂伤和性伙伴数量多等有关[8,13]。

参考文献

[1] Hakenberg OW, et al. EAU Guidelines on Penile Cancer 2018. European Association of Urology Guidelines 2018 Edition.

[2] Forman D, et al. Cancer Incidence in Five Continents. Vol. Ⅷ. IARC Scientific Publication No. 164.

[3] Chaux A, et al. Epidemiologic profile, sexual history, pathologic features, and human papillomavirus status of 103 patients with penile carcinoma. World J Urol, 2013, 31: 861-867.

[4] Ferlay J, et al. Global Cancer Observatory: Cancer Today. Lyon, France: International Agency for Research on Cancer. Available from: https://gco.iarc.fr/today, accessed [29 March 2019].

[5] Dillner J, et al. Etiology of squamous cell carcinoma of the penis. Scand J Urol Nephrol Suppl, 2000: 189-193.

[6] Koifman, L, et al. Epidemiological aspects of penile cancer in Rio de Janeiro: evaluation of 230 cases. Int Braz J Urol, 2011, 37: 231-240.

[7] Van Howe, RS, et al. The carcinogenicity of smegma: debunking a myth. J Eur Acad Dermatol Venereol, 2006, 20: 1046-1054.

[8] Tsen HF, et al. Risk factors for penile cancer: results of a population-based case-control study in Los Angeles County (United States). Cancer Causes Control, 2001, 12: 267-277.

[9] Backes DM, et al. Systematic review of human papillomavirus prevalence in invasive penile cancer. Cancer Causes Control, 2009, 20: 449-457.

[10] Stankiewicz E, et al. HPV infection and immunochemical detection of cell-cycle markers in verrucous carcinoma of the penis. Mod Pathol, 2009, 22: 1160-1168.

[11] Kayes O, et al. Molecular and genetic pathways in penile cancer. Lancet Oncol, 2007, 8: 420-429.

[12] Munoz N, et al. Chapter 1: HPV in the etiology of human cancer. Vaccine, 2006, 24 Suppl 3: S3/1-10.

[13] Newman, PA, et al. HPV vaccine acceptability among men: a systematic review and meta-analysis. Sex Transm Infect, 2013, 89: 568-574.

二、病理和分期

(一)病理

阴茎癌多从阴茎头、冠状沟和包皮内板发生，以往从肿瘤形态上可分为原位癌、乳头状癌和浸润癌3种。原位癌常位于阴茎头和冠状沟，罕见发生于阴茎体，病变呈边界清楚的红色斑块状凸起，有脱屑糜烂，生长缓慢或数年不变。乳头状癌好发于包皮内板、冠状沟和阴茎头，呈乳头状或菜花状凸起，伴脓性分泌物和恶臭，质脆易出血，一般较局限，淋巴转移较少。浸润癌以冠状沟多见，呈湿疹样，有硬块状基底，中央有溃疡，伴脓性或血性渗出液。由于阴茎筋膜（Buck's fascia）和白膜坚韧，除晚期病例外，阴茎癌很少侵犯尿道海绵体。

阴茎恶性肿瘤多数为鳞状细胞癌（squamous cell carcinoma，SCC），占95%，其他如腺癌、恶性黑素瘤、肉瘤等相对少见。阴茎转移癌罕见，但膀胱、前列腺、肾、直肠等部位的肿瘤偶然可以转移到阴茎。

2016年WHO根据阴茎癌的临床病理特征和人类乳头瘤病毒的合并感染情况，提出了SCC的新分类以取代原Broders分级系统。

1.非人类乳头瘤病毒相关性亚型　非人类乳头瘤病毒相关性鳞状细胞癌亚型是鳞状细胞癌的主要类型。假增生性癌和假腺样癌也是非人类乳头瘤病毒的相关性亚型。假性增生性癌发生于老年患者（70～80岁），与硬化性苔藓相关[1]；假腺样癌为形似腺癌的侵袭性肿瘤[2]。疣状癌是一种非转移性低度恶性肿瘤，变体之一为隧道状癌[3]。隧道状癌是一种罕见的低级别肿瘤，呈迷路样生长且无转移潜能。其他亚型包括乳头状癌[4]、腺鳞癌[5]和肉瘤样鳞状细胞癌，肉瘤样鳞状细胞癌在所有阴茎癌中预后最差。

2.人类乳头瘤病毒相关性癌　人类乳头瘤病毒相关性癌包括基底细胞样[6]和湿疣样鳞状细胞癌[7]。基底细胞样鳞状细胞癌容易发生淋巴转移，而疣状乳头状瘤则很少出现局部淋巴转移。其他人类乳头瘤病毒相关性鳞状细胞癌包括湿疣-基底细胞样、乳头状-基底细胞样和透明细胞癌的罕见变体。其他更罕见的还包括淋巴上皮瘤样鳞状细胞癌和髓样鳞状细胞癌。

阴茎上皮内瘤变（penile intraepithelial neoplasia，PeIN）是侵袭性SCC的前驱病变，表现为发育异常的阴茎鳞状上皮伴完整基底膜。非人类乳头瘤病毒相关性PeIN又被称为分化型PeIN（differentiated PeIN），而基底细胞样和湿疣样（或混合性湿疣-基底细胞样）PeIN则通常与人类乳头瘤病毒相关。

因此，目前阴茎鳞状细胞癌的分级推荐使用2016年WHO/ISUP的三级分级系统（表5-1）[8]和Maiche分级系统（表5-2）[9]。Maiche分级系统较为复杂但更准确。

（二）分期

2017年AJCC更新了阴茎癌的TNM分期，相较2009年UICC TNM分期在原发肿瘤（T）和区域淋巴结（N）有较大修改，并增加了阴茎癌的分期组合（表5-3，表5-4）。

表5-1　阴茎鳞状细胞癌的WHO/ISUP三级分级系统

特征	1级	2级	3级	肉瘤样
细胞异型性	轻微的	中等的	原始形态	肉瘤样
角化作用	丰富的	不突出	可能存在	缺乏
细胞间桥	显著的	偶然的	少的	缺乏
分裂能力	稀有	增多	丰富	丰富
肿瘤边缘	推动/好	浸润性/定义不清晰	浸润性/定义不清晰	浸润性/定义不清晰

表5-2　阴茎鳞状细胞癌Maiche分级

角化程度	0分：无角化珠。角化细胞<25%
	1分：无角化珠。角化细胞25%～50%
	2分：不完整的角化珠或角化细胞占50%～75%
	3分：角化珠形成或角化细胞>75%
核分裂象（每高倍视野）	0分：≥10个核分裂象
	1分：6～9个核分裂象
	2分：3～5个核分裂象
	3分：0～2个核分裂象
细胞非典型增生	0分：所有细胞非典型增生
	1分：多数非典型细胞/每高倍视野
	2分：中等量非典型细胞/每高倍视野
	3分：少数非典型细胞/每高倍视野
炎细胞渗出	0分：无炎症细胞出现
	1分：炎症细胞（淋巴细胞）出现

细胞分化1级：8～10分；2级：5～7分；3级：3～4分；4级：0～2分

表5-3　2017年AJCC阴茎癌TNM分期

原发肿瘤（T）

 Tx 原发肿瘤不能评估

 T0 无原发肿瘤证据

 Tis 原位癌（阴茎上皮内瘤变PeIN）

 Ta 非侵袭性局部鳞状细胞癌

 T1 阴茎头：肿瘤侵犯固有层

   包皮：肿瘤侵犯真皮、固有层或内膜

   阴茎体：无论肿瘤位置，肿瘤浸润表皮和海绵体之间的结缔组织

   无论有无淋巴血管浸润或周围神经浸润或肿瘤是否为高级别

   T1a 无淋巴血管或周围神经侵犯，肿瘤非低分化

   T1b 伴有淋巴管血管和（或）周围神经侵犯，或肿瘤低分化（3级或肉瘤样）

 T2 肿瘤侵犯尿道海绵体（阴茎头或阴茎体腹侧），有或无尿道侵犯

 T3 肿瘤侵犯阴茎海绵体（包括白膜），有或无尿道浸润

 T4 肿瘤侵犯其他相邻组织结构（如阴囊、前列腺、耻骨等）

区域淋巴结（N）

 临床淋巴结分期（cN）

  cNx 局部淋巴结不能评估

  cN0 无可触及或可见的增大的腹股沟淋巴结

  cN1 可触及活动的单侧腹股沟淋巴结

  cN2 可触及活动的多个单侧腹股沟淋巴结或双侧腹股沟淋巴结

  cN3 固定的腹股沟淋巴结肿块或盆腔淋巴结病变，单侧或双侧

 病理淋巴结分期（pN）

  pNx 淋巴结转移不能确定

  pN0 无淋巴结转移

  pN1 ≤2个腹股沟淋巴结转移，无淋巴结包膜外侵犯（extranodal extension, ENE）

  pN2 ≥3个单侧腹股沟淋巴结转移或双侧腹股沟淋巴结转移

  pN3 ENE或者盆腔淋巴结转移

远处转移（M）

 M0 无远处转移

 M1 有远处转移

表5-4　2017年AJCC阴茎癌分期组合

分期	T	N	M
0is期	Tis	N0	M0
0a期	Ta	N0	M0
Ⅰ期	T1a	N0	M0
ⅡA期	T1b	N0	M0
	T2	N0	M0
ⅡB期	T3	N0	M0
ⅢA期	T1～3	N1	M0
ⅢB期	T1～3	N2	M0
Ⅳ期	T4	任何N	M0
	任何T	N3	M0
	任何T	任何N	M1

推荐意见	推荐等级
阴茎癌的病理	
阴茎癌标本的病理学评估必须包括对人类乳头瘤病毒状态和鳞状细胞癌亚群的诊断	推荐
阴茎癌手术标本的病理学评估必须将手术切缘包括手术切缘的宽度包括在内	推荐
阴茎癌标本的病理学评估还必须包括pTNM分期和肿瘤分级	推荐
阴茎癌的分期	
推荐采用2017年AJCC阴茎癌TNM分期及分期组合	推荐

参 考 文 献

[1] Cubilla AL, et al. Pseudohyperplastic squamous cell carcinoma of the penis associated with lichen sclerosus. An extremely well-differentiated, nonverruciform neoplasm that preferentially affects the foreskin and is frequently misdiagnosed: a report of 10 cases of a distincti. American Journal of Surgical Pathology, 2004, 28: 895-900.

[2] Cunha IW, et al. Pseudoglandular (adenoid, acantholytic) penile squamous cell carcinoma: a clinicopathologic and outcome study of 7 patients. Am J Surg Pathol, 2009, 33: 551-555.

[3] Barreto JE, et al. Carcinoma cuniculatum: a distinctive variant of penile squamous cell carcinoma: report of 7 cases. American Journal of Surgical Pathology, 2007, 31: 71-75.

[4] Chaux A, et al. Papillary squamous cell carcinoma, not otherwise specified (NOS) of the penis: clinicopathologic features, differential diagnosis, and outcome of 35 cases. American Journal of Surgical Pathology, 2010, 34: 223-230.

[5] 成志强, 等. 阴茎原发性腺鳞癌临床病理观察. 诊断病理学杂志, 2010, 17 (5): 358-360. ★

[6] 王进有, 等. 阴茎鳞癌组织学亚型与腹股沟淋巴结转移的相关性分析. 现代泌尿外科杂志, 2016, 21 (11): 834-837. ★

[7] Cubilla AL, et al. Warty (condylomatous) squamous cell carcinoma of the penis: a report of 11 cases and proposed classification of 'verruciform' penile tumors. Am J Surg Pathol, 2000, 24: 505-512.

[8] Moch H, et al. The 2016 WHO Classification of Tumours of the Urinary System and Male Genital Organs-Part A: Renal, Penile, and Testicular Tumours. European urology, 2016, 70: 93-105.

[9] Maiche AG, et al. Histological grading of squamous cell carcinoma of the penis: a new scoring system. Br J Urol, 1991, 67: 522-526.

三、诊断

（一）原发病灶

原发病灶的评估应包括体格检查、病理活检和影像学评估。

1.体格检查　通过阴茎的视诊及触诊，评估局部病灶的形态特征和浸润程度。

（1）视诊：阴茎病灶或可疑病灶的位置、形态（乳头状、溃疡状、结节状、疣状或扁平状等）、大小、色泽、范围、边界、数目，以及阴茎的长度、形态等。

（2）触诊：阴茎病灶或可疑病灶的边界、活动度等，初步评估病灶与周围组织的关系（如黏膜下层、尿道海绵体、尿道、白膜及阴茎海绵体等）。

2.病理活检　阴茎癌原发病灶位置表浅，即使包茎也较容易获取病变组织行病理活检，且可以进一步确定肿瘤的病理分级。在进行原发病灶局部治疗前，病理活检是必须的。具体方法可根据病灶的特点选择切除活检、组织穿刺活检、微针抽吸活检或刷拭活检等。对于小的、表浅或位于包皮的病灶，完整切除和组织活检同时进行也是一种治疗方案。

3.影像学评估　影像学检查（超声、磁共振成像等）有助于评估原发病灶的浸润程度。超声检查可用于评估阴茎海绵体浸润情况[1,2]。人工（前列腺素E_1）诱导勃起的磁共振成像（MRI）可用于排除阴茎海绵体侵袭，但是该检查可引起患者的痛苦或不适[3]。据报道MRI预测阴茎海绵体、尿道受侵的敏感性和特异性分别为82.1%和73.6%、62.5%和82.1%[4]。近年来有研究发现阴茎多普勒超声在检测阴茎海绵体浸润方面具有比MRI更高的分期准确性[5]。

（二）区域淋巴结

阴茎癌转移途径以淋巴结转移为主，并具有逐级转移（stepwise）的特点，即沿腹股沟浅组淋巴结—

腹股沟深组淋巴结—盆腔、腹腔淋巴结逐级转移。也有研究发现如原发病灶累及尿道海绵体，则可不经腹股沟区域而直接转移到盆腔淋巴结。区域淋巴结是否转移、阳性淋巴结数目、位置及结外侵犯，以及区域淋巴结清扫的手术时机，为影响阴茎癌患者生存最重要的预后因素[6-8]。

因此，对疑诊阴茎癌的患者，需要仔细触诊双侧腹股沟区域，首先检查有无可触及的肿大淋巴结，然后再结合影像学、组织病理检查，对区域淋巴结转移做出准确的诊断。

1.无可触及的肿大淋巴结（nonpalpable LN）

（1）体格检查：必须仔细触诊检查双侧腹股沟淋巴结，无可触及的淋巴结并不能完全排除区域淋巴结转移尤其是微小转移，需要完善必要的影像学检查。

（2）影像学检查：常用评估淋巴结状态的影像学检查有超声、CT、MRI等。超声可提供淋巴结长径/横径、是否有正常淋巴结结构，以及数目、有无融合、结内血流信号等信息。在体检未触及肿大淋巴结的情况下，可先行腹股沟超声检查。发现可疑淋巴结则可考虑行超声引导下细针抽吸活检（FNAB）[9]。

无可触及淋巴结的患者发生微转移的可能性约为25%[10]。传统CT或MRI检查无法可靠检测微转移灶，CT或MRI仅能够诊断直径＞1cm淋巴结，FDG-PET/CT也仅能发现直径0.5cm以上的淋巴结。Sadeghi等[11]的一项meta分析显示FDG-PET/CT对于cN＋及cN0阴茎癌患者淋巴转移检测的敏感性分别为96.4%、56.5%，对于cN0期患者其应用受到质疑；但cN＋患者可能从中获益。此外，PET/CT费用较高，且无法检测到直径＜10mm的转移淋巴结并增加患者辐射积存量。

（3）前哨淋巴结活检、动态前哨淋巴结活检：无创性检查方法对于淋巴结是否转移的判断是不可靠的。对于腹股沟淋巴结触诊阴性者，其进一步处理应基于原发肿瘤的病理学危险因素[10]。通过T分期、G分级及肿瘤特征等，可一定程度上预估淋巴转移的可能性[12-15]。有研究显示T1G1期腹股沟淋巴转移率约16.5%，T1G2期为13%～29%，T1G3为淋巴转移的高危因素，转移率为68%。最不利的病理预后因素包括肿瘤淋巴管浸润和高组织学分级[14,16]。

Cabanas[17]的研究显示阴茎癌淋巴引流途径中存在前哨淋巴结，后续研究发现其位置存在个体差异，导致约25%的假阴性率[18]。国内学者的研究显示25例pN0期阴茎癌的前哨淋巴结均位于大隐静脉和股静脉连接处的上内侧[19]。但对于触诊阴性的患者，活检过程中难于准确判断前哨淋巴结的位置，因此不推荐常规做前哨淋巴结活检。

动态前哨淋巴结活检（dynamic sentinel node biopsy，DSNB）利用isosulphan蓝色染料或锝-99m标记的纳米胶体等显像技术以更准确地发现有微转移的前哨淋巴结，提高了前哨淋巴结活检的敏感性及特异性[20]，国外研究[21]报道其假阴性率＜5%，并发症发生率约5.7%。但该技术涉及多学科参与，学习曲线长，开展该项技术的治疗中心少，需要更多研究进一步评价该技术的临床应用前景。

国内外也有研究[22,23]比较了术前PET-CT与平面闪烁显像用于前哨淋巴结的诊断价值，结果显示术前PET-CT较平面闪烁显像能识别更多的前哨淋巴结并能对前哨淋巴结进行更精确的解剖学定位。

2.有可触及的肿大淋巴结（palpable LN）

（1）体格检查：腹股沟区可触及肿大淋巴结高度提示淋巴结转移。对于可以触及的肿大淋巴结应该进行详细的描述[24]，包括：

①淋巴结的大小或体积。

②淋巴结是否光滑。

③淋巴结位置。

④淋巴结数目。

⑤单侧腹股沟还是双侧。

⑥淋巴结或包块的活动度、是否固定。

⑦与其他结构的关系（如皮肤、腹股沟韧带）。

⑧下肢或阴囊是否水肿。

阴茎癌初诊患者中约50%的可触及肿大淋巴结是炎症反应引起而非转移[24,25]，但若在随访过程中出现淋巴结增大，几乎100%是由转移所致[26]。所以对于初诊患者的区域淋巴结，可在原发灶治疗几周、炎症消退后再进行评估。

腹股沟区已有多个显著肿大的淋巴结、包块与周围组织粘连、固定，甚至发生局部破溃者，应考虑已经发生腹股沟淋巴转移，影像学和组织病理检查并不改变其治疗策略[27]。对于单个肿大的淋巴结，或虽为多个淋巴结但体积小、光滑、活动度好的，影像学检查和病理活检有助于诊断是否为肿瘤转移。

（2）影像学检查：B超、CT或MRI等影像学检查诊断淋巴结转移的敏感性并不高。盆腔CT可发现直径＞1cm的盆腔淋巴结，MRI对此的价值并不优于盆腔增强CT。FDG-PET/CT对于确定肿大淋巴结是否发生转移具有较高的敏感性（88%～100%）及特异性（98%～100%），同时也有助于诊断盆腔淋巴结的转移。

（3）病理活检：针对可触及的肿大淋巴结，可以采用B超引导细针抽吸活检、经皮淋巴结穿刺活检或开放手术活检等方法，获得组织病理结果来确诊。对于高度怀疑淋巴结转移的患者（如可触及淋巴结＋高组织学分级/高分期），动态前哨淋巴结活检不足以取代腹股沟淋巴结清扫[28]。对于临床怀疑转移但活检结果阴性的，可以考虑多次活检。

（三）远处转移

阴茎癌仅约2.3%出现远处转移[29]，不推荐常规进行远处转移的影像学评估。腹股沟淋巴结转移患者出现盆腔淋巴结转移或远处转移的风险较高，建议对腹股沟淋巴结阳性的阴茎癌患者常规进行远处转移的

评估[30]，推荐行腹/盆腔CT及胸部X线/胸部CT检查[31]。出现相关症状、体征的患者，建议进行相应部位的影像学检查，如出现骨痛症状可进行骨ECT检查。

FDG-PET/CT除有助于发现其他影像学方法可能漏诊的腹股沟深部淋巴结转移外，在判断盆腔淋巴结转移及远处转移上也具有较好的准确性，有助于更准确的临床分期[31,32]。有研究表明其敏感性85%，特异性86%，约1/3被CT/MRI漏诊的转移病灶可通过PET/CT检查发现，PET/CT的应用可导致50%以上的患者治疗策略发生改变[33]。因此，腹股沟淋巴结阳性患者可考虑进一步行PET/CT检查。

目前尚无可靠的阴茎癌诊断及预后的标志物。

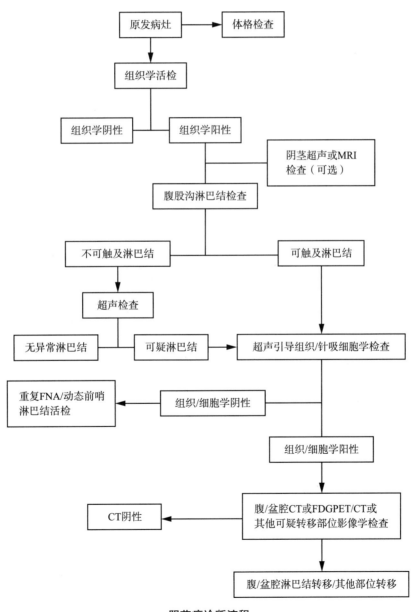

阴茎癌诊断流程

鳞状细胞癌抗原（squamous cell carcinoma antigen，SCCAg）在阴茎癌诊断中的作用尚不明确。有研究表明，部分淋巴结转移或远处转移患者可出现SCCAg明显升高[34]，国内学者的研究显示：SCC-Ag仅在不到25%患者中出现升高，不能作为阴茎癌肿瘤负荷的敏感标志物，无法很好地预测疾病转移，但可能对预测淋巴结阳性患者的无病生存期有帮助[35]。

推荐意见	推荐等级
原发病灶	
常规体格检查，需记录阴茎病变的形态特征及与邻近组织器官的关系	推荐
常规进行组织学病理活检	推荐
影像学检查非必需。阴茎超声明确有无海绵体侵犯，必要时可行MRI检查	可选择
区域淋巴结	
常规行腹股沟淋巴结触诊检查	推荐
无可触及的肿大淋巴结，也应常规行腹股沟淋巴结超声检查；如原发肿瘤累及阴茎海绵体，病理分级为中低分化、肉瘤样成分及淋巴管侵犯，可选择前哨淋巴结活检及PET-CT	推荐
有可触及的肿大淋巴结，应记录淋巴结形态特征，并行腹股沟及盆腔影像学检查，必要时行淋巴结活检	推荐
远处转移	
腹股沟淋巴结转移时，必须行盆腔影像学检查；盆腔淋巴结转移（或可疑转移），常规行腹部影像学检查	推荐
淋巴结转移者应常规行胸部X线片或胸部CT检查	推荐
PET-CT不作为常规检查，但有助于更准确了解转移范围，更准确进行临床分期	可选择
有相关症状体征者，应行相应部位辅助检查	推荐

参 考 文 献

[1] Bertolotto M, et al. Primary and secondary malignancies of the penis: ultrasound features. Abdom Imaging, 2005, 30（1）: 108-112.

[2] Lont AP, et al. A comparison of physical examination and imaging in determining the extent of primary penile carcinoma. BJU Int, 2003, 91（6）: 493-495.

[3] Kayes O, et al. The accuracy of magnetic resonance imaging（MRI）in predicting the invasion of the tunica albuginea and the urethra during the primary staging of penile cancer. BJU Int, 2016, 117（3）: 439-443.

[4] Hanchanale V, et al. The accuracy of magnetic resonance imaging（MRI）in predicting the invasion of the tunica albuginea and the urethra during the primary staging of penile cancer. BJU Int, 2016, 117（3）: 439-443.

[5] Bozzini G, et al. Role of Penile Doppler US in the Preoperative Assessment of Penile Squamous Cell Carcinoma Patients: Results From a Large Prospective Multicenter European Study. Urology, 2016, 90: 131-135.

[6] 雷振伟，等. 阴茎癌149例临床分析. 微创泌尿外科杂志, 2016, 1: 44-48. ★

[7] Naumann CM, et al. Penile carcinoma（pT1 G2）: surveillance or inguinal lymph node dissection. Onkologie, 2005, 28: 135-138.

[8] Van Poppel H, et al. Penile cancer: ESMO Clinical Practice Guidelines for diagnosis, treatment and follow-up. Annals of Oncology, 2013, 24（suppl 6）: vi115-vi124.

[9] Mir MC, et al. The Role of Lymph Node Fine-Needle Aspiration in Penile Cancer in the Sentinel Node Era. Advances in Urology, 2011, 2011: 383571.

[10] Hakenberg OW, et al. EAU Guidelines on Penile Cancer 2018. European Association of Urology Guidelines, 2018, Edition.

[11] Sadeghi R, et al. Accuracy of 18F-FDG PET-CT for Diagnosing Inguinal Lymph Node Involvement in Penile Squamous Cell Carcinoma Systematic Review and Meta-Analysis of the Literature. Clin Nucl Med, 2012, 37: 436-441.

[12] Alkatout I, et al. Squamous cell carcinoma of the penis: predicting nodal metastases by histologic grade, pattern of invasion and clinical examination. Urologic oncology, 2012, 29（6）: 774-781.

[13] Dai B, et al. Predicting regional lymph node metastasis in Chinese patients with penile squamous cell carcinoma: the role of histopathological classification, tumor stage and depth of invasion. Journal of urology, 2006, 176: 1431-1435. ★

[14] 王进有，等. 阴茎鳞癌组织学亚型与腹股沟淋巴结转移的相关性分析. 现代泌尿外科杂志, 2016, 21（11）: 834-837. ★

[15] Winters BR, et al. Predictors of Nodal Upstaging in Clinical Node Negative Patients With Penile Carcinoma: A National Cancer Database Analysis. Urology, 2016, 96: 29-34.

［16］Solsona E，et al. Guidelines on penile cancer. European Association of Urology. Update March, 2004.

［17］Cabanas RM. An approach for the treatment of penile carcinoma. Cancer, 1977, 39：456-466.

［18］Omorphos S，et al. Zonal mapping of sentinel lymph nodes in penile cancer patients using fused SPECT/CT imaging and lymphoscintigraphy. Urologic oncology, 2018, 36（12）：530. e1-e6.

［19］李延帅，等. 前哨淋巴结活检术在N0期阴茎癌的临床意义. 中国癌症杂志, 2013, 23（5）：353-356. ★

［20］O'Brien JS，et al. Penile Cancer：Contemporary Lymph Node Management. Journal of urology, 2017, 197（6）：1387-1395.

［21］Leijte JA，et al. Reliability and safety of current dynamic sentinel node biopsy for penile carcinoma. European urology, 2007, 52（1）：170-177.

［22］Naumann CM，et al. Evaluation of the diagnostic value of preoperative sentinel lymph node（SLN）imaging in penile carcinoma patients without palpable inguinal lymph nodes via single photon emission computed tomography/computed tomography（SPECT/CT）as compared to planar scintigraphy. Urologic oncology, 2018, 36（3）：92 e17-e24.

［23］王进有，等. SPECT/CT在阴茎阴囊肿瘤淋巴显影中的初步临床应用. 中国癌症杂志, 2011, 21（4）：298-302. ★

［24］Theodorescu D，et al. Outcomes of initial surveillance of invasive squamous cell carcinoma of the penis and negative nodes. Journal of urology, 1996, 155（5）：1626-1631.

［25］Abi-Aad AS，et al. Controversies in ilioinguinal lymphadenectomy for cancer of the penis. Urologic Clinics of North America, 1992, 19（2）：319-324.

［26］Ornellas AA，et al. Surgical treatment of invasive squamous cell carcinoma of the penis：retrospective analysis of 350 cases. Journal of Urology,1994,151（5）：1244-1249.

［27］Zhang ZL，et al. The importance of extranodal extension in penile cancer：a meta-analysis. BMC cancer, 2015, 15：815. ★

［28］Heyns CF，et al. Evaluation of dynamic sentinel lymph node biopsy in patients with squamous cell carcinoma of the penis and palpable inguinal nodes. BJU international, 2008, 102（3）：305-309.

［29］Rippentrop JM，et al. Squamous cell carcinoma of the penis：evaluation of data from the surveillance, epidemiology, and end results program. Cancer, 2004, 101（6）：1357-1363.

［30］Zhu Y，et al. Predicting pelvic lymph node metastases in penile cancer patients：a comparison of computed tomography，Cloquet's node，and disease burden of inguinal lymph nodes. Onkologie, 2008, 31（1-2）：37-41. ★

［31］Ottenhof SR，et al. Advancements in staging and imaging for penile cancer. Curr Opin Urol,2017,27（6）：612-620.

［32］Graafland NM，et al. Scanning with 18F-FDG-PET/CT for detection of pelvic nodal involvement in inguinal node-positive penile carcinoma. Eur Urol,2009,56（2）：339-345.

［33］Zhang S，et al. Clinical value of fluorine-18 2-fluoro-2-deoxy-D-glucose positron emission tomography/computed tomography in penile cancer. Oncotarget, 2016, 7（30）：48600-48606. ★

［34］Touloupidis S，et al. Clinical usage of the squamous cell carcinoma antigen in patients with penile cancer. Int J Urol, 2007, 14（2）：174-176.

［35］Zhu Y，et al. The value of squamous cell carcinoma antigen in the prognostic evaluation, treatment monitoring and followup of patients with penile cancer. J Urol, 2008, 180（5）：2019-2023. ★

四、预后评估

阴茎癌原发灶的病理特征如病理类型、病理分级、浸润深度、神经束侵犯和淋巴管侵犯都是阴茎癌预后评估的重要指标。病理类型可以分为预后好、中、差三组，疣状癌、乳头状癌属于良好预后组；普通SCC属于中等预后组；基底细胞样癌、肉瘤样癌属于差预后组（表5-5）[1]。在多个研究中，病理分级均是转移扩散和预后的预测指标。浸润深度也与疾病进展及预后相关，当浸润深度＜5mm时其发生局部转移的风险非常低，＞10mm时表现出高转移潜能，而5～10mm的肿瘤其转移风险位于前两者之间[2]。淋巴管侵犯是淋巴结转移的预测指标，Brian R等研究显示有淋巴管侵犯的患者发生淋巴结转移的风险比无淋巴管侵犯患者明显升高（OR＝3.01；CI：1.39～3.92）[3]。Velazquez EF等的研究表明，具有神经束侵犯的患者发生腹股沟淋巴结转移的比例有69%[2]。Rees.R.W等报道阴茎海绵侵犯相较于尿道海绵体侵犯而言局部复发率（35%vs 17%）和死亡率（30%vs 21%）都更高，但在淋巴管侵犯（30%vs 27%）、淋巴结转移（40%vs 44%）和远处转移（11%vs 10%）方面无明显差异[4]。除此之外，有研究表明HPV＋患者比HPV-患者有更高的疾病特异性生存率（93%vs 78%），但在淋巴结转移发生率和10年生存率方面两者无差异[5,6]。

表5-5　阴茎癌病理类型与预后分组

	预后好	预后中等	预后差
局部生长	破坏性	破坏性	破坏性
转移	少见	中等	常见
肿瘤相关死亡率	非常低	中等	高
病理类型	疣状癌（verrucous）	普通型SCC	基底细胞样癌
	疣状癌（warty）	混合型	肉瘤样癌
	乳头状癌	多型性疣状癌	腺鳞癌
	假增生型癌		
	隧道型癌		

对于淋巴结，单侧的1～2个腹股沟淋巴结转移且无结外转移患者，其3年疾病特异性生存率（disease-specific survival，DSS）可以达到89%～90%，也就是说pN1和部分pN2患者在临床预后上是相似的；单侧超过3个或者双侧腹股沟淋巴结转移的患者3年DSS生存率下降至60%；而一旦出现盆腔淋巴结或腹股沟淋巴结外转移，3年DSS只有32%～33%[7,8]。

参考文献

[1] Hakenberg OW, et al. EAU Guideline on Penile Cancer, 2018.

[2] Velazquez EF, et al. Histologic Grade and Perineural Invasion Are More Important Than Tumor Thickness as Predictor of Nodal Metastasis in Penile Squamous Cell Carcinoma Invading 5 to 10 mm. Journal of Urology, 2009, 181（4）: 1691-1692.

[3] Winters BR, et al. Predictors of Nodal Upstaging in Clinical Node Negative Patients With Penile Carcinoma: A National Cancer Database Analysis. Urology, 2016, 96: 29-34.

[4] Rees RW, et al. PT2 penile squamous cell carcinomas（SCC）-Cavernosus vs. spongiosus invasion. European Urology Supplements, 2008, 7（3）: 111.

[5] Bezerra ALR, et al. Human papillomavirus as a prognostic factor in carcinoma of the penis-Analysis of 82 patients treated with amputation and bilateral lymphadenectomy. Cancer, 2001, 91（12）: 2315-2321.

[6] Lont AP, et al. Presence of high-risk human papillomavirus DNA in penile carcinoma predicts favorable outcome in survival. International Journal of Cancer, 2006, 119（5）: 1078-1081.

[7] Li ZS, et al. Modification of N staging systems for penile cancer: a more precise prediction of prognosis. British Journal of Cancer, 2015, 112（11）: 1766-1771. ★

[8] Zhu Y, et al. New N Staging System of Penile Cancer Provides a Better Reflection of Prognosis. Journal of Urology, 2011, 186（2）: 518-523. ★

五、治疗

初次治疗的阴茎癌患者，需要对阴茎病变进行详细的体格检查，记录病变的范围，在阴茎上的位置、数量、形态与周围结构的关系[1,2]。通过使用穿刺活检、切除等方法进行病理组织学诊断对于肿瘤的分期及选择恰当的治疗方法至关重要。

（一）原发病灶的治疗

原发病灶的治疗方法包括保留阴茎器官的治疗及阴茎全切加尿道会阴造口。治疗方法的选择应根据肿瘤的大小、组织学分期、分级及患者自身情况来决定。其中保留阴茎器官的治疗方法包括病变局部治疗及阴茎部分切除。手术的原则是在切缘阴性的前提下尽可能保留更长的阴茎。保留阴茎治疗可能导致局部复发的风险增加，再次治疗后对患者长期生存的影响不大，故尽量保留阴茎的治疗策略是合理的[3]。

1.保留阴茎器官的治疗　治疗前必须明确组织学诊断及病理分级。Tis、Ta、T1G1～2期肿瘤，可选择保留阴茎的治疗。凡选择保留阴茎治疗的患者，应对可能发生的局部复发进行密切随访。

（1）病变局部治疗：方法包括包皮环切术、局部病变切除、激光治疗、龟头切除、莫氏显微外科手术、放疗等，宜以手术切除为主；对Tis、Ta期肿瘤，可局部使用咪喹莫特或5-氟尿嘧啶（5-FU）乳膏、包皮环切术、局部病变切除术、激光治疗、阴茎头切除术[4-7]。对于Tis、Ta、T1G1～2期肿瘤亦可选择激光治疗，常用的激光治疗方法包括CO_2激光、钕：钇铝石榴石（neodymium: yttrium-aluminium-garnet，Nd: YAG）激光、氩和磷酸氧钛钾激光。对于Tis、Ta、T1期肿瘤位于阴茎头远端或远端包皮的患者，可考虑行阴茎头切除术。为确保手术切缘阴性，建议行海绵体和尿道残端的冷冻或快速石蜡切片；条件允许的话，阴茎头切除术后还需行中厚或全厚皮片移植。一项回顾性研究显示，接受了阴茎头切除和中厚皮片移植的177例阴茎头临床细胞癌患者，术后中位随访时间41.4个月，局部复发率9.3%[8]。对于Ta、直径<4cm局限性的T1～2期肿瘤患者，放射治疗也是一种保留阴茎的方法，包括外放射治疗（external beam radiotherapy，EBRT）、近距离放射治疗[9-14]。

（2）阴茎部分切除术：对于T1G3期、T2期及T3期肿瘤，建议阴茎部分切除术。病变局限于阴茎头时可切除部分或全部阴茎头[15]。关于手术切缘的宽度，一般认为3～5mm为最小安全范围[16,17]。也可根据肿瘤分级来决定切缘宽度：G1级肿瘤切缘距肿瘤3mm，G2级肿瘤切缘距肿瘤5mm，G3级肿瘤切缘距肿瘤8mm。

莫氏显微外科技术（Moh's micrographic surgery）可应用于阴茎局部病变切除和阴茎部分切除术，该技术是对病灶边缘进行连续薄层切除，然后在显微镜下对连续切除的新鲜组织做冷冻切片检查，直至获得阴性切缘。最近的一项共48例患者的研究报道显示，莫氏手术后平均随访161个月，中位随访177个月，其中10例原发性侵袭性阴茎鳞状细胞癌患者无复发（治愈率100%），19例阴茎上皮内瘤变患者1例复发（治愈率94.7%）[18]。莫氏手术可在确保完全切除病变的基础上尽可能多地保留正常阴茎组织，切缘精度很高，但原位复发率随着肿瘤分期的增加而增加。因此，对位于阴茎近端的浅表性肿瘤的患者，可能会有更大获益，因其可以避免对相对低风险的肿瘤行阴茎切除术。

2.阴茎全切除术 T4期肿瘤建议行阴茎全切除术和会阴尿道造口术。行阴茎部分切除术后如阴茎残端不能完成站立排尿功能时也应行阴茎全切除术和会阴尿道重建术。当病灶未侵犯阴囊时，不建议切除阴囊和睾丸，保留阴囊和睾丸对维持男性化的特征和以后行阴茎重建有帮助。当阴囊受累及时（T4期），阴囊、睾丸切除术和阴茎全切除术应同时进行。

3.阴茎保留手术后局部复发的治疗 保留阴茎治疗后复发的肿瘤，如果肿瘤未侵犯海绵体可再次选择保留阴茎的病灶切除[19,20]。如果肿瘤侵犯海绵体或肿瘤较大、分级高的患者则应行部分切除术或全切除术[16,21]。对于阴茎全切的患者可行阴茎重建术。

推荐意见		推荐等级
Tis	5-氟尿嘧啶（5-FU）或咪喹莫特局部治疗	推荐
	CO_2或Nd：YAG激光烧灼	推荐
	阴茎头局部病变切除	推荐

续表

推荐意见		推荐等级
Ta，T1a（G1，G2）	局部包皮广泛环切，包皮环切＋CO_2或Nd：YAG激光烧灼	推荐
	CO_2或Nd：YAG激光烧灼	推荐
	阴茎头局部病变切除	推荐
	阴茎头切除及重建	推荐
	放射治疗（病变<4cm）	推荐
T1b（G3）和T2	局部广泛切除加重建	推荐
	包皮环切加阴茎头切除及重建	推荐
	放射治疗（病变直径<4cm）	推荐
T3	阴茎部分切除及阴茎重建或放射治疗（病变直径<4cm）	推荐
T3伴尿道侵犯	阴茎部分切除或阴茎全切尿道会阴造口	推荐
T4	新辅助化疗起效后手术切除或姑息性放疗	可选择
局部复发	复发病变小可行挽救性病变切除或阴茎部分切除	可选择
	复发病变大或高级别可行阴茎部分切除或阴茎全切	可选择

参 考 文 献

[1] Amin MB，et al．AJCC Cancer Staging Manual，8th ed．New York：Springer International Publishing，2017．

[2] Hakenberg OW，et al．EAU guidelines on penile cancer：2014 update．Eur Urol，2015，67：142-150．

[3] Leijte JA，et al．Recurrence patterns of squamous cell carcinoma of the penis：recommendations for follow-up based on a two-centre analysis of 700 patients．Eur Urol，2008，54（1）：161-168．

[4] Horenblas S，et al．Squamous cell carcinoma of the penis．Ⅳ．Prognostic factors of survival：analysis of tumor，nodes and metastasis classification system．J Urol，1994，151（5）：1239-1243．

[5] Bandieramonte G，et al．Peniscopically controlled CO_2 laser excision for1conservative treatment of in situ and T1 penile carcinoma：report on 224 patients．Eur Urol，2008，54（4）：875-882．

[6] Hadway P，et al．Total glans resurfacing for premalignant lesions of the penis：initial outcome data．BJU Int，2006，98（3）：532-536．

[7] Palminteri E，et al．Resurfacing and reconstruction of the glans penis．Eur Urol，2007，52（3）：893-898．

[8] Parnham AS，et al．Glansectomy and Splitthickness Skin

Graft for Penile Cancer. Eur Urol, 2018, 73: 284-289.

[9] Crook J, et al. Penile brachytherapy: results for 60 patients. Brachytherapy, 2007, 6 (2): 82.

[10] Crook J, et al. Penile brachytherapy: technical aspects and postimplant issues. Brachytherapy, 2010, 9: 151-158.

[11] Crook J, et al. Radiation therapy in the management of the primary penile tumor: an update. World J Urol, 2009, 27: 189-196.

[12] Crevoisier R, et al. Long-term results of brachytherapy for carcinoma of the penis confined to the glans(NorNX). Int J Radiat Oncol Biol Phys, 2009, 74: 1150-1156.

[13] Gotsadze D, et al. Is conservative organ-sparing treatment of penile carcinoma justified? Eur Urol, 2000, 38: 306-312.

[14] Ozsahin M, et al. Treatment of penile carcinoma: to cut or not to cut? Int J Radiat Oncol Biol Phys, 2006, 66: 674-679.

[15] Li J, et al. Organ-sparing surgery for penile cancer: complications and outcomes. Urology, 2011, 78 (5): 1121-1124. ★

[16] Ornellas AA, et al. Prognostic factors in invasive squamous cell carcinoma of the penis: analysis of 196 patients treated at the Brazilian National Cancer Institute. J Urol, 2008, 180 (4): 1354-1359.

[17] Philippou P, et al. Conservative surgery for squamous cell carcinoma of the penis: resection margins and long-term oncological control. J Urol, 2012, 188 (3): 803-808.

[18] Machan M, et al. Penile Squamous Cell Carcinoma: Penis-Preserving Treatment With Mohs Micrographic Surgery. Dermatol Surg, 2016, 42: 936-944.

[19] Ornellas AA, et al. Surgical treatment of invasive squamous cell carcinoma of the penis: Brazilian National Cancer Institute long-term experience. J Surg Oncol, 2008, 97 (6): 487-495.

[20] Veeratterapillay R, et al. Oncologic Outcomes of Penile Cancer Treatment at a UK Supraregional Center. Urology, 2015, 85 (5): 1097-1103.

[21] Chaux A, et al. Comparison of morphologic features and outcome of resected recurrent and nonrecurrent squamous cell carcinoma of the penis: a study of 81 cases. Am J Surg Pathol, 2009, 33 (9): 1299-1306.

（二）淋巴结的处理

阴茎癌的淋巴结转移具有如下的特点：①渐进式的淋巴结转移，肿瘤细胞先转移至腹股沟区淋巴结，随后累及盆腔淋巴结，跳跃式的转移罕见；②阴茎的淋巴引流至双侧腹股沟区淋巴结，并且腹股沟区的淋巴管间存在着丰富的交通支，而两侧盆腔罕见交通引流；③有限的淋巴结转移并不意味着全身性疾病，只有进展为局部晚期病变才容易出现血行播散。因此，淋巴转移与否和转移的范围是阴茎癌最为重要的预后因素，少量淋巴转移通过清扫手术能够达到治愈效果。

阴茎癌的临床和病理N分期定义不同，临床N分期依赖于体检和CT/MRI，而病理N分期依赖于淋巴结清扫术后病理。在临床治疗中，首先依据临床N分期选择一线治疗方案，随后根据病理N分期选择辅助治疗（参考流程图）。

1.腹股沟淋巴结无肿大（cN0）患者的处理 cN0定义为体检和CT/MRI未发现可疑转移（基于大小、形态和结构判断）淋巴结。这类患者中20%存在淋巴结病理微转移，治疗方式选择取决于淋巴结转移风险：pT1a肿瘤转移风险低（11%）、可选择定期监测，pT1b-pT4则是淋巴转移高风险（≥18%）、推荐前哨淋巴结活检或根治性淋巴结清扫[1,2]。

区域淋巴结复发86.1%发生在随访前2年中，但是可以持续长达5年[3]。此外，淋巴结微转移如果早期行淋巴结清扫无病存活率为84%，但监测中复发患者的存活率为35%[4]。仅建议对低危肿瘤或无法耐受外科淋巴结分期的患者进行定期监测。

腹股沟淋巴结清扫能够达到分期和治疗双重目的。通过改良手术技术和腔镜（包括机器人辅助）下清扫，能够将术后伤口并发症发生率从开放的68%降低至6%，虽然两者的淋巴积液发生率类似（27%和20%）[5,6]。改良清扫的清扫范围和清扫淋巴结数目需要和开放清扫类似，同时注意病例选择和术后严密随访[7]。在感染控制的情况下，可考虑原发灶手术同期行腹股沟淋巴结清扫。

2.腹股沟淋巴结可触及（cN1/cN2）患者的处理 单侧或双侧可触及腹股沟淋巴结（cN1/cN2）的患者，极有可能发生淋巴结转移，可通过细针穿刺细胞学检查或淋巴结活检明确，病理未能发现转移的可按照cN0来处理。在这种情况下，必须通过CT/MRI评估盆腔淋巴结情况。

根治性腹股沟股淋巴结清扫的范围为：以外环上缘与髂前上棘的连线为上界，以髂前上棘与其下20cm处的连线为外界，以耻骨结节及其下15cm处的股内侧为内界，内界和外界下缘的连线作为下界。根治性淋巴结清扫的深度要求为覆盖于肌肉表面的肌膜，同时需要对股血管进行骨骼化处理。由于股血管后方和股神经周围没有淋巴结，因此，没有必要对股

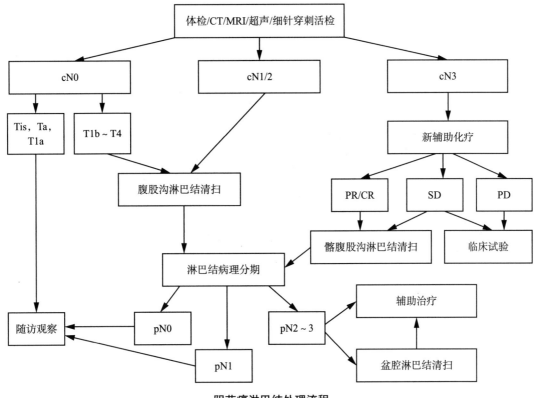

阴茎癌淋巴结处理流程

血管后方及股神经周围进行清扫。在根治性淋巴结清扫中，进入清扫区域和汇入股静脉的大隐静脉均被切断并包含在整体标本中，这是因为肿瘤有侵犯大隐静脉的可能性。

腹股沟淋巴结存在淋巴结外侵犯能够增加5.39倍的盆腔淋巴结转移风险，淋巴结转移数目≥2个也是增加了4.88倍的盆腔淋巴结转移风险[8]。因此，腹股沟淋巴结清扫提示pN2/3的患者推荐进行转移侧的盆腔淋巴结清扫。

另外，新版TNM分期调整了N1和N2的淋巴结数目区分，近期研究证实基于≤2的N1分期预后优于单个淋巴转移的N1分期（5年生存率：64%vs 49%），所以在盆腔清扫和辅助治疗上推荐采用第八版N分期[9]。

3.腹股沟淋巴结固定或盆腔淋巴结影像学转移（cN3）患者的处理　腹股沟淋巴结固定或破溃的患者，以及影像学提示盆腔淋巴结转移的患者，需要补充胸腹CT/MRI分期。这些患者的预后较差，可选择采用新辅助化疗，对于肿瘤明显缓解的患者行根治性淋巴结清扫术为主的多学科治疗。Ⅱ期临床研究显示，50%的患者对新辅助TIP化疗有明显应答，30%的患者获得长期存活[10]。

4.淋巴结清扫术后区域淋巴结复发的处理　cN3

期、≥3个淋巴结转移和淋巴结外侵犯时预测淋巴结清扫手术后局部复发的高危因素[11]。区域淋巴结复发患者的生存率较差，一组20例患者的回顾性研究显示：挽救性手术后的中位无病生存期仅有16.4个月，并且并发症发生率显著升高[12]。因此，此类患者的治疗建议经过多学科讨论后再实施。

推荐意见	推荐等级
未触及腹股沟淋巴结	
T_{is}，T_a，T_{1a}期，推荐主动监测	推荐
≥T_{1b}期，推荐预防性腹股沟淋巴结清扫术	推荐
触及腹股沟淋巴结	
行超声引导下细针穿刺活检，阴性则推荐严密随访监测或根据原发灶病理选择性行腹股沟淋巴结清扫术	推荐
行超声引导下细针穿刺活检，阳性则推荐行根治性腹股沟淋巴结清扫术	推荐
出现以下任一情况推荐行盆腔淋巴结清扫术：①≥2个以上腹股沟淋巴转移；②转移淋巴结存在淋巴结外侵犯	推荐
淋巴结破溃，固定或既往手术后复发	
推荐行新辅助化疗，肿瘤退缩良好者可行根治性髂腹股沟淋巴结清扫	可选择

参 考 文 献

[1] Graafland NM, et al. Prognostic factors for occult inguinal lymph node involvement in penile carcinoma and assessment of the high-risk EAU subgroup: a two-institution analysis of 342 clinically node-negative patients. Eur Urol, 2010, 58 (5): 742-747.

[2] Zhu Y, et al. Development and evaluation of a nomogram to predict inguinal lymph node metastasis in patients with penile cancer and clinically negative lymph nodes. J Urol, 2010, 184 (2): 539-545. ★

[3] Leijte JA, et al. Recurrence patterns of squamous cell carcinoma of the penis: recommendations for follow-up based on a two-centre analysis of 700 patients. Eur Urol, 2008, 54 (1): 161-168.

[4] Kroon BK, et al. Patients with penile carcinoma benefit from immediate resection of clinically occult lymph node metastases. J Urol, 2005, 173 (3): 816-819.

[5] Kumar V, et al. Prospective study comparing video-endoscopic radical inguinal lymph node dissection (VEILND) with open radical ILND (OILND) for penile cancer over an 8-year period. BJU Int, 2017, 119 (4): 530-534.

[6] Ye YL, et al. Radical Videoscopic Inguinal Lymphadenectomies: A Matched Pair Analysis. J Endourol, 2018, 32 (10): 955-960. ★

[7] Yuan P, et al. Comparative Study of Video Endoscopic Inguinal Lymphadenectomy Through a Hypogastric vs Leg Subcutaneous Approach for Penile Cancer. J Endourol, 2018, 32 (1): 66-72. ★

[8] Djajadiningrat RS, et al. Prophylactic pelvic lymph node dissection in patients with penile cancer. J Urol, 2015, 193 (6): 1976-1980.

[9] Wang BH, et al. Prognosis of the 8 TNM Staging System for Penile Cancer and Refinement of Prognostication by Incorporating hrHPV Status. Journal of urology undefined: 101097JU0000000000000584, 2019. ★

[10] Pagliaro LC, et al. Neoadjuvant paclitaxel, ifosfamide, and cisplatin chemotherapy for metastatic penile cancer: a phase Ⅱ study. J Clin Oncol, 2010, 28 (24): 3851-3857.

[11] Reddy JP, et al. Factors associated with regional recurrence after lymph node dissection for penile squamous cell carcinoma. BJU Int, 2017, 119 (4): 591-597.

[12] Baumgarten AS, et al. Salvage surgical resection for isolated locally recurrent inguinal lymph node metastasis of penile cancer: international study collaboration. J Urol, 2014, 192 (3): 760-764.

（三）远处转移灶的治疗

阴茎癌多转移至腹股沟及盆腔淋巴结。远处器官转移，比如肺转移、肝转移、脑转移和骨转移很少见，在大宗报道中仅占1%～10%[1]。不论转移到哪个器官，大多数远处转移的阴茎癌患者平均生存期均小于1年[2]。Zhang K等报道了4例远处转移（M1期）的阴茎癌患者[3]，生存期从5～10个月不等；G. Sonpavde报道M1期的患者5年生存率小于5%[4]。对于远处转移性阴茎癌治疗方案以系统治疗为主，主要治疗方法为基于铂类的全身化疗[5]，也有针对EGFR的靶向药物用于转移性阴茎癌治疗的报道[6-8]。目前尚无PD-1及PD-L1抗体治疗转移性阴茎癌的大宗病例报道，但已有多项阴茎癌免疫治疗的临床试验。针对远处转移灶的治疗多为姑息性治疗，对于有局部症状的骨转移灶可以给予放疗以控制症状。目前尚没有远处转移性阴茎癌行转移灶切除的大宗病例相关研究报道。由于缺少相关的数据，不推荐以肿瘤控制为目的的转移灶切除。

推荐意见	推荐等级
对于远处转移性阴茎癌治疗方案以全身化疗为主要治疗	可选择
对于有局部症状的骨转移灶可以给予放疗以控制症状	可选择

参 考 文 献

[1] Chalya PL, et al. Ten-year surgical experiences with penile cancer at a tertiary care hospital in northwestern Tanzania: a retrospective study of 236 patients. World J Surg Oncol, 2015, 13: 71.

[2] Pettaway CA, et al. Treatment of visceral, unresectable, or bulky/unresectable regional metastases of penile cancer. Urology, 2010, 76: S58-S65.

[3] Zhang K, et al. Surgical treatment of advanced penile cancer. J Cancer Res Clin Oncol, 2017, 143: 1865-1870. ★

[4] Sonpavde G, et al. Penile cancer: current therapy and future directions; Ann Oncol, 2013, 24: 1179-1189.

[5] Di Lorenzo G, et al. Cisplatin and 5-fluorouracil in inoperable, stage Ⅳ squamous cell carcinoma of the penis. BJU Int, 2012, 110: E661-E666.

[6] Necchi A, et al. Proof of activity of antiepidermal growth factor receptor-targeted therapy for relapsed

squamous cell carcinoma of the penis. J Clin Oncol, 2011, 29: e650-e652.

[7] Carthon BC, et al. Epidermal growth factor receptor-targeted therapy in locally advanced or metastatic squamous cell carcinoma of the penis. BJU Int, 2013, 113: 871-877.

[8] Huang KB, et al. EGFR mono-antibody salvage therapy for locally advanced and distant metastatic penile cancer: Clinical outcomes and genetic analysis. Urol Oncol, 2019, 37: 71-77. ★

（四）阴茎癌化疗

1.伴有腹股沟淋巴结转移的新辅助化疗　巨大的腹股沟淋巴结肿大（cN3）表明存在广泛的淋巴结转移。一般不建议直接进行淋巴结手术，因为不太可能进行完整的手术切除，而且只有少数患者从手术中获益，对于这部分患者可以先进行新辅助化疗，对于化疗敏感的患者，可通过新辅助化疗将原本不可切除的淋巴结降期[1]，还可将原本需要阴茎全切的患者，降期至保留阴茎[2]。一项研究显示以TPF方案为主的新辅助化疗完全缓解率为13.8%；客观有效率为53.2%；2年OS为35.8%[3]。新辅助化疗常用的方案为：TIP或TPF[4-6]。

2.根治性腹股沟淋巴结清扫术后淋巴结阳性的辅助化疗　辅助化疗应用范围较广，目前辅助化疗方案多强调联合用药，常用的化疗方案有TIP和TPF。推荐对pN2-3的患者行3～4个周期的化疗，有证据显示42个月的无病生存率可以达到52.6%，而且耐受性良好[7]；且相比于未接受化疗的患者，接受化疗患者的中位生存期增加了11.6个月[8]；目前无数据表明pN1患者需要辅助化疗[7]。有研究表明：伴有单个表浅腹股沟淋巴结转移的患者无论是否进行辅助化疗，均未发现复发。而伴有双侧腹股沟淋巴结转移和（或）盆腔淋巴结转移的患者在进行辅助化疗后仍有50%的复发率[9-11]。

3.术后出现转移或复发患者的挽救性化疗　转移性阴茎癌的化疗多采用以顺铂为主的联合用药，过去多采用顺铂＋氟尿嘧啶[12,13]，顺铂＋甲氨蝶呤＋博来霉素[14]，但后者因毒性剧烈，现在较少应用。目前的化疗方案引入了紫杉醇类药物，它增强了化疗的疗效，安全性更高[15]。

4.化疗联合其他治疗　阴茎鳞癌的原发灶和转移灶均高度表达具有与头颈部鳞癌相似的表皮生长因子受体（epithelial growth factor receptor, EGFR）[16-18]。文献报道91%～100%的PSCC会出现EGFR表达升高。这种高表达提示，针对EGFR的靶向治疗或许能成为一种安全有效的PSCC治疗方法。靶向药物常与化疗联合，一项回顾性临床研究发现[19]，24例接受EGFR靶向治疗的局部晚期或转移性PSCC患者，67%的治疗方案采用西妥昔单抗联合一种或多种细胞毒性药物，最常见的不良反应是皮疹（71%），治疗相关疾病进展时间（time to progression, TTP）和总生存期（overall survival, OS）中位数分别为11.3（1～40）和29.6（2～205）周，因此在某些局部晚期及转移性PSCC患者中，西妥昔单抗可以发挥抗肿瘤作用，同时能够增强以顺铂为基础的化疗药物的疗效。化疗联合免疫治疗或其他临床试验药物也可能成为未来有效的治疗方法。

常用的化疗方案：

TIP方案：第1天，紫杉醇 175mg/m²；第1～3天，异环磷酰胺，1200mg/（m²·d）；第1～3天，顺铂25mg/（m²·d）。每3～4周，重复上述方案。

TPF方案：第1天，多西他赛75mg/m²；第1天，顺铂60mg/m²；第1～4天，5-氟尿嘧啶 750mg/（m²·d）。每3～4周，重复上述方案。

参 考 文 献

[1] Pettaway CA, et al. Treatment of Visceral, Unresectable, or Bulky/Unresectable Regional Metastases of Penile Cancer. Urology, 2010, 76: S58-65.

[2] Asghar AM, et al. Neoadjuvant chemotherapy for penile cancer enabling organ preservation: A case of individualized management for bilateral lymph-node metastasis and a bulky primary tumor. Urology Case Reports, 2019, 23: 3-5.

[3] Necchi A, et al. Clinical Outcomes of Perioperative Chemotherapy in Patients With Locally Advanced Penile Squamous-Cell Carcinoma: Results of a Multicenter Analysis. Clinical Genitourinary Cancer, 2017, 15: 548-555.

[4] Zhang S, et al. Phase Ⅱ study of docetaxel, cisplatin, and fluorouracil in patients with distantly metastatic penile cancer as first-line chemotherapy. Oncotarget, 2015, 6 （31）: 32212-32219. ★

[5] Necchi A, et al. Prognostic Factors of Adjuvant Taxane, Cisplatin, and 5-Fluorouracil Chemotherapy for Patients With Penile Squamous Cell Carcinoma After Regional Lymphadenectomy. Clinical Genitourinary Cancer, 2016, 14: 518-523.

[6] Nicolai N, et al. A Combination of Cisplatin and

5-Fluorouracil With a Taxane in Patients Who Underwent Lymph Node Dissection for Nodal Metastases From Squamous Cell Carcinoma of the Penis: Treatment Outcome and Survival Analyses in Neoadjuvant and Adjuvant Settings. Clinical Genitourinary Cancer, 2016, 14（4）: 323-330.

[7] Prabhash K, et al. Role of paclitaxel and platinum-based adjuvant chemotherapy in high-risk penile cancer. Urology Annals, 2012, 4（3）: 150-153.

[8] Sharma P, et al. Adjuvant chemotherapy is associated with improved overall survival in pelvic node-positive penile cancer after lymph node dissection: A multi-institutional study. Urol Oncol, 2015, 33: 496.e17-23.

[9] Pizzocaro G, et al. Taxanes in Combination with Cisplatin and Fluorouracil for Advanced Penile Cancer: Preliminary Results. European Urology, 2009, 55（3）: 546-551.

[10] Pizzocaro G, et al. Treatment of lymphatic metastasis of squamous cell carcinoma of the penis: experience at the National Tumor Institute of Milan. Arch Ital Urol Andvol, 1996, 68: 169-172.

[11] Pizzocaro G, et al. Improved management of nodal metastases of squamous cell carcinoma ofthe penis. J Urol, 1995, 153: 246.

[12] Shammas FV, et al. Cisplatin and 5-Fluorouracil in Advanced Cancer of the Penis. Journal of Urology, 1992, 147（3）: 630-632.

[13] Hussein AM, et al. Chemotherapy with cisplatin and 5-fluorouracil for penile and urethral squamous cell carcinomas. Cancer, 1990, 65（3）: 433-438.

[14] Dexeus FH, et al. Combination Chemotherapy with Methotrexate, Bleomycin and Cisplatin for Advanced Squamous Cell Carcinoma of the Male Genital Tract. Journal of Urology, 1991, 146（5）: 1284-1287.

[15] Nicholson S, et al. Phase Ⅱ trial of docetaxel, cisplatin and 5FU chemotherapy in locally advanced and metastatic penis cancer（CRUK/09/001）. British Journal of Cancer, 2013, 109（10）: 2554-2559.

[16] Börgermann C, et al. Characterization of the EGF receptor status in penile cancer: Retrospective analysis of the course of the disease in 45 patients. Der Urologe, 2009, 48（12）: 1483-1489.

[17] Lavens N, et al. EGFR overexpression in squamous cell carcinoma of the penis. Current Oncology, 2010, 17（1）: 4-6.

[18] Hakenberg OW, et al. EAU Guidelines on Penile Cancer: 2014 Update. European Urology, 2015, 67（1）: 142-150.

[19] Carthon BC, et al. Epidermal Growth Factor Receptor-Targeted Therapy in Locally Advanced or Metastatic Squamous Cell Carcinoma of the Penis. BJU International, 2013, 113（6）: 871-877.

（五）阴茎癌的放射治疗

放射治疗仅可作为无法接受手术以及术后原发灶和（或）区域淋巴结复发患者的姑息性治疗，但疗效尚需更多临床证据证实。

放射治疗将增加肿瘤原发灶切除和腹股沟阳性淋巴结清扫手术的难度和并发症发生的风险。目前没有较好证据级别的文献支持放疗对于腹股沟的转移淋巴结或者腹股沟淋巴结清扫术后复发或残留的病灶有效，仅有的一篇前瞻设计临床研究证实根治性腹股沟淋巴结清扫术疗效优于放射治疗。

1. 以保留器官为目的的原位肿瘤放射治疗　放射治疗是保存器官完整性和功能的一种治疗手段，包括外放射治疗（EBRT）和近距离放射治疗，主要适用于部分 Ta ～ T2 期、肿瘤＜4cm、局限的、有保留器官要求的阴茎癌患者。对于部分 Ta 和 T1 ～ 2 期，肿瘤直径＜4cm 的患者可选择保留阴茎的放射治疗[1-6]，治疗方式包括最低 60Gy 的外放射治疗联合短距离放射治疗，或单独短距离放射治疗。后者局部肿瘤控制率达 70% ～ 90%[2,4]，复发率 10% ～ 30%[1,2,4]。放射治疗后复发的患者可通过挽救性手术达到肿瘤控制目的[7]。放射治疗主要并发症包括尿道口狭窄（20% ～ 35%）、阴茎坏死（10% ～ 20%）及阴茎海绵体纤维化[8]。其中，尿道口狭窄多见于短距离放射治疗患者，而阴茎坏死较多见于 EBRT 患者。6.8% 的阴茎坏死患者需接受阴茎切除术[9]。肿瘤体积≥4cm 的患者不推荐行放射治疗。放射治疗对阴茎勃起功能的影响尚不明确[10]。

2. T3 和 T4 期肿瘤的放射治疗　对于 T3 期要求保留器官功能和完整性，且肿瘤直径＜4cm 的患者可考虑行放射治疗；如肿瘤直径≥4cm，或已侵犯尿道则应行阴茎部分切除术或阴茎全切术，不推荐行放射治疗。对于 T4 期患者，放射治疗可作为化疗及其他治疗失败后的一种选择，不推荐作为手术后的常规辅助治疗方案。不推荐对 T3、T4 期患者行术前新辅助放射治疗。

3. 区域淋巴结的放射治疗　对于 cN0，尤其具有中高淋巴结转移风险（pT1G2；pT1G3 和＞pT1）的患者，研究显示与腹股沟淋巴结清扫术相比，放射治疗并不能延长患者总生存期[11]，且易增加后续手术治疗风险。因此，不推荐对 cN0 患者行预防性腹股沟淋巴结放射治疗。

目前尚无证据表明cN1/cN2患者能从腹股沟淋巴结清扫术后的辅助放射治疗中获益[12]，因此不推荐该类患者在接受腹股沟淋巴结清扫术后行辅助性放射治疗。对cN3和腹股沟淋巴结清扫术后复发患者，除作为化疗的联合治疗或以缓解疼痛为目的治疗以及临床研究外，不推荐行放射治疗。

推荐意见	推荐等级
对于部分Ta和T1~2期，肿瘤直径<4cm，有保留器官要求的阴茎癌患者可选择保留阴茎的放射治疗	推荐
对于T3期要求保留器官功能和完整性，且肿瘤直径<4cm的患者可考虑行放射治疗	推荐
如肿瘤直径≥4cm，或已侵犯尿道则应行阴茎部分切除术或阴茎全切术，不推荐行放射治疗	推荐
对于T4期患者，放射治疗可作为化疗及其他治疗失败后的一种选择	可选择
不推荐对cN0患者行预防性腹股沟淋巴结放射治疗	推荐
不推荐对cN1/cN2患者腹股沟淋巴结清扫术后的辅助放射	推荐

参考文献

[1] Crook J, et al. MP21. 03：Penile brachytherapy：results for 60 patients. Brachytherapy, 2007, 6（2）：82.

[2] Crook J, et al. Penile brachytherapy：Technical aspects and postimplant issues. Brachytherapy, 2010, 9（2）：151-158.

[3] Crook J, et al. Grimard LJWJoU. Radiation therapy in the management of the primary penile tumor：an update. World J Urol, 2009, 27（2）：189-196.

[4] Renaud DC, et al. Long-term results of brachytherapy for carcinoma of the penis confined to the glans（N-or NX）. Int J Radiat Oncol Biol Phys, 2009, 74（4）：1150-1156.

[5] Gotsadze D, et al. Is conservative organ-sparing treatment of penile carcinoma justified? Eur Urol, 2000, 38（3）：306-312.

[6] Ozsahin M, et al. Treatment of penile carcinoma：To cut or not to cut? Int J Radiat Oncol Biol Phys, 2006, 66（3）：674-679.

[7] Azrif M, et al. External-beam Radiotherapy in T1-2 N0 Penile Carcinoma. Clinical Oncology, 2006, 18（4）：320-325.

[8] Zouhair A, et al. Radiation therapy alone or combined surgery and radiation therapy in squamous-cell carcinoma of the penis? Eur J Cancer, 2001, 37（2）：198-203.

[9] Cordoba A, et al. Low-dose brachytherapy for early stage penile cancer：a 20-year single-institution study（73 patients）. Radiat Oncol, 2016, 11（1）：96.

[10] Delaunay B, et al. Brachytherapy for penile cancer：Efficacy and impact on sexual function. Brachytherapy, 2014, 13（4）：380-387.

[11] Piva L, et al. Therapeutic alternatives in the treatment of class T1N0 squamous cell carcinoma of the penis：indications and limitations. Arch Ital Urol Androl, 1996, 68（3）：157-161.

[12] Graafland NM, et al. Inguinal recurrence following therapeutic lymphadenectomy for node positive penile carcinoma：outcome and implications for management. J Urol, 2011, 185（3）：888-894.

六、随访

阴茎癌的随访非常重要，因为它可以及早发现局部和区域淋巴结的转移或复发，绝大多数患者仍有可能治愈，而且它也是评估治疗效果和预测近远期并发症的唯一方法[1]，对于探索提高患者术后生活质量的方法具有借鉴意义。

（一）随访策略

1.随访的意义 原发灶局部的复发率会因治疗手段的不同而有很大的变化。阴茎部分或全部切除可以使局部复发率降至0%～7%，而采用保留阴茎治疗方案，复发率可高达50%，其中多达27%的患者在前2年发生局部复发[2]。如果治疗成功，局部复发并不会显著降低疾病特异性生存率。相反，已经扩散到腹股沟淋巴结的疾病大大降低了长期DSS的发生率，保留阴茎治疗的患者存在局部复发和腹股沟淋巴结转移的可能[3,4]，通过随访，可以早期发现复发并继续给予患者相应的治疗。

2.随访的方法 阴茎及腹股沟淋巴结位于人体浅表位置，阴茎癌的随访必须以视诊和查体为基础。在初诊时可触及肿大腹股沟淋巴结的患者中，相对于病理检查，查体的可信度为47%～86%[5,6]；在初诊时无肿大腹股沟淋巴结的患者中，如果随访过程中发现可触及的腹股沟淋巴结则有80%以上可能意味着转移[7]。

CT扫描和胸部X线可作为鉴别是否有盆腔淋巴结转移和远处转移的常用手段，PET-CT则是一种非常有意义的辅助手段[8]。分期在N2及N2以上的阴茎癌患者，肿瘤的播散主要以盆腔淋巴结转移和远处转移为主。对于有相关症状的患者，可应用一些诊断性检查。

生活质量的评估应包括性活动、淋巴水肿及日常生活等情况。

3.随访的时机及时间　阴茎癌患者的随访时间和方法取决于原发灶和区域淋巴结的初次治疗情况。

（1）肿瘤原发灶：如果对原发灶采取保留阴茎治疗（病灶局部切除、激光治疗等），推荐治疗后前2年每3个月随访1次，第3～5年每6个月1次。应使患者非常熟悉肿瘤复发和转移的危险信号，能够进行自我检查。对采用阴茎部分或全部切除的患者，推荐前2年每3个月随访1次，第3～5年每年进行1次随访。对于更长期的随访，尚没有确切的数据提示一个明确的时间。

局部复发很容易通过患者自身或医师体检发现。患者教育是随访的重要组成部分，建议患者到医院进行规律复查。

（2）区域淋巴结情况：无论是否采用监测或侵袭性淋巴结分期，大多数区域性复发发生在治疗后的前2年。虽然概率较小，但局部复发可发生在治疗后2年以上。因此，建议继续对这些患者进行随访[9]。局部复发率最高（9%）发生在监测管理的患者中，而最低的是侵袭性淋巴结分期的患者经改良腹股沟淋巴结清扫术或动态前哨淋巴结活检（dynamic sentinel node biopsy，DSNB）后，其淋巴结呈阴性（2.3%）。推荐治疗后前2年每3个月1次行腹股沟检查，第

3～5年每6个月1次。此外，一旦发生淋巴结转移，生长将非常迅速，预后与转移的淋巴结数量、大小及是否双侧发生有关，因此，密切的随访是必要的。

在可疑病例中使用超声和细针抽吸细胞活检（fine needle aspiration biopsies，FNAB）提高了局部复发的早期检出率[10-12]。没有数据支持常规使用CT或MRI对腹股沟淋巴结进行随访。

未接受辅助治疗而进行淋巴结清扫手术的患者局部复发的风险增加19%[13]。局部复发需要及时行腹股沟淋巴结根治术和辅助化疗。

如果腹股沟淋巴结清扫术后病理检查未发现肿瘤细胞，推荐治疗后前2年每3个月检查1次，第3～5年每年1次。在这种情况下，如果已经给予了规范的治疗，局部复发和远处转移是罕见的，视患者具体情况而定。随访还应对这些患者的生活质量进行了解。

如果腹股沟淋巴结清扫术后病理发现了转移淋巴结，推荐治疗后前2年每3个月检查1次，第3～5年每6个月1次。如有必要，可行超声针吸细胞活检、CT/MRI等。

（二）生活质量

1.阴茎癌治疗后的结果　在阴茎癌治疗后长期存活的患者中，性功能障碍、排尿问题和阴茎外观可能对患者的生活质量产生不利影响[14]。然而，关于阴茎癌治疗后性功能和生活质量的数据却很少。特别是用于评估生活质量结果的心理测量工具存在差异性，需

病情程度	治疗方法	推荐意见				推荐等级
		随访时间		检查方法		
		第1、2年	第3～5年	必要检查	可选检查	
肿瘤原发灶	保留阴茎治疗	每3个月	每6个月	定期就医或自我检查。阴茎上皮内瘤变局部或激光治疗后需重复活检		强烈推荐
	阴茎部分/全部切除术	每3个月	每年	定期就医或自我检查	根据排尿情况，确定是否需要行尿道扩张术	推荐
区域淋巴结	无肿大淋巴结	每3个月	每6个月	定期就医或自我检查	随访中如发现淋巴结肿大可行细胞学或病理活检	推荐
	LND（pN0）	每3个月	每年	定期就医或自我检查超声针吸细胞活检		强烈推荐
	LND（pN+）	每3个月	每6个月	定期就医或自我检查。超声针吸细胞活检，CT/MRI	骨扫描（有相关症状时）	强烈推荐

要进一步的研究来开发针对阴茎癌患者治疗后的结果测量方法。

2. 激光治疗后性生活及生活质量 随访显示瑞典研究激光治疗阴茎癌[15]后的67名患者中，58名幸存的患者平均年龄63岁，其中46名报道了性行为明显减少。一项关于CO_2激光治疗224例阴茎癌的大型研究表明，治疗后阴茎勃起或性功能无障碍[16]。在另一项研究中[17]，19名接受治疗的患者没有发生性功能障碍。

3. 阴茎头切除重建术后的性生活质量 在一项研究中10名患者[18]中的7名在6个月中完成调查问卷（intemational index of erectile function 5，IIEF-5和non-validated 9-item问卷）。IIEF-5评分中位数为24分（无勃起功能障碍）。所有治疗前性生活活跃的患者在3～5个月后仍性生活活跃，7/7的患者表示手术后阴茎顶端的感觉没有变化或更好，5/7的患者感觉性生活有所改善。患者对阴茎头表面置换的总体满意度较高。

4. 保留阴茎头手术后的性生活及生活质量 一项研究报道了保留阴茎头手术后的性功能随访。50例患者除1例死亡外，余下的患者中有41例患者对术后的阴茎外观表示满意或非常满意，7例患者表示可以接受，1例患者表示不满意。50例患者术后均能站立排尿，排尿顺畅[19]。

5. 阴茎部分切除术后性功能及生活质量 4项研究报道了阴茎部分切除术后的性功能[20-22]。在另一组平均年龄为52岁的18名患者中，术后所有性功能领域的IIEF评分都明显较差[15]，55.6%的患者有勃起功能，可以性交。在没有恢复性生活的患者中，50%的人对自己的小阴茎和缺少阴茎头感到自卑，另有1/3的人认为是手术并发症。在那些恢复性交的患者中，66.7%的人恢复了与手术前相同的性生活频率和水平，而72.2%的人在每次有性生活时仍保持射精和高潮。整体而言，只有33.3%的人维持术前性生活频率，并对性生活感到满意。

在另一项研究中，对14名患者进行了"整体性功能问卷调查"，平均时间为术后11.5个月（范围为6～72个月）[21]。手术前，所有患者至少每月有一次正常勃起功能和性交。在9/14的患者中，性功能"正常"或"轻微下降"，而3/14的患者术后没有性生活。Alei等报道了勃起功能随时间的改善[22]。采用IIEF-5、勃起质量问卷（quality of erection questionnaire，QEQ）、勃起功能障碍治疗满意度量表（erection dysfunction inventory of treatment satisfaction，EDITS）、自尊与关系量表（self-esteem and relationship questionnaire，SEAR）对25例阴茎部分切除术后患者进行调查。该研究表明，患者和伴侣对手术治疗和性功能恢复、自尊和整体关系满意度的满意度都很高[22]。

一些定性和定量的项目被用来评估"心理行为和调整"和"社会活动"，作为生活质量指标[21,22]。据报道，患者担心的是肢体残疾、性快感丧失、癌症死亡及这对他们的家庭造成的影响。在一般健康问卷、医院焦虑和抑郁量表中，研究没有显示出明显的焦虑和抑郁水平。术后"社交活动"在生活条件、家庭生活和社交互动方面保持不变。在另一组研究中，对97名阴茎癌患者自尊及生活质量进行调查与统计学分析，阴茎癌阴茎部分切除术后患者自尊感差，生活质量低（生理功能，生理职能，躯体疼痛），勃起功能下降，在总体健康、活力、社会功能、情感职能、精神健康方面均有较差表现[23]。

6. 全阴茎切除术后的生活质量和性功能 在10例阴茎完全切除后评估的阴茎癌患者中，尽管在伴侣关系、自我评估或男性气概评估方面没有负面影响，但对性生活和整体生活质量有显著影响[24]。

参 考 文 献

［1］Pizzocaro G，et al. Guidelines on Penile Cancer. European Association of Urology，2010.

［2］Mobilio G，et al. Genital treatment of penile carcinoma. Curr Opin Urol，2001，11：299-304.

［3］Gotsadze D，et al. Is conservative organ-sparing treatment of penile carcinoma justified? Eur Urol，2000，38：306-312.

［4］Koch MO，et al. Local recurrence of squamous cell carcinoma of the penis. Urol Clin North Am，1994，21：739-743.

［5］Horenblas S，et al. Squamous cell carcinoma of the penis.Ⅲ.Treatment of regional lymph nodes. J Urol，1993，149：492-497.

［6］Solsona E，et al. Corpus cavernosum invasion and tumor grade in the prediction of lymph node condition in penile carcinoma. Eur Urol，1992，22：115-118.

［7］胡海平. 阴茎癌外科治疗30例分析. 杭州：浙江大学医学院，2008.★

［8］Lont AP，et al. Penis conserving treatment for T1 and T2 penile carcinoma：clinical implications of a local recurrence. J Urol 2006，176（2）：575-580.

［9］Krishna，RP，et al. Sonography：an underutilized diagnostic tool in the assessment of metastatic groin nodes. J Clin Ultrasound，2008，36：212-217.

［10］Kroon BK，et al．Ultrasonography-guided fine-needle aspiration cytology before sentinel node biopsy in patients with penile carcinoma．BJU Int，2005，95：517-521．

［11］Djajadiningrat RS，et al．Ultrasound examination and fine needle aspiration cytology-useful for followup of the regional nodes in penile cancer? J Urol，2014，191：652-655．

［12］Leijte JA，et al．Recurrence patterns of squamous cell carcinoma of the penis：recommendations for follow-up based on a two-centre analysis of 700 patients．Eur Urol，2008，54：161-168．

［13］Schover，LR．Sexuality and fertility after cancer．Hematology Am Soc Hematol Educ Program，2005：523-527．

［14］Skeppner E，et al．Treatment-seeking，aspects of sexual activity and life satisfaction in men with laser-treated penile carcinoma．Eur Urol，2008，54：631-639．

［15］Bandieramonte G，et al．Peniscopically controlled CO_2 laser excision for conservative treatment of in situ and T1 penile carcinoma：report on 224 patients．Eur Urol，2008，54：875-882．

［16］van Bezooijen BP，et al．Laser therapy for carcinoma in situ of the penis．J Urol，2001，166：1670-1671．

［17］Hadway P，et al．Total glans resurfacing for premalignant lesions of the penis：initial outcome data．BJU Int，2006，98：532-536．

［18］邓云山，等．保留阴茎头手术治疗浅表性阴茎癌的临床疗效观察．中国男科学杂志，2013，26（11）：45-48．★

［19］Romero FR，et al．Sexual function after partial penectomy for penile cancer．Urology，2005，66：1292-1295．

［20］D'Ancona CA，et al．Quality of life after partial penectomy for penile carcinoma．Urology，1997，50：593-596．

［21］Alei G，et al．Lichen sclerosus in patients with squamous cell carcinoma．Our experience with partial penectomy and reconstruction with ventral fenestrated flap．Ann Ital Chir，2012，83：363-367．

［22］Yu C，et al．Sexual Function after Partial Penectomy：A Prospectively Study From China．Scientific Reports，2016，6：21862．★

［23］姚光飞，等．阴茎癌患者阴茎部分切除术后生活质量及自尊的调查研究．全科医学临床与教育，2013，11（2）：148-150．★

［24］Sosnowski R，et al．Quality of life in penile carcinoma patients-post-total penectomy．Centr Eur J Urol，2016，69：204-211．

上尿路尿路上皮癌诊断治疗指南

一、流行病学、病因学和病理学

上尿路尿路上皮癌（UTUC）包括肾盂癌和输尿管癌，在肾盂输尿管的恶性肿瘤中最常见的病理类型为尿路上皮癌（即移行细胞癌），下文中原则上主要介绍尿路上皮癌的诊疗。

尿路上皮癌发病率较高，但以膀胱癌为主[1]，在欧美的相关报道中，UTUC的发病率仅占尿路上皮癌的5%～10%[2,3]。在中国人群中这一比例可能会稍高，2018年全国32家大型医院住院患者的初步调查结果显示，UTUC占尿路上皮癌的比例为9.3%～29.9%，平均为17.9%。这种比例分布的差异可能与发病机制和临床特点不同相关。据报道上尿路尿路上皮癌的最高发病率为10/（10万人•年），西方人群据统计约为2/（10万人•年）。

UTUC高发于70～90岁人群。性别分布在国外报道中以男性为主[4]，在我国由于特殊的起病因素，可能在部分人群中女性患者比例相对较高[5,6]。UTUC多为单侧起病，据报道双侧同时发病的概率为1.6%～4.37%[7]。7%～17%的UTUC可合并膀胱癌同时起病[8]。

UTUC可能涉及的病因学和危险因素包括以下几种。

1.吸烟　吸烟是影响UTUC发展的重要因素之一，UTUC的发生与吸烟时间、吸烟总量等呈剂量反应正相关。研究表明，非吸烟者发生上尿路上皮癌的相对风险度为2.5，吸烟者则高达7，而控制吸烟后，风险度可降低。即使是已经戒烟的吸烟者，其发生UTUC的风险度也高于无吸烟史者[9]。

2.职业接触　从事石油化工、塑料生产工作，长期接触煤、沥青、可卡因、焦油的工人发生UTUC的概率明显更高，这与他们长期暴露于致癌性芳香胺，例如苯胺、β萘胺和联苯胺等有直接关系。理发师、制鞋工人、染发业者、画家、油漆工人及染料工人，因较常接触染料，也可能是疾病高发人群。引起这种职业性UTUC的暴露时间平均为7年，终止暴露后，仍具有长达20年的潜伏期[10]。

3.镇痛药　镇痛药已经证实是UTUC的致病因素[10]。长期过量服用镇痛药的患者还可能会出现镇痛药肾病，主要是由非类固醇抗炎镇痛药所引起的各类肾脏病变，除了早期证实的非那西汀之外，咖啡因、可待因、对乙酰氨基酸、阿司匹林或其他水杨酸类药物过量使用也可能引起镇痛药肾病。

4.慢性炎症、感染或使用化疗药　鳞状细胞癌（少数情况下的腺癌）发生与尿路结石和梗阻相关的慢性细菌感染有关[11,12]，反复发生上尿路结石的患者发生鳞状细胞癌的风险明显升高。环磷酰胺也被认为可增加肿瘤发生的危险性[13]。

5.遗传　Lynch综合征是与UTUC相关的最常见家族性综合征。Lynch综合征是DNA错配修复基因胚系突变所致的常染色体显性遗传病，又称为遗传性非息肉病性结直肠癌综合征（hereditary non-polyposis colorectal cancer，HNPCC）。研究发现Lynch综合征相关泌尿系肿瘤中UTUC的发病率最高可达21.3%[14]，是Lynch综合征中第三大常见肿瘤。Lynch综合征以早期发生结肠肿瘤（不包括息肉）和肠外肿瘤为特征，肠外肿瘤即包括上尿路肿瘤、子宫内膜癌等。这些患者通常较为年轻（平均55岁），女性更为常见。EAU指南推荐年龄小于60岁、一级或二级亲属曾罹患Lynch综合征相关肿瘤病史的UTUC患者需要在询问病史期间进行筛查，可参考相关筛查标准（表6-1）。对于根据临床标准判断可疑的HNPCC相关性UTUC，可对患者进行MMR相关蛋白免疫组化染色及MSI检测，必要时进行基因检测及家族遗传咨询[14-16]。

表6-1 常见Lynch综合征相关筛查标准

Amsterdam II标准：

（1）至少有3个亲属患有结直肠癌或其他Lynch综合征相关的肿瘤

（2）一个亲属是另外两个的一级亲属，且两代人连续患病

（3）在50岁之前至少诊断有1种Lynch综合征相关肿瘤

（4）在结直肠癌患者中需排除家族性腺瘤性息肉病

（5）经病理证实为Lynch综合征相关癌

Bethesda标准：

（1）诊断结直肠癌时患者年龄<50岁

（2）任何年龄段，患者同时或异时患有结直肠癌或Lynch综合征相关肠外肿瘤

（3）诊断结直肠癌时患者年龄<60岁且具有微卫星区域高度不稳定

（4）结直肠癌患者有1个或多个一级亲属患有结直肠癌或Lynch综合征相关肠外肿瘤，其中1例患者诊断时年龄<50岁

（5）任何年龄段，结直肠癌患者有2个或2个以上一级或二级亲属患有Lynch综合征相关肿瘤

中国HNPCC家系筛检标准：

家系中至少有2例组织病理学明确诊断的大肠癌患者，其中的2例为父母与子女或同胞兄弟姐妹的关系，并且符合以下1条：

（1）至少1例为多发性大肠癌患者（包括腺瘤）

（2）至少1例大肠癌发病早于50岁

（3）家系中至少一人患HNPCC相关肠外恶性肿瘤（包括胃癌、子宫内膜癌、肠癌、输尿管或肾盂癌、卵巢癌、肝胆系统癌）

6.巴尔干肾病 全称为巴尔干半岛地方性肾病（Balkan endemic nephropathy，BEN），也被称为多瑙河地区性家族性肾病（Danubian endemic familial nephropathy，DEFN）。最早在巴尔干半岛附近的国家和地区发现，巴尔干肾病是一种进展缓慢的小管间质性肾病，具有流行性和家族发病的特征，受累家族UTUC的发生率明显增高，常出现肾盂输尿管上皮非典型化生，在局部地区巴尔干肾病患者UTUC发病率远远高于未受累人群。后来发现巴尔干肾病的流行可能与后续的比利时女性服用中药减肥药所导致间质性肾炎有共同的凶手，即马兜铃酸[17]。

7.马兜铃酸 马兜铃酸是一类广泛存在于马兜铃

属和细辛属植物中的有机化合物。研究表明，马兜铃酸具有一定的致癌潜力，它可以与DNA片段特异性结合后形成马兜铃酸-DNA加合物，引起P53基因的139号密码子的突变进而导致肿瘤的发生[18]。病理检查发现，急性马兜铃酸肾病患者中，可广泛出现轻到中度肾盂输尿管上皮非典型变性和化生，提示马兜铃酸是UTUC的重要病因。研究发现中国有大量UTUC患者的发病与服用含有马兜铃酸类中草药相关[19]。

尿路上皮癌中最常见的病理类型为移行细胞癌，占90%以上。可单发或多发，其生长方式一般可分为乳头状型（papillary）及平坦型（sessile，也可称无蒂或广基底型）。前者多有宽窄不同的蒂，多数标本可融合成直径＞1cm、表面细颗粒状或绒毛状，多个小肿瘤可融合成直径＞2cm的较大肿瘤，呈菜花状，常形成较清楚的弧形边界。后者局部黏膜增厚、粗糙、呈灰白色，病变部位因纤维组织增生、炎症细胞浸润，可导致局部增厚、僵硬。上尿路原位癌与膀胱尿路上皮原位癌相似，肉眼难以辨别，可类似于黏膜白斑、上皮过度增生或黏膜下血管增生所致柔软红色斑块等表现。

其他类型主要包括鳞状细胞癌、腺癌等[20,21]。

鳞状细胞癌：上尿路上皮鳞状细胞癌占上尿路上皮恶性肿瘤6%～15%，其中约70%为男性，主要部位为肾盂。鳞状细胞癌发展迅速，无蒂，多呈外生性生长，易浸润周围组织形成包块，诊断时常为晚期，通常为中、低分化。

腺癌：上尿路上皮腺癌是由尿路上皮化生为腺上皮后形成的恶性肿瘤，占肾盂输尿管恶性肿瘤的比例不到1%。上尿路上皮腺癌通常与长期梗阻、炎症或尿路结石有关，主要原因可能为慢性炎症刺激尿路上皮腺样化生，从而导致上皮癌变。发现时通常为晚期，预后往往较差。

完全非尿路上皮组织来源的UTUC极少[22,23]，存在非尿路上皮分化已被确认为预后不良的危险因素[24]。

推荐意见

肾盂癌和输尿管癌统称上尿路尿路上皮癌，其诊断、治疗方式比较类似，但和膀胱癌在发病机制、生物学行为、诊疗和预后存在一定差别

对于年龄小于60岁、一级或二级亲属曾罹患Lynch综合征相关肿瘤病史的患者需要在询问病史期间进行筛查；如果符合HNPCC标准，可对患者进行基因检测并进行家族遗传咨询（推荐）

UTUC最常见的病理类型为尿路上皮癌

参考文献

[1] Siegel RL, et al. Cancer statistics, 2019. CA Cancer J Clin, 2019, 69（1）: 7-34.

[2] Munoz JJ, et al. Upper tract urothelial neoplasms: incidence and survival during the last 2 decades. J Urol, 2000, 164（5）: 1523-1525.

[3] Roupret M, et al. European Association of Urology Guidelines on Upper Urinary Tract Urothelial Carcinoma: 2017 Update. Eur Urol, 2018, 73（1）: 111-122.

[4] Shariat SF, et al. Gender differences in radical nephroureterectomy for upper tract urothelial carcinoma. World J Urol, 2011, 29（4）: 481-486.

[5] Chen XP, et al. Predictive factors for worse pathological outcomes of upper tract urothelial carcinoma: experience from a nationwide high-volume centre in China. BJU Int, 2013, 112（7）: 917-924. ★

[6] 方冬, 等. 中国上尿路尿路上皮癌人群特征和地区差异: 基于CUDA-UTUC协作组的多中心研究. 中华泌尿外科杂志, 2017, 38（12）: 885-890. ★

[7] Fang D, et al. Presence of Concomitant Non-muscle-invasive Bladder Cancer in Chinese Patients with Upper Tract Urothelial Carcinoma: Risk Factors, Characteristics, and Predictive Value. Ann Surg Oncol, 2015, 22（8）: 2789-2798. ★

[8] Fang D, et al. Risk factors and treatment outcomes of new contralateral upper urinary urothelial carcinoma after nephroureterectomy: the experiences of a large Chinese center. J Cancer Res Clin Oncol, 2014, 140（3）: 477-485. ★

[9] Crivelli JJ, et al. Effect of smoking on outcomes of urothelial carcinoma: a systematic review of the literature. Eur Urol, 2014, 65（4）: 742-754.

[10] Colin P, et al. Environmental factors involved in carcinogenesis of urothelial cell carcinomas of the upper urinary tract. BJU Int, 2009, 104（10）: 1436-1440.

[11] Godec CJ, et al. Simultaneous occurrence of transitional cell carcinoma and urothelial adenocarcinoma associated with xanthogranulomatous pyelonephritis. Urology, 1985, 26（4）: 412-415.

[12] Spires SE, et al. Adenocarcinoma of renal pelvis. Arch Pathol Lab Med, 1993, 117（11）: 1156-1160.

[13] Brenner DW, et al. Upper tract urothelial malignancy after cyclophosphamide therapy: a case report and literature review. J Urol, 1987, 137（6）: 1226-1227.

[14] Audenet F, et al. A proportion of hereditary upper urinary tract urothelial carcinomas are misclassified as sporadic according to a multi-institutional database analysis: proposal of patient-specific risk identification tool. BJU Int, 2012, 110（11 Pt B）: E583-589.

[15] Roupret M, et al. Upper urinary tract urothelial cell carcinomas and other urological malignancies involved in the hereditary nonpolyposis colorectal cancer（lynch syndrome）tumor spectrum. Eur Urol, 2008, 54（6）: 1226-1236.

[16] Acher P, et al. Towards a rational strategy for the surveillance of patients with Lynch syndrome（hereditary non-polyposis colon cancer）for upper tract transitional cell carcinoma. BJU Int, 2010, 106（3）: 300-302.

[17] Petronić V. Tumors of the upper urothelium and endemic nephropathy. In: Radovanović Z, Sindić M, Polenaković M, Djukanović L, Petronić V, editors. Endemic Nephropathy. Belgrade, Serbia: Institute for Textbook Publishing, 2000: 350-439.

[18] Nortier JL, et al. Urothelial carcinoma associated with the use of a Chinese herb（Aristolochia fangchi）. N Engl J Med, 2000, 342（23）: 1686-1692.

[19] Aydin S, et al. Unambiguous detection of multiple TP53 gene mutations in AAN-associated urothelial cancer in Belgium using laser capture microdissection. PLoS One, 2014, 9（9）: e106301.

[20] Olgac S, et al. Urothelial carcinoma of the renal pelvis: a clinicopathologic study of 130 cases. Am J Surg Pathol, 2004, 28（12）: 1545-1552.

[21] Perez-Montiel D, et al. High-grade urothelial carcinoma of the renal pelvis: clinicopathologic study of 108 cases with emphasis on unusual morphologic variants. Mod Pathol, 2006, 19（4）: 494-503.

[22] Sakano S, et al. Impact of variant histology on disease aggressiveness and outcome after nephroureterectomy in Japanese patients with upper tract urothelial carcinoma. Int J Clin Oncol, 2015, 20（2）: 362-368.

[23] Ouzzane A, et al. Small cell carcinoma of the upper urinary tract（UUT-SCC）: report of a rare entity and systematic review of the literature. Cancer Treat Rev, 2011, 37（5）: 366-372.

[24] Tang Q, et al. The prognostic impact of squamous and glandular differentiation for upper tract urothelial carcinoma patients after radical nephroureterectomy. World J Urol, 2016, 34（6）: 871-877. ★

二、分期和分级系统

UTUC肿瘤病理分级与膀胱尿路上皮癌分级系统相似。最早均采用WHO1973分级方法, 分别以G1、G2、G3来表示高分化、中分化、低分化肿瘤。WHO/ISUP于1998年改良了尿路上皮癌分类法, 2004年由WHO正式公布[1-3]。新的分类方法将尿路上皮肿瘤分为低度恶性倾向尿路上皮乳头状肿瘤（papillary urothelical neoplasms of low malignant potential, PUNLMP）、低级别肿瘤和高级别肿瘤。目前国内外多数中心倾向于采用WHO2004分级法，但尚无充分证据证实其较WHO1973版分类方法更为优越。

UTUC的TNM临床分期见表6-2[4]。UTUC常见淋巴结转移部位以肾门、腹主动脉旁、腔静脉旁为主。中下段输尿管肿瘤可转移至盆腔淋巴结。

表6-2　UTUC的TNM分期（2017年版）

T-原发肿瘤	
Tx	原发肿瘤无法评估
T0	无原发肿瘤证据
Ta	非浸润性乳头状癌
Tis	原位癌
T1	肿瘤侵犯黏膜下结缔组织
T2	肿瘤侵犯肌层
T3	（肾盂）肿瘤浸润超过肌层，侵及肾盂周围脂肪或肾实质
	（输尿管）肿瘤浸润超过肌层，侵及输尿管旁脂肪
T4	肿瘤侵及邻近器官或穿透肾脏，侵及肾周脂肪
N-区域淋巴结	
Nx	区域淋巴结无法评估
N0	无区域淋巴结转移
N1	单个淋巴结转移，最大直径≤2cm
N2	单个淋巴结转移，直径>2cm，或多个淋巴结转移
M-远处转移	
M0	无远处转移
M1	有远处转移

由于准确的临床分期有一定难度，因此，可以通过以下标准在术前将患者划分为"低危"与"高危"[5]，并指导治疗（详见后文）：

低危UTUC（需要满足下列所有条件）：

1.单发性肿瘤。

2.肿瘤直径＜2cm。

3.细胞学检查提示低级别肿瘤。

4.输尿管肾镜活检提示低级别肿瘤。

5.CT尿路造影未发现肿瘤浸润生长。

高危UTUC（只需满足下列任何1个条件）：

1.肾积水。

2.肿瘤直径＞2cm。

3.细胞学检查提示高级别肿瘤。

4.输尿管肾镜活检提示高级别肿瘤。

5.多发性肿瘤。

6.既往曾因膀胱癌做过膀胱全切手术。

7.存在多种组织学类型。

推荐意见	推荐等级
采用最新TNM分期标准来评估UTUC的肿瘤分期	强烈推荐
评估UTUC的组织学分级，优选WHO2004标准，也可采用WHO1973方法	强烈推荐

参考文献

[1] Sauter G AF, et al. Tumours of the urinary system: non-invasive urothelial neoplasias. 2004, IARCC Press: Lyon.

[2] Epstein JI, et al. The World Health Organization/International Society of Urological Pathology consensus classification of urothelial (transitional cell) neoplasms of the urinary bladder. Bladder Consensus Conference Committee. Am J Surg Pathol, 1998, 22 (12): 1435-1448.

[3] Moch H, et al. The 2016 WHO Classification of Tumours of the Urinary System and Male Genital Organs-Part A: Renal, Penile, and Testicular Tumours. Eur Urol, 2016, 70 (1): 93-105.

[4] Brierley JD, et al. TNM classification of malignant tumors. UICC International Union Against Cancer. 8th edn, 2017, Oxford.

[5] Roupret M, et al. European Association of Urology Guidelines on Upper Urinary Tract Urothelial Carcinoma: 2017 Update. Eur Urol, 2018, 73 (1): 111-122.

三、诊断

（一）症状和体征

UTUC可能没有任何症状而单纯依靠检查发现。UTUC最常见的局部症状为肉眼或镜下血尿（70%～80%）[1,2]，近年来，由于抗凝和抗血小板药物使用的增多，血尿的发生率可能更高[3]。腰痛可见于20%～40%的患者，多由于肿瘤引起的梗阻导致肾盂积水牵张肾被膜所致，血凝块通过输尿管引起急性梗阻时可能出现急性肾绞痛[4]。少数患者可能出现腰部肿块或因下尿路症状就诊。是否存在局部症状与病情严重程度及预后的关系还有待进一步确认[5]。

部分晚期患者可出现全身症状，如食欲缺乏、体重减轻、盗汗、咳嗽和骨痛，以及呕吐、水肿、高血压等肾功能不全表现。出现全身症状需要更加密切关注是否疾病进展，该类患者往往预后不佳[4,6]。

大多数患者在查体中常无明显异常，极少数病例可能会触及腰腹部的肿块，肿块可能来源于肿瘤本身或梗阻继发的肾积水。如果存在肿瘤转移可能会出现相关体征，一般不具有特异性。

（二）影像学诊断

1.超声检查 超声可以通过发现肾积水筛查 UTUC，也可对病灶进行初步评估，因其对肿瘤的定性难以令人满意，所以超声检查单独应用的临床价值有限，超声造影技术可能改善其诊断的准确性，由于无创、操作简便易行且费用较低，因此已较多应用于各类体检项目中。临床中有大量的无症状性 UTUC 患者为常规体检中通过超声检查发现，有利于疾病的早期诊断。考虑到我国现状，推荐采用超声进行筛查和初始评估。

2.CT泌尿系统成像（computed tomography urography，CTU） CTU 即在注射静脉造影剂后，用 CT 检测患者肾、输尿管和膀胱[7,8]。检测过程中快速获取的薄层扫描（<2 mm）可以提供高分辨率的图像，便于进行多平面重建以辅助诊断[7,9]。CTU 是目前临床价值最高、诊断 UTUC 准确性最高的检查。它可以判断肿瘤位置、浸润深度及与周围器官关系等，而且增强扫描可以有助于了解肿瘤血供情况，并有助于鉴别肿瘤性质。多项研究表明 CTU 诊断 UTUC 的敏感性和特异性均高于静脉肾盂造影[10-12]，敏感性可达67%～100%，特异性达93%～99%，是目前首选的检查方法[7]。

CTU 的缺点包括较多的射线暴露量、注射碘对比剂所引起的潜在风险及较昂贵的费用。

推荐对于疑诊 UTUC 的患者均行 CTU 检查。对于因肾功能不全等原因无法耐受 CTU 检查的患者，可考虑通过逆行插管造影或磁共振成像（MRI）辅助诊断。

3.泌尿系平片及造影检查 传统的 KUB/IVP（kidney，ureter，bladder/intravenous pyelogram）在 UTUC 诊断方面的价值有限，其虽然可以发现肾盂或输尿管内的充盈缺损，但受肠气、局部梗阻等因素影响较大，诊断准确性欠佳，也难以提供与周围器官关系、血管情况等信息，并且同样受到患者肾功能的限制，目前已不作为常规推荐。

在膀胱镜下进行逆行插管造影一般可以通过发现充盈缺损而较好地了解肿瘤的位置和形态，对于肾功能不全的患者同样适用，对于诊断不明确的患者也可以选择使用。逆行造影有一定创伤性，可能造成肿瘤细胞脱落，造成输尿管黏膜不同程度的损伤而出现肿瘤细胞种植[13]。

4.磁共振成像（magnetic resonance imaging，MRI） MRI 是 UTUC 常用的检查方法，磁共振泌尿系水成像（MR Urography，MRU）可提示尿路内肿瘤及侵袭情况，特别是对于无法行增强 CT 检查的患者可以作为一个很好的替代手段。MRI 的优点是软组织分辨率高，有助于发现肿瘤是否侵入周围软组织器官并判断淋巴结情况。对于小于2cm 的肿瘤，在应用 MR 增强剂的情况下，MRU 检查敏感性为75%[14]。由于存在肾纤维化风险，严重肾功能受损（肌酐清除率<30 ml/min）患者中应限制使用钆对比剂。研究表明，CTU 在诊断 UTUC 及分期方面优于 MRU 检查，尤其是对 cTa～cT2 期的肿瘤[15]。

（三）尿液检测

1.尿细胞学 尿细胞学检查是一项相对简便而特异的技术，对高级别肿瘤及原位癌的检出阳性率较高。其特征性改变包括细胞体积增大、核多形性、核深染和核仁凸起，其评判方法与膀胱癌类似（Ⅰ级：未发现异型细胞；Ⅱ级：细胞有异型性，但无恶性证据；Ⅲ级：具有可疑的恶性细胞，但不能确定；Ⅳ级：具有较明显的恶性细胞；Ⅴ级：具有肯定的恶性细胞）。目前尿细胞学检查仍然是推荐的常规检查方法[7]。单纯尿细胞学检查虽然简单而且无创，但它的诊断敏感性较低（35%～65%），尿细胞学的阴性不能除外尿路上皮癌的可能。推荐除了患者自身排尿收集尿液外，有条件的单位可于膀胱镜下行逆行插管留取肾盂尿液。当膀胱镜检查正常、排除膀胱原位癌或前列腺尿道部原位癌时，尿细胞学阳性提示 UTUC 的可能[16,17]。

尿细胞学检查在判断肿瘤最终分期及分级中有局限性。国外一项研究发现在尿细胞学检查阳性的患者中，预测高级别肿瘤以及浸润性肿瘤的敏感性分别为56%和62%[18]，此外，尿细胞学阳性是术后膀胱肿瘤复发的危险因素[19]。

2.荧光原位杂交（fluorescence in situ hybridization，FISH） 采用 FISH 检查可以检测尿脱落细胞的染色体异常，与尿细胞学检查结合可以大大提高诊断敏感性。目前已经证明其在 UTUC 中具有较高的诊断准确性，敏感性可达87.8%，特异性可达85.7%[20]。推荐有条件的单位开展 FISH 检测。

3.其他肿瘤标志物 对于诸如 NMP22、BTA 等检查，可视具体情况酌情开展。

（四）内镜诊断

1.膀胱尿道镜检查　因超过10%的UTUC患者常合并膀胱癌[21,22]，因此，推荐针对所有UTUC患者在开展手术治疗前均需进行膀胱尿道镜检查以排除合并的膀胱肿瘤。必要时还可以通过膀胱镜下进行输尿管逆行插管造影检查。

2.输尿管镜检查　输尿管镜（含硬镜和软镜）可以观察输尿管、肾盂及集合系统的形态并取活检。无论活检组织大小，输尿管镜活检结果可以明确大多数患者的诊断[23]。诊断性活检的分级可能会低于肿瘤本身的组织学分级、容易漏诊原位癌及造成局部创伤或粘连的风险。已经有研究表明，根治术前进行输尿管镜检查会增加术后膀胱复发的风险[24]。

孤立肾或考虑行保肾治疗的患者在诊断不确定时，通过输尿管镜检术可以提供更多的信息（无论是否取活检）。综合考虑输尿管活检分级、影像学表现（如肾积水）及尿细胞学检查，可以帮助医师决定是选择根治性肾输尿管切除术（RNU）还是内镜下治疗[25,26]。对于诊断明确的高危非孤立肾UTUC患者可以不进行输尿管镜检查。

（五）其他

1.核素检查　肾动态显像是检测泌尿系统疾病的常规核素检查方法，包括肾血流灌注显像和肾动态显像，其最大意义是可以分别估测双侧肾小球滤过率，因此对于判断患者肾功能有较大意义。全身骨扫描可协助明确是否存在骨转移病灶，必要时也可以作为补充检查。对于性质不明确的肿瘤必要时可以进行PET/CT检查，但价格比较昂贵。

2.介入肾血管造影　非常规性检查，造影可发现肾脏及肿瘤血管和血供情况。必要时可用于复杂病例术前肾动脉栓塞。

3.穿刺活检　并不常规使用，主要用于针对难以切除、诊断不明或已经明显转移的肿瘤，以获取病理信息来指导系统治疗。可以采取超声引导或CT引导的方式开展，穿刺后肿瘤种植转移、气胸、严重出血等并发症相对少见。

推荐意见	推荐等级
针对有肉眼血尿、腰痛、反复泌尿系感染的患者在诊疗中考虑UTUC的可能	推荐
可以采用超声来进行患者筛查和初始评估	推荐

续表

推荐意见	推荐等级
对于疑诊UTUC的患者均行CTU检查、尿细胞学检查、膀胱镜检查	强烈推荐
对于因肾功能不全等原因无法耐受增强CT检查的患者，可考虑通过逆行插管造影或磁共振成像（MRI）辅助诊断	推荐
有条件的单位可以开展尿液FISH检查以辅助诊断	可选择
对于诊断不明确或考虑行保留肾脏手术的病例，必要时可行输尿管镜检查	可选择

参 考 文 献

[1] Inman BA, et al. Carcinoma of the upper urinary tract: predictors of survival and competing causes of mortality. Cancer, 2009, 115（13）: 2853-2862.

[2] Cowan NC. CT urography for hematuria. Nat Rev Urol, 2012, 9（4）: 218-226.

[3] Olgac S, et al. Urothelial carcinoma of the renal pelvis: a clinicopathologic study of 130 cases. Am J Surg Pathol, 2004, 28（12）: 1545-1552.

[4] Raman JD, et al. Does preoperative symptom classification impact prognosis in patients with clinically localized upper-tract urothelial carcinoma managed by radical nephroureterectomy? Urol Oncol, 2011, 29（6）: 716-723.

[5] Fang D, et al. The significance of the initial symptom in Chinese patients with upper tract urothelial carcinoma: Regular health examination is still underutilized. Kaohsiung J Med Sci, 2018, 34（9）: 511-521. ★

[6] Ito Y, et al. Preoperative hydronephrosis grade independently predicts worse pathological outcomes in patients undergoing nephroureterectomy for upper tract urothelial carcinoma. J Urol, 2011, 185（5）: 1621-1626.

[7] Roupret M, et al. European Association of Urology Guidelines on Upper Urinary Tract Urothelial Carcinoma: 2017 Update. Eur Urol, 2018, 73（1）: 111-122.

[8] Van Der Molen AJ, et al. CT urography: definition, indications and techniques. A guideline for clinical practice. Eur Radiol, 2008, 18（1）: 4-17.

[9] Vrtiska TJ, et al. Spatial resolution and radiation dose of a 64-MDCT scanner compared with published CT urography protocols. AJR Am J Roentgenol, 2009, 192（4）: 941-948.

[10] Cowan NC, et al. Multidetector computed tomography urography for diagnosing upper urinary tract urothelial

tumour. BJU Int, 2007, 99（6）: 1363-1370.

［11］Wang LJ, et al. Multidetector computerized tomography urography is more accurate than excretory urography for diagnosing transitional cell carcinoma of the upper urinary tract in adults with hematuria. J Urol, 2010, 183（1）: 48-55. ★

［12］Chlapoutakis K, et al. Performance of computed tomographic urography in diagnosis of upper urinary tract urothelial carcinoma, in patients presenting with hematuria: Systematic review and meta-analysis. Eur J Radiol, 2010, 73（2）: 334-338.

［13］何露, 等. 原发输尿管尿路上皮癌的诊断与治疗进展. 现代肿瘤医学, 2012, 20（6）: 1297-1300. ★

［14］Takahashi N, et al. Gadolinium enhanced magnetic resonance urography for upper urinary tract malignancy. J Urol, 2010, 183（4）: 1330-1365.

［15］Obuchi M, et al. Gadolinium-enhanced fat-suppressed T1-weighted imaging for staging ureteral carcinoma: correlation with histopathology. AJR Am J Roentgenol, 2007, 188（3）: W256-261.

［16］Babjuk M, et al. EAU Guidelines on Non-Muscle-invasive Urothelial Carcinoma of the Bladder: Update 2016. Eur Urol, 2017, 71（3）: 447-461.

［17］Witjes JA, et al. Hexaminolevulinate-guided fluorescence cystoscopy in the diagnosis and follow-up of patients with non-muscle-invasive bladder cancer: review of the evidence and recommendations. Eur Urol, 2010, 57（4）: 607-614.

［18］Messer J, et al. Urinary cytology has a poor performance for predicting invasive or high-grade upper-tract urothelial carcinoma. BJU Int, 2011, 108（5）: 701-705.

［19］Kobayashi Y, et al. Preoperative positive urine cytology is a risk factor for subsequent development of bladder cancer after nephroureterectomy in patients with upper urinary tract urothelial carcinoma. World J Urol, 2012, 30（2）: 271-275.

［20］叶烈夫, 等. 荧光原位杂交技术在上尿路和下尿路尿路上皮癌诊断应用中的对比. 中华实验外科杂志, 2016, 33（12）: 2682-2684. ★

［21］Cosentino M, et al. Upper urinary tract urothelial cell carcinoma: location as a predictive factor for concomitant bladder carcinoma. World J Urol, 2013, 31（1）: 141-145.

［22］Fang D, et al. Presence of Concomitant Non-muscle-invasive Bladder Cancer in Chinese Patients with Upper Tract Urothelial Carcinoma: Risk Factors, Characteristics, and Predictive Value. Ann Surg Oncol, 2015, 22（8）: 2789-2798. ★

［23］Rojas CP, et al. Low biopsy volume in ureteroscopy does not affect tumor biopsy grading in upper tract urothelial carcinoma. Urol Oncol, 2013, 31（8）: 1696-1700.

［24］Guo RQ, et al. Impact of ureteroscopy before radical nephroureterectomy for upper tract urothelial carcinomas on oncological outcomes: a meta-analysis. BJU Int, 2018, 121（2）: 184-193. ★

［25］Clements T, et al. High-grade ureteroscopic biopsy is associated with advanced pathology of upper-tract urothelial carcinoma tumors at definitive surgical resection. J Endourol, 2012, 26（4）: 398-402.

［26］Brien JC, et al. Preoperative hydronephrosis, ureteroscopic biopsy grade and urinary cytology can improve prediction of advanced upper tract urothelial carcinoma. J Urol, 2010, 184（1）: 69-73.

四、预后评估

（一）肿瘤生存的影响因素

针对UTUC预后影响因素的报道较多。①术前因素: 吸烟[1]、肿瘤位置[2]、较差的ASA评分[3]与ECOG评分[4]、术前较高的中性淋巴细胞比值[5,6], 以及肾积水、高龄、肥胖等是预后不良的危险因素。性别对于UTUC患者生存的影响存在较大争议, 不仅中国与西方人群之间存在差异[7], 在我国南方和北方患者之间也存在一定的差异[8], 有待进一步研究明确。②术中和术后因素: 手术方式（是腹腔镜还是开放手术、是否清扫淋巴结、膀胱袖套切除技术）可能影响预后; 肿瘤的分级和分期是公认的最重要的预后影响因素, 此外, 还包括存在淋巴结转移[9]、存在淋巴血管侵犯[8]、存在其他变异性组织类型[10]、手术切缘等。③分子生物学标志物: 目前有一些针对UTUC预后相关的分子标志物的研究[11,12], 但是大多为回顾性研究且缺乏多中心的验证, 还有待进一步确认。

目前已经有了一些针对预后的预测模型的探讨[13,14], 包括针对中国人群的预测模型[15], 有望在多中心验证后进行推广。

（二）尿路上皮内复发的危险因素

UTUC术后容易出现尿路上皮内复发, 主要为膀胱复发, 也包括对侧UTUC复发。由于尿路上皮癌容易多中心起病, 对于UTUC术后出现的膀胱肿瘤、对侧UTUC学术界一般认为可用"多中心癌野"和"播散种植"两种理论来解释[16], 因此是定义为肿瘤复发还是新发肿瘤仍存在一定争议。

根治性肾输尿管切除术后膀胱复发的概率为

20%～50%[14,17]。目前的文献一般认为，复发的膀胱肿瘤一般多为非肌层浸润型，多可采用经尿道电切术来治疗，出现膀胱复发并不影响患者的肿瘤特异性生存，并不意味着较差的预后[18,19]。其诊断与治疗过程类似于原发性膀胱癌。膀胱复发不应该被认为是远处复发。

目前文献报道的影响膀胱复发的危险因素与影响患者生存的危险因素之间并不匹配，最公认的两项危险因素是肿瘤的多灶性以及既往膀胱癌病史/合并膀胱癌[17]。文献的其他危险因素包括：①患者相关因素，如男性、术前患有慢性肾病等；②肿瘤相关因素，如术前尿细胞学检查阳性、肿瘤位于输尿管、肿瘤坏死等；③治疗相关因素，如诊断性输尿管镜、腹腔镜入路、袖状切除方式、手术切缘阳性等[20]。

在一侧UTUC术后，有2%～6%的概率会在对侧上尿路再次发生尿路上皮癌[19,21]。肾功能不全的患者、既往曾经行肾移植的患者及服用马兜铃酸相关中草药的患者为高危人群[22]。应根据患者肾功能情况、肿瘤情况决策对侧新发肿瘤的治疗方式。

推荐意见	推荐等级
肿瘤的分级和分期是公认的最重要的预后影响因素，高分期、高分级的患者肿瘤特异性死亡风险较高，需要在随访中密切留意	强烈推荐
可以采用预测模型评估患者预后	可选择
肿瘤多发及既往膀胱癌病史/合并膀胱癌的患者复发膀胱肿瘤的风险较高，需要在随访中密切留意	推荐

参 考 文 献

[1] Rink M, et al. Impact of smoking on oncologic outcomes of upper tract urothelial carcinoma after radical nephroureterectomy. Eur Urol, 2013, 63（6）: 1082-1090.

[2] Ouzzane A, et al. Ureteral and multifocal tumours have worse prognosis than renal pelvic tumours in urothelial carcinoma of the upper urinary tract treated by nephroureterectomy. Eur Urol, 2011, 60（6）: 1258-1265.

[3] Berod AA, et al. The role of American Society of Anesthesiologists scores in predicting urothelial carcinoma of the upper urinary tract outcome after radical nephroureterectomy: results from a national multi-institutional collaborative study. BJU Int, 2012, 110（11

Pt C）: E1035-1040.

[4] Martinez-Salamanca JI, et al. Prognostic role of ECOG performance status in patients with urothelial carcinoma of the upper urinary tract: an international study. BJU Int, 2012, 109（8）: 1155-1161.

[5] Dalpiaz O, et al. Validation of the pretreatment derived neutrophil-lymphocyte ratio as a prognostic factor in a European cohort of patients with upper tract urothelial carcinoma. Br J Cancer, 2014, 110（10）: 2531-2536.

[6] Cao ZP, et al. Validation of the Pretreatment Neutrophil-to-Lymphocyte Ratio as a Prognostic Factor in a Large Cohort of Chinese Patients with Upper Tract Urothelial Carcinoma. Chin Med J（Engl）, 2017, 130（17）: 2063-2068. ★

[7] Singla N, et al. A Multi-Institutional Comparison of Clinicopathological Characteristics and Oncologic Outcomes of Upper Tract Urothelial Carcinoma in China and the United States. J Urol, 2017, 197（5）: 1208-1213. ★

[8] 方冬, 等. 中国上尿路尿路上皮癌人群特征和地区差异：基于CUDA-UTUC协作组的多中心研究. 中华泌尿外科杂志, 2017, 38（12）: 885-890. ★

[9] Lughezzani G, et al. A critical appraisal of the value of lymph node dissection at nephroureterectomy for upper tract urothelial carcinoma. Urology, 2010, 75（1）: 118-124.

[10] Tang Q, et al. The prognostic impact of squamous and glandular differentiation for upper tract urothelial carcinoma patients after radical nephroureterectomy. World J Urol, 2016, 34（6）: 871-877. ★

[11] Scarpini S, et al. Impact of the expression of Aurora-A, p53, and MIB-1 on the prognosis of urothelial carcinomas of the upper urinary tract. Urol Oncol, 2012, 30（2）: 182-187.

[12] Xiong G, et al. Prognostic and predictive value of epigenetic biomarkers and clinical factors in upper tract urothelial carcinoma. Epigenomics, 2015, 7（5）: 733-744. ★

[13] Margulis V, et al. Preoperative multivariable prognostic model for prediction of nonorgan confined urothelial carcinoma of the upper urinary tract. J Urol, 2010, 184（2）: 453-458.

[14] Seisen T, et al. Postoperative nomogram to predict cancer-specific survival after radical nephroureterectomy in patients with localised and/or locally advanced upper tract urothelial carcinoma without metastasis. BJU Int, 2014, 114（5）: 733-740.

[15] Chen XP, et al. Predictive factors for worse pathological outcomes of upper tract urothelial carcinoma: experience from a nationwide high-volume centre in China. BJU Int, 2013, 112（7）: 917-924. ★

[16] Harris AL, et al. Bladder cancer—field versus clonal

origin. N Engl J Med, 1992, 326（11）: 759-761.

[17] Azemar MD, et al. Bladder recurrence after surgery for upper urinary tract urothelial cell carcinoma: frequency, risk factors, and surveillance. Urol Oncol, 2011, 29（2）: 130-136.

[18] Raman JD, et al. Bladder cancer after managing upper urinary tract transitional cell carcinoma: predictive factors and pathology. BJU Int, 2005, 96（7）: 1031-1035.

[19] Fang D, et al. Pattern and risk factors of intravesical recurrence after nephroureterectomy for upper tract urothelial carcinoma: a large Chinese center experience. J Formos Med Assoc, 2014, 113（11）: 820-827. ★

[20] Seisen T, et al. A Systematic Review and Meta-analysis of Clinicopathologic Factors Linked to Intravesical Recurrence After Radical Nephroureterectomy to Treat Upper Tract Urothelial Carcinoma. Eur Urol, 2015, 67（6）: 1122-1133.

[21] Kang CH, et al. The development of bladder tumors and contralateral upper urinary tract tumors after primary transitional cell carcinoma of the upper urinary tract. Cancer, 2003, 98（8）: 1620-1626.

[22] Fang D, et al. Risk factors and treatment outcomes of new contralateral upper urinary urothelial carcinoma after nephroureterectomy: the experiences of a large Chinese center. J Cancer Res Clin Oncol, 2014, 140（3）: 477-485. ★

五、治疗

（一）根治性手术治疗

根治性肾输尿管切除术仍然是UTUC治疗的金标准。由于尿路上皮癌常多灶性起病，且容易沿尿路上皮播散，因此，完整地切除从肾盂到膀胱入口的尿路上皮才能达到最好的肿瘤控制效果。特别是具备高危因素的患者，如影像学提示浸润性疾病、高级别肿瘤（尿细胞学或活检）、体积较大肿瘤（最大直径在2cm之上）。多灶性起病的肿瘤更应考虑根治性切除[1]；相对于输尿管下段肿瘤，肾盂和输尿管中上段肿瘤也更倾向于采用根治性切除。

手术切除范围应包括肾、全段输尿管及输尿管开口周围的部分膀胱。术中应注意完成输尿管膀胱壁内段和输尿管开口的切除，并尽量保证尿路的完整性和密闭性。若出现尿液外渗（如输尿管断开）则可能出现肿瘤细胞外溢的风险。标本应完整取出，避免在体内切开肿瘤。关于手术切除范围是否应该包括同侧肾上腺存在不同意见，但是很少有证据显示切除肾上腺可带来益处，并且UTUC很少发生肾上腺转移，所以

当肿瘤局限于肾盂而且术前影像学及术中均未发现肾上腺异常时，无须常规切除肾上腺。输尿管肿瘤原则上无须常规切除肾上腺。

虽然局部进展性肿瘤患者（T3/T4或N＋）的预后相对较差，但一般认为采用根治性肾输尿管切除加淋巴结清扫也可使这些患者获益。对于已经发生远处转移的患者多应优先考虑采用全身治疗。

随着腹腔镜技术的广泛应用，目前多数研究认为开放手术与腹腔镜手术在肿瘤控制方面没有明显差异[2]。且随着手术技术和设备的改进，腹腔镜手术的适应证会越来越广，对于肿瘤分期、是否存在淋巴结转移、肿瘤大小等方面的限制会越来越少。经腹腔入路与经腹膜后入路对于肿瘤控制的效果目前亦无差异。单孔腹腔镜、3D腹腔镜、机器人辅助下腹腔镜等创新手术方式也已经有较多报道，可以在技术可行的情况下开展。

已经有研究证实在肌层浸润性疾病中存在较高的淋巴结转移率，推荐对局部进展期患者同时进行淋巴结清扫（lymph node dissection, LND）[3,4]。LND可能有助于改善患者生存，并且可以通过进一步明确患者肿瘤分期来指导术后辅助治疗。目前的报道认为肾盂肿瘤及输尿管上段肿瘤应考虑清扫同侧肾门淋巴结、主动脉旁淋巴结或腔静脉旁淋巴结，输尿管下段肿瘤则考虑清扫同侧髂血管淋巴结[5]。基于模板的淋巴结清扫可能使肌层浸润性UTUC患者获益，但仍有待于前瞻性随机对照试验来确定淋巴结清扫的具体适应证和清扫范围。

肾脏切除的方法相对较为成熟，而输尿管下段切除方式较多，近年来也有完全腹腔镜下切除的创新手术报道[6-8]。目前报道认为输尿管剥脱术、经尿道内镜下切除术复发率相对较高[9-11]，其他手术方式在肿瘤控制方面没有明显差异。

推荐意见	推荐等级
根治性肾输尿管切除术是UTUC治疗的金标准	强烈推荐
手术范围应包括肾、输尿管全长及膀胱袖状切除，术中应注意尽量保证尿路的完整性	强烈推荐
根治性肾输尿管切除术可以通过开放、腹腔镜、机器人等途径开展	推荐
对局部进展期患者开展淋巴结清扫	推荐
可以采用多种方式完成输尿管下段切除，但输尿管剥脱术或经尿道内镜下切除术复发率可能较高	可选择

参考文献

［1］Roupret M，et al. European Association of Urology Guidelines on Upper Urinary Tract Urothelial Carcinoma：2017 Update. Eur Urol，2018，73（1）：111-122.

［2］Ni S，et al. Laparoscopic versus open nephroureterectomy for the treatment of upper urinary tract urothelial carcinoma：a systematic review and cumulative analysis of comparative studies. Eur Urol，2012，61（6）：1142-1153.

［3］Fajkovic H，et al. Prognostic value of extranodal extension and other lymph node parameters in patients with upper tract urothelial carcinoma. J Urol，2012，187（3）：845-851.

［4］朱再生，等. 肾盂输尿管癌区域淋巴结清扫的临床意义. 中华泌尿外科杂志，2013，34（12）：916-920.★

［5］Matin SF，et al. Patterns of Lymphatic Metastases in Upper Tract Urothelial Carcinoma and Proposed Dissection Templates. J Urol，2015，194（6）：1567-1574.

［6］Liu P，et al. A Novel and Simple Modification for Management of Distal Ureter During Laparoscopic Nephroureterectomy Without Patient Repositioning：A Bulldog Clamp Technique and Description of Modified Port Placement. J Endourol，2016，30（2）：195-200.★

［7］Yao L，et al. Comparison between completely and traditionally retroperitoneoscopic nephroureterectomy for upper tract urothelial cancer. World J Surg Oncol，2016，14（1）：171.★

［8］王卫平，等. 机器人全腹膜外肾输尿管全长及膀胱袖状切除术的初步临床应用. 中华泌尿外科杂志，2018，39（3）：161-165.★

［9］Saika T，et al. Comparative study of ureteral stripping versus open ureterectomy for nephroureterectomy in patients with transitional carcinoma of the renal pelvis. Urology，2004，63（5）：848-852.

［10］Li WM，et al. Oncologic outcomes following three different approaches to the distal ureter and bladder cuff in nephroureterectomy for primary upper urinary tract urothelial carcinoma. Eur Urol，2010，57（6）：963-969.★

［11］Xylinas E，et al. Impact of distal ureter management on oncologic outcomes following radical nephroureterectomy for upper tract urothelial carcinoma. Eur Urol，2014，65（1）：210-217.

（二）保留肾脏手术

根治性肾输尿管切除术可能导致患者肾功能不全[1]。对于低危UTUC患者，开展保留肾脏手术不仅可以避免根治性手术带来的并发症，而且术后5年肿瘤特异性生存率与根治性肾输尿管切除术无明显差异[2]。因此，无论对侧肾脏状态如何，所有低危UTUC患者都可考虑进行保留肾脏手术。对于高危患者，如果存在肾功能不全或功能性孤立肾等情况，在充分评估之后也可以考虑进行保留肾脏的手术。

肾移植术后及依赖透析的UTUC患者不推荐保留肾脏手术；并且已有研究建议对该类患者施行预防性对侧肾输尿管切除术[3-5]。

不推荐"肾部分切除术"和"肾盂肿瘤开放切除术"。

常见的保留肾脏手术方式包括：

1. 输尿管节段切除再吻合、输尿管末段切除膀胱再植、输尿管长段切除　对于输尿管低危肿瘤（单发，肿瘤直径小于2cm，细胞学检查提示低级别肿瘤，输尿管肾镜活检提示低级别肿瘤，CT尿路造影未发现肿瘤浸润生长）或需要保留肾脏的高危输尿管远端肿瘤可考虑行输尿管切除术，对于孤立肾和（或）肾功能不全的高危肿瘤，需结合患者具体情况分析，并请患者共同参与治疗决策。

根据UTUC病灶所处位置，选择不同的输尿管部分切除术式。对于位于输尿管远端的非浸润性的低危肿瘤，可行远端输尿管切除加输尿管膀胱再植；位于输尿管上、中段的非浸润性的低危肿瘤，可行节段性输尿管切除加输尿管端端吻合；对于多发输尿管非浸润性低危肿瘤，可行长段输尿管切除加肾造瘘术或输尿管皮肤造口术或回肠代输尿管术，近年来也有行自体肾移植术的报道[6]。不论哪种术式，输尿管部分切除操作均可在开放、腹腔镜及机器人辅助下完成。原则上术中应行冷冻病理检查，确保切缘阴性。术后常规留置输尿管支架管。所有患者需密切随访，并充分告知有需要根治性切除的可能。

现有研究多针对低危患者，治疗效果评价也几乎均来自回顾性的小样本研究，证据级别较低，但从现有证据来看，输尿管部分切除术远期效果与根治性肾输尿管切除术相当。无论是输尿管部分切除术还是根治术，患者生存率与肿瘤的分级分期高度相关，对于高级别、分期较高的患者仍需谨慎开展输尿管部分切除术[7]。目前证据大多针对于位于输尿管下段患者，输尿管中上段肿瘤的节段切除是否具有类似的成功率还有待确认。

2. 内镜下治疗：输尿管镜手术和经皮肾镜手术

通常输尿管和肾盂内较小的肿瘤可选用输尿管镜手术（输尿管硬镜或输尿管软镜），而肾盂和上段输尿管内较大的肿瘤或输尿管镜不能达到的肿瘤（下盏肿瘤）或已经行尿流改道者可选用经皮肾镜手术，多发性肿瘤还可以双镜联合治疗。

输尿管镜治疗推荐采用激光技术处理病灶。对低危UTUC：激光光纤和活检钳等操作器械能够完成肿瘤组织活检；输尿管硬镜困难时能够使用输尿管软镜操作；患者知晓再次镜检及严密随访的必要性；能够完整切除或破坏肿瘤，推荐行输尿管镜手术。

肿瘤切除前需常规活检，可用活检钳抓取或金属网篮套取肿瘤。完成活检后，继续对肿瘤基底进行切除，推荐采用激光切除，切除肿瘤时应避免穿孔。操作结束时，需常规留置输尿管支架帮助创面恢复。若输尿管镜探查中发现肿瘤浸润较深、无法完整切除，应考虑根治性肾输尿管切除术。可以考虑采用以下类型的激光：钬激光能量水吸收性好，对周围组织热损伤小，其组织穿透深度小于0.5mm，不易穿透输尿管壁；铥激光波长1920μm，热损伤深度约0.1mm，可以精确切除肿瘤，止血效果较好且不易穿透输尿管壁[8]。对于不同激光在UTUC治疗中的应用还有待于更多的证据支持。

肾盂内的低危UTUC，或输尿管软镜不能处理的肾下盏内低危UTUC，满足肿瘤能够被完整切除或破坏、患者能够接受密切严格的随访计划的条件，则可推荐行经皮肾镜手术。经皮肾镜治疗对于尿流改道术后（如回肠膀胱术后）的UTUC具有一定优势，但术后可能会有肿瘤沿穿刺通道种植的风险。相较于输尿管镜其并发症发生率相对较高[2]。肿瘤切除前常规活检，同样推荐使用激光切除肿瘤。如经皮肾通道较大，也可直接采用标准的肿瘤电切术。

肿瘤切除后，需留置肾造瘘管以便再次经肾镜随访观察肿瘤是否彻底切除，同时留置双J管引流。可术后4～14天再次行肾镜检查，观察肿瘤切除部位有无肿瘤残余。如果有肿瘤残余，则行电切或激光切除残余肿瘤。如果没有残余肿瘤，可于肿瘤基底部取病理后再用激光烧灼基底部。如果需要辅助的局部治疗，则保留肾造瘘管以行灌注治疗。如果病理为高级别或浸润性肿瘤，则应行肾输尿管根治性切除术。

目前已有多项针对内镜下治疗（输尿管镜＋经皮肾镜）与根治性手术的比较性研究，在总生存和肿瘤特异性生存方面两者无明显差异，但局部复发率相对较高，特别是对于高级别肿瘤患者[2,9]。

推荐意见	推荐等级
无论对侧肾脏状态如何，所有低危UTUC患者可考虑进行保留肾脏手术	可选择
对于高危患者，如果存在肾功能不全或功能性孤立肾等情况，在充分评估之后也可以考虑进行保留肾脏手术	可选择
高级别肿瘤患者复发风险较高，建议谨慎开展保留肾脏手术	可选择

参 考 文 献

[1] 唐刚, 等. 上尿路尿路上皮癌根治术后发生慢性肾脏疾病的危险因素分析. 中华泌尿外科杂志, 2017, 38（9）: 692-697. ★

[2] Seisen T, et al. Oncologic Outcomes of Kidney-sparing Surgery Versus Radical Nephroureterectomy for Upper Tract Urothelial Carcinoma: A Systematic Review by the EAU Non-muscle Invasive Bladder Cancer Guidelines Panel. Eur Urol, 2016, 70（6）: 1052-1068.

[3] Li HZ, et al. De novo urothelial carcinoma in kidney transplantation patients with end-stage aristolochic acid nephropathy in China. Urol Int, 2009, 83（2）: 200-205. ★

[4] Zhang A, et al. A retrospective review of patients with urothelial cancer in 3, 370 recipients after renal transplantation: a single-center experience. World J Urol, 2015, 33（5）: 713-717. ★

[5] Fang D, et al. Risk factors and treatment outcomes of new contralateral upper urinary urothelial carcinoma after nephroureterectomy: the experiences of a large Chinese center. J Cancer Res Clin Oncol, 2014, 140（3）: 477-485. ★

[6] 程嗣达, 等. 全腹膜外途径膀胱瓣肾盂吻合自体肾移植术在上尿路尿路上皮癌治疗中的应用. 北京大学学报（医学版）, 2019, 51（4）: 758-763. ★

[7] Fang D, et al. A systematic review and meta-analysis of oncological and renal function outcomes obtained after segmental ureterectomy versus radical nephroureterectomy for upper tract urothelial carcinoma. Eur J Surg Oncol, 2016, 42（11）: 1625-1635. ★

[8] Wen J, et al. Treatment of upper tract urothelial carcinoma with ureteroscopy and thulium laser: a retrospective single center study. BMC Cancer, 2018, 18（1）: 196. ★

[9] Yakoubi R, et al. Radical nephroureterectomy versus endoscopic procedures for the treatment of localised upper tract urothelial carcinoma: a meta-analysis and a systematic review of current evidence from comparative studies. Eur J Surg Oncol, 2014, 40（12）: 1629-

1634.

（三）非手术治疗

1.灌注化疗　UTUC术后行预防性膀胱灌注化疗可有效降低膀胱癌发生率[1,2]。如无禁忌，推荐在根治性切除术后行单次膀胱灌注化疗[3,4]。灌注药物可优先选择吡柔比星或丝裂霉素C等[5]，药物用量和方法类似于非肌层浸润膀胱癌的术后灌注化疗，一般可在术后1周左右（多为尿管拔除之前）进行，如无盆腔渗漏风险，可考虑早期进行。

目前针对多次灌注的证据还不多，有研究发现6～8次的预防性膀胱灌注，有可能可以进一步降低膀胱复发风险[6,7]；尚需要高质量的循证医学证据研究单次与多次的疗效差别。

保留肾脏手术治疗后可以通过肾造瘘管或输尿管支架管进行上尿路的局部灌注化疗[8]，目前此类灌注方法临床开展不多。随着保肾治疗的推广，如具备局部灌注条件，可考虑使用。

2.系统性化疗　UTUC患者中慢性肾病发病率较高，根治术后肾功能会进一步降低，研究证实，20%～25%的患者难以耐受以铂类为基础的化疗[9,10]。目前针对新辅助化疗和辅助化疗开展的临床研究均较少。近期的荟萃分析认为以铂类为基础的辅助化疗可以改善患者总生存率和无病生存率；非铂类的辅助化疗则无明显获益；而新辅助化疗有降低分期及改善疾病特异性生存的作用[11]。最新的一项3期随机对照临床研究显示，T2及其以上分期的UTUC患者术后接受吉西他滨联合顺铂辅助化疗无复发生存时间显著优于密切观察对照组[12]，也进一步说明化疗可以改善UTUC患者的肿瘤控制结局。

UTUC化疗优先推荐以铂类为基础的方案；对于晚期UTUC，目前的治疗与膀胱癌类似，以联合化疗为主。一线治疗方案为GC（Gemcitabine + Cisplatin）或MVAC（Methotrexate + Vinblastine + Adriamycin + Cisplatin），前者耐受性更佳。肾功能不全患者可以考虑紫杉醇或吉西他滨的化疗。国内学者近期也在对晚期UTUC患者的治疗手段进行一系列的尝试，期待能有更多的证据[13,14]。

3.放疗　UTUC放疗多为小样本回顾性研究，主要指征为术后病理T3/T4期或存在残存病灶的患者[15,16]，但目前支持的证据仍较少。

4.其他治疗　近年来，PD-1/PD-L1通路的免疫治疗在尿路上皮肿瘤领域中取得了很大的突破[17]，目前已有PD-1/PD-1药物被FDA批准用于晚期尿路上皮

癌，有望改善晚期尿路上皮癌患者的总生存率。目前已有基础研究的相关成果[18]，期待进一步的临床研究进展。

推荐意见	推荐等级
在根治性肾输尿管切除术后行单次膀胱灌注化疗	强烈推荐
在肾功能许可的情况下，对于进展期患者可以开展以铂类为基础的新辅助或辅助化疗	可选择

参 考 文 献

[1] Fang D, et al. Prophylactic intravesical chemotherapy to prevent bladder tumors after nephroureterectomy for primary upper urinary tract urothelial carcinomas: a systematic review and meta-analysis. Urol Int, 2013, 91（3）: 291-296. ★

[2] 吴肖冰，等. 上尿路尿路上皮癌术后预防性膀胱灌注化疗的临床意义. 中华泌尿外科杂志, 2017, 38（4）: 286-289. ★

[3] O'Brien T, et al. Prevention of bladder tumours after nephroureterectomy for primary upper urinary tract urothelial carcinoma: a prospective, multicentre, randomised clinical trial of a single postoperative intravesical dose of mitomycin C（the ODMIT-C Trial）. Eur Urol, 2011, 60（4）: 703-710.

[4] Ito A, et al. Prospective randomized phase II trial of a single early intravesical instillation of pirarubicin（THP）in the prevention of bladder recurrence after nephroureterectomy for upper urinary tract urothelial carcinoma: the THP Monotherapy Study Group Trial. J Clin Oncol, 2013, 31（11）: 1422-1427.

[5] Rouprel M, et al. European Association of Urology Guidelines on Upper Urinary Tract Urothelial Carcinoma: 2017 Update. Eur Urol, 2018, 73（1）: 111-122.

[6] 苗淼，等. 减少肾盂癌术后再发膀胱癌的临床研究. 中华外科杂志, 2009, 47（10）: 728-730.

[7] 廖国栋，等. 单次与多次膀胱灌注方案对原发性上尿路尿路上皮癌术后预后的影响. 中国临床药理学与治疗学, 2017, 22（4）: 461-465.

[8] Patel A, et al. New techniques for the administration of topical adjuvant therapy after endoscopic ablation of upper urinary tract transitional cell carcinoma. J Urol, 1998, 159（1）: 71-75.

[9] Xiong G, et al. Prevalence and factors associated with baseline chronic kidney disease in China: a 10-year study of 785 upper urinary tract urothelial carcinoma patients. J Formos Med Assoc, 2014, 113（8）: 521-526. ★

[10] Fang D, et al. Nomogram predicting renal insufficiency after nephroureterectomy for upper tract urothelial carcinoma in the Chinese population: exclusion of ineligible candidates for adjuvant chemotherapy. Biomed Res Int, 2014, 2014: 529186. ★

[11] Leow JJ, et al. A systematic review and meta-analysis of adjuvant and neoadjuvant chemotherapy for upper tract urothelial carcinoma. Eur Urol, 2014, 66 (3): 529-541.

[12] Birtle AJ, et al. Results of POUT: A phase III randomized trial of prospective chemotherapy versus surveillance in upper tract urothelial cancer. J Clin Oncol 36, 2018 (suppl 6S; abstr 407).

[13] 韩雪冰, 等. 125I放射性粒子植入联合手术和化疗治疗局部晚期上尿路尿路上皮癌的疗效分析. 中华泌尿外科杂志, 2017, 38 (12): 905-909. ★

[14] 臧立, 等. 培美曲赛联合奈达铂对一线化疗失败的晚期尿路上皮癌的有效性及安全性分析. 中华泌尿外科杂志, 2017, 38 (12): 910-913. ★

[15] Jwa E, et al. Adjuvant radiotherapy for stage III/IV urothelial carcinoma of the upper tract. Anticancer Res, 2014, 34 (1): 333-338.

[16] Chen B, et al. Radiotherapy may improve overall survival of patients with T3/T4 transitional cell carcinoma of the renal pelvis or ureter and delay bladder tumour relapse. BMC Cancer, 2011, 11: 297.

[17] Powles T, et al. MPDL3280A (anti-PD-L1) treatment leads to clinical activity in metastatic bladder cancer. Nature, 2014, 515 (7528): 558-562.

[18] Zhang B, et al. Prognostic significance of PD-L1 expression on tumor cells and tumor-infiltrating mononuclear cells in upper tract urothelial carcinoma. Med Oncol, 2017, 34 (5): 94. ★

六、随访

在UTUC手术治疗后需要进行密切的随访来监测可能在不同时间发生的膀胱肿瘤复发、局部复发和远处转移。推荐进行至少5年的随访[1-3], 需要采用膀胱镜检查来检测有无膀胱肿瘤的复发, 采用超声、CT或MRI来评估有无局部复发或对侧复发, 采用胸部X线片（必要时CT、骨扫描等）来评估远处转移。

表6-3为Campbell泌尿外科学推荐的随访方案[4], 表6-4为EAU指南推荐的随访方案[5]。综合考虑肿瘤特点和我国国情, 推荐复查内容包括问诊、查体、血常规、肝肾功能、尿常规、腹部B超、膀胱镜、尿脱落细胞学检查。由于术后2年内为肿瘤复发高危时期, 因此推荐在根治术后2年内, 每3个月复查1次（具体项目可参考表6-3和表6-4）, 每半年复

查腹部CT或MRI（有条件的患者可行CTU检查）。此后随访频率可更改为每年1次。

表6-3 Campbell泌尿外科学推荐的UTUC术后随访方案

体检、尿细胞学(仅针对低分化肿瘤)和膀胱镜
术后第1年: 每3个月1次
术后2~3年: 每6个月1次
此后每年1次
检查对侧上尿路(静脉肾盂造影或逆行造影)
每年1次
患侧内镜检查(保留肾脏手术的患者)
术后前几年: 每6个月1次
此后每年1次
远处转移的检查: 所有肿瘤进展风险高的患者(如低分化或浸润性肿瘤)均需行此检查
体检、X线胸片、肝功能
术后第1年: 每3个月1次
术后2~3年: 每6个月1次
术后4~5年: 每年1次
5年后: 仅检查泌尿系统
腹部和盆腔的CT或MRI检查
术后1~2年: 每6个月1次
术后3~5年: 每年1次
在碱性磷酸酶升高或有骨痛症状时行骨扫描

表6-4 EAU指南推荐的UTUC术后随访方案

根治性术后, ≥5年	推荐等级
非浸润性肿瘤	
3个月时候做膀胱镜和脱落细胞学检查, 随后每年1次	C
每年做CT	C
浸润性肿瘤	
3个月时做膀胱镜和脱落细胞学检查, 随后每年1次	C
每6个月检查CTU持续2年, 随后每年1次	C
保留肾脏手术, ≥5年	
3个月和6个月时做脱落细胞学检查和CTU, 随后每年做1次	C
3个月和6个月时做膀胱镜, 输尿管镜和细胞学检查, 随后每6个月1次, 2年后每年做1次	C

在保留肾脏手术治疗后，需要密切监测同侧上尿路内的复发[6]。

推荐进行至少5年的随访，尤其在术后2年内要密切随访。

需要采用膀胱镜检查来检测有无膀胱肿瘤的复发，采用超声、CT或MRI来评估有无局部原位复发或对侧复发，采用X线胸片（必要时CT、骨扫描等）来评估有无远处转移。

推荐意见	推荐等级
进行至少5年的随访，尤其在术后2年内要密切随访	强烈推荐
需要采用膀胱镜检查来检测有无膀胱肿瘤的复发，采用超声、CT或MRI来评估有无局部原位复发或对侧复发，采用胸部X线片（必要时CT、骨扫描等）来评估有无远处转移	推荐

参 考 文 献

［1］Cosentino M，et al．Upper urinary tract urothelial cell carcinoma：location as a predictive factor for concomitant bladder carcinoma．World J Urol，2013，31（1）：141-145.

［2］Seisen T，et al．A Systematic Review and Meta-analysis of Clinicopathologic Factors Linked to Intravesical Recurrence After Radical Nephroureterectomy to Treat Upper Tract Urothelial Carcinoma．Eur Urol，2015，67（6）：1122-1133.

［3］Li WM，et al．Oncologic outcomes following three different approaches to the distal ureter and bladder cuff in nephroureterectomy for primary upper urinary tract urothelial carcinoma．Eur Urol，2010，57（6）：963-969.★

［4］Campbell SC，et al．Campbell-Walsh Urology，10ed．Philadelphia：Saunders Elsevier，2012.

［5］Roupret M，et al．European Association of Urology Guidelines on Upper Urinary Tract Urothelial Carcinoma：2017 Update．Eur Urol，2018，73（1）：111-122.

［6］Mandalapu RS，et al．Update of the ICUD-SIU consultation on upper tract urothelial carcinoma 2016：treatment of low-risk upper tract urothelial carcinoma．World J Urol，2017，35（3）：355-365.

良性前列腺增生诊断治疗指南

一、指南介绍

良性前列腺增生（benign prostatic hyperplasia，BPH）是中老年男性常见的排尿障碍性疾病，是全球泌尿外科临床诊疗中最为常见的疾病之一。BPH发病率随着年龄的增长而升高，同时其庞大的患者人群以及高昂的医疗费用已经成为一种社会问题。随着我国国民经济水平的不断发展以及社会老龄化的到来，BPH的临床诊疗在未来的数十年内将可能成为我国泌尿外科临床工作以及医疗卫生事业发展的重要课题。

（一）世界各国BPH诊治指南的演变

美国健康卫生委员会与泌尿外科学会在1994年共同提出了第一版BPH诊治指南，主要针对BPH诊疗步骤进行了一定的规范[1]。1996年美国泌尿外科学会进一步提出了以症状评分系统为中心的新版BPH诊治指南。欧洲泌尿外科学会和日本泌尿外科学会也分别于1998年和1999年提出了各自的BPH诊治指南。之后，美国泌尿外科学会与欧洲泌尿外科学会分别对其BPH诊治指南进行了不断更新[2-5]。美国及欧洲泌尿外科学会制定的BPH诊治指南重视主观因素的结果，如采用国际前列腺症状评分（international prostate symptom score，IPSS）与生活质量评分（Quality of life，QoL）对患者下尿路症状（lower urinary tract symptoms，LUTS）的轻重程度进行判断。自2010年起，越来越多的研究表明LUTS并非与BPH完全相关。膀胱功能障碍、尿道及周围组织异常同样可以导致LUTS的产生。这些关于LUTS的新观念使得以症状为导向的BPH诊治指南比以疾病为导向的BPH诊治指南更具有实用性。因此，欧洲泌尿外科学

会BPH诊治指南将重心从之前的BPH诊治转向LUTS症状学的诊治，强调将下尿路视为一个功能整体，而不再强调BPH的主导地位。日本泌尿外科学会提出的BPH诊治指南结合了主观症状及客观因素的结果，如采用IPSS与QoL评分、前列腺体积、最大尿流率、残余尿量的结果对患者病情的轻重程度进行综合判断。随着对BPH研究的深入及循证医学的发展，各国泌尿外科学会制定BPH诊治指南的重点均由以病因学为主导逐步过渡到以症状学为主导，更强调对LUTS发生的不同原因与机制的探讨，从单纯的BPH诊治逐步发展到以LUTS为核心的症状学诊治上。

（二）中华医学会泌尿外科学分会BPH诊治指南出版史

2006年中华医学会泌尿外科学分会开始组织制定BPH诊治指南，张祥华教授、王行环教授分别担任首版BPH诊治指南的主编和副主编，并在此版的基础上，陆续编写了2007版、2009版、2011版BPH诊治指南；随着新技术、新方法的层出不穷，王建业教授为主编、宋希双教授为副主编，编写了2014版BPH诊治指南[6]，此版指南增加了许多新技术与诊疗方法。本指南是对2014版BPH诊治指南的更新。

（三）制定BPH诊治指南的必要性与目的

BPH的临床表现主要以不同形式的下尿路症状为主。早年对该疾病的诊治主要集中于BPH产生梗阻的解剖结构及病理改变上，忽略了下尿路作为一个功能单元对LUTS的影响。同时，对患者病情轻重程度的判断、各种治疗效果的比较以及不同治疗方法的选择等方面我国尚无明确的标准可依，因此，有必要

对BPH的临床诊疗行为进行规范化。制定BPH诊治指南的目的是为不同医疗条件下的泌尿外科医师选择合理的BPH诊断方法及治疗手段提供相应的临床指导。同时，希望我国泌尿外科医师能够重新思考BPH与LUTS的关系，认识到LUTS的多因素病因学。单纯解决解剖性下尿路梗阻已经不能满足治疗LUTS的临床需求，而是需要将膀胱逼尿肌、尿道括约肌等功能性单元的整体治疗考虑其中，让控尿、排尿的各个功能单元恢复协同的生理功能。本指南是对2014版BPH诊治指南的更新，依据我国泌尿外科专家对现今循证医学临床资料的评判以提供最佳的临床指导。但是，泌尿外科医师在临床实践过程中需要依据患者的个体化差异进行个体化治疗，单纯机械地循指南进行治疗未必是临床治疗的最佳方案。

（四）BPH诊治指南的意义

BPH诊治指南的制定是泌尿外科诊疗规范中的重要部分，BPH诊治指南的完成及不断更新对促进临床医疗工作的规范化有着积极的意义。中华医学会泌尿外科学分会是中国泌尿外科学界最具权威性的学术组织，有责任向社会提供标准化的医疗服务模式。其中各项临床诊治指南的制定与推广具有代表性意义。制定BPH诊治指南的意义包括：①有利于BPH诊断和治疗方法的选择与统一；②有利于对BPH临床进展的连续观察；③有利于BPH不同治疗方式的效果判定；④有利于各地区BPH诊疗结果的比较；⑤有利于提高BPH的诊疗水平，进一步维护患者的利益。

（五）BPH诊治指南的制定方法

循证医学为基础的诊治指南的制定需要以下几个过程：①组织构成的确立；②临床研究论文的评判；③诊治指南的具体制定；④诊治指南的更新与完善。

1.组织构成的确立　此次BPH诊治指南的修订工作由中华医学会泌尿外科学分会负责，聘请了包括全国主要地区各大医院在内的16位专家教授组成编委会进行指南修订。

2.临床研究论文的评判　在我国BPH诊治指南的制定中，专家们对美国泌尿外科学会、欧洲泌尿外科学会及日本泌尿外科学会制定的BPH诊治指南进行了反复讨论，认为其中具有共性的部分可被本指南采用。编委对以下问题进行了再次探讨：①BPH诊疗过程中人种差异很小；②不论何种治疗方法都应该符合国家的医疗保险政策；③我国的BPH诊治指南应该符合中国国情同时能够得到国际认可。在具体的文

献评判过程中根据以下标准判断文献的证据级别。

证据来源	证据级别
证据来源于系统回顾和荟萃分析，或多个随机对照研究	1a
证据来源于至少一个随机对照研究	1b
证据来源于至少一个设计完善的非随机对照研究	2a
证据来源于至少一个设计完善的其他类型实验性研究	2b
证据来源于至少一个设计完善的非实验性研究（如对照研究、相关性研究和病例报道）	3
证据来源于专家意见或者相应专业组织意见	4

3.诊治指南的具体制定　我国BPH诊治指南用于指导我国泌尿外科医师的临床实践，本指南包括了6个部分：①良性前列腺增生指南的介绍；②良性前列腺增生的概述；③良性前列腺增生的诊断；④良性前列腺增生临床进展性的评价与预测；⑤良性前列腺增生的治疗；⑥良性前列腺增生的随访。

在诊断及治疗篇中对BPH患者初始评价手段及各种治疗手段推荐意见的定义为：①强烈推荐。具有国内外高质量循证医学证据支持，并已经被临床实践验证，并且得到广泛认可的内容。②推荐。具有循证医学证据支持，并已经被临床实践验证的内容。③可选择。在部分临床实践中得到了验证的内容。

书稿原则上都要列有参考文献，以示尊重他人劳动成果，旁证观点，方便读者进一步研究、查阅。除经典文献外，尽量引用10年以内图书及5年以内期刊中具有权威性的文献，不引用非正式出版物。

本版指南共引用文献214篇，其中近5年文献比例达到30%。

4.诊治指南的更新与完善　制定BPH诊治指南的目的是为了对不断出现的新理念与新方法进行更新与完善，从而更好地规范我们的医疗工作。因此，本次指南对BPH的相关内容进行修改和补充。

本次指南更新包括：①药物治疗部分增加了β_3受体激动剂治疗前列腺增生患者合并膀胱过度活动症（overactive bladder，OAB）的临床研究证据和夜尿的处理；②手术治疗部分更新了近期各类能量平台剜除治疗前列腺增生的数据对比结果，肯定了激光治疗良性前列腺增生的疗效；③其他治疗部分更新了微创前列腺悬扩术（prostatic urethral lift，PUL）、前列

腺高能水切割术（aquablation）、前列腺水蒸气消融（rezum system）、前列腺动脉栓塞术及经尿道柱状水囊前列腺扩开术等治疗的介绍。

在应用BPH诊治指南时，不能将BPH的临床诊疗完全模式化，不同的病情及患者不同的需求需要我们进行不同的处理。尽管大多数发达国家已经完成了各项临床诊治指南的制定并且进行了反复修改，但对于中国的泌尿外科学界来讲，良性前列腺增生诊治指南与诸多指南一样，难免存在一些不尽如人意之处。希望在今后的几年内有大量高质量的相关论文出现在专业期刊，以利于今后的BPH诊治指南的不断更新。在临床普及和应用该诊治指南的过程中，还要关注各种治疗方法的费用与疗效的比较研究等内容，进一步完善BPH诊治指南。

（六）指南声明

本指南与任何个人及团体无财务及利益之冲突。指南编写的目的是为临床医师诊治BPH患者提供相应的参考，并不是标准的治疗方法，依据本指南来诊治患者并不能完全保证每一位患者得到最佳的治疗方法和良好的恢复。指南也并不能取代临床医师的个人经验，对未被列入的其他治疗方法也不排斥，医师应依据患者的具体情况和所在医疗机构的具体条件提供患者个体化治疗。本指南不宜作为法律、司法审判的法律依据。

参考文献

［1］McConnell J, et al. Benign prostatic hyperplasia: diagnosis and treatment. In: Clinical practice guideline. Rockville, MD: Agency for Health Care Policy and Research, 1994.

［2］Committee APG. AUA guideline on management of benign prostatic hyperplasia（2003）. Chapter 1: diagnosis and treatment recommendations. Journal of Urology, 2003, 170: 530-547.

［3］Stephan M, et al. EAU 2004 guidelines on assessment, therapy and follow-up of men with lower urinary tract symptoms suggestive of benign prostatic obstruction（BPH guidelines）. European Urology, 2004, 46: 547-554.

［4］Foster HE, et al. Surgical management of lower urinary tract symptoms attributed to benign prostatic hyperplasia: AUA guideline. Journal of Urology, 2018, S0022534718432016.

［5］EUA guideline Management of Non-neurogenic Male LUTS. In. https: //uroweb. org/guideline/treatment-of-non-neurogenic-male-luts/, 2018.

［6］那彦群, 等. 中国泌尿外科疾病诊断治疗指南手册2014版. 北京：人民卫生出版社, 2014.

二、概述

1.定义　良性前列腺增生（BPH）是引起中老年男性排尿障碍最为常见的一种良性疾病[1]。主要表现为组织学上的前列腺间质和腺体成分的增生、解剖学上的前列腺增大（benign prostatic enlargement, BPE）、尿动力学上的膀胱出口梗阻（bladder outlet obstruction, BOO）和以下尿路症状（LUTS）为主的临床症状。

2.流行病学　组织学上BPH的发生率随年龄的增长而增加，一般发生在40岁以后[2]，60岁男性人群中BPH的发生率大于50%，80岁时高达83%[3]。我国学者在1989—1992年一项95例41岁以上男性的无选择尸检研究中，发现组织学前列腺增生29例（30.5%）[4]。与组织学表现相类似，随着年龄的增长，下尿路症状的发生率也随之增加。约有50%组织学诊断BPH的男性有中-重度LUTS[1]。有研究表明似乎亚洲人较美洲人更易于产生中-重度BPH相关症状[5]。关于临床BPH发病率的研究结果差异很大，可能是受到诊断标准、人群选择及调查手段差异等因素的影响。50岁以上男性临床BPH患病率为50% ～ 75%，这一数值随着年龄的增长而增加，70岁以上临床BPH患病率超过80%[6]。

3.病因学　BPH的发生必须具备年龄的增长及有功能的睾丸两个条件。国内学者调查了26名清朝宦官，发现21人的前列腺已经完全不能触及或明显萎缩[7]。但BPH发生的具体机制尚不明确，可能是由于上皮和间质细胞增殖和细胞凋亡的平衡性破坏引起的。BPH发生的相关因素有：雄激素及其与雌激素的相互作用、前列腺间质-腺上皮细胞的相互作用、生长因子、炎症细胞、神经递质及遗传因素等[1]。

4.病理　McNeal将前列腺分为外周带、中央带、移行带和尿道周围腺体区。BPH结节多发生于移行带和尿道周围腺体区[1]。早期尿道周围腺体区的结节多为间质成分；而早期移行带结节则主要表现为腺体组织的增生，并有间质成分的相对减少。间质组织中的平滑肌也是构成前列腺的重要成分，这些平滑肌以及前列腺尿道周围组织受肾上腺素能神经、胆碱能神经或其他酶类递质神经支配，其中以肾上腺素能神经起主要作用。在前列腺和膀胱颈部有丰富的α受体，尤

其是 α_1 受体[8,9]，激活这种肾上腺素能受体可以明显增加前列腺尿道阻力。

前列腺的解剖包膜和下尿路症状密切相关。由于有该包膜的存在，增生的腺体受压挤压尿道并向膀胱膨出从而加重尿路梗阻。前列腺增生后，增生的结节将腺体的其余部分压迫形成"外科包膜"，两者有明显分界。增生部分经手术摘除后，遗留下受压腺体，故术后直肠指检及影像学检查仍可以探及前列腺腺体。

5.病理生理改变　BPH导致后尿道延长、受压变形、狭窄和尿道阻力增加，引起膀胱高压并出现相关排尿期症状。随着膀胱压力的增加，出现膀胱逼尿肌代偿性肥厚、逼尿肌不稳定并引起相关储尿期症状。如梗阻长期未能解除，逼尿肌则失去代偿能力。继发于BPH的上尿路改变，如肾积水及肾功能损害，其主要原因是膀胱内压力升高。

6.临床表现、诊断及治疗　BPH患者的主要表现为LUTS，包括储尿期症状、排尿期症状及排尿后症状。储尿期症状包括尿频、尿急、尿失禁及夜尿增多等；排尿期症状包括排尿踌躇、排尿困难及排尿间断等；排尿后症状包括排尿不尽感、尿后滴沥等。

通常人们把老年男性的LUTS均归因于前列腺疾病，特别是BPH。但是，目前认为BPH引起的LUTS只是引起所有老年男性LUTS原因中的一部分，还应考虑其他疾病，包括：膀胱疾病（如膀胱过度活动症、逼尿肌功能低下、间质性膀胱炎）、尿道疾病（如尿道狭窄），肾脏疾病（如肾小管功能障碍）及神经系统的疾病（如下丘脑功能障碍）[1]。所以，需要泌尿外科医师用整体的观念来理解LUTS。另外，有LUTS的中老年男性还可能伴有勃起功能障碍，并且与LUTS的严重程度相关[10]。东南亚的一项研究中，82%的LUTS男性患者存在勃起功能障碍[11]。因此，有学者将与前列腺有关的LUTS、勃起功能障碍（erectile dysfunction，ED）和慢性盆腔疼痛综合征（chronic pelvic pain syndrome，CPPS）统称为下尿路功能障碍（lower urinary tract dysfunction，LUTD）。

诊断BPH引起的LUTS需要根据症状、体格检查，尤其是直肠指检、影像学检查、尿动力学检查及内镜检查等综合判断。而对LUTS的治疗除了对因治疗以外，越来越多的泌尿外科医师开始重视LUTS的对症治疗。针对LUTS的多病因特征，在治疗上也应采用多样化的综合治疗。对病因明确的LUTS，应尽可能采用对因治疗＋对症治疗；对可知病因而无法治疗的或者病因不明确的LUTS应采用对症治疗。目前，针对BPH引起的LUTS，治疗上主要包括观察等待、药物治疗及外科治疗。治疗目的是减轻症状，改善生活质量，延缓疾病进展及预防并发症发生。

参 考 文 献

[1] Rowhrborm CG, et al. Etiology, pathothysiology, epidemiology and natural history of binign prostatic hyperplasia. In: Campbell's Urology. Edited by PC Walsh, AB Retik, ED Vaughan, Jr. Philadelphia, PA: W. B. Saunders Company, 2002: 1297-1330.

[2] Berry MJ, et al. The development of human benign prostatic hyperplasia with age. J Urol, 1984, 132: 474-478.

[3] Gu FL, et al. Preliminary study of the frequency of benign prostatic hyperplasia and prostatic cancer in China. Urology, 1994, 44: 688-691.

[4] 顾方六. 重视良性前列腺增生的研究. 中华医学杂志, 1994, 74: 3-4.

[5] Homma Y, et al. Epidemiologic survey of lower urinary tract symptoms in Asia and Australia using the international prostate symptom score. Int Urol, 1997, 4: 40-46.

[6] Kathryn BE: The epidemiology of benign prostatic hyperplasia associated with lower urinary tract symptoms prevalence and incident rates. Urol Clin N Am, 2016, 43: 289-297.

[7] Wu JP, et al. The prostate in eunuchs. Prog Clin Biol Res, 1991, 370: 249-255.

[8] Kawabe K. Current status of reseach on prostate-selective α1-antagonists. Brit J Urol, 1998, 81 (Suppl 1): 48-50.

[9] Smith P, et al. Modulating effect of estrogen and testerone on prostatic stromal cell phenotype differentiation induced by noradrenaline and doxazosin. Prostate, 2000, 44: 111-117.

[10] Chapple CR, et al. A shifted paradigm for the further understanding, evaluation, and treatment of lower urinary tract symptoms in men: focus on the bladder. Eur Urol, 2006 Apr; 49 (4): 651-658.

[11] Terai A, et al. Association of lower urinary tract symptoms with erectile dysfunction in Japanese men. Urology, 2004, 64: 132-136.

三、诊断

以下尿路症状为主诉就诊的50岁以上男性患者，首先应该考虑BPH的可能。为明确诊断，需作以下临床评估。

（一）初始评估

1. 病史询问（Medical history）（强烈推荐）

（1）下尿路症状的特点、持续时间及其伴随症状。

（2）手术史、外伤史，尤其是盆腔手术或外伤史。

（3）既往史：包括性传播疾病、糖尿病、神经系统疾病、可能与夜尿症有关的心脏疾病病史。

（4）药物史：可了解患者目前或近期是否服用了影响膀胱出口功能或导致LUTS的药物。

（5）患者的一般状况。

（6）国际前列腺症状评分（IPSS，表7-1）。

IPSS是目前国际公认的判断BPH患者症状严重程度的最佳手段。

IPSS是BPH患者下尿路症状严重程度的主观反映，其与最大尿流率、残余尿量及前列腺体积无明显相关性[1,2]。

IPSS患者分类如下：（总分0～35分）

轻度症状 0～7分

中度症状 8～19分

重度症状 20～35分

（7）生活质量（QoL）评分：QoL评分（0～6

分）是了解患者对其目前LUTS水平的主观感受，其主要关心的是BPH患者受LUTS困扰的程度及是否能够忍受。因此，又称困扰评分（表7-2）。

以上两种评分尽管不能完全概括下尿路症状对BPH患者生活质量的影响，但是它们提供了医师与患者之间交流的平台，能够使医师很好地了解患者的疾病状态[3]。

证据描述	证据级别
病史作为病情评估的重要组成	4
病史能够提示BPH的潜在原因以及患者可能存在的相关合并症	4
症状问卷对症状变化很敏感	3
症状评分可以量化BPH症状并明确哪个类型的症状最明显	3

推荐意见	推荐等级
从有BPH症状的患者了解完整的病史	强烈
在诊断和治疗过程中使用经过验证的症状评分问卷来评估LUTS症状	强烈

表7-1 国际前列腺症状评分（IPSS）

在最近1个月内，您是否有以下症状？	无	在5次排尿中					症状评分
		少于一次	少于半数	约半数	多于半数	几乎每次	
1. 是否经常有尿不尽感？	0	1	2	3	4	5	
2. 2次排尿间隔是否经常小于2小时？	0	1	2	3	4	5	
3. 是否曾经有间断性排尿？	0	1	2	3	4	5	
4. 是否有排尿不能等待现象？	0	1	2	3	4	5	
5. 是否有尿线变细现象？	0	1	2	3	4	5	
6. 是否需要用力及使劲才能开始排尿？	0	1	2	3	4	5	
7. 从入睡到早起一般需要起来排尿几次？	没有	1次	2次	3次	4次	5次	
	0	1	2	3	4	5	

症状总评分＝

表7-2 生活质量（QoL）评分

	高兴	满意	大致满意	还可以	不太满意	苦恼	很糟
如果在您今后的生活中始终伴有现在的排尿症状，您认为如何？	0	1	2	3	4	5	6

生活质量评分（QoL）＝

2.体格检查（physical examination）（强烈推荐）

（1）外生殖器检查：除外尿道外口狭窄或其他可能影响排尿的疾病（如包茎、阴茎肿瘤等）。

（2）直肠指检（digital rectal examination，DRE）：DRE是BPH患者重要检查项目之一，需在膀胱排空后进行。DRE可以了解前列腺的大小、形态、质地、有无结节及压痛、中央沟是否变浅或消失以及肛门括约肌张力情况。DRE可以对前列腺的体积进行初步评估，但判断不够精确[4]，目前经腹超声或经直肠超声检查可以更精确地描述前列腺的形态和体积[5]。

DRE还是前列腺癌筛查的一个重要手段。国外学者临床研究证实，DRE异常的患者最后确诊为前列腺癌的比例为18%[6]，而且其阳性率随着年龄的增长呈上升趋势。

（3）局部神经系统检查（包括运动和感觉）：肛周和会阴外周神经系统的检查以提示是否存在神经性疾病导致的神经源性膀胱功能障碍。

证据描述	证据级别
体格检查作为病情评估的重要组成	4
直肠指检可用于评估前列腺的体积	3

推荐意见	推荐等级
在评估男性BPH时进行包括直肠指检在内的体格检查	强烈

3.尿常规（urinalysis）（强烈推荐）　尿常规可以确定下尿路症状患者是否有血尿、蛋白尿、脓尿及尿糖等。

证据描述	证据级别
尿液检查可提示需要进一步评估的尿路感染、蛋白尿、血尿或尿糖偏高等问题	3
尿液检查费用较低，但意义较大	4

推荐意见	推荐等级
在评估男性BPH时进行尿液检查	强烈

4.血清前列腺特异抗原（PSA）（强烈推荐）　血清PSA不是前列腺癌特有的，前列腺癌、BPH、前列腺炎都可能使血清PSA升高。另外，泌尿系感染、前列腺穿刺、急性尿潴留、留置导尿、直肠指检及前列腺按摩也可以影响血清PSA值。血清PSA与年龄和种族有密切关系。一般40岁以后血清PSA会升高，不同种族的人群PSA水平也不相同。血清PSA值和前列腺体积相关，血清PSA与BPH的相关性为0.30（ng/ml）/ml，与前列腺癌为3.5（ng/ml）/ml[7]。血清PSA升高可以作为前列腺癌穿刺活检的指征。一般临床将PSA≥4ng/ml作为分界点[8]。血清PSA作为一项危险因素可以预测BPH的临床进展，从而指导治疗方法的选择[9]。

证据描述	证据级别
PSA对于预测前列腺体积的增长具有良好的价值	1b

推荐意见	推荐等级
在评估男性BPH时进行PSA检查可以帮助诊断，排除前列腺癌的可能，指导治疗方式	强烈

5.前列腺超声检查（prostate ultrasonography）（强烈推荐）　超声检查可以了解前列腺形态、体积、有无异常回声、凸入膀胱的程度及残余尿量（postvoid residual volume，PVR）。经直肠超声（transrectal ultrasonography，TRUS）可以精确测定前列腺体积（计算公式为：0.52×前后径×左右径×上下径）。经腹部超声检查可以了解膀胱壁的改变以及有无结石、憩室或占位性病变[10,11]。

证据描述	证据级别
在应用5α-还原酶抑制剂其他方式治疗BPH之前，需通过TRUS或经腹部超声评估前列腺体积	3

推荐意见	推荐等级
在选择治疗方式治疗BPH时进行超声检查评估前列腺体积有助于选择合适的药物	弱
在考虑手术治疗男性BPH前通过超声检查评估前列腺体积	强烈

6.残余尿量测定（推荐）　残余尿量可以通过经腹部超声或者导尿测定。通常采用50ml作为残余尿是否阳性的标准，使用这一标准预测膀胱出口梗阻的阳性预测值为63%，阴性预测值为52%[12]。但残余尿

量并不稳定，残余尿量与治疗方案选择之间的关联还需进一步研究。

证据描述	证据级别
采用50ml作为残余尿是否阳性的标准，使用这一标准预测膀胱出口梗阻的阳性预测值为63%，阴性预测值为52%	3

推荐意见	推荐等级
在评估男性BPH时测定残余尿量	弱

7.尿流率检查（uroflowmetry）（强烈推荐）尿流率检查有两项主要指标（参数）：最大尿流率（Q_{max}）和尿量，其中Q_{max}更为重要。但是Q_{max}下降不能区分梗阻和逼尿肌收缩力减低，必要时行尿动力学等检查。Q_{max}存在个体差异和容量依赖性。因此，尿量在150ml以上时进行检查较为准确[13]，如果不符合上述标准，建议重复检查。Q_{max}的检查效能很大程度上受到阈值的影响，如以Q_{max} 10ml/s为标准，预测膀胱出口梗阻的特异性为70%，阳性预测值为70%，敏感性为47%；如果改为以15ml/s为标准，则特异性为38%，阳性预测值为67%，敏感性为82%[14]。

证据描述	证据级别
尿流率检测的准确度变化很大，通过重复尿流率检测可以提高特异性	2b

推荐意见	推荐等级
在初次评估男性BPH时进行尿流率检查	弱
在进行药物或有创治疗男性BPH前进行尿流率检查	强烈

（二）根据初始评估结果需要的进一步检查

1.排尿日记（voiding diary）（推荐） 以夜尿或尿频为主的下尿路症状患者应记录排尿日记，24小时排尿日记不但可发现饮水过量导致的排尿次数增加，而且也有助于鉴别尿崩症、夜间多尿症和膀胱容量减少[1,2,11]。

2.肾功能检测（推荐） 肾功能检查包括血肌酐（creatinine）及估算肾小球滤过率（estimated glomerular filtration rate）。BPH导致的BOO可以引起肾功能损害、血肌酐升高。既往研究显示，出现LUTS症状的患者中有11%可出现肾功能不全[15]，是否进行肌酐检测主要取决于病史、临床症状、是否出现肾积水等。MTOPS的研究数据认为如果膀胱排空正常的情况下可以不必检测血肌酐，因为由于BPH所致的肾功能损害在达到血肌酐升高已经有许多其他的变化，如肾积水、输尿管扩张反流等，而这些可以通过超声检查及静脉尿路造影检查得到明确的结果[16]。

证据描述	证据级别
在BPH患者中，Q_{max}下降、高血压病及糖尿病病史与慢性肾脏病相关	3
肾功能不全患者发生术后并发症的风险增加	3

推荐意见	推荐等级
如果通过病史、临床检查提示存在肾功能不全可能时，在行手术治疗前需要评估肾功能	推荐

3.静脉尿路造影（intravenous urography）检查（可选择） 如果LUTS患者同时伴有反复泌尿系感染、镜下或肉眼血尿、怀疑肾积水或者输尿管扩张反流、泌尿系结石应行静脉尿路造影检查。

4.尿道造影（retrograde urethrography）（可选择） 怀疑尿道狭窄时建议此项检查。

5.尿动力学检查（urodynamics）（可选择） 对引起膀胱出口梗阻的原因有疑问或需要对膀胱功能进行评估时建议行此项检查[17]。BPH患者拟行手术及微创治疗前如出现以下情况，建议行尿动力学检查：①尿量≤150ml；②50岁以下或80岁以上；③残余尿＞300ml；④怀疑有神经系统病变或糖尿病所致神经源性膀胱；⑤双侧肾积水；⑥既往有盆腔或尿道的手术史。

证据描述	证据级别
对引起膀胱出口梗阻的原因有疑问或需要对膀胱功能进行评估时建议行此项检查	3

推荐意见	推荐等级
BPH患者拟行有创治疗前进行尿动力学检查	弱

6.尿道膀胱镜（urethrocystoscopy）检查（可选择） 怀疑BPH患者合并尿道狭窄、膀胱内占位性病变时建议行此项检查[18]。

通过尿道膀胱镜检查可了解以下情况：①前列腺增大所致的尿道或膀胱颈梗阻特点；②膀胱颈后唇抬高所致的梗阻；③膀胱小梁及憩室；④膀胱结石；⑤残余尿量测定；⑥膀胱肿瘤；⑦尿道狭窄的部位和程度。

证据描述	证据级别
对既往有镜下或肉眼血尿、尿道狭窄或合并膀胱肿瘤的BPH患者进行膀胱镜检查	3

推荐意见	推荐等级
如果膀胱镜检查可能引起治疗方案改变，应先行膀胱镜检查	弱

7.上尿路超声检查（upper urinary tract ultrasonography）检查（可选择） 可了解肾、输尿管有无扩张、积水、结石或占位病变。尿液分析异常、大量残余尿、肾功能不全或有泌尿系统疾病史的患者推荐该检查[11]。

证据描述	证据级别
与总体人群相比，患有BPH的男性罹患上尿路恶性肿瘤或其他疾病的风险并未增加	3
超声检查可用于评估残余尿量，或是有血尿或结石病史的患者	4

推荐意见	推荐等级
对BPH患者进行上尿路影像学检查	弱

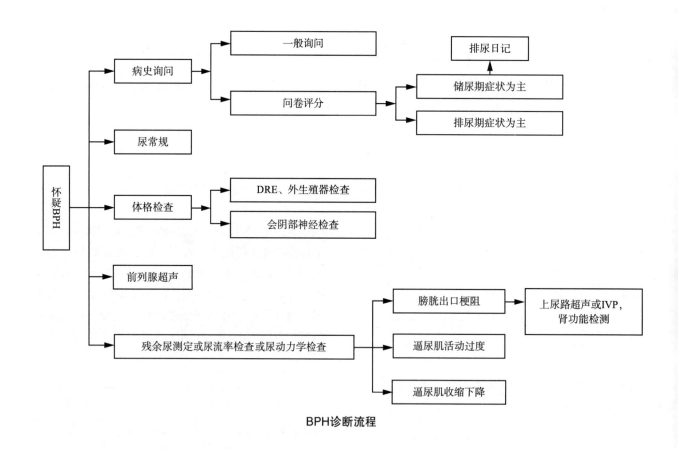

BPH诊断流程

参 考 文 献

[1] AUA Practice Guidelines Committee. AUA guideline on management of benign prostatic hyperplasia（2003）. Chapter1：Diagnosis and treatment recommendations. J Urol, 2003, 170：530-547.

[2] EAU Guidelines on benign prostatic hyperplasia（2004）. Chapter3：Assessment. J. de la Rosette, S. Madersbacher, G. Alivizatos, C. Rioja Sanz, M. Emberton, J. Nordling, 2004：13-31.

[3] Kaplan SA, et al. The American Urological Association symptom score in the evaluation of men with lower urinary tract symptoms：at 2 years of follow-up does it work? J. Urol, 1996, 155：1971-1974.

[4] Bosch JL, et al. Validity of digital rectal examination and serum prostate specific antigen in the estimation of prostate volume in community-based men aged 50 to 78 years：the Krimpen Study. Eur Urol, 2004, 46：753-759.

[5] Roehrborn CG. Accurate determination of prostate size via digital rectal examination and transpectal ultrasound. Urology, 1998, 51：19-22.

[6] Jerome PR, et al. Effect of patient age on early detection of prostate cancer with serum prostate-specific antigen and digital rectal examination. Urology, 1993, 42：365-374.

[7] Stamey TA, et al. Prostate-specific antigen as a serum marker for aclenocarcinoma of the prostate. New England Journal of Medicine, 1987, 317（15）：909-916.

[8] Punglia RS, et al. Effect of verification bias on screening for prostate cancer by measurement of prostate-specific antigen. N Engl J Med, 2003, 349：335-342.

[9] Roehrborn CG, et al. Pless study group. Proscar long-term efficacy and safety study. Storge（irritative）and voiding（obstructive）symptoms as predictors of benign prostatic hyperplasia progression and related outcomes. Eur Urol, 2002, 42：1-6.

[10] 阚艳红, 等. 双平面经直肠超声诊断良性前列腺增生的探讨. 中华男科学, 2005, 11：191-194.

[11] Yukio Homma et al. JUA clinical guidelines for benign prostatic hyperplasia. International Journal of Urology, 2011, 18：e1-e33.

[12] Oelke M, et al. Diagnostic accuracy of noninvasive tests to evaluate bladder outlet obstruction in men：detrusor wall thickness, uroflowmetry, postvoid residual urine, and prostate volume. Eur Urol, 2007, 52（3）：827-835.

[13] Thomas AW, et al. Lower urinary tract symptoms, benign prostatic obstruction and the overactive bladder. BJU Int, 2000, 85（Suppl 3）：57-68.

[14] Reynard JM, et al. The ICS-'BPH' Study： uroflowmetry, lower urinary tract symptoms and bladder outlet obstruction. Br J Urol, 1998, 82：619-623.

[15] Gerber GS, et al. Serum creatinine measurements in men with lower urinary tract symptoms secondary to benign prostatic hyperplasia. Urology, 1997, 49：697-702.

[16] McConnell JD, et al. Medical Therapy of Prostatic Symptoms（MTOPS）Research Group. The long-term effect of doxazosin, finasteride, and combination therapy on the clinical progression of benign prostatic hyperplasia. N Engl J Med, 2003, 349：2387-2398.

[17] Bhargava S, et al. A rational approach to benign prostatic hyperplasia evaluation：recent advances. Curr Opin Urol, 2004, 14：1-6.

[18] el Din KE1, et al. The correlation between bladder outlet obstruction and lower urinary tract symptoms as measured by the international prostate symptom score. J Urol, 1996, 155（3）：1018-1022.

四、临床进展性的评价与预测

多项研究证实BPH为一种缓慢进展的前列腺良性疾病[1-4]，其症状随着患者年龄的增长呈进行性加重，并出现相应的并发症。

（一）BPH临床进展性的定义

BPH的临床进展性是指随着病程的延长，BPH患者的主观症状和客观指标进行性加重的趋势。目前较为公认的BPH临床进展的内容包括：LUTS加重而导致患者生活质量下降、Q_{max}进行性下降、反复血尿、反复尿路感染、膀胱结石、急性尿潴留（Acute urinary retention，AUR）及肾功能损害等[4-6]，BPH患者接受外科治疗是疾病进展的最终表现形式。

（二）临床进展性的评价

1. LUTS加重　生活质量主要通过IPSS来评价，随着LUTS加重，IPSS逐渐增加，研究表明[7-9]：BPH患者的IPSS逐年增加，年平均增幅为0.29～2分不等。

2. Q_{max}进行性下降　尿流率是评判BPH临床进展性的客观指标之一，但其对BOO的诊断缺乏特异性。多项调查发现，BPH患者的Q_{max}呈持续下降，平均每年下降达2%，其中40岁年龄组每年下降1.3%；70岁以上年龄组每年下降6.5%[4,10]。

3. BPH相关并发症的发生　反复血尿、反复尿路感染、膀胱结石、AUR及肾功能损害等为BPH进展的表现，其中AUR和肾功能损害为主要指标。MTOPS研究的结果提示[1]：在BPH导致的严重并发症中，AUR发生率最高。AUR的发生是膀胱功能失代偿的主要表现，为BPH进展的一个重要事件。多项研究表明AUR累计发生风险为每年为6.8‰～12.3‰。BPH的临床进展与慢性肾功能不全之间存在着一定的关系，一项研究显示BPH患者的慢性肾功能不全发生率为9%[11]，慢性尿潴留、膀胱顺应性低、反复AUR、尿路感染是主要原因[12]。

4. BPH手术治疗概率上升　手术治疗概率的上升是BPH临床进展性的标志。PLESS相关研究结果显示[13,14]：随访4年的安慰剂组中，7%的患者发生AUR，10%的患者需要接受外科手术治疗。AUR为进行手术治疗的首要原因。

（三）BPH临床进展的危险因素分析

目前支持BPH具有临床进展性最为有力的研究是Olmsted County[15]、ALTESS[16]、PLESS[17]及MTOPS研究[18]。众多的研究资料表明，年龄、血清PSA、前列腺体积、Q_{max}、残余尿量、IPSS、前列腺慢性炎症[19]、代谢综合征[20]及膀胱内前列腺突入程度等因素与BPH临床进展性相关[15-24]。

1.年龄　研究表明：BPH患者AUR及需要手术的发生率随着年龄的增长而升高[15,18,23,25]。Olmsted County研究发现70～79岁年龄段AUR的发生率比40～49岁年龄段高7.9倍[23]，70岁以上男性需要接受手术治疗的发生率为每年10.9‰，而40～49岁年龄段仅有每年0.3‰[15]。MTOPS研究发现：安慰剂组中，年龄≥62岁的BPH患者发生临床进展的可能性更大[18]。

2.血清PSA　国内外研究发现血清PSA可预测前列腺体积的增加[26-28]、Q_{max}的改变[29]及AUR发生的危险和需要手术的可能性[21,30-33]。高血清PSA患者的前列腺体积增长更快[26-28]。PLESS研究显示：AUR的发生风险和需要手术治疗的风险随着血清PSA升高而增加，随访4年累计发生率分别为低PSA水平组（0.2～1.3ng/ml）7.8%，高PSA水平组（3.3～12.0ng/ml）19.9%[21]。ALTESS研究亦发现：PSA基线水平高会增加AUR和BPH相关手术风险。MTOPS研究发现：血清PSA≥1.6ng/ml的BPH患者发生临床进展的可能性更大[18]。

3.前列腺体积　前列腺体积可预测BPH患者发生AUR的危险性和需要手术的可能性[18,21,23,30,32]。PLESS研究发现，BPH患者AUR的发

生和需要手术治疗的风险随着前列腺体积的增大而增加，随访4年累计发生率分别为小前列腺体积组（14～41ml）8.9%，大前列腺体积组（58～150ml）22%[21]。Olmsted County研究发现前列腺体积≥30ml的BPH患者发生AUR的可能性是前列腺体积＜30ml的3倍[23]。MTOPS研究证实前列腺体积≥31ml的BPH患者发生临床进展的可能性更大[18]。

4. Q_{max}　MTOPS研究发现Q_{max}＜10.6ml/s的BPH患者发生临床进展的可能性更大[18]。另一研究表明，Q_{max}≤12ml/s的BPH患者发生AUR的风险是Q_{max}＞12ml/s者的4倍[23]。国内学者也发现Q_{max}≤15ml/s的BPH患者发生AUR和接受手术的概率明显增加[34]，手术与非手术BPH患者的Q_{max}存在明显差异[35]。

5.残余尿量　MTOPS研究发现：残余尿量≥39ml的BPH患者发生临床进展的可能性更大[18]。ALTESS研究发现：基线时，残余尿量增多是症状恶化的危险因素，能够预测BPH临床进展，可以作为评估风险的主要危险因素，但是残余尿量应该作为一个动态变量在随访过程中进行观测，如果残余尿量持续增加，则预示着患者发生AUR的风险增加。国内学者发现BPH患者出现肾积水的发生率随着残余尿量的增加而明显上升[35]。因此，残余尿量可预测BPH的临床进展[18,35,36]。

6.症状评分　IPSS＞7分的BPH患者发生AUR的风险是IPSS≤7分者的4倍[23]。对于无AUR病史的BPH患者，储尿期症状评分及总的症状评分均有助于预测BPH患者需要接受手术治疗的风险[32]。

7.前列腺慢性炎症　MTOPS研究中对随机抽取的1197名患者组成的亚组进行基线时前列腺穿刺活检，其中有43%的患者合并有前列腺慢性炎症。该亚组中发生AUR的患者均是活检提示前列腺慢性炎症的患者，无慢性前列腺炎症的患者没有一例发生AUR。伴有慢性炎症的患者前列腺体积更大、LUTS更严重、更容易发生AUR、药物疗效不佳[37]。因此，前列腺的慢性炎症可能是BPH临床进展的预测因素之一[19]。

8.代谢综合征　代谢综合征（metabolic syndrome，MS）是多种代谢成分异常聚集的病理状态，是一组复杂的代谢紊乱症候群。一项研究显示：符合代谢综合征诊断条件越多的患者，其具一个以上BPH进展危险因素的风险增加，前列腺体积≥31ml或残余尿量≥39ml的比例明显增加[20]。提示代谢综合征可能是BPH临床进展的危险因素之一。有学者

通过分析2000—2018年相关文献发现：超重、缺乏运动、高热量饮食等是BPH进展的危险因素，而纠正代谢综合征，运动，减重，增加蔬菜、番茄、胡萝卜、维生素E、硒的摄入，以及精神减压等可减缓BPH进展[38]。

9.膀胱内前列腺突入度（intravesical prostatic protrusion，IPP） 近年来的研究表明，经腹部超声通过中线矢状面测量IPP可以预测AUR患者拔管失败的可能性[39]。另有研究表明，IPP超过10mm的BPH患者中，其前列腺体积、血清PSA值及残余尿量增加更显著，AUR发生率更高，且药物治疗在缩小前列腺体积的同时不能缩短IPP[40]，因此，IPP超过10mm的患者有可能从早期外科干预中受益[40,41]；一项研究甚至表明，IPP作为BOO的预测因子优于PSA和前列腺体积[42]。因此，IPP可能成为一个新的BPH临床进展的危险因素。

此外，长期高血压（尤其是高舒张压）[43]、前列腺移行带体积及移行带指数[44,45]也可能与BPH的临床进展有关。ALF-ONE研究（一项涉及29个国家共6523名受试者的国际多中心研究的开放式研究，其中包含689名欧洲男性）通过评价阿呋唑嗪每日10mg口服的长期有效性、安全性及临床时效性发现：阿呋唑嗪治疗6个月，LUTS改善不明显的患者，发生AUR及BPH相关手术的风险明显增加[46]。因此，对部分α受体阻滞剂不应答可能是预示BPH疾病进展的一个重要的危险因素，它可以帮助筛选出高风险的临床进展性BPH患者。

参 考 文 献

[1] McConnell JD, et al. The long-term effect of doxazosin, finasteride, and combination therapy on the clinical progression of benign prostatic hyperplasia. N Engl J Med, 2003, 349: 2387-2398.

[2] Jacobsen SJ, et al. Treatment for benign prostatic hyperplasia among community dwelling men: the Olmsted County study of urinary symptoms and health status. J Urol, 1999, 162: 1301-1306.

[3] Roehrbohn CG, et al. Serum prostate specific antigen is a strong predictor of future prostate growth in men with benign prostatic hyperplasia: PLESS study. J Urol, 2000, 163: 13-20.

[4] Berges R1, et al. Age-stratified normal values for prostate volume, PSA, maximum urinary flow rate, IPSS, and other LUTS/BPH indicators in the German male community-dwelling population aged 50 years or older. World J Urol, 2011, 29（2）: 171-178.

[5] Meigs JB, et al. Incidence rates and risk factors for acute urinary retention: the health professionals follow up study. J Urol, 1999, 162: 376-382.

[6] Rule AD, et al. Is benign prostatic hyperplasia a risk factor for chronic renal failer? J Urol, 2005, 173: 691-696.

[7] Sarma AV, et al. Concomitant longitudinal changes in frequency of and bother from lower urinary tract symptoms in community dwelling men. J Urol, 2002, 168: 1446-1452.

[8] Verhamme KMC, et al. Incidence and prevalence of lower urinary tract symptoms suggestive of benign prostatic hyperplasia in primary care: the triumph project. Eur Urol, 2002, 42: 238-323.

[9] Lee AJ, et al. Three-year follow up of a community based cohort of men with untreated benign prostatic hyperplasia. Eur Urol, 1996, 30: 11-17.

[10] Roberts RO, et al. Longitudinal changes in peak urinary flow rates in a community-based cohort. J Urol, 2000, 163: 107-113.

[11] Hunter DJ, et al. Prevalence of urinary symptoms and other urological conditions in Spanish men 50 years old or older. J Urol, 1996, 155: 1965-1969.

[12] Rule AD1, et al. Is benign prostatic hyperplasia a risk factor for chronic renal failure? J Urol. 2005 Mar; 173（3）: 691-696.

[13] Roehrbohn CG, et al. Storage（Irritative）and Voiding（Obstructive）Symptoms as predictors of benign prostatic hyperplasia progression and related outcomes. Eur Urol, 2002, 42: 1-6.

[14] Kaplan S, et al. Impact of baseline symptom severity on future risk of benign prostatic hyperplasia-related outcomes and long-term response to finasteride. The Pless Study Group. Urology, 2000, 56: 610-616.

[15] Jacobsen SJ, et al. Treatment for benign prostatic hyperplasia among community dwelling men: the Olmsted County study of urinary symptoms and health status. J Urol, 1999, 162: 1301-1306.

[16] Roehrborn CG, for the ALTESS Study Group. Alfuzosin 10mg once daily prevents overall clilical progression of benign prostatic hyperplasia but not acute urinary retention: results of a 2-year placebo-controlled study. BJU Int, 2006, 97: 734-741.

[17] McConnell JD, et al. The effect of finasteride on the risk of acute urinary retention and the need for surgical treatment among men with benign prostatic hyperplasia. Finasteride Long-Term Efficacy and Safety Study Group. N Engl J Med, 1998, 338: 557-563.

[18] McConnell JD, et al. The long-term effect of doxazosin, finasteride, and combination therapy on the

clinical progression of benign prostatic hyperplasia. N Engl J Med, 2003, 349: 2387-2398.

[19] ClausG. Roehrborn. Definitionofat-riskpatiens: baseline variables. BJU, 2006, 97: 2, 7-11.

[20] Kwon H, et al. Relationship Between Predictors of the Risk of Clinical Progression of Benign Prostatic Hyperplasia and Metabolic Syndrome in Men With Moderate to Severe Lower Urinary Tract Symptoms. Urology, 2013, 13: 150-157.

[21] Roehrborn CG, et al. Serum prostate-specific antigen concentration is a powerful predictor of acute urinary retention and need for surgery in men with clinical benign prostatic hyperplasia. PLESS Study Group. Urology, 1999, 53: 473-480.

[22] Jiménez-Cruz F. Identifying patients with lower urinary tract symptoms/benign prostatic hyperplasia at risk for progression. Eur Urol, 2003, 2: 6-12.

[23] Jacobsen SJ, et al. Natural history of prostatism: risk factors for acute urinary retention. J Urol, 1997, 158: 481-487.

[24] Roehrborn CG, et al. PSA is a significant predictor of objective parameters in men at risk of BPH progression. J Urol, 2003, 169: 364-365.

[25] Meigs JB, et al. Incidence rates and risk factors for acute urinary retention: the health professionals follow up study. J Urol, 1999, 162: 376-382.

[26] Roehrborn CG, et al. Serum prostate-specific antigen as a predictor of prostate volume in men with benign prostatic hyperplasia. Urology, 1999, 53: 581-589.

[27] Roehrborn CG, et al. Serum prostate specific antigen is a strong predictor of future prostate growth in men with benign prostatic hyperplasia: PLESS study. J Urol, 2000, 163: 13-20.

[28] Wright EJ, et al. Prostate specific antigen predicts the long-term risk of prostate enlargement: results from the Baltimore longitudinal study of aging. J Urol, 2002, 167: 2484-2488.

[29] Roehrborn CG, et al. Serum prostate specific antigen and prostate volume predict long term changes in symptoms and flow rate: results of a four year randomized trial comparing finasteride versus placebo. Urology, 1999, 54: 662-669.

[30] Marberger MJ, et al. Prostate Volume and serum prostate-specific antigen as predictors of acute urinary retention. Combined experience from three large multinational placebo-controlled trials. Eur Urol, 2000, 38: 563-568.

[31] Roehrborn CG, et al. Clinical predictors of spontaneous acute urinary retention in men with LUTS and clinical BPH: a comprehensive analysis of the pooled placebo groups of several large clinical trials. Urology, 2001,

58: 210-216.

[32] Roehrborn CG, et al. Storage (Irritative) and Voiding (Obstructive) Symptoms as Predictors of Benign Prostatic Hyperplasia Progression and Related Outcomes. Eur Urol, 2002, 42: 1-6.

[33] 朱绍兴, 等. 血清前列腺特异性抗原和移行带指数与良性前列腺增生急性尿潴留的关系. 中华实验外科杂志, 2003, 20: 1113.

[34] Liu HH, et al. Maximum urine flow rate of less than 15ml/sec increasing risk of urine retention and prostate surgery among patients with alpha-1 blockers: A 10-year follow up study. PLoS One, 2016, 11 (8).

[35] 王寅, 等. 前列腺增生症患者待机处理期间剩余尿量测定的临床意义. 中华泌尿外科杂志, 2000, 21: 621-623.

[36] Lowe FC, et al. Risk factors for disease progression in patients with lower urinary tract symptoms/benign prostatic hyperplasia (LUTS/BPH): a systematic analysis of expert opinion. Prostate Cancer and Prostatic Diseases, 2005, 8: 206-209.

[37] Gandaglia G1, et al. The role of chronic prostatic inflammation in the pathogenesis and progression of benign prostatic hyperplasia (BPH). BJU Int, 2013, 112 (4): 432-441.

[38] Taille A1, et al. How to prevent LUTS due to BPH development and progression. Prog Urol, 2018, 28 (15): 821-829.

[39] 张浩, 等. 膀胱内前列腺突出程度可作为良性前列腺增生临床进展的高危因素. 中华腔镜泌尿外科杂志, 2012, 6 (4): 292-295.

[40] Liu Q, et al. Ultrasound image features of intravesical prostatic protrusion indicated failure of medication therapy of finasteride and doxazosin in patients with benign prostatichyperplasia (LUTS/BPH). Int Urol Nephrol, 2017, 49 (3): 399-404.

[41] Zhang Keqin, et al. Clinical significance of intravesical prostatic protrusion in patients with benign prostatic enlargement. Urology, 2007, 70 (6): 1096-1099.

[42] 史本康, 等. 良性前列腺增生患者膀胱内前列腺突入程度的超声测定. 中华泌尿外科杂志, 2008, 29 (11): 775-778.

[43] Lim KB, et al. Comparison of intravesical prostatic protrusion, prostate volume and serum prostatic-specific antigen in the evaluation of bladder outlet obstruction. J Urol, 2006, 13 (12): 1509-1513.

[44] 郭利君, 等. 良性前列腺增生与原发性高血压的相关性研究. 中华外科杂志, 2005, 43: 108-111.

[45] 张光银, 等. 前列腺体积参数与良性前列腺增生临床参数的相关性研究. 中华泌尿外科杂志, 2002, 23: 474-476.

[46] 魏东, 等. 前列腺移行区体积和移行区指数在诊断良
性前列腺增生中的作用. 临床泌尿外科杂志, 2002,
17: 653-655.

五、治疗

(一)良性前列腺增生的非手术治疗

良性前列腺增生的非手术治疗包括观察等待
(watchful waiting)和行为及饮食调整两种主要方式。

1.观察等待　观察等待是良性前列腺增生的非手
术治疗的主要方式, 是一种非药物、非手术的治疗措
施, 但并非完全不进行干预, 其主要内容包括患者教
育、生活方式指导、定期监测等。因为BPH在组织
学上是一种进行性良性增生过程, 其发展过程较难预
测, 经过长时间的监测, BPH患者中只有少数可能
出现尿潴留、肾功能不全、膀胱结石等并发症[1]。因
此, 对于大多数BPH患者来说, 观察等待可以是一
种合适的处理方式, 特别是患者生活质量尚未受到下
尿路症状明显影响的时候。

(1)推荐意见: 轻度下尿路症状(IPSS≤7)的
患者, 或者中度以上症状(IPSS≥8)但生活质量尚
未受到明显影响的患者可以采用观察等待。

接受观察等待之前, 患者应进行全面检查(初始
评估的各项内容)以除外各种BPH相关并发症, 并
排除相关肿瘤及严重泌尿生殖系疾病。

(2)临床疗效: 接受观察等待的患者在随访至1
年时85%保持病情稳定, 5年时65%无临床进展[2]。
一项研究将556名前列腺增生患者随机分入手术和观
察等待两组, 结果, 观察等待组治疗失败的比例是手
术组的两倍, 其中有24%的患者在3年的研究期内接
受了手术治疗[3]。

(3)观察等待的内容

1)患者教育: 应该向接受观察等待的患者提供
BPH疾病相关知识, 包括LUTS和BPH的临床进展,
特别应该让患者了解观察等待的效果和预后。同时还
应该提供前列腺癌的相关知识。BPH患者通常更关注
前列腺癌发生的危险, 研究结果显示有LUTS人群中
前列腺癌的检出率与无症状的同龄人群无差别[4]。

2)生活方式的指导: ①加强生活护理, 对肢体
或智力有缺陷的患者提供必要的生活辅助; ②伴有便
秘者应同时治疗。

3)合并用药的指导: BPH患者常因为伴有其他
全身性疾病同时使用多种药物, 应了解和评价患者这
些合并用药的情况。避免应用扩张血管药物和抗组胺
药物, 前者可以使前列腺充血, 增加尿道阻力, 后者
可以阻滞乙酰胆碱的活性, 使膀胱逼尿肌松弛, 收缩
力减弱, 增加排尿困难。除此之外, 还有一些精神病
类药物、平喘类药物和胃肠解痉镇痛类药物等, 也会
引起患者排尿困难。必要时在其他专科医师的指导下
进行调整以减少合并用药对泌尿系统的影响。如将
治疗高血压的利尿药更换为其他替代药物, 或者避
免在社交及睡前服用这些药物, 以减轻其对排尿的
影响。

(4)定期监测: 定期监测是接受观察等待BPH
患者的重要临床过程。观察等待开始后第6个月进行
第一次监测, 以后每年进行1次。监测内容为初始评
估的各项内容, 其中前列腺体积和血清PSA可以预测
BPH患者的症状、尿流率、急性尿潴留和手术介入的
自然病程。定期监测的目的主要是了解患者的病情发
展状况, 是否出现临床进展以及BPH相关并发症和
(或)绝对手术指征。根据这些个体的风险评估结果,
医师可以给患者建议, 并根据患者的愿望转为药物治
疗或外科治疗。

2.行为改进及饮食调整

(1)行为改进: 对于LUTS, 特别是储尿期症状
推荐行为改进。已有证据表明, 这一措施可以减轻
症状并预防疾病进展[5]。自我管理是行为改进的主要
内容, 包括憋尿、二次排尿及尿道挤压等, 多中心随
机对照研究表明, 与标准治疗组相比, 自我管理可以
减轻LUTS的严重程度并减轻客观症状如夜尿、尿急
及尿频[5]。①通过体育锻炼、戒烟可以改善LUTS[6];
肥胖患者减轻体重可以减轻尿失禁症状[7]。②避免过
量饮水, 并进行膀胱训练: 伴有尿频症状的患者可
以鼓励患者适当憋尿, 以增加膀胱容量和排尿间歇
时间, 改善储尿期症状[8,9]。③优化排尿习惯: 伴有
尿不尽症状的患者可以采用放松排尿、二次排尿和
尿后尿道挤压等。④精神放松训练: 伴有尿急症状
的患者可以采用分散尿意感觉, 把注意力从排尿的
欲望中转移开。如挤捏阴茎、呼吸练习和会阴加压
等, 从而改善储尿期症状。⑤盆底功能训练可以改善
BPH患者的储尿期症状[10]。⑥排尿日记或频率尿量
表(frequency-volume chart, FVC)有助于区分多尿
症、膀胱储尿功能障碍及睡眠障碍, 从而为尿频及夜
尿的病因学提供有用信息, 可以通过指导自我管理改
善症状并评估疗效, 对于以储尿期症状为主的LUTS
患者推荐使用[11,12]。

(2)饮食调整: ①改变生活嗜好, 避免或减少咖

啡因、酒、辛辣食物摄入。酒和咖啡具有利尿和刺激作用，可以引起尿量增多、尿频、尿急等症状。②合理的液体摄入，适当限制饮水可以缓解尿频症状，注意液体摄入时间，例如夜间和出席公共社交场合前限水。

证据描述	证据级别
观察等待对于症状轻微或暂不愿意进一步治疗的患者是一种安全的选择	1b

推荐意见	推荐等级
对于轻中度症状，对日常生活影响较小的患者，可采用观察等待	强
给LUTS患者在治疗前及治疗中均提供行为及饮食等生活方式方面的指导	强

参 考 文 献

［1］Kirby，RS，The natural history of benign prostatic hyperplasia：what have we learned in the last decade？Urology，2000，56（5 Suppl 1）：3-6.

［2］Netto NR，et al. Evaluation of patients with bladder outlet obstruction and mild international prostate symptom score followed up by watchful waiting. Urology，1999，53（2）：314-316.

［3］Flanigan RC，et al. 5-year outcome of surgical resection and watchful waiting for men with moderately symptomatic benign prostatic hyperplasia：a Department of Veterans Affairs cooperative study. J Urol，1998，160（1）：12-6；discussion 16-17.

［4］Oh JJ，et al. Is there any association between the severity of lower urinary tract symptoms and the risk of biopsy-detectable prostate cancer in patients with PSA level below 20 ng/ml in multi-core prostate biopsy？Prostate，2013，73（1）：42-47.

［5］Yap T，et al. Emberton，Behaviour modification and benign prostatic hyperplasia：replacement for medications. Curr Opin Urol，2010，20（1）：20-27.

［6］Kaplan SA. AUA Guidelines and Their Impact on the Management of BPH：An Update. Rev Urol，2004，6（Suppl 9）：46-52.

［7］Breyer BN，et al. Intensive lifestyle intervention reduces urinary incontinence in overweight/obese men with type 2 diabetes：results from the Look AHEAD trial. J Urol，2014，192（1）：144-149.

［8］Yap TL，et al. The impact of self-management of lower urinary tract symptoms on frequency-volume chart measures. BJU Int，2009，104（8）：1104-1108.

［9］Brown CT，et al. Self management for men with lower urinary tract symptoms：randomised controlled trial. BMJ，2007，334（7583）：25.

［10］Johnson TM，et al，Efficacy of adding behavioural treatment or antimuscarinic drug therapy to alpha-blocker therapy in men with nocturia. BJU Int，2013，112（1）：100-108.

［11］Vaughan CP，et al. Military exposure and urinary incontinence among American men. J Urol，2014，191（1）：125-129.

［12］Marshall SD，et al. Nocturia：Current Levels of Evidence and Recommendations From the International Consultation on Male Lower Urinary Tract Symptoms. Urology，2015，85（6）：1291-1299.

（二）良性前列腺增生的药物治疗

BPH患者药物治疗的短期目标是缓解患者的下尿路症状，长期目标是延缓疾病的临床进展，预防并发症的发生。在减少药物治疗副作用的同时保持患者较高的生活质量是BPH药物治疗的总体目标。

1. α受体阻滞剂

（1）α受体阻滞剂的作用机制和尿路选择性：α受体在体内有广泛的分布，不同组织器官含有的α受体亚型有所差异。膀胱颈及前列腺腺体内以$\alpha_1 A$亚型为主，而膀胱肌层以$\alpha_1 B$亚型为主，$\alpha_1 B$亚型主要分布在血管壁上。α受体阻滞剂通过阻滞分布在前列腺和膀胱颈部平滑肌表面的肾上腺素能受体，松弛平滑肌，达到缓解膀胱出口动力性梗阻的作用，同时可以缓解储尿期的膀胱刺激症状。根据尿路选择性可将α受体阻滞剂分为非选择性α受体阻滞剂（酚苄明）、选择性α_1受体阻滞剂（多沙唑嗪、阿夫唑嗪、特拉唑嗪）、高选择性α_1受体阻滞剂（坦索罗辛$\alpha_1 A > \alpha_1 D > \alpha_1 B$，萘哌地尔$\alpha_1 D > \alpha_1 A > \alpha_1 B$，赛洛多辛$\alpha_1 A > \alpha_1 D > \alpha_1 B$[1]）。α受体阻滞剂临床用于治疗BPH引起的LUTS始于20世纪70年代[2]，最初采用的非选择性α受体阻滞剂（酚苄明）具有明显的不良反应，因而难以被患者接受，目前临床应用的药物主要为选择性及高选择性α_1受体阻滞剂。

（2）临床疗效：Djavan和Marberger的meta分析结果显示：与安慰剂相比，各种α_1受体阻滞剂能显著改善患者的症状，使症状评分平均改善30%～40%，Q_{max}提高16%～25%[3]。

α_1受体阻滞剂治疗后数小时至数天即可改善症状，但采用IPSS评估症状改善应在用药4～6周后进行。连续使用α₁受体阻滞剂1个月无明显症状改善时，可以考虑更改剂量或选用不同类型α受体阻滞剂。MTOPS和CombAT研究证实长期单独使用α₁受体阻滞剂也能够维持稳定的疗效[4]。

α₁受体阻滞剂不影响前列腺体积和血清PSA水平，不能减少急性尿潴留的发生。但是急性尿潴留BPH患者接受α₁受体阻滞剂治疗后成功拔除导尿管的机会明显高于安慰剂治疗[5]。年龄不影响α₁受体阻滞剂的疗效[6]。在短期（1年内）的研究中，BPH患者的基线前列腺体积不影响α₁受体阻滞剂的疗效，但在长期的研究中α₁受体阻滞剂似乎对前列腺体积＜40ml的患者更有效[7-10]。

目前不同种类α₁受体阻滞剂间的直接对照研究较少，美国泌尿外科学会BPH诊治指南制定委员会采用特殊的Bayesian技术进行总结的结果显示，在剂量相当的前提下，各种α₁受体阻滞剂的临床疗效相近，副作用有一定的不同。与非高选择性α₁受体阻滞剂相比，坦索罗辛、赛洛多辛引起心血管系统不良反应的发生率较低，但是异常射精的发生率相对较高[3,11,12]。

（3）不良反应：α₁受体亚型的选择性和药代动力学等因素影响药物的不良反应发生率。常见不良反应包括头晕、头痛、乏力、困倦、体位性低血压、异常射精等。直立性低血压更容易发生在老年、伴有心血管疾病或同时服用血管活性药物的患者中。服用α₁受体阻滞剂的患者接受白内障手术时可能出现虹膜松弛综合征（intraoperative floppy iris syndrome，IFIS）。因此，建议在白内障手术前停用α₁受体阻滞剂，但是术前多久停药尚无明确标准[13,14]。

证据描述	证据级别
与安慰剂相比，α₁受体阻滞剂能显著降低IPSS，增加Q_{max}的峰值	1a
与安慰剂相比，阿夫唑嗪、特拉唑嗪和多沙唑嗪发生血管相关事件的风险显著增加	1a
服用阿夫唑嗪、多沙唑嗪、坦索洛辛或特拉唑嗪与IFIS风险增加有关	1a
与安慰剂相比，服用α₁受体阻滞剂患者发生射精异常更为常见	1a

推荐意见	推荐等级
推荐使用α₁受体阻滞剂治疗有中-重度下尿路症状的BPH患者	强

2.5α还原酶抑制剂（5-ARIs）

（1）作用机制和5α还原酶的分型：5α还原酶抑制剂通过抑制体内睾酮向双氢睾酮（DHT）的转变，进而降低前列腺内双氢睾酮的含量，达到缩小前列腺体积、改善下尿路症状的治疗目的。

5α还原酶有两类同工酶：

Ⅰ型5α还原酶：主要分布在前列腺以外的组织中（例如：皮肤或肝脏）。

Ⅱ型5α还原酶：前列腺内的主要5α还原酶类型，起主要作用。

非那雄胺抑制Ⅱ型5α还原酶，而度他雄胺可抑制Ⅰ型和Ⅱ型5α还原酶（双重阻滞剂）。

非那雄胺可以降低血清DHT水平70%，度他雄胺可以降低血清DHT水平95%[15]。两者对于前列腺内的DHT水平的降低幅度为85%～90%。

（2）临床疗效：目前研究认为非那雄胺和度他雄胺在临床疗效方面相似。有研究显示前列腺体积越大，基线PSA水平越高，度他雄胺起效越快[16]。

非那雄胺可以缩小前列腺体积20%～30%，降低IPSS15%，提高Q_{max}1.3～1.6ml/s，并能将BPH患者发生急性尿潴留和需要手术治疗的风险降低50%左右[17,18]。在PLESS和MTOPS研究中，与对照组相比，非那雄胺长期治疗可降低急性尿潴留及外科手术风险比例分别为57%、55%；68%、64%[4,19]。

度他雄胺缩小前列腺体积20%～30%，降低IPSS20%～30%，提高Q_{max}2.2～2.7ml/s，BPH患者急性尿潴留和需要手术干预的风险分别降低57%和48%[20]。

5α还原酶抑制剂对前列腺体积较大和（或）血清PSA水平较高的患者治疗效果更好[21]。5α还原酶抑制剂的起效时间相对较慢，随机对照试验的结果显示使用6～12个月后获得最大疗效。其长期疗效已得到证实，连续药物治疗6年疗效持续稳定[22]。IPP可作为预测5α还原酶抑制剂治疗主观症状和BOO疗效的有效指标，突入程度越高，药物治疗效果越差[23]。

5α还原酶抑制剂能减少BPH患者血尿的发生率。一些研究资料显示经尿道前列腺电切术前应用5α还原酶抑制剂能减少前列腺体积较大的BPH患者手术中的出血量[24,25]。

（3）不良反应：5α还原酶抑制剂最常见的不良反应包括勃起功能障碍、射精异常、性欲低下和其他，如男性乳房女性化、乳腺痛等[21]。

（4）对于血清PSA水平的影响：5α还原酶抑

制剂能降低血清PSA的水平，服用6个月以上可使PSA水平减低50%左右。对于应用5α还原酶抑制剂的患者进行PSA筛查时应考虑药物对于PSA的影响[26]。

证据描述	证据级别
对于因前列腺增生引起LUTS的患者，经过2～4年的5α还原酶抑制剂治疗，能改善IPSS15%～30%，减小前列腺体积18%～28%，增加Q_{max}1.5～2.0 ml/s	1b
5α还原酶抑制剂能够降低急性尿潴留和外科手术等疾病进展风险。鉴于其起效缓慢，长期服用方有此作用	1a
5α还原酶抑制剂的大多数不良反应与性功能有关，包括性欲减退、勃起功能障碍、性生活次数减少、射精异常等	1b

推荐意见	推荐等级
5α还原酶抑制剂适用于治疗伴有中-重度LUTS症状，并合并疾病进展风险的BPH患者（例如，前列腺体积>40ml）	强
告知患者5α还原酶抑制剂服用3～6个月方可起效	强

3. M受体拮抗剂　膀胱逼尿肌中毒蕈碱（M）受体以M_2和M_3亚型为主，其中M_2亚型较多，但M_3亚型在健康人膀胱收缩功能上更为重要[27,28]。M受体拮抗剂通过阻断M受体兴奋性，缓解逼尿肌过度兴奋，降低膀胱敏感性，从而改善BPH患者的储尿期症状[29]。目前国内常用的针对M_2和M_3受体的非选择性M受体拮抗剂为托特罗定、奥西布宁等，选择性M_3受体拮抗剂主要有索利那新。

BPH患者以储尿期症状为主时，M受体拮抗剂可以单独应用[30]。治疗过程中，应严密随访残余尿量的变化。M受体拮抗剂可以改善BPH手术后的储尿期症状，但是目前缺乏大样本研究的支持。

M受体拮抗剂的不良反应包括口干、头晕、便秘、排尿困难和视物模糊等，多发生在用药2周内和年龄>66岁的患者，与分布在其他不同器官M受体的亚型有关，选择性M受体拮抗剂不良反应相对较少。欧美多数研究显示残余尿量>200ml时M受体拮抗剂应慎重应用，逼尿肌收缩无力时不能应用。尿潴留、胃潴留、闭角型青光眼及对M受体拮抗剂过敏者禁用。

证据描述	证据级别
BPH患者以储尿期症状为主时，M受体拮抗剂可显著改善尿急、急迫性尿失禁症状，减少白天排尿次数。但应严密随访残余尿量的变化	2

推荐意见	推荐等级
有中重度LUTS症状且以储尿期症状为主时，使用M受体拮抗剂	强
伴有OAB症状的BPH患者，膀胱残余尿量>150ml时，不宜单独使用M受体阻滞剂治疗	弱

4.磷酸二酯酶5抑制剂（PDE-5Is）　作用机制：磷酸二酯酶5抑制剂（PDE-5Is）增加细胞内单磷酸环鸟苷，从而降低逼尿肌、前列腺和尿道平滑肌张力。一氧化氮和磷酸二酯酶5（PDE-5）也可能改变脊髓的反射通路和尿道、前列腺或膀胱的神经传递[31]。

目前在欧洲国家批准他达拉非5mg，每日1次，用于男性LUTS治疗。几项随机对照研究表明，服用PDE-5Is可减少IPSS、储尿和排尿期LUTS，改善生活质量。然而，在大多数报道中，与安慰剂相比，患者的Q_{max}改变没有显著差异，且在meta分析中，发现PDE-5Is虽然可以改善IPSS和国际勃起功能评分（international index of erectile function，IIEF），但不能改善Q_{max}[32,33]。但有关单独应用PDE-5Is治疗BPH的研究观察期多在3个月之内，亦无其与控制前列腺体积和疾病进展的相关报道，因此，PDE-5Is远期疗效尚待研究。

近期有不稳定型心绞痛、心肌梗死（<3个月）或卒中（<6个月）、心功能不全、低血压、血压控制不佳，或明显的肝或肾功能不全的患者不能服用该药。

证据描述	证据级别
磷酸二酯酶5抑制剂能够改善IPSS和IIEF评分，但不能改善Q_{max}	1a

推荐意见	推荐等级
磷酸二酯酶5抑制剂可以用于有中-重度下尿路症状的BPH患者	强

5. β_3受体激动剂　膀胱逼尿肌表达β_3受体，后者兴奋后可以导致逼尿肌舒张。米拉贝隆是首个被FDA批准的用于治疗OAB的β_3受体激动剂，可选择

性激动膀胱的β₃肾上腺素能受体，使逼尿肌舒张，增加储尿容量和排尿间隔，不影响膀胱排空，不易造成急性尿潴留[34]。与安慰剂相比，它可以显著改善患者尿频、尿急及急迫性尿失禁症状。

目前尚缺乏β₃受体激动剂治疗前列腺增生合并OAB患者的高质量临床研究。Ichihara等报道[35]针对经坦索洛辛单药治疗后仍有OAB症状的BPH患者，相比继续单药治疗，采用坦索罗辛联合米拉贝隆治疗8周可改善OABSS、IPSS和各个单一症状评分，但联合用药组的Q_{max}改善较单用坦索罗辛低，残余尿有所增加。

常见不良反应包括高血压、头痛及鼻咽炎。米拉贝隆禁用于未控制的严重高血压患者［收缩压＞180mmHg，和（或）舒张压＞110mmHg］，服药期间应监测血压。

证据描述	证据级别
β₃受体激动剂能改善OAB症状，包括尿频、尿急和急迫性尿失禁	2

推荐意见	推荐等级
有中重度LUTS症状且以储尿期症状为主时，使用β₃受体激动剂	弱

6. 植物制剂 植物制剂（phytotherapeutic agents）如锯叶棕果实提取物等适用于BPH及相关下尿路症状的治疗[36,37]。但是植物制剂的作用机制复杂，难以判断具体成分生物活性和疗效的相关性。以循证医学原理为基础的大规模随机对照的临床研究对进一步推动植物制剂在BPH治疗中的临床应用有着积极的意义。

7. 中药 目前应用于BPH临床治疗的中药种类很多，并取得了一定的临床疗效，具体请参照中医或中西医结合学会的推荐意见开展治疗。

8. 联合治疗

（1）α₁受体阻滞剂联合5α还原酶抑制剂。

1）推荐意见：α₁受体阻滞剂联合5α还原酶抑制剂联合治疗适用于有中-重度下尿路症状并且有前列腺增生进展风险的BPH患者。采用联合治疗前应充分考虑具体患者BPH临床进展的危险性、患者的意愿、经济状况、联合治疗带来的费用增长及不良反应等。

2）临床疗效：目前已有多项关于α₁受体阻滞剂与5α还原酶抑制剂联合治疗的前瞻性随机对照研究，其中最为著名的是MTOPS研究和CombAT研究。这些长期（1年以上）的研究结果证实了联合治

疗在降低前列腺增生临床进展风险方面优于任何一种单独药物治疗，在LUTS及Q_{max}的改善方面有更好的疗效，而且与α₁受体阻滞剂相比，联合治疗可以降低患者急性尿潴留或BPH需要接受手术治疗的风险。在缩小前列腺体积方面，联合治疗与5α还原酶抑制剂效果相似[10,38]。CombAT研究数据显示：前列腺体积≥30ml和PSA≥1.5ng/ml提示良性前列腺增生有较高进展风险，应长期联合使用度他雄胺和坦索罗辛治疗。在所有亚组中，联合治疗48个月较单用坦索罗辛均可明显改善IPSS；与单用度他雄胺相比，联合治疗在前列腺基线体积＜60ml，PSA＜4ng/ml的患者中效果更好，而在前列腺体积≥60ml，PSA≥4ng/ml的患者中，单用度他雄胺和联合治疗疗效相仿[39]。

在MTOPS研究中，多沙唑嗪和非那雄胺联合治疗可使IPSS进展的风险降低66%，相比之下，多沙唑嗪单药治疗可降低39%，而非那雄胺单药治疗可降低34%。联合治疗或非那雄胺单药治疗也可降低尿潴留和BPH相关手术的风险。

联合治疗时患者可能面临α₁受体阻滞剂和5α还原酶抑制剂所造成的不良反应，总的不良反应发生率高于单独药物治疗。

证据描述	证据级别
MTOPS和CombAT研究的长期数据（4年）显示，在改善症状和Q_{max}方面，联合治疗优于单一治疗；联合治疗在降低AUR或手术风险方面优于α₁受体阻滞剂的单一治疗	1b
MTOPS和CombAT研究显示α₁受体阻滞剂联合5α还原酶抑制剂联合治疗较单一药物治疗，或安慰剂，更能降低疾病进展的风险	1b
α₁受体阻滞剂和5α还原酶抑制剂联合治疗仍表现出各自不良反应	1b

推荐意见	推荐等级
有中-重度LUTS症状及疾病进展风险的BPH患者，应进行α₁受体阻滞剂和5α还原酶抑制剂联合治疗	强

（2）α₁受体阻滞剂联合M受体拮抗剂：α₁受体阻滞剂和M受体拮抗剂联合治疗BPH的下尿路症状，既改善排尿期症状，又缓解储尿期症状，从而提高治疗效果。

1）推荐意见：以储尿期症状为主的中-重度

LUTS患者可以联合α1受体阻滞剂和M受体拮抗剂进行治疗[40]。联合治疗方案有两种：先应用α1受体阻滞剂，如果储尿期症状改善不明显时再加用M受体拮抗剂，或者同时应用α1受体阻滞剂和M受体拮抗剂。联合治疗前后必须监测残余尿量的变化。

2）临床疗效：α1受体阻滞剂能缓解BPH患者中79%的排尿期症状，但仅能缓解34%的储尿期症状[41]。α1受体阻滞剂治疗BPH患者LUTS4～6周时，如果储尿期症状改善不明显，加用M受体拮抗剂能够显著改善尿急、尿频、夜尿等症状，不增加急性尿潴留发生率[42,43]。目前多数研究中联合治疗疗程为4～12周。

有研究显示，α1受体阻滞剂与M受体拮抗剂联合治疗的疗效明显优于α1受体阻滞剂单独应用。TIMES研究表明，托特罗定联合坦索罗辛治疗男性BPH患者12周，可以显著改善IPSS，降低尿急次数、夜尿次数和急迫性尿失禁次数等。尤其是前列腺体积＞29 ml和血清PSA＞1.3 ng/ml的BPH患者，联合治疗相比单独药物治疗更有优势[44-46]。

α1受体阻滞剂与M受体拮抗剂联合治疗时，可能出现两类药物各自的不良反应，但是不会导致有临床意义的残余尿量增加（6～24ml），不显著影响Q_{max}[47]。对于有急性尿潴留、残余尿量＞150ml的BPH患者，M受体拮抗剂应谨慎联合使用。

证据描述	证据级别
与单用α1受体阻滞剂或安慰剂相比，α1受体阻滞剂与M受体拮抗剂联合治疗对尿急、急迫性尿失禁、尿频、夜尿，以及IPSS的改善更佳	2
α1受体阻滞剂与M受体拮抗剂联合治疗可以改善LUTS相关性的生活质量	2
α1受体阻滞剂和M受体拮抗剂联合治疗仍表现出各自不良反应	1
残余尿量＜150ml的BPH患者，α1受体阻滞剂与M受体拮抗剂联合治疗存在较低的AUR风险	2

推荐意见	推荐等级
有中-重度LUTS症状的BPH患者，若单一药物治疗对储尿期症状缓解不明显，可以考虑α1受体阻滞剂与M受体拮抗剂联合治疗	强
残余尿量＞150ml的BPH患者，不推荐α1受体阻滞剂与M受体拮抗剂联合治疗	弱

（3）α1受体阻滞剂联合PDE-5抑制剂

1）推荐意见：对伴有阴茎勃起功能障碍和中-重度LUTS的BPH患者联用α1受体阻滞剂和PDE-5抑制剂，可以同时改善LUTS症状和勃起功能[33]。但联合使用非高选择性α1受体阻滞剂（多沙唑嗪或特拉唑嗪）时，需警惕直立性低血压的发生，注意不同药物服用间隔时间，并减少PDE-5抑制剂的用量[48,49]。

2）临床疗效：meta分析PDE-5抑制剂和α1受体阻滞剂联合应用的5个RCT研究结果（2个采用他达拉非20mg，2个采用西地那非25mg，1个采用伐地那非20mg），显示与单用α1受体阻滞剂相比，联合应用能明显改善IPSS，IIEF评分和Q_{max}[33]。但仍需要更多研究以明确PDE-5抑制剂和α受体阻滞剂联合治疗BPH的作用[50,51]。

（4）5α还原酶抑制剂联合PDE-5抑制剂

1）推荐意见：伴有阴茎勃起功能障碍的中-重度LUTS患者可以联用5α还原酶抑制剂和PDE-5抑制剂，药物耐受性良好。

2）临床疗效：联合用药可明显改善IPSS（储尿和排尿）和生活质量指数，耐受性良好，多数不良事件为轻度/中度[52]。

参 考 文 献

[1] Marks LS, et al. Rapid efficacy of the highly selective alpha（1A）-adrenoceptor antagonist silodosin in men with signs and symptoms of benign prostatic hyperplasia：pooled results of 2 phase 3 studies. J Urol, 2013, 189（1 Suppl）：S122-128.

[2] Caine M, et al. Adrenergic and cholinergic receptors in the human prostate, prostatic capsule and bladder neck. Br J Urol, 1975, 47（2）：193-202.

[3] Djavan B, et al. State of the art on the efficacy and tolerability of alpha1-adrenoceptor antagonists in patients with lower urinary tract symptoms suggestive of benign prostatic hyperplasia. Urology, 2004, 64（6）：1081-1088.

[4] McConnell JD, et al. The long-term effect of doxazosin, finasteride, and combination therapy on the clinical progression of benign prostatic hyperplasia. N Engl J Med, 2003, 349（25）：2387-2398.

[5] Kumar S, et al. Prospective randomized placebo-controlled study to assess the safety and efficacy of silodosin in the management of acute urinary retention. Urology, 2013, 82（1）：171-175.

[6] Michel MC, et al. Comparison of tamsulosin efficacy in

subgroups of patients with lower urinary tract symptoms. Prostate Cancer Prostatic Dis, 1998, 1（6）: 332-335.

[7] Boyle P, et al. Meta-analysis of randomized trials of terazosin in the treatment of benign prostatic hyperplasia. Urology, 2001, 58（5）: 717-722.

[8] Roehrborn CG: Three months' treatment with the alpha1-blocker alfuzosin does not affect total or transition zone volume of the prostate. Prostate Cancer Prostatic Dis, 2006, 9（2）: 121-125.

[9] Roehrborn CG, et al. The effects of dutasteride, tamsulosin and combination therapy on lower urinary tract symptoms in men with benign prostatic hyperplasia and prostatic enlargement: 2-year results from the CombAT study. J Urol, 2008, 179（2）: 616-621; discussion 621.

[10] Roehrborn CG, et al. The effects of combination therapy with dutasteride and tamsulosin on clinical outcomes in men with symptomatic benign prostatic hyperplasia: 4-year results from the CombAT study. Eur Urol, 2010, 57（1）: 123-131.

[11] Manjunatha R, et al. A randomized, comparative, open-label study of efficacy and tolerability of alfuzosin, tamsulosin and silodosin in benign prostatic hyperplasia. Indian J Pharmacol, 2016, 48（2）: 134-140.

[12] Montorsi F, et al. Effectiveness and safety of silodosin in the treatment of lower urinary tract symptoms in patients with benign prostatic hyperplasia: A European phase IV clinical study（SiRE study）. Int J Urol, 2016, 23（7）: 572-579.

[13] Chang DF, et al. Intraoperative floppy iris syndrome associated with tamsulosin. J Cataract Refract Surg, 2005, 31（4）: 664-673.

[14] Abdel-Aziz S, et al. Intraoperative floppy iris syndrome. Curr Opin Ophthalmol, 2009, 20（1）: 37-41.

[15] Andriole G, et al. Dihydrotestosterone and the prostate: the scientific rationale for 5alpha-reductase inhibitors in the treatment of benign prostatic hyperplasia. J Urol, 2004, 172（4 Pt 1）: 1399-1403.

[16] Roehrborn CG, et al. The influence of baseline parameters on changes in international prostate symptom score with dutasteride, tamsulosin, and combination therapy among men with symptomatic benign prostatic hyperplasia and an enlarged prostate: 2-year data from the CombAT study. Eur Urol, 2009, 55（2）: 461-471.

[17] Roehrborn CG, et al. Serum prostate-specific antigen and prostate volume predict long-term changes in symptoms and flow rate: results of a four-year, randomized trial comparing finasteride versus placebo. PLESS Study Group. Urology, 1999, 54（4）: 662-669.

[18] Nickel JC, et al. Efficacy and safety of finasteride therapy for benign prostatic hyperplasia: results of a 2-year randomized controlled trial（the PROSPECT study）. PROscar Safety Plus Efficacy Canadin Two year Study. CMAJ, 1996, 155（9）: 1251-1259.

[19] McConnell JD, et al. The effect of finasteride on the risk of acute urinary retention and the need for surgical treatment among men with benign prostatic hyperplasia. Finasteride Long-Term Efficacy and Safety Study Group. N Engl J Med, 1998, 338（9）: 557-563.

[20] Roehrborn CG, et al. Efficacy and safety of a dual inhibitor of 5-alpha-reductase types 1 and 2（dutasteride）in men with benign prostatic hyperplasia. Urology, 2002, 60（3）: 434-441.

[21] Bruskewitz R, et al. Effect of finasteride on bother and other health-related quality of life aspects associated with benign prostatic hyperplasia. PLESS Study Group. Proscar Long-term Efficacy and Safety Study. Urology, 1999, 54（4）: 670-678.

[22] Ekman P: Maximum efficacy of finasteride is obtained within 6 months and maintained over 6 years. Follow-up of the Scandinavian Open-Extension Study. The Scandinavian Finasteride Study Group. Eur Urol, 1998, 33（3）: 312-317.

[23] Matsukawa Y, et al. What are the predicting factors for the therapeutic effects of dutasteride in male patients with lower urinary tract symptoms? Investigation using a urodynamic study. Neurourol Urodyn, 2017, 36（7）: 1809-1815.

[24] Kearney MC, et al. Clinical predictors in the use of finasteride for control of gross hematuria due to benign prostatic hyperplasia. J Urol, 2002, 167（6）: 2489-2491.

[25] Perimenis P, et al. Effects of finasteride and cyproterone acetate on hematuria associated with benign prostatic hyperplasia: a prospective, randomized, controlled study. Urology, 2002, 59（3）: 373-377.

[26] Andriole GL, et al. Treatment with finasteride preserves usefulness of prostate-specific antigen in the detection of prostate cancer: results of a randomized, doubleblind, placebo-controlled clinical trial. PLESS Study Group. Proscar Long-term Efficacy and Safety Study. Urology, 1998, 52（2）: 195-201; discussion 201-192.

[27] Chess-Williams R, et al. The minor population of M3-receptors mediate contraction of human detrusor muscle in vitro. J Auton Pharmacol, 2001, 21（5-6）: 243-248.

[28] Matsui M, et al. Multiple functional defects in peripheral autonomic organs in mice lacking muscarinic acetylcholine receptor gene for the M3 subtype. Proc Natl Acad Sci USA, 2000, 97（17）: 9579-9584.

[29] Yamada S, et al. Characterization of bladder selectivity of antimuscarinic agents on the basis of in vivo drug-receptor binding. Int Neurourol J, 2012, 16（3）: 107-115.

[30] Abrams P, et al. Safety and tolerability of tolterodine for the treatment of overactive bladder in men with bladder outlet obstruction. J Urol, 2006, 175（3 Pt 1）: 999-1004; discussion 1004.

[31] Giuliano F, et al. The mechanism of action of phosphodiesterase type 5 inhibitors in the treatment of lower urinary tract symptoms related to benign prostatic hyperplasia. Eur Urol, 2013, 63（3）: 506-516.

[32] Oelke M, et al. Time to onset of clinically meaningful improvement with tadalafil 5 mg once daily for lower urinary tract symptoms secondary to benign prostatic hyperplasia: analysis of data pooled from 4 pivotal, double-blind, placebo controlled studies. J Urol, 2015, 193（5）: 1581-1589.

[33] Gacci M, et al. A systematic review and meta-analysis on the use of phosphodiesterase 5 inhibitors alone or in combination with alpha-blockers for lower urinary tract symptoms due to benign prostatic hyperplasia. Eur Urol, 2012, 61（5）: 994-1003.

[34] Takasu T, et al. Effect of（R）-2-（2-aminothiazol-4-yl）-4'-{2-［（2-hydroxy-2-phenylethyl）amino］ethyl} acetanilide（YM178）, a novel selective beta3-adrenoceptor agonist, on bladder function. J Pharmacol Exp Ther, 2007, 321（2）: 642-647.

[35] Ichihara K, et al. A randomized controlled study of the efficacy of tamsulosin monotherapy and its combination with mirabegron for overactive bladder induced by benign prostatic obstruction. J Urol, 2015, 193（3）: 921-926.

[36] Alcaraz A, et al. Quality of life in patients with lower urinary tract symptoms associated with BPH: change over time in real-life practice according to treatment—the QUALIPROST study. Int Urol Nephrol, 2016, 48（5）: 645-656.

[37] Vinarov AZ, et al. 15 years' survey of safety and efficacy of Serenoa repens extract in benign prostatic hyperplasia patients with risk of progression. Urologia, 2019, 86（1）: 17-22.

[38] Kaplan SA, et al. Combination therapy with doxazosin and finasteride for benign prostatic hyperplasia in patients with lower urinary tract symptoms and a baseline total prostate volume of 25 ml or greater. J Urol, 2006, 175（1）: 217-220; discussion, 220-211.

[39] Roehrborn CG, et al. Influence of baseline variables on changes in International Prostate Symptom Score after combined therapy with dutasteride plus tamsulosin or either monotherapy in patients with benign prostatic

hyperplasia and lower urinary tract symptoms: 4-year results of the CombAT study. BJU Int, 2014, 113（4）: 623-635.

[40] Cao Y, et al. A randomized, open-label, comparative study of efficacy and safety of tolterodine combined with tamsulosin or doxazosin in patients with benign prostatic hyperplasia. Med Sci Monit, 2016, 22: 1895-1902.

[41] Lee JY, et al. Comparison of doxazosin with or without tolterodine in men with symptomatic bladder outlet obstruction and an overactive bladder. BJU Int, 2004, 94（6）: 817-820.

[42] Kaplan SA, et al. Safety and tolerability of solifenacin addon therapy to alpha-blocker treated men with residual urgency and frequency. J Urol, 2009, 182（6）: 2825-2830.

[43] Chapple C, et al. Tolterodine treatment improves storage symptoms suggestive of overactive bladder in men treated with alpha-blockers. Eur Urol, 2009, 56（3）: 534-541.

[44] Kaplan SA, et al. Tolterodine and tamsulosin for treatment of men with lower urinary tract symptoms and overactive bladder: a randomized controlled trial. JAMA, 2006, 296（19）: 2319-2328.

[45] Roehrborn CG, et al. Effects of serum PSA on efficacy of tolterodine extended release with or without tamsulosin in men with LUTS, including OAB. Urology, 2008, 72（5）: 1061-1067; discussion 1067.

[46] Roehrborn CG, et al. Tolterodine extended release with or without tamsulosin in men with lower urinary tract symptoms including overactive bladder symptoms: effects of prostate size. Eur Urol, 2009, 55（2）: 472-479.

[47] 肖河, 等. M-受体与α-受体阻滞剂联合用药治疗良性前列腺增生及下尿路症状的临床观察. 中华医学杂志, 2007, 87: 1590-1593.

[48] Kloner RA, et al. Interaction between the phosphodiesterase 5 inhibitor, tadalafil and 2 alpha-blockers, doxazosin and tamsulosin in healthy normotensive men. J Urol, 2004, 172（5 Pt 1）: 1935-1940.

[49] Schwartz BG, et al. Drug interactions with phosphodiesterase-5 inhibitors used for the treatment of erectile dysfunction or pulmonary hypertension. Circulation, 2010, 122（1）: 88-95.

[50] Gacci M, et al. A randomized, placebo-controlled study to assess safety and efficacy of vardenafil 10 mg and tamsulosin 0.4mg vs. tamsulosin 0.4mg alone in the treatment of lower urinary tract symptoms secondary to benign prostatic hyperplasia. J Sex Med, 2012, 9（6）: 1624-1633.

[51] Singh DV, et al. A comparative randomized prospective study to evaluate efficacy and safety of

combination of tamsulosin and tadalafil vs. tamsulosin or tadalafil alone in patients with lower urinary tract symptoms due to benign prostatic hyperplasia. J Sex Med，2014，11（1）：187-196.

[52] Casabe A，et al. Efficacy and safety of the coadministration of tadalafil once daily with finasteride for 6 months in men with lower urinary tract symptoms and prostatic enlargement secondary to benign prostatic hyperplasia. J Urol，2014，191（3）：727-733.

（三）外科治疗

1.外科治疗的目的　BPH是一种临床进展性疾病，部分患者最终需要外科治疗来解除LUTS及其对生活质量的影响和所致的并发症。

2.适应证　具有中-重度LUTS并已明显影响生活质量的BPH患者可选择外科治疗，尤其是药物治疗效果不佳或拒绝接受药物治疗的患者。

当BPH导致以下并发症时，建议采用外科治疗：①反复尿潴留（至少在一次拔管后不能排尿或两次尿潴留）；②反复血尿；③反复泌尿系感染；④膀胱结石；⑤继发性上尿路积水（伴或不伴肾功能损害）。

BPH患者合并腹股沟疝、严重的痔或脱肛，临床判断不解除下尿路梗阻难以达到治疗效果者，应当考虑外科治疗。膀胱憩室的存在并非绝对的手术指征，除非伴有复发性尿路感染或渐进的膀胱功能障碍。

残余尿量的测定对BPH所致下尿路梗阻程度具有一定的参考价值，但因其重复测量的不稳定性、个体间的差异及不能鉴别下尿路梗阻和膀胱收缩无力等因素，目前认为不能确定可以作为手术指征的残余尿量上限。但如果残余尿明显增多以致充溢性尿失禁的BPH患者应当考虑外科治疗。

治疗方式的选择应当综合考虑医师个人经验、患者的意见、前列腺的体积及患者的伴发疾病和全身状况。

3.治疗方式　BPH的外科治疗包括经典/改良的

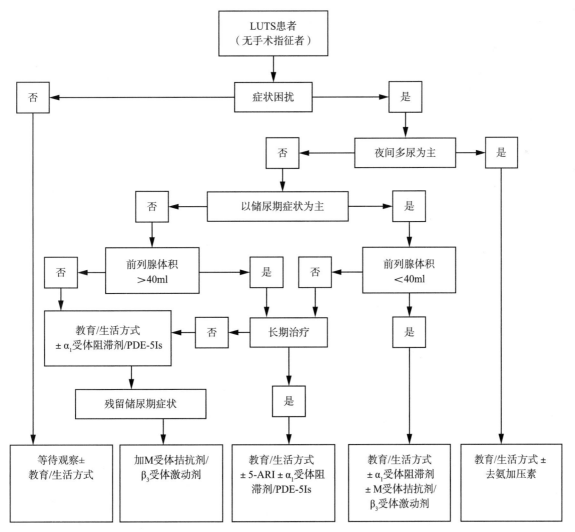

BPH药物治疗流程

外科手术治疗、激光治疗以及其他治疗方式。BPH治疗效果主要反映在患者主观症状（如IPSS）和客观指标（如Q_{max}）的改变。治疗方法的评价则应考虑治疗效果，并发症以及社会经济条件等综合因素。

（1）经典的外科手术方法：主要包括经尿道前列腺电切术（transurethral resection of the prostate，TURP）、经尿道前列腺切开术（transurethral incision of the prostate，TUIP）以及开放性前列腺摘除术。

1）经尿道前列腺电切术：TURP主要适用于治疗前列腺体积在80ml以下的BPH患者，技术熟练的术者可适当放宽对前列腺体积的限制。其最早为单极系统（monopolar TURP，M-TURP），只能采用甘露醇、山梨醇、葡萄糖、无菌蒸馏水等非电解质液体作为冲洗液，不能使用生理盐水。冲洗液可经手术创面切开的静脉、膀胱周围或腹膜后间隙吸收进入血循环，从而导致稀释性低钠血症，即经尿道电切综合征（TUR-syndrome，TUR-S），可有中心静脉压升高、血钠降低、溶血、肺水肿、脑水肿、肾水肿等一系列表现，其发生率为0.8%～2.5%。产生TUR-S的危险因素包括术中出血多、手术时间长和前列腺体积大等。术后各种并发症的发生率：尿失禁0.6%～1.5%，逆行射精65%～70%，膀胱颈挛缩2%～3.2%，尿道狭窄3.4%～4.1%，需要输血的概率2%～4.4%，再手术率约0.5%[1-3]。

在M-TURP的基础上改良，出现双极等离子电切系统（Bipolar TURP，B-TURP）。B-TURP的工作电极与回路电极均位于电切环内，电流无须通过患者身体，能量被限制在主动极（active pole）与被动极（passive pole）之间，并不会通过人体到达皮肤。其独特之处是必须通过双极的方式在导电液体中产生效应，用生理盐水作为导电液体，且B-TURP只需要更低的能量/电压。此外，循环的能量传递到盐溶液，刺激钠离子形成等离子体，分子在相对较低的电压下很容易被裂解，从而产生切割效果。多项meta分析显示，在术后近、远期有效性方面，B-TURP与M-TURP无明显差异；在围术期安全性方面，B-TURP在输血率、TUR-S发生率上均优于M-TURP，并且住院时间更短，再手术率较M-TURP更低[1,4,5]。

2）经尿道前列腺切开术（TUIP）：TUIP是在前列腺5～7点切出1～2条深达外科包膜的纵形沟，而并不切除整个尿道周围增生的前列腺组织。这种术式于1969年开始应用，主要适用于前列腺体积小于30ml，且无中叶增生的患者。meta分析显示，TUIP治疗后，患者下尿路症状的改善程度与TURP相似，

Q_{max}虽然不及TURP，但较术前而言仍有明显改善。与TURP相比，TUIP并发症更少，出血及需要输血的危险性降低，逆行射精发生率低，手术时间及住院时间缩短。但远期复发率及再次手术率较TURP高[6]。目前EAU指南认为，对于前列腺体积小于30ml且无中叶增生的患者，TUIP可以取代TURP的治疗[4]。

3）开放性前列腺摘除术：最早的外科治疗以开放的前列腺摘除手术为主，通常经耻骨上、耻骨后入路，对增生的前列腺组织进行剜除。但由于前列腺位置较深，显露较困难又富于血供，所以手术创伤相对较大，并发症多。其主要适用于前列腺体积大于80ml的患者，特别是合并膀胱结石，或合并膀胱憩室需一并手术者。开放手术的出血量、输血的概率、住院时间等高于TURP，而短期或长期的再手术率低于TURP[7,8]。术后各种并发症的发生率：尿失禁约1%，逆行射精约80%，膀胱颈挛缩1.8%，尿道狭窄约2.6%。EAU指南认为，对于＞80ml的前列腺，特别是在没有双极等离子系统或钬激光等医疗设备的时候，开放手术是首选的手术方式[4]。

证据描述	证据级别
经尿道前列腺切除术是目前治疗前列腺体积为30～80ml和继发于前列腺增生的中-重度LUTS的标准手术方式	1a
对前列腺体积＜30ml的男性，经尿道前列腺切开术治疗继发于前列腺增生的中-重度LUTS的疗效和安全性与经尿道前列腺电切术相似	1a
与TURP相比，TUIP无TUR综合征，且术后失血需要输血的风险以及逆行射精率均显著低于后者，但再手术率较TURP高	1a
B-TURP的短期、中期和长期效果与M-TURP相当，但B-TURP具有更好的围术期安全性	1a
TUIP和TURP之间的选择应主要基于前列腺体积（＜30ml和30～80ml分别适用于TUIP和TURP）	4
开放性前列腺摘除术是治疗LUTS/BPH的一种有效而持久的手术方法，但却是最具侵入性的手术方法	1b
开放手术或内镜下前列腺剜除术（如钬激光或双极等离子剜除）是对大体积前列腺引起的中-重度LUTS患者的首选手术治疗方法	1a

推荐意见	推荐等级
选择经尿道前列腺切开术以治疗前列腺体积小于30ml、无中叶增生的中-重度LUTS患者	强

推荐意见	续表 推荐等级
选择B-TURP或M-TURP治疗前列腺体积为30～80ml的中-重度LUTS患者	强
选择内镜剜除或开放性前列腺摘除术治疗前列腺体积大于80ml的中-重度LUTS患者	强
在无法通过内镜剜除前列腺的情况下，选择开放性前列腺摘除术治疗前列腺体积大于80ml的中-重度LUTS患者	强

（2）经尿道前列腺激光切除/汽化/剜除手术：激光具备凝固止血效果好和非导电特性，因此近年来，经尿道激光手术已成为BPH重要的治疗方式。前列腺激光手术是通过激光对组织的汽化、切割及切除（如经尿道钬激光前列腺剜除术、经尿道前列腺激光汽化术）或组织的凝固、坏死及迟发性组织脱落（如经尿道激光凝固术），达到解除梗阻的目的。

经尿道前列腺激光手术的种类及其特点：目前用于治疗BPH的激光主要包括Ho：YAG激光（钬激光），KTP/LBO/XPS激光（绿激光），$2\mu m$激光（铥激光）及二极管激光等。激光手术的共同特点是术中出血相对较少及无TURS，尤其适合于高危因素的患者（如高龄、贫血、重要器官功能减退等），但是各种激光的作用原理及其激发波长均不同，因此，具有各自的组织作用特性及不同的手术效果。

1）钬激光：钬激光是研究得最为深入广泛的激光。钬激光波长约2100nm，组织凝固深度0.5～1mm，可以进行组织汽化和切割。目前，钬激光前列腺剜除术（holmium laser enucleation of the prostate，HoLEP）已经成为国内外很多泌尿科医师的首选，切除范围理论上与开放手术相同，适合于各种体积的前列腺增生患者。meta分析结果显示，与TURP相比，HoLEP在Q_{max}改善方面优于TURP，IPSS与TURP相比无统计学差异，而术后患者留置导尿管的时间以及住院的时间比TURP更短[6,9]。HoLEP还有一项优势是止血效果较好。研究显示，在需要服用抗凝和（或）抗血小板药物的这一类手术人群之中，输血率与不需服药的对照组无统计学差异，仅膀胱冲洗时间、术后留置导尿管时间等长于对照组[10,11]。此外，TURP对于＞80～100ml的前列腺组织切除较为困难，而HoLEP对前列腺体积的要求则显得比较宽松。一项随机对照试验显示，对＞100g前列腺增生的患者手术，其与开放手术相比，

有效性相当，但在输血率（0% vs 13.3%）、带管时间（30小时 vs 194小时）及住院时间（70小时 vs 250小时）方面更有优势[12]。另一项研究甚至显示，HoLEP对＜75g，75～125g，＞125g三组人群的治疗效果（AUA症状评分、Q_{max}）等同，表现出了与前列腺体积无关的相对独立的有效性[13]。国内对于HoLEP的研究同样不少。一项长期随访研究显示，术后72个月，HoLEP组在IPSS（8.79±0.18 vs 10.03±0.16）、Q_{max}（17.71±0.28 vs 15.92±0.30）、TRUS前列腺体积（35.44±0.28 vs 37.80±0.43）、PSA（1.53±0.05ng/ml vs 1.96±0.05ng/ml）、IIEF-5评分（14.48±0.18 vs 13.40±0.19）等方面优于双极等离子电切组[14]。meta分析的结果也认为HoLEP与B-TURP治疗BPH同样安全、有效[15]，特别是在减少术后尿潴留、再导尿、尿路感染、急迫性尿失禁及逆行射精方面，HoLEP是最佳选择[16]。

HoLEP已经表现出BPH标准术式的潜力，但是HoLEP需要术者拥有足够的内镜技术，学习曲线较长，另外在粉碎切除组织时可能会引起膀胱损伤。术者的经验累积是影响HoLEP术后并发症发生的重要因素。

2）绿激光：绿激光波长532nm，组织凝固深度约1mm，治疗前列腺增生的主要手术方式是经尿道的前列腺汽化切除术，也称作光选择性前列腺汽化术（photoselective vaporization of the prostate，PVP）。PVP为侧射激光，过去常用的功率为80W（KTP）和120W（LBO），目前已有180W（XPS）应用于临床。最近的一项多中心随机研究（GOLIATH Study）显示，术后24个月随访，180W绿激光在IPSS、Q_{max}、QoL评分以及术后并发症等方面不劣于TURP[17]。另一项5年随访研究显示，180W绿激光在IPSS、Q_{max}、QoL评分、排尿后残余尿量及PSA方面均较术前有明显改善[18]。另外，PVP在服用阿司匹林、氯吡格雷、华法林等抗凝或抗血小板药物的高风险患者中也显示出其安全性及有效性[19]。此外，国内研究显示，PVP治疗BPH的疗效不受前列腺体积、术前是否规律服用5-ARIs、既往有无急性尿潴留史的影响，但术前留置导尿管可能增加手术难度及术中转TURP的风险[20]。PVP的主要缺陷是组织汽化后无法获得满意的病理标本，但随着技术的改进，绿激光前列腺剜除术（GreenLEP）已在国内外得到应用。Misrai等[21]的一项针对＞80ml前列腺的PVP与GreenLEP疗效比较的研究显示，GreenLEP组的手术时间较PVP组更短（60分钟 vs 82分钟），Q_{max}的改善以及PSA的下降也

明显优于PVP组，而总的并发症率两者是相当的，仅术后2个月的尿失禁发生率GreenLEP组较PVP组高（25%vs3.4%），但术后6个月的尿失禁情况两组相当（约3%）。

3）铥激光：铥激光波长可为1.940～2.013μm，因此常通称为2μm激光。由于其波长接近于水的能量吸收峰值，因此能产生有效的组织汽化、切割及凝固作用，主要用于对前列腺进行汽化（ThuVAP）、汽化切割（ThuVARP）及剜除（ThuLEP）。研究报道显示，铥激光前列腺切除术术中几乎无出血，且术后1年的随访结果认为，患者的IPSS、QoL、Q_{max}、PVR等指标较术前均明显改善[22-23]。近期的meta分析同样支持了上述结果，铥激光前列腺剜除（ThuLEP）术后近期的有效率（IPSS、QoL、Q_{max}和PVR）与TURP相似，虽然手术时间较TURP长，但在留置导尿管时间、住院时间、失血量等方面，铥激光优于TURP[24]，而远期疗效还需要长期的观察研究。同样的，在少数的几篇报道中，另一项随访12个月的国内研究显示，铥激光行前列腺剜除术与HoLEP相比在手术有效性方面的结果基本相同[25]，显示出了铥激光治疗BPH良好的手术效果。

4）二极管激光（diode laser）：二极管激光又称红激光或半导体激光，根据半导体的不同常有940nm、980nm、1318nm和1470nm等不同波长应用于前列腺的汽化和剜除。980nm波长可同时在水和血红蛋白中达到最佳吸收率，获得高效组织切割性能与良好止血效应的统一，并在能耗上优于绿激光及铥激光设备，但汽化速度并无差别，且极少产生铥激光的"焦痂"效应，前列腺包膜的解剖标志也更为清晰，因此临床上报道相对更多。

来自国内的2项随访12个月的RCT显示，980nm二极管激光剜除术在IPSS、QoL、Q_{max}等方面不劣于双极等离子剜除术[26]，而在失血风险、膀胱灌注和留置导尿管时间及住院时间等方面甚至优于后者[27]，显示出了良好的有效性和安全性。但长期的随访数据尚待更多高质量的RCT研究。

证据描述	证据级别
与TURP和开放手术相比，HoLEP显示出较高的止血性和术中安全性。留置导尿管时间和住院时间等围术期参数也优于两者	1a
HoLEP对勃起功能无负面影响	1a
HoLEP的长期效能结果与开放手术相当	1a

证据描述	证据级别
与TURP相比，使用80W KTP和120W LBO激光对前列腺进行汽化切除，在止血性方面显示出更好的安全性。围术期指标如留置导尿管时间和住院时间也优于后者，而手术时间和再次手术的风险则不如TURP。80W KTP的短期随访结果和120W LBO的中期随访结果与TURP相当	1a
与TURP相比，180W XPS前列腺汽化术（PVP）在止血性能方面具有更好的安全性。留置导尿管时间和住院时间等围术期指标也较TURP好，但手术时间较TURP长。短期和中期的随访结果与TURP相当	1b
使用80W KTP和120W LBO激光行前列腺汽化对接受抗血小板或抗凝治疗的手术患者是安全的	2
与TURP相比，ThuLEP短期随访结果与TURP相当，但在留置导尿管时间、住院时间、失血量等方面，ThuLEP优于TURP	1a
在有效性方面，980nm二极管激光剜除术的短期随访结果与双极剜除术相当。在失血量、留置导尿管时间及住院时间等方面优于后者	1b

推荐意见	推荐等级
选择HoLEP作为TURP或开放性前列腺摘除术治疗男性中-重度LUTS患者的替代方案	强
选择80W KTP、120W LBO或180W XPS绿激光汽化术作为TURP治疗男性中-重度LUTS患者的替代方案	强
选择80W KTP、120W LBO或180W XPS绿激光行前列腺汽化治疗接受抗血小板或抗凝治疗且前列腺体积小于80ml的患者	弱
选择ThuVARP作为TURP的替代方案	强
选择ThuLEP作为TURP和HoLEP的替代方案，治疗前列腺体积大于80ml的男性中-重度LUTS患者	弱
选择980 nm二极管激光行前列腺剜除术作为TURP治疗男性中-重度LUTS患者的替代方案	弱

（3）经尿道双极等离子前列腺增生剜除手术

1）经尿道前列腺双极等离子剜除术（transurethral bipolar plasmakinetic enucleation of the prostate，TUPEP）：TUPEP是结合开放手术中手指顺前列腺外科包膜剥离前列腺增生腺体的特点，利用电切镜的镜鞘当成手指，联合双极等离子系统优良止血的特点，直视下沿前列腺外包膜逐渐将前列腺增生腺体剥离下来，然后再分块切除，使得其既具有微创腔内手术创伤小、恢复快的特点，又能达到开放手术的彻底性、不易复发的效果，具有切除前列腺增生组织更完整、术后复发率低、术中出血少等特点。对于体积大于80ml的BPH的患者也可应用。其治疗效果与TURP无明显差异，组织切除率和获取率高于TURP，并可增加前列腺偶发癌的检出率。

国内学者报道的一项1100例接受TUPEP的回顾性研究显示，患者平均年龄66.7岁，术前前列腺平均重量67.7g，平均剜除时间15.5分钟，平均切碎时间46分钟，切除组织平均重量42.8g，平均留置导尿管及住院时间分别为1.8天及5.3天。平均随访时间4.3年，术后近期及远期Q_{max}、PVR、PSA、IPSS及QoL评分均明显改善[28]。后续关于尿失禁发生率的随机对照试验显示，虽然剜除术后2周内暂时性尿失禁的发生率较电切术为高，但程度相同，恢复速度相同，2周后恢复到与电切术相同水平，而真性尿失禁发生率并不增加[29]。

2）经尿道前列腺汽化剜切术（transurethral vapor enucleation and resection of the prostate，TVERP）及经尿道前列腺汽化剜除术（transurethral vapor enucleation of the prostate，TVEP）：TVERP是用双极等离子纽扣式电极沿前列腺外科包膜汽化剥离增生的前列腺组织，对增生腺体的血管进行预先封闭、预先止血，随后利用双极等离子环状电极切割获取组织标本，最终达到完整切除前列腺增生腺体的目的。研究结果显示，TVERP围术期效果良好，尤其在控制术中出血上的特点突出，能够达到"少血"甚至"无血"的手术效果，患者术后的即刻排尿改善明显[30]。此外，为了缩短大体积前列腺剜除手术时间，研究者又将腔内组织粉碎器用于TVERP术后前列腺组织的获取中，并将其命名为经尿道前列腺汽化剜除术（transurethral vapor enucleation of the prosteate，TVEP）。TVERP/TVEP可以作为前列腺增生一种可选的手术方式，其有效率高，安全性好，但长期的对比数据尚需要临床进一步观察[31]。

（4）其他治疗

1）微创前列腺悬扩术（prostatic urethral lift，PUL/PU lift）：通过在膀胱镜引导下递送带有永久性缝线的植入物挤压侧叶，形成前列腺连续的通道，从而改善梗阻情况。PUL适用于要求保留射精功能，前列腺＜70 ml且无中叶增生的患者，可降低患者的

IPSS、提高Q_{max}。PUL与TURP相比可较大程度上保留患者性能力，提高患者性生活质量[32,33]。常见并发症有血尿、排尿困难、盆腔疼痛、尿急等，多数症状为轻度至中度，在手术后2～4周消失。需进一步研究评估其长期效果。

2）前列腺高能水切割术（aquablation-image guided robotic waterjet ablation：AquaBeam）：AquaBeam利用高能水切割原理有效地切除前列腺实质组织，同时保留血管和外科包膜等胶原结构。在经直肠超声实时监控下，高速水流能有效切割前列腺组织且不产生热能。对于中重度LUTS的BPH患者，前列腺高能水切割术的疗效和安全性不劣于TURP，较大的前列腺（50～80 ml）获益更明显，同时，术后患者发生性功能障碍的风险更低[34]。需要进一步研究和长期随访评估其临床价值。

3）前列腺水蒸气消融（rezum system）：该技术利用射频能量产生水蒸气储存热能，水蒸气的对流性质使其通过组织间隙迅速均匀地扩散，在与细胞连接接触时变为液体，并将储存的热能释放到前列腺组织，导致细胞坏死。前列腺水蒸气消融能有效改善LUTS，保留勃起和射精功能。值得注意的是，69%的患者术中仅需口服镇静药[35]。常见并发症多为轻度至中度，且迅速消退。需要进一步的随机对照研究评估中长期疗效和安全性。

4）前列腺动脉栓塞（prostatic artery embolization，PAE）：PAE是通过数字减影血管造影显示前列腺动脉的解剖结构，栓塞前列腺供血动脉，使前列腺组织缺血萎缩，从而达到缓解下尿路症状的目的。研究结果显示PAE的疗效可达12个月[36]。国内外学者报道的两项前瞻性研究通过比较TURP与PAE发现两种方法均有显著疗效，但TURP术后的Q_{max}、PVR、IPSS及QoL评分均优于PAE疗法[37,38]。PAE术后的并发症多数较轻微，但也有因非靶向栓塞导致的并发症需手术干预的报道。

5）经尿道柱状水囊前列腺扩开术（transurethral columnar balloon dilation of the prostate，TUCBDP）：通过复合球囊扩裂增生的腺体、包膜和颈部，充分而适当的扩张使前列腺部尿道黏膜脱落、炎性渗出、黏膜下前列腺组织大范围出血、坏死，尿道明显变宽，但对尿道外括约肌并无功能性损伤[39]。TUCBDP可显著改善IPSS、QoL评分、Q_{max}及残余尿量，短期疗效确切[40]，在适用范围、住院费用、手术时间、手术出血量及术后并发症等方面都明显优于TURP[41]。

6）前列腺支架（prostatic stents）：是通过内镜

放置在前列腺部尿道的金属（或聚氨脂）装置。可以缓解BPH所致下尿路症状，仅适用于伴反复尿潴留又不能接受外科手术的高危患者，作为导尿的一种替代治疗方法[42]。常见并发症有支架移位、钙化、支架闭塞、感染、慢性疼痛等[43]。

7）前列腺内注射（intra-prostatic injections）：前列腺内注射药物包括肉毒素A、NX-1207和PRX302。肉毒素A的主要作用机制为通过裂解突触体相关蛋白25而抑制胆碱能神经元释放神经递质。同时，肉毒素A可调节前列腺内交感神经、副交感神经和感觉神经末梢的神经传递，促进前列腺生长减少和凋亡[44]。

NX-1207和PRX302的详细作用机制尚不完全清楚，但实验数据表明，这两种药物均可引起前列腺细胞凋亡腺体萎缩[44]。虽然肉毒素A、NX-1207、PRX302等化合物的实验证据有希望过渡到临床应用，但对这三种可注射药物的随机对照研究未能揭示任何显著的临床益处。

8）腹腔镜/机器人辅助前列腺摘除术（minimal invasive simple prostatectomy，MISP）：腹腔镜/机器人辅助前列腺摘除术（MISP）包括腹腔镜前列腺摘除术（laparoscopic simple prostatectomy，LSP）和机器人辅助前列腺摘除术（robot-assisted simple

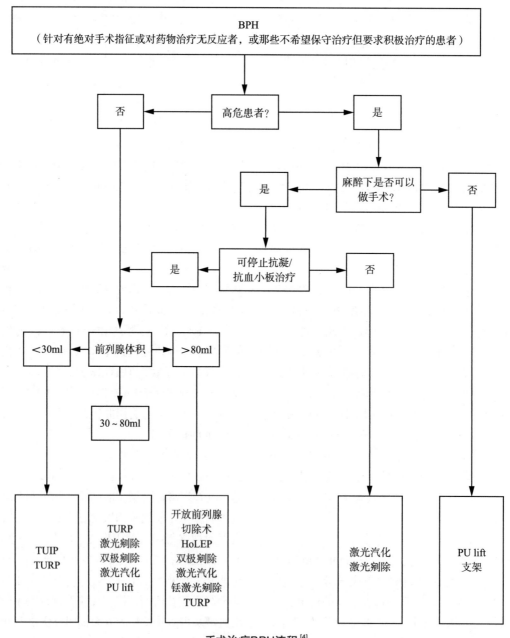

手术治疗BPH流程[4]

prostatectomy，RASP）。其中LSP主要经腹膜外途径，RASP主要经腹途径。与开放手术比较，MISP患者住院天数更短、留置导尿管时间更短、失血量更少，但手术时间更长，Q_{max}、IPSS和围术期并发症无差异。RASP最常见的并发症是血尿、尿路感染和急性尿潴留；LSP最常见的并发症是尿路感染、肠梗阻和急性尿潴留。多项回顾性研究表明MISP与开放手术在疗效和安全性方面无明显差异[45]。

证据描述	证据级别
PUL可改善IPSS评分、Q_{max}和QoL。但在术后24个月时，上述改善低于TURP	1a
PUL术后性功能方面不良反应发生率较低	1a
由于缺乏长期数据、不良反应常见及较高的移位发生率，前列腺支架在中重度LUTS治疗中的作用有限	3
临床研究显示使用前列腺内肉毒素A注射对于治疗BPH所致LUTS并无临床获益	1a

推荐意见	推荐等级
PUL适用于要求保留射精功能，前列腺体积<70ml且无中叶增生的LUTS患者	强
在不耐受需脊髓麻醉或全身麻醉的侵入性操作的患者中，可使用前列腺支架作为留置导尿的一种替代方法	弱
不建议使用前列腺内肉毒素A注射治疗男性LUTS患者	强

参 考 文 献

［1］Alan J，et al. Campbell-Walsh Urology. eleventh edition. USA：Elsevier Inc，2016：2504-2534.

［2］Ahyai SA，et al. Meta-analysis of functional outcomes and complications following transurethral procedures for lower urinary tract symptoms resulting from benign prostatic enlargement. Eur Urol，2010，58（3）：384-397.

［3］Cornu JN，et al. A systematic review and meta-analysis of functional outcomes and complications following transurethral procedures for lower urinary tract symptoms resulting from benign prostatic obstruction：an update. Eur Urol，2015，67（6）：1066-1096.

［4］European Association of Urology Guidelines. 2019. Available from www. uroweb. org/guidelines/.

［5］Omar MI，et al. Systematic review and meta-analysis of the clinical effectiveness of bipolar compared with monopolar transurethral resection of the prostate（TURP）. BJU Int，2014，113（1）：24-35.

［6］Lourenco T，et al. The clinical effectiveness of transurethral incision of the prostate：a systematic review of randomised controlled trials. World J Urol，2010，28：23-32.

［7］Eredics K，et al. Reoperation rates and mortality after transurethral and open prostatectomy in a long-term nationwide analysis：have we improved over a decade?. Urology，2018，118：152-157.

［8］Gilfrich C，et al. Morbidity and mortality after surgery for lower urinary tract symptoms：a study of 95577 cases from a nationwide German health insurance database. Prostate Cancer Prostatic Dis，2016，19（4）：406-411.

［9］Tan A，et al. Meta-analysis of holmium laser enucleation versus transurethral resection of the prostate for symptomatic prostatic obstruction. Br J Surg，2007，94：1201-1208.

［10］El Tayeb MM，et al. Holmium laser enucleation of the prostate in patients requiring anticoagulation. J Endourol，2016，30（7）：805-809.

［11］Rivera M，et al. Holmium laser enucleation of the prostate in patients requiring anticoagulation. Curr Urol Rep，2017，18（10）：77.

［12］Kuntz RM，et al. Transurethral holmium laser enucleation versus transvesical open enucleation for prostate adenoma greater than 100gm：a randomized prospective trial of 120 patients. J Urol，2002，168：1465-1469.

［13］Humphreys MR，et al. Holmium laser enucleation of the prostate—outcomes independent of prostate size?. J Urol，2008，180（6）：2431-2435.

［14］Gu M，et al. Comparison of holmium laser enucleation and plasmakinetic resection of prostate：a randomized trial with 72-month follow-up. J Endourol，2018，32（2）：139-143.

［15］Qian X，et al. Functional outcomes and complications following B-TURP versus HoLEP for the treatment of benign prostatic hyperplasia：a review of the literature and Meta-analysis. Aging Male，2017，20（3）：184-191.

［16］Sun F，et al. Transurethral procedures in the treatment of benign prostatic hyperplasia：A systematic review and meta-analysis of effectiveness and complications. Medicine（Baltimore），2018，97（51）：e13360.

［17］Thomas JA，et al. A Multicenter randomized noninferiority trial comparing greenlight-XPS laser vaporization of the prostate and transurethral resection of the prostate for the treatment of benign prostatic obstruction：two-yr outcomes of the GOLIATH study.

Eur Urol, 2016, 69（1）: 94-102.

［18］Ajib K, et al. Photoselective vaporization of the prostate with the 180-W XPS-Greenlight laser: Five-year experience of safety, efficiency, and functional outcomes. Can Urol Assoc J, 2018, 12（7）: E318-E324.

［19］Lee DJ, et al. Laser vaporization of the prostate with the 180-W XPS-greenlight laser in patients with ongoing platelet aggregation inhibition and oral anticoagulation. Urology, 2016, 91: 167-73.

［20］方琨, 等. 120W绿激光前列腺汽化术在不同BPH患者群体间的疗效及安全性分析. 中华男科学杂志, 2015, 21（07）: 619-625.

［21］Misrai V, et al. Direct comparison of GreenLight Laser XPS photoselective prostate vaporization and GreenLight Laser en bloc enucleation of the prostate in enlarged glands greater than 80 ml: a study of 120 patients. J Urol, 2016, 195（4 Pt 1）: 1027-1032.

［22］Xia SJ, et al. Thulium laser versus standard transurethral resection of the prostate: a randomized prospective trial. Eur Urol, 2008, 53（2）: 382-389.

［23］Xia SJ. Two-micron（thulium）laser resection of the prostate-tangerine technique: a new method for BPH treatment. Asian J Androl, 2009, 11（3）: 277-281.

［24］Deng Z, et al. Thulium laser VapoResection of the prostate versus traditional transurethral resection of the prostate or transurethral plasmakinetic resection of prostate for benign prostatic obstruction: a systematic review and meta-analysis. World J Urol, 2018, 36（9）: 1355-1364.

［25］Gu M, et al. Comparison of Vela and holmium laser enucleation of the prostate: a retrospective clinical trial with a 12-month follow-up. Int Urol Nephrol, 2018, 50（5）: 819-823.

［26］Zou Z, et al. Dual-centre randomized-controlled trial comparing transurethral endoscopic enucleation of the prostate using diode laser vs. bipolar plasmakinetic for the treatment of LUTS secondary of benign prostate obstruction: 1-year follow-up results. World J Urol, 2018, 36（7）: 1117-1126.

［27］Wu G, et al. A comparative study of diode laser and plasmakinetic in transurethral enucleation of the prostate for treating large volume benign prostatic hyperplasia: a randomized clinical trial with 12-month follow-up. Lasers Med Sci, 2016, 31（4）: 599-604.

［28］许凯, 等. 经尿道双极等离子体前列腺剜除术治疗良性前列腺增生症1100例. 实用医学杂志, 2012（14）: 2395-2397.

［29］刘俊峰, 等. 经尿道双极等离子前列腺剜除术与电切术后尿失禁发生率的随机对照研究. 中华男科学杂志, 2014, 20（02）: 165-168.

［30］Xie L, et al. Transurethral vapor enucleation and resection of the prostate with plasma vaporization button electrode for the treatment of benign prostatic hyperplasia: a feasibility study. J Endourol, 2012, 26（10）: 1264-1266.

［31］谢立平, 等. 前列腺增生腔内剜除手术方法探讨. 临床泌尿外科杂志, 2016, 31（06）: 489-492.

［32］Roehrborn CG, Barkin J, Gange SN, et al. Five year results of the prospective randomized controlled prostatic urethral L. I. F. T. study. Can J Urol, 2017, 24（3）: 8802-8813.

［33］Sonksen J, et al. Prospective, randomized, multinational study of prostatic urethral lift versus transurethral resection of the prostate: 12-month results from the BPH6 study. Eur Urol, 2015, 68（4）: 643-652.

［34］Gilling P, et al. WATER: A double-blind, randomized, controlled trial of aquablation（R）vs transurethral resection of the prostate in benign prostatic hyperplasia. J Urol, 2018, 199（5）: 1252-1261.

［35］McVary KT, et al. Erectile and ejaculatory function preserved with convective water vapor energy treatment of lower urinary tract symptoms secondary to benign prostatic hyperplasia: randomized controlled study. J Sex Med, 2016, 13（6）: 924-933.

［36］Pisco JM, et al. Embolisation of prostatic arteries as treatment of moderate to severe lower urinary symptoms（LUTS）secondary to benign hyperplasia: results of short-and mid-term follow-up. Eur Radiol, 2013, 23（9）: 2561-2572.

［37］Gao YA, et al. Benign prostatic hyperplasia: prostatic arterial embolization versus transurethral resection of the prostate—a prospective, randomized, and controlled clinical trial. Radiology, 2014, 270（3）: 920-928.

［38］Carnevale FC, et al. Transurethral resection of the prostate（TURP）versus original and PErFecTED prostate artery embolization（PAE）due to benign prostatic hyperplasia（BPH）: Preliminary results of a single center, prospective, urodynamic-controlled analysis. Cardiovasc Intervent Radiol, 2016, 39（1）: 44-52.

［39］张勇, 等. 复合球囊前列腺扩张术治疗前列腺增生的实验研究. 现代泌尿外科杂志, 2009, 14（3）: 218-221.

［40］卜威振, 等. 内镜辅助直视下经尿道柱状水囊前列腺扩开术的疗效分析. 中华腔镜泌尿外科杂志（电子版）, 2019, 13（3）: 198-202.

［41］卜威振, 等. 经尿道柱状水囊前列腺扩开术的研究进展. 临床泌尿外科杂志, 2019, 34（01）: 74-76.

［42］Armitage JN, et al. Epithelializing stent for benign prostatic hyperplasia: a systematic review of the literature. J Urol, 2007, 177（5）: 1619-1624.

［43］Vanderbrink BA, et al. Prostatic stents for the treatment of benign prostatic hyperplasia. Curr Opin Urol, 2007, 17（1）: 1-6.

［44］Magistro G, et al. New intraprostatic injectables and prostatic urethral lift for male LUTS. Nat Rev Urol, 2015, 12（8）: 461-471.

［45］Lucca I, et al. Outcomes of minimally invasive simple prostatectomy for benign prostatic hyperplasia: a systematic review and meta-analysis. World J Urol, 2015, 33（4）: 563-570.

（四）良性前列腺增生合并夜尿症的诊治

1.概述　夜尿症是老年人常见的下尿路症状，其发生率随着年龄的增长而增高，合并BPH的老年男性患者发病率更高。夜尿症的病因包括：功能膀胱容量减少、24小时（全天）尿量增多、夜间尿量增多、睡眠障碍和混合因素[1]。夜尿症严重影响患者的生活质量，但临床重视不足。夜尿降低患者的睡眠质量，可导致疲劳、注意力下降、记忆力减退、情绪障碍、认知功能障碍等并发症，影响正常的生活。此外，老年患者频繁夜间起床，诱发跌倒性损伤的风险。

2.诊断　国际尿控协会（International Continence Society, ICS）将夜尿症定义为患者在主要睡眠期因尿意而醒来排尿[2]。夜尿症临床诊疗中国专家共识推荐以夜间因尿意醒来排尿≥2次作为夜尿症的判断标准[3]。

（1）病史询问和体格检查：除了BPH相关的病史询问和体格检查外，还需了解患者是否服用引起夜间多尿的药物、是否存在睡前饮水过多、是否有睡眠障碍，以及是否合并内科疾病（如充血性心力衰竭、阻塞性睡眠呼吸暂停、哮喘、慢性阻塞性肺疾病、糖尿病、甲状腺疾病等）、神经系统疾病（如帕金森病等）、精神病（如焦虑症、抑郁症等）[4]。

（2）排尿日记：排尿日记作为夜尿症诊断与鉴别诊断的重要工具，推荐连续记录72小时，需记录液体摄入量和种类，排尿时间及排尿量，排尿时伴发症状。还需要记录患者睡眠时间、觉醒时间，必要时加做睡眠脑电图。计算下列数据：①夜间排尿量（nocturnal urine volume, NUV），每夜排尿的总量，包括晨起第1次排尿量；②夜间排尿次数，从入睡后到晨起醒来的排尿次数，晨起第1次排尿不计入夜尿次数；③夜间多尿指数（nocturnal polyuria index, NPi），NPi＝夜间排尿量/24小时尿量×100%；NPi

＞33%（≥65岁）、＞25%（＞35岁且＜65岁）或＞20%（≤35岁）时诊断为夜间多尿；④夜尿指数（nocturia index, Ni），Ni＝夜间总尿量/最大排尿量（最大膀胱容量）；⑤预测的夜尿次数（predicted number of nightly voids, PNV），PNV＝夜尿指数－1；⑥实际的夜尿次数（actual number of nightly voids, ANV）；⑦夜间膀胱容量指数（nocturnal bladder capacity index, NBCi），NBCi＝实际的夜尿次数－预测的夜尿次数。NBCi＞0时，诊断为夜间膀胱容量下降[5]。多尿症是指24小时尿量＞40 ml/kg。

（3）实验室检查：怀疑夜尿症的患者推荐监测血、尿渗透压变化。正常人血浆渗透压正常值：280～320mosm/（kg·H₂O）；尿渗透压参考值600～1000mosm/（kg·H₂O）。尿渗透压/血浆渗透压比值为（3～4.5）:1。

3.治疗

（1）行为治疗：夜尿症患者首先要改变生活和行为方式。①限制饮水，睡前限制液体摄入，特别是酒精或咖啡；②提高睡眠质量；③注意夜间保暖，增加皮肤血供，减少尿液产生；④适度运动、抬高下肢，以减少水潴留；⑤OAB患者进行膀胱功能训练，如延迟排尿等；⑥盆底功能锻炼；⑦睡前尽可能排空膀胱，某些患者可在睡前行间歇导尿或留置导尿管[3]。调整生活和行为方式通过减少夜间尿量来缓解夜尿症，53.1%患者症状改善，对于夜间多尿的患者治疗效果最明显[6]。

（2）抗利尿治疗：抗利尿激素精氨酸加压素（arginine vasopressin, AVP）在维持血浆渗透压和体内水分平衡的中起关键作用。精氨酸加压素与肾脏远曲小管和集合管上皮细胞上的V₂受体结合后，调节管腔内膜对水的通透性，促进肾脏对水的重吸收；还可以和血管平滑肌细胞上的V₁受体结合，促进血管收缩，增加血管阻力，引起血压升高。精氨酸加压素血清半衰期短、高血压效应强，因而不适合临床应用。

去氨加压素是人工合成的精氨酸加压素类似物，具有很好的V₂受体亲和力，不具备V₁受体亲和力，可以显著减少夜间尿量、减少夜尿次数、提高患者生活质量。

推荐使用去氨加压素治疗夜间尿量增多、排尿次数增多、夜间膀胱容量减小的成年夜尿症患者，在BPH合并夜尿症的患者中效果明显。去氨加压素可以明显减少夜尿总量（减少0.6～0.8ml/min），减少夜间排尿次数（减少0.8～1.3次），延长夜间首次排尿的时间（延长1.6～2.1小时），减少夜尿占全天尿量的百分比[7,8]。去氨加压素治疗夜尿症的疗效不受年龄影响。去氨加压素片剂起始安全用量为男性0.1 mg，每晚1次；可根据患者的疗效调整剂量。对以夜间多尿为主的夜尿症患者推荐优先使用。

去氨加压素的最需要临床关注的不良反应为低钠血症，也是药物相关的唯一严重并发症，发生风险随着年龄的增加而增大，多数发生在65岁以上老年人[9]。此外，还有头痛、头晕、乏力、恶心、腹泻、腹痛、失眠等不良反应。

去氨加压素的最佳剂量个体差异大，初始治疗应从低剂量起，逐步加量至能耐受的最小有效剂量，以减少不良反应的发生。用药期间应定期监测血钠浓度，若血钠浓度低于正常值范围，建议停药，停药后不良反应大多可自行减轻或消失[10,11]。

（3）其他药物治疗：其他药物治疗包括BPH的药物治疗、改善睡眠的药物、利尿药和非甾体抗炎药等。

参 考 文 献

[1] Marshall SD, et al. Nocturia: Current Levels of Evidence and Recommendations From the International Consultation on Male Lower Urinary Tract Symptoms. Urology, 2015, 85（6）: 1291-1299.

[2] Hashim H, et al. International Continence Society（ICS）report on the terminology for nocturia and nocturnal lower urinary tract function. Neurourol Urodyn, 2019, 38（2）: 499-508.

[3] 夜尿症临床诊疗中国专家共识编写组. 夜尿症临床诊疗中国专家共识. 中华泌尿外科杂志, 2018, 39（8）: 561-564.

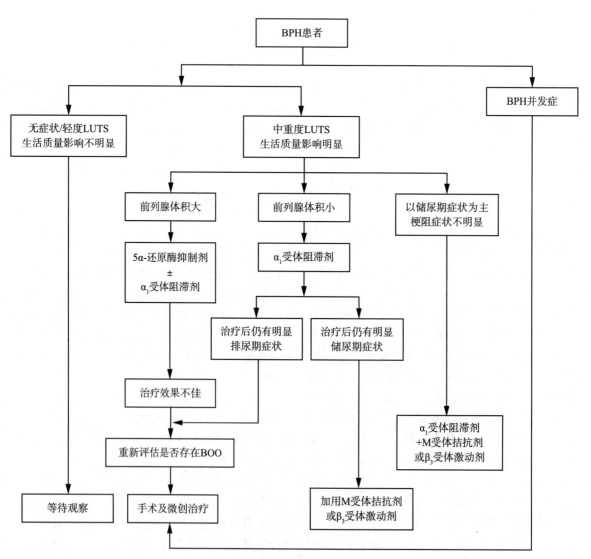

BPH治疗流程

［4］Barkin J. Nocturia：diagnosis and management for the primary care physicians. Can J Urol，2016，23（Suppl 1）：16-19.

［5］H，H. and A. P，Nocturia. 2015：Oxford：Oxford University Press.

［6］Soda T，et al. Efficacy of nondrug lifestyle measures for the treatment of nocturia. J Urol，2010，184（3）：1000-1004.

［7］van Kerrebroeck P，et al. Desmopressin in the treatment of nocturia：a double-blind，placebo-controlled study. Eur Urol，2007，52（1）：221-229.

［8］Lose G，et al. Clinical experiences with desmopressin for long-term treatment of nocturia. J Urol，2004，172（3）：1021-1025.

［9］Rembratt A，et al. Norgaard，desmopressin treatment in nocturia；an analysis of risk factors for hyponatremia. Neurourol Urodyn，2006，25（2）：105-109.

［10］王伟，等. 小剂量口服醋酸去氨加压素治疗老年女性夜间尿量增多型夜尿的临床分析. 中华泌尿外科杂志，2012，33（7）：536-539.

［11］骆正馨，等. 去氨加压素治疗中老年男性夜尿症的疗效与安全性. 中华泌尿外科杂志，2018，39（11）：819-822.

（五）良性前列腺增生患者尿潴留的处理

1.急性尿潴留　BPH患者发生急性尿潴留时，应及时引流尿液。首选置入导尿管，置入失败者可行耻骨上膀胱造瘘[1]。一般留置导尿管3～7天[1-3]，如同时服用α受体阻滞剂3～7天，可提高拔管成功率[3,4]。拔管成功者，可继续接受BPH药物治疗。拔管后再次发生尿潴留者，应评估后决定是否择期进行外科治疗。

2.慢性尿潴留　BPH导致的长期膀胱出口梗阻、慢性尿潴留可导致输尿管扩张、肾积水及肾功能损害[5]。如肾功能正常，可行手术治疗；如出现肾功能不全，应先行引流膀胱尿液，待肾功能恢复到正常或稳定水平，全身状况明显改善后再择期手术[5,6]。大多数研究建议慢性尿潴留患者行手术治疗，逼尿肌功能较好的患者预后更好[7-9]。但有研究显示逼尿肌功能低下患者手术治疗不能使患者获益[10]。

参考文献

［1］Mark E，et al. Fitzpatrick. The Reten-World survey of the management of acute urinary retention：preliminary results. BJU International，2008，101（Supplement 3）：27-32.

［2］Taube M，et al. Trial without catheter following acute retention of urine. Br JUrol，1989，63：180-182.

［3］Malcolm G，et al. Stephenson and Vinod Nargund. Tamsulosin in the management of patients in acute urinary retention from benign prostatic hyperplasia. BJU International，2005，95：354 - 357.

［4］McNeill SA，et al. the Members of the Alfaur Study Group. Alfuzosin 10 mg once daily in the management of acute urinary retention：results of a double-blind placebocontrolled study. Urology，2005，65：83-90.

［5］张心湜，等. 经尿道前列腺切除术//见：吴阶平泌尿外科学. 济南：山东科学技术出版社，2004：1209.

［6］Han M，et al.“Simple prostatectomy：open and robot-Assisted laparoscopic approaches”. In：Campbell-Walsh Urology. 11th Edition. Edited by AJ Wein，LR Kavoussi，AW Partin and CA Peters. Philadelphia，PA：Elsevier，2016：2536.

［7］Djavan B，et al. Urodynamic assessment of patients with acute urinary retention：is treatment failure after prostatectomy predictable? J Urol，1997，158：1829-1833.

［8］Monoski MA，et al. Urodynamic predictors of outcomes with photoselective laser vaporization prostatectomy in patients with benign prostatic hyperplasia and preoperative retention. Urology，2006，68：312-317.

［9］Carlo L，et al. Chronic urinary retention in men：how we define it，and how does it affect treatment outcome. BJU Int，2012，110（11）：1590-1594.

［10］Thomas AW，et al. The natural history of lower urinary tract dysfunction in men：minimum 10 - year urodynamic follow - up of untreated detrusor underactivity. BJU Int，2005，96：1295-1300.

六、随访

对接受各种治疗的前列腺增生患者均应进行随访。随访的目的是评估疾病进展、疗效和相关的不良反应或并发症，并提出进一步解决方案。根据接受治疗方式的不同，随访内容也不尽相同。

1.非手术治疗　观察等待不是被动的单纯等待，应该告知患者需要定期的随访[1]。在患者症状没有加重，没有发展到具有外科手术指征的状况下，第一次随访应该在6个月之后，之后每年1次。如症状加重或出现手术指征，则需及时改变治疗方案。随访内容主要包括IPSS、QoL、尿液分析、自由尿流率和PVR。根据年龄、体能状态和预期寿命决定是否每年进行一次直肠指检和血清PSA测定。

2.药物治疗　根据药物的疗效、不良反应、患者的经济能力、就医的方便程度、医师的经验决定随访时间。随访内容主要包括药物疗效和不良反应、

IPSS、QoL、尿液分析、自由尿流率、PVR，疾病进展者还需查血肌酐和泌尿系B超。对以储尿期症状或夜尿症为主的患者还应采用尿频-尿量表或排尿日记进行评估疗效。根据年龄、体能状态和预期寿命决定是否每年进行一次直肠指检和血清PSA测定。

对接受5α还原酶抑制剂者，治疗3个月和6个月后应该评估疗效和不良反应[2]。5α还原酶抑制剂会影响血清PSA值。如果患者预期寿命超过10年且若诊断前列腺癌会改变治疗方案，则应定期复查血清PSA值。治疗6个月时测定新的基础PSA值[2]。如证实PSA值升高，则排除有无前列腺癌。

对接受去氨加压素治疗的患者必须在治疗后的第3天、第7天和1个月检测血钠浓度[2]。之后定期监测血钠浓度。如果血钠浓度保持在正常水平，可以每3个月检测血钠浓度一次[2]。对年龄超过65岁和低血钠风险增加的患者，应更加频繁检测血钠浓度[2]。如增加去氨加压素的剂量，则应按上述方法重新开始系列的血钠浓度监测。此外，需要注意伴发用药情况对药物治疗的影响。

根据药物治疗的效果、不良反应、疾病进展情况等因素调整药物治疗方案或进行手术治疗。

3.外科治疗　在外科治疗后，第1次随访时间通常在拔除导尿管的4～6周[2]。第1次随访的内容主要是了解有无残余和（或）新发的LUTS、有无尿失禁、有无肉眼血尿、QoL、尿液分析、自由尿流率和剩余尿量测定。有尿失禁者，必须鉴别尿失禁的类型（压力性、急迫性或混合性）。尿路感染的处理见《泌尿系感染指南》。OAB症状的处理见《膀胱过度活动症指南》。夜尿症的处理见《夜尿症专家共识》。压力性尿失禁经非手术治疗12个月效果不满意者可考虑手术治疗。然而，严重的压力性尿失禁，尤其是膀胱镜检见外括约肌明显缺失者无必要等待12个月，6个月无改善即可以考虑手术治疗[3]。手术指征和方式见《尿失禁指南》。查体了解有无尿道外口狭窄。排尿困难者要鉴别有无尿道或膀胱颈狭窄、逼尿肌活动低下。尿道或膀胱颈狭窄可试行尿道扩张术，效果欠佳者可行尿道内切开、经尿道膀胱颈切除或安放尿道支架。

根据第一次随访的结果决定以后的随访时间。随访内容主要包括IPSS、尿失禁症状、QoL、尿液分析、自由尿流率和PVR测定。根据年龄、体能状态和预期寿命决定是否做直肠指诊和血清PSA测定等检查。

参 考 文 献

[1] Beemsterboer PM, et al. Changing role of 3 screening modalities in the European randomized study of screening for prostate cancer (Rotterdam). Int J Cancer, 1999, 84: 437-441.

[2] Gravas S, et al. EAU Guidelines on management of non-neurogenic male lower urinary tract symptoms (LUTS), incl. benign prostatic obstruction (BPO), 2019: 50.

[3] Wein AJ. Campbell-Walsh Urology, 11th ed. ; Elsevier: Philadelphia, USA, 2016: 2174.

泌尿系结石诊断治疗指南

一、指南介绍

（一）指南出版历史

在中华医学会泌尿外科学分会（CUA）的组织领导下，泌尿系结石于2007年首次被纳入指南，对规范国内泌尿系结石的治疗和预防、减少结石的复发等方面起到了有效的指导作用。随着指南的更新，到了2009年版指南扩展为尿石症诊断治疗指南和鹿角形肾结石诊断治疗指南两个部分，2011年版指南进一步扩展为尿石症诊断治疗指南、输尿管结石诊断治疗指南和鹿角形肾结石诊断治疗指南3个部分，到2014年版指南又增加了体外冲击波碎石诊断治疗指南。

（二）指南主要更新

这一版本的指南是在此前4个版本指南的基础上，结合近年来泌尿系结石诊疗领域的新进展，所进行的一次重大更新。此次指南确定了将泌尿系结石作为一个疾病进行诊治的整体性，并重新制定了编写大纲，将之前被分为4个部分的泌尿系结石相关指南进行综合。本次更新不但引入了泌尿系结石诊疗领域新的观念和方法，更重要的是让指南更加符合疾病的规范化诊治需求，以方便临床医师及医学生在繁杂的实践和学习过程中更好地学习和应用指南。

新版指南的以下重要更新内容，对临床治疗及围术期处理有重要指导意义：

1. 对凝血功能异常、血栓栓塞风险、心脑血管事件风险及手术相关的出血风险给出了明确分层评估和抗凝药物调整推荐方案。

2. 术前感染控制中，根据2017年上尿路结石围术期感染控制的专家共识，增加HALF分类法及相应的抗生素预防原则及方案。

3. ESWL适应证放宽到长径＜1cm的全段输尿管结石。

4. PNL治疗输尿管结石的适应证由长径＞1.5cm调整为＞1cm。

5. PNL作为治疗复杂性结石的首选已经成为共识，开放或腹腔镜手术仅作为备选。

6. 增加了尿源性脓毒血症的预防和治疗原则及措施。

二、概述

（一）概述

泌尿系结石是泌尿外科的常见病，在住院患者中居首位。欧美国家流行病学资料显示，泌尿系结石发病率为1%～20%[1]；我国泌尿系结石整体发病率为1%～5%，南方高达5%～10%；年新发病率为（150～200）/10万人，其中25%的患者需住院治疗[2]。最新的调查显示，约1/17的中国成年人有肾结石[3]。近年来，我国泌尿系结石的发病率有增加趋势，是世界上三大结石高发区之一。泌尿系结石成因受到性别、年龄、体重指数（BMI）、地理环境等因素的影响，形成各种成分的结石，临床特点各异[4]。

（二）结石形成的高危因素

影响结石形成的因素很多，包括年龄、性别、种族、遗传、环境（所处的环境温度较高、长期接触铅和镉）、饮食习惯、相关疾病（如维生素D水平上升）和职业等。身体的代谢异常、尿路的梗阻、感染、异物和药物的使用都是结石形成的常见病因[5,6]。重视这些问题，能够减少结石的形成和复发。

1. 代谢因素　代谢异常包括尿液酸碱度、高钙血症、高钙尿症、高草酸尿症、高尿酸尿症、胱氨酸尿症、低枸橼酸尿症、低镁尿症等。

2. 局部解剖因素　尿路梗阻、感染和尿路中存在异物是诱发结石形成的主要局部因素，梗阻可以导致感染和结石形成，而结石本身也是尿路中的异物，会加重梗阻与感染的程度。

3. 药物相关因素　药物引起的肾结石占所有结石的1%～2%，分为两大类：一类为在尿液中浓度高而溶解度比较低的药物，包括氨苯蝶啶、治疗HIV感染的药物（如茚地那韦）、头孢曲松钠[7]、硅酸镁和磺胺类药物等，这些药物本身就是结石的成分；另一类为能够诱发结石形成的药物，包括乙酰唑胺、维生素D、维生素C和皮质激素等，这些药物在代谢过程中导致了其他成分结石的形成。

（三）诊断

1. 实验室检查

（1）常规实验室检查：结石患者的常规实验室检查包括血液分析、尿液分析和结石分析3个主要部分[8]（表8-1）。

表8-1　结石患者的常规实验室检查

结石分析	血液分析	尿液分析
每个患者至少分析1颗结石	钙	禁食、清晨、新鲜尿液
	白蛋白[1]	试纸法检测pH
	肌酐	白细胞/细菌[3]
	尿酸[2]	胱氨酸检查[4]

1.检测白蛋白＋钙以矫正白蛋白结合钙对血钙浓度的影响，或者直接检测离子钙浓度；2.可供选择的分析，考虑尿酸/尿酸盐结石时选择；3.存在泌尿系感染则行尿液培养；4.如果通过其他手段不能排除胱氨酸尿症则行尿胱氨酸检查

（2）尿液分析

1）复杂性肾结石的尿液分析：复杂性肾结石患者（指结石反复复发、有或无肾内残石和有危险因素的患者）可选择进一步的尿液分析，包括24小时尿液采集和24小时尿液分析两个部分（表8-2，表8-3）[8,9]。

表8-2　24小时尿液采集

采集24小时2份	尿液1存于含有30ml 6mmol/L盐酸的标本瓶中
	尿液2存于含有30ml 5g/L氢氧化钠的标本瓶中

①用于分析草酸、枸橼酸、磷酸的尿液必须先用盐酸酸化：a.可预防贮存的尿液析出草酸钙和磷酸钙沉淀；b.消除了维生素C对草酸盐的氧化作用；c.预防尿液中细菌生长

②如果需要检查尿酸盐的排泄，则必须碱化尿液使尿酸盐沉淀溶解，添加了氢氧化钠的尿液可以进行尿酸盐分析

③用于测定pH的尿液不宜加入盐酸，可用氢氧化钠保存的尿液进行测定；由于尿液存放一段时间后其pH可能发生改变，故对于夜间采集的尿液必须在收集后立即检测

表8-3　24小时尿液分析

钙、草酸、尿酸、胱氨酸、枸橼酸、镁、磷酸、尿素、钠、钾、肌酐、尿量

①测定镁和磷酸以评估计算草酸钙（CaOx）和磷酸钙（CaP）离子活度积，如AP（CaOx）指数和AP（CaP）指数

②尿素、磷酸盐、钠、钾的测定用于评估患者的饮食习惯

2）检查结果评价：测定血清/血浆钙有助于甲状旁腺功能亢进（HPT）或其他与高钙血症有关疾病的诊断。若血钙浓度高（＞2.60mmol/L），则应测定甲状旁腺激素水平，以确诊或排除HPT。CT可显示X线阴性的结石患者，若伴有高尿酸血症，应考虑尿酸结石。禁食晨尿pH＞5.8可考虑为完全性或不完全性肾小管性酸中毒，应同时做酸负荷试验及血液pH、钾、碳酸氢盐和氯化物测定。

2. 影像学检查　所有具有泌尿系结石临床症状的患者都应该进行影像学检查，其结果对于结石的进一步诊治具有重要价值。

（1）超声波检查：超声波检查可作为泌尿系结石的常规检查方法，更是儿童和孕妇在怀疑尿路结石时的首选方法。其优点是简便、经济、无创伤，可以发现2mm以上X线阳性及阴性结石。此外，超声波检查还可以了解结石以上尿路的扩张程度，间接了解肾实质和集合系统的情况，观察膀胱和前列腺，寻找结石形成的诱因和并发症。但是，由于受肠道内容物的影响，超声波检查诊断输尿管中下段结石的敏感性较低（推荐）。

（2）尿路X线平片（KUB X线片）：尿路X线平片可发现90%左右X线阳性结石，能够大致确定结石的位置、形态、大小和数量，因此，可以作为结石检查的常规方法。但处于妊娠期、哺乳期的患者及部分患儿均不宜进行X线检查（推荐）。

（3）静脉尿路造影（IVU）：静脉尿路造影应在

尿路X线平片的基础上进行，其价值在于了解尿路的解剖，确定结石在尿路的位置，发现尿路X线平片不能显示的X线阴性结石，鉴别X线平片上可疑的钙化灶。此外，还可以了解分侧肾功能，确定肾积水程度。碘过敏、严重肝肾功能不全及心血管疾病者禁做该项检查（推荐）。

（4）非增强CT扫描（non-contrast CT，NCCT）：CT检查分辨率较KUB高，可发现1mm的结石，解决了KUB成像的组织重叠问题，而且螺旋CT能够同时对所获得的图像进行二维或三维重建，将横切面图像转换成类似IVU图像，可以清楚地显示包括阴性结石在内的结石的形态和大小，因此对肾绞痛患者，可首选CT平扫（推荐）。

（5）CT增强＋三维重建（CTU）：CTU是将螺旋CT扫描与IVU检查相结合的一种检查方法，可以准确判断结石的有无、大小、多少、部位及梗阻、积水的情况，并能反映肾脏分泌、排泄功能，可作为IVU的替代检查。但CTU的价格较昂贵，并且较IVU需要接受更高的放射剂量（可选择）。

（6）逆行或经皮肾穿刺造影：属于有创检查方法，不作为常规检查手段，仅在IVU不显影或显影不良以及怀疑是X线阴性结石、需要做进一步的鉴别诊断时应用（可选择）。

（7）磁共振水成像（MRU）：对于不适合做IVU的患者（如造影剂过敏、严重肾功能损害、儿童和孕妇）可考虑采用（可选择）。

（8）放射性核素：放射性核素检查可以显示泌尿系统的形态，提供肾血流灌注、肾功能及尿路梗阻情况等信息，因此，对手术方案的选择及手术疗效的评价具有一定价值（可选择）。

3.结石成分分析　结石成分分析是明确结石性质的方法，也是制订结石预防措施和选用溶石疗法的重要依据，此外，它还有助于缩小结石代谢评估的范围。结石标本可经手术、体外冲击波碎石和自然排石取得。结石成分分析包括定性分析和定量分析，通常定性分析就可满足临床需要。临床上比较重要的结石成分见表8-4。

结石成分分析首选红外光谱分析或X线衍射分析，也可用偏振光显微镜分析结石成分。任何首次患结石的患者均应进行结石成分分析。临床上，如出现以下情况之一，均需重复进行结石成分分析：结石药物治疗以后的复发性结石；经有创治疗完全清除结石后的早期复发结石；较长的无结石期后复发结石。

（四）尿路结石分类

尿路结石分类见表8-5。

表8-4　不同成分的结石及其一般特征

类型	比率（%）	晶体	性状	pH对溶解度的影响	X线密度（骨骼＝1.0）	力学特性
草酸钙类	86.7	一水草酸钙 二水草酸钙	前者呈褐色，铸形或桑葚状，质地坚硬；后者呈白色，表面有晶莹的刺状凸起，质地松脆	影响不大	0.50（不透X线）	脆性
磷酸钙类	5.0	羟基磷灰石 碳酸磷灰石 二水磷酸氢钙 磷酸三钙	浅灰色，坚硬，可有同心层	<5.5时升高	1.0（不透X线）	脆性
磷酸铵镁	3.0	六水磷酸铵镁	深灰色，鹿角形，松散易碎	<5.5时升高	0.20（半透X线）	脆性
尿酸类	5.1	无水尿酸 二水尿酸 尿酸铵 一水尿酸钠	黄色或砖红色，圆形光滑，结构致密，稍硬	>6.8时升高	0.05（透X线）	脆性
胱氨酸	0.2	胱氨酸	土黄色，蜡样外观，表面光滑，可呈鹿角形	>7.5时升高	0.15（半透X线）	韧性

表8-5　尿路结石分类

根据		分类		疾病
病因	代谢性结石	草酸代谢异常	原发性高草酸尿症	I型高草酸尿症
				II型高草酸尿症
			肠源性高草酸尿症	
			继发性高草酸尿症	
		钙代谢异常	高血钙性高钙尿症	原发性甲状旁腺功能亢进症
				维生素D中毒
				结节病
				恶性肿瘤
				皮质醇症
				制动综合征
			正常血钙性高钙尿症	远端肾小管性酸中毒
				饮食性高钙尿症
				特发性高钙尿症:吸收性、重吸收性、肾性和肾漏磷性
		胱氨酸代谢异常	胱氨酸尿症	
		尿酸代谢异常	嘌呤形成增加	焦磷酸-磷酸核糖合成酶亢进
			嘌呤形成失调	焦磷酸-磷酸核糖酰胺转移酶缺乏
			嘌呤再利用障碍	次黄嘌呤-鸟嘌呤磷酸核糖转移酶缺乏
		枸橼酸代谢异常	低枸橼酸尿症	
	感染性结石			
	药物性结石	磺胺类、乙酰唑胺、乳-碱综合征、茚地那韦等		
	特发性结石			
晶体成分	含钙结石	草酸钙		
		磷酸钙/碳酸磷灰石		
		碳酸钙		
	非含钙结石	胱氨酸结石		
		黄嘌呤结石		
		尿酸/尿酸盐结石		
		磷酸镁铵结石	分解尿素酶的细菌	
		基质结石/纤维素结石		
部位	上尿路结石	肾结石	肾集合管结石	海绵肾畸形
			肾盏(肾盏憩室)结石	
			肾盂结石	
			鹿角形结石	完全性和不完全性
		输尿管结石	输尿管上段结石	
			输尿管中段结石	
			输尿管下段结石	
	下尿路结石	膀胱结石		
		尿道结石	前尿道结石	
			后尿道结石	
X线	阳性结石	不透过X线,腹部X线尿路平片(KUB)显影的结石		
	阴性结石	透过X线,腹部X线尿路平片(KUB)不显影的结石		

（五）结石的自然病程

1.无症状结石自然病程　目前有关无症状未梗阻性结石自然病程的研究多数为回顾性研究。对于这类患者的肾结石，是积极治疗还是密切随访观察仍存在争议。最新的研究提示，大部分结石处于稳定状态，但部分会增大、引起梗阻甚至肾功能恶化，患者可根据自身情况选择最佳方案；随访以超声和低剂量CT为佳。对于大于5mm、合并糖尿病等代谢性疾病、中上盏结石，其增大或需干预概率较高，需进行更加密切随访[10-12]。

2.感染性结石自然病程　感染性结石，又称鸟粪石，为反复泌尿系感染的结果，女性较常见，主要是由磷酸铵镁组成。鸟粪石的形成主要是由于解脲酶微生物产生的脲酶对尿中尿素进行分解，产生氨和二氧化碳，从而维持尿液pH在7.2～8.0，降低磷酸盐溶解度，不断析出形成结晶。鸟粪石生长迅速，一般4～6周就可形成，对于确诊后的鸟粪石残石，建议采取干预措施完全清除结石，并充分抗感染治疗，避免快速复发[13-15]。

（六）结石相关并发症

1.局部机械性损伤　结石可与肾盂输尿管等摩擦，引起尿路上皮水肿、充血、剥脱、糜烂甚至坏死，损及小血管可引起不同程度的血尿；如病程较久，管壁可有肉芽组织生长，继发纤维组织增生。

2.尿路梗阻　多为不完全梗阻，但也可形成完全性梗阻，使肾功能受损，甚至完全丧失功能。

3.尿路感染　结石作为异物，可引起细菌侵入和繁殖，诱发感染，严重者可引起高热、感染性休克等。

4.息肉和肿瘤　结石长期嵌顿于输尿管，对局部黏膜产生损害和慢性炎症刺激，使输尿管产生局部炎性增生，形成良性息肉，还可形成鳞状化生，最终形成鳞状细胞癌。

参考文献

［1］孙伟桂，等．广西地区尿石症患者年龄分布曲线特征及临床意义．中华泌尿外科杂志，2001，22：100-102.★

［2］米华，等．中国尿石症的流行病学特征．中华泌尿外科杂志，2003（10）：66-67.★

［3］Zeng G, et al. Prevalence of kidney stones in China: an ultrasonography based cross-sectional study. BJU Int, 2017, 120: 109-116.★

［4］Ye Z, et al. The status and characteristics of urinary stone composition in China. BJU Int, 2020, 125（6）: 801-809.★

［5］邓耀良，等．泌尿系结石临床诊断治疗学．北京：人民卫生出版社，2009.★

［6］邓耀良，等．含钙肾结石复发的危险因素及个体化防治策略．临床泌尿外科杂志，2018, 33（2）：85-88.★

［7］邓耀良．重视头孢曲松尿路并发症的研究．中华泌尿外科杂志，2012, 33（8）：565-566.★

［8］那彦群，等．中国泌尿外科疾病诊断治疗指南．2014版．北京：人民卫生出版社，2014.★

［9］叶章群，等．泌尿系结石（第2版）．北京：人民卫生出版社，2010.★

［10］Li X, et al. Outcomes of long-term follow-up ofasymptomaticrenal stones and prediction ofstone-related events. BJU Int, 2019 Mar, 123（3）: 485-492.★

［11］王艳波，等．无症状未梗阻性肾结石：积极治疗，还是随访观察？．泌尿外科杂志（电子版），2018, 10（02）：5-7.★

［12］Daudon M, et al. Serial crystalluria determination and the risk of recurrence in calcium stone formers. Kidney international, 2005, 67（5）: 1934-1943.

［13］吴阶平．吴阶平泌尿外科学．济南：山东科学技术出版社，2004.★

［14］何群，等．284例泌尿系结石成分分析与代谢评价．中华泌尿外科杂志，2005, 26（11）：761-764.★

［15］C Tuik, et al. EAU Guidelines on Urolithiasis. 2019. https://uroweb. org/guideline/urolithiasis/.

三、治疗

（一）肾绞痛的治疗

1.药物治疗

（1）非甾体镇痛抗炎药：常用药物有双氯芬酸钠和吲哚美辛等。双氯芬酸钠会增加心脑血管疾病风险，具有心脑血管疾病危险因素者，应慎用或短期内仅给予最低有效剂量即可。

（2）阿片类镇痛药：常用药物有二氢吗啡酮、喷他佐辛、布桂嗪和曲马多等。哌替啶会引起较高的胃肠道不良反应发生率，目前已不再推荐使用哌替啶[1]。

（3）解痉药：①M型胆碱受体阻滞剂，硫酸阿托品和654-2；②黄体酮；③钙离子通道阻滞剂，硝苯地平；④α受体阻滞剂，坦索罗辛[2,3]。

急性肾绞痛的治疗，建议首先从非甾体镇痛抗炎药开始，如疼痛持续，可换用其他药物；镇痛药应与阿托品等解痉药联合使用[4,5]。

2. 外科治疗 当疼痛不能被药物缓解或结石直径大于6mm时，应考虑外科治疗，包括体外冲击波碎石治疗、输尿管内放置支架、输尿管镜碎石取石术、经皮肾造瘘引流术。诊治过程中要注意有无合并感染、双侧梗阻、少尿等，如出现这些情况，需积极外科干预、尽快解除梗阻。

（二）上尿路结石梗阻伴感染及梗阻性无尿的治疗

上尿路结石梗阻伴感染及梗阻性无尿是泌尿外科常见的急症之一，感染严重者甚至会发生脓毒败血症而危及生命，应立即解除梗阻、控制感染，最大程度地避免肾功能进一步损害。目前最常用的解除梗阻方式主要是输尿管内放置支架和经皮肾穿刺造瘘，同时应行血和尿的细菌培养及药敏试验，并立即行抗感染治疗，后期根据药敏试验结果重新选择敏感抗生素治疗，待感染控制后再择期处理结石。

（三）术前准备

1. 一般准备 结石手术的一般术前准备与开放手术大致相同，包括心、脑、肺等重要脏器的检查及评估，血压及血糖的控制等[6]。

2. 凝血功能评估 原则上择期手术需在凝血功能得到纠正后再行手术，如有明显输尿管梗阻或结石引起的尿源性脓毒血症，需急诊引流，优先选择放置输尿管支架管；如需肾造瘘引流，应评估出血的风险，充分告知患者及其家属相关利弊。

对于术前口服维生素K阻滞剂如华法林的患者，若手术需要凝血功能正常，建议提前5天停药。术后12～24小时后重新开始服用；若术前1～2天复查国际标准化比值（international normalized ratio，INR）仍延长，可给予口服小剂量维生素K（1～2 mg）[7]。根据围术期血栓栓塞风险的分层策略[8]（表8-6），高危患者推荐给予治疗剂量的低分子肝素皮下注射或者普通肝素静脉注射桥接抗凝治疗；中危患者推荐给予治疗剂量低分子肝素皮下注射或者静脉注射普通肝素或小剂量低分子肝素；低危患者予以小剂量低分子肝素皮下注射或不行桥接治疗。低分子肝素在术前24小时停止使用，普通肝素则为术前4小时，首选低分子肝素，常用剂量为0.4mg/d。

新型抗凝药，包括凝血酶直接抑制剂（达比加群）和因子Xa直接抑制剂（利伐沙班），在肾功能正常时，需停药至少24小时，肾功能不全时需停药2天或更长，高出血风险的手术，例如经皮肾镜，需延长至2～4天[9]。

抗血小板药物，如阿司匹林、氯吡格雷等，可根据心脑血管事件风险及手术相关的出血风险分级[10]（表8-7）决定。行经皮肾镜手术，阿司匹林或氯吡格雷，建议停药至少5天，最好10天；输尿管硬镜或软镜，均属低风险出血手术；目前所有抗血小板药物的桥接治疗方案均缺乏大规模循证医学支持，并不能有效替代[11]。如果患者仍需服用双抗或单抗，则尽量选择出血风险小的输尿管硬镜或软镜碎石，术中需严格控制手术时间，避免肾脏破裂及肾周血肿发生的可能。

表8-6 围术期血栓栓塞风险的分层策略

抗凝治疗适应证	高风险	中风险	低风险
机械心脏瓣膜（MHV）	任何二尖瓣修复术 任何笼球瓣或斜碟形主动脉瓣修复术 近期（6个月）卒中或短暂性脑缺血发作	6个月内卒中或短暂性脑缺血发作 双叶状主动脉瓣膜置换和伴有下列因素中的1个或多个：AF、既往有卒中或短暂性脑缺血发作、高血压糖尿病充血性心力衰竭年龄>75岁	双叶状主动脉瓣置换，且无心房颤动和其他卒中的危险因素
心房颤动（AF）	CHADS2评分5分或6分 3个月内卒中或短暂性脑缺血发作 风湿性心瓣膜疾病	CHADS2评分3分或4分	CHADS2评分2分
静脉血栓栓塞症（VTE）	3个月内VTE病史 严重的血栓形成倾向（蛋白s、蛋白c、抗凝血酶缺乏；抗磷脂抗体等）	既往3～12个月VTE病史 VTE复发 肿瘤活跃（治疗6个月内或姑息性治疗） 不严重的血栓形成倾向（凝血因子leiden杂合子凝血酶原基因突变）	既往VTE病史>12个月，且无其他危险因素

CHADS2评分：充血性心力衰竭1分，高血压1分，年龄>75岁1分，糖尿病1分，脑卒中或短暂性脑缺血发作2分

表8-7　心脑血管事件风险及手术相关的出血风险分级

手术出血风险	心脑血管事件		
	低危	中危	高危
	心肌梗死经皮冠状动脉介入治疗、裸支架置入、冠状动脉旁路移植术或脑卒中大于6个月，药物支架置入大于12个月	心肌梗死经皮冠状动脉介入治疗、裸支架置入、冠状动脉旁路移植术或脑卒中后6～24周，药物支架置入后大于12个月 糖尿病 低射血分数	心肌梗死经皮冠状动脉介入治疗、裸支架置入，冠状动脉旁路移植术后小于6周或脑卒中发生小于2周，药物支架置入术小于12周
低	择期手术:可以	择期手术:可以，维持阿司匹林或氯吡格雷	择期手术:推迟 必须的急诊手术:可以，维持阿司匹林和氯吡格雷
中	择期手术:可以，维持阿司匹林	择期手术:可以，维持阿司匹林或氯吡格雷	择期手术:推迟 必须的急诊手术:可以，维持阿司匹林和氯吡格雷
高	择期手术:可以，维持他汀治疗（术前7天）	择期手术:推迟 急诊手术:维持阿司匹林，或者用替罗非班替代阿司匹林 停止氯吡格雷	仅仅急诊手术可以进行:维持阿司匹林 用替罗非班或肝素桥联

全身出血性疾病如血友病患者，围术期应行凝血因子监测及凝血因子替代治疗[12]，如各项凝血检查无明显异常，原则上可接受各种外科手术，但仍推荐出血风险小的输尿管硬镜或软镜碎石。

3.围术期感染评估及预防　术前感染的控制遵循2017年上尿路结石围术期感染控制的专家共识，将患者按HALF分类法分为4组[13]，具体分组如下。

高危组（high risk，H组）：包含以下两组。①术前尿培养阴性，术前无发热，但存在发生感染性并发症的高危因素：结石负荷大（结石直径≥2 cm）和（或）中、重度肾积水。②近期有发热史、尿常规提示有感染存在、长期留置尿路引流管、糖尿病患者、免疫力低下的患者（器官移植或干细胞移植接受免疫抑制治疗者）等[14,15]。围术期抗生素应用方案：术前抗生素选择需结合当地细菌谱及耐药状况，选择尿中能达到有效浓度的抗生素，如左氧氟沙星、磷霉素氨丁三醇等[14,16]，疗程1周；手术中应用第一代、第二代头孢或氟喹诺酮类等药物预防，术后如无感染性并发症，原则上应用不超过48小时。

无症状菌尿组（asymptomatic bacteriuria，A组）：术前尿培养阳性或术前尿常规显示亚硝酸盐阳性（代表尿中存在肠杆菌科细菌），但无感染症状，也称为无症状尿路感染[17]；围术期抗生素应用方案：依据药敏结果选择口服或静脉抗生素，疗程1周；术后无感

染性并发症，原则上应用不超过48小时。

低危组（low risk，L组）：术前尿培养阴性，患者无寒战发热，结石直径＜2cm，无梗阻或不完全梗阻，无或轻度肾积水，包括短期留置输尿管支架管的患者；围术期抗生素应用方案：使用第一代、第二代头孢菌素和氟喹诺酮类预防感染，术后如无感染性并发症则总疗程≤24小时。

发热组（fever，F组）：泌尿系结石合并梗阻，并出现寒战、发热等感染症状。治疗方案：①症状较轻需抗菌治疗并密切监视病情；②出现SIRS需积极进行外科引流，引流方法包括放置输尿管支架管及经皮肾穿刺造瘘，术后留取标本行细菌培养，结果未出前使用广谱抗生素，后期根据药敏结果调整，一期不建议碎石，感染控制后二期处理结石。抗生素选择方面：出现休克则建议同时覆盖革兰阳性球菌和革兰阴性杆菌；二期手术抗生素选择可依据最近一次尿培养结果，如尿培养与血培养不一致，则以血培养为准，除非是常见的皮肤污染细菌，术后无感染性并发症，原则上疗程不超过48小时。

用药途径除低危组外，其余均建议静脉用药。静脉输注时间应在手术前30分钟至1小时或麻醉开始时给药，在输注完毕后开始手术。万古霉素或氟喹诺酮类等由于输注需较长时间，应在手术前1～2小时开始给药。

（四）肾结石的治疗

1.非手术治疗　适应证：①无症状、无梗阻的肾盏结石、憩室结石、髓质海绵肾患者[18]；②结石导致患肾无功能、无症状、对侧肾功能正常的患者；③存在体外冲击波碎石及各种手术禁忌证的患者。

非手术治疗的策略是纠正结石的易发因素，根据24小时尿成分分析及血生化检查，调整饮食结构和饮水习惯；控制BMI低于25 kg/m²；使24小时尿量维持在2000ml以上[19]；对于高尿钙患者，限盐，保证每日钙摄入量1000mg，少食富含草酸的食物；适当运动。

非手术治疗前，告知患者疾病进展的风险，并需定期复查。如果出现症状，或结石增大、造成梗阻，则需采取外科治疗措施。

2.药物治疗

（1）口服药物治疗

①尿酸结石药物治疗：高尿酸血症者对于纯尿酸结石，保持24小时尿量2500ml以上；口服别嘌呤醇100mg，每日2～3次，24小时尿酸排泄总量低于4 mmol；碱化尿液：口服枸橼酸氢钾钠（友来特）2～3mmol（2.5 g），每日3次，或者枸橼酸钾6～10 mmol（2～3g），每日2～3次，使尿pH达到6.8～7.2。对高钾血症者，可选择碳酸氢钠或枸橼酸钠[20]。

②胱氨酸结石药物治疗：保持24小时尿量3000ml以上；口服枸橼酸氢钾钠（友来特）或碳酸氢钠，维持尿液pH 7.5以上。尿胱氨酸排泄高于3 mmol/24h时，可应用硫普罗宁或卡托普利[21]。

③感染性结石药物治疗：根据尿培养药敏试验结果，选择敏感抗生素；酸化尿液：口服氯化铵1g，每日2～3次，或甲硫氨酸500 mg，每日2～3次；对于严重感染者，使用尿酶抑制剂，乙酰羟肟酸250mg，每日2次，3～4周，如患者耐受，可剂量增加到250 mg，每日3次。

（2）经皮肾通道药物溶石治疗：由于各种微创取石技术的普及和提高，肾结石外科治疗的无石率已大大提高，经皮肾通道药物溶石已经较少采用。

3.体外冲击波碎石术

（1）概述：体外冲击波碎石术（extracorporeal shock wave lithotripsy，ESWL）是利用体外产生的冲击波聚焦于体内的结石使之粉碎，继而将其排出体外达到治疗目的的治疗方法。

（2）适应证、禁忌证及影响疗效的因素

1）适应证：①直径＜20mm的肾盏内结石或肾上、中盏结石；②肾下盏结石小于10mm可以首选ESWL；10～20mm，排除ESWL的不利因素如小角度的漏斗型肾盏角、狭长的低位肾盏颈、狭小的漏斗型肾盏、皮肤-结石距离过长等后，可首选ESWL；③直径＞20mm但＜30mm，或表面积＜500 mm²的部分鹿角形结石，可选择ESWL（部分胱氨酸鹿角形肾结石及结石主体大部位于下盏的除外）；④对于其他的复杂性鹿角形肾结石，不推荐单用ESWL。

2）禁忌证：①妊娠（绝对禁忌证）；②凝血功能障碍；③尿路感染；④结石远端解剖性梗阻；⑤结石附近动脉瘤；⑥严重心肺疾病或糖尿病；⑦传染病活动期；⑧严重骨骼畸形或重度肥胖；⑨肾功能不全。

3）影响疗效的因素

①结石因素：尿酸及磷酸镁铵结石密度低，较疏松，相对易被击碎，而羟基磷、胱氨酸和一水草酸钙结石则难被击碎。结石越大，需要再次治疗的可能性就越大。肾盂内结石或肾上、中盏结石ESWL的效果好于下盏结石；多发结石疗效不佳。

②患者因素：肥胖是影响ESWL疗效的重要因素。马蹄肾、异位肾、移植肾、重度肾积水等肾集合系统解剖异常及脊柱畸形会影响结石的定位和结石碎片的排出。若患者难以配合治疗，会影响ESWL的疗效。

4）注意要点

①术前检查及准备：超声、KUB、IVU是常规性检查，CT扫描、逆行性尿路造影等是可选择性检查。推荐行肠道准备。使用抗凝剂者，治疗前需停药，凝血功能正常后方可碎石。术前不推荐常规放置双J管和使用抗菌药物。若患者已留置双J管、导尿管或肾造瘘管，则需预防性使用抗菌药物。

②治疗次数及间隔时间：推荐ESWL治疗次数不超过3～5次，连续2次ESWL应间隔10～14天。

③术后处理：ESWL后肾绞痛一般用镇痛药物治疗均可缓解，包括非甾体类、阿片类、α受体阻滞剂或钙离子通道阻滞剂；必要时可再行ESWL治疗或腔内治疗。肾绞痛非手术治疗无效、梗阻合并感染较重者，应及时通过外科手术解决梗阻。若出现血尿，按肾脏损伤的处理原则进一步治疗。

足够的饮水量、α受体阻滞剂或钙离子通道抑制剂、口服枸橼酸氢钾钠（友来特）碱化尿液、中医中药、适度运动等对排石有一定作用。

5）常见并发症及其处理：ESWL常见并发症主要

包括与碎石相关的并发症、感染相关并发症及冲击波损伤相关组织造成的并发症。ESWL是否会导致高血压及糖尿病，目前仍存在争议。

①碎石相关并发症：主要包括石街、残石再生长及肾绞痛等。石街的处理重在预防，关键在于严格掌握适应证；当出现梗阻、感染、肾功能受损或发热时，再次行ESWL或经皮肾穿刺造瘘术通常是最有效的，对于复杂病例可行手术治疗。对于术后残石，推荐ESWL后4周行影像学检查判断残留结石情况；对有症状的患者，应积极解除梗阻、消除症状；对于无症状残余结石，处理原则及方法与同类型原发结石相同。

②感染相关并发症：主要包括泌尿系感染、败血症、感染性休克等。合理使用抗菌药物是治疗ESWL后泌尿系感染的有效手段；合并梗阻时，应予以积极引流。当感染性休克发生时，应立即按照感染性休克处理原则处理，同时行有效尿液引流，放置双J管或经皮肾穿刺造瘘。

③冲击波损伤相关组织相关并发症：包括肾损伤、心血管不良事件、消化系统损伤等。大多数的肾包膜下、肾周血肿患者都可以采取非手术治疗，若严重肾裂伤伴肾包膜下血肿，非手术治疗效果欠佳时，可考虑行选择性动脉栓塞或外科手术治疗。ESWL后尿外渗患者，应积极解除梗阻、充分引流尿液。建议对存在明显心律失常的患者行ESWL治疗时慎重，必要时在治疗期间及治疗后进行ECG监测。消化系统损伤少见，一旦发生，以非手术治疗为主，必要时需行手术探查。

6）特殊类型肾结石的ESWL

①鹿角形肾结石：ESWL处理鹿角形结石，应严格遵照上述适应证。治疗直径＞2cm的鹿角形结石时，推荐治疗前常规放置双J管。

②儿童肾结石：ESWL是儿童绝大多数上尿路结石的首选治疗方法，结石清除率为79%～98%[22]。其适应证、影响疗效的因素与成人相似；10岁以内的儿童大多需要全身麻醉或静脉麻醉。治疗实施前应排除引起结石的非代谢疾病，减少梗阻的风险，如膀胱输尿管反流、UPJ狭窄、神经源性膀胱及其他排尿困难疾病；儿童肾结石患者均需密切随访。

③孤立肾肾结石：孤立肾合并结石ESWL的治疗原则是尽量避免形成"石街"，减少术后肾绞痛发作，注意保护肾功能，一旦出现尿路梗阻，应尽早解除。

④海绵肾肾结石：ESWL治疗海绵肾肾结石是可行的方法[23]。海绵肾行ESWL每次隔时间至少1个月；最好待完成一侧肾脏治疗后，再治疗对侧肾结石，并需密切关注肾功能改变。

⑤马蹄肾、异位肾、移植肾、肾盏憩室、尿流改道者肾结石：根据结石负荷、位置、解剖异常等因素选择是否ESWL。适应证和禁忌证与一般肾结石相同；其中，移植肾患者术前应常规应用抗菌药物预防感染；同时必须遵循孤立肾结石的治疗原则。

4.手术治疗

（1）软性输尿管镜碎石术：逆行肾内输尿管软镜碎石术（retrograde intrarenal surgery，RIRS）治疗肾结石，创伤小、恢复快，近年来在我国得到广泛应用。随着末段可弯硬性输尿管肾镜、可拆卸式输尿管软镜等国产设备的研发和使用，该术式得到了进一步推广和普及[24-26]。

1）适应证：①ESWL定位困难的、X线阴性肾结石（＜2cm）；②ESWL术后残留的肾下盏结石；③ESWL治疗效果不佳的嵌顿性肾下盏结石（＜2cm）；④极度肥胖、严重脊柱畸形、异位肾合并肾结石，PNL建立通道困难者；⑤结石坚硬、不利于ESWL治疗者；⑥肾盏憩室内结石；⑦合并肾盂旁囊肿的肾结石（＜2cm）[27,28]。

2）禁忌证：①不能控制的全身出血性疾病；②严重心肺等脏器功能不全、无法耐受手术；③未控制的泌尿道感染；④严重尿道狭窄、腔内手术无法解决；⑤髋关节畸形、截石位困难。

3）术前准备：主要包括一般情况评估、患者教育、感染控制、结石定位等。术前应评估患者接受麻醉与操作的风险，并予以纠治；术前充分告知患者手术流程及可能发生的并发症等。术前还需充分评估尿路感染情况，感染控制后方可手术[27]；术前感染发热者，应将体温降至正常后2周方可手术。术前不建议常规留置输尿管支架管，但对于有明确感染、输尿管狭窄等因素的患者，可预留支架管[5]。术前需行影像学检查，确认结石位置，手术室需配备X线和超声。

4）操作方法：输尿管镜检时，常规放置工作导丝，根据情况决定是否留置安全导丝；建议常规留置输尿管输送鞘[29]；术中可用吊袋、恒压灌注泵、手推注射器等方法灌注[30]，但需注意控制肾盂内压。碎石时应用钬激光，可采取粉末化或碎块化碎石，套石可提高术后即刻结石清除率并减少排石相关并发症。

5）影响输尿管软镜碎石效果的因素：包括输尿管条件、肾下盏解剖、钬激光参数、结石因素（包括大小、数目、位置、成分）、术者经验等。

6）并发症及其防治：术后并发症主要包括感染、

输尿管损伤等。手术时间越长，并发症发生率也越高，建议将时间控制在90分钟内；术后要监测生命体征和感染指标，出现重症感染时协同ICU进行诊治。输尿管损伤主要由留置输尿管输送鞘时所致；一旦出现输尿管损伤，术后应及时留置输尿管支架管并密切随访[31]。

7）术后疗效评定与随访：术后临床无意义残石定义尚无定论，复查的影像学方式不同，判断标准通常也不相同。影像学检查方法以腹部X线平片为主，必要时行CT平扫和超声检查。

术后辅助药物排石和物理振动排石机排石可提高结石清除率，减少肾绞痛发作[32]。对结石完全清除的患者，可不留置支架管；但对术中存在输尿管损伤、感染等情况的患者，术后必须留置支架管；服用α受体阻滞剂可减轻支架管带来的不适感。

（2）经皮肾镜取石术：经皮肾镜取石术（percutaneous nephrolithotomy，PNL）通过不同大小的经皮肾通道进行腔内碎石取石，创伤小，结石清除率高，是处理上尿路大负荷结石的一线治疗方案，目前已基本取代开放性手术取石[4,5,33]。

1）适应证：①所有需手术干预的肾结石，包括≥2cm的肾结石、有症状的肾盏或憩室结石、ESWL及软镜治疗失败的肾结石等；②特殊类型肾结石，包括小儿肾结石、孤立肾、马蹄肾、移植肾合并结石等[4,5,33-36]。

2）禁忌证：一般禁忌证包括未纠正的全身出血性疾病、未控制的糖尿病或高血压、严重心脏疾病或肺功能不全而无法耐受手术者、未接受治疗的肾结核等。其他相对禁忌证包括盆腔异位肾、重度肾下垂、肾后结肠、肝脾大等经皮肾穿刺困难者；同侧肾脏合并肿瘤。服用阿司匹林等抗凝药物者，需评估血栓事件风险，停药或桥接后择期手术[4,5,33]。

3）治疗方案和原则：①PNL应在安全的前提下，尽量取净结石，以解除梗阻，控制尿路感染，保护肾功能。②术前应根据尿培养结果选用敏感抗生素控制尿路感染；对于无尿路感染者，术前应预防性使用抗生素。PNL术中发现患肾积脓，应留置造瘘管引流，择期取石。③对于合并肾功能不全，或术中发现为感染性结石，以及结石负荷巨大等，应控制手术时间，分期手术。④PNL残留结石，可联合ESWL、RIRS等处理，避免一期PNL术中长时间手术带来出血及感染等严重并发症[4,5,14,15,33,37,38]。

4）手术要点解析[33,39]

①麻醉：气管插管全身麻醉、腰硬联合麻醉、

椎旁阻滞等。

②体位：有经典俯卧位、分腿俯卧位、仰卧位、侧卧位、斜卧位等。

③定位：B超、X线定位，或两者联合定位。

④穿刺：常规逆行输尿管插管后再行经皮肾穿刺，经目标肾盏穹窿部入针。

⑤通道：扩张器及通道大小的选择，应根据手术取石的需要、集合系统的解剖，以及结石分布、术者经验及具备的条件等决定。

⑥腔内碎石取石：通过激光、气压弹道、超声等多种设备碎石；碎石取石应保持肾盂内低压，控制手术时间。

⑦肾造瘘管及输尿管支架管的留置：根据是否存在结石残留、出血、尿外渗、输尿管梗阻等综合评估决定是否留置造瘘管及输尿管支架管。

5）常见严重并发症及处理：PNL常见的严重并发症是出血及感染[33,38]。

术中出血较多，应尽快留置肾造瘘管后结束手术；静脉性出血夹闭肾造瘘管10分钟即可停止，但持续的大量出血多由动脉损伤所致，需尽早行肾动脉造影并超选择性栓塞[4,5]。

PNL术后尿源性脓毒症，常与术前未控制尿路感染、术中肾盂内压过高及手术时间长有关。尿源性脓毒症的早期诊断及治疗，对阻止疾病进展和降低死亡率起着关键性作用，应尽早使用高级别抗生素，使用去甲肾上腺素等血管活性药物，必要时并机械辅助通气[4,5,13]。

（3）腹腔镜或开放手术治疗：目前对于复杂性结石（包括部分及完全鹿角形肾结石）的治疗已经达成共识，即PNL为主要的治疗手段，如果经皮肾手术方式存在不成功的可能性，或者多种腔内手术方式应用过后效果不佳，开放手术或者腹腔镜手术便可以作为备选方案。

适应证：①ESWL、URS和（或）PNL作为肾结石治疗方式存在禁忌证；②ESWL、PNL、URS手术治疗失败，或上述治疗方式出现并发症需开放手术处理；③存在同时需要开放手术处理的疾病，例如，肾内集合系统解剖异常、漏斗部狭窄、肾盂输尿管交界处梗阻或狭窄、肾脏下垂伴旋转不良等。

（五）鹿角形肾结石的治疗

鹿角形肾结石是位于肾盂并且分支进入全部或者部分集合系统的肾结石。占据全部集合系统的称为完全性鹿角形肾结石，其余的称为部分性鹿角形肾结

石。最常见的成分是感染性结石，另外，磷酸钙、尿酸、草酸钙、胱氨酸也会形成鹿角形结石[40]。

鹿角形肾结石需要积极治疗，不适合等待观察或者非手术治疗；经皮肾镜取石术是推荐的安全有效的治疗方法，治疗目标是尽可能去除结石[41]。

1.鹿角形肾结石的诊断

（1）结石大小测定：常用指标是结石最大直径、表面积和容积。

（2）结石成分：每位患者都应做结石成分分析，红外光谱法是常用分析方法[42]。

（3）影像学检查

1）推荐检查：尿路X线平片（KUB）、B超、CT平扫。

2）可选择的检查：静脉尿路造影（IVU）、CT泌尿系成像（CTU）、同位素扫描（ECT，肾动态显像）。

2.鹿角形肾结石的治疗

（1）PNL

适应证、禁忌证详见肾结石的PNL治疗部分。

1）术前准备

①CT、IVP或者逆行肾盂造影，了解集合系统解剖结构及结石特点。

②服用阿司匹林等抗凝血药物者，需停药或桥接后择期手术。

③若结石引起尿路梗阻并导致严重尿路感染，宜先行引流，再处理结石。

2）碎石通道的选择：标准通道；微通道。

3）穿刺定位方法的选择：B超定位、X线定位，或超声和X线联合定位。

4）碎石器械的选择：激光、超声、气压弹道应用较为普遍。

5）多期碎石的选择：多期手术的间隔时间一般为5～7天，手术的次数也不宜过多。

6）并发症及其处理方法：详见肾结石的PNL治疗部分。

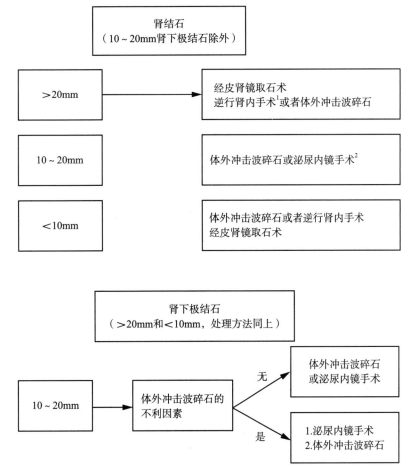

肾结石治疗流程（如果需要进行主动取石）

1.逆行肾内手术：软性输尿管肾镜术

2.泌尿内镜手术：包括所有经皮肾镜取石术和输尿管镜术

（2）RIRS：手术适应证、禁忌证及术前准备同肾结石的软镜治疗部分。软镜治疗鹿角形结石仅适用于特定患者，如孤立肾患者强烈要求行软镜手术、无法停用抗凝药物等患者，软镜碎石常需多期碎石，一般根据患者情况、结石大小、碎石设备及术者经验等决定手术次数。最常见并发症为石街和感染。

（3）联合治疗：联合治疗方式包括联合冲击波碎石及多镜联合，多镜联合可一期或二期手术，采用肾镜联合顺行或逆行软镜；近年亦有联合针状肾镜（micro-perc，needle-perc）治疗[43-46]。

（4）腹腔镜或开放性手术：包括以下几种术式。①扩大的肾盂切开取石术；②放射状肾实质切开取石术；③无萎缩性肾实质切开取石术，目前较少采用。

（5）治疗策略

1）PNL是大部分鹿角形肾结石的首选治疗方法。

2）推荐对取出结石进行成分分析，寻找结石成因，并采取预防措施降低结石复发率。

3）鹿角形肾结石大多为感染性结石或合并尿路感染，治疗中要警惕尿源性脓毒血症的风险，标准通道及带有负压吸附系统的碎石清石系统在治疗此类结石中具有优势[47]。

4）过多的通道会增加术后肾功能损伤的风险，手术过程中尽量减少通道的建立

（6）外科干预后辅助治疗

1）控制尿路感染：根据药敏试验使用敏感的抗生素治疗。

2）排石及溶石：较小的尿酸结石溶石效果较好。包括一般方法、中医中药和化学溶石疗法等方法。以下情况不适合排石及溶石：存在严重梗阻，少尿或无尿；存在明显泌尿系感染，或已知有顽固的含尿素分解酶的细菌感染者；存在肾功能不全、电解质及酸碱平衡紊乱者[48]。

3）预防复发：饮食调节、控制尿路感染、纠正代谢异常。

（六）输尿管结石的治疗

1.非手术治疗　对于直径＜5 mm的输尿管结石，可首选非手术治疗；对于直径5～10mm的结石，可以在密切监测下选用非手术治疗[49,50]。

非手术治疗措施包括：大量饮水，每天2500～3000 ml；适度运动；应用镇痛药物缓解肾绞痛症状；定期监测结石位置及肾积水的变化。

如出现持续的输尿管梗阻、感染，排石过程无明显的进展，或出现无法缓解的肾绞痛发作，则需要进行外科干预治疗。

2.药物治疗

（1）药物排石治疗的适应证：①直径0.5cm～1.0cm的结石可以尝试药物排石，多数意见认为结石直径以小于0.6cm为宜[51,52]；②结石无明显的嵌顿或梗阻；③结石以下输尿管无梗阻；④特殊类型的结石，如尿酸结石和胱氨酸结石。

（2）常用药物

1）α受体阻滞剂：可松弛输尿管下段平滑肌，促进结石排出[53,55]。

2）碱性枸橼酸盐：包括枸橼酸氢钾钠（友来特）、枸橼酸钾、枸橼酸钠等，尤其推荐用于尿酸结石和胱氨酸结石的溶石治疗[5,56]。

3）钙离子通道阻滞剂：通过阻断钙离子通道，松弛输尿管平滑肌，促进排石[57]。

4）非甾体镇痛抗炎药：可以减轻输尿管水肿，减少疼痛发作[5]。

5）单纯排石治疗的疗程以维持在1～2个月为宜。

3.ESWL　随着ESWL技术的广泛应用及治疗经验的积累，已证实ESWL治疗输尿管结石效果满意。由于不需麻醉（成年人）且并发症发生率较低，即使有诸如URS和PNL等先进内镜技术，ESWL仍是治疗输尿管结石的主要方法。ESWL治疗输尿管结石的成功率与碎石机的类型，结石的大小、成分、被组织包裹的程度有关。不同部位输尿管结石处理的难易程度不同，排石率也有差异[58]。文献资料显示输尿管近段、中段和远段结石行ESWL治疗的结石清除率分别为82%、73%和74%。

（1）适应证：在排除禁忌证情况下全段输尿管结石均可行ESWL；对直径＜10mm上段输尿管结石首选ESWL，＞10mm的结石可选择URS（逆行或顺行）或ESWL；对＞15mm、结石停留时间长（＞2个月）的结石，由于该类输尿管结石嵌顿时间长、肾积水严重或合并输尿管狭窄及其他病变，ESWL治疗效果差，应视不同位置采用URS或PNL；对直径＜10mm下段输尿管结石首选ESWL或URS，＞10mm的结石可首选URS；对中段输尿管结石可选择ESWL或URS[59-62]。

（2）禁忌证：妊娠；未纠正的出血性疾病及凝血功能障碍；严重的心肺疾病；未控制的尿路感染；严重肥胖或骨骼畸形影响结石定位；结石附近有动脉瘤；结石以下尿路有梗阻。

（3）输尿管支架的放置：大多数输尿管结石原位碎石治疗即可获得满意疗效，由于ESWL前放置输

尿管支架会降低输尿管的蠕动，并不改善结石的清除率，患者还可能出现尿频、尿急、排尿困难等症状，因此，一般不推荐ESWL时放置输尿管支架。但是，对于孤立肾输尿管结石患者，置管可避免发生急性输尿管梗阻及石街形成。此外，输尿管置管有利于对阴性结石的X线定位和溶石治疗[5]。

（4）碎石参数的选择

1）冲击频率和能量：动物实验和临床观察均认为低冲击频率可增加碎石效率，减轻组织损伤。推荐治疗输尿管结石时冲击频率为60次/分。开始治疗时采用低能量，逐渐增加到推荐的最大能级，这样可以改善碎石的效果，提高结石清除率[63]。

2）治疗次数和治疗间隔：由于输尿管结石在输尿管腔内往往处于相对嵌顿的状态，周围缺少一个有利于结石粉碎的水环境，与同等大小的肾结石相比，其粉碎的难度较大。因此，ESWL治疗输尿管结石通常需要较高的冲击波能量和更多的冲击次数。关于治疗的间隔时间目前无确定的标准，但与治疗肾脏结石相比，输尿管结石的ESWL治疗间隔可适度缩短；经过2～3次的治疗无效时，可改行URS或PNL治疗[64,65]。

4.手术治疗

（1）输尿管镜[4-6,50,66-68]

1）输尿管硬镜碎石取石术

①适应证：输尿管中、下段结石；ESWL治疗失败后的输尿管上段结石；ESWL后的"石街"；结石并发可疑的尿路上皮肿瘤；X线阴性的输尿管结石；停留时间长的嵌顿性结石。

②禁忌证：不能控制的全身出血性疾病；严重的心肺功能不全，无法耐受手术；未控制的泌尿系感染；严重尿路狭窄，腔内手术无法解决；严重髋关节畸形，截石位困难。

2）输尿管软镜碎石取石术[25,27]

①适应证：输尿管上段结石；伴有输尿管扭曲、硬镜不能到达结石部位的患者；极度肥胖的患者；伴有轻度出血倾向或不能停用抗凝药物的的患者。

②禁忌证、术前准备、麻醉同输尿管硬镜碎石术。

③常见并发症：包括输尿管损伤、感染及出血等，处理方式见肾结石的输尿管软镜碎石术部分。

（2）经皮顺行输尿管镜。适应证：①输尿管上段结石；若采用顺行输尿管软镜碎石，可治疗全段输尿管结石。②ESWL无效或逆行输尿管镜治疗失败的输尿管上段结石，包括尿流改道患者。③结石长径在1.0cm以上，肾积水较重。④合并肾结石、肾盂输尿管连接部梗阻（UPJO）等需要顺行经皮穿刺肾造瘘一并处理者。

（3）腹腔镜或开放手术

1）适应证：①ESWL、输尿管镜和PNL取石失败的输尿管结石；②合并输尿管或邻近组织其他病变

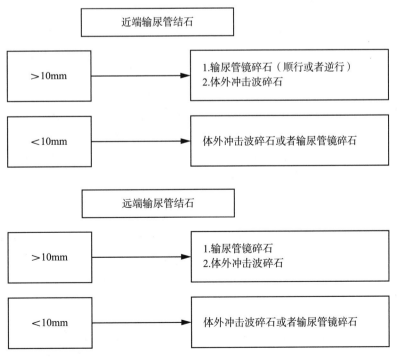

输尿管结石治疗流程（如果需要进行主动取石）

需要同时处理；③长径大于1.5cm，需行多次ESWL或输尿管镜治疗，或输尿管扭曲估计ESWL或输尿管镜治疗成功可能性极小的病例。

2）手术途径的选择：手术方式可选择腹腔镜手术或开放手术，根据术者经验及医疗条件选择合适方式。

3）合并症及其处理

①尿漏：引流后多数能自行停止。

②输尿管狭窄：输尿管球囊扩张术或狭窄段切除＋输尿管端端吻合术。

③出血：出血无法控制者，行肾动脉造影检查及栓塞治疗。

（七）膀胱结石的治疗

膀胱结石约占整个尿路结石的5%，治疗原则：①清除结石；②纠正形成结石的原因[69-71]。

1.药物治疗　通过尿液pH、X线及CT值检测，可以大致判断膀胱结石的成分。

（1）尿酸结石：推荐口服枸橼酸氢钾钠（友来特）等碱性枸橼酸盐或碳酸氢钠使尿液碱化，使尿液pH维持在7.0～7.2。

（2）感染性结石（鸟粪石）：能被Suby G或M溶液以及10%的溶肾石酸素（pH为3.5～4的酸性溶液）溶解。从导尿管或耻骨上膀胱造瘘管进行膀胱灌注，但耗时较长，目前已很少应用。

2. ESWL　ESWL治疗膀胱结石的适应证：①儿童膀胱结石；②成人原发性膀胱结石≤30 mm；③存在手术高风险因素，或无法采用截石体位行腔内碎石；④患者拒绝腔内手术或者开放性手术而无下尿路梗阻[72]。

3.手术治疗

（1）腔内手术：经尿道膀胱结石碎石术是目前膀胱结石的主要治疗方法，碎石工具包括钬激光、超声、气压弹道等。对于尿道细小、狭窄或经尿道途径困难如小儿、膀胱重建术后以及负荷大的膀胱结石等患者，可选择经皮膀胱结石碎石术[73-77]。

（2）开放手术治疗：耻骨上膀胱切开取石手术不应作为膀胱结石的首选治疗方法，仅适用于腔内手术处理困难或者需要同时处理膀胱内其他病变的病例[71]。

（八）尿道结石的治疗

尿道结石治疗方法的选择应符合最易于取出结石、且对尿道损伤最小的原则；不推荐ESWL治疗。

对位于前尿道、直径小、光滑的结石，可以行保守排石治疗。对于后尿道结石，可以直接腔内碎石或将结石轻轻推入膀胱，再按膀胱结石处理。开放手术治疗尿道结石越来越少，仅适用于伴有尿道憩室需同时切除的尿道结石患者[78,79]。

（九）特殊患者尿路结石的治疗

1.儿童尿路结石的治疗

（1）流行病学和病因学：儿童尿路结石发病率低于成人，近十年来有明显上升且区域差异显著[80]。其结石成分与年龄、地区等因素关系密切，在一些发达国家以草酸钙为主，而在发展中国家，尿酸氢铵结石较成年人常见。在新疆维吾尔族儿童中，尿酸氢铵结石比例可达43.6%，且年龄越小，构成比例越高，可能与经济卫生条件及特殊饮食结构有关[81]。

近年来，儿童上尿路结石显著多于下尿路结石，且代谢异常所致结石较前减少。常见代谢因素包括低枸橼酸尿、低尿量和高尿钙；遗传因素及系统性疾病（如胱氨酸尿症、肾钙质沉着症等）所致结石比例较低，约17%[80-82]。此外，泌尿系畸形如肾盂输尿管连接部狭窄、膀胱输尿管反流，以及慢性感染、炎症性肠病等均可引发儿童尿路结石。

（2）诊断：儿童尿路结石的诊断方法与成年人类似，但在选择具体方式时，需考虑患儿可能需要镇静或麻醉辅助，且可能对电离辐射敏感，侵入性检查通常不作为推荐方式。

超声可作为首选检查方法，如超声无法明确诊断，推荐行腹部X线平片或CT平扫。CT诊断小儿尿路结石准确率可达95%以上，且摄片时间短，极少需镇静或麻醉辅助。低剂量CT可显著减少放射损害。磁共振水成像可对泌尿系统各脏器提供详细的结构及形态信息，具有一定的诊断价值。

（3）治疗

1）主动监测及药物治疗：10mm以下的儿童无症状单发下盏结石可采取主动监测，结石排出率约9%。但对于7mm以上、伴有解剖异常或结石成分为磷酸铵镁或胱氨酸者，结石进展风险高，不推荐非手术治疗。此外，无论结石大小，位于下盏以外其他部位者常需外科干预。

直径小于3mm的小儿远端输尿管结石可采用药物排石治疗。α受体阻滞剂如坦索罗辛、多沙唑嗪可促进儿童输尿管结石、尤其是远端输尿管结石的排出，但仍需临床进一步证实[83]。

2）外科治疗

①体外冲击波碎石（ESWL）：ESWL是小儿输尿管结石治疗的首选方法，其指征与成年人相同。

ESWL适用于治疗20mm以下的儿童肾结石，其单次治疗的SFR 70%～90%，4%～50%需多次治疗，且重复治疗的风险与结石大小相关。此外，ESWL治疗下盏结石的SFR较低，尤其处理直径10～20mm下盏结石，需进行相关解剖因素综合评估[84]。

儿童ESWL可优先选择超声定位，治疗间隔不应少于5天。可选的麻醉方式包括静脉全身麻醉、静脉镇静、患者控制的静脉镇痛等。

②输尿管镜碎石术（URS）/逆行肾内手术（RIRS）：近年来，URS治疗儿童输尿管结石的比例有所上升，其单次治疗的SFR达80%以上，中下段输尿管结石可达100%；有6.3%～10%的患儿需要行二次治疗，造成治疗失败的主要原因是结石移位；术前无需常规留置双J管，但术前置管可扩张输尿管，提高操作成功率[84]。

逆行输尿管软镜碎石术（RIRS）适用于直径20mm以内的肾结石。其SFR为76%～100%，并发症发生率0%～28%；术前留置双J管有利于提高手术成功率。不利于RIRS的因素包括低龄、胱氨酸结石、结石负荷大等。

③经皮肾镜碎石术（PNL）：对于直径＞20mm的肾盂或肾盏结石，推荐采用PNL术。儿童PNL的术前评估、手术适应证和操作与成人相似，其并发症发生率约20%。与成人相比，小儿的肾脏体积、结石负荷与集合系统空间均较小，更适合小通道PNL；超微通道PNL（F12～F14）处理直径为40mm以下肾结石的有效性与mini-PNL（18F）相仿；F4.8针状肾镜（micro-perc）用于处理儿童10～20mm肾结石的SFR与mini-PNL相仿且创伤更小。此外，随着操作通道的减小，无管化的可行性更高，有助于缩短住院时间及控制术后疼痛[85]。

④开放及腹腔镜手术：对于某些复杂性结石，以及合并严重先天性畸形从而限制腔内手术操作的患儿，可考虑开放、腹腔镜或机器人手术治疗。但应用此类手术所引发的远期并发症（如输尿管狭窄等）仍需进一步研究。

（4）随访

1）所有儿童尿路结石患者均需进行完整的代谢评估，并根据结石成分分析的结果采取相应的措施以预防结石复发。

2）应高度重视临床无意义残石的转归直至完全排出，否则应密切随访以防梗阻。

2. 妊娠期尿路结石的治疗　妊娠合并尿路结石的发病率小于0.1%。妊娠中晚期合并尿路结石较妊娠早期多见，B超为首选诊断方法，泌尿系统磁共振水成像（MRU）可作为备选，不建议使用钆造影剂行增强MRI；妊娠患者需慎用放射线检查，低剂量CT仅作为复杂病例的最后备选方案[86]。

通过多饮水、适当增加运动量、解痉等非手术治疗，约90%患者可自行排出结石。对于症状难以控制或出现合并症者，可在局部麻醉下放置双J管或经皮肾穿刺造瘘解除梗阻；无法耐受双J管或肾造瘘者，可行输尿管镜碎石术（URS）。由于妊娠期输尿管生理性扩张，URS安全有效，较少发生并发症。URS适用于妊娠任何时期、任何部位的输尿管结石，单次SFR达91%。术后应留置输尿管支架管72小时以上，以缓解梗阻所致疼痛、发热等。

有少数文献报道妊娠期尿路结石行PNL，鉴于回顾性小样本数据，选择PNL仍需慎重。妊娠的任何阶段，ESWL都是绝对禁忌证[87-90]。

3. 尿流改道后尿路结石的治疗　尿流改道术后尿路结石发生率3%～43%，其中上尿路结石1%～11%。储尿囊结石的形成机制包括肠代膀胱的黏液分泌、储尿囊过度扩张、反复感染等。此外，尿流改道术后引起的代谢变化、尿液反流、输尿管吻合口狭窄等都可能促进上尿路结石形成[91-93]。

尿流改道术后继发上尿路结石与普通上尿路结石的诊治原则一致。在排除结石远端梗阻的前提下，对小于20mm的输尿管结石可行ESWL，SFR 25.0%～81.5%。由于尿流改道后的解剖异常，逆行URS的成功率不高，PNL、顺行URS是治疗输尿管结石安全有效的方法[34,91-93]。

对于储尿囊结石，推荐采用腔内治疗以避免对可控输出道或膀胱颈控尿机制的破坏。输尿管镜、肾镜、软性膀胱镜等治疗方式安全有效。对于体积较大的结石，可采用经皮储尿囊穿刺建立通道并碎石[94,95]。

4. 神经源性膀胱合并尿路结石　神经源性膀胱合并尿路结石的主要诱因是合并尿潴留及感染。此类患者结石可发生在任何部位，但以膀胱结石最多见；行膀胱扩大术的患者，尤其以逼尿肌收缩乏力为表现者更易发生膀胱结石；而膀胱结石也是此类患者发生上尿路结石的独立危险因素之一[96,97]。

此类疾病的诊断和治疗原则与普通尿路结石相同，但应考虑：①患者多因解剖或外伤因素无法采用椎管内麻醉，因此需采用全身麻醉；②患者可能有骨性解剖异常使手术体位摆放困难；③患者常合并膀胱憩室；④脊膜膨出的患者常对橡胶过敏；⑤由于排尿功能障碍，结石残留后不易排出，可成为新的结石核心导致复发[98-100]。

术后控制感染、纠正代谢因素是预防复发的重要因素。膀胱扩大术后患者行间歇膀胱冲洗可降低结石复发率，间歇清洁导尿是此类患者安全有效的尿液引流方法，但可能增加异物进入膀胱的风险，因此需注意加强相关患者教育[101]。

5. 移植肾尿路结石 移植肾尿路结石发病率0.2%～1.7%，多以尿酸结石为主，同时受肠管和骨盆的遮挡，X线平片难以诊断，故推荐超声作为首选检查，CT可用于进一步明确结石情况[102]。移植肾属功能性孤立肾，其结石处理原则是尽快解除梗阻、恢复肾功能，手术要求侵袭性小、对肾功能影响小，故开放手术一般不推荐[103]。

（1）ESWL：直径小于15mm的结石，可行ESWL治疗，但定位较困难、治疗效果欠佳，结石清除率40%～80%；患者免疫力低下，围术期应常规应用抗菌药物；为尽量减少ESWL对移植肾的损伤，推荐同一患者治疗不超过3次，两次间隔应大于7天[104]。

（2）PNL：直径大于20mm者可行PNL。通道的建立宜采用仰卧位，穿刺点多数经移植肾前盏进入。对于一些硬镜无法处理的输尿管结石可结合软镜处理。应注意移植术后早期的血小板功能障碍、移植肾轴线变化等均可能增加出血风险[104,105]。

（3）URS：移植肾输尿管开口位于膀胱顶部，逆行URS较困难。因输尿管较短，导丝即使能够置入，也易在后续操作中脱落，故URS的应用有限[35]。

6. 解剖异常患者尿路结石的治疗

（1）马蹄肾结石：马蹄肾结石的治疗遵循一般结石的处理原则，直径小于2cm的肾结石可选体外冲击波碎石术；对于直径大于2cm的结石或体外冲击波碎石失败者，可采用经皮肾镜取石术[36]。输尿管软镜也可用于马蹄肾结石的治疗，术中应尽可能取净结石。经皮肾镜联合输尿管软镜手术可提高复杂病例的清石率。对于肾盂较大结石，腹腔镜肾盂切开取石可一期处理结石及肾盂输尿管连接部梗阻。

（2）髓质海绵肾结石：髓质海绵肾结石患者常合并代谢异常，推荐进行全面代谢评估。髓质海绵肾结石无法根治，无症状的髓质海绵肾结石无须手术治疗，当出现尿路梗阻、继发感染时需积极治疗。治疗目标是：纠正代谢紊乱、解除梗阻、控制感染、尽最大可能清除游离结石及引起梗阻的结石。对于海绵肾结石患者，推荐以碱性枸橼酸盐为基础治疗，口服碱性枸橼酸盐可以改善海绵肾患者的尿代谢状况及结石不良事件发生率。对于合并高钙尿患者应当加用噻嗪类利尿剂，合并高草酸尿患者可加用维生素B$_6$。

（3）肾盏憩室结石：无症状的肾盏憩室结石不需要治疗，若伴有临床症状，则需治疗。治疗时需清除结石和处理狭窄盏颈。不推荐体外冲击波碎石作为憩室结石的首选治疗，因憩室不具有分泌功能。术中应当取出结石，或者将结石放入其他肾盏，以利于术后排石[106]，术后双J管近端应经切开盏颈放入憩室内。

（4）异位肾结石：无尿路梗阻的异位肾患者，可选择体外冲击波碎石术[107]。经皮肾镜取石可用于异位肾结石的治疗，但难度较大，并发症发生率较高；输尿管软镜手术对机体的损伤较小，但需用套石篮将结石取净，避免残留。

（5）肾盂输尿管连接部狭窄合并结石：肾盂输尿管连接部狭窄合并结石的治疗目的是纠正解剖畸形、清除结石。腹腔镜或开放下肾盂成形加取石术疗效确切，预计有结石残留时可联合输尿管软镜。体外冲击波碎石不予以推荐[108,109]。

（6）重复肾结石：重复肾合并结石处理原则与一般结石相同，根据情况可选择体外冲击波碎石、输尿管软镜及经皮肾镜治疗[110]。

7. ESWL和手术后残余结石的治疗 残余结石的评价应选用敏感度较高的CT平扫，但要平衡X射线暴露量，评价时间选在术后4周。残石≤4mm且无梗阻及感染等相关症状，可严密随访观察；≥5mm的残余结石，则需酌情积极处理，包括一般方法排石、药物排石、溶石治疗、振动排石和手术治疗等[32,111-114]。

（1）药物排石（medical expulsive therapy，MET）：若无主动取石指征，在患者充分知情同意后可选择药物排石治疗，当出现感染、顽固性疼痛、肾功能不全等严重并发症时需及时终止。常用药物包括α受体阻滞剂、钙离子通道阻滞剂、碱性枸橼酸盐及中医中药等。

（2）药物溶石（chemolysis）：包括口服药物溶石和经皮灌注溶石治疗。溶石治疗前应完善能够提供结石类型特征的检验或检查。口服药物溶石是纯尿酸结石溶石治疗的首选方法，常用的口服溶石药物为碱性枸橼酸盐和碳酸氢钠。溶石过程中应定期复查CT，评估疗效；鸟粪石可经皮灌注Suby's G溶液（10%溶肾石酸素；pH 3.5～4）溶石，目前临床上已很少使用。

（3）振动排石：主动排石是残余结石理想的排石

治疗方式，我国自主研发的物理振动排石（external physical vibration lithecbole，EPVL）已被证实是一种安全有效的主动排石系统，并在临床上广泛应用。其适应证包括：ESWL、软镜、经皮肾镜等术后残石；直径小于6mm的上尿路结石；合并肾绞痛的输尿管结石。

（4）手术治疗：保守排石治疗无效，或并发感染、梗阻等情况，需要进一步行手术干预。应根据残石情况、患者因素、医疗单位技术和设备条件等进行个体化治疗，选择再次 ESWL、URS/RIRS 或 PNL 等治疗方式。

8.药物相关性结石的治疗

（1）分类：按结石形成的机制不同，主要分为两类[115-122]：①药物本身或其代谢产物结晶而形成的结石；②药物通过代谢反应诱发形成的结石。详见表8-8。

表8-8 药物相关性结石

药物本身或其代谢物形成的结石	药物诱导形成结石
磺胺嘧啶	钙剂/维生素D
磺胺甲噁唑	碳酸酐酶抑制剂
阿莫西林	呋塞米
头孢曲松	维生素C
环丙沙星	促尿酸排泄药物
茚地那韦	别嘌醇
氨苯蝶啶	酸化药物
麻黄碱	尼美舒利
美沙拉嗪	碱化药物
别嘌醇	酸化药物
非氨酯	吡多酯
诺氟沙星	皮质醇
阿扎那韦	缓泻药

（2）治疗：药物相关结石大部分体积比较小，结石表面光滑，一般通过停用相关药物，增加饮水量，并通过调整尿液pH可以使结石自行排出。对于导致梗阻的结石，一般需要留置输尿管支架管或内镜手术治疗。

头孢曲松结石多见于儿童，在儿童患者中大多因双侧尿路梗阻而导致无尿和急性肾衰竭，需行双侧输尿管支架置入术或输尿管镜手术，但在成年患者中很少导致急性肾衰竭；无症状的头孢曲松结石，通常体

积较小，呈疏松泥沙样，常可自行排出。

充分认识潜在致结石药物，对长期接受此类药物治疗、特别是有尿路结石病史的患者应严密监测，采取预防和治疗措施，降低此类结石的发生。

9.疾病相关结石的治疗

（1）甲状旁腺功能亢进（hyperparathyroidism，HPT）：约有5%的含钙结石是由原发性甲状旁腺功能亢进症（primary hyperparathyroidism，PHPT）引起；PHPT是由于甲状旁腺本身病变引起甲状旁腺激素（parathyroidhormone，PTH）合成和分泌过多，导致1,25（OH）$_2$D$_3$生成增多，从而增加肠道对钙吸收，促进骨动员，并增加肾钙的再吸收，最终导致血钙及尿钙升高，促进结石形成。

PHPT患者引起的结石主要为草酸钙结石和磷酸钙结石，临床需根据结石大小、部位、数量及肾盂肾盏解剖情况等选取合适的治疗方案。主要治疗方法有药物排石、ESWL、RIRS及PNL等；而甲状旁腺或者甲状旁腺瘤切除术是治疗PHPT的首选方法。

（2）肉芽肿病（granulomatous disease，GD）：肉芽肿病（如类肉瘤病、麻风病、组织胞浆菌病、硅沉着病及肉芽肿性肾盂肾炎等）导致高钙血症及高钙尿症是结石形成的主要原因，其中类肉瘤病和黄色肉芽肿性肾盂肾炎常见泌尿系结石形成。

对于肉芽肿病合并的结石需按照结石治疗规范选择合适治疗方案。而对于原发病本身需由专业医师给予针对性治疗。如对类肉瘤病给予皮质类固醇药物、羟化氯喹及酮康唑可缓解高钙尿症，而黄色肉芽肿性肾盂肾炎治疗可以选择肾切除术或肾部分切除术，同时给予抗菌药物应用。

（3）原发性高草酸尿症：原发性高草酸尿症（primary hyperoxaluria，PH）的尿草酸盐含量多大于1mmol/d；Ⅰ型为常染色体隐形遗传病，由缺乏丙氨酸转氨酶（AGT）引起，临床常见；Ⅱ型与乙醛酸还原酶（GR）或羟基丙酮酸还原酶（HPR）缺陷相关，临床少见[123]。

原发性高草酸尿症合并结石治疗按泌尿系结石治疗规范进行。

而对于原发性高草酸尿症本身的治疗以减少内源性草酸量为目标。主要措施包括：大量饮水、补充维生素B$_6$、补充碱性枸橼酸钾或磷酸盐及镁，有助于防止结石形成[124]；对于终末期肾衰竭患者需行肝肾联合移植。

治疗方案主要包括如下：①根据尿草酸排泄

量和患者耐受性：PH Ⅰ型给以维生素B_6 [5～20mg/（kg·d）]；②建议液体摄入量3.5～4.0L/d（儿童体表面积1.5L/m^2）；③碱性枸橼酸盐：成人9～12 g/d [儿童0.1～0.15 meq/（kg·d）]；④镁剂：200～400mg/d（肾功能不全者禁用）。

（4）肠源性高草酸尿症（enteric hyperoxaluria，EH）：多种原因导致的胃肠道功能紊乱（包括局限性肠炎、胆道梗阻、回肠切除、回空肠旁路吻合术、慢性胰腺炎、胰腺切开术等）都可伴有高草酸尿症和泌尿系结石形成，其尿中草酸含量多大于0.5mmol/d。

肠源性高草酸尿症合并泌尿系结石的治疗，分结石的治疗和高草酸尿症的治疗。对于泌尿系结石的治疗根据结石情况选择合适治疗方案；而对肠源性高草酸尿症的治疗需采取综合方案，包括：①限制摄入富含草酸的食物（如菠菜、大黄、花生、巧克力、茶叶等）；②充足的液体摄入，平衡腹泻引起的肠道失水；③避免高脂肪饮食；④膳食过程中进行钙的补充，推荐口服钙剂（1000 mg/d）；⑤碱性枸橼酸盐（60～120mg/d）可抑制草酸钙结晶的生长和凝集、提高尿液的酸碱度[125]。

（5）肾小管酸中毒（renal tubular acidosis，RTA）：肾小管酸中毒是由于近端肾小管HCO_3^-重吸收和（或）远端肾小管泌H^+功能障碍引起的临床综合征，主要有Ⅰ型、Ⅱ型、Ⅳ型3个类型。Ⅰ型为临床常见类型，与肾结石和肾钙质沉着症相关[126]。

肾小管酸中毒病因复杂，有遗传性因素、获得性因素（如继发于干燥综合征、系统性红斑狼疮、原发性甲状旁腺功能亢进、肾小管坏死、结节病等）及药物相关性因素（如非甾体抗炎药、肝素、唑尼沙胺等）。

肾小管酸中毒合并泌尿系结石的治疗主要包括结石的治疗和原发病治疗。结石的治疗根据结石情况选择合适治疗方法，而原发病的治疗目的是使酸碱平衡及电解质紊乱恢复正常，应用碱性枸橼酸盐或碳酸氢钠进行碱化是治疗的关键，噻嗪类药物可降低尿钙排泄，对辅助治疗有积极意义（表8-9）。

表8-9　肾小管酸中毒的药物治疗

危险因素	药物治疗原理	药物
高钙尿	钙排泄 >8 mmol/d	氢氯噻嗪 成人：初始量25mg/d，高至50mg/d 儿童：0.5～1mg/（kg·d） 成人：氯酞酮25 mg/d；吲达帕胺2.5 mg/d
尿pH不一致	细胞内酸中毒	碱性枸橼酸盐，9～12g/d，分3次使用 或碳酸氢钠1.5g，每日3次

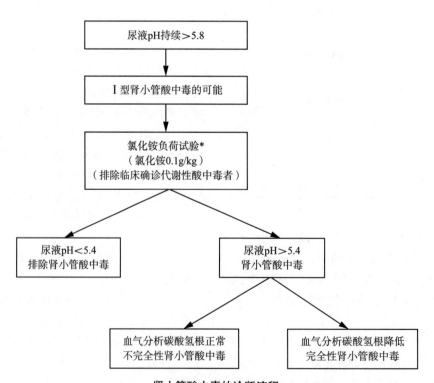

肾小管酸中毒的诊断流程

* 使用0.05 g/kg的氯化铵超过3天与氯化铵负荷试验达到相同的效果，同时患者耐受性更好。第二种选择是速尿酸化试验

（6）肾钙质沉着症（nephrocalcinosis，NC）：肾钙质沉着症指肾皮质或肾髓质内晶体沉积增加，可单独发生或合并肾结石。主要因素有代谢性疾病（如甲状旁腺功能亢进、肾小管酸中毒、原发性高草酸尿症、维生素D代谢紊乱、特发性高钙尿症、低枸橼酸尿症）和遗传性疾病（如Dent病、Bartter综合征及髓质海绵肾等）。因为肾钙质沉着的病因呈多元性，所以没有单一的治疗方案，主要集中在治疗代谢性或遗传性疾病，尽量减少危险因素。

肾钙质沉着症常在放射学检查中偶然发现，最常见症状是肾绞痛。超声诊断肾钙质沉着症的敏感性为85%～91%，CT的敏感性为86%～92%，X线的敏感性仅为66%～82%。内镜检查是唯一能精确鉴别肾结石和肾钙质沉着的方法。

肾钙质沉着症的治疗首先需明确患者是否合并肾结石存在，若合并肾结石需根据结石治疗原则选择合适治疗方法，并积极治疗肾钙质沉着症，避免其恶化。通常代谢异常纠正后该病症状会减轻。另外，通过饮食控制及噻嗪类利尿剂的应用可减少高钙尿，有助于减缓肾实质钙的沉积，但目前仍缺乏足够的临床证据。

（十）结石相关尿源性脓毒血症的预防和治疗

1.定义　由泌尿道或男性生殖器官感染所导致的脓毒血症称为尿源性脓毒血症，而结石相关尿源性脓毒血症由尿路结石或结石相关的尿路梗阻及结石腔内手术等因素引起[14,125-128]。

2.流行病学　脓毒血症的发生率每年增加约8.7%，但死亡率因治疗水平提升而呈减少趋势。严重脓毒血症中10%～30%为尿源性[128]，其主要致病菌是革兰阴性菌，大肠埃希菌最为常见，真菌在尿源性脓毒血症中的比例有上升趋势。

3.诊断　临床症状主要包括全身炎症反应、器官功能障碍、持续性低血压及组织缺氧引起的畏寒、寒战、呼吸急促、意识淡漠等。尿源性感染引起的全身炎症反应综合征（systematic inflammatory response syndrome，SIRS），可进展为脓毒血症、多器官功能衰竭及感染性休克等阶段。脓毒血症由血液中细菌培养阳性来确诊，而血白细胞、超敏C反应蛋白和降钙素原等指标为早期预警及疾病预后提供参考[129]。

4.预防和治疗　结石相关尿源性脓毒血症的危险因素包括尿路感染、糖尿病等基础疾病、输尿管支架管留置、结石合并尿路梗阻、术中肾盂压力过高、围术期抗生素使用不当等。

抗感染治疗一般选择广谱且可覆盖产ESBL病原菌的抗生素，结合当地病菌谱及药敏谱经验性用药，再根据培养结果及时调整抗生素，确保术前尿培养阴性。

结石感染合并明显梗阻患者，一期引流减压对感染预防十分重要，输尿管支架管置入或经皮肾穿刺造瘘是常见的引流方式；术中选择合适直径的输尿管输送鞘或肾筋膜扩张鞘，予以恰当的灌注流量，保持肾盂内低压，快速高效地完成手术[122]。

尿源性脓毒血症确诊后，需联合治疗，包括液体复苏、支持治疗、抗感染和去除感染源等[127]。

参 考 文 献

[1] Pathan SA, et al. Delivering safe and effective analgesia for management of renal colic in the emergency department: a double-blind, multigroup, randomised controlled trial. Lancet, 2016, 387: 1999-2007.

[2] Gamal EI, et al. Role of combined use of potassium citrate and tamsulosin in the management of uric acid distal ureteral calculi. Urol Res, 2012, 40: 219-224.

[3] Ye Z, et al. Efficacy and safety of mamsulosin in medical expulsive therapy for distal ureteral stones with renal colic: a multicenter, randomized, double-blind, placebo-controlled trial. Eur Urol, 2018, 73: 385-391. ★

[4] 那彦群, 等. 中国泌尿外科疾病诊断治疗指南, 2014版. 北京: 人民卫生出版社, 2014. ★

[5] Tuik C, et al. EAU Guidelines on Urolithiasis. 2019, https://uroweb.org/guideline/urolithiasis/

[6] 吴阶平. 吴阶平泌尿外科学. 济南: 山东科学技术出版社, 2004. ★

[7] 复旦大学附属中山医院围术期处理多学科团队, 等. 接受抗凝药物治疗的普外科患者围术期处理—中山共识（1）. 中国实用外科杂志, 2013, 33（1）: 1-3. ★

[8] Douketis JD, et al. Perioperative management of antithrombotic therapy: Antithrombotic Therapy and Prevention of Thrombosis, 9th ed: American College of Chest Physicians Evidence—Based Clinical Practice Guidelines C. Chest, 2012, 141（2 suppl）: e326-350.

[9] 樊林, 等. 接受抗凝治疗患者围术期药物管理方法与策略. 中国实用外科杂志, 2017, 2: 45-49. ★

[10] Metersky ML, et al. Introducing the future of ACCP Clinical Practice Guidelines. Chest, 2012, 14（1）: 285-286.

[11] Roffi M, et al. 2015 ESC Guidelines for the management of acute coronary syndromes in patients presenting without persistent ST-segment elevation. Eur Heart J, 2016, 37（3）: 267-315.

[12] 中华医学会血液学分会血栓与止血学组, 等. 血友病

诊断与治疗中国专家共识（2013版）. 中华血液学杂志，2013，34（5）：461-463. ★

［13］乔庐东，等. 上尿路结石患者围术期抗菌药物应用的专家意见. 中华泌尿外科杂志，2017，38（9）：641. ★

［14］尿路感染诊断与治疗中国专家共识编写组. 尿路感染诊断与治疗中国专家共识（2015版）—复杂性尿路感染. 中华泌尿外科杂志，2015，36：241-244. ★

［15］Bag S, et al. One week of nitrofurantoin before pereutaneous nephrolithotomy significantly reduces upper tract infection and urosepsis: a prospective controlled study. Urology, 2011, 77: 45-49.

［16］乔庐东，等. 国内不同类型下尿路感染患者尿路病原菌构成及药敏分析的多中心研究. 中华泌尿外科杂志，2015，36：690-693. ★

［17］Nicolle LE, et al. Infectious Diseases Society of America guidelines for the diagnosis and treatnlent of asymptomatic becteriuria in adults. Clin Infect Dis, 2005, 40: 643-654.

［18］Yuruk E, et al. A prospective, randomized trial of management for asymptomatic lower pole calculi. J Urol. 2010; 183（4）: 1424-1428.

［19］Borghi L, et al. Urinary volume, water and recurrences in idiopathic calcium nephrolithiasis: a 5-year randomized prospective study. J Urol, 1996, 155: 839-843.

［20］Sara Spettel, et al. Using Hounsfield unit measurement and urine parameters to predict uric acid stones. Urology, 2013, 82: 22-26.

［21］Nicola Sumorok, et al. Goldfarb. Update on cystinuria. Curr Opin Nephrol Hypertens. 2013; 22（4）: 427-431.

［22］Frick J, et al. Long-term follow-up after extracorporeal shock wave lithotripsy in children. European urology, 1991, 19（3）: 225-229.

［23］Nakada SY, et al. Role of extracorporeal shock-wave lithotripsy in treatment of urolithiasis in patients with medullary sponge kidney. Urology, 1993, 41（4）: 331-333.

［24］Gao X, et al. A Novel Ureterorenoscope for the management of upper urinary tract stones: initial experience from a prospective multicenter study. Journal of Endourology / Endourological Society, 2015, 29（6）: 718-724. ★

［25］曾国华，高小峰. 输尿管软镜术. 北京：人民卫生出版社，2014. ★

［26］曾国华，等. 逆行软性输尿管镜下钬激光碎石术治疗肾结石的有效性与安全性分析. 中华泌尿外科杂志，2015，36：401-404. ★

［27］中华医学会泌尿外科分会，等. 软性输尿管镜术中国专家共识. 中华泌尿外科杂志，2016，37（8）：561-565. ★

［28］李凌，等. 软性输尿管镜下钬激光碎石术在先天性盆腔异位肾结石治疗中的应用. 中华泌尿外科杂志，2014，11：856-859. ★

［29］Kaplan AG, et al. Use of ureteral access sheaths in ureteroscopy. Nature Reviews Urology, 2015, 13（3）, 135-140.

［30］柯芹，等. 不同灌注方式下软性输尿管镜液体流量的体外测定. 临床外科杂志，2014，（11）：808-809. ★

［31］Sugihara T, et al. A nomogram predicting severe adverse events after ureteroscopic lithotripsy: 12372 patients in a Japanese national series. BJU Int, 2013, 111（3）: 459-466.

［32］Wu W, et al. External physical vibration lithecbole promote the stone clearance of upper urinary stone after retrograde intrarenal surgery: A prospective multi-center randomized controlled Trial. Journal of Urology, 2017, 197（5）: 1289. ★

［33］曾国华，等. MPCNL治疗上尿路结石：单中心10452例19年经验报告. 中华泌尿外科杂志，2012，3（10）：767-776. ★

［34］钟文，等. 尿流改道术后尿路结石的治疗. 国际泌尿系统杂志，2013，33（4）：469-471. ★

［35］钟文，等. 肾移植术后尿路梗阻的腔内治疗. 中国内镜杂志，2016. 22（9）：43-46. ★

［36］曾国华，等. 微创经皮肾穿刺取石术治疗马蹄肾结石. 临床泌尿外科杂志，2005，20（12）：727-728. ★

［37］Marlappan P, et al. One week of ciprofloxacin before percutaneous nephrolithotomy significantly reduces upper tract infection and urosepsis: a prospective controlled study. BJU Int, 2006, 98（5）: 1075-1079.

［38］Zhong W, et al. Does a smaller tract in percutaneous nephrolithotomy contribute to high renal pelvic pressure and postoperative fever? J Endourol, 2008, 22（9）: 2147-2151. ★

［39］Guohua Zeng, et al. The new generation super-mini percutaneous nephrolithotomy（SMP）system a step-by-step guide. BJU Int, 2017, 120（5）: 735-738. ★

［40］Marchini GS, et al. Gout, stone composition and urinary stone risk: amatched case comparative study. J Urol, 2013, Apr; 189（4）: 1334-1339

［41］Katrina Ray. PCNL and staghorn kidney stones. Nat Rev Urol, 2011, 8（3）: 116.

［42］Skolarikos A, et al. Metabolic evaluation and recurrence prevention for urinary stone patients: EAU guidelines. Eur Urol, 2015, 67（4）: 750-763.

［43］Nagele U, Tokas T, Traxer O. Future of kidney stone surgery: will we treat small stones with large-sized PCNL and big stones with RIRS? World J Urol, 2019.

［44］陈宏宇，等. 肾镜联合输尿管软镜通过经皮肾单通道取石治疗肾鹿角形结石. 中华腔镜泌尿外科杂志（电

子版），2019，13（1）：28-31. ★

[45] 肖博，等. 针状肾镜治疗上尿路结石的初步应用经验. 中华泌尿外科杂志，2019，40（2）：96-99. ★

[46] 苏博兴，等. 超声引导下针状肾镜联合标准通道 PCNL 治疗鹿角形结石的安全性和有效性. 中华泌尿外科杂志，2020，41（1）：37-40. ★

[47] Bolomytis S，et al. PCNL SIRS risk increasing in patients with positive stone culture and sub-optimal renal drainage. European Urology Supplements,2018,17（2）：e459.

[48] 蔡松良，赵伟平. 尿酸结石的诊断及其溶石治疗. 中华泌尿外科杂志，1998，19（10）：622-624. ★

[49] Hollingsworth JM，et al. Medical therapy to facilitate stone passage：a meta-analysis. Lancet，2006，368：1171-1179.

[50] Bader MJ，et al. Contemporary mannagment of ureteral stones. Eur Urol，2012，61：764-772.

[51] Skolarikos A，et al. The role for active monitoring in urinary stones：a systematic review. J Endourol，2016，44（1）：57-63.

[52] Hübner WA，et al. Natural history and current concepts for the treatment of small ureteral calculi. Eur Urol，1993，24：172-176.

[53] Ye ZQ，et al. A multicentre，prospective，randomized trial：comparative efficacy of tamsulosin and nifedipine in medical expulsive therapy for distal ureteric stones with renal colic. BJU Int，2011，108（2）；276-278. ★

[54] Kobayashi M，et al. Low dose tamsulosin for stone expulsion after extracorporeal shock wave lithotripsy：efficacy in Japanese male patients with ureteral stone. Int J Urol，2008，15（6）：495-498.

[55] Sun X，et al. Efficacy of selective alpha1D-blocker naftopidil as medical expulsive therapy for distal ureteral stones. J Urol，2009，181（4）：1716-1720. ★

[56] Pickard R，et al. Medical expulsive therapy in adults with ureteric colic：a multicentre，randomised，placebo-controlled trial. Lancet，2015，25（386）：341-349.

[57] Dellabella M1，et al. Randomized trial of the efficacy of tamsulosin，nifedipine and phloroglucinol in medical expulsive therapy for distal ureteral calculi. J Urol，2005，174（1）：167-172.

[58] 孙西钊. 医学冲击波. 北京：中国科学技术出版社，2006. ★

[59] Pearle MS，et al. Prospective randomized trial comparing shock wave lithotripsy and ureteroscopy for management of distal ureteral calculi. J Urol，2001，166：1255-1260.

[60] Strohmaier WL，et al. Comparison of extracorporeal shock wave lithotripsy and ureteroscopy in the treatment

of ureteral calculi：a prospective study. Eur Urol，1999，36：376-379.

[61] Lam JS，et al. Treatment of proximal ureteral calculi：Holmium：YAG laser ureterolithotripsy versus extracorporeal shock wave lithotripsy. J Urol，2002，167：1972-1976.

[62] Wu CF，et al. Comparison between extracorporeal shock wave lithotripsy and semirigid ureterorenoscope with Holmium-YAG laser lithotripsy for treating large proximal ureteral stones. J Urol，2004，172：1899-1902. ★

[63] Vallancien G，et al. Relationship between the frequency of piezoelectric shock waves and the quality of renal stone fragmentation. In vitro study and clinical implications. Eur Urol，1989，16：41-44.

[64] Argyropoulus AN，et al. Optimizing shock wave lithotripsy in the 21st century，european urology，2007，52（2）：344-350.

[65] Rassweiler JJ，et al. Shock wave technology and application：an update. Eur Urol，2011，59：784-796.

[66] Preminger GM，et al. American urological association education and research，inc；european association of urology. 2007 Guideline for the management of ureteral calculi. Eur Urol，2007，52（6）：1610-1631.

[67] 梅骅，《泌尿外科手术学（第二版）》. 北京：人民卫生出版社，1998. ★

[68] Assimos D，et al. Surgical management of stones：american urological association/endourological society Guideline，PART Ⅱ. The journal of urology，2016，196（4）：1161-1169.

[69] Cicione A，et al. Bladder stone management：an update. Minerva Urologica e Nefrologica,2018,70（1）：53-65.

[70] Millan-Rodriguez F，et al. Treatment of bladder stones without associated prostate surgery：results of a prospective study. Urology，2005，66：505-509.

[71] Papatsoris AG，et al. Bladder lithiasis：from open surgery to lithotripsy. Urol Res，2006，34：163-167.

[72] Delakas D，et al. Experience with the dornier lithotriptor MPL 9000-X for the treatment of vesical lithiasis. Int Urol Nephrol，1998，30：703-712.

[73] Singh KJ，et al. Comparison of three different endoscopic techniques in management of bladder calculi. Indian J Urol. 2011，27（1）：10-13.

[74] 刘南，等. 前列腺增生合并膀胱结石的同期手术治疗. 中国微创外科杂志，2010，10（8）：717-725. ★

[75] Philippou P，et al. The management of bladder lithiasis in the modern era of endourology. Urology，2012，79：980-986.

[76] Bansal A，et al. Prospective randomized comparison of three endoscopic modalities used in treatment of bladder

stones. Urologia, 2016, 83（2）: 87-92.

［77］余建华，等. B超定位体外冲击波碎石术治疗尿路结石20625例临床报告. 中华泌尿外科杂志, 2012, 33（8）: 584-586. ★

［78］Kamal BA, et al. Urethral calculi: presentation and management. BJU Int, 2004, 93: 549-552. ★

［79］崔志刚，等. 旁视经皮肾镜气压弹道碎石治疗膀胱尿道结石30例. 中国内镜杂志, 2006, 12（7）: 766-767. ★

［80］秦泽，等. 代谢异常与儿童肾结石的相关性研究进展. 中华小儿外科杂志, 2018, 39（7）: 558-560. ★

［81］Gabrielsen JS, et al. Pediatric urinary stone composition in the United States. The Journal of urology, 2012, 187（6）: 2182-2187.

［82］Bevill, M, et al. The modern metabolic stone evaluation in children. Urology, 2017, 101（3）: 15-20.

［83］Tian D, et al. The efficacy and safety of adrenergic alpha-antagonists in treatment of distal ureteral stones in pediatric patients: A systematic review and meta-analysis. Journal of Pediatric Surgery, 2017, 52（2）: 360-365. ★

［84］Reisiger K, et al. Pediatric nephrolithiasis: does treatment affect renal growth. Urology, 2007, 69（6）: 1190-1194.

［85］Guven S, et al. Percutaneous nephrolithotomy in children in different age groups: data from the clinical research office of the endourological society（CROES）Percutaneous Nephrolithotomy Global Study. BJU Int, 2013, 111（1）: 148-156.

［86］Somani BK, et al. Review on diagnosis and management of urolithiasis in pregnancy: an ESUT practical guide for urologists. World J Urol, 2017, 35（11）: 1637-1649.

［87］苏永权，等. 妊娠合并上尿路结石的诊断和治疗. 中国全科医学, 2006, 2: 134-135. ★

［88］袁坚，等. 妊娠合并输尿管结石致顽固性肾绞痛的临床处理. 中华泌尿外科杂志, 2005, 26（5）: 324-326. ★

［89］Tan ST, et al. The comparison of effects and security of double-J stent retention and ureteroscopy lithotripsy in the treatment of symptomatic ureteral calculi during pregnancy. Eur J Obstet Gynecol Reprod Biol, 2018, 227: 32-34. ★

［90］Laing KA, et al. Outcomes of ureteroscopy for stone disease in pregnancy: results from a systematic review of the literature. Urol Int, 2012, 89（4）: 380-386.

［91］Okhunov Z, et al. Management of urolithiasis in patients after urinary diversions. BJU Int, 2011, 108（3）: 330-336.

［92］Badalato GM, et al. Treatment of upper urinary lithiasis in patients who have undergone urinary diversion.

Current Urology Reports, 2011, 12（2）: 121-125.

［93］El-Assmy A, et al. Extracorporeal shock wave lithotripsy of upper urinary tract calculi in patients with cystectomy and urinary diversion. Urology, 2005, 66（3）: 510-513.

［94］解海杰，等. 尿流改道术后并发泌尿系结石的研究进展. 中国中西医结合外科杂志, 2018, 3: 361-363. ★

［95］Loeb S, et al. Novel Technique for fragment removal after percutaneous management of large-volume neobladder calculi. Urology, 2012, 80（2）: 474-476.

［96］Virseda-Chamorro M, et al. Influence of bladder lithiasis on lower urinary tract dynamics in patients with spinal cord injury. Spinal Cord, 2017, 55（8）: 765-768.

［97］Stephany HA, et al. Development of upper tract stones in patients with congenital neurogenic bladder. J Pediatr Urol, 2014, 10（1）: 112-117.

［98］Rendeli C, et al. Latex sensitisation and allergy in children with myelomeningocele. Childs Nerv Syst, 2006, 22（1）: 28-32.

［99］苏永权，等. 神经原性膀胱功能障碍并发膀胱结石治疗方法的选择. 中国医师杂志, 2006, 8（10）: 1387-1388. ★

［100］Clayman RV. Preventing reservoir calculi after augmentation cystoplasty and continent urinary diversion- the influence of an irrigation protocol. J Urol, 2005, 173（3）: 866-867.

［101］Joshi M, et al. Bladder calculi formed over a hair nidus in spinal injury cases. J Spinal Cord Med, 2014, 37（3）: 346-348.

［102］Cheungpasitporn W, et al. Incidence of kidney stones in kidney transplant recipients: A systematic review and meta-analysis. World J Transplant, 2016, 6（4）: 191-198.

［103］Stravodimos KG, et al. Renal transplant lithiasis: analysis of our series and review of the literature. J Endourol, 2012, 26（1）: 38-44.

［104］李建中，等. 移植肾结石临床处理经验总结. 临床军医杂志, 2015, 43（3）: 257-258. ★

［105］Rifaioglu MM, et al. Percutaneous management of stones in transplanted kidneys. Urology, 2008, 72（3）: 508-512.

［106］Turna B, et al. Management of calyceal diverticular stones with extracorporeal shock wave lithotripsy and percutaneous nephrolithotomy: long-term outcome. BJU international, 2007, 100（1）: 151-156.

［107］Tunc L, et al. Stones in anomalous kidneys: results of treatment by shock wave lithotripsy in 150 patients. International Journal of Urology, 2010, 11（10）: 831-836.

［108］O'Reilly P H, et al. The long-term results of Anderson-Hynes pyeloplasty. BJU International, 2015, 87

（4）：287-289.

[109] 孙颖浩，等. 腹腔镜肾盂成形术联合输尿管软镜取石术治疗肾盂输尿连接部梗阻合并肾脏结石的临床应用. 腹腔镜外科杂志，2013，18（7）：481-484. ★

[110] 刘玉明，等. 微创经皮肾镜取石术治疗重复肾合并结石的应用价值. 临床泌尿外科杂志，2014，29（9）：833-835. ★

[111] Raman JD, et al. Natural history of residual fragments following percutaneous nephrostolithotomy. Journal of Urology, 2009, 181（3）：1163-1168

[112] Chew BH, et al. Natural History, Complications, and Re-Intervention Rates of Asymptomatic Residual Stone Fragments Post-Ureteroscopy：a Report from the EDGE Research Consortium. Journal of Urology, 2016, 195（4）：982-986.

[113] Candau C, et al. Natural history of residual renal stone fragments after ESWL. European Urology, 2000, 37（1）：18-22.

[114] Osman MM, et al. 5-year-follow-up of patients with clinically insignificant residual fragments after extracorporeal shockwave lithotripsy. European Urology, 2005, 47（6）：860-864.

[115] Daudon M, et al. Drug-Induced kidney stones and crystalline nephropathy：Pathophysiology, Prevention and treatment. drugs, 2017, 78（5）：1-39.

[116] Daudon DM, et al. Drug-Induced renal calculi. Drugs, 2004, 64（3）：245-275.

[117] Zhang Y, et al. Characterizing ceftriaxone-induced urolithiasis and its associated acute kidney injury：an animal study and Chinese clinical systematic review. International Urology & Nephrology, 2016, 48（7）：1061-1069. ★

[118] Shen X, et al. Acute kidney injury caused by ceftriaxone-induced urolithiasis in children：a single-institutional experience in diagnosis, treatment and follow-up. International Urology and Nephrology, 2014, 46（10）：1909-1914. ★

[119] Li N, et al. Ceftriaxone and acute renal failure in children. PEDIATRICS, 2014, 133（4）：e917-e922. ★

[120] Youssef DM, et al. Prospective study of nephrolithiasis occurrence in children receiving cefotriaxone. Nephrology, 2016, 21（5）：432-437.

[121] Mohkam M, et al. Ceftriaxone associated nephrolithiasis：a prospective study in 284 children. Pediatric Nephrology, 2007, 22（5）：690-694.

[122] Ustyol L, et al. Comparative evaluation of ceftriaxone- and cefotaxime-induced biliary pseudolithiasis or nephrolithiasis：A prospective study in 154 children. Hum Exp Toxicol, 2017, 36：547-553.

[123] Tang X, et al. Nephrocalcinosis is a risk factor for kidney failure in primary hyperoxaluria. Kidney International, 2015, 87（3）：623-631.

[124] Krishnamurthy MS, et al. The urinary response to all oral oxalate load in recurrent calcium stone formers. J Urol, 2003, 169（6）：2030-2033.

[125] 叶章群，等. 泌尿系结石（第2版）. 北京：人民卫生出版社，2010. ★

[126] 孙西钊，等. 泌尿系感染性结石的病因和诊治. 中华泌尿外科杂志. 2010，2：141-143. ★

[127] Bonkat G, et al. EAU guidelines on urological infections. 2019, https：//uroweb.org/guideline/urological-infections/

[128] Wagenlehner FM., et al. An update on classification and management of urosepsis. Curr Opin Urol, 2017, 27（2）：133-137.

[129] Singer M, et al. The Third international consensus definitions for sepsis and septic shock. JAMA, 2016, 315（8）：801-810.

四、随访及健康指导

（一）尿路结石的随访

1.尿路结石临床治疗后的随访　尿路结石临床治疗目的是最大限度地去除结石、控制尿路感染和保护肾功能。因此，无石率、远期并发症和肾功能是临床随访主要项目。

（1）无石率：定期（1个月、3个月、6个月）复查KUB、B超或者CT平扫，并与术前对比；确认无石后仍应定期随访检查，推荐B超、泌尿系CT平扫的序贯检查，B超发现结石复发后进一步行CT评估，确定是否需要进一步处理。

（2）远期并发症：结石治疗的远期并发症，主要包括肾功能丧失、肾周积液、复发性尿路感染、输尿管狭窄、结石复发、残石生长、漏尿和肾萎缩等，应当定期行B超、肾功能和尿常规检查，必要时行CT评估。

（3）肾功能：术后3～6个月复查IVU，以了解肾功能的恢复情况，必要时可行肾核素显像评估分肾功能。

2.尿路结石随访的代谢性监测　尿路结石大致可以分为普通和相对复杂结石。第一类包括初发结石而结石已排出以及轻度的复发性结石；第二类包括病情复杂、结石频繁复发、经治疗后肾脏仍有残留结石、或者有明显的诱发结石复发的危险因素；尿路结石随访的代谢性监测项目如表8-10。

表8-10 尿路结石随访的代谢性检测项目

监测项目	普通结石	复杂性结石
结石	至少一次结石成分分析	至少一次结石成分分析
血液	血清钙	相同
	肌酐	相同
	尿酸（选择性测定）	相同
尿液	空腹晨尿标本	空腹晨尿标本
	pH测定	相同
	白细胞	相同
	细菌学检查	相同
		尿胱氨酸检查（如未排除胱氨酸尿症）
		必须测定项目：钙、草酸盐、枸橼酸、尿酸盐、肌酐
		选择性测定项目：镁、磷酸盐、尿素、钠、氯、钾总量

3.随访方式　结石的随访时间较长，电话随访、手机APP随访等将增加患者满意度以及促进患者康复[1,2]。

（二）尿路结石的复发预防

我国泌尿系结石以含钙结石为主，尤其是草酸钙结石最为高发，目前对各种含钙结石复发的预防措施还存在着争议，患者往往需要长期甚至终身治疗或采取预防措施。对于任何一种预防性措施，不仅需要其临床效果确切，同时还要求它简单易行、副作用小；否则，患者将难以遵从治疗。

1.草酸钙结石的预防　草酸钙结石的预防应该从改变生活习惯和调整饮食结构开始，保持合适的体重指数、适当的体力活动、营养平衡和增加富含枸橼酸水果的摄入等。只有在改变生活习惯和调整饮食结构后仍无法有效预防草酸钙结石复发时，才考虑应用药物预防。

（1）增加液体的摄入：增加液体的摄入能增加尿量，从而降低尿路结石成分的过饱和状态，预防结石的复发。推荐每天的液体摄入量在2.5～3.0L以上，使每天的尿量保持在2.0～2.5 L以上。建议草酸钙结石患者在家中自行测量尿比重，使尿比重低于1.010为宜，以达到并维持可靠的尿液稀释度。

关于饮水的种类，一般认为以草酸含量少的非奶制品液体为宜。饮用硬水是否会增加含钙结石的形成，目前仍然存在不同的看法。应避免过多饮用含咖啡因的饮料、红茶、葡萄汁、苹果汁和可口可乐；推荐多喝橙汁、酸果蔓汁和柠檬水以及陈醋[3]。

多项研究表明，碳酸氢盐能升高草酸钙结石患者的尿液 pH 和增加枸橼酸盐的排泄，降低尿液中草酸钙过饱和度及结晶化的风险，饮用富含碳酸氢盐的矿泉水是预防草酸钙结石复发的有效措施[4-7]。

（2）饮食调节：强调维持饮食营养的均衡，避免

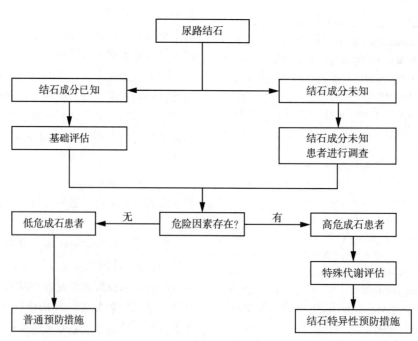

患者结石形成危险分层

其中某一种营养成分的过度摄入。

1）饮食钙的含量：饮食钙的含量低于800mg（20mmol/d）就会引起体内的负钙平衡。低钙饮食虽然能够降低尿钙的排泄，但可能会导致骨质疏松和增加尿液草酸的排泄。正常钙质饮食和限制动物蛋白及钠盐的摄入，比传统的低钙饮食具有更好的预防草酸钙结石复发的作用[8]。正常范围或者适当程度的高钙饮食对于预防尿路含钙结石的复发有一定作用[9]。但是，额外的钙剂补充对于草酸钙结石的预防可能不利，因为不加控制的高钙饮食会增加尿液的过饱和水平。

推荐多食用乳制品（牛奶、干酪等）、豆腐和小鱼等食品，成人每天钙的摄入量应为1～1.2g。推荐吸收性高钙尿症的草酸钙结石患者低钙饮食，其他草酸钙结石患者则不应限制钙的摄入。

2）限制饮食中草酸的摄入：虽然仅有10%～15%的尿液草酸来源于饮食，但是，大量摄入富含草酸的食物后，尿液中的草酸排泄量会明显增加[10,11]。草酸钙结石患者，尤其是合并高草酸尿症的患者应该避免摄入诸如甘蓝、杏仁、花生、甜菜、欧芹、菠菜、大黄、红茶和可可粉等富含草酸的食物。其中，菠菜中草酸含量尤其高，草酸钙结石患者更应该注意。对于肠源性高草酸尿患者，适当的钙质饮食有利于减少肠道对草酸盐的吸收。

3）限制钠盐的摄入：高钠摄入通过以下方式对尿液成分产生不利影响[12]。①肾小管重吸收减少，导致尿钙排泄增加；②碳酸氢盐丢失，导致尿液中枸橼酸盐减少；③使尿酸钠晶体形成风险增加，因此，推荐草酸钙结石患者每天钠的摄入量应少于2g。

4）限制动物蛋白质的过量摄入：高动物蛋白饮食与含钙结石的形成有关[13]。高蛋白质饮食在引起尿钙和尿草酸盐排泄增多的同时，使尿的枸橼酸排泄减少，尿酸排泄增加，降低尿液的pH，是诱发尿路含钙石形成的重要危险因素之一。草酸钙结石患者应避免摄入过量的动物蛋白，每天的摄入量应该限制在0.8～1.0g/kg。

5）减轻体重：研究表明，超重是尿路结石形成的重要因素之一。推荐草酸钙结石患者进行适当的体育活动，将BMI维持在11～18。

6）增加水果和蔬菜的摄入：饮食中水果和蔬菜的摄入可以稀释尿液中的成石危险因子，并可能增加尿枸橼酸含量，同时，素食中的碱性成分能升高尿液的pH，因此，推荐草酸钙结石患者增加水果和蔬菜的摄入。

7）增加粗粮及纤维素饮食：米麸可以减少尿钙的排泄，降低草酸钙结石的复发率，但要避免诸如麦麸等富含草酸的纤维素食物。

8）减少维生素C的摄入：维生素C经过自然转化后能够生成草酸。服用维生素C后尿液草酸的排泄会显著增加，形成草酸钙结晶的危险程度也相应增加。尽管目前对于维生素C是草酸钙结石危险因素的观点仍有争议，但是，对于草酸钙结石患者仍建议避免摄入过量维生素C，推荐他们每天维生素C的摄入不超过1.0g。

9）限制高嘌呤饮食：合并高尿酸尿症的草酸钙结石患者应避免高嘌呤饮食，推荐每天食物中嘌呤的摄入量少于500mg。富含嘌呤的食物有动物内脏（肝脏及肾脏）、家禽皮、带皮的鲱鱼、沙丁鱼、凤尾鱼等。

（3）药物预防：对于高复发风险的草酸钙结石，应用药物预防是必要的。理想的药物应该既能预防结石形成，又无明显的不良反应，同时便于管理。用于草酸钙结石预防的药物虽然种类很多，但是，目前疗效肯定的只有碱性枸橼酸盐、噻嗪类利尿剂和别嘌醇。

1）噻嗪类利尿剂：噻嗪类利尿药（如苯氟噻、三氯噻唑和吲达帕胺等）可以降低尿钙正常患者的尿钙水平，降低尿液草酸盐的排泄水平，抑制钙的肠道吸收[14]。另外，噻嗪类药物可以抑制骨质吸收，增加骨细胞的更新，防止伴高钙尿症结石患者发生骨质疏松。因此，噻嗪类利尿药的主要作用是减轻高钙尿症，适用于伴高钙尿症的草酸钙结石患者。常用用法为氢氯噻嗪25mg，每日2次，或者三氯噻唑4mg/d。

噻嗪类利尿药的主要不良反应是低钾血症和低枸橼酸尿症，与枸橼酸钾一起应用可以减轻不良反应，并且增强预防结石复发的作用。部分患者长期应用后可能会出现低血压、疲倦和勃起障碍，应该注意用药后发生低镁血症和低镁尿症的可能性。

2）正磷酸盐：正磷酸盐能够降低1,25（OH）$_2$—D的合成，减少钙的排泄并增加磷酸盐及尿枸橼酸的排泄，主要用于伴有高钙尿症的尿路含钙结石患者，但是，目前还缺乏足够的证据来证明其治疗的有效性。

3）磷酸纤维素：磷酸纤维素和磷酸纤维钠可以通过与钙结合形成复合物而抑制肠道对钙的吸收，从而降低尿钙的排泄。主要适用于伴吸收性高尿钙症的结石患者，但临床效果还不肯定。由于用药后可能会出现高草酸尿症和低镁尿症，因此，目前不推荐将磷酸纤维素用于预防结石复发的治疗。

4）碱性枸橼酸盐：碱性枸橼酸盐能够增加尿枸橼酸的排泄，降低尿草酸钙、磷酸钙和尿酸盐的过饱和度，提高对结晶聚集和生长的抑制能力，能有效地减少草酸钙结石的复发[15]。

临床上用于预防草酸钙结石复发的碱性枸橼酸盐包括枸橼酸氢钾钠（友来特）、枸橼酸钾、枸橼酸钠、枸橼酸钾钠和枸橼酸钾镁等。枸橼酸钾和枸橼酸钠都具有良好的治疗效果，但是，钠盐能够促进尿钙排泄，而钾离子不会增加尿钙排泄，临床研究也表明枸橼酸钾碱化尿液的效果比枸橼酸钠好，且枸橼酸氢钾钠（友来特）便于服用、口感较好，患者依从性较高。因此，枸橼酸钾用于预防草酸钙结石复发比枸橼酸钠更为理想。

尽管碱性枸橼酸盐最适用于伴低枸橼酸尿症的结石患者，但是，目前认为其适应证可以扩大至所有类型的含钙结石患者。常用剂量为枸橼酸氢钾钠（友来特）1～2g，每日3次，枸橼酸钾1～2g或者枸橼酸钾钠3g，每日2～3次。

碱性枸橼酸盐的常见不良反应是腹胀和高钾血症，对于急性和慢性肾衰竭患者应禁用。

5）别嘌醇：别嘌醇可以减少尿酸盐的产生，降低血清尿酸盐的浓度，减少尿液尿酸盐的排泄。此外，别嘌醇还可以减少尿液草酸盐的排泄。

推荐别嘌醇用于预防伴高尿酸尿症的草酸钙结石患者，用法为100mg，每日3次，或者300mg，每日1次。对于高尿酸尿症的草酸钙结石患者，别嘌醇为一线治疗药物，对于无法耐受别嘌醇的患者，可以考虑应用二线治疗药物非布索坦。

6）镁剂：镁通过与草酸盐结合而降低尿液中草酸钙的过饱和度，从而抑制草酸钙结石的形成。补充镁剂在增加尿镁排泄的同时，还能增加尿枸橼酸的含量，并提高尿液pH。因此，镁剂能有效预防草酸钙结石的复发。由于草酸钙结石伴低镁尿症的患者并不多见（<4%），因此，除枸橼酸盐以外，目前不推荐将其他的镁盐单独应用预防草酸钙结石的复发。

7）葡胺聚糖：葡胺聚糖可以抑制草酸钙结石的生长，但目前还缺乏关于合成的或半合成的葡胺聚糖应用于预防含钙尿路结石复发的依据。

8）维生素 B_6：维生素 B_6 是体内草酸代谢过程中的辅酶之一，体内维生素 B_6 缺乏可导致尿液草酸排泄增加。大剂量的维生素 B_6（300～500mg/d）对于原发性高草酸尿症的草酸钙结石患者有治疗作用，主要用于轻度高草酸尿症和原发性高草酸尿症的患者。

9）中草药：目前认为对草酸钙结石具有一定预防作用的中草药包括泽泻、胖大海、金钱草、玉米须及芭蕉芯等。但是，尚缺乏临床疗效观察的报道。

（4）针对24小时尿液分析结果，推荐草酸钙结石药物预防方案如下。

1）高钙尿症：5～8mmol/d时，碱性枸橼酸盐9～12g/d或碳酸氢钠1.5g 每日3次；>8mmol/d时，氢氯噻嗪初始25mg/d直至50mg/d，氯噻酮25mg/d及吲达帕胺2.5mg/d。

2）低枸橼酸尿症：男性低于1.7mmol/d、女性低于1.9mmol/d时，碱性枸橼酸盐9～12g/d。

3）高草酸尿症：肠源性高草酸尿症>0.5mmol/d时，补充钙>1000mg/d（注意是否有额外的钙排泄）及镁200～400mg/d；原发性高草酸尿症>1mmol/d时，维生素 B_6 起始5mg/（kg·d）直至20mg/（kg·d）。

4）高尿酸尿症：>4mmol/d时，碱性枸橼酸盐9～12g/d或碳酸氢钠1.5g 每日3次和（或）别嘌醇100mg/d；合并高尿酸血症>380umol/L时，碱性枸橼酸盐9～12g/d及别嘌醇100～300mg/d（或非布索坦80mg/d）。

5）低镁尿症：<3mmol/d时，补充镁200～00mg/d（肾功能不全患者禁用）。

2.磷酸钙结石的预防　一般预防措施是保持大量的液体摄入，建议24小时尿量>2.5L，以及饮食上限制钠盐、限制过量动物蛋白质摄入。

磷酸钙结石可能的病因有HPT、RTA、UTI，积极治疗原发病可减少结石复发。如果排除原发性HPT和RTA，使用噻嗪类药物可以降低尿钙水平。

在尿液pH较高的情况下，酸化尿液可能使患者获益。如果尿液pH时常保持在>6.2，可使用蛋氨酸（200～500mg，每日3次）进行酸化尿液，建议调整尿液pH 5.8～6.2[16]。

碱性枸橼酸盐能够增加尿枸橼酸的排泄，降低尿液草酸钙、磷酸钙的过饱和度，从而减少含钙结石的复发。但碱性枸橼酸盐也可提高尿pH，可能会增加磷酸钙的饱和度，从而抵消有益的影响，因此，枸橼酸盐对磷酸钙结石复发的长期影响有待进一步研究。

3.尿酸结石的预防　尿酸结石复发风险高，预防的关键在于增加尿量、提高尿液的pH、减少尿酸的形成和排泄、治疗基础病4个方面。

（1）大量饮水：使每天的尿量保持在2000ml以上。

（2）碱化尿液：使尿的pH维持在6.5～6.8，可以给予枸橼酸氢钾钠（友来特）1～2g，每日3次，枸橼酸钾2～3g或枸橼酸钾钠3～6g，每日2～3次，或者碳酸氢钠1.0g，每日3次。

（3）减少尿酸的形成：严格限制高嘌呤食物，如动物内脏、海产品、菌菇类，避免饮酒。血尿酸或尿尿酸增高者，口服别嘌醇300mg/d。叶酸比别嘌醇能更有效地抑制黄嘌呤氧化酶活性，推荐口服叶酸5mg/d。

（4）治疗基础病：代谢综合征（MS，Metabolic syndromes）是尿酸结石复发的危险因素，该病是一组以腹型肥胖、高血糖（糖耐量异常）、高血压、高血脂为特点的代谢紊乱的临床症状群，其共同特点为胰岛素抵抗，对胰岛素不敏感的人群易出现尿液pH降低，产生尿酸结石的风险增高[17]。因此，控制肥胖，防治高血压，高血糖及高血脂亦能有效预防尿酸结石的复发。

此外，在尿酸铵结石的预防中，因其形成与尿中尿酸和铵浓度升高及泌尿系感染相关；高嘌呤、低磷饮食、液体摄入不足、慢性腹泻均可导致尿液中尿酸和铵的高排泄，解尿酶细菌感染可导致患者尿液pH和铵离子浓度明显升高[18,19]。预防措施包括调整饮食、增加磷及液体摄入，控制泌尿系感染，高尿pH者尿路感染风险增高，可给予L-蛋氨酸酸化尿液，使尿pH维持在5.6～6.2[20]。尿酸铵结石患者的随访应常规行尿液细菌培养。

4.感染性结石的预防　对于产尿素酶细菌感染导致的磷酸铵镁和碳酸磷灰石结石的预防应首先尽可能去除结石、治疗感染。预防措施包括推荐多饮水、低钙、低磷饮食。氢氧化铝或碳酸铝凝胶可与小肠内的磷离子结合形成不溶的磷酸铝，从而降低肠道对磷的吸收和尿磷的排泄量。

推荐根据药敏试验使用抗生素治疗感染。强调抗感染治疗需要足够的用药疗程，在抗生素疗法的起始阶段，抗生素的剂量相对较大（治疗量），通过1～2周的治疗，使尿液达到无菌状态，之后可将药物剂量减半（维持量）并维持3个月。要注意每个月做细菌培养，如又发现细菌或患者有尿路感染症状，将药物恢复至治疗量以更好地控制感染。

酸化尿液能够提高磷酸盐的溶解度，可以用氯化铵1g，每日2～3次或蛋氨酸200～500mg，每日2～3次。

严重感染的患者，应该使用尿酶抑制剂[21]。推荐使用乙酰羟肟酸、羟基脲和乙酰基甲氧酸等，建议乙酰羟肟酸的首剂为250 mg，每日2次，服用3～4周，如果患者能耐受，可将剂量增加250 mg，每日3次[22,23]。尿素酶抑制剂可尝试［15 mg/（kg·d）］，但其有效性仍需进一步明确。

5.胱氨酸结石的预防　建议大量饮水以增加胱氨酸的溶解度，保证每天的尿量在3000ml以上，尽量24小时饮水均衡[24,25]。宜多摄入以蔬菜、谷物为主的低蛋白饮食，碱性饮料和柑橘汁是首选的液体来源。避免过多食用富含蛋氨酸的食物（如大豆、小麦、鱼、肉、豆类和蘑菇等），增加植物蛋白和蔬菜水果的摄入，低蛋白质饮食可减少胱氨酸的排泄[26]。

推荐钠盐的摄入量限制在2g/d以下，限制胱氨酸摄入限量为2g/d以下。

碱化尿液，使尿的pH达到7.5以上；可以服枸橼酸氢钾钠（友来特）1～2g，每日2～3次。患有高钾血症患者避免使用柠檬酸钾，可选用碳酸氢钠。尿液胱氨酸的排泄高于3 mmol/24h时，应用硫普罗宁（α-巯基丙酰甘氨酸）250～2000 mg/d。为避免严重不良反应，建议患者每3～6个月应进行血常规、肝功能、白蛋白、肾功能、维生素B_6和尿pH等检测。卡托普利75～150 mg/d可使胱氨酸的溶解度提高200倍，但疗效目前争议较大。托伐普坦可不影响胱氨酸的排泄量而降低尿胱氨酸浓度，但其有效性仍需进一步明确[27]。

6.药物性结石的预防

（1）含钙药物结石的预防：持续摄入或过量摄入维生素C会促进尿液中草酸浓度增加，钙/维生素D补充剂使得尿液中钙离子增加，预防含钙药物结石的方法主要是降低尿液中钙离子和草酸盐的浓度。

（2）非含钙药物结石的预防：预防茚地那韦相关性结石最安全和最有效的措施是增加水的摄入，每天至少摄入1500 ml的水，每次给药后的2小时内每小时应摄入至少150 ml的水，可适当摄入酸化饮料，酸化尿液使得尿pH小于5.5有利于茚地那韦结晶溶解。对于已罹患肾结石，尤其是茚地那韦相关性肾结石的患者应避免使用阿扎那韦。

氨苯蝶啶，碳酸酐酶抑制剂（乙酰唑胺），磺胺类药物，头孢曲松钠，环丙沙星相关结石的预防方法是避免过高剂量和长期的摄入药物，注重稀释尿液，用药期间应增加饮水量[28]。因环丙沙星结晶难溶于碱化环境，除环丙沙星外，碱化尿液能有效预防结石的形成。

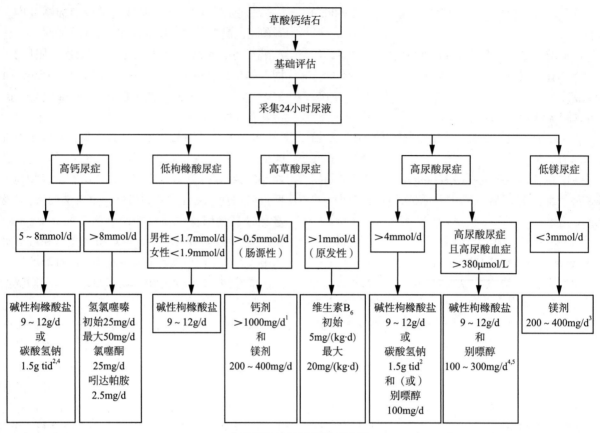

草酸钙结石的诊断治疗流程

注：1.注意过量钙排泄

2.肾功能不全者禁用镁剂治疗

3.没有证据表明联合治疗（噻嗪类＋枸橼酸盐）或（噻嗪类＋别嘌醇）优于噻嗪类单药治疗

4.非布司他 80mg/d

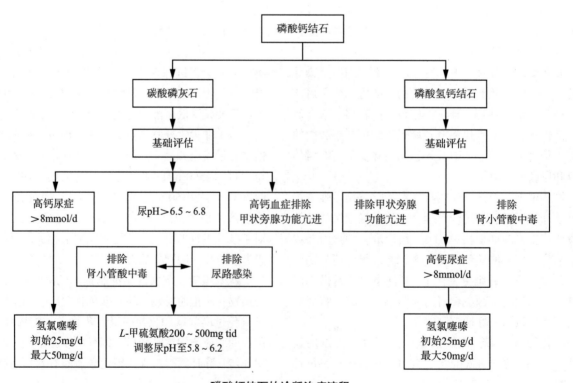

磷酸钙结石的诊断治疗流程

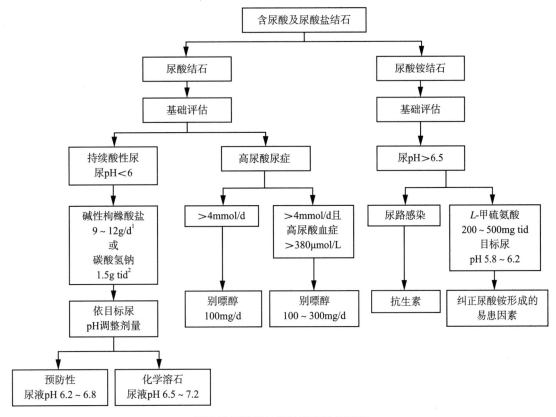

尿酸及尿酸铵结石的诊断治疗流程

注：1. 高尿pH可能会导致磷酸钙结石形成

2. 别嘌醇可能对高尿酸排泄患者有帮助

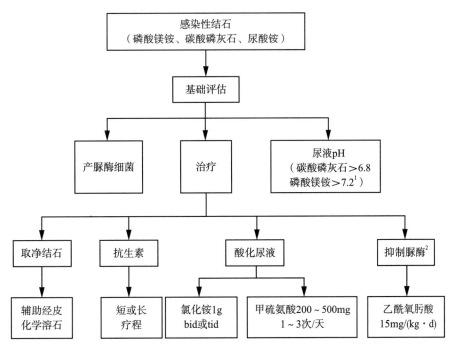

感染性结石的诊断治疗流程

注：1. 和尿酸结石一起讨论

2. 如果国内可以获得

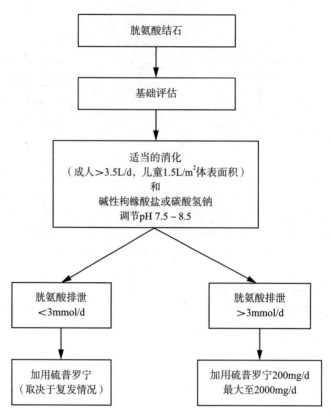

胱氨酸结石的诊断治疗流程

参考文献

[1] 郑素花. 电话随访对前列腺增生合并膀胱结石患者术后出院康复的影响. 中国实用医药, 2015, 10（18）: 291-292. ★

[2] 王晶, 秦秋霞, 屈晓玲. 一种新型延续性随访措施在上尿路结石留置双J管患者中的应用. 江西医药, 2018, 53（7）: 59-61. ★

[3] Zhu W, et al. Dietary vinegar prevents kidney stone recurrence via epigenetic regulations. EBioMedicine. 2019, 45: 231-250. ★

[4] Siener R, et al. Influence of a mineral water rich in calcium, magnesium and bicarbonate on urine composition and the risk of calcium oxalate crystallization. Eur J Clin Nutr, 2004, 58（2）: 270-276.

[5] Karagülle O, et al. Clinical study on the effect of mineral waters containing bicarbonate on the risk of urinary stone formation in patients with multiple episodes of CaOx-urolithiasis. World J Urol, 2007, 25（3）: 315-323.

[6] Pinheiro VB, et al. The effect of sodium bicarbonate upon urinary citrate excretion in calcium stone formers. Urology, 2013, 82（1）: 33-37.

[7] Chou YH, et al. Clinical study of ammonium acid urate urolithiasis. Kaohsiung J Med Sci, 2012, 28（5）: 259-264. ★

[8] Borghi L, et al. Comparison of two diets for the prevention of recurrent stones in idiopathic hypercalciuria. N Engl J Med, 2002, 346（2）: 77-84.

[9] Fink HA, et al. Diet, fluid, or supplements for secondary prevention of nephrolithiasis: a systematic review and meta-analysis of randomized trials. Eur Urol, 2009, 56（1）: 72-80

[10] Noori N, et al. Urinary lithogenic risk profile in recurrent stone formers with hyperoxaluria: a randomized controlled trial comparing DASH (Dietary Approaches to Stop Hypertension) -style and low-oxalate diets. Am J Kidney Dis, 2014, 63: 456-463.

[11] Shah S, et al. Dietary and medical management of recurrent nephrolithiasis. Cleve Clin J Med, 2016, 83（6）: 463-471.

[12] Hesse AT, et al. Urinary Stones, Diagnosis, Treatment and Prevention of ecurrence. 3rd edition, 2009, Basel.

[13] Coe FL, et al, Worcester E. Pathophysiology-based treatment of idiopathic calcium kidney stones. Clin J Am Soc Nephrol, 2011, 6（8）: 2083-2092.

[14] Scholz D, et al. Double-blind study with thiazide in recurrent calcium lithiasis. J Urol, 1982, 128（5）: 903-907.

[15] Phillips R, et al. Citrate salts for preventing and

treating calcium containing kidney stones in adults. Cochrane Database of Systematic Reviews，2015，10（10）：CD010057.

［16］Wagner CA，et al. Urinary pH and stone formation. J Nephrol，2010，23（Suppl 16）：S165-169.

［17］郭瑞祥，等. 代谢综合征参与不同成分肾结石发病机制研究进展. 临床泌尿外科杂志，2019，34（1）：69-73. ★

［18］Chou YH，et al. Clinical study of ammonium acid urate urolithiasis. Kaohsiung J Med Sci，2012，28（5）：259-264. ★

［19］Kessler T，et al. Cross-over study of the influence of bicarbonate-rich mineral water on urinary composition in comparison with sodium potassium citrate in healthy male subjects. Br J Nutr，2000，84（6）：865-871.

［20］Cameron MA，et al. Uric acid nephrolithiasis. Urol Clin North Am，2007，34（3）：335-346.

［21］Griffith DP，et al. Randomized，double-blind trial of Lithostat（acetohydroxamic acid）in the palliative treatment of infection-induced urinary calculi. Eur Urol，1991，20（3）：243-247.

［22］Miano R，et al，Vespasiani G. Stones and urinary tract infections. Urol Int，2007，79（Suppl 1）：32-36.

［23］Williams J. J.，et al. A randomized double-blind study of acetohydroxamic acid in struvite nephrolithiasis. N Engl J Med，1984，311（9）：760-764.

［24］Thomas K，et al. Cystinuria-a urologists perspective. Nat Rev Urol，2014，11（5）：270-277.

［25］Lee MH，et al. Cystine growth inhibition through molecular mimicry：a new paradigm for the prevention of crystal diseases. Curr Rheumatol Rep，2015，17（5）：33-43.

［26］Chillaron J，et al. Pathophysiology and treatment of cystinuria. Nat Rev Nephrol，2010，6（7）：424-434.

［27］Deboer H，et al. Antidiuretic hormone antagonist to reduce cystine stone formation. Ann Intern Med，2012，157（6）：459-460.

［28］C Tuik，et al. EAU Guidelines on Urolithiasis，2019. https：//uroweb.org/guideline/urolithiasis/.

神经源性膀胱诊断治疗指南

神经源性膀胱（neurogenic bladder，NB）是由于神经系统调控出现紊乱而导致的下尿路功能障碍，通常需在存有神经病变的前提下才能诊断。根据神经病变的程度及部位的不同，神经源性膀胱有不同的临床表现。神经源性膀胱可引起多种长期并发症，最严重的是上尿路损害、肾衰竭。但是神经源性膀胱的临床表现和长期并发症往往不相关，因此早期诊断，并对出现后续并发症的风险进行早期评估与预防具有非常重要的意义。尽管目前国际上有关神经源性膀胱的英文名词尚未统一，但推荐使用"neurogenic lower urinary tract dysfunction（神经源性下尿路功能障碍）"来取代"neurogenic bladder（神经源性膀胱）"。本指南沿袭国内现有的医学名词术语，仍使用"神经源性膀胱"这一名词。

一、流行病学、病因学和病理学

（一）流行病及病因学

所有可能影响储尿和（或）排尿神经调控的疾病都有可能造成膀胱和（或）尿道功能障碍，神经源性膀胱的临床表现与神经损伤/病变的位置和程度可能存在一定相关性，但无规律性，目前尚缺乏针对各病因的神经源性膀胱的流行病学研究数据。

1.中枢神经系统因素

（1）脑血管意外：脑血管意外可引起各种类型的下尿路功能障碍。尿失禁（urinary incontinence，UI）是脑血管意外后的常见症状，多是短暂的，但尿失禁消失后可能会出现其他形式的排尿障碍[1]。46.7%的患者存在膀胱储尿功能障碍，23.3%的患者存在膀胱排尿功能障碍[2,3]。持续性尿失禁与脑血管意外不良预后相关[3]。

（2）创伤性脑损伤：创伤性脑损伤患者中有44%表现为储尿功能障碍，38%表现为排尿功能障碍，59%尿动力学检查结果异常[4]。

（3）颅脑肿瘤：额叶皮质的肿瘤患者中有30%存在排尿困难[5]。患有脑胶质瘤的儿童尿潴留的发病率高达71%[6]。颅底脊索瘤患者存在逼尿肌过度活动（detrusor overactivity，DO）、低顺应性膀胱、逼尿肌-括约肌协同失调（detrusor sphincter dyssynergy，DSD）等一系列下尿路症状。背外侧脑桥，包括脑桥网状核和网状结构及蓝斑等被肿瘤组织压迫或侵袭，被认为是造成颅底脊索瘤患者下尿路症状的主要原因[7]。下丘脑病变如垂体腺瘤等可导致储尿期和排尿期严重的下尿路功能障碍。这反映出下丘脑在调节人类排尿功能方面的关键作用[8]。

（4）压力正常的脑积水：压力正常的脑积水是指脑脊液压力正常而脑室扩张，患者有进行性痴呆、步态不稳等代表性症状的综合征，约95.2%的患者有逼尿肌过度活动表现。其中单患有逼尿肌过度活动的患者（64%）比尿失禁患者（57%）更常见[9]。

（5）脑瘫：脑瘫患者中62%的女性和58%的男性患者表现为尿失禁[10]。70%患者表现为逼尿肌过度活动，超过10%的患者存在反复泌尿系统感染病史和尿路影像学异常[10-12]。

（6）智力障碍：智力障碍主要分为两种类型：先天性精神发育迟滞和后天获得性痴呆（如老年痴呆症）。

1）精神发育迟滞：精神发育迟滞的儿童，尿频、尿失禁和排尿困难的发生率显著增高[13]。根据不同的障碍级别，有12%～65%的患者伴有下尿路功能障碍[14]。超过1/4的精神发育迟滞患者有夜间遗尿，12%的患者白天及夜间都有尿失禁[14]。

2）老年痴呆症：阿尔茨海默病、多发性脑梗死、路易体痴呆、Binswanger病、Nasu-Hakola病和Pick病是导致老年痴呆症的主要原因[15-17]。57.6%的阿尔茨海默病患者有逼尿肌过度活动表现[18]。23%～48%患者发生尿失禁[19]。92%的路易体痴呆患者存在逼尿肌过度活动，53%的患者会发生急迫性尿失禁[20]。50%～84%的多发性脑梗死患者合并尿失禁，并且出现尿失禁的时间要早于阿尔茨海默病，但是这些患者并不总是伴有痴呆，而且在出现尿失禁之前常表现有尿频、尿急[21]。提示多发脑梗死患者与阿尔茨海默病患者的尿失禁发病机制有所不同。

（7）基底节病变：帕金森病是最常见的基底节病变，是由中脑黑质和纹状体内的神经递质多巴胺减少所致。帕金森病患者症状严重程度与下尿路功能障碍发生率呈正相关，储尿障碍导致的尿路症状比排尿障碍更常见，夜尿症最常见（77.5%），其次是尿急（36.7%）、尿频（32.6%）[22]。

（8）多系统萎缩：多系统萎缩患者下尿路症状初始阶段主要表现为逼尿肌过度活动；随着疾病进展，表现为括约肌损伤和逼尿肌收缩功能受损[23]。Shy-Drager综合征是一种较为罕见的综合征，其排尿功能异常主要为膀胱排空障碍和尿失禁[24]。

（9）共济失调：共济失调患者常见尿动力学表现为逼尿肌过度活动，伴逼尿肌-括约肌协同失调[25,26]。Machado-Joseph病又称Azorean病，属遗传性脊髓小脑性共济失调中的一种类型（Ⅲ型，SCA3），13.9%的Machado-Joseph病患者存在膀胱功能障碍，以逼尿肌过度活动最常见[27]。

（10）神经脱髓鞘病变（多发性硬化症，MS）：多发性硬化症最常累及颈髓的后柱和侧柱，也常累及腰髓、骶髓、视神经、大脑、小脑和脑干。50%～90%的多发性硬化症患者可伴有神经源性膀胱[28]。其临床症状随病变累及的神经部位和病程改变而异。2%～12%的多发性硬化症患者的早期就存在下尿路功能障碍，有些研究甚至高达34%[29]。10年病程的多发性硬化症患者排尿功能障碍的发生率升至75%[30]；平均有65%的患者排尿功能障碍表现为逼尿肌过度活动，35%的患者表现为逼尿肌-括约肌协同失调，25%的患者表现为逼尿肌收缩力减弱[30]。多发性硬化症患者下尿路功能障碍的发病率与患者的残疾状态有关，出现行走困难的多发性硬化症患者全部可有下尿路功能障碍[31]。10%的多发性硬化症患者排尿

异常症状可以是疾病早期的唯一表现。由于多发性硬化症的临床特点是缓解与加重不断相交替，因此其泌尿系症状也并非一成不变。尿频和尿急是最常见的症状，占31%～85%；而尿失禁占37%～72%；伴或不伴有尿潴留的占2%～52%[32]。常随累及神经部位的变化和病程的演变而发生相应的变化，但这种排尿障碍变化很少向改善方向发展[33]。

（11）脊髓病变

1）创伤性脊髓损伤：创伤性脊髓损伤引起的膀胱功能障碍以骶髓为界又可划分为上运动神经元功能障碍和下运动神经元功能障碍。脊髓损伤平面越高，逼尿肌过度活动、逼尿肌-外括约肌协同失调（DESD）和逼尿肌-膀胱颈协同失调（DBND）的发生率越高[34,35]。

9%～16%的脊髓损伤患者为脊髓中央损伤综合征（central cord syndrome，CCS），是一种不完全脊髓损伤。老年人中CCS的比例更高，42%的CCS患者伴有神经源性膀胱[36]。临床上SCI合并脑损伤的发病率在近50年来明显增加，故需要特别注意是否脊髓和脑同时损伤，以便合理地对其导致的神经源性膀胱进行诊断和治疗[37]。

2）非外伤性脊髓损伤：约50%的脊髓发育不良患儿可存在逼尿肌过度活动和逼尿肌-括约肌协同失调[38]。逼尿肌过度活动和逼尿肌-括约肌协同失调是脊髓发育不良患者产生上尿路严重损害的最主要原因[39]。脊髓脊膜膨出引起的膀胱尿道功能障碍的发病率尚不清楚[40]。临床上应尤其关注隐性骶裂引起的神经源性膀胱。56%的脊髓栓系患者存在下尿路功能障碍，患者逼尿肌可以表现为收缩减弱，也可表现为逼尿肌过度活动[41]。脊髓栓系可导致尿动力学发生不同类型的异常改变，脊髓栓系的位置与尿动力学表现的类型及上尿路损害不相关，上尿路损害与否及损害程度与逼尿肌过度活动、逼尿肌-括约肌协同失调、逼尿肌压力以及患儿年龄密切相关。约20%脊柱转移瘤的患者合并有脊髓损伤，进而导致神经源性膀胱。在一项大规模调查中发现，22%的肾癌脊髓转移的患者伴有神经源性膀胱[42]。遗传性痉挛性截瘫（hereditary spastic paraplegia，HSP）患者并发神经源性下尿路症状主要表现为尿急和排尿困难，起始症状主要表现为尿失禁及尿潴留。约80.7%的患者有逼尿肌过度活动表现[43]。尾部退化综合征患者中，61%伴有神经源性膀胱，20%患者只靠一个肾脏维持生命[44]。

（12）椎间盘疾病：椎间盘突出症可导致神经源

性膀胱[45]。1%～15%腰椎间盘突出症患者的骶神经根会受到影响,最常见的症状为尿潴留[46]。许多学者认为即便实施了椎间盘手术,术后效果也并不理想[47,48]。由中央型腰椎间盘突出症引起的马尾综合征比较少见,仅占所有椎间盘突出患者的1%～5%。

（13）椎管狭窄

1）腰椎管狭窄:一般不会引起膀胱尿道功能障碍,可是一旦出现症状往往呈进行性发展,且多与马尾神经受压有关。伴有难治性下肢疼痛的腰椎管狭窄患者中约50%有可能发生神经源性膀胱[49]。

2）颈椎病:是一种退行性疾病。脊髓型颈椎病患者中约有64.7%可能发生神经源性膀胱功能障碍[50]。

2. 周围神经系统因素

（1）糖尿病:25%～85%糖尿病患者会出现糖尿病膀胱[51-53],早期症状以尿频、尿急、急迫性尿失禁等储尿期症状为主,疾病晚期表现为膀胱感觉减退和逼尿肌收缩力低下,进而引起排尿困难、残余尿量增加、慢性尿潴留等,并继发不同程度的上尿路损害[54]。糖尿病病程在10年以上时,糖尿病膀胱的患病率会明显增高。随着2型糖尿病自主神经病变严重程度的增加,发生糖尿病膀胱的概率也越来越高[55]。

（2）酗酒:5%～64%酗酒者可导致神经源性膀胱[56,57]。

（3）药物滥用:氯胺酮滥用可导致膀胱等泌尿系统损害,但具体机制尚不清楚[58,59]。主要表现为下尿路刺激症状、急迫性尿失禁和血尿[58,59]。其发病率尚无统一认识。

（4）其他周围神经病变

1）卟啉症:高达12%的卟啉症患者可发生膀胱扩张[60]。

2）结节病:也称肉样瘤病,也可因周围神经病变导致神经源性膀胱,但非常罕见[61]。

3）骶神经根病变:可导致急/慢性尿潴留、难治性下尿路功能障碍、难治性慢性前列腺炎、盆腔疼痛综合征,但发生率不详[62]。

3. 感染性疾病

（1）获得性免疫缺陷综合征:感染HIV的单核细胞可通过血脑屏障进入中枢神经系统,直接损害大脑、脊髓和周围神经,当神经病变累及支配膀胱尿道的中枢和（或）周围神经系统时,也会导致相应的排尿异常。受累神经部位不同,排尿功能障碍的表现亦有所不同[63]。经过抗病毒、抗感染、抗胆碱药物治疗后,AIDS患者的排尿功能可有所改善[64]。

（2）急性感染性多发性神经根炎:又称吉兰-巴雷综合征（Guillain-Barré syndrome, GB）。一般神经系统症状较为严重,而下尿路症状相对较轻。排尿异常的患者多为运动麻痹性膀胱,此类患者均有大量的残余尿,急性期患者通常需留置导尿管[65]。GBS患者神经源性膀胱的患病率从25%到80%以上不等[65],但在大多数情况下其发病率是递减的。

（3）带状疱疹:带状疱疹病毒可侵犯腰骶神经,除可造成相应神经支配部位皮肤簇集水疱外,还可导致盆丛及阴部神经受损,进而影响膀胱及尿道功能,此症导致的排尿异常多为暂时性[66]。出现在腰骶部和生殖器的疱疹患者神经源性下尿路功能障碍的发生率高达28%,就带状疱疹患者整体而言,神经源性膀胱的发病率是4%[67]。

（4）人T淋巴细胞病毒:患者尿动力学检测证实存在逼尿肌过度活动及逼尿肌-括约肌协同失调[68]。

（5）莱姆病:是由蜱传播博氏疏螺旋体感染引起的一种全身性疾病。下尿路功能障碍包括逼尿肌过度活动、DU[69]。

（6）脊髓灰质炎:患者多因逼尿肌不收缩而有尿潴留症状,通常可随疾病的恢复而恢复。脊髓灰质炎患者中存在下尿路症状者高达93%,但只有很少的一部分患者因出现逼尿肌收缩力减弱或不收缩需要导尿治疗。脊髓灰质炎后的神经源性膀胱的发生率在女性和男性患者中分别高达87%和74%。在女性患者中尿失禁发生率大于70%;男性患者多表现为排尿后滴沥或急迫性尿失禁[70]。

（7）梅毒:约有10%梅毒患者会出现神经梅毒（脊髓痨）,腰骶部的脊髓背侧或脊髓根部受累导致的脊髓脊膜炎会导致膀胱尿道功能障碍。Ⅲ期梅毒患者存在膀胱顺应性降低、逼尿肌过度活动、逼尿肌-括约肌协同失调和残余尿增加等病理生理改变。这也提示Ⅲ期梅毒可能因上运动神经元损伤而产生相应的下尿路功能障碍[71]。

（8）结核病:因结核发生截瘫的患者均有膀胱和肠道功能异常,无截瘫的患者也部分存在膀胱和肠道功能异常。行手术治疗的患者,术后膀胱和肠道的功能异常仍占较大比例[72]。

4. 医源性因素

（1）脊柱手术:脊柱手术的患者会出现神经源性膀胱。因骶骨脊索瘤实施骶骨切除术后导致神经源性膀胱的发生率高达74%[73],一些术前因脊柱疾病导致神经源性膀胱的患者,术后有部分病例能恢复正常[74]。

（2）根治性盆腔手术

1）直肠癌根治切除术：直肠癌经腹会阴直肠切除术（abdominal-perineal rectal resection，APR）后导致神经源性膀胱的概率很高，有研究显示50%以上的经腹会阴直肠切除术患者术后会出现下尿路功能障碍。主要原因是手术过程中损伤了盆神经支配逼尿肌的纤维、阴部神经或直接损伤了尿道外括约肌[75]。直肠保留括约肌的手术，如经腹的低位直肠切除（low abdominal rectal resection，LAR），比APR发生排尿功能障碍的概率要小。研究显示保留自主神经手术后，88%的患者于术后10天能自主排尿；行盆腔自主神经完全切除术者，78%的患者术后出现尿潴留，需要导尿处理[76]。手术时神经的保留对于预防神经源性膀胱的发生非常重要[77,78]。行直肠癌根治性切除时，术中如能保留两侧神经，术后几乎100%都能获得比较好的排尿功能，而仅保留单侧神经的患者则下降至90%左右[79]。行双侧去神经的根治性切除患者中，术后30%患者需要导尿处理[80]，若不保留神经则只有30%的患者能维持正常的排尿功能[81]。有研究提示RCR术后，长期存在神经源性膀胱的患者只有10%，但该研究并未明确这是否缘于神经损伤的治愈和成功的膀胱康复治疗[81]。近些年来腹腔镜下直肠癌根治术得到了越来越广泛的运用，腹腔镜拥有创伤小和操作术野好的优点，术中对盆腔自主神经、Denonvilliers筋膜等的保护都是减少直肠癌根治术后泌尿系统并发症的关键因素[82,83]。

2）根治性子宫全切除：子宫的支持韧带中含有来源于下腹下神经丛的自主神经及神经节，其中子宫骶韧带的神经分布密度大于主韧带。因此，根治性子宫切除术对下尿路功能的影响较单纯性子宫切除更大[84]。宫颈癌术后行放射治疗可能降低膀胱顺应性和膀胱容量，增加术后下尿路功能障碍的发生率[85,86]。研究表明，放疗根治性子宫全切术后、盆腔放疗后、子宫全切并放疗后和宫颈肿瘤术前患者的尿动力学检查对比发现：膀胱顺应性降低或逼尿肌过度活动发生率分别为57%、45%、80%和24%，各组的膀胱容量都有所减少。前三组术后患者100%存在腹压协助排尿现象，而第四组则为0，残余尿增多发生率分别为41%、27%、40%和24%[87]。

3）前列腺癌根治术：前列腺癌根治术后可导致下尿路功能障碍，尿失禁是前列腺癌根治术术后最常见的并发症。前列腺癌根治切除术中，术后引起尿失禁并发症的主要原因为直接的括约肌损伤而造成的控尿功能不全，其次是前列腺侧旁神经血管束的损伤导致的括约肌功能不全，以及逼尿肌过度活动等膀胱功能障碍[88]；保留神经的前列腺根治切除术可以更好地保存外括约肌的功能，缩短术后达到控尿的时间[89]。具有脑血管疾病、多发性硬化和帕金森病等神经系统疾病相关的逼尿肌过度活动患者，RP术后尿失禁的危险性大为增高[89]。膀胱颈狭窄是手术后充盈性尿失禁的原因。因此，也有人保留膀胱颈部以减少手术后膀胱颈狭窄的可能性[90]。一项国内的回顾性临床研究表明，开放、腹腔镜及机器人（智能机械臂辅助腹腔镜手术）前列腺癌根治术后1年，中度至重度尿失禁发生率分别为16.5%、15.4%、15.7%，三组相比无统计学差异，在单变量和多变量分析中发现患者下尿路症状的发生概率与年龄和神经血管束保存情况有关[91]。Haglind等[92]的研究结果表明，与传统开放前列腺癌根治术（20.2%）相比，机器人手术（21.3%）并不能提高患者术后的控尿率。此外，系统性回顾分析也显示机器人和腹腔镜前列腺癌根治术后12个月时的控尿率相比无明显差异[93]。

（3）区域脊髓麻醉：区域脊髓麻醉可能会导致神经源性膀胱，但其发病率尚无确切数据[94,95]。有个案报道，影像引导下腰椎间孔硬膜外注射类固醇[96]和鞘内注射甲氨蝶呤治疗后可导致区域脊髓麻醉，进而发生神经源性膀胱[97]。临床研究发现使用阿片类作为区域脊髓麻醉药物是患者术后发生尿潴留的相关风险因素[98]。

5.其他原因

（1）Hinman综合征：病因不明，发病率约为0.5%，患者多为成年人，是由于排尿时尿道外括约肌随意性收缩引起的一种功能性膀胱出口梗阻。95%的患者有严重梗阻症状并有50%以上合并尿急、尿频和夜尿症。所有患者的排尿均为间断、不连续状[99]。尿动力还发现女性Hinman综合征患者在排尿初感时膀胱容量明显低于男性，在初次尿急与膀胱容量上也明显低于男性。部分患者有逼尿肌过度活动，男性在最大尿流率时的最大逼尿肌压力明显高于女性[100]。由于目前尚未找到确切的神经损害机制，多数学者认为该病是由排尿不良习惯、心理或精神因素造成。

（2）Folwer综合征：病因不明，多见于女性，多数存在尿潴留，体检未发现解剖或神经性异常，可合并多囊卵巢，患者有括约肌肌电图异常、尿道闭合压增高、括约肌体积增加[101,102]。有学者推测与心理异常有关，也有学者发现此类患者具有隐匿性自主神经功能低下证据，心血管系统自主神经功能试验阳性[103]。该综合征具体机制不清楚，但骶神经调控治疗有效提示其可能存在神经系统病变。

（3）重症肌无力：是一种自身免疫性疾病，主要影响横纹肌，发生神经源性膀胱的较少。重症肌无力患者的下尿路功能障碍主要表现为排尿困难，尿动力学检查可发现逼尿肌收缩减弱甚至无反射[104]。

（4）系统性红斑狼疮：约有50%的系统性红斑狼疮患者存在神经系统受累情况，因而也可导致神经源性膀胱。系统性红斑狼疮所致神经源性膀胱的发病率为1.0%～2.2%，临床研究发现狼疮性膀胱炎的发病与狼疮性肠系膜血管炎病史存在正相关，系统性红斑狼疮患者并发有神经源性膀胱提示预后不良，死亡风险增高[105,106]。

（5）家族性淀粉样变性多发性神经病变：此病是一种罕见的体染色体显性遗传性疾病，约50%的患者伴有神经源性膀胱[107]。

推荐意见	推荐等级	证据级别
所有影响储尿期和（或）排尿期神经调控过程的神经系统病变（包括中枢性、外周性），均有可能导致膀胱和（或）尿道功能障碍。病因隐匿者，应尽力寻找神经病变的原因	推荐	3

参 考 文 献

［1］Linsenmeyer TA. Post-CVA voiding dysfunctions：clinical insights and literature review. NeuroRehabilitation，2012，30（1）：1-7.

［2］Yum KS，et al. Pattern of voiding dysfunction after acute brainstem infarction. Eur Neurol，2013，70（5-6）：291-296.

［3］Rotar M，et al. Stroke patients who regain urinary continence in the first week after acute firstever stroke have better prognosis than patients with persistent lower urinary tract dysfunction. Neurourol Urodyn，2011，30：1315.

［4］Kulakli F，et al. Relationship between urinary dysfunction and clinical factors in patients with traumatic brain injury. Brain Inj，2014，28：323.

［5］Maurice-Williams RS. Micturition symptoms in frontal tumours. J Neurol Neurosurg Psychiatry，1974，37（4）：431-436.

［6］Lang EW，et al. Urinary retention and space-occupying lesions of the frontal cortex. Eur Neurol，1996，36（1）：43-47.

［7］Akhavansigari R，et al. Iconography：The influence of skull base chordoma on lower urinary tract symptoms.

Urology，2014，83（4）：756-761.

［8］Yamamoto T，et al. Lower urinary tract function in patients with pituitary adenoma compressing hypothalamus. Journal of Neurology Neurosurgery & Psychiatry，2005，76（3）：390-394.

［9］Bey E，et al. Lower urinary tract dysfunction in normal pressure hydrocephalus：Review of the literature. Progres En Urologie，2016.

［10］Marciniak C，et al. Urinary incontinence in adults with cerebral palsy：prevalence，type，and effects on participation. PM R，2014，6：110.

［11］Christensen D，et al. Prevalence of cerebral palsy，co-occurring autism spectrum disorders，and motor functioning-Autism and Developmental Disabilities Monitoring Network，USA，2008. Dev Med Child Neurol，2014，56：59.

［12］Yildiz N，et al. Cross-sectional study of urinary problems in adults with cerebral palsy：awareness and impact on the quality of life. Neurological Sciences，2017，1.

［13］Yang PY，et al. Voiding dysfunctions in children with mental retardation. Neurourol Urodyn，2010，29（7）：1272-1275.

［14］Mitchell SJ，et al. Young mentally handicapped adults in three London boroughs：prevalence and degree of disability. J Epidemiol Community Health，1981，35（1）：59-64.

［15］Horimoto Y，et al. Autonomic dysfunctions in dementia with Lewy bodies. J Neurol，2003，250（5）：530-533.

［16］McGrother C，et al. Epidemiology and etiology of urinary incontinence in the elderly. World J Urol，1998，16（Suppl 1）：S3-9.

［17］Toba K，et al. Urinary incontinence in elderly inpatients in Japan：a comparison between general and geriatric hospitals. Aging（Milano），1996，8（1）：47-54.

［18］Lee SH，et al. Urinary incontinence in patients with Alzheimer's disease：Relationship between symptom status and urodynamic diagnoses. International Journal of Urology，2014，21（7）：683-687.

［19］Cacabelos R，et al. APOE-related frequency of cognitive and noncognitive symptoms in dementia. Methods Find Exp Clin Pharmacol，1996，18（10）：693-706.

［20］Ransmayr GN，et al. Lower urinary tract symptoms in dementia with Lewy bodies，Parkinson disease，and Alzheimer disease. Neurology，2008，70（4）：299-303.

［21］Kotzoris H，et al. Urinary and gait disturbances as markers for early multi-infarct dementia. Stroke，1987，

18（1）：138-141.

［22］Anthropology AI. Idiopathic Parkinson's disease patients at the urologic clinic. Neurourology & Urodynamics, 2011, 30（7）：1258-1261.

［23］Papatsoris AG, et al. Urinary and erectile dysfunction in multiple system atrophy（MSA）. Neurourol Urodyn, 2008, 27：22.

［24］Dusejovská M1, et al. Shy-Drager syndrome. Cas Lek Cesk, 2010, 149（5）：225-228.

［25］Sugiyama M, et al. Cerebellar ataxia and overactive bladder after encephalitis affecting the cerebellum. Case Rep Neurol, 2009, 1（1）：24-28.

［26］Leach GE, et al. Urodynamic manifestations of cerebellar ataxia. J Urol, 1982, 128（2）：348-530.

［27］Musegante AF, et al. Urinary symptoms and urodynamic findings in patients with Machado-Joseph disease. J Neurol, 2011, 258（4）：623-626.

［28］Giannantoni A, et al. Lower urinary tract dysfunction and disability status in patients with multiple sclerosis. Arch Phys Med Rehabil, 1999, 80（4）：437-441.

［29］DasGupta R, et al. Sexual and urological dysfunction in multiple sclerosis：better understanding and improved therapies. Curr Opin Neurol, 2002, 15（3）：271-278.

［30］de Seze M, et al. The neurogenic bladder in multiple sclerosis：review of the literature and proposal of management guidelines. Mult Scler, 2007, 13：915.

［31］Bemelmans BL, et al. Evidence for early lower urinary tract dysfunction in clinically silent multiple sclerosis. J Urol, 1991, 145（6）：1219-1224.

［32］Fingerman JS, et al. The overactive bladder in multiple sclerosis. JAOA, 2000, 100（S3）：S9-S12.

［33］Ciancio SJ, et al. Urodynamic pattern changes in multiple sclerosis. Urology, 2001, 57（2）：239-245.

［34］Rapidi CA, et al. Neuropathic bladder dysfunction in patients with motor complete and sensory incomplete spinal cord lesion. Spinal Cord, 2008, 46（10）：673-678.

［35］Webb DR, et al. A 15-year follow-up of 406 consecutive spinal cord injuries. BJU, 1984, 56（6）：614-617.

［36］Lenehan B, et al. Central cord syndrome in Ireland：the effect of age on clinical outcome. Eur Spine J, 2009, 18（10）：1458-1463.

［37］Hagen EM, et al. Traumatic spinal cord injury and concomitant brain injury：a cohort study. Acta Neurol Scand Suppl, 2010, 190：51-57.

［38］van Gool JD, et al. Bladder-sphincter dysfunction in myelomeningocele. Eur J Pediatr, 2001, 160（7）：414-420.

［39］Selzman AA, et al. Urologic consequences of myelodysplasia and other congenital abnormalities of the spinal cord. Urol Clin N Am, 1993, 20（3）：485-504.

［40］Liu JS, et al. Quality of life related to urinary continence in adult spina bifida patients. Cent European J Urol, 2015, 68（1）：S61-67.

［41］Adamson AS, et al. Tethered cord syndrome：an unusual cause of adult bladder dysfunction. Br J Urol, 1993, 71（4）：417-421.

［42］Jost G, et al. Intradural spinal metastasis of renal cell cancer. Report of a case and review of 26 published cases. Acta Neurochir（Wien）, 2009, 151（7）：815-821.

［43］Joussain C, et al. Urological dysfunction in patients with hereditary spastic paraplegia. Neurourology and Urodynamics, 2019：1-5.

［44］Torre M, et al. Long-term urologic outcome in patients with caudal regression syndrome, compared with meningomyelocele and spinal cord lipoma. J Pediatr Surg, 2008, 43（3）：530-533.

［45］Bartolin Z, et al. Bladder function in patients with lumbar intervertebral disc protrusion. J Urol, 1998, 159（3）：969-971.

［46］Dong D, et al. Urodynamic study in the neurogenic bladder dysfunction caused by intervertebral disk hernia. Neurourol Urodyn, 2006, 25（5）：446-450.

［47］Ahn UM, et al. Cauda equina syndrome secondary to lumbar disc herniation：a meta-analysis of surgical outcomes. Spine, 2000, 25（12）：1515-1522.

［48］Olivero WC, et al. Cauda equina syndrome（CES）from lumbar disc herniations. J Spinal Disord Tech, 2009, 22（3）：202-206.

［49］Kawaguchi Y, et al. Clinical symptoms and surgical outcome in lumbar spinal stenosis patients with neurologic bladder. J Spinal Disord, 2001, 14（5）：404-410.

［50］Kim IS, et al. Rationales for a Urodynamic Study in Patients with Cervical Spondylotic Myelopathy. World Neurosurgery, 2018.

［51］双卫兵, 等. 糖尿病膀胱研究进展. 中华泌尿外科杂志, 2006, 27（3）：213-215.

［52］Bansal R, et al. Urodynamic profile of diabetic patients with lower urinary tract symptoms：association of diabetic cystopathy with autonomic and peripheral neuropathy. Urology, 2011, 77（3）：699-705.

［53］Changolkar AK, et al. Diabetes induced decrease in detrusor smooth muscle force is associated with oxidative stress and overactivity of aldose reductase. The Journal of Urology, 2005, 173（1）：309-313.

［54］Wittig L, et al. Diabetic bladder dysfunction：A review. Urology, 2019, 123：1-6.

［55］ Bilal N，et al. Increasing severity of cardiac autonomic neuropathy is associated with increasing prevalence of nephropathy，retinopathy，and peripheral neuropathy in Turkish type 2 diabetics. J Diabetes Complications，2008，22（3）：181-185.

［56］ Barter F，et al. Autonomic neuropathy in an alcoholic population. Postgrad Med J，1987，63（746）：1033-1036.

［57］ Anonymous. Autonomic neuropathy in liver disease. Lancet，1989，2（8665）：721-722.

［58］ 吴芃，等. 氯胺酮相关性泌尿系统损害. 中华泌尿外科杂志，2008，29（7）：489-492.

［59］ 夏昕晖，等. 氯胺酮相关性膀胱炎五例报告. 中华泌尿外科杂志，2011，32（12）：857.

［60］ Bloomer JR，et al. The porphyrias. Dis Mon，1989，35（1）：1-54.

［61］ Chapelon C，et al. Neurosarcoidosis：signs，course and treatment in 35 confirmed cases. Medicine（Baltimore），1990，69（5）：261-276.

［62］ 杜广辉，等. 骶神经根病变致神经源性膀胱的诊断和治疗. 中华泌尿外科杂志，2015，36（2）：100-103.

［63］ Khan Z，et al. Neurogenic bladder in acquired immune deficiency syndrome（AIDS）. Urology，1992，40（3）：289-291.

［64］ Menendez V，et al. Neurogenic bladder in patients with acquired immunodeficiency syndrome. Neurourol Urodyn，1995，14（3）：253-257.

［65］ Sakakibara R，et al. Micturitional disturbance in paients with Guillain-Barré syndrome. J Neurol Neurosurg Psychiatry，1997，63（5）：649-653.

［66］ Chen PH，et al. Herpes zoster-associated voiding dysfunction：a retrospective study and literature review. Arch Phys Med Rehabil，2002，83（11）：1624-1628.

［67］ Greenstein A，et al. Acute urinary retention in herpes genitalis infection. Urodynamic evaluation. Urology，1988，31（5）：453-456.

［68］ Murphy EL，et al. HTLV-associated myelopathy in a cohort of HTLV-I and HTLV-II-infected blood donors. Neurology，1997，48（2）：315-320.

［69］ Chancellor MB，et al. Urinary dysfunction in Lyme disease. J Urol，1993，149（1）：26-30.

［70］ Johnson VY，et al. Urologic manifestations of postpolio syndrome. JWOCN，1996，23（4）：218-223.

［71］ Garber SJ，et al. Voiding dysfunction due to neurosyphilis. Br J Urol，1990，66（1）：19-21.

［72］ Mushkin AY，et al. Neurological complications of spinal tuberculosis in children. Int Orthop，1999，23（4）：210-212.

［73］ Schwab JH，et al. The surgical management of sacral chordomas. Spine（Phila Pa 1976），2009，34（24）：2700-2704.

［74］ Kawaguchi Y，et al. Clinical symptoms and surgical outcome in lumbar spinal stenosis patients with neuropathic bladder. J Spinal Disord，2001，14（5）：404-410.

［75］ Hollabaugh RS，et al. Neuroanatomy of the pelvis：implications for colonic and rectal resection. Dis Colon Rectum，2000，43（10）：1390-1397.

［76］ Hojo K，et al. Preservation of urine voiding and sexual function after rectal cancer surgery. Dis Colon Rectum，1991，34（7）：532-539.

［77］ Pocard M，et al. A prospective study of sexual and urinary function before and after total mesorectal excision with autonomic nerve preservation for rectal cancer. Surgery，2002，131（4）：368-372.

［78］ Kim NK，et al. Assessment of sexual and voiding function after total mesorectal excision with pelvic autonomic nerve preservation in males with rectal cancer. Dis Colon Rectum，2002，45（9）：1178-1185.

［79］ Mitsui T，et al. Vesicourethral dysfunction following radical surgery for rectal carcinoma：change in voiding pattern on sequential urodynamic studies and impact of nerve-sparing surgery. Int J Urol，1998，5（1）：35-38.

［80］ Sugihara K，et al. Pelvic autonomic nerve preservation for patients with rectal carcinoma：oncologic and functional outcome. Cancer，1996，78（9）：1871-1880.

［81］ Eickenberg HU，et al. Urologic complications following abdominoperineal resection. J Urol，1976，1152（2）：180-182.

［82］ 郑宗，等. 保留盆腔自主神经的腹腔镜直肠癌根治术对排尿功能的影响. 中华医学杂志，2009，89（42）：2976-2979.

［83］ Wei HB，et al. Effect of preservation of Denonvilliers' fascia during laparoscopic resection for mid-low rectal cancer on protection of male urinary and sexual functions. Medicine，2016，95（24）：e3925.

［84］ Sekido N，et al. Lower urinary tract dysfunction as persistent complication of radical hysterectomy. Int J Urol，1997，4（3）：259-264.

［85］ Oh JK，et al. Short-term effect of radical hysterectomy with or without adjuvant radiation therapy on urodynamic parameters in patients with uterine cervical cancer. Int Neurourol J，2012，16（2）：91-95.

［86］ Lucidi A，et al. Self-Reported long-Term autonomic function after laparoscopic total mesometrial resection for early-stage cervical cancer：a multicentric study. Int J Gynecol Cancer，2017 Sep，27（7）：1501-1507.

［87］ Lin HH，et al. Abnormal urodynamic findings after radical hysterectomy or pelvic irradiation for cervical cancer. Int J Gynaecol Obstet，1998，63（2）：169-174.

［88］ 徐胤烨，等. 影响前列腺癌根治术患者术后尿控相关因素分析. 中国医疗前沿，2013，8（1）：44.

［89］廖利民. 前列腺术后尿失禁及其防治. 临床泌尿外科杂志, 2008, 23: 81-84.

［90］马合苏提, 等. 尿控技术用于经耻骨后前列腺癌根治术80例分析. 中国男科学杂志, 2013, 27（1）: 35-37.

［91］Huang W, et al. Outcomes of health-related quality of life after open, laparoscopic, or robot-assisted radical prostatectomy in China, 2019, Volume 11: 899-907.

［92］Haglind E, et al. Urinary incontinence and erectile dysfunction after robotic versus open radical prostatectomy: a prospective, controlled, nonrandomised trial. European Urology, 2015, 68（2）: 216-225.

［93］Robertson C, et al. Relative effectiveness of robot-assisted and standard laparoscopic prostatectomy as alternatives to open radical prostatectomy for treatment of localised prostate cancer: a systematic review and mixed treatment comparison meta-analysis. Bju International, 2013, 112（6）: 798-812.

［94］Mardirosoff C, et al. Bowel and bladder dysfunction after spinal bupivacaine. Anesthesiology, 2001, 95（5）: 1306.

［95］Auroy Y, et al. Major complications of regional anesthesia in France: The SOS Regional Anesthesia Hotline Service. Anesthesiology, 2002, 97（5）: 1274-1280.

［96］Kennedy DJ, et al. Paraplegia following image-guided transforaminal lumbar spine epidural steroid injection: two case reports. Pain Med, 2009, 10（8）: 1389-1394.

［97］Pascual AM, et al. Anterior lumbosacral polyradiculopathy after intrathecal administration of methotrexate. J Neurol Sci, 2008, 267（1-2）: 158-161.

［98］Tischler EH, et al. Urinary retention is rare after total joint arthroplasty when using opioid-Free regional anesthesia. The Journal of Arthroplasty, 2016, 31（2）: 480-483.

［99］Groutz A, et al. Learned voiding dysfuction（non-neurogenic, neurogenic bladder）among adults. Neurourol Urodynam, 2001, 20（3）: 259-268.

［100］Hinman F. Nonneurogenic neurogenic bladder（the Hinman syndrome）: 15 years later. J Urol, 1986, 136（4）: 769-777.

［101］Fowler CJ, et al. Abnormal electromyographic activity of the urethral sphincter, voiding dysfunction, and polycystic ovaries: a new syndrome? BMJ, 1988, December 3, 297（6661）: 1436-1438.

［102］Kavia RB, et al. Evidence of occult dysautonomia in Fowler's syndrome: alteration of cardiovascular autonomic function tests in female patients presenting with urinary retention. BJU Int, 2006, 97（2）: 281-287.

［103］Amarenco G, et al. Evidence of occult dysautonomia in Fowler's syndrome: alteration of cardiovascular autonomic function tests in female patients presenting with urinary retention. BJU Int, 2006, 97（2）: 288-291.

［104］Sandler PM, et al. Detrusor areflexia in a patient with myasthenia gravis. Int J Urol, 1998, 5（2）: 188-190.

［105］Sakakibara R, et al. Urinary dysfunction in patients with systemic lupus erythematosis. Neurourol Urodyn, 2003, 22（6）: 593-596.

［106］Lupus cystitis in Korean patients with systemic lupus erythematosus: risk factors and clinical outcomes. Lupus, 2015, 24（12）: 0961203315588575.

［107］Andrade MJ. Lower urinary tract dysfunction in familial amyloidotic polyneuropathy, Portuguese type. Neurourol Urodyn, 2009, 28（1）: 26-32.

（二）病理生理学

下尿路（膀胱和尿道）有两个主要功能：在适当的时机进行储尿和排尿[1]。为了调控这两个生理过程，一个复杂的神经系统对膀胱的储尿/排尿功能和尿道的括约功能进行调控。脑桥排尿中枢对这个系统进行控制，同时又接收来自高级中枢的神经输入，尤其是来源于额叶内侧的神经冲动。因此，脊髓-脑干-脊髓排尿反射通路的任何部位受损，都将导致储尿和排尿功能障碍[2,3]。神经源性下尿路功能障碍的类型及病理生理取决于神经系统病变的部位、程度和演变。

1. 脑桥上病变[4-7]　脑桥上病变由于损伤了大脑的抑制中枢，无法抑制储尿期的膀胱传入信号，往往出现逼尿肌过度活动（DO），临床上多表现为尿失禁；由于脑桥排尿中枢是完整的，逼尿肌-括约肌协同性通常正常，很少出现排尿困难，因此对上尿路的损害较小。常见的脑桥上病变的原因是脑卒中、帕金森病和痴呆等。

2. 脑桥病变[8]　脑桥被盖背侧是排尿中枢（PMC）的位置。发生在这个水平的病变比较罕见，可以导致DO和逼尿肌-括约肌协同失调（DSD）。多见于多系统萎缩（MSA）。

3. 骶上的脊髓病变[9-14]

（1）完全骶上脊髓损伤：完全骶上脊髓损伤患者，中枢调控排尿的下行通路被阻断，这种协调膀胱、肠道、括约肌功能的反射通路被破坏。所导致下尿路功能障碍的典型模式是DO及DSD，产生逼尿肌高压、残余尿增加、尿失禁及泌尿系感染等表现，进而导致膀胱输尿管反流、输尿管扩张、肾积水及肾脏瘢痕化等上尿路损害，严重者导致肾功能不全，甚或尿毒症。T₆以上脊髓损伤的另一个特征是，会出现自主神经反射障碍，这可能危及生命。来自膀胱的刺激可以诱发区域血管收缩、出汗甚至严重的高血压。

（2）不完全脊髓损伤：不完全骶上脊髓损伤可以导致不同的膀胱和括约肌功能形式。前索损伤的大多数患者会出现DO，根据损伤的范围和部位的不同也可以出现DSD。例如，协调膀胱和括约肌的传导通路主要位于脊髓的侧柱，如果这些部位受损，就会发生DSD。传递膀胱感觉的通路位于脊髓背柱，如果背柱不受影响，膀胱感觉就不受影响。上尿路损伤的风险取决于个人的不同情况。

4.骶髓损伤[15-18]　骶髓损伤患者根据逼尿肌神经核和阴部神经核损伤情况不同，临床表现也不同。如果逼尿肌神经核损伤而阴部神经核完整，表现为逼尿肌松弛或无反射、膀胱容量增大且压力低，由于外括约肌痉挛，从而导致尿潴留，这类患者对上尿路损害相对较小，出现尿失禁情况也少。如果阴部神经核损伤而逼尿肌神经核完整，则表现为括约肌松弛、DO或者膀胱痉挛、膀胱容量降低，由于膀胱出口阻力较低，很少引起上尿路损害，但尿失禁症状比较严重。如果逼尿肌神经核和阴部神经核同时损伤，则出现混合改变。骶髓病变多见于骶髓发育异常（如骶裂、骶脊膜膨出等）患者，其下尿路病理生理复杂、个体差异很大，除了上述典型改变以外，经常会出现DO及DSD等骶髓上损害的特征，可能与神经发育缺损水平及病变累及水平较高有关；由于病变的长期性，这类患者上尿路损害程度不次于甚或超过骶上脊髓损伤患者。

5.骶髓以下（马尾神经及周围神经）病变[19-22]排尿骶反射中枢受损、或者相关外周神经受损，均可累及支配膀胱的交感和副交感神经，或同时累及支配尿道括约肌的神经，导致逼尿肌反射及收缩力减弱或消失和（或）尿道内外括约肌控尿能力减低，出现排尿困难或尿失禁。由于交感下腹神经是通过胸段神经根进入脊髓，所以一些疼痛和（或）膀胱充盈的感觉可以保留。另外，膀胱颈主要由交感神经支配，因此在骶以下损伤中仍能保持一定的功能。如果有广泛的自主神经损伤，膀胱颈则保持开放。

不同水平的神经病变导致的神经源性膀胱病理生理改变具有一定规律性，但并非完全与病变水平相对应。同一水平病变、不同病因、不同患者或同一患者的不同病程，其临床表现和病理生理改变均可能有一定差异。另外，神经源性膀胱患者储尿障碍与排尿障碍常并存，必须从储尿、排尿及其协同性多方面来分析病理生理改变。影像尿动力学是揭示神经源性膀胱患者下尿路及上尿路病理生理改变及其规律性的准确方法、"金标准"，也是分类的基础。

推荐意见	推荐等级	证据级别
神经源性膀胱临床症状及严重程度的差异性并不总是与神经系统病变的严重程度及部位相一致，因此，不能单纯根据神经系统原发病变的类型、程度和水平来臆断膀胱尿道功能障碍的类型	推荐	2b
影像尿动力学是揭示神经源性膀胱患者下/上尿路病理生理改变及其规律性的准确方法	推荐	2b

参 考 文 献

[1] Panicker JN, et al. Rehabilitation in practice: neurogenic lower urinary tract dysfunction and its management. Clin Rehabil, 2010, 24（7）: 579-589.

[2] Klausner AP, et al. The neurogenic bladder: an update with management strategies for primary care physicians. Med Clin North Am, 2011, 95（1）: 111-120.

[3] Sakakibara R, et al. Neurology and the bladder: how to assess and manage neurogenic bladder dysfunction. With particular references to neural control of micturition. Rinsho Shinkeigaku, 2013, 53（3）: 181-190.

[4] Wang MH, et al. Management of neurogenic bladder in patients with cerebral palsy. J Pediatr Rehabil Med, 2008, 1（2）: 123-125.

[5] Marinkovic SP, et al. Voiding and sexual dysfunction after cerebrovascular accidents. J Urol, 2001, 165（2）: 359-370.

[6] Ransmayr GN, et al. Lower urinary tract symptoms in dementia with Lewy bodies, Parkinson disease, and Alzheimer disease. Neurology, 2008 Jan, 70（4）: 299-303.

[7] 梁国立, 等. 脑桥上神经损伤导致膀胱尿道功能障碍的影像尿动力学特点研究. 中国康复理论与实践, 2010, 16（12）: 1103-1105.

[8] Dusejovská M1, et al. Shy-Drager syndrome. Cas Lek Cesk, 2010, 149（5）: 225-228.

[9] 陈国庆, 等. 骶上脊髓损伤后神经源性膀胱的电刺激

治疗. 中国康复理论与实践，2010，16（12）：1117-1120.

[10] Al Taweel W, et al. Neurogenic bladder evaluation and management after spinal cord injury: Current practice among urologists working in Saudi Arabia. Urol Ann, 2011, 3（1）: 24-28.

[11] Samson G, et al. Neurogenic bladder in spinal cord injury. Phys Med Rehabil Clin N Am, 2007, 18（2）: 255-274.

[12] Ku JH. The management of neurogenic bladder and quality of life in spinal cord injury. BJU Int, 2006, 98（4）: 739-745.

[13] Chen YC, et al. The therapeutic effects of repeated detrusor injections between 200 or 300 units of onabotulinumtoxinA in chronic spinal cord injured patients. Neurourol Urodyn, 2014 Jan, 33（1）: 129-134.

[14] Rovner E, et al. Onabotu linumtoxinA improves urodynamic outcomes in patients with neurogenic detrusor overactivity. Neurourol Urodyn, 2013 Nov, 32（8）: 1109-1115.

[15] Frimberger D, et al. The current management of the neurogenic bladder in children with spina bifida. Pediatr Clin North Am, 2012, 59（4）: 757-767.

[16] Mourtzinos A, et al. Management goals for the spina bifida neurogenic bladder: a review from infancy to adulthood. Urol Clin North Am, 2010, 37（4）: 527-535.

[17] de Jong TP, et al. Treatment of the neurogenic bladder in spina bifida. Pediatr Nephrol, 2008, 23（6）: 889-896.

[18] Madersbacher H. Neurogenic bladder dysfunctionin patients with myelomeningocele. Curr Opin Urol, 2002, 12（6）: 469-472.

[19] Damphousse M, et al. Bladder deformations in neurogenic bladder secondary to cauda equina or conus medullaris lesion. Prog Urol, 2010, 20（6）: 450-457.

[20] Koubaa S, et al. Neurogenic bladder in diabetes mellitus. Tunis Med, 2009, 87（4）: 279-282.

[21] 吴娟，等. 骶髓下脊髓损伤患者尿动力学特点与处理. 中国康复理论与实践，2011，17（7）：685-687.

[22] Kelleher CJ, et al. A new questionnaire to assess the quality of life of urinary incontinent women. Br J Obstet Gy-naecol, 1997, 104: 1374-1379.

二、分期和分级系统

神经源性膀胱分类标准应包含以下内容：①以尿流动力学结果作为分类基础；②反映临床症状；③反映相应的神经系统病变；④全面反映下尿路及上尿路的功能状态。

目前尚无理想统一的神经源性膀胱分类方法。国际尿控协会（ICS）将下尿路功能障碍分为储尿期和排尿期两部分描述，并基于尿流动力学检查结果针对患者储尿期和排尿期的功能提出一个分类系统（表9-1），该分类可以较好地反映下尿路功能（膀胱/尿道）功能及临床症状[1-4]。

表9-1　ICS下尿路功能障碍分类

储尿期	排尿期
膀胱功能	膀胱功能
逼尿肌活动性	逼尿肌收缩性
正常或稳定	正常
逼尿肌过度活动	逼尿肌收缩力低下
特发性	逼尿肌无收缩
神经源性	尿道功能
膀胱感觉	正常
正常	尿道梗阻
增强或过度敏感	尿道过度活动
减弱或感觉低下	机械梗阻
缺失	
非特异性	
膀胱容量	
正常	
高	
低	
顺应性	
正常	
高	
低	
尿道功能	
正常	
功能不全	

Madersbacher[5]根据神经损伤部位、充盈及排尿阶段膀胱逼尿肌和尿道外括约肌的功能状态，提出了一个分类图（图9-1），描述了多种神经源性膀胱的类型，是对下尿路病理生理改变的直观描述与总结。

但是，上述两种分类都没有反映上尿路状态，廖利民在既往下尿路功能障碍分类方法的基础上，提出了一种包含上尿路功能状态的神经源性膀胱患者全尿路功能障碍的新分类方法（表9-2）[6-10]，其中对肾盂输尿管积水扩张提出了新的分度标准。此分类方法被推荐用来评估、描述、记录上尿路及下尿路的病理生理变化[11]，为制订治疗方案提供更全面、科学及客观的基础。

表9-2　廖氏神经源性膀胱患者全尿路功能障碍分类方法

下尿路功能		上尿路功能
储尿期	排尿期	
膀胱功能	膀胱功能	膀胱输尿管反流
逼尿肌活动性	逼尿肌收缩性	无
正常	正常	有：单侧（左、右），双侧
过度活动	收缩力低下	程度分级
	无收缩	Ⅰ
膀胱感觉		Ⅱ
正常	尿道功能	Ⅲ
增加或过敏	正常	Ⅳ
减退或感觉低下	梗阻	Ⅴ
缺失	功能性梗阻（尿道过度活动）	
	逼尿肌-尿道外括约肌协同失调	肾盂输尿管积水扩张
逼尿肌漏尿点压力	逼尿肌-膀胱颈协同失调	无
≥40 cmH₂O	括约肌过度活动	有：单侧（左、右），双侧
<40 cmH₂O	括约肌松弛障碍	程度分度
	机械梗阻	1
膀胱容量		2
正常（300～500 ml）		3
增大（>500 ml）		4
减小（<300 ml）		
安全膀胱容量		膀胱壁段输尿管梗阻
		无
膀胱顺应性		梗阻：单侧（左、右），双侧
正常（20～40 ml/cmH₂O）		
增高（>40 ml/cmH₂O）		肾功能
降低（<20 ml/cmH₂O）		正常
		GFR≥50 ml/min，左肾、右肾
尿道功能		肾功能不全
正常		GFR<50 ml/min，左肾、右肾
括约肌无收缩		代偿期：
功能不全		GFR，左、右肾；血肌酐<132.6 μmol/L
膀胱颈（内括约肌）		失代偿期：
外括约肌		GFR，左、右肾；血肌酐≥132.6 μmol/L

注：1 cmH₂O＝0.098 kPa

表9-2下尿路功能部分同原ICS标准保持一致。对膀胱输尿管反流的分级参照国际反流分级标准[12]：Ⅰ级：反流至不扩张的输尿管；Ⅱ级：反流至不扩张的肾盂肾盏；Ⅲ级：输尿管、肾盂肾盏轻中度扩张，杯口变钝；Ⅳ级：中度输尿管纤曲和肾盂肾盏扩张；Ⅴ级：输尿管、肾盂肾盏重度扩张，乳头消失，输尿管纤曲。但是许多神经源性膀胱患者并无膀胱输尿管反流存在，却经常出现肾盂肾盏积水扩张和输尿管纤曲扩张；廖利民依据磁共振尿路造影（MRU）检查，新提出了肾盂输尿管积水扩张分度标准[6-9]。1度：MRU示中央肾复合体轻度分离，输尿管轻度扩张（直径<7 mm）。2度：MRU示肾盂进一步扩张，少数肾盏可视化，输尿管扩张（直径<10 mm）。3度：MRU示肾盂扩张，液体充满全部肾盏，覆盏肾实质变薄（肾实质估计丢失<50%），输尿管纤曲，直径<15 mm。4度：MRU示肾盂重度扩张，液体充满全部肾盏，覆盏肾实质变薄（肾实质估计丢失≥50%），输尿管严重纤曲，直径≥15 mm。上述肾盂输尿管积水扩张经常源自膀胱壁增厚导致的壁段输尿管狭窄梗阻。此方法最后对患者肾功能的损害程度也进行了分类

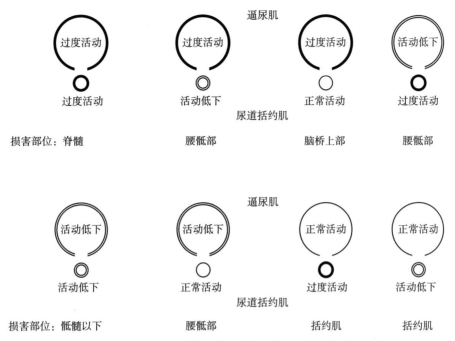

图9-1 Madersbacher典型神经病变所致下尿路功能障碍类型

推荐意见	推荐等级	证据级别
尿流动力学检查作为神经源性膀胱的分类基础，能够阐明下尿路病理生理的变化，为制订和调整治疗方案、随访治疗结果提供客观依据；其中影像尿流动力学检查具有极高的临床价值	推荐	2b
神经源性膀胱患者下尿路功能障碍可导致上尿路损害，必须明确上尿路病理生理状态。保护上尿路功能是贯穿神经源性膀胱患者诊断、治疗与随访整个过程的主线	推荐	2a
神经源性膀胱患者下尿路功能障碍的分类方法可采用Madersbacher及ICS分类方法，上尿路及下尿路功能障碍的分类方法可采用廖氏神经源性膀胱患者全尿路功能障碍的新分类方法	推荐	3

参 考 文 献

[1] Walsh PC, et al. Campbell's Urology. Philadephia, WB Saunders, 2002: 931-1026.

[2] Abrams P, et al. ICS standardisation of terminology of lower urinary tract function. Scand J Urol Nephrol, 1988, Supp114: 5-19.

[3] Abrams P, et al. ICS 6th report on the standardisation of terminology of lower urinary tract function. Neurourol Urodyn, 1992, 11: 593-603.

[4] Andersen JT, et al. ICS 7th report on the standardisation of terminology of lower urinary tract function lower urinary tract rehabilitation techniques. Neurourol Urodyn, 1992, 11: 593-603.

[5] Madersbacher H. The various types of neurogenic bladder dysfunction: an update of current therapeutic concepts. Paraplegia, 1990, 28 (4): 217-229.

[6] 廖利民. 神经源性膀胱尿路功能障碍的全面分类建议. 中国康复理论与实践, 2010, 16 (12): 1101-1102.

[7] 廖利民. 尿动力学. 北京: 人民军医出版社, 2012: 298-307.

[8] Liao L, et al. New grading system for upper urinary tract dilation using magnetic resonance urography in patients with neurogenic bladder. BMC Urol, 2014, 14: 38.

[9] Liao L. A new comprehensive classification system for both lower and upper urinary tract dysfunction in patients with neurogenic bladder. Urol Int, 2015, 94 (2): 244-248.

[10] 廖利民. 神经源性膀胱患者上/下尿路功能障碍的全面分类标准. 中华泌尿外科杂志, 2015, 36 (2): 84-86.

[11] Kavanagh A, et al. Canadian Urological Association guideline for the diagnosis, management, and surveillance of neurogenic lower urinary tract dysfunction. Can Urol Assoc J, 2019, Epub ahead of print. http://dx. doi. org/10. 5489/cuaj. 5912.

[12] Duckett JW, et al. A plea for standardized grading of vesicoureteral reflux. Eur Urol, 1982, 8 (2): 74-77.

三、诊断

神经源性膀胱的早期诊断和客观评估非常重要，

只有早期诊断才能尽早及时治疗，防止并发症的产生与进展。神经源性下尿路功能障碍的出现有时可能并不伴随神经系统症状，但却仍然提示有神经系统病变存在的可能[1-3]。早期诊断及治疗，能有效避免不可逆的下尿路、甚至上尿路病变的发生与进展。神经源性膀胱的诊断主要包括3个方面[3-8]。①原发神经病变的诊断：即对于导致膀胱尿道功能障碍的神经系统病变的性质、部位、程度、范围、病程等做出评估，应通过神经系统疾病相关的病史、体格检查、影像学检查和神经电生理检查明确，必要时请神经科医师协助诊断。②下尿路和上尿路功能障碍及泌尿系并发症的诊断：如下尿路功能障碍的类型、程度、是否合并泌尿系感染、结石、肿瘤，是否合并肾积水、输尿管扩张纡曲、膀胱输尿管反流等上尿路损害。应从相应的病史、体格检查、实验室检查、尿动力学检查和影像学检查、膀胱尿道镜加以明确。③其他相关器官、系统功能障碍的诊断：如是否合并性功能障碍、盆腔脏器脱垂、便秘或大便失禁等，应通过病史、体格检查、实验室检查、影像学检查加以明确。

在进行任何侵入性检查之前，必须进行详尽的病史采集与全面的体格检查。对于怀疑神经源性膀胱的患者而言，必须在侵入性检查之前完成病史采集、排尿日记及体格检查，这些初诊资料对于长期的治疗及随访很有必要。

1.病史[3-10] 详尽的病史采集是诊断神经源性膀胱的首要步骤。大多数患者在就诊时已经知道自己患有神经系统疾病，神经源性膀胱的病因、病理生理及分类已在上文做了较为详细的阐述，除此之外还应询问患者的生活方式、生活质量等内容。

（1）遗传性及先天性疾病病史：如脊柱裂、脊髓脊膜膨出等发育异常疾病。

（2）代谢性疾病病史：如糖尿病病史，注意询问血糖治疗及控制情况，是否合并糖尿病周围神经病变、糖尿病视网膜病变等并发症。

（3）神经系统疾病病史：如带状疱疹、吉兰-巴雷综合征、多发性硬化症、老年性痴呆、帕金森病、脑血管意外、颅内肿瘤、脊柱脊髓肿瘤、腰椎间盘突出症等病史。

（4）外伤史：应详细询问自出生至就诊时外伤（尤其是脊髓损伤）的时间、部位、方式，伤后排尿情况及处理方式等。

（5）既往治疗史：特别是用药史、相关手术史，如神经系统手术史、泌尿系统手术史、盆腔及盆底手术史、抗尿失禁手术史等。

（6）生活方式及生活质量的调查：了解吸烟、饮酒、药物成瘾等情况，评估下尿路功能障碍对生活质量的干扰程度等。

（7）尿路感染病史：应询问感染发生的频率、治疗方法及疗效。

（8）女性还应询问月经及婚育史：初潮年龄可能提示代谢相关疾病。

2.症状[3-10]

（1）泌尿生殖系统症状

1）下尿路症状（LUTS）：症状开始出现的时间非常重要，可为分析与神经系统疾病的因果关系提供依据。LUTS包括储尿期症状、排尿期症状和排尿后症状。储尿期症状包括尿急、尿频、夜尿、尿失禁、遗尿等；排尿期症状包括排尿困难、膀胱排空不全、尿潴留、尿痛等；排尿后症状包括尿后滴沥等。上述症状推荐以排尿日记形式加以记录。

2）膀胱感觉异常：如有无异常的膀胱充盈感及尿意等。

3）泌尿系统管理方式的调查：如腹压排尿、叩击排尿、挤压排尿、自行漏尿、间歇导尿、长期留置导尿管、留置膀胱造瘘管等。

4）性功能障碍症状：生殖器有无缺损；生殖器区域敏感性；男性注意是否存在勃起功能障碍、性高潮异常、射精异常等，女性注意是否存在性欲减退、性交困难等。

5）其他：如腰痛、盆底疼痛、血尿、脓尿等。

（2）肠道症状：频繁排便、便秘或大便失禁；直肠感觉异常、里急后重感；排便习惯改变等。

（3）神经系统症状：包括神经系统原发病起始期、进展期及治疗后的症状，包括肢体感觉和运动障碍、肢体痉挛、自主神经反射亢进、精神症状及理解力等。

（4）其他症状：如发热，以及血压增高等自主神经功能障碍症状。

3.体格检查[3-10]

（1）一般体格检查：注意患者精神状态、意识、认知、步态、生命体征等。重要的认知功能障碍和记忆混乱与异常排尿行为密切相关。了解患者的精神状态、意识和智力、运动功能状态等有助于制订治疗策略。

（2）泌尿及生殖系统检查：所有怀疑神经源性膀胱的患者均应进行标准的、完整的泌尿系统体格检查，包括肾脏、输尿管、膀胱、尿道、外生殖器等的常规体检，还要注意腰腹部情况。应常规进行肛门直肠指检，了解肛门括约肌张力和大便嵌塞。女性要注意是否合并盆腔器官脱垂等。男性还要检查前列腺，了解软硬程度和是否有波动，因前列腺炎症和前列腺脓肿在神经功能障碍的男性并非少见，特别是长期留置导尿管的患者。

（3）神经系统检查

1）感觉和运动功能检查：脊髓损伤患者应检查躯体感觉平面、运动平面、脊髓损伤平面，以及上、下肢感觉运动功能和上、下肢关键肌的肌力和肌张力。感觉平面是指身体两侧具有正常感觉功能的最低脊髓节段，感觉检查的必查部分是检查身体两侧各自的28个皮节的关键点。运动平面的概念与此相似，指身体两侧具有正常运动功能的最低脊髓节段。脊髓损伤平面通过如下神经学检查来确定：①检查身体两侧各自28个皮节的关键感觉点；②检查身体两侧各自10个肌节的关键肌。应特别重视会阴及鞍区感觉的检查。脊髓节段的感觉关键点体表分布见图9-2，图9-3。

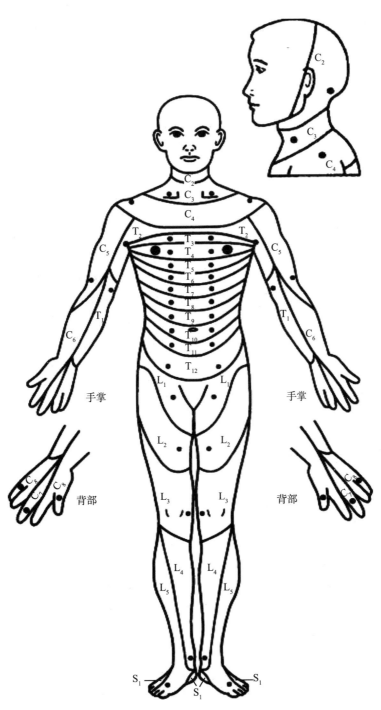

图9-2　脊髓节段的感觉关键点体表分布

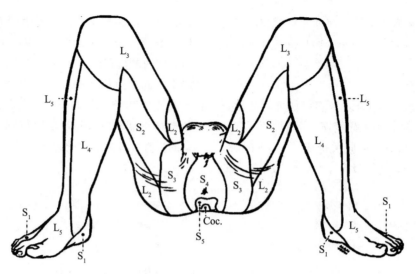

图9-3　脊髓节段的感觉关键点体表分布（会阴、鞍区和下肢）

2）神经反射检查：包括膝腱反射、跟腱反射、提睾肌反射、肛门反射、球海绵体肌反射、各种病理反射（Hoffmann征和Babinski征）等，常用反射所对应的脊髓节段见图9-4。

3）会阴部/鞍区及肛门指检检查：此项检查可以明确双侧$S_2 \sim S_5$节段神经支配的完整性。会阴部/鞍区感觉检查范围从肛门皮肤黏膜交界处至两侧坐骨结节之间，包括肛门黏膜皮肤交界处的感觉，通过肛门指检检查直肠深感觉。运动功能检查是通过肛门指检发现肛门括约肌张力、有无自主收缩。也可进行球海绵体反射检查，即男性挤压阴茎、女性挤压阴蒂，同时将手指置于直肠中感觉肛门括约肌的收缩，可以评估$S_2 \sim S_4$反射弧的完整性。通过针刺肛门皮肤黏膜交界处的方法检查肛门括约肌收缩，可以评估$S_2 \sim S_5$的完整性。提睾反射弧评估的是$L_1 \sim L_2$感觉神经节。不完全性脊髓损伤指在神经损伤平面以下，

包括最低位的骶段保留部分感觉或运动功能；反之，如果最低位的骶段感觉和运动功能完全消失则确定为完全性脊髓损伤。

4.实验室检查[3-6,10-15]

（1）尿常规：可了解尿比重，尿中红细胞、白细胞、蛋白水平，是否存在泌尿系统感染等，并间接反映肾功能状况[3-8]。

（2）肾功能检查[5-14]：鉴于神经源性膀胱患者多数存在肾功能损害的风险，且肾衰竭是威胁此类患者生命的主要并发症，肾功能的检查和监测是神经源性膀胱诊断治疗的重要内容，尤其是存在储尿期膀胱高压的患者[5-6]。廖利民等将上尿路功能评估作为神经源性膀胱分类的重要项目，提出了一种新的分类方法[10-11]。通过血肌酐、尿素氮水平反映总肾功能状况，反映上尿路功能受损程度，通过核素利尿肾动态显像了解分肾功能情况，为进一步拟定治疗方案和合理选择影像学检查提供依据[10-14]。以Cystatin C估算的GFR对慢性肾损害患者的肾功能评估较血清肌酐估算的GFR更为准确，特别是对于横纹肌有萎缩的患者[14]。双侧肾脏的功能损害可能并非均衡和同时发生，此类患者应在必要时进行分侧肾功能检查[5-15]。肾功能异常时患者用药应相应调整药物剂量。

（3）尿细菌学检查：通过检查明确病原菌种类，并根据药敏试验结果选择敏感药物[3-8]。

5.影像学检查

（1）泌尿系统超声：此检查无创、简便易行，通过检查重点了解肾、输尿管、膀胱的形态及残余尿量[3-11]。B型超声可用来评估肾脏及输尿管解剖的许多特征，包括肾脏大小、肾积水、肾皮质厚度、肾畸

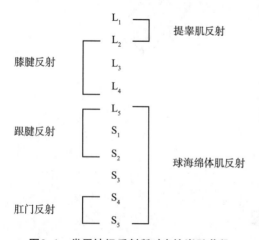

图9-4　常用神经反射所对应的脊髓节段

形、肾结石和肿瘤、输尿管扩张等。在神经源性下尿路障碍患者，检测肾积水及输尿管扩张极其重要，可提示下尿路严重病变，但超声不能辨别功能及器质性梗阻、也不能证实膀胱输尿管反流及其程度，经常需要其他影像学技术进一步明确。超声是一种测定肾积水及输尿管扩张程度、观察病情进展、评估治疗反应的有效工具[3-10,14]。

（2）泌尿系统X线片：可了解有无隐性脊柱裂等腰骶骨发育异常、是否合并泌尿系统结石等[5-10,14]。

（3）静脉尿路造影：这是一个传统的了解肾、输尿管、膀胱形态及分侧肾功能的影像学方法，检查的成功依赖于足够的肾功能，且在肾功能异常时应慎重使用造影剂，以免加重肾损害[5-10,14]。

（4）泌尿系统CT：CT扫描为上尿路解剖提供有用的信息，能够较直观地了解肾皮质厚度、肾盂积水的形态改变、输尿管扩张程度、泌尿系统结石和新生物等。增强扫描能更清楚地显示解剖特征（依赖于肾功能）。与B超和静脉肾盂造影相比，能更清楚地显示上尿路及膀胱形态，了解泌尿系统邻近器官情况，但肾功能异常时应慎重选择增强扫描。螺旋CT泌尿系统三维重建技术可以在冠状面等多个层面非常清晰地完整显示肾脏大小、皮质厚度、肾盂积水形态、输尿管纤曲扩张、壁段输尿管狭窄、膀胱形态等尿路形态变化，并对上尿路积水扩张程度进行分度[3-11]。

（5）磁共振尿路造影（magnetic resonance urography，MRU）：MRU对上尿路的评估与CT相似，该检查无须使用造影剂即在冠状面等多个层面非常清晰完整地显示肾盂积水形态、输尿管纤曲扩张、壁段输尿管狭窄、膀胱形态等尿路形态变化，并对上尿路积水扩张程度进行分度，且不受肾功能影响。泌尿系统MRU检查还可辅助诊断硬脊膜粘连或脊椎手术形成的脊髓拴系综合征[14-18]。当患者体内有心脏起搏器、骨折内固定等金属置入物时禁用。

（6）核素检查：包括肾图、利尿肾图或肾动态检查，可反映分侧肾功能情况，明确肾脏供血状态。利尿肾图可以鉴别上尿路梗阻（如壁段输尿管梗阻）的性质是机械性或动力性梗阻，但检查结果受到利尿药注射时间、水合作用和利尿作用、膀胱是否充盈和膀胱内压力等的影响，当怀疑有上尿路梗阻性疾病时推荐采用利尿肾图联合膀胱引流综合判断[12-14]。

（7）膀胱尿道造影：可以了解膀胱尿道形态、是否存在膀胱输尿管反流、并对反流程度进行分级，是否存在DSD等情况；尿流动力学检查时可同步或非同步行此项检查，即为影像尿流动力学检查[5-10,14]。

6.膀胱尿道镜检查　此检查对神经源性膀胱早期诊断价值不大，镜下所见外括约肌收缩及膀胱颈口的形态并不能真实反映这一复杂结构的功能。但膀胱尿道镜检查可用于下尿路并发症的评估，同样有助于评估尿道及膀胱的解剖学异常。长期留置导尿管或膀胱造瘘管的患者推荐定期行此项检查以除外膀胱肿瘤[3-8]。

7.尿流动力学检查

（1）引言：尿流动力学检查能对下尿路功能状态进行客观定量的评估，是揭示神经源性膀胱患者下尿路功能障碍的病理生理基础的最主要方法，在神经源性膀胱患者的诊疗与随访中具有不可替代的重要位置。患者病史、症状及体检结果是选择尿流动力检查项目的主要依据，鉴于大部分尿流动力学检查项目为有创性检查，因此应当先行排尿日记、自由尿流率、残余尿测定等无创检查项目，然后再进行充盈期膀胱测压、排尿期压力流率测定、肌电图检查、神经电生理检查等有创检查项目[19-26]。影像尿流动力学是证实神经源性膀胱患者上/下尿路功能障碍及其病理生理改变的"金标准"[5-11,22-26]。

在尿流动力学检查过程中，认识和排除由受检者、检查者和仪器设备等因素产生的干扰，对正确分析和解释检查结果具有重要意义[5-11,22-26]。在进行尿流动力学检查之前，患者应当排空大便。鉴于神经源性膀胱患者多合并存在便秘，推荐在检查前晚进行灌肠，以清除直肠内的粪块。如果治疗允许，应停用作用于下尿路的药物48小时以上，如不能停用，必须在判读检查结果时记录分析。对于高位脊髓损伤的患者，检查过程可能诱发自主神经反射亢进，推荐在尿流动力学检查中监测血压。对存在泌尿系统感染高危因素的患者在行尿流动力学检查之前或之后可选择性使用抗生素预防感染[5-11,22-26]。

（2）常用尿流动力学检查项目

1）排尿日记：是一项半客观的检查项目，建议记录2～3天以上以得到可靠的结果[5-11,22-26]。此项检查具有无创性和可重复性。

2）自由尿流率：该检查项目的结果是对下尿路排尿功能状态的客观和综合反应，一般在有创的尿流动力学检查前进行，并重复测定2～3次以得到更加可靠的结果[5-11,22-26]。需要注意的是某些患者无法以正常的体位排尿，可能会影响尿流率检查结果，须在判读时加以考虑。尿流率检查时可能的异常表现包括低尿流率、低排尿量、间断排尿、排尿踌躇、尿流曲线形态非钟形和残余尿增多。

3）残余尿测定：建议在排尿之后即刻通过B超、膀胱容量测定仪及导尿等方法进行残余尿测定，对于神经源性膀胱患者的下尿路功能状态初步判断、治疗策划及随访具有重要价值。携便式超声膀胱容量测定仪使得残余尿量的临床常规、无创测定成为可能，应积极推广[5-11,22-26]。

4）充盈期膀胱压力-容积测定（cystometrogram, CMG）：此项检查是模拟生理状态下的膀胱在充盈和储尿期的压力-容积变化，并以曲线的形式记录下来，能准确记录充盈期膀胱的感觉、膀胱顺应性、逼尿肌稳定性、膀胱容量等指标，同时，也要记录膀胱充盈过程中是否伴随尿急、疼痛、漏尿、自主神经反射亢进等异常现象[18,23-25]。正常膀胱应具有良好的顺应性，在充盈过程中只有很小的膀胱压力改变，即使在诱发条件下也不发生逼尿肌的无抑制性收缩。膀胱顺应性反映的是膀胱容量变化与逼尿肌压力变化之间的关系，其计算公式为$\triangle V/\triangle P_{det}$，单位为$ml/cmH_2O$。检查前应排空膀胱，充盈膀胱速率应与生理状况相似，最好是以10ml/min或更慢的速度充盈膀胱，充盈膀胱所用的盐水应加热至体温。过快或者用室温盐水充盈膀胱会刺激膀胱，影响检查结果的准确性。正常膀胱顺应性的标准值很难建立，有学者建议正常成年人膀胱顺应性的参考值为20～40ml/cmH_2O。实际膀胱充盈压可能比顺应性的计算更有价值，原因是膀胱顺应性变化较大，其值主要取决于如何确定计算顺应性时膀胱充盈的起始和终止这2个点，以及相对应的压力和容量值，如果顺应性的定义被过分简化，则会出现潜在的错误结论[25-29]。

5）漏尿点压测定

①逼尿肌漏尿点压（detruser leak point pressure, DLPP）：测定DLPP是指在无逼尿肌自主收缩及腹压增高的前提下，膀胱充盈过程中出现漏尿时的最小逼尿肌压力，可用以预测上尿路损害危险，当DLPP≥40cmH_2O时上尿路发生继发性损害的风险显著增加[20-30]。在无逼尿肌自主收缩及腹压改变的前提下，灌注过程中逼尿肌压力达到40cmH_2O时的膀胱容量称为相对安全膀胱容量。严重的膀胱输尿管反流可缓冲膀胱压力，这种情况下，若反流出现在逼尿肌压力达到40cmH_2O之前，则相对安全膀胱容量为开始出现反流时的膀胱容量。因此将DLPP≥40cmH_2O作为上尿路损害的危险因素，其在神经源性膀胱的处理中具有重要意义，为必须获得的尿流动力学参数。然而，近来有研究认为DLPP对于预测上尿路或膀胱继发性损害的价值尚需进一步研究[20-30]。

②腹压漏尿点压（abdominal leak point pressure, ALPP）：测定ALPP指腹压增加至出现漏尿时的膀胱腔内压力，主要反映尿道括约肌对抗腹压增加的能力，该指标在部分由于尿道括约肌去神经支配所致的压力性尿失禁患者中具有意义[20-31]。

6）压力-流率测定（pressure flow study, PFS）：该检查反映了逼尿肌与尿道括约肌的功能及协同状况，是两者在排尿过程中的共同作用的结果[20-31]，主要用来确定患者是否存在膀胱出口梗阻（BOO），特别是有无机械性或解剖性因素所致的BOO。然而，大部分神经源性膀胱患者的BOO类型为功能性梗阻，如逼尿肌-尿道括约肌协同失调（DSD）、尿道括约肌松弛障碍、膀胱颈松弛障碍等，因此，此项检查在神经源性膀胱患者应与括约肌肌电图（EMG）检查或影像学检查联合同步进行，才能更正确地诊断功能性BOO，更具有临床意义。

7）肌电图（EMG）检查：用以记录尿道外括约肌、尿道旁横纹肌、肛门括约肌或盆底横纹肌的肌电活动，间接评估上述肌肉的功能状态。尿流动力学检查中的EMG一般采用募集电位肌电图，通常使用肛门括约肌贴片电极记录EMG，反映整块肌肉的收缩和舒张状态。检查时常规同步进行充盈期膀胱测压或压力-流率测定，可反映逼尿肌压力变化与尿道外括约肌活动的关系、排尿期逼尿肌收缩与外括约肌活动的协调性，对于诊断DSD有重要价值。同心圆针电极肌电图仅在特殊情况时使用。更精细的肌电图检查如运动单位肌电图、单纤维肌电图等，更多应用于神经生理方面的研究[29-31]。

8）尿道压力测定：可分为尿道压力分布图描记（urethral pressure profile, UPP）及定点尿道压力测量，UPP是测量和描记压力沿后尿道的分布，此项检查主要用以测定储尿期尿道控制尿液的能力，反映的是尿道括约肌的状态，以及尿道有无瘢痕狭窄等[31-33]。而位于膜部尿道的定点尿道压力测量、即膀胱压力-尿道压力-EMG联合测定对于诊断DSD具有重要价值。但是影响尿道压力测定的因素较多，尿道各个部位及尿道壁和尿道括约肌复合体的各种组织成分对于控尿的作用仍不十分清楚，测定方法也存在一些缺点，因此对尿道压力测定结果的解读及意义有待进一步研究[32-34]。

9）影像尿流动力学检查（video urodynamics, VUDS）此项检查是将充盈期膀胱测压、压力-流率测定等尿流动力学检查与X线片或B型超声等影像学检查相结合，结合的形式可以是完全同步或非同步两种。影像尿流动力检查，特别是结合X线片的影像尿流动力检查是目前诊断逼尿肌－尿道外括约肌协同失调（DESD）、逼尿肌－膀胱颈协同失调（DBND），判断膀胱输尿管反流（VUR）和漏尿点压力等神经源性膀胱患者上/下尿路病理生理改变最准确的方法[34,35]。在膀胱充盈和储尿过程中观察VUR及发生反流时的压力变化是该检查项目的重要内容，VUSD可以对反流程度进行分级、也可分为高压反流与低压反流。VUDS对漏尿的观察也很灵敏，对DLPP和ALPP的判断更加简便。DLPP≥40cmH$_2$O是上尿路损毁的危险因素，根据DLPP及VUR发生前的膀胱容积可确定安全膀胱容积。在排尿阶段，在高压－低流状态下，影像尿流动力检查可以更精确地确定梗阻部位，可以直观地观察到排尿时括约肌的活动，尤其在EMG检查效果不佳或不能明确诊断的情况下判断DESD及DBND[35,36]。同时还可以观察膀胱形态异常、后尿道形态变化和膀胱尿道结石等重要病变和病理生理改变。推荐有条件的医院针对神经源性膀胱患者积极开展影像尿流动力检查。

10）膀胱诱发试验：为确定有无逼尿肌反射存在，以及鉴别神经损伤平面位于上位神经元还是下位神经元，可在充盈期膀胱测压过程中行诱发试验。逼尿肌过度活动往往可以通过增加腹压、改变体位、快速灌注刺激性介质、注射拟胆碱药物等方式诱发出来。

①冰水试验（Ice water test，IWT）：这一试验是在充盈期膀胱测压过程中应用冰盐水快速灌注膀胱，以诱发逼尿肌收缩的出现。IWT在鉴别神经损伤位于上神经元还是下神经元，判断膀胱感觉功能，增加DO的检出率方面有一定的价值。逼尿肌反射弧完整的上位神经元损伤患者IWT可以诱发出逼尿肌收缩，但结果存在假阳性和假阴性的可能，应结合其他检查项目对结果进行解释[37,38]。

②氯贝胆碱超敏试验（Bethanechol supersensitivity test，BST）：该试验的原理是基于一种观察到的现象，即当一种机体组织结构存在去神经损伤时，该组织对来自于损伤的神经系统所传递的神经递质具有增高的敏感性。对于逼尿肌而言，其副交感神经的递质为乙酰胆碱，因此，皮下注射拟乙酰胆碱药物（如氯贝胆碱），可诱发逼尿肌的收缩，从而证实膀胱支配神经的受损。BST可用来鉴别神经源性和非神经源性逼尿肌无反射，BST阳性结果通常提示神经源性逼尿肌无反射。但此试验具有局限性，结果应综合其他检查结果进行解释[39,40]。此外，BST阳性对于预测口

服氯贝胆碱的治疗效果具有一定意义。

8.神经电生理检查

（1）引言：神经电生理检查是神经系统物理检查的延伸，目前已有专门针对下尿路、盆底感觉和运动功能的神经通路的电生理学检查，对神经源性膀胱患者的膀胱和盆底功能障碍进行评估，为治疗方案的制订和患者的预后判断提供参考。

（2）神经电生理学检查：下尿路及盆底神经电生理检查项目有尿道括约肌或肛门括约肌肌电图、阴部神经传导速率、球海绵体反射潜伏期、阴部神经体感诱发电位等[39-43]。

1）球海绵体反射（bulbocavernosus reflex，BCR）：BCR是通过电刺激阴茎或阴蒂神经，记录球海绵体肌在刺激后的电位变化（女性患者以肛门括约肌电位变化为参考），测定其潜伏期[39-43]。该检查主要用于评估下运动神经元损伤患者S$_2$～S$_4$阴部神经反射弧的完整性。然而，目前国内外健康人群BCR潜伏期尚无统一标准，但通常认为典型均值为33毫秒。若所测患者的BCR潜伏期超过均值±2.5～3倍标准差或波形未引出可判断为异常。BCR潜伏期在正常范围并不能排除骶髓反射弧轴突存在损伤的可能性。脊髓栓系综合征和骶髓上脊髓损伤患者的BCR潜伏期经常可缩短。

2）阴部神经体感诱发电位（pudendal somatosensory evoked potential，PSEP）：PSEP是检测脉冲刺激通过阴茎背神经（或阴蒂神经）、阴部神经沿脊髓传导至大脑皮质的速度，从阴部神经刺激点到大脑皮质整个传导通路上存在损害，可以导致诱发电位波峰、潜伏期、波幅的变化。它反映了神经冲动沿阴部神经传入纤维到达骶髓后，沿脊髓上行传导到大脑皮质通路的完整性[40-44]。目前，国内外健康人群SEP潜伏期尚无统一标准，典型值为39毫秒，延长或缺失可判断为异常。

3）阴部神经运动诱发电位（Motor evoked potential，MEP）：测定从大脑皮质沿脊髓下传到盆底部的运动传导通路的完整性，从大脑皮质到盆底整个传导通路上的损害，都可以导致诱发电位波峰、潜伏期、波幅的变化。目前国内外健康人群阴部神经运动诱发电位潜伏期尚无统一标准。

4）阴部神经传导测定（nerve conduction studies）：包括运动传导和感觉传导的测定。尽管神经传导测定在下尿路神经病变的数据较少，但此技术对于鉴别膀胱病变的神经缺陷方面是有价值的。

①运动神经传导（motor nerve conduction，

MNC）：使用特殊的St Mark阴部神经电极，示指尖端为刺激电极，示指末端为记录电极，测定运动动作电位的潜伏期及波幅。潜伏期正常小于5毫秒，多为2毫秒，波幅为1mV，延长或缺失为异常。

② 感觉神经传导（sensory nerve conduction，SNC）：使用2对贴片电极，刺激电极贴于阴茎尖端，记录电极贴于阴茎根部，可测定感觉电位传导的潜伏期、波幅及传导速度。典型潜伏期为1.5毫秒，波幅为5μV，传导速度为40ms/s，延长或缺失为异常。

5）自主神经反应测定

① 副交感神经：使用特定的气囊尿管环形刺激电极及肛塞记录电极，刺激膀胱颈或尿道黏膜，记录肛门应答，可测定副交感反应的潜伏期。刺激后感觉电位的典型潜伏期为55～70毫秒。延长或缺失为异常。

② 交感神经：皮肤交感反应（skin sympathetic response，SSR），使用贴于阴茎或阴蒂的表面记录电极，刺激手掌正中神经，在阴茎或阴蒂记录应答，可测定交感反应的潜伏期与波幅。刺激后SSR的典型潜伏期为1.5秒、波幅为2～3mV。延长或缺失为异常。SSR是人体在接受引起神经电活动的刺激之后出现的皮肤反射型电位，可由外源性和内源性刺激诱发产生。SSR可以评估下尿路相关交感功能的完整性，下尿路传入冲动在唤醒主观尿意感觉的同时能诱发SSR，其可作为判断膀胱感觉的指标，有助于判断膀胱颈功能的健全与否，以及是否存在协同失调。

推荐意见	推荐等级	证据级别
病史采集		
必须进行详细的病史采集，注意泌尿系统、肠道、神经系统及性功能的既往史与现病史。特别注意疼痛、感染、血尿、发热等可提示特异性诊断的症状	推荐	4
体格检查		
制订下一步检查计划时应考虑患者是否有身体缺陷	推荐	4
尽可能详细进行神经系统检查，尤其是阴部/鞍区的感觉及反射。详细检查肛门直肠的感觉与收缩功能，以及盆底功能	推荐	3
辅助检查		
尿常规、肾功能、尿细菌学检查、泌尿系统超声、泌尿系统X线片、膀胱尿道造影检查	推荐	3

续表

推荐意见	推荐等级	证据级别
下尿路及盆底电生理检查，尽力寻找神经病变或缺陷的直接证据	推荐	3
上尿路MRU或CT三维重建成像，可以明确肾盂输尿管积水扩张程度及纡曲状态	推荐	3
尿动力学检查		
排尿日记	推荐	3
尿流率及残余尿等非侵入性检查必须安排在侵入性检查之前	推荐	3
对于接受侵入性尿动力学检查的患者，影像尿流动力学检查是诊断评估神经源性膀胱上/下尿路功能障碍的"金标准"；推荐开展以X线造影液为介质的同步充盈期膀胱压力-容积-肌电图测定及排尿期压力-流率-肌电图测定	推荐	3
充盈期膀胱压力-容积测定时，充盈膀胱速率应与生理状况相似（推荐速率为10ml/min），充盈膀胱所用盐水应加热至体温	推荐	4

参 考 文 献

［1］Watanabe T，et al. High incidence of occult neurogenic bladder dysfunction in neurologically intact patients with thoracolumbar spinal injuries. J Urol，1998，159（3）：985-988.

［2］Husmann DA. Mortality following ugmentation cystoplasty：A transitional urologist's viewpoint. J Pediatr Urol，2017 http：//www.ncbi.nlm.nih.gov/pubmed/28645552.

［3］Panicker JN，et al. Lower urinary tract dysfunction in the neurological patient：clinical assessment and management. Lancet Neurol，2015，14：720 http：//www.ncbi.nlm.nih.gov/pubmed/26067125.

［4］Jayawardena V，et al. Significance of bacteriuria in neurogenic bladder. J Spinal Cord Med，2004，27（2）：1020105.

［5］Pannek J，et al. The European Association of Urology（EAU）Neuro-Urology Guidelines（2018）. http：//www.uroweb.org/guideline/neuro-urology/.

［6］廖利民，等. 神经源性膀胱诊断治疗指南. 见：那彦群，叶章群，孙光主编：中国泌尿外科疾病诊断治疗指南，北京：人民卫生出版社，2014：370-409.

［7］Kaufmann A，et al. Diagnosis of neurogenic bladder dysfunction. Urologe A，2012，51（2）：168-178.

［8］Getinel B，et al. Risk factors predicting upper urinary

tract deterioration in patients with spinal cord injury: A retrospective study. Neurourol Urodyn, 2017, 36: 653.

[9] Podnar S, et al. Protocol for clinical neurophysiologic examination of the pelvic floor. Neurourol Urodyn, 2001, 20: 669.

[10] 廖利民. 神经源性膀胱患者上/下尿路功能障碍的全面分类标准. 中华泌尿外科杂志, 2015, 36 (2): 8486.

[11] Liao L. A new comprehensive classification system for both lower and upper urinary tract dysfunction in patients with neurogenic bladder. Urol Int, 2015, 94 (2): 244-248.

[12] 焦先婷, 等. 核素利尿肾动态显像在儿童神经源性膀胱诊断和随访中的应用. 上海交通大学学报, 2014, 34 (5): 710-713.

[13] O'Reilly PH. Diuresis renography. Recent advances and recommended protocols. Br J Urol, 1992, 69 (2): 113-120.

[14] Averbeck MA, et al. Follow-up of the neuro-urological patient: a systematic review. BJU Int, 2015, 115 Suppl 6: 39. http://www.ncbi.nl, .nih.gov/pubmed/25891319.

[15] Dangle PP, et al. Cystatin C-calculated glomerular filtration rate-A marker of early renal dysfunction in patients with neuropathic bladder. Urology, 2017, 100: 213. http://www.ncbi.nlm.nih.gov/pubmed/27542858.

[16] Cole EE, et al. Office urodynamics. Urol Clin N Am, 2005, 32 (3): 353-370.

[17] Papadaki PJ, et al. Investigation of vesicoureteral reflux with colour Doppler sonography in adult patients with spinal cord injury. Eur Radiol, 2002, 12 (2): 366-370.

[18] Shipstone DP, et al. Magnetc resonance urography in patients with neurogenic bladder dysfunction and spinal sysraphism. BJU Int, 2002, 89 (7): 658-664.

[19] Kessler TM. Diagnosis of urinary incontinence. JAMA, 2008, 300: 283 http://www.ncbi.nlm.nih.gov/pubmed/18632541.

[20] Schafer W, et al. Good urodynamic practice: uroflowmetry, filling cystometry, and pressure flow studies. Neurourol Urodyn, 2002, 21: 261 http://www.ncbi.nlm.nih.gov/pubmed/11948720.

[21] Stöhrer M, et al. The standardization of terminology in neurogenic lower urinary tract dysfunction with suggestions for diagnostic procedures. International Continence Society Standardization Committee. Neurourol Urodyn, 1999, 18 (2): 139-158.

[22] Groen J, et al. Summary of European Association of Urology (EAU) Guidelines on Neuro-Urology. Eur Urol, 2015, http://www.ncbi.nlm.nih.gov/pubmed/26304502.

[23] Homma Y, et al. Voiding and incontinence frequencies: variability of diary data and required diary length. Neurourol Urodyn, 2002, 21 (3): 204-209.

[24] Reynard JM, et al. The value of multiple free-flow studies in men with lower Urinary tract symptoms. Br J Urol, 1996, 77 (6): 813-818.

[25] Marks BK, et al. Videourodynamics: indications and technique. Urol Clin North Am, 2014, 41: 383.

[26] 李龙坤, 等. 逼尿肌漏尿点压力在神经源性排尿功能障碍上尿路损害评估中的意义. 中华泌尿外科杂志, 2004, 25 (4): 271-273.

[27] Toppercer A, et al. Compliance of the bladder: an attempt to establish normal values. Urology, 1979, 14: 204.

[28] Nosseir M, et al. Clinical usefulness of urodynamic assessment for maintenance of bladder function in patients with spinal cord injury. Neurourol Urodyn, 2007, 26: 228.

[29] Blaivas JG, et al. Detrusor-external sphincter dyssynergia. J Urol, 1981, 125 (4): 541-544.

[30] Blaivas JG, et al. Detrusor-external sphincter dyssynergia: a detailed EMG study. J Urol, 1981, 125 (4): 545-548.

[31] Weld KJ, et al. Clinical significance of detrusor sphincter dyssynergia type in patients with post-traumatic spinal cord injury. Urology, 2000, 56 (4): 565-568.

[32] 陈真, 等. 女性尿道中静态尿道压力分布特点的研究. 临床泌尿外科杂志, 2013, 28 (3): 189-192.

[33] Braing A, et al. Alpha1-adrenoceptors in Urethral Function. Eur Urol, 1999, 36 (suppl 1): 74-79.

[34] Thind P. The significance of smooth and striated muscles in the sphincter function of the urethra in healthy women. Neurourol Uroldyn, 1995, 14: 585-618.

[35] Marks BK, et al. Videourodynamics: indications and technique. Urol Clin North Am, 2014, 41: 383.

[36] Blaivas JG. Videourodynamic studies. In: Nitti VW, ed. Practical urodynamics. Philadelphia: WB Saunders, 1998: 78-93.

[37] Geirsson G, et al. The ice-water test-a simple and valuable supplement to routine cystometry. Br J Urol, 1993, 71 (6): 681-685.

[38] Petersen T, et al. The ice-water test in detrusor hyper-reflexia and bladder instability. Br J Urol, 1997, 79 (2): 163-167.

[39] Riedl CR, et al. Electromotive administration of intravesical bethanechol and the clinical impact on acontractile detrusor management: introduction of a new test. J Urol, 2000, 164 (6): 2108-2111.

[40] 廖利民. 神经源性膀胱的诊断与治疗现状和进展. 中国康复理论与实践, 2007, 13 (7): 604-606.

[41] Fowler CJ, et al. Clinical neurophysiology. In: Abrams P, Cardozo L, Khoury S, Wein A. eds.

Incontinence. Plymouth（UK）Health Publication Ltd，2002，8b：389-424.

［42］VoduSek DB，et al. The bulbocavernosus dreflex. A single motor neuron study. Brain，1990，113（Pt3）：813-820.

［43］Schmid DM，et al. Urethral evoked sympathetic skin responses and viscerosensory evoked potentials as diagnostic tools to evaluate urogenital autonomic afferent innervation in spinal cord injured patients. J Urol，2004，171（3）：1156-1160.

［44］吴娟，等. 骶髓下脊髓损伤患者尿动力学特点与处理. 中国康复理论与实践，2011，17（7）：685-687.

四、治疗

（一）神经源性膀胱的治疗目标与原则

1.神经源性膀胱的治疗目标[1-4]　①保护上尿路（肾脏）功能；②恢复（或部分恢复）下尿路功能；③改善尿失禁；④提高患者生命质量。其中，首要目标是保护肾脏功能，使患者能够长期生存；次要目标是提高患者生命质量。在治疗策划过程中应进一步考虑以下问题：患者的残疾状况、治疗成本、技术复杂性及可能出现的并发症。

研究已证实脊髓损伤患者的首要致死原因是肾衰竭[5-8]，因此保护上尿路功能至关重要。治疗的黄金法则是：确保逼尿肌压力在储尿期和排尿期均保持在低压安全范围内[1-4]，这将明显降低此类患者源于泌尿系统并发症的致死率。尿失禁的治疗对于患者回归社会非常重要，并直接影响生命质量，生命质量是任何治疗决策中必须考虑的一个重要组成部分[1-4]。

对于在充盈期（DO、低顺应性）或在排尿期（DSD、其他原因引起的膀胱出口梗阻）逼尿肌压力过高的患者，治疗的具体目标是：将一个过度活动的、不稳定的高压膀胱转变成一个被动的低压储尿囊（尽管会导致大量的残余尿），使尿失禁得以控制，然后采用间歇导尿等低压排尿方法来排空膀胱[2]。

2.神经源性膀胱的治疗原则　①首先要积极治疗原发病，在原发的神经系统病变未稳定以前应以非手术治疗为主；②选择治疗方式，选择应遵守先保守后外科的次序，遵循逐渐从无创、微创、再到有创的循序渐进原则；③单纯依据病史、症状和体征、神经系统损害的程度和水平不能明确下尿路功能状态，影像尿流动力学检查对于治疗方案的确定和治疗方式的选择具有重要意义[9-11]。制订治疗方案时要综合考虑患者的性别、年龄、身体状况、社会经济条件、生活环境、文化习俗、宗教习惯、潜在的治疗风险与收益比，在患者及其家属充分讨论后、结合患者个体情况制订个性化治疗方案；④神经源性膀胱患者的病情具有临床进展性，因此治疗后应定期随访，随访应伴随终身，病情进展时应及时调整治疗及随访方案[2]。

个性化的治疗方法应该能控制症状、改善尿流动力学指标、恢复机体功能、提高生命质量、预防或减少并发症。对神经源性膀胱长期恰当的管理是延长患者寿命、回归社会的关键因素。

推荐意见	推荐等级	证据级别
神经源性膀胱治疗的首要目标是保护上尿路/肾脏功能，使患者能够长期生存，次要目标是提高患者生存质量	推荐	3
治疗策略应遵循从无创到有创的循序渐进原则，结合患者综合情况制订适合患者自身的个体化治疗方案	推荐	4
治疗的黄金法则是确保逼尿肌压力在储尿期和排尿期均保持在低压、安全范围内	推荐	2b
神经源性膀胱患者治疗后应定期、终身随访，病情进展时应及时调整治疗及随访方案	推荐	3

参 考 文 献

［1］Samson G，et al. Neurogenic bladder in spinal cord injury. Phys Med Rehabil Clin N Am，2007，18（2）：255-274.

［2］European Association of Urology. Guidelines on neurogenic low urinarytract dysfunction（2012），Website：www. uroweb. org.

［3］Paralyzed Veterans of America. Bladder management for adults with spinal cord injury：a clinical practice guideline for health care providers. J Spinal Cord Med，2006，29（5）：527-573.

［4］Abrams P，et al. Incontinence，3nded. Plymouth，UK，Health Publications Ltd，2005：1059-1145.

［5］Dorsher PT，et al. Neurogenic bladder. Adv Urol. 2012，2012，816274. doi：10. 1155/2012/816274. Epub，2012 Feb 8.

［6］Manack A，et al. Epidemiology and healthcare utilization of neurogenic bladder patients in a US claims database. Neurourol Urodyn，2011，30（3）：395-401.

［7］刘满事. 唐山地震25年截瘫患者死亡原因调查与分析. 伤残医学杂志，2011，9（4）：50-51.

［8］张立国，等. 唐山地震致脊髓损伤患者膀胱远期尿动

力学变化的临床研究. 中国煤炭工业医学杂志, 2010, 13（3）：356-357.

[9] Nosseir M, et al. Clinical usefulness of urodynamic assessment for maintenance of bladder function in patients with spinal cord injury. Neurourol Urodyn, 2007, 26（2）：228-233.

[10] McGuire EJ. Urodynamics of the neurogenic bladder. Urol Clin North Am, 2010, 37（4）：507-516.

[11] Klausner AP, et al. The neurogenic bladder: an update with management strategies for primary care physicians. Med Clin North Am, 2011, 95（1）：111-120.

（二）神经源性膀胱的治疗方法

1.常用的非手术治疗方法 在神经源性膀胱的治疗中，非手术治疗占有十分重要的地位。相对于手术治疗，其侵入性小，价格低廉实用，若使用得当，能够有效延缓神经源性膀胱的进展，改善患者生活质量。

（1）辅助排尿

1）扳机点排尿：通过叩击耻骨上膀胱区、挤压阴茎、牵拉阴毛、摩擦大腿内侧、刺激肛门等，诱发逼尿肌收缩和尿道括约肌松弛排尿。扳机点排尿的本质是刺激诱发骶反射排尿，其前提是具备完整的骶神经反射弧[1]。扳机点排尿并不是一种安全的排尿模式，仅适用于少数骶上脊髓损伤的患者，方案实施前需要运用尿流动力学检查来确定膀胱/尿道的协同性，并在尿流动力检查指导下长期随访，以确保上尿路安全。

2）Crede手法排尿：适合手法辅助排尿的患者群有限，只适用于骶下神经病变患者，故应严格指征，慎重选择，除外已有膀胱输尿管反流的病例。应在尿流动力学检查结果允许（尿道压力较低）的前提下才能施行，并严密随访观察上尿路安全状态。Crede手法排尿法：先触摸胀大的膀胱，将双手置于耻骨联合上方膀胱顶部，由轻到重缓慢地向膀胱体部挤压，将尿液挤出[2]。

3）Valsalva排尿：指排尿时通过Valsalva动作（屏气、收紧腹肌等）增加腹压将尿液挤出[2]。适宜人群同Crede手法排尿，应严格指征慎重选择；同样要在尿流动力学检查结果允许（尿道压力较低）的前提下才能施行，并严密观察上尿路安全状态。

上述3种排尿法仅对部分患者适用。对已经接受尿道括约肌切断术、A型肉毒毒素尿道括约肌注射术等降低膀胱出口阻力治疗的患者，可通过Crede手法和Valsalva法促进排空，通常两法联合使用。由于辅助排尿可能导致膀胱压力超过安全范围，故实施这类辅助排尿前必须通过影像尿流动力学检查明确上尿路功能状态，除外膀胱输尿管反流，以确保其安全性[2,3]。不推荐常规使用此类方法。应用期间必须长期严密随访，影像尿流动力学检查是必要的[4]。该类方法的禁忌证主要包括存在膀胱输尿管反流、膀胱出口梗阻、逼尿肌-括约肌协同失调、肾积水、盆腔器官脱垂、症状性泌尿系感染、合并疝、严重自主神经过反射等。

（2）下尿路康复

1）行为疗法：行为疗法是基于神经系统疾病引起的下尿路功能障碍的现状，而相应做出日常生活习惯的调整，从而使疾病治疗和生命质量得到改善。

①生活习惯调整：应认真记录排尿日志，调整喝水习惯，平衡液体的出入量，避免咖啡、浓茶等可能引起个体膀胱刺激症状的饮品；保证如厕便利，提高患者的自我护理和运动能力；如果药物引起利尿和膀胱功能改变，需改变药物的类型或摄入量。

②膀胱训练：包括定时排尿和提示性排尿。定时排尿是指在规定的时间间隔内排尿，主要适用于由于认知或运动障碍导致尿失禁的患者，同时也是针对大容量、感觉减退膀胱的首选训练方法（例如糖尿病神经源性膀胱）。提示性排尿是指教育患者想排尿时能够请求他人协助，需要第三方的协助方能完成，该方法适用于认知功能良好、但高度依赖他人协助的患者[2,5-7]。

推荐将膀胱训练作为其他治疗方法的辅助。具体膀胱训练方案目前尚无统一定论，应根据患者具体情况决定，在尿流动力学检查的指导下进行。

③盆底肌肉锻炼：盆底肌肉锻炼主要包括Kegels训练和阴道重力锥训练等。对于不完全去神经化的神经源性压力性尿失禁及神经源性DO患者，推荐使用该类方法以增强盆底与括约肌力量，从而改善尿失禁、抑制DO。

2）盆底生物反馈：生物反馈是采用一系列治疗步骤，利用电子仪器准确测定神经，肌肉和自主神经系统的活动，并把这些信号有选择地放大成视觉和听觉信号，反馈给受试者。神经源性膀胱患者可以通过装置建立外部反馈通路，代偿已经受损的内部反馈通路，用可感知信号来反馈提示盆底肌肉活动状态，经过训练提高盆底肌肉和肛提肌强度及功能，从而达到盆底康复和改变排尿习惯的目的[8]。盆底生物反馈可以减少神经源性膀胱患者的药物用量，提高患者的生命质量。

神经源性膀胱患者生物反馈的条件：①有可以测量的生理指标，而且该生理指标功能上应与治疗的目标症状有密切关系；②所选的生理指标可以改变，且变动能通过一种信号被感觉器官所感觉；③患者能够集中注意力，有改变测量指标的能力，如收缩和放松肛门外括约肌；④所涉及的神经系统必须是完整无损的，允许感觉的传入和运动的传出[9]。

操作步骤：①选择正确的治疗体位，一般患者采用斜卧位，以患者的舒适感觉为准；②将传感器插入肛门或阴道内，患者能够通过显示仪看到肌电图的变化；③记录基线，观察肌电图的变化，辅助患者进行正确的训练；④记录完整的资料，评估记录结果，帮助其家庭训练，以达到良好的长期效果[9]。盆底生物反馈也可结合其他盆底锻炼方法，推荐应用肌电图生物反馈指导训练盆底肌，巩固盆底肌训练的效果[10]。

（3）导尿治疗

1）间歇导尿（intermittent catheterization，IC）：间歇导尿的目的：间歇导尿是膀胱训练的一种重要方式，是协助膀胱排空的"金标准"。膀胱间歇性充盈与排空，有助于膀胱反射的恢复，急性脊髓损伤患者尽早开始间歇导尿。间歇导尿包括无菌间歇导尿（sterile IC，SIC）和清洁间歇导尿（clean IC，CIC）。无菌间歇导尿更有助于减少泌尿系统感染和菌尿的发生，急性期脊髓损伤患者宜采用无菌间歇导尿。

间歇导尿的前提条件：对于出现排尿功能障碍的早期脊髓损伤患者，应首先排除泌尿系统器官的损伤（如膀胱破裂、尿道损伤等），在生命体征稳定后，如果不存在间歇导尿禁忌证，应尽早开始间歇导尿。间歇导尿的前提条件包括：①患者有足够安全的膀胱容量，可通过尿流动力学测定确定安全膀胱容量，容量过小或压力过高者应采取药物及外科治疗扩大膀胱容量再进行间歇导尿。②规律饮水，保持24小时尿量1500～2000ml；每4～6小时导尿1次，可以根据导出的尿量进行适当增减，每次导出的尿量以不超过安全膀胱容量为准，在初期可使用B超或膀胱容量测定仪测定膀胱容量，帮助患者确定恰当的导尿时机。③患者病情稳定，不需要抢救、监护治疗或大量的输液治疗。

间歇导尿的禁忌证：①膀胱容积过小、压力过高、顺应性低；②尿道或膀胱损伤（尿道出血、血尿），尿道畸形、狭窄、尿道炎、尿道脓肿、尿道肿瘤等；③并发膀胱颈梗阻、严重前列腺增生症或尿道外括约肌严重痉挛；④严重膀胱输尿管反流和肾积水；⑤盆底肌肉或尿道外括约肌严重痉挛；⑥严重自主神经过反射；⑦严重尿失禁；⑧装有尿道支架或人工假体；⑨有严重出血倾向；⑩由于躯体（上肢功能障碍）或精神方面的原因（如临终关怀的患者）造成尿管插管困难。儿童间歇导尿具有特殊性，见相关部分。

间歇导尿的要点：①选择适当尺寸的导尿管；成人导尿时首选直径12～14F的导尿管（女性可以选用14～16 F）；小于6月龄的儿童，使用直径为5F的导尿管；大于6月龄的儿童导尿时，男性儿童从6～8F开始，女性儿童从8F开始。如果插管过程有任何问题，或发现尿液中含血凝块或碎片（沉渣），提示当前的直径不合适[11]。②充分润滑，亲水涂层可降低插管过程中导尿管表面与尿道黏膜间的摩擦力血尿和尿道损伤等并发症较少[12]。麻醉润滑剂可使患者放松，降低插管难度[11]。③CIC操作方法。清洗双手、清洁会阴及尿道外口，充分润滑尿管，经尿道插管，轻柔操作。缓慢插入导尿管，避免损伤尿道黏膜，完全引流尿液后，轻微按压耻骨上区，同时缓慢拔出导尿管，导尿管完全拔出前夹闭导尿管末端，完全拔出导尿管，防止尿液反流。SIC：按常规无菌导尿术进行。患者自己施行的CIC可称为自家CIC，其为大部分患者采用的方法。部分患者通过训练可完成自家SIC。④对于间歇导尿的患者每年至少应随访1次，随访内容包括体检、实验室检查、泌尿系B超及尿流动力学检查。

CIC导尿管的选择：CIC导尿管种类很多，许多新型材料的出现和设计工艺的改进使导尿管更加便于应用，选择合适的导尿管可减少并发症出现概率。CIC理想导尿管应满足无菌、生物相容性好、柔软易弯曲、由高保形性材料制成、无创伤、即取即用等特点。常见CIC尿管包括：①聚氯乙烯（PVC/塑料）导尿管，其价格相对便宜，但PVC材料质地僵硬，会使患者感觉不适；②聚醚嵌段酰胺（PEBA）导尿管，它是一种不含聚氯乙烯和氯化物的环保材料，它有一系列优势，如抗扭曲和抗剪力，PEBA导尿管的生物相容性优于PVC导尿管；③硅胶导尿管，其生物相容性最好，其特性，如无味、防水、抗氧化、耐高温等，因硅胶硬度较高，在外径相同的情况下，用硅胶制成的导尿管管壁可相对较薄，以提供更大的引流空间；④导管系统或配套组件有可重复使用和一次性使用两种，但必须具备操作简便，尽可能"零接触"插管要求。

2）留置导尿和膀胱造瘘：留置导尿和膀胱造瘘对于神经源性膀胱患者而言，在原发神经系统疾病的急性期，短期留置导尿是安全的；但长期留置导尿或膀胱造瘘均可有较多并发症。长期留置尿管者菌尿（10^5个/ml）比例可高达100%，多种细菌寄生，并具有耐药菌。女性患者可选择长期留置导尿管；不推荐男性患者长期留置导尿管，但可选择性使用膀胱造瘘方法。对长期留置导尿或膀胱造瘘的患者每年至少随访1次，随访内容包括尿流动力检查、肾功能检测、全尿路影像学检查。成人留置导尿推荐使用12～16F全硅胶或硅化处理的导尿管，无菌导尿技术有助于保持闭合引流系统的无菌状态，水囊注水5～10ml固定导尿管、减少球囊对膀胱颈的压迫[13-22]。导尿管应定期更换，硅胶导尿管应为首选，建议2～4周更换1次，乳胶导尿管每1～2周需更换1次。长期卧床的老弱患者可进行留置导尿。

推荐在阻塞或感染发生前定期更换导尿管，不推荐将膀胱灌洗和预防性使用抗生素作为常规控制泌尿系统感染的方法，有症状的泌尿系统感染推荐尽量使用窄谱抗生素治疗。推荐对留置导尿或膀胱造瘘超过10年、严重肉眼血尿、慢性顽固性泌尿系统感染的患者进行膀胱癌的筛查，每年例行膀胱镜检查，应防止由于膀胱挛缩而导致的上尿路积水扩张。

（4）外部集尿器：男性尿失禁患者可选择使用阴茎套和外部集尿器，对于已经接受尿道外括约肌切断术的男性患者推荐使用外部集尿器，但过度肥胖、阴茎萎缩或回缩的患者佩戴外部集尿器会比较困难。为防止乳胶过敏，可选择使用具有自粘功能的硅胶外部集尿器。长期使用外部集尿器会导致菌尿、局部湿疹性皮炎，但其引起泌尿系统感染的风险并不比其他方法高。应定期检查佩戴外部集尿器后是否能够低压排空膀胱，是否有残余尿。通过定期更换器具、维持膀胱低压，良好的卫生护理能够减少合并症的发生[1,10]。

（5）电刺激：利用神经细胞对电刺激的应答来传递外加的人工电信号，通过外电流的作用，使神经源性膀胱患者产生局部的肌肉收缩或松弛。各种电刺激装置必须符合科学性、安全性、适用性及持久性的原则，以确保临床运用的疗效。

尿道括约肌和（或）盆底肌的强烈收缩、肛门舒张、会阴部紧张及身体活动均可反射性抑制排尿[23,24]。然而强烈收缩尿道括约肌和（或）盆底肌的作用机制是受传出神经激活影响的，其余均是由传入神经激活产生的[25]。阴部神经电刺激可对排尿反射及逼尿肌收缩产生强烈抑制作用，这种刺激可能是在脊髓和脊髓以上水平达到兴奋和抑制性输入之间的平

衡[26]，这意味着对于不完全损伤患者将可能有效，但是对于完全损伤患者则无法达到效果[27]。

1）外周临时电刺激：胫神经电刺激和外部临时电刺激（如阴茎/阴蒂或阴道/直肠腔内电刺激）在急性刺激时可抑制神经源性DO[28-30]。两种方法在MS导致的神经源性膀胱患者测试中显示出持续的长期效应（分别为3个月和1年）[30,31]。在MS患者中，将神经肌肉电刺激与盆底肌肉训练及生物反馈相结合可使得下尿路功能障碍的发生率大幅度下降[31]；此外，这种组合治疗方式明显优于单独电刺激治疗。另外，经皮足底电刺激也能增加神经源性膀胱患者的膀胱容量，改善顺应性[32]。

2）膀胱腔内电刺激：膀胱腔内电刺激（IVS）是通过带有刺激电极的尿管插入膀胱内，以生理盐水作为介质刺激逼尿肌，通过逼尿肌与中枢间尚存的传入神经联系通路，诱导膀胱产生排尿感觉，从而继发性增加传出通路神经冲动，促进排尿或提高控尿能力。推荐常用刺激参数为脉冲幅度10mA、周期2毫秒、频率20Hz，每天刺激90分钟，为期至少1周。IVS的适应证为神经源性膀胱感觉减退和（或）逼尿肌收缩力低下的患者。目前对于中枢或外周神经不完全性损伤患者，IVS是唯一既能够改善膀胱感觉功能、又能够促进排尿反射的治疗方法。只有当逼尿肌与大脑皮质之间的传入神经通路完整（至少部分存在），并且逼尿肌尚能收缩时，IVS才可能有效。IVS可增强膀胱灌注时感觉、促进排尿，并有可能修复逼尿肌的神经控制[33-36]。有文献报道对于不完全SCI或脊膜脊髓膨出的患者IVS可增加膀胱容量、改善膀胱顺应性、延迟膀胱充盈感觉[34]。在神经源性逼尿肌收缩无力的患者中，IVS可改善排尿效率、减少残余尿量[36]。研究表明IVS对于外周神经病变患者的疗效最佳，但前提是逼尿肌必须无损伤，并且逼尿肌与大脑之间仍然存在传入连接。同时，刺激电极定位及膀胱充盈程度也是决定疗效的重要参数。膀胱腔内电刺激也可结合膀胱生物反馈，促进患者对膀胱的自我感知[35]。

3）盆底肌电刺激：盆底肌电刺激采用的途径多是经阴道或肛门插入电极，以间歇式电流刺激盆底肌肉群。一般刺激参数为：电流4～10mA，频率20～50Hz，每天治疗2次，共8～12周，其适应证主要用于治疗尿失禁。文献报道，达到增加尿道张力和强化膀胱抑制的最佳状态的电刺激频率分别是20～50Hz和5～10Hz；使用50Hz的经阴道电刺激技术，其膀胱内压在治疗前后未见改变，而功能尿道长度和最大尿道闭合压得到改善。然而，目前临床上

尚无法针对不同类型尿失禁分别施以不同的电刺激频率，从而获得最佳疗效。

盆底肌电刺激治疗可同时做盆底生物反馈[34]。在医院治疗一段时间后，可逐渐改为家庭治疗，向患者讲解家庭生物反馈训练仪的使用方法，使其达到与医院相似的治疗效果[35]。

有研究报道盆底肌电刺激获得的尿失禁治愈率和有效率分别达到34.5%和27.5%，主要表现在初始感觉的膀胱容量和有效膀胱容量的增加，以及尿失禁发生次数的减少[37]。但也有随机、双盲的对照研究发现：对照组和电刺激组患者在满意率、60分钟尿垫测试及尿流动力学参数的差别并未达到显著界值，因而对阴道内电刺激治疗作为单一的治疗手段提出了质疑[38]。盆底肌电刺激的主要副作用为反复操作而可能引发的阴道感染或激惹。

4）外周阴部神经电刺激：挤压阴茎头部可以产生膀胱逼尿肌的抑制现象[39,40]，认为产生膀胱收缩抑制的机制是通过阴部 - 盆神经反射引起的，刺激阴部神经后可以经由β肾上腺素系统激活交感神经，或是激活骶髓的中间神经元（其可释放抑制性神经递质如γ-氨基丁酸、脑啡肽等），从而抑制膀胱收缩。使用方法：在阴部神经的表面分支中，阴茎背神经是最接近皮肤的分支；因此，男性患者将阴极置于其阴茎根部、阳极置于距阴极1cm远处，在女性患者阴极置于阴蒂处、阳极置于耻骨联合处。通常电刺激参数为15Hz、持续90秒、波宽范围从150～300μs，理想状态是恰好抑制DO。

（6）针灸：神经源性膀胱可归属于中医"淋证、癃闭、遗溺、小便不禁"等范畴，针灸作为改善神经源性膀胱的方法之一，可以提高患者生存质量，现代研究也证实针灸对膀胱功能有着一定的调节作用[41-44]。

常用腧穴有八髎、三阴交、水道、会阳、气海、关元、中极等。八髎穴为膀胱经腧穴，实际是刺激穴下的阴部神经末梢和来自膀胱的传入神经末梢[45]，被动引起逼尿肌和尿道括约肌节律性收缩舒张运动，协调两者之间的功能；三阴交是足三阴经交会穴，足三阴经循行少腹或阴器，能通调下焦气机；水道穴疏通水道，可以治疗大、小便不利；会阳穴隶属足太阳膀胱经，其下有臀大肌，分布有尾骨神经，深部有阴部神经干，刺激也可引起逼尿肌和尿道括约肌运动；气海穴是为人体任脉上的主要穴道之一，位于腹白线上，其周围有第十一肋间神经前皮支的内侧支，关元穴与气海穴相邻，周围有第十二肋间神经的前皮支的内侧支；中极穴为膀胱募穴。气海、关元、中极三穴

有培元固本、补益下焦的作用，可以改善神经源性膀胱患者泌尿生殖系统症状，调节泌尿系统功能[41-49]。

神经源性膀胱针灸治疗腧穴选取原则不一，穴位及手法亦有变化，配伍繁杂，临床实践中往往多法配合，但总的取穴原则是辨证与辨病相结合，脏腑辨证和经络辨证相结合，并参考现代解剖学理论取穴。因此，不同的取穴和手法会影响针刺治疗效果。

推荐意见	推荐等级	证据级别
非手术治疗是神经源性膀胱治疗的初始方法，并贯穿于治疗的不同阶段；不同类型神经源性膀胱适合不同的保守疗法	推荐	2b
行为训练为其他疗法的辅助方法	推荐	2a
盆底肌肉锻炼在盆底肌及尿道括约肌不完全去神经支配的患者中，可抑制逼尿肌过度活动、改善盆底功能或尿失禁状态	可选择	2b
任何辅助膀胱排空的方法、或手法辅助排尿都必须谨慎，必须在尿流动力学检查允许前提下施行，并定期随访	推荐	3
盆底生物反馈可结合其他盆底锻炼方法开展，应用EMG生物反馈来指导训练盆底肌，可以加强盆底肌张力和控制能力，巩固盆底肌训练的效果	推荐	2b
间歇导尿是膀胱训练的一种重要方式，膀胱间歇性充盈与排空，有助于膀胱反射的恢复，是协助膀胱排空的"金标准"；间歇导尿具有实施原则、应用条件与标准方法，必须遵循	强烈推荐	1a
留置导尿和膀胱造瘘在原发神经系统疾病急性期的短期应用是安全的，但长期留置导尿或膀胱造瘘均有较多并发症	推荐	3
男性尿失禁患者可选择使用阴茎套和外部集尿器，对于已经接受尿道外括约肌切断术的男性患者应使用外部集尿器	可选择	2b
胫神经刺激和外部临时电刺激（如阴茎/阴蒂或腔内）可抑制神经源性逼尿肌过度活动	推荐	2b
IVS的适应证为神经源性膀胱感觉减退、和（或）逼尿肌收缩力低下的患者	可选择	2a
盆底肌电刺激途径多经阴道或肛门插入电极，以间歇式电流刺激盆底肌肉群，主要用于治疗尿失禁	可选择	2b
针灸疗法具有易于操作、痛苦小、经济等优点，对于一些疗效确切且安全性好的穴位（如八髎、三阴交和中极），针灸可作为改善神经源性下尿路功能障碍的选择方法	可选择	3

参 考 文 献

［1］ Abrams P, et al. Fourth International Consultation on Incontinence Recommendations of the International Scientific Committee: Evaluation and treatment of urinary incontinence, pelvic organ prolapse, and fecal incontinence. Neurourol Urodyn, 2010, 29（1）: 213-240.

［2］ Aslan AR, et al. Conservative management in neurogenic bladder dysfunction. Curr Opin Urol, 2002, 12（6）: 473-477.

［3］ Newman E, et al. External catheters: hazards and benefits of their use by men with spinal cord lesions. Arch Phys Med Rehab, 1985, 66: 310-313.

［4］ Reitz A, et al. Neurogenic bladder dysfunction in patients with neoplastic spinal cord compression: adaptation of the bladder management strategy to the underlying disease. Neurorehabilitation, 2006, 21（1）: 65-69.

［5］ Madersbacher H, et al. Intermittent self-catheterization, an alternative in the treatment of neurogenic urinary incontinence in women. Eur Urol, 1977, 3: 82-84.

［6］ Wyndaele JJ, et al. Clean intermittent selfcatheterization in the chronical management of the neurogenic bladder. Eur Urol, 1980, 6: 107-110.

［7］ 李龙坤, 等. 逼尿肌漏尿点压在神经原性排尿功能障碍上尿路损害评估中的意义. 中华泌尿外科杂志, 2004, 25（4）: 271-273.

［8］ 8Chin-Peuckert L, et al. A modified biofeedback program for children with detrusor-sphincter dyssynergia: 5-year experience. J Urol, 2001, 166（4）: 1470-1475.

［9］ 郑延平, 等. 生物反馈的临床实践. 北京: 高等教育出版社, 2003: 206-223.

［10］ Kramer GH, et al. The Canadian National Calibration Reference Centre for In-Vivo Monitoring: thyroid monitoring. Part V: Minimizing placement error in a thyroid monitoring system. Can J Med Radiat Technol, 1994, 25（4）: 125-128.

［11］ Fortuna S M, et al. Bladder management in children: intermittent catheterization education. Nasn Sch Nurse, 2018, 33（3）: 1942602X1875616.

［12］ Beauchemin L, et al. Best practices for clean intermittent catheterization. Nursing（Ed. española）, 2018, 48（9）: 49-54.

［13］ Bennett CJ, et al. Comparison of bladder management complication outcomes in female spinal cord injury patients. J Urol, 1995, 153（5）: 1458-1460.

［14］ Chao R, et al. Fate of upper urinary tracts in patients with indwelling catheters after spinal cord injury. Urology, 1993, 42（3）: 259-262.

［15］ Larsen LD, et al. Retrospective analysis of urologic complications in male patients with spinal cord injury managed with and without indwelling urinary catheters. Urology, 1997, 50（3）: 418-422.

［16］ Mitsui T, et al. Is suprapubic cystostomy an optimal urinary management in high quadriplegics? A comparative study of suprapubic cystostomy and clean intermittent catheterization. Eur Urol, 2000, 38（4）: 434-438.

［17］ Park YI, et al. A method to minimize indwelling catheter calcification and bladder stones in individuals with spinal cord injury. J Spinal Cord Med, 2001, 24（2）: 105-108.

［18］ Stern JA, et al. Osteomyelitis of the pubis: a complication of a chronic indwelling catheter. Urology, 2003, 61（2）: 462.

［19］ Sullivan LP, et al. Small-bowel obstruction caused by a long-term indwelling urinary catheter. Surgery, 1990, 107（2）: 228-230.

［20］ Weld KJ, et al. Effect of bladder management on urological complications in spinal cord injured patients. J Urol, 2000, 163（3）: 768-772.

［21］ Weld KJ, et al. Influences on renal function in chronic spinal cord injured patients. J Urol, 2000, 164（5）: 1490-1493.

［22］ Zermann D, et al. Audit of early bladder management complications after spinal cord injury in first-treating hospitals. Eur Urol, 2000, 37（2）: 156-160.

［23］ Christ KF, et al. Treatment of neurogenic bladder dysfunction in multiple sclerosis by ultrasound-controlled bladder training. Arch Psychiatr Nervenkr, 1980, 228（3）: 191-195.

［24］ De Wachter S, et al. Quest for standardisation of electrical sensory testing in the lower urinary tract: the influence of technique related factors on bladder electrical thresholds. Neurourol Urodyn, 2003, 22（2）: 118-122.

［25］ Fall M, et al. Electrical stimulation. A physiologic approach to the treatment of urinary incontinence. Urol Clin North Am, 1991, 18（2）: 393-407.

［26］ 34Previnaire JG, et al. Is there a place for pudendal nerve maximal electrical stimulation for the treatment of detrusor hyperreflexia in spinal cord injury patients? Spinal Cord, 1998, 36（2）: 100-103.

［27］ Opisso E, et al. Patient controlled versus automatic stimulation of pudendal nerve afferents to treat neurogenic detrusor overactivity. J Urol, 2008, 180（4）: 1403-1408.

［28］ 陈国庆, 等. 经表面电极电刺激胫神经治疗脊髓损伤后神经源性逼尿肌过度活动. 中国脊柱脊髓杂志, 2014, 24（12）: 1060-1063.

［29］Chen G, et al. The possible role of percutaneous tibial nerve stimulation using adhesive skin surface electrodes in patients with neurogenic detrusor overactivity secondary to spinal cord injury. Int Urol Nephrol, 2015, 47（3）: 451-455.

［30］Kabay S, et al. The clinical and urodynamic results of a 3-month percutaneous posterior tibial nerve stimulation treatment in patients with multiple sclerosis-related neurogenic bladder dysfunction. Neurourol Urodyn, 2009, 28（8）: 964-968.

［31］McClurg D, et al. Neuromuscular electrical stimulation and the treatment of lower urinary tract dysfunction in multiple sclerosis—a double blind, placebo controlled, randomised clinical trial. Neurourol Urodyn, 2008, 27（3）: 231-237.

［32］Chen G, et al. Electrical stimulation of somatic afferent nerves in the foot increases bladder capacity in neurogenic bladder patients after sigmoid cystoplasty. BMC Urology, 2015, 15（1）: 26.

［33］Ebner A, et al. Intravesical electrical stimulation—an experimental analysis of the mechanism of action. J Urol, 1992, 148（3）: 920-924.

［34］Hagerty JA, et al. Intravesical electrotherapy for neurogenic bladder dysfunction: a 22-year experience. J Urol, 2007, 178（4 Pt 2）: 1680-1683; discussion 1683.

［35］Katona F, et al. Intravesical transurethral electrotherapy in meningomyelocele patients. Acta Paediatr Acad Sci Hung, 1975, 16（3-4）: 363-374.

［36］Primus G, et al. Restoration of micturition in patients with acontractile and hypocontractile detrusor by transurethral electrical bladder stimulation. Neurourol Urodyn, 1996, 15（5）: 489-497.

［37］Arruda RM, et al. Clinical and urodynamic evaluation of women with detrusor instability before andafter functional pelvic floor electrostimulation. Clin Exp Obstet Gynecol, 2003, 30（4）: 220-222.

［38］Resplande J, et al. Urodynamic changes induced by the intravaginal electrode during pelvic floor electrical stimulation. Neurourol Urodyn, 2003, 22（1）: 24-28.

［39］Dalmose AL, et al. Conditional stimulation of the dorsal penile/clitoral nerve may increase cystometric capacity in patients with spinal cord injury. Neurourol Urodyn, 2003, 22（2）: 130-137.

［40］Kondo A, et al. Suppression of bladder instability by penile squeeze. Br J Urol, 1982, 54（4）: 360-362.

［41］冷军.“关元、中极随年壮灸法”对脊髓损伤后神经源性膀胱的影响. 环球中医药, 2011, 04（4）: 301-303.

［42］王翔宇, 等. 针刺调节排尿功能的实验研究及机制探讨综述. 甘肃中医, 2000（05）: 62-64.

［43］Frankel HL, et al. Long-term survival in spinal cord injury: a fifty year investigation. Spinal Cord, 1998,

36（4）: 266-274.

［44］顾旭东, 等. 电针八髎穴为主治疗脊髓损伤排尿障碍64例疗效观察. 针灸临床杂志, 2005, 21（4）: 47-48.

［45］卢静. 电针神经刺激疗法治疗急迫性尿失禁疗效观察. 中国针灸, 2012, 32（8）: 691-695.

［46］李凝, 等. SCI后神经源性膀胱针灸康复治疗现状及进展. 中华全科医学, 2010, 8（4）: 490-491, 504.

［47］岑珏, 等. 针刺对神经源性膀胱储尿功能影响的穴位特异性研究. 上海中医药杂志, 2012, 46（6）: 10-11, 19.

［48］冯卓, 等. 针灸治疗糖尿病性膀胱临床观察. 中医临床研究, 2014, 6（1）: 46-47.

［49］罗庆禄, 等. 针刺八髎穴对脊髓损伤神经源性膀胱患者残余尿量和排尿功能的影响. 福建中医药大学学报, 2012, 22（1）: 12-14.

2. 口服药物治疗　神经源性膀胱的药物治疗效果与作用于膀胱尿道的神经递质及受体分布相关。膀胱收缩最主要是通过乙酰胆碱诱导激活膀胱平滑肌中的节后副交感胆碱能受体引起的。乙酰胆碱是人类膀胱逼尿肌产生收缩的主要神经递质，逼尿肌上主要分布 M_2 和 M_3 受体，其中 M_3 受体被认为是调控逼尿肌收缩的主要受体亚型。M受体阻滞剂通过竞争性抑制乙酰胆碱与逼尿肌上 M_3 和 M_2 受体的结合而抑制膀胱逼尿肌反射性收缩、减轻逼尿肌过度活动（DO），进而起到治疗神经源性膀胱的作用。α肾上腺素受体兴奋可以使尿道平滑肌收缩、导致尿道内口关闭；α_{1A} 受体在男性尿道前列腺部及女性尿道的分布占绝对优势，因此，α受体阻滞剂可降低膀胱出口阻力。

应用单一药物治疗神经源性膀胱的疗效有限，包括药物治疗在内的联合治疗才能获得最大疗效[1-2]。

（1）治疗逼尿肌过度活动的药物

1）M受体阻滞剂：M受体阻滞剂是治疗神经源性DO的一线药物[3]。M受体阻滞剂可以稳定逼尿肌、抑制DO、增加膀胱顺应性，达到保护肾脏和膀胱的目的。控制神经源性DO的药物剂量要比控制特发性DO的剂量大[4,5]，该类药物也有可能影响逼尿肌收缩力，导致残余尿量增加。因此大部分神经源性膀胱患者在服用M受体阻滞剂的同时，需要配合间歇导尿来排空膀胱[6]；也有部分残余尿量较少的患者可以联合使用α受体阻滞剂来辅助膀胱排空。

目前国内临床应用的M受体阻滞剂包括托特罗定、索利那新、丙哌维林、奥昔布宁及曲司氯铵等。此类药物总体上有良好耐受性，应用人群广泛，包括儿童及老年患者，可显著改善神经源性膀胱患者尿流动力学指标（包括增加最大膀胱容量、抑制DO、降低储尿期膀胱压力等）。但这类药物均有不同程度的口干等副作用，高选择性的M受体阻滞剂可以减少副作用的发生[7-9]。

托特罗定是膀胱高选择性M受体阻滞剂，可同时阻断M_2及M_3受体亚型。其与膀胱的亲和力要高于唾液腺，因此其口干等副作用要低于奥昔布宁[10]。近期，托特罗定亦被尝试应用于儿童，并收到了良好的疗效[11,12]。索利那新也是高选择性M受体阻滞剂，对M受体亚型及膀胱组织均具有较高的选择性，与M_3受体的结合力要高于M_2，与逼尿肌上M受体的结合力要比唾液腺强，因此口干副作用小[9]。在中枢神经系统副作用也较小[13-16]。曲司氯铵对M受体亚型无选择性，不会通过血脑屏障，对患者的认知影响小[9,11,17]。丙哌维林为混合作用机制的药物，除抗胆碱作用外，同时也作用于膀胱钙离子通道，发挥松弛膀胱逼尿肌的作用；同时，其脂溶性较低，因此不易通过血脑屏障，中枢神经系统副作用较小。对于其他抗胆碱类药物治疗无效的储尿期症状患者，可考虑更换为丙哌维林治疗[18]。奥昔布宁的口干副作用较大[19,20]，但同时具有抗毒蕈碱受体、解痉及非常微弱的局部麻醉作用[21]。目前国外批准丙哌维林、奥昔布宁可用于儿童患者[11,22,23]。黄酮哌酯治疗神经源性DO缺乏循证医学证据支持[24]。

上述药物有不同的耐受曲线。若患者服用一种药物效果不理想或出现不能耐受时，可考虑的治疗方案包括：增大剂量、更换为另一种药物或联合使用[1,4,7,25-29]。也有文献报道不同种类的M受体阻断剂联合应用治疗神经源性膀胱，可取得最大治疗效果[30]。针对不同的给药途径，尤其是长期药效，仍然需要进一步的研究[21,31-33]。

2）$β_3$肾上腺素受体激动剂：$β_3$肾上腺素受体是人膀胱上分布最为广泛的，同时也是调节膀胱逼尿肌放松的最主要的β受体亚型[34]。近年的研究证实了$β_3$受体激动剂治疗非神经源性OAB的有效性和安全性，可以缓解尿频、尿失禁的症状，稳定逼尿肌；同时，耐受性良好，并无口干、便秘、认知功能损害等M受体阻滞剂常见的副作用[34]。个别研究表明低剂量$β_3$受体激动剂对中枢性神经病变导致神经源性膀胱的尿急等储尿期症状有较好疗效[35-37]，但该药治疗神经源性膀胱仍需进一步研究。

3）磷酸二酯酶V型抑制剂（PDE5I）：包括西地那非、伐他那非、他达那非和阿伐那非。伐他那非可以改善脊髓损伤患者的尿动力学指标[38,39]。给予多发性硬化的男性患者他达拉非每日5mg，在

改善勃起功能的基础上，还可同时减轻患者的储尿期及排尿期症状，但目前尚无女性患者的用药经验[40]。

（2）治疗逼尿肌收缩无力的药物：M受体激动剂（氯贝胆碱）及胆碱酯酶抑制剂药物（溴吡斯的明）可改善逼尿肌收缩力、增强膀胱排空。常见的副作用包括恶心、呕吐、腹痛、腹泻、支气管痉挛等；罕见的并发症包括严重的心血管抑制，如急性循环衰竭及心脏停搏[41-43]。国内文献报道将溴吡斯的明或新斯的明联合其他药物用于治疗脊髓损伤及糖尿病神经源性膀胱，取得了一定疗效，但样本量较小，尚待进一步研究[44-47]。总体来看，此类药物治疗神经源性膀胱的疗效证据不充分、副作用明显，间歇导尿仍是治疗逼尿肌无反射的首选治疗方法[48]。

（3）降低膀胱出口阻力的药物：α受体阻滞剂可以降低膀胱出口阻力，改善排尿困难等排尿期症状，减少残余尿量，也可部分改善尿频、尿急、夜尿等储尿期症状，同时可减低自主神经反射异常的发生率[49-54]。对逼尿肌-膀胱颈协同失调（DBND）的患者应用α受体阻滞剂，可降低逼尿肌漏尿点压力，其副作用较少[49,51]。临床常用的α受体阻滞剂有坦索罗辛、阿夫唑嗪、赛洛多辛、特拉唑嗪、多沙唑嗪和萘哌地尔等。相比应用于排尿期逼尿肌无反射的患者，逼尿肌存在收缩的患者药物疗效更佳[55]。近年来，我国学者将α受体阻滞剂联合甲钴胺用于治疗糖尿病性神经源性膀胱，也取得了一定的效果[56]。此类药物的副作用主要为血压降低，可从正反两方面来看待此副作用：正面是用于降低及预防因自主神经功能障碍导致的高血压，负面是直立性低血压导致跌倒等意外发生。

（4）减少尿液产生的药物：去氨加压素为一种合成抗利尿药，可以减少肾脏产生尿液、减少尿量，进而缓解下尿路症状，主要用于夜尿症、遗尿和尿崩症[57-59]。去氨加压素可用于神经源性膀胱已致上尿路积水扩张、肾功能损害的夜间产尿量增多的患者，减少夜尿。一些尿崩症患者经常产生严重的上尿路积水扩张，被误诊为神经源性膀胱，去氨加压素对于非肾性尿崩症患者可以缓解上尿路功能的损害。近期文献报道将去氨加压素联合米拉贝隆用于治疗多发性硬化的神经源性膀胱患者，显示较单药治疗效果更好[60]。

（5）增加膀胱出口阻力的药物：α受体激动剂可增加膀胱出口阻力，但缺乏高水平证据支持其在神经源性膀胱治疗中的有效性[61]。

推荐意见	推荐等级	证据级别
采取包括药物治疗在内的联合方式来治疗神经源性膀胱	推荐	3
M受体阻滞剂治疗神经源性逼尿肌过度活动,可降低储尿期膀胱压力、保护上尿路功能,可配合间歇导尿或其他方式来排空膀胱	强烈推荐	1a
β_3肾上腺素受体激动剂可改善患者的症状及部分尿流动力学检查指标	可选择	3
α受体阻滞剂可以降低神经源性膀胱患者膀胱出口阻力、减少残余尿	推荐	2a
去氨加压素治疗神经源性膀胱患者的夜尿症	推荐	2a
磷酸二酯酶V型抑制剂(PDE5I)治疗神经源性逼尿肌过度活动	可选择	2a

参 考 文 献

[1] Amend BJ. Effective treatment of neurogenic detrusor dysfunction by combined high-dosed antimuscarinics without increased side-effects. Eur Urol, 2008, 53（5）: 1021.

[2] Cameron AP. Combination drug therapy improves compliance of the neurogenic bladder. J Urol, 2009, 182（3）: 1062.

[3] M受体拮抗剂临床应用专家共识编写组. M受体拮抗剂临床应用专家共识. 中华泌尿外科杂志, 2014, 35（2）: 81-86.

[4] Bennett N. Can higher doses of oxybutynin improve efficacy in neurogenic bladder? J Urol, 2004, 171（2Pt1）: 749.

[5] Kennelly MJ. Overactive bladder: pharmacologic treatments in the neurogenic population. Rev Urol, 2008, 10（3）: 182.

[6] Chancellor MB. Pharmacotherapy for neurogenic detrusor overactivity. Am J Phys Med Rehabil, 2006, 85（6）: 536.

[7] Horstmann M. Neurogenic bladder treatment by doubling the recommended antimuscarinic dosage. Neurourol Urodyn, 2006, 25（5）: 441.

[8] Madhuvrata P. Anticholinergic drugs for adult neurogenic detrusor overactivity: a systematic review and meta-analysis. Eur Urol, 2012, 62（5）: 816.

[9] Abrams P. Muscarinic receptor antagonists for overactive bladder. BJU Int, 2007, 100（5）: 987.

[10] Salvatore S. Tolterodine for the treatment of overactive bladder. Expert Opin Pharmacother, 2008, 9（7）: 1249.

[11] Reddy PP. Long-term efficacy and safety of tolterodine in children with neurogenic detrusor overactivity. J Pediatr Urol, 2008, 4: 428.

[12] 张艳, 等. 托特罗定联合清洁间歇导尿和夜间留置导尿治疗儿童神经源性逼尿肌过度活动疗效分析. 郑州大学学报（医学版）, 2017, 52: 737-740.

[13] Wesnes KA. Exploratory pilot study assessing the risk of cognitive impairment or sedation in the elderly following single doses of solifenacin 10 mg. Expert Opin. Drug Saf, 2009, 8（6）: 1.

[14] Amarenco G. Solifenacin is effective and well tolerated in patients with neurogenic detrusor overactivity: Results from the double-blind, randomized, active-and placebo-controlled SONIC urodynamic study. Eur Urol, 2012, 62（5）: 816.

[15] Krebs J. Effects of solifenacin in patients with neurogenic detrusor overactivity as a result of spinal cord lesion. Spinal Cord, 2013, 51（4）: 306.

[16] Van RF. Solifenacin in multiple sclerosis patients with overactive bladder: a prospective study. Adv Urol, 2011, 2011: 834753.

[17] Madersbacher H. Trospium chloride versus oxybutynin: a randomized, double-blind, multicenter trial in the treatment of detrusor hyperreflexia. Br J Urol, 1995, 75: 452.

[18] Masumori N. Evaluation of Usefulness of Propiverine Hydrochloride in Poor Responders to Previous Anticholinergics. Low Urin Tract Symptoms, 2018, 10（2）: 116.

[19] Stohrer M. Propiverine compared to oxybutynin in neurogenic detrusor overactivity—results of a randomized, double-blind, multicenter clinical study. Eur Urol, 2007, 51（1）: 235.

[20] Andersson KE. Oxybutynin and the overactive bladder. World J Urol, 2001, 19（5）: 319.

[21] Cartwright PC. Efficacy and safety of transdermal and oral oxybutynin in children with neurogenic detrusor overactivity. J Urol, 2009, 182: 1548.

[22] Andretta E. Bladder management during pregnancy in women with spinal-cord injury: an observational, multicenter study. Int Urogynecol J, 2019, 30（2）: 293.

[23] Schulte-Baukloh H. Urodynamic effects of propiverine in children and adolescents with neurogenic bladder: Results of a prospective long-term study. J Pediatr Urol, 2012, 8（4）: 386.

[24] Yamaguchi O. Clinical guidelines for overactive bladder. Int J Urol, 2009, 16（2）: 126.

[25] Cameron AP. Pharmacologic therapy for the neurogenic bladder. Urol Clin North Am, 2010, 37: 495.

[26] Menarini M. Trospium chloride in patients with

neurogenic detrusor overactivity: is dose titration of benefit to the patients? Int J Clin Pharmacol Ther, 2006, 44: 623.

[27] Nardulli R. Combined antimuscarinics for treatment of neurogenic overactive bladder. Int J Immunopathol Pharmacol, 2012, 25: 35s.

[28] Madhuvrata P. Which anticholinergic drug for overactive bladder symptoms in adults. Cochrane Database Syst Rev, 2012, 18 (1): CD005429.

[29] Bolduc S. Prospective Open Label Study of Solifenacin for Overactive Bladder in Children. J Urol, 2010, 184 (4 Suppl): 1668.

[30] Bolduc S. Double anticholinergic therapy for refractory overactive bladder. J Urol, 2009, 182 (4 Suppl): 2033.

[31] Kennelly MJ. Efficacy and safety of oxybutynin transdermal system in spinal cord injury patients with neurogenic detrusor overactivity and incontinence: an open-label, dose-titration study. Urology, 2009, 74 (4): 741.

[32] Krause P. Pharmacokinetics of intravesical versus oral oxybutynin in healthy adults: results of an open label, randomized, prospective clinical study. J Urol, 2013, 190 (5): 1791.

[33] Van Meel TD. The effect of intravesical oxybutynin on the ice water test and on electrical perception thresholds in patients with neurogenic detrusor overactivity. Neurourol Urodyn, 2010, 29 (3): 391.

[34] Ohlstein EH. A multicenter, double-blind, randomized, placebo-controlled trial of the beta3-adrenoceptor agonist solabegron for overactive bladder. Eur Urol, 2012, 62 (5): 834.

[35] Welk B. A pilot randomized-controlled trial of the urodynamic efficacy of mirabegron for patients with neurogenic lower urinary tract dysfunction. Neurourol Urodyn, 2018, 37 (8): 2810.

[36] Krhut J. Efficacy and safety of mirabegron for the treatment of neurogenic detrusor overactivity-Prospective, randomized, double-blind, placebo-controlled study. Neurourol Urodyn, 2018, 37: 2226.

[37] Chen SF. Therapeutic efficacy of low-dose (25mg) mirabegron therapy for patients with mild to moderate overactive bladder symptoms due to central nervous system diseases. Low Urin Tract Symptoms, 2019, 11 (2): O53.

[38] Martinez-Salamanca JI. Phosphodiesterase type 5 inhibitors in the management of non-neurogenic male lower urinary tract symptoms: critical analysis of current evidence. Eur Urol, 2011, 60 (3): 527.

[39] Gacci M. Vardenafil improves urodynamic parameters in men with spinal cord injury: results from a single

dose, pilot study. J Urol, 2007, 178 (5): 2040.

[40] Francomano D. Effects of daily tadalafil on lower urinary tract symptoms in young men with multiple sclerosis and erectile dysfunction: a pilot study. J Endocrinol Invest, 2017, 40 (3): 275.

[41] Barendrecht MM. Is the use of parasympathomimetics for treating an underactive urinary bladder evidence-based? BJU Int, 2007, 99 (4): 749.

[42] Hindley RG. Prostaglandin E2 and Bethanechol in combination for treating detrusor underactivity. BJU Int, 2004, 93 (1): 89.

[43] Krishnamoorthy S. Detrusor underactivity: To tone or not to tone the bladder? Indian J Urol, 2009, 25 (3): 407.

[44] 王继兵, 等. 溴吡斯的明联合巴氯酚对T6以上脊髓损伤神经源性膀胱的临床观察. 中国实用医药, 2016, 11: 180-182.

[45] 童晓轩, 等. 溴吡斯的明联合酚苄明治疗脊髓损伤后神经源性膀胱疗效观察. 按摩与康复医学, 2018, 9: 61-63.

[46] 向文霞, 等. 溴吡斯的明治疗糖尿病神经源性膀胱的疗效分析. 当代医学, 2015, 21: 133-134.

[47] 王进菊. 甲硫酸新斯的明联合间歇导尿技术治疗神经源性膀胱的护理观察. 中国现代药物应用, 2015, 9: 208-209.

[48] Wyndaele JJ. Intermittent catheterization: which is the optimal technique? Spinal cord, 2002, 40 (9): 432.

[49] Abrams P. Tamsulosin: efficacy and safety in patients with neurogenic lower urinary tract dysfunction due to suprasacral spinal cord injury. J Urol, 2003, 170 (4Pt1): 1242.

[50] Schulte-Baukloh H. Alfuzosin in the treatment of high leak-point pressure in children with neurogenic bladder. BJU Int, 2002, 90 (7): 716.

[51] Swierzewski SJ. The effect of terazosin on bladder function in the spinal cord injured patient. J Urol, 1994, 151 (4): 951.

[52] Yucel S. Can alpha-blocker therapy be an alternative to biofeedback for dysfunctionalvoiding and urinary retention? A prospective study. J Urol, 2005, 174 (4 Pt 2): 1612.

[53] Takeda M. Predictive factors for the effect of the alpha1-D/A adrenoceptor antagonist naftopidil on subjective and objective criteria in patients with neurogenic lower urinary tract dysfunction. BJU Int, 2011, 108 (1): 100.

[54] Chancellor MB. Prospective evaluation of terazosin for the treatment of autonomic dysreflexia. J Urol, 1994, 151: 111.

[55] Kakizaki H. Urodynamic effects of alpha1-blocker tamsulosin on voiding dysfunction in patients with neurogenic bladder. Int J Urol, 2003, 10 (11): 576.

[56] 叶发根, 等. 盐酸特拉唑嗪联合甲钴胺对糖尿病神经源性膀胱患者疗效及其机制的研究. 中华全科医学, 2017, 15: 1365-1367.

[57] Hashim H. Novel uses for antidiuresis. Int J Clin Pract Suppl, 2007, 155: 32.

[58] Panicker JN. Rehabilitation in practice: neurogenic lower urinary tract dysfunction and its management. Clin Rehabil, 2010, 24 (7): 579.

[59] 施维凤, 等. 10例尿崩症导致上尿路积水患者的诊治体会. 第三军医大学学报, 2015, 6: 523-526.

[60] Zachariou A. Effective treatment of neurogenic detrusor overactivity in multiple sclerosis patients using desmopressin and mirabegron. Can J Urol, 2017, 24 (6): 9107.

[61] Abrms P. Incontinence. Plymouth: Health Publication, 2002: 697.

3. 临床常用的外科治疗方法　神经源性膀胱的手术治疗方法分为: ①重建储尿功能的术式, 通过扩大膀胱容量和（或）增加尿道控尿能力实现; ②重建排尿功能的术式, 通过增加膀胱收缩力和（或）降低尿道阻力实现; ③同时重建储尿和排尿功能的术式; ④尿流改道术。鉴于神经源性膀胱的病因、病理生理机制、临床症状及病程演进的复杂性和多样性, 治疗的首要目标是保护上尿路功能, 提高患者生活质量而不是单纯提高控尿和（或）排尿能力, 同时要考虑到患者的残疾状态、成本-效益、技术的复杂性及可能的并发症[1-3]。因此, 在选择任何手术治疗方法之前都应与患者充分沟通, 将患者的治疗期望值控制在合理的范围以内。

（1）重建储尿功能的术式

1）扩大膀胱容量的术式

①A型肉毒毒素膀胱壁注射术: A型肉毒毒素（BTX-A）是肉毒杆菌在繁殖中分泌的神经毒素。其注射于靶器官后作用在神经肌肉接头部位, 通过抑制周围运动神经末梢突触前膜的乙酰胆碱释放, 引起肌肉的松弛性麻痹。肉毒素A可生成长期的、可逆性的化学去神经支配, 持续时间约9个月。对于神经源性DO患者, 200U和300U两种剂量对患者尿流动力学检查指标、尿失禁、生命质量并无显著差异, 美国FDA推荐使用200U的Botox[4]。本指南推荐剂量为200～300U。使用时将200～300U的BTX-A溶于10～15ml注射用水中, 在膀胱镜下通过特制的注射针分20～30个点、每点0.5ml, 将其均匀地注射于膀胱顶部、体部、两侧壁的逼尿肌内, 注射时避开输

尿管口周围和膀胱壁大血管[5-10], 注射部位覆盖膀胱三角区者比避开膀胱三角区者似乎更有优势, 能更好地改善尿失禁及尿动力学参数[11]。黏膜下注射与肌内注射效果差异不大, 黏膜下注射能更好地定位[12]。多年随访结果显示, 药物的效力似乎并不会因为重复注射而下降, 甚至是初始治疗低反应率的患者[13-16]。更换不同类型的BTX-A能够改善患者对药物的反应性。

成人神经源性DO患者接受BTX-A膀胱壁注射后, 膀胱容量、顺应性、逼尿肌稳定性明显改善, 尿失禁次数减少, 大多数患者术后需配合间歇导尿, 因此, 术前应告知患者术后需行间歇导尿, 并提前加以训练[17-20], 多数患者接受注射1周左右起效, 疗效平均维持3～9个月, 随着时间推移治疗效果逐渐下降, 目前证据表明重复注射治疗可以得到持续疗效[21-26]。有文献报道BTX-A膀胱壁注射后能明显减少神经源性膀胱患者泌尿系统感染的发生率[27], 由于A型肉毒毒素膀胱壁注射术具有较好的安全性和疗效性[28-29], 因此高度推荐应用BTX-A膀胱壁注射术治疗神经源性DO。也有儿童神经源性DO患者接受BTX-A膀胱壁注射治疗的报道[30,31]。目前国产BTX-A在临床应用中显示出很好的疗效, 但缺乏与进口同类制品的直接比较[32]。最新研究关注不同的注射剂型的作用效果, 例如, 膀胱灌注肉毒毒素脂质体以降低副作用。

适应证: 药物等非手术治疗无效但膀胱壁尚未严重纤维化的神经源性逼尿肌过度活动患者。对于同时合并肌萎缩侧索硬化症或重症肌无力的患者、妊娠及哺乳期妇女、过敏性体质者以及对本品过敏者禁用BTX-A治疗。使用BTX-A期间禁用使用氨基糖苷类抗生素[33]。最常见的并发症是下尿路感染和尿潴留, 有个案报道的并发症有注射后一过性全身肌无力、过敏反应、流感样症状等。严重不良事件罕见, 包括全身瘫痪和和呼吸衰竭[34]。本药品需按相关规定严格管理。

②膀胱内药物灌注术: 抗毒蕈碱药物通过膀胱灌注, 可以降低逼尿肌过度活动。最近的一项随机对照研究比较口服奥昔布宁和0.1%奥昔布宁盐酸盐溶液膀胱灌注给药治疗NDO的有效性、安全性和耐受性[35], 结果发现抗毒蕈碱药物膀胱内灌注可有效降低药物的不良事件[36]; 同时联合电刺激可使膀胱壁内有更高的药物浓度。辣椒辣素及其类似物（RTX）、香兰素通过钝化C纤维敏感度以降低DO, 该脱敏作用可持续几个月, 直至纤维感觉重新恢复。用药剂量为将1～2mMol的辣椒辣素融入100ml 30%乙醇, 或者

将 10～100 nMol 的辣椒辣素类似物融入 100ml 10% 乙醇；膀胱灌注给药，膀胱内保留 30 分钟。RTX 的药物效能约是辣椒辣素的 1000 倍，膀胱内灌注的疼痛感较辣椒辣素更低，可用于对辣椒辣素无效患者的药物治疗。临床证据显示，与 BTX-A 逼尿肌注射术相比，辣椒辣素及其类似物膀胱灌注的临床有效性有限[37]。

③自体膀胱扩大术（逼尿肌切除术）：自体膀胱扩大术（逼尿肌切除术）通过剥除膀胱壁肥厚增生的逼尿肌组织，同时保留膀胱黏膜的完整性，形成"人工憩室"，从而改善膀胱顺应性、降低储尿期膀胱内压力，达到保护上尿路的目的。该术式的主要目的在于抑制逼尿肌过度活动，术中应切除脐尿管周围膀胱顶、后壁、两侧壁的约占总量至少 20% 的逼尿肌组织，以期更有效地抑制 DO[38,39]。临床获益包括：较小的外科手术规模、不良反应发生率较低、生活质量相对较高、不会妨碍进一步的干预治疗[3,40-42]。

适应证：适用于膀胱壁增厚和逼尿肌纤维化的患者，经过 M 受体阻滞剂等口服药物、或 A 型肉毒毒素注射治疗无效的神经源性 DO 患者，推荐术前膀胱测压容量成人不应低于 200～300ml，或同年龄正常膀胱容量的 70%，术后大多数患者须配合间歇导尿[43-45]。一般术后 1～2 年膀胱容量可以达到稳定状态，在膀胱容量未达到稳定状态前可配合应用抗胆碱能制剂。约 2/3 的患者术后长期疗效稳定，术后效果不佳的患者仍可接受肠道膀胱扩大术[46,47]。主要并发症有膀胱穿孔、保留的膀胱黏膜缺血纤维化等。但由于该术式不涉及肠道，避免了尿液与肠道直接接触导致的肠黏液分泌、电解质重吸收等并发症，手术创伤较肠道膀胱扩大术小，并发症发生率低[46,47]。腹腔镜自体膀胱扩大术目前尚处于探索阶段。

④肠道膀胱扩大术：肠道膀胱扩大术是治疗保守及微创治疗无效的、需要扩大膀胱容积、降低膀胱压力、纠正输尿管反流的神经源性膀胱患者的长期有效和可靠的方法。肠道膀胱扩大术通过截取一段肠管，所截取的肠管沿对系膜缘剖开按"去管化"原则折叠缝合成 U 形 S 形或 W 形的肠补片，将肠补片与剖开的膀胱吻合形成新的有足够容量的储尿囊，从而达到扩大膀胱容量、低压储尿、防止上尿路损害的目的。肠管的选择可以采用回肠、回盲肠、乙状结肠等，空肠因易造成严重代谢紊乱（低钠、高钙及酸中毒等）而禁忌使用。目前最为常用的仍然是回肠及乙状结肠膀胱扩大术[48]。长期随访发现，该手术能够提高患者生活质量、稳定肾功能。

当合并膀胱输尿管反流时，是否需要同期行输尿管抗反流再植目前存在争议[49-52]。有文献报道单纯行肠道膀胱扩大术，Ⅰ～Ⅲ级膀胱输尿管反流的改善率为 100%，Ⅳ级反流的改善率为 87.5%，Ⅴ级反流的改善率为 61.5%。低等级反流和（或）高压反流的患者在单纯行肠道膀胱扩大术后，输尿管反流通常会自动消失。但也有文献推荐Ⅲ～Ⅴ级高等级膀胱输尿管反流合并上尿路积水时应积极行同期输尿管抗反流再植术，以及时、最大限度地保护上尿路功能[52-55]。有鉴于此，本指南推荐对于程度严重的膀胱输尿管反流［高等级反流和（或）低压反流］在实施肠道膀胱扩大术时应同期行输尿管抗反流再植术。合并严重括约肌功能不全的患者可选择配合膀胱颈闭合术、膀胱颈悬吊术或人工尿道括约肌植入术[56,57]。因尿道狭窄、接受膀胱颈闭合术、肢体畸形、过度肥胖等原因术后无法经尿道间歇导尿的患者，可选择同期行可控腹壁造口术（阑尾或回肠）。膀胱挛缩等原因导致的壁段输尿管狭窄和输尿管纤曲梗阻的患者在肠道膀胱扩大术时应同期行输尿管松解裁剪及输尿管抗反流再植术[52-55]。

适应证：严重 DO、逼尿肌严重纤维化或膀胱挛缩、膀胱顺应性极差、合并膀胱输尿管反流、壁段输尿管狭窄或输尿管纤曲梗阻的患者。术前应常规行影像尿流动力检查，评估患者膀胱的容量、稳定性、顺应性及尿道括约肌和膀胱出口的功能，判断是否合并膀胱输尿管反流。可使用 B 超、静脉尿路造影或磁共振尿路造影、同位素肾图等检查了解上尿路形态及积水扩张程度，判断分侧肾功能[58-61]。肾功能不全的患者接受肠道膀胱扩大术前应充分引流尿路以期降低血 Cr 水平，严重肾功能不全的患者应慎用该术式。术前肾瘢痕的患者应给予特别关注，因为有代谢性酸中毒的潜在可能性。其他的禁忌证有合并 Crohn 病或溃疡性结肠炎等肠道炎症性疾病、既往因接受盆腔放疗或腹部手术导致的严重腹腔粘连等[62-64]。

主要并发症有肠粘连与肠梗阻、膀胱输尿管吻合口狭窄、肠道分泌黏液阻塞尿路、尿路感染、结石形成、肠道功能紊乱、高氯性酸中毒、维生素 B_{12} 缺乏、电解质紊乱、储尿囊破裂、血栓形成、储尿囊恶变等[45-49]。远期并发症包括膀胱穿孔、黏液生成、代谢异常、肠道功能紊乱和结石形成，术后的膀胱管理方式为间歇导尿。长期的临床证据显示，肠道膀胱扩大术是稳定肾脏功能和预防上/下尿路功能恶化的最佳方法，须终身随访。此外，微创外科技术的快速进步致使腹腔镜和机器人在膀胱扩大术中得到较好发展和运用，但临床结果需要进一步观察研究。

2）增加尿道控尿能力的术式：增加膀胱出口阻力会增加患者膀胱内高压的风险。外括约肌相关性尿失禁的手术治疗仅适用于逼尿肌过度活动已被控制、无膀胱输尿管反流的患者；该类方法联合膀胱扩大术则需要行间歇导尿来排空膀胱。

① 填充剂注射术：填充剂注射术可改善尿失禁症状。神经源性膀胱功能障碍患者治疗早期会出现控尿能力的丢失，有文献报道了尿道填充剂注射的有效性。该术式是通过在内镜直视下，将填充剂注射于后尿道黏膜下，使尿道腔变窄、延长，增加后尿道闭合能力。应用的填充剂有：多聚糖酐、硅胶颗粒、多聚四氟乙烯、胶原、自体脂肪等[65,66]。

填充剂注射术的适应证：尿道固有括约肌功能缺陷，但逼尿肌功能正常的患者，通过注射增加尿道封闭作用提高控尿能力。填充剂注射后 Valsalva 漏尿点压力增加，但并不影响逼尿肌漏尿点压力和排尿压力[67]。反复注射疗效不确切，但不影响其他治疗[68]。目前缺乏填充剂注射治疗成人神经源性尿失禁的大宗报道。

② 尿道吊带术：中段尿道吊带术是指通过吊带自中段尿道下方将膀胱颈或尿道向耻骨上方向悬吊，固定中段尿道（在女性患者），或者压迫球部尿道（在男性患者），以提高控尿能力。吊带材料可选用自体筋膜及合成材料。有自家导尿能力的女性神经源性尿失禁患者可应用该手术[69-77]。该术式在女性神经源性尿失禁患者，手术方式有经闭孔和耻骨后两种入路，且成功率高于男性；对男性神经源性尿失禁治疗的疗效也有一定提高，但男性患者的首选疗法仍然是人工尿道括约肌植入术[78-81]。

适应证：在神经源性膀胱中应用的指征为尿道闭合功能不全的患者。术前膀胱容量、稳定性、顺应性良好，术后排尿问题可以通过间歇导尿解决[82-84]。主要并发症有吊带断裂或松弛、吊带过度压迫导致尿道侵蚀、感染、导尿困难等。部分神经源性尿失禁患者术后因膀胱出口阻力增加可能造成膀胱顺应性降低、上尿路损害。人工合成吊带术治疗神经源性尿失禁的中远期临床有效性和安全性均得以证实[85-87]。术后应严密随访，必要时应配合使用M受体阻滞剂、膀胱扩大术等方法降低膀胱压力、扩大膀胱容量、改善膀胱顺应性。

③ 人工尿道括约肌（AUS）植入术：AUS植入术是Scott最早提出并应用于神经源性膀胱的治疗[88]。该手术经受了时间的考验，长期的临床有效性得到

证实。目前临床广泛使用的装置是AMS800型人工尿道括约肌。因神经源性尿道括约肌功能不全而接受AUS植入术的患者，术后总体控尿率在70%～95%，AUS装置翻修率在16%～60%，装置取出率在19%～41%[89,90]。AUS植入术在神经源性尿失禁患者中的总体疗效不如非神经源性尿失禁患者，并发症的发生率和二次手术的发生率较非神经源性患者群体更高（高达60%）。因此，应明确告知患者手术的成功率和术后并发症的发生率[78-81,91]。

适应证：尿道括约肌去神经支配导致的神经源性括约肌功能不全[92-95]。所有准备接受该术式的患者术前均应行影像尿流动力学检查以评估尿失禁的类型、程度及膀胱的感觉、容量、顺应性、稳定性和收缩性，排除尿道狭窄、膀胱出口梗阻和膀胱输尿管反流等异常。对于存在DO及膀胱顺应性差的患者术前应加以纠正。术前通过膀胱尿道镜检查证实膀胱颈和球部尿道的腔内结构正常，必须排除泌尿生殖系统感染，可能导致感染的诱因（如泌尿系统解剖畸形、泌尿系统结石等）必须在术前予以纠正。准备接受人工尿道括约肌植入的患者必须具有正常智力及生活自理能力，双上肢功能良好，能够独立使用人工尿道括约肌装置。主要远期并发症包括感染、尿道侵蚀、尿道萎缩、机械故障等。二次手术通常归因于感染、尿道萎缩或糜烂、机械故障。部分神经源性膀胱患者有可能在接受AUS植入术后因膀胱出口阻力增加，膀胱内压力超过安全范围进而导致肾积水、膀胱输尿管反流等并发症，因此，术后应及时复查影像尿流动力学及上尿路影像学检查，必要时应配合使用M受体阻滞剂、自体膀胱扩大术、肠道膀胱扩大术等方法降低膀胱压力、扩大膀胱容量，改善膀胱顺应性。长期间歇导尿、术前反复泌尿系感染、年龄大于70岁、盆腔放疗均可能是该手术失败的风险因素[78-81]。

④ 其他术式：可调整的控尿装置—ProACT/ACT®。该装置有效性的研究主要针对前列腺切除术后尿失禁患者。一项小样本回顾性分析纳入了16例神经源性尿失禁患者，治愈率略低于非神经源性患者[96]。

功能性括约肌扩大术：通过将股薄肌置换至膀胱颈部[97]或近端尿道[98]，然后通过电刺激，有可能成功重建功能性自体括约肌[99]。该术式展示了患者重新恢复尿道闭合控制的前景。

膀胱颈和尿道重建术：经典的Young-Dees-Leadbetter手术[100]用于伴膀胱外翻患儿的膀胱颈部重建。经Salle改良的克鲁普尿道延长术[101]，被证实能够有效恢复患者的控尿能力，有可能需要联合间歇导

尿或膀胱扩大术[102]。

（2）重建排尿功能的术式

1）增加膀胱收缩力的术式

横纹肌重建膀胱术：横纹肌重建膀胱术主要包括腹直肌转位膀胱重建术、背阔肌逼尿肌成形术、腹内斜肌瓣逼尿肌成形术等。通过自体横纹肌覆盖膀胱或联合电刺激，理想状态下膀胱可恢复自主收缩，膀胱无收缩患者有可能恢复排尿功能。腹直肌和背阔肌用于神经源性膀胱治疗，已有成功的临床病例，即腹直肌或背阔肌转位后进行显微外科神经血管吻合，利用腹直肌或背阔肌收缩及腹压增高的力量排尿[103,104]。

适应证：逼尿肌无反射、膀胱出口阻力较低的神经源性膀胱患者。并发症是持续尿潴留、上尿路损毁、盆腔脓肿、供皮区皮下积液等。施行该类手术的前提是必须解决尿道阻力过高的问题，术后需长期随访患者以避免形成或加重上尿路损毁。

2）降低尿道阻力的术式：降低尿道阻力对上尿路的保护可能是必要的。可选择括约肌化学去神经支配或者手术介入。通常由于术后出现尿失禁而需要配合外部集尿器，这类手术主要适合男性神经源性膀胱患者。术式主要包括BTX-A尿道括约肌注射术、尿道外括约肌切断术、尿道支架置入术等，用于治疗骶上脊髓损伤或脊膜膨出患者存在的逼尿肌-尿道外括约肌协同失调（DESD）。通过阻断尿道外括约肌和（或）尿道周围横纹肌不自主性收缩，改善膀胱排空能力，纠正膀胱内病理性高压状态，从而达到保护上尿路的目的。

① BTX-A尿道括约肌注射术：BTX-A尿道括约肌注射术根据后尿道阻力增高的部位分为尿道外括约肌注射术与尿道内括约肌（膀胱颈）注射术。BTX-A的一般应用剂量为100～200U，注射前将其溶于5～10ml注射用水中，在膀胱镜下通过特制的注射针于3、6、9、12点位将其分10～20个点分别注射于尿道外括约肌内和（或）尿道内括约肌（膀胱颈）内[105-108]。文献报道术后大多数患者残余尿量减少，排尿期最大逼尿肌压力降低，患者尿流动力学参数和生命质量得到显著改善[109,110]。术后疗效维持6个月左右，随着时间推移治疗效果逐渐下降，但可重复注射。

BTX-A尿道外括约肌注射术的适应证：非手术治疗无效的DESD患者，儿童建议剂量是100U[109,110]。BTX-A尿道内括约肌或膀胱颈注射术的适应证：成人非手术治疗无效的逼尿肌无反射、逼尿肌收缩力减弱、尿道内括约肌（膀胱颈）松弛障碍或痉

挛、逼尿肌-膀胱颈协同失调（DBND）等治疗。根据情况部分患者可行BTX-A尿道外括约肌及膀胱颈联合注射术来治疗DESD＋DBND，注射剂量可适当增加。该手术的并发症为短暂压力性尿失禁、需要间歇导尿、尿潴留和无症状尿路感染等。研究显示临床有效性佳，不良事件几乎没有[111,112]。

② 尿道外括约肌切开术：尿道外括约肌切断术为不可逆的破坏性手术，该手术主要目的在于降低DESD导致的病理性膀胱内高压状态。通过分阶段切开括约肌，可降低膀胱出口阻力而不会导致尿道闭合功能完全丧失[113]。多种切开技术可供选择，其中激光切开术看上去能够临床获益。多数患者需要定期重复切开括约肌[114]，手术的有效性已得到证实，不会产生严重的不良反应[115]。可能会导致继发性膀胱颈部狭窄，但可考虑联合膀胱颈切开予以治疗。由于术后患者需配合使用外用集尿器，因此，该术式不适合女性患者和由于阴茎萎缩佩戴外用集尿器困难的男性患者。该术式应用针状或环状电极电刀、激光（如钬激光、绿激光等）实施尿道外括约肌12点位切断，切口自精阜近端延伸到尿道球部近端，深度直至所有尿道外括约肌肌纤维被切断[116-118]。具有DBND或严重良性前列腺增生的患者应同时进行膀胱颈切开或前列腺切除术。术后70%～90%的患者膀胱排空功能和上尿路的稳定性都可以得到改善。患者自主神经反射障碍的改善率可达90%以上。约14%的患者初次手术效果不理想，须二次手术。远期因尿道外括约肌切断不充分、逼尿肌收缩力低下、膀胱颈狭窄、尿道瘢痕狭窄等原因的再次手术率为30%～60%。

尿道外括约肌切断术的适应证：主要指征是男性脊髓损伤患者DESD，次要指征有频繁发作的自主神经反射亢进、因DESD导致的残余尿量增多与反复泌尿系统感染发作、因尿道假道或狭窄而间歇导尿困难、因膀胱引流不充分导致严重上尿路损害的患者。主要近期并发症有术中和术后出血、复发、感染（甚至菌血症）、勃起功能的损害、射精障碍、尿外渗等。行尿道外括约肌12点位切断，尽量减少横向切口可使出血和潜在的勃起功能障碍并发症降到最低。近年来，随着间歇导尿观念的普及与BTX-A的临床应用，尿道外括约肌切断术的应用日趋减少，但对于部分特定患者群体（例如，DESD合并残余尿量增多的上肢功能障碍的男性四肢瘫患者），该术式仍有其应用价值。

③ 膀胱颈切开术：膀胱颈切开术仅适用于膀胱颈部继发性改变（纤维化）[119]。不推荐用于逼尿肌肥

大导致的膀胱颈部增厚。神经源性膀胱患者实施经尿道外括约肌切断术时，如果合并DBND、膀胱颈纤维化或狭窄，可同期行膀胱颈切开术[120]。也有文献报道对一些逼尿肌无反射或收缩力减弱的神经源性膀胱患者进行尿道内括约肌切断术，但疗效缺乏证据支持，术后因膀胱颈瘢痕化可导致重复手术，膀胱结构损毁可能破坏残存的排尿反射。

④ 尿道支架置入术：通过尿道外括约肌部置入支架以减轻膀胱流出道阻力，若要保留控尿能力则需膀胱颈部具备足够的闭合功能。与括约肌切开术相比较，尿道支架置入术的手术时间和住院时间会更短[121]。尿道支架置入术可以部分替代尿道外括约肌切断术，目前使用的主要是记忆合金的网状支架。然而，治疗成本、远期效果及并发症和再次手术干预[122]影响其广泛应用[123-125]。

适应证同尿道外括约肌切断术。与尿道外括约肌切断术相比，尿道支架置入术具有出血少、住院时间短、对残存勃起功能影响小、持久、可逆等优点[126-131]。术后排尿期最大逼尿肌压力和膀胱漏尿点压力降低，残余尿量减少，自主神经反射亢进和泌尿系感染的发生率也显著降低。禁忌证为膀胱出口梗阻（膀胱颈病变、良性前列腺增生症等）。主要并发症有会阴部疼痛、支架的变形和移位、支架腔表面形成结石、支架对尿道组织的侵蚀、尿道损伤、支架刺激诱发尿道上皮增生及息肉生长导致继发性梗阻、支架取出困难等[132]；由于上述难以克服的并发症，此方法的远期疗效受到质疑，尤其在BTX-A广泛应用后，其临床价值大为受限。

（3）同时重建储尿和排尿功能的术式

1）骶神经后根切断术＋骶神经前根电刺激术：骶神经后根切断术也被称为骶神经传入神经阻断，能够有效降低逼尿肌过度活动。骶神经前根电刺激术（sacral anterior root stimulation，SARS）目的是刺激逼尿肌产生收缩。骶神经后根切断术目前主要用于骶神经前根电刺激术的辅助治疗。该技术由Brindley于1978年提出，即Brindley刺激器置入术，此术式包括完全切断S₂、S₃及S₄神经后根，同时在S₂~S₄骶神经前根置入Brindley电极。Brindley电刺激利用尿道括约肌和膀胱逼尿肌不同的生物学特性，尿道括约肌传出神经受到刺激的影响，但因为横纹肌的松弛速度比逼尿肌平滑肌的松弛速度更快，重现了"刺激后排尿"模式。该技术已在高度选择的患者中取得成功[133,134]，约80%的患者可以获得足够的膀胱收缩产生有效排尿，但术后应加强对上尿路的随访。通过调

整刺激参数，电刺激也可诱发患者排便或勃起。

适应证：DESD合并反射性尿失禁、残余尿增多的骶髓以上完全性脊髓损伤患者，即植入部位以上完全受损的患者。禁忌证：通过完全切断骶神经后根可以改善膀胱顺应性、抑制逼尿肌无抑制收缩，因此，膀胱壁严重纤维化的患者不适合此术式。由于Brindley电极释放的刺激电流超过了正常人的痛阈值，因此，该术式不适用于不完全脊髓损伤患者。主要并发症：完全切断骶神经后根导致患者残存的勃起和射精功能损害、便秘症状加重、电极装置故障、电极植入部位感染和疼痛、脑脊液漏等[135]。最近的一项研究报道，夏科脊柱关节病（Charcot spinal arthropathy）应该被认为是SARS潜在的远期并发症，会导致脊柱不稳定和SARS功能紊乱[136]。由于该术式创伤较大，有可能导致患者残存勃起和射精功能，以及排便功能的丧失，因此临床应用受到一定限制。

2）骶神经调控术：骶神经调控术（SNM）通过刺激传入神经，可以恢复尿路系统兴奋和抑制信号的正常平衡关系。骶神经调控术是近年发展起来的一种治疗慢性排尿功能障碍的新方法，适应证为急迫性尿失禁、严重的尿急-尿频综合征和无膀胱出口梗阻的原发性尿潴留[137-140]。研究提示，SNM对于部分神经源性膀胱（如隐性骶裂、不全脊髓损伤、多发硬化等）也有治疗作用，可以提高尿流率、降低残余尿量、改善尿频尿急和急迫性尿失禁症状、改善便秘，提高患者生活质量。目前SNM方法分两阶段进行：第一阶段，将永久性电极穿刺法置入S₃神经孔，进行体外电刺激，测试阶段通过排尿日记、残余尿量和症状改善程度评估疗效，测试期通常为1~3周（不超过1个月），如患者主观症状及客观观察指标改善50%以上，可进入第二阶段，即脉冲发生器（电刺激器）的永久植入术，将永久性刺激器置入臀部外上象限、并与永久电极相连接。

适应证：骶神经调控对神经源性膀胱的治疗是有效且安全的，但尚缺乏RCTs研究的支持，最适合的神经病学患者群体类别尚不清楚[141-144]。主要并发症有电极置入部位疼痛、感染、腿部疼痛/麻木/反应消失、电极移位、电极被包裹纤维化等[145]，但这些并发症极为有限。由于神经源性膀胱的复杂性，SNM疗法的临床研究（包括适应证选择、疗效观察、远期随访等）才刚刚开始，并展现出很好的前景[137-140]。

（4）尿流改道术：上述外科治疗方法无效时，必须考虑选择尿流改道来保护上尿路功能及提高患者的

生活质量。

1）可控尿流改道术。适应证：①神经源性膀胱合并膀胱肿瘤；②膀胱严重挛缩合并膀胱出口功能不全；③患者长期留置导尿管产生尿道瘘、骶尾部压疮等严重并发症；④患者因肢体畸形、尿道狭窄、尿道瘘、过度肥胖等原因经尿道间歇导尿困难者[146-150]。主要禁忌证有合并肠道炎症性疾病、严重腹腔粘连等。对于无法通过尿道完成自家间歇导尿的神经源性膀胱患者，可控性尿流改道是有效的治疗选择。短期内可控尿流改道的控尿率超过80%。然而，术后并发症的发生率较高，213例术后患者，其中85例因术后并发症导致需要再次手术。常见的并发症有肠黏液分泌、感染、电解质紊乱、腹壁造口狭窄、输尿管与储尿囊的吻合口狭窄等。此外，术前和术后患者生活质量的比较研究尚未报道。

2）不可控尿流改道：最常用的术式是回肠膀胱术。适应证：神经源性膀胱患者经腹壁造口自家间歇导尿困难、或因上尿路积水、严重肾功能损害等原因无法接受可控尿流改道时，可考虑不可控尿道联合集尿袋。主要缺点为需要终身佩戴集尿袋，主要并发症有感染、电解质紊乱、肠梗阻、小肠远端梗阻、营养吸收不良、肠粘连、吻合口漏、吻合口狭窄、腹壁造口狭窄、造口旁疝、结石形成等[146-150]。此外，术后患者能够获得更佳的上尿路功能状态和提高生活质量。

3）终止尿流改道：终止尿流改道的成功病例已有文献报道。适应证：①长期可控性尿流改道后疾病已经缓解；②随着医疗技术的更新，已经有更好地控制逼尿肌压力和尿失禁的方法，不再需要不可控尿流改道。终止尿流改道必须详细咨询患者和严格遵循指征。

推荐意见	推荐等级	证据级别
选择手术治疗方式前患者必须接受影像尿流动力学及上尿路影像学等全面检查，评估膀胱感觉、容量、顺应性、逼尿肌稳定性及逼尿肌漏尿点压力，明确膀胱颈和尿道外括约肌的张力状态、是否存在逼尿肌-尿道括约肌协同失调、是否存在膀胱输尿管反流以及输尿管肾积水等上尿路损害	强烈推荐	1a
NDO患者抗毒蕈碱药物治疗无效时，可选择BTX-A逼尿肌内注射予以治疗	强烈推荐	1a
肠道膀胱扩大术用于难治性NDO的治疗	推荐	3

续表

推荐意见	推荐等级	证据级别
对于严重的膀胱输尿管反流及膀胱壁段输尿管狭窄导致肾盂输尿管扩张患者在实施肠道膀胱扩大术时同期行输尿管抗反流再植术	推荐	3
在特定患者选用骶神经调控术治疗神经源性逼尿肌过度活动	可选择	3
横纹肌重建膀胱术可增加膀胱收缩力	可选择	3
骶神经后根切断＋前根刺激术可重建完全性脊髓损伤患者的储尿与排尿功能	可选择	3
在特定患者选用尿道外括约肌切断术降低尿道阻力。降低尿道阻力的术式应用于男性神经源性膀胱患者，术后尿失禁可配合外用集尿器	可选择	3
尿道括约肌BTX-A注射术降低尿道阻力	推荐	2a
膀胱颈切开术是治疗膀胱颈部纤维化的有效手术方式	可选择	4
神经源性压力性尿失禁男性患者，应该选择人工尿道括约肌植入术治疗	推荐	3
能够自家间歇导尿的女性神经源性压力性尿失禁患者，应选择尿道吊带术治疗	推荐	3
尿流改道在神经源性膀胱的手术治疗中具有严格的适应证	可选择	3

参考文献

[1] Drake M, et al. Conservative management in neuropathic urinary incontinence, in Incontinence, P. Abrams, L. Cardozo, S. Khoury & A. Wein, Editors. 2013, Health Publication: Plymouth, 2013, 827-1000.

[2] Nambiar A, et al. Chapter 4: Guidelines for the diagnosis and treatment of overactive bladder (OAB) and neurogenic detrusor overactivity (NDO). Neurourol Urodyn, 2014 Jul, 33 Suppl 3: S21-25.

[3] Stöhrer, M, et al. Diagnosis and treatment of bladder dysfunction in spinal cord injury patients. Eur Urol Update Series, 1994, 3: 170-175.

[4] Abdel-Meguid TA. Botulinum toxin-A injections into neurogenic overactive bladder-to include or exude the trigone? A prospective, andomized, controlled trial. J Urol, 2010, 184 (6): 2423-2428.

[5] Giannantoni A, et al. Six-year follow-up of botulinum toxin A intradetrusorial injections in patients with refractory neurogenic detrusor overactivity: clinical and urodynamic results. Eur Urol, 2009, 55 (3): 705-711.

［6］Del Popolo G, et al. Neurogenic detrusor overactivity treated with English botulinum toxin a: 8-year experience of one single centre. Eur Urol, 2008, 53 (5): 1013-1019.

［7］Karsenty G, et al. Botulinum toxin A (Botox) intradetrusor injections in adults with neurogenic detrusor overactivity/neurogenic overactive bladder: a systematic literature review. Eur Urol, 2008, 53 (2): 275-287.

［8］Ghalayini IF, et al. Intradetrusor injection of botulinum-A toxin in patients with idiopathic and neurogenic detrusor overactivity: urodynamic outcome and patient satisfaction. Neurourol Urodyn,2007,26(4): 531-536.

［9］Patki PS, et al. Botulinum toxin-type A in the treatment of drug-resistant neurogenic detrusor overactivity secondary to traumatic spinal cord injury. BJU Int, 2006, 98 (1): 77-82.

［10］廖利民, 等. 膀胱壁内注射A型肉毒毒素治疗脊髓损伤患者神经原性膀胱的初步临床观察. 中国脊柱脊髓杂志, 2005, 15 (12): 719-721.

［11］Abdel-Meguid TA. Botulinum toxin-A injections into neurogenic overactive bladder-to include or excude the trigone? A prospective, andomized, controlled trial. J Urol, 2010, 184 (6): 2423-2428.

［12］Krhut J, et al. Intradetrusor versus suburothelial onabotulinumtoxinA injections for neurogenic detrusor overactivity: A pilot study. Spinal Cord,2012,50(12): 904-907.

［13］Del Popolo G, et al. Neurogenic detrusor overactivity treated with english botulinum toxin a: 8-year experience of one single centre. Eur Urol, 2008, 53: 1013.

［14］Ginsberg D, et al. Phase 3 efficacy and tolerability study of onabotulinumtoxinA for urinary incontinence from neurogenic detrusor overactivity. J Urol, 2012, 187: 2131.

［15］Grosse J, et al. Success of repeat detrusor injections of botulinum a toxin in patients with severe neurogenic detrusor overactivity and incontinence. Eur Urol, 2005, 47: 653.

［16］Rovner E, et al. Long-Term Efficacy and Safety of OnabotulinumtoxinA in Patients with Neurogenic Detrusor Overactivity Who Completed 4 Years of Treatment. J Urol, 2016.

［17］Rovner E. Chapter 6: Practical aspects of administration of onabotulinumtoxinA. Neurourol Urodyn, 2014, 33 (3): S32-37.

［18］Schurch B, et al. Botulinum toxin type A is a safe and effective treatment for neurogenic urinary incontinence: results of a single treatment, randomized placebo controlled 6-month study. J Urol, 2005, 174 (1): 196-200.

［19］Reitz A, et al. European experience of 200 cases treated with botulinum-A toxin injections into the detrusor muscle for urinary incontinence due to neurogenic detrusor overactivity. Eur Urol, 2004, 45 (4): 510-515.

［20］Ellsworth P, et al. Onabotulinum toxin A: a therapeutic option for refractory neurogenic detrusor overactivity and idiopathic overactive bladder. Urol Nurs, 2014 Jul-Aug, 34 (4): 165-171.

［21］Apostolidis A, et al. Histological changes in the urothelium and suburothelium of human overactive bladder following intradetrusor injections of botulinum neurotoxin type A for the treatment of neurogenic or idiopathic detrusor overactivity. Eur Urol, 2008, 53 (6): 1245-1253.

［22］Reitz A, et al. Do repeat intradetrusor botulinum toxin type a injections yield valuable results? Clinical and urodynamic results after five injections in patients with neurogenic detrusor overactivity. Eur Urol, 2007, 52(6): 1729-1735.

［23］Akbar M, et al. Repeated botulinum-A toxin injections in the treatment of myelodysplastic children and patients with spinal cord injuries with neurogenic bladder dysfunction. BJU Int, 2007, 100 (3): 639-645.

［24］Karsenty G, et al. Persistence of therapeutic effect after repeated injections of botulinum toxin type A to treat incontinence due to neurogenic detrusor overactivity. Urology, 2006, 68 (6): 1193-1197.

［25］Compérat E, et al. Histologic features in the urinary bladder wall affected from neurogenic overactivity—a comparison of inflammation, oedema and fibrosis with and without injection of botulinum toxin type A. Eur Urol, 2006, 50 (5): 1058-1064.

［26］Haferkamp A, et al. Lack of ultrastructural detrusor changes following endoscopic injection of botulinum toxin type A in overactive neurogenic bladder. Eur Urol, 2004, 46 (6): 784-791.

［27］Jia C, et al. Detrusor botulinum toxin A injection significantly decreased urinary tract infection in patients with traumatic spinal cord injury. Spinal Cord, 2013 Jun, 51 (6): 487-490.

［28］Schröder A, et al. Efficacy, safety, and tolerability of intravesically administered 0. 1% oxybutynin hydrochloride solution in adult patients with neurogenic bladder: A randomized, prospective, controlled multi-center trial. Neurourol Urodyn, 2015 Mar 8.

［29］Mangera A, et al. Contemporary management of lower urinary tract disease with botulinum toxin A: a systematic review of botox (onabotulinumtoxinA) and disport (abobotulinumtoxinA). Eur Urol,2011,60(4): 784-795.

［30］ Le Nue R，et al. Evolution of the management of acquired neurogenic bladder in children using intradetrusor botulinum toxin type Ainjections：5-year experience and perspectives. J Pediatr Urol，2012，8（5）：497-503.

［31］ Horst M，et al. Repeated Botulinum-A toxin injection in the treatment of neuropathicbladder dysfunction and poor bladdercompliance in children with myelomeningocele. Neurourol Urodyn，2011，30（8）：1546-1549.

［32］ Chen G，et al. Injections of Botulinum Toxin A into the detrusor to treat neurogenic detrusor overactivity secondary to spinal cord injury. Int Urol Nephrol，2011，43（3）：655-662.

［33］ Hegele A，et al. Changes in prostaglandin E2 in patients with idiopathic overactive bladder syndrome after botulinum toxin type A treatment：is there a clinical benefit? BMC Urol，2014，4（14）：85.

［34］ De Laet K，et al. Adverse events after botulinum A toxin injection for neurogenic voiding disorders. Spinal Cord，2005，43（7）：397-399.

［35］ Schroder A，et al. Efficacy，safety，and tolerability of intravesically administered 0.1% oxybutynin hydrochloride solution in adult patients with neurogenic bladder：A randomized，prospective，controlled multicenter trial. Neurourol Urodyn，2016，35：582.

［36］ Buyse G，et al. Intravesical oxybutynin for neurogenic bladder dysfunction：less systemic side effects due to reduced first pass metabolism. J Urol，1998，160：892.

［37］ Giannantoni A，et al. Intravesical resiniferatoxin versus botulinum-A toxin injections for neurogenic detrusor overactivity：a prospective randomized study. J Urol，2004，172：240.

［38］ Kulakli F，et al. Relationship between urinary dysfunction and clinical factors in patients with traumatic brain injury. Brain Inj，2014，28：323.

［39］ Singh A，et al. Global prevalence and incidence of traumatic spinal cord injury. Clin Epidemiol，2014，6：309.

［40］ Biers SM，et al. The past，present and future of augmentation cystoplasty. BJU International，2012，109（9）：1280-1293.

［41］ Drake M，et al. Conservative management in neuropathic urinary incontinence，in Incontinence，P. Abrams，L. Cardozo，S. Khoury & A. Wein，Editors. 2013，Health Publication：Plymouth，2013：827-1000.

［42］ Duel BP，et al. Alternative techniques for augmentation cystoplasty. J Urol，1998，159：998.

［43］ Krebs J，et al. Functional outcome of supratrigonal cystectomy and augmentation ileocystoplasty in adult patients with refractory neurogenic lower urinary tract dysfunction. Neurourol Urodyn，2014，Dec 18.

［44］ Kumar SP，et al. Detrusor myectomy：long-term results with a minimum follow-up of 2 years. BJU Int，2005，96（3）：341-344.

［45］ Biardeau X，et al. Risk of malignancy after augmentation cystoplasty：A systematic review. Neurourol Urodyn，2015，Apr 13.

［46］ Aslam MZ，et al. Detrusor myectomy：Longterm functional results. Int J Urol，2012，19（12）：1099-1102.

［47］ Eldred-Evans D，et al. An unrecognised case of metabolic acidosis following neobladder augmentation cystoplasty. Int J Surg Case Rep，2015，11：129-131.

［48］ Lange MM，et al. Urinary and sexual dysfunction after rectal cancer treatment. Nat Rev Urol，2011，8：51.

［49］ Alsowayan O，et al. Outcomes of a minimally invasive surgical approach to manage persistent high-grade vesicoureteric reflux post successful augmentation cystoplasty of patients with non-compliant bladder. J Pediatr Urol，2014，Sep 16.

［50］ Hayashi Y，et al. The effectiveness of ureteric reimplantation during bladder augmentation for high-grade vesicoureteric reflux in patients with neurogenic bladder：long-term outcome. J Pediatr Surg，2007，42（12）：1998-2001.

［51］ Pereira PL，et al. Should we treat vesicoureteral reflux in patients who simultaneously undergo bladder augmentation for neuropathic bladder? J Urol，2001，165（6Pt2）：2259-2261.

［52］ Zhang F，et al. Sigmoidocolocystoplasty with ureteral reimplantation for treatment of neurogenic bladder. Urology，2012，80（2）：440-445.

［53］ Wang Z，et al. Effectiveness and Complications of Augmentation Cystoplasty with or without Nonrefluxing Ureteral Reimplantation in Patients with Bladder Dysfunction：A Single Center 11-Year Experience. J Urol，2018 Jan，199（1）：200-205.

［54］ Liao L，et al. Midterm outcomes of protection for upper urinary tract function by augmentation enterocystoplasty in patients with neurogenic bladder. Int Urol Nephrol，2014 Nov，46（11）：2117-2125.

［55］ 张帆，等. 肠道膀胱扩大术治疗神经源性膀胱77例疗效观察. 中华泌尿外科杂志，2012，33（9）：655-659.

［56］ Castellan M，et al. Bladder neck sling for treatment of neurogenic incontinence in children with augmentation cystoplasty：long-term follow up. J Urol，2005，173（6）：2128-2131.

［57］ Mor Y，et al. Lower urinary tract reconstruction by augmentation cystoplasty and insertion of artificial urinary sphincter cuff only: long term follow-up. Prog Urol, 2004, 14（3）: 310-314.

［58］Liao L, et al. New grading system for upper urinary tract dilation using magnetic resonance urography in patients with neurogenic bladder. BMC Urol, 2014 May 22, 14: 38.

［59］Liao L. A new comprehensive classification system for both lower and upper urinary tract dysfunction in patients with neurogenic bladder. Urol Int, 2015, 94（2）: 244-248.

［60］廖利民. 神经源性膀胱患者上/下尿路功能障碍的全面分类标准. 中华泌尿外科杂志, 2015, 36（2）: 84-86.

［61］廖利民. 神经源性膀胱尿路功能障碍的全面分类建议. 中国康复理论与实践, 2010, 16（12）: 1101-1102.

［62］Yuan Z, et al. Diabetic cystopathy: A review. J Diabetes, 2015, 7: 442.

［63］Pugliatti M, et al. The epidemiology of multiple sclerosis in Europe. Eur J Neurol, 2006, 13: 700.

［64］de Seze M, et al. The neurogenic bladder in multiple sclerosis: review of the literature and proposal of management guidelines. Mult Scler, 2007, 13: 915.

［65］Polackwich AS, et al. Long-term followup after endoscopic treatment of vesicoureteral reflux with dextranomer/hyaluronic acid copolymer in patients with neurogenic bladder. Journal of Urology, 2012, 188（4）: SUPPL. 1511-1515.

［66］McGuire EJ, et al. Clinical assessment of urethral sphincteric function. J Urol, 1993, 150: 1452-1454.

［67］Polackwich AS, et al. Long-term followup after endoscopic treatment of vesicoureteral reflux with dextranomer/hyaluronic acid copolymer in patients with neurogenic bladder. Journal of Urology, 2012, 188（4）: 1511-1515.

［68］Block CA, et al. Long-term efficacy of periurethral collagen injection for the treatment of urinary incontinence secondary to myelomeningocele. J Urol, 2003, 169（1）: 327-329.

［69］Barthold JS, et al. Results of the rectus fascial sling and wrap procedures for the treatment of neurogenic sphincteric incontinence. J Urol, 1999, 161: 272.

［70］Gormley EA, et al. Pubovaginal slings for the management of urinary incontinence in female adolescents. J Urol, 1994, 152: 822.

［71］Kakizaki H, et al. Fascial sling for the management of urinary incontinence due to sphincter incompetence. J Urol, 1995, 153: 644.

［72］Mingin GC, et al. The rectus myofascial wrap in the management of urethral sphincter incompetence. BJU Int, 2002, 90: 550.

［73］Perkash I. Use of contact laser crystal tip firing Nd: YAG to relieve urinary outflow obstruction in male neurogenic bladder patients. J Clin Laser Med Surg, 1998, 16: 33.

［74］Reynard JM, et al. Sphincterotomy and the treatment of detrusor-sphincter dyssynergia: current status, future prospects. Spinal Cord, 2003, 41: 1.

［75］Noll F, et al. Transurethral sphincterotomy in quadriplegic patients: long-term-follow-up. Neurourol Urodyn, 1995, 14: 351.

［76］Derry F, et al. Audit of bladder neck resection in spinal cord injured patients. Spinal Cord, 1998, 36: 345.

［77］Chancellor MB, et al. Long-term followup of the North American multicenter UroLume trial for the treatment of external detrusor-sphincter dyssynergia. J Urol, 1999, 161: 1545.

［78］Zhang F, et al. Artificial urinary sphincter implantation: an important component of complex surgery for urinary tract reconstruction in patients with refractory urinary incontinence. BMC Urol, 2018 Jan 8, 18（1）: 3.

［79］张帆, 等. 改良经会阴单切口新途径人工尿道括约肌植入术（附5例报道）. 现代泌尿外科杂志, 2018, 23（8）: 605-608.

［80］张帆, 等. 人工尿道括约肌植入术在复杂尿路重建中治疗尿失禁的应用. 中华泌尿外科杂志, 2016, 37（12）: 884-887.

［81］廖利民, 等. 人工尿道括约肌植入术重建控尿功能的远期随访效果. 中华泌尿外科杂志, 2009, 30（4）: 274-277.

［82］Dik P, et al. Transvaginal sling suspension of bladder neck in female patients with neurogenic sphincter incontinence. J Urol, 2003, 170（2 Pt1）: 580-581.

［83］Daneshmand S, et al. Puboprostatic sling repair for treatment of urethral incompetence in adult neurogenic incontinence. J Urol, 2003, 169（1）: 199-202.

［84］Athanasopoulos A, et al. Treating stress urinary incontinence in female patients with neuropathic bladder: The value of the autologous fascia rectus sling. International Urology and Nephrology, 2012, 44（5）: 1363-1367.

［85］Abdul-Rahman A, et al. Long-term outcome of tension-free vaginal tape for treating stress incontinence in women with neuropathic bladders. BJU Int, 2010, 106: 827.

［86］Losco GS, et al. Long-term outcome of transobturator tape（TOT）for treatment of stress urinary incontinence in females with neuropathic bladders. Spinal Cord, 2015, 53: 544.

［87］El-Azab AS, et al. Midurethral slings versus the standard pubovaginal slings for women with neurogenic stress urinary incontinence. Int Urogynecol J, 2015, 26: 427.

[88] Light JK, et al. Use of the artificial urinary sphincter in spinal cord injury patients. J Urol, 1983, 130: 1127.

[89] Khalaf K. M, et al. The impact of lower urinary tract symptoms on health-related quality of life among patients with multiple sclerosis. Neurourol Urodyn, 2016, 35: 48.

[90] Szymanski KM, et al. All incontinence is not created equal: impact of urinary and fecal incontinence on quality of life in adults with spina bifida. J Urol, 2017, Part 2, 197: 885.

[91] Wang R, et al. Long-term outcomes after primary failures of artificial urinary sphincter implantation. Urology, 2012, 79: 922.

[92] Pereira PL, et al. Artificial urinary sphincter: 11-year experience in adolescents with congenital neuropathic bladder. Eur Urol, 2006, 50 (5): 1096-1101.

[93] Catti M, et al. Artificial urinary sphincter in children—voiding or emptying? An evaluation of functional results in 44 patients. J Urol, 2008, 180 (2): 690-693.

[94] Yates DR, et al. Robot-assisted laparoscopic artificial urinary sphincter insertion in men with neurogenic stress urinary incontinence. BJU Int, 2013 Jun, 111 (7): 1175-1179.

[95] Mundy A, et al. Clean intermittent self-catheterisation (CISC) is associated with a significant risk of erosion and infection of an artificial urinary sphincter (AUS) for the treatment of neuropathic bladder dysfunction. Journal of Urology, 2012, 187 (4): e471.

[96] Ammirati E, et al. Management of male and female neurogenic stress urinary incontinence in spinal cord injured (SCI) patients using adjustable continence therapy. Urologia, 2017, 0: 16.

[97] Janknegt RA, et al. Electrically stimulated gracilis sphincter for treatment of bladder sphincter incontinence. Lancet, 1992, 340: 1129.

[98] Chancellor MB, et al. Gracilis muscle transposition with electrical stimulation for sphincteric incontinence: a new approach. World J Urol, 1997, 15: 320.

[99] Chancellor MB, et al. Gracilis urethromyoplasty—an autologous urinary sphincter for neurologically impaired patients with stress incontinence. Spinal Cord, 1997, 35: 546.

[100] Donnahoo KK, et al. The Young-Dees-Leadbetter bladder neck repair for neurogenic incontinence. J Urol, 1999, 161: 1946.

[101] Kropp KA, et al. Urethral lengthening and reimplantation for neurogenic incontinence in children. J Urol, 1986, 135: 533.

[102] Rawashdeh YF, et al. International Children's Continence Society's recommendations for therapeutic intervention in congenital neuropathic bladder and bowel dysfunction in children. Neurourol Urodyn, 2012, 31: 615.

[103] Bhavin NPatel, et al. Surgical Options for Patients with Neurogenic Bladder. Curr Bladder Dysfunct Rep, 2012, 7: 67-74.

[104] Stenzl A, et al. Restoration of voluntary emptying of the bladder by transplantation of innervated free skeletal muscle. Lancet, 1998, 351 (9114): 1483-1485.

[105] Gallien P, et al. Placebo controlled, randomised, double blind study of the effects of botulinum A toxin on detrusor sphincter dyssynergia in multiple sclerosis patients. J Neurol Neurosurg Psychiatry, 2005, 76(12): 1670-1676.

[106] 廖利民, 等. 尿道括约肌内注射A型肉毒毒素治疗脊髓损伤患者逼尿肌-括约肌协同失调的临床观察. 中国脊柱脊髓杂志, 2006, 16 (6): 409-412.

[107] De Sèze M, et al. Botulinum A toxin and detrusor sphincter dyssynergia: a double-blind lidocaine-controlled study in 13 patients with spinal cord disease. Eur Urol, 2002, 42 (1): 56-62.

[108] Phelan MW, et al. Botulinum toxin urethral sphincter injection to restore bladder emptying in men and women with voiding dysfunction. J Urol, 2001, 165 (4): 1107-1110.

[109] Soljanik I. Efficacy and safety of botulinum toxin A intradetrusor injections in adults with neurogenic detrusor overactivity/neurogenic overactive bladder: a systematic review. Drugs, 2013 Jul, 73 (10): 1055-1066.

[110] Chancellor MB. Ten years single surgeon experience with botulinum toxin in the urinary tract; clinical observations and research discovery. Int Urol Nephrol, 2010 Jun, 42 (2): 383-391.

[111] Huang M, et al. Effects of botulinum toxin A injections in spinal cord injury patients with detrusor overactivity and detrusor sphincter dyssynergia. J Rehab Med, 2016, 48: 683.

[112] Utomo E, et al. Surgical management of functional bladder outlet obstruction in adults with neurogenic bladder dysfunction. Cochrane Database Syst Rev, 2014, 5: Cd004927.

[113] Schurch B, et al. Botulinum toxin type a is a safe and effective treatment for neurogenic urinary incontinence: results of a single treatment, randomized, placebo controlled 6-month study. J Urol, 2005, 174: 196.

[114] Reynard JM, et al. Sphincterotomy and the treatment of detrusor-sphincter dyssynergia: current status, future prospects. Spinal Cord, 2003, 41: 1.

[115] Chancellor MB, et al. Prospective comparison of external sphincter balloon dilatation and prosthesis

placement with external sphincterotomy in spinal cord injured men. Arch Phys Med Rehabil, 1994, 75: 297.

[116] Utomo E, et al. Surgical management of functional bladder outlet obstruction in adults with neurogenic bladder dysfunction. Cochrane Database Syst Rev, 2014 May 24, 5: CD004927.

[117] Perkash I. Transurethral sphincterotomy provides significant relief in autonomic dysreflexia in spinal cord injured male patients: long-term followup results. J Urol, 2007 Mar, 177 (3): 1026-1029.

[118] Adam E, et al. Surgical sphincterotomy in neurogenic bladder dysfunction with detrusor-sphincter dyssynergia. Prog Urol, 2013 Dec, 23 (17): 1500-1504.

[119] Perkash I. Use of contact laser crystal tip firing Nd: YAG to relieve urinary outflow obstruction in male neurogenic bladder patients. J Clin Laser Med Surg, 1998, 16: 33.

[120] Wesson JM, et al. The functional index for living with multiple sclerosis: development and validation of a new quality of life questionnaire. Mult Scler, 2009, 15: 1239.

[121] Seoane-Rodriguez S, et al. Long-term follow-up study of intraurethral stents in spinal cord injured patients with detrusor-sphincter dyssynergia. Spinal Cord, 2007, 45: 621.

[122] Wilson TS, et al. UroLume stents: lessons learned. J Urol, 2002, 167: 2477.

[123] Pannek J, et al. Clinical usefulness of the memokath stent as a second-line procedure after sphincterotomy failure. J Endourol, 2011, 25: 335.

[124] Polguer T, et al. Treatment of detrusor-striated sphincter dyssynergia with permanent nitinol urethral stent: results after a minimum follow-up of 2 years. Prog Urol, 2012, 22: 1058.

[125] van der Merwe A, et al. Outcome of dual flange metallic urethral stents in the treatment of neuropathic bladder dysfunction after spinal cord injury. J Endourol, 2012, 26: 1210.

[126] Denys P, et al. Urethral stent for the treatment of detrusor-sphincter dyssynergia: evaluation of the clinical, urodynamic, endoscopic and radiological efficacy after more than 1 year. J Urol, 2004, 172 (2): 605-607.

[127] Shah DK, et al. Experience with urethral stent explantation. North American Study Group. J Urol, 2003, 169 (4): 1398-1400.

[128] Mehta SS, et al. Memokath stents for the treatment of detrusor sphincter dyssynergia (DSD) in men with spinal cord injury: the Princess Royal Spinal Injuries Unit 10-year experience. Spinal Cord, 2006, 44 (1): 1-6.

[129] van der Merwe A, et al. Outcome of dual flange metallic urethral stents in the treatment of neuropathic bladder dysfunction after spinal cord injury. J Endourol, 2012 Sep, 26 (9): 1210-1215.

[130] Gamé X, et al. Outcome after treatment of detrusor-sphincter dyssynergia by temporary stent. Spinal Cord, 2008, 46 (1): 74-77.

[131] Seoane-Rodríguez S, et al. Long-term follow-up study of intraurethral stents in spinal cord injured patients with detrusor-sphincter dyssynergia. Spinal Cord, 2007, 45 (9): 621-626.

[132] Hamid R, et al. The use of the Memokath stent in the treatment of detrusor sphincter dyssynergia in spinal cord injury patients: a single-centre seven-year experience. Eur Urol, 2003, 43 (5): 539-543.

[133] Krasmik D, et al. Urodynamic results, clinical efficacy, and complication rates of sacral intradural deafferentation and sacral anterior root stimulation in patients with neurogenic lower urinary tract dysfunction resulting from complete spinal cord injury. Neurourol Urodyn, 2014, 33: 1202.

[134] Benard A, et al. Comparative cost-effectiveness analysis of sacral anterior root stimulation for rehabilitation of bladder dysfunction in spinal cord injured patients. Neurosurgery, 2013, 73: 600.

[135] Kutzenberger J, et al. Spastic bladder and spinal cord injury: seventeen years of experience with sacral deafferentation and implantation of an anterior root stimulator. Artif Organs, 2005, 29 (3): 239-241.

[136] Krebs J, et al. Charcot arthropathy of the spine in spinal cord injured individuals with sacral deafferentation and anterior root stimulator implantation. Neurourol Urodyn, 2016, 35: 241.

[137] Chen G, et al. Sacral neuromodulation for neurogenic bladder and bowel dysfunction with multiple symptoms secondary to spinal cord disease. Spinal Cord, 2015 Mar, 53 (3): 204-208.

[138] 陈国庆，等. 骶神经调节术治疗下尿路功能障碍: 单中心14年经验总结. 微创泌尿外科杂志, 2016, 5 (5): 263-267.

[139] 陈国庆，等. 骶神经调节在神经源性膀胱中的应用. 临床外科杂志, 2016, 24 (2): 102-104.

[140] 陈国庆，等. 骶神经调节治疗神经源性膀胱患者大小便功能障碍的疗效评估. 中华泌尿外科杂志, 2015, 36 (2): 87-90.

[141] Kessler TM, et al. Sacral neuromodulation for neurogenic lower urinary tract dysfunction: systematic review and meta-analysis. Eur Urol, 2010, 58: 865.

[142] Lombardi G, et al. Sacral neuromodulation for neurogenic non-obstructive urinary retention in incomplete spinal cord patients: a ten-year follow-up single-centre experience. Spinal Cord, 2014, 52:

241.

[143] Lay AH, et al. The role of neuromodulation in patients with neurogenic overactive bladder. Curr Urol Rep, 2012, 13: 343.

[144] Puccini F, et al. Sacral neuromodulation: an effective treatment for lower urinary tract symptoms in multiple sclerosis. Int Urogynecol J, 2016, 27: 347.

[145] Hijaz A, et al. Complications and troubleshooting of two-stage sacral neuromodulation therapy: a single-institution experience. Urology, 2006, 68 (3): 533-537.

[146] Pazooki D, et al. Continent cutaneous urinary diversion in patients with spinal cord injury. Spinal Cord, 2006, 44 (1): 19-23.

[147] Daher P, et al. Bladder augmentation and/or continent urinary diversion: 10-year experience. Eur J Pediatr Surg, 2007, 17 (2): 119-123.

[148] Blaivas JG, et al. Long-term follow up of augmentation enterocystoplasty and continent diversion in patients with benign disease. J Urol, 2005, 173 (5): 1631-1634.

[149] Goldmark E, et al. Neurogenic bladder: from diagnosis to management. Curr Urol Rep, 2014 Oct, 15 (10): 448.

[150] Sakhri R, et al. Laparoscopic cystectomy and ileal conduit urinary diversion for neurogenic bladders and related conditions. Morbidity and better quality of life. Prog Urol, 2015 May, 25 (6): 342-347.

4.其他治疗方法 另外，近年来也有一些专家通过膀胱神经再支配手术[1-7]、骶神经根病变切除术[8,9]、组织工程[10-15]及干细胞移植[16-18]等技术，试图恢复或者部分恢复神经源性膀胱患者的膀胱功能，改善生命质量，但是临床应用仍需进一步研究。

参 考 文 献

[1] 刘明轩, 等. 骶神经根选择性切断治疗截瘫后痉挛性膀胱的实验及临床研究, 2004, 18 (5): 402-405.

[2] Barbe MF, et al. Feasibility of a femoral nerve motor branch for transfer to the pudendal nerve for restoring continence: a cadaveric study: Laboratory investigation. Journal of neurosurgery. Spine, 2011, 15: 526.

[3] Brown JM, et al. Anatomical feasibility of performing intercostal and ilioinguinal nerve to pelvic nerve transfer: a possible technique to restore lower urinary tract innervation. Journal of neurosurgery. Spine, 2012, 17: 357-362.

[4] Ruggieri MR, et al. Reinnervation of urethral and anal sphincters with femoral motor nerve to pudendal nerve transfer. Neurourology and urodynamics, 2011, 30: 1695-1704.

[5] Xiao CG, et al. An Artificial Somatic-Central Nervous System-Autonomic Reflex Pathway for Controllable Micturition After Spinal Cord Injury: Preliminary Results in 15 Patients. The Journal of Urology, 2003, 170 (4): 1237-1241.

[6] Xiao C, et al. An artificial somatic-autonomic reflex pathway procedure for bladder control in children with spina bifida. The Journal of Urology, 2005, 173 (6): 2112-2116.

[7] Xiao CG. Reinnervation for Neurogenic Bladder: Historic Review and Introduction of a Somatic-Autonomic Reflex Pathway Procedure for Patients with Spinal Cord Injury or Spina Bifida. European Urology, 2006, 49 (1): 22-29.

[8] 杜广辉, 等. 骶神经根病变致神经源性膀胱的诊断和治疗. 中华泌尿外科杂志, 2015, 36 (2): 100-103.

[9] 杜广辉. 骶神经根囊肿所致的神经源性膀胱尿道功能障碍. 临床外科杂志, 2016, 24 (2): 92-94.

[10] 肖树伟, 等. 膀胱组织工程研究进展. 中华实验外科杂志, 2018, 35 (3): 595-597.

[11] Pokrywczynska M, et al. Application of Bladder Acellular Matrix in Urinary Bladder Regeneration: The State of the Art and Future Directions. BioMed Research International, 2015, 2015: 1-11.

[12] Atala A, et al. Tissue-engineered autologous bladders for patients needing cystoplasty. The Lancet, 2006, 367 (9518): 1241-1246.

[13] 胡洋, 等. 组织工程技术在终末期神经源性膀胱中的治疗研究进展. 中华泌尿外科杂志, 2012, 33 (3): 235-237.

[14] Zhang F, et al. Tissue engineered cystoplasty augmentation for treatment of neurogenic bladder using small intestinal submucosa: an exploratory study. J Urol, 2014 Aug, 192 (2): 544-550.

[15] 张帆, 等. 组织工程补片膀胱扩大术治疗神经源性膀胱的疗效分析. 中华泌尿外科杂志, 2015, 36 (1): 29-34.

[16] Ning J, et al. Bone marrow mesenchymal stem cells differentiate into urothelial cells and the implications for reconstructing urinary bladder mucosa. Cytotechnology, 2011, 63 (5): 531-539.

[17] Sharma AK, et al. Growth factor and small molecule influence on urological tissue regeneration utilizing cell seeded scaffolds. Advanced Drug Delivery Reviews, 2015, 82-83: 86-92.

[18] 张腾, 等. 尿源干细胞促进脊髓损伤后神经源性膀胱恢复. 第三军医大学学报, 2016, 38 (10): 1073-1077.

(三) 神经源性膀胱常见并发症/合并症的处理

1.膀胱输尿管反流的处理 继发于神经源性膀胱

的膀胱输尿管反流（VUR），是常见的并发症之一，如不及时干预治疗，会引起上尿路积水和感染，最终导致肾衰竭[1]。膀胱高压是造成神经源性膀胱继发VUR的主要因素[2]。

在治疗继发性VUR之前，要评估是否存在膀胱高压（DSD、低顺应性膀胱等）、泌尿系统感染等导致VUR的诱发因素。一些继发性VUR随着膀胱高压的改善可以缓解甚至消失。纠正了诱发因素后仍然存在的VUR，若危及肾功能可以考虑外科手术治疗[1-4]。

（1）诊断：影像学检查是诊断VUR的主要依据，常用方法包括膀胱尿道造影、泌尿系统超声等。高度推荐影像尿流动力学检查，既可明确有无反流、判断反流程度，又可了解膀胱功能障碍类型与反流时的膀胱压力。国际反流协会对VUR程度进行了分级[5]，为反流的治疗和疗效评估提供了标准，本指南也推荐此分级方法。

（2）治疗

1）非手术治疗[6]：对于轻度反流没有肾脏损害者，可以采用非手术治疗，包括观察随访、间断或连续的抗生素预防应用、排尿训练等。若残余尿量过多和膀胱高压，在膀胱安全容量范围内通过间歇导尿（IC）和抗胆碱能药物来降低膀胱压、改善膀胱容量和顺应性。一旦出现发热等症状性泌尿系统感染或肾功能受损，则应考虑终止原定的保守方案，进一步评估病情，调整治疗方案。

2）降低膀胱压力的手术：合并VUR的低顺应性膀胱患者需进行膀胱扩大术[7-11]，对于程度严重的VUR［高等级和（或）低压反流］应在膀胱扩大术同期行输尿管抗反流再植术，但不推荐在未行膀胱扩大术的情况下单独行输尿管抗反流再植术。

3）输尿管膀胱再植术：经典输尿管膀胱抗反流再植术是将输尿管末段从膀胱黏膜下层穿行，以延长膀胱壁内段输尿管的长度。手术成功率高达92%～98%[12]。

输尿管膀胱再植术可分为经膀胱外、经膀胱内和膀胱内外联合途径。目前术式有Cohen术、乳头成形术等，输尿管扩张显著者应做裁剪或折叠，以缩小输尿管的口径[13]。腹腔镜微创手术也可进行输尿管再植取术，但对于腹腔镜技术未熟练者，尚不推荐作为首选的手术方式[6]。术后最常见的并发症是VUR未能消除，其次是术后输尿管膀胱连接部梗阻，也有术后反流和梗阻并存的情况。术后4～8周可应用B超复查肾输尿管积水程度，术后2～4个月可行影像尿流动力学检查或膀胱尿道造影来评估VUR疗效，随后

参照神经源性膀胱的随访原则定期复查[14]。

推荐意见	推荐等级	证据级别
影像尿流动力学检查可以确诊有无膀胱输尿管反流（VUR）、判断反流程度、确定反流时膀胱压力、了解膀胱功能障碍类型	推荐	2b
在实施抗反流治疗前、或抗反流治疗同期应纠正导致VUR的诱发因素	推荐	3
在诱因去除后VUR仍不消失，出现肾功能受损者，应进行外科治疗	推荐	3
对于程度较重的反流［高等级反流和（或）低压反流］在行膀胱扩大术的同期行输尿管抗反流再植术，输尿管粗大者应行裁剪或折叠	推荐	2a
VUR患者严格定期随访：每年至少应进行2次B超检查、1次影像尿流动力学检查，必要时全面评估	推荐	4

参 考 文 献

［1］文建国，等. 小儿神经源性膀胱诊断和治疗指南. 中华小儿外科杂志, 2015, 36（3）：163-169.

［2］Helmy TE, et al. Vesicouretral reflux with neuropathicbladder: studying the resolution rate after ileocystoplasty. Urology, 2013, 82（2）：425-428.

［3］Tekgül S, et al. European Association of Urology. EAU guidelines on vesicoureteral reflux in children. EurUrol, 2012, 62（3）：534-542.

［4］Lisette, et al. Long-term effectiveness and complication rates of bladder augmentation in patients with neurogenic bladder dysfunction: A systematic review. Neurourology and Urodynamics, 2016, 36: 1685-1702.

［5］Lebowitz RL, et al. International Reflux Study in Children: international system of radiographic grading of vesicoureteric reflux. PediatrRadiol, 1985, 15（2）：105-109.

［6］Tekgül S, et al. European Association of Urology. EAU guidelines on vesicoureteral reflux in children. EurUrol, 2012, 62（3）：534-542.

［7］Wang JB, et al. Augmentation cystoplasty and simultaneous ureteral reimplantation reduce high-grade vesicoureteralreflux in children with neurogenicbladder. J Chin Med Assoc, 2011, 74: 294-297.

［8］Zhang F, et al. Sigmoidocolocystoplasty with ureteral reimplantation for treatment of neurogenic bladder. Urology, 2012, 80（2）：440-445. ★

［9］Liao L, et al. Midterm outcomes of protection for upper urinary tract function by augmentation enterocystoplasty in patients with neurogenic bladder. IntUrolNephrol. 2014, 46（11）: 2117-2125.★

[10] 罗德毅，杨童欣，王坤杰，等. 单纯肠道膀胱扩大术治疗神经源性膀胱合并输尿管反流的初步结果. 中华泌尿外科杂志, 2015, 36（2）: 104-107.

[11] Simforoosh N, et al. Is ureteral reimplantation necessary during augmentation cystoplasty in patients with neurogenic bladder and vesicoureteral reflux? J Urol, 2002, 168（4 Pt1）: 1439-1441.

[12] Duckett JW, et al. Surgical results: International Reflux Study in Children—United States branch. J Urol, 1992, 148（5 Pt2）: 1674-1675.

[13] Granata C, et al. Treatment of vesico-ureteric reflux in children with neuropathic bladder: a comparison of surgical and endoscopic correction. J PediatrSurg, 1999, 34（12）: 1836-1838.

[14] Hayashi Y, et al. The effectiveness of ureteric reimplantation during bladder augmentation for high-grade vesicoureteric reflux in patients with neurogenic bladder: long-term outcome. J PediatrSurg, 2007, 42（12）: 1998-2001.

2.泌尿系统感染的处理　泌尿系统感染或尿路感染（urinary tract infection, UTI）包括症状性UTI及无症状性菌尿，前者是指有相关临床症状或体征、同时具有实验室检查证实的菌尿、白细胞脓尿和尿培养阳性结果。UTI是神经源性膀胱最常见并发症之一[1]，超过1/3的脊髓损伤患者长期处于无症状菌尿状态，国内近年统计表明其UTI发病率为8.9%，居各类并发症之首[2]。神经源性膀胱UTI的具体发病机制尚未明确，目前认为主要诱因为对神经源性膀胱管理不当，如残余尿增加、膀胱高压、膀胱结石、膀胱输尿管反流、尿道器械检查和治疗（导尿等）[3,4]；其他主要诱发因素可归纳为宿主固有防御机制改变，包括营养及卫生状况不佳、会阴部细菌定植改变、压疮和慢性疾病（如糖尿病）控制不良等[5,6]。另外，男性性别因素可能是复发性UTI的独立危险因素[7]。反复发作的UTI可导致肾功能进一步损害、生活质量下降、预期寿命缩短、患者死亡率升高等危害[8,9]。

（1）诊断：神经源性膀胱患者发生UTI相关的临床症状或体征，结合实验室证据可确立诊断[10,11]。由于神经源性膀胱患者尿液中菌株种类和耐药情况与普通患者UTI有偏差，推荐确立诊断的"金标准"应包括尿培养和尿液分析结果，但症状、体征和实验室结果量化阈值目前尚无确切循证学依据[10,11]。本指南参照国家卫生部门颁布的泌尿系感染病原学诊断标准为基础，结合国内外的有关共识与指南，推荐主要诊断依据如下。

1）临床诊断：神经源性膀胱患者UTI可表现为无症状菌尿、症状性感染及细菌定植状态，大部分患者的UTI为无症状菌尿。因为相关感觉缺失，患者临床UTI特异性症状很少，如尿频、尿急、尿痛等典型主观症状；而往往主要临床表现为非特异性的，如发热、腰背部或腹部不适、高血压、出汗、嗜睡和（或）烦躁、自主神经反射异常、痉挛状态增加等，这些症状主要依赖于患者潜在神经系统疾病状态[12]。有时候患者会出现排尿困难或加重、突发尿失禁或尿失禁变频发（如导尿间期溢尿或留置导尿期尿液在尿管与尿道之间溢出）、尿液变红或浑浊恶臭等，而且尿液浑浊或恶臭是非常敏感的表征[13]；这些表现中，发热和自主神经反射异常被认为是神经源性膀胱UTI最特异的征象，但敏感性较低[14]。在临床症状基础上，常规尿检白细胞超过正常范围上限，可初步做出临床诊断，如要确认病原菌或使用导尿管的患者，应当结合尿培养。

2）病原学诊断：在上述临床诊断基础上，符合下述实验室检查的4个条件之一即可确认诊断[15]。单独的定量菌尿或白细胞尿症不是UTI的阳性标准[4,13]，但缺乏脓尿具有很高的阴性预测价值[16]。

①清洁中段尿或导尿留取尿液（非留置导尿）培养革兰阳性球菌菌数 $\geqslant 10^4$CFU/ml，革兰阴性杆菌菌数 $\geqslant 10^5$CFU/ml。

②新鲜尿标本经离心，应用相差显微镜检查（400×）在每30个视野中有半数视野观察到细菌。

③无症状性菌尿症患者虽无症状，但在近期（通常为1周内）有内镜检查或留置导尿史，尿液培养革兰阳性球菌菌数 $\geqslant 10^4$CFU/ml，革兰阴性杆菌菌数 $\geqslant 10^5$CFU/ml应视为尿路感染。

④耻骨上穿刺抽吸尿液细菌培养，发现细菌可诊断尿路感染，细菌数 $\geqslant 10^3$CFU/ml则更确认诊断。

（2）治疗：首先多数神经源性膀胱患者菌尿，无临床症状时一般不考虑药物治疗。抗菌药物无法改善临床结局，还会导致耐药菌株显著性增加。其次在治疗前应先积极解除神经源性膀胱导致UTI的解剖和功能上的危险因素与诱发因素，如良好的排尿方式、降低膀胱压、减少残余尿、处理输尿管膀胱反流等。再次，经确诊的神经源性膀胱者UTI属于复杂性感染，一般应使用特异性强或窄谱的抗菌药物。同时尽可能使用对正常菌群影响较小的抗菌药物，抗菌药物多以72小时为疗效评估周期，一般建议5～7天，依据感染严重程度或复发感染，可以延长至14天。不建议长期应用，以避免多重耐药菌群产生，还要加强针对膀胱病理生理改变的处理措施。对于非发热性UTI不需要急需处理的，建议等尿分析和药敏结果后使用合适抗菌药物[4,15,17]。研究表明，改变尿液相关成分（如维生素C等酸化尿液等）、某些天然提取物或中草药制剂（如宁泌泰等）可提高抗菌药物敏感性和生物利用度，对缩短UTI治疗时间和缓解严重膀胱尿路刺激症状等方面有获益[18,19]；这些治疗手段目前仍需要更多的循证医学证据支持。

神经源性膀胱患者UTI和普通UTI类似，微生物常见以大肠埃希菌居首位，其次铜绿假单胞菌、克雷伯菌属，部分为金色葡萄球菌和表皮葡萄球菌，肠球菌也常见；但神经源性膀胱患者UTI的铜绿假单胞菌、不动杆菌属和肠球菌属的发病率较普通UTI偏高，这些通常是医院内感染相关细菌。另外，神经源性膀胱患者UTI的混合微生物感染更常见，同时也不应忽视衣原体、支原体及真菌等非典型菌感染[20]。

因为菌群种类繁多，细菌耐药可能性也比较大，所以必须在经验性治疗前进行尿培养，根据药敏结果选用合适的抗菌药物。对发热患者（尤其寒战时）需及时留取血培养标本。症状轻者选择口服给药，发热患者（尤其血培养阳性）应静脉用药。如症状上需要立即经验性用药时（如发热等系统性症状表现或局部进展快有高风险因素时），治疗原则应该遵循当时、地域和个人的菌群状态及耐药状态而适当选择[21]，一般首选以革兰阴性菌为主的抗菌药物，及时根据药敏结果调整。但对重症感染（尿脓毒血症）患者，病原菌以革兰阳性菌为主者为多重感染可能性大，经验性使用抗假单胞菌的第三代头孢菌素，必要时联合氨基糖苷类或碳青霉烯类抗菌药物[15]。

对神经源性膀胱患者反复发生的UTI，首先应考虑膀胱管理不善的可能性（如持续或间断膀胱高压及反流、膀胱排空不佳、膀胱结石等）。对神经源性膀胱结构和功能的改善具体见本章节相关描述，主要包括针对逼尿肌过度活动、逼尿肌无力、去除膀胱结石或消除其他感染的诱因，如留置导尿管可成为细菌繁殖与隐藏区域，导管内外表面形成生物膜甚至结壳，推荐必须尽快移除留置导尿管状态，暂时不能移除时必须定期更换[22,23]。间歇导尿对比长期留置导尿管状态，可明显降低UTI发生率。间歇导尿时选用亲水性、低摩擦性导尿管，以免尿道损伤或插管时加重感染；如无逼尿肌过度活动，每次间导时膀胱容量不要超过安全膀胱容积（即尿流动力检查时逼尿肌压达

40 cmH$_2$O时膀胱容积，通常不超过400 ml）；反之则需逼尿肌松弛剂抑制逼尿肌过度活动，增大膀胱安全容积，否则会因为膀胱膨胀过度或高压状态加重感染[24]。对感染较重者，建议暂时留置导尿管持续引流，以消除残余尿，加快UTI控制。对复发性UTI，要警惕膀胱压过高、残余尿过多、膀胱输尿管反流等膀胱功能病变存在，推荐择期行影像尿流动力检查，根据结果调整排尿方式。

（3）预防：预防神经源性膀胱UTI首要措施是正确处理膀胱功能障碍（包括降低膀胱内压、排空膀胱等）、处理反流、避免长期留置导尿管、选择正确排尿方法、去除泌尿系统结石等。合理降低膀胱压力、减少残余尿，可显著降低复发性UTI发生率。有研究表明逼尿肌注射A型肉毒毒素可减少脊髓损伤后神经源性膀胱患者UTI发生率，推测与降低膀胱压有关[25,26]。正确间歇导尿，尤其是无菌状态、采用消毒润滑剂或亲水导管可减少UTI发生[27]，尽管也有研究提示亲水涂层导管没有比未涂覆导管有更多益处[28]。

每日适量饮水有利于预防UTI，在留置导尿管期间，如无特殊禁忌，建议日饮水量至少1500ml；在间歇导尿期间，推荐每日定时和定量饮水1500～2000 ml；同时配合定时翻身和主动锻炼，有利于排空膀胱、预防结石与感染[29]。虽然饮水有帮助，但局部膀胱冲洗对预防UTI无效，且不推荐抗菌药物盐水常规膀胱冲洗。最后，大多数神经源性膀胱患者，即便是留置导尿管患者也不需预防性应用抗菌药物。预防用药仅限于复发性UTI及存在膀胱输尿管反流的部分病例。预防性抗菌治疗不能显著降低症状性尿路感染，反而使耐药菌成倍增加，必须严格限制[30]。

推荐意见	推荐等级	证据级别
神经源性膀胱患者无症状性菌尿不需要常规抗菌药物治疗，否则不仅无法改善患者临床结局，反而会导致耐药菌显著增加	推荐	2a
神经源性膀胱反复发生UTI，提示潜在的膀胱功能管理不善，必须尽早改变膀胱管理方式以改善膀胱功能	推荐	3
神经源性膀胱反复发生UTI的治疗，目前尚无标准统一的推荐意见，需个体化治疗	推荐	3
间歇导尿可降低部分神经源性膀胱患者尿路感染发生率	推荐	1b

续表

推荐意见	推荐等级	证据级别
对于临床诊断的UTI患者在开始经验性治疗前进行尿培养，根据药敏试验结果选择性使用抗菌药物	推荐	1b
每日适量饮水有利于预防UTI	推荐	4
降低膀胱压、排空膀胱、处理膀胱输尿管反流、纠正错误的排尿方式、去除泌尿系统结石等措施应贯穿于神经源性膀胱患者UTI治疗与预防整个过程	推荐	2b
反复发作的尿路感染可导致神经源性膀胱患者肾功能损害、生活质量下降、预期寿命缩短，必须积极控制	推荐	3
改变尿液成分或应用部分天然提取物及中草药制剂可治疗和预防UTI	推荐	3

参考文献

[1] Togan T, et al. The prevalence, etiologic agents and risk factors for urinary tract infection among spinal cord injury patients. Jundishapur J Microbiol, 2014, 7（1）: e8905.

[2] 郝春霞, 等. 1264例住院脊髓损伤患者的流行病学分析. 中国康复理论与实践, 2007, 11: 1011-1013.

[3] 何晓庆, 等. 脊髓损伤恢复期患者泌尿系统感染影响因素的调. 中华现代护理杂志, 2018, 24（3）: 280-283.

[4] Hooton TM, et al. Diagnosis, prevention, and treatment of catheter-associated urinary tract infection in adults: 2009 International Clinical Practice Guidelines from the Infectious Diseases Society of America. Clin Infect Dis, 2010, 50（5）: 625-630.

[5] Vasudeva P, et al. Factors implicated in pathogenesis of urinary tract infections in neurogenic bladders: some revered, few forgotten, others ignored. Neurourol Urodyn, 2014, 33（1）: 95-100.

[6] Taylor TA, et al. A quantitative study of genital skin flora in male spinal cord-injured outpatients. Am J Phys Med Rehabil, 1993, 72（3）: 117-121.

[7] Mukai S, et al. Retrospective study for risk factors for febrile UTI in spinal cord injury patients with routine concomitant intermittent catheterization in outpatient settings. Spinal cord, 2016, 5（4）: 69-72.

[8] Sauerwein D. Urinary tract infection in patients with neurogenic bladder dysfunction. Int J Antimicrob Agents, 2002, 19（6）: 592-597.

[9] 李伟芳, 等. 康复训练结合针刺对脊髓损伤后神经源

性膀胱患者膀胱功能的影响. 中外医疗, 2014, 33（10）: 62-63.

[10] Schaeffer AJ, et al. Infections of the urinary tract. In: Campbell-Walsh Urology. 10th Ed. AJ Wein, ed. Philadel-phia: PA: W. B. Saunders Company, 2012: 322-324.

[11] 廖利民. 神经源性膀胱的诊断与治疗现状和进展. 中国康复理论与实践, 2007（7）: 604-606.

[12] Goetz LL, et al. International Spinal Cord Injury Urinary Tract Infection Basic Data Set. Spinal Cord, 2013, 51: 700-704.

[13] Ronco E, et al. Diagnostic criteria of urinary tract infection in male patients with spinal cord injury. Neurorehabil Neural Repair, 2011, 25（4）: 351-358.

[14] Massa LM, et al. Validity, accuracy, and predictive value of urinary tract infection signs and symptoms in individuals with spinal cord injury on intermittent catheterization. J Spinal Cord Med, 2009, 32（5）: 568-573.

[15] 廖利民, 等. 脊髓损伤患者泌尿系管理与临床康复指南. 中国康复理论与实践, 2013, 19（04）: 301-317.

[16] Cameron AP, et al. Systematic review of urological followup after spinal cord injury. J Urol, 2012, 187（2）: 391-397.

[17] Flores-Mireles AL, et al. Urinary tract infections: epidemiology, mechanisms of infection and treatment options. Nat Rev Microbiol, 2015, 13（5）: 269-284.

[18] 简桂花, 等. 复发性尿路感染的中西医结合治疗的临床研究. 中国中西医结合肾病杂志, 2011, 12（2）: 127-131.

[19] 杨晨涛, 等. 宁泌泰胶囊对金黄色葡萄球菌抑制作用的研究. 中华男科学杂志, 2016, 22（04）: 376-378.

[20] Yoon SB, et al. Comparison of bacterial strains and antibiotic susceptibilities in urinary isolates of spinal cord injury patients from the community and hospital. Spinal Cord, 2014, 52: 298-301.

[21] 李光辉. 尿路感染的诊断与治疗. 中国抗感染化疗杂志, 2001（01）: 58-60.

[22] 彭夏培, 等. 脑卒中后神经源性膀胱患者尿路感染的相关因素分析. 中华医院感染学杂志, 2014, 24（14）: 3518-3520.

[23] 郑红云, 等. 脊髓损伤后导尿管留置时间对膀胱功能的影响. 中国脊柱脊髓杂志, 2006（06）: 433-434.

[24] 蔡文智, 等. 神经源性膀胱护理指南（2011年版）（二）. 中华护理杂志, 2011, 46（2）: 210-216.

[25] Chung E. Botulinum toxin in urology: a review of clinical potential in the treatment of urologic and sexual conditions. Expert Opinion on Biological Therapy, 2015, 15（1）: 95-102.

[26] Jia C, et al. Detrusor botulinum toxin A injection significantly decreased urinary tract infection in patients

with traumatic spinal cord injury. Spinal Cord, 2013, 51（6）：487-490.

［27］Giannantoni A, et al. Intermittent catheterization with a prelubricated catheter in spinal cord injured patients: a prospective randomized crossover study. J Urol, 2001, 166（1）：130-133.

［28］Kiddoo D, et al. Randomized crossover trial of single use hydrophilic coated vs multiple use polyvinylchloride catheters for intermittent catheterization to determine incidence of urinary infection. J Urol, 2015 Jul, 194（1）：174-179.

［29］孙丽,等. 间歇性导尿术在神经源性膀胱中的应用进展. 解放军护理杂志, 2012, 29（4）：38-40, 53.

［30］European Association of Urology. EAU Guidelines on Neuro-Urology. 2018. Website：www. uroweb. org.

3.合并排便功能障碍的处理　神经源性膀胱患者常合并排便功能障碍,是由于肠道失去神经支配造成感觉运动障碍,使结肠活动和肛门直肠功能发生紊乱[1],进而引起储便和（或）排便功能障碍,产生一系列症状［便秘和（或）便失禁］的疾病总称。神经系统病变包括中枢神经系统异常,在排便中枢（脊髓骶段）之上的上运动神经元病变引起痉挛性肠功能异常,以及位于脊髓骶段排便中枢以下的下运动神经元病变,引起弛缓性肠功能失调。神经系统病变在导致膀胱功能障碍的同时,常导致肠蠕动功能、肛门括约肌功能及反射、直肠感觉、排便协调性等发生改变,产生神经源性肠道功能障碍。

（1）诊断[2,3]

1）病史：详尽的病史询问,包括排便的频率和性状（干硬还是松软、成形还是不成形、腹泻还是便秘）、便失禁的程度。症状的持续时间、严重程度以及加重的因素。询问患者的全身情况有助于发现全身性疾病或功能性病因[4]。

2）体格检查：肛门直肠功能紊乱的诊断要求全身检查以及腹部和盆腔为重点的局部检查。可评估低位腰神经根、骶神经根的功能及肛门静息和主动收缩时的肌肉力量、持续时间和向前的提升力。评估粪便性状、里急后重、腹痛、排便次数、排便量、排便时间等,可采用排便日记、神经源性排便功能障碍积分评估[2]。

3）肛管内超声：肛管内超声可以得到肛门内外括约肌准确的图像。可以评估肌肉的连续性和厚度,被认为是目前检测肛门括约肌缺陷评价大便失禁的有效方法[5]。

4）神经生理学检查：对疑有中枢或神经损伤导

致的肛门直肠疾病患者需要进行相关检查,包括不同盆底肌肉的同心针肌电图、电刺激诱导的骶神经反射（阴部肛门反射和球海绵体反射）、电刺激肛管后阴部体感诱发电位、经颅和经腰部磁刺激外括约肌运动诱发电位。可以深入了解排便功能障碍神经源性病理生理机制[6]。

5）肛管直肠测压：评价肛门直肠生理反射、感觉功能和内外括约肌的功能状态,同时可以指导康复治疗。获取参数：肛管静息压、肛管收缩压、直肠排便压、直肠肛管抑制反射、括约肌功能长度、直肠感觉阈值及最大耐受量、直肠顺应性等[4,5]。

6）直肠镜检查：作为常规检查,用于检查肛门直肠病变,排除结肠炎和肿瘤。

7）排粪造影：肛门直肠乙状结肠连接部联合其他盆腔脏器在咳嗽、收缩、用力和排空期间断行X线透视和录像,对直肠和肛门部功能性和器质性病变做出鉴别诊断,特别对功能性排出困难的动态观察[3]。

8）其他检查：三维超声、钡剂灌肠、结肠镜、消化道激素测定、组织学病理检查等。

（2）治疗：对于神经源性膀胱合并排便功能障碍的治疗应首先强调非手术治疗,要仔细分析患者的需求、康复目标和预期生活方式,全面考虑、选择合适的排便管理方案,并定期评价。具体分为便秘和便失禁。

针对便秘的治疗如下。

1）非手术治疗

①排便训练：建立规律的作息或管理方案是控制排便和避免肠道中粪便潴留的基础。建立合理健康教育,患者养成良好的排便习惯[6-8]。避免长期使用刺激性泻药；养成饭后或饮水后15～30分钟的规律性排便习惯。可配合手指刺激直肠,刺激粪便排入直肠,引发排便行为,适用于肠道反射功能障碍的患者；也可行Valsalva动作,闭口深呼气。

②饮食管理：通过调整饮食结构控制大便的性状。下运动神经源性排便障碍的患者,需进食高纤维素、高容积和高营养食物,每日摄入适量的水。而上运动神经元性排便障碍的患者,高纤维饮食往往会引起腹胀和胃肠胀气,应尽量减少食用[6-8]。

③生物反馈和盆底肌训练：训练可分为3个阶段。第一阶段提高肌肉张力,采用Kegel法训练；第二阶段训练患者肛门自主收缩时括约肌与直肠的协调性,电刺激强度以患者能耐受为限度,通常刺激强度为8～20mA,刺激时间为20分钟,频率为5～10Hz；第三阶段以引起直肠扩张感的容量阈值

开始扩张直肠。增强盆底与括约肌力量及肌肉运动的协调性，改善尿、便失禁。

2）药物治疗

①合理使用镇静镇痛药：停止服用可能影响胃肠动力的药物，减少腹胀、便秘发生的机会。

②缓泻药口服，改善粪便性状：主要包括容积性泻药（膳食纤维）、渗透性泻药（聚乙二醇4000散、乳果糖）、刺激性泻药（番泻叶、酚酞、蓖麻油）等。口服泻药通常伴有便失禁，对于神经源性排便功能障碍患者需要个体化治疗评估后方可给予[3,6-10]。

3）直肠功能训练：模拟排便法、腹部按摩术、肛门括约肌训练术、肛门牵张技术、盆底肌力训练术、低桥式运动。

4）电刺激治疗：肛门内置入电极，帮助排便感觉功能恢复。主要对 Bristol 4分的患者最为理想，对软化粪便效果较差，适用于骶髓上损伤患者[3]。

5）磁刺激治疗：目前尚无确凿的证据证明其长期效果[19]。

6）外科治疗

①A 型肉毒毒素耻骨直肠肌注射术：适应证为非手术治疗无效伴神经源性排尿困难的排便功能障碍患者。

②神经刺激技术[11-15]

A.骶神经前根刺激器（SARS）：通常用于脊髓损伤后膀胱功能障碍的治疗，对一些排便功能障碍患者也有效。由于该术式创伤较大，临床应用较少。

B.骶神经调节（SNM）：采用低频、低电压电流，慢性刺激骶神经丛。SNM 对于脊髓完全损伤患者无效，对于神经通路存在或完整的神经源性排便功能障碍患者有一定疗效[16,17]。

③开放手术[6,10]

A.结肠造瘘：是各种措施的最后选择，可以提高部分患者的生命质量。

B. Malone 顺行灌肠治疗（MACE）[15,18]：采用阑尾作为输入道，通过阑尾将灌洗液冲洗灌肠治疗。主要应用于神经源性大便失禁合并便秘的患者，特别是脊髓脊膜膨出术后患者，研究提示长期随访患者满意率达80%。

C.肛管括约肌修补术：适用于外伤所致的肛管括约肌损伤的患者。一般在损伤后3～12个月修补，如时间过长，括约肌可产生失用性萎缩。

D.肛管前方括约肌折叠术：适用于括约肌松弛的患者。

E.经阴道括约肌折叠术：适用于括约肌松弛的患者。

F. Parks 肛管后方盆底修补术：适用于严重的神经性肛门失禁及直肠脱垂固定术后仍有较重的肛门失禁者。

7）针灸治疗：有资料显示，针刺八髎、天枢、大肠俞、上巨虚、足三里有助缓解便秘和失禁症状[19]。

针对便失禁的治疗如下：神经源性膀胱合并便失禁，是由于神经性肛门直肠功能发生紊乱，进而引起储便障碍，治疗难度较大。对其仍强调采用个体化、综合性疗法。避免刺激性食物，减少局部刺激，如肛管直肠有炎症可对症服用抗生素。如肛周皮肤有炎症应经常保持肛周清洁，使其保持干燥或外用药涂擦。肛门括约肌锻炼，嘱患者收缩肛门（提肛），每天提肛500次左右，每次坚持数秒钟，可增强肛门括约肌的功能。刺激肛门括约肌收缩，生物反馈和盆底肌训练为推荐的常用方案；对神经性肛门失禁者，可采用电刺激疗法（如骶神经调控）和针灸疗法。针灸疗法是祖国传统医学的疗法，有的患者亦可取得很好的疗效，常用穴位是长强、百会、承山等。肛门失禁的手术治疗主要用于肛管括约肌的损伤松弛的患者，包括肛管括约肌修补术、肛管前方括约肌折叠术、经阴道括约肌折叠术、Parks 肛管后方盆底修补术等。

推荐意见	推荐等级	证据级别
神经源性膀胱患者通常伴有神经源性排便功能障碍，反之亦然	推荐	2a
神经源性排便功能障碍治疗通常需要综合性、个体化治疗，以非手术治疗为主。根据不同症状的病理生理因素，采用排便训练、饮食管理、盆底生物反馈等不同方法	推荐	2a
经肛门灌肠可以明显改善便秘及大便失禁	推荐	2b
功能电刺激、磁刺激、骶神经调节疗法可在适应证内寻找合适的患者进行治疗	可选择	2a
非手术治疗无效，如患者可自行完成造口护理的情况下，可行结肠造瘘或MACE手术	可选择	3
针灸等祖国传统医学疗法具有潜在的疗效	可选择	3

参 考 文 献

[1] Cameron AP, et al. The severity of bowel dysfunction in patients with neurogenic bladder. The Journal of Urology, 2015, 194（5）: 1336-1341.

[2] White AR, et al. Investigating neurogenic bowel in experimental spinal cord injury: where to begin? Neural

Regen Res，2019，14（2）：222-226.

［3］Wheeler TL，et al. Translating promising strategies for bowel and bladder management in spinal cord injury. Experimental Neurology，2018，306：169-176.

［4］Lumi CM，et al. Anorectal manometry and ultrasound in the study of patients with fecal incontinence. Acta Gastroenterol Latinoam，2012，42（3）：193-198.

［5］Carrington EV，et al. High-High-resolution Anorectal Manometry Measures are More Accurate Than Conventional Measures in Detecting Anal Hypocontractility in Women With Fecal Incontinence. Clinical Gastroenterology and Hepatology，2019，17（3）：477-485.

［6］Krassioukov A，et al. Neurogenic bowel management after spinal cord injury：a systematic review of the evidence. Spinal Cord，2010，48（10）：718-733.

［7］Taylor AS，et al. Pelvic floor biofeedback therapy in children：Assessment of symptom scores in responders and non-responders. Neurourology and Urodynamics，2019，38（1）：254-260.

［8］Samijn B，et al. Risk factors for daytime or combined incontinence in children with cerebral palsy. The Journal of Urology，2017，198（4）：937-943.

［9］Coggrave M. Neurogenic continence. Part 3：Bowel management strategies. Br J Nurs，2008，17（15）：962-968.

［10］Kajbafzadeh AM，et al. Intravesical electromotive botulinum toxin type A administration for management of concomitant neuro pathic bowel and baldder dystunction in children. Znt J Colorectal Dis，2016，37：1397-1399.

［11］陈国庆，等. 骶神经调节术治疗下尿路功能障碍：单中心14年经验总结. 微创泌尿外科杂志，2016，5（5）：263-267.

［12］陈国庆，等. 骶神经调节在神经源性膀胱中的应用. 临床外科杂志，2016，24（2）：102-104.

［13］陈国庆，等. 骶神经调节治疗神经源性膀胱患者大小便功能障碍的疗效评估. 中华泌尿外科杂志，2015，36（2）：87-90.

［14］卫中庆，等. 34例慢性盆底功能障碍骶神经调节治疗的测试结果观察. 上海交通大学学报（医学版），2012，32（4）：396-400.

［15］Anselmo CB，et al. Left-colon antegrade enema（LACE）：Long-term experience with the Macedo-Malone approach. Neurourology and Urodynamics，2017，36（1）：111-115.

［16］Hoy NY，et al. Outcomes following fecal continence procedures in patients with neurogenic bowel dysfunction. The Journal of Urology，2013，189（6）：2293-2297.

［17］Nandivada P，et al. Surgical therapies for fecal incontinence. Current Opinion in Gastroenterology，2014，30（1）：69-74.

［18］Ching CB，et al. Outcomes of incontinent ileovesicostomy in the pediatric patient. The Journal of Urology，2014，191（2）：445-450.

［19］丁曙晴，等. 针灸治疗慢性便秘31例临床疗效分析. 中华中医药学刊，2008，26（2）：434-436.

4.性功能和生育问题　神经源性膀胱患者的性功能问题可从3个层面加以识别：首要问题是直接的神经性损伤、其次是全身性疾病、第三是心理和情感问题[1]。神经病变或损伤会影响性健康，神经源性膀胱患者通常伴随性功能障碍。神经系统病变主要包括脊髓损伤（SCI）、脑卒中、多发性硬化症、帕金森病等[2]，其中SCI患者超过80%处于生育年龄。神经系统损伤后，男性患者存在勃起功能障碍（ED）、射精障碍和精液质量下降；神经系统损伤对女性患者影响较小，但也会存在性交困难及药物影响受孕等问题[3]。

对于脊髓损伤的男性患者，ED是其性生活满意度的重要影响因素[4]。患者性功能障碍与脊髓损伤平面有关，T_{12}以上损伤可阻断来自大脑的冲动，失去精神性勃起功能；S_2以下损伤会影响反射性勃起；T_{12}至S_2之间损伤，会出现混合型勃起功能障碍。射精中枢位于$T_{11} \sim L_3$，此范围病变的患者不能射精[5]。脑卒中患者最常出现的症状是性欲减退，多发性硬化症患者较常见的并发症有性欲下降、ED、阴茎感觉功能下降和早泄。50%以上帕金森病患者存在ED，但无明显射精障碍[2]。神经病变导致的性功能障碍与生育问题的处理需要特殊手段和方法。

（1）男性勃起功能障碍

1）药物治疗：磷酸二酯酶Ⅴ型抑制剂（PDE5I），脊髓损伤合并ED的患者使用PDE5抑制剂是安全有效的，可以长期使用[6,7]，推荐PDE5抑制剂作为一线用药。近年来，PDE5抑制剂相关的药物都是安全和有效的，依据国际勃起功能指数-15（IIEF-15）量表评估发现，他达拉非、伐地那非、西地那非均能改善脊髓损伤患者逆行性射精和阴茎勃起功能，提高患者的性生活满意度[8]。但没有研究证据证明在泌尿系统神经源性病变的患者中不同的PDE5抑制剂，它们的剂量、剂型与有效性和副作用之间的相关关系。此类药物在SCI患者中使用的主要副作用是头痛和面部潮红、消化不良和鼻塞。对于四肢瘫痪、高位截瘫或多系统萎缩的患者，使用PDE5抑制剂可能会导致数小时的直立性低血压[9,10]。对于患有其他神经病变的患者，其作用尚缺乏数据。文献报道长期使用他达拉非或西地那非治疗多发性硬化症和帕金森病患者的ED是安全有效的[11-14]。并且一项关于混合型ED患者人群的meta分析显示他达拉非是最有效的药物[15]。包括一些随机对照试验在内的研究显示，脊髓损伤[16,17]、多发性硬化症[18-20]、帕金森病[21,22]、糖尿病[23-25]、脊柱裂[26]和根治性前列腺切除术后[27]的ED患者，用PDE5抑制剂治疗同样安全有效。绝大多数神经源性ED患者应长期接受PDE5抑制剂治疗，但有患者因依从性差、副作用等原因停药[4]，也有一些严重神经受损的患者抵制使用PDE5抑制剂[22]。PDE5抑制剂成功治疗的前提是必须有一些残存的、有功能的神经来诱发勃起。由于许多SCI患者使用硝酸酯类药物治疗自主神经功能紊乱，必须告知他们在使用硝酸酯类药物时禁忌使用PDE5抑制剂。

2）设备治疗：负压吸引装置和阴茎环对于治疗脊髓损伤患者ED有效，但并不普及[28-34]。

3）海绵体注射疗法：脊髓损伤ED患者对口服药物无效者，海绵体注射血管活性药物（前列地尔、罂粟碱和酚妥拉明）通常有较好的疗效，多发性硬化和糖尿病等ED患者采用此法也有较好的疗效[35-40]。使用海绵体注射药物，需要谨慎调整药物剂量和实施一定的预防措施；该方法的并发症包括疼痛、阴茎异常勃起和阴茎海绵体纤维化。尿道内推注前列腺素E_1的疗法对脊髓损伤ED患者效果不佳[38]。可以选择尿道内应用前列地尔，但是效果也不佳[41]。

服用硝酸酯类药物的ED患者首选海绵体注射疗法，它同样适用于担心PDE5抑制剂与其他药物存在相互作用的患者和对PDE5抑制剂不敏感的患者。海绵体注射疗法对射精和性高潮功能的影响以及早期应用此法对提高自发勃起率及长期有效性和耐受性尚不清楚[9]。

4）阴茎假体植入术：脊髓损伤ED患者在其他非手术治疗失败后，可选择阴茎假体植入术。该疗法的并发症包括感染和假体穿孔，阴茎穿孔发生率约为10%，发生率与使用的假体类型有关[42-44]。阴茎假体植入术也可帮助使用外部接尿器的男性患者固定接尿器。

5）骶神经前根刺激器：对S_2前根刺激有可能帮助脊髓损伤患者重建勃起功能[45-47]。

（2）男性生育：导致神经源性不育的主要病因包括骨盆及腹膜后手术、糖尿病、脊柱裂、多发性硬化症和脊髓损伤[48]。脊髓损伤患者常伴发不育症，发病率高于普通人，但原因不清，可能与ED、射精功能障碍、精子质量受损或3种问题的组合有关[49]，但多数患者有较强的生育欲望[50]。辅助生殖的出现，尤其是胞质内精子注射技术的开展，使SCI患者有更多的机会成为生物学父亲[51-53]。

有逆射精的患者可以使用球囊尿管阻塞膀胱颈口而达到顺行射精的目的[54]。利用丙米嗪、麻黄碱、伪麻黄碱和去甲麻黄碱等交感神经作用剂收缩膀胱颈也可能逆转逆行性射精，如果无法达到顺行射精者，则要慎重考虑从尿道途径来获得精子[49]。对于T_{10}以上损伤患者，前列腺按摩是获得精子简单安全的方法[55]。

采集精子最常用的两种方法是震动刺激（VS）和经直肠电刺激[56]。对于T_{10}以上损伤SCI患者，通常采用VS方法采精，如果患者对单独使用VS无反应者，可以同时口服多米君。如果反复采用VS无效者，可以采用经直肠电刺激[57]。T_6或T_6以上损伤SCI患者，在性生活和射精时可能会发生自主神经功能紊乱[58,59]，必须告知患者这个潜在威胁生命的可能。当VS或经直肠电刺激均无效时，可以采用手术方式，从附睾或睾丸获取精子[60-62]。手术方式包括显微外科附睾穿刺取精技术（MESA）或睾丸穿刺取精技术（TESE）。

精液质量与精子活力：通过VS获取的精子活力好于经直肠电刺激获得的精子[62]；顺行射精比逆射精获得的精子活力好；经直肠电刺激采用断续电流好于持续电流[63]；间歇性导尿患者的精液质量好于留置尿管患者[64]；SCI患者的精液可以通过适当处理增加精子活力[65,66]；对于SCI的男性患者，冻存精子并不能提高生育率[67]，其他神经系统病变缺乏相关报道。

（3）女性性功能：女性神经源性性功能障碍最常见的是脊髓损伤或者多发性硬化症的患者。65%～80%的SCI女性患者在受伤后仍然有性生活，但频率较损伤前减少，另据报道，25%的SCI女性患者性生活满意度下降，但总体生活质量高于男性[68,69]。多发硬化症患者的性功能障碍很常见，但常被医师所忽略[70,71]，性活动障碍最大原因是尿失禁，另外，还有肢体麻木后本体感觉下降及肌肉痉挛。多发硬化症患者性功能障碍与尿流动力学异常结果相关，例如，低膀胱容量、低膀胱顺应性、过高的最大逼尿肌压力。性伙伴可以协助SCI女性患者获得自信，增加患者自我魅力和吸引力[72-75]。药物可以改善阴道干涩，西地那非可以部分逆转性唤起困难，另外，手动或震动刺激阴蒂可以增加性敏感性[76,77]。尽管一些研究显示在治疗女性性欲减退和性高潮障碍方面，心理干预是有效的，但缺乏高等级的研究证据[78]。

神经生理学研究显示：对T_{11}～L_2感觉范围有针刺感觉的患者，可以获得心理性生殖器充血。另外，骶反射弧（$S_2 \sim S_5$）存在的SCI女性患者阴道可以分泌黏液并可以获得性高潮。女性患者不会因特定损伤而导致特定的性功能障碍，即使骶反射弧完全损伤，在损伤部位以上区域的刺激，仍可唤起性高潮[79,80]。与男性相比，女性对性欲相关的康复训练的数量和质量更不满意[81,82]，她们更少关注性方面的信息[80,82,83]。

（4）女性生殖：关于神经源性损伤女性患者生育能力的研究较少。超过1/3（38%）的女性癫痫患者存在不孕，服用多种（3种或更多）抗癫痫药物、高龄、低教育水平的患者更易发生不孕[84]。

脊髓损伤后6个月左右，女性患者会出现停经，生育受到暂时影响[84]。女性患者在受伤后，70%的会采取避孕措施，这一比例远高于受伤前，与受伤前相比，更少的女性采取服用避孕药的方式进行避孕[85]。虽然脊髓损伤的女性患者可以妊娠，但其在妊娠期、分娩过程中发生并发症的概率要高于正常女性。并发症主要包括膀胱问题、痉挛、压疮、贫血和自主神经功能紊乱等[86,87]。这类女性患者剖宫产率较高，出生婴儿低体重的比例也增多。分娩过程中可以采用硬膜外麻醉缓解自主神经功能紊乱[88]。脊髓损伤后女性患者更年期情况几乎没有相关报道[89]。对于其他原因神经系统病变的女性患者，其性功能和生殖能力未见相关报道。

推荐意见	推荐等级	证据级别
脊髓损伤后勃起功能障碍（ED）患者使用PDE5抑制剂治疗	推荐	2a
口服药物治疗失败的患者，单独或联合使用阴茎海绵体注射治疗	可选择	2b
真空负压吸引或阴茎环治疗可能有效，但使用不普及	可选择	2b
对比非手术治疗无效的患者，手术假体植入可作为一种选择	可选择	2a
SCI患者，震动刺激和经直肠电刺激是采取精子的有效方法	可选择	2a
SCI患者，当震动刺激和经直肠电刺激失败时，可以采用显微附睾精子抽取术、睾丸取精术、精子卵浆内注射技术	可选择	2b
SCI患者，特别是T_6或T_6以上损伤，必须告知患者潜在的自主神经功能紊乱这个危及生命的可能	可选择	4

参考文献

[1] Foley FW, Sexuality, in Multiple Sclerosis: A Guide for Families K. RC., Demos Medical Publishing: New York, USA, 2006.

[2] Monga M, et al. 男性性功能障碍与脊髓损伤及其他神经系统疾病. 中华男科学, 2002, 4（8）: 79-87.

[3] 陈素文, 等. 脊髓损伤患者的生殖康复. 中国康复理论与实践, 2010, 6（16）: 543-545.

[4] Gomes CM, et al. Erectile function predicts sexual satisfaction in men with spinal cord injury. Sex Med, 2017, 5: e148-e155.

[5] 李东, 等. 脊髓损伤患者的性功能康复及治疗. 中国康复理论与实践, 2003, 4（9）: 225-229.

[6] Soler JM, et al. Phosphodiesterase inhibitors in the treatment of erectile dysfunction in spinal cord-injured men. Spinal Cord, 2007, 45（2）: 169-173.

[7] Giuliano F, et al. Vardenafil Study Group. Efficacy and safety of vardenafil in men with erectile dysfunction caused by spinal cord injury. Neurology, 2006, 66（2）: 210-216.

[8] Chen L, et al. Phosphodiesterase 5 inhibitors for the treatment of erectile dysfunction: a trade-off network meta-analysis. Eur Urol, 2015, 68: 674.

[9] Lombardi G, et al. Ten years of phosphodiesterase type 5 inhibitors in spinal cord injured patients. J Sex Med, 2009, 6（5）: 1248-1258.

[10] Lombardi G, et al. Treating erectile dysfunction and central neurological diseases with oral phosphodiesterase type 5 inhibitors. Review of the literature. J Sex Med, 2012, 9（4）: 970-985.

[11] Safarinejad MR, et al. Safety and efficacy of sildenafil citrate in the treatment of Parkinson-emergent erectile dysfunction: a double-blind, placebo-controlled, randomized study. Int J Impot Res, 2010, 22（5）: 325-335.

[12] Lombardi G, et al. Ten-year follow-up of sildenafil use in spinal cord-injured patients with erectile dysfunction. J Sex Med, 2009, 6（12）: 3449-3457.

[13] Hatzimouratidis K, et al. Phosphodiesterase type 5 inhibitors: Unmet needs. Curr Pharm Des, 2009, 15（30）: 3476-3485.

[14] Earle CM, et al. The use of the vacuum erection device in the management of erectile impotence. Int J Impot Res, 1996, 8（4 suppl）: 237-240.

[15] Yuan J, et al. Comparative effectiveness and safety of oralphosphodiesterase type 5 inhibitors for erectile dysfunction: a systematic review and network meta-analysis. Eur Urol, 2013, 63（5）: 902-912.

[16] Lombardi G, et al. Efficacy and safety of medium and

long-term tadalafil use in spinal cord patients with erectile dysfunction. J Sex Med, 2009, 6（2）：535-543.

［17］Rizio N, et al. Efficacy and satisfaction rates of oral PDE5is in the treatment of erectile dysfunction secondary to spinal cord injury：a review of literature. J Spinal Cord Med, 2012, 35（4）：219-228.

［18］Fowler CJ, et al. A double blind, randomised study of sildenafil citrate for erectile dysfunction in men with multiple sclerosis. J Neurol Neurosurg Psychiatry, 2005, 76（5）：700-705.

［19］Lombardi G, et al. Efficacy and safety of tadalafil for erectile dysfunction in patients with multiple sclerosis. J Sex Med, 2010, 7（6）：2192-2200.

［20］Xiao Y, et al. Sildenafil citrate for erectile dysfunction in patients with multiple sclerosis. Cochrane Database Syst Rev, 2012, 4：Cd009427.

［21］Hussain IF, et al. Treatment of erectile dysfunction with sildenafil citrate（Viagra）in parkinsonism due to Parkinson's disease or multiple system atrophy with observations on orthostatic hypotension. J Neurol Neurosurg Psychiatry, 2001, 71（3）：371-374.

［22］Raffaele R, et al. Efficacy and safety of fixed-dose oral sildenafil in the treatment of sexual dysfunction in depressed patients with idiopathic Parkinson's disease. Eur Urol, 2002, 41（4）：382-386.

［23］Safarinejad MR. Oral sildenafil in the treatment of erectile dysfunction in diabetic men：a randomized double-blind and placebo-controlled study. J Diabetes Complications, 2004, 18（4）：205-210.

［24］Boulton AJ, et al. Sildenafil citrate for the treatment of erectile dysfunction in men with Type Ⅱ diabetes mellitus. Diabetologia, 2001, 44（10）：1296-1301.

［25］Rendell MS, et al. Sildenafil for treatment of erectile dysfunction in men with diabetes：a randomized controlled trial. Sildenafil Diabetes Study Group. JAMA, 1999, 281（5）：421-426.

［26］Palmer JS, et al. Erectile dysfunction in patients with spina bifida is a treatable condition. J Urol, 2000, 164：958-961.

［27］Kaiho Y, et al. Optimization of sexual function outcome after radical prostatectomy using phosphodiesterase type 5 inhibitors. Int J Urol, 2013, 20（3）：285-289.

［28］Denil J, et al. Vacuum erection device in spinal cord injured men：patient and partner satisfaction. Arch Phys Med Rehabil, 1996, 77（8）：750-753.

［29］Lombardi G, et al. Efficacy and safety of medium and long-term tadalafil use in spinal cord patients with erectile dysfunction. J Sex Med, 2009, 6（2）：535-543.

［30］Chancellor MB, et al. Prospective comparison of topical minoxidil to vacuum constriction device and intracorporeal papaverine injection in treatment of erectile dysfunction due to spinal cord injury. Urology, 1994, 43（3）：365-369.

［31］Cookson MS, et al. Long-term results with vacuum constriction device. J Urol, 1993, 149（2）：290-294.

［32］Denil J, et al. Vacuum erection device in spinal cord injured men：patient and partner satisfaction. Arch Phys Med Rehabil, 1996, 77（8）：750-753.

［33］Levine LA. External devices for treatment of erectile dysfunction. Endocrine, 2004, 23（2-3）：157-160.

［34］Levine LA, et al. Vacuum constriction and external erection devices in erectile dysfunction. Urol Clin North Am, 2001, 28（2）：335-341, ix-x.

［35］Bella AJ, et al. Intracavernous pharmacotherapy for erectile dysfunction. Endocrine, 2004, 23（2-3）：149-155.

［36］Bodner DR, et al. The application of intracavernous injection of vasoactive medications for erection in men with spinal cord injury. J Urol, 1987, 138（2）：310-311.

［37］Dinsmore WW, et al. Treating men with predominantly nonpsychogenic erectile dysfunction with intracavernosal vasoactive intestinal polypeptide and phentolamine mesylate in a novel auto-injector system：a multicentre double-blind placebo-controlled study. BJU Int, 1999, 83（3）：274-279.

［38］Hirsch IH, et al. Use of intracavernous injection of prostaglandin E1 for neuropathic erectile dysfunction. Paraplegia, 1994, 32（10）：661-664.

［39］Kapoor VK, et al. Intracavernous papaverine for impotence in spinal cord injured patients. Paraplegia, 1993, 31（10）：675-677.

［40］Vidal J, et al. Intracavernous pharmacotherapy for management of erectile dysfunction in multiple sclerosis patients. Rev Neurol, 1995, 23（120）：269-271.

［41］Bodner DR, et al. Intraurethral alprostadil for treatment of erectile dysfunction in patients with spinal cord injury. Urology, 1999, 53（1）：199-202.

［42］Zermann DH, et al. Penile prosthetic surgery in neurologically impaired patients：Long-term followup. J Urol, 2006, 175（3Pt1）：1041-1044.

［43］Gross AJ, et al. Penile prostheses in paraplegic men. Br J Urol, 1996, 78（2）：262-264.

［44］Kimoto Y, et al. Penile prostheses for the management of the neuropathic bladder and sexual dysfunction in spinal cord injury patients：long term follow up. Paraplegia, 1994, 32（5 suppl）：336-339.

［45］Lombardi G, et al. Treatments for erectile dysfunction in spinal cord patients：alternatives to phosphodiesterase type 5 inhibitors? A review study. Spinal Cord, 2015,

53（12）：849-854.

［46］Stief CG, et al. The influence of anterior root stimulation （S2）in deafferented spinal cord injury men on cavernous electrical activity. J Urol, 1992, 148（1）：107-110.

［47］Shafik A. Cavernous nerve stimulation through an extrapelvic subpubic approach：role in penile erection. Eur Urol, 1994, 26（1）：98-102.

［48］Fode M, et al. Male sexual dysfunction and infertility associated with neurological disorders. Asian J Androl, 2012, 14（1）：61-68.

［49］Patki P, et al. Effects of spinal cord injury on semen parameters. J Spinal Cord Med, 2008, 31（1）：27-32.

［50］张金明，等. 男性脊髓损伤人士生育愿望调查. 中国康复理论与实践, 2012, 7（18）：693-694.

［51］Schatte EC, et al. Treatment of infertility due to anejaculation in the male with electroejaculation and intracytoplasmic sperm injection. J Urol, 2000, 163（6）：1717-1720.

［52］Shieh JY, et al. A protocol of electroejaculation and systematic assisted reproductive technology achieved high efficiency and efficacy for pregnancy for anejaculatory men with spinal cord injury. Arch Phys Med Rehabil, 2003, 84（4）：535-540.

［53］Taylor Z, et al. Contribution of the assisted reproductive technologies to fertility in males suffering spinal cord injury. Aust N Z J Obstet Gynaecol, 1999, 39（1）：84-87.

［54］Lim TC, et al. A simple technique to prevent retrograde ejaculation during assisted ejaculation. Paraplegia, 1994, 32（3）：142-149.

［55］Arafa MM, et al. Prostatic massage：a simple method of semen retrieval in men with spinal cord injury. Int J Androl, 2007, 30（3）：170-173.

［56］Soler JM, et al. Mododrine improves ejaculation in spinal cord injured men. J Urol, 2007, 178（5）：2082-2086.

［57］Claydon VE, et al. Cardiovascular responses to vibrostimulation for sperm retrieval in men with spinal cord injury. J Spinal Cord Med, 2006, 29（3）：207-216.

［58］Ekland MB, et al. Incidence of autonomic dysreflexia and silent autonomic dysreflexia in men with spinal cord injury undergoing sperm retrieval：implications for clinical practice. J Spinal Cord Med, 2008, 31（1）：33-39.

［59］Brackett NL, et al. Treatment of infertility in men with spinal cord injury. Nat Rev Urol, 2010, 7（3）：162-172.

［60］Dimitriadis F, et al. Erectile function and male reproduction in men with spinal cord injury：a review. Andrologia, 2010, 42（3）：139-165.

［61］王一吉，等. 脊髓损伤男性患者生殖功能障碍. 中国康复理论与实践, 2010, 3（16）：219-220.

［62］Brackett NL, et al. Semen quality of spinal cord injured men is better when obtained by vibratory stimulation versus electroejaculation. J Urol, 1997, 157：151-157.

［63］Brackett NL, et al. Semen retrieval in men with spinal cord injury is improved by interrupting current delivery during electroejaculation. J Urol, 2002, 167（1）：201-203.

［64］Rutkowski SB, et al. The influence of bladder management on fertility in spinal cord injured males. Paraplegia, 1995, 33（5）：263-266.

［65］Brackett NL, et al. Seminal plasma of spinal cord injured men inhibits sperm motility of normal men. J Urol, 1996, 155（5）：1632-5163.

［66］DeForge D, et al. Fertility following spinal cord injury：a systematic review. Spinal Cord, 2005, 43（12）：693-703.

［67］丘卫红，等. 脊髓损伤患者康复期生存质量的影响因素. 中国康复医学杂志, 2009, 4（24）：313-317.

［68］Jackson AB, et al. A multicenter study of women's self reported reproductive health after spinal cord injury. Arch Phys Rehabil, 1999, 80（11）：1420-1428.

［69］Kreuter M, et al. Sexuality and sexual life in women with spinal cord injury：a controlled study. J Rehabil Med, 2008, 40（1）：61-69.

［70］Kessler TM, et al. Sexual dysfunction in multiple sclerosis. Expert Rev Neurother, 2009, 9（3）：341-350.

［71］Lew-Starowicz M, et al. Prevalence of sexual dysfunctions among women with multiple sclerosis. Sex Disabil, 2013, 31（2）：141-153.

［72］Westgren N, et al. Sexuality in women with traumatic spinal cord injuries. Acta Obstet Gynecol Scand, 1997, 76（10）：997-983.

［73］Harrison J, et al. Factors associated with sexual functioning in women following spinal cord injury. Paraplegia, 1995, 33（12）：687-692.

［74］Reitz A, et al. Impact of spinal cord injury on sexual health and quality of life. Int J Impot Res, 2004, 16（2）：167-174.

［75］Forsythe E, et al. Sexual rehabilitation of women with a spinal cord injury. Spinal Cord, 2006, 44（4）：234-231.

［76］Sipski ML, et al. Sildenafil effects on sexual and cardiovascular responses in women with spinal cord injury. Urology, 2000, 55（6）：812-815.

［77］Fruhauf S, et al. Efficacy of psychological interventions for sexual dysfunction：a systematic review and meta-analysis. Arch Sex Behav, 2013, 42（6）：915-933.

［78］Sipski ML, et al. Physiologic parameters associated

with sexual arousal in womwith incomplete spinal cord injuries. Arch Phys Med Rehabil, 1997, 78（3）: 305-313.

[79] Sipski ML, et al. Sexual arousal and orgasm in women: effect of spinal cord injury. Ann Neurol, 2001, 49（1）: 35-44.

[80] Alexander M, et al. Spinal cord injuries and orgasm: a review. J Sex Marital Ther, 2008, 34（4）: 308-324.

[81] McAlonan S. Improving sexual rehabilitation services: the patient's perspective. Am J Occup Ther, 1996, 50（10）: 826-834.

[82] Schopp LH, et al. Impact of comprehensive gynecologic services on health maintenance behaviours among women with spinal cord injury. Disabil Rehabil, 2002, 24（17）: 899-903.

[83] Sukumaran SC, et al. Polytherapy increases the risk of infertility in women with epilepsy. Neurology, 2010, 75（15）: 1351-1355.

[84] Axel SJ. Spinal cord injured women's concerns: Menstruation and pregnancy. Rehabil Nurs, 1982, 7（5）: 10-15.

[85] Jackson AB, et al. A multicenter study of women's self-reported reproductive health after spinal cord injury. Arch Phys Med Rehabil, 1999, 80（11）: 1420-1428.

[86] Baker ER, et al. Pregnancy in spinal cord injured women. Arch Phys Med Rehabil, 1996, 77（5）: 501-507.

[87] Baker ER, et al. Risks associated with pregnancy in spinal cord-injured women. Obstet Gynecol, 1992, 80（3）: 425-428.

[88] 李胜平, 等. 截瘫与妊娠. 华西医学, 2003, 18（3）: 420-421.

[89] Dannels A, et al. The perimenopause experience for women with spinal cord injuries. SCI Nurs, 2004, 21（1）: 9-13.

（四）小儿神经源性膀胱的处理

1.概述 小儿神经源性膀胱可因神经系统任何水平的损害而产生，包括大脑皮质、脊髓或周围神经系统。导致小儿神经源性膀胱的神经系统疾病主要是先天性神经管缺陷，包括脊髓脊膜膨出、脂肪脊膜膨出、骶部发育不全和引起脊髓栓系的隐匿性病变。另外，脑瘫和脑膜炎、中枢和周围神经系统损伤、神经系统肿瘤及盆腔手术（如巨结肠、高位肛门直肠畸形和盆腔巨大肿瘤等）损害支配膀胱和尿道的神经，也可引起神经源性膀胱。然而无论潜在的原因是什么，治疗的原则往往是相似的。绝大多数对于小儿神经源性膀胱治疗原则的理解来自于脊髓脊膜膨出的长期治疗经验，这也是最常见的小儿神经管缺陷[1]。

随着过去几十年神经外科、骨科和泌尿外科取得进展，制定了一系列综合治疗策略和管理措施，对于改善神经管缺陷儿童的生活质量和预期寿命起到了至关重要的作用。在神经源性膀胱患儿出现尿失禁之前，就可能存在不可逆的上尿路损害。因此，及早认识那些对上尿路造成损害的危险因素，并积极开始正确的治疗十分重要。

2.病理生理 有多个因素造成神经源性膀胱（NB）患儿上尿路损害。根据膀胱内压力判别NB引起上尿路损害的危险因素已成为共识。膀胱充盈过程中当逼尿肌压力超过40cmH$_2$O时，肾脏和输尿管内尿液无法顺利进入膀胱，导致梗阻性肾输尿管积水并可引起膀胱输尿管反流[2-4]。任何导致膀胱压力间歇性或持续升高至40cmH$_2$O以上的病理生理过程都会使患儿面临上尿路功能受损、尿路感染和最终肾衰竭的风险。

间歇性膀胱压力升高可能是由于逼尿肌高张力和逼尿肌过度活动（DO），或两者兼而有之。过度活动可能导致膀胱压力间歇性升高，尤其是当外括约肌反射性地收缩而不是放松，这就是逼尿肌-括约肌协同失调（DSD）。经过一段时间，压力大于40cmH$_2$O的DO可能导致逼尿肌失代偿，出现肌源性衰竭、逼尿肌无反射或逼尿肌肥厚伴憩室形成。这些病理生理变化影响膀胱的弹性，并导致机械性输尿管膀胱连接部梗阻[5-7]。

膀胱出口梗阻导致逼尿肌高张力或肥厚性小容量的膀胱，进一步造成膀胱压力持续升高至40cmH$_2$O以上。膀胱出口梗阻可由DSD或继发于部分或完全去神经支配后尿道外括约肌纤维化引起。膀胱出口梗阻还可导致排尿压力升高，将加重逼尿肌失代偿或肥厚的程度[5,8]。最后，膀胱尿液潴留引起的反复UTI可通过膀胱炎症和纤维化过程加重膀胱的损害。UTI合并膀胱内高压和（或）膀胱输尿管反流，可导致肾盂肾炎和不可逆的肾损害[7-9]。

3.诊断 儿童神经源性膀胱诊断同成人，但尿流动力学检查具有一些特殊性。如果处理得当，尿流动力学检查可以直接判别出新生儿和婴儿神经源性膀胱功能障碍的亚型。功能分类有利于对具有危险因素的膀胱进行早期处理。理解新生儿、婴儿和儿童不同时期尿流动力学检查的复杂性是很重要的[9,10]。尿流动力学评估可以在新生儿和婴儿中提供可重复的结果，但需要注意机械因素和膀胱灌注速度对检查结果的影响。儿童年龄越小，机械因素（如用于检查的测压管阻塞膀胱出口）可能产生人为的逼尿肌漏尿点压力升高或膀胱无法排空的风险就越大。研究还表明，膀胱灌注速度越接近膀胱自然充盈速度越好，这对于正确评估逼尿肌的功能非常重要。快速灌注速度对抗了膀胱逼尿肌的弹性，错误地显示逼尿肌高张力。另一方面，在有明显的低顺应性膀胱测压的过程中，由于括约肌活动低下而在充盈过程中漏尿，逼尿肌反射亢进可能无法被识别。在这些儿童中，用气囊导管阻挡膀胱出口部位，以确定膀胱颈部手术治疗尿失禁前未被识别的逼尿肌亢进[11]。尿道外括约肌肌电图评估和识别DSD，使用针式电极会比贴片电极得到更可靠的信息。影像尿流动力学检查可以准确评估膀胱内压力和膀胱输尿管反流之间的关系，并提供逼尿肌和括约肌之间协同作用（或失调）的直接视觉信息[12]。

4.治疗　治疗原则：①保护肾功能，避免上尿路功能损害。②防止尿路感染。③改善异常的膀胱尿道功能，达到低压、高容量及可控的要求，避免长期留置导尿管，提高患儿的生活质量，从而融入正常的社会生活[4,5,9,11,12]。小儿神经源性膀胱的处理原则其实与成人患者相同，对于NB的病理生理、诊断与治疗措施可以参考本指南的其他章节。同时鉴于儿童的特点，治疗上又与成人有一定的差异性。本节所阐述的神经源性膀胱的治疗原则并不与成人治疗方案相抵触，而是重点突出儿童的特殊性以及某些治疗措施在儿童患者的应用特点和适应证。需要强调的是对于小儿神经源性膀胱的处理，应当采取多学科联合协作的模式。

（1）非手术治疗

1）排尿日记：排尿日记往往被大多数家长和临床医师忽视。排尿日记是有效记录了一名患儿日常的液体量摄入、排尿量及排尿规律的重要文件。家长或医师可以通过记录准确的排尿日记，了解患儿具体的排尿规律，发现其储尿和排尿过程当中的具体问题，制订和调整个性化的治疗方案。更为重要的是，排尿日记作为无创的监测手段，应该被家长和医师充分利用。

2）清洁间歇导尿（CIC）：对于NB患儿，CIC是充分排空膀胱、安全的首选治疗方法，是一种非常有价值的控尿手段。CIC使用的材料和技术种类繁多，只要应用一些基本原则，如适当的教育和培训、清洁和非创伤性应用以及长期良好的患者依从性，似乎就不会影响疗效和安全性。对于教育、培训和随访期间

的进一步指导，专业尿控医务人员是无价的。在开始CIC之前，患者和护理人员必须了解膀胱和括约肌出了什么问题，以及为什么建议使用CIC治疗，他们必须学会如何正确导尿。即使对于新生儿和婴儿期的患儿，父母也能熟练掌握CIC为其导尿，使这项工作成为他们日常生活中的一部分。一些学者更倾向于所有神经源性膀胱患儿在出生时即开始CIC。这种CIC的早期引入可以提高患儿家长的依从性，以及他们帮助孩子应对疾病和掌握CIC的能力[12-14]。CIC可以成功地教会已熟悉导尿的孩子们，一般6岁左右孩子就能熟练地自行导尿。所需的导尿频率取决于以下几个因素：液体摄入量、膀胱容量和膀胱充盈/排尿压力。在实践中，建议婴儿每天导尿6次（与喂食时间有关），学龄儿童每天导尿5次。虽然报道的与CIC感染风险的发生率是可变的，但一般认为，只要实现膀胱完全排空，感染风险是很低的[14,15]。此外，重复使用的导尿管与频发尿路感染无关。如果出现症状性感染，主要是膀胱排空不完全所致，需要对儿童或护理人员使用的CIC器具进行优化。为了防止男童尿道狭窄和假道形成，提倡导尿管事先润滑和插入时避免用力操作[9,13,16]。为了保持青少年对CIC治疗的依从性，常需要心理辅导支持。

3）抗胆碱能药物：抗胆碱能药物适于合并低顺应性膀胱、反射亢进性膀胱和（或）VUR的神经源性膀胱患儿。在这些患儿中，VUR是继发于神经源性膀胱高膀胱内压所致。继发性VUR的处理不同于原发性VUR，后者发生在非神经源性膀胱的患者中。继发性VUR患者的治疗措施包括采用抗胆碱能药物降低患者的膀胱充盈压，使用CIC预防膀胱过度充盈，对于某些病例，还需要使用预防性抗生素以预防感染[11,12]。值得注意的是，在婴儿期较晚开始治疗和越高的肾瘢痕形成率有关。在现有的抗胆碱能药物中，盐酸奥昔布宁是最常用的，长期经验也支持其在新生儿和婴儿中的安全性。奥昔布宁是一种叔胺类M受体阻滞剂，对逼尿肌亢进有很好的治疗作用，其有效作用是结合了抗胆碱能、抗痉挛和钙通道阻断活性等多种机制。到目前为止，绝大多数神经源性膀胱患儿可以用奥昔布宁（口服或膀胱内灌注）＋CIC的金标准组合来实现成功治疗[6,9-12,17]。

按照以下剂量使用奥昔布宁：对于年龄小于12个月的婴儿，口服，每次0.1mg/kg，每日3次（如奥昔布宁口服液）；对于1岁以上的儿童，口服，每次0.1～0.2mg/kg，每日3次；对于年龄大于5岁的儿

童，可以采用奥昔布宁缓释片，起始剂量为5mg/d，然后逐渐加量到有治疗效果（最大剂量20mg/d）。对于口服奥昔布宁副作用明显或口服给药困难的患儿，还可以采用与口服相同剂量奥昔布宁膀胱灌注的方法，疗效与口服给药方式相同。其他可供选择的抗胆碱能药物是托特罗定，口服，每次0.25～1mg，每日2次[9-11]。

在临床实践中，利用尿流动力学检查分类的4个主要亚型可以用来描述神经源性膀胱：括约肌过度活动伴逼尿肌活动低下（A型）或过度活动（B型）和括约肌活动低下伴逼尿肌活动低下（C型）或逼尿肌过度活动（D型）。治疗最简单的类型是A型。这种类型需要早期治疗，仅凭借CIC是有效和安全的，良好的排空膀胱可避免膀胱残余尿量增加。B型膀胱功能障碍将有高充盈和高排尿压力，是非常不安全的，即DSD。必须防止患儿自主排尿行为。使用奥昔布宁将过度活动的逼尿肌"药物转化"为一个不活跃的蓄水池（类似于A型），联合CIC排空膀胱。在C型中，CIC可减少尿失禁的程度，并能更好地控制尿路感染。为了达到控尿，这种类型患者在年龄大时可考虑膀胱颈部手术，增加出口阻力以减少尿失禁。应当重视这类患者在膀胱出口阻力增加之后逼尿肌不稳定的情况。如果逼尿肌不稳定性不被识别和治疗，膀胱出口手术将把"失禁但安全"的膀胱变成"控尿但不安全"的膀胱。D型亚型中，因逼尿肌不稳定而漏尿，随着逼尿肌肥厚和膀胱顺应性减退，继发性膀胱壁改变而膀胱逐渐变得不安全。因此，治疗方法包括CIC联合奥昔布宁治疗，将来行膀胱出口手术[11]。

4）其他药物治疗：α受体阻滞剂可以降低膀胱出口阻力，改善排尿困难症状，减少膀胱残余尿量，在部分NB患儿中可以使用。临床常用的α受体阻滞剂如坦索罗辛[9,18]拟胆碱类药物治疗逼尿肌活动低下，以及作用于外括约肌的肌松药等可以对儿童产生较严重的副作用，且效果差，不推荐使用。

5）抗生素在小儿神经源性膀胱中的使用：是否在神经源性膀胱患儿出生时应用预防性抗生素，仍存在争议，这对于合并VUR的神经源性膀胱患儿来说也同样存在争议。目前缺乏支持或反对在合并VUR的神经源性膀胱患儿中应用预防性抗生素的证据。治疗的重点应在于通过间断性导尿确保膀胱有效排空，以及联合抗胆碱能药物确保膀胱内压力处于安全范围。仅对于存在VUR，且应用CIC和抗胆碱能药物后，膀胱功能达到了安全稳定状态，但仍出现有症状UTI的患儿，应采用预防性抗生素治疗[19]。对于进行CIC的患者，UTI是一个常见问题，尿液分析和尿培养常有异常结果。应只对有症状的患儿进行尿液分析和尿培养，如果结果阳性则进行相应治疗。约70%接受CIC的患儿会有菌尿，但没有症状也无须治疗。如果只是单纯尿液浑浊或者尿液异味，通常采用的治疗方法是增加液体摄入，1小时进行1次CIC，连续进行3～4小时[15,19]。治疗感染后，应全面了解病史以评估UTI的原因。如果病史提示有必要，应行超声和（或）尿流动力学评估。UTI的可能诱发因素包括对治疗方案不依从、便秘、尿流动力学参数变化，有可能需要调整治疗方案。

部分患儿即便接受了的CIC方案和抗胆碱能药物治疗，其尿路功能仍持续恶化。这种情况下，夜间排空膀胱可能有一定帮助。可以在睡眠期间持续保留导尿管，或者夜间定时行CIC以达到夜间膀胱排空的目的。如果夜间膀胱排空不成功，为达到控尿和保护肾功能，可能需要行膀胱扩大术[16]。

6）A型肉毒毒素（BTX-A）：肉毒毒素膀胱壁内注射治疗，已被证明可以减少逼尿肌过度活动、缓解逼尿肌高张力、提高膀胱顺应性，降低膀胱内压力等作用。然而，并非所有神经源性膀胱患儿对肉毒毒素治疗都有显著的临床效果。对于那些有治疗效果的患儿，有时作用也是不持久的，必须重复治疗才能保持。肉毒毒素治疗的另一个不便之处是它需要对儿童患者进行全身麻醉。对于清洁间歇导尿联合抗胆碱能药物治疗不满意的患儿，肉毒毒素治疗可能是一个合理的替代膀胱扩大术的治疗手段。它也可以用于年龄较小或虚弱的患儿，其膀胱内压力高，但又不能耐受膀胱扩大手术的情况下，肉毒毒素治疗可以用来推迟这种手术进行的时间[20-22]。儿童使用肉毒毒素剂量本指南推荐，从5U/kg到12U/kg，最大剂量为300U[6,21-22]。

7）盆底肌训练和生物反馈治疗：盆底肌训练通过反复主动收缩和松弛包括尿道括约肌在内的泌尿生殖器周围的骨盆横纹肌以增强盆底肌的收缩能力，主要用于较大儿童的压力性尿失禁治疗。生物反馈治疗（Biofeedback）通过特定的仪器将患儿不能直接感知的生物信号转化成能感知的视觉或听觉信号，以帮助患儿建立相应的反应，从而达到治疗目的。它包括盆底肌肉生物反馈治疗和膀胱生物反馈治疗。膀胱生物反馈治疗是通过向患儿发出反映膀胱内压力变化情况的信号，提示患儿何时进行盆底肌收缩，通过强化训练，建立起条件反射以治疗急迫性尿失禁。通过记录盆底肌肌电图并采用图像和声音信号形式指导患儿进行正确收缩和松弛盆底肌的生物反馈疗法能有效治疗DSD。治疗方案可采用每日2～3次，每次20分钟，共3～6个月[7,9]。

8）辅助排尿：Credé手法排尿和Valsalva动作排尿，这两种辅助排尿措施均会导致膀胱内压升高，通常也会引起尿道括约肌反射性收缩。因此，除非尿流动力学检查证实排尿期间膀胱内压均处于安全限制范围内，否则不提倡Credé手法排尿和Valsalva动作排尿。

扳机反射排尿其并存的高压排尿的风险可以加重上尿路损害。因此，所有排空膀胱的辅助方式均要求降低膀胱出口阻力。扳机反射排尿可能会诱发自主神经反射异常，尤其是高平面脊髓损伤患者（T_6及以上）[7,9,11]。

9）肠道处理：大多数神经源性膀胱患儿同时存在神经源性肠道功能障碍，引起肛门括约肌运动缓慢和（或）松弛，造成便秘和（或）大便失禁，可影响CIC治疗的成功实施。贮留的大便可能机械地损害膀胱充盈，增加对逼尿肌的刺激，也可加重尿潴留。大便失禁还增加UTI的风险。因此需要一个有效的肠道管理措施。神经源性肠道功能障碍的控便治疗目标是要通过口服轻泻药、栓剂及灌肠来预防便秘并及时清除大便，这些措施可以单独使用也可以联合应用[4-6]。

（2）手术治疗

1）输尿管膀胱再植术：其实对于合并有VUR的神经源性膀胱患儿，单纯做输尿管抗反流手术在绝大多数情况下是徒劳的，可在膀胱扩大术的同时行输尿管膀胱再植术。输尿管膀胱再植术应用于神经源性膀胱患儿时需要慎重考虑。这些患儿的VUR通常是由膀胱压力增高引起，而不是因为输尿管膀胱连接部闭合不全或不充分所造成。在考虑输尿管再植术前，重要的是需要认真评估患儿的膀胱功能，制定或调整CIC、抗胆碱能药物和预防性抗生素等保守性治疗方案[6,9,12]。

2）膀胱造瘘术：神经源性膀胱患儿很少需要长期带膀胱造瘘管。对于膀胱压力过高，严重VUR并合并反复UTI，CIC联合抗胆碱类药物方案治疗失败的婴幼儿，此手术可暂时性改善患儿的症状和缓解上尿路损害。利用膀胱造瘘术后争取的时间，调整CIC频率、抗胆碱类药物用量及预防性抗生素等非手术治疗措施，直到患者及其家属能够依从非手术治疗方

案，或患儿可以适合施行膀胱扩大手术[12]。

3）膀胱扩大术：肠膀胱扩大术一般用于即便接受CIC和抗胆碱药物治疗后，膀胱压力仍然过高的患儿。这类患儿需要增加膀胱容量以降低膀胱压力，从而保护肾功能。膀胱扩大术可能对非手术治疗无效的严重尿失禁患者也有益处。在此手术中，通常用回肠或乙状结肠去管型的肠段，并添加到膀胱上以增加膀胱容量并降低膀胱压力。膀胱扩大术似乎并不影响患者的身高和骨密度。接受回肠代膀胱扩大术的儿童，其血清碳酸氢盐水平较低而氯化物水平较高。其他并发症包括：膀胱结石、膀胱破裂、尿液中黏液过多及反复性UTI[6,9,11,12]。

有实施膀胱扩大术后发生恶性肿瘤的报道。目前推荐肿瘤监测应在膀胱扩大术后10年开始，检查的项目应包括每年腹部超声检查、肾脏及血液的实验室检查，而无须常规行膀胱镜检查[23,24]。

另一种方式的膀胱扩大术，即膀胱自体扩大术，是将膀胱壁的部分肌肉组织移除。对于此类应用膀胱自体扩大术的病例系列研究得出不一致的结果。患儿的个体差异，如较高的膀胱基础容量，可能预示更好的结果，可以将肠膀胱扩大术推迟数年，从而预防肠膀胱扩大术所带来的短期并发症[4,7]。

4）可控性尿流改道手术：无法将导管插入自己尿道的患儿需要一个可控性腹部导尿通道，如阑尾膀胱造口术（Mitrofanoff法）或回肠膀胱造口术（Monti术式）[1,5,12]。使用阑尾或肠段在膀胱和皮肤之间建一瘘管，并在脐部或下腹部造口，这个位置比尿道口导尿更方便。最常见的并发症是皮肤造口处狭窄或造口渗尿。

5）膀胱颈部/出口手术：适用于尿道括约肌功能不全或功能完全丧失的患儿，表现为压力性尿失禁或完全性尿失禁，经药物治疗无效或不能有效地提高尿道阻力而控尿。如同时有逼尿肌反射亢进，膀胱安全容量小及低顺应性膀胱，则应同时行膀胱扩大术。此类手术包括：①单纯性膀胱颈悬吊术；②尿道延长、膀胱颈紧缩及膀胱颈悬吊术，如Young-Dees-Leadbetter手术；③人工尿道括约肌植入术[3-5,9,11]。

6）胎儿期干预：神经管缺陷胎儿的宫内修复已在国外数个专科医疗中心开展。小型病例系列研究的结果并未显示胎儿干预对膀胱功能有任何改善[25-27]。

5.预后　虽然大多数神经源性膀胱患儿将无法正常排尿，需要终身接受CIC治疗、药物治疗和（或）手术治疗。但在正确的治疗方案的干预下，患儿达到保护肾功能和控尿的目标是有可能的，从而实现其融

入正常社会生活的愿望。

推荐意见	推荐等级	证据级别
小儿神经源性膀胱的诊断要参考神经系统损害的病史、储尿和排尿异常症状和相关体格检查,提示神经源性膀胱时应进行影像尿流动力学检查	推荐	2a
治疗原则是保护肾功能,使患儿能够长期生存,提高患儿生存质量	推荐	2a
积极治疗原发病。根据临床症状、神经系统和影像学及尿流动力学检查结果对神经源性膀胱进行分类,然后依据尿流动力学分类进行针对性个性化治疗	推荐	2a
膀胱高压、逼尿肌括约肌协同失调、慢性尿潴留等均是上尿路损害的危险因素,应尽早对这些因素采取治疗措施	推荐	2a
与骨科、肛肠外科、妇产科、康复等相关科室联合评估和制订治疗方案	可选择	4
清洁间歇导尿联合抗胆碱能药物作为基础治疗方法	强烈推荐	1b
严格外科手术适应指征,结合个体情况制订手术治疗方案	推荐	2a
经膀胱镜进行逼尿肌肉毒素注射是DO有效的微创治疗方式	可选择	2b
对于难治性DO和挛缩膀胱,推荐进行膀胱扩大术	推荐	2b
神经源性膀胱患者治疗后应定期、终身随访,病情进展时应及时调整治疗及随访方案	推荐	2a
仅对于存在VUR,且应用CIC和抗胆碱能药物后,膀胱功能达到了安全稳定状态,但仍出现有症状UTI的患儿,采用预防性抗生素治疗	可选择	2b
对于合并有VUR的神经源性膀胱患儿,输尿管膀胱再植术应慎重考虑。需要认真评估患儿的膀胱功能,制订或调整CIC、抗胆碱能药物和预防性抗生素等保守性治疗方案	推荐	2a
盆底肌训练用于较大儿童的压力性尿失禁治疗和生物反馈治疗急迫性尿失禁和DSD,是有效的治疗措施	可选择	2a

参考文献

[1] Groen J, et al. Summary of European Association of Urology(EAU)Guidelines on Neuro-Urology. Eur Urol, 2016, 69(2): 324.

[2] 廖利民. 神经源性膀胱患者上/下尿路功能障碍的全面分类标准. 中华泌尿外科杂志, 2015, 36(2): 84-86.

[3] Braga LH, et al. Canadian Urological Association-Pediatric Urologists of Canada(CUA-PUC)guideline for the diagnosis, management, and followup of cryptorchidism. Canadian Urological Association Journal, 2017, 11(7): 251.

[4] Blok B, et al. European Association of Urology(EAU)Guidelines on Neuro-Urology. European Association of Urology(EAU), 2018, Website: www. uroweb. org.

[5] 廖利民, 等. 脊髓损伤患者泌尿系管理与临床康复指南. 中国康复理论与实践, 2013, 19: 301-317.

[6] Lee B, et al. British Association of Paediatric Urologists consensus statement on the management of the neuropathic bladder. J Pediatr Urol, 2016, 12: 76.

[7] 廖利民. 神经源性膀胱诊断治疗指南. //那彦群, 等主编. 中国泌尿外科疾病诊断治疗指南. 北京: 人民卫生出版社, 2014, 267-329.

[8] 李龙坤, 等. 逼尿肌漏尿点压力在神经源性排尿功能障碍上尿路损害评估中的意义. 中华泌尿外科杂志, 2004, 25(4): 271-273.

[9] 文建国, 等. 小儿神经源性膀胱诊断和指南. 中华小儿外科杂志, 2015, 36: 163-169.

[10] Lee JH, et al. Efficacy, tolerability, and safety of oxybutynin chloride in pediatric neurogenic bladder with spinal dysraphism: a retrospective, multicenter, observational study. Korean J Urol, 2014, 55: 828.

[11] Verpoorten C, et al. The neurogenic bladder: medical treatment. Pediatr Nephrol, 2008, 23: 717.

[12] De Jong TP, et al. Treatment of the neurogenic bladder in spina bifida. Pediatr Nephrol, 2008, 23: 889.

[13] Kochakarn W, et al. Follow-up of long-term treatment with clean intermittent catheterization for neurogenic bladder in children. Asian J Surg, 2004, 27: 134.

[14] Dik P, et al. Early start to therapy preserves kidney function in spina bifida patients. Eur Urol, 2006, 49: 908.

[15] Brown S, et al. Chronic pyelonephritis in association with neuropathic bladder. Eur J Pediatr Surg, 1999, 9 Suppl 1: 29.

[16] Schlager TA, et al. Effect of a single-use sterile catheter for each void on the frequency of bacteriuria in children with neurogenic bladder on intermittent catheterization for bladder emptying. Pediatrics, 2001, 108: E71.

[17] M受体拮抗剂临床应用专家共识编写组. M受体拮抗剂临床应用专家共识. 中华泌尿外科杂志, 2014, 35(2): 81-86.

[18] Chase J, et al. The management of dysfunctional voiding in children: a report from the Standardisation

Committee of the International Children's Continence Society. J Urol, 2010, 183: 1296.

[19] Forster CS, et al. Frequency of multidrug-resistant organisms cultured from urine of children undergoing clean intermittent catheterization. J Pediatric Infect Dis Soc, 2017, 6: 332.

[20] 廖利民, 等. 尿道括约肌内注射A型肉毒毒素治疗脊髓损伤患者逼尿肌-括约肌协同失调的临床观察. 中国脊柱脊髓杂志, 2006, 16 (6): 409-412.

[21] Kask M, et al. Effect of onabotulinumtoxinA treatment on symptoms and urodynamic findings in pediatric neurogenic bladder. J Pediatr Urol, 2014, 10: 280.

[22] Hascoet J, et al. Intradetrusor Injections of Botulinum Toxin Type A in Children With Spina Bifida: A Multicenter Study. Urology, 2018, 116: 161.

[23] Soergel TM, et al. Transitional cell carcinoma of the bladder following augmentation cystoplasty for the neuropathic bladder. J Urol, 2004, 172: 1649.

[24] Higuchi TT, et al. Annual endoscopy and urine cytology for the surveillance of bladder tumors after enterocystoplasty for congenital bladder anomalies. J Urol, 2011, 186: 1791.

[25] Lee NG, et al. In utero closure of myelomeningocele does not improve lower urinary tract function. J Urol, 2012, 188: 1567.

[26] Leal da Cruz M, et al. Categorization of bladder dynamics and treatment after fetal myelomeningocele repair: first 50 cases prospectively assessed. J Urol, 2015, 193: 1808.

[27] Macedo A Jr, et al. Urological evaluation of patients that had undergone in utero myelomeningocele closure: A prospective assessment at first presentation and early follow-up. Do their bladder benefit from it? Neurourol Urodyn, 2015, 34: 461.

五、随访

神经源性膀胱是一种不稳定状态，甚至可以在短时期内发生很大变化，因此高度推荐进行长期规律的随访[1]。通过随访可以了解膀胱尿道功能状况和可能并发症，及时对治疗方案做出相应调整。

1.成人神经源性膀胱患者的随访 根据基础神经病变的类型和当前神经源性膀胱的稳定程度，全面检查评估的间隔时间一般不超过1年。对于高风险的患者，复查间隔时间还应缩短。

根据患者的症状，尿常规检查应定期进行，至少每2个月1次。对于高风险的患者，应定期进行上尿路超声检查及膀胱残余尿检查，至少每6个月1次。此外，选择B超检查评估膀胱壁厚度成为上尿路损害

的风险指标[2]。初诊时应进行尿流动力学检查，并以此为基线在随访中每年1次复查；对高风险患者，推荐影像尿流动力学检查频率更为频繁。随访过程中，任何重大的临床症状/功能改变均需要进一步详细的、专门的检查，以明确病因[3,4]。

2.青春期及小儿神经源性膀胱患者的随访 青春期患者在生长发育过程中随访脱落的风险更高，在此过程中，更加强调标准化随访方案，这对于后续随访和治疗显得尤为重要[5]。对小儿NB患者更加强调终身随访，原因有二：首先，对某些患者来说，治疗是终身的，只有在整个青春期和成年期重复评估，才能全面了解患者的肾脏情况；其次，详细的长期随访数据将显示治疗策略是否足够有效或需要进一步调整[6-8]。

小儿NB与成人患者有一个显著不同的地方在于，胚胎期即使就存在脊髓发育不良的患儿，出生时其双肾功能可能是完全正常的，可以没有肾积水。如果不及时发现和治疗，随着年龄增长，1岁时33%会出现肾和（或）输尿管积水，3岁时58%可以出现上尿路损害[9-11]。因此，终身监测患儿上、下尿路功能及解剖学的改变，从而指导治疗决策。

泌尿系统超声检查出生时完成后，应在3～4个月时重新进行超声检查，如果检查发现肾积水、输尿管扩张、膀胱壁增厚或残余尿量过多，则提示排尿机制异常并有发生慢性肾脏疾病的风险。那么在1岁以内应每3个月重复1次超声检查，1～3岁应每年3次，学龄期每6个月1次，成年后则每年1次。

如果怀疑患者对CIC依从性较差，或者是在膀胱风险特别高的情况下，应该更频繁地行超声检查。排尿性尿道膀胱造影（VCUG）、尿流动力学检查（推荐影像尿动力学检查）建议在出生时、3～4个月时、1岁时、3岁左右各进行1次，此后每年复查1次[12-15]。

由于下尿路功能改变可能是小儿脊髓栓系的首个征象。所以如果存在控尿问题，超声检查发现肾积水或反复尿路感染，应利用超声、VCUG、磁共振尿造影和影像尿流动力学检查重新评估上尿路功能。此外，当需要评估干预措施的效果，或是存在其他神经源性改变问题（如下肢功能改变或排便规律变化）时，也需要重复尿流动力学检查。

其他辅助检查如尿分析和尿培养应该只在有UTI症状时才进行。血生化检查包含电解质、尿素氮和肌酐，应该在婴儿期进行，此后则每年重复1～2次。但如果有反复UTI或明显的双侧肾积水，则应该及时

复查。对于超声检查发现上尿路明显异常或尿流动力学结果不佳的患者，应进行静脉肾盂造影、磁共振尿路造影或肾脏核素动态扫描评估双肾功能。肠道评估应与超声检查的频率一致，评估大便滞留和大便失禁的症状和体征[11,16-18]。

推荐意见	推荐等级	证据级别
神经源性膀胱是一种不稳定状态，甚至可以在短时期内发生很大变化，推荐进行长期规律的随访	推荐	3
将尿常规（1次/2个月），泌尿系超声及残余尿量测定（1次/6个月），肾功能及尿流动力学检查（1次/1年）作为基础随访检查项目对于高风险患者，应定期评价上尿路功能，至少1次/6个月	推荐	3
高风险患者，必须定期进行体检和尿液实验室检查，1次/年。随访期发现危险因素出现或处于危险进展期，患者必须接受影像尿流动力学检查	推荐	3
任何明显的临床变化均应进一步进行有针对性的研究。患者上尿路及下尿路病理生理状态发生变化时应及时调整随访时间，间隔应缩短	推荐	4

参考文献

[1] Averbeck MA, et al. Follow-up of the neuro-urological patient: a systematic review. BJU Int, 2015, 115 Suppl 6: 39.

[2] Pannek J, et al. Clinical usefulness of ultrasound assessment of detrusor wall thickness in patients with neurogenic lower urinary tract dysfunction due to spinal cord injury: Urodynamics made easy? World J Urol, 2013, 31: 659.

[3] Panicker JN, et al. Lower urinary tract dysfunction in the neurological patient: clinical assessment and management. Lancet Neurol, 2015, 14: 720.

[4] Abrams P, et al. A proposed guideline for the urological management of patients with spinal cord injury. BJU Int, 2008, 101: 989.

[5] Lewis J, et al. A framework for transitioning patients from pediatric to adult health settings for patients with neurogenic bladder. Neurourol Urodyn, 2017, 36: 973.

[6] 廖利民. 神经源性膀胱的治疗现状和进展. 中国康复医学杂志, 2011, 26（3）: 201-205.

[7] McGuire EJ, et al. Leak-point pressures. Urol Clin North Am, 1996, 23（2）: 253-262.

[8] Blaivas JG, et al. Detrusor-external sphincter dyssynergia. J Urol, 1981, 125（4）: 541-544.

[9] McGuire EJ. Urodynamics of the neurogenic bladder. Urol Clin North Am, 2010, 37（4）: 507-516.

[10] Cameron AP. Pharmacologic therapy for the neurogenic bladder. Urol Clin North Am, 2010, 37（4）: 495-506.

[11] Nseyo U, et al. Long-Term Complications of the Neurogenic Bladder. Urol Clin North Am, 2017, 44（3）: 355-366.

[12] Blok B, et al. European Association of Urology（EAU）Guidelines on Neuro-Urology. European Association of Urology（EAU）, 2018, Website: www.uroweb.org.

[13] 廖利民. 神经源性膀胱诊断治疗指南. //那彦群，等主编. 中国泌尿外科疾病诊断治疗指南. 北京: 人民卫生出版社, 2014: 267-329.

[14] 文建国，等. 小儿神经源性膀胱诊断和指南. 中华小儿外科杂志, 2015, 36: 163-169.

[15] Verpoorten C, et al. The neurogenic bladder: medical treatment. Pediatr Nephrol, 2008, 23: 717-725.

[16] Panicker JN, et al. Lower urinary tract dysfunction in the neurological patient: clinical assessment and management. Lancet Neurol, 2015, 14（7）: 720-732.

[17] Liao L. A new comprehensive classification system for both lower and upper urinary tract dysfunction in patients with neurogenic bladder. Urol Int, 2015, 94（2）: 244-248.

[18] Dray EV, et al. Identifying Patients with High-Risk Neurogenic Bladder: Beyond Detrusor Leak Point Pressure. Urol Clin North Am, 2017, 44（3）: 441-452.

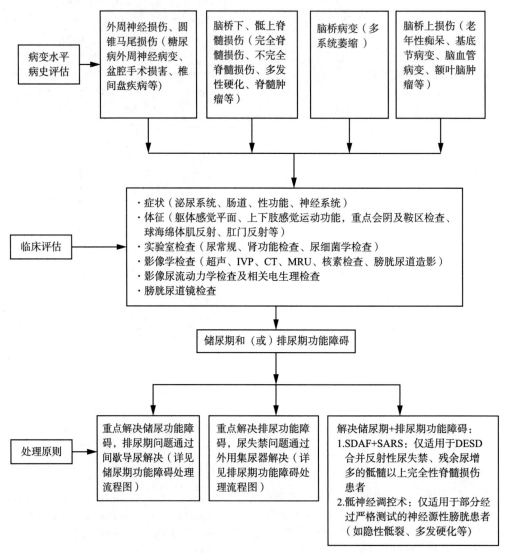

神经源性膀胱处理流程

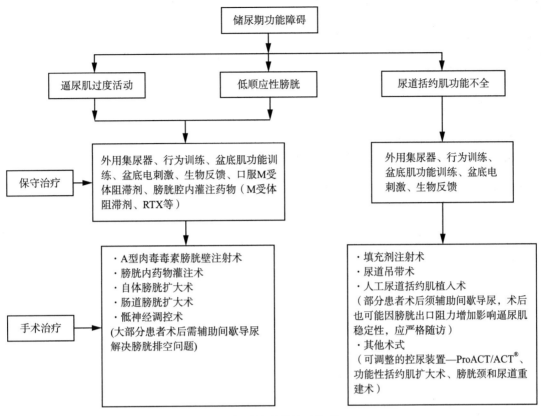

储尿期功能障碍处理流程

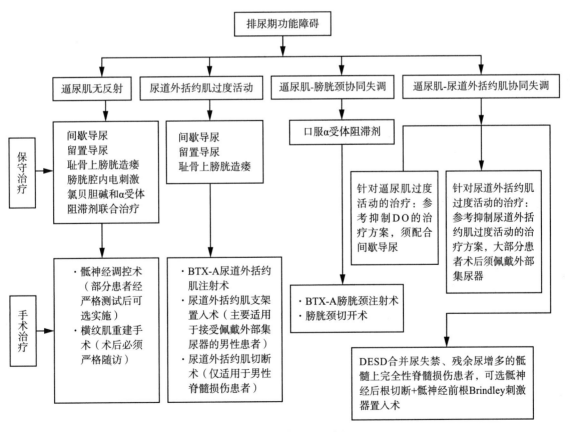

排尿期功能障碍处理流程

膀胱过度活动症诊断治疗指南

一、简介及方法学

膀胱过度活动症（OAB）的诊断和治疗在过去20年内发生了巨大的转变。当时膀胱过度活动和急迫性尿失禁被当作是两个独立的症状，并且对两者的认识也不甚深入。治疗方面仅有抗毒蕈碱类药物，如普鲁本辛、奥昔布宁。直到2000年初，才有了膀胱过度活动症（OAB）的定义，即以尿急症为核心，包括尿频、夜尿和急迫性尿失禁的症候群。随后，针对这个概念的很多新药被研发。相比传统药物，这些新型药物虽然没有更大程度地改善症状，但是副作用相对更小，从而使患者有更好的耐受性和依从性。2010年左右A型肉毒素的问世，在控制OAB症状方面具有显著疗效。若干年后，神经调节治疗的问世，为严重OAB患者的治疗带来了希望。但是由于相对高昂的费用，神经调节治疗的适用性相对局限。本指南将帮助泌尿外科医师更好地了解膀胱过度活动症的概况、诊断和治疗。

指南参考文献来自于PubMed、Medline和Cochrane图书馆数据库，重点是系统回顾、荟萃分析，以及证据等级较高的随机对照研究，尽可能引用采用高循证证据等级的文献。同时参考国际尿控协会（ICS）、美国泌尿学会（AUA）、欧洲泌尿外科协会（EAU）。

二、定义

膀胱过度活动症（overactive bladder, OAB）被国际尿控学会定义为一种以尿急症（urgency）为特征的症候群，常伴有尿频和夜尿症状，伴或不伴有急迫性尿失禁，没有尿路感染或其他明确的病理改变。OAB在尿动力学上可表现为逼尿肌过度活动（detrusor overactivity），也可为其他形式的尿道-膀胱功能障碍。OAB无明确的病因，不包括由尿路感染或其他膀胱尿道病变所致的症状。

尿急症（urgency）是指一种突发、强烈，且很难被延迟的排尿欲望；急迫性尿失禁是指与尿急相伴随，或尿急后立即出现的尿失禁现象；尿频指患者主观感觉排尿次数过于频繁，一般认为日间（waking hours）排尿≤7次为正常，但这一数值受到睡眠时间和饮水习惯等诸多因素的影响；夜尿症指夜间（睡后到意图起床的时间）因尿意而觉醒排尿1次以上，其原因可能为夜间多尿、夜间膀胱功能容量下降或睡眠障碍等。2次以上的夜尿称为具有临床意义的夜尿症。

OAB为下尿路症状（lower urinary tract symptoms, LUTS）的一部分。OAB仅为储尿期症状，而LUTS既包括储尿期症状，也包括排尿期症状和排尿后症状。

三、流行病学

根据2011年发表的数据，中国OAB的总体患病率为6.0%，其中男性患病率5.9%，女性患病率为6.0%。OAB整体患病率随年龄的增长明显增高，同年龄段男性和女性OAB的患病率相近。18～40岁人群OAB患病率为1.1%，其中男性的患病率为1.1%，女性的患病率为1.0%。41岁及41岁以上人群OAB的患病率为11.3%，其中男性患病率为10.9%，女性患病率为11.8%。多因素分析显示：男性高BMI与OAB患病相关，女性绝经、经阴道分娩、多次分娩可增加OAB的患病率。OAB会对患者的生活质量产生明显的困扰[1]。根据1998版OAB定义，美国报道的18岁以上成人 OAB 患病率为男性 16.0%，女性 16.9%[2]；欧洲报道的 40 岁以上成年人的 OAB 患病率为 16.6%[3]。欧美根据 2002 年版 OAB 定义报道的 18 岁以上成年人 OAB 患病率为 11.8%，男、女的患病率相当[4]。

根据 2017 年发表的对中国 40 岁以上成年人 OAB 患病率的调查，中国男性 OAB 的患病率是 21.4%，女性的患病率是 26.4%。这一患病率的变化可能与流调方式有关，也可能与生活状况的变化有关。

四、病因及发病机制

OAB 的病因及发病机制目前尚不完全明确。可能存在以下发病机制。

1. 神经源性学说　该理论认为 OAB 发生与神经系统病变有关，神经系统病变包括膀胱感觉神经末梢高敏感、脊髓反射兴奋性增加或者中枢神经系统下行抑制通路病变等[5,6]。膀胱储尿期维持低压有赖于神经系统对逼尿肌的抑制，神经系统的病变可能导致这种抑制作用消失，从而导致 OAB 症状[7]。

2. 肌源性学说　该理论认为 OAB 发生与逼尿肌细胞本身兴奋性增加有关，逼尿肌平滑肌细胞的自发性收缩和肌细胞间冲动传递增强均可以诱发逼尿肌不自主收缩，产生 OAB 症状[8,9]。其中包括膀胱起搏细胞的兴奋性和传导性增强，膀胱逼尿肌细胞缝隙连接异常增多，以及各种逼尿肌细胞兴奋性通道异常等[10]。

3. 上皮源性学说　该理论认为 OAB 的发生与膀胱黏膜上皮中受体或其释放的神经递质变化有关。膀胱尿路上皮可作为感受器参与膀胱感觉信号的整合与传导，感受膀胱张力、化学或温度刺激[11,12]，上皮细胞病变可导致局部神经递质分泌变化，传入神经兴奋性增加导致传入冲动增加，进而引起逼尿肌收缩[13]。

4. 其他学说　如膀胱微动说，即膀胱组织沿着非运动区域存在局部微小收缩和微小伸展，这种局部逼尿肌微运动，进一步传播到膀胱壁，从而导致尿急的症状[14,15]。还有如膀胱-肠-脑轴学说，即精神压力、负性情感等精神因素[16]，会导致产生泌尿系统及胃肠道相关症状[17,18]。

另外，有一些其他因素也可能会影响到 OAB 症状的发生，如炎症、膀胱出口梗阻、高龄、精神疾病（抑郁、焦虑等）等[15,17]。

五、诊断

采集病史是 OAB 患者诊断的最关键的第一步。通过采集病史，体检和尿液分析可以对简单的 OAB 患者做出诊断并对尿路感染做出鉴别。患者自己完成

的症状问卷调查（包括排尿日记）是评价患者症状严重程度和生活质量最合适的方法。当初步诊断不明确，需要对可能造成 OAB 症状的其他疾病进行进一步明确诊断时，可以选做泌尿系统超声、残余尿测定、CT/MRI、膀胱镜或尿流动力学检查。

（一）病史和体格检查

病史采集是诊治 OAB 患者的第一步。临床医师在记录患者症状和体征的同时，要思考排除可能引起该患者症状和体征的其他疾病。记录症状发作的急迫性、持续时间作为治疗前的基线情况。病史采集的临床症状包括储尿期症状（尿频、尿急、夜尿和尿失禁）、排尿期症状（尿踌躇、尿无力、尿线细和排尿中断）、排尿后症状（尿不尽感、尿后滴沥）和其他症状（夜间遗尿、尿痛）。OAB 症状为储尿期症状。记录每天排尿次数、夜尿次数、尿失禁的发作次数、是否使用尿垫、使用尿垫的数量以评估尿失禁的严重程度，评估患者症状对患者生活质量的影响。液体摄入的量和类型影响膀胱功能，过量或不适当的液体摄入可以造成或加重 OAB 症状。因此，临床医师应调查患者的液体摄入习惯、每天液体摄入量及患者喜好的饮品（咖啡因可以加重尿频和尿急）[19-21]。上述情况可采用排尿日记进行记录。

多种疾病可以造成或加重 OAB 症状，包括神经系统疾病（例如脑卒中、帕金森病、多发性硬化症和脊髓损伤等）、内分泌疾病（如糖尿病、尿崩症）、泌尿系统疾病（如前列腺疾病、尿路结石、尿路感染、膀胱癌等）、慢性咳嗽（慢性阻塞性肺疾病）、便秘或大便失禁、慢性盆腔痛、骨盆手术后、骨盆癌症、骨盆放疗后，尤其是泌尿系统感染，可以造成 OAB 症状，因此，要做好鉴别诊断。盆底脏器脱垂以及盆底脏器脱垂或压力性尿失禁手术对 OAB 治疗也有影响[22]。已生育女性患者的孕产史、分娩方式、婴儿重量、分娩并发症（如分娩肛门括约肌损伤、尿道周围撕裂、切口撕裂）以及产后泌尿系统症状（如尿潴留或压力性尿失禁）、是否剖宫产或产程延长等均应详细了解[23,24]。心理疾病，如抑郁、痴呆和焦虑均可造成异常排尿方式[25]。

详细了解病史还可以在有禁忌证或危险因素时避免使用治疗 OAB 的药物。包括心脏病史、尤其是 Q-T 间期延长，未控制的高血压、功能性胃肠道疾病、重症肌无力、未控制的闭角型青光眼和肝肾损害。

患者就诊时的用药情况亦应详细了解，有些药物可能引起或加重 OAB 症状。例如，利尿药和拟交感

神经药可以引起尿急、尿频和急迫性尿失禁[26]。

体检：①一般体格检查；②特殊体格检查，泌尿及男性生殖系统、神经系统、女性生殖系统。重点是评估精神状态、认知障碍、肥胖、身体灵活度；盆底测定包括组织张力、感觉、尿道、盆腔脏器脱垂及压力性尿失禁情况；直肠指检和阴道亦应检查[27]；如有神经学症状应检查骶神经通路S_1～S_4，检查会阴部感觉、球海绵体肌反射，肛门括约肌张力和盆底肌主动收缩力。

（二）症状问卷和排尿日记

患者自己完成的症状问卷调查是评价患者症状严重程度和生活质量最合适的方法[28]。可选择OABSS、Overactive Bladder Questionnaire（OAB-q）、UDI-6 Short Form及Incontinence Impact Questionnaire（II-Q）等。可选择一种或几种问卷相结合的方式评价患者的治疗结果[29]。客观评估患者每天的排尿频率、尿失禁情况和液体摄入情况是诊断和治疗下尿路功能障碍，其中包括OAB的重要步骤。所采用的方法是排尿日记，它是一种半定量的方法。记录液体摄入的时间、量及类型（水、茶、咖啡），排尿的时间和量、是否有尿急或尿失禁发作和发作时间。准确记录这些数据可以了解功能性膀胱容量、24小时尿量和夜尿量、尿失禁的严重程度，可以用于客观评价治疗前后的变化，评估治疗效果[30]。为客观反映患者的实际情况，推荐连续记录3～7天[31]。

（三）实验室检查

1.**尿液分析**　用于鉴别尿路感染、蛋白尿、糖尿和血尿。

2.**病原学检查**　疑有泌尿或生殖系统炎症者应进行尿液、前列腺液、尿道及阴道分泌物的病原学检查，如涂片或培养。

3.**细胞学检查**　疑有尿路上皮肿瘤者进行尿液细胞学检查。

4.**血清PSA检查（男性50岁以上）**　用于排除前列腺癌。

（四）特殊检查

1.**超声检查**　泌尿生殖系统超声用于常规筛查造成OAB症状的各种泌尿生殖系统疾病或用于上尿路积水情况的监测。

2.**尿流动力学检查**　①尿流率检查：尿流率检查结合残余尿测定用来了解患者的排尿情况，初步筛查

膀胱出口梗阻或膀胱逼尿肌活力低下，必要时做压力-流率测定。②残余尿测定：残尿量增加说明排尿功能差或有膀胱出口梗阻，会加重临床症状，增加泌尿系统感染、上尿路扩张积水和肾功能受损风险。对于临床上可能存在下尿路梗阻或逼尿肌活力低下患者，尤其是这些患者在服用M受体拮抗剂前应检查残余尿量。推荐超声法检测残余尿量。③侵入性尿流动力学检查，包括充盈期膀胱测压和压力-流率测定等。在患者充盈期膀胱测压过程中如发现逼尿肌过度活动，应询问患者是否同时有尿急或尿失禁症状，判断患者临床症状和逼尿肌过度活动的相关性。侵入性尿流动力学检查并非常规检查项目，但在以下情况时应进行侵入性尿流动力学检查：尿流率减低或残余尿增多；首选治疗失败或出现尿潴留；在任何侵袭性治疗前；对筛选检查中发现的下尿路功能障碍需进一步评估[32-35]。该检查可以确定有无下尿路梗阻，评估膀胱功能帮助处理有OAB症状患者。有针对性地处理尿流动力学检查所发现的问题可极大地改善患者的OAB症状。

3.**膀胱镜检查**　膀胱镜检查用于排除造成OAB症状的其他原因，如肿瘤、结石、异物、膀胱炎等，还用于检查可能存在的瘘、下尿路梗阻的病理。

4.**其他影像学检查**　尿路X线片、静脉尿路造影、CT或MRI检查用于怀疑泌尿系统其他疾病者。

5.**其他检查**　对于高龄或怀疑认知能力有损害的患者可行认知能力的评估等。

推荐意见	推荐等级	证据级别
病史采集是OAB患者诊断的最关键的第一步	推荐	B级
OAB患者初始就诊时应做体格检查	推荐	专家意见
症状问卷调查是评价患者OAB症状严重程度和生活质量最合适的方法	推荐	B级
了解患者尿频及液体摄入情况应使用排尿日记，推荐观察3～7天	推荐	B级
由于尿路感染患者可出现OAB症状，所以尿液分析是OAB患者初始就诊时的必查项目，以排除尿路感染	推荐	C级
对并不复杂的OAB患者的初始检查不推荐超声、膀胱镜、CT/MRI及尿流动力学检查	不推荐	

六、治疗

（一）行为治疗

膀胱过度活动症的非手术治疗包括生活方式的改变、行为干预及物理治疗。这些治疗方法很少有不良反应，不会造成病情恶化，能够治愈或显著改善轻中度膀胱过度活动症，虽然能够避免手术的并发症和药物治疗的副作用，但是复发率高，治疗时间较长。

1.生活习惯的改变　膀胱过度活动症的患者可以采用一些简单措施帮助缓解症状：①许多患者饮水过多，建议每日饮水量不超过2.5 L，同时避免饮用可能加重症状的饮品，包括茶、咖啡和酒精；②肥胖是尿失禁的风险因素，减轻体重能够改善尿失禁症状；③如果正在应用可能影响膀胱功能的药物，包括利尿药和α肾上腺素能受体拮抗剂，需要评估是否可以停药；④如果同时有压力性尿失禁，需要盆底肌训练，这种方法可以改善盆底功能，提高尿道的稳定性，盆底功能的改善可能抑制膀胱过度活动症患者的膀胱收缩；⑤对于在活动时漏尿的患者，最困扰尿失禁患者的是衣物被尿液污染和异味，建议患者使用尿垫和卫生棉条[36-39]。

2.行为干预及物理治疗

（1）膀胱训练：主要目的是减少排尿频率、改善尿急症状，延长排尿间隔、增加膀胱容量，减少尿失禁次数，恢复患者控制膀胱功能的信心。方法：①排除膀胱其他疾病；②向患者解释治疗的作用和意义；③指导患者白天每1.5小时排尿1次；④达到1.5小时排尿1次的目的后再延长排尿间隔半个小时，每2小时排尿1次；⑤每日摄入液体量处于正常水平（＜1.5 L/d）；⑥接受其他患者、医师和护士的鼓励。研究显示，在门诊进行非手术治疗的60例患有特发性膀胱过度活动症的女性尿失禁患者中，6个月后90%的患者得到控尿，83.3%的患者症状消失，而对照组中23.2%的患者得到控尿和症状消失。尽管早期的研究结果令人鼓舞，但是40%的患者3年内症状复发[36-39]。

（2）生物反馈辅助的盆底肌训练和盆底肌电刺激：盆底肌肌电图生物反馈辅助的盆底肌训练在治疗女性膀胱过度活动症中有效，可以显著减轻症状、提高生活质量，盆底肌肌电图的变化与患者的症状改善有关。盆底肌电刺激常用于生物反馈辅助的盆底肌训练，帮助那些不能主动协调收缩盆底肌肉的患者意识到盆底肌收缩活动。研究显示，盆底肌肌电图生物反馈辅助的盆底肌训练和盆底肌电刺激控制膀胱过度活动症主观症状的效果优于单纯盆底肌训练，研究显示盆底肌电刺激、盆底肌肌电图生物反馈辅助的盆底肌训练和盆底肌训练改善/治愈膀胱过度活动症的比例分别为51.4%、50.0%和38.2%[40,41]。

（3）经皮胫神经刺激疗法：经皮胫神经刺激是一种不需要内置电极的神经调节技术，通过一个置于踝部内踝头侧的针状电极刺激骶神经丛进行治疗，该区域是膀胱放射区，需要每周治疗1次，共12次的引导治疗，每次治疗30分钟，以后进行每月1次的维持治疗，这种治疗方法没有侵袭性，避免了感染的风险。在一项包括183例药物治疗无效的患者的研究中经皮胫神经刺激总体上可以增加排尿间隔时间1小时、减少夜尿次数0.8次，每周减少急迫性尿失禁10次，同时应用药物治疗没有进一步改善症状。25.4%的患者改善≥75%，61.5%的患者改善≥50%。一项研究中共有84例抗胆碱能药物治疗效果不佳的膀胱过度活动症患者，平均治疗8.3个月，随访39.3个月，2/3（71.8%）的患者中断了治疗，28个（33.3%）治疗＞12个月，16个（19%）治疗＞18个月。经过3个月的治疗后71%的患者平均泌尿系统症状评分显著低于基线值，但是18个月以后没有进一步改善。停止治疗的原因主要是症状没有明显改善（70%）、依从性不好（6%）和症状消失（8%），没有严重不良反应。另外一项研究包括113名患者，既往治疗包括抗胆碱能药物（75.2%）、米拉贝隆（36.6%）、行为调整（29.2%）、盆底训练（18.6%），71.3%的患者在6周时治疗有效，70.6%在12周时症状改善，75.6%完成了12周的治疗，54.9%完成了3次每个月1次的维持治疗。这些研究证实经皮胫神经刺激疗法可以用于治疗难治性膀胱过度活动症，可以同时改善药物治疗无效的患者的主观和客观症状，但是患者难以坚持长期应用，主要是因为治疗效果逐渐减退，治疗次数是唯一能够预测主观症状改善的因素，维持治疗者治疗效果更好，停止治疗的最常见原因是无效[42-47]。

证据总结	证据级别	推荐等级
行为治疗,包括生活习惯的改变、膀胱训练、盆底肌训练,作为膀胱过度活动症的一线治疗	2	强烈推荐
经皮胫神经刺激疗法可以用于行为治疗效果不佳的患者	3	推荐

（二）药物治疗

药物治疗膀胱过度活动症的主要目的是控制及缓解尿频、尿急及急迫性尿失禁等影响生活质量的症状。

1. M受体阻滞剂　目前国内常用的M受体阻滞剂有托特罗定、索利那新、丙哌唯林。此类药物通过阻断膀胱及尿路上皮中的M_2及M_3受体改善OAB症状。

（1）托特罗定：为膀胱高选择性M受体阻滞剂，能够同时阻断M_2和M_3受体，对膀胱的亲和性高于唾液腺，减少了口干等副作用。目前常用剂型为速释片与缓释片。有证据表明，缓释片在减少急迫性尿失禁方面要优于速释片，而口干的发生率更低[48,49]。

（2）索利那新：索利那新为膀胱高选择性M受体阻滞剂，对膀胱M_3受体亲和性较高。能够显著减少OAB患者的排尿次数、尿急及急迫性尿失禁等症状。目前常用剂量为5mg/d，如症状改善不满意，可加量至10mg/d[50-52]。

（3）丙哌唯林：丙哌唯林同时具有抗胆碱和钙拮抗作用，能够有效缓解尿频症状和减少24小时排尿次数。副作用较小，可以应用于对其他M受体阻滞剂不耐受的患者[53]。

M受体阻滞剂使用的疗程目前没有定论，鉴于相关的药物试验周期多数为12周，建议初始疗程为12周。M受体阻滞剂的主要副作用为口干、便秘及视物模糊，尿潴留的发生少见。闭角型青光眼患者不能使用M受体阻滞剂。

2. β_3受体激动剂　目前国内常用米拉贝隆（Mirabegron）米拉贝隆是首个国际上获得批准用于成人OAB治疗的β_3受体激动剂。β_3肾上腺素受体激动剂能诱导膀胱逼尿肌松弛，从而改善膀胱储尿功能，增加膀胱容量和延长排尿间隔，且基本不影响膀胱排空。在亚太地区完成的三期临床试验也证实米拉贝隆50mg相对于安慰剂明显改善OAB患者24小时排尿次数及每次排尿量。临床研究中大多数不良反应为轻到中度，常见不良反应包括尿路感染、高血压、心动过速等。1年的长期研究中观察到的不良反应和12周的研究类似，证实了米拉贝隆良好的安全性和耐受性。

有研究表明，在索利那新5mg的基础上加用米拉贝隆50mg对于急迫性尿失禁的疗效优于索利那新5mg和10mg的疗效，并且耐受性良好。米拉贝隆每天50mg治疗12周对男性LUTS/BOO患者的

最大尿流率（Q_{max}）或最大尿流率下的逼尿肌压力（$PdetQ_{max}$）无不良影响，治疗结束时膀胱收缩指数（BCI）和膀胱排空效率（BVE）的变化相对于安慰剂无统计学差异。末次访视时，米拉贝隆50 mg组残余尿量（PVR）无显著变化。在女性OAB患者（平均年龄：72.3岁）中的尿动力学研究显示米拉贝隆50mg治疗12周显著改善患者膀胱储尿功能和OABSS评分，且并不影响膀胱排尿功能。

膀胱过度活动症的药物治疗的一般建议用药2～4周后判断疗效；如果效果满意，建议持续用药到3个月。对于停药后症状复发的患者，建议长期用药。

证据总结	证据级别
M受体阻滞剂与β_3受体激动剂均可以改善OAB患者的症状	1a
没有证据显示不同M受体阻滞剂之间的疗效存在差异	1b
提高M受体阻滞剂的剂量可以增加疗效，但也同时增加了不良反应的风险	1b
对于某些耐受性好的患者，可以提高索利那新的剂量以增加疗效	1b
β_3受体激动剂的不良反应发生率与安慰剂相仿	1a
对于单用索利那新5mg效果不佳的患者，联合β_3受体激动剂比增加索利那新的剂量效果更佳	1b

推荐意见	推荐等级
对于行为治疗效果不佳的患者，可以选用M受体阻滞剂或β_3受体激动剂（米拉贝隆）	强烈推荐
M受体阻滞剂与β_3受体激动剂的联合治疗，优于任一单一药物的疗效	推荐

七、难治性OAB的治疗

尽管大多数患有膀胱过度活动症的患者能通过行为治疗与M受体拮抗剂、β_3受体激动剂等药物治疗获益，但仍有少部分患者承受着持续的下尿路症状[54,55]。

难治性OAB患者是指行为治疗失败，单用M受体拮抗剂等药物治疗6～12周后疗效未达到预期或无法耐受口服药物不良反应的OAB患者。这些难治性OAB患者可从神经调节术或者肉毒素杆菌注射治疗等外科干预中获益[56-58]。

骶神经调节（SNM）是难治性尿急、尿频、急

迫性尿失禁（UI）、非梗阻性尿潴留（NOR）及大便失禁（FI）公认的治疗方法。SNM：通过对骶脊神经根进行电刺激来调节神经通路，从而治疗膀胱和（或）肠道功能障碍[59-64]。

SNM的作用机制尚不十分清楚，已有研究结果表明SNM主要通过影响传入神经通路、大脑功能和神经递质的分泌等产生作用[65,66]。

SNM的一项前瞻性随机研究：涉及12个治疗中心，51名严重尿频-尿急综合征患者（干性OAB患者）。治疗6个月时，患者的排尿日记显示：与对照组相比，立即治疗组患者在日排尿次数，每次排尿量及尿频程度方面均取得到了统计学意义的改善。为期2年的随访研究显示，29名尿频尿急患者的日排尿次数显著减少，有56%的患者，其日均排尿次数降低了50%以上〔其中有32%的患者恢复至正常排尿次数范围（4～7次/日）〕。另一项单中心中长期（50.7个月）随访研究证实急迫性尿失禁症状治疗的成功率可达84.8%。在治疗6个月时，与标准药物治疗法（SMT）相比，SNM治疗组在主观上和客观上都表现出更加优秀的疗效[59-64]。

证据总结	证据级别
骶神经调控对于非手术治疗持续无效的患者在治疗难治性OAB和急迫性尿失禁上更加有效	1b
在6个月的治疗周期中，骶神经调控没有注射200 U的细胞杆菌毒素A的疗效好	1b
对于那些长期植入的患者，至少50%患者的急迫性尿失禁可以维持50%的改善，而15%的患者可以保持治愈	3
使用自固定永久电极进行一期测试的转化率高于使用临时刺激电极	4

推荐意见	推荐等级
对于抗毒蕈碱无效的患者提供骶神经调控疗法	强烈推荐

膀胱壁内注射肉毒杆菌毒素（botulinum toxin A）是FDA已获批（中国还未获批）的一种治疗难治性OAB的可行疗法之一[57,58]。肉毒杆菌毒素是一种由肉毒杆菌产生的神经毒素，血清分型分为A～G7种类型，通过干扰神经传导钙离子依赖性通道而发挥作用，阻断离子型通道将导致肌肉松弛和萎缩，这种干扰作用不会导致神经的退行性变化，是可逆的。

证据总结	证据级别
在改善难治性OAB、急迫性尿失禁和生活质量方面，膀胱壁上单次注射肉毒杆菌毒素A（100 U）的治疗效果与安慰剂相比更加有效	1a
在注射肉毒杆菌毒素A（100 U）后细菌感染的风险较高，但是临床显著性不确切	1b
注射肉毒杆菌毒素A（100 U）的疗法优于索利那新，但是两者的治愈率相当	1b
没有明确的证据显示重复注射肉毒杆菌毒素A会导致疗效下降	3
对老年体弱患者注射肉毒杆菌毒素A时，残余尿升高的风险高	3

推荐意见	推荐等级
对于非手术治疗（盆底肌训练/药物治疗）无效的患者，选用膀胱壁注射细胞杆菌毒素A	强烈推荐
告知患者注射细胞杆菌毒素A的疗效持续时间有限，有尿路感染和需要长期间歇导尿的风险	强烈推荐

在缺乏推荐剂量的Onabotulinun毒素A（BTX-A）与使用自固定电极SNM的对比研究中，无法做出BTX-A与SNM治疗难治性OAB，何者疗效更佳的判断推荐[67-70]。

Onabotulinun毒素A与SNM对于顽固性OAB治疗，各有长短处，应该根据患者进行探索。一般来说，SNM对有合并有显著肠道症状、盆腔疼痛和非梗阻性尿潴留的患者治疗效果较好，而老年人或有渐进性神经症状患者因为常需要做磁共振，推荐Onabotulinun毒素A。使用SNM治疗无效的患者也适用于进行Onabotulinun毒素A治疗。

胫后神经刺激（PTNS）也可用于顽固性OAB治疗。它是一种间歇性治疗，疗效没有持续性治疗的SNM好[71,72]。

证据总结	证据级别
在顽固性OAB、急迫性尿失禁的女性患者中，并且经过抗毒蕈碱治疗无效的，PTNS更加有效	2b
PTNS的持续有效性可以维持上限至3年	1b
在女性急迫性尿失禁的患者中，PTNS的疗效相比于托特罗定更优	1b
在利用PTNS治疗急迫性尿失禁中未发现严重不良事件的报道	3

传统上，除了上述治疗方法，膀胱扩大术与尿路改道有时也会被医师推荐给难治性OAB患者[73,74]。

附录1 逼尿肌过度活动伴收缩功能受损的诊治原则

1.定义 逼尿肌过度活动伴收缩功能受损（detrusor hyperactivity and impaired contractility，DHIC）临床表现为膀胱过度活动但不能完全排空。DHIC的排空障碍是由于逼尿肌收缩功能减弱，表现为膀胱收缩速度减慢，逼尿肌力量下降以及大量残余尿[75]。尿流动力学表现为储尿期出现逼尿肌过度活动（DH），排尿期逼尿肌有自主性收缩，但收缩力降低（impaired detrusor contractility，IDC）。有文献将IDC定义为最大尿流率（Q_{max}）小于10ml/s，同时逼尿肌压力小于30cmH$_2$O；将逼尿肌过度活动（detrusor hyperactivity，DH）定义为在充盈期的期相性收缩，其中逼尿肌压力变化超过15cmH$_2$O[76]。

2.发病率 DHIC在老年人群中更为常见。有研究报道70岁以上男性DHIC发病率为31.7%，女性为6%[77]。另一项研究报道70～79岁男性DHIC患病率为15%，80～89岁男性DHIC的患病率为19%。

3.病因 尽管DHIC的确切原因尚不清楚，但其发病机制可能涉及年龄、肌肉病变、神经病变、尿路上皮功能障碍、膀胱缺血和膀胱炎症等[78]。患有顽固性或难治性膀胱过度活动症的患者进展为膀胱活动低下症的风险明显增高。持续的膀胱出口梗阻亦可导致DHIC发病。目前尚不清楚DHIC是由单一病因引起，还是由2种或多种独立病因综合导致[79]。

4.诊断 现阶段对于DHIC还缺乏统一的诊断标准。有文献将IDC定义为最大尿流率（Q_{max}）小于10ml/s，同时逼尿肌压力小于30cmH$_2$O；将逼尿肌过度活动（detrusor hyperactivity，DH）定义为在充盈期的期相性收缩，其中逼尿肌压力变化超过15cmH$_2$O。另有研究将DHIC定义为膀胱排空比例<67%或排尿后残余尿>100 ml；最大流速下的逼尿肌压力（PdetQ$_{max}$）<30cmH$_2$O，最大尿流量（Q_{max}）<15 ml/s，影像尿动力学检查（VUDS）无放射状出口梗阻的括约肌肌电图（EMG）。

5.治疗 DHIC既有储尿功能障碍又有排尿功能障碍。对DHIC的传统治疗主要在于低剂量的抗毒蕈碱类药物，清洁间歇性导尿术和其他护理措施[80]。β$_3$受体激动剂米拉贝隆是老年DHIC患者的有效治疗方案[81,82]。膀胱肉毒素注射治疗对DHIC疗效不佳[83]。骶神经调节（SNM）治疗DHIC可获得较满意的成功率（55%）[84]。经尿道前列腺电切术（TURP）或经尿道膀胱颈切开术（TURBn）可能对DHIC［DO和（或）DU］有效，但其疗效与DU的程度密切相关[85]。

证据总结	证据级别
β$_3$受体激动剂米拉贝隆是老年DHIC患者的有效治疗方案	4
注射肉毒杆菌毒素A治疗DHIC疗效不佳	4
骶神经调节（SNM）治疗DHIC可获得较满意的成功率	4
经尿道前列腺电切术或膀胱颈切开术可能对DHIC有效	4

推荐意见	推荐等级
对于老年DHIC患者，可选β$_3$受体激动剂米拉贝隆进行治疗	可选择

附录2 OAB的诊断与治疗流程

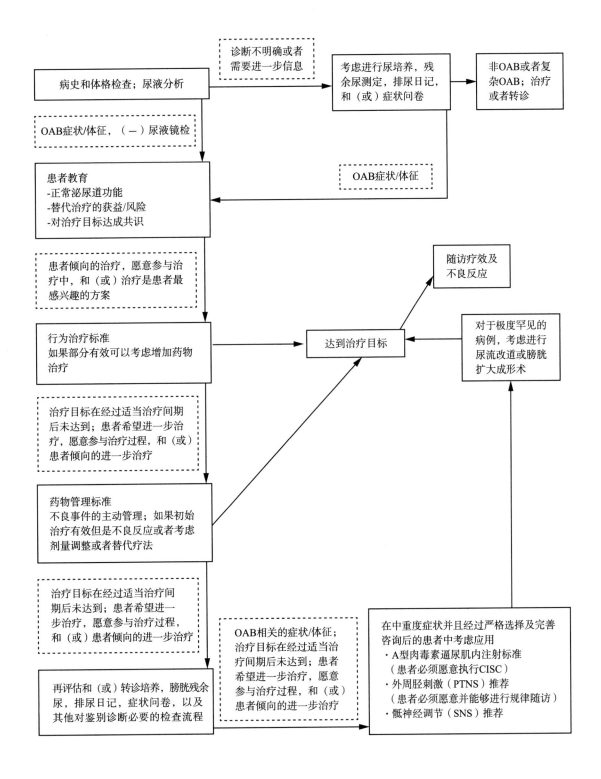

附录3　排尿日记

姓名：　　　　　　　　　　　　日期：

液体摄入			排尿情况			备注
时间	体积（ml）	性质	时间	尿量（ml）	伴随症状	

附录4 膀胱过度活动症评分（OABSS）问卷表

姓名：_____   年龄：_____   性别：_____

联系方式：_____   联系地址：_____

问题	症状	频率/次数	得分（请打√）
1 白天排尿次数	从早晨起床到晚上入睡的时间内，小便的次数是多少？	≤7	0
		8～14	1
		≥15	2
2 夜间排尿次数	从晚上入睡到早晨起床的时间内，因为小便起床的次数是多少？	0	0
		1	1
		2	2
		≥3	3
3 尿急	是否有突然想解小便、同时难以忍受的现象发生？	无	0
		每周＜1	1
		每周≥1	2
		每日＝1	3
		每日2～4	4
		每日≥5	5
4 急迫性尿失禁	是否有突然想解小便、同时无法忍受并出现尿失禁的现象？	无	0
		每周＜1	1
		每周≥1	2
		每日＝1	3
		每日2～4	4
		每日≥5	5

总得分

OAB的诊断标准：问题3（尿急）的得分≥2分，且总分≥3分

OABSS对OAB严重程度的定量标准：

3≤得分≤5	轻度OAB
6≤得分≤11	中度OAB
得分≥12	重度OAB

附录5　OAB-q简表

姓名：　　　　　　　　　　　　　　　　　　　　　　　　　　日期：

这份问卷主要用于评估在过去4周中，以下症状对您的困扰程度。请在最能表述该种症状所带给您的困扰程度的空格内打√

在过去 4 周中，您是否曾因以下症状而感到困扰？	没有困扰	有点困扰	有些困扰	相当困扰	非常困扰	极其困扰
1.因尿急而感到不适						
2.有些预兆或毫无预兆突发尿急						
3.偶有少量的漏尿						
4.夜尿						
5.夜间因排尿而苏醒						
6.因尿急而出现漏尿症状						

请仔细回顾在过去的4周中，您所有的膀胱相关症状及其对您生活的影响。请尽可能回答每一道有关您多少时间有此感觉的问题，并在最合适的空格内打√

在过去4个周中，有多少时间您的膀胱相关症状使您……	从来没有	很少时候	有些时候	相当多的时候	多数时候	所有时候
1.需在公共场所设计到厕所的最快路径						
2.觉得好像身体的某些地方出问题了						
3.在夜间无法良好休息						
4.因经常去厕所而感到沮丧和烦恼						
5.尽量避免远离厕所的活动（如散步、跑步或远足等）						
6.在睡眠中苏醒						
7.减少体育活动（如体育锻炼、运动等）						
8.与伴侣或配偶之间产生矛盾						
9.在与他人结伴旅行时因需反复停下来去厕所而感到不自在						
10.和家人或朋友之间的关系受到影响						
11.睡眠时间不足						
12.感到尴尬						
13.一到陌生地点就尽快找出最近的厕所						

参 考 文 献

［1］Yuliang Wang, et al. Prevalence, risk factors, and impact on health related quality of life of overactive bladder in China. Neurourology and Urodynamics, 2011, 30（8）: 1448-1455.

［2］Stewart WF, et al. Prevalence and burden of overactive bladder in the United States. World J Urol, 2003, 20: 327-336.

［3］Milsom I, et al. How widespread are the symptoms of an overactive bladder and how are they managed? A population-based prevalence study. BJU International, 2001, 87: 760-766.

［4］Debra E Irwin, et al. Population-based survey of urinary incontinence, overactive bladder, and other lower urinary tract symptoms in five countries: results of the EPIC Study. Eur Urol, 2006, 15: 1306-1315.

［5］Andersson KE, et al. CNS involvement in overactive bladder: pathophysiology and opportunities for pharmacological intervention. Drugs, 2003, 63（23）: 2595-2611.

［6］Fernández O. Mechanisms and current treatments of urogenital dysfunction in multiple sclerosis. Journal of Neurology, 2002, 249（1）: 1-8.

［7］De Groat WC. Neurologic basis for the overactive bladder. Urology, 1997, 50: 36-52.

［8］Brading AF. A myogenic basis for the overactive bladder. Urology, 1997, 50: 57-67.

［9］De Groat WC. Integrative control of the lower urinary tract: preclinical perspective. British Journal of Pharmacology, 2006, 147（S2）: S25-40.

［10］Haferkamp A, et al. Ultrastructural diagnosis of neuropathic detrusor overactivity: validation of a common myogenic mechanism. Advances in Experimental Medicine & Biology, 2003, 539: 281-291.

［11］Andersson KE. Storage and voiding symptoms: pathophysiological aspects. Urology, 2003, 62（Suppl 5B）: 3-10.

［12］Andersson KE. Bladder activation: afferent mechanisms. Urology, 2002, 59（5）: 43-50.

［13］Birder L. Urothelial signaling. Autonomic Neuroscience Basic & Clinical, 2010, 153（1）: 33-40.

［14］Vahabi B, et al. Physiological and pathophysiological implications of micromotion activity in urinary bladder function. Acta Physiol, 2015, 213（2）: 360-370.

［15］Banakhar MA, et al. Pathophysiology of Overactive Bladder. International Urogynecology Journal, 2012, 23（8）: 975-982.

［16］Lai H, et al. Correlation between psychological stress levels and the severity of overactive bladder symptoms. BMC Urology, 2015, 15: 14.

［17］Steers WD. Pathophysiology of overactive bladder and urge urinary incontinence. Reviews in Urology, 2002, 4 Suppl 4: S7-S18.

［18］Carsten Leue, et al. Functional urological disorders: a sensitized defence response in the bladder-gut-brain axis. Nature Reviews Urology, 2017, 14（3）: 153-163.

［19］Dallosso HM, et al. The association of diet and other lifestyle factors with overactive bladder and stress incontinence: A longitudinal study in women. BJU Int, 2003, 92: 69-77. https: //doi.org/10.1046/j.1464-410X.2003, 04271.x.

［20］Wells MJ, et al. The effect of caffeinated versus decaffeinated drinks on overactive bladder: A double-blind, randomized, crossover study. J Wound Ostomy Continence Nurs, 2014, 41: 371-378. https: //doi.org/10.1097/WON.0000000000000040.

［21］Maserejian NN, et al. Intake of caffeinated, carbonated, or citrus beverage types and development of lower urinary tract symptoms in men and women. Am J Epidemiol, 2013, 177: 1399-1410. https: //doi.org/10.1093/aje/kws411.

［22］Kim MS, et al. The association of pelvic organ prolapse severity and improvement in overactive bladder symptoms after surgery for pelvic organ prolapse. Obstet Gynecol Sci, 2016, 59: 214-219. https: //doi.org/10.5468/ogs, 2016, 59.3.214.

［23］Humburg J, et al. Risk factors in prolonged postpartum urinary retention: An analysis of six cases. Arch Gynecol Obstet, 2011, 283: 179-183. https: //doi.org/10.1007/s00404-009-1320-9.

［24］Yip SK, et al. Effect of the duration of labour on postpartum post-void residual bladder volume. Gynecol Obstet Invest, 1998, 45: 177-180. https: //doi.org/10.1159/000009951.

［25］Golabek T, et al. Lower urinary tract symptoms, nocturia, and overactive bladder in patients with depression and anxiety. Psychiatr Pol, 2016, 50: 417-430.

［26］Ekundayo OJ. The association between overactive bladder and diuretic use in the elderly. Curr Urol Rep, 2009, 10: 434-440. https: //doi.org/10.1007/s11934-009-0069-9.

［27］Steele SR, et al. The evolution of evaluation and management of urinary or fecal incontinence and pelvic organ prolapse. Curr Probl Surg, 2015, 52: 17-75. https: //doi.org/10.1067/j.cpsurg.2015.01.001.

［28］Hikita KS, et al. Comparison of the overactive bladder symptom score and the overactive bladder symptom score derived from the bladder diaries. Neurourol Urodyn, 2016, 35: 349-353. https://doi.org/10.1002/nau.22719.

[29] Shy M, et al. Objective evaluation of overactive bladder: Which surveys should I use? Curr Bladder Dysfunct Rep, 2013, 8: 45. https://doi.org/10.1007/s11884-012-0167-2.

[30] Amundsen CL, et al. Bladder diary measurements in asymptomatic females: functional bladder capacity, frequency, and 24-hr volume. Neurourol Urodyn, 2007, 26: 341-349. https://doi.org/10.1002/nau.20241.

[31] Brown JS, et al. Measurement characteristics of a voiding diary for use by men and women with overactive bladder. Urology, 2003, 61: 802-809. https://doi.org/10.1016/S0090-4295（02）02505-0.

[32] Nitti VW, et al. Response to fesoterodine in patients with an overactive bladder and urgency urinary incontinence is independent of the urodynamic fnding of detrusor overactivity. BJU Int, 2010, 105: 1268-1275. https://doi.org/10.1111/j.1464-410X.2009.09037.x.

[33] Malone-Lee JG, et al. Does urodynamic verification of overactive bladder determine treatment success? Results from a randomized, placebo-controlled study. BJU Int, 2009, 103: 931-937. https://doi.org/10.1111/j.1464-410X.2009.08361.x.

[34] Al-Zahrani AA, et al. Urodynamic fndings in women with refractory overactive bladder symptoms. Int J Urol, 2016, 23: 75-79. https://doi.org/10.1111/iju.12954.

[35] Rovner ES, et al. Urodynamics in the evaluation of overactive bladder. Curr Urol Rep, 2010, 11: 343-347.

[36] Hashim H, et al. How should patients with an overactive bladder manipulate their fluid intake? BJU Int, 2008, 102（1）: 62-66. doi: 10.1111/j.1464-410X.2008.07463.x.

[37] Bryant CM, et al. Caffeine reduction education to improve urinary symptoms. Br J Nurs, 2002, 11（8）: 560-565.

[38] Swithinbank L, et al. The effect of fluid intake on urinary symptoms in women. J Urol, 2005, 174（1）: 187-189.

[39] Subak LL, et al. Weight loss to treat urinary incontinence in overweight and obese women. N Engl J Med, 2009, 360（5）: 481-490. doi: 10.1056/NEJMoa0806375.

[40] Wang AC, et al. Single-blind, randomized trial of pelvic floor muscle training, biofeedback-assisted pelvic floor muscle training, and electrical stimulation in the management of overactive bladder. Urology, 2004, 63（1）: 61-66.

[41] Voorham JC, et al. The effect of EMG biofeedback assisted pelvic floor muscle therapy on symptoms of the overactive bladder syndrome in women: A randomized controlled trial. Neurourol Urodyn, 2017, 36（7）: 1796-1803. doi: 10.1002/nau.23180.

[42] Booth J, et al. The effectiveness of transcutaneous tibial nerve stimulation（TTNS）for adults with overactive bladder syndrome: A systematic review. Neurourol Urodyn, 2018, 37（2）: 528-541. doi: 10.1002/nau.23351.

[43] Botros C, et al. Subjective and objective responses to PTNS and predictors for success: a retrospective cohort study of percutaneous tibial nerve stimulation for overactive bladder. Int Urogynecol J, 2018, doi: 10.1007/s00192-018-3822-0.

[44] Leroux PA, et al. Transcutaneous tibial nerve stimulation: 2 years follow-up outcomes in the management of anticholinergic refractory overactive bladder. World J Urol, 2018, 36（9）: 1455-1460. doi: 10.1007/s00345-018-2296-5.

[45] Sirls ER, et al. Percutaneous tibial nerve stimulation in the office setting: real-world experience of over 100 patients. Urology, 2018, 113: 34-39. doi: 10.1016/j.urology.2017.11.026.

[46] Ramírez-García I, et al. Efficacy of transcutaneous stimulation of the posterior tibial nerve compared to percutaneous stimulation in idiopathic overactive bladder syndrome: Randomized control trial. Neurourol Urodyn, 2019, 38（1）: 261-268. doi: 10.1002/nau.23843.

[47] Salatzki J, et al. Factors influencing return for maintenance treatment with percutaneous tibial nerve stimulation for the management of the overactive bladder. BJU Int, 2019, 123（5A）: E20-E28. doi: 10.1111/bju.14651.

[48] Swift S, et al. Tolterodine Study Group. A new once daily formulation of tolterodine provides superior efficacy and is well tolerated in women with overactive bladder. Int Urogynecol J Pelvic Floor Dysfunct, 2003, 14（1）: 50-54.

[49] Van Kerrebroeck P, et al. Tolterodine Study Group. Tolterodine once-daily: superior efficacy and tolerability in the treatment of overactive bladder. Urology, 2001, 57（3）: 414-421.

[50] Chapple CR, et al. for the STAR Group. A comparison of the efficacy and tolerability of solifenacin succinate and extended release tolterodine at treating overactive bladder syndrome: results of the STAR trial. Eur Urol, 2005, 48: 464-470.

[51] Cardozo L, et al. for the SUNRISE Study Group. Solifenacin in the treatment of urgency and other

symptoms of overactive bladder: results from a randomized, double-blind, placebo-controlled, rising dose trial. BJU Int, 2008, 102: 1120-1127.

[52] Nazir J, et al. Comparative efficacy and tolerability of solifenacin 5mg/day versus other oral antimuscarinic agents in overactive bladder: A systematic literature review and network meta-analysis Neurourol Urodyn, 2018, 37（3）: 986-996.

[53] Thuroff JW, et al. Medical treatment and medical side effects in urinary incontinence in the elderly. World J Urol, 1998, 16（suppl 1）: S48.

[54] Lucas MG, et al. EAU guidelines on assessment and nonsurgical management of urinary incontinence. Eur Urol, 2012, 62: 1130.

[55] Hartmann KE, et al. Treatment of overactive bladder in women. Evid Rep Technol Assess（Full Rep）, 2009: 1.

[56] Wallace PA, et al. Sacral nerve neuromodulation in patients with underlying neurologic disease. Am J Obstet Gynecol, 2007, 197: 96 e1.

[57] Duthie, JB, et al. Botulinum toxin injections for adults with overactive bladder syndrome. Cochrane Database Syst Rev, 2011, CD005493.

[58] Mangera A, et al. Contemporary management of lower urinary tract disease with botulinum toxin A: a systematic review of botox（onabotulinumtoxinA）and dysport（abobotulinumtoxinA）. Eur Urol, 2011, 60: 784.

[59] Schmidt RA, et al. Sacral nerve stimulation for treatment of refractory urinary urge incontinence. Sacral Nerve Stimulation Study Group. J Urol, 1999, 162: 352.

[60] Weil EH, et al. Sacral root neuromodulation in the treatment of refractory urinary urge incontinence: a prospective randomized clinical trial. Eur Urol, 2000, 37: 161.

[61] Brazzelli M, et al. Efficacy and safety of sacral nerve stimulation for urinary urge incontinence: a systematic review. J Urol, 2006, 175: 835.

[62] Groen J, et al. Sacral neuromodulation as treatment for refractory idiopathic urge urinary incontinence: 5-year results of a longitudinal study in 60 women. J Urol, 2011, 186: 954.

[63] van Kerrebroeck PE, et al. Results of sacral neuro-modulation therapy for urinary voiding dysfunction: outcomes of a prospective, worldwide clinical study. J Urol, 2007, 178: 2029.

[64] Groenendijk PM, et al. Urodynamic evaluation of sacral neuromdulation for urge urinary incontinence. BJU Int, 2008, 101: 325.

[65] Siegel SW, et al. Long-term results of a multicentre study on sacral nerve stimulation for treatment of urinary urge incontinece, urgency-frequency, and retention. Urology, 2000, 56: 87-91.

[66] van Kerrebroeck PE, et al. Results of sacral neuro-modulation therapy for urinary voiding dysfunction: outcomes of a prospective, worldwide clinical study. J Urol, 2007, 178（5）: 2029-2034.

[67] Dolly JO. Therapeutic and research exploitation of botulinum neurotoxins. Eur J Neurol, 1997, 4（suppl 2）: S5-10.

[68] Schurch B, et al. Botulinum-A toxin for treating detrusor hyperreflexia in spinal cord injured patients: a new alternative to anticholinergic drugs?Preliminary results. J Urol, 2000, 164: 692-697.

[69] Schurch B, et al. Botox detrusor hyperreflexia study team. J Urol, 2005, 174: 196-200.

[70] Popat R, et al. A comparison between the response of patients with idiopathic detrusor overactivity and neurogenic detrusor overactivity to the first intradetrusor injection of botulinum-A toxin. J Urol, 2005, 174: 984-989.

[71] Peters KM, et al. A randomised multicentre study comparing percutaneous tibial nerve stimulation with pharmaceutical therapy for the treatment of overactive bladder. Poster presentation, AUA, Orlando, Florida, 2008.

[72] Robinson D, et al. Is cost the achilles heal of posterior tibial nerve stimulation: a cost minimisation comparison with antimuscarinic therapy. Neurourol Urodyn, 2009, 28: 879-881.

[73] Cody JD, et al. Urinary diversion and bladder reconstruction/replacement using intestinal segments for intractable incontinence or following cystectomy. Cochrane Database Syst Rev, 2012: CD003306.

[74] Kockelbergh, RC, et al. Clam enterocystoplasty in general urological practice. Br J Urol, 1991, 68: 38.

[75] Resnick NM, et al. Detrusor hyperactivity with impaired contractile function. An unrecognized but common cause of incontinence in elderly patients. JAMA, 1987, 257（22）: 3076-3081.

[76] Abarbanel J, et al. Impaired detrusor contractility in community-dwelling elderly presenting with lower urinary tract symptoms. Urology, 2007, 69（3）: 436-440.

[77] Chancellor MB. The overactive bladder progression to underactive bladder hypothesis. International urology and nephrology, 2014, 46 Suppl 1: S23-S27.

[78] Yamamoto T, et al. Neurological diseases that cause detrusor hyperactivity with impaired contractile function. Neurourology and urodynamics, 2006, 25（4）: 356-360.

[79] Osman NI, et al. Contemporary concepts in the

aetiopathogenesis of detrusor underactivity. Nature reviews Urology, 2014, 11 (11): 639-648.

[80] Taylor JA 3rd, et al. Detrusor underactivity: Clinical features and pathogenesis of an underdiagnosed geriatric condition. Journal of the American Geriatrics Society, 2006, 54 (12): 1920-1932.

[81] Khullar V, et al. Efficacy and tolerability of mirabegron, a beta (3) -adrenoceptor agonist, in patients with overactive bladder: results from a randomised European-Australian phase 3 trial. European urology, 2013, 63 (2): 283-295.

[82] Lee CL, et al. Efficacy and safety of mirabegron, a beta3-adrenoceptor agonist, in patients with detrusor hyperactivity and impaired contractility. Lower urinary tract symptoms, 2019, 11 (2): 93-97.

[83] Wang CC, et al. Efficacy and Safety of Intravesical OnabotulinumtoxinA Injection in Patients with Detrusor Hyperactivity and Impaired Contractility. Toxins, 2016, 8 (3).

[84] Hennessey DB, et al. Sacral neuromodulation for detrusor hyperactivity with impaired contractility. Neurourology and urodynamics, 2017, 36 (8): 2117-2122.

[85] Jhang JF, et al. Long-term follow up and predictive factors for successful outcome of transurethral incision of the bladder neck in women with detrusor underactivity. Journal of the Formosan Medical Association, 2016, 115 (9): 807-813.

尿失禁诊断治疗指南

尿失禁是一类影响患者及其家庭成员身心健康和社会交际的常见疾病。全球约有20亿人受到尿失禁的困扰。随着人们对生活质量要求的提高，尿失禁问题已受到越来越多的重视。根据国际尿控协会的定义，尿失禁是指在储尿期膀胱内压力超过尿道阻力而造成尿液从尿道口溢出的现象。本章节分为女性压力性尿失禁、急迫性尿失禁、神经源性尿失禁、儿童遗尿、前列腺手术后尿失禁和原位新膀胱尿失禁六部分内容，为泌尿外科医师对常见类型尿失禁的诊断和治疗提供指导意见。

第一节　女性压力性尿失禁

压力性尿失禁（stress urinary incontinence，SUI）是影响女性生活质量的常见疾病，表现为尿液在打喷嚏、咳嗽、大笑或运动等腹压增高时出现不自主漏出。中国成年女性SUI的患病率为18.9%，在50～59岁年龄段SUI患病率最高，为28.0%。由于社会经济和文化教育等因素，加之女性对排尿异常羞于启齿，导致女性压力性尿失禁就诊率低，长期以来不为医患双方所重视。随着我国国民经济的快速增长及人民生活水平的迅速提高，越来越多的患者寻求治疗以改善症状、提高生活质量，SUI所带来的诸多健康和社会问题正逐渐受到重视，已成为重要的公共卫生问题，有必要对我国压力性尿失禁的诊治进行规范和指导。

1.压力性尿失禁诊治指南的进展　尿失禁是泌尿外科常见病和高发病，一直受到国际尿控学会和各国泌尿外科学会的重视。国际尿控学会（International Continence Society，ICS）先后于1998年、2002年和2004年召开了尿失禁咨询委员会（International Consultation on Incontinence，ICI），最后一届会议于2004年6月26～29日召开，2005年正式出版诊治指南。美国泌尿外科学会（American Urological Association，AUA）于1997年发布了尿失禁诊治指南。2017年，美国泌尿外科协会与尿流动力学、女性盆底医学和泌尿生殖道重建学会重新收集和评价了压力性尿失禁治疗最新循证医学证据，共同制定了女性压力性尿失禁的手术治疗循证指南。欧洲泌尿外科学会（European Association of Urology，EAU）于2006年发布了尿失禁诊治指南，并于2017年更新了指南。加拿大、日本等发达国家也都发布了指南，针对各自国家尿失禁的患病及诊治情况做出了规范。中华医学会泌尿外科学分会于2007年发布了SUI指南，并与2014年更新了SUI指南。

2.制定我国尿失禁诊治指南的目的和意义　我国排尿功能障碍性疾病的诊治和研究工作起步较晚，进步很快。由于各医疗单位对该病认识程度不一，使得压力性尿失禁的就诊率低，且误诊误治时有发生。该类疾病临床症状虽较为简单，但诊断和鉴别诊断仍有一定难度。近年来，该类疾病治疗方法进展较快，很多新技术、新药物不断出现，如何正确诊断该类患者，确定疾病严重程度，选择何种治疗方案，对疗效和侵入性治疗方法如何取得平衡，仍应引起我们的重视。本指南更新的目的在于对压力性尿失禁的诊治进行规范和指导。

3.本指南制定的程序和方法 受中华医学会泌尿外科学分会委托，尿控学组邀请了国内部分专家编撰审定了本指南。

本指南小组主要检索了Pubmed和中华医学期刊网近10年的文献，参照公认的循证医学系统Oxford System的论文评判标准进行了标准分级，筛选出英文文献167篇，中文文献14篇。在此基础上，编写组讨论并参考了国际尿控学会尿失禁咨询委员会、美国泌尿外科学会、欧洲泌尿外科学会和加拿大泌尿外科学会尿失禁诊治指南中关于女性压力性尿失禁诊治的部分内容，结合我国情况，制定了本指南。

一、概述

（一）定义

压力性尿失禁（SUI）指打喷嚏、咳嗽、大笑或运动等腹压增高时出现尿液不自主自尿道外口漏出。

症状是咳嗽、打喷嚏、大笑或运动等腹压增加时不自主漏尿。体征是打喷嚏、咳嗽、大笑或运动等腹压增高时观测到尿液不自主地同步从尿道漏出[1,2]。尿流动力学检查表现为充盈性膀胱测压时，在逼尿肌无收缩的情况下伴随着腹压增高出现不自主的漏尿[3,4]。

（二）本指南适用范围

仅适用于女性压力性尿失禁，或伴发膀胱过度活动症、盆腔脏器脱垂及膀胱排空障碍的压力性尿失禁。

急迫性尿失禁、神经源性尿失禁、小儿遗尿症及各种男性尿失禁等不在本指南之列。

（三）流行病学特点

尿失禁患者中女性比男性更加常见。有关女性尿失禁的流行病学研究很多，不同研究结果显示该病患病率差异较大，考虑与研究人群、测量周期和用于评估严重性的方法等有关。女性人群中23%～45%有不同程度的尿失禁，7%左右有明显的尿失禁症状[5-7]，其中约50%为压力性尿失禁，其次为混合性尿失禁和急迫性尿失禁。研究报道我国女性SUI的患病率为18.9%，在50～59岁年龄段SUI患病率最高，为28.0%[8,9]。

尿失禁的危险因素：

（1）年龄：尿失禁的发生率和严重程度均随着年龄的增长而增加，中国女性SUI患者高发年龄段为50～59岁。在对女性非孕妇的大型调查中，有研究报道35岁以下的成年女性中有3%患有尿失禁，55～64岁的这一比例升至7%，60岁以上的这一比例升至38%[10-12]。老年人压力性尿失禁的发生率趋缓，可能与其生活方式改变有关，如日常活动减少等[13-15]。然而，控制其他合并症的研究表明，年龄本身可能不是尿失禁的独立危险因素。

（2）生育：初次生育年龄、分娩方式、胎儿的大小及妊娠期间尿失禁的发生率均与产后尿失禁的发生有显著相关性，产次增加与尿失禁的发生呈正相关[16,17]；初次生育年龄在20～34岁的女性，其尿失禁的发生与生育的相关度高于其他年龄段[18]；生育年龄过大者，尿失禁的发生可能性较大[19]；经阴道分娩的女性比剖宫产的女性发生压力性尿失禁的风险更高；行剖宫产的女性比未生育的女性发生尿失禁的危险性要大[20]；使用助产钳、吸胎器和缩宫素等加速产程的助产技术同样有增加尿失禁的可能性[21]；出生婴儿体重大于4000g的母亲发生压力性尿失禁的可能性明显升高[17]。

（3）盆腔脏器脱垂：盆腔脏器脱垂（pelvic organ prolapse，POP）和压力性尿失禁严重影响中老年妇女的健康和生活质量。压力性尿失禁和盆腔脏器脱垂紧密相关，两者常伴随存在。盆腔脏器脱垂和压力性尿失禁共存于高达80%的盆底功能障碍女性[22]。盆腔脏器脱垂患者盆底支持组织平滑肌纤维变细、排列紊乱、结缔组织纤维化和肌纤维萎缩可能与压力性尿失禁的发生有关[23]。

（4）肥胖：肥胖女性发生SUI的概率显著增高[24,25]，体重减轻与SUI的改善和缓解相关[26]。几项观察性报道称，在减肥手术后，SUI的发生率降低了50%或更多。

（5）家族史：遗传因素与压力性尿失禁有较明确的相关性。研究发现，尿失禁妇女的女儿和姐妹的尿失禁风险均有所增加。压力性尿失禁患者患病率与其直系亲属患病率显著相关[27,28]。

（6）种族：不同种族妇女尿失禁的发生率有不同的报道。一些研究报道指出，非西班牙裔白种女性的患病率高于非裔美国女性[29,30]。白种女性尿失禁的患病率高于黑种人[8]。其他研究没有报道种族/民族群体之间的差异[31]。

（7）其他：吸烟也会增加尿失禁的风险[32]。其他可能的危险因素包括摄入咖啡因、糖尿病、卒中、抑郁、大便失禁、泌尿生殖系统综合征（更年期/阴道萎缩）、激素替代疗法、泌尿生殖系统手术（如子宫切除术）和放疗[33-40]。压力性尿失禁与参与高强度活动有关，包括跳跃和跑步[41,42]。

（四）病因和病理生理

女性括约肌功能障碍的病理生理主要从两个角度分类，从解剖角度为尿道过度移动，从功能角度为尿道固有括约肌功能缺陷（intrinsic sphincter deficiency，ISD）。尿道过度移动主要与妊娠、经阴道分娩、盆腔手术及慢性腹压增加（如慢性便秘）有关。ISD主要与既往尿道或尿道周围手术、神经损伤（如阴部神经）、盆腔放射治疗有关。

1.尿道过度移动　尿道过度移动被认为是由于盆底肌肉组织和阴道结缔组织对尿道和膀胱颈的支持不足造成的[43]。这导致尿道和膀胱颈部失去完全关闭阴道前壁的能力。随着腹内压力的增加（如咳嗽或打喷嚏），尿道的肌肉管不能闭合，导致尿失禁（如踩到沙滩上的软管）。尿道支持不足可能与结缔组织和（或）肌肉力量的丧失有关，原因可能是由于慢性压力（即高强度活动、慢性咳嗽、慢性便秘或肥胖）或分娩造成的创伤，特别是阴道分娩。分娩可直接对盆腔肌肉造成损伤，也可损伤神经导致盆腔肌肉功能障碍。治疗尿道过度移动所致尿失禁的目的是为尿道提供支撑。

2.尿道固有括约肌功能缺陷（ISD）　1980年由McGuire等提出，ISD是指尿道固有括约肌的功能缺陷，而不论其解剖位置是否正常。其原因是尿道固有黏膜和肌张力的丧失，而尿道固有黏膜和肌张力的功能是使尿道关闭。一般来说，ISD是由神经肌肉损伤引起的，可以在接受过多次盆腔或大、小便失禁手术的妇女中看到。另外，盆腔放射治疗可以导致尿道的精确封闭功能损害和局部神经损伤。ISD可发生在尿道充盈或不充盈的情况下，即使在腹压轻度增加的情况下，也会导致严重的尿漏。目前理论认为，所有的括约肌性尿失禁患者均有某种程度的ISD。包括尿道平滑肌、尿道横纹肌、尿道周围横纹肌功能退变及受损，导致尿道关闭压下降。治疗的目的是通过阴道雌激素改善尿道血流量，通过盆腔肌肉运动或手术增加尿道的控尿能力。ISD的治疗具有挑战性，手术结果也较差[44,45]。

参考文献

［1］宋波. 女性压力性尿失禁诊断治疗指南（2014）/孙颖浩. 中国泌尿外科疾病诊断治疗指南. 北京：人民卫生出版社，2014.

［2］李龙坤. 女性压力性尿失禁诊断治疗指南（2007）/那彦群. 中国泌尿外科疾病诊断治疗指南. 北京：人民卫生出版社，2007.

［3］Abrams P, et al. Standardisation Sub-committee of the International Continence Society. The standardisation of terminology in lower urinary tract function：report from the standardisation sub-committee of the International Continence Society. Neurourology and urodynamics，2002，21：167-178.

［4］Robinson D, et al. Defining female voiding dysfunction：ICI-RS 2011. Neurourol Urodyn, 2012, 31（3）：313-316.

［5］Lasserre A, et al. Urinary incontinence in French women：prevalence, risk factors, and impact on quality of life. Eur Urol, 2009, 56（1）：177-183.

［6］Hannestad YS, et al. Norwegian EPINCONT study. Epidemiology of Incontinence in the County of Nord-Trondelag. J Clin Epidemiol, 2000, 53：1150-1157.

［7］Hunskaar S, et al. The prevalence of urinary incontinence in women in four European countries. BJU Int, 2004, 93：324-330.

［8］段继宏，等. 北京地区尿失禁发病率调查. 北京医科大学学报，2000，32：74-75.

［9］李志毅，朱兰. 女性压力性尿失禁流行病学现状. 实用妇产科杂志，2018，34：161-162.

［10］Wu JM, et al. Prevalence and trends of symptomatic pelvic floor disorders in U. S. women. Obstet Gynecol, 2014, 123：141.

［11］Anger JT, et al, Urologic Diseases of America Project. The prevalence of urinary incontinence among community dwelling adult women：results from the National Health and Nutrition Examination Survey. J Urol, 2006, 175：601.

［12］Al-Mukhtar, et al. Urinary incontinence in nulliparous women aged 25-64 years：a national survey. Am J Obstet Gynecol, 2017, 216：149. e1.

［13］吴士良，等. 不同人群的女性尿失禁调查分析. 中华泌尿外科杂志，2004，25：588-589.

［14］Grodstein F, et al. Association of age, race, and obstetric history with urinary symptoms among women in the Nurses' Health Study. Am J Obstet Gynecol, 2003, 189：428-434.

［15］Chiarelli P, Brown W, McElduff P. Leaking urine：Prevalence and associated factors in Australian women. Neurourol Urodyn, 1999, 18：567-577.

［16］Handa VL, Harris TA, Ostergard DR. Protecting the pelvic floor：obstetric management to prevent incontinence and pelvic organ prolapse. Obstet Gnecol, 1996, 88：470-478.

[17] Iwanowicz-Palus GJ, Stadnicka G, Włoszczak-Szubzda A. Medical and psychosocial factors conditioning development of stress urinary incontinence (SUI). Ann Agric Environ Med, 2013, 20 (1): 135-139.

[18] Alling ML, Lose G, Jrgensen T. Risk factors for lower urinary tract symptoms in women 40 to 60 years of age. Obstet Gynecol, 2000, 96: 446-451.

[19] Rortveit G, et al. Age-and type-dependent effects of parity on urinary incontinence: the Norwegian EPINCONT study. Obstet Gynecol, 2001, 98: 1004-1010.

[20] Goldberg RP, et al. Urinary incontinence among mothers of multiples: the protective effects of cesarean delivery. Am J Obstet Gynecol, 2003, 188: 1450-1453.

[21] Kuh D, Cardozo L, Hardy R. Urinary incontinence in middle aged women: childhood enuresis and other lifetime risk factors in a British prospective cohort. J Epodem Community Health, 1999, 53: 453-458.

[22] Bai SW, et al. Relationship between stress urinary incontinence and pelvic organ prolapse. Int Urogynecol J Pelvic Floor Dysfunct, 2002, 13: 256.

[23] Rortveit G, et al. Urinary incontinence after vaginal delivery or cesarean section. N Engl J Med, 2003, 348: 900-907.

[24] Foldspang A, Mommsen S, Djurhuus JC. Prevalent urinary incontinence as a correlate of pregnancy, vaginal childbirth, and obstetric techniques. Am J Public Health, 1999, 89: 209-212.

[25] Burgio KL, et al. Urinary incontinence in the 12-month postpartum period. Obstet Gynecol, 2003, 102: 1291-1298.

[26] FitzGerald MP, Brubaker L. Urinary incontinence symptom scores and urodynamic diagnoses. Neurourol Urodyn, 2002, 21: 30-35.

[27] Burgio KL, Matthews KA, Engel BT. Prevalence, incidence and correlates of urinary incontinence in healthy, middle-aged women. J Urol, 1991, 146: 1255-1259.

[28] Jueng-Anuwat P, et al. Risk factors for stress urinary incontinence in middle aged and elderly Thai women. J Med Assoc Thai, 2001, 84 (8): 1121-1125.

[29] Matthews CA, et al. Risk factors for urinary, fecal, or dual incontinence in the Nurses' Health Study. Obstet Gynecol, 2013, 122: 539.

[30] Fenner DE, et al. Establishing the prevalence of incontinence study: racial differences in women's patterns of urinary incontinence. J Urol, 2008, 179: 1455.

[31] Goode PS, et al. Population based study of incidence and predictors of urinary incontinence in black and white older adults. J Urol, 2008, 179: 1449.

[32] Tähtinen RM, et al. Smoking and bladder symptoms in women. Obstet Gynecol, 2011, 118: 643.

[33] Melville JL, et al. Urinary incontinence in US women: a population-based study. Arch Intern Med, 2005, 165: 537.

[34] Grodstein F, et al. Association of age, race, and obstetric history with urinary symptoms among women in the Nurses' Health Study. Am J Obstet Gynecol, 2003, 189: 428.

[35] Brown JS, et al. Hysterectomy and urinary incontinence: a systematic review. Lancet, 2000, 356: 535.

[36] Ouslander JG. Management of overactive bladder. N Engl J Med, 2004, 350: 786.

[37] Jackson SL, et al. Urinary incontinence and diabetes in postmenopausal women. Diabetes Care, 2005, 28: 1730.

[38] Jura YH, et al. Caffeine intake, and the risk of stress, urgency and mixed urinary incontinence. J Urol, 2011, 185: 1775.

[39] Phelan S, Grodstein F, Brown JS. Clinical research in diabetes and urinary incontinence: what we know and need to know. J Urol, 2009, 182: S14.

[40] Manson JE, et al. Menopausal hormone therapy and health outcomes during the intervention and extended poststopping phases of the Women's Health Initiative randomized trials. JAMA, 2013, 310: 1353.

[41] Fozzatti C, et al. Prevalence study of stress urinary incontinence in women who perform high-impact exercises. Int Urogynecol J, 2012, 23: 1687.

[42] Goldstick O, Constantini N. Urinary incontinence in physically active women and female athletes. Br J Sports Med, 2014, 48: 296.

[43] Rahn DD, Wai CY. Urinary incontinence. In: Willsiam Gynecology, 2nd, Hoffman BL, Schorge JO, Schaffer JI, Halvorson LM, Bradshaw KD, Cunningham FG (Eds), McGraw Hill Medical, New York, 2012: 609.

[44] Lim YN, Dwyer PL. Effectiveness of midurethral slings in intrinsic sphincteric-related stress urinary incontinence. Curr Opin Obstet Gynecol, 2009, 21: 428.

[45] Pizzoferrato AC, et al. Urethral Closure Pressure at Stress: A Predictive Measure for the Diagnosis and Severity of Urinary Incontinence in Women. Int Neurourol J, 2017, 21: 121.

二、诊断与评估

压力性尿失禁的诊断与评估主要依据主观症状

和客观检查，并需除外其他疾病。评估时应该同时考虑尿失禁对生活质量的影响和患者要求治疗的愿望。问卷/量表、压力诱发试验、棉签试验、尿垫试验及尿流动力学检查对一些计划尿失禁手术的女性患者是有用的。压力性尿失禁常伴有盆腔器官脱垂及肛门失禁，这些疾病是否存在应在病史和体格检查中进行评估，因为它们可能改变手术决策。压力性尿失禁的诊断步骤应包括确定诊断（强烈推荐）、程度诊断（推荐）、分型诊断（可选择）及合并疾病诊断（强烈推荐）。

（一）确定诊断

目的：确定有无压力性尿失禁。

主要依据：病史和体格检查[1-6]。

1.高度推荐

（1）病史

1）一般情况：认知能力，生活习惯、活动能力等。

2）与腹压增加有关的尿失禁症状：打喷嚏、咳嗽、大笑或运动等各种腹压增加状态下，尿液是否漏出；停止腹部加压动作后漏尿是否随即终止；时间和严重程度。

3）泌尿系统其他症状：血尿、排尿困难、尿路刺激征及夜尿等症状，或下腹或腰部不适等。

4）其他病史：产科和妇科病史、盆底伴随症状（例如，盆腔疼痛、腹胀、性交困难）、既往盆腔手术史、消化系统伴随症状（例如，便秘、腹泻等）和当前药物服用详细信息等。

（2）体格检查

1）一般状态：生命体征、身体活动能力及协调能力等。

2）全身体检：神经系统检查包括下肢肌力、会阴部感觉、肛门括约肌张力及病理征等；腹部和肋胁部检查有无肿块、疝及耻骨上区膨隆。

3）专科检查：有无盆腔脏器膨出及程度[7]；外阴部有无长期感染所引起的异味、皮疹；棉签试验了解尿道过度移动的程度，双合诊了解子宫水平、大小和盆底肌收缩力等；直肠指检检查括约肌肌力，并观察有无直肠膨出。压力诱发试验[8]了解增加腹压时尿道口有无溢尿。

2.推荐

（1）排尿日记：连续记录72小时排尿情况，包括每次饮水时间、饮水量，排尿时间、尿量，尿失禁时间和伴随症状等。

（2）国际尿失禁咨询委员会尿失禁问卷表简表（ICI-Q-SF）[9]。

ICI-Q-LF表分4个部分，记录尿失禁及其严重程度，对日常生活、性生活和情绪的影响；ICI-Q-SF为ICI-Q-LF简化版本。

（3）其他检查：①实验室检查，如血、尿常规，尿培养和肝、肾功能等实验室检查；②尿流率；③残余尿。

3.可选

（1）尿流动力学检查

适用于：①非单纯性压力性尿失禁，当SUI患者合并尿急、尿频、排尿不畅或残余尿增多等排尿或储尿功能异常时，需通过测定其膀胱容量、膀胱顺应性、稳定性、逼尿肌收缩力等尿流动力学指标来明确病因；②压力性尿失禁的程度诊断，腹压漏尿点压及最大尿道闭合压可明确SUI症状程度，对手术方式的选择有一定的参考价值；③对SUI患者拟行有创（如抗尿失禁手术）治疗前。但尿流动力学检查是否可以对手术疗效进行术前评估，目前尚存在争论[10-12]，相关的尿流动力学参数也不能作为术后并发症发生风险评估的可靠指标，如术后常见的排尿困难，与术前自由尿流率及排尿期逼尿肌收缩力减低均无明显的相关性[13-15]。所以也有专家提出对于单纯压力性尿失禁术前不必行尿流动力学检查。

（2）其他

1）膀胱镜检查：怀疑有膀胱颈梗阻、膀胱肿瘤和膀胱阴道瘘等疾病时，需要做此检查。此外，膀胱镜检查用于既往有抗尿失禁手术或盆底重建史、有新出现的下尿路症状、血尿或复发性尿路感染、怀疑有网片或缝合线穿孔的患者。

2）膀胱尿道造影：既往有吊带手术史，怀疑有膀胱输尿管反流，或需要进行压力性尿失禁分型的患者。

3）超声：了解有无上尿路积水，膀胱容量及残余尿量。

4）静脉肾盂造影：了解有无上尿路积水及重复肾、输尿管，以及输尿管异位开口位置。

5）CT：CT增强及三维重建，了解有无重复肾、输尿管，以及重复或异位输尿管异位开口位置。

6）染料试验：当怀疑漏出物并非真正尿液（例如，阴道分泌液、盆腔手术后的腹腔或血液）或尿道的漏尿无法证实并怀疑存在尿道外尿瘘时，可以用染料试验协助检查。

（二）程度诊断

目的：为选择治疗方法提供参考。

1.临床症状（高度推荐）

轻度：一般活动及夜间无尿失禁，腹压增加时偶发尿失禁，不需佩戴尿垫。

中度：腹压增加及起立活动时，有频繁的尿失禁，需要佩戴尿垫生活。

重度：起立活动或卧位体位变化时即有尿失禁，严重地影响患者的生活及社交活动。

2.国际尿失禁咨询委员会尿失禁问卷表简表（ICI-Q-SF）（推荐）

3.尿垫试验　1小时尿垫试验[8,16]（推荐）

轻度：1小时漏尿≤1 g。

中度：1 g＜1小时漏尿＜10 g。

重度：10 g≤1小时漏尿＜50 g。

极重度：1小时漏尿≥50 g。

尽管尿垫试验可以证实尿失禁的存在，但它不能区分尿失禁的具体类型。

（三）分型诊断

分型诊断并非必须，但对于临床表现与体格检查不甚相符，以及经初步治疗疗效不佳的患者，建议进行尿失禁分型诊断[17-19]。但需注意有时候几种尿失禁类型可以混合存在。

1.解剖型/尿道固有括约肌缺陷（intrinsic sphincter deficiency，ISD）型　排尿期膀胱尿道造影，或影像尿流动力学检查可将压力性尿失禁分为解剖型/ISD型[18]。

也有泌尿外科医师采用最大尿道闭合压（maximum urethral closure pressure，MUCP）进行区分，MUCP＜30 cmH$_2$O[20]提示为ISD型。

2.腹压漏尿点压（abdominal leak point pressure，ALPP）[20]　采取中速膀胱内灌注（50～70ml/min），在膀胱容量达到200ml或达到1/2膀胱功能容量时停止膀胱灌注。嘱患者做Valsalva动作，直到可见尿道口有尿液漏出为止。记录尿液开始漏出时刻的膀胱内压力即为ALPP。

ALPP是一个连续参数，一般认为其参考值范围为：①ALPP≤60cmH$_2$O，提示尿道括约肌关闭功能受损，为Ⅲ型压力性尿失禁；②ALPP≥90cmH$_2$O，提示尿道活动过度，为Ⅰ型压力性尿失禁；③ALPP介于60～90cmH$_2$O，提示尿道括约肌关闭功能受损和尿道过度活动同时存在，或为Ⅱ型压力性尿失禁。

若膀胱压＞150cmH$_2$O仍未见尿液漏出，提示尿失禁有其他因素存在。

目前认为，大多数女性压力性尿失禁患者可同时存在盆底支持功能受损和尿道括约肌缺陷，以上分型可能过于简单[21]。此外，确诊ISD的方法尚存争议，MUCP和ALPP的检测有待规范，其临界值也需进一步验证[22,23]。

（四）常见合并疾病诊断

参见本节五、"常见合并疾病诊断与治疗"。

参 考 文 献

[1] The American Urological Association Female Stress Urinary Incontinence Clinical Guidelines.

[2] Campbell's Urology. Eighth Edition：Chapter 27-Urinary Incontinence.

[3] European Association of Urology Guidelines on Urinary Incontinence，2005.

[4] Corcos J，et al. Canadian Urological Association. Canadian Urological Association guidelines on urinary incontinence. Can J Urol，2006，13：3127-3138.

[5] Gilleran JP and Zimmern Philippe. An evidence-based approach to the evaluation and management of stress incontinence in women. Curr Opin Urol，2005，15：236-243.

[6] Viktrup L，et al. Stress urinary incontinence in active elderly women. South Med J，2005，98：79-89.

[7] Claydon CS. The Evaluation of Pelvic Organ Prolapse. J Pelvic Med Surg，2004，10：173-192.

[8] Staskin D，Hilton P. Initial assessment of incontinence. In：3th International Consultation of Incontinence. Monte Carlo Manaco，2004：485-518.

[9] Donovan J，Bosch R. Symptom and quality of life assessment. In：3th International Consultation of Incontinence. Monte Carlo Manaco，2004：519-584.

[10] Nager CW，et al. A randomized trial of urodynamic testing before stress incontinence surgery. N Engl J Med，2012 May，366（21）：1987-1997.

[11] Van Leijsen SA，et al. Can preoperative urodynamic investigation be omitted in women with stress urinary incontinence？A non-inferiority randomized controlled trial. Neurourol Urodyn，2012，31（7）：1118-1123.

[12] Roderick T，et al. Urethral Retro-Resistance Pressure：Association With Established Measures of Incontinence Severity and Change After Midurethral Tape Insertion. Ne-urourol Urodyn，2009，28（1）：86-89.

[13] Gravian GL，et al. Bladder outlet obstruction index and

maximal flow rate during urodynamic study as powerful predictors for the detection of urodynamic obstruction in woman. Neurourol Urodyn, 2007, 26（2）: 247-253.

[14] Lemack GE, et al. Normal preoperative urodynamic testing does not predict voiding dusfuction after Bruch colposuspension versus pubovaginal sling. J Urol, 2008 Nov, 180（5）: 577-581.

[15] Mostafa A, Madhuvrata P, Abdel-Fattah M. Predictors of short-term voiding dysfunction following a transobturator tension-free vaginal tape procedure. Int J Gynaecol Obstet, 2011 Oct, 115（1）: 49-52.

[16] Abrams P, et al. The standardisation of terminology of lower urinary tract function. The International Continence Society Committee on Standardisation of Terminology. Scand J Urol Nephrol Suppl, 1988, 114: 5-19.

[17] Definition and classification of urinary incontinence: recommendations of the Urodynamic Society. Neurourol Urodyn, 1997, 16: 149-151.

[18] Blaivas JG. Stress incontinence: classification and surgical approach. J Urol, 1988, 139: 727-731.

[19] Blaivas JG. Classifying stress urinary incontinence. Neurourol Urodyn, 1999, 18: 71-72.

[20] Pajoncini C, et al. Intrinsic sphincter deficiency: do the maximum urethral closure pressure and the Valsalva leak-point pressure identify different pathogenic mechanisms? Int Urogynecol J Pelvic Floor Dysfunct, 2002, 13: 30-35.

[21] Fleischmann N, et al. Sphincteric urinary incontinence: relationship of vesical leak point pressure, urethral mobility and severity of incontinence. J Urol, 2003, 169: 999-1002.

[22] Homma Y, et al. Urodynamics. In Abrams P, Cardozo L, Khoury S, Wein A eds, Incontinence, 2nd eds. Plymouth: Health Publication Ltd, 2002: 319-372.

[23] Chapple CR, et al. A critical review of diagnostic criteria for evaluating patients with symptomatic stress urinary incontinence. BJU Int, 2005, 95: 327-334.

三、非手术治疗

在临床实践中，首先尝试非手术治疗是惯例，因为它们通常具有最小的伤害风险。压力性尿失禁（SUI）非手术治疗包括非手术治疗和药物治疗，具有并发症少、风险小的优点，可减轻患者的尿失禁症状。非手术治疗也可用于手术前后的辅助治疗，可以组合使用。非手术治疗在临床上发挥着重要作用，特别是对那些希望避免有创治疗风险的患者，或由于任何原因无法接受手术治疗者。

（一）非手术治疗

1. 生活方式干预（高度推荐） 可能与尿失禁有关的生活方式因素包括肥胖、吸烟、体育活动水平和饮食。生活方式干预治疗可以改善尿失禁。在许多流行病学研究中，超重或肥胖已被确定为 SUI 的危险因素[1,2]。有证据表明，SUI 的患病率均随着体重指数的增加而成比例增加[3]。超重或肥胖患者行尿失禁手术的比例高于一般人群[4]。肥胖是女性压力性尿失禁的明确危险因素，减轻体重可改善尿失禁的症状[5,6]。目前无明确证据表明摄入咖啡因[7]、体育运动[8,9]、饮水量[10]、吸烟[6,11]与压力性尿失禁的发生相关。尽管如此，根据常识，改变生活方式应该是有效的。

2. 盆底肌训练（高度推荐） 盆底肌训练（pelvic floor muscle training, PFMT）通过自主的、反复的盆底肌肉群的收缩和舒张，来改善盆底功能，提高尿道稳定性，达到预防和治疗尿失禁的目的。盆底肌肉训练可用于预防尿失禁，例如在分娩前育龄妇女中，或作为分娩和手术后康复的一部分。大多数情况下，PFMT用于治疗现有的尿失禁，并可能通过生物反馈（使用视觉、触觉或听觉刺激）、电刺激治疗增强疗效[12]。PFMT对女性压力性尿失禁的预防和治疗作用已为众多的荟萃（meta）分析和随机对照研究（randomized controlled trials, RCTs）所证实[13-18]，PFMT对治疗或改善尿失禁及改善生活质量均有效。此法简便易行、有效，适用于各种类型的压力性尿失禁，停止训练后疗效的持续时间尚不明确。

目前尚无统一的训练方法，多数学者认为，必须要使盆底肌达到相当的训练量才可能有效。可参照以下方法实施：持续收缩盆底肌（提肛运动）2～6秒，松弛休息2～6秒，如此反复10～15次。每天训练3～8次，持续8周或更长时间[19]。

3. 生物反馈（可选） 生物反馈是借助置于阴道或直肠内的电子生物反馈治疗仪，监视盆底肌肉的肌电活动，并将这些信息转换为视觉和听觉信号反馈给患者，指导患者进行正确的、自主的盆底肌肉训练，并形成条件反射。

与单纯盆底肌训练相比，生物反馈更为直观和易于掌握，短期内疗效可优于单纯盆底肌训练，但远期疗效尚不明确[20,21]。

4. 电刺激治疗（可选） 电刺激治疗是利用置于阴道、直肠内，或可置入袖状线性电极和皮肤表面电极，有规律地对盆底肌肉群或神经进行刺激，增强肛提肌及其他盆底肌肉、尿道周围横纹肌的功能，以增加控尿能力[22]。会阴完全失神经支配者是电刺激治疗的禁忌证，相对禁忌证包括心脏起搏器置入、妊娠、重度盆腔器官脱垂、下尿路感染、萎缩性阴道炎、阴道感染和出血。

单独应用电刺激治疗对压力性尿失禁的疗效尚不明确[23,24]，尚需大样本、长期随访的随机对照研究。与生物反馈和（或）盆底肌训练结合可能获得较好的疗效[25-29]。

5.磁刺激治疗（可选） 利用外部磁场进行刺激，改变盆底肌群的活动，通过反复的活化终端运动神经纤维和运动终板来强化盆底肌肉的强度和耐力，从而达到治疗压力性尿失禁的目的[28]。

磁刺激治疗是一种完全非侵入式治疗方式，可以有效改善患者的症状[30,31]，但应用时间较短，仍需大样本随机对照研究。

（二）药物治疗

主要作用原理在于增加尿道闭合压，提高尿道关闭功能，目前常用的药物有以下几种。

1.度洛西汀（推荐） 对压力性尿失禁患者的系统回顾发现，度洛西汀治疗与改善生活质量有关，可减少50%的尿失禁发作，但无法确定疗效是否可持续，并且1/3的患者报道了不良事件[32,33]。

（1）原理：度洛西汀（Duloxetine）抑制突触前神经递质、血清素（5-HT）和去甲肾上腺素（NE）的再摄取。在骶髓，作用于Onuf核团，阻断5-HT和NE的再摄取，升高两者的局部浓度，兴奋此处的生殖神经元，进而提高尿道括约肌的静息张力和收缩强度[34]。

（2）用法：口服每次40mg，每日2次，需维持治疗至少3个月。

（3）疗效：多在4周内起效，可改善压力性尿失禁症状[35,36]，结合盆底肌训练可获得更好的疗效[37]。

（4）副作用：恶心、呕吐较常见，其他副作用有口干、便秘、乏力、头晕、失眠等[36]。度洛西汀引起胃肠道和中枢神经系统的显著副作用，导致治疗的高停药率，尽管这些症状仅限于治疗的头几周。

2.雌激素（推荐）

（1）原理：刺激尿道上皮生长；增加尿道黏膜静脉丛血供；影响膀胱尿道旁结缔组织的功能；增加支持盆底结构肌肉的张力；提高α肾上腺素受体的密度和敏感性，提高α肾上腺素受体激动剂的治疗效果[38]。

（2）用法：有口服雌激素和阴道局部使用雌激素

两种。口服雌激素不能减少尿失禁，且有诱发和加重尿失禁的风险[39]。对绝经后患者应选择阴道局部使用雌激素，用药的剂量和时间仍有待进一步研究。

（3）疗效：阴道局部使用雌激素可改善压力性尿失禁症状[39,40]，配合盆底肌训练、选择性α1肾上腺素受体激动剂可提高疗效。

（4）副作用：长期应用增加子宫内膜癌、卵巢癌、乳腺癌和心血管病的风险。

3.选择性α1肾上腺素受体激动剂（可选）

（1）原理：选择性激活膀胱颈和后尿道的α1受体，使平滑肌收缩，尿道阻力增加[37]。

（2）用法：常用药为盐酸米多君，口服每次2.5mg，每日3次。因副作用较大，不建议长期使用。

（3）疗效：可改善压力性尿失禁症状[41-46]，结合使用雌激素或盆底肌训练可获得更好的疗效[47]。

（4）副作用：头痛、血压升高、心悸、口干、便秘、尿频、尿潴留、肢端发冷，严重者可发作脑卒中[47]。

（5）禁忌证：患有严重器质性心脏病、急性肾脏疾病、嗜铬细胞瘤或甲状腺功能亢进的患者，持续性卧位高血压和过高的卧位高血压患者不建议使用本药。

参考文献

［1］Hunskaar S. A systematic review of overweight and obesity as risk factors and targets for clinical intervention for urinary incontinence in women. Neurourol Urodyn, 2008, 27（8）：749.

［2］Subak LL, et al. Weight loss to treat urinary incontinence in overweight and obese women. N Engl J Med, 2009, 360：481.

［3］Nygaard I, et al. Prevalence of symptomatic pelvic floor disorders in US women. JAMA, 2008, 300：1311.

［4］Chen CC, et al. Obesity is associated with increased prevalence and severity of pelvic floor disorders in women considering bariatric surgery. Surg Obes Relat Dis, 2009, 5：411.

［5］Aye C, Price N, Jackson SR. Urinary incontinence：can weight loss treat urinary incontinence in obese women？ Nat Rev Urol, 2009, 6：247-248.

［6］Imamura M, et al. Systematic review and economic modelling of the effectiveness and cost-effectiveness of non-surgical treatments for women with stress urinary incontinence. Health Technol Assess, 2010, 14（40）：1-188.

［7］Swithinbank L, Hashim H, Abrams P. The effect of

fluid intake on urinary symptoms in women. J Urol, 2005, 174: 187-189.

[8] Caylet N, et al. Prevalence and occurrence of stress urinary incontinence in elite women athletes. Can J Urol, 2006, 13: 3174-3179.

[9] Kruger JA, Dietz HP, Murphy BA. Pelvic floor function in elite nulliparous athletes. Ultrasound Obstet Gynecol, 2007, 30: 81-85.

[10] Hashim H, Abrams P. How should patients with an overactive bladder manipulate their fluid intake? BJU Int, 2008, 102 (1): 62-66.

[11] Tähtinen RM, et al. Smoking and bladder symptoms in women. Obstet Gynecol, 2011, 118 (3): 643-648.

[12] Hay-Smith EJ, et al. Comparisons of approaches to pelvic floor muscle training for urinary incontinence in women. Cochrane Database Syst Rev, 2011: CD009508.

[13] Hay-Smith EJ, et al. Pelvic floor muscle training for urinary incontinence in women. Cochrane Database Syst Rev, 2001: CD001407.

[14] Hay-Smith EJ, Dumoulin C. Pelvic floor muscle training versus no treatment, or inactive control treatments, for urinary incontinence in women. Cochrane Database Syst Rev, 2006: CD005654.

[15] Neumann PB, Grimmer KA, Deenadayalan Y. Pelvic floor muscle training and adjunctive therapies for the treatment of stress urinary incontinence in women: a systematic review. BMC Womens Health, 2006, 6: 11.

[16] Dumoulin C, Hay-Smith J. Pelvic floor muscle training versus no treatment for urinary incontinence in women. A Cochrane systematic review. Eur J Phys Rehabil Med, 2008, 44: 47-63.

[17] Hay-Smith J, et al. Pelvic floor muscle training for prevention and treatment of urinary and faecal incontinence in antenatal and postnatal women. Cochrane Database Syst Rev, 2008: CD007471.

[18] Shamliyan T, Wyman J, Kane RL. Nonsurgical treatments for urinary incontinence in adult women: diagnosis and comparative effectiveness (internet). 2012.

[19] Dinubile NA. Strength training. Clin Sports Med, 1991, 10: 33-62.

[20] Herderschee R, et al. Feedback or biofeedback to augment pelvic floor muscle training for urinary incontinence in women. Cochrane Database Syst Rev, 2011: CD009252.

[21] Lucas MG, et al. EAU guidelines on assessment and nonsurgical management of urinary incontinence. Eur Urol, 2012, 62 (6): 1130-1142.

[22] Alves PG, Nunes FR, Guirro EC. Comparison between two different neuromuscular electrical stimulation protocols for the treatment of female stress urinary incontinence: a randomized controlled trial. Rev Bras Fisioter, 2011, 15 (5): 393-398.

[23] Shamliyan TA, et al. Systematic review: randomized, controlled trials of nonsurgical treatments for urinary incontinence in women. Ann Intern Med, 2008, 148: 459-473.

[24] Abrams P, et al. Fourth International Consultation on Incontinence Recommendations of the International Scientific Committee: evaluation and treatment of urinary incontinence, pelvic organ prolapse, and fecal incontinence. Neurourol Urodyn, 2010, 29: 213-240.

[25] 麦秀莲, 等. 生物反馈联合电刺激治疗女性压力性尿失禁60例疗效观察. 海南医学, 2010, 21 (5): 48-50.

[26] 陈先玲, 刘桂芝. 电刺激联合生物反馈盆底肌训练治疗产后压力性尿失禁的临床观察. 中国妇幼保健, 2011, 26: 5262-5263.

[27] 刘洪梅, 张洁. 电刺激联合生物反馈盆底肌锻炼治疗女性压力性尿失禁的疗效观察. 中国妇幼保健, 2011, 26: 5638-5639.

[28] Dumoulin C, Glazener C, Jenkinson D. Determining the optimal pelvic floor muscle training regimen for women with stress urinary incontinence. Neurourol Urodyn, 2011, 30 (5): 746-753.

[29] Terlikowski R, et al. Transvaginal electrical stimulation with surface-EMG biofeedback in managing stress urinary incontinence in women of premenopausal age: a double-blind, placebo-controlled, randomized clinical trial. Int Urogynecol J 2013 Feb, 27.

[30] 李颖, 等. 盆底功能性磁刺激治疗压力性尿失禁50例分析. 中国实用妇科与产科杂志, 2011, 27 (1): 57-59.

[31] Hoşcan MB, et al. Extracorporeal magnetic innervation for the treatment of stress urinary incontinence: results of two-year follow-up. Urol Int, 2008, 81 (2): 167-172.

[32] Mariappan P, et al. Serotonin and noradrenaline reuptake inhibitors (SNRI) for stress urinary incontinence in adults. Cochrane Database Syst Rev, 2005: CD004742.

[33] Li J, et al. The role of duloxetine in stress urinary incontinence: a systematic review and meta-analysis. Int Urol Nephrol, 2013, 45: 679.

[34] 朱兰, 俞梅. 压力性尿失禁的药物治疗. 中国处方药, 2005, 42: 48-50.

[35] Mariappan P, et al. Duloxetine, a serotonin and noradrenaline reuptake inhibitor (SNRI) for the treatment of stress urinary incontinence: a systematic review. Eur Urol, 2007, 51: 67-74.

[36] Li J, Yang L, Pu C, et al. The role of duloxetine in stress urinary incontinence: a systematic review and meta-analysis. Int Urol Nephrol, 2013, 16.

[37] Ghoniem GM, et al. A randomized controlled trial of duloxetine alone, pelvic floor muscle training alone, combined treatment and no active treatment in women with stress urinary incontinence. J Urol, 2005, 173 (5): 1647-1653.

[38] Albertazzi P, Sharma S. Urogenital effects of selective estrogen receptor modulators: a systematic review. Climacteric, 2005, 8 (3): 214-220.

[39] Cody JD, et al. Oestrogen therapy for urinary incontinence in postmenopausal women. Cochrane Database Syst Rev, 2009: CD001405.

[40] Robinson D, Cardozo L. Estrogens and the lower urinary tract. Neurourol Urodyn, 2011, 30 (5): 754-757.

[41] Brune ME, et al. Comparison of alpha 1-adrenoceptor agonists in canine urethral pressure profilometry and abdominal leak point pressure models. J Urol, 2001, 166 (4): 1555-1559.

[42] Weil EH, et al. Randomized double-blind placebo-controlled multicenter evaluation of efficacy and dose finding of midodrine hydrochloride in women with mild to moderate stress urinary incontinence: a phase II study. Int Urogynecol J Pelvic Floor Dysfunct, 1998, 9 (3): 145-150.

[43] 那彦群, 等. α受体激动剂盐酸米多君治疗女性压力性尿失禁的临床研究. 中华泌尿外科杂志, 2003, 24 (5): 351-353.

[44] 陈园, 等. 盐酸米多君治疗女性压力性尿失禁-尿垫试验和尿动力学观察. 中华泌尿外科杂志, 2005, 26 (3): 198-200.

[45] 朱兰, 等. 盐酸米多君和盆底肌肉锻炼治疗压力性尿失禁的随机对照研究. 中华妇产科杂志, 2006, 41 (8): 537-539.

[46] 卫中庆, 等. 米多君与倍美力治疗女性压力性尿失禁的疗效比较. 江苏医药, 2007, 33 (4): 408-409.

[47] Alhasso A, et al. Adrenergic drugs for urinary incontinence in adults. Cochrane Database Syst Rev, 2003: CD001842.

四、手术治疗

(一)概述

当非手术治疗或药物治疗压力性尿失禁效果不满意时, 应考虑手术治疗。常见的手术类型主要是经阴道入路术式包括尿道中段吊带术、膀胱颈吊带术、尿道填充剂注射术等。既往曾经广泛使用的经腹部入路术式(其代表为Burch手术)虽然手术疗效稳定, 并发症不多, 但因创伤较大, 目前运用越来越少。对于那些希望得到更快速和明确的治疗、愿意接受手术风险的女性来说, 尿道中段吊带术比保守疗法成功率更高。

压力性尿失禁手术治疗的主要适应证包括:

(1)非手术治疗效果不佳或不能坚持, 不能耐受, 预期效果不佳的患者。

(2)中重度压力性尿失禁, 严重影响生活质量的患者。

(3)生活质量要求较高的患者。

(4)伴有盆腔脏器脱垂等盆底功能病变需行盆底重建者, 同时存在压力性尿失禁时。

行手术治疗前应注意:

(1)告知患者: 压力性尿失禁本身只影响患者的生活质量, 并无生命危险。

(2)征询患者及其家属的意愿, 告诉患者, 决定是否手术的关键因素是症状引起的困扰程度。在充分沟通的基础上做出是否手术的选择。

(3)注意评估膀胱尿道功能, 必要时应行尿动力学检查。

(4)根据患者的具体情况选择术式, 要考虑手术的疗效、并发症及手术费用, 并尽量选择创伤小的术式。

(5)尽量考虑到尿失禁的分类及分型, 并作针对性治疗。

(6)应嘱咐患者术后坚持盆底训练和保持体形的重要性。

(二)手术类型

1. 尿道中段吊带术 DeLancey于1994年提出尿道中段吊床理论这一假说, 认为腹压增加时, 伴随腹压增加引起的尿道中段闭合压上升, 是控尿的主要机制之一[1]。据此, Ulmsten(1996)等应用中段尿道吊带术治疗压力性尿失禁, 为压力性尿失禁的治疗带来了全新的革命性改变[2]。

尿道中段吊带术按吊带最终放置的位置可将此类手术分为耻骨后尿道中段吊带术(如TVT)、经闭孔尿道中段吊带术(如TVT-O)和单切口尿道中段吊带术(如MiniArc, 也称为迷你吊带)。

(1)耻骨后尿道中段吊带术(高度推荐): TVT作为此类术式中的第一种术式在1996年进行首次报道, 自此压力性尿失禁手术治疗真正进入微创阶段[2]。此后出现了很多类似的吊带手术(吊带的材质和设计不同，或穿刺方向不同），穿刺方向可分为 down-up（通过阴道切口插入2个套管针并穿过耻骨后空间，从腹壁离开，如TVT）和up-down术式（通过腹部切口插入2个套管针并穿过耻骨后空间，通过阴道切口离开，如SPARC）。各类吊带术之间的比较显示治愈率无明显区别，短期疗效均在90%以上[3-11]。2008年Nilsson等首次进行了TVT手术超过10年的长期疗效报道，疗效仍持续超过90%[12]。这类手术的最大优势在于疗效稳定、损伤小、并发症少。目前，TVT术式已在全世界范围内成为手术治疗SUI最常用的术式。

尽管此类手术并发症并不常见，但有时可出现以下的术中和术后问题[13-17]：

1）膀胱穿孔：易发生在初学者或以往施行过手术的患者。术中反复膀胱镜检查是必不可少的步骤。如果术中出现膀胱穿孔，应重新穿刺安装，并保留导尿管1～3天；如术后发现，则应取出吊带，留置导尿管1周，待二期再安置吊带。

2）出血：出血及耻骨后血肿并不罕见，多因穿刺过于靠近耻骨后或存在瘢痕组织。当出现耻骨后间隙出血时，可将膀胱充盈2小时，同时在下腹部加压，阴道内填塞子宫纱条，严密观察，多能自行吸收。

3）排尿困难：多因悬吊过紧所致。另有部分患者可能与术前膀胱逼尿肌收缩力受损/膀胱出口梗阻有关，此类患者进一步行尿动力学检查有所帮助。对术后早期出现的排尿困难，可做间歇性导尿。1%～2.8%患者术后出现尿潴留而需切断吊带，可在局部麻醉下经阴道松解或切断吊带，术后排尿困难多立刻消失，而吊带所产生的粘连对压力性尿失禁仍有治疗效果。

4）尿道损伤：如果手术中意外损伤尿道，医师不应放置网状吊带。

5）其他并发症：包括对置入吊带的异物反应或切口延迟愈合、吊带侵蚀入尿道或阴道、肠穿孔和感染等，最严重的是髂血管损伤。

（2）经闭孔尿道中段吊带术（高度推荐）：为减少经耻骨后穿刺途径所带来的膀胱穿孔、甚至肠道或髂血管损伤的并发症，2001年Delorme首先报道了out-in的经闭孔途径，即TOT术式[18]，即套管针从双侧腹股沟切口进入，通过阴道中间切口离开。2003年de Leval报道了的in-out的经闭孔途径，即TVT-O术式[19]，即套管针从中间阴道切口进入，通过双侧腹股沟切口离开。

此类术式的近期有效率为84%～90%[19-21]，对首次接受经闭孔路径的单纯女性压力性尿失禁患者，与经耻骨后路径的疗效相当。

经闭孔尿道中段吊带术尽管基本排除了损伤膀胱或髂血管的可能性[22]，但有可能增加阴道损伤的风险[23]。少见的严重并发症主要有吊带阴道侵蚀和闭孔血肿、脓肿形成等[24-26]。近年来为降低TOT手术阴道分离面较大，吊带容易移位的问题，推出了改进版的TVT-ABBREVO，获得了初步的肯定结果。

总的来讲，经闭孔和耻骨后似乎具有相当的治疗效果。对包括超过8600名女性在内的55项随机试验进行的系统评价和荟萃分析显示两种吊带类型的1年主观和客观治愈率相似，经闭孔组治愈率为62%～98%，经耻骨后为71%～97%[27]。对包括超过15 855名患者在内的28项随机试验进行的第二次系统评价和荟萃分析发现，经耻骨后吊带的主观和客观治愈率高于接受经闭孔吊带的患者[28]。

（3）单切口尿道中段吊带术（可选）：为进一步降低并发症，2006年开始出现了单切口的尿道中段吊带术（如MiniArc，也称为迷你吊带）[29]。与经耻骨后和经闭孔不同，该术式吊带长度较短（约8cm而不是40cm）；仅需要阴道前壁中段处一个切口，而不需要腹部切口。单切口尿道中段吊带术有两种不同的术式，基于它们的解剖路径和它们所附着的部位：U形（U）附着泌尿生殖隔膜的结缔组织和吊床（H）附着在闭孔内肌。但因其疗效明显低于经耻骨后尿道中段吊带术[29]，传统的单切口吊带术已逐渐退出市场。近年来，在原有单切口吊带的设计基础上，增加了可固定的锚栓，有望改善传统单切口吊带疗效不稳定的缺点[30]。并且在吊带一侧设计了可对吊带松紧度进行调节的装置，与TVT-O等吊带相比，理论上可使吊带的松紧度调整至更合适的程度。但文献显示：可调节的单切口经闭孔尿道中段吊带术1年的短期疗效与TVT-O的比较并无明显优势（84% vs. 85.5%），对其远期疗效也尚缺乏临床观察[31,32]。对15个随机试验进行系统评价和荟萃分析，比较单个切口与全长中段尿道吊带术治疗效果，发现经闭孔和经耻骨后的客观治愈和主观治愈明显更好[33]。鉴于现有证据，对于计划中段尿道吊带手术的女性患者，我们推荐使用全长而不是迷你吊带。

2.膀胱颈吊带术（可选）膀胱颈吊带也称为近端尿道吊带，吊带臂固定于耻骨或Cooper韧带；当吊带臂固定到腹直肌筋膜时，被称为阴道吊带[34]。膀胱颈吊带放置在近端尿道和膀胱颈水平的尿道下方。

该过程通常使用阴道和腹部切口进行。这些吊带可以由生物材料（包括患者自己的组织）或合成网状物制成。

3.尿道填充剂注射术（可选）　尿道填充剂注射术（injection of urethral bulking agents）是治疗压力性尿失禁的最微创的外科术式，在内镜直视下，将填充物注射于尿道内口黏膜下，使尿道腔变窄、拉长以提高尿道阻力，延长功能性尿道长度，增加尿道内口的闭合，达到控尿的目的[35]。与前述治疗方法不同，填充物注射治疗不是通过改变膀胱尿道角度和位置，而主要通过增加尿道封闭能力产生治疗作用。其最佳适应证是单纯因ISD所导致的压力性尿失禁患者。尿道填充剂注射术通常适用于无法忍受或希望推迟手术的女性。此外，该术式也可用于一些尿失禁术后复发或难治性尿失禁的患者。

常用注射材料有硅胶粒（Macroplastique®）、聚四氟乙烯（TeflonTM）和碳包裹的锆珠（Durasphere®）等，其他可用注射材料有鱼肝油酸钠、戊二醛交连的牛胶原（ContigenTM）、自体脂肪或软骨、透明质酸/聚糖酐和肌源性干细胞等。

优点是创伤小，严重并发症发生率低，并可多次重复进行。

不足之处：①疗效有限，近期疗效30%～50%，远期疗效差。双盲随机对照临床研究证实，注射自体脂肪疗效与安慰剂之间的差异没有显著性[36-44]；②有一定并发症，如短期排空障碍、感染、尿潴留、血尿、个别材料可能过敏和颗粒的迁移等，严重并发症为尿道阴道瘘[35]。

因此，尿道旁填充物注射术可选择性用于膀胱颈部移动度较小的Ⅰ型和Ⅲ型压力性尿失禁患者，尤其是伴有严重合并症不能耐受麻醉和开放手术者。

参 考 文 献

[1] DeLancey JO. Structural support of the urethra as it relates to stress urinary incontinence: the hammock hypothesis. Am J ObstetGynecol, 1994, 170: 1713-1720, discussion 1720-1723.

[2] Ulmsten U, et al. An ambulatory surgical procedure under local anesthesia for treatment of female urinary incontinence. Int Urogynecol J Pelvic Floor Dysfunct, 1996, 7: 81-85, discussion 85-86.

[3] Detayrac R. A prospective randomized trial comparing tension-free vaginal tape and transobturator suburethral tape for surgical treatment of stress urinary incontinence. Am J ObstetGynecol, 2004, 190: 602-608.

[4] Arunkalaivanan AS, Barrington JW. Randomized trial of porcine dermal sling vs TVT in the surgical treatment of stress incontinence: a questionnaire-based study. Int Urogynecol J Pelvic Floor Dysfunct, 2003, 14: 17-23.

[5] Rechberger T. A randomized comparison between monofilament and multifilament tapes for stress incontinence surgery. Int Urogynecol J Pelvic Floor Dysfunct, 2003, 14: 432-436.

[6] Meschia M, Pifarotti P. Tension-free vaginal tape（TVT）and intravaginal sling plasty（IVS）for stress urinary incontinence: a multicenter randomized trial. Am J ObstetGynecol, 2006, 195（5）: 1338-1342.

[7] Dietz HP. A systematic review of tension-free urethropexy for stress urinary incontinence: intravaginal sling plasty and the tension-free vaginal tape procedure. BJU Int, 2002, 90: 764.

[8] Wein AJ. A systematic review of tension-free urethropexy for stress urinary incontinence: intravaginal sling plasty and the tension-free vaginal tape procedures. J Urol, 2002, 168: 1291-1292.

[9] Merlin T, Arnold E, Petros P. A systematic review of tension-free urethropexy for stress urinary incontinence: intravaginal sling plasty and the tension-free vaginal tape procedures. BJU Int, 2001, 88: 871-880.

[10] Dietz HP. TVT and Sparc suburethral slings: a case-control series. Int Urogynecol, 2004, 15: 129-131.

[11] Lord HE, Taylor JD. A randomized controlled equivalence trial of short-term complications and efficacy of tension-free vaginal tape and suprapubic urethral support sling for treating stress incontinence. BJU Int, 2006, 98: 367-376.

[12] Nilsson CG, et al. Eleven years prospective follow-up of the tension free vaginal tape procedure for treatment of stress urinary incontinence. International Urogynecology Journal, 2008, 19（8）: 1043-1047.

[13] Klutke C, et al. Urinary retention after tension-free vaginal tape procedure: incidence and treatment. Urology, 2001, 58: 697-701.

[14] Abouassaly R, Steinberg JR. Complications of tension-free vaginal tape surgery: a multi-institutional review. BJU Int, 2004, 94: 110-113.

[15] Huang KH, et al. Management of polypropylene mesh erosion after intravaginal midurethral sling operation for female stress urinary incontinence. Int Urogynecol J Pelvic Floor Dysfunct, 2005, 16（6）: 437-440.

[16] Schraffordt Koops SE, et al. Prospective analysis of complications of tension-free vaginal tape from The Netherlands Tension-free Vaginal Tape study. Am J ObstetGynecol, 2005, 193（1）: 45-52.

[17] Bezerra CA, Bruschini H, Cody DJ. Traditional

suburethral sling operations for urinary incontinence in women. Cochrane Database Syst Rev, 2005, 20: CD001754.

[18] Delorme E. Transobturator urethral suspension: mini-invasive procedure in the treatment of stress urinary incontinence in women. Prog Urol, 2001, 11: 1306-1313.

[19] de Leval J. Novel surgical technique for the treatment of female stress urinary incontinence: transobturator vaginal tape inside-out. Eur Urol, 2003, 44: 724-730.

[20] Lee KS, et al. A prospective trial comparing tension-free vaginal tape and transobturator vaginal tape inside-out for the surgical treatment of female stress urinary incontinence: 1-year followup. J Urol, 2007, 177: 214-218.

[21] Krauth JS, et al. Sub-urethral tape treatment of female urinary incontinence—morbidity assessment of the trans-obturator route and a new tape (I-STOP): a multi-centre experiment involving 604 cases. EurUrol, 2005, 47: 102-106, discussion 106-107.

[22] Neuman M. TVT and TVT-Obturator: Comparison of two operative procedures. Eur J Obstet Gynecol Reprod Biol, 2006 Apr, 16[in press].

[23] David-Montefiore E, et al. Peri-operative complications and pain after the suburethral sling procedure for urinary stress incontinence: a French prospective randomised multicentre study comparing the retropubic and transobturator routes. Eur Urol, 2006, 49: 133-138.

[24] Vervest HAM. Which sling for stress urinary incontinence? International Congress Series, 2005, 1279: 426-437.

[25] Sun MJ, Chen GD, Lin KC. Obturator hematoma after the transobturator suburethral tape procedure. ObstetGynecol, 2006, 108: 716-718.

[26] Robert M, et al. Five cases of tape erosion after transobturator surgery for urinary incontinence. Obstet Gynecol, 2006, 107: 472-474.

[27] Ford AA, Rogerson L, Cody JD, Ogah J. Mid-urethral sling operations for stress urinary incontinence in women. Cochrane Database Syst Rev, 2015: CD006375.

[28] Fusco F, et al. Updated Systematic Review and Meta-analysis of the Comparative Data on Colposuspensions, Pubovaginal Slings, and Midurethral Tapes in the Surgical Treatment of Female Stress Urinary Incontinence. Eur Urol, 2017, 72: 567.

[29] Abdel-Fattah M, et al. Single-incision mini-slings versus standard midurethral slings in surgical management of female stress urinary incontinence: a meta-analysis of effectiveness and complications. Eur Urol, 2011, 60: 468-480.

[30] Meschia M, et al. Short-term outcomes with the Ajust system: a new single incision slings for the treatment of stress urinary incontinence. Int Urogynecol Pelvic Floor Dysfunct, 2011, 22: 177-182.

[31] Mostafa A, et al. A multicentre prospective randomised study of single-incision mini-sling (Ajust®) versus tension-free vaginal tape-obturator (TVT-O™) in the management of female stress urinary incontinence: pain profile and short-term outcomes. Eur J Obstet Gynecol Reprod Biol, 2012, 165 (1): 115-121.

[32] European Association of Urology Guidelines on Urinary Incontinence, 2014.

[33] Ogah J, Cody JD, Rogerson L. Minimally invasive synthetic suburethral sling operations for stress urinary incontinence in women. Cochrane Database Syst Rev, 2009: CD006375.

[34] Walters MD, Karram MM. Sling procedures for stress urinary incontinence. In: Urogynecology and Reconstructive Pelvic Surgery, 3rd ed, Walters MD, Karram MM (Eds), Mosby Elsevier, Philadelphia, 2007: 197.

[35] Dmochowski RR, Appell RA. Injectable agents in the treatment of stress urinary incontinence in women: where are we now?. Urology, 2000, 56 (6 Suppl 1): 32-40.

[36] PE. Lee, RC Kung, HP Drutz. Periurethral autologous fat injection as treatment for female stress urinary incontinence: a randomized double-blind controlled trial. J Urol, 2001, 165: 153-158.

[37] Cross CA. A followup on transurethral collagen injection therapy for urinary incontinence. J Urol, 1998, 159: 106-108.

[38] Groutz A. Outcome results of transurethral collagen injection for female stress incontinence: assessment by urinary incontinence score. J Urol, 2000, 164: 2006-2009.

[39] Bent. Collagen implant for treating stress urinary incontinence in women with urethral hypermobility. J Urol, 2001, 166: 1354-1357.

[40] Corcos J Fournier C. Periurethral collagen injection for the treatment of female stress urinary incontinence: 4-year follow-up results. Urology, 1999, 54: 815-818.

[41] Tamanini JT. Macroplastique implantation system for the treatment of female stress urinary incontinence. J Urol, 2003, 169: 2229-2233.

[42] Barranger E. Results of transurethral injection of silicone micro-implants for females with intrinsic sphincter deficiency. J Urol, 2000, 164: 1619-1622.

[43] Lightner D, et al. A new injectable bulking agent for treatment of stress urinary incontinence: results of a multicenter, randomised, controlled, double-blind study of Durasphere. Urology, 2001, 58: 12-15.

[44] Pickard R. Periurethral injection therapy for urinary incontinence in women. Chchrane Database Syst Rev, 2003, 2: CDoo3881.

五、常见合并疾病诊断与治疗

在诊断压力性尿失禁的同时，必须高度重视可以影响压力性尿失禁治疗效果的合并疾病，主要包括膀胱过度活动症（即混合型尿失禁）、盆腔脏器脱垂、逼尿肌收缩力减弱及膀胱出口梗阻[1-3]。

（一）膀胱过度活动症

如患者主诉存在尿频、尿急伴或不伴急迫性尿失禁，及应怀疑合并有膀胱过度活动症，高度推荐用排尿日记详细了解患者症状具体程度。OAB诊治指南有更详细内容。对于压力性尿失禁合并膀胱过度活动症（混合型尿失禁，mixed urinary incontinence，MUI）的患者以改善患者生活质量为最终目的。建议的处理原则如下。

1. 当患者以OAB症状为主时，先应治疗OAB。我们建议先从生活方式开始，如盆底肌肉锻炼和膀胱训练[4]。五项随机试验的系统评价发现，盆底运动和膀胱训练相结合可改善症状[5]。虽然在混合性尿失禁患者中评估抗毒蕈碱药物的数据很少，但那些以尿急症状为主的患者的治疗方法与急迫性尿失禁相似。膀胱训练、盆底肌训练及抗胆碱药物治疗均是高度推荐。用抗胆碱药物30天内需随访排尿日记，根据患者症状及生活质量改善程度，决定下一步治疗方案，包括观察、继续用药、接受抗尿失禁手术。

2. 当患者以压力性尿失禁症状为主时，应以治疗SUI为主。推荐行MUS（Mid-Urethral Sling，尿道中段吊带术）手术治疗，术后50%～70%患者的OAB症状可能得到一定程度的改善。对混合性尿失禁中涉及急迫性尿失禁的诊断和治疗部分参考相关章节。

（二）盆腔脏器脱垂

由于盆底筋膜、韧带的松弛是压力性尿失禁与盆腔脏器脱垂的共同发病原因，所以两种疾病常合并发生。盆腔脏器脱垂和压力性尿失禁共存于高达80%的盆底功能障碍女性[6]。虽然这些病症通常是并发的，但可能是轻微的或无症状的，这使得选择最佳外科手术过程具有挑战性。脱垂修复后可以使隐匿的SUI显现或者使SUI症状恶化[7]。高度推荐截石位下会阴检查明确盆腔脏器脱垂及程度，并用POP-Q评分描述

盆腔脏器脱垂[8]。

SUI合并盆腔脏器脱垂患者可以出现两种状况：①SUI症状为主，合并POP；②POP症状为主合并隐匿性SUI。泌尿科医师在诊治SUI过程中将常见合并膀胱膨出患者。建议的处理原则如下。

1. 以SUI症状为主时，0级与Ⅰ级膨出无须同期处理；Ⅱ级以上膨出由于患者可能已经有阴道脱出物症状，并且将来膨出加重将势必造成膀胱尿道扭曲导致排尿困难，故推荐同期行相应的盆底重建手术。多数情况下仅行前盆腔重建手术。

2. POP症状为主合并隐匿性SUI患者，临床表现为既往存在SUI，膨出加重后SUI症状减轻或基本消失；或在POP检查中回纳脱出物（膀胱）后，腹压增加可见明显尿失禁。上述两种情况均高度推荐术前与患者及其家属良好沟通，签字说明如单纯行盆底重建手术，患者术后出现SUI的可能性加大，或SUI的程度可能加重。处理上推荐在行盆底重建时同期行抗尿失禁手术。如POP患者无主诉SUI症状或症状轻微，不推荐同期行抗尿失禁手术，但术前需告知患者POP术后有不足10%的SUI发生率，其中可能需要手术治疗的患者更少。

（三）逼尿肌收缩力减弱

逼尿肌收缩力减弱常见于老年妇女，如SUI患者主诉排尿困难，首先高度推荐B超检查残余尿量，如其有异常，推荐行尿流动力学检查予以确认。需要指出的是常规尿动学检查存在生理性波动，SUI患者压力-流率检查Pdet一般表现较低，因此，自由尿流率曲线形态更具判断价值。如果出现腹压辅助排尿曲线，可能表明逼尿肌收缩力减弱。

当患者同时存在SUI和因逼尿肌收缩力减弱造成排尿困难时，首先应当了解何种症状对患者的生活质量影响大，同时也应当明白尿失禁给女性患者生活质量造成的麻烦远大于排尿困难。如果患者有明确的尿失禁症状，则抗尿失禁手术存在必要，对此类型的女性神经源膀胱患者还可选行尿道封闭术。术前必须告知患者，如术后残余尿增加，或出现尿潴留，需要执行清洁自身间歇导尿治疗。

（四）膀胱出口梗阻

在除外POP所致膀胱出口梗阻后，女性膀胱出口梗阻多数属于功能性，女性尿道狭窄少见。当SUI患者主诉排尿困难，在排除逼尿肌收缩无力和POP所致因素后，推荐行影像尿流动力学检查进一步确诊。原

则上需要先处理梗阻，随访3个月后根据病情再行抗尿失禁治疗。

参 考 文 献

[1] Guidelines on Urinary Incontinence, The American Urological Association, 2012.
[2] Guidelines on Urinary Incontinence, European Association of Urology, 2017.
[3] Anger JT, et al. Variations in stress incontinence and prolapse management by surgeon specialty. J Urol, 2007.
[4] Myers DL. Female mixed urinary incontinence: a clinical review. JAMA, 2014, 311: 2007.
[5] Effective Health Care Program. Nonsurgical Treatments for Urinary Incontinence in Adult Women: Diagnosis and Comparative Effectiveness. Agency for Healthcare Research Quality 2012. Available at: http://effectivehealthcare. ahrq. gov/ehc/products/169/1021/CER36_Urinary-Incontinence_execsumm. pdf (Accessed on November 19, 2012).
[6] Bai SW, et al. Relationship between stress urinary incontinence and pelvic organ prolapse. Int Urogynecol J Pelvic Floor Dysfunct, 2002, 13: 256.
[7] Brubaker L, et al. Abdominal sacrocolpopexy with Burch colposuspension to reduce urinary stress incontinence. N Engl J Med, 2006, 354: 1557.
[8] Anger JT, et al. The effect of concomitant prolapse repair on sling outcomes. J Urol, 2008.

六、随访

（一）盆底肌肉训练（PFMT）的随访

1.时间：至少训练8周[1,2]。

2.内容和指标：主要随访PFMT治疗后的疗效。

（1）高度推荐连续72小时排尿日记[3]和1小时尿垫试验[4]。

（2）推荐国际尿失禁咨询委员会尿失禁问卷表简表（ICI-Q-SF），指标包括尿失禁次数和量、生活质量评分等[5]。

（3）可选尿流动力学检查或盆底肌收缩强度测试[4,6]。

3.疗效判定：完全干燥为治愈；尿失禁减轻为改善；两者合称有效；尿失禁不减轻甚至加重为无效。

（二）药物治疗的随访

1.时间多为3～6个月[5,7]。

2.内容和指标

（1）高度推荐连续72小时排尿日记和1小时尿垫试验。

（2）推荐国际尿失禁咨询委员会尿失禁问卷表简表（ICI-Q-SF），指标包括尿失禁次数和量、生活质量评分等[5]。

（3）可选尿流动力学检查。

药物治疗随访时需注意药物的不良反应的观察及记录：如α受体激动剂常见的血压升高、头痛、睡眠障碍、震颤和心悸[8]、肢端发凉和立毛[9]等副作用；雌激素有可能增加乳腺癌、子宫内膜癌和心血管疾病的风险；度洛西汀有恶心等副作用[5]。

（三）手术治疗的随访

1.时间　推荐术后6周内至少进行1次随访，主要了解近期并发症[9]。6周以后主要了解远期并发症及手术疗效。

2.内容和指标

（1）高度推荐连续72小时排尿日记和1小时尿垫试验。

（2）推荐国际尿失禁咨询委员会尿失禁问卷表简表（ICI-Q-SF），指标包括尿失禁次数和量、生活质量评分等[5]。

（3）可选尿流动力学检查，尤其是无创检查，如尿流率；B超测定剩余尿量。

（4）对压力性尿失禁的术后随访中还必须观察和记录近期和远期并发症。近期并发症常见有出血、血肿形成、感染、膀胱尿道损伤、尿生殖道瘘、神经损伤和排空障碍、大腿内侧疼痛等。远期并发症有新发尿急、耻骨上疼痛、性交痛、尿失禁复发、慢性尿潴留及吊带的侵蚀等[10]。

参 考 文 献

[1] Hay-Smith EJ, Dumoulin C. Pelvic floor muscle training versus no treatment, or inactive control treatments, for urinary incontinence in women. Cochrane Database Syst Rev, 2006: CD005654.
[2] Dinubile NA. Strength training. Clin Sports Med, 1991, 10: 33-62.
[3] Wells TJ, Brink DA. Pelvic muscle exercise for stress urinary incontinence in elderly women. Journal of the American Geriatrics Society, 1991, 39: 785-779.
[4] Bo K, Hagen RH. Pelvic floor muscle exercise for treatment of female stress urinary incontinence. Neurourol Urodyn,

1990，9：489-502.

[5] Dmochowski RR, Norton PA, Zinner NR. Duloxetine versus placebo for the treatment of North American women with stress urinary incontinence. J Urol, 2003, 170：1259-1263.

[6] Henalla SM, Hutchins CJ. Non-operative methods in the treatment of female genuine stress incontinence of urine. Journal of Obstetrics and Gynaecology, 1989, 9：222-225.

[7] Jackson S, Abrams P. The effect of oestradiol on objective urinary leakage in postmenopausal stress incontinence：a double blind placebo controlled trial. Neurourol Urodyn, 1996, 15：322.

[8] Wein AJ. Neuromuscular dysfunction of the lower urinary tract and its management. In: Walsh PC, Retik A, Vaughan ED Jr, eds. Campbells Urology. Philadelphia：W. B. Saunders, 2002.

[9] Radley SC, Chapple CR. Effects of Methoxamine on maximum urethral pressure in women with genuine stress incontinence：a placebo-controlled, double-blind crossover study. Neurourol Urodyn, 2001, 20：43-52.

[10] Chahliha C, Stanton SL. Complications of surgery for genuine stress incontinence. Br J Obstet Gynecol, 1999, 106：1238-1245.

七、预防

（一）普及教育

压力性尿失禁是中老年女性的一种常见疾病。首先，医务人员应逐步提高自身对该疾病的认识及诊治水平，并广泛开展健康宣教活动，使公众认识并了解这是一种可以预防和治疗的疾病。便于对该疾病做到早预防、早发现、早治疗。对于压力性尿失禁患者，还应注意心理疏导，向患者及其家属说明本病的发病情况及主要危害，以解除其心理压力。将其对患者生活质量的影响降到最低限度。

（二）避免危险因素

根据尿失禁的常见危险因素，采取相应的预防措施。

1.对于家族中有尿失禁发生史、肥胖、吸烟、高强度体力运动及存在便秘等长期腹压增高者，如出现尿失禁症状，应评估生活方式与尿失禁发生的可能相关关系，并据此采取改善生活方式等措施以减少压力性尿失禁的发生机会。

2.盆底肌训练（PFMT）（高度推荐）[1-3]：盆底肌训练（pelvic floor muscle training，PFMT）通过自主的、反复的盆底肌肉群的收缩和舒张，增强盆底肌张力，恢复盆底肌功能，增强尿道阻力，可达到预防和治疗尿失禁的目的。特别是产后及妊娠期间行有效的盆底肌训练，可有效降低压力性尿失禁的发生率和严重程度。

3.生物反馈（推荐）：生物反馈是借助电子生物反馈治疗仪，可指导患者进行正确、有效、自主的盆底肌肉训练，患者可更直观地观察到收缩的效果，掌握收缩强度，并形成条件反射。

4.选择性剖宫产（可选）[4]：与自然分娩相比较，选择性剖宫产可降低或减少压力性尿失禁的发生。但选择性剖宫产时，还应考虑到社会、心理及经济等诸多因素。

参 考 文 献

[1] Imamura M, et al. Systematic review and economic modelling of the effectiveness and cost-effectiveness of non-surgical treatments for women with stress urinary incontinence. Health Technol Assess, 2010, 14（40）：1-188.

[2] Shamliyan T, Wyman J, Kane RL. Nonsurgical treatments for urinary incontinence in adult women：diagnosis and comparative effectiveness（internet），2012.

[3] Wilson PD, et al. Adult conservative management. In Abrams P, Cardozo L, Khoury S, Wein A（eds）: Incontinence. Paris, Health Publications, 2005.

[4] Farrell SA, Allen VM, Baskett TF. Parturition and urinary incontinence in primiparas. Obstet Gynaecol, 2001, 97（3）：350-356.

附录1　常用压力性尿失禁辅助检查方法

1. **ICS 1小时尿垫试验**　方法：①患者无排尿；②安放好已经称重的收集装置，试验开始；③15分钟内喝500ml无钠液体，然后坐下或躺下；④步行30分钟，包括上下一层楼梯；⑤起立和坐下10次；⑥剧烈咳嗽10次；⑦原地跑1分钟；⑧弯腰拾小物体5次；⑨流动水中洗手1分钟；⑩1小时终末去除收集装置并称重。

结果判断：①尿垫增重＞1 g为阳性；②尿垫增重＞2 g时注意有无称重误差、出汗和阴道分泌物；③尿垫增重＜1 g提示基本干燥或实验误差。

2. **压力诱发试验**　患者仰卧位，双腿屈曲外展，观察尿道外口，咳嗽或用力增加腹压时见尿液漏出，腹压消失后漏尿也同时消失则为阳性。阴性者站立位再行检查。检查时应同时询问漏尿时或之前是否有尿急和排尿感，若有则可能为急迫性尿失禁或合并有急迫性尿失禁。

3. **膀胱颈抬举试验**　患者截石位，先行压力诱发试验，若为阳性，则将中指及示指阴道插入患者阴道，分别放在膀胱颈水平尿道两侧的阴道壁上，嘱患者咳嗽或Valsalva动作增加腹压，有尿液漏出时用手指向头腹侧抬举膀胱颈，如漏尿停止，则为阳性。

提示：压力性尿失禁的发病机制与膀胱颈和近端尿道明显下移有关。

注意：试验时不要压迫尿道，否则会出现假阳性。

4. **棉签试验**　截石位，消毒后于尿道插入无菌棉签，棉签前端应插过膀胱颈。无应力状态下和应力状态下棉签活动的角度超过30°则提示膀胱颈过度活动。

5. **染料试验**　非那吡啶（200mg，每日3次）可以将尿液染成橘黄色，如果尿垫被染成橘黄色则说明瘘出物为尿液。如果怀疑膀胱阴道瘘，可以将亚甲蓝或靛胭脂注入膀胱，置纱布于阴道内，纱布部分蓝染表明存在阴道瘘。

附录2　排尿日记

姓名：　　　　　　　　　　　　　日期：

排尿时间/尿量	尿急？	漏尿？	备注	饮水时间、类型和量
早6：00				
中午12：00				
下午6：00				
午夜12：00				

附录3 国际尿失禁咨询委员会尿失禁问卷表简表（ICI-Q-SF）

许多患者时常漏尿，该表将用于调查尿失禁的发生率和尿失禁对患者的影响程度。仔细回想你近4周来的症状，尽可能回答以下问题。

1.您的出生日期： ☐☐☐☐ 年 ☐☐ 月 ☐☐ 日

2.性别（在空格处打√） 男 ☐ 女 ☐

3.您漏尿的次数？

（在一空格内打√）

从来不漏尿 ☐ 0

1周约漏尿1次或经常不到1次 ☐ 1

1周漏尿2次或3次 ☐ 2

每天约漏尿1次 ☐ 3

1天漏尿数次 ☐ 4

一直漏尿 ☐ 5

4.我们想知道您认为自己漏尿的量是多少？

在通常情况下，您的漏尿量是多少（不管您是否使用了防护用品）

（在一空格内打√）

不漏尿 ☐ 0

少量漏尿 ☐ 2

中等量漏尿 ☐ 4

大量漏尿 ☐ 6

5.总体上看，漏尿对您日常生活影响程度如何？

请在0（表示没有影响）～10（表示有很大影响）之间的某个数字上画圈

0　1　2　3　4　5　6　7　8　9　10

没有影响　　　　　　　　　　　　　　　　　　　　有很大影响

ICI-Q-SF评分（把第3、4、5个问题的分数相加）： ☐

6.什么时候发生漏尿?

（请在与您情况相符的那些空格打✓）

从不漏尿	☐
未能到达厕所就会有尿液漏出	☐
在咳嗽或打喷嚏时漏尿	☐
在睡着时漏尿	☐
在活动或体育运动时漏尿	☐
在小便完和穿好衣服时漏尿	☐
在没有明显理由的情况下漏尿	☐
在所有时间内漏尿	☐

非常感谢您回答以上的问题!

附录4　常用压力性尿失禁的分型方法

0型（type 0）压力性尿失禁：典型压力性尿失禁病史，但临床和尿流动力学检查未能显示压力性尿失禁，影像尿流动力学示膀胱颈近端尿道位于耻骨联合下缘上方，应力状态下膀胱颈近端尿道开放并有所下降。

Ⅰ型：在应力状态下出现漏尿，膀胱底部下移＜2 cm。

Ⅱ型：在应力状态下出现漏尿，膀胱底部下移＞2 cm。

ⅡA型：膀胱底部下移在应力状态下出现者。

ⅡB型：膀胱底部下移在静息状态下就出现者。

Ⅲ型：在静息期膀胱充满时，膀胱颈和近段尿道就已经处于开放状态，可伴有或不伴有下移。

Ⅱ型真性压力性尿失禁与尿道过度移动有明显的关系。Ⅰ型和Ⅲ型真性压力性尿失禁意味着不同程度的固有括约肌功能障碍。

附录5　女性盆底疾病POP-Q评分表（Pelvic Organ Prolapse Quantification）

Aa点：阴道前壁处女膜上缘3cm。变化范围−3cm～＋3cm。

Ba点：Aa点以上阴道前壁最低点。变化范围−3cm～阴道全长。

C 点：宫颈或宫颈阴道瘢痕最低点。变化范围−10cm～＋10cm。

D点：后穹窿高点（子宫保留时）。

Ap点：阴道后壁处女膜上缘3cm。变化范围−3cm～＋3cm。

Bp点：Ap点以上阴道后壁最低点。变化范围−3cm至阴道全长。

生殖器裂孔（genital hiatus, gh）：尿道外口至处女膜后缘距离。

会阴体距离（perineal body, pb）：处女膜后缘到肛门口距离。

阴道全长（tatal vaginal length, tvl）：C点或D点在正常位置时的阴道长度。

根据POP-Q评分进行分级：

0级：Aa、Ap、Ba、Bp＝－3cm，C或D≤－（TVL－2）cm

Ⅰ级：大于0级，但最低点≤－1cm

Ⅱ级：－1cm≤最低点≤＋1cm

Ⅲ级：＋1cm≤最低点≤＋（TVL-2）cm

Ⅳ级：最低点≥＋（TVL-2）cm

附录6　常用压力性尿失禁手术并发症（%）

	TVT	TOT	TVT-O	Burch	Slings
术中并发症					
膀胱穿孔	3.5～15	0	0		
失血（不少于300 ml）	0.5～4	6.5	0		
尿道损伤	0～0.1		0		
髂血管损伤	0.1～0.6				
其他	0.2～2.4				
术后并发症					
血肿	0.5～3.4				
吊带排斥	0.2～1.7	12.9			
吊带调整	1.6～2.9	3.1～3.2	5.7		8～35
尿路感染	0.7～22	9.7			
发热（>38 ℃）	0.1～0.8				
尿潴留	0～2.9	3.4～8.1	1.8		
需留导尿管>1天	4～14				
排尿困难				13	2～8
新发尿急	8			17	3～23

附录7　CMT量表

夜晚是否有尿床？	有	无
一晚尿床_____次？1个月中有_____晚尿床？		
年龄≥5岁？	有	无

出现以下症状提示合并膀胱功能异常

日间是否有漏尿现象？	有	无
·小便漏出打湿内裤，出现在排尿前或排尿后？		
·间歇性发生还是持续性发生？_____		
·打湿的频率：_____次/日		
·出现此症状有多长时间？_____		
是否有尿频？平均排尿_____次/日	有	无
是否有突发的难以憋忍的排尿感觉？	有	无
排尿前是否有等待？	有	无
排尿是否费劲？	有	无
排尿时是否有尿线变细或中断？	有	无
是否有尿路感染史？	有	无
是否有尿路和脊髓的疾病或发育畸形？	有	无

其他合并症

排便是否正常？	有	无
·有无便秘（大便次数≤3次/周）		
·有无大便失禁？		
是否有精神心理疾病（抑郁症、自闭症等）？	有	无
是否有运动功能或学习能力障碍？	有	无

饮水习惯

晚饭后至睡前是否饮水？	有	无
·摄入液体的类型_____。		
·饮水的量约为_____ml。		

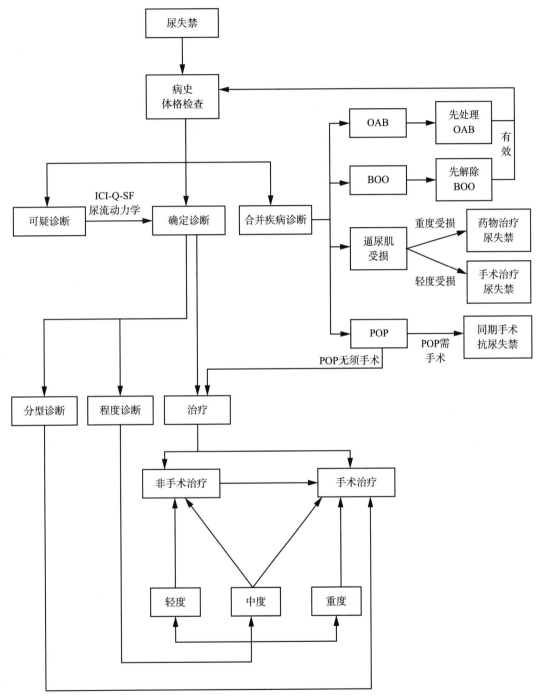

压力性尿失禁诊治流程

第二节　急迫性尿失禁

急迫性尿失禁在尿失禁患者中占很大比例，严重影响着患者的生活质量，并带来了诸多的健康和社会问题。因此，在中华医学会泌尿外科学分会的要求和指导下制定了我国急迫性尿失禁诊断治疗指南。制定本指南的目的在于为泌尿外科医师提供临床诊断和治疗急迫性尿失禁的指导意见。

一、概述

（一）定义

国际尿控协会（International Continence Society, ICS）2002年和2010年将尿失禁（Urinary incontinence, UI）定义为：任何尿液不自主流出。其中急迫性尿失禁（urgency urinary incontinence, UUI）是指：伴随着尿急或紧随其后出现的不自主自尿道外口漏尿。其可以表现为不同的症状形式，如可以是2次排尿之间多次的少量尿液漏出，也可以是一次大量尿液漏出导致膀胱的完全排空。尿急（Urgency）是指一种突发、强烈、很难被延迟的排尿欲望。急迫性尿失禁是下尿路症状（lower urinary tract symptom, LUTS）的一部分，为储尿期症状。下尿路症状包含储尿期症状、排尿期症状和排尿后症状[1-3]。

（二）本指南适用范围

仅适用于非感染性的急迫性尿失禁。压力性尿失禁、充溢性尿失禁、小儿尿失禁、前列腺手术后尿失禁、神经源性尿失禁、肠代膀胱手术后尿失禁、各种尿瘘等不在本指南之列，请参见有关章节。

（三）流行病学特点

根据2011年发表的数据，我国急迫性尿失禁的总体患病率为1.8%，其中男性患病率为1.5%，女性患病率为2.0%。无论男性或女性，急迫性尿失禁患病率都随着年龄的增长而增加，尤其是大于50岁的人群。男性40岁以前，很少发生急迫性尿失禁，患病率小于1%，70岁以后，患病率增加到9.4%；女性50岁以前，也很少发生急迫性尿失禁，患病率小于1%，70岁以后，患病率增加到15.1%。70岁以上女性的急迫性尿失禁的患病率显著高于70岁以上的男性。无论男性或女性，其急迫性尿失禁都有一些相关

的危险因素，其中男性的相关危险因素包括：高龄、肥胖、教育水平低下、体力劳动者及婚姻状态。女性的相关危险因素包括：高龄、教育水平低下、体力工作、饮酒、婚姻状态、绝经、多次分娩和经阴道分娩[4-7]。

急迫性尿失禁的患病率受种族、地域、年龄、性别等因素的影响[8-11]。在全球各地的流行病学调查中，欧洲、美国、亚洲急迫性尿失禁的患病率分别为1.8%～30.5%、1.7%～36.4%和1.5%～15.2%。患病率会随着年龄增长而显著增加，在≥18～20岁群体中，男性的患病率1.5%～14.3%，女性患病率1.6%～22.8%。而在≥30～40岁的群体中，男性患病率1.7%～13.3%，女性患病率7.0%～30.3%。女性急迫性尿失禁的患病率大于男性。

（四）病理生理机制

急迫性尿失禁的病理生理机制尚未完全明确，可能存在以下几种机制：①神经源性因素。中枢神经、外周神经尤其是膀胱传入神经的异常都可以导致急迫性尿失禁。如脑损伤引起的脑桥抑制作用减弱；脊髓轴突损伤导致脊髓-膀胱反射出现；膀胱C纤维传入神经元异常产生一些新的反射；膀胱周围传入神经末梢致敏。脑卒中、脊髓损伤、帕金森病、多发性硬化症和精神疾患（抑郁、焦虑等）都是急迫性尿失禁的常见病因。②肌源性因素。逼尿肌平滑肌细胞的自发性收缩和肌细胞间冲动传递增强均可以诱发逼尿肌不自主收缩，也可以产生急迫性尿失禁，如炎症、膀胱出口梗阻、高龄等因素都可以导致逼尿肌兴奋性增高从而导致急迫性尿失禁的发生[12-30]。

造成急迫性尿失禁的因素很多，它们可能互相关联、互相影响。

参 考 文 献

[1] Abrams P, et al. The standardisation of terminology of lower urinary tract function: Report from the Standardisation Sub-committee of the International Continence Society. NeurourolUrodyn, 2002, 21: 167-178.

[2] Abrams P, et al. Fourth International Consultation on Incontinence Recommendations of the International

Scientific Committee: Evaluation and Treatment of Urinary Incontinence, Pelvic Organ Prolapse, and Fecal Incontinence. NeurourolUrodyn, 2010, 29: 213-240.

[3] Haylen BT, et al. An International Urogynecological Association (IUGA)/International Continence Society (ICS) joint report on the terminology for female pelvic floor dysfunction. Neurourol Urodyn, 2010, 29: 4-20.

[4] Wang Y, et al. Prevalence, risk factor and impact on health related quality of life of overactive bladder in China. NeurourolUrodyn, 2011, 30 (8): 1448-1455.

[5] Özdemirk, et al. Evaluation of urinary incontinence and quality of life in married women aged between 20 and 49 years (Sakarya,Turkey). Turk J Med Sci,2018,48 (1): 100-109.

[6] Treister-Goltzman Y, Peleg R. Urinary incontinence among Muslim women in Israel: Risk factorsand help-seeking behavior. Int Urogynecol J, 2017, 29 (4): 539-546.

[7] Juliato CR, et al. Factors associated with urinary incontinence in middle-aged women: A population-based household survey. Int Urogynecol J, 2017, 28 (3): 423-429.

[8] Thom DH, et al. Differences in prevalence of urinary incontinence by race/ethnicity. J Urol, 2006, 175 (1): 259-264.

[9] Milsom, I, et al. Global prevalence and economic burden of urgency urinary incontinence: A systematic review. European urology, 2014, 1 (1): 79-95.

[10] Coyne KS, Kvasz M, Ireland AM, Milsom I, Kopp ZS, Chapple CR. Urinary incontinence and its relationship to mental health and health-related quality of life in men and women in Sweden, the United Kingdom, and the United States. Eur Urol, 2012, 61: 88-95.

[11] Stewart WF, et al. Prevalence and burden of overactive bladder in the United States. World J Urol, 2003, 20: 327-336.

[12] deGroat WC. A neurologic basis for the overactive bladder. Urology, 1997, 50: 36-52; discussion 53-56.

[13] Andersson KE, Pehrson R. CNS involvement in overactive bladder: pathophysiology and opportunities for pharmacological intervention. Drugs, 2003, 63: 2595-2611.

[14] Fernandez O. Mechanisms and current treatments of urogenital dysfunction in multiple sclerosis. J Neurol, 2002, 249: 1-8.

[15] deGroat WC. Integrative control of the lower urinary tract: preclinical perspective. Br J Pharmacol, 2006, 147 Suppl 2: S25-S40.

[16] Andersson KE. Storage and voiding symptoms: pathophysiological aspects. Urology, 2003, 62 (5 Suppl2): 3-10.

[17] Brading AF. A myogenic basis for the overactive bladder. Urology, 1997, 50 (6A Suppl): 57-67; discussion 68-73.

[18] Banakhar MA, Al-Shaiji TF, Hassouna MM. Pathophysiology of overactive bladder. IntUrogynecol J, 2012, 23: 975-982.

[19] Steers WD. Pathophysiology of overactive bladder and urge urinary incontinence. Rev Urol, 2002, 4 Suppl4: S7-S18.

[20] Andersson KE. Antimuscarinics for treatment of overactive bladder. Lancet Neurol, 2004, 3: 46-53.

[21] Ouslander JG. Management of overactive bladder. N Engl J Med, 2004, 350: 786-799.

[22] Vizzard MA, Erdman SL, de Groat WC. Increased expression of neuronal nitric oxide synthase in bladder afferent pathways following chronic bladder irritation. J Comp Neurol, 1996, 370: 191-202.

[23] Liu HT, et al. Nerve growth factor levels in urine correlate with expression in urothelium but not suburothelium in the bladder tissues of overactive bladder syndrome. J Urol, 2010, 183 (4 Suppl): e644-645.

[24] Steers WD, De Groat WC. Effect of bladder outlet obstruction on micturition reflex pathways in the rat. J Urol, 1988, 140: 864-871.

[25] Yoshimura N, et al. Therapeutic receptor targets for lower urinary tract dysfunction. NaunynSchmiedebergs Arch Pharmacol, 2008, 377: 437-448.

[26] Neuhaus J, et al. Smooth muscle cells from human urinary bladder express connexin 43 in vivo and in vitro. World J Urol, 2002, 20: 250-254.

[27] Saito M, et al. Influence of aging on the rat urinary bladder function. UrolInt, 1991, 47 Suppl 1: 39-42.

[28] Nishimoto T, et al. Age-dependent alterations in beta-adrenergic responsiveness of rat detrusor smooth muscle. J Urol, 1995, 153: 1701-1705.

[29] Zorn BH, et al. Urinary incontinence and depression. J Urol, 1999, 162: 82-84.

[30] Read KE, Sanger GJ, Ramage AG. Evidence for the involvement of central 5-HT7 receptors in the micturition reflex in anaesthetized female rats. Br J Pharmacol, 2003, 140: 53-60.

二、诊断

尿急的定义：一种突发、强烈，且很难被延迟的排尿欲望。

急迫性尿失禁的定义：与尿急相伴随，或尿急后立即出现的不自主自尿道外口漏尿的现象。

急迫性尿失禁的诊断主要依靠主观症状和客观检查，诊断时应尽量明确产生本病症的病因。

1.强烈推荐

（1）病史

1）急迫性尿失禁相关症状：不自主自尿道外口漏尿是否与尿急感相伴随，或是在尿急后立即出现及其严重程度。

2）有无其他类型尿失禁相关症状：有无咳嗽、大笑、喷嚏、跳跃或行走等腹压增加状态下尿液的不自主漏出；有无排尿踌躇、尿线变细、射程变短、排尿费力等排尿困难症状。

3）泌尿系统其他症状：包括尿频、尿痛等尿路刺激症状；夜尿增多、遗尿、间歇排尿、排尿中断；血尿或下腹、腰部或会阴区不适等。

4）其他病史：糖尿病病史及血糖控制情况；肠道功能情况；泌尿及男性生殖系统疾病病史及治疗史；月经、生育、妇科疾病及治疗史；盆腔脏器疾病及治疗史（尤其须注意有无放疗史；女性需注意有无盆腔脏器脱垂性疾病）；神经系统疾病病史（脑卒中、脑出血、多发性硬化、脊髓外伤等）及治疗史，伴发疾病和药物服用史等[1-4]。

（2）体格检查

1）一般情况：认知能力、活动能力等。

2）全身体检：腹部检查需注意有无手术瘢痕、包块、压痛部位及尿潴留体征。双下肢有无水肿。神经系统检查包括会阴部感觉、下肢肌力、肛门括约肌张力及病理征等。

3）专科检查：有无盆腔脏器膨出及程度；外阴部有无长期感染所引起的异味、皮疹；双合诊了解子宫水平、大小和盆底肌收缩力等；直肠指诊检查括约肌肌力、前列腺体积、质地及有无结节，并观察有无直肠膨出。

4）特殊检查：压力诱发试验；膀胱颈抬举试验；棉签试验；球海绵体肌试验等。

2.推荐

（1）患者调查问卷表：可进行包括症状评分、轻重程度、症状问卷、患者满意度、目标达到情况列表、各种指数计算及健康相关的生活质量（health-related quality of life，HRQoL）评分等方面的评估。在对患者进行标准化评估时推荐使用调查问卷表，但截至目前，还没有任何一种问卷能同时满足对于疾病评估的所有需求，所以需要临床医师在使用时客观分析是单一使用还是联合使用[5-8]。

常用的有以下量表。

用于识别UI患者的评估工具：B-SAQ、OAB-SS OABV8，OAB-V3等。

评估症状困扰量表：PPBC，UDI或UDI-6，LUSQ，PGI-I和PGI-S等。

评估尿急影响量表：IUSS，U-IIQ，UU量表，U-UDI等。

症状评估和健康相关生活质量评估：ICIQ-UI简表，ICIQFLUTS，ICIQ-MLUTS，IIQ和IIQ-7，OAB-qSF，OAB-q（ICIQOABqol）PFDI和PFDI-20，PFIQ等。

评估患者的治疗满意度：BSW，OAB-SS，OABSAT-q，TBS等。

（2）排尿日记：排尿日记是客观测量排尿时间的可靠工具，对于不能描述自己液体摄入及排尿情况的患者推荐连续记录3～7天排尿日记，包括每次饮水时间、饮水量，排尿时间、尿量，尿失禁时间和有无伴随症状等。无论对于男性或是女性患者，排尿日记在记录平均单次尿量、日间排尿和夜尿次数，以及尿失禁发生频率方面均有良好的可重复性，并推荐所有尿失禁患者均通过排尿日记以评估是否同时存在其他储尿期及排尿期症状[9-11]。

（3）尿常规及尿培养：尿常规作为尿失禁患者初步评估的一部分，对于存在泌尿系感染的尿失禁患者建议治疗后重新评估。如感染症状持续存在，但尿常规未提示明确感染的患者可考虑行尿培养检查。不应通过治疗老年性无症状性菌尿来改善尿失禁症状[12,13]。

3.可选择性检查

（1）残余尿测定：在女性急迫性尿失禁的患者中，有10%患者残余尿量大于100ml[14]，故对于存在排尿期症状或复杂性尿失禁的患者应行残余尿检查，并在给予可能引起或加重排尿功能障碍的治疗后密切监测。测量方法首先推荐超声[15,16]，当不能选择时可考虑以置管导尿测量的方法。

（2）侵入性尿流动力学检查：尿流动力学参数的多变性限制了其临床的实用性。仅行非手术治疗时不常规行尿动力学检查。如患者下尿路症状较为复杂或考虑非手术治疗方式时，可考虑进行此检查，以供诊断和治疗参考[17,18]。

（3）尿垫试验：尿失禁定量时需要做尿垫试验，应制订标准化的活动方案和持续时间，可分为1小时尿垫试验及24小时尿垫试验，24小时尿垫试验更适合于家庭中的测量。虽然其评估尿失禁的严重程度及预测治疗效果的作用并不确定[19,20]，但是可用于明确尿失禁诊断，并可作为漏尿量的定量指标及治疗后客观恢复的观察指标[21]。

（4）其他：尿脱落细胞学检查、膀胱镜及影像学检查，目前不作为评价尿失禁的常规检查。但如患者出现血尿，或是顽固性的、治疗效果不佳的下尿路刺激症状可考虑行尿脱落细胞学检查及影像学检查[22]。

参 考 文 献

[1] FC Burkhard（Chair），et al. European Association of Urology Guidelines on Urinary Incontinence in Adults. European Association of Urology 2017 edition.

[2] Liang CC，et al. Predictors of persistence of preoperative urgency incontinence in women following pelvic organ prolapse repair. Taiwan J Obstet Gynecol，2015，54（6）：682-685.

[3] The American College of Obstricians and Gynecologists，Urinary Incontinence in Women，Female Pelvic Med Reconstr Surg，2015，21：304-314.

[4] Royal College of Obstetricians and Gynaecologists. Urinary incontinence in women：the management of urinary incontinence in women. September，2013.

[5] Shy M，Fletcher SG. Objective Evaluation of Overactive Bladder：Which Surveys Should I Use? Curr Bladder Dysfunct Rep，2013，8（1）：45-50.

[6] Farrell SA，et al. Women's ability to assess their urinary incontinence type using the QUID as an educational tool. IntUrogynecol J，2013，24（5）：759-762.

[7] Hess R，et al. Long-term efficacy and safety of questionnaire-based initiation of urgency urinary incontinence treatment. Am J ObstetGynecol，2013，209（3）：244. e1-e9.

[8] Reis RB，et al. Lack of association between the ICIQ-SF questionnaire and the urodynamic diagnosis in men with post radical prostatectomy incontinence. Acta Cir Bras，2013，28 Suppl 1：37-42.

[9] Ertberg P，et al. A comparison of three methods to evaluate maximum bladder capacity：cystometry，uroflowmetry and a 24-h voiding diary in women with urinary incontinence. Acta Obstet Gynecol Scand，2003，82：374.

[10] Brown JS，McNaughton KS，Wyman JF，et al. Measurement characteristics of a voiding diary for use by men and women with overactive bladder. Urology，2003，61（4）：802-809.

[11] Nygaard I，Holcomb R. Reproducibility of the seven-day voiding diary in women with stress urinary incontinence. IntUrogynecol J Pelvic Floor Dysfunct，2000，11（1）：15-17.

[12] Buchsbaum GM，et al. Utility of urine reagent strip in screening women with incontinence for urinary tract infection. Int Urogynecol J Pelvic Floor Dysfunct，2004，15：391.

[13] Arinzon Z，et al. Clinical presentation of urinary tract infection（UTI）differs with aging in women. Arch Gerontol Geriatr，2012，55：145.

[14] Tseng LH，et al. Postvoid residual urine in women with stress incontinence. NeurourolUrodyn，2008，27（1）：48-51.

[15] Goode PS，et al. Measurement of postvoid residual urine with portable transabdominal bladder ultrasound scanner and urethral catheterization. IntUrogynecol J Pelvic Floor Dysfunct，2000，11（5）：296-300.

[16] Gehrich A，et al. Establishing a mean postvoid residual volume in asymptomatic perimenopausal and postmenopausal women. Obstet Gynecol，2007，110：827.

[17] Van Leijsen SA，et al. The correlation between clinical and urodynamic diagnosis in classifying the type of urinary incontinence in women. A systematic review of the literature. Neurourol Urodyn，2011，30：495.

[18] Klarskov N. Urethral pressure reflectometry. A method for simultaneous measurements of pressure and cross-sectional area in the female urethra. Dan Med J，2012，59：B4412.

[19] Al Afraa TA，et al. Normal lower urinary tract assessment in women：I. Uroflowmetry and post-void residual，pad tests，and bladder diaries. IntUrogynecol J，2012，23（6）：681-685.

[20] Richter HE，et al. Demographic and clinical predictors of treatment failure one year after midurethral sling surgery. ObstetGynecol，2011，117（4）：913-921.

[21] Krhut J，et al. Pad weight testing in the evaluation of urinary incontinence. Neurourol Urodyn，2014，33：507.

[22] Antunes-Lopes T，et al. Biomarkers in lower urinary tract symptoms/overactive bladder：a critical overview. Curr Opin Urol，2014，24：352.

三、治疗

急迫性尿失禁（UUI）现有的治疗方法主要以改善患者的临床症状为主。对由于膀胱局部因素引起的UUI，在缓解症状的同时，应积极去除引起症状的病因如膀胱炎症、结石、肿瘤、异物和前列腺增生；对于其他膀胱以外因素（如心力衰竭、阻塞性肺疾病、神经系统疾病、糖尿病、代谢性疾病、睡眠障碍、抑郁、盆底疼痛、便秘、药物等）引起的UUI应在积极处理原发病的同时，缓解下尿路症状[1-2]。

当暂不能接受积极治疗或者治疗效果不佳时建议轻度尿失禁患者可使用一次性尿垫，根据不同的吸收材料和设计选择合适的尿垫。对于中重度患者权衡利弊考虑尿垫、导尿管及外用容器设备[3-5]。

目前的治疗主要采用行为控制疗法、电刺激疗法、生物反馈疗法、药物治疗和外科治疗等方法。

（一）非手术治疗

在急迫性尿失禁的治疗中，非手术治疗占有十分重要的地位。相对于外科治疗，其侵入性小、价格低廉、操作简单，若使用得当，几乎很少有严重的不良反应，能够有效改善尿失禁症状，提高患者生活质量。

1.膀胱训练（强烈推荐）　膀胱训练主要包括定时排尿和延迟排尿。

定时排尿是指在规定的时间间隔内排尿，主要适用于由于认知或运动障碍导致尿失禁的患者。嘱患者每2～4小时排尿1次，尽量在白天定时排尿，减少夜间排尿次数，以消除不良排尿习惯，建立新的条件反射[6]。延迟排尿是指通过训练膀胱主动延长两次排尿间隔时间，达到增加膀胱尿意容量、减少排尿次数、抑制膀胱收缩的目的，主要适用于尿频、尿急、尿失禁，功能性膀胱容量小、实际容量正常的患者[7,8]。

具体的膀胱训练方案目前尚无定论，应根据患者具体情况，参照排尿日记、膀胱容量、残余尿量以及尿动力学检查结果等指标制订。一般情况下，白天每2小时排尿1次，夜间每4小时排尿1次，每次尿量小于350ml。膀胱训练需要结合生活方式的调节。

虽然目前无明确证据表明摄入咖啡因、体育运动、饮水量、吸烟等与尿失禁发生的相关性，但减少刺激性、兴奋性饮料的摄入可使尿液分泌更加规律，有助于膀胱训练的开展[9-11]。

膀胱训练是改善尿失禁的有效方法，停止治疗后会降低其有效性。目前仍不确定膀胱训练与药物治疗急迫性尿失禁的疗效差异。无论是单独还是作为行为治疗的一部分，膀胱训练都能够改善老年人的尿失禁。膀胱训练联合M受体拮抗剂与单独应用药物相比并不能增加对尿失禁改善率，但可改善尿频和夜尿的发生[12]。

2.盆底肌训练（强烈推荐）　盆底肌训练（pelvic floor muscle training，PFMT）可增强盆底与括约肌力量，从而抑制逼尿肌过度活动（detrusor overactivity，DO），改善尿失禁症状及提高生活质量[13-15]。具体训练方法可参考女性压力性尿失禁诊断治疗指南的相关章节。PFMT结合生物反馈、电刺激治疗可提高治疗效果[16]。

3.生物反馈（推荐）　生物反馈治疗是利用置入阴道或直肠内的反馈治疗仪以声、光、图像等形式表达膀胱的活动，当患者出现DO时，仪器即发出特定的声、光、图像等信号，使患者能直接感知膀胱活动并有意识地逐渐学会自我控制，从而达到抑制膀胱收缩的目的。

与单纯盆底肌训练相比，生物反馈更为直观和易于掌握，短期疗效可优于单纯盆底肌训练，但远期疗效尚不明确[17]。推荐应用肌电图生物反馈指导盆底肌训练，能够加强肌肉收缩后放松的效率和盆底肌张力，巩固盆底肌训练的效果[18,19]。

4.电刺激治疗（可选）　电刺激盆底肌肉可以使逼尿肌松弛，尿道括约肌收缩，增加膀胱出口阻力以达到治疗尿失禁的目的[20]。有研究报道盆底肌电刺激对尿失禁的治愈率和有效率分别达到34.5%和27.5%，主要表现在初始感觉的膀胱容量和有效膀胱容量的增加以及尿失禁发生次数的减少[21-24]。会阴完全失神经支配者是电刺激治疗的禁忌证，相对禁忌证包括心脏起搏器置入、妊娠、重度盆腔器官脱垂、下尿路感染、萎缩性阴道炎、阴道感染和出血。

5.针灸（可选）　针灸疗法具有操作简单、痛苦小、价格经济等优点，可作为改善急迫性尿失禁的方法之一。目前最常用的穴位是八髎、三阴交和中极，刺激方式包括针刺和电针[25-27]。

参 考 文 献

［1］Sarma AV，et al. Risk factors for urinary incontinence among women with type 1 diabetes：findings from the epidemiology of diabetes interventions and complications study. Urology，2009，73：1203.

［2］Kaplan SA，et al. Systematic review of the relationship between bladder and bowel function：implications for patient management. Int J Clin Pract，2013，67：205.

［3］Prieto J，et al. Catheter designs，techniques and strategies for intermittent catheterisation：What is the evidence for preventing symptomatic UTI and other complications？A Cochrane systematic review. Eur Urol Suppl，2014，13：e762.

［4］Hakansson MA. Reuse versus single-use catheters for intermittent catheterization：what is safe and preferred？Review of current status. Spinal Cord，2014，52：511.

［5］Jahn P，et al. Types of indwelling urinary catheters for long-term bladder drainage in adults. Cochrane Database Syst Rev，2012，10：CD004997.

［6］张莉，等. 行为训练对女性下尿路症状疗效的影响. 护理学杂志，2014，29（18）：39-41.

[7] FC Burkhard, et al. EAU guidelines on urinary incontinence in adults. European Association of Urology, 2017.

[8] Fantl JA, et al. Efficacy of bladder training in older women with urinary incontinence. JAMA, 1991, 265: 609-613.

[9] Townsend MK, et al. Caffeine intake and risk of urinary incontinence progression among women. Obstet Gynecol, 2012, 119: 950.

[10] Zimmern P, et al. Effect of fluid management on fluid intake and urge incontinence in a trial for overactive bladder in women. BJU Int, 2010, 105: 1680.

[11] Imamura M, et al. Systematic review and economic modelling of the effectiveness and costeffectiveness of non-surgical treatments for women with stress urinary incontinence. Health Technol Assess, 2010, 14: 1.

[12] Rai BP, et al. Anticholinergic drugs versus non-drug active therapies for non-neurogenic overactive bladder syndrome in adults. Cochrane Database Syst Rev, 2012, 12: CD003193.

[13] Nie XF, et al. A meta-analysis of pelvic floor muscle training for the treatment of urinary incontinence. Int J Gynaecol Obstet, 2017 Sep, 138 (3): 250-255.

[14] Angelini K. Pelvic Floor Muscle Training to Manage Overactive Bladder and Urinary Incontinence. Nurs Womens Health, 2017 Feb-Mar, 21 (1): 51-57.

[15] Hay-Smith EJ, et al. Comparisons of approaches to pelvic floor muscle training for urinary incontinence in women. Cochrane Database Syst Rev, 2011: CD009508.

[16] Griffiths D, et al. Brain Mechanisms Underlying Urge Incontinence and its Response to Pelvic Floor Muscle Training. J Urol, 2015 Sep, 194 (3): 708-715.

[17] Herderschee R, et al. Feedback or biofeedback to augment pelvic muscle training for urinary incontinence in women. Cochrane Database Syst Rev, 2011: CD00925211.

[18] Hay-Smith J, et al. Pelvic floor muscle training for prevention and treatment of urinary and faecal incontinence in antenatal and postnatal women. Cochrane Database Syst Rev, 2008: CD007471.

[19] Shamliyan T, Wyman J, Kane RL. Nonsurgical treatments for urinary incontinence in adult women: diagnosis and comparative effectiveness (internet), 2012.

[20] Berghmans LC, et al. Conservative treatment of urge urinary incontinence in women: a systematic review of randomized clinical trials. BJU Int, 2000, 85 (3): 254-263.

[21] Arruda RM, et al. Clinical and urodynamic evaluation of women with detrusor instability before and after functional pelvic floor electrostimulation. Clin Exp Obstet Gynecol, 2003, 30 (4): 220-222.

[22] Berghmans B, et al. Electrical stimulation with non-implanted electrodes for urinary incontinence in men. Cochrane Database Syst Rev, 2013: CD001202.

[23] Lim R, et al. Efficacy of electromagnetic therapy for urinary incontinence: A systematic review. Neurourol Urodyn, 2015, 34: 713.

[24] Hartmann KE, et al. Treatment of overactive bladder in women. Evid Rep Technol Assess (Full Rep), 2009, 1.

[25] 卢静. 电针神经刺激法治疗急迫性尿失禁疗效观察. 中国针灸, 2012, 32 (8): 691-695.

[26] 叶永铭, 等. 针刺治疗卒中后尿失禁尿动力学分析. 中国针灸, 2000, 20 (11): 645-646.

[27] 徐鹏恒, 等. 尿失禁的针灸治疗研究进展. 湖南中医杂志, 2015, 31 (8): 168-169.

(二)药物治疗(强烈推荐)

目前治疗急迫性尿失禁的药物主要包括M受体拮抗剂和β_3肾上腺素能受体激动剂。

1. M受体拮抗剂(强烈推荐) 目前已知在5种M受体亚型中,逼尿肌上主要分布M_2和M_3受体,其中M_3受体是调控逼尿肌收缩的主要受体亚型[1]。M受体拮抗剂可选择性作用于膀胱,阻断乙酰胆碱与介导逼尿肌收缩的M受体结合,抑制逼尿肌不自主收缩,改善膀胱储尿功能[2,3]。M受体拮抗剂治疗OAB的疗效和安全性已经获得广泛的循证医学证据支持[4]。目前常用的药物有以下几种:托特罗定、索利那新、丙哌维林、曲司氯铵等。口干是最常见的副作用,便秘、视物模糊、疲劳和认知功能障碍也可能发生[5]。其中索利那新是高选择性M_3受体拮抗剂,因此口干副作用小[2],中枢神经系统副作用也较小,较少影响认知功能[6,7]。

在老年人中,抗胆碱能药物对认知的影响随着药物应用时间的增加而增加。相关研究发现索利那新、达非那新、非索罗定和曲司氯铵等引起老年人认知功能障碍的可能性较小[8,9]。

2. β_3肾上腺素能受体激动剂(强烈推荐) β_3肾上腺素受体是调节膀胱逼尿肌松弛的最主要的β受体亚型,β_3受体激动剂治疗非神经源性急迫性尿失禁有效且安全,可以缓解尿频和尿失禁症状,同时耐受性良好,口干、便秘等不良反应的发生率与安慰剂相当[10]。米拉贝隆(Mirabegron)为目前已上市的β_3受体激动剂。对于有不能控制的高血压患者禁用[11,12]。

参 考 文 献

[1] Oelke M, et al. EAU guidelines on the treatment and follow-up of non-neurogenic male lower urinary tract symptoms including benign prostatic struction. EurUrol, 2013, 64: 118-140.

[2] Abrams P, Andersson KE. Muscarinic receptor antagonists for overactive bladder. BJU Int, 2007, 100 (5): 987-1006.

[3] 郑吉琼, 张正望. 胆碱能M受体: 膀胱过度活动症治疗的关键. 复旦学报: 医学版, 2012, 39 (1): 99-102.

[4] 金锡御, 等. 膀胱过度活动症临床指导原则. 中华泌尿外科杂志, 2002, 23: 311-313.

[5] Tatyana Shamliyan, et al. Nonsurgical Treatments for Urinary Incontinence in Adult Women: Diagnosis and Comparative Effectiveness, 2012, IUGA-ICS Conservative Management for Female Pelvic Floor Dysfunction: Rockville (MD).

[6] Zinner N, et al. Impact of solifenacin on quality of life, medical care use, work productivity, and health utility in the elderly: an exploratory subgroup analysis. Am J Geriatr Pharmacother, 2009, 7: 373.

[7] Wesnes KA, et al. Exploratory pilot study assessing the risk of cognitive impairment or sedation in the elderly following single doses of solifenacin 10 mg. Expert Opin. Drug Saf, 2009, 8 (6): 615-626.

[8] Fox C, et al. Anticholinergic medication use and cognitive impairment in the older population: the medical research council cognitive function and ageing study. J Am Geriatr Soc, 2011, 59: 1477.

[9] Campbell N, et al. The cognitive impact of anticholinergics: a clinical review. Clin Interv Aging, 2009, 4: 225.

[10] Chapple CR, et al. Mirabegron in overactive bladder: A review of efficacy, safety, and tolerability. NeurourolUrodyn, 2014, 33 (1): 17-30.

[11] Wagg A, et al. Persistence and adherence with the new beta-3 receptor agonist, mirabegron, versus antimuscarinics in overactive bladder: Early experience in Canada. Can Urol Assoc J, 2015, 9: 343.

[12] Chapple C, et al. Efficacy of the beta3-adrenoceptor agonist mirabegron for the treatment of overactive bladder by severity of incontinence at baseline: a post hoc analysis of pooled data from three randomised phase 3 trials. Eur Urol, 2015, 67: 11.

(三) 外科治疗 (可选)

当非手术治疗或药物治疗急迫性尿失禁疗效不满

意时, 应考虑外科治疗。

1.适应证

(1) 非手术治疗效果不佳或不能耐受的患者。

(2) 中重度尿失禁, 严重影响生活质量的患者。

(3) 生活质量要求较高的患者。

(4) 伴有上尿路功能异常需行尿路重建, 同时存在急迫性尿失禁的患者。

2.治疗类型 常见的外科治疗类型包括膀胱灌注 (辣椒辣素、超强辣素等)、A型肉毒毒素膀胱壁注射、神经调节和膀胱扩大术。

(1) 膀胱灌注: 辣椒辣素、RTX等。

辣椒辣素 (capsaicin) 为P物质的拮抗剂, 研究表明OAB患者经辣椒辣素膀胱灌注治疗后, 有44%对疗效满意, 36%症状改善, 20%无效[1]。超强辣素 (resiniferatoxin) 是一种比辣椒辣素更有效的神经感觉传入阻滞剂, 它的疗效不次于辣椒辣素而且没有烧灼作用。Kim总结了上述药物的治疗经验认为经膀胱内灌注给药是治疗顽固性OAB可行的治疗措施[2]。

其他膀胱内灌注药物包括溴化物、利多卡因、奥昔布宁和维拉帕米。膀胱内灌注奥昔布宁可能有更好的耐受性, 既能达到口服给药的血浆水平, 又可减少口干并发症[3]。

(2) A型肉毒毒素膀胱壁注射治疗 (BTX-A): BTX-A因药品规格不同需要相应调整剂量。国产BTX-A在临床应用中显示出很好的疗效, 但缺乏与进口同类制品的直接比较。2015版欧洲泌尿外科尿失禁治疗指南推荐使用100U Onabotulinum toxin A (onabotA, BOTOX®) 溶于10ml生理盐水后, 分20个点 (每点0.5ml) 在三角区以上位置的膀胱壁注射治疗OAB及难治性急迫性尿失禁[4,5]。一项来自欧洲的III期临床研究中, 1105例使用抗胆碱能药物无效的急迫性尿失禁患者接受100U BOTOX治疗, 12周后治疗组患者尿失禁发生次数及每日排尿次数均较基线显著减少, 治疗组22.9%患者达到完全干燥, 而对照组仅为6.5%, 60%的治疗组患者认为治疗能够明显改善下尿路症状[6]。研究显示BOTOX对老年急迫性尿失禁患者同样有效, 但尿潴留的发生率较高[7]。术前需告知患者注药后可能症状改善的时间有限, 研究显示再次治疗的中位时间为24周[6]。

另外一项随机对照研究 (randomized controlled trial, RCT) 比较了膀胱逼尿肌注射100U BOTOX和口服索利那新治疗急迫性尿失禁的疗效, 结果显示治疗6个月后两者疗效相似, 但BOTOX组在最初2个月尿潴留 (5%vs.0%) 及总体泌尿系统感染 (33%vs.

13%）的发生率较高[8]。

成人接受BTX-A膀胱壁注射后最常见的并发症是下尿路感染、尿潴留及残余尿量增加，可能需要间歇导尿排空膀胱[9]。急性肉毒毒素中毒可引起全身瘫痪和呼吸衰竭，也有个别少见的并发症如注射后一过性的全身肌无力、过敏反应、流感样症状等[10]。本药品需按相关规定严格管理。

（3）神经调节（neuromodulation）

① 骶神经电刺激（sacral nerve stimulation, SNS）：也称为骶神经电调控疗法，为排尿功能障碍患者的治疗提供了一种新途径。

目前临床广泛应用的手术方法，包括试验性刺激和永久性植入两个阶段。一项欧洲报道SNS治疗急迫性尿失禁的研究结果显示：术后1～3年50%患者尿失禁发生率降低大于90%，25%患者尿失禁症状改善在50%～90%，剩余25%患者症状改善低于50%[11]。另两项报道结果显示，患者在接受SNS治疗后4年急迫性尿失禁症状持续改善超过50%，治愈率达到15%[12,13]。

Siegel报道SNS治疗急迫性尿失禁的一组多中心研究结果显示：术后2年56%的尿频、尿急患者排尿次数减少50%，术后3年在41例急迫性尿失禁的患者59%漏尿次数减少50%，且46%无漏尿[14]。

多中心的SNS临床研究表明：在SNS术后6个月，77%接受SNS植入术的急迫性尿失禁患者已完全没有重度漏尿的发生，与之相比未植入的对照组仅为8%；在这组患者中，临床效果持续达18个月，此时植入组52%患者达到完全干燥、24%患者尿失禁得到大于50%的改善。同样，与对照组相比，在SNS术后6个月难治性尿频尿急症患者的平均每日排尿次数显著下降，植入组显著下降率为56%，而对照组仅为4%[15]。

随着国内对神经调节机制的认识深入及技术的改进，国内专家制定了详细的适应证及操作流程，SNS有希望获得更高的成功率和减少再手术率[16]。

② 胫后神经刺激术：1983年McGurie首先发现电流经皮刺激胫后、腓总神经可以抑制膀胱过度活动。Michael报道37例尿急-尿频综合征和急迫性尿失禁的患者经胫后神经刺激术治疗后60%有效，可明显降低漏尿次数、减少尿垫使用次数、排尿次数、夜尿次数，仅有轻度副作用[17]。另有其他研究也表明胫后神经刺激术是一种安全、有效、经济的治疗方法[18]。Manríquez研究发现胫后神经刺激术可降低尿急、急迫性尿失禁的发生率，与缓释奥昔布宁疗效相同[19]。

（4）膀胱扩大术：膀胱扩大术应严格掌握手术适应证，仅用于严重的顽固性逼尿肌过度活动，低顺应性膀胱，膀胱容量过小，且危害上路功能，经其他治疗无效者。手术方法有自体膀胱扩大术和肠道膀胱扩大术。

1）自体膀胱扩大术：自体膀胱扩大通常是通过切开或切除逼尿肌的一部分，以造成黏膜膨出或假性憩室，达到增加容量、减小储尿期压力的目的。术中应切除脐尿管周围膀胱顶、后壁、两侧壁约占总量至少20%的逼尿肌组织，以期更有效地抑制DO[20,21]。

自体膀胱扩大术的适应证：经过M受体拮抗剂等药物、或A型肉毒毒素注射治疗无效的DO患者，推荐术前膀胱测压容量成人不应低于200～300ml、或同年龄正常膀胱容量的70%，术后大多数患者须配合间歇导尿[20-22]。约2/3的患者术后长期疗效稳定，效果不佳的患者仍可接受肠道膀胱扩大术[22]。

主要并发症有膀胱穿孔、保留的膀胱黏膜缺血纤维化等。但由于该术式不涉及肠道，手术创伤较肠道膀胱扩大术小，并发症发生率较低[22]。

2）肠道膀胱扩大术：肠道膀胱扩大术通过截取一段肠管，将截取的肠管沿对系膜缘剖开按"去管化"原则折叠缝合成U形、S形或W形的肠补片，将肠补片与剖开的膀胱吻合形成新的有足够容量的储尿囊，从而达到扩大膀胱容量、低压储尿、防止上尿路损害的目的。目前常用的是回肠及乙状结肠膀胱扩大术[20,23,24]。

肠道膀胱扩大术的适应证：严重DO、因感染、结核、辐射等致逼尿肌严重纤维化或膀胱挛缩、膀胱顺应性极差、合并膀胱输尿管反流或壁段输尿管狭窄的患者[20,23,24]。严重肾功能不全的患者应慎用该术式。禁忌证包括合并Crohn病或溃疡性结肠炎等肠道炎症性疾病、既往因接受盆腔放疗或腹部手术导致的严重腹腔粘连等[25]。

肠道膀胱扩大术长期疗效确切[25-30]，目前仍然为膀胱扩大术的"金标准"。术后患者须配合间歇导尿。主要并发症有肠道分泌黏液阻塞尿路、尿路感染、结石形成、肠梗阻、肠道功能紊乱、高氯性酸中毒、维生素B_{12}缺乏、电解质紊乱、储尿囊破裂、血栓形成、储尿囊恶变等[25-28]。一项5～17年的随访中，267例患者中，67例为非神经源性UUI，38%的患者需要间歇性自家清洁导尿。25%有肠道相关症状，16%有代谢紊乱。13%泌尿系统结石[29]。该术式在保护肾功能、提高生活质量、改善尿流动力学参数方面和BTX-A膀胱壁注射术类似，但疗效更长久[30]。一项比较肠道膀胱扩大术治疗原发性急迫性尿失禁及神经源性急迫性尿失禁的研究结果显示：在平均74.5个月的随访期内，仅53%患者保持干燥对手术满意，25%患者出现偶发尿失禁，18%患者出现尿失禁症状反复发作[31]。

目前比较膀胱扩大术和其他治疗UUI方法疗效的随机对照研究较少。对肉毒杆菌毒素膀胱内注射或骶神经调节的方法等治疗失败的逼尿肌过度活动引起的尿失禁患者可行膀胱扩大成形术。但应告知接受膀胱扩大成形术的患者术后可能有尿潴留并需进行清洁自家导尿的高风险。鉴于行肠道膀胱扩大术的患者术后需改变排尿方式，因此高度推荐对术后患者进行终身随访。

（5）尿流改道术：不应采用膀胱切除术来治疗急迫性尿失禁。对侵入性较低的治疗方法失败且能接受造口的患者提供尿流改道术。目前相关研究报道较少[32]。

对于尿流改道术的患者需要终身随访。

参 考 文 献

［1］Kim DY, Chancellor MB. Intravesicalneuromodulatory drugs: capsaicin and resiniferatoxin to treat the overactive bladder. J Endourol, 2000, 14（1）: 97-103.

［2］De Ridder D, et al. Intravesical capsaicin as a treatment for refractory detrusor hyperreflexia: a dual center study with long-term followup. J Urol, 1997, 158（6）: 2087-2092.

［3］Pitsikas N. Duloxetine, Eli Lilly & Co. Curr Opin Investig Drugs, 2000, 1（1）: 116-121.

［4］Duthie JB, et al. Botulinum toxin injections for adults with overactive bladder syndrome. Cochrane Database Syst Rev, 2011: CD005493.

［5］Mangera A, et al. Contemporary management of lower urinary tract disease with botulinum toxin A: a systematic review of botox（onabotulinumtoxinA）and dysport（abobotulinumtoxinA）. EurUrol, 2011, 60（4）: 784-795.

［6］Nitti VW, et al. OnabotulinumtoxinA for the treatment of patients with overactive bladder and urinary incontinence: results of a phase 3, randomized, placebo controlled trial. J Urol, 2013, 189（6）: 2186-2193.

［7］White WM, et al. Short-term efficacy of botulinum toxin a for refractory overactive bladder in the elderly population. J Urol, 2008, 180（6）: 2522-2526.

［8］Visco AG, et al. Anticholinergic therapy vs. onabotulinumtoxina for urgency urinary incontinence. N Engl J Med, 2012, 367（19）: 1803-1813.

［9］Chapple C, et al. OnabotulinumtoxinA 100 U significantly improves all idiopathic overactive bladder symptoms and quality of life in patients with overactive bladder and urinary incontinence: a randomised, double-blind, placebo-controlled trial. EurUrol, 2013, 64（2）: 249-256.

［10］Apostolidis A, et al. Recommendations on the use of botulinum toxin in the treatment of lower urinary tract disorders and pelvic floor dysfunctions: An European consensus report. EurUrol, 2009, 55（1）: 100-119.

［11］Brazzelli M, Murray A, Fraser C. Efficacy and safety of sacral nerve stimulation for urinary urge incontinence: a systematic review. J Urol, 2006, 175（3 Pt 1）: 835-841.

［12］Groen J, Blok BF, Bosch JL. Sacral neuromodulation as treatment for refractory idiopathic urge urinary incontinence: 5-year results of a longitudinal study in 60 women. J Urol, 2011, 186（3）: 954-959.

［13］van Kerrebroeck PE, et al. Results of sacral neuromodulation therapy for urinary voiding dysfunction: outcomes of a prospective, worldwide clinical study. J Urol, 2007, 178（5）: 2029-2034.

［14］Govier FE, et al. Percutaneous afferent neuromodulation for the refractory overactive bladder: results of a multicenter study. J Urol, 2001, 165（4）: 1193-1198.

［15］Siegel SW, et al. Long-term results of a multicenter study on sacral nerve stimulation for treatment of urinary urge incontinence, urgency-frequency, and retention. Urology, 2000, 56（6 Suppl 1）: 87-91.

［16］陈国庆, 等. 骶神经调节术临床应用中国专家共识. 中华泌尿外科杂志, 2014, 35（1）: 1-5.

［17］Yamanishi T, et al. Comparative study of the effects of magnetic versus electrical stimulation on inhibition of detrusor overactivity. Urology, 2000, 56（5）: 777-781.

［18］Balken MR, et al. Posterior tibial nerve stimulation as neuromodulative treatment of lower urinary tract dysfunction. J Urol, 2001, 166（3）: 914-918.

［19］Manríquez V, et al, Transcutaneous posterior tibial nerve stimulation versus extended release oxybutynin in overactive bladder patients. A prospective randomized trial. Eur J Obstet Gynecol Reprod Biol, 2016, Jan, 196: 6-10.

［20］Kumar SP, Abrams PH. Detrusor myectomy: long-term results with a minimum follow-up of 2 years. BJU Int, 2005, 96（3）: 341-344.

［21］Leng WW, et al. Enterocystoplasty or detrusor myectomy? Comparison of indications and outcomes for bladder augmentation. J Urol, 1999, 161（3）: 758-763.

［22］Aslam MZ, Agarwal M. Detrusor myectomy: Long

term functional results. Int J Urol, 2012, 19（12）: 1099-1102.

［23］Daher P, et al. Bladder augmentation and/or continent urinary diversion: 10-year experience. Eur J PediatrSurg, 2007, 17（2）: 119-123.

［24］Biers SM, Venn SN, Greenwell TJ. The past, present and future of augmentation cystoplasty. BJU International, 2012, 109（9）: 1280-1293.

［25］Blaivas JG, et al. Long-term follow up of augmentation enterocystoplasty and continent diversion in patients with benign disease. J Urol, 2005, 173（5）: 1631-1634.

［26］Husmann DA, Rathbun SR. Long-term follow up of enteric bladder augmentations: the risk for malignancy. J PediatrUrol, 2008, 4（5）: 381-385.

［27］Somani BK, et al. Bowel dysfunction after transposition of intestinal segments into the urinary tract: 8-year prospective cohort study. J Urol, 2007, 177（5）: 1793-1798.

［28］Blackburn SC, et al. Ileal bladder augmentation and vitamin B_{12}: Levels decrease with time after surgery. Journal of Pediatric Urology, 2012, 8（1）: 47-50.

［29］Greenwell TJ, et al. Augmentation cystoplasty. BJU Int, 2001, 88: 511.

［30］El-Azab A. Patients' reported outcomes after augmentation cystoplasty and intravesicalbotulinum neurotoxin for refractory overactive bladder. J Urol, 2012, 187（4）: e668.

［31］Awad SA, et al. Long-term results and complications of augmentation ileocystoplasty for idiopathic urge incontinence in women. Br J Urol, 1998, 81（4）: 569-573.

［32］Cody JD, et al. Urinary diversion and bladder reconstruction/replacement using intestinal segments for intractable incontinence or following cystectomy. Cochrane Database Syst Rev, 2012: CD003306.

四、随访

无论采取何种治疗方法，随访时都应详细询问患者尿失禁及伴随症状的变化、不良反应发生的情况，以调整治疗方案。高度推荐连续72小时排尿日记和国际尿失禁咨询委员会尿失禁问卷表简表（the international consultation on incontinence questionnaire-short form, ICI-Q-SF），不同的治疗方法又有其各自的随访侧重内容。

（一）非手术治疗的随访

1. 膀胱训练的随访　多在坚持训练后4～8周随访，单纯采用膀胱训练疗法效果不佳的患者应考虑加用其他治疗方法，目前缺乏长期随访的报道[1,2]。

2. 盆底肌训练（PFMT）的随访　在PFMT后至少8周随访，应详细询问患者实施PFMT的具体情况，给予训练方法上的指导，可选盆底肌收缩强度测试评价PFMT的效果。

3. 生物反馈的随访　生物反馈通常与PFMT和（或）电刺激疗法联合进行，随访的时间和内容与这两种疗法一致。

4. 电刺激治疗的随访　多在治疗后4～8周随访，应注意了解副作用发生的情况，如直肠刺激症状、阴道疼痛、出血、感染等[3]。

（二）药物治疗的随访

1. 时间多为4～8周[4]。

2. 随访时需监测残余尿量，注意药物不良反应的观察及记录：如M受体拮抗剂导致的口干、便秘、中枢神经系统症状；米拉贝隆导致的高血压、鼻咽炎等副作用。

（三）外科治疗的随访

1. 膀胱灌注的随访　治疗后3个月随访，行尿常规检查了解是否存在泌尿系统感染，可选尿流动力学检查。

2. 肉毒毒素膀胱壁注射治疗的随访　治疗后3周开始随访[5]，行尿常规检查了解是否存在泌尿系统感染，注意监测残余尿量，必要时需行间歇自家导尿[4]，可选尿流动力学检查。

3. 神经调节的随访

（1）骶神经电刺激术的随访：术后2周、3个月、6个月各随访1次，之后每6个月1次。每次随访内容包括体格检查、排尿日记、程控刺激参数检测和（或）调整、骶尾部X线正侧位片，同时关注患者精神心理状态，必要时行心理评估及干预[6]。

（2）胫后神经刺激术的随访：术后12周开始随访[7]，除UUI及伴随症状的评估外，还应注意术野局部疼痛的处理[4]。

4. 膀胱扩大术的随访　推荐术后6周内至少进行1次随访，主要了解近期并发症。6周以后主要了解远期并发症及手术疗效，高度推荐对患者进行终身随访。

随访时检查尿常规、血肌酐及电解质，影像学检查了解上尿路情况，推荐行尿流动力学检查。对间歇自家导尿患者进行指导。

膀胱扩大术的近期并发症有肠梗阻、感染、血栓形成、出血、瘘等；远期并发症有尿路感染、结石形成、代谢紊乱、肾功能损害、膀胱穿孔、肠道症状、储尿囊恶变等[7-9]，随访时须观察和记录。

参 考 文 献

[1] Roe B, et al. Systematic reviews of bladder training and voiding programmes in adults：a synopsis of findings on theory and methods using metastudy techniques. J AdvNurs, 2007, 57（1）: 3-14.

[2] Roe B, et al. Systematic reviews of bladder training and voiding programmes in adults：a synopsis of findings from data analysis and outcomes using metastudy techniques. J AdvNurs, 2007, 57（1）: 15-31.

[3] Schreiner L, et al. Electrical stimulation for urinary incontinence in women：a systematic review. IntBraz J Urol, 2013, 39（4）: 454-464.

[4] Gormley EA, et al. Diagnosis and Treatment of Overactive Bladder（Non-Neurogenic）in Adults：AUA/SUFU Guideline Amendment. J Urol, 2015, 193（5）: 1572-1580.

[5] 廖利民，等. 经尿道膀胱壁A型肉毒毒素注射治疗脊髓损伤患者逼尿肌反射亢进及神经原性尿失禁. 中华泌尿外科杂志, 2004, 25: 596-598.

[6] 陈国庆，等. 骶神经调节术临床应用中国专家共识. 中华泌尿外科杂志, 2014, 35: 1-5.

[7] Lucas MG, et al. European Association of Urology guidelines on urinary incontinence, 2015, edition.

[8] Biardeau X, et al. Risk of malignancy after augmentation cystoplasty：A systematic review. Neurourol Urodyn, 2016 Aug, 35（6）: 675-682.

[9] Husmann DA, Rathbun SR. Long-term follow up of enteric bladder augmentations：the risk for malignancy. J PediatrUrol, 2008, 4（5）: 381-385.

五、预防

（一）普及教育

急迫性尿失禁是中老年人群的一种常见疾病。首先，医务人员应逐步提高自身对该疾病的认识及诊治水平，并广泛开展健康宣教活动，使公众了解正常和异常的膀胱功能，培养正确的排尿习惯，认识并了解急迫性尿失禁是一种可以诊断和治疗的疾病，便于对该疾病做到早发现、早诊断、早治疗。对于急迫性尿失禁患者，还应注意心理疏导，向患者及其家属说明本病的发病情况及主要危害，以解除其心理压力，纠正不良的排尿及生活习惯，将其对患者生活质量的影响降到最低限度。

（二）控制体重

流行病学研究显示肥胖是尿失禁发生的危险因素[1-4]，通过外科手术减肥可以降低肥胖女性UUI的发生率[5]。因此，应积极控制体重，有利于预防UUI的发生。

（三）治疗便秘

一项对老年住院患者的研究显示便秘与尿失禁的发生相关[6]，多项研究表明便秘是LUTS的危险因素[7-10]。因此，应积极治疗便秘，有利于预防UUI的发生。

参 考 文 献

[1] Wang Y, et al. Prevalence, risk factor and impact on health related quality of life of overactive bladder in China. NeurourolUrodyn, 2011, 30（8）: 1448-1455.

[2] Özdemirk, et al. Evaluation of urinary incontinence and quality of life in married women aged between 20 and 49 years（Sakarya, Turkey）. Turk J Med Sci, 2018, 48（1）: 100-109.

[3] Treister-Goltzman Y, Peleg R. Urinary incontinence among Muslim women in Israel：Risk factorsand help-seeking behavior. Int Urogynecol J, 2017, 29（4）: 539-546.

[4] Juliato CR, et al. Factors associated with urinary incontinence in middle-aged women：A population-based household survey. Int Urogynecol J, 2017, 28（3）: 423-429.

[5] Bump RC, et al. Obesity and lower urinary tract function in women：effect of surgically induced weight loss. Am J Obstet Gynecol, 1992, 167: 392-397.

[6] Kinnunen O. Study of constipation in a geriatric hospital, day hospital, old people's home and at home. Aging（Milano）, 1991, 3: 161-170.

[7] Coyne KS, et al. The prevalence of lower urinary tract symptoms（LUTS）and overactive bladder（OAB）by racial/ethnic group and age：Results from OAB-POLL. Neurourol Urodyn, 2013, 32（3）: 230-237.

[8] Diokno AC, et al. Medical correlates of urinary incontinence in the elderly. Urology, 1990, 36（2）: 129-138.

[9] Alling Moller L, Lose G, Jørgensen T. Risk factors for lower urinary tract symptoms in women 40 to 60 years of age. Obstet Gynecol, 2000, 96（3）: 446-451.

[10] Byles J, et al. Living with urinary incontinence：a longitudinal study of older women. Age Ageing, 2009, 38（3）: 333-338; discussion 251.

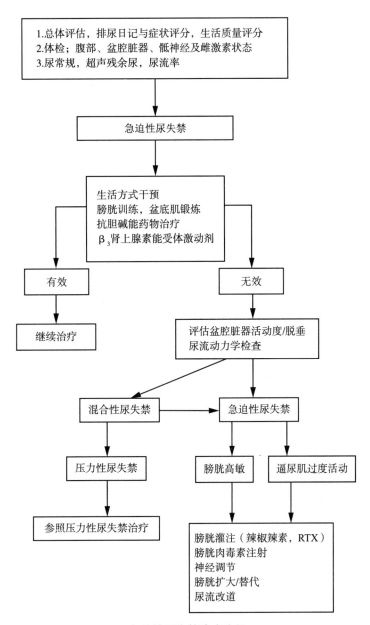

急迫性尿失禁诊疗流程

第三节　神经源性尿失禁

神经源性尿失禁（neurogenic incontinence）是神经系统疾病所导致膀胱尿道功能障碍中最为常见的病症。属于尿失禁范畴，亦属于神经源性膀胱范畴。

国际尿失禁咨询委员会（International Consultation on Incontinence，ICI）自1998年后多次召开了专家会议，并正式出版及更新了咨询报道，其中包含了神经源性尿失禁的诊治指南[1,2]。中华医学会泌尿外科学分会（CUA）也于2011年和2014年发布了第一版和第二版的"神经源性膀胱诊断治疗指南[3,4]，但其中没有单独就神经源性尿失禁进行详细阐述。因此，为给我国临床医务工作者提供关于神经源性尿失禁的定义、流行病学特点、诊断、治疗以及随访等方面的最新知识，我们编写了神经源性尿失禁诊断治疗指南，以期为我国不同医疗条件下的医护人员在神经源性尿失禁的诊治手段的选择方面提供最新参考与指导。

一、概述

（一）定义

神经源性尿失禁是由于神经控制机制紊乱而导致的不自主的尿液自尿道外口漏出，通常情况下均有明确的神经病变存在。神经源性尿失禁是一类由于神经系统病变或损伤导致膀胱和（或）尿道功能障碍，进而产生一系列尿失禁症状（即储尿功能障碍伴/不伴有排尿功能障碍）及并发症的疾病总称[5,6]。

（二）病因

目前尚缺乏大样本的神经源性尿失禁的流行病学调查数据。CUA2014年版的"神经源性膀胱诊断治疗指南"将造成神经源性膀胱（NB）的病因归纳为中枢神经系统因素、外周神经系统因素、感染性疾病、医源性因素和其他原因五大类。各种导致神经源性膀胱的因素均可造成神经源性尿失禁。具体内容请参考神经源性膀胱诊断治疗指南的病因部分。

（三）病理生理机制

神经源性下尿路功能障碍通常由脑桥上、骶上脊髓、骶髓、骶髓以下及外周神经病变引起[7-24]。神经病变及其与膀胱尿道功能变化的关系参见"神经源性膀胱诊治指南"，本章节着重介绍与神经源性膀胱尿失禁相关部分。神经病变部位不同，膀胱尿道的功能亦发生不同的功能变化。决定神经源性尿失禁及其不同表现形式的关键是膀胱和尿道括约肌不同的功能异常，但逼尿肌和括约肌的实时功能状态并不与神经病变的原始部位、类型及程度完全对应，因此在判定神经源性尿失禁类型时，必须考虑国际尿控协会（ICS）对神经源性膀胱的分类标准，以患者客观的尿动力学检查结果为依据。国际尿失禁咨询委员会（ICI）认为尿流动力学（UDS）检查能通过定性及定量指标对下尿路功能及功能障碍进行客观描述，为临床医师提供有诊断价值的客观资料。

二、诊断

神经源性尿失禁的诊断主要包括2个方面：神经源性膀胱的诊断和尿失禁的诊断。其中尿失禁的诊断分为定性诊断（确定诊断）和定量诊断（程度诊断）。

（一）神经源性膀胱的诊断

具体内容参考神经源性膀胱诊断治疗指南的诊断部分[4]。

（二）尿失禁的诊断

神经源性尿失禁与其他尿失禁不自主漏尿的症状表现相同，只是发生尿失禁的原因和机制有其特殊性。

1.确定诊断

（1）病史[25-27]（高度推荐）：病史应该包括尿失禁表现形式、时间和严重程度，膀胱排空能力和其他下尿路症状，还应注意有无反复泌尿感染（UTI）、盆腔手术（尤其是前列腺手术）或放疗史，以及疼痛、肠道功能和性功能等伴发的症状。特别要注意患者神经性疾病发生及演变的病史，要了解患者是否合并其他疾病及药物应用史，因为这些情况也可能会对尿失禁的症状造成影响，女性患者还需了解产科、妇科的疾病史。

（2）体格检查[25-27]（高度推荐）：外阴部有无长期感染所引起的异味、皮疹；有无盆腔脏器膨出（或脱垂）及程度；应常规行肛门直肠指检了解肛门括约肌张力和大便嵌塞情况，前列腺体积、质地及有无结节。

（3）尿流动力学检查[13,26-28]（高度推荐）：UDS检查为神经源性尿失禁评估的"金标准"，其作用体现在：①确定尿失禁的原因；②获得下尿路功能障碍情况；③预测可能的上尿路功能障碍；④预测治疗结果及不良反应；⑤判断疗效；⑥寻找治疗失败的可能原因，但测定必须遵循ICS标准。逼尿肌过度活动、膀胱顺应性下降、尿道括约肌张力低下都可以导致神经源性尿失禁。对于神经源性尿失禁患者，储尿期要关注膀胱的感觉、膀胱安全容量、膀胱顺应性、逼尿肌漏尿点压力，以及是否合并膀胱输尿管反流、尿道闭合压力减低等。排尿期要关注逼尿肌的收缩力、逼尿肌-括约肌的协调性。在尿流动力学检查时，在无逼尿肌收缩及腹压改变、无膀胱输尿管反流的前提下，逼尿肌压力达到$40cmH_2O$时的膀胱容量为相对安全膀胱容量；影像尿流动力学检查中发现膀胱输尿管反流的患者，则相对安全膀胱容量为开始出现反流时的容量。相对安全膀胱容量是制订神经源性尿失禁患者治疗随访方案的重要参考指标，对保护肾脏、延长患者生命具有重要意义。

2.程度诊断

（1）患者问卷调查表：包括患者症状评分、症状问卷、标准、索引、患者报告结果的措施和健康相关的生活质量（HRQoL）评估。

（2）排尿日记：连续记录72小时排尿日记，包括饮水时间、饮水量、排尿时间、尿量、尿失禁时间和伴随症状等，对于尿失禁症状严重的患者，排尿日记不可能精确地记录24小时排尿量，所以排尿量可能会低于真实的尿量。

（3）24小时尿垫试验[29]

①轻度尿失禁：24小时使用1～2个尿垫为轻度尿失禁。Stamey评分1级：咳嗽或用力时出现尿失禁。

②中度尿失禁：24小时使用3～5个尿垫为中度尿失禁。Stamey评分2级：改变姿势或行走时出现尿失禁。

③重度尿失禁：24小时使用尿垫数超过5个为重度尿失禁。Stamey评分3级：全日出现完全性尿失禁。

三、治疗

神经源性膀胱的治疗具体内容参考神经源性膀胱诊断治疗指南的治疗部分。

神经源性尿失禁的治疗原则是保护上尿路[2]。其治疗策略：①对于无上尿路损害或无上尿路受损风险（参见"神经源性膀胱指南"）者应尽力治疗尿失禁以提高患者生活质量。当有上尿路受损或存在上尿路受损风险时，治疗的重点应放在保护上尿路及肾功能，尿失禁治疗应作为次要治疗目的。②根据患者尿失禁的表现形式，以及膀胱尿道的功能状态，采取相应的治疗方式。

1.急迫性尿失禁　主要表现在膀胱逼尿肌不稳定，和（或）膀胱顺应性减退，伴/不伴有括约肌功能失调的患者。治疗参见"神经源性膀胱诊断治疗指南"逼尿肌过度活动（DO）、低顺应性膀胱的治疗策略，主要是减少DO，增加膀胱稳定性，降低导致上尿路损毁的重要危险因素，所有治疗措施均应以将膀胱压力控制在安全范围内、保护上尿路功能、防止肾损害为首要目标。具体方法有口服M受体阻滞剂药物[30]，电刺激调节治疗[31,32]，膀胱壁A型肉毒素注射[33,34]，膀胱扩大术[35-37]等。对于治疗影响膀胱收缩力，导致膀胱自主排空障碍的患者，可以据具体情况使用间歇性导尿[38,39]。

2.充溢性尿失禁　神经源性膀胱所致充盈性尿失禁的主要原因有逼尿肌收缩力下降、括约肌功能障碍所致的膀胱出口梗阻及逼尿肌-括约肌协同失调。治疗原则为预防上尿路损伤，避免膀胱过度扩张，减少残余尿以保护上尿路。可采取的治疗方法有膀胱及盆底电刺激[40,41]、针灸[42]、α受体阻滞剂[43,44]，尿道括约肌A型肉毒素注射[45-48]，Valsalva排尿[49]，必要时导尿或耻骨上膀胱造瘘（详见神经源性膀胱治疗指南）。对于需导尿或耻骨上膀胱造瘘的患者高度推荐间歇导尿作为该类患者协助排空膀胱的标准办法，但需掌握好间歇导尿的频率及膀胱的安全容量，从而有效避免或减少并发症的发生[38,39]。

3.压力性尿失禁或真性尿失禁　主要是由于尿道括约肌功能受损，伴/不伴有膀胱逼尿肌收缩能力减退。依括约肌功能受损程度不同，而表现为腹压增高时漏尿，甚至膀胱内完全不能存储尿液。治疗参见"神经源性膀胱诊断治疗指南"尿道括约肌功能不全的治疗策略，增加尿道括约肌张力。

行为训练[49]、盆底肌功能训练[50]、盆底电刺激、生物反馈[50]等适用于轻度尿道括约肌功能不全的患者，目前尚无有效的口服药物能够治疗神经源性尿道括约肌功能不全。神经源性轻、中度尿道括约肌功能不全导致的尿失禁推荐尿道吊带术[51-53]，尿道吊带术在女性患者中的成功率高于男性，部分患者术后由于膀胱出口阻力增加带来的残余尿量增多可以通过间歇导尿解决。严重的尿失禁患者推荐人工尿道括约肌植入术[54-57]。儿童神经源性尿失禁可选择填充剂注射术[58]，但不推荐该术式应用于成人神经源性尿失禁患者。

4.混合因素导致的尿失禁　逼尿肌与括约肌均有功能障碍的尿失禁患者，采用综合治疗。采取措施即针对逼尿肌进行治疗，也针对括约肌进行治疗。部分患者可选择膀胱颈封闭及尿流改道。

四、随访

神经源性膀胱的治疗需要终身治疗，部分神经源性尿失禁患者的病情具有临床进展性，因此神经源性尿失禁患者必须定期随访，监测病情进展并及时调整治疗方案，从而避免肾功能损害、提高生活质量、延长患者生命。常规随访周期一般为1年，高度推荐病史、体格检查、24小时排尿日记、实验室检测（如尿常规、超声检查）和尿流动力学检查[28,59,60]，可选影像学检查和膀胱尿道镜检查。如有肾积水、肾功能不全、反复尿路感染及尿路结石的患者应根据患者实际情况缩短随访间隔时间，至少每6个月1次[28,61]。当病情稳定，低压膀胱状态下，如临床症状无明显改变，随访间隔可延长至3～5年[61]。在随访过程中应重视患者心理问题，给患者建立治疗的信心，以提高患者治疗的依从性。

对于肠道膀胱扩大术后的患者，需警惕水电解质紊乱、钙代谢异常、代谢性酸中毒以及巨幼细胞性贫血的发生。高度推荐定期行血电解质、血钙、血pH、血常规监测，随访时应特别警惕肠道膀胱扩大术后储尿囊恶变风险，推荐术后10年定期行膀胱镜检查并对可疑病变部位活检以提高检出率[62,63]。

对于安装人工尿道括约肌的神经源性尿失禁患者，需要在关注括约肌并发症的同时定期复查患者上尿路功能[64]。因为这部分患者尿失禁症状往往和上尿路功能障碍并存，尿失禁症状的治疗和缓解有时会使随访时忽视上尿路功能恶化的情况。推荐每3～6个月行泌尿系统彩超检查，每年行尿路核磁共振水成像检查，全面了解及评估尿路功能[65]。

五、预防

（一）普及教育

中枢神经（大脑或脊髓）损伤后常出现称为"脊髓休克期"的阶段。在此期间，膀胱的反射功能消失，可持续2～8周，但有些可长至1年。间歇导尿是保护膀胱功能最有效的方法[38,39]。在临床工作中应加强尿流动力学知识的普及，以及对相关专科医师的教育，如骨科、神经内科、神经外科及内分泌科等科室。只有各学科积极协作，对疾病早期发现、早期诊断和早期治疗，才能最大程度地减少神经源性尿失禁的发生。

（二）治疗原发病

神经系统病变导致的神经源性尿失禁从根源上讲只有预防神经系统病变才能预防神经源性尿失禁的产生，即预防原发病[66]。如叶酸缺乏可以导致胎儿神经管发育缺陷（NTDs），引起神经源性尿失禁。因此对孕期妇女，特别是近期准备妊娠的妇女，在妊娠前4周开始就应该定期补充叶酸，可以明显减少包括脊柱裂在内的NTDs发生。

一旦出现神经系统病变，原发神经病变可治愈或恢复者，应首先针对原发病进行治疗，同时采取保护膀胱尿道功能的措施，膀胱尿道功能有望通过原发病的治愈而恢复。即使无法恢复，也应积极治疗原发病，可以控制或延迟尿失禁症状的进一步加重。

参考文献

[1] Abrams P, et al. Incontinence, 2nd Edition. Plymouth, UK. Health Publications Ltd, 2002: 1079-1117.

[2] Abrams P, et al. Incontinence 6th Edition. Bristol UK, Health Publications Ltd, 2017: 1102-1177.

[3] 廖利民, 宋波. 神经源性膀胱诊断治疗指南. 见：那彦群, 叶章群, 孙光主编. 中国泌尿外科疾病诊断治疗指南（2011版）. 北京：人民卫生出版社, 2011: 177-208.

[4] 廖利民. 神经源性膀胱诊断治疗指南. //那彦群, 等主编. 中国泌尿外科疾病诊断治疗指南（2014版）. 北京：人民卫生出版社, 2013: 267-239.

[5] 廖利民. 神经源性膀胱的治疗现状和进展. 中国康复医学杂志, 2011, 26（3）: 201-205.

[6] Dorsher PT, McIntosh PM. Neurogenic bladder. Adv Urol, 2012, 2012: 816274.

[7] Samijn B, et al. Lower urinary tract symptoms and urodynamic findings in children and adults with cerebral palsy: A systematic review. NeurourolUrodyn, 2017, 36（3）: 541-549.

[8] Marinkovic SP, Badlani G. Voiding and sexual dysfunction after cerebrovascular accidents. J Urol, 2001, 165（2）: 359-370.

[9] Tateno F, et al. Lower urinary tract function in dementia with Lewy bodies（DLB）. MovDisord, 2015, 30（3）: 411-415.

[10] Hajebrahimi S, et al. Management of neurogenic bladder in patients with Parkinson's disease: A systematic review. NeurourolUrodyn, 2019, 38（1）: 31-62.

[11] 贾春松, 等. 帕金森病患者下尿路症状的特点. 中华泌尿外科杂志, 2017, 38（11）: 811-814.

[12] 吴娟, 等. 颈胸段完全性脊髓损伤者尿动力学的特点与处理. 中华医学杂志, 2013, 93（42）: 3343-3346.

[13] 梁国力, 等. 脑桥上神经损伤导致膀胱尿道功能障碍的影像尿动力学特点研究. 中国康复理论与实践, 2010, 16（12）: 1103-1105.

[14] 王赵霞, 廖利民, 陈国庆. 骶上脊髓损伤后排尿反射通路重组及相关神经递质变化的研究进展. 中华泌尿外科杂志, 2016, 3: 237-240.

[15] 吴娟, 等. 骶髓下脊髓损伤患者尿动力学特点与处理. 中国康复理论与实践, 2011, 17（7）: 685-687.

[16] Wyndaele J-J. The management of neurogenic lower urinary tract dysfunction after spinal cord injury. Nat Rev Urol, 2016, 13（12）: 705-714.

[17] Kearns JT, et al. Urodynamic studies in spinal cord tethering. Childs NervSyst, 2013, 29（9）: 1589-1600.

[18] Veenboer PW, et al. Urinary considerations for adult patients with spinal dysraphism. Nat Rev Urol, 2015, 12（6）: 331.

[19] Wiener JS, et al. Bladder management and continence outcomes in adults with spina bifida: results from the

national spina bifida patient registry, 2009 to 2015. J Urol, 2018, 200 (1): 187-194.

[20] Liu T, et al. Longitudinal study of bladder continence in patients with spina bifida in the National Spina Bifida Patient Registry. J Urol, 2018, 199 (3): 837-843.

[21] Snow-Lisy DC, Yerkes EB, Cheng EY. Update on urological management of spina bifida from prenatal diagnosis to adulthood. J Urol, 2015, 194 (2): 288-296.

[22] Pastuszka A, Bohosiewicz J, Koszutski T. Prenatal myelomeningocele repair improves urinary continence and reduces the risk of constipation. NeurourolUrodyn, 2018, 37 (8): 2792-2798.

[23] Damphousse M, et al. Bladder deformations in neurogenic bladder secondary to cauda equina or conus medullaris lesion. Prog Urol, 2010, 20 (6): 450-457.

[24] 王东文, 蔺学铭. 糖尿病膀胱逼尿肌损伤的研究进展. 临床外科杂志, 2010, 18 (11): 729-731.

[25] Sakakibara R, et al. Neurology and the bladder: how to assess and manage neurogenic bladder dysfunction. With particular references to neural control of micturition. RinshoShinkeigaku, 2013, 53 (3): 181-190.

[26] Nambiar AK, et al. EAU guidelines on assessment and nonsurgical management of urinary incontinence. EurUrol, 2018, 73 (4): 596-609.

[27] KC Kobashi. Evaluation of Patients with Urinary Incontinence and Pelvic Prolapse [A]. In: A. J. Wein. Campbell-Walsh Urology. 10th. ed. Philadephia: Saunders/Elsevier, 1697-1709.

[28] European Association of Urology. Guidelines on neuro-urology (2018). Website: www. uroweb. org.

[29] Karantanis E, et al. Comparison of theICIQ-SF and 24-hour pad test with other measures for evaluatingthe severity of urodynamic stress incontinence. IntUrogynecol JPelvic Floor Dysfunct, 2004, 15: 111-116. discussion 6.

[30] M受体拮抗剂临床应用专家共识编写组. M受体拮抗剂临床应用专家共识. 中华泌尿外科杂志, 2014, 35 (2): 81-86.

[31] 陈国庆, 等. 经表面电极电刺激胫神经治疗脊髓损伤后神经源性逼尿肌过度活动. 中国脊柱脊髓杂志, 2014, 24 (12): 1060-1063.

[32] Chen G, Liao L, Li Y. The possible role of percutaneous tibial nerve stimulation using adhesive skin surface electrodes in patients with neurogenic detrusor overactivity secondary to spinal cord injury. IntUrolNephrol, 2015, 47 (3): 451-455.

[33] Schröder A, et al. Efficacy, safety, and tolerability of intravesically administered 0.1%oxybutynin hydrochloride solution in adult patients with neurogenic bladder: A randomized, prospective, controlled multi-center trial. NeurourolUrodyn, 2016, 35 (5): 582-588.

[34] Mangera A, et al. Contemporary management of lower urinary tract disease with botulinum toxin A: a systematic review of botox (onabotulinumtoxinA) and disport (abobotulinumtoxinA). Eur Urol, 2011, 60 (4): 784-795.

[35] Krebs J, Bartel P, Pannek J. Functional outcome of supratrigonal cystectomy and augmentation ileocystoplasty in adult patients with refractory neurogenic lower urinary tract dysfunction. NeurourolUrodyn, 2016, 35 (2): 260-266.

[36] Biers SM, Venn SN, Greenwell TJ. The past, present and future of augmentation cystoplasty. BJU Int, 2012, 109 (9): 1280-1293.

[37] Viers BR, Elliott DS, Kramer SA. Simultaneous augmentation cystoplasty and cuff only artificial urinary sphincter in children and young adults with neurogenic urinary incontinence. J Urol, 2014, 191 (4): 1104-1108.

[38] Abrams P, et al. Fourth International Consultation on Incontinence Recommendations of the International Scientific Committee: Evaluation and treatment of urinary incontinence, pelvic organ prolapse, and fecal incontinence. NeurourolUrodyn, 2010, 29 (1): 213-240.

[39] WyndaeleJJ. Intermittent catheterization: which is the optimal technique? Spinal Cord, 2002, 40 (9): 432-437.

[40] HagertyJA, Richards I, Kaplan WE. Intravesical electrotherapy for neurogenic bladder dysfunction: a 22-year experience. J Urol, 2007, 178 (4): 1680-1683.

[41] Arruda RM, et al. Clinical and urodynamic evaluation of women with detrusor instability before and after functional pelvic floor electrostimulation. ClinExpObstetGynecol, 2003, 30 (4): 220-222.

[42] 冷军. "关元、中极随年壮灸法" 对脊髓损伤后神经源性膀胱的影响. 环球中医药, 2011, 04 (4): 301-303.

[43] Schulte-Baukloh H, Michael T, Miller K, et al. Alfuzosin in the treatment of high leak-point pressure in children with neurogenic bladder. BJU Int, 2002, 90 (7): 716-720.

[44] Abrams P, et al. Tamsulosin: efficacy and safety in patients with neurogenic lower urinary tract dysfunction due to suprasacral spinal cord injury. J Urol, 2003, 170 (4): 1242-1251.

[45] Gallien P, et al. Placebo controlled, randomised, double blind study of the effects of botulinum A toxin

on detrusor sphincter dyssynergia in multiple sclerosis patients. J NeurolNeurosurg Psychiatry,2005,76（12）: 1670-1676.

［46］廖利民，等. 尿道括约肌内注射A型肉毒毒素治疗脊髓损伤患者逼尿肌－括约肌协同失调的临床观察. 中国脊柱脊髓杂志，2006，l6（6）：409-412.

［47］De Sèze M, et al. Botulinum A toxin and detrusor sphincter dyssynergia：a double-blind lidocaine-controlled study in 13 patients with spinal cord disease. EurUrol, 2002, 42（1）：56-62.

［48］Phelan MW, et al. Botulinum toxin urethral sphincter injection to restore bladder emptying in men and women with voiding dysfunction. J Urol, 2001, 165（4）: 1107-1110.

［49］AslanAR, Kogan BA. Conservative management in neurogenic bladder dysfunction. CurrOpinUrol, 2002, 12（6）：473-477.

［50］McClurg D, et al. Comparison of pelvic floor muscle training, electromyography biofeedback, and neuromuscular electrical stimulation for bladder dysfunction in people with multiple sclerosis：a randomized pilot study. NeurourolUrodyn,2006,25（4）: 337-348.

［51］Dik P, et al. Transvaginal sling suspension of bladder neck in female patients with neurogenic sphincter incontinence. J Urol, 2003, 170（2）：580-582.

［52］Daneshmand S, et al. Puboprostatic sling repair for treatment of urethral incompetence in adult neurogenic incontinence. J Urol, 2003, 169（1）：199-202.

［53］Athanasopoulos A, Gyftopoulos K, McGuire EJ. Treating stress urinary incontinence in female patients with neuropathic bladder：The value of the autologous fascia rectus sling. IntUrolNephrol , 2012, 44（5）: 1363-1367.

［54］Pereira PL, et al. Artificial urinary sphincter：11-year experience in adolescents with congenital neuropathic bladder. EurUrol, 2006, 50（5）：1096-1101.

［55］Catti M, et al. Artificial urinary sphincter in children—voiding or emptying? An evaluation of functional results in 44 patients. J Urol, 2008, 180（2）：690-693.

［56］Yates DR, et al. Robot-assisted laparoscopic artificial urinary sphincter insertion in men with neurogenic stress urinary incontinence. BJU Int, 2013, 111（7）：1175-1179.

［57］Mundy A, et al. Clean intermittent self-catheterisation （CISC）is associated with a significant risk of erosion and infection of an artificial urinary sphincter（AUS） for the treatment of neuropathic bladder dysfunction. J Urol, 2012, 187（4）：e471.

［58］Polackwich AS, Skoog SJ, Austin JC. Long-term followup after endoscopic treatment of vesicoureteral reflux with dextranomer/hyaluronic acid copolymer in patients with neurogenic bladder. J Urol,2012,188（4）: SUPPL. 1511-1515.

［59］Corcos J. Practical guide to diagnosis and follow-up of patients with neurogenic bladder dysfunction. Textbook of the neurogenic bladder. 3rd ed. Boca Raton, FL：CRC Press/Taylor & Francis, 2016：443-446.

［60］Ruffion A, et al. Systematic review of the epidemiology of urinary incontinence and detrusor overactivity among patients with neurogenic overactive bladder. Neuroepidemiology, 2013, 41（3-4）：146-155.

［61］沈宏. 神经源性膀胱的治疗原则及随访. 见：陈忠主编. 神经源性膀胱. 北京：人民卫生出版社，2009: 482-490.

［62］罗德毅，等. 单纯肠道膀胱扩大术治疗神经源性膀胱合并输尿管反流的初步结果. 中华泌尿外科杂志，2015，2：104-107.

［63］张帆，等. 肠道膀胱扩大术治疗神经源性膀胱77例疗效观察. 中华泌尿外科杂志，2012，9：655-659.

［64］Biardeau X, et al. Artificial urinary sphincter：report of the 2015 consensus conference. NeurourolUrodyn, 2016, 35（S2）：S8-S24.

［65］张帆，等. 人工尿道括约肌植入术治疗复杂性尿失禁临床结果（附30例报道）. 中华泌尿外科杂志，2016（12）：884-888.

［66］European Society for Paediatric Urology. Guidelines on pediatric urology（2018）. Website：www. uroweb. org.

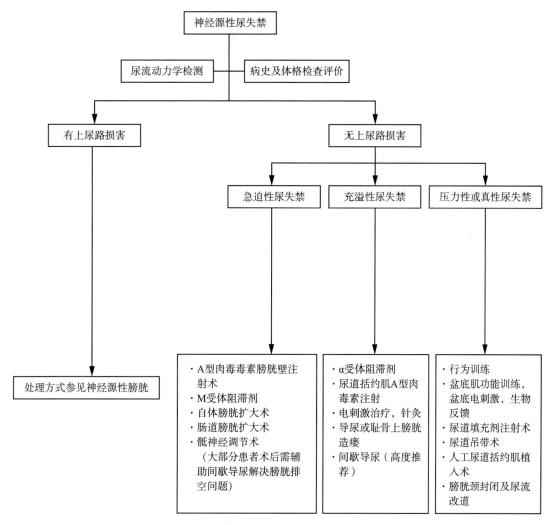

神经源性尿失禁诊疗流程

第四节　儿童遗尿症

夜间遗尿症是一种儿童和青少年的常见病症，一方面会对患儿的心理发育和社会行为造成负面影响，使他们更容易产生自卑心理和逆反行为；另一方面给患儿家长带来了压力和困扰。但值得提出的是，由于缺乏对遗尿症患儿的系统性评估和治疗，该病的治疗效果并不理想。随着我国科学技术的发展和文化教育的普及，夜间遗尿症正逐渐得到重视，因此，建立一套符合我国国情的夜间儿童遗尿症的诊断和治疗规范体系意义深远。

一、概述

（一）相关术语及定义

夜间遗尿症（nocturnal enuresis）：目前对于其界定年龄和发生频率国内外及不同学科间仍存在争议，根据国际儿童尿控协会于2006年制定的定义：夜间遗尿症为年龄＞5岁，无中枢神经系统病变的儿童，在睡眠中出现不自主的漏尿现象，至少每周2次并持续3个月或以上[1-6]。在一些儿科学指南中其界定年龄为3岁。现已将夜间尿失禁（nocturnal incontinence）和其他原因引起的夜间尿床（bedwetting）统称为夜间遗尿症[2]，它又分为单症状夜间遗尿症和复合症状夜间遗尿症（图11-1）。

1. 单症状夜间遗尿症（monosymptomatic nocturnal enuresis）仅有夜间遗尿而未合并其他下尿路症状。根据遗尿出现的特点，可进一步分为原发性和继发性遗尿症[7]。原发性遗尿症（primary enuresis）：指症状自幼持续存在（无症状期不超过6个月）的遗尿症[2]。继发性遗尿症（secondary enuresis）：指曾有过至少6个月的无症状期而后再次发生的遗尿症[2]。

2.复合症状夜间遗尿症（nonmonosymptomatic nocturnal enuresis） 指除夜间遗尿症状外还合并下尿路症状或膀胱功能障碍，包括日间尿频、尿急、尿失禁、排尿困难或下尿路疼痛等[2,8]。

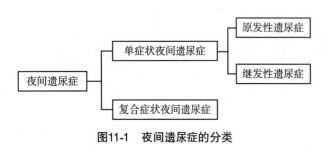

图11-1　夜间遗尿症的分类

（二）本指南的适用范围

本指南仅适用于单症状夜间遗尿症的患儿。对于合并下尿路症状的复合症状夜间遗尿症的诊治不在本指南之列，请参考其他相关章节。

（三）流行病学特点

近年来有关儿童夜间遗尿症的流行病学调查报道，不同国家和种族的患病率略有不同。根据英国的一项流行病学调查，在13 973名儿童（年龄4.5～9.5岁）中，4.5岁、7.5岁和9.5岁的儿童遗尿症的发生率分别为8%、3%和1.5%[9]，其中男性患儿较女性多见。如果按照每个月至少有一个晚上发生尿床的标准来统计，7岁、10岁儿童和青少年夜间遗尿的发生率分别为10%、5%和0.5%～1%[10-12]。美国一项流行病学调查显示，5～17岁的10960名儿童中，遗尿症的总患病率为10.63%，5岁为33.0%，8岁降为18.0%，17岁降为0.7%[13]。非洲5～16岁的1575名儿童调查显示，遗尿症患病率为12.95%[14]。在亚洲，韩国7～12岁的12 570名儿童中遗尿症总患病率10.6%，7岁为20.4%，12岁降为5.6%[15]。另外，在患有先天性身体缺陷、智力发育迟缓及心理疾病的小儿中，遗尿症更为常见，且疗效差，症状持续存在。

我国香港也曾对夜间遗尿症的患病率进行过调查，结果显示在5岁、7.5岁和9.5岁的儿童中遗尿每周超过3次的发生率分别为7%、3%和2%[16]。国内文献报道河南省11 799名5～15岁儿童中，遗尿症总发病率4.07%；其中5岁患病率为11.83%，12岁降

为1.72%，15岁时降为1.21%，男性和女性的患病率均随年龄的增长而降低，下降趋势明显，男性总体患病率显著高于女性[17]。总体与国外所报道的结果相类似。

（四）病因及发病机制

夜间遗尿症的发病原因尚不明确，目前认为是由多种因素共同导致的[18-24]，主要有以下几种。

1.睡眠觉醒功能障碍 为儿童夜间遗尿症最重要的发病机制。指在进入睡眠状态后，膀胱充盈所产生的神经冲动不能唤醒患儿，患儿在非清醒的睡眠状态下排尿。"夜间尿意—觉醒"是一随发育而逐渐完善的生理过程，正常人在达到一定年龄后这一神经机制发育成熟，从而在有尿意后诱导大脑觉醒并起床排尿。若中枢神经系统发育滞后，导致脑桥排尿中枢和大脑皮质未能有效地参与排尿反射，从而使"夜间尿意—觉醒"这一机制缺陷，出现患儿在睡眠状态下排尿的现象。导致参与这一过程的中枢神经发育滞后的具体机制不详，有以下几种可能因素：①膀胱充盈所产生的神经冲动不足，不能诱导觉醒；睡眠过深，未能觉醒等。②夜间多尿：部分遗尿症患儿的肾脏在夜间产生大量的尿液，超过了最大膀胱容量。可能与夜间垂体分泌抗利尿激素不足有关。

2.膀胱功能异常 主要是夜间逼尿肌过度兴奋引起的膀胱容量减小，导致排尿次数多，而每次尿量少。

3.家族遗传 约62%的遗尿症患儿的父母或其他亲属曾有过类似病史，说明本病可能有遗传倾向。

4.其他 糖尿病、抑郁症及睡眠呼吸暂停等也可能与遗尿症相关。

二、诊断与评估

单症状夜间遗尿症的患儿除遗尿外无其他症状，因此在诊断中病史采集极为重要，必要时可行体格检查和实验室检查。

（一）病史询问（强烈推荐）[1,3,5-7,25]

1.了解患儿的一般健康、发育情况及是否合并精神疾病。

2.夜间尿床的严重程度如何？包括发生的时间及频率。

3.是否合并其他症状？包括日间的尿频、尿急、排尿困难或尿失禁症状等。

4.是否合并夜间多尿？平日饮水量和饮水习惯如何？

5.是否合并肠道症状？如便秘或大便失禁等。

6.遗尿是否对患儿的心理和日常行为产生影响？是否影响社交、学习及家庭关系？

7.患儿夜间睡眠如何？睡眠中是否有严重的打鼾或呼吸暂停？

8.询问家长目前应对患儿夜间遗尿的措施，包括夜间唤醒患儿排尿的方法（未唤醒、定时唤醒还是随意唤醒？）。

（二）体格检查及其他检查 [5,7]

1.检查项目 ①泌尿生殖系统体格检查；②尿常规、泌尿系超声及残余尿测定（推荐）。

2.检查项目 若怀疑遗尿合并其他疾病，如胃肠道症状、体格智力发育异常和（或）糖尿病，或疑有神经系统疾病等，可继续完善以下检查。

（1）特殊体格检查：神经系统、直肠指检（可选择）。

（2）其他检查：血常规、血生化、尿流动力学、骨盆X线片、脑及脊髓MRI检查等（可选择）。

（三）问卷调查（可选择） [3,6,25]

1.临床症状评估量表（Clinical Managemet Tool，CMT）量表。

2.至少3天的排尿日记。

三、治疗

单症状遗尿症的患儿一般无器质性病变，治疗时应首先给予正确的教育和引导。本病多呈自限性，大部分患儿随年龄的增长症状可逐渐消失，因此，对于6岁以前的患儿一般可不采取药物或其他特殊治疗。

（一）教育和引导（强烈推荐） [5-7,26,27]

1.首先要强调夜间尿床不是孩子的错，避免其因此而受到指责，并鼓励患儿其进行正常的学习和生活。

2.保证患儿的每日正常液体摄入量（见表11-1），日间不必限制其饮水，睡前3～4小时可予以适当减少液体入量。

3.教育并监督患儿养成良好的排尿习惯（平均4～7次/天），尽量避免不必要的提醒患儿排尿。

4.建议家长用日历翔实的记录每晚遗尿出现与否及发生次数，以便医师评估病情和判断疗效。

表11-1 各年龄儿童及青少年推荐液体摄入量

年龄（岁）	性别	液体摄入量（ml/d）
4～8	女性	1000～1400
	男性	1000～1400
9～13	女性	1200～2100
	男性	1400～2300
14～18	女性	1400～2500
	男性	2100～3200

（二）采取正确的夜间唤醒方法（推荐）

1.唤醒的时机 应当在膀胱充盈至即将排尿时将其唤醒。通过这种方法强化"夜间尿意—觉醒"的神经反射，缩短遗尿的持续时间。

可参考以下方法来判断膀胱已充盈可唤醒患儿排尿：①患儿在安静睡眠中突然出现翻身或其他躁动表现；②根据以往患儿出现遗尿的时间规律，在即将遗尿前唤醒排尿。

为使遗尿出现的时间较规律并方便家长掌握唤醒时间，可要求患儿在生活上实行"三定"原则：晚饭定时、睡眠定时、晚饭至睡前饮水定量，在"三定"原则下，夜间相应时间所产生的尿量相对稳定，遗尿出现时间也将相对固定。

2.清醒状态下排尿 将患儿从睡眠中完全唤醒至清醒状态排尿。

（三）遗尿报警器（可选择）

遗尿报警器是一种可安放在床铺或患儿内裤的装置，当遗尿发生时可发出警示（声响或震动等）达到唤醒患儿排尿的目的。其治疗遗尿症的机制是：①帮助建立正常的睡眠中尿意觉醒机制；②改善夜晚膀胱储尿功能[28]。

1.适应证 对于经教育和引导无效，家长具有一定文化教育水平的患儿可考虑使用。

2.使用方法 连续使用2～3个月一般可取得满意的疗效，直到至少连续14个晚上无遗尿发生才可考虑停用报警器[29]。在此期间应每2～3周对患儿进行随访，以了解报警器的使用状况及患儿症状的改善情况。在停止使用报警器后若遗尿症状复发，可再次使用以巩固疗效。若连续使用2～3个月后症状仍无明显改善，可考虑停止使用或加用醋酸去氨加压素[30,31]。

3.注意事项 使用遗尿报警器需要在家长的长期

帮助和监督下进行，正确的设置、操作和维护报警器是治疗成功的关键。医师应当向家长详述报警器的安装技巧和注意事项，并确保其能使用得当[32]。

（四）醋酸去氨加压素（可选择）

1.适应证　醋酸去氨加压素是一种抗利尿激素类似物，它是目前治疗遗尿症的一线用药[33]，尤其适用于有夜间多尿的遗尿症患儿。

2.用药方法　目前国内常用的醋酸去氨加压素为口服片剂，在睡前1小时给药，常用剂量为0.2～0.4mg（不分年龄和性别）。经醋酸去氨加压素治疗后，部分患儿短期内即可有症状改善，但停药后症状容易反复，因此一般需连续用药至少3个月[34-37]。

3.注意事项　醋酸去氨加压素的副作用较少，长期用药也较为安全。但在大量饮水后服用可造成水中毒，低钠血症及惊厥[5,7]。因此为保证用药安全，推荐家长将患儿晚饭后至睡前液体摄入量控制在200ml以内，直至第二天清晨[7]。

（五）抗胆碱能药物（可选择）

1.适应证　当醋酸去氨加压素或遗尿报警器治疗效果不佳时可考虑使用抗胆碱药物治疗，特别是对合并夜间逼尿肌活动过度的单症状遗尿症患儿常可取得满意的疗效[38-43]。

2.用药方法　可于睡前口服索利那新或托特罗定（请参照儿童剂量使用）。

3.注意事项　该药的主要副作用是口干、便秘和排尿困难等，因此用药期间一定要嘱患儿保持良好的排尿习惯，家长也应注意观察患儿的排尿排便情况及是否伴有发热，以便及时调整治疗方案[7]。

（六）三环抗抑郁药（可选择）

1.适应证　三环抗抑郁药在过去是治疗遗尿症的常用药物，但由于其副作用较多，目前仅在患儿家庭不能负担遗尿报警器和醋酸去氨加压素或治疗失败后，才考虑使用此类药物[44-46]。

2.用药方法　可在睡前口服丙米嗪25～50mg。对9岁以上的患儿可适当提高药物剂量。

3.注意事项　三环抗抑郁药的副作用较多，一般不良反应主要有口干、便秘、排尿困难、恶心、失眠及情绪改变等，最严重的副作用是该药物引起的心脏毒性，可出现晕厥、心悸、心律失常甚至心脏猝死[5]。因此，其剂量必须严格控制在安全范围。

（七）其他（可选择）

有研究者认为一些中草药和针灸等也有助于缓解遗尿症状[47,48]，但循证医学证据尚不充分。

四、随访

（一）随访时间

目前对于遗尿症患儿治疗后的随访时间尚无统一标准，根据临床经验，可每3个月至半年进行1次门诊随访。

（二）随访内容

1.病史询问（强烈推荐）

（1）了解患儿夜间遗尿的发生频率有无减少。

（2）患儿和监护人是否采取了正确的夜间唤醒方法。

（3）若使用了遗尿报警器，需询问设备安装和使用是否正确，有无对患儿或家庭生活造成影响。

（4）若有使用药物治疗（首次随访时间为1个月），需询问服药是否规律，是否出现了相关副作用，以便即使调整用药种类和剂量。

2.CMT量表和排尿日记（可选择）。

3.尿常规（可选择）。

4.泌尿系B超＋残余尿测定（可选择）。

五、预后

单症状夜间遗尿症多呈自限性，据统计随患儿年龄的增长每年约有15%未经治疗的患儿的症状得以改善。绝大多数患儿在改善生活习惯、使用遗尿报警器或醋酸去氨加压素治疗后，都可治愈，即使有症状反复，二次巩固治疗也可取得满意的疗效。对少数治疗效果欠佳的患儿一方面可尝试其他可选治疗方法，另一方面还应进一步深究是否存在其他潜在病因，如精神心理因素等。

参 考 文 献

[1] Bush NC. Nocturnal Enuresis. In：Snodgrass WT.（eds）Pediatric Urology. Springer, New York, NY, 2013.

[2] Nevéus T, et al. The standardization of terminology of lower urinary tract function in children and adolescents：report from the Standardisation Committee of the International Children's Continence Society. J Urol, 2006, 176（1）：314-324.

［3］Caldwell PH, Deshpande AV, Von Gontard A. Management of nocturnal enuresis. BMJ, 2013, 347: f6259.

［4］Robson WL, Leung AK, Van Howe R. Primary and secondary nocturnal enuresis: similarities in presentation. Pediatrics, 2005, 115（4）: 956-959.

［5］O'Flynn N. Nocturnal enuresis in children and young people: NICE clinical guideline. Br J Gen Pract, 2011, 61（586）: 360-362.

［6］Vande WJ, et al. Practical consensus guidelines for the management of enuresis. Eur J Pediatr, 2012, 171（6）: 971-983.

［7］Neveus T, et al. Evaluation of and treatment for monosymptomatic enuresis: a standardization document from the International Children's Continence Society. J Urol, 2010, 183（2）: 441-447.

［8］Franco I, von GA, De Gennaro M. Evaluation and treatment of nonmonosymptomatic nocturnal enuresis: a standardization document from the International Children's Continence Society. J Pediatr Urol, 2013, 9（2）: 234-243.

［9］Butler RJ, Heron J. The prevalence of infrequent bedwetting and nocturnal enuresis in childhood. A large British cohort. Scand J Urol Nephrol, 2008, 42（3）: 257-264.

［10］Laberge L, et al. Development of parasomnias from childhood to early adolescence. Pediatrics, 2000, 106（1 Pt 1）: 67-74.

［11］Kuwertz-Bröking E, von GA. Clinical management of nocturnal enuresis. Pediatr Nephrol, 2018, 33（7）: 1145-1154.

［12］Hirasing RA, et al. Enuresis nocturna in adults. Scand J Urol Nephrol, 1997, 31（6）: 533-536.

［13］Byrd RS, et al. Bed-wetting in US children: epidemiology and related behavior problems. Pediatrics, 1996, 98（3 Pt 1）: 414-419.

［14］Ouédraogo A, et al. ［Epidemiology of enuresis in children and adolescents aged 5-16 years in Ouagadougou（Burkina Faso）］. Arch Pediatr, 1997, 4（10）: 947-951.

［15］Lee SD, et al. An epidemiological study of enuresis in Korean children. BJU Int, 2000, 85（7）: 869-873.

［16］Yeung CK, et al. Differences in characteristics of nocturnal enuresis between children and adolescents: a critical appraisal from a large epidemiological study. BJU Int, 2006, 97（5）: 1069-1073.

［17］文建国, 等. 儿童和青少年原发性夜遗尿症患病率现状和回顾性调查. 中华小儿外科杂志, 2007, 28（11）: 583-586.

［18］Van Herzeele C, et al. Recent advances in managing and understanding enuresis. F1000Res, 2017, 6: 1881.

［19］Inan M, et al. Factors associated with childhood constipation. J Paediatr Child Health, 2007, 43（10）: 700-706.

［20］von GA, Heron J, Joinson C. Family history of nocturnal enuresis and urinary incontinence: results from a large epidemiological study. J Urol, 2011, 185（6）: 2303-2306.

［21］Nevéus T. Nocturnal enuresis-theoretic background and practical guidelines. Pediatr Nephrol, 2011, 26（8）: 1207-1214.

［22］Fonseca EG, et al. Lower urinary tract symptoms in enuretic and nonenuretic children. J Urol, 2009, 182（4 Suppl）: 1978-1983.

［23］Hjalmas K, et al. Nocturnal enuresis: an international evidence based management strategy. J Urol, 2004, 171（6 Pt 2）: 2545-2561.

［24］Nevéus T, Sillén U. Lower urinary tract function in childhood; normal development and common functional disturbances. Acta Physiol（Oxf）, 2013, 207（1）: 85-92.

［25］DiBianco JM, Morley C, Al-Omar O. Nocturnal enuresis: A topic review and institution experience. Avicenna J Med, 2014, 4（4）: 77-86.

［26］Glazener CM, Evans JH. Simple behavioural and physical interventions for nocturnal enuresis in children. Cochrane Database Syst Rev, 2004, 2: CD003637.

［27］Klein NJ. Management of primary nocturnal enuresis. Urol Nurs, 2001, 21（2）: 71-76; quiz 81-82.

［28］Glazener CM, Evans JH. Alarm interventions for nocturnal enuresis in children. Cochrane Database Syst Rev, 2001（1）: CD002911.

［29］Oredsson AF, Jørgensen TM. Changes in nocturnal bladder capacity during treatment with the bell and pad for monosymptomatic nocturnal enuresis. J Urol, 1998, 160（1）: 166-169.

［30］Gibb S, et al. Evidence against a synergistic effect of desmopressin with conditioning in the treatment of nocturnal enuresis. J Pediatr, 2004, 144（3）: 351-357.

［31］Bradbury MG, Meadow SR. Combined treatment with enuresis alarm and desmopressin for nocturnal enuresis. Acta Paediatr, 1995, 84（9）: 1014-1018.

［32］Butler RJ, et al. Exploring potential mechanisms in alarm treatment for primary nocturnal enuresis. Scand J Urol Nephrol, 2007, 41（5）: 407-413.

［33］Glazener CM, Evans JH. Desmopressin for nocturnal enuresis in children. Cochrane Database Syst Rev, 2002（3）: CD002112.

［34］Hunsballe JM, et al. The efficacy of DDAVP is related to the circadian rhythm of urine output in patients with persisting nocturnal enuresis. Clin Endocrinol（Oxf），1998，49（6）：793-801.

［35］Schulz-Juergensen S，et al. Effect of 1-desamino-8-D-arginine vasopressin on prepulse inhibition of startle supports a central etiology of primary monosymptomatic enuresis. J Pediatr，2007，151（6）：571-574.

［36］Rushton HG，et al. The influence of small functional bladder capacity and other predictors on the response to desmopressin in the management of monosymptomatic nocturnal enuresis. J Urol，1996，156（2 Pt 2）：651-655.

［37］Robson WL，Leung AK，Norgaard JP. The comparative safety of oral versus intranasal desmopressin for the treatment of children with nocturnal enuresis. J Urol，2007，178（1）：24-30.

［38］Koşar A，Arikan N，Dinçel C. Effectiveness of oxybutynin hydrochloride in the treatment of enuresis nocturna—a clinical and urodynamic study. Scand J Urol Nephrol，1999，33（2）：115-118.

［39］Nevéus T，et al. Desmopressin resistant enuresis：pathogenetic and therapeutic considerations. J Urol，1999，162（6）：2136-2140.

［40］Austin PF，et al. Combination therapy with desmopressin and an anticholinergic medication for nonresponders to desmopressin for monosymptomatic nocturnal enuresis：a randomized，double-blind，placebo-controlled trial. Pediatrics，2008，122（5）：1027-1032.

［41］黎灿强，邱敏捷，徐乐. 应用小剂量索利那新治疗小儿遗尿症的体会. 天津医药，2015，4：436-438.

［42］曾文利，周向军. 琥珀酸索利那新片联合行为疗法对成年人原发性夜间遗尿症的疗效. 微循环学杂志，2012，22（4）：60-61.

［43］Montaldo P，et al. Desmopressin and oxybutynin in monosymptomatic nocturnal enuresis：a randomized，double-blind，placebo-controlled trial and an assessment of predictive factors. BJU Int，2012，110（8 Pt B）：E381-386.

［44］Caldwell PH，Sureshkumar P，Wong WC. Tricyclic and related drugs for nocturnal enuresis in children. Cochrane Database Syst Rev，2016，1：CD002117.

［45］Gepertz S，Nevéus T. Imipramine for therapy resistant enuresis：a retrospective evaluation. J Urol，2004，171（6 Pt 2）：2607-2610.

［46］Swanson JR，et al. Death of two subjects due to imipramine and desipramine metabolite accumulation during chronic therapy：a review of the literature and possible mechanisms. J Forensic Sci，1997，42（2）：335-339.

［47］Serel TA，et al. Acupuncture therapy in the management of persistent primary nocturnal enuresis—preliminary results. Scand J Urol Nephrol，2001，35（1）：40-43.

［48］Lv ZT，et al. Efficacy of Acupuncture in Children with Nocturnal Enuresis：A Systematic Review and Meta-Analysis of Randomized Controlled Trials. Evid Based Complement Alternat Med，2015，2015：320701.

第五节　前列腺术后尿失禁

一、概述

（一）定义及分类

当尿液不受主观意志控制而由尿道溢出，谓之尿失禁。与前列腺切除手术相关的尿失禁，称之为前列腺切除术后尿失禁。本指南重点讨论前列腺手术（主要包括良性前列腺增生手术和前列腺癌手术）后尿失禁的诊断和治疗。

长期以来，前列腺癌根治术后尿失禁的定义并不统一。有的学者认为如患者只需要使用1块以内的尿垫便可被认为不存在尿失禁[1]，而另一些研究则强调只有彻底不需要使用尿垫（即"零垫"-0 pad）才可认为没有尿失禁发生[2]。这两种定义方式目前在临床上均有应用，但是2012年制定的帕萨迪纳共识（Pasadena Consensus Panel，PCP）中更推荐以"零垫"作为前列腺癌患者术后无尿失禁的定义，因为这种定义方式被证实与患者的生活质量相关度更高[3]。

（二）流行病学特点

良性前列腺增生行经尿道前列腺电切术（TURP）或开放前列腺切除术后尿失禁的发生率较低，一般认为小于2%，有文献报道为0%～8%[4]。然而，关于前列腺癌术后尿失禁的发生率，不同研究的结果差异较大，除数据本身的异质性及研究方法存在差异外，更重要的原因是目前尿失禁定义的不统一。据报道，根治性前列腺切除术后控尿能力的恢复时间可达术后2年；在一项研究中，根治性前列腺切除术后使用一片或更少尿垫的男性比例在第3、6、12和24个月时分别为71%、87%、92%和98.5%[5]。国内研究也发现根治性前列腺切除术后患者均存在不同程度的尿失禁，术后3个月尿失禁的比例为55.9%，6个月为25.3%，1年后为16.2%[6]。而国外不同时期的研究结果差别较大，近期的数据显示，在前列腺根治性手术技巧改进的基础上，术后3年尿失禁的发生率为11.0%[7]。此外，男性低于50岁人群与高于70岁人群之间的控尿功能恢复能力存在显著性差异，前者明显优于后者[8]。机器人辅助前列腺癌根治术与传统开放手术相比，两者术后尿失禁的发生率方面存在争议，部分系统评价研究认为前者低于后者[9]，而Ficarra等[10]的研究发现，机器人辅助前列腺癌根治术后1年的尿失禁发生率为3%，传统开放手术则达到了12%。

（三）危险因素

Montorsi等[3]根据牛津大学循证医学中心建立的方法，对136篇相关文献进行分析发现，与机器人辅助前列腺癌根治术后尿失禁的发生相关的危险因素包括：患者年龄的增长、肥胖、膜部尿道较短、术后尿道狭窄、外科医师手术经验不足、术中未保护神经血管束、膀胱颈损伤及前列腺体积较大。

（四）发病机制

无论是良性前列腺增生还是前列腺癌，手术后发生尿失禁的主要原因是尿道括约肌结构或功能异常、膀胱功能异常及尿道狭窄。

1.尿道外括约肌结构或功能异常 Groutz[11]的研究表明，尿道外括约肌受损或功能失调，是前列腺癌术后尿失禁的主要原因，占该类患者总数的88%。具体机制为：①尿道外括约肌及其神经的损伤。术中对尿道外括约肌的直接损伤或对其支配神经的损伤均可能破坏尿道外括约肌的控尿功能[12,13]。②功能性尿道长度不足。功能性尿道长度是指尿道内压力大于膀胱内压力的那一部分尿道的长度[14]，相应的解剖部位为膀胱尿道吻合口至尿道外括约肌段尿道的长度。前列腺术后能否良好控尿与功能性尿道长度有关[15]，一般认为功能性尿道长度至少要大于28mm才能达到良好的控尿效果[16]。若前列腺尖部尿道游离并切除过多，会造成功能性尿道长度的缩短，从而引起严重的尿失禁。

2.膀胱功能异常 膀胱因素主要为逼尿肌的过度活动。研究表明，逼尿肌过度活动的可能原因为：①术中损伤支配膀胱的相关神经[17]；②手术削弱了盆底组织及尿道外括约肌对膀胱的约束和支持[18]；③术中对膀胱逼尿肌的激惹、术后咖啡因等物质的刺激；④患者术前就已有不稳定膀胱存在，膀胱的不稳定可能继发于前列腺疾病，也可能与术前本身存在的疾病有关，如脑血管病、神经系统疾病、糖尿病甚至逼尿肌老化等[5]，Groutz[11]的研究表明，在前列腺癌术后尿失禁的患者中33.7%出现了不稳定膀胱，而仅仅出现不稳定膀胱未发生尿道外括约肌损伤的患者占3.6%，不稳定膀胱是尿失禁主要原因的占7.2%。膀胱出口梗阻者占16%，但其中与临床表现相关的仅占6%。

3.尿道狭窄 前列腺癌根治术后膀胱尿道吻合口狭窄与TURP术后膜部及前列腺部尿道狭窄均可引起排尿困难，更为重要的是在上述病变时尿道的关闭功能亦会受到破坏，从而出现既有排尿困难，又有尿失禁的特殊表现。

二、诊断

前列腺术后尿失禁的诊断应当遵循"两个阶段"的原则。第一阶段的初始评估应包括常规的病史收集、体格检查、超声残余尿检查、尿常规、尿失禁问卷和尿垫试验等。在获得初步诊断之后，第一阶段的治疗就应当开始，若经过8～12周的治疗无效，则应当考虑行进一步的专科评估，此时应包括膀胱尿道镜以及尿动力学检查。

（一）初始评估

1.病史采集和排尿日记（推荐） 病史应重点了解患者尿失禁的严重程度（如发生频率、每天使用的尿垫数量、是否用阴茎夹等），有无尿频、尿急和急迫性尿失禁，有无尿线细和排尿踌躇等排尿困难症状，有无压力性尿失禁症状等[6]。除此之外，还应了解前列腺手术的类型和既往尿失禁的治疗史，以及有无使用相关神经递质类药物和腰背部的手术史。通过3～5天的排尿日记来考察尿失禁情况通常比患者口述回忆更为准确[18]。

2.体格检查（推荐） 除一般体检外还应关注手术切口的愈合情况、不同体位腹部压力增加时（如咳嗽）有无漏尿，除此之外还应包括神经系统的检查，尤其是会阴部皮肤感觉和球海绵体肌反射。直肠指检不仅要了解肛门括约肌张力和自主收缩能力，还要了解膀胱颈部位有无肿瘤局部复发等[5,18]。

3.辅助检查（推荐） 实验室检查应包括尿常规和肾功能，若是前列腺癌患者，还应包括血清前列腺特异抗原等检查项目，以排除可能存在的泌尿系感染、肿瘤复发等情况。

此外，需通过超声了解膀胱残余尿的情况。

4.问卷量表（可选） 国际上用于评价尿失禁

的问卷包括International Consultation on Incontinence Questionnaire—Short Form（ICI-Q）[19]、UCLA/RAND-Prostate Cancer Index urinary function score[20]、Patient's Global Impression of Improvement[21]、Incontinence Impact Questionnaire—Short Form[22]等。其中ICIQ问卷因其操作方便性被应用得最为广泛。除此之外，患者的生活质量及对治疗的意愿同样应当得到评价[6]，通常可以使用类似Urinary Distress Inventory—6 Short Form等问卷进行评价。

5.尿垫试验（可选） 根据国际尿控协会（ICS）的推荐，标准化尿垫试验有助于对压力性尿失禁进行客观评价[1,4]。实验发现24小时尿垫试验准确性较高[2,6]，然而目前使用最为广泛的是1小时尿垫试验，具体量表见之前的章节[23]。

（二）专科评估

当初步诊断明确，经过8～12周的第一阶段治疗无效后，临床上应当开展第二阶段的检查，例如，膀胱尿道镜检查、尿流动力学检查及其他膀胱尿道形态学检查等[5]。

1.膀胱尿道镜（推荐） 膀胱镜检查应了解有无膀胱颈挛缩、尿道狭窄、肿瘤复发等，另外，还需注意尿道外括约肌部位尿道黏膜是否瘢痕化，括约肌能否收缩，收缩时能否闭合尿道等。

2.尿流动力学检查（推荐） 尿流动力学检查包括尿流率、同步多导膀胱测压和尿道压力描记。尿流率可以初步了解患者的排尿情况，膀胱测压则评估膀胱逼尿肌的功能，了解有无逼尿肌反射亢进等。影像尿流动力学检查的结果尤其具有参考价值，若影像尿流动力显示逼尿肌未收缩时膜部尿道处于开放状态，则提示真性完全性尿失禁。尿道压力描记可了解最大尿道闭合压，该参数小于20cmH$_2$O提示尿道闭合功能严重低下，可发生严重的压力性尿失禁甚至完全性尿失禁。

3.其他膀胱尿道形态学检查（可选） 在没有影像尿流动力学检查情况下，其他影像学检查包括尿道造影和动态膀胱尿道造影等也可提供一些帮助。

三、治疗

在前列腺术后尿失禁得到初步诊断之后，非手术治疗是首选的治疗方式，主要包括生活方式调整、盆底肌肉功能锻炼、生物反馈、电刺激及口服药物等。非手术治疗6～12个月后仍无缓解的患者一般会推荐其进行手术治疗。

（一）非手术治疗

1.盆底肌肉功能锻炼（推荐） 术前及术后早期的盆底肌肉功能锻炼（简称盆底锻炼）对于恢复控尿功能是有帮助的。研究显示，在前列腺癌根治术后1个月，开展和未开展术后盆底锻炼的患者其控尿恢复率分别为19%和8%，术后6个月为94.6%和65%[24]；还有研究显示，在前列腺根治性切除术后3个月时，术前就开展盆底锻炼和术后才开始进行锻炼的患者，控尿恢复率分别为59.3%和37.3%[25]。值得一提的是，盆底锻炼即使对于那些术后持续1年以上的持续性尿失禁患者也依然有效[26]。

2.生活方式调整（推荐） 生活方式的调整主要包括定时排尿、控制液体摄入、减少对膀胱有激惹作用的物质摄入（例如，咖啡和辛辣食品）等。生活方式的调整被欧洲泌尿外科协会（European association of urology，EAU）以及ICS所广泛推荐，研究证实其对于术后持续1年以上的持续性尿失禁患者也同样有效[6]。

3.生物反馈（可选） 关于生物反馈的研究结果目前仍有争议。近期研究结果表明，盆底训练结合生物反馈辅助与单纯盆底锻炼相比，前者在术后恢复控尿的效果更佳，以不用尿垫为完全恢复控尿的标准来看，前者在术后第3个月的恢复率为65.4%～88%，而后者为28.6%～56%；前者在术后第6个月的恢复率为80.8%～95%，而后者为54.3%～77%[27,28]。然而也有部分研究结果表明是否进行生物反馈对最终的治疗结果并无影响，或仅对早期的治疗结果有影响，而在1年以后是否有生物反馈的辅助对治疗结果并无明显影响[26,29,30]。生物反馈疗法在基于患者本人意愿和经济基础的情况下建议配合盆底锻炼同时开展[6]。

4.电刺激（可选） 一些研究表明，电刺激对于前列腺切除术后尿失禁有一定的治疗效果，有研究表明，患者在接受盆底锻炼的同时开展生物反馈和电刺激，其恢复控尿的平均时间为8周；而单纯接受盆底锻炼其恢复控尿的平均时间为13.88周[31]。但是也有很多研究表明，电刺激治疗对最终的疗效并无明显的影响[26,30,32]。

5.药物治疗（可选） 对于在前列腺切除术后早期出现膀胱过度活动症的患者，临床建议使用抗胆碱能药物进行治疗[6]，治疗方案参见膀胱过度活动症指南。

目前，对于前列腺术后的男性压力性尿失禁，并没有非常合适的药物。临床研究表明，度洛西汀对于前列腺术后的男性尿失禁有一定疗效[33,34]。前列腺癌根治术后尿失禁患者在开展盆底肌肉训练的同时加用度洛西汀可以显著增加疗效，两者的协同作用有待进一步验证[35]。

（二）手术治疗

1. 尿道旁移植物注射治疗（可选）　在膀胱镜监测下经会阴将移植物注射入球部尿道黏膜下，使该处黏膜隆起并闭合尿道腔，达到增加尿道闭合压的作用[2]。目前使用较多的移植物是胶原，除此之外还有硅树脂、聚四氟乙烯、石墨涂层颗粒、乙烯乙醇聚合物和自体脂肪等。该治疗方式适合前列腺切除术后轻度压力性尿失禁患者，其优点是操作简便、损伤较小。然而，研究结果表明注射治疗的短期疗效尚可接受，但其长期疗效不甚理想。其原因可能是因为所注射的移植物快速地迁移至别处所致[36,37]。因此，想要获得较好的疗效一般需要多次注射，平均2～4次，但即便如此，其长期疗效依然不甚理想。值得关注的是，某些移植物可能会引起过敏反应，同时多次注射可能会引起注射后感染，而后者可能会引起尿道组织弹性的下降。

2. 吊带术（可选）　近年来，多种新式的微创吊带手术被用于治疗轻中度的男性压力性尿失禁，但男性吊带置入术治疗前列腺术后尿失禁在国内处于起步阶段，仅有少数专家在探索该术式的有效性和安全性，临床应用价值尚需要中长期随访数据支持[38-52]。

3. 人工尿道括约肌植入术（推荐）　人工尿道括约肌（artificial urinary sphincter，AUS）植入术目前仍被认为是治疗自体括约肌缺陷引起的重度尿失禁的"金标准"[53]。与任何其他的治疗方式相比，AUS的治疗成功率一直是最高的，可以达到90%，即便是长期疗效也比较理想[54]。同时年龄因素并不是AUS植入术的禁忌证，有研究显示即便是在75岁以上的人群中，该手术的成功率依旧很高[55-58]。市场上存在多种AUS产品，但AMS 800™是目前国内唯一可获取的AUS装置，国内已有学者对此作相应报道[59]。

绝大多数已经发表的研究发现，AUS植入术在治愈率高的同时也存在围术期和术后长期并发症的风险。AUS作为一种机械装置，平均使用寿命为7年左右，在长期使用的过程中具有一定的再手术率，常见的再手术原因为：机械故障、尿道萎缩、感染和尿道侵蚀等，而感染和尿道侵蚀是需要移除整个AUS装置的。初次放置AUS发生感染的概率为5%，尿道侵蚀率为5%～6%，在接受过放疗后再植入AUS时感染率为10%[60,61]。装置移除后建议等待3～6个月后再植入新的AUS[62]。尿道萎缩的发生与袖套长时间持续压迫尿道血管有关，建议可以通过再次手术放入双袖带的技术来减少这一并发症的出现，但这种术式会增加尿道侵蚀的发生率。

参 考 文 献

[1] Walsh PC, Partin AW, Epstein JL. Cancer control and quality of life following anatomical radical retropubic prostatectomy: results at 10 years. J Urol, 1994, 152: 1831-1836.

[2] Eastham JA, et al. Risk factors for urinary incontinence after radical prostatectomy. J Urol, 1996, 156: 1707-1713.

[3] Montorsi F, et al. Best Practices in Robot-assisted Radical Prostatectomy: Recommendations of the Pasadena Consensus Panel. Eur Urol, 2012, 62: 368-381.

[4] Schroder A, et al. Guidelines on urinary incontinence. In: Arnheim AG, editor. EAU guidelines. Arnheim, the Netherlands: European Association of Urology, 2010: 11-28.

[5] Lepor H, Kaci L. The impact of open radical retropubic prostatectomy on continence and lower urinary tract symptoms: a prospective assessment using validated self-administered outcome instruments. J Urol, 2004, 171(3): 1216-1219.

[6] 廖利民. 前列腺术后尿失禁及其防治. 临床泌尿外科杂志, 2008, 24（2）: 81-84.

[7] Pompe RS, et al. Short-and long-term functional outcomes and quality of life after radical prostatectomy: patient-reported outcomes from a tertiary high-volume center. Eur Urol Focus, 2017, 3（6）: 615-620.

[8] Peyromaure M, Ravery V, Boccon-Gibod L. The management of stress urinary incontinence after radical prostatectomy. BJU Int, 2002, 90: 155-161.

[9] Kundu SD, et al. Potency, continence and complications in 3, 477 consecutive radical retropubic prostatectomies. J Urol, 2004, 172: 2227-2231.

[10] Ficarra V, et al. A prospective, non-randomized trial comparing robot-assisted laparoscopic and retropubic radical prostatectomy in one European institution. BJU Int, 2009, 104: 534-539.

[11] Groutz A, et al. The pathophysiology of post-radical prostatectomy incontinence: a clinical and video urodynamics study. J Urol, 2000, 163: 1767-1770.

[12] Carlson KV, Nitti VW. Prevention and management of incontinence following radical prostatectomy. Urol Clin North Am, 2001, 28: 595-612.

[13] 黄翼然，等．前列腺癌根治术中保护控尿功能的体会．中华泌尿外科杂志，2003，24（1）：43-44.

[14] Katherine NM. A review of the anatomy of the male continence mechanism and the cause of urinary incontinence after prostatectomy. J Wound Ostomy Continence Nurs, 1999, 26（2）：86-93.

[15] Ravery V. How to preserve continence after radical prostatectomy. Eur Urol Suppl, 2005, 4（4）：8-11.

[16] Rudy DC, Woodside JR, Crawford ED. Urodynamic evaluation of incontinence in patients undergoing modified Campbell radical retropubic prostatectomy: a prospective study. J Urol, 1984, 132：708-712.

[17] Cottone JL, et al. Detrusor hyperactivity in patients following radical prostatectomy: an acquired or persistent urodynamic abnormality [abstract] ? J Urol, 1999, 161：310A.

[18] Humphrey OA, et al. Evaluating and managing urinary incontinence after prostatectomy: beyond pads and diapers. Cleve Clin J Med, 2007, 74（1）：57-63.

[19] Avery K, et al. ICIQ: a brief and robust measure for evaluating the symptoms and impact of urinary incontinence. Neurourol Urodyn, 2004, 23：322-330.

[20] Litwin MS, et al. The UCLA Prostate Cancer Index: development, reliability, and validity of a health-related quality of lifemeasure. Med Care, 1998, 36：1002-1012.

[21] Yalcin I, Bump RC. Validation of two global impression questionnaires for incontinence. Am J Obstet Gynecol, 2003, 189：98-101.

[22] Uebersax JS, et al. Short forms to assess life quality and symptom distress for urinary incontinence in women: the Incontinence Impact Questionnaire and the Urogenital Distress Inventory. Continence Program for Women Research Group. Neurourol Urodyn, 1995, 14：131-139.

[23] Abrams P, et al. The standardisation of terminology in lower urinary tract function: report from the standardisation sub-committee of the International Continence Society. Urology, 2003, 61：37-49.

[24] Filocamo MT, et al. Effectiveness of early pelvic floor rehabilitation treatment for post-prostatectomy incontinence. Eur Urol, 2005, 48：734-738.

[25] Centemero A, et al. Preoperative pelvic floor muscle exercise for early continence after radical prostatectomy: a randomised controlled study. Eur Urol, 2010, 57：1039-1044.

[26] Goode PS, et al. Behavioral therapy with or without biofeedback and pelvic floor electrical stimulation for persistent postprostatectomy incontinence: a randomized controlled trial. JAMA, 2011, 305：151-159.

[27] Ribeiro LH, et al. Long-term effect of early postoperative pelvic floor biofeedback on continence in men undergoing radical prostatectomy: a prospective, randomized, controlled trial. J Urol, 2010, 184：1034-1039.

[28] Van Kampen M, et al. Effect of pelvic-floor re-education on duration and degree of incontinence after radical prostatectomy: a randomised controlled trial. Lancet, 2000, 355：98-102.

[29] Moore KN, et al. Return to continence after radical retropubic prostatectomy: a randomized trial of verbal and written instructions versus therapist-directed pelvic floor muscle therapy. Urology, 2008, 72：1280-1286.

[30] Wille S, et al. Pelvic floor exercises, electrical stimulation and biofeedback after radical prostatectomy: results of a prospective randomized trial. J Urol, 2003, 170：490-493.

[31] Mariotti G, et al. Early recovery of urinary continence after radical prostatectomy using early pelvic floor electrical stimulation and biofeedback associated treatment. J Urol, 2009, 181：1788-1793.

[32] Moore KN, Griffiths D, Hughton A. Urinary incontinence after radical prostatectomy: a randomized controlled trial comparing pelvic muscle exercises with or without electrical stimulation. BJU Int, 1999, 83：57-65.

[33] Mariappan P, et al. Duloxetine, a serotonin and noradrenaline reuptake inhibitor（SNRI）for the treatment of stress urinary incontinence: a systematic review. Eur Urol, 2007, 51：67-74.

[34] Cornu J-N, et al. Duloxetine for mild to moderate postprostatectomy incontinence: preliminary results of a randomized placebo-controlled trial. Eur Urol, 2011, 59：148-154.

[35] Filocamo MT, et al. Pharmacologic treatment in postprostatectomy stress urinary incontinence. Eur Urol, 2007, 51：1559-1564.

[36] Lee PE, Kung RC, Drutz HP. Periurethral autologous fat injection as treatment for female stress urinary incontinence: a randomized double-blind controlled trial. J Urol, 2001, 165：153-158.

[37] Westney OL, et al. Transurethral collagen injections for male intrinsic sphincter deficiency: the University of Texas-Houston experience. J Urol, 2005, 174：994-997.

[38] Fassi-Fehri H, et al. Efficacy of the InVance male sling in men with stress urinary incontinence. Eur Urol, 2007, 51：498-503.

[39] Giberti C, et al. The bone-anchor suburethral sling for the treatment of iatrogenic male incontinence: subjective and objective assessment after 41 months of mean follow-up. World J Urol, 2008, 26：173-178.

［40］Giberti C, et al. The bone-anchor suburethral synthetic sling for iatrogenic male incontinence: critical evaluation at a mean 3-year followup. J Urol, 2009, 181: 2204-2208.

［41］Guimaraes M, et al. Intermediate-term results, up to 4 years, of a bone-anchored male perineal sling for treating male stress urinary incontinence after prostate surgery. BJU Int, 2009, 103: 500-504.

［42］Comiter CV. The male perineal sling: intermediate-term results. Neurourol Urodyn, 2005, 24: 648-653.

［43］Carmel M, et al. Long-term efficacy of the bone-anchored male sling for moderate and severe stress urinary incontinence. BJU Int, 2010, 106: 1012-1016.

［44］Fisher MB, et al. Efficacy of artificial urinary sphincter implantation after failed bone-anchored male sling for postprostatectomy incontinence. Urology, 2007, 70: 942-944.

［45］Rehder P, Gozzi C. Transobturator sling suspension for male urinary incontinence including post-radical prostatectomy. Eur Urol, 2007, 52: 860-867.

［46］Rehder P, et al. The treatment of postprostatectomy incontinence with the retroluminal transobturator repositioning sling (AdVance): lessons learnt from accumulative experience. Arch Esp Urol, 2009, 62: 860-870.

［47］Rehder P, et al. The 1 year outcome of the transobturator retroluminal repositioning sling in the treatment of male stress urinary incontinence. BJU Int, 2010, 106: 1668-1672.

［48］Bauer RM, et al. Prospective evaluation of the functional sling suspension for male postprostatectomy stress urinary incontinence: results after 1 year. Eur Urol, 2009, 56: 928-933.

［49］Cornu JN, et al. The AdVance transobturator male sling for postprostatectomy incontinence: clinical results of a prospective evaluation after a minimum follow-up of 6 months. Eur Urol, 2009, 56: 923-927.

［50］Cornel EB, Elzevier HW, Putter H. Can advance transobturator sling suspension cure male urinary postoperative stress incontinence? J Urol, 2010, 183: 1459-1463.

［51］Cornu JN, et al. Mid-term evaluation of the transobturator male sling for postprostatectomy incontinence: focus on prognostic factors. BJU Int. In press. DOI: 10. 1111/j. 1464-410X. 2010. 09765. x.

［52］Bauer RM, et al. Mid-term results of the retroluminar transobturator sling suspension for male postprostatectomy stress urinary incontinence. BJU Int. In press. DOI: 10. 1111/j. 1464-410X. 2010. 09729.

［53］Cordon BH, Singla N, Singla AK. Artificial urinary sphincter for male stress urinary incontinence: current perspectives. Med Devices (Auckl), 2016, 9: 175-183.

［54］Ellitt DS, Barrett DM. Mayo Clinic long-term analysis of the functional durability of the AMS 800 artificial urinary sphincter: a review of 323 cases. J Urol, 1998, 159 (4): 1206-1208.

［55］Kim SP, et al. Long-term durability and functional outcomes among patients with artificial urinary sphincters: a 10-year retrospective review from the University of Michigan. J Urol, 2008, 179: 1912-1916.

［56］Haab F, et al. Quality of life and continence assessment of the artificial urinary sphincter in men with minimum 3. 5 years of followup. J Urol, 1997, 158: 435-439.

［57］Fulford SC, et al. The fate of the 'modern' artificial urinary sphincter with a follow-up of more than 10 years. Br J Urol, 1997, 79: 713-716.

［58］Venn SN, Greenwell TJ, Mundy AR. The long-term outcome of artificial urinary sphincters. J Urol, 2000, 164: 702-706.

［59］张耀光, 等. 人工尿道括约肌植入术的临床应用（附光盘）. 现代泌尿外科杂志, 2018, 23 (6): 401-404.

［60］Wilson SK, et al. New surgical technique for sphincter urinary control system using upper transverse scrotal incision. J Urol, 2003, 169: 261-264.

［61］Lai HH, et al. 13 years of experience with artificial urinary sphincter implantation at Baylor College of Medicine. J Urol, 2007, 177: 1021-1025.

［62］Montague DK. The artificial urinary sphincter (As800) experience in 166 consecutive patients. J Urol, 1992, 147: 380-382.

第六节　原位新膀胱尿失禁

　　膀胱癌根治术后的尿流改道方式主要包括原位新膀胱术、回肠通道术及输尿管皮肤造口术三大类。其中，原位新膀胱术利用消化道重建储尿囊，并通过与远端尿道吻合，保留了原有尿流出道功能的一种术式。该术式因术后生活质量和切口较为美观而被越来越多的患者接受，手术量也逐年递增。但尿失禁是原位新膀胱术后重要的并发症之一，其病因、诊断、分类和治疗都具有一些特殊性，更为困难的是目前相关理论及研究较少且证据等级偏低。本指南的制定建立在了现有研究依据和国内专家临床经验上，旨在提高原位新膀胱尿失禁的诊疗水平。

一、流行病学

原位新膀胱尿失禁的发生率因尿失禁诊断标准和随访时间的不同而有所差异。目前，尚缺乏统一的诊断标准；且用来评估尿失禁的工具、方法及问卷多种多样，这都导致了不同报道中原位新膀胱尿失禁的发生率差异较大。据统计，原位新膀胱总体日间尿失禁的发生率为1%～78.6%，夜间尿失禁的发生率为14%～81.1%，夜间尿失禁率通常高于日间尿失禁率[1,2]。尽管近几年随着手术技巧的提高，尿失禁的发生率有所降低，但是由于手术总量增加，发生术后尿失禁患者的总数也在随之增加。

二、影响新膀胱术后尿失禁的相关因素

原位新膀胱尿失禁的发生与以下因素相关：随访时间、患者年龄、新膀胱的术式及术中对神经的保留和尿控重建技术等。

1.随访时间　原位新膀胱尿失禁的评价应当延迟到新膀胱容量增大至稳定期，这通常需要6～12个月的时间，绝大部分患者在此之后可以达到满意的尿控功能[3]。有研究表明，在6、12、24、36和48个月对原位新膀胱术后患者进行随访，日间尿控率可分别达到63%、70%、76%、88%和92%[4]。

2.患者年龄　接受原位新膀胱术的患者年龄对于术后尿失禁的发生率也有一定影响。研究发现，在接受原位新膀胱术5年后，60岁以下患者夜间尿失禁的发生率约19%，而这一数字在70岁以上的患者中则可上升至35%[3,5]。另有研究证实，65岁以下男性与65岁以上的男性相比，前者术后可控尿者所占比例显著高于后者[3,5]。

3.新膀胱的制作材料及术式　原位新膀胱术包括回肠新膀胱（Studer术式、W形回肠术式等）、乙状结肠新膀胱、盲肠新膀胱及胃代膀胱等。目前，回肠原位新膀胱术式最为常用，占所有手术的39.1%～74%[6]，其总体日间尿失禁发病率8%～10%，夜间尿失禁发病率20%～30%[3]。其中，Studer术式的日间和夜间的尿控率分别为90%和80%，W形回肠术式的日间和夜间尿控率分别为96%和95%[7,8]。有报道认为，相比而言乙状结肠新膀胱术后患者的夜间尿控率较低，仅约10%[9]。

4.术中保留尿道外括约肌和控尿相关神经的技术　Turner等[10]发现在术中采取保留控尿相关神经的男性与不保留神经者相比，术后日间可控尿率分别为94%和83%，夜间可控尿率分别为75%和59%，并且多因素相关性分析显示神经保留技术与术后日夜间控尿功能恢复相关。对于女性，解剖研究发现，保留阴道侧壁和远端2/3的尿道可使控尿相关的神经支配存留，临床研究也证实，保留控尿神经术后的女性日间尿失禁和夜间尿失禁的发生率分别为3.4%和13.7%[11,12]。此外，从临床实践经验看，术中在确保尿道残端切缘阴性的前提下尽可能保留外括约肌也可提高术后的控尿率。

5.尿道内括约肌重建的相关技术　由于膀胱颈和尿道内括约肌属于膀胱癌根治术的切除范畴，因此在制作新膀胱时，也应当考虑到对尿道内括约肌功能的重建。比如术中尽量保留前列腺尖部尿道的长度、新膀胱颈部的重建等，但其对控尿功能的影响仍有待进一步研究的证实。

三、分类

本指南推荐，依据患者的主诉及尿流动力学所见可将原位新膀胱尿失禁分为如下五类。

1.膀胱源性尿失禁　由于新膀胱使用肠道材料所构建，一般都存在着不同强弱和节律的自发性收缩，当这种收缩产生的压力超过尿道阻力时，即会引起尿失禁的发生。此外，可能同时还合并新膀胱顺应性降低，储尿期高压，也是导致尿失禁的危险因素。

2.尿道源性尿失禁　是指由于手术原因引起尿道括约肌或神经功能异常从而导致控尿能力下降。

3.混合源性尿失禁　既有膀胱源性因素又合并尿道源性因素的尿失禁。

4.夜间尿床　原位新膀胱尿失禁夜间发生率常高于日间，至少与以下3个因素相关：①睡眠状态下意识支配的尿道外括约肌紧张度降低，使尿道关闭能力下降；②夜间多尿，可能与新膀胱所具有的重吸收功能使水、电解质代谢改变有关；③新膀胱不具有充盈后唤醒排尿的功能，这会导致患者出现类似夜间遗尿的症状（详见小儿夜间遗尿症）。因此，夜间尿床可分为两类，即夜间尿失禁和夜间遗尿。

5.充溢性尿失禁　主要与新膀胱排空障碍，发生慢性尿潴留有关。

四、诊断

对原位新膀胱术后尿失禁的诊断首先应明确是否存在尿失禁（因为新膀胱阴道瘘、新膀胱直肠瘘等情

况可表现出与尿失禁相类似的临床症状）；其次，应判断尿失禁的类型；最后，再评估尿失禁的严重程度。就诊断而言，与其他尿失禁的诊断方法大致相似，需包含如下几部分内容。

1.病史询问（推荐）

（1）一般情况：认知能力，生活习惯、活动能力等。

（2）病史、手术史与治疗史：明确尿失禁的病程时间、具体情况；询问手术相关信息；了解术后的治疗情况等。

（3）鉴别尿失禁类型的症状问诊：应注意患者发生尿失禁的时机、加重及缓解的因素、昼夜分布、夜尿次数等。

（4）泌尿系统其他症状：询问是否有血尿、排尿困难、尿路刺激征及下腹或腰部不适等。

（5）其他病史：既往病史、月经生育史、伴发疾病和药物服用史等。

2.体格检查（推荐）

（1）一般查体：生命体征、身体活动能力及协调能力等。

（2）全身查体：腹部查体重点注意膀胱区的触诊与叩诊；神经系统检查包括神经反射、病理征、下肢肌力、鞍区感觉及肛门括约肌张力等。

（3）专科查体：检查外生殖器、有无盆腔脏器膨出、有无瘘管等；外阴部有无长期感染所引起的异味、皮疹；双合诊了解子宫水平、大小和盆底肌收缩力等。

（4）其他特殊检查：腹压漏尿试验、棉签试验等。

3.排尿日记（推荐）　通过连续记录3～7天的排尿日记可客观反映患者每日漏尿的次数、大致漏尿的量和漏尿的时间，还可明确漏尿与饮水、排尿及膀胱感觉之间的关系。排尿日记应在医师的指导下按照标准方式记录，才能发挥有用、可靠的临床诊断价值。

4.问卷评分（可选）　推荐采用国际尿失禁咨询委员会尿失禁问卷简表（ICI-Q-SF）和长表（ICI-Q-LF）对患者的症状严重程度及治疗后的改善情况进行评估。表中分为5个部分，即尿频、排尿、尿失禁及漏尿对性生活和日常生活的影响；ICI-Q-SF为ICI-Q-LF简化版本。

5.尿垫试验（可选）　尿垫试验是评估漏尿严重程度的客观方法之一，常采用1小时尿垫试验或24小时尿垫试验。但应注意规范患者在试验期间的活动量和饮水量，以免对结果产生影响。

6.尿流动力学检查（可选）　对于单从症状上无法明确诊断或考虑非单一因素所导致的尿失禁患者，可考虑进一步行尿流动力学检查。它通过定量反映发生漏尿时的膀胱压力、膀胱容量、漏尿点压等参数，明确引起尿失禁的潜在病理生理机制。尿道压力图和影像尿流动力学检查还可为临床诊断提供更多有用信息。

7.影像学检查（可选）　通过超声检查可了解新膀胱、输尿管、肾脏及残余尿量等情况。必要时也可行CT或MRI检查。

8.其他可选检查项目　包括血尿常规、膀胱镜检查、输尿管镜检查、新膀胱造影等。

五、治疗

原位新膀胱术尿失禁的治疗必须建立在已明确尿失禁类型的基础上，因为对不同类型的尿失禁管理策略不同，合理选择方能取得更为满意的疗效。

1.非手术治疗（推荐）

（1）盆底肌训练

目的：通过锻炼尿道外括约肌和盆底肌肉，提高控尿能力，减少尿失禁的发生。

适应证：因尿道外括约肌功能不全或盆底肌松弛所致的尿失禁。

方法：通常建议在新膀胱术前就开始指导患者进行盆底肌肉训练以预防术后尿失禁的发生，并在术后长期坚持。临床医师要定期了解患者是否采用了正确的训练方式，评估其盆底肌肉的基础强度、耐力，以及在增加腹压时绷紧及维持盆底肌收缩的能力。当患者达到控尿后，仍建议其继续保持每天至少1次的盆底肌训练。配合生物反馈进行盆底肌训练，更有助于患者找到正确的训练方式，以提高训练效果。

（2）膀胱训练：膀胱训练被认为是各种形式尿失禁治疗初期的一线选择。根据患者的尿失禁类型不同，可选择延时排尿和定时排尿两种训练模式。

方法一：延时排尿

目的：逐渐增加新膀胱的容量，减少尿失禁。

适应证：适用于膀胱容量小，膀胱压力增加所致的尿失禁。

方法：通过训练逐渐延长排尿间隔时间，力争达到2～3小时1次的排尿间隔。

方法二：定时排尿

目的：防止新膀胱被尿液过度充溢所导致的器官功能受损和尿失禁。

适应证：新膀胱感觉功能差、容量过大、充溢性尿失禁及夜间多尿者。

方法：要求患者每2～3小时定时排尿1次，并控制每次排尿量在合理范围，在夜间可用唤醒排尿的方法。

2.间歇性自家清洁导尿（可选）

目的：协助新膀胱排空，降低残余尿量，减少充盈性尿失禁的发生。

适应证：由于新膀胱排空障碍、慢性尿潴留而发生充盈性尿失禁者。

方法：导尿的时机和频率需根据患者的尿失禁程度、残余尿量和尿流动力学检查结果个体化制订。总体原则是：将尿失禁的发生降至最低或完全消除，保持新膀胱残余尿量持续低于150ml，避免上尿路反流积水，同时还需兼顾尽可能保证患者的生活质量。

3.药物治疗（可选）　总体而言，由于原位新膀胱尿失禁患者从解剖学和功能学上都有别于普通尿失禁患者，目前缺乏疗效确切的治疗药物。

（1）抗胆碱能药物

目的：提高新膀胱在储尿时的稳定性，降低敏感性，使新膀胱容量增加[13]。

适应证：适用于存在因新膀胱不稳定收缩引起的尿失禁及夜间遗尿者。

药物选择：一项临床试验证实，奥昔布宁（5mg，每日3次）能使原位新膀胱尿失禁症状取得70%的改善，且副作用发生率低。但另有研究表明，抗胆碱药物并不能有效抑制新膀胱的蠕动收缩，症状改善不显著[14]。但值得提出的是，由于新膀胱基本上都是用消化道材料制作，理论上选择对消化道高选择性的抗胆碱能药效果可能更为理想，有推荐可使用对胃肠道蠕动有抑制作用的盐酸双环胺，但缺乏相关的前瞻性研究支持[14]。青光眼、胃肠道梗阻、反流性食管炎及重症肌无力等是使用抗胆碱类药物的禁忌。

（2）去氨加压素

目的：降低夜间肾小球滤过率，减少夜间尿液产出，改善夜间漏尿。

适应证：主要用于以夜间漏尿和夜间多尿为主要症状的患者。

药物选择：尽管研究表明，对原位新膀胱术后患者予以睡前口服低剂量（0.1mg）的去氨加压素可显著减少夜尿次数，但夜间遗尿症状和尿垫用量并未得到具有统计学差异的改善[15]。因此，仍然有待相关药物试验的结果证实。安全性方面，目前尚不明确该药物是否会影响新膀胱对液体的吸收，并且在用药期间应警惕低钠血症等不良反应的发生。

4.手术治疗（可选）

目的：通过增加尿道的阻力，减少或消除尿失禁。

适应证：主要适用于尿道闭合压或腹压漏尿点低，经非手术治疗无效的尿道源性尿失禁患者。

手术方式选择：

（1）尿道注射填充剂：是一种创伤较小的手术方式，但根据现有的研究报道，术后尿失禁完全缓解率仅0%～33%[16-19]。可见，尿道注射填充剂治疗原位新膀胱尿失禁的有效性较为局限，故对于一些年龄较大、不愿接受创伤较大手术的患者可考虑使用。

（2）人工尿道括约肌植入术：根据不同研究的报道，人工尿道括约肌植入术后尿失禁症状的改善率77%～90%，且几乎没有关于并发症和机械故障的报道，但肥胖、糖尿病及放化疗史可能会增加术后不良事件的发生风险[20-22]。

（3）尿道悬吊术：耻骨阴道悬吊术和经闭孔悬吊术都是可选的手术方式。Bailey等[17]报道了4例患者在原位新膀胱术后因尿失禁而行耻骨阴道悬吊术的结果，随访中除1名患者症状得以控制外，其余患者均未见明显好转。还应注意，由于原位新膀胱术后肠道走行发生了改变，粘连的肠管很有可能堆积在耻骨联合后区域，在穿刺过程中极易造成肠损伤[23]。相比而言，经闭孔悬吊带术安全性较好，但究其疗效，不同的研究报道的结果也有较大差异，总体有效率25%～67%，且有术后尿潴留的风险，一旦发生可能需长期间歇性导尿。对于尿失禁症状较重又不愿承担悬吊带术后风险的患者，可以考虑行膀胱颈封闭，尿流改道术[17,23,24]。

六、随访

对原位新膀胱术后患者的控尿功能进行定期随访的目的在于及时发现并处理并发症，这对于提高患者的生活质量、避免潜在的肾功能损害十分重要。

1.随访时间　目前对于患者术后尿控功能的随访时间尚无统一标准，根据临床经验，可于术后3、6、12个月对患者进行定期随访，术后第2年随访时间可延长至每半年1次，此后每年随访1次。

2.随访内容

（1）病史询问（推荐）：询问内容包括排尿功能是否正常、采用何种姿势排尿、是否有尿失禁、尿失禁发生的频率如何、尿失禁发生在日间还是夜晚或同时出现等。

（2）膀胱管理策略的评估（推荐）：进行盆底肌

训练的患者应注意其训练方式是否正确；采用定时排尿的患者注意了解其排尿的频率和量，并根据随访时患者的情况予以适当的调整；正在进行间歇性自家清洁导尿的患者还应注意其导尿的操作是否规范、导尿的频率是否得当，必要时再次进行患者教育。

（3）排尿日记（推荐）：嘱患者在接受随访前记录好3～7天的排尿日记。

（4）泌尿系统B超＋残余尿测定（推荐）：不仅能显示新膀胱的位置、形态及功能是否正常，还可了解上尿路的情况。

（5）尿流动力学检查（可选）：主要适用于出现了显著性排尿困难伴残余尿、尿失禁无好转甚至加重或怀疑合并有上尿路问题需进一步明确诊断者。

（6）腹部和盆腔CT（可选）。

（7）其他：尿常规、肾功能及电解质检查、膀胱镜（尿道镜）、输尿管镜、新膀胱造影（可选）。

参考文献

［1］Chang DT, Lawrentschuk N. Orthotopic neobladder reconstruction. Urol Ann, 2015, 7: 1-7.10.4103/0974-7796.148553.

［2］Santucci RA, et al. Continence and urodynamic parameters of continent urinary reservoirs: comparison of gastric, ileal, ileocolic, right colon, and sigmoid segments. Urology, 1999, 54: 252-257.

［3］Skinner EC, Daneshmand S. Orthotopic Urinary Diversion. In: Campbell-Walsh Urology 11th ed, 2015.

［4］Sevin G, et al. Ileal orthotopic neobladder (modified Hautmann) via a shorter detubularized ileal segment: experience and results. BJU Int, 2004, 94: 355-359.10.1111/j.1464-410X.2004.04933.x.

［5］Madersbacher S, et al. Long-term voiding pattern of patients with ileal orthotopic bladder substitutes. J Urol, 2002, 167: 2052-2057.

［6］Minervini A, et al. Current indications and results of orthotopic ileal neobladder for bladder cancer. Expert Rev Anticancer Ther, 2014, 14: 419-430.10.1586/14737140.2014.867235.

［7］Studer UE, et al. Summary of 10 years' experience with an ileal low-pressure bladder substitute combined with an afferent tubular isoperistaltic segment. World J Urol, 1996, 14: 29-39.

［8］Hautmann RE, Simon J. Ileal neobladder and local recurrence of bladder cancer: patterns of failure and impact on function in men. J Urol, 1999, 162: 1963-1966.

［9］Laguna MP, et al. Long-term functional and urodynamic results of 50 patients receiving a modified sigmoid neobladder created with a short distal segment. J Urol, 2005, 174: 963-967.10.1097/01.ju.0000169457.08207.4b.

［10］Turner WH, et al. The effect of nerve sparing cystectomy technique on postoperative continence after orthotopic bladder substitution. J Urol, 1997, 158: 2118-2122.

［11］Nesrallah LJ, et al. Experience with the orthotopic ileal neobladder in women: a mid-term follow-up. BJU Int, 2005, 95: 1045-1047.10.1111/j.1464-410X.2005.05463.x.

［12］Stenzl A, et al. Rationale and technique of nerve sparing radical cystectomy before an orthotopic neobladder procedure in women. J Urol, 1995, 154: 2044-2049.

［13］El-Bahnasawy MS, et al. Clinical and urodynamic efficacy of oxybutynin and verapamil in the treatment of nocturnal enuresis after formation of orthotopic ileal neobladders. A prospective, randomized, crossover study. Scand J Urol Nephrol, 2008, 42: 344-351.10.1080/00365590701832726.

［14］Christmas TJ, Smith GL, Rickards D. Diagnosis and management of high-pressure peristaltic contractions in cystoplasties. Br J Urol, 1997, 79: 879-882.

［15］Goldberg H, et al. Low-dose oral desmopressin for treatment of nocturia and nocturnal enuresis in patients after radical cystectomy and orthotopic urinary diversion. BJU Int, 2014, 114: 727-732. 10. 1111/bju. 12598.

［16］Wilson S, Quek ML, Ginsberg DA. Transurethral injection of bulking agents for stress urinary incontinence following orthotopic neobladder reconstruction in women. J Urol, 2004, 172: 244-246.10.1097/01.ju.0000132153.30662.60.

［17］Bailey GC, et al. Outcomes of Surgical Management in Patients with Stress Urinary Incontinence and/or Neovesicovaginal Fistula after Orthotopic Neobladder Diversion. J Urol, 2016, 196: 1478-1483.10.1016/j.juro.2016.06.009.

［18］Tchetgen MB, et al. Collagen injection for the treatment of incontinence after cystectomy and orthotopic neobladder reconstruction in women. J Urol, 2000, 163: 212-214.

［19］Carmel ME, et al. Transvaginal neobladder vaginal fistula repair after radical cystectomy with orthotopic urinary diversion in women. Neurourol Urodyn, 2016, 35: 90-94.10.1002/nau.22687.

［20］O'Connor RC, et al. Artificial urinary sphincter placement in men after cystectomy with orthotopic ileal neobladder: continence, complications, and quality of life. Urology, 2002, 59: 542-545.

［21］Vainrib M, et al. Potential risk factors and outcomes

of artificial urinary sphincter placement after radical cystectomy and orthotopic neobladder urinary diversion. Neurourol Urodyn, 2013, 32: 1010-1013.10.1002/nau.22345.

[22] Simma-Chiang V, et al. Outcomes of artificial urinary sphincter placement in men after radical cystectomy and orthotopic urinary diversions for the treatment of stress urinary incontinence: the University of Southern California experience. Urology, 2012, 79: 1397-1401.10.1016/j.urology.2012.02.006.

[23] Quek ML, et al. Pubovaginal slings for stress urinary incontinence following radical cystectomy and orthotopic neobladder reconstruction in women. J Urol, 2004, 172: 219-221. 10.1097/01.ju.0000132149.63834.33.

[24] Badawy AA, et al. Transobturator vaginal tape (inside-out) for stress urinary incontinence after radical cystectomy and orthotopic reconstruction in women. Arab J Urol, 2012, 10: 182-185.10.1016/j.aju.2012.02.010.

泌尿系统感染诊断治疗指南

制定该指南是为了提高临床医师对泌尿系统感染性疾病的诊疗水平，减缓细菌耐药性的发展并保障患者用药的安全和有效，降低泌尿外科患者感染性疾病发生率和死亡率，以期达到中国泌尿外科医师对泌尿系统感染性疾病的诊疗和抗菌药物应用规范化的目的。中华医学会泌尿外科学分会感染炎症学组的成立，大大激发了国内泌尿外科医师对该领域的研究兴趣，既往泌尿外科医师对泌尿外科感染性疾病的关注不足的状况有了很大的改观。由于国际细菌耐药数据等相关领域研究结果与国内仍有很大差别，因此，中华医学会泌尿外科学分会感染与炎症学组在原有指南的基础上结合国内相关研究数据进行了更新，使得该指南更加适合我国的尿路感染、细菌耐药及抗菌药物现状。

本指南的适用范围为成人泌尿系统非特异性感染性疾病。在指南的制定中，没有包括泌尿系统结核、泌尿系统寄生虫病、性传播疾病、生殖系统感染、儿童泌尿系统感染。

第一节　概　　述

一、基本定义

泌尿系统感染又称尿路感染（UTI），是肾、输尿管、膀胱和尿道等泌尿系统各个部位感染的总称。

1.尿路感染　尿路上皮对细菌侵入的炎症反应，通常伴随有细菌尿和脓尿[1]。

2.细菌尿　正常尿液是无菌的，如尿中有细菌出现，称为细菌尿[1]。细菌尿可以是有症状的，也可以是无症状的。细菌尿定义本身包括了污染，临床根据标本采集方式不同而应用不同的"有意义的细菌尿"计数来表示尿路感染。

3.脓尿　尿中存在白细胞（WBC），通常表示感染和尿路上皮对细菌入侵的炎症应答[1]。国内通常使用脓细胞（炎症时白细胞发生变异或已残缺，其外形变得不规则，结构不清，称为脓细胞）来定义，实际上尿标本室温久置后，因pH、渗透压等改变，白细胞也可产生退行性变，难与脓细胞区别，所以白细胞和脓细胞在尿中出现其临床意义相同。

二、分类

尿路感染按感染部位可分为上尿路感染和下尿路感染。

依据两次感染之间的关系可以分为孤立或散发感染和反复发作性感染，反复发作性感染可以进一步分为再感染和细菌持续存在：再感染指外界细菌再次侵入泌尿系统引起的新的感染；细菌持续存在指复发性感染由存在于泌尿系统中的同一细菌（如泌尿系统结石或前列腺疾病）再次发作产生，也称为复发。

由于泌尿系统和男性生殖系统在解剖上是相通的管道系统，发生感染时临床上常难以明确区分，目前多采用IDSA[2]和ESCMID[3]的分类方法，即按感染发生时的尿路状态分类，这种方法对于临床治疗的指导价值更大。可分为以下几类：

·非复杂性尿路感染

- 急性非复杂性膀胱炎
- 急性非复杂性肾盂肾炎
· 复杂性尿路感染（包括导管相关的感染等）
· 尿脓毒血症
· 男性生殖系统感染：前列腺炎、附睾炎、睾丸炎、精囊炎等（不在本指南中）

三、流行病学

UTI是最常见的感染性疾病之一，全球每年有1.3亿～1.75亿人患UTI[4]，目前已是仅次于呼吸道感染的第二大感染性疾病。据统计女性一生有60%的可能性会患UTI，每次发作平均症状持续6.1天，行动受限2.4天，影响睡眠0.4天，在美国每年产生16亿美元的治疗支出[5]。在我国尿路感染占院内感染的9.39%～50%[6,7]。尿路感染是人类健康所面临的最严重的威胁之一。

四、常见的致病菌

临床常见感染性疾病的致病病原微生物包括病毒、细菌、真菌和寄生虫4种，其中细菌为原核细胞微生物，按革兰染色分为革兰阳性细菌和革兰阴性细菌，再按细菌的球状和杆状形态分为革兰阳性球菌、革兰阳性杆菌、革兰阴性球菌和革兰阴性杆菌四大类。革兰阳性球菌常见致病菌有微球菌科葡萄球菌属的金黄色葡萄球菌、链球菌科链球菌属的溶血性链球菌、肠球菌属的粪肠球菌和尿肠球菌等；革兰阳性杆菌常见的致病菌有厌氧杆菌梭菌属的破伤风梭菌等及需氧的棒状杆菌属白喉棒状杆菌、分枝杆菌属的结核分枝杆菌等；革兰阴性球菌常见的有奈瑟菌科奈瑟菌属的淋病奈瑟菌和脑膜炎奈瑟菌；革兰阴性杆菌常见的有肠杆菌科埃希菌属的大肠埃希菌、假单胞菌属的铜绿假单胞菌及克雷伯菌属的肺炎克雷伯菌等。另外，原核细胞微生物还包括了放线菌、螺旋体及多形性的支原体科支原体属的肺炎支原体、脲原体属的解脲脲原体及衣原体科衣原体属的沙眼衣原体等。

大多数尿路感染是由来源于肠道菌群的兼性厌氧菌感染引起，所以尿路感染本质上是一种内源性感染。此外，尿路感染也可由来源于阴道菌群和会阴部皮肤的表皮葡萄球菌和白念珠菌等所引起。在所有这些病原菌中，大肠埃希菌导致了85%的社区获得性尿路感染和50%的医院获得性尿路感染。其余的社区获得性尿路感染则主要由革兰阴性变形杆菌和克雷伯菌，以及革兰阳性粪肠球菌引起。医院内感染主要由大肠埃希菌、肺炎克雷伯菌、肠球菌、变形杆菌、铜绿假单胞菌、尿肠球菌和粪肠球菌等引起。较罕见的病原菌如阴道加德纳菌、支原体和解脲脲原体则可能会感染需要间歇或长期留置导尿的患者。国内尿路感染病原菌特点为大肠埃希菌感染比例下降，而产超广谱β内酰胺酶肠杆菌比例增加，另一个特点是肠球菌感染比例增加[8]。

五、细菌耐药及尿路感染常见耐药菌

细菌耐药性又称抗药性，系指细菌对于抗菌药物作用的耐受性。耐药性可分为固有耐药和获得性耐药。固有耐药性又称天然耐药性，是由细菌染色体基因决定、不会改变的，如铜绿假单胞菌对氨苄西林天然耐药，嗜麦芽窄食单胞菌对碳青霉烯类天然耐药。获得性耐药性是由于细菌DNA碱基突变或获得外源性耐药基因，使其不被抗菌药物杀灭。如大肠埃希菌产生β-内酰胺酶而耐药。

（一）细菌耐药的机制包括

1. 产生灭活抗菌药物的各种酶或钝化酶，使药物在作用于细菌前就被破坏。如ESBLs、金属酶造成β-内酰胺类耐药，而氨基苷类钝化酶则是临床上细菌对氨基糖苷类产生耐药的最常见最重要的机制。

2. 改变药物作用靶位。包括青霉素结合蛋白（PBP）的改变导致的β-内酰胺类抗菌药物耐药如MRSA的产生及DNA拓扑异构酶的改变引起喹诺酮类抗菌药物耐药。

3. 细胞膜透性屏障和抗菌药物主动外排泵。细菌细胞壁或细胞膜通透性改变导致抗菌药物无法进入细菌内起作用，如革兰阳性菌对多黏菌素类耐药就是因为后者难以通过细菌的厚细胞壁所致，而铜绿假单胞菌对多种抗菌药物的耐药就是因为其外膜存在着独特的外排系统，其次由于其外膜蛋白OprF缺失，使药物不易通过所致。

4. 其他，如细菌通过增加抗菌药物的拮抗物产生耐药，或者细菌代谢状态的改变、营养缺陷和外界环境变化等都可使细菌耐药性增加。

需要注意的是，细菌耐药性复杂，临床上很多病原菌同时存在两种以上的耐药机制，使之对多种抗菌药物同时耐药。

（二）多重耐药菌（MDRO）

主要是指对临床使用的三类或三类以上抗菌药物同时呈现耐药的细菌。常见多重耐药菌包括耐甲氧西林金黄色葡萄球菌（MRSA）、万古霉素耐药肠球菌

（VRE）、产ESBLs细菌、耐碳青霉烯类抗菌药物肠杆菌科细菌（CRE），如产Ⅰ型新德里金属β-内酰胺酶（NDM-1）或肺炎克雷伯菌碳青霉烯酶（KPC）的肠杆菌科细菌、耐碳青霉烯类抗菌药物鲍曼不动杆菌（CRAB）、多重耐药/泛耐药铜绿假单胞菌（MDR/PDR-PA）和多重耐药结核分枝杆菌等。

1. 产超广谱β-内酰胺酶（ESBLs）细菌　ESBLs是指由细菌质粒介导的能水解氧亚氨基β-内酰胺抗菌药物，并可被β-内酰胺酶抑制剂（如克拉维酸）所抑制的一类酶。ESBLs可通过质粒介导使耐药基因在细菌间扩散，从而造成严重的医院交叉感染和院外耐药菌的扩散。

国内有研究[9,10]报道产ESBLs大肠埃希菌对除碳青霉烯类、磷霉素外的很多抗菌药物均有较高的耐药性（耐药率从28.6%～85.7%不等），较不产ESBLs大肠埃希菌的耐药率高20.0%～80.0%。长期住院、高龄、留置尿路导管、免疫力低下及经尿道手术等与产ESBLs菌株引起的尿路感染有关，除以上原因外，抗菌药物的选择性压力也是细菌产生耐药菌株的主要因素，在头孢菌素广泛应用产生的选择压力下，产ESBLs有明显增多趋势，而限制头孢菌素的使用后产ESBLs菌也随之减少，这一现象表明产ESBLs菌的产生是与头孢菌素选择压力密切相关的[11]。

由于产ESBLs的微生物能水解β-内酰胺环，并且载有ESBLs编码基因的质粒常含耐甲氧苄啶和磺胺甲基异恶唑的编码基因，因此，ESBLs引起的尿路感染在药物选择上非常局限。常用的抗菌药物选择如下。

（1）头霉素是一类α-甲氧基头孢霉素，在头孢烯的结构中引入7α甲氧基可提高其对β-内酰胺酶的稳定性。因此，头霉素类对ESBLs的水解效应较稳定，对产ESBLs及不产ESBLs的敏感菌具有相同强的抗菌活性，耐药率约10%[9]。

（2）产ESBLs细菌对β内酰胺类抗菌药物联合克拉维酸、舒巴坦或他唑巴坦的复方制剂较为敏感。国内的药敏显示β内酰胺/β内酰胺酶抑制剂复方制剂有很好的抗菌活性，敏感性高达80.3%，耐药率仅为6.1%[12]。目前常用的β内酰胺/β内酰胺酶抑制剂复方中，以哌拉西林/三唑巴坦和头孢哌酮/舒巴坦的抗菌作用较强。

（3）拉氧头孢的7-氨基头孢烷酸上的硫原子被氧原子取代，在化学结构和抗菌谱上有别于第三代头孢菌素，研究[12]显示对ESBLs阳性大肠埃希菌、肺炎克雷伯菌具有很高的抗菌活性，敏感率分别为97.8%

和95.1%，与ESBLs阴性菌相似[13,14]，但临床应用报道不多，目前多用于产ESBLs菌株导致的轻、中度感染或降阶梯治疗[11]，尚需要更多的临床研究证实其疗效。

（4）现有的证据表明产ESBLs大肠埃希菌对磷霉素的耐药率为3.4%～16.1%[8-10]。在其他各种口服抗菌药物耐药性不断增加，临床经验用药越来越困难的今天，磷霉素氨丁三醇在尿路感染的治疗中地位越来越重要。

（5）呋喃妥因对产ESBLs大肠埃希菌具有很好的体外抗菌活性，具有85.8%的敏感率[8,10]，且尿中浓度高，是治疗下尿路产ESBLs大肠埃希菌感染的口服药物选择之一。

（6）产ESBLs尿路感染者对喹诺酮类耐药率较高，可达50%或更高，非产ESBLs者耐药率16%～40%[8-10]。如在体外试验中未出现耐药，喹诺酮类可视为对ESBLs引起的复杂尿路感染的治疗选择。

（7）碳青霉烯类对产ESBLs细菌的抗菌性最强，ESBLs不能水解碳青霉烯类。而且碳青霉烯类对细菌外膜有良好的穿透性，产ESBLs菌对碳青霉烯类的耐药现象比较少见。但应注意避免该类药物的滥用，延缓碳青霉烯类耐药肠杆菌科细菌的增多。

2. 耐甲氧西林金黄色葡萄球菌　耐甲氧西林金黄色葡萄球菌（MRSA），依据感染发生区域不同，可以进一步分为社区获得性MRSA（CA-MRSA，患者在门诊或入院48小时之内分离到MRSA，1年内无住院或与医疗机构接触史，未留置各种导管及其他穿透皮肤的医用装置）和医院获得性MRSA（HA-MRSA）。MRSA的耐药机制主要是金黄色葡萄球菌携带有mecA基因，该基因编码一种独特的青霉素结合蛋白PBP2a，PBP2a对第五代头孢菌素以外的β-内酰胺类抗菌药物亲和力很低，造成对β-内酰胺类药物的耐药。MRSA还可通过改变抗菌药物作用靶位，产生修饰酶，降低膜通透性产生大量PABA等不同机制，对大环内酯类、氨基糖苷类、氟喹诺酮类、磺胺类、四环素类、利福平等抗菌药物均产生不同程度的耐药。

尿路感染中MRSA的比例呈现增加趋势，日本的学者报道泌尿科住院患者尿路感染尿标本金黄色葡萄球菌分离率在1983—1987年为1.9%、1988—1992年为4.6%、1993—1997年为5.3%，而从1998—2002年升至6.6%，其中MRSA分离率高达82.2%[15]。在美国也有相似的报道。国内的多中心研究[10]报道尿路感染病原菌金黄色葡萄球菌分离率为4.2%，其中MRSA比例为50%。

MRSA感染的高危人群为创伤比较大的手术患者、大面积烧伤患者、免疫缺陷者、长期住院及老年患者，MRSA极易在这些患者中引起感染的流行和暴发。MRSA传播主要通过医护人员的手，在医师和患者之间、医护人员之间和患者间播散，另外敷料、衣物等物品可携带MRSA，加速MRSA在院内的流行，而且患者一旦携带或感染MRSA，该菌可在患者身上存在达数月之久。

MRSA尿路感染的临床治疗存在一定困难，呋喃妥因、磷霉素氨丁三醇、万古霉素、达托霉素、利奈唑胺对MRSA具有很强抗菌活性，耐药率低[12]，其中，呋喃妥因和磷霉素氨丁三醇血药浓度低，尿中药物浓度高，适用于治疗MRSA下尿路感染，万古霉素、达托霉素和利奈唑胺血药浓度和尿中均能达到较高药物浓度，可用于治疗上尿路MRSA感染。医院应加强对新入院及MRSA易感者的检查、加强消毒制度及医护人员手卫生以防院内交叉感染。

3.肠球菌 粪肠球菌和屎肠球菌属于需氧革兰阳性球菌，是肠道和生殖道的正常菌群，近年来，逐渐成为医院感染的主要病原菌之一，尿路感染也不例外，尤其在国内，粪肠球菌和屎肠球菌均为引起尿路感染的重要病原菌，国内多年的细菌流行和耐药监测结果显示肠球菌感染处于男性和女性尿路感染的第2位和第3位[8,12]。由于该菌细胞壁坚厚，许多抗菌药物难以进入细菌体内表现为耐药，尤以屎肠球菌为明显。

肠球菌产生一种特殊的青霉素结合蛋白（PBPs）导致其与青霉素结合力降低，因此，对青霉素具有固有的低度耐药性，对头孢菌素也是天然耐药。肠球菌对氨基糖苷类的耐药性则分为细胞壁屏障导致的中度耐药和质粒介导的氨基糖苷醇化酶AAC（6'）-APH（2"）高水平耐药，高水平耐药也称为高水平氨基糖苷耐药肠球菌（HLARE）。万古霉素耐药的肠球菌（VRE）国内有逐渐增多趋势，尤其是vanA基因型万古霉素耐药屎肠球菌。实验室常用纸片法和耐药鉴定试验进行HLARE和VRE检测，其临床意义为：非HLARE肠球菌采用氨基糖苷类抗菌药物和抑制细胞壁合成的β-内酰胺类或糖肽类抗菌药物如青霉素、氨苄西林和万古霉素具有协同抗菌作用，而HLARE此方法无效；而VRE目前有效治疗药物很少，敏感率高的抗菌药物包括达托霉素、磷霉素和利奈唑胺。

从国内的细菌耐药监测数据[8,12]看，氨苄西林对粪肠球菌仍保持较好抗菌活性，而粪肠球菌对左氧氟沙星的敏感率也超过69%，因此，氨苄西林和左氧氟沙星均可用于粪肠球菌尿路感染治疗。屎肠球菌对氨苄西林的耐药率已超过80%，而且屎肠球菌对左氧氟沙星的敏感率不足10%，所以这两类药物均不适合用于屎肠球菌尿路感染治疗。米诺环素对屎肠球菌体外具有较好抗菌活性（耐药率为33%），且尿中具有很高的药物浓度，可用于肠球菌下尿路感染治疗。从药敏数据上看万古霉素和替考拉宁仍是粪肠球菌和屎肠球菌最敏感的药物，但需要警惕的是近年我国VRE逐渐增多，所以必须加强尿分离肠球菌对糖肽类药物耐药性的监测。

六、诊断

（一）症状

尿路感染相关症状包括尿频、尿急、尿痛、耻骨上区不适和腰骶部疼痛，门诊尿路感染就诊患者95%为急性膀胱炎，最常见的症状依次为尿痛、尿急和尿频，可有肉眼血尿。

上尿路感染患者除了排尿症状外，多以全身症状就诊，包括寒战、发热、腰痛、恶心、呕吐等。但约1/3仅有膀胱炎症状的患者经进一步检查发现同时存在上尿路病变[16]。输尿管支架相关肾盂肾炎，患者可能没有典型的腰痛症状[17]。

对尿路感染有诊断意义的症状和体征为尿痛、尿频、血尿、背部疼痛和肋脊角压痛，如果女性患者同时存在尿痛和尿频，则尿路感染的可能性为90%[18]。

（二）体检

除一般查体外，应进行全面的泌尿系统体检，男性患者行外生殖器和直肠指检检查。

急性膀胱炎患者可有耻骨上区压痛，但缺乏特异性。发热、心动过速、肋脊角压痛对肾盂肾炎的诊断特异性高。

盆腔和直肠检查对鉴别是否同时存在的合并疾病有意义。女性慢性、复发性、难治性尿路感染必须行盆腔检查。

当患者存在不明原因的发热、严重的低血压、感染中毒性休克时，要考虑存在肾盂肾炎的可能。

（三）实验室检查

1.尿常规检查 包括尿液理学检查、尿生化检查和尿沉渣检查。不同单位使用的检查方法不同，化验单上有说明，应用最普遍的是尿液的干化学分析仪检查和尿沉渣人工镜检。

（1）尿液的理学检查：尿液外观浑浊对诊断症状性菌尿的敏感性为90.4%，特异性为66.4%[19]。

（2）尿生化检查：现今最常用的是半自动或全自动的尿干化学分析仪，使用多联试剂带浸入一次尿液可同时测定多个项目。尿液生化检查用于诊断尿路感染的敏感性较低，阴性结果对除外尿路感染的特异性较高[20]。

尿液生化检查包含有8～11项检查，其中与尿路感染相关的常用指标包括：

①亚硝酸盐（NIT）：正常值为阴性。阳性见于大肠埃希菌等革兰阴性杆菌引起的尿路感染，尿液中细菌数>10^5/ml时多数呈阳性反应，阳性反应程度与尿液中细菌数成正比。应注意尿中有大量淋巴细胞时该结果为阴性。

②白细胞酯酶（LEU）：正常值为阴性，尿路感染时为阳性。

③尿蛋白：正常定性为阴性，定量<100mg/24h。尿路感染可有蛋白尿，通常<2g/24h[21]。

（3）尿沉渣检查：常用方法有尿沉渣显微镜检和尿有形成分分析仪检查。

①尿沉渣显微镜检：离心尿尿沉渣中白细胞1～2个/HP表示非离心尿中白细胞为10个/mm³。配合革兰染色可以作为感染的确定性诊断。有症状的女性患者尿沉渣显微镜检诊断细菌感染的敏感性60%～100%，特异性49%～100%[22,23]。应注意，尿检没有白细胞不能除外上尿路感染，同时尿白细胞也可见于非感染性肾疾病[21]。

镜下血尿见于40%～60%的膀胱炎患者，对诊断尿路感染敏感性较低[24]。

②尿有形成分分析仪检查：尿有形成分分析仪会自动进行标本的定时、定速离心，留取定量的尿沉渣，在相差显微镜下，数码摄像系统对每个层流经过的标本摄像，计算机进行图像分析，提取尿有形成分特征，运用形态识别软件自动识别和分类尿液有形成分。与普通光学显微镜法相比，具有简便、高效、精确度高等优点。目前的尿有形成分分析仪主要有两大类：a.尿有形成分直接镜检影像分析仪；b.流式细胞术和电阻抗检测相结合的全自动尿有形成分分析仪。

在严格质量控制的前提下，对尿路感染诊断的敏感性94.4%～100%，特异性49.8%～73.4%，可以使38.5%～58.2%的患者免于尿培养检查[25]。临床应

结合尿液干化学分析结果进行综合判断以提高尿沉渣检验结果的精确度和可靠性。此方法不能完全替代显微镜检，可作为显微镜检的筛选[26]。

2.尿培养 治疗前的中段尿标本培养是诊断尿路感染最可靠的指标。

（1）尿标本收集[1]

排尿标本：既往做过包皮环切术的男性患者收集尿标本前无需特殊准备，未行包皮环切术的男性患者收集标本前应上翻包皮用肥皂清洗阴茎头，然后用清水冲净后再收集标本。除非患者不能自行排尿，否则不必导尿取标本。对女性应指导患者分开阴唇，使用清水及湿纱布清洗尿道周围区域后再收集中段尿标本。不推荐使用消毒剂消毒尿道口。如果排尿标本检测到阴道上皮细胞和乳酸杆菌考虑存在污染，此时应使用导尿标本。

导尿标本：导尿后收集导管中段尿比排尿标本更精确，但有医源性感染的可能，抗菌药物预防此类感染仅限于针对有感染高危因素的患者。如果患者无法自行排尿，应行导尿留取标本。

耻骨上穿刺抽吸尿标本：是最精确的留取标本的方法，但仅限于不能按要求排尿（如脊髓损伤）的患者，在新生儿和截瘫患者也可以使用。

（2）关于尿培养细菌菌落计数数量的说明：自1960年起，尿培养细菌菌落计数≥10^5CFU/ml被认为是尿路感染的诊断指标[27]，此数值对尿路感染诊断的特异性较高。但1/3有下尿路症状的急性膀胱炎患者尿培养菌落计数<10^5CFU/ml[28]，因此，如果以菌落计数≥10^2CFU/ml作为尿路感染诊断标准的敏感性95%，特异性85%[24]；使用抗菌药物治疗者以≥10^3CFU/ml作为尿路感染诊断标准的敏感性80%，特异性90%[28]。美国感染疾病学会（IDSA）和欧洲临床微生物学和感染疾病学会（ESCMID）规定的尿路感染细菌培养标准为[28]：急性非复杂性膀胱炎中段尿培养≥10^3CFU/ml；急性非复杂性肾盂肾炎中段尿培养≥10^4CFU/ml；女性中段尿培养≥10^5CFU/ml、男性中段尿培养或女性复杂性尿路感染导尿标本≥10^4CFU/ml。综上所述，并没有一个固定的数值可以用于在任何情况下诊断所有类型的尿路感染，需要根据临床情况具体分析。

3.感染标志物

（1）降钙素原（PCT）：是血清降钙素（CT）的前肽物质。在细菌感染/脓毒血症状态下，PCT在各个组织、器官大量形成并释放进入血液循环系统。感染后3～4小时开始升高，于6～12小时达到峰值，

8～24小时达到稳定期，半衰期接近24小时，最高浓度可以达1000ng/ml[29]。其代谢不受类固醇等药物治疗影响，肾功能不全时，PCT半衰期可不同程度的延长。

在感染疾病严重程度的发展过程中，PCT随着严重程度的不同（局部感染、脓毒血症、严重脓毒血症、脓毒性休克），呈现由低到高的浓度变化，PCT＜0.05 ng/ml为正常，0.05～0.5 ng/ml考虑为局部感染，0.5～2ng/ml考虑可能存在全身感染，2～10ng/ml高度怀疑感染及全身炎症反应，＞10ng/ml考虑存在严重脓毒症、脓毒性休克[30]。研究发现[31]，尿路感染出现菌血症患者中PCT平均值为（8.08±16.37）ng/ml，非菌血症组为（0.34±0.37）ng/ml，使用PCT≥1.16 ng/ml作为尿路感染引起菌血症诊断标准的敏感性为100%，特异性97%，阳性预测值84%，阴性预测值100%，显著优于血乳酸、C反应蛋白（CRP，通常在12～24小时开始升高，20～72小时快速上升，3～7天进入稳定期[29]）和白细胞水平。而CRP对于判断患者是否存在脓毒症、脓毒性休克以及患者30天死亡率没有作用。

PCT可用于区分不同病原菌感染，研究显示[32]对感染性脓毒症，革兰阴性杆菌感染患者的PCT水平显著高于革兰阳性球菌感染和真菌感染，分别为8.9（1.88～32.6）、0.73（0.22～3.4）和0.58（0.35～0.73），有助于经验性抗菌药物应用的选择。

PCT还可用于指导临床感染性疾病治疗中抗菌药物的使用：一项前瞻性、多中心、随机、对照、开放性研究纳入1575例感染患者，随机分为PCT指导组（$n=761$）：PCT峰值下降80%以上或PCT水平将至0.5μg/L以下时建议停用抗菌药物；和标准治疗组（$n=785$）：根据当地抗菌药物使用原则应用。结果显示：PCT指导治疗组每位患者的医疗总费用降低3503欧元，相比无PCT指导治疗的患者节省了9.2%。降低的费用主要来自于缩短的住院时间，血培养减少以及抗菌药物治疗天数的减少[33]。因此应用PCT监测抗菌药物疗效可减少抗菌药物暴露时间，不增加死亡风险，具有显著卫生经济学价值。

（2）白细胞介素-6（IL-6）：是一种细胞因子，属于白细胞介素的一种，由两条糖蛋白链组成的多肽，一条为α链，分子量80kd，另一条为β链，分子量130kd。IL-6是多功能的细胞因子，当其作为急性期炎症因子时，主要刺激参与免疫反应的细胞增殖、分化并提高其功能，参与炎症反应和发热反应，通过IL-6受体和gp130作用于不同的靶细胞发挥多种生物

调节作用。IL-6是体循环中半衰期最长的前炎症介质，激活时间快速，半衰期约1小时。IL-6的生物学作用包括诱导肝脏CRP的产生和释放、诱导PCT的产生，炎症反应发生后，IL-6率先生成，产生后诱导PCT和CRP生成，是炎症、脓毒症的早期敏感性"警示"标志物，并且随着疾病的进展IL-6水平逐渐升高[34]。

一项纳入6项研究meta分析显示，IL-6用于脓毒症的诊断敏感性为80%，特异性为85%，曲线下面积（AUC）为0.868，IL-6用于脓毒症的辅助诊断准确性高[35]。

Otto等[36]研究显示寒战发热性尿路感染患者会出现IL-6水平升高，有菌血症者血IL-6水平显著高于没有菌血症的患者，尤其在患者有典型的肾盂肾炎症状、体温显著升高者为明显，并持续数天，说明IL-6水平升高程度与患者感染的严重程度相关。

一项纳入24例脓毒症患者（15例脓毒症和9例重度脓毒血症或脓毒性休克）的研究，患者分为两组，死亡组为6例重度脓毒血症或脓毒性休克和1例脓毒症患者；存活组为17例剩余患者。连续监测第0、12、24、48、72、96小时的PCT、IL-6、CRP、ESR和WBC变化值，结果显示存活者组IL-6浓度持续快速下降，而非存活组IL-6浓度延迟下降，与PCT和CRP相比，IL-6能更好的评估脓毒症患者的预后[37]。另一项研究纳入100例器官功能障碍和疑似感染的危重患者，连续7天监测IL-6、PCT、presepsin和CRP水平，结果显示：重症感染患者IL-6的7天AUC高达0.883；28天死亡率预测因子中，仅IL-6有统计学意义，这说明IL-6是28天死亡率的显著预测因子[38]。

综上所述，在脓毒血症/重度脓毒血症或脓毒性休克辅助诊断中，PCT有最高的敏感度，而IL-6有更高的特异性，IL-6联合PCT可以优势互补，提高辅助诊断脓毒症的及时性与正确率[37]。

4.影像学检查　因为阳性发现极少，故不推荐对女性非复杂性膀胱炎施行静脉尿路造影（IVU）或膀胱镜检查[39]。

反复发作尿路感染、复发性肾盂肾炎、合并无痛血尿或怀疑合并有泌尿系结石或梗阻时，推荐进行进一步的影像学检查。

泌尿系超声作为首选项目，可以发现合并的尿路梗阻、积脓、结石等病变。在超声有阳性发现时，CT是进一步明确病变的有效检查，优于MRI。

尿路X线片（KUB）和IVU可以发现上尿路结石和畸形。

99mTc-DMSA肾静态显像是一种用于发现肾脏炎症病变的一种非侵入性影像学检查，目前被认为是诊断肾盂肾炎、肾脏瘢痕化的金标准，主要判断方法就是肾脏炎症反应导致的局部灌注不足所致病变区域肾实质的示踪剂活性降低或缺乏。该检查具有无创、高敏感性和高特异性的特点，文献报道敏感性为87%，特异性高达100%[40]。

5.侵入性检查　根据疾病具体情况可以考虑选择膀胱镜等相关检查。

七、鉴别诊断

1.女性有尿路感染症状时应考虑是否存在阴道炎、生殖器溃疡或淋病。通过妇科检查可以明确，如果患者存在阴道分泌物或外阴炎症常可鉴别，盆腔双合诊可以除外盆腔肿块和盆腔炎。

2.有下尿路症状并存在脓尿，但尿培养阴性的患者应考虑有无淋病双球菌感染或解脲支原体感染。

3.对有下尿路症状但没有感染证据的女性患者，应与引起下尿路症状的其他疾病如膀胱过度活动等相鉴别。

4.青年男性的尿路感染症状需与前列腺炎引起的下尿路症状相鉴别，中老年男性需与前列腺增生等疾病引起的下尿路症状相鉴别。

5.缺乏充分感染依据的膀胱刺激征患者应除外有无膀胱原位癌的存在。

6.对一般抗菌药物治疗无效的尿路感染应除外有无泌尿系统结核。

八、治疗

（一）一般治疗

包括对症治疗、多饮水及生活方式的调整等。

（二）观察

一些特殊情况下的无症状菌尿患者不需要常规抗菌药物治疗，需要密切观察病情（详见后面章节）。

（三）抗菌药物治疗

抗菌药物治疗是尿路感染的主要治疗方法，推荐根据药敏试验选择用药。

1.常用抗菌药物的作用机制

（1）干扰细菌细胞壁合成，包括β-内酰胺类的青霉素、头孢菌素、碳青霉烯类、磷霉素和万古霉素等。

（2）损伤细菌细胞膜，有多黏菌素B、制霉菌素等。

（3）影响细菌蛋白质合成，有氨基糖苷类、四环素类、红霉素、林可霉素等。

（4）抑制细菌核酸代谢，有氟喹诺酮类、利福霉素类等。

（5）其他，如影响叶酸合成的磺胺类药物等。

根据药效动力学特性不同将抗菌药物分为两大类：

（1）浓度依赖型药物，这类药物在有效浓度范围内呈现浓度依赖性杀菌的特点，所用药物浓度越高，杀菌率和杀菌范围也随之增高，如氨基糖苷类和氟喹诺酮类，这些药物的用药方案目标是把药物浓度提高到最大限度。

（2）时间依赖性药物，疗效主要与抗菌药物血药浓度维持超过致病菌的最小抑菌浓度（MIC）的时间有关，如β-内酰胺类、部分大环内酯类，这些药物的用药方案目标是尽可能延长接触时间，在血清浓度超过MIC期间，持续时间的长短将是这些药物效能的重要决定因素。

2.关于经验性抗菌药物治疗　可以对有尿路感染的患者首先施行经验性抗菌药物治疗。

3.关于尿路制剂（呋喃妥因和磷霉素）[41]的说明

（1）呋喃妥因：国内临床应用的呋喃类药物包括呋喃妥因、呋喃唑酮和呋喃西林。只有呋喃妥因适用于大肠埃希菌、葡萄球菌属、肠球菌属及克雷伯菌属等细菌敏感菌株所致的急性非复杂性膀胱炎，亦可用于预防尿路感染。国内研究显示出呋喃妥因对于尿路感染常见病原菌有非常好的药物敏感性[8,10]，对于尿路感染常见致病菌的敏感性均超过90%，可作为下尿路感染治疗经验用药的可选的抗菌药物之一。但临床应用该药物时要注意：大剂量、长疗程应用及肾功能损害患者可能发生头痛、肌痛、眼球震颤、周围神经炎等不良反应，而且呋喃妥因服用6个月以上的长程治疗者偶可发生弥漫性间质性肺炎或肺纤维化，应严密观察以便及早发现，及时停药[41]。

（2）磷霉素：磷霉素是一种人工合成的抗菌药物，抗菌谱广，对尿路感染常见的革兰阴性、阳性致病菌均具有良好的抗菌活性。该药属繁殖期杀菌剂，与其他抗菌药物无交叉耐药，与多种抗菌药物联合应用常呈协同作用，而且与其他抗菌药物间无明显交叉过敏。较传统的磷霉素钙而言，磷霉素氨丁三醇大大增加了生物利用度，磷霉素吸收后主要分布在肾脏、膀胱壁、前列腺和精囊腺等组织。磷霉素主要以原形经尿液和粪便排出。该药物口服后在尿液中浓度高，持续作用时间长。国内数据显示[8,10]，磷霉素氨丁三醇对ESBLs阴性、阳性大肠埃希菌均有很好抗菌作用，对于ESBLs阴性大肠埃希菌，磷霉素MIC_{50}、MIC_{90}值分别为0.125mg/L和0.5mg/L，细菌敏感性为95.1%，耐药性为0。对于ESBLs阳性株，磷霉素仍显示了较好的抗菌活性，细菌敏感性为87.0%，耐药率仅为4.3%。对于肺炎克雷伯菌，磷霉素氨丁三醇同样具有很好抗菌活性。磷霉素氨丁三醇对凝固酶阴性葡萄球菌，特别是表皮葡萄球菌具有很好抗菌作用。其对表皮葡萄球菌MIC_{50}、MIC_{90}值分别为0.25mg/L和0.5mg/L，细菌敏感性为100%。粪肠球菌对左氧氟沙星耐药性为60%，但对磷霉素敏感性均100%，虽然MIC值为$16 \sim 32$mg/L，但细菌仍100%敏感，同样具有较好的抗菌作用。

而相对非复杂性尿路感染而言，复杂性尿路感染有更广的致病细菌谱，而且细菌更可能耐药，其中原因之一就是ESBLs菌株的高比例，而产ESBLs菌株对常用的氟喹诺酮类和第二、三代头孢菌素的高耐药率给临床抗菌药物使用带来极大的困难[42]。国内的研究[43]显示，磷霉素对于产ESBLs的大肠埃希菌具有很好的敏感性，因此，对治疗复杂性尿路感染的微生物疗效及综合疗效达到了83.81%和64.52%。

综上所述，呋喃妥因和磷霉素对尿标本分离的主要致病菌如大肠埃希菌、粪肠球菌、肺炎克雷伯菌、表皮葡萄球菌等均具有很好抗菌活性，而且基本从肾脏排泄，在尿中有很高的浓度，非常适合尿路感染的经验治疗。尤其在国内尿路感染常见致病菌对常用的氟喹诺酮类药物，第二、三代头孢菌素耐药率高的背景下，尿路制剂的提出更有利于规范临床医师合理使用抗菌药物，减少细菌耐药的发生。

（四）手术治疗

在适当时机针对感染病灶或引起感染的病因实施相应的手术治疗，而且很多泌尿外科感染性疾病，不通过手术去除病因，感染难以控制。

（五）中医治疗

目前应用于临床治疗的中药种类很多，请参照中医或中西医结合学会的推荐意见开展治疗。针灸治疗可以减少膀胱炎的复发[44]。

九、预后

1.急性非复杂性膀胱炎患者经治疗和采取一定的预防措施后，总体预后较好。未经治疗的急性膀胱炎患者进展至上尿路感染的情况较少，症状可能持续数月，但可以逐渐自发缓解[45]。

2.如果诊断和治疗及时，急性非复杂性肾盂肾炎的预后较好，如果患者有肾脏其他病变、糖尿病或应用免疫抑制等情况，血行感染和死亡的发生率升高，但临床上缺乏此类患者的长期随访数据。

3.如果存在严重的上尿路病变（畸形、狭窄或反流等），患者出现感染复发和肾功能不全的可能性明显增加。

推荐意见	推荐等级
尿标本应在抗菌药物治疗前取得并立即进行相关实验室检查，尿标本的取得应最大限度的减少污染的可能	推荐
有意义的尿培养细菌学计数要依据不同患者、不同感染类型、不同的标本采样方法进行个体化判断	强烈推荐
男性患者尿路感染、症状不典型的女性患者或者急性膀胱炎或肾盂肾炎女性患者对适当的抗菌药物治疗反应不佳时，应考虑进一步影像学检查	推荐
不推荐对女性非复杂性膀胱炎施行静脉尿路造影或膀胱镜检查	推荐
推荐应用PCT作为上尿路临床感染的判断、抗菌药物的使用和停用的参考指标	推荐

参考文献

[1] Schaeffer AJ, et al. Infections of the urinary tract. In: Campbell-Walsh Urology. 10th Ed. AJ Wein, ed, 2012: 257-326.

[2] Rubin USE, et al. Evaluation of new anti-infective drugs for the treatment of UTI. Clin Infect Dis, 1992, 15: 216.

[3] Rubin UH SE, et al. with a modification by a European Working Party (Norrby SR), General Guidelines for the evaluation of new anti-infective drugs for the treatment of urinary tract infection. The European Society of Clinical Microbiology and Infectious diseases, 1993, 240-310.

[4] Russo TA, et al. Medical and economic impact of extraintestinal infections due to Escherichia coli: focus on an increasingly important endemic problem. Microbes Infect, 2003, 5 (5): 449-456.

[5] Foxman B. Epidemiology of urinary tract infections: incidence, morbidity, and economic costs. Disease-a-Month, 2003, 49 (2): 53-70.

[6] 王江桥，等. 连续3年医院感染现患率调查报告. 中国感染控制杂志，2006，5（1）：19-22. ★

[7] 王金贤，等. 医院感染现患率调查与现状分析. 中华

医院感染学杂志，2005，15（10）：1119-1120.★

[8] Qiao L，et al. Characteristics of urinary tract infection pathogens and their in vitro susceptibility to antimicrobial agents in China：data from a multicenter study. BMJ Open，2013，3（12）：e004152-004152.★

[9] Lai B，et al. In vitrosusceptibility of Escherichia colistrains isolated from urine samples obtained in mainland China to fosfomycin trometamol and other antibiotics：a 9-year surveillance study（2004-2012）. BMC Infect Dis，2014，14（1）：66-66.★

[10] 乔庐东，等. 国内不同类型下尿路感染患者尿路病原菌构成及药敏分析的多中心研究. 中华泌尿外科杂志，2015，（9）：690-693.★

[11] 周华，等. 中国产超广谱β-内酰胺酶肠杆菌科细菌感染应对策略专家共识. 中华医学杂志，2014，94（24）：1847-1856.★

[12] 阮节，等. 2012年中国男性尿路感染细菌分布及耐药状况. 中华临床药理学杂志，2015，（11）：1014-1021.★

[13] Huang C，et al. Antibacterial effect evaluation of moxalactam against extended-spectrum β-lactamase-producing Escherichia coli and Klebsiella pneumoniae with in vitro pharmacokinetics/pharmacodynamics simulation. Infect Drug Resist，2018，11：103-112.★

[14] 崔兰卿，等. 我国2004年至2014年临床分离肠杆菌科细菌对拉氧头孢的体外敏感性分析. 中国临床药理学杂志，2016，32：（9）：813-817.★

[15] Shigemura K，et al. Pathogen occurrence and antimicrobial susceptibility of urinary tract infection cases during a 20-year period（1983—2002）at a single institution in Japan. Jpn J Infect Dis，2005，58（5）：303-308.

[16] Stamm WE. Urinary tract infections and pyelonephritis. In：Harrison's Principles of Internal Medicine. 14th ed. Edited by Fauci AS Braunwald E，et al，1998：817-823.

[17] 乔庐东，等. 输尿管支架管相关尿路感染患者的临床特征及其肾脏形态学改变分析. 中华泌尿外科杂志，2014，（9），704-707.★

[18] Bent S，et al. Does This Woman Have an Acute Uncomplicated Urinary Tract Infection?. JAMA，2002，49（1）：106-108.

[19] Flanagan PG，et al. Evaluation of four screening. tests for bacteriuria in elderly people. Lancet，1989，333（8647）：1117-1119.

[20] Clement S，et al. Comparison of a urine chemistry analyser and microscopy，culture and sensitivity results to detect the presence of urinary tract infections in an elective orthopaedic population. Contemp Nurse，2004，17（1-2）：89-94.

[21] 曼德尔-道格拉斯-贝内特感染病学（英文影印版）. Mandell GL 主编，2001，3：782.

[22] Blum RN，et al. Detection of pyuria and bacteriuria in symptomatic ambulatory women. J Gen，Int Med，1992，7（2）：140-144.

[23] Jenkins RD，et al. Review of urine microscopy for bacteriuria. JAMA，1986，255（24）：3397-3403.

[24] Wigton RS，et al. Use of clinical findings in the diagnosis of urinary tract infection in women. Arch Intern Med，1985，145（12）：2222-2227.

[25] Kim SY，et al. Evaluation of the Sysmex UF-100 Urine Cell Analyzer as a Screening Test to Reduce the Need for Urine Cultures for Community-Acquired Urinary Tract Infection. Am J Clin Pathol，2007，128（6）：922-925.

[26] 袁汉尧. 临床检验诊断学. 广东：广东科技出版社，2002，14-17.

[27] Kass EH. Bacteriuria and pyelonephritis of pregnancy. Arch Intern Med，1960，105（2）：194-198.

[28] Rubin RH，et al. Evaluation of new anti-infective drugs for the treatment of urinary tract infection. Infectious Diseases Society of America and the Food and Drug Administration. Clin Infect Dis，1992，15（Suppl 1）：S216-S220.

[29] Reinhart K，et al. Markers for Sepsis Diagnosis：What is Useful? Crit Care Clin，2006，22（3）：503-519.

[30] 降钙素原急诊临床应用专家共识组. 降钙素原（PCT）急诊临床应用的专家共识. 中华急诊医学杂志，2012，21（9）：944-951.★

[31] Jiméneza AJ，et al. Usefulness of procalcitonin for predicting bacteremia in urinary tract infections. Actas Urol Esp，2015，39（8）：502-510.

[32] Nakajima A，et al. Clinical utility of procalcitonin as a marker of sepsis：a potential predictor of causative pathogens. Intern Med，2014，53（14）：1497-1503.

[33] de Jong E，et al. Efficacy and safety of procalcitonin guidance in reducing the duration of antibiotic treatment in critically ill patients：a randomised，controlled，open-label trial. Lancet Infect Dis，2016，16（7）：819-827.

[34] Tanaka T，et al. IL-6 in Inflammation，Immunity，and Disease. Cold Spring Harbor Perspectives in Biology，2014，6（10）：a016295-a016295.

[35] Hou T，et al. Accuracy of serum interleukin（IL）-6 in sepsis diagnosis：a systematic review and meta-analysis. Int J Clin Exp Med，2015，8（9）：15238-15245.★

[36] Otto G，et al. Interleukin-6 and Disease Severity in Patients with Bacteremic and Nonbacteremic Febrile Urinary Tract Infection. The Journal of Infectious Diseases，1999，179（1）：172-179.

[37] Jekarl DW，et al. Procalcitonin as a diagnostic marker and IL-6 as a prognostic marker for sepsis. Diagnostic Microbiology and Infectious Disease，2013，75（4）：342-347.

［38］Takahashi W, et al. Interleukin-6 Levels Act as a Diagnostic Marker for Infection and a Prognostic Marker in Patients with Organ Dysfunction in Intensive Care Units. Shock, 2016, 46（3）: 254-260.

［39］Jou WW, et al. Utility of dipstick urinalysis as a guide to management of adults with suspected infection or hematuria. South Med J, 1998, 91（3）: 266-269.

［40］Majd M, et al. Technetium-99m-DMSA renal cortical scintigraphy to detect experimental acute pyelonephritis in piglets: comparison of planar（pinhole）and SPECT imaging. J Nucl Med, 1996, 37（10）: 1731-1734.

［41］国家卫生计生委医政局, 国家卫生计生委合理用药委员会编. 国家抗微生物治疗指南（第二版）, 2017: 237-242. ★

［42］Stein GE. Single-dose treatment of acute cystitis with fosfomycin tromethamine. Ann Pharmacother, 1998, 32（2）: 215-219.

［43］Qiao LD, et al. Evaluation of three-dose fosfomycin tromethamine in the treatment of patients with urinary tract infections: an uncontrolled, open-label, multicentre study, BMJ Open, 2013, 3（12）: e004157. ★

［44］Aune A, et al. Acupuncture in the prophylaxis of recurrent lower urinary tract infection in adult women. Scand J Prim Health Carek, 1998, 16（1）: 37-39.

［45］Ferry S, et al. The natural course of uncomplicated lower urinary tract infection in women illustrated by a randomized placebo controlled study. Scand J Infect Dis, 2004, 36（4）: 296-301.

第二节　无症状菌尿

一、流行病学和病因学

无症状菌尿通常存在于绝经前女性和泌尿系统异常的人群, 其发生原因是由宿主和微生物两方面因素决定的, 患病率因年龄、性别、性行为和泌尿系统畸形而不同。健康绝经前女性中发生率1% ~ 5%, 在其他健康的老年女性和男性中, 增加到4% ~ 19%, 糖尿病患者为0.7% ~ 27%, 孕妇为2% ~ 10%, 老年人为15% ~ 50%, 脊髓损伤患者为23% ~ 89%。年轻男性的无症状菌尿不常见, 一旦发现, 需考虑慢性细菌性前列腺炎[1]。

大肠埃希菌是无症状菌尿最常见的致病菌[2], 其他的肠杆菌科（如奇异变形杆菌、肺炎克雷伯菌等）、铜绿假单胞菌和革兰阳性菌（如肠球菌属、金黄色葡萄球菌、凝固酶阴性葡萄球菌和B群链球菌）等也是无症状菌尿的常见致病菌。对于女性患者, 肺炎克雷伯菌、肠球菌属、B群链球菌和阴道加德纳菌等较常见。肠球菌属、革兰阴性杆菌及凝固酶阴性葡萄球菌则在男性患者中比较常见。对于长期留置导尿管的患者, 铜绿假单胞菌、奇异变形杆菌等耐药菌也较为常见。

二、诊断

无症状菌尿又称隐匿型菌尿, 是一种隐匿型尿路感染, 属于一种特殊的尿路感染。无症状菌尿即指患者具有真性细菌尿而无任何尿路感染的症状。

一般认为一个没有任何尿路感染症状或体征的患者, 以标准方式收集中段尿液标本, 培养检测出定量的细菌, 女性连续2次菌落计数$\geq 10^5$ CFU/ml, 且2次菌种相同, 男性仅一次标本, 即为无症状菌尿[3,4]。对于经导尿管留置的尿标本如培养的菌落计数$\geq 10^2$ CFU/ml时亦可诊断为真性细菌尿[1]。

三、治疗

无症状菌尿的治疗与否, 主要取决于抗菌药物的使用是否能降低特定人群发生不良事件的风险。不同人群无症状菌尿的筛查和治疗原则不同, 无明确危险因素人群的无症状菌尿不会引起肾脏疾病或功能损害[5], 除了妊娠期女性和接受泌尿外科手术, 有尿路黏膜破坏风险的患者外, 其余没有危险因素的无症状菌尿的人群一般不推荐进行常规筛查和治疗。需要注意的是, 抗菌药物的滥用可能会使尿路感染复杂化, 根据感染的人群不同, 对无症状菌尿患者的治疗方案也随之不同。

（一）绝经前、未孕女性

虽然绝经前、未孕的女性无症状菌尿可能出现症状性泌尿系统感染, 但无症状菌尿的短期治疗并不能减少症状性菌尿的发生率或防止菌尿的进一步发展, 不建议检测和治疗绝经前及未孕女性的无症状菌尿。

（二）妊娠期女性

无症状菌尿是首个被明确的与围生期不良结局密切相关的亚临床感染之一, 无症状菌尿的孕妇产出早产儿或低体重儿的概率是没有菌尿的孕妇的20 ~ 30倍。

建议在妊娠的前3个月每月做1次尿培养检查。

患有无症状菌尿的孕妇应该接受口服抗菌药物治疗（如磷霉素氨丁三醇、阿莫西林，头孢呋辛、头孢氨苄等）并定期复查。持续抗菌治疗并不能使无症状菌尿的孕妇获益更多，建议无症状菌尿的孕妇使用3～7天的抗菌治疗。

（三）糖尿病患者

糖尿病即使在血糖控制良好的情况下也与较高的无症状菌尿发生率相关[6]，但对合并无症状菌尿的糖尿病患者的长期抗菌治疗，并不延迟或降低症状性尿路感染的发生率。因此，不建议在控制良好的糖尿病患者中检测或治疗无症状菌尿，然而，血糖水平控制不理想的糖尿病是症状性泌尿系统感染和感染性并发症的危险因素。

（四）老年人

老年人无症状菌尿的抗菌治疗不但不能降低症状性感染的发生率或提高生存率，反而由于其不良抗菌治疗效果及因微生物耐药而导致再次感染发生率升高。因此，不建议对无症状菌尿的老年患者进行检测和治疗。

（五）下尿路功能障碍患者（如神经源性膀胱、脊髓损伤、膀胱排空不全、回肠膀胱术后及原位膀胱术后患者）

下尿路功能障碍患者无症状菌尿发病率较高，无论是否给予规律抗菌药物治疗，出现症状性尿路感染的发生率都相似，而且治疗后尿培养结果显示细菌的抗菌药物耐药性有所增加，因此，不建议对下尿路功能障碍患者进行检测和治疗[7]。

（六）留置导尿管的患者

如果情况允许，留置的导尿管应及时拔除，患者应该接受间断的导尿管插入以降低症状性尿路感染的风险。长期留置导尿管的患者都会合并无症状菌尿，但治疗与否对患者出现症状性尿路感染的发生率是没有影响的[8]，而且，接受抗菌药物治疗的患者在治疗后发生耐药的概率明显增加，因此，不建议常规进行抗菌治疗或预防性应用抗菌药物，只有出现感染伴随症状的时候才需要治疗。

对于短期留置导尿的患者不建议进行无症状菌尿的检测或者治疗，但如果在拔除导尿管48小时后，仍然出现导管获得性菌尿者应考虑接受治疗。

（七）儿童

不建议对儿童进行无症状菌尿的检测和治疗，但无尿路感染症状的婴儿或儿童若出现发热，且不能用其他部位感染解释时，应行尿培养检查。

（八）泌尿外科手术

目前一致认为，对于较小的泌尿外科手术操作，若术中损伤尿路黏膜的可能性较低，如行尿流动力学检查、膀胱灌注或膀胱镜检查等，则无需在术前对无症状菌尿进行检测和治疗。而对于会破坏尿路黏膜完整性的侵入性泌尿外科手术，特别是腔内泌尿外科手术（如TURP、TURBT、PCNL等），无症状菌尿需进行检测及治疗。因此，对于不同的泌尿外科手术无症状菌尿的处理也有所不同。目前研究并未对此类无症状菌尿治疗的时间形成共识，一般建议在术前一晚或者临手术前使用抗菌药物，术后若无留置导管则不再使用。

（九）肾移植术后

肾移植术后6个月内无症状菌尿的发病率较高，其危险因素包括女性、急性排斥反应、巨细胞病毒感染、膀胱-输尿管反流或狭窄等。目前并无证据表明抗菌药物的使用有利于降低肾移植术后无症状菌尿发病率，并且无症状菌尿对移植肾长期生存或功能并无影响。因此，不建议对肾移植患者的无症状菌尿进行治疗。

推荐意见	推荐等级
以下情况不推荐筛查或治疗无症状菌尿：绝经前、未孕女性；糖尿病控制理想的患者；老年人；下尿路功能障碍的患者；肾移植术后患者	强烈推荐
可能损伤尿道粘膜的手术前筛查和治疗无症状菌尿	强烈推荐
短程治疗妊娠期女性的无症状性菌尿	推荐

参 考 文 献

［1］Nicolle，et al. Infectious diseases society of America guidelines for the diagnosis and treatment of asymptomatic bacteriuria in adults. Clinical Infectious Diseases，2005，40（5）：643-654.

［2］Lutay，et al. Bacterial control of host gene expression through RNA polymerase II. J Clin Invest，2013，123（6）：

2366-2379.

[3] Kass, et al. Asymptomatic infections of the urinary tract. Trans Assoc Am Physicians, 1956, 69: 56-64.

[4] Gleckman, et al. Reliability of a single urine culture in establishing diagnosis of asymptomatic bacteriuria in adult males. J Clin Microbiol, 1979, 9 (5): 596-697.

[5] Tencer, et al. Asymptomatic bacteriuria—a long-term study. Scand J Urol Nephrol, 1988, 22 (1): 31-34.

[6] Zhanel, et al. Asymptomatic bacteriuria in patients with diabetes mellitus. Rev Infect Dis, 1991, 13 (1): 150-154.

[7] Nicolle, et al. Urinary tract infections in patients with spinal injuries. Curr Infect Dis Rep, 2014, 16 (1): 390.

[8] Tenke, et al. European and Asian guidelines on management and prevention of catheter-associated urinary tract infections. Int J Antimicrob Agents, 2008, 31 (Suppl): S68-S69.

第三节　非复杂性尿路感染

一、流行病学和病因学

非复杂性尿路感染是指急性的，偶发或者复发的下尿路感染（非复杂性膀胱炎）和（或）上尿路感染（非复杂性肾盂肾炎），不伴有泌尿系统解剖或者功能上的异常及其他合并症。短期抗菌药物治疗即可治愈，通常不会对肾功能造成影响[1]。

尿路感染占社区感染的第2位，女性发病率远高于男性。在女性，年龄每增加10岁，发病率便增加1%，约有10%的女性每年会发生一次尿路感染，第一次发生尿路感染后有30%～50%的女性患者及12%的男性患者在1年内会再次发生感染[2]，约有60%的女性一生中至少发生一次尿路感染[2]。

大肠埃希菌是最常见的尿路感染的致病菌，75%的门诊尿路感染患者及65%的住院尿路感染患者是由大肠埃希菌引起的[2,3]，其他的致病菌包括肠球菌属、肺炎克雷伯菌、铜绿假单胞菌、变形杆菌、无乳链球菌等[3]。非大肠埃希菌导致的尿路感染多见于反复尿路感染、男性、有异物或梗阻存在或留置导尿管的患者[2]。

危险因素包括女性，性交，使用杀精剂、子宫帽及避孕套，母亲有尿路感染史及幼年尿路感染史、阴道感染及基因易感性等[1,2]。

二、病理学

尿液是良好的细菌培养基，故在泌尿道中发现细菌是常见的，但是在泌尿道中的细菌一般情况下并不致病，原因主要在于尿液的冲刷和人体的免疫反应使得细菌很快被清除。病理情况下，细菌可通过包括形成生物膜、尿路上皮细胞侵袭黏附及附着于导尿管等方式使得人体不能清除这些细菌，导致泌尿系统感染的发生[2]。

三、诊断

存在下尿路症状（排尿困难、尿频和尿急）并排除妇科疾病或其他引起膀胱过度活动症状的疾病即应考虑非复杂性膀胱炎[4,5]。常突然发病，女性患者发病多与性行为有关。临床表现为尿频、尿急、尿痛、耻骨上膀胱区或会阴部不适、尿道烧灼感。尿频程度不一，严重者数分钟排尿一次或有急迫性尿失禁。尿液浑浊，常见终末血尿，有时为全程血尿，甚至有血块排出。一般无全身症状，体温正常或仅有低热。但在老年女性患者中，泌尿生殖系统症状不一定与膀胱炎有关[6,7]。

对于肾盂肾炎的诊断，其临床表现包括尿频、尿急、尿痛、血尿、患侧或双侧腰部胀痛、肋脊角有明显的压痛或叩击痛等。并且有寒战、高热，体温可上升到39℃以上，伴有头痛、恶心呕吐、食欲缺乏等全身症状。需尽快区分是否存在复杂因素，因为复杂性肾盂肾炎多伴有泌尿系统梗阻，可迅速进展为尿脓毒血症。

1.病史询问

（1）尿路感染相关症状的特点、持续时间及其伴随症状。

（2）既往史、药物史及相关病史等（如是否留置导尿管或近期有无尿道腔内操作史、有无糖尿病或免疫抑制疾病史、有无尿道功能或解剖结构异常等），以排除复杂性尿路感染。

（3）患者的一般情况，如睡眠、饮食等。

2.体格检查

（1）肾区检查：急性肾盂肾炎患者肋脊角明显压痛或叩击痛，特异性较高。

（2）腹部检查：急性膀胱炎患者可有耻骨上区压痛，但缺乏特异性。

（3）尿道外口检查：明确是否存在尿道外口处处女膜融合、尿道旁腺炎等。

3.实验室检查

（1）尿常规：亚硝酸盐阳性可提示革兰阴性菌的存在，白细胞酯酶提示尿液中白细胞的存在。

（2）血常规：如果出现发热应行血常规检查，急性肾盂肾炎常见血白细胞、中性粒细胞升高，急性膀胱炎可无上述改变。

（3）尿涂片镜检细菌：能快速诊断有意义细菌尿，但有假阳性和假阴性的可能[8]。

（4）肾功能检查。

（5）尿细菌培养：推荐适用于下列患者。①怀疑急性肾盂肾炎患者；②症状没有缓解或在治疗结束2～4周复发者；③症状不典型的女性患者[9,10]。

4.影像学检查 非复杂性膀胱炎一般不需要做影像学检查，而急性非复杂性肾盂肾炎建议行B超检查以排除泌尿系统梗阻或肾结石[11]。当治疗效果不理想时，可考虑行B超、静脉尿路造影（IVU）或CT等，以发现可能存在的尿路解剖结构或功能异常。以下情况应考虑行影像学检查[12]。

（1）再发性尿路感染。

（2）疑为复杂性尿路感染。

（3）少见的细菌感染。

（4）妊娠期曾有无症状性细菌尿或尿路感染者。

（5）感染持续存在。

四、治疗

尿路感染的治疗目的在于消灭病原菌，缓解症状，防止肾功能损害和感染的扩散。各种类型非复杂性尿路感染的治疗方法如下。

1.绝经前非妊娠女性急性非复杂性膀胱炎的治疗 可采用短程抗菌药物疗法。

（1）短程疗法：一线治疗可选择采用磷霉素氨丁三醇（3g 单次使用）、呋喃妥因（50～100mg 每日4次，连用5日，或100mg 每日2～3次，连用5日），或左氧氟沙星（500mg 每日1次，连用3日）及第二、三代头孢菌素[13-16]。若所在地区的大肠埃希菌耐药率低于20%，可首选复方新诺明（160/800mg 每日2次，连用3日）或甲氧苄氨嘧啶（200mg 每日2次，连用5日）治疗[17,18]。绝大多数急性非复杂性膀胱炎患者经短程疗法治疗后，尿菌可转阴。

（2）对症治疗：治疗期间多饮水，可用黄酮哌酯或抗胆碱能类药物缓解膀胱痉挛，减轻膀胱刺激症状。此外，膀胱区热敷、热水坐浴等也可减轻膀胱痉挛。

国内有学者报道，对首次发生下尿路感染者，可选择单次使用抗菌药物，而对有多次发作史者，给予3～5日疗程可降低尿路感染的再发率[19]。

2.绝经后女性急性非复杂性膀胱炎的治疗 治疗方案同绝经前非妊娠女性的急性非复杂性膀胱炎。此外，有研究表明，雌激素替代疗法（7-甲基异炔诺酮每日1.25mg 或2.5mg 口服）或阴道局部使用雌激素霜剂（雌三醇乳膏）可使绝经后女性泌尿生殖道萎缩的黏膜恢复，并增加阴道内乳酸杆菌的数量，降低阴道pH，从而有利于预防尿路感染再发[20,21]。但是，长期使用雌激素可能会增加女性肿瘤的发病率，故应在妇科医师的指导下应用。

3.非妊娠女性急性非复杂性肾盂肾炎的治疗 急性肾盂肾炎常累及肾间质，有发生菌血症的危险，应选用在尿液及血液中均有较高浓度的抗菌药物。对于轻、中度患者可通过口服给药。而对于重度患者则应首先通过注射给药，待病情缓解后，可转为口服敏感抗菌药物治疗1～2周[1]。其治疗原则是：①控制或预防全身脓毒症的发生；②消灭侵入的致病菌；③预防再发。

在致病菌的特性和药敏试验结果尚不清楚情况下，不推荐选用氨苄西林或第一代头孢菌素作为急性肾盂肾炎首选治疗药物，因为现已发现约有超过60%的大肠埃希菌对它们耐药[22,23]。在大肠埃希菌氟喹诺酮类药物耐药率低于10%的地区[24]，推荐使用喹诺酮类药物作为一线治疗方案。对仅有轻度发热和（或）肋脊角叩痛的肾盂肾炎，应口服有效抗菌药物14日。如果用药后48～72小时仍未见效，则应根据药敏试验选用有效药物治疗。治疗后应追踪复查，如用药14日后仍有症状，则应根据药敏试验改药，再治疗6周[25]。

目前推荐用于非复杂性肾盂肾炎口服经验治疗的抗菌药物为氟喹诺酮类（环丙沙星：500～750mg 每日2次，连用7日；左氧氟沙星：500mg 每日1次，连用5日）和第二、三代头孢菌素类，应避免使用如呋喃妥因、磷霉素氨丁三醇和匹美西林等其他抗菌药物，因为这些药物在肾脏组织内无法达到足够的药物浓度[26]。对氟喹诺酮类过敏或者已知耐药的情况下，如果病原体敏感，可使用复方新诺明（160/800mg，每日2次，连用14日）或第二、三代头孢菌素类药物。如无法获得病原体的药敏结果，建议初始静脉使用长效的抗菌药物，如头孢曲松等。

非复杂性肾盂肾炎患者采用静脉用抗菌药物进行

治疗，可选用氟喹诺酮类，氨基糖苷类，第三、四代头孢菌素或青霉素[27]。仅在具有早期培养结果表明存在多重耐药菌的患者中考虑使用碳青霉烯类药物。药物的选择应考虑当地耐药情况，并根据药物敏感性结果进行调整。对于出现尿脓毒血症的患者，有必要对产超广谱β-内酰胺酶（ESBLs）的病原体进行经验性抗菌药物覆盖[28]。最初接受静脉用抗菌药物治疗的患者，在临床症状改善并且可以口服抗菌药物时应转为口服抗菌药物治疗（表12-1)[29]。

表12-1　非妊娠女性急性非复杂性肾盂肾炎的经验性治疗－静脉使用抗菌药物

抗菌药物	用量
环丙沙星	400mg 每日2次
左氧氟沙星	500mg 每日1次
头孢噻肟	2g 每日3次
头孢曲松	1~2g 每日1次, 建议2g
头孢吡肟	1~2g 每日2次, 建议2g
哌拉西林+他唑巴坦	2.5~4.5g 每日3次, 建议4.5g
庆大霉素	5mg/kg 每日1次
阿米卡星	15mg/kg 每日1次
头孢哌酮+舒巴坦	3~6g 每12小时1次
拉氧头孢	0.5~1g 每日2次
早期培养结果认为多重耐药菌存在时	
亚胺培南+西司他丁	0.5g 每日3次
美罗培南	0.5g 每日3次
厄他培南	1g 每日1次

4.妊娠女性急性非复杂性尿路感染的治疗　妊娠期由于膀胱受子宫压迫、输尿管扩张、肾脏充血增大、尿路平滑肌松弛、肾血流量及肾小球滤过率增加、残余尿增多等解剖和生理变化，女性尿路感染的发病率增高。主要表现为无症状菌尿、急性非复杂性膀胱炎和急性非复杂性肾盂肾炎3种类型。妊娠期尿路感染使得低出生体重儿、早产和新生儿死亡的发生率明显增高[30]。

妊娠期有症状的尿路感染主要表现为急性非复杂性膀胱炎及急性非复杂性肾盂肾炎。急性非复杂性膀胱炎在妊娠女性中发病率在1%～4%[31]。推荐根据尿培养和药敏试验结果给予3～7天抗菌药物治疗[30,32]，经验性用药可给予第二、三代头孢菌素、阿

莫西林、呋喃妥因或磷霉素氨丁三醇治疗[33]。治疗1周后应再行尿培养检查了解治疗效果。若反复发作急性非复杂性膀胱炎推荐每日睡前口服头孢呋辛125～250mg或呋喃妥因50mg直至产褥期，以预防复发[30]。

妊娠期急性非复杂性肾盂肾炎的发生率为1%～4%[34]，多发生于妊娠后期。初始治疗为经验性治疗，可选择第二、三代头孢菌素、青霉素类加β-内酰胺酶抑制剂（BLI）治疗[30,32]，后根据药敏结果选择敏感抗菌药物。建议疗程7～14天。

妊娠期患者抗菌药物使用尤其需注意药物对母体和胎儿的影响。

（1）对胎儿有致畸或明显毒性作用者，如四环素类等，妊娠期避免应用。

（2）对母体和胎儿均有毒性作用者，如氨基糖苷类、万古霉素（去甲万古霉素）等，妊娠期避免应用；确有应用指征时，须在血药浓度监测下使用，以保证用药安全有效。

（3）药物毒性低，对胎儿及母体均无明显影响，也无致畸作用者，妊娠期感染时可选用。青霉素类、头孢菌素类等β内酰胺类和磷霉素等均属此种情况。

推荐用药时参考美国食品药品监督管理局（FDA）按照药物在妊娠期应用时的危险性分类[35]，参见"泌尿外科抗菌药物应用相关指南"部分。

（4）妊娠期患者接受氨基糖苷类、万古霉素（去甲万古霉素）、氯霉素、磺胺药、氟胞嘧啶时必须进行血药浓度监测，据以调整给药方案。

5.随访　并不推荐治疗后无症状的患者进行尿液分析或者尿培养的常规随访[36]。对于女性患者，若治疗结束后症状未缓解或者在治疗2周内复发的患者需进行尿培养及药敏试验[37]。对这些患者的治疗需考虑感染细菌对原先使用的抗菌药物存在耐药的情况，可以考虑使用其他的抗菌药物进行为期7天的治疗[37]。

推荐意见	推荐等级
非复杂性尿路感染患者需要询问病史、做体格检查、尿常规。如有发热，应行血常规检查。对反复发作者，应行尿细菌培养。当治疗效果不理想时，可考虑选择行影像学检查	强烈推荐
对绝经前非妊娠女性急性非复杂性膀胱炎的治疗推荐采用短程抗菌药物疗法	强烈推荐
对绝经后女性急性非复杂性膀胱炎的治疗可以考虑加用雌激素，但应在妇科医师的指导下应用	可选择

续表

推荐意见	推荐等级
对绝经前非妊娠女性急性非复杂性肾盂肾炎的治疗应选用在尿液及血液中均有较高浓度的抗菌药物	强烈推荐
对妊娠女性的急性非复杂性膀胱炎和急性非复杂性肾盂肾炎的治疗可参照绝经前非妊娠女性急性非复杂性尿路感染的治疗，但是需注意选取对母体及患儿影响较小的药物	推荐

参 考 文 献

［1］Bonkat G, et al. EAU Guidelines. Edn. presented at the EAU Annual Congress Barcelona, 2019, ISBN 978-94-92671-04-2.

［2］Foxman B. Urinary tract infection syndromes：occurrence, recurrence, bacteriology, risk factors, and disease burden. Infect Dis Clin North Am, 2014, 28（1）：1-13.

［3］Naber, et al. Surveillance study in Europe and Brazil on clinical aspects and Antimicrobial Resistance Epidemiology in Females with Cystitis（ARESC）：implications for empiric therapy. Eur Urol, 2008, 54（5）：1164-1178.

［4］Wagenlehner, et al. Uncomplicated urinary tract infections. Dtsch Arztebl Int, 2011, 108（24）：415-423.

［5］Stamm, et al. Management of urinary tract infections in adults. N Engl J Med, 1993, 329（18）：1328-1334.

［6］Foxman, et al. Urinary tract infection among women aged 40 to 65：behavioral and sexual risk factors. J Clin Epidemiol, 2001, 54（7）：710-718.

［7］van Buul, et al. The Development of a Decision Tool for the Empiric Treatment of Suspected Urinary Tract Infection in Frail Older Adults：A Delphi Consensus Procedure. J Am Med Dir Assoc, 2018, 19（9）：757-764.

［8］董光富, 等. 尿路感染的实验室和其他检查. 中国社区医师, 2003, 19：9-11. ★

［9］Foxman B, et al. Epidemiology of urinary tract infections：transmission and risk factors, incidence, and costs. Infect Dis Clin North Am, 2003, 17（2）：227.

［10］Fihn SD. Clinical practice. Acute uncomplicated urinary tract infection in women. N Engl J Med, 2003, 349（3）：259-266.

［11］van Nieuwkoop, et al. Predicting the need for radiologic imaging in adults with febrile urinary tract infection. Clin Infect Dis, 2010, 51（11）：1266-1272.

［12］Biassoni L, et al. Imaging in urinary tract infections：current strategies and new trends. Semin Nucl Med, 2008, 38（1）：56-66.

［13］Gupta, et al. Short-course nitrofurantoin for the treatment of acute uncomplicated cystitis in women. Arch Intern Med, 2007, 167（20）：2207-2212.

［14］Lecomte, et al. The single-dose treatment of cystitis with fosfomycin trometamol（Monuril）：analysis of 15 comparative trials on 2, 048 patients. Medicine ET Maladies Infectieuses, 1996, 26（3）：338-343.

［15］Nicolle, et al. Pivmecillinam in the treatment of urinary tract infections. J Antimicrob Chemother, 2000, 46（Suppl 1）：35-39.

［16］Huttner, et al. Nitrofurantoin revisited：a systematic review and meta-analysis of controlled trials. J Antimicrob Chemother, 2015, 70（9）：2456-2464.

［17］Gupta, et al. Outcomes associated with trimethoprim/sulphamethoxazole（TMP/SMX）therapy in TMP/SMX resistant community-acquired UTI. Int J Antimicrob Agents, 2002, 19（6）：554-556.

［18］Warren, et al. Guidelines for antimicrobial treatment of uncomplicated acute bacterial cystitis and acute pyelonephritis in women. Infectious Diseases Society of America（IDSA）. Clin Infect Dis, 1999, 29（4）：745-758.

［19］陈志英, 等. 尿路感染的综合研究30年总结（成果综述）. 中山医科大学学报, 1993, 14（4）：241-248. ★

［20］Raz R, et al. A controlled trial of intravaginal estriol in postmenopausal women with recurrent urinary tract infections. N Engl J Med, 1993, 329：753-756.

［21］杨仁勇, 等. 7-甲异炔酮防治老年女性再发性尿路感染和张力性尿失禁的随访结果分析. 中国中西医结合肾病杂志, 2001, 2（8）：482-483. ★

［22］邱君凤, 等. 大肠埃希菌近三年耐药监测结果分析. 重庆医科大学学报, 2007, 32（2）：173-174. ★

［23］周蓉, 等. 尿路感染病原菌分布及抗菌药物耐药性. 中华医院感染学杂志, 2007, 17（3）：344-346. ★

［24］Talan DA, et al. Comparison of ciprofloxacin（7 days）and trimethoprim-sulfamethoxazole（14 days）for acute uncomplicated pyelonephritis pyelonephritis in women：a randomized trial. JAMA, 2000, 283（12）：1583-1590.

［25］董光富, 等. 尿路感染的治疗. 中国社区医师, 2003, 19：12-15. ★

［26］Gupta, et al. International clinical practice guidelines for the treatment of acute uncomplicated cystitis and pyelonephritis in women：A 2010 update by the Infectious Diseases Society of America and the European Society for Microbiology and Infectious Diseases. Clin Infect Dis, 2011, 52（5）：e103-e120.

［27］Hooton, et al. Clinical practice. Uncomplicated urinary tract infection. N Engl J Med, 2012, 366（11）：1028-1037.

［28］Pitout, et al. Infections with extended-spectrum beta-lactamase-producing enterobacteriaceae：changing epidemiology and drug treatment choices. Drugs,

2010，70（3）：313-333.

［29］Mombelli，et al. Oral vs intravenous ciprofloxacin in the initial empirical management of severe pyelonephritis or complicated urinary tract infections：a prospective randomized clinical trial. Arch Intern Med，1999，159（1）：53-58.

［30］Grabe M，et al. Guidelines on the management of urinary and male genital tract infections. European Association of Urology，2008.

［31］Szweda H，et al. Urinary tract infections during pregnancy-an updated overview. Dev Period Med，2016，20（4）：263-272.

［32］Glaser A P，et al. Urinary Tract Infection and Bacteriuria in Pregnancy. Urologic Clinics of North America，2015，42（4）：547-560.

［33］Krcmery S，et al. Treatment of lower urinary tract infection in pregnancy. Int J Antimicrob Agents，2001，17（4）：279-282.

［34］Schaeffer AJ，et al. Infections of the urinary tract. In：Campbell-Walsh Urology，9th Ed. Edited by AJ Wein，2007：223-303.

［35］抗菌药物临床应用指导原则修订工作组. 抗菌药物临床应用指导原则2015年版. 北京：人民卫生出版社，2015.★

［36］Nicolle，et al. Infectious diseases society of America guidelines for the diagnosis and treatment of asymptomatic bacteriuria in adults. Clin Infect Dis，2005，40（5）：643-654.

［37］Hooton，et al. Recurrent urinary tract infection in women. Int J Antimicrob Agents，2001，17（4）：259-268.

第四节　反复发作尿路感染

一、流行病学和病因学

反复发作尿路感染（rUTI）是指在1年内发作至少3次以上，或6个月内至少2次以上的经过尿液细菌培养证实存在的单纯和（或）复杂性尿路感染[1,2,3,4]。本rUTI指南主要指发生在女性的非复杂性发作性膀胱炎，经细菌培养证实存在急性细菌性膀胱炎及出现相应的尿路症状[5,6,7]。否则，仅有细菌存在而无膀胱炎症状则将之归于"无症状菌尿"的范畴（参阅本指南的"无症状性菌尿"章节阐述）。

约60%的女性在其一生中会经历症状性急性细菌性膀胱炎[2]，其中20%～40%的人可能再发感染，25%～50%的人可能多次发生复发[3,7]，即使对于尿路解剖和功能正常的健康成年女性，rUTI也是很常见的。约27%的尿路感染患者可在6个月之内再次发生尿路感染，而6个月内3%的患者感染发作可超过3次[8]。

rUTI的常见危险因素如下表12-2。

表12-2　女性rUTI年龄相关危险因素[9]

年轻及绝经前女性	年老及绝经后女性
性交行为	绝经前有过尿路感染的病史
使用避孕药物	尿失禁
新性伙伴	雌激素缺乏导致的萎缩性阴道炎
尿路感染病史的母亲	膀胱膨出
幼年时发生过尿路感染的病史	剩余尿增加
血型抗原分泌状态	血型抗原分泌状态
	导尿操作及功能状况
	身居老年院身体状态恶化者

病原菌以革兰阴性菌为主，多数是大肠埃希菌[10]，其次是革兰阳性球菌、克雷伯菌属及假单胞菌属，后者在妊娠期及绝经期后的女性尿路感染中尤为常见[11]。病原菌以单一菌种为多，但在复杂性尿路感染中可见两种以上细菌混合感染，并可合并厌氧菌及真菌感染。

二、分型

反复发作尿路感染可以进一步分为细菌持续存在和再感染[12]。

（一）细菌持续存在

指由存在于泌尿系统中的同一种细菌，且在较短时期内引起再次感染发作，患者在使用敏感抗菌药物治疗2周后，尿液中仍然可以培养出同种细菌即可诊断，也称为复发。这种情况常见于合并泌尿系统解剖结构或功能异常，属于复杂性尿路感染。

（二）再感染

指患者由不同种的外界细菌再次侵入泌尿系统引起的新的感染，这种情况多属于非复杂性尿路感染。感染发生的原因是由于患者自身免疫力和机体抵抗力低下出现的新的感染而不是首次感染治疗的失败。

三、诊断

rUTI的临床表现包括尿频、尿急、尿痛、尿后滴沥不尽、排尿困难，伴或不伴血尿，伴或不伴出现急迫性尿失禁等，一般没有明显的全身症状或比较轻微。

诊断 rUTI 最为重要的是在相对短的期间内其发作的次数必须满足诊断标准。包括发作的临床症状、体征和实验室检查，均与一般尿路感染类似。而影像学检查主要包括泌尿系 B 超、腹部 X 线平片（KUB）、静脉尿路造影（IVU），除非合并其他复杂因素，例如怀疑有尿路结石、膀胱出口梗阻者，一般不推荐膀胱尿道造影、CT、MR 和膀胱镜等特殊检查[13]。其目的是发现泌尿系统可能存在的解剖结构异常和（或）合并疾病。女性患者应该进行妇科检查，排除妇科解剖畸形和妇科生殖道感染等疾病。清洁中段尿液标本培养病原学检查是诊断尿路感染的"金标准"。

四、治疗

应该区分患者是细菌持续存在还是再感染。如果是细菌持续存在，则该类患者多为复杂性尿路感染，治疗参照本指南"复杂性尿路感染"章节陈述的治疗原则进行，采取适当的外科手术方式去除或治疗感染病灶并给予相应的抗菌药物治疗；如果属于再感染，通常其尿路系统解剖和功能是正常的，治疗主要分为以下两种情况。

（一）急性发作期的治疗

参考本指南"急性非复杂性尿路感染/膀胱炎"的抗菌药物短程疗法。

1. 非复杂性反复尿路感染/膀胱炎的轻微症状的女性患者，可以自我诊断并判断病情，选择对泌尿系统常见病菌敏感的短程抗菌药物进行自我治疗[14]（抗菌药物的使用参照本指南的"非复杂性尿路感染"章节），但若治疗 48 小时后症状无缓解或加重者应该就诊专科[6,11]。

2. 在未获尿培养细菌结果之前，可以进行经验性用药，而在获得尿培养病原菌结果后，根据药敏结果及时选择敏感抗菌药物针对性治疗。

（二）发作间期的预防

1. 行为治疗　包括多饮水、碱化尿液、注意性卫生、性行为后及时排尿、排解大便后由前向后擦拭清洁肛门（有条件的话提倡清水清洁会阴肛门区域）、内裤卫生清洁、合理休息等；绝经期后女性，可以辅助补充雌激素（口服或阴道内给药雌三醇）[15]。

2. 使用疫苗接种预防　国外已经研究并生产在临床使用了 OM-89（Uro-Vaxom®）的疫苗（大肠埃希菌的溶解产物），可以明显减少反复感染发作，国内尚无此药品。

3. 植物类药物　主要指通过服用蔓越莓制品、免疫增强剂辅助药物，可以减少感染复发，但疗效存有争议。

4. 低剂量、长疗程抗菌药物治疗　在急性发作治疗 1～2 周后，尿细菌培养阴性者可以开始此抗菌药物预防疗法。持续预防性使用抗菌药物、性交后 2 小时内单次使用抗菌药物可以预防或减少尿路感染的反复发作[16]。用药方案推荐包括：甲氧苄啶/磺胺甲噁唑（TMP/SMX）40～200mg 口服，每 24 小时或 48 小时 1 次，甲氧苄氨嘧啶 100mg 口服，每 24 小时 2 次，头孢氨苄 125～250mg 口服，每 24 小时 1 次，头孢克洛 250mg 口服，每 24 小时 1 次，呋喃妥因 50～100mg 口服，每 24 小时 1 次或磷霉素氨丁三醇 3g 口服，每 7～10 天 1 次，以上所有药物疗程为 3～6 个月长期服用，并进一步评估病情。另一种方案是性生活后单次服用，包括：TMP/SMX 40～200mg 口服，环丙沙星 125mg 口服，头孢氨苄 250mg 口服，诺氟沙星 200mg 口服，氧氟沙星 100mg 口服，呋喃妥因 50～100mg 口服或磷霉素氨丁三醇 3g 口服。

推荐意见	推荐等级
对于没有合并风险因素的反复发作尿路感染女性患者，不需要进行密切的常规性检查	推荐
教育患者培养良好的生活行为，有益于减少反复发作尿路感染风险	可选择
对绝经后女性使用阴道雌激素制剂以减少反复发作的尿路感染	强烈推荐
对各年龄段的患者预防性使用激活免疫力的药物以减少反复发作的尿路感染	强烈推荐
当非抗菌药物干预失败，应该持续或性交后预防性使用抗菌药物，以防止反复发作的尿路感染，但应当告知患者注意药物不良反应	推荐推荐
对于具有良好依从性的患者，可以考虑自我短期使用抗菌药物治疗	强烈推荐

参 考 文 献

[1] Wagenlehner F, et al. Social and economic burden of recurrent urinary infections and quality of life: a patient web-based study（SESPRIT）. Expert Rev Pharmacoecon Outcomes Rev, 2018, 18（1）: 107-117.

[2] Foxman B. Urinary tract infection syndromes: currency, recurrence, bacteriology, risk factors and disease burden. Infect Dis Clin North Am, 2014, 28（1）: 1-13.

[3] Gerrlings SE. Clinical presentations and epidemiology of

urinary tract infections. Microbiol Spectr, 2016, 4（5）: 1059-1068.

[4] 郑军华, 等. 尿路感染诊断与治疗中国专家共识（2015版）. 中华泌尿外科杂志, 2015, 36（4）: 245-248. ★

[5] Medina-Bombardo D, et al. What is the predictive value of urinary symptoms for diagnosing urinary tract infection in women? Far pract, 2003, 20（2）: 103-107.

[6] Dason S, et al. Guidelines for the diagnosis and management of recurrent Urinary Tract Infections in women. J Can Urol Assoc J, 2011, 5（5）: 316-322.

[7] Finucane TE. "Urinary Tract Infection" -requiem for a heavyweigth. J Am Geriatr Soc, 2017, 65（8）: 1650.

[8] Gupta K, et al. Diagnosis and management of recurrent urinary tract infections in non-pregnent women. BMJ, 2013, 346: f3140-f3140.

[9] Bonkat G, et al. EAU Guidelines on urological infections.（Limited text update March 2017）.

[10] 杨青, 等. Mohnarin 2011年度报告: 尿标本细菌耐药监测. 中华医院感染学杂志, 2012, 22（24）: 5503-5507. ★

[11] European association of urology. Guidelines on urological infections［S/OL］.（2015）［2017-04-05］: http: //Uroweb. org/guideline/urological-infections/.

[12] Anger J, et al. Guidelines on Recurrent uncomplicated urinary tract infections in women: AUA/CUA/SUFU. J. Urol, 2019, 202（2）: 282-289.

[13] Fowler JE. et al. Excretory urography, cystography, and cystoscopy in the evaluation of women with urinary-tract infection: a prospective study. N Eng J Med, 1981, 304（8）: 462-465.

[14] Schaeffer AJ, et al. Efficacy and safety of self-start therapy in women with recurrent Urinary Tract Infections. J. Urol, 1999, 161（1）: 207-211.

[15] 陈香美, 等. 中国女性尿路感染诊疗专家共识. 中华医学杂志, 2017, 9（36）: 2827-2832. ★

[16] Lai B, et al. In vitrosusceptibility ofEscherichia colistrains isolated from urine samples obtained in mainland China to fosfomycin trometamol and other antibiotics: a 9-year surveillance study（2004-2012）. BMC Inf Dis, 2014, 14（1）: 66-66.

第五节　复杂性尿路感染

一、流行病学和病因学

复杂性尿路感染（cUTI）是指尿路感染同时伴有增加获得感染或者治疗失败风险的合并因素, 例如, 泌尿生殖道的结构或功能异常, 或其他潜在疾病。诊断复杂性尿路感染有两条标准: 尿培养阳性, 以及至少一条所列的合并因素[1-4]:

尿路存在医源性异物, 例如, 留置导尿管, 支架管, 或间歇性膀胱导尿;

残余尿＞100ml;

任何原因引起的梗阻性尿路疾病, 如膀胱出口梗阻、神经源性膀胱、结石或肿瘤;

膀胱输尿管返流或其他功能异常;

尿流改道或其他解剖性异常（尿路阴道瘘、尿路肠瘘等）;

化疗或放疗损伤尿路上皮;

围术期和术后尿路感染;

肾功能不全、器官移植、糖尿病、免疫缺陷。

由于复杂性尿路感染常发生在伴有泌尿生殖道结构或功能异常或存在其他潜在疾病的患者上, 导致临床治疗困难, 更易进展为全身性、重症性感染。而长期反复抗菌药物的应用, 或可导致尿路感染病原体分布发生改变, 并诱导病原菌耐药性的产生, 使临床医师在抗菌药物的选择上出现困难[2,3]。

复杂性尿路感染致病菌多样, 以革兰阴性菌最多见（以大肠埃希菌、肺炎克雷伯菌、奇异变形杆菌为主）, 其次为革兰阳性菌, 少数由真菌引起。国内复杂性尿路感染细菌谱的特点是大肠埃希菌感染比例降低, 而产超广谱β-内酰胺酶（ESBLs）菌株比例升高, 另一个特点是肠球菌感染比例升高[5]。在一项中国北方及东南地区的多中心研究报道中, 引起复杂性下尿路感染的革兰阴性菌占51.3%, 主要包括: 大肠埃希菌（40.5%）, 其中ESBLs阳性比率60.0%, 肺炎克雷伯菌（5.4%）, 其中ESBLs阳性比率50.0%, 奇异变形杆菌（2.7%）, 其他革兰阴性菌（2.7%）; 革兰阳性菌占48.7%, 包括粪肠球菌（13.5%）, 表皮葡萄球菌（13.5%）, 其中甲氧西林耐药（methicillin resistant, MR）阳性比率为40.0%, 以及其他革兰阳性菌（21.6%）[6]。

二、诊断

复杂性尿路感染的诊断主要包括2个条件: ①提示有尿路感染的尿液分析结果; ②存在泌尿生殖道结构、功能异常或者其他存在易发感染的原发病, 即上述的合并因素。

完善病史采集、体格检查及尿常规检查。应尽可能在应用抗菌药物治疗前，留取清洁外阴后中段尿培养。对于复杂性尿路感染，清洁中段尿培养菌落计数女性＞10⁵CFU/ml，男性＞10⁴ CFU/ml，或所有患者导尿留取的尿标本细菌菌落计数＞10⁴ CFU/ml具有诊断价值[1,2]。当患者伴有体温升高时，需行血液细菌培养和药敏试验，测定血清降钙素原（PCT）浓度，判断感染严重程度[7]。

出现以下情况之一，建议行影像学检查：①伴有尿路梗阻症状，如排尿困难，肾绞痛；②抗菌治疗72小时后仍有发热；③抗菌治疗后感染迅速复发；④既往反复出现复杂性尿路感染[8]。影像学检查包括超声、腹部X线平片、尿路造影和泌尿系CT，超声检查可作为首选。主要目的是寻找泌尿生殖道结构、功能异常或者其他存在易发感染的疾病，判断是否存在脓肿等泌尿系形态学改变，并与其他疾病相鉴别[9]。

三、分型

按照伴随疾病将其分为两类：①尿路感染并发的因素能通过治疗而得以去除的患者，如结石的去除，留置导管的拔除；②尿路感染并发的因素的治疗是不能或者不能完全去除的患者，如永久性留置导管，手术后尿路解剖异常、神经源性膀胱、或移植后免疫抑制状态等。

四、治疗

（一）抗菌药物治疗

推荐根据尿培养和药敏试验结果选择敏感抗菌药物。对于有症状复杂尿路感染的经验治疗需要了解可能的病原菌谱和当地的耐药情况，还要对基础泌尿系统疾病的严重程度进行评估（包括对肾功能的评估）。抗菌药物的经验性治疗需根据临床反应和尿培养结果及时进行修正。

1.轻中度患者或初始经验治疗[2,3,10]（表12-3）

（1）氟喹诺酮类：近期未用过氟喹诺酮类可选择左氧氟沙星（500 mg静脉滴注或口服，每日1次）。也可使用环丙沙星（200～400mg静脉滴注，或500mg口服，每日2次），对大肠埃希菌和铜绿假单胞菌具有较好的杀菌效果。

（2）头孢菌素（第二代或第3a代）：相比第一代头孢菌素而言，第二代头孢菌素（如头孢呋辛、头孢替安、头孢孟多）对革兰阴性菌的杀菌活性显著增加，同时保持了对葡萄球菌属较高的杀菌活性。而第

3a代头孢菌素对革兰阴性菌有很高的杀菌活性，对葡萄球菌杀菌活性较弱。

（3）磷霉素氨丁三醇：（3g，口服隔日1次）对复杂性尿路感染的大肠埃希菌、粪肠球菌、肺炎克雷伯菌等均有很好的抗菌活性，可用于非发热性下尿路感染的经验性治疗[11]。

（4）氧头孢烯类（拉氧头孢、氟氧头孢）：半合成的非典型β-内酰胺类抗菌药物，肾排泄率达93%～99%，尿液药物浓度较高，对需氧菌及厌氧菌均具有较高的抗菌活性，能耐受大多数β-内酰胺酶，对革兰阴性杆菌（包括产ESBLs大肠埃希菌在内）具有高效广谱的抗菌活性[12]。

表12-3　经验性抗菌药物治疗的抗菌药物选择

不同时期的药物选择	抗菌药物
初始经验治疗的抗菌药物选择	氟喹诺酮类
	氨基青霉素＋BLI
	氧头孢烯类（拉氧头孢、氟氧头孢）
	头孢菌素（第2或第3a代）
	氨基糖苷类
	磷霉素氨丁三醇（下尿路感染）
初始经验治疗失败或感染严重的患者抗菌药物选择推荐	氟喹诺酮类*
	脲基青霉素（哌拉西林）＋BLI
	头孢菌素（第3b代）＋BLI
	氧头孢烯类（拉氧头孢、氟氧头孢）*
	磷霉素氨丁三醇（下尿路感染）*
	碳青霉烯类
	联合治疗：氨基糖苷类＋BLI、氨基糖苷类＋氟喹诺酮类
不推荐用于经验治疗的抗菌药物	氨基青霉素，如阿莫西林、氨苄西林
	甲氧苄啶-磺胺甲基异噁唑（仅用于病原体的药敏已知时）

注：BLI＝β-内酰胺酶抑制剂
*该类抗菌药物尚未被用于初始治疗

2.重症患者或初始经验性治疗失败患者[2,3,13]

（1）氟喹诺酮类：如果未被用于初始治疗。

（2）脲基青霉素（哌拉西林）＋β-内酰胺酶抑制剂：可选用哌拉西林/他唑巴坦（3.375～4.5 g，静脉滴注，每6～8小时1次），此药具有广谱抗菌活性，包括大多数铜绿假单胞菌、肠杆菌科、肠球菌，因为同时带有β-内酰胺酶抑制剂，对产ESBLs的肠杆菌有很好的抗菌作用。

（3）头孢菌素（第3b代）：增加了对假单胞菌的抗菌活性，如头孢他啶（2 g，静脉滴注，每8小时1

次）和头孢吡肟（2 g，静脉滴注，每8小时1次）。

（4）碳青霉烯类：如亚胺培南、美罗培南、帕尼培南及比阿培南.可用于敏感菌所致的各类感染，亚胺培南的剂量为0.5 g，静脉滴注，每6小时1次或1 g，每8小时1次，美罗培南为0.5～1.0 g，静脉滴注，每8小时1次。

3.如果患者病情严重且尿培养提示革兰阳性球菌，应经验性选择万古霉素（1 g，静脉滴注，每12小时1次），但应检测血药浓度，肾功能不全者根据肌酐清除率调整剂量。

4.一旦培养结果及药敏结果回报，应尽可能改为窄谱敏感抗菌药物。

5.疗程：疗程与合并疾病的治疗密切相关。对于发热或合并因素可以去除的患者，治疗至体温正常或合并因素（如尿路导管或结石）清除后3～5天[2]。一般治疗疗程为7～14天[1]，下尿路感染患者疗程通常为7天，上尿路感染或脓毒症患者治疗疗程通常为14天。对于反复发作者可能需要长期抗菌药物治疗。对于长期留置导尿管或者尿路支架管的患者，为了避免抗菌药物长期应用引起细菌耐药，应尽量缩短抗菌药物应用的疗程。

（二）外科手术治疗

积极手术治疗引起或加重尿路感染的尿路梗阻性疾病包括结石、肿瘤、狭窄、先天性畸形等。在施行手术前要积极控制感染，以免手术时继发尿源性脓毒血症。

（三）治疗后随访及预防

对于不能去除感染诱发因素的患者，纠正复杂性尿路感染后，需进一步治疗合并症（如积极控制血糖），加强护理，并对患者进行健康教育，增强防范意识。由于引起复杂性尿路感染的致病菌耐药率较高，治疗后仍存在较大的复发风险。建议在治疗结束的前、后行细菌培养和药敏试验。除存在膀胱输尿管反流的儿童等特殊情况外，不推荐预防性应用抗菌药物防止尿路感染复发[14]。

推荐意见	推荐等级
在具有合并因素的人群中的尿路感染发生率较高，更易进展为全身性、重症性感染	强烈推荐
致病菌多样，以革兰阴性菌多见，但革兰阳性球菌及真菌性感染率增多，多重耐药比率也呈增加趋势	推荐

续表

推荐意见	推荐等级
推荐病史采集、体格检查、尿常规检查、尿细菌培养及药敏试验	强烈推荐
为明确合并因素及感染进展程度，可选择血液检查、影像学检查	推荐
根据尿培养和药敏试验结果选择敏感抗菌药物，经验性治疗方案需根据临床反应和尿培养结果及时进行修正，治疗疗程为7～14天	强烈推荐

参 考 文 献

[1] Bonkat G, et al. EAU Urological Infections Guidelines, EAU Guidelines Office, Arnhem, The Netherlands, 2018.

[2] 尿路感染诊断与治疗中国专家共识编写组. 尿路感染诊断与治疗中国专家共识（2015版）—复杂性尿路感染. 中华泌尿外科杂志, 2015, 36（4）: 241-244. ★

[3] Bader MS, et al. An update on the management of urinary tract infections in the era of antimicrobial resistance. Postgrad Med, 2017, 129（2）: 242-258.

[4] Sobel JD, et al. Urinary tract infections. In: Mandell GL, Bennett JE, eds. Principles andPractice of Infectious Diseases, 8th ed. Philadelphia: Elsevier Saunders, 2014, 886-913.

[5] Qiao LD, et al. Characteristics of urinary tract infection pathogens and their in vitro susceptibility to antimicrobial agents in China: data from a multicenter study. BMJ Open, 2013, 3（12）: e004152-e004152.

[6] 乔庐东, 等. 国内不同类型下尿路感染患者尿路病原菌构成及药敏分析的多中心研究. 中华泌尿外科杂志, 2015, 36（9）: 690-693. ★

[7] Ding X, et al. Value of evaluating procalcitonin kinetics in diagnosis of infections in patients undergoing laparoscopic radical cystectomy. Medicine（Baltimore）, 2017, 96（42）: e8152-e8152.

[8] Yu M, et al. Complicated Genitourinary Tract Infections and Mimics. Curr Probl Diagn Radiol, 2017, 46（1）: 74-83.

[9] Ifergan J, et al. Imaging in upper urinary tract infections. Diagn Interv Imaging, 2012, 93（6）: 509-519.

[10] Koningstein M, et al. Recommendations for the empirical treatment of complicated urinary tract infections using surveillance data on antimicrobial resistance in the Netherlands. PLoS One, 2014, 9（1）: e86634-e86634.

[11] Qiao LD, et al. Evaluation of three-dose fosfo-

mycintromethamine in the treatment ofpatients with urinary tract infections: an uncontrolled, open-label, multicentrestudy. BMJ Open, 2013, 3（12）: e004157-e004157.

［12］全晶晶，等. 拉氧头孢对肠杆菌科细菌及厌氧菌的体外抗菌活性观察. 中华医学杂志，2016，96（18）: 1459-1464. ★

［13］Bartoletti R, et al. Treatment of Urinary Tract Infections and Antibiotic Stewardship. European Urology Supplements, 2016, 15（4）: 81-87.

［14］Pannek J, et al. Treatment of Complicated Urinary Tract Infections in Individuals with Chronic Neurogenic Lower Urinary Tract Dysfunction: Are Antibiotics Mandatory? Urol Int, 2018, 100（4）: 434-439.

第六节　导管相关的尿路感染

一、流行病学和病因学

本指南中所涉及的导管相关问题，如无特殊指定，均为膀胱置管引流的情况。

尿路感染是最常见的院内感染，特别是当膀胱置入导管引流时。将近25%的住院患者由于各种原因曾在医院内进行过导尿。在泌尿外科及手术后的患者中，有40%的医院内感染发生在泌尿系统，而其中的80%与留置导尿管有关[1,2]。封闭引流系统的观念逐渐引入临床，菌尿的形成被推迟了，但留置30天后仍会普遍出现[1]。到目前为止，在减少短期置管相关尿路感染方面，有一定改善；对于长期置管的患者，菌尿几乎100%出现，没有特别有效的处理方法。

没有明确证据显示留置导尿管可明显导致重症或死亡的情况。导管相关感染是低死亡风险的，甚至在老龄患者中也是如此[3]。医院内导尿管相关菌血症的研究显示由此导致的死亡率为9%～13%[4]。

当泌尿系统插入导管后，导管本身可以损害许多正常的防御机制：可使正常情况下相对无菌的膀胱内环境与外环境相通，微生物可沿着导管的内外表面上行；在导尿的状态下，通常有尿液在膀胱或导管内存留，这有利于细菌的增殖；如果导管发生阻塞，引起膀胱过度膨胀，可使膀胱黏膜损伤和缺血，有利于细菌入侵；导管本身也可通过机械性地破坏和激发炎症反应损伤膀胱黏膜。生物膜的形成和导管结壳可使细菌对机体的防御及药物的治疗有较强的抵抗能力，使病原体不易消除而产生持续性菌尿。

（一）插入导尿管时

由于尿道口附近和外周有细菌存在，插入导尿管时会有一定数量的细菌进入泌尿系统，但由于进入泌尿系统的数量相对较少，通常情况下毒力不强，而且人体有一定的防御能力，因此在健康人中一般不会有后果。在间歇性清洁导尿的患者中，插入导尿管时带入的病菌，可能是患者菌尿的原因[5]。

（二）插入导尿管后

长期留置的导尿管有助于在导管和尿道黏膜间之间形成松散的黏液鞘。此种结构可为细菌的入侵和穿入提供有利的环境，女性患者阴道前庭被污染的可能性较大，并且尿道长度较短，这可能是多数女性留置导尿管患者中产生菌尿的主要原因之一。在男性留置尿管的患者中，占主导地位的途径是病原体通过导管的管腔和尿液收集系统逆行传播，即上行感染。引流袋的流出通道处于被污染的状态，因排放尿液而规律地开放集尿袋流出孔，以及因冲洗膀胱或其他原因经常开放导尿管与集尿袋的连接点，将使环境细菌进入泌尿系统的可能性增加。

（三）生物膜感染

插入导管后，尿中的物质沉积成薄膜（蛋白质、电解质和其他有机物），此膜可以使导管的任何抗粘着特性失去作用。细菌附着于其表面，随后出现细菌细胞的分化并且分泌细胞外基质，通过细胞与细胞间的信号传递指引形成松散的三维结构，即生物膜。其中的微生物相互之间联系，在功能上成为一个整体，有利于细菌生存，对机械性清除具有抵抗作用[6,7,8]。在经导尿管取尿和同时经耻骨上膀胱穿刺获得的尿中，前者所发现的菌株有1/4未出现在后者的样品中，这提示一些微生物仅寄居于导管上[9]。

（四）结壳作用

插入导管后，特别是当产尿素酶的细菌黏附以后，逐渐形成导管的结壳。结壳可以导致尿管引流不畅和阻塞，加重和促进导管相关感染的进展。结壳的导管对周围组织有机械性的损伤作用，削弱了人体的防御能力。结壳作用受留管时间、导管材质、定殖菌的种类及患者自身情况的影响，不同患者形成明显导管结壳的时间差异可以很大。

二、导管的使用方式与泌尿系感染

通常尿液引流的方式有如下几种：一次性导尿、短期留管、长期留管、间歇导尿、耻骨上引流、阴茎套引流。在导管相关菌尿的形成中，主要风险因素是置管的持续时间[5]。对于留置导尿管的患者，每天菌尿形成的发生率为3%～10%[2,8,10]。因此，到第30天绝大多数的患者将有菌尿出现。置管超过28天的患者中可有50%的患者经历复发的导管结壳和导管阻塞[11,12]。多数文献认为短期留管时间应为7天以内，超过28～30天为长期留管。

（一）一次性导尿

一次性导尿后，菌尿发生于1%～5%的患者中[2,13]。在女性患者、尿潴留的患者、围生期导尿、前列腺梗阻、糖尿病、虚弱患者和老年患者中危险性增加。

（二）短期留管

大多数短期置管相关菌尿由单一细菌引起，15%可能是由多菌株引起，表现为院内的流行菌株或社区环境菌株。最常见的菌种为大肠埃希菌，其余为铜绿假单胞菌、肺炎克雷伯杆菌、奇异变形杆菌、表皮葡萄球菌、肠球菌[8,13]。有器械检查或内镜手术的置管的患者中（例如TURP）菌尿的发生显著增高[14]。

（三）长期留管

尽管长期置管的患者普遍有菌尿发生，但因上行感染或菌血症而产生症状的情况非常少见。如果留管的患者出现发热症状，查明是否存在其他原因特别重要。长期留管患者中，至少有一种菌株的菌尿是普遍存在的情况，大多数患者有2种或2种以上的菌株感染。多菌株菌感染可达95%。最常见的感染微生物是仍是大肠埃希菌，其他相关的菌株包括肠球菌、假单胞菌属、摩根菌属、不动杆菌属。少见的是斯氏普罗威登斯菌[8,13,15]。长期带管的患者每个月尿培养显示菌株经常变换，无论是否应用抗菌药物[16]。膀胱置管引流超过10年者，患膀胱癌的风险可能增加。因此，留置尿管10年及10年以上者应考虑行膀胱癌筛查[17,18]。

（四）间歇导尿

女性患者中应用较多。每次插管有1%～3%获

得菌尿，到第3周时菌尿普遍存在[19,20]。从临床经验上来说，在间歇导尿患者中，出现尿道周围感染、发热、结石和肾功能恶化应比永久留置导尿管的患者更少见，但没有设计良好的对照研究证实这一点。清洁间歇导尿与消毒间歇导尿两者发生有症状尿路感染的情况没有区别，而清洁间歇导尿相对较为方便且费用较低[21]。

（五）耻骨上膀胱造瘘引流

在手术后短期留管的患者中，耻骨上（膀胱造瘘）导尿与经尿道置管两者在尿路感染的发生情况上没有区别。对于长期置管者，前者可能与低菌尿发生有关，但目前缺乏有说服力的随机对照研究证明其在预防导管相关感染上更具优势。对于膀胱造瘘的患者，造瘘口位于患者下腹部，进行护理和清洁不甚方便。对于男性患者，耻骨上留管可减少经尿道插管的其他并发症，如尿道狭窄、生殖道继发感染等，患者耐受性较好[22,23]。

（六）阴茎套引流

不利的是可发生皮肤浸渍和溃疡。有利的是，与长期尿道导尿相比，阴茎套引流菌尿发生率更低[12,24]。采用阴茎套引流的患者推荐每日更换阴茎套引流管[25]。

三、诊断

导管相关尿路感染属于复杂性泌尿系统感染的一个特殊情况，因此，一些相关的诊断指标可以采用，如尿培养菌尿的诊断标准、脓尿的标准等。但下述情况应加以区别和重视。

（一）关于症状和体征

超过90%的院内导尿管相关菌尿是无症状的，无法通过症状确定是否有感染的发生[26]。有症状感染中常见的症状是发热[8]。如果有上尿路感染或男性生殖系感染，可有相应的临床症状和体征表现。长期带管的患者往往情况较为复杂，出现发热反应，其原因不一定来源于泌尿系统，应结合其他指标进行综合判定，例如，进行血培养等，如果泌尿道中的菌株在血培养结果中出现，可以佐证菌血症来自于泌尿道。

（二）菌尿和脓尿

菌尿和脓尿的水平及发展趋势对是否将发展为有症状尿路感染的预测作用较差。不推荐单纯根据菌尿

和脓尿的程度对可能发生的有症状感染进行预测[27]。

（三）关于尿样的采集

从较长时间带导尿管的导管内取尿进行培养与新插入导尿管或耻骨上取尿培养相比，前者无论从微生物的种类和数量上均高于后者。在收集尿样前更换导管可以避免培养结果假象的出现[28]。另外，在送检尿样时，如有必要，应通知检验部门，告知该尿样取自留置导尿管患者，因为长期留管患者尿液中的细菌数量和种类可能较多，与检验部门沟通，以便用适当的方式进行培养和检测，防止误判为污染。

四、治疗

（一）无症状菌尿的治疗

大多数的无症状菌尿不推荐使用抗菌药物治疗，因为无症状菌尿引起并发症的风险较低，用抗菌药物治疗不能阻止无症状菌尿的复发，并且可以促进体内的菌株产生耐药性。不过在一些特殊情况下仍推荐进行适当治疗，根据具体情况应用适当抗菌药物[29]。

1.为处理由特别有毒力的微生物造成的院内感染，而作为控制性治疗方案的一部分。

2.具有出现严重并发感染风险的患者（如粒细胞减少症、免疫抑制等）。

3.泌尿系统手术的患者。

4.患者由引起高菌血症发生率的菌株感染，例如，黏质沙雷菌。

一般情况下，移除导管后，通过自身的防御机制，泌尿道将自动清除细菌。但是年龄较大的女性可能需要短期治疗，因为这些患者的菌尿可能不能自动清除[30]。

上述例外情况主要是为了预防菌血症等并发症的发生，并不在于根除无症状菌尿。若上述前提不存在，应参照一般情况处理，不推荐无根据的长期使用抗菌药物。

（二）有症状感染的治疗

当确诊为有症状的导管相关感染后，应进行药物治疗和相关处理。

1.关于导管的处理　推荐在取尿样培养前及应用抗菌药物治疗前更换留置时间超过7天的导管[7]。因为除了尿液中存在细菌外，细菌可隐藏在导管内外的生物膜内，导管的移除推荐作为治疗的一部分[28]。如没有必要继续留置导管，应不再插管。如有必要继续

应用导管引流，可更换新导管或采用其他方式，如阴茎套引流、耻骨上引流等，应根据患者具体情况和依从性选用适当的方法。

2.关于抗菌药物的应用　在给予任何抗菌药物疗之前，应首先进行尿培养[28]。症状较轻者可选择口服用药，如果患者不能从消化道给药也可采用肠道外途径。病情较重、发热的带管患者，特别是血培养阳性者，应该采用非肠道途径给药。

初始选择可采用经验用药，根据所在医院导管相关感染经常出现的菌株和敏感性选择，通常可给予广谱抗菌药物。当得到尿培养的结果后，应当根据病原体对药物的敏感性进行调整。在用药后48～72小时应对治疗情况进行评价，如果患者症状很快消失，通常治疗5～7天是足够的；症状较重的患者通常需要治疗10～14天[8,30]。偶尔尿培养可显示念珠菌感染，通常是没有症状且不治而愈。如果有证据显示是由该菌引起的复杂感染，全身抗真菌治疗可能是其适应证[31]。不推荐长期无根据使用抗菌药物治疗[8]。

（三）预防

对于短期留管的患者，最佳的方式是尽早移除导管。对于长期留管的患者，主要目的是预防有症状感染的出现，目前没有有效的手段预防性消除长期留管患者的菌尿发生。

1.推荐采用封闭引流系统。封闭系统可延迟菌尿的出现[8,32]。

2.严格执行导管引流的适应证和拔除指征，尽量减少不必要的插管和不适当的长期留管[33]。

3.如果因病情原因导尿管不能移除，除定期更换导管外，推荐耻骨上引流（男性）和间歇导尿，男性患者采用耻骨上引流可减少尿道狭窄及生殖道感染的可能[22,34]。对于没有出口梗阻的男性患者推荐阴茎套引流[12,24]。上述方式可能与降低菌尿发生率有关，这几种方案各有利弊，可根据具体情况选用，详见导管使用方式与泌尿系统感染部分。

4.关于导管材质的选择。局部宿主炎症反应和组织坏死在使用自然橡胶时最重，乳胶其次，硅胶最小[35]。乳胶导管价廉，但可能发生刺激和过敏反应[11]。硅胶与乳胶相比不易结壳。特氟隆（聚四氟乙烯）或由硅胶被衣的乳胶管易于产生导管结壳[36,37]。与乳胶管相比，硅胶导管较为舒适[38]，可作为长期留管的一个较好的选择。含银导尿管可以减少无症状菌尿的发生，但仅限于1周以内，因此在某些情况下可以考虑使用[39]。尽管对含银涂层导管的作用

有相互冲突的报道，但由于银离子确有抗菌特性，一般认为在短期置管中有一定效果，但在长期置管中未显示明确有效。水凝胶涂层：其交联大分子聚合物结构中可吸收相当多体积的液体，在接触表面可形成薄层水膜，提高了表面光滑和润滑程度。此种材料另一特性是不溶解于水，因此在生理环境中可保持稳定。尽管其原理较先进，但其改善导管相关感染的效果也不能肯定[40,41]。

5.关于导管相关的管理。良好的导管管理和护理无疑是有益的。留置导管应在无菌的环境下进行；操作中使用足够的润剂和尽可能小号的导管使尿道损伤减至最小[37]；应常规使用封闭引流系统；推荐对留管的患者给予充分的液体来确保足够的尿流。

更换导管的时间长短尚无定论[8]，留置时间不应长于生产商推荐的时限（如果有）。从导管相关感染机制上来说，更换较长时间留置的尿管理论上可能获益，但更换尿管本身对泌尿道是损伤性操作，并且可能带来外源性细菌植入，过于频繁更换导管不一定有益。通常的作法是根据患者的耐受情况确定留管时间间隔：如出现有症状感染、导管破损、导管结壳或引流不畅等情况均更换；在使用高剂量广谱非肠道给药的抗菌药物的情况下导管应经常更换；当患者发热，不能排除来源于泌尿道的有症状感染时，应更换导管并进行尿培养等相关检查。

6.对导尿管、尿道或集尿袋应用抗菌药物不能预防菌血症的发生，故不推荐。

7.有关膀胱冲洗的观点。对长期留管患者，每日用生理盐水冲洗膀胱不能降低菌尿患者的发热事件[42,43]。反复冲洗可使密闭的引流系统反复开放，增加外源性病原体的进入机会；长期留管的患者有生物膜形成，生物膜有较强的抗机械冲洗能力。因此，对于长期留管的患者不推荐进行膀胱冲洗[8]。

推荐意见	推荐等级
采用封闭尿液引流系统，封闭系统可延迟菌尿的出现	强烈推荐
不宜对长期留置导尿管的患者进行膀胱或尿液引流系统冲洗	推荐
不宜对导尿管、尿道或集尿袋应用抗菌药物	强烈推荐
无症状菌尿引起并发症的风险较低，用抗菌药物治疗不能预防和阻止无症状菌尿，除一些特殊情况外，不推荐抗菌治疗	推荐
对于长期置管的患者，在取尿样进行病原学检查以前，以及使用抗菌药物治疗以前，应更换导管	强烈推荐

参 考 文 献

[1] Haley RW, et al. The nationwide nosocomial infection rate. A new need for vital statistics. Am J Epidemiol, 1985, 121 (2): 159-167.
[2] 吴阶平. 吴阶平泌尿外科学, 济南：山东科学技术出版社, 2004: 558. ★
[3] Tambyah PA, et al. Catheter-associated UTI is rarely symptomatic. A prospective study of 1, 497 catheterized patients. Arch Intern Med, 2000, 160 (5): 678-682.
[4] Platt R, et al. Mortality associated with nosocomial urinary-tract infection. N Engl J Med, 1982, 307 (11): 637-642.
[5] Garibaldi RA, et al. Meatal colonization and catheter-associated bacteriuria. N Engl J Med, 1980, 303 (6): 316-318.
[6] 曾吉, 等. 铜绿假单胞菌生物膜的抵抗性研究. 中华医院感染学杂志, 2004, 14 (5): 496-498. ★
[7] 叶海云, 等. 细菌生物膜对尿管相关性尿路感染的影响. 中华泌尿外科杂志, 2006, 27 (2): 135-138. ★
[8] Nicolle LE. Catheter-related urinary tract infection. Drugs Aging, 2005, 22 (8): 627-639.
[9] Bergqvist D, et al. The relevance of urinary sampling methods in patients with indwelling Foley catheters. Br J Urol, 1980, 52 (2): 92-95.
[10] Saint S, et al. Indwelling urinary catheters: a one-point restraint? Ann Intern Med, 2002, 137 (2): 125-127.
[11] Stickler DJ, et al. Strategies for the control of catheter encrustation. Int J Antimicrob Agents, 2002, 19 (6): 499-506.
[12] Ouslander J, et al. External catheter use and urinary tract infections among incontinent male nursing home patients. J Am Geriatr Soc, 1987, 35 (12): 1063-1070.
[13] Sedor J, et al. Hospital-acquired urinary tract infections associated with the indwelling catheter. Urol Clin of North Am, 1999, 26: 821-828.
[14] Ibrahim AI. Hospital acquired pre-prostatectomy bacteriuria: risk factors and implications. East Afr Med J, 1996, 73 (2): 107-110.
[15] Warren JW, et al. Fever, bacteremia, and death as complications of bacteriuria in women with long-term urethral catheters. J Infect Dis, 1987, 155 (6): 1151-1158.
[16] Breitenbucher R. Bacterial changes in the urine samples of patients with long-term indwelling catheters. Arch Intern Med, 1984, 144 (8): 1585-1588.
[17] West DA, et al. Role of chronic catheterization in the development of bladder cancer in patients with spinal cord injury. Urology, 1999, 53 (2): 292-297.

［18］Delnay KM，et al. Bladder histological changes associated with chronic indwelling urinary catheter. J Urol，1999，161（4）：1106-1109.

［19］Bakke A. Clean intermittent catheterization physical and psychological complications. Scand J Urol Nephrol Suppl，1993，150（2）：1-69.

［20］Wyndaele JJ，et al. Clean intermittent self-catheterisation：a 12-year followup. J Urol，1990，143（5）：906-908.

［21］Duffy LM，et al. Clean intermittent catheterization：safe，cost-effective bladder management for male residents of VA nursing homes. J Am Geriatr Soc，1995，43（8）：865-870.

［22］Andersen JT，et al. Suprapubic versus transurethral bladder drainage after colposuspension/vaginal repair. Acta Obstet Gynecol Scand，1985，64（2）：139-143.

［23］Schiotz HA，et al. Urinary tract infections and asymptomatic bacteriuria after vaginal plastic surgery. A comparison of suprapubic and transurethral catheters. Acta Obstet Gynecol Scand，1989，68（5）：453-455.

［24］Saint S，et al. Condom Versus Indwelling Urinary Catheters：A Randomized Trial. J Am Geriatr Soc，2006，54（7）：1055-1061.

［25］Stelling JD，et al. Protocol for changing condom catheters in males with spinal cord injury. SCI Nurs，1996，13（2）：28-34.

［26］Sullivan NM，et al. Clinical aspects of bacteremia after manipulation of the genitourinary tract. J Infect Dis，1973，127（1）：49-55.

［27］Orr P，et al. Febrile urinary tract infection in the institutionalized elderly. Am J Med，1996，100（1）：71-77.

［28］Shah PS，et al. Controlling antimicrobial use and decreasing microbiological laboratory tests for urinary tract infections in spinal-cord-injury patients with chronic indwelling catheters. Am J Health Syst Pharm，2005，62（1）：74-77.

［29］Rutala WA，et al. Serratia marcescens nosocomial infections of the urinary tract associated with urine measuring containers and urinometers. Am J Med，1981，70（3）：659-663.

［30］Harding CK，et al. How long should catheter-acquired urinary tract infection in women be treated? A randomized controlled study. Ann Intern Med，1991，114（9）：713-719.

［31］Jacobs LG，et al. Oral fluconazole compared with bladder irrigation with amphotericin B for treatment of fungal urinary tract infections in elderly patients. Clin Infec Dis，1996，22（1）：30-35.

［32］Kunin C，et al. Prevention of catheter-associated urinary tract infections by sterile closed drainage. N Engl J Med，1966，274（21）：1155-1161.

［33］Crouzet J，et al. Control of the duration of urinary catheterization：impact on catheter-associated urinary tract infection. J Hosp Infect，2007，67（3）：253-257.

［34］Siroky M. Pathogenesis of bacteriuria and infection in the spinal cord injured patient. Am J Med，2002，113（1-Supp-S1）：0-79.

［35］Edwards LE，et al. Post-catheterization urethral strictures. A clinical and experimental study. Br J Urol，1983，55（1）：53-56.

［36］Stickler DJ. Biomaterials to prevent nosocomial infections：is silver the gold standard? Curr Opin Infect Dis，2000，13（4）：389-393.

［37］Darouiche RO，et al. Efficacy of antimicrobial-impregnated bladder catheters in reducing catheterassociated bacteriuria：a prospective，randomized，multicenter clinical trial. Urol，1999，54（6）：976-981.

［38］黄位耀，等. 全硅橡胶和乳胶导尿管留置导尿的临床比较. 第一军医大学学报，2005，25（8）：1026-1028. ★

［39］Brosnahan J，et al. Types of urethral catheters for management of short-term voiding problems in hospitalised adults. Cochrane Database Syst Rev，2005，173（3）：846-847.

［40］Cardenas DD，et al. Intermittent catheterization with a hydrophilic-coated catheter delays urinary tract infections in acute spinal cord injury：a prospective，randomized，multicenter trial. PM R，2011，3（5）：408-417.

［41］Bermingham SL，et al. Intermittent self catheterisation with hydrophilic，gel reservoir，and non-coated catheters：a systematic review and cost effectiveness analysis. BMJ，2013，346（jan08 15）：e8639-e8639.

［42］Muncie H，et al. Once-daily irrigation of long-term urethral catheters with normal saline. Arch Intern Med，1989，149（2）：441-443.

［43］王惠琴，等. 膀胱冲洗护理对导尿管相关性尿路感染影响的Meta分析. 中国实用护理杂志，2007，23（2）：34-36. ★

第七节　尿脓毒血症

一、流行病学和病因学

尿脓毒血症即由尿路感染引起的脓毒血症。当尿路感染出现临床感染症状并且伴有全身炎症反应征象（SIRS）即可诊断为尿脓毒血症。然而由于SIRS的诊断标准过于宽泛且缺乏特异性，在最新的脓毒血症诊断标准（Sepsis-3）中，SIRS的概念已不再使用。脓毒血症最新定义为宿主对感染的反应失调而致的危及生命的器官功能障碍[1]。

根据美国和欧洲的流行病学调查数据，脓毒血症的发病率逐年上升，每年升高8.7%，其中8.6%～30.6%的脓毒血症为尿源性，死亡率可高达20%～40%[2]。根据感染源的不同，死亡率差异也较大，尿脓毒血症所引起的死亡率较其他部位稍低。目前尽管由真菌引起的脓毒血症比率逐渐上升，且革兰阳性菌所致的脓毒血症明显增多，但尿脓毒血症的主要致病菌仍然是革兰阴性菌[3]。其中，大肠埃希菌（E. coli）是最主要的致病菌，并且超广谱β-内酰胺酶（ESBLs）阳性大肠埃希菌的比例不断升高，这对临床实践中抗菌药物的使用提出了新的挑战[4]。尿脓毒血症的严重程度主要取决于机体的对感染源的反应程度。老年患者、糖尿病患者、免疫抑制患者如接受器官移植的患者，接受化疗或激素治疗的患者，这些患者更容易发生尿脓毒血症。尿脓毒血症的发展也与局部因素密切相关，如泌尿系结石、泌尿道任何位置的梗阻、先天性泌尿系统病变、神经源性膀胱病变或腔内手术操作等。

二、诊断

包括尿路感染、伴随的器官衰竭和感染性休克3个方面。根据局部病灶的情况及潜在系统性播散的可能，泌尿系统感染可以只表现为无明显症状的菌尿，也可以表现为脓毒血症的症状，危重患者可出现感染性休克的表现。需要注意的是患者可以从完全无症状迅速进展为严重脓毒症甚至感染性休克。

根据最新的Sepsis-3诊断标准，脓毒血症的诊断主要根据序贯性器官衰竭评估（SOFA）量表或qSOFA（Quick SOFA）评分，具体见表12-4，表12-5。

表12-4　Sepsis-3 诊断标准

	定义
脓毒血症	宿主对感染的反应失调而致的危及生命的器官功能障碍，SOFA 评分快速增加≥2 qSOFA 由意识状态改变、收缩压≤100mmHg 和呼吸频率≥22 次/分共 3 项组成，符合 2 项或2项以上，即 qSOFA 评分≥2则为疑似脓毒血症
感染性休克	脓毒血症患者经充分容量复苏后仍存在持续性低血压，需缩血管药物维持平均动脉压（MAP）≥65mmHg 且血清乳酸水平 > 2mmol/L

表12-5　SOFA Sepsis Related Organ Failure Assessment（全身性感染相关性器官功能衰竭评分）

器官衰竭	变量	0分	1分	2分	3分	4分
呼吸系统	PaO_2/FiO_2, mmHg	≥400	<400	<300	<200 呼吸机支持	<100 呼吸机支持
血液系统	血小板, 10^9/L	≥150	<150	<100	<50	<20
肝脏	胆红素, mg/dl	<1.2	1.2～1.9	2.0～5.9	6.0～11.9	>12.0
心血管系统	平均动脉压, mmHg	≥70	<70			
	多巴胺, μg/(kg·min)			≤5	>5	>15
	多巴酚丁胺, μg/(kg·min)			任何剂量		
	肾上腺素, μg/(kg·min)				≤0.1	>0.1
	去甲肾上腺素, μg/(kg·min)				≤0.1	>0.1
中枢神经系统	Glasgow coma score	15	13～14	10～12	6-9	<6
肾脏	肌酐, mg/dl	<1.2	1.2～1.9	2.0～3.4	3.5-4.9	≥5.0
	尿量, ml/d	≥500			<500	<200

目前泌尿系统结石手术中腔内碎石手术的数量明显增加，尿脓毒血症及尿源性感染性休克的患者也不断增多。针对腔内碎石术后感染性休克，降钙素原（PCT）及C反应蛋白（CRP）在诊断、评估及预测转归方面有一定的价值，但对腔内碎石术后感染性休克的早期预警价值不大[5]。有研究表明腔内碎石术后2小时血白细胞降至$2.85 \times 10^9/L$时，其预测感染性休克的敏感性95.9%，诊断特异性92.7%。建议腔内碎石术后2小时常规检测血常规，关注血白细胞下降[6]。

三、治疗

推荐泌尿外科医师和重症监护专家及感染性疾病专家合作来管理患者。治疗包含以下4个基本策略[7,8]。

（一）早期复苏

早期目标指导性治疗（EGDT）仍然是治疗严重脓毒血症、感染性休克的标准治疗方法[9]。严重脓毒血症及感染性休克患者初期液体复苏应补充晶体液为主，对脓毒血症导致组织灌注不足且怀疑有血容量不足的患者，早期液体冲击疗法应至少按 30 ml/kg 的剂量输注晶体液。在最初的6小时内，早期复苏的目标应该为以下几点。

1. 中心静脉压达到8 ~ 12mmHg。
2. 65mmHg≤平均动脉压≤90mmHg。
3. 中心静脉血氧饱和度＞70%。
4. 红细胞压积＞30%。
5. 尿量≥0.5ml/（kg·h）。

（二）抗菌药物治疗

一旦怀疑尿脓毒血症，应在1小时内立即进行静脉途径经验性的抗菌药物治疗，抗菌药物应选择广谱能够覆盖所有可能病原体，同时根据药敏结果做相应调整（表12-6），因为每延迟1小时给予抗菌药物会

表12-6　抗菌药物治疗

抗菌药物	剂量	治疗时长
头孢噻肟	2 g q8h	7~10 天
头孢他啶	1~2 g q8h	对于临床反应慢的患者可以增加用药时长
头孢曲松	1~2 g q.d	
头孢吡肟	2 g q12h	
哌拉西林他唑巴坦	4.5 gq8h	

续表

抗菌药物	剂量	治疗时长
庆大霉素	5 mg/kg q.d	
阿米卡星	15 mg/kg q.d	
亚胺培南西司他丁钠	0.5 g q6h	
美罗培南	1g q8h	
头孢他啶阿维巴坦*	2.5g q8h	

* 对产KPC酶的碳青霉烯类耐药肠杆菌科细菌有效

使生存率平均降低7.6%。针对腔内碎石术后尿脓毒血症的患者，依据术后2小时内血白细胞计数的即刻干预（包括早期液体复苏及敏感抗菌药物治疗）可以逆转上尿路腔内碎石术致感染性休克的发病过程，改善预后[5,10]。

（三）感染源控制

泌尿系统的梗阻是最常见的感染源。对于泌尿系统梗阻应予以解除，并尽可能将体内异物取出（如长期留置的导尿管或泌尿系统结石）。解除梗阻首先采取微创治疗手段（如置入双J管或经皮肾穿刺造瘘）控制合并因素。解除梗阻是控制感染源的关键所在且应该迅速执行。

（四）辅助治疗

1. 选择晶体液进行液体复苏，需要大量晶体液对严重脓毒血症及感染性休克患者进行液体复苏时，可应用白蛋白，避免使用羟乙基淀粉。

2. 去甲肾上腺素作为首选血管升压药，不应将小剂量多巴胺作为肾脏保护药物。

3. 对于成人感染性休克患者，如果通过充分的液体复苏和血管升压药不能够使血流动力学恢复稳定，则建议每天静脉单一使用氢化可的松200mg。

4. 当血红蛋白水平下降至＜7.0g/dl时，输注红细胞，使成人血红蛋白水平维持在7.0 ~ 9.0g/dl。

5. 机械通气的设置应将潮气量定为 6 ml/kg，并把被动通气患者的最初平台压高限设置为≤30 cmH$_2$O，同时建立一定的呼气末正压通气，以防止呼气末肺泡萎陷。

6. 使最高血糖水平≤180mg/dl。

7. 严重脓毒血症患者每日应接受药物预防深静脉血栓形成。

8. 为有出血风险因素的严重脓毒症/脓毒性休克患者使用H$_2$受体阻滞剂或质子泵抑制剂预防应激性

溃疡。

9.在耐受的情况下早期给予患者口服或肠内营养（＜48小时）。

推荐意见	推荐等级
早期复苏	强烈推荐
抗菌药物治疗	强烈推荐
感染源控制	推荐
辅助治疗	可选择

参 考 文 献

[1] The Third International Consensus Definitions for Sepsis and Septic Shock (Sepsis-3). JAMA, 2016, 315 (8): 801-810.

[2] Martin GS, et al. The epidemiology of sepsis in the United States from 1979 through 2000. The New England Journal of Medicine, 2003, 348 (16): 1546-1554.

[3] Tandoğtandoğdu Z, et al. Antimicrobial resistance in urosepsis: outcomes from the multinational, multicenter global prevalence of infections in urology (GPIU) study 2003-2013. World Journal of Urology, 2016, 34 (8): 1193-1200.

[4] Mo Y, et al. Relating knowledge, attitude and practice of antibiotic use to extended-spectrum beta-lactamase-producing Enterobacteriaceae carriage: results of a cross-sectional community survey. BMJ Open, 2019, 9 (3): e023859-e023859.

[5] 吴海洋，等. 上尿路腔内碎石术后急性感染性休克10例报告. 中华泌尿外科杂志, 2013, 34 (2): 157-158. ★

[6] Wu H, et al. Early Drastic Decrease in White Blood Count Can Predict Uroseptic Shock Induced by Upper Urinary Tract Endoscopic Lithotripsy: A Translational Study. Journal of Urology, 2015, 193 (6): 2116-2122.

[7] Levy MM, et al. Outcomes of the Surviving Sepsis Campaign in intensive care units in the USA and Europe: a prospective cohort study. The Lancet Infectious Diseases, 2012, 12 (12): 919-924.

[8] Dellinger RP, et al. Surviving Sepsis Campaign guidelines for management of severe sepsis and septic shock. Critical Care Medicine, 2004, 32 (3): 858-873.

[9] Rivers E, et al. Early goal-directed therapy in the treatment of severe sepsis and septic shock. The New England Journal of Medicine, 2001, 345 (19): 1368-1377.

[10] Wu H, et al. Uroseptic Shock Can Be Reversed by Early Intervention Based on Leukocyte Count 2 h Post-operation: Animal Model and Multicenter Clinical Cohort Study. Inflammation, 2018, 41 (5): 1835-1841.

第八节　念珠菌尿路感染

一、流行病学和病因学

近几十年里，与抗菌药物的广泛使用、糖尿病、先天畸形、神经源性膀胱、内置导管、回肠膀胱术、外引流管及免疫抑制疗法有关的尿路念珠菌感染有显著上升[1]，其中白念珠菌属是最常见的医院内真菌尿路感染病原体，其次是热带念珠菌和光滑念珠菌[2-5]。尿液中，念珠菌属分离最多的是白念珠菌，占40%～69.8%，其次是光滑念珠菌（20%～30%）和热带念珠菌（10%～20%），而其他念珠菌如近平滑念珠菌、克柔念珠菌等也时有检出。医院获得性念珠菌尿在ICU的罹患率为28.3%，由于入选对象的限制，实际院内获得性念珠菌尿的发病率应该更高[6-8]。在美国，念珠菌属在院内获得性菌血症病因中占第4位，病死率高达40%，为所有菌血症中病死率之首[9]。

白念珠菌存在于15%～60%的人群中，定植于正常人口咽部、结肠及阴道，可通过外阴部上行至尿路（逆行感染）或血源性感染定植于肾脏并进入尿路[10]，由念珠菌尿进展而来的念珠菌血症占0%～8%[11]。念珠菌尿路感染的危险因素和诱因主要有糖尿病、肾脏移植、高龄、尿路有创操作、女性性生活、伴随细菌尿、长期住院、先天性尿路畸形或结构异常、ICU住院、广谱抗菌药物的使用、尿路内置导管、膀胱功能障碍、尿路梗阻性疾病、肾脏结石等[12]。

念珠菌多侵犯肾脏及膀胱，也可血行播散感染，也可能由尿道逆行感染，如导尿、膀胱镜检查等。

二、诊断

（一）临床症状

无症状性念珠菌尿常见，提示尿路定植而不是感染。回肠造瘘术或肾造瘘术周围的皮肤发生念珠菌感染可导致皮肤红斑和脓疱；排尿刺激症状和脓尿提示有侵入性感染，肾或肾周脓肿和真菌球可以由真菌尿引起，这些患者可以表现出肾盂肾炎的腰痛和发热症状，但是真菌球可以发生在无症状患者的集合系统。

念珠菌血症侵犯的主要靶器官是肾脏，肾脏念珠菌感染表现为急性肾盂肾炎的症状，有发热和腰部疼痛，并可能产生输尿管梗阻，形成念珠菌感染性肾周脓肿或脓肾等。

（二）实验室检查

念珠菌尿的诊断主要依靠尿液真菌涂片及尿液的真菌培养，但是标本容易被污染。通过念珠菌肌动蛋白基因进行PCR扩增使念珠菌尿诊断敏感性和特异性达到100%，能对危重患者隐性念珠菌血症进行高效检测。危重患者如果发生念珠菌感染应首先考虑为侵袭性念珠菌病的可能，应重复进行尿常规检查及清洁中段尿或经耻骨上膀胱穿刺抽吸尿液进行培养，菌落数 $> 10^3 CFU/mL$ 时可确诊为念珠菌感染。

（三）影像学检查

超声检查是排除肾脏和泌尿系统真菌感染的首选检查方法。B超和CT检查可发现集合系统的真菌物质，并对尿路梗阻进行评估，CT能更好地辨别肾脏合并疾病或肾周脓肿。

三、治疗

念珠菌尿一般与易感因素有关，包括留置导尿管、抗菌治疗、糖尿病、住院和免疫抑制状态等。在抗真菌治疗前，应该去除念珠菌尿的诱发因素。

抗真菌治疗原则及常用抗真菌药物[13]。

1.真菌培养及药敏试验是有必要的，可指导治疗，尤其是有过抗真菌治疗病史的患者，需考虑真菌耐药性的发生。

2.无症状念珠菌尿的治疗：单纯尿培养阳性无既往病史、无危险因素患者可不治疗；有危险因素存在患者，需去除危险因素（如拔除导尿管、内支架管、停止使用抗菌药物及提高营养状态，如不能彻底拔除导尿管或内支架管则更换新导尿管或内支架管），以清除念珠菌繁殖。好转者无需治疗，当去除危险因素后念珠菌尿仍无好转或持续性念珠菌尿患者需采取积极再评估和治疗措施。

住院患者有播散性念珠菌病证据、中性粒细胞减少、低体重新生儿、肾脏移植或进行泌尿外科手术操作患者的无症状念珠菌尿患者需进行抗真菌治疗。

中性粒细胞减少患者和低体重新生儿按念珠菌血症治疗。泌尿外科手术操作患者在手术前后数天可口服氟康唑，每日400mg（6mg/kg），或口服两性霉素B，每日 $0.3 \sim 0.6$ mg/kg。

3.有症状念珠菌尿均需要接受治疗：

（1）膀胱炎：如条件允许，应拔除导尿管；对氟康唑敏感者，口服氟康唑，每日200mg（3mg/kg），持续2周；对氟康唑耐药的光滑念珠菌，口服氟胞嘧啶，25mg/kg，每日4次，持续 $7 \sim 10$ 天，或两性霉素B每日 $0.3 \sim 0.6$ mg/kg，持续 $1 \sim 7$ 天；对克柔念珠菌，两性霉素B每日 $0.3 \sim 0.6$ mg/kg，持续 $1 \sim 7$ 天。

（2）肾盂肾炎：对于有肾造瘘管或内支架管的患者，如果条件允许，予以拔除或更换。氟康唑 $200 \sim 400$ mg（ $3 \sim 6$ mg/kg）口服，每日1次，2周；氟胞嘧啶25mg/kg口服，每日4次， $7 \sim 10$ 天；两性霉素B $0.3 \sim 1.0$ mg/kg，静脉滴注，每日1次，1周。服用免疫抑制剂患者需适当延长治疗疗程。对于氟康唑耐药的光滑念珠菌，两性霉素B，每日 $0.3 \sim 0.6$ mg/kg，联合使用或不使用口服氟胞嘧啶，每日4次，每次25 mg/kg。对于克柔念珠菌，两性霉素B，每日 $0.3 \sim 0.6$ mg/kg，持续 $1 \sim 7$ 天。

（3）真菌球：氟康唑400mg口服，每日1次， $2 \sim 4$ 周；氟胞嘧啶25mg/kg，口服，每日4次， $2 \sim 4$ 周；两性霉素B $0.3 \sim 1.0$ mg/kg，静脉滴注，每日1次， $1 \sim 7$ 天；如果患者有肾造瘘管，通过造瘘管予以用两性霉素B（ $25 \sim 50$ mg， $200 \sim 500$ ml无菌生理盐水）冲洗；结合外科引流。

4.多数光滑念珠菌和克柔念珠菌对氟康唑敏感性低，推荐两性霉素B治疗；伏立康唑尿液中浓度低，对无症状菌尿且无播散性念珠菌病证据患者不推荐使用。肾功能不全者需根据肾小球滤过和肌酐清除率进行调整抗真菌药物剂量，而肾功能不全患者不推荐使用氟胞嘧啶，氟康唑可经常规血透清除，需在血液透析后给药或追加剂量，两性霉素B不被血液透析清除[14]。

推荐意见	推荐等级
无危险因素的无症状念珠菌尿不治疗	强烈推荐
以下情况无症状念珠菌尿需要治疗：有播散性念珠菌病风险患者；中性粒细胞减少；低体重新生儿；将进行泌尿外科有创操作者	强烈推荐
接受泌尿外科手术的患者应在手术前后进行治疗	强烈推荐
有症状念珠菌尿均需接受治疗	强烈推荐

参 考 文 献

［1］Alvarez-Lerma F，et al. Candiduria in critically ill patients admitted to intensive care medical units. Intensive Care Med，2003，29（7）：1069-1076.

［2］Richards MJ, et al. Nosocomial infections in pediatric intensive care units in the United States. National Nosocomial Infections Surveillance System. Pediatrics, 1999, 103（4）: e39-e39.

［3］Richards MJ, et al. Nosocomial infections in combined medical-surgical intensive care units in the United States. Infect Control Hosp Epidemiol, 2000, 21（8）: 510-515.

［4］李晓哲, 等. 尿路念珠菌感染的菌种构成及其体外对抗真菌药物耐药性的变迁分析. 国际检验医学杂志, 2010, 31（9）: 179-180. ★

［5］刘永芳, 等. 医院感染念珠菌种分布及耐药情况分析. 中国抗菌药物杂志, 2013（6）: 473-475. ★

［6］余进, 等. 念珠菌病的病原流行病学和实验室检测. 中国感染与化疗杂志, 2011（2）: 96-97. ★

［7］李丹, 等. 念珠菌性泌尿系感染的菌群分布及耐药性分析. 中国实验诊断学, 2013（8）: 1496-1497. ★

［8］施东伟, 等. ICU患者院内获得性念珠菌尿的流行病学调查. 中国临床医学, 2008（4）: 571-573. ★

［9］Edmond MB, et al. Nosocomial bloodstream infections in United States hospitals: a three-year analysis. Clin Infect Dis, 1999, 29（2）: 239-244.

［10］Nassoura Z, et al. Candiduria as an early marker of disseminated infection in critically ill surgical patients: the role of fluconazole therapy. J Trauma, 1993, 35（2）: 290-295.

［11］Helbig S, et al. Diagnosis and inflammatory response of patients with candiduria. Mycoses, 2013, 56（1）: 61-69.

［12］Fisher JF, et al. Candida urinary tract infections—treatment. Clin Infect Dis, 2011, 52（Supplement 6）: S457-S466.

［13］Pappas PG, et al. Guidelines for treatment of candidiasis. Clin Infect Dis, 2004, 38（2）: 161-189.

［14］陈楠. 尿路感染的抗真菌治疗. 中国感染与化疗杂志, 2011（2）: 119-120. ★

第九节　泌尿外科抗菌药物应用相关指南

一、特殊病理、生理状况下的抗菌药物应用

特殊病理、生理状况下的抗菌药物应用包括肾功能减退患者、肝功能减退患者、老年患者、新生儿患者、小儿患者、妊娠期和哺乳期患者在发生泌尿和生殖系感染时的抗菌药物应用指导。以下特殊病理、生理状况下的抗菌药物应用主要遵循国卫办医发〔2015〕43号附件——《抗菌药物临床应用指导原则》[1]。

（一）肾功能减退患者抗菌药物的应用（表12-7）

1.基本原则　许多抗菌药物在人体内主要经肾排出，某些抗菌药物具有肾毒性，肾功能减退的感染患者应用抗菌药物的原则如下。

（1）尽量避免使用肾毒性抗菌药物，确有应用指征时，严密监测肾功能情况。

（2）根据感染的严重程度、病原菌种类及药敏试验结果等选用无肾毒性或肾毒性较低的抗菌药物。

（3）使用主要经肾排泄的药物，须根据患者肾功能减退程度及抗菌药物在人体内清除途径调整给药剂量和方法。

2.抗菌药物的选用及给药方案调整[2,3]　根据抗菌药物体内过程特点及其肾毒性，肾功能减退时抗菌药物的选用有以下几种情况。

（1）主要由肝胆系统排泄，或经肾脏和肝胆系统同时排出的抗菌药物用于肾功能减退者，维持原治疗量或剂量略减。

（2）主要经肾排泄，药物本身并无肾毒性，或仅有轻度肾毒性的抗菌药物，肾功能减退者可应用，可按照肾功能减退程度（以内生肌酐清除率为准）调整给药方案。

（3）肾毒性抗菌药物避免用于肾功能减退者，如确有指征应使用该类药物时，宜进行血药浓度监测，据以调整给药方案，达到个体化给药，疗程中需严密监测患者肾功能。

（4）接受肾脏替代治疗患者应根据腹膜透析、血液透析和血液滤过对药物的清除情况调整给药方案。

（二）肝功能减退患者抗菌药物的应用（表12-8）

肝功能减退时，抗菌药物的选用及剂量调整需要考虑肝功能减退对该类药物体内过程的影响程度，以及肝功能减退时该类药物及其代谢物发生毒性反应的可能性。由于药物在肝脏代谢过程复杂，不少药物的体内代谢过程尚未完全阐明，根据现有资料，肝功能减退时抗菌药物的应用有以下几种情况[4,5]。

1.药物主要经肝脏或有相当部分经肝脏清除或代谢，肝功能减退时清除减少，并可导致毒性反应的发生，肝功能减退患者应避免使用此类药物，如氯霉素、利福平、红霉素酯化物等。

表12-7 肾功能减退患者抗菌药物的应用

肾功能减退时的应用	抗菌药物			
按原治疗剂量应用	阿奇霉素 多西环素 米诺环素 克林霉素 氯霉素 萘夫西林	头孢哌酮 头孢曲松 莫西沙星 利奈唑胺 替加环素	利福喷丁 利福布汀 利福昔明	卡泊芬净 米卡芬净 伏立康唑口服制剂 伊曲康唑口服液 酮康唑	替硝唑 乙胺嘧啶
轻、中度肾功能减退时按原治疗剂量，重度肾功能减退时减量应用	红霉素 克拉霉素 苯唑西林 氨苄西林 阿莫西林	美洛西林 哌拉西林	氨苄西林/舒巴坦[1] 阿莫西林/克拉维酸[1] 哌拉西林/他唑巴坦[1] 头孢哌酮/舒巴坦[1]	环丙沙星 甲硝唑 达托霉素[1] 氟康唑[1]	利福平 乙胺丁醇 吡嗪酰胺 氟胞嘧啶[1]
轻、中、重度肾功能减退时均需减量应用	青霉素 羧苄西林 替卡西林 阿洛西林 头孢噻吩 头孢唑林	头孢氨苄 头孢拉定 头孢呋辛 头孢孟多 头孢西丁 头孢他啶	头孢唑肟 头孢噻肟 头孢吡肟 拉氧头孢 替卡西林/克拉维酸 氨曲南	亚胺培南 美罗培南 厄他培南 氧氟沙星 左氧氟沙星 加替沙星	磺胺甲噁唑 甲氧苄啶
避免应用，确有指征应用时需在治疗药物浓度监测下或按内生肌酐清除率调整给药剂量	庆大霉素 妥布霉素 奈替米星 阿米卡星 卡那霉素	链霉素 其他氨基糖苷类	万古霉素 去甲万古霉素 替考拉宁 多黏菌素B 多黏菌素E	两性霉素B去氧胆酸盐[2] 伊曲康唑静脉注射液[2,3] 伏立康唑静脉注射液[4]	
不宜应用	四环素	呋喃妥因	萘啶酸		

注：1.轻度肾功能减退时按原治疗量，只有严重肾功能减退者需减量
　　2.该药有明显肾毒性，虽肾功能减退者不需调整剂量，但可加重肾损害
　　3.非肾毒性药，因静脉制剂中赋形剂（环糊精）蓄积，当内生肌酐清除率（Ccr）<30ml/min时避免应用或改口服
　　4.非肾毒性药，因静脉制剂中赋形剂（环糊精）蓄积，当内生肌酐清除率（Ccr）<50ml/min时避免应用或改口服

表12-8 肝功能减退患者抗菌药物的应用

肝功能减退时的应用	抗菌药物			
按原治疗量应用	青霉素G 头孢唑林 头孢他啶	庆大霉素 妥布霉素 阿米卡星 其他氨基糖苷类	万古霉素 去甲万古霉素 多黏菌素类 达托霉素[1]	氧氟沙星 左氧氟沙星 诺氟沙星 利奈唑胺[1]	米卡芬净
严重肝病时减量慎用	哌拉西林 阿洛西林 美洛西林 羧苄西林	头孢噻吩 头孢噻肟 头孢曲松 头孢哌酮	替加环素 甲硝唑	环丙沙星 氟罗沙星	伊曲康唑 伏立康唑[1] 卡泊芬净[2]
肝病时减量慎用	红霉素	培氟沙星	异烟肼[2]	克林霉素	
肝病时避免应用	红霉素酯化物 酮康唑	两性霉素B 咪康唑	磺胺药 利福平	四环素	氯霉素

注：1.在严重肝功能不全者中的应用目前尚无资料
　　2.活动性肝病时避免应用

2.药物主要由肝脏清除，肝功能减退时清除明显减少，但并无明显毒性反应发生，肝病时仍可正常应用，但需谨慎，必要时减量给药，治疗过程中需严密监测肝功能。红霉素等大环内酯类（不包括酯化物）、克林霉素、林可霉素等属于此类。

3.药物经肝、肾途径清除，肝功能减退患者药物清除减少，血药浓度升高，同时伴有肾功能减退的患者血药浓度升高尤为明显，但药物本身的毒性不大。严重肝病患者，尤其肝、肾功能同时减退的患者在使用此类药物时需减量应用。经肾、肝两种途径排出的青霉素类、头孢菌素类等均属此种情况。

4.药物主要由肾排泄，肝功能减退者不需调整剂量。氨基糖苷类、糖肽类抗菌药物等属此类。

（三）老年患者抗菌药物的应用

由于老年人组织器官呈生理性退行性变，免疫功能下降，一旦罹患感染，在应用抗菌药物时需注意以下事项[5-7]。

1.老年人肾功能呈生理性减退，按一般常用量接受主要经肾排出的抗菌药物时，由于药物自肾排出减少，可导致药物在体内积蓄，血药浓度增高，易发生药物不良反应。因此，老年患者、尤其是高龄患者接受主要自肾排出的抗菌药物时，可按轻度肾功能减退减量给药。青霉素类、头孢菌素类和其他β-内酰胺类的大多数品种即属此类情况。

2.老年患者宜选用毒性低并具杀菌作用的抗菌药物，无用药禁忌者可首选青霉素类、头孢菌素类等β-内酰胺类抗菌药物。氨基糖苷类具有肾、耳毒性，应尽可能避免应用。万古霉素、去甲万古霉素、替考拉宁等药物应在有明确应用指征时慎用，必要时进行血药浓度监测，并据此调整剂量，使给药方案个体化，以达到用药安全、有效的目的。

（四）新生儿患者抗菌药物的应用

新生儿期一些重要器官尚未完全发育成熟，在此期间其生长发育随日龄增加而迅速变化，因此新生儿感染使用抗菌药物时需注意以下事项[8,9]。

1.新生儿期肝、肾均未发育成熟，肝代谢酶的产生不足或缺乏，肾清除功能较差，因此，新生儿感染时应避免应用毒性大的抗菌药物，包括主要经肾排泄的氨基糖苷类、万古霉素、去甲万古霉素等，以及主要经肝代谢的氯霉素等。确有应用指征时，需进行血药浓度监测，据此调整给药方案，个体化给药，以使治疗安全有效。

2.新生儿期避免应用可能发生严重不良反应的抗菌药物（表12-9）。可影响新生儿生长发育的四环素类、喹诺酮类应避免应用，可导致脑性核黄疸及溶血性贫血的磺胺类药和呋喃类药应避免应用。

表12-9 新生儿应用抗菌药物后可能发生的
不良反应

抗菌药物	不良反应	发生机制
氯霉素	灰婴综合征	肝酶不足，氯霉素与其结合减少，肾排泄功能差，使血游离氯霉素浓度升高
磺胺药	脑性核黄疸	磺胺药替代胆红素与蛋白的结合位置
喹诺酮类	软骨损害（动物）	不明
四环素类	齿及骨骼发育不良，牙齿黄染	药物与钙络合沉积在牙齿和骨骼中
氨基糖苷类	肾、耳毒性	肾清除能力差，有遗传因素、药物浓度等个体差异大
万古霉素	肾、耳毒性	同氨基糖苷类
磺胺药及呋喃类	溶血性贫血	新生儿红细胞中缺乏葡萄糖-6-磷酸脱氢酶

3.新生儿期由于肾功能尚不完善，主要经肾排出的青霉素类、头孢菌素类等β-内酰胺类药物需减量应用，以防止药物在体内蓄积导致严重中枢神经系统毒性反应的发生。

4.新生儿的组织器官日益成熟，抗菌药物在新生儿的药动学亦随日龄增长而变化，因此使用抗菌药物时应按日龄调整给药方案。

（五）小儿患者抗菌药物的应用

小儿患者在应用抗菌药物时应注意以下几点[10]。

1.氨基糖苷类　该类药物有明显耳、肾毒性，小儿患者应避免应用。临床有明确应用指征且又无其他毒性低的抗菌药物可供选用时，方可选用该类药物，并在治疗过程中严密观察不良反应。有条件者应进行血药浓度监测，根据结果个体化给药。

2.糖肽类　该类药有一定肾、耳毒性，小儿患者仅在有明确指征时方可选用。在治疗过程中应严密观察不良反应，有条件者应进行血药浓度监测，个体化给药。

3.四环素类　可导致牙齿黄染及牙釉质发育不良，不可用于8岁以下小儿。

4.喹诺酮类　由于对骨骼发育可能产生不良影响，该类药物避免用于18岁以下未成年人。

（六）妊娠期和哺乳期患者抗菌药物的应用

1.妊娠期患者抗菌药物的应用　妊娠期抗菌药物的应用需考虑药物对母体和胎儿两方面的影响[11]。

（1）对胎儿有致畸或明显毒性作用者，如利巴韦林，妊娠期禁用。

（2）对母体和胎儿均有毒性作用者，如氨基糖苷类、四环素类等，妊娠期避免应用；但在有明确应用指征，经权衡利弊，用药时患者的受益大于可能的风险时，也可在严密观察下慎用。氨基糖苷类等抗菌药物有条件时应进行血药浓度监测。

（3）药物毒性低，对胎儿及母体均无明显影响，也无致畸作用者，妊娠期感染时可选。如青霉素类、头孢菌素类等β-内酰胺类抗菌药物和磷霉素。

美国食品和药物管理局（FDA）按照药物在妊娠期应用时的危险性分为A、B、C、D及X类，可供药物选用时参考（表12-10）。

2.哺乳期患者抗菌药物的应用[11]　哺乳期患者接受抗菌药物后，某些药物可自乳汁分泌，通常母乳中药物含量不高，不超过哺乳期患者每日用药量的1%；少数药物乳汁中分泌量较高，如氟喹诺酮类、四环素类、大环内酯类、氯霉素、磺胺甲噁唑、甲氧苄啶、甲硝唑等。青霉素类、头孢菌素类等β-内酰胺类和氨基糖苷类等在乳汁中含量低。然而无论乳汁中药物浓度如何，对乳儿均存在潜在的影响，并可能出现不良反应，如氨基糖苷类可导致乳儿听力减退，氯霉素可致乳儿骨髓抑制，磺胺甲噁唑等可致胆红素脑病和溶血性贫血，四环素类可致乳齿黄染，青霉素类可致过敏反应等。因此，治疗哺乳期患者时应避免用氨基糖苷类、喹诺酮类、四环素类、氯霉素、磺胺药等。哺乳期患者应用任何抗菌药物时，均宜暂停哺乳。

推荐意见	推荐等级
肾功能减退患者应尽量避免使用肾毒性抗菌药物，必要时需调整给药剂量	推荐
肝功能减退患者应尽量避免使用经肝脏代谢的抗菌药物，必要时需调整给药剂量	推荐
老年患者宜选用毒性低的抗菌药物，并根据患者具体情况调整给药剂量和方式	推荐
新生儿患者应避免使用毒性大、影响患儿生长发育的抗菌药物，并按日龄调整给药方案	推荐
小儿患者应谨慎使用具有耳、肾毒性和可能影响患儿生长发育的抗菌药物	推荐
妊娠期抗菌药物的应用需考虑药物对母体和胎儿两方面的影响，哺乳期患者应避免使用经乳汁分泌的抗菌药物，一旦使用均宜暂停哺乳	强烈推荐

表12-10　抗菌药物在妊娠期应用时的危险性分类

FDA分类	抗菌药物			
A.在孕妇中研究证实无危险性				
B.动物中研究无危险性，但人类研究资料不充分，或对动物有毒性，但人类研究无危险性	青霉素类	红霉素	两性霉素B	甲硝唑
	头孢菌素类	阿奇霉素	特比萘芬	呋喃妥因
	青霉素类+β-内酰胺酶抑制剂	克林霉素	利福布丁	
	氨曲南	磷霉素	乙胺丁醇	
	美罗培南	拉氧头孢		
	厄他培南			
C.动物研究显示毒性，人体研究资料不充分，但用药时可能患者的受益大于危险性	亚胺培南/西司他丁	氟康唑	磺胺药/甲氧苄啶	乙胺嘧啶
	氯霉素	伊曲康唑	氟喹诺酮类	利福平
	克拉霉素	酮康唑	利奈唑胺	异烟肼
	万古霉素	氟胞嘧啶		吡嗪酰胺
D.已证实对人类有危险性，但仍可能受益多	氨基糖苷类		四环素类	
X.对人类致畸，危险性大于受益	奎宁		乙硫异烟胺	利巴韦林

注：1.妊娠期感染时用药可参考表中分类，以及用药后患者的受益程度及可能的风险，充分权衡后决定。A类：妊娠期患者可安全使用；B类：有明确指征时慎用；C类：在确有应用指征时，充分权衡利弊决定是否选用；D类：避免应用，但在确有应用指征、且患者受益大于可能的风险时严密观察下慎用；X类：禁用

2.妊娠期患者接受氨基糖苷类、万古霉素、去甲万古霉素、氯霉素、磺胺药、氟胞嘧啶时必须进行血药浓度监测，据以调整给药方案

参考文献

[1] 国卫办医发〔2015〕43 号附件：《抗菌药物临床应用指导原则》（2015年）.★

[2] 杨传辉，等. 肾功能不全患者使用抗菌药物的选择. 中华医院感染学杂志，2008，18（6）：828.★

[3] Bonkat G, et al. Guidelines on urological infections. European Association of Urology, 2018.

[4] 施光峰，等. 肝病患者抗生素的合理使用. 中华肝脏病杂志，2012，20（3）：182-184.★

[5] Anthony J, et al. Infections of the urinary tract. In: Campbell-Walsh Urology, 11th Ed. Edited by AJ Wein. Philadelphia, PA：W. B. Saunders Company, 2016, 237-333.

[6] 李景苏，等. 78例应用抗菌药物继发真菌感染的临床分析. 中华医院感染学杂志，2002，12（12）：888-889.★

[7] 杨长春，等. 老年患者感染特点及抗菌药物的合理应用. 中华医院感染学杂志，2010，20（14）：2125-2126.★

[8] 陈婷，等. 新生儿败血症相关因素、病原菌分布及耐药性分析. 中华预防医学杂志，2018，52（10）：1023-1028.★

[9] 樊绍. 应用抗菌药物治疗新生儿感染的若干问题. 中华儿科杂志，2002，40（2）：125-127.★

[10] 张丹. 小儿外科围术期抗菌药物应用分析. 华西医学，2010，25（8）：1517-1519.★

[11] 张力，et al. 抗菌药物在妊娠及哺乳期的合理应用. 中国实用妇科与产科杂志，2008，24（6）：407-409.★

二、泌尿外科围术期抗菌药物应用

泌尿外科围术期抗菌药物应用包括泌尿外科常用有创性诊断操作、体外冲击波碎石（ESWL）、腔内手术、开放手术、腹腔镜和机器人手术、肠代膀胱手术和植入物手术在围术期的抗菌药物应用。

（一）预防用药目的

围术期抗菌药物预防用药的目的主要是预防手术部位感染，包括浅表切口感染、深部切口感染和手术所涉及的器官/腔隙感染，但不包括与手术无直接关系的、术后可能发生的其他部位感染[1]。

（二）预防用药原则

围术期抗菌药物预防用药，应根据手术切口类别、手术创伤程度、可能的污染细菌种类、手术持续时间、感染发生机会和后果严重程度、抗菌药物预防效果的循证医学证据、对细菌耐药性的影响和经济学评估等因素，综合考虑决定是否预防性应用抗菌药物。但抗菌药物的预防性应用并不能代替严格的消毒、灭菌技术和精细的无菌操作，也不能代替术中保温和血糖控制等其他预防措施[1]。

1.清洁手术（Ⅰ类切口） 手术脏器为人体无菌部位，局部无炎症、无损伤，也不涉及呼吸道、消化道、泌尿生殖道等人体与外界相通的器官。如肾上腺切除术、肾囊肿去顶术、精索静脉高位结扎术、隐睾切除术等。手术部位无污染，通常不需预防用抗菌药物。但在下列情况时可考虑预防用药：①手术范围大、时间长、污染机会增加；②手术涉及重要脏器，一旦发生感染将造成严重后果者；③异物置入手术；④有感染高危因素如高龄、糖尿病、免疫功能低下（尤其是接受器官移植者）、营养不良等患者。

2.清洁-污染手术（Ⅱ类切口） 手术部位存在大量人体寄殖菌群，手术时可能污染手术部位导致感染。如根治性肾切除术、肾部分切除术、肾盂成形术、肾输尿管全长切除术、膀胱部分切除术、根治性前列腺切除术、良性前列腺增生的经尿道手术、膀胱肿瘤的经尿道手术、输尿管镜碎石术、经皮肾镜碎石术等。此类手术通常需预防用抗菌药物。

3.污染手术（Ⅲ类切口） 易造成手术部位严重污染的手术。常见的术式包括利用肠管的尿流改道术、感染性结石手术等。此类手术需预防用抗菌药物。

4.污秽-感染手术（Ⅳ类切口） 有失活组织的陈旧创伤手术；已有临床感染或脏器穿孔的手术。此类手术在术前即已开始治疗性应用抗菌药物，术中、术后继续。如尿路开放性创伤、肾脏感染的手术等，此不属预防应用范畴。

（三）抗菌药物品种选择

抗菌药物品种选择应根据手术切口类别、可能的污染菌种类及其对抗菌药物敏感性、药物能否在手术部位达到有效浓度等综合考虑；选用对可能的污染菌针对性强、有充分的预防有效的循证医学证据、安全、使用方便及价格适当的品种；应尽量选择单一抗菌药物预防用药，避免不必要的联合使用。预防用药应针对手术路径中可能存在的污染菌；不应随意选用广谱抗菌药物作为围术期预防用药。鉴于国内大肠埃希菌对氟喹诺酮类药物耐药率高，应严格控制氟喹诺酮类药物作为外科围术期预防用药[1]。

预防性抗菌药物的选择[1,2]：对清洁手术者，推荐应用氟喹诺酮类或第一代头孢菌素或第二代头孢菌素即可。对清洁-污染手术者，推荐氟喹诺酮类或第二代头孢菌素或广谱青霉素加β-内酰胺酶抑制剂（BLI）。对污染手术者，推荐氟喹诺酮类、第二、三代头孢菌素，或广谱青霉素加BLI，或氨基糖苷类，涉及肠道手术者应加用甲硝唑。考虑到抗菌药物细菌耐药性的增加，应用磷霉素氨丁三醇散进行输尿管镜碎石术以及其他经尿道操作或手术围术期感染性并发症预防的研究也越来越多[3,4]。

对于围术期预防用药的选择，在没有细菌学结果可以参考的情况下，抗菌药物的应用可以比较灵活，国内推荐使用第一、二代头孢菌素和氟喹诺酮类[1]，国际上推荐的药物范围较广，包括磺胺类药物，第一、二代头孢菌素，氟喹诺酮类，氨基糖苷类＋甲硝唑或克林霉素，阿莫西林/克拉维酸，氨苄西林/舒巴坦等均可作为预防用药的选择[2]。

（四）给药方案

给药方式上，能口服的尽量口服。静脉输注时间应在手术前0.5小时内给药[5]，在输注完毕后开始手术，保证手术部位暴露时局部组织中抗菌药物已达到足以杀灭手术过程中沾染的细菌的药物浓度。万古霉素或氟喹诺酮类等由于需输注较长时间，应在手术前1～2小时开始给药，抗菌药物的有效覆盖时间应包括整个手术过程，手术时间超过3小时或超过所用药物半衰期的2倍以上以及成人出血量超过1500ml，儿童出血量超过25ml/kg时，术中应追加1次。清洁-污染手术和污染手术的预防用药时间为24小时[6,7]，污染手术必要时延长至48小时[8]。过度延长用药时间并不能进一步提高预防效果，且预防用药时间超过48小时，耐药菌感染机会增加。

（五）常用有创性诊断操作的抗菌药物应用

1.尿流动力学检查　一般情况下在尿流动力学检查前后不需使用抗菌药物预防感染。当患者有菌尿、长期留置导尿管、神经源性膀胱间歇性导尿、留置输尿管支架管和近期泌尿生殖道感染史等危险因素存在时，推荐检查前给予单次口服抗菌药物[9]。

2.前列腺穿刺活检　超声引导下经直肠前列腺活检术（TPB）后感染是最危险的并发症，少数患者会发生严重的脓毒血症危及生命。预防方法包括非抗菌药物预防策略和预防性抗菌药物应用。

非抗菌药物预防策略目前只有穿刺前使用聚维酮碘进行直肠消毒可以明显的降低感染性并发症的发生[9]。而预防性抗菌药物的选择上，氟喹诺酮类抗菌药物因为具有较高的前列腺药物浓度和优良的药物生物学特性被广泛使用，通常疗程是术前单剂或总疗程3天的预防。考虑到氟喹诺酮类药物的细菌耐药性，也可应用磷霉素氨丁三醇3g术前2～4小时单剂口服进行预防[8]。

经会阴前列腺穿刺前肠道准备不是必需的，穿刺前是否使用抗菌药物预防感染仍存在争议。国内外均有单中心报道经会阴前列腺穿刺预防性使用抗菌药物与不使用抗菌药物穿刺后感染发生率无明显差别[10,11]。因此大部分经会阴前列腺穿刺患者穿刺前无需预防性应用抗菌药物，对于存在感染高危因素患者推荐穿刺前口服单剂量抗菌药物。

3.膀胱镜检查　与膀胱镜检查后感染发生相关的危险因素有检查前菌尿、长期留置导尿管、神经源性膀胱间歇性导尿、留置输尿管支架管和近期泌尿生殖道感染史等。因此，对于无明显感染危险因素的患者不推荐常规预防性应用抗菌药物。如果患者存在上述相关危险因素，建议在检查前单次口服抗菌药物做预防[9]。

（六）ESWL的围术期抗菌药物应用

对未合并尿路感染危险因素的非复杂性尿路结石患者不推荐预防性应用抗菌药物。菌尿、反复ESWL、感染石，以及结石≥2cm等被认为是ESWL的感染高危因素。对存在感染高危因素的患者，推荐单剂量使用广谱青霉素加BLI，或第二、三代头孢菌素，或氨基糖苷类，或口服氟喹诺酮类或磺胺类药物[9,12]，并密切观察病情变化。若出现症状性尿路感染或菌血症，应进一步治疗。对于ESWL前存在尿路感染者应根据尿培养及药敏试验结果给予治疗。

（七）腔内手术的围术期抗菌药物应用

1.良性前列腺增生的经尿道手术　良性前列腺增生的经尿道手术包括经尿道前列腺电切术、经尿道前列腺剜除术（包括等离子、钬激光等）、经尿道前列腺扩裂术、经尿道前列腺汽化电切术等。以上术式均属于高感染风险手术，预防性应用抗菌药物能降低患者术后出现菌尿和菌血症的发生率[13]。术前尿培养阴性的患者按照清洁-污染手术使用抗菌药物。对于等离子或钬激光经尿道前列腺剜除术使用抗菌药物的时间可缩短，譬如术前单剂量使用[14]。术前存在无症状菌尿的患者应给以目标性抗菌药物治疗以减少术后感染性并发症的发生。目前国际指南推荐的方法是在手术前的晚上或者当天手术开始前进行目标性抗菌药物治疗，术后推荐持续进行抗菌药物治疗直到导尿管拔除[15]。

2.膀胱肿瘤的经尿道手术　膀胱肿瘤的经尿道手术的抗菌药物预防性使用只有少量的小样本研究，EAU指南中TURBt围术期抗菌药物的应用方案与上述良性前列腺增生的经尿道手术的方案基本相同[9,16,17]。术前尿路感染的患者需积极治疗，部分感染低危患者也可不预防性应用抗菌药物[12]。

3.泌尿系统结石内镜手术　对上尿路结石微创手术感染性并发症的防控应该贯穿整个结石治疗的始终。术前必须对患者进行感染危险因素的评估和控制。抗菌药物的应用参照《上尿路结石患者围术期抗菌药物应用的专家意见》[18]提出的HALF分类方法，除低危组（Low risk，L组）可术前单剂或总疗程不超过24小时的抗菌药物预防性应用，对高危组（High risk，H组）进行一段时间的经验性抗菌药物治疗（推荐使用左氧氟沙星或磷霉素氨丁三醇）；无症状菌尿组（Asymptomatic bacteriuria，A组）进行1周以上的目标性抗菌药物治疗均可以很好的控制手术区域的细菌负荷，降低术后感染性并发症的发生；发热组（Fever，F组）符合SIRS标准者积极引流，控制感染二期手术。给药途径大部分为静脉输注，没有细菌培养结果者参照污染手术的抗菌药物应用方案使用抗菌药物。低危组可考虑口服给药。需要注意的是即使术前使用了抗菌药物而且术前尿培养没有细菌存在，术后仍然有发生感染性并发症的可能[19]，因此还需要术中遇到异常情况时的正确判断、合适的器械和耗材选择、手术技巧、肾盂压力的控制、术后感染中毒性休克的早期预警，以及出现尿脓毒症后与重症监护医师的通力合作，才能减少上尿路结石手术感染性并发症的发生率、降低发生尿源性脓毒症的死亡率。

（八）开放手术的围术期抗菌药物应用

开放手术围术期抗菌药物应用策略遵循围术期抗菌药物预防用药原则。需要特别指出的是应用抗菌药物只是预防和治疗感染的一部分，精心的术前准备、术中严格的无菌操作、熟练的手术技巧及术后全面细致的护理是保证患者顺利康复的重要保障。

（九）腹腔镜和机器人手术的围术期抗菌药物应用

泌尿外科腹腔镜和机器人辅助肾囊肿去顶术、肾上腺切除术、经腹腔淋巴结清扫术、腹腔内隐睾切除术、精索静脉高位结扎术被分类为清洁手术；根治性肾切除术、肾部分切除术、前列腺根治性切除术、肾盂成形术、肾输尿管切除术及输尿管膀胱再植术被分类为清洁-污染手术；膀胱根治性切除＋肠道尿流改道术等被分类为污染手术。其围术期抗菌药物应用原则参照开放手术。

（十）肠代膀胱手术的围术期抗菌药物应用

利用肠段的尿流改道术涉及打开尿路及肠段的利用，归类为污染手术，往往比其他泌尿外科手术更易发生感染相关的并发症。

预防性应用抗菌药物是预防尿流改道术后感染的重要手段，抗菌药物的选择需要同时考虑来自尿道及肠道的需氧和厌氧菌群[20]。推荐在手术前30～60分钟静脉输注第二代或第三代头孢菌素、或青霉素加BLI、或氨基糖苷类＋甲硝唑或克林霉素，并维持用药达72小时，应在术前24小时口服新霉素加甲硝唑[2,21]。其他可供选择的抗菌药物包括氨苄西林/舒巴坦、替卡西林/克拉维酸、哌拉西林/他唑巴坦、氟喹诺酮类等。回顾性研究显示哌拉西林/他唑巴坦短时间的应用（术后72小时内）能有效降低根治性膀胱切除尿流改道术后感染性并发症的发生率[22]。

（十一）植入物手术的围术期抗菌药物应用

目前未见关于经阴道使用网片修补（TVM）、经阴道无张力尿道中段悬吊术（TVT）和经闭孔尿道中段悬吊术（TOT）围术期使用抗菌药物的随机对照研究的报道。2012年AUA指南推荐围术期24小时内预防性使用抗菌药物[2]，但2018EAU指南未见推荐[9]。2015版日本泌尿外科学会指南推荐第一代或第二代头孢菌素、氨基糖苷类抗菌药物＋甲硝唑（或克林霉素），不超过24小时的预防性抗菌药物使用[12]。

人工尿道括约肌植入术后继发感染最多见的病原体为金黄色葡萄球菌及表皮葡萄球菌[23]。围术期处理对于预防人工括约肌植入术后继发感染非常重要。已经证实有效的方案[24]包括以下几种。

1.进行植入手术前5天开始采用4%洗必泰溶液

15ml每天擦洗腹部及会阴部皮肤2次。

2.术前至术后24小时内使用静脉抗菌药物进行预防性治疗,抗菌药物可以联合使用万古霉素和庆大霉素以充分覆盖可能导致感染的细菌谱,手术24小时后继续采用头孢菌素口服治疗10天。

3.手术开始前才进行备皮,备皮后立即使用聚维酮碘溶液消毒术野2遍。

4.在植入前采用20mg庆大霉素、50 000U杆菌肽、1L生理盐水混合溶液充分清洗植入物。

5.术后一旦出现感染征象,立即开始口服抗菌药物治疗,若感染持续则入院静脉注射万古霉素治疗。如果效果仍不佳,则应手术取出植入物。

阴茎假体植入术后假体感染的病原体一般来源于表皮,和手术医师及患者本身密切相关。发生感染的阴茎假体中有将近80%可发现表皮葡萄球菌,另外,20%为革兰阴性菌,包括奇异变形杆菌、铜绿假单胞菌、大肠埃希菌等[23]。阴茎假体感染的危险因素主要包括合并尿路感染、其他系统感染继发血行播散、手术时间过长以及术者经验不足等。阴茎假体感染预防措施如下[25]。

(1)术中静脉抗感染治疗:静脉滴注万古霉素及庆大霉素维持至24小时,万古霉素术前1小时起使用。

(2)术后口服抗菌药物1～2周,如存在院内或院外MRSA感染,建议选用敏感抗菌药物。

(3)严格控制血糖,术前需要控制尿培养阴性。

(4)皮肤条件较差者推荐术前洗浴。

(5)氯己定会阴消毒,切开前晾干3分钟。

(6)术者手部严格消毒。

(7)采用带涂层假体。

(8)利福平/庆大霉素抗菌液浸泡植入物及冲洗伤口,切口多层缝合。

骶神经刺激(SNS),也称骶神经调节(SNM)。该手术感染的病原菌主要包括表皮葡萄球菌、金黄色葡萄球菌及铜绿假单胞菌等[26]。SNM术后感染主要的高危因素包括术前抗菌药物种类/疗程的使用和指征的选择如非梗阻性尿失禁等[27]。至于SNM第一阶段测试时间的长短与装置感染是否有直接的关系尚有争议。预防SNM术后感染主要包括以下几个方面:①术前皮肤切口刷洗10分钟可以有效的降低切口周围的感染;②预防性抗菌药物的应用。迄今为止国际上尚没有预防SNM术后感染的统一指南或共识。鉴于目前多数文献认为金黄色葡萄球菌是主要的病原菌之一,因此推荐应用头孢西丁等药物预防SNM术后感染。国内研究[28]提出SNM术前30分钟静脉应用头孢西丁或左氧氟沙星、术中应用大量无菌蒸馏水冲洗骶孔穿刺部位及切口位置、静脉抗菌药物使用时间维持24～48小时的综合性抗感染措施,能够有效预防SNM术后切口局部感染;③抗菌药物凝胶的使用。

结合我国泌尿外科具体情况,对不同类型手术的抗菌药物预防方案进行了汇总,见表12-11,供临床应用时参考。

推荐意见	推荐等级
围术期应根据手术切口类别、手术创伤程度、可能的污染细菌种类、手术持续时间、感染发生机会和后果严重程度等因素,综合考虑决定是否预防性应用抗菌药物	推荐
一般情况下在尿流动力学检查前后不需预防性使用抗菌药物,当患者有感染危险因素存在时,推荐检查前单次口服抗菌药物	强烈推荐
经直肠前列腺穿刺活检需预防性使用抗菌药物,大部分经会阴前列腺穿刺患者无需预防性使用抗菌药物,对于存在感染高危因素患者推荐穿刺前单次口服抗菌药物	强烈推荐
膀胱镜检查患者不推荐常规预防性应用抗菌药物,如果患者存在感染危险因素,推荐在检查前单次口服抗菌药物	强烈推荐
ESWL患者不推荐常规预防性应用抗菌药物,对于存在感染高危因素患者推荐单剂量应用抗菌药物	强烈推荐
良性前列腺增生的经尿道手术应预防性应用抗菌药物	强烈推荐
膀胱肿瘤的经尿道手术应预防性应用抗菌药物	推荐
泌尿系结石的内镜手术推荐根据HALF分类方法预防性使用抗菌药物	强烈推荐
开放手术、腹腔镜和机器人手术围术期抗菌药物应用遵循围术期抗菌药物预防用药原则	推荐
肠代膀胱手术为污染手术,预防性应用抗菌药物需同时考虑针对来自尿道及肠道的需氧和厌氧菌群	
植入物手术应预防性应用抗菌药物	推荐

表12-11　常见泌尿外科手术和操作围术期抗菌药物使用

手术或操作	易感部位	抗菌药物预防指征	抗菌药物选择	备选抗菌药物	抗菌药物预防时限	备注
经尿道检查和治疗（留置导尿、拔除导尿管、膀胱造影、膀胱灌注、尿流动力学检查，膀胱镜检查等）	尿路	存在易感危险因素	氟喹诺酮类（左氧氟沙星、环丙沙星）	磷霉素	单剂	易感危险因素有检查前菌尿、长期留置导管、神经源性膀胱间歇性导尿、近期泌尿生殖道感染史等
经直肠前列腺穿刺活检	尿路生殖系统	所有患者	氟喹诺酮类（左氧氟沙星、环丙沙星）磷霉素	第一、二代头孢菌素	≤48小时	穿刺前使用聚维酮碘进行直肠消毒
经会阴前列腺穿刺活检	皮肤软组织尿路生殖系统	所有患者	第一、二代头孢菌素氟喹诺酮类（左氧氟沙星、环丙沙星）		单剂	既往有尿路感染病史者更易出现感染
经尿道前列腺电切术，经尿道膀胱肿瘤切除术	尿路	所有患者	氟喹诺酮类（左氧氟沙星、环丙沙星）第一、二代头孢菌素	磷霉素广谱青霉素＋β-内酰胺酶抑制剂	≤24小时	术前菌尿者依据药敏用药，术前晚或手术当日开始应用，术后直至拔除导尿管才停抗菌药物
不具备感染高危因素患者的上尿路结石手术（ESWL、输尿管镜、经皮肾镜）	尿路	所有患者	氟喹诺酮类（左氧氟沙星、环丙沙星）第一、二代头孢菌素	磷霉素	≤24小时	感染高危因素包括结石负荷大、合并中到重度肾积水、近期有尿路感染发作史、术前长期留置肾造瘘管或D-J管、术前尿培养阳性
具备感染高危因素患者的上尿路结石手术（ESWL、输尿管镜、经皮肾镜）	尿路	所有患者	氟喹诺酮类（左氧氟沙星、环丙沙星）第一、二代头孢菌素		≤48小时	术前尿培养阳性者依据药敏结果用药，建议术前目标性抗菌药物治疗至少1周
不涉及尿路的开放手术、腹腔镜、机器人手术	皮肤软组织	1.手术范围大，手术时间长 2.异物置入 3.感染高危因素	第一、二代头孢菌素氟喹诺酮类（左氧氟沙星、环丙沙星）		≤24小时	1.感染高危因素包括高龄、糖尿病、免疫抑制/功能低下、营养不良等 2.涉及异物置入者需个体化治疗
涉及尿路的开放手术、腹腔镜、机器人手术	皮肤软组织尿路	所有患者	氟喹诺酮类（左氧氟沙星、环丙沙星）第一、二代头孢菌素	广谱青霉素＋β-内酰胺酶抑制剂	≤24小时	术前尿培养阳性者依据药敏结果用药，术前晚或手术当日开始应用，总疗程≤72小时
肠代膀胱手术	皮肤软组织尿路	所有患者	第一、二代头孢菌素、氟喹诺酮类（左氧氟沙星、环丙沙星）广谱青霉素＋β-内酰胺酶抑制剂	氨基糖苷类＋甲硝唑	≤72小时	

参考文献

[1] 国卫办医发〔2015〕43 号附件:《抗菌药物临床应用指导原则》(2015年)★.

[2] Wolf JS Jr, et al. Best practice policy statement on urologic surgery antimicrobial prophylaxis. J Urol, 2008, 179(4): 1379-1390.

[3] Qiao LD, et al. Evaluation of perioperative prophylaxis with fosfomycin tromethamine in ureteroscopic stone removal: an investigator-driven prospective, multicenter, randomized, controlled study. International Urology and Nephrology, 2017, 50(3): 427-432. ★

[4] Lista, et al. Efficacy and safety of fosfomycin-trometamol in the prophylaxis for transrectal prostate biopsy. Prospective randomized comparison with ciprofloxacin. Actas Urologicas Espanolas, 2014, 38(6): 391-396.

[5] Koch CG, et al. Is it time to refine? An exploration and simulation of optimal antimicrobial timing in general surgery. Coll Surg, 2013, 217(4): 628-635.

[6] Togo Y, et al. Antimicrobial prophylaxis to prevent perioperative infection in urological surgery: a multicenter study. J. Infect. Chemother, 2013, 19(6): 1093-1101.

[7] McDonald M, et al. Single versus multiple-dose antimicrobial prophylaxis for major surgery: a systematic review. N. Z. J. Surg, 1998, 68(6): 388-396.

[8] Ho VP, et al. Antibiotic regimen and the timing of prophylaxis are important for reducing surgical site infection after elective abdominal colorectal surgery. Surg. Infect. (Larchmt), 2011, 12(4): 255-260.

[9] Bonkat G, et al. Guidelines on urological infections. European Association of Urology, 2018.

[10] Matsumoto T, et al. Japanese guidelines for prevention of perioperative infections in urological field. Int J Urol, 2007, 14(10): 890-909.

[11] 芮文斌, 等. 预防性抗菌药物在经会阴前列腺穿刺活检中应用的价值. 中国男科学杂志, 2006, 20(7): 39-40. ★

[12] Yamamoto S, et al. Essential Japanese guidelines for the prevention of perioperative infections in the urological field: 2015 edition. Int J Urol, 2016, 3(10): 814-824.

[13] Mirone V, et al. Clinical aspects of antimicrobial prophylaxis for invasive urological procedures. J Chemother, 2014, 26(S1): S1-S13.

[14] Ishikawa K, et al. The state of antimicrobial prophylaxis for holmium laser enucleation of the prostate: HoLEP and the results of a questionnaire survey. Hinyokika Kiyo, 2011, 57(10): 539-543.

[15] Nicolle LE, et al. Infectious Diseases Society of America; American Society of Nephrology; American Geriatric Society. Infectious Diseases Society of America guidelines for the diagnosis and treatment of asymptomatic bacteriuria in adults. Clin Infect Dis, 2005, 40(5): 643-654.

[16] Gasser TC, et al. Oral fleroxacin prophylaxis in transurethral surgery. J Urol, 1996, 156(1): 146-148.

[17] Savoca G, et al. Comparison of single preoperative oral rufloxacin versus perioperative ciprofloxacin as prophylactic agents in transurethral surgery. Arch Ital Urol Androl, 2000, 72(1): 15-20.

[18] 乔庐东, 等. 上尿路结石患者围术期抗菌药物应用的专家意见. 中华泌尿外科杂志, 2017, 38(9): 641-643. ★

[19] Zanetti G, et al. Infections and urolithiasis: current clinical evidence in prophylaxis and antibiotic therapy. Arch Ital Urol Androl, 2008, 80(1): 5-12.

[20] Takeyama K, et al. Incidence of and risk factors for surgical site infection in patients with radical cystectomy with urinary diversion. J Infect Chemother, 2005, 11(4): 177-181.

[21] 那彦群, 等. 中国泌尿外科疾病诊断诊疗指南, 2014: 433. ★

[22] Shigemura K, et al. Post-operative infection and prophylactic antibiotic administration after radical cystectomy with orthotopic neobladder urinary diversion. J Infect Chemother, 2012, 18(4): 479-484.

[23] Magera J S, et al. Artificial urinary sphincter infection: Causative organisms in a contemporary series. The Journal of urology, 2008, 180(6): 2475-2478.

[24] Carson CC. Infections in genitourinary prostheses. Urol Clin North Am, 1989, 16(1): 139-147.

[25] Darouiche RO, et al. North American consensus document on infection of penile prostheses. Urology, 2013, 82(4): 937-942.

[26] Huwyler M, et al. Microbiological tined-lead examination: does prolonged sacral neuromodulation testing induce infection. BJU Int, 2009, 104(5): 646-650.

[27] Haraway AM, et al. Differences in sacral neuromodulation device infection rates based on preoperative antibiotic selection. Int Urogynecol J, 2013, 24(12): 2081-2085.

[28] 张鹏, 等. 预防骶神经调节术围术期及术后切口局部感染的经验初探. 中华医学杂志, 2015, 95(34): 2787-2790. ★

前列腺炎诊断治疗指南

前列腺炎是成年男性的常见病之一。虽然前列腺炎不是一种直接威胁生命的疾病，但严重影响患者的生活质量。同时，其庞大的患者人群和高昂的医疗费用给公共卫生事业造成了巨大的经济负担。由于目前对慢性前列腺炎（Ⅲ型前列腺炎，慢性盆腔疼痛综合征）的发病机制、病理生理学改变还不十分清楚，许多医师在临床诊治慢性前列腺炎过程中感到棘手。对各型前列腺炎的认识、病情轻重的判断、治疗方法的选择以及疗效评价等诸多方面有必要进行规范。2006年，中华医学会泌尿外科学分会聘请有关专家，以国内外循证医学资料为依据，参考《Campbell's Urology》《吴阶平泌尿外科学》及国外相关指南，结合国内临床实际情况，进行反复研讨，完成了我国《前列腺炎诊断治疗指南2007版》，并于2009年、2011年、2013年三次修订。经过十二年的推广和应用，本指南推动了我国前列腺炎诊治的规范化进程[1]。2019年，本指南新一届编委会参考各地同行的意见和建议，并补充新的循证医学资料，再次修订完成《前列腺炎诊断治疗指南2019版》。

参 考 文 献

张凯，等.泌尿男科医师应用《CUA前列腺炎诊断治疗指南》诊疗CPPS的调查.中华男科学杂志，2013，19（2）：127-131.

一、概述

（一）概念与分类

前列腺炎是一组疾病，其概念和分类是一个密不可分的统一体，并随着对其认识的深入而发生变化[1-5]。

1.传统的分类方法　Meares-Stamey的"四杯法"对前列腺炎进行分类是第一个规范的前列腺炎分类方法，通过比较初始尿液（voided bladder one，VB1）、中段尿液（voided bladder two，VB2）、前列腺按摩液（expressed prostatic secretion，EPS）、前列腺按摩后尿液（voided bladder three，VB3）"四杯"标本中白细胞数量和细菌培养结果将前列腺炎划分为：急性细菌性前列腺炎（acute bacterial prostatitis，ABP）、慢性细菌性前列腺炎（chronic bacterial prostatitis，CBP）、慢性非细菌性前列腺炎（chronic nonbacterial prostatitis，CNP）、前列腺痛（prostatodynia，PD）[1]。

该分类体现了过去以感染为前列腺炎主要病因的认识。

2.新的分类方法　1995年美国国立卫生研究院（National Institutes of Health，NIH）根据当时对前列腺炎的基础和临床研究情况，制定了一种新的分类方法[2,3]。

Ⅰ型：相当于传统分类方法中的ABP。起病急，可表现为突发的发热性疾病，伴有持续和明显的下尿路感染症状，尿液中白细胞数量升高，血液和（或）尿液中的细菌培养阳性。

Ⅱ型：相当于传统分类方法中的CBP，占慢性前列腺炎的5%～8%[6]。有反复发作的下尿路感染症状，持续时间超过3个月，EPS/精液/VB3中白细胞数量升高，细菌培养结果阳性。

Ⅲ型：慢性前列腺炎/慢性骨盆疼痛综合征（chronic prostatitis/chronic pelvic pain syndrome，CP/CPPS），相当于传统分类方法中的CNP和PD，是前

列腺炎中最常见的类型，约占慢性前列腺炎的90%以上[6]。主要表现为长期、反复的骨盆区域疼痛或不适，持续时间超过3个月，可伴有不同程度的排尿症状和性功能障碍，严重影响患者的生活质量；EPS/精液/VB3细菌培养结果阴性。

根据EPS/精液/VB3常规显微镜检结果，该型又可再分为ⅢA（炎症性CPPS）和ⅢB（非炎症性CPPS）2种亚型：ⅢA型患者的EPS/精液/VB3中白细胞数量升高；ⅢB型患者的EPS/精液/VB3中白细胞在正常范围。ⅢA和ⅢB2种亚型各占50%左右[6,7]。

Ⅳ型：无症状性前列腺炎（asymptomatic inflammatory prostatitis，AIP）。无主观症状，仅在有关前列腺方面的检查（EPS、精液、前列腺组织活检及前列腺切除标本的病理检查等）时发现炎症证据[8,9]。

以上分类中的Ⅰ型和Ⅱ型前列腺炎，即急性和慢性细菌性前列腺炎是定位于前列腺的感染性疾病，病因、病理、临床表现及转归明确，应看作独立的疾病。

以上分类方法将传统分类方法中的CNP和PD合并为一类，体现了将慢性前列腺炎（Ⅲ型）作为临床综合征的新认识，故此型也称为慢性盆腔疼痛综合征（CPPS），推荐用这一名词取代"慢性前列腺炎"。尽管后者提示存在炎症，但约50%的Ⅲ型前列腺炎患者中，临床常规使用的检验方法不能发现炎症的证据，故将Ⅲ型分为炎症性（ⅢA）和非炎症性（ⅢB）两个亚类。由于区分亚类的依据从EPS扩大到EPS/精液/VB3的白细胞数量多寡，使这2个亚类并不与CNP和PD分别对等[7]。对慢性前列腺炎认识的转变及随之产生的新分类使其治疗策略转向以改善症状为主，且对不同亚类更有针对性。

Ⅲ型前列腺炎（慢性前列腺炎/慢性盆腔疼痛综合征）的发病机制、病理生理学改变还不十分清楚。目前认为，其可能是在病原体和（或）某些非感染因素作用下，患者出现以骨盆区域疼痛或不适、排尿异常等症状为一致特征，具有各自独特病因、临床特点和结局的一组疾病。

NIH分类中增加了Ⅳ型前列腺炎（无症状性前列腺炎），有助于男性不育、血清PSA升高患者的鉴别诊断。

根据国际前列腺炎合作网络（International Prostatitis Collaborative Network，IPCN）对NIH分类方法进行了3年的临床应用后，认为该分类方法较传统的分类方法有很大的进步，在临床应用中有一定的指导意义，但仍存在不足，有待进一步完善。

（二）流行病学

前列腺炎是成年男性的常见疾病。有资料显示约有50%的男性在一生中的某个时期会受到前列腺炎的影响[10]。部分前列腺炎可能严重地影响患者的生活质量[11,12]，并对公共卫生事业造成巨大的经济负担[13]。

1.发病情况　前列腺炎患者占泌尿外科门诊患者的8%～25%[10,14,15]。

（1）一般人群中的患病率：由于应用不同的流行病学调查方法以及所选择调查人群结构的不同，造成不同文献中报道的前列腺炎患病率有较大差异。在美洲，20～79岁男性前列腺炎患病率为2.2%～16.0%[16-20]，在欧洲，男性前列腺炎患病率为13.8%[17]，在亚洲不同国家和地区，20～79岁的男性中前列腺炎患病率为2.7%～8.7%[22-25]。在中国，15～60岁男性报道前列腺炎症状的比例为8.4%[26]。另有研究报道，20～84岁男性前列腺炎症状患病率为12.4%[27]。

（2）组织学炎症的检出率：近年来研究发现良性前列腺增生的穿刺或手术标本中组织学炎症的检出率达49.5%～100%[28-31]。根据尸检报告，前列腺组织学炎症的患病率为24.3%～44.0%[32,33]。

研究发现，前列腺炎症状与组织学前列腺炎严重程度之间缺乏有临床意义的相关性[34]。

2.前列腺炎发病的影响因素　前列腺炎可以影响各个年龄段的成年男性。50岁以下的成年男性患病率较高[20,23,35]。此外，前列腺炎发病也可能与季节、饮食、性活动、泌尿生殖道炎症、良性前列腺增生或下尿路症状、职业、社会经济状况以及精神心理因素等有关[20-22,36-40]。

参 考 文 献

[1] Drach GW, et al. Classification of benign diseases associated with prostatic pain: prostatitis or prostatodynia? J Urol, 1978, 120: 266.

[2] Krieger JN, et al. NIH consensus definition and classification of prostatitis. JAMA, 1999, 282: 236-237.

[3] Nickel JC, et al. Research guidelines for chronic prostatitis: consensus report from the first National Institutes of Health International Prostatitis Collaborative Network. Urology, 1999, 54: 229-233.

[4] Alexander RB, et al. Chronic prostatitis: results of an internet survey. Urology, 1996, 48: 568-574.

[5] Kiyota H, et al. Questionnaire survey of Japanese

urologists concerning the diagnosis and treatment of chronic prostatitis and chronic pelvic pain syndrome. Int J Urol, 2003, 10: 636-642.

[6] Schaeffer AJ, et al. Leukocyte and bacterial counts do not correlate with severity of symptoms in men with chronic prostatitis: The National Institutes of Health Chronic Prostatitis Cohort Study. J Urol, 2002, 168（3）: 1048-1053.

[7] Krieger JN, et al. Does the chronic prostatitis/pelvic pain syndrome differ from nonbacterial prostatitis and prostatodynia. J Urol, 2000, 164（5）: 1554-1558.

[8] Nickel JC, et al. Asymptomatic inflammation and/or infection in benign prostatic hyperplasia. Br J Urol Int, 1999, 84: 976-981.

[9] Carver BS, et al. The prevalence of men with National Institutes of Health category IV prostatitis and association with serum prostatic specific antigen. J Urol, 2003, 169: 589-591.

[10] Krieger JN, et al. Epidemiology of prostatitis: new evidence for a world-wide problem. World J Urol, 2003, 2: 70-74.

[11] Tripp DA, et al. Predictor of quality of life and pain in chronic prostatitis/chronic pelvic pain syndrome: findings from the National Institutes of Health Chronic Prostatitis Cohort Study. Br J Urol Int, 2004, 94: 1279-1282.

[12] Wenninger K, et al. Sickness impact of chronic nonbacterial prostatitis and its correlates. J Urol, 1996, 155: 965-968.

[13] Calhoun EA, et al. The economic impact of chronic prostatitis. Arch Inter Med, 2004, 164: 1231-1236.

[14] Rizzo M, et al. Prevalence, diagnosis and treatment of prostatitis in Italy: a prospective urology outpatient practice study. Br J Urol Int, 2003, 92: 955-959.

[15] Collins MM, et al. How common is prostatitis? A national survey of physician visits. J Urol, 1998, 159: 1224-1228.

[16] Collins MM, et al. Distinguishing chronic prostatitis and benign prostatic hyperplasia symptoms: results of a national survey of physician visits. Urology, 1999, 53: 921-925.

[17] Bartoletti R, et al. Prevalence, incidence estimation, risk factors and characterization of chronic prostatitis/chronic pelvic pain syndrome in urological hospital outpatients in Italy: results of a multicenter case-control observational study. J Urol 2007; 178: 2411.

[18] Nickel JC, et al. Prevalence of prostatitis-like symptoms in a population-based study using the National Institutes of Health chronic prostatitis symptom index. J Urol, 2001, 165: 842-845.

[19] Nickel JC, et al. Prostatitis-like symptoms: one year later. Br J Urol Int, 2002, 90: 678-681.

[20] Collins MM, et al. Prevalence and correlates of prostatitis in the health professionals follow-up study cohort. J Urol, 2002, 167: 1363-1366.

[21] Mehik A, et al. Epidemiology of prostatitis in Finnish men: a population-based cross-sectional study. Br J Urol Int, 2000, 86: 443-448.

[22] Ku JH, et al. Influence of environmental factors on chronic prostatitis-like symptoms in young men: results of a community-based survey. Urology, 2001, 58: 853-858.

[23] Tan JK, et al. Prevalence of prostatitis-like symptoms in Singapore: a population-based study. Singapore Medical Journal, 2002, 43: 189-193.

[24] Cheah PY, et al. Chronic prostatitis: symptoms survey with follow-up clinical evaluation. Urology, 2003, 61: 60-64.

[25] Kunishima Y, et al. National institutes of health chronic prostatitis symptom index for Japanese men. Urology, 2002, 60: 74-77.

[26] Liang CC, et al. The prevalence of prostatitis-like symptoms in China. J Urol, 2009, 182: 558-563.

[27] Zhang Z, et al. The prevalence of and risk factors for prostatitis-like symptoms and its relation to erectile dysfunction in Chinese men. Andrology, 2015, 3（6）: 1119-1124.

[28] Gerstenbluth RE, et al. Distribution of chronic prostatitis in radical prostatectomy specimens with up-regulation of Bcl2 in areas of inflammation. J Urol, 2002, 167（5）: 2267-2270.

[29] Nickel JC, et al. Asymptomatic inflammation and/or infection in benign prostatic hyperplasia. BJU Int, 1999, 84（9）: 976-981.

[30] Nickel JC. The overlapping lower urinary tract symptoms of benign prostatic hyperplasia and prostatitis. Current Opinion in Urology, 2006, 16（1）: 5-10.

[31] 张祥华, 等. 良性前列腺增生合并组织学前列腺炎的检出率——两种不同诊断标准的比较研究. 中华临床医师杂志（电子版）, 2007, 1（7）: 539-541.

[32] 夏同礼, 等. 我国成人前列腺非特异性炎. 中华泌尿外科杂志, 1995, 16: 711-713.

[33] McMeal JE. Regional morphology and pathology of the prostate. Am J Clin Pathol, 1968, 49: 347-357.

[34] Nickel JC, et al. Examination of the relationship between symptoms of prostatitis and histological inflammation: Baseline data from the REDUCE chemoprevention trial. J Urol, 2007, 178: 896-901.

[35] Liang CZ, et al. An epidemiological study of patients with chronic prostatitis. Br J Urol Int, 2004, 94: 568-570.

[36] Shin J H, et al. Seasonal changes in symptoms in patients with chronic prostatitis/chronic pelvic pain

syndrome：a seasonal follow-up study. Scandinavian Journal of Urology，2014，48（6）：533-537.

［37］赵广明，等. 汽车司机与慢性前列腺炎. 男科学报，1999，5：176-177.

［38］张凯，等. 22～50岁中国人精神心理健康状况与下尿路症状及阴茎勃起功能障碍的相关性（英文）. 北京大学学报（医学版），2013，45（04）：609-612.

［39］Chen X，et al. Association of diet and lifestyle with chronic prostatitis/chronic pelvic pain syndrome and pain severity：a case-control study. Prostate Cancer & Prostatic Diseases，2016，19（1）：92.

［40］Zhang R，et al. Lifestyle and risk of chronic prostatitis/chronic pelvic pain syndrome in a cohort of US male health professionals. The Journal of Urology，2015，194（5）：1295-1300.

二、病因和发病机制

（一）I型前列腺炎

病原体感染为主要致病因素。由于机体抵抗力低下，毒力较强的细菌或其他病原体感染前列腺并迅速大量生长繁殖而引起，多为血行感染、经尿道逆行感染[1,2]。病原体主要为大肠埃希菌[3,4]，其次为肺炎克雷伯菌、变形杆菌、假单胞菌属、金黄色葡萄球菌等，绝大多数为单一病原菌感染[5-7]，先前有下尿路操作史前列腺炎的细菌毒力及耐药性与自发感染者不同[1,4]。需注意的是在免疫缺陷或HIV感染的患者中，前列腺炎可能由罕见的病原体引起[8]。

（二）II型前列腺炎

致病因素亦主要为病原体感染，但机体抵抗力较强和（或）病原体毒力较弱，以逆行感染为主，病原体主要为葡萄球菌属，其次为大肠埃希菌、棒状杆菌属及肠球菌属等[9-12]。前列腺内尿液反流、生物膜[13]、前列腺结石等可能是病原体持续存在和感染复发的重要原因。

（三）III型前列腺炎

发病机制未明，病因学十分复杂，存在广泛争议：可能是由一个始动因素引起的，也可能一开始便是多因素的，其中一种或几种起关键作用并相互影响[14-17]；也可能是许多难以鉴别的不同疾病，但具有相同或相似的临床表现[18,19]；甚至这些疾病已经治愈，而它所造成的损害与病理改变仍然持续独立起作用。多数学者认为其主要病因可能是病原体感染、炎症和异常的盆底神经肌肉活动和免疫、心理、神经内分泌异常等共同作用结果[20]。近年，多学科合作、从不同角度和层次探索盆腔疼痛的机制取得了初步的成果[21]。

1.病原体感染　本型患者虽然常规细菌检查未能分离出病原体，但可能仍然与某些特殊病原体，如厌氧菌、L型变形菌、纳米细菌（nanobacteria）[22]或沙眼衣原体、支原体等感染有关。有研究表明本型患者局部原核生物DNA检出率可高达77%[23]；临床某些以慢性炎症为主、反复发作或加重的"无菌性"前列腺炎，可能与这些病原体有关[24-26]。其他病原体如寄生虫、真菌、病毒、滴虫、结核分枝杆菌等也可能是该型的重要致病因素，但缺乏可靠证据，至今尚无统一意见[17,27]。

2.排尿功能障碍　某些因素引起尿道括约肌过度收缩，导致膀胱出口梗阻与残余尿形成，造成尿液反流入前列腺，不仅可将病原体带入前列腺，也可直接刺激前列腺，诱发无菌的"化学性前列腺炎"，引起排尿异常和骨盆区域疼痛等[28-30]。

许多前列腺炎患者存在多种尿动力学改变，如尿流率降低、功能性尿路梗阻、逼尿肌-尿道括约肌协同失调等[31]。这些功能异常也许只是一种临床现象，其本质可能与潜在的各种致病因素有关。

3.精神心理因素　研究表明：CPPS的许多机制基于中枢神经系统的关联[32]。普通人群中抑郁和焦虑的男性，前列腺炎症状评分较高[33]。经久不愈的前列腺炎患者中一半以上存在明显的精神心理因素和人格特征改变[34-36]。如焦虑[37]、压抑、疑病症、癔症，甚至自杀倾向[38-41]。这些精神、心理因素的变化可引起自主神经功能紊乱，造成后尿道神经肌肉功能失调[42]，导致骨盆区域疼痛及排尿功能失调[14,43]；或引起下丘脑-垂体-性腺轴功能变化而影响性功能[44]，进一步加重症状，消除精神紧张可使症状缓解或痊愈。但目前还不清楚精神心理改变是其直接原因，还是继发表现[38,39]。

4.神经内分泌因素　前列腺痛患者可能存在静息状态神经肌肉接头的改变[45]，这些患者往往容易发生心率和血压的波动，表明可能与自主神经反应有关[46]。前列腺痛具有内脏器官疼痛的特点，前列腺、尿道的局部病理刺激，通过前列腺的传入神经触发脊髓反射，激活腰、骶髓的星形胶质细胞[47,48]，神经冲动通过生殖股神经和髂腹股沟神经传出冲动[49]，交感神经末梢释放去甲肾上腺素、前列腺素、降钙素基因相关肽、P物质等[50]，引起膀胱尿道功能紊乱，并导致会阴、盆底肌肉异常活动，在前列腺以外的相应区域出现持续的疼痛和牵涉痛[14,15,51-54]。

5.免疫反应异常 近年研究显示免疫因素在Ⅲ型前列腺炎的发生发展和病程演变中发挥着非常重要的作用，患者的前列腺液和（或）精浆和（或）组织和（或）血液中可出现某些细胞因子水平的变化，如：IL-2、IL-6、IL-8、IL-10、TNF-α、MCP-1和MIP-1α等[55-65]，而且IL-10水平与Ⅲ型前列腺炎患者的疼痛症状呈正相关，应用免疫抑制剂治疗有一定效果[62,66]。这表明Ⅲ型前列腺炎可能是一种过敏性炎症反应或自身免疫性疾病，一种以细胞因子为中介产生的连锁反应。炎症在始动因素作用下，如：前列腺产生的某些精浆蛋白抗原如PSA等可以作为自身抗原性物质[62,66-69]；病原体的残余碎片或坏死组织也可作为抗原，进而导致机体产生促炎性细胞因子，这些细胞因子可以上调趋化因子的表达，表达产物通过各自的机制在前列腺局部发生免疫反应，对机体造成影响[70]。另外研究显示，CP/CPPS的患者血清CD8$^+$细胞水平较低，血清IgG水平较高。这表明细胞免疫和体液免疫都参与了CP/CPPS的发生和发展[65]。

6.氧化应激学说 正常情况下，机体氧自由基的产生、利用、清除处于动态平衡状态。前列腺炎患者氧自由基的产生过多和（或）自由基的清除体系作用相对降低，从而使机体抗氧化应激作用的反应能力降低、氧化应激作用产物和（或）副产物增加，使神经末梢致敏[71]，也可能为发病机制之一[72-76]。

7.盆腔相关疾病因素 部分前列腺炎患者常伴有前列腺外周带静脉丛扩张、痔、精索静脉曲张等，提示部分慢性前列腺炎患者的症状可能与盆腔静脉充血，血液淤滞相关，这也可能是造成久治不愈的原因之一[18,77]。

8.下尿路上皮功能障碍 多项研究发现CPPS与间质性膀胱炎（IC）在临床表现、钾敏感试验和药物治疗等方面有诸多类似，推测两者具有非常相似的发病机制[78,79]。下尿路上皮功能障碍是由下尿路上皮潜在的保护因素和损害因素之间的平衡破坏所致。损害因素包括尿液中钾离子和抗增殖因子（APF）等，保护因素有上皮细胞表面的糖蛋白（GP51）、表皮生长因子（EGF）、T-H蛋白等。尿液中的阴、阳离子与保护因素和损害因素相互作用构成一个错综复杂的微环境，而膀胱、尿道和前列腺是这一病理过程的潜在靶器官[80]。膀胱或前列腺的细菌和病毒感染、辐射、肥大细胞活化、神经源性炎症、精神紧张、先天性或尿路本身引起黏膜损伤等因素都可引起这一病理

过程[81,82]。

（四）Ⅳ型前列腺炎

因无临床症状，常因其他相关疾病检查时被发现，所以缺乏发病机制的相关研究资料，可能与Ⅲ型前列腺炎的部分病因与发病机制相同[83]。

（五）前列腺炎的诱发因素

环境、饮食和生活方式与CP/CPPS的发生相关。研究发现，日照时间越长，发生慢性前列腺炎症状可能性越低[84]。在冬季，CPPS的疼痛症状比其他季节更严重[85]。吸烟、饮酒、熬夜加班、嗜辛辣食品、憋尿、性交频繁和延迟射精等不适当的性活动[86,87]、久坐引起前列腺长时间充血[87]和盆底肌肉长期慢性挤压、从事易发病职业[88]、受凉、疲劳、压力和睡眠障碍等导致机体抵抗力下降或特异体质等都是前列腺炎发病的重要诱因，而饮水是其保护因素[89,90]。体育锻炼越多，发生CP/CPPS的可能性越低[91]。研究表明，前列腺炎诱发因素的作用是可逆的，可以作为预防疾病的途径。

参 考 文 献

[1] Millan-Rodriguez F, et al. Acute bacterial prostatitis: two different sub-categories according to a previous manipulation of the lower urinary tract. World J Urol, 2006, 24（1）: 45-50.

[2] Terai A, et al. Molecular epidemiological evidence for ascending urethral infection in acute bacterial prostatitis. J Urol, 2000, 164（6）: 1945-1947.

[3] Etienne M, et al. Acute bacterial prostatitis: heterogeneity in diagnostic criteria and management. Retrospective multicentric analysis of 371 patients diagnosed with acute prostatitis. BMC Infect Dis, 2008, 8: 12.

[4] Ha US, et al. Acute bacterial prostatitis in Korea: clinical outcome, including symptoms, management, microbiology and course of disease. Int J Antimicrob Agents, 2008, 31 Suppl 1: S96-101.

[5] 张杰秀，等. 急性前列腺炎综合治疗35例报告. 中华泌尿外科杂志，2005, 26（12）: 855. ★

[6] 王景顺，等. 感染性前列腺炎五年来菌谱及耐药性分析. 医学信息，2006, 19（2）: 299-301. ★

[7] Andreu A, et al. Urovirulence determinants in Escherichia coli strains causing prostatitis. J Infect Dis, 1997, 176（2）: 464-469.

[8] Naber KG, et al. Prostatitits, epididymitis and orchitis, in Infectious diseases. 1999: Mosby: London.

［9］曹伟，等. 慢性前列腺炎细菌感染及耐药性监测. 中华医院感染学杂志，2003，13（8）：791-793. ★

［10］胡小朋，等. 慢性前列腺炎细菌及免疫学研究. 中华泌尿外科杂志，2002，23（1）：29-31. ★

［11］程力明，等. 531例慢性前列腺炎病原体分析. 中华男科学，2004，10（1）：64-65. ★

［12］Riegel P, et al. Corynebacterium seminale sp. nov., a new species associated with genital infections in male patients. J Clin Microbiol, 1995, 33（9）: 2244-2249.

［13］Soto SM, et al. Biofilm formation in uropathogenic Escherichia coli strains: relationship with prostatitis, urovirulence factors and antimicrobial resistance. J Urol, 2007, 177（1）: 365-368.

［14］Rowe E, et al. A prospective, randomized, placebo controlled, double-blind study of pelvic electromagnetic therapy for the treatment of chronic pelvic pain syndrome with 1 year of followup. J Urol, 2005, 173（6）: 2044-2047.

［15］Pontari MA, et al. A case-control study of risk factors in men with chronic pelvic pain syndrome. BJU Int, 2005, 96（4）: 559-565.

［16］孟安启，等. 慢性前列腺炎发病的多因素分析. 第一军医大学学报，2002，22（9）：846-848. ★

［17］Shortliffe LM, et al. The characterization of nonbacterial prostatitis: search for an etiology. J Urol, 1992, 148（5）: 1461-1466.

［18］Pavone C, et al. Correlation between chronic prostatitis syndrome and pelvic venous disease: a survey of 2, 554 urologic outpatients. Eur Urol, 2000, 37（4）: 400-403.

［19］Forrest JB, et al. Interstitial cystitis, chronic nonbacterial prostatitis and chronic pelvic pain syndrome in men: a common and frequently identical clinical entity. J Urol, 2004, 172（6 Pt 2）: 2561-2562.

［20］Pontari MA, et al. Mechanisms in prostatitis/chronic pelvic pain syndrome. J Urol, 2004, 172（3）: 839-845.

［21］Clemens JQ, et al. The MAPP research network: a novel study of urologic chronic pelvic pain syndromes. BMC Urology, 2014, 14: 57.

［22］Shen X, et al. Nanobacteria: a possible etiology for type III prostatitis. J Urol, 2010, 184（1）: 364-369. ★

［23］Riley DE, et al. Diverse and related 16S rRNA-encoding DNA sequences in prostate tissues of men with chronic prostatitis. J Clin Microbiol, 1998, 36（6）: 1646-1652.

［24］Orhan I, et al. Seminal plasma cytokine levels in the diagnosis of chronic pelvic pain syndrome. Int J Urol, 2001, 8（9）: 495-499.

［25］Szoke I, et al. The possible role of anaerobic bacteria in chronic prostatitis. Int J Androl, 1998, 21（3）: 163-168.

［26］吕厚东，等. 细菌L型与前列腺炎. 男性学杂志，1994，8（3）：160-161. ★

［27］Ohkawa M, et al. Ureaplasma urealyticum in the urogenital tract of patients with chronic prostatitis or related symptomatology. Br J Urol, 1993, 72（6）: 918-921.

［28］邓春华，等. 前列腺内尿液反流在慢性前列腺炎发病中的作用. 中华泌尿外科杂志，1998，19（6）：288-289. ★

［29］Persson BE, et al. Evidence for a mechanistic association between nonbacterial prostatitis and levels of urate and creatinine in expressed prostatic secretion. J Urol, 1996, 155（3）: 958-960.

［30］Ghobish AA. Quantitative and qualitative assessment of flowmetrograms in patients with prostatodynia. Eur Urol, 2000, 38（5）: 576-583.

［31］宋波，等. 功能性膀胱下尿路梗阻与慢性前列腺炎. 中华泌尿外科杂志，1995，16（2）：78. ★

［32］Woodworth D, et al. Unique Microstructural Changes in the Brain Associated with Urological Chronic Pelvic Pain Syndrome（UCPPS）Revealed by Diffusion Tensor MRI, Super-Resolution Track Density Imaging, and Statistical Parameter Mapping: A MAPP Network Neuroimaging Study. PLoS ONE, 2015, 10（10）: e0140250.

［33］Koh JS, et al. Depression and somatic symptoms may influence on chronic prostatitis/chronic pelvic pain syndrome: a preliminary study. Psychiatry Investig, 2014, 11（4）: 495-498.

［34］Nickel JC, et al. Psychosocial variables affect the quality of life of men diagnosed with chronic prostatitis/chronic pelvic pain syndrome. BJU Int, 2008, 101（1）: 59-64.

［35］Clemens JQ, et al. Mental health diagnoses in patients with interstitial cystitis/painful bladder syndrome and chronic prostatitis/chronic pelvic pain syndrome: a case/control study. J Urol, 2008, 180（4）: 1378-1382.

［36］Zhang GX, et al. A preliminary evaluation of the psychometric profiles in Chinese men with chronic prostatitis/chronic pelvic pain syndrome. Chin Med J（Engl）, 2011, 124（4）: 514-518. ★

［37］Thumbikat P, et al. Association between Chronic Prostatitis/Chronic Pelvic Pain Syndrome and Anxiety Disorder: A Population-Based Study. PLoS ONE, 2013, 8（5）: e64630.

［38］陈群，等. 慢性前列腺炎患者情绪因素与森田疗法. 中华男科学，2003，9（9）：676-678. ★

［39］陈修德，等. 慢性前列腺炎的心理障碍及治疗. 中华

男科学，2004，10（2）：112-114.★

［40］Tripp DA，et al. Predictors of quality of life and pain in chronic prostatitis/chronic pelvic pain syndrome：findings from the National Institutes of Health Chronic Prostatitis Cohort Study. BJU Int，2004，94（9）：1279-1282.

［41］张凯，等. 22～50岁中国人精神心理健康状况与下尿路症状及阴茎勃起功能障碍的相关性（英文）. 北京大学学报（医学版），2013，45（4）：609-612.★

［42］Shoskes DA，et al. Muscle tenderness in men with chronic prostatitis/chronic pelvic pain syndrome：the chronic prostatitis cohort study. J Urol，2008，179（2）：556-560.

［43］Hetrick DC，et al. Musculoskeletal dysfunction in men with chronic pelvic pain syndrome type III：a case-control study. J Urol，2003，170（3）：828-831.

［44］Anderson RU，et al. Psychometric profiles and hypothalamic-pituitary-adrenal axis function in men with chronic prostatitis/chronic pelvic pain syndrome. J Urol，2008，179（3）：956-960.

［45］Kutch JJ，et al. Altered resting state neuromotor connectivity in men with chronic prostatitis/chronic pelvic pain syndrome：A MAPP：Research Network Neuroimaging Study. Neuroimage Clin，2015，8：493.

［46］Yilmaz U，et al. Autonomic nervous system changes in men with chronic pelvic pain syndrome. J Urol，2007，177（6）：2170-2174；discussion 2174.

［47］周占松，等. 前列腺炎性疼痛与脊髓星形胶质细胞活化关系的研究. 第三军医大学学报，2005，27（18）：1853-1854.★

［48］Zhang H，et al. Chemical irritation of the prostate sensitizes P（2）X（3）receptor-mediated responses in rat dorsal root ganglion neurons. Neurourol Urodyn，2011，30（4）：612-618.★

［49］陈勇，等. 前列腺与会阴盆底联系的电刺激研究. 中华泌尿外科杂志，2004，25（2）：124-126.★

［50］Shahed AR，et al. Correlation of beta-endorphin and prostaglandin E2 levels in prostatic fluid of patients with chronic prostatitis with diagnosis and treatment response. J Urol，2001，166（5）：1738-1741.

［51］罗建辉，等. 非细菌性炎性刺激大鼠前列腺对膀胱功能影响的实验研究. 第三军医大学学报，2005，27（21）：2145-2147.★

［52］周占松，等. 慢性前列腺炎牵涉痛神经机制及其与膀胱、盆底肌的关系. 解放军医学杂志，2005，30（12）：1055-1057.★

［53］周占松，等. 前列腺、膀胱及盆底肌伤害感受神经元在脊髓中的分布及其关系的研究. 第三军医大学学报，2006，28（2）：157-159.★

［54］谢文杰，等. 脑钠肽及其受体在慢性前列腺炎大鼠脊髓背角神经节中的表达. 中华男科学杂志，2012，18

（3）：204-207.★

［55］Penna G，et al. Seminal plasma cytokines and chemokines in prostate inflammation：interleukin 8 as a predictive biomarker in chronic prostatitis/chronic pelvic pain syndrome and benign prostatic hyperplasia. Eur Urol，2007，51（2）：524-533；discussion 533.

［56］Stancik I，et al. Effect of antibiotic therapy on interleukin-6 in fresh semen and postmasturbation urine samples of patients with chronic prostatitis/chronic pelvic pain syndrome. Urology，2008，72（2）：336-339.

［57］Lotti F，et al. The association between varicocele，premature ejaculation and prostatitis symptoms：possible mechanisms. J Sex Med，2009，6（10）：2878-2887.

［58］Bai J，et al. Characterization of circulating CD4$^+$ CD25high regulatory T cells in men with chronic prostatitis/chronic pelvic pain syndrome. Urology，2010，75（4）：938-942.★

［59］He L，et al. Clinical significance of IL-2，IL-10，and TNF-alpha in prostatic secretion of patients with chronic prostatitis. Urology，2010，75（3）：654-657.★

［60］Thumbikat P，et al. Prostate secretions from men with chronic pelvic pain syndrome inhibit proinflammatory mediators. J Urol，2010，184（4）：1536-1542.

［61］Desireddi NV，et al. Monocyte chemoattractant protein-1 and macrophage inflammatory protein-1alpha as possible biomarkers for the chronic pelvic pain syndrome. J Urol，2008，179（5）：1857-1861；discussion 1861-1852.

［62］Alexander RB，et al. Autoimmune prostatitis：evidence of T cell reactivity with normal prostatic proteins. Urology，1997，50（6）：893-899.

［63］Quick ML，et al. CCL2 and CCL3 are essential mediators of pelvic pain in experimental autoimmune prostatitis. Am J Physiol Regul Integr Comp Physiol，2012，303（6）：R580-589.

［64］郭辉，等. 细胞因子及热休克蛋白在慢性前列腺炎患者精浆中的含量及其临床意义. 中华男科学杂志，2012，18（12）：36-40.★

［65］Ye C，et al. Differential expression of immune factor between patients with chronic prostatitis/chronic pelvic pain syndrome and the healthy volunteers. International urology and nephrology，2018，50（3）：395-399.★

［66］Nadler RB，et al. IL-1beta and TNF-alpha in prostatic secretions are indicators in the evaluation of men with chronic prostatitis. J Urol，2000，164（1）：214-218.

［67］Batstone GR，et al. Autoimmune T cell responses to seminal plasma in chronic pelvic pain syndrome（CPPS）. Clin Exp Immunol，2002，128（2）：302-307.

［68］John H，et al. Noninflammatory chronic pelvic pain syndrome：immunological study in blood，ejaculate and prostate tissue. Eur Urol, 2001, 39（1）：72-78.

［69］Doble A, et al. Intraprostatic antibody deposition in chronic abacterial prostatitis. Br J Urol, 1990, 65（6）：598-605.

［70］Shahed AR, et al. Oxidative stress in prostatic fluid of patients with chronic pelvic pain syndrome：correlation with gram positive bacterial growth and treatment response. J Androl, 2000, 21（5）：669-675.

［71］Kullisaar T, et al. Oxidative stress—cause or consequence of male genital tract disorders?Prostate, 2012, 72（9）：977-983.

［72］Pasqualotto FF, et al. Seminal oxidative stress in patients with chronic prostatitis. Urology,2000,55（6）：881-885.

［73］Orsilles MA, et al. Oxidative stress-related parameters in prostate of rats with experimental autoimmune prostatitis. Prostate, 1998, 34（4）：270-274.

［74］Vicari E. Effectiveness and limits of antimicrobial treatment on seminal leukocyte concentration and related reactive oxygen species production in patients with male accessory gland infection. Hum Reprod,2000,15（12）：2536-2544.

［75］Zhou JF, et al. Increased oxidative stress and oxidative damage associated with chronic bacterial prostatitis. Asian J Androl, 2006, 8（3）：317-323. ★

［76］Hassan AA, et al. Evaluation of intravesical potassium sensitivity test and bladder biopsy in patients with chronic prostatitis/chronic pelvic pain syndrome. Int J Urol, 2007, 14（8）：738-742.

［77］Di Trapani D, et al. Chronic prostatitis and prostatodynia：ultrasonographic alterations of the prostate, bladder neck, seminal vesicles and periprostatic venous plexus. Eur Urol, 1988, 15（3-4）：230-234.

［78］Parsons CL, et al. Quantifying symptoms in men with interstitial cystitis/prostatitis, and its correlation with potassium-sensitivity testing. BJU Int, 2005, 95（1）：86-90.

［79］Nickel JC, et al. Pentosan polysulfate therapy for chronic nonbacterial prostatitis（chronic pelvic pain syndrome category IIIA）：a prospective multicenter clinical trial. Urology, 2000, 56（3）：413-417.

［80］Parsons CL. Prostatitis, interstitial cystitis, chronic pelvic pain, and urethral syndrome share a common pathophysiology：lower urinary dysfunctional epithelium and potassium recycling. Urology, 2003, 62（6）：976-982.

［81］Parsons CL. The role of the urinary epithelium in the pathogenesis of interstitial cystitis/prostatitis/urethritis. Urology, 2007, 69（4 Suppl）：9-16.

［82］Parsons CL. The role of a leaky epithelium and potassium in the generation of bladder symptoms in interstitial cystitis/overactive bladder, urethral syndrome, prostatitis and gynaecological chronic pelvic pain. BJU Int, 2011, 107（3）：370-375.

［83］Nickel JC, et al. Leukocytes and bacteria in men with chronic prostatitis/chronic pelvic pain syndrome compared to asymptomatic controls. J Urol, 2003, 170（3）：818-822.

［84］Ku JH, et al. Influence of environmental factors on chronic prostatitis-like symptoms in young men：results of a community-based survey. Urology, 2001, 58（6）：853-858.

［85］Shin JH, et al. Seasonal changes in symptoms in patients with chronic prostatitis/chronic pelvic pain syndrome：a seasonal follow-up study. Scandinavian journal of urology, 2014, 48（6）：533-537.

［86］Bartoletti R, et al. Prevalence, incidence estimation, risk factors and characterization of chronic prostatitis/chronic pelvic pain syndrome in urological hospital outpatients in Italy：results of a multicenter case-control observational study. J Urol, 2007, 178（6）：2411-2415；discussion 2415.

［87］Zhang LG, et al. Effect of alcohol on chronic pelvic pain and prostatic inflammation in a mouse model of experimental autoimmune prostatitis. Prostate. 2019 Jun 24. ［Epub ahead of print］. ★

［88］赵良运，等. 慢性前列腺炎常见致病因素的回顾性分析（附4062例报道）. 中国男科学杂志, 2015, 29（09）：33-36. ★

［89］Chen X, et al. Association of diet and lifestyle with chronic prostatitis/chronic pelvic pain syndrome and pain severity：a case-control study. Prostate Cancer and Prostatic Diseases, 2015, 19（1）：92-99. ★

［90］Liang CZ, et al. The prevalence of prostatitis-like symptoms in China. J Urol, 2009, 182（2）：558-563. ★

［91］Zhang R, et al. Physical activity and chronic prostatitis/chronic pelvic pain syndrome. Medicine and science in sports and exercise, 2015, 47（4）：757-764.

三、临床表现

（一）急性前列腺炎

急性前列腺炎的特征是局部疼痛急性发作，伴有不同程度的下尿路刺激征及全身症状[1,2]。

患者的临床表现及严重程度因人而异[1]，典型症状为尿频、尿急、尿痛；而梗阻症状重者可出现排尿犹豫、排尿等待、排尿中断，甚至急性尿潴留和前列腺脓肿[3]。会阴、耻骨上区、外生殖器疼痛，射精痛及血精等也是急性前列腺炎的常见症状[2]。此外，患者还可能出现发热、寒战、精神不振、恶心、呕吐，甚至低血压及败血症等全身症状[2]。

尽管相对少见，但该病是重要的下尿路感染性疾病，容易漏诊和误诊。因此临床上成人男性以尿路刺激症为主要表现、同时伴随发热等全身症状，应该首先考虑急性前列腺炎的可能。此外，约10%的患者会进展成慢性细菌性前列腺炎或CPPS[1]。

（二）慢性前列腺炎

慢性前列腺炎患者病程长（3～6个月以上）[3-5]，症状差异明显[6,7]。慢性前列腺炎的临床症状难以根据分型来进行区分。

首先，疼痛是慢性前列腺炎最主要的临床表现。会阴区是疼痛不适最常见的部位（63%），其次是睾丸（58%）、耻骨区（42%）及阴茎（32%）[5,8]；疼痛还见于尿道、肛周、腹股沟、腰骶部及下背部[7,9-11]。疼痛症状对患者生活质量的影响高于排尿症状，而疼痛的严重程度和频率比疼痛的部位和类型影响更大[5,8]；当疼痛发生于骨盆外时，患者疼痛症状往往广泛，其社会心理健康及生活质量也较骨盆内者差[12]。射精时或射精后的疼痛不适也是慢性前列腺炎重要的非特异性临床表现[7,9-11]，约45%患者会出现射精痛[8]，其中24%患者射精痛较频繁[11]。此外，约62%的患者还可伴性功能障碍[11,13-17]，40%患者出现早泄[11]，且患者疼痛程度与性功能障碍密切相关[4]。

慢性前列腺炎还可表现为尿频、尿急、夜尿增多、排尿等待、排尿中断等储尿和排尿症状[18]。

上诉疼痛不适、排尿异常、性功能异常等症状并非慢性前列腺炎所特有。如膀胱充盈期疼痛是间质性膀胱炎（IC）的典型特征，但高达45%的CP/CPPS患者也有类似症状[19,20]。良性前列腺增生（BPH）、膀胱过度活动症（OAB）、IC/膀胱疼痛综合征、膀胱原位癌（CIS）、尿路感染（UTI）、原发性膀胱颈梗阻、尿路结石等所表现的下尿路刺激征（LUTS）也可与慢性前列腺炎的排尿症状相似[19,21]。此外，临床工作中遇到上述表现还应与泌尿系结核、睾丸、附睾和精索疾病，以及直肠相关疾病鉴别[22,23]。

同时，与对照组相比，慢性前列腺炎患者有更高的非特异性尿道炎（12% vs 4%）、心血管疾病（11% vs 2%）、神经系统疾病（41% vs 14%）、精神性疾病（29% vs 11%）、以及血液或传染性疾病（41% vs 20%）的发生率[24]。此外，慢性前列腺炎还与肠易激

综合征、慢性疲劳综合征和纤维肌痛等躯体功能性综合征有关[4]。

慢性前列腺炎的临床表现极大的降低了患者的生活质量[5]。对患者健康状态进行评分（Sickness Impact Profile）显示，慢性前列腺炎患者健康状况得分与患过心绞痛、心肌梗死及克罗恩病者相似[25]，而其生活质量甚至低于充血性心力衰竭及糖尿病患者中病情最严重的亚组人群；同时，该类人群出现焦虑、抑郁、失眠、记忆力下降、虐待倾向的可能性也更高[26-30]。研究显示，躯体形态障碍（somatoform disorders）是CPPS患者最常见的精神障碍类型（91.7%），而后是情绪障碍（mood disorders）（50.6%）和焦虑（32.1%）[31]；同时，随着疼痛和泌尿系统症状评分的增加，抑郁症的评分也逐渐增加[32]。

参 考 文 献

[1] Lupo F, et al. Is bacterial prostatitis a urinary tract infection? Nat Rev Urol, 2019, 16（4）：203.

[2] Coker TJ, et al. Acute Bacterial Prostatitis：Diagnosis and Management. Am Fam Physician, 2016, 93（2）：114-120.

[3] Wagenlehner FM, et al. Bacterial prostatitis. World J Urol, 2013, 31（4）：711-716.

[4] Franco JVA, et al. Non-pharmacological interventions for treating chronic prostatitis/chronic pelvic pain syndrome：a Cochrane systematic review. BJU Int, 2018.

[5] Zaidi N, et al. Management of Chronic Prostatitis（CP）. Curr Urol Rep, 2018, 19（11）：88.

[6] Propert KJ, et al. A Prospective Study of Symptoms and Quality of Life in Men with Chronic Prostatitis/Chronic Pelvic Pain Syndrome：The National Institutes of Health Chronic Prostatitis Cohort Study. Journal of Urology, 2006, 175（2）：619-623.

[7] Clemens JQ, et al. Urologic chronic pelvic pain syndrome：insights from the MAPP Research Network. Nat Rev Urol, 2019, 16（3）：187-200.

[8] Wagenlehner FM, et al. National Institutes of Health Chronic Prostatitis Symptom Index（NIH-CPSI）symptom evaluation in multinational cohorts of patients with chronic prostatitis/chronic pelvic pain syndrome. Eur Urol, 2013, 63（5）：953-959.

[9] Shoskes DA, et al. Impact of post-ejaculatory pain in men with category III chronic prostatitis/chronic pelvic pain syndrome. J Urol, 2004, 172（2）：542-547.

[10] Ying J, et al. Effect of Essential Oil on Patients with

Chronic Prostatitis/Chronic Pelvic Pain Syndrome: A Pilot Randomized Controlled Trial. Chin J Integr Med, 2019, 25 (2): 91-95. ★

[11] Magri V, et al. Multidisciplinary approach to prostatitis. Arch Ital Urol Androl, 2019, 90 (4): 227-248.

[12] Lai HH, et al. Characterization of Whole Body Pain in Urological Chronic Pelvic Pain Syndrome at Baseline: A MAPP Research Network Study. J Urol, 2017, 198 (3): 622-631.

[13] Muller A, et al. Sexual dysfunction in the patient with prostatitis. Curr Urol Rep, 2006, 7 (4): 307-312.

[14] Smith KB, et al. Predictors of sexual and relationship functioning in couples with Chronic Prostatitis/Chronic Pelvic Pain Syndrome. J Sex Med, 2007, 4 (3): 734-744.

[15] Smith KB, et al. Sexual and relationship functioning in men with chronic prostatitis/chronic pelvic pain syndrome and their partners. Arch Sex Behav, 2007, 36 (2): 301-311.

[16] Chung SD, et al. A case-control study on the association between chronic prostatitis/chronic pelvic pain syndrome and erectile dysfunction. BJU Int, 2012, 110 (5): 726-730.

[17] Magistro G, et al. Contemporary Management of Chronic Prostatitis/Chronic Pelvic Pain Syndrome. Eur Urol, 2016, 69 (2): 286-297.

[18] Nickel J, et al. Inflammatory and Pain Conditions of the Male Genitourinary Tract: Prostatitis and Related Pain Conditions, Orchitis, and Epididymitis. In: Walsh PC. Eds. Campbell's Urology. 11th ed. 2012: 310-311.

[19] Gonzalez RR, et al. Chronic prostatitis and sensory urgency: whose pain is it?. Curr Urol Rep, 2004, 5 (6): 437-441.

[20] Kaplan SA, et al. Etiology of voiding dysfunction in men less than 50 years of age. Urology, 1996, 47 (6): 836-839.

[21] Moldwin RM, et al. Similarities between interstitial cystitis and male chronic pelvic pain syndrome. Curr Urol Rep, 2002, 3 (4): 313-318.

[22] Nickel JC, et al. Cytologic evaluation of urine is important in evaluation of chronic prostatitis. Urology, 2002, 60 (2): 225-227.

[23] Nickel JC, et al. Recommendations for the evaluation of patients with prostatitis. World J Urol, 2003, 21 (2): 75-81.

[24] Pontari MA, et al. A case-control study of risk factors in men with chronic pelvic pain syndrome. BJU Int, 2005, 96 (4): 559-565.

[25] Wenninger K, et al. Sickness impact of chronic nonbacterial prostatitis and its correlates. J Urol, 1996,

155 (3): 965-968.

[26] Tripp D, et al. Coping with Depression in Chronic Prostatitis/Chronic Pelvic Pain Syndrome: A Key to Treatment of the Pain. J Urol, 2005, 173 (4): S31.

[27] Tripp DA, et al. Catastrophizing and pain-contingent rest predict patient adjustment in men with chronic prostatitis/chronic pelvic pain syndrome. J Pain, 2006, 7 (10): 697-708.

[28] Ullrich PM, et al. Stress is associated with subsequent pain and disability among men with nonbacterial prostatitis/pelvic pain. Ann Behav Med, 2005, 30 (2): 112-118.

[29] Hu JC, et al. The association of abuse and symptoms suggestive of chronic prostatitis/chronic pelvic pain syndrome: results from the Boston Area Community Health survey. J Gen Intern Med, 2007, 22 (11): 1532-1537.

[30] Clemens JQ, et al. Mental health diagnoses in patients with interstitial cystitis/painful bladder syndrome and chronic prostatitis/chronic pelvic pain syndrome: a case/control study. J Urol, 2008, 180 (4): 1378-1382.

[31] Brunahl C, et al. Mental disorders in patients with chronic pelvic pain syndrome (CPPS). J Psychosom Res, 2017, 98: 19-26.

[32] Ku JH, et al. Psychological problems in young men with chronic prostatitis-like symptoms. Scand J Urol Nephrol, 2002, 36 (4): 296-301.

四、诊断

(一)诊断原则

推荐按照NIH分型诊断前列腺炎。以患者临床表现为诊断的起点，Ⅰ型为急性病程，多具有典型临床表现；Ⅱ型和Ⅲ型为慢性病程，临床表现类似。

Ⅰ型：诊断主要依靠病史、体格检查和血、尿的细菌培养结果。常规对患者进行直肠指检，但禁忌进行前列腺按摩。在应用抗生素治疗前，应进行中段尿培养或血培养。经36小时规范处理，患者病情未改善时，建议进行经直肠B超等检查，全面评估下尿路病变，CT可用于明确有无前列腺脓肿[1]。

Ⅱ型和Ⅲ型（慢性前列腺炎）：须详细询问病史（尤其是反复下泌尿道感染史）[2]、全面体格检查（包括直肠指检）、尿液和前列腺按摩液常规检查。推荐应用NIH慢性前列腺炎症状评分[2]（NIH chronic prostatitis symptom index，NIH-CPSI，见附录1）进行症状评分。临床表现的UPOINT（S）分型有助于进行以症状为导向的个体化综合治疗（见附录2）[3,4]。推荐"两杯法"或"四杯法"进行病原体定位试验（表13-1）。为明确诊断需对类似症状的疾病进行鉴别。

Ⅳ型：无临床症状，在前列腺按摩液（EPS）、精液、前列腺按摩后尿液、前列腺组织活检及前列腺切除标本的病理检查时被发现。

表13-1　Ⅱ型和Ⅲ型前列腺炎诊断建议

必需项目
　病史
　体格检查（包括直肠指检）
　尿常规检查
　前列腺按摩液常规检查
推荐项目
　NIH-CPSI
　下尿路病原体定位检查："四杯法"或"两杯法"
　经腹或经直肠B超（包括残余尿测定）
可选择项目
　实验室检查
　　病原体检测：沙眼衣原体、支原体、淋球菌、真菌等
　　尿细胞学
　　PSA（年龄大于50岁为推荐）
　器械检查
　　尿流率
　　尿动力学检查（包括压力-流率测定或影像尿动力学）
　　膀胱尿道镜
　影像学检查
　　CT
　　MRI
　前列腺穿刺活检

（二）诊断方法

前列腺炎具体诊断方法包括：

1.临床症状　诊断前列腺炎时，应详细询问病史，了解发病原因或诱因；询问疼痛性质、特点、部位、程度和排尿异常等症状；了解治疗经过和复发情况；评价疾病对生活质量的影响；了解既往史、个人史和性生活情况。

Ⅰ型：特征是局部疼痛急性发作，伴不同程度的下尿路刺激征及全身症状[5,6]。

患者的临床表现及严重程度因人而异[6]，典型症状为尿频、尿急、尿痛；而梗阻症状重者可出现排尿犹豫、排尿等待、排尿中断，甚至急性尿潴留和前列腺脓肿[7]。会阴、耻骨上区、外生殖器疼痛，射精痛及血精等也是急性前列腺炎的常见症状[7]。此外，患者还可能出现发热、寒战、精神不振、恶心、呕吐，甚至低血压及败血症等全身症状[6]。

尽管相对少见，但该病是重要的下尿路感染性疾病，容易漏诊和误诊。因此临床上成人男性以尿路刺激征为主要表现、同时伴随发热等全身症状，应该首先考虑急性前列腺炎的可能。此外，约10%的患者会进展成慢性细菌性前列腺炎或CPPS[6]。

Ⅱ型和Ⅲ型：患者病程长（3～6个月以上）[7-9]，症状差异明显[10,11]。Ⅱ型和Ⅲ型的临床症状难以根据分型来进行区分。

首先，疼痛是慢性前列腺炎最主要的临床表现。会阴区是疼痛不适最常见的部位（63%），其次是睾丸（58%）、耻骨区（42%）及阴茎（32%）[9,12]；疼痛还见于尿道、肛周、腹股沟、腰骶部及下背部[11,13-15]。疼痛症状对患者生活质量的影响高于排尿症状，而疼痛的严重程度和频率比疼痛的部位和类型影响更大[9,12]；当疼痛发生于盆腔外时，症状往往广泛，其心理健康及生活质量也较盆腔内者差[16]。射精时或射精后的疼痛不适也是慢性前列腺炎重要的非特异性临床表现[11,13-15]，约45%的患者会出现射精痛[12]。此外，约62%的患者还可伴性功能障碍[15,17-21]，40%的患者出现早泄[15]，且患者疼痛程度与性功能障碍密切相关[8]。

慢性前列腺炎还可表现为尿频、尿急、夜尿增多、排尿等待、排尿中断等储尿和排尿症状[22]。此外，约70%CPPS患者的症状不局限于盆腔，还伴有全身其他部位的疼痛或不适，如肠易激综合征、纤维肌痛症、偏头痛等[16]。

慢性前列腺炎极大地降低了患者的生活质量，患者出现焦虑、抑郁、失眠、记忆力下降的可能性也更高[23-25]。研究显示，CPPS患者最常见的精神障碍类型是躯体形式障碍（92%），而后是情绪障碍（51%）和焦虑（32%）[26]；同时，随着疼痛和泌尿系统症状程度的加重，抑郁症的评分也增加[27]。

Ⅳ型：无临床症状。

慢性前列腺炎症状评分：由于诊断慢性前列腺炎的客观指标相对缺乏并存在诸多争议，因此，推荐应用NIH-CPSI进行症状评估[3]。NIH-CPSI主要包括三部分内容，有9个问题（0～43分）。第一部分评估疼痛部位、频率和严重程度，由问题1～4组成（0～21分）；第二部分为排尿症状，评估排尿不尽感和尿频的严重程度，由问题5～6组成（0～10分）；第三部分评估对生活质量的影响，由问题7～9组成（0～12分）。目前已被翻译成多种语言，广泛

应用于慢性前列腺炎的症状和疗效评估[10,12,28]。

2.体格检查 诊断前列腺炎，应进行全面体格检查，重点是泌尿生殖系统。检查患者下腹部、腰骶部、会阴部、阴茎、尿道外口、睾丸、附睾和精索等有无异常，有助于进行诊断和鉴别诊断。直肠指检对前列腺炎的诊断非常重要，且有助于鉴别会阴、直肠、神经病变或前列腺其他疾病，同时通过前列腺按摩获得EPS。

Ⅰ型：体检时可发现耻骨上压痛、不适感，有尿潴留者可触及耻骨上膨隆的膀胱。直肠指检可发现前列腺肿大、触痛、局部温度升高和外形不规则等。禁忌进行前列腺按摩。

Ⅱ型和Ⅲ型：直肠指检可了解前列腺大小、质地、有无结节、有无压痛及其范围与程度，盆底肌肉的紧张度，盆壁有无压痛，按摩前列腺获得EPS。直肠指检前，建议留取尿液进行常规分析和尿液细菌培养。

3.实验室检查

（1）EPS常规检查：通常采用湿涂片法和血细胞计数板法镜检，后者具有更好的精确度[29,30]。

正常的EPS中白细胞＜10个/HP，卵磷脂小体均匀分布于整个视野，pH 6.3～6.5，红细胞和上皮细胞不存在或偶见。当白细胞＞10个/HP，卵磷脂小体数量减少，有诊断意义。白细胞的多少与症状的严重程度不相关[31-33]。胞质内含有吞噬的卵磷脂小体或细胞碎片等成分的巨噬细胞，也是前列腺炎的特有表现[34]。当前列腺有细菌、真菌及滴虫等病原体感染时，可在EPS中检测出这些病原体。

此外，为了明确区分EPS中白细胞等成分，可对EPS采用革兰染色等方法进行鉴别[30]。

如前列腺按摩后收集不到EPS，不宜多次重复按摩，可让患者留取前列腺按摩后尿液进行分析[30]。

（2）尿常规分析及尿沉渣检查：尿常规分析及尿沉渣检查是排除尿路感染、诊断前列腺炎的辅助方法。

（3）细菌学检查

1）Ⅰ型：应进行中段尿的染色镜检、细菌培养与药敏试验，以及血培养与药敏试验。

2）Ⅱ型和Ⅲ型：推荐"两杯法"或"四杯法"病原体定位试验。

①"四杯法"：1968年，Meares和Stamey提出采用依次收集患者的分段尿液和EPS分别进行分离培养的方法（简称"四杯法"），区分男性尿道、膀胱和前列腺感染（表13-2）。

表13-2 "四杯法"（Meares-Stamey试验）诊断前列腺炎结果分析[35]

类型	标本	VB1	VB2	EPS	VB3
Ⅱ型	WBC	−	+/−	+	+
	细菌培养	−	+/−	+	+
ⅢA型	WBC	−	−	+	+
	细菌培养				
ⅢB型	WBC	−	−	−	−
	细菌培养				

②"两杯法"："四杯法"操作复杂、耗时、费用高[30]，在实际临床工作中推荐"两杯法"[36]。"两杯法"是通过获取前列腺按摩前、后的尿液，进行显微镜检查和细菌培养（表13-3）[37]。

表13-3 "两杯法"诊断前列腺炎结果分析[37]

类型	标本	按摩前尿液	按摩后尿液
Ⅱ型	WBC	+/−	+
	细菌培养	+/−	+
ⅢA型	WBC	−	+
	细菌培养		
ⅢB型	WBC	−	−
	细菌培养		

Ⅱ型和Ⅲ型患者如有淋病感染史，可选择进行EPS淋球菌检测[38,39]。

（4）其他病原体检查

1）沙眼衣原体：沙眼衣原体（chlamydia trachomatis，Ct）检测方法有培养法、免疫荧光法、斑点金免疫渗滤法、聚合酶链反应（polymerase chain reaction，PCR）和连接酶链反应（ligase chain reaction，LCR）等[40]。培养法仅检测活的Ct，且因费用、时间及技术水平等原因，不推荐临床应用[41]。目前主要采用灵敏度高、特异性强的PCR和LCR技术检测Ct的核酸成分[42,43]。环介导等温扩增技术（LAMP）作为一种新型的检测衣原体感染的简便方法，有望用于衣原体相关前列腺炎的诊断[44]。

2）支原体：可能引起前列腺感染的支原体主要为溶脲脲原体（Ureaplasma urealyticum，Uu）和人型支原体（mycoplasma hominis，Mh）[45,46]。培养法是Uu和Mh检测的金标准，结合药敏试验可为临床诊断与治疗提供帮助；免疫学检测和核酸扩增技术等也应用于支原体检测[47]。

由于以上病原体也可能存在于男性尿道中，建议先取尿道拭子检测，在排除尿道感染后，再进行EPS检测，以进一步明确是否为前列腺感染。

此外，对于EPS中其他病原体，如真菌的检测方法主要为直接涂片染色镜检和分离培养[48-50]；病毒检测通常采用前列腺组织培养或PCR技术[43,51]。

（5）其他实验室检查：前列腺炎患者可能出现精液质量异常，如抗精子抗体阳性率增加[52]、白细胞增多[53]、精液不液化、血精和精子活力下降等改变[54,55]，相当比例的慢性前列腺炎患者同时患有慢性精囊炎[56]。有生育要求的前列腺炎患者可进行精液检查[57-59]。在部分慢性前列腺炎患者中也会出现PSA升高的情况[60]。，建议年龄＞50岁的患者常规进行血清PSA检测[34]。前列腺按摩后尿细胞学检查在与肿瘤、前列腺结石等鉴别方面具有一定价值[61]。研究发现，血白细胞CD64[62]、IL-8、IL-1β、ICAM-1[63]及SOD3、CA1[64]等及尿前列腺蛋白的N-糖基化谱[65]、尿前列腺外泌体蛋白（PSEP）[66]等作为新型前列腺炎诊断标志物还需要更多的临床研究予以证实。

4.器械检查

（1）尿流率：可以大致了解患者排尿状况，有助于前列腺炎与排尿障碍相关疾病进行鉴别。

（2）尿动力学检查：研究表明，前列腺炎患者尿动力学检查可以发现膀胱出口梗阻、尿道功能性梗阻、膀胱逼尿肌收缩力减退或逼尿肌无反射和逼尿肌不稳定等膀胱尿道功能障碍[67]。在临床怀疑有上述排尿功能障碍，或尿流率及残余尿有明显异常时，可选择尿动力学检查以明确诊断。

（3）膀胱尿道镜：为有创性检查，不推荐前列腺炎患者常规进行此项检查。在某些情况下，如患者有血尿，尿液分析明显异常，其他检查提示有膀胱尿道病变时可选择膀胱尿道镜检查以明确诊断。

5.影像学检查

（1）B超：前列腺炎患者的前列腺超声表现易出现前列腺结石或钙化，且其大小与症状呈正相关[68,69]。且B超检查还可以发现前列腺回声不均、前列腺周围静脉丛扩张等表现[70,71]，但各型之间无特异性表现，仍无法利用B超对前列腺炎进行分型。此外，B超可以较准确地了解前列腺炎患者肾脏、膀胱以及残余尿等情况，对于除外尿路器质性病变有一定帮助。经直肠B超对于鉴别前列腺、精囊和射精管病变以及诊断和引流前列腺脓肿有价值[72]。

（2）CT和MRI：对除外泌尿系统其他器质性病变、鉴别精囊、射精管等盆腔器官病变有潜在应用价值，对于持续发热或药物治疗效果不佳的前列腺炎患者，CT或MRI有助于诊断前列腺脓肿[73]，但对于临床前列腺炎本身的诊断价值仍不清楚。多参数MRI对鉴别前列腺癌和前列腺组织学炎症有价值[74]。

（三）鉴别诊断

疼痛不适、排尿异常、性功能异常等症状并非慢性前列腺炎所特有。如膀胱充盈期疼痛是间质性膀胱炎（IC）的典型特征，高达45%的CP/CPPS患者也有类似症状[67,75]。良性前列腺增生、膀胱过度活动症、IC/膀胱疼痛综合征、膀胱原位癌、尿路感染、原发性膀胱颈梗阻、尿路结石等所表现的下尿路刺激征也可与慢性前列腺炎的排尿症状相似[75,76]。

因此，需要鉴别的疾病包括良性前列腺增生、睾丸附睾和精索疾病、膀胱过度活动症、神经源性膀胱、间质性膀胱炎、腺性膀胱炎、性传播疾病、原位癌等膀胱肿瘤、前列腺癌、泌尿男生殖系结核、肛门直肠疾病、腰椎疾病、中枢和外周神经病变等。主要依靠详细病史、体格检查及选择相应辅助检查明确鉴别诊断。

随着经尿道前列腺增生手术、前列腺穿刺活检及卡介苗膀胱灌注的增加，肉芽肿性前列腺炎发病呈增加趋势。近期发生急性尿路感染，继而下尿路梗阻，同时前列腺迅速增大、变硬、出现硬结，血PSA可能升高，B超发现前列腺内低回声结节或前列腺增大、密度不均，应考虑到肉芽肿性前列腺炎的可能。本病影像学表现类似前列腺癌，其鉴别有赖于MRI、PET/CT和穿刺活检[77]。

Ⅲ型前列腺炎（尤其是ⅢB型）缺乏客观的、特异性的诊断依据，临床诊断时应与可能导致骨盆区域疼痛和排尿异常的疾病进行鉴别诊断[78]。

推荐意见	推荐等级
Ⅰ型前列腺炎的诊断主要依靠病史、体格检查和血、尿的细菌培养结果	强烈推荐
Ⅱ型前列腺炎可表现为反复发作的下泌尿道感染	强烈推荐
慢性前列腺炎应用"两杯法"或"四杯法"进行病原体定位试验	强烈推荐
慢性前列腺炎应用NIH-CPSI进行症状评分，并结合UPOINT（S）进行分类	强烈推荐
EPS中白细胞＞10个/HP，卵磷脂小体数量减少，有诊断意义	强烈推荐

续表

推荐意见	推荐等级
EPS中白细胞计数与主观症状严重程度无关	推荐
有生育要求的前列腺炎患者可进行精液检查	可选
常见非细菌病原体检测包括沙眼衣原体、支原体、真菌等	可选
年龄>50岁的患者常规进行血清PSA检测	强烈推荐
尿动力学检测可了解患者排尿状况	可选
膀胱镜检测有助于膀胱及尿道病变的鉴别	可选
B超、CT和MRI有助于除外其他泌尿系统器质性病变	可选
Ⅲ型前列腺炎应与引起盆腔疼痛和排尿异常的疾病相鉴别	推荐

参 考 文 献

[1] Gill BC, Shoskes DA. Bacterial prostatitis. Curr Opin Infect Dis, 2016, 29（1）: 86-91.

[2] Litwin MS. A review of the development and validation of the National institutes of health chronic prostatitis symptom index. Urology, 2002, 60（6 Suppl）: 14-18.

[3] Ardae, et al. Use of the UPOINT classification in turkish chronic prostatitis or chronic pelvic pain syndrome patients. Urology, 2016（97）: 227-231.

[4] Magri V, et al. Use of the UPOINT chronic prostatitis/chronic pelvic pain syndrome classification in European patient cohorts: sexual function domain improves correlations. J Urol, 2010. 184（6）: 2339-2345.

[5] Lupo F, Ingersoll MA. Is bacterial prostatitis a urinary tract infection? Nat Rev Urol, 2019, 16（4）: 203.

[6] Coker TJ, Dierfeldt DM. Acute bacterial prostatitis: diagnosis and management. Am Fam Physician, 2016, 93（2）: 114-120.

[7] Wagenlehner FM, et al. Bacterial prostatitis. World J Urol, 2013, 31（4）: 711-716.

[8] Franco JVA, et al. Non-pharmacological interventions for treating chronic prostatitis/chronic pelvic pain syndrome: a Cochrane systematic review. BJU Int, 2019, 124（2）: 197-208.

[9] Zaidi N, Thomas D, Chughtai B. Management of chronic prostatitis（CP）. Curr Urol Rep, 2018, 19（11）: 88.

[10] Propert KJ, et al. A prospective study of symptoms and quality of life in men with chronic prostatitis/chronic pelvic pain syndrome: The National Institutes of Health Chronic Prostatitis Cohort Study. Journal, 2006, 175（2）:

619-623.

[11] Clemens JQ, et al. Urologic chronic pelvic pain syndrome: insights from the MAPP Research Network. Nat Rev Urol, 2019, 16（3）: 187-200.

[12] Wagenlehner FM, et al. National institutes of health chronic prostatitis symptom index（NIH-CPSI）symptom evaluation in multinational cohorts of patients with chronic prostatitis/chronic pelvic pain syndrome. Eur Urol, 2013, 63（5）: 953-959.

[13] Shoskes DA, et al. Impact of post-ejaculatory pain in men with category III chronic prostatitis/chronic pelvic pain syndrome. J Urol, 2004, 172（2）: 542-547.

[14] Ying J, et al. Effect of essential oil on patients with chronic prostatitis/chronic pelvic pain syndrome: A Pilot Randomized Controlled Trial. Chin J Integr Med, 2019, 25（2）: 91-95.

[15] Magri V, et al. Multidisciplinary approach to prostatitis. Arch Ital Urol Androl, 2019, 90（4）: 227-248.

[16] Lai HH, et al. Characterization of Whole Body Pain in Urological Chronic Pelvic Pain Syndrome at Baseline: A MAPP Research Network Study. J Urol, 2017, 198（3）: 622-631.

[17] Muller A, Mulhall JP. Sexual dysfunction in the patient with prostatitis. Curr Urol Rep, 2006, 7（4）: 307-312.

[18] Smith KB, et al. Predictors of sexual and relationship functioning in couples with Chronic Prostatitis/Chronic Pelvic Pain Syndrome. J Sex Med, 2007, 4（3）: 734-744.

[19] Smith KB, et al. Sexual and relationship functioning in men with chronic prostatitis/chronic pelvic pain syndrome and their partners. Arch Sex Behav, 2007, 36（2）: 301-311.

[20] Chung SD, Keller JJ, Lin HC. A case-control study on the association between chronic prostatitis/chronic pelvic pain syndrome and erectile dysfunction. BJU Int, 2012, 110（5）: 726-730.

[21] Magistro G, et al. Contemporary Management of Chronic Prostatitis/Chronic Pelvic Pain Syndrome. Eur Urol, 2016, 69（2）: 286-297.

[22] Nickel J. Inflammatory and pain conditions of the male genitourinary tract: Prostatitis and related pain conditions, orchitis, and epididymitis. In: Walsh PC. Eds. Campbell's Urology. 11th ed. 2012: 310-311.

[23] Ullrich PM, et al. Stress is associated with subsequent pain and disability among men with nonbacterial prostatitis/pelvic pain. Ann Behav Med, 2005, 30（2）: 112-118.

[24] Hu JC, et al. The association of abuse and symptoms suggestive of chronic prostatitis/chronic pelvic pain

syndrome: results from the Boston Area Community Health survey. J Gen Intern Med, 2007, 22（11）: 1532-1537.

［25］Clemens JQ, Brown SO, Calhoun EA. Mental health diagnoses in patients with interstitial cystitis/painful bladder syndrome and chronic prostatitis/chronic pelvic pain syndrome: a case/control study. J Urol, 2008, 180（4）: 1378-1382.

［26］Brunahl C, et al. Mental disorders in patients with chronic pelvic pain syndrome（CPPS）. J Psychosom Res, 2017, 98: 19-26.

［27］Ku JH, et al. Psychological problems in young men with chronic prostatitis-like symptoms. Scand J Urol Nephrol, 2002, 36（4）: 296-301.

［28］Doiron RC, et al. Evaluation of the male with chronic prostatitis/chronic pelvic pain syndrome. Can Urol Assoc J, 2018, 12（6 Suppl 3）: S152-154.

［29］Krieger JN, et al. Counting leukocytes in expressed prostatic secretions from patients with chronic prostatitis/ chronic pelvic pain syndrome. Urology, 2003, 62（1）: 30-34.

［30］Muller CH, et al. Comparison of microscopic methods for detecting inflammation in expressed prostatic secretions. J Urol, 2001, 166（6）: 2518-2524.

［31］Schaeffer AJ, et al. Leukocyte and bacterial counts do not correlate with severity of symptoms in men with chronic prostatitis: the National Institutes of Health Chronic Prostatitis Cohort Study. J Urol, 2002, 168（3）: 1048-1053.

［32］Mi H, et al. Research of correlation between the amount of leukocyte in EPS and NIH-CPSI: result from 1242 men in Fangchenggang Area in Guangxi Province. Urology, 2012, 79（2）: 403-408.

［33］陈铁峰, 等. 前列腺液中白细胞计数与慢性前列腺炎症状严重程度的关系, 2010, 7（24）: 56-57.

［34］National guideline for the management of prostatitis. Clinical Effectiveness Group（Association of Genitourinary Medicine and the Medical Society for the Study of Venereal Diseases）. Sex Transm Infect, 1999, 75 Suppl 1: S46-S50.

［35］Nickel JC. Prostatitis and Chronic Pelvic Pain Syndrome. In: Walsh PC. Eds. Campbell's Urology. 11th ed. Philadelphia: Saunders, 2016: 313-314.

［36］Engeler D, et al. EAU Guidelines on Chronic Pelvic Pain, 2013.

［37］Seiler D, et al. Four-glass or two glass test for chronic prostatitis. Urology A, 2003, 42（2）: 238-242.

［38］洪伟平, 等. 性传播性尿道炎后慢性前列腺炎（附86例报告）. 中华泌尿外科杂志, 2002, 23（5）: 299-300.

［39］张宏, 等. 性病后慢性前列腺炎相关病原体检查和疗

法探讨. 中华男科学杂志, 2004, 10（4）: 275-277, 281.

［40］Black CM. Current methods of laboratory diagnosis of Chlamydia trachomatis infections. Clin Microbiol Rev, 1997, 10（1）: 160-184.

［41］Wagenlehner FM, Naber KG, Weidner W. Chlamydial infections and prostatitis in men. BJU Int, 2006, 97（4）: 687-690.

［42］Krieger JN, Riley DE. Prostatitis: what is the role of infection. Int J Antimicrob Agents, 2002, 19（6）: 475-479.

［43］Mania-Pramanik J, Potdar S, Kerkar S. Diagnosis of Chlamydia trachomatis infection. J Clin Lab Anal, 2006, 20（1）: 8-14.

［44］Jevtusevskaja J, et al. Combination with antimicrobial peptide lyses improves loop-mediated isothermal amplification based method for Chlamydia trachomatis detection directly in urine sample. BMC Infect Dis, 2016, 16: 329.

［45］Skerk V, et al. Comparative randomized pilot study of azithromycin and doxycycline efficacy and tolerability in the treatment of prostate infection caused by Ureaplasma urealyticum. Chemotherapy, 2006, 52（1）: 9-11.

［46］Krieger JN, Riley DE. Chronic prostatitis: charlottesville to Seattle. J Urol, 2004, 172（6 Pt 2）: 2557-2560.

［47］Krieger JN, et al. Prokaryotic DNA sequences in patients with chronic idiopathic prostatitis. J Clin Microbiol, 1996, 34（12）: 3120-3128.

［48］Kaplan-Pavlovcic S, et al. Prostatic aspergillosis in a renal transplant recipient. Nephrol Dial Transplant, 1999, 14（7）: 1778-1780.

［49］Sohail MR, et al. Coccidioidomycosis of the male genital tract. J Urol, 2005, 173（6）: 1978-1982.

［50］Truett AA, Crum NF. Coccidioidomycosis of the prostate gland: two cases and a review of the literature. South Med J, 2004, 97（4）: 419-422.

［51］肖家全, 等. 难治性慢性前列腺炎患者前列腺液的病原微生物研究. 中国男科学杂志, 2010（10）: 16-20.

［52］Jiang Y, et al. Association of anti-sperm antibodies with chronic prostatitis: A systematic review and meta-analysis. J Reprod Immunol, 2016, 118: 85-91.

［53］Schoor RA. Prostatitis and male infertility: evidence and links. Curr Urol Rep, 2002, 3（4）: 324-329.

［54］Henkel R, et al. Chronic pelvic pain syndrome/ chronic prostatitis affect the acrosome reaction in human spermatozoa. World J Urol, 2006, 24（1）: 39-44.

［55］Papp GK, et al. Aetiology of haemospermia. Andrologia, 2003, 35（5）: 317-320.

［56］Park SH, et al. Chronic bacterial seminal vesiculitis as a potential disease entity in men with chronic prostatitis.

Int J Urol, 2015, 22（5）: 508-512.

［57］袁润强，等. 无症状性前列腺炎对精液参数的影响. 中华男科学杂志, 2011, 17（3）: 257-260.

［58］Aghazarian A, et al. New method for differentiating chronic prostatitis/chronic pelvic pain syndrome IIIA from IIIB involving seminal macrophages and monocytes. Urology, 2011. 78（4）: 918-923.

［59］Penna G, et al. Seminal plasma cytokines and chemokines in prostate inflammation: interleukin 8 as a predictive biomarker in chronic prostatitis/chronic pelvic pain syndrome and benign prostatic hyperplasia. Eur Urol, 2007, 51（2）: 524-533; discussion 533.

［60］Nadler RB, et al. Prostate-specific antigen test in diagnostic evaluation of chronic prostatitis/chronic pelvic pain syndrome. Urology, 2006, 67（2）: 337-342.

［61］Choudhury M, Agarwal S. Evaluation of the efficacy of post prostatic massage urine cytology in diagnosis of various prostatic lesions with cytohistological and clinical correlation. J Cytol, 2017, 34（4）: 212-216.

［62］Qian L, et al. Determination of CD64 for the Diagnosis of Bacterial Chronic Prostatitis. Am J Reprod Immunol, 2015, 74（4）: 309-312.

［63］Huang TR, Li W, Peng B. Correlation of inflammatory mediators in prostatic secretion with chronic prostatitis and chronic pelvic pain syndrome. Andrologia, 2018, 50（2）: 10.

［64］Yang X, et al. Serum quantitative proteomic analysis reveals potential zinc-associated biomarkers for nonbacterial prostatitis. Prostate, 2015, 75（14）: 1538-1555.

［65］Vermassen T, et al. Diagnostic accuracy of urinary prostate protein glycosylation profiling in prostatitis diagnosis. Biochem Med（Zagreb）, 2015, 25（3）: 439-449.

［66］Li X, et al. Clinical evaluation of urine prostatic exosomal protein in the diagnosis of chronic prostatitis. Urol Int, 2018, 100（1）: 112-118.

［67］Kaplan SA, et al. Etiology of voiding dysfunction in men less than 50 years of age. Urology, 1996, 47（6）: 836-839.

［68］陈鸿杰，等. 慢性前列腺炎与前列腺结石的相关性. 中华男科学杂志, 2011, 17（1）: 43-46.

［69］Geramoutsos I, et al. Clinical correlation of prostatic lithiasis with chronic pelvic pain syndromes in young adults. Eur Urol, 2004. 45（3）: 333-337; discussion 337-338.

［70］Di Trapani D, et al. Chronic prostatitis and prostatodynia: Ultrasonographic alterations of the prostate, bladder neck, seminal vesicles and periprostatic venous plexus. Eur Urol, 1988, 15（3-4）: 230-234.

［71］Ludwig M, et al. Transrectal prostatic sonography as a useful diagnostic means for patients with chronic prostatitis or prostatodynia. Br J Urol, 1994, 73（6）: 664-668.

［72］de la Rosette JJ, Karthaus HF, Debruyne FM. Ultrasonographic findings in patients with nonbacterial prostatitis. Urol Int, 1992, 48（3）: 323-326.

［73］Sharp VJ, Takacs EB, Powell CR. Prostatitis: diagnosis and treatment. Am Fam Physician, 2010, 82（4）: 397-406.

［74］Meier-Schroers M, et al. Differentiation of prostatitis and prostate cancer using the Prostate Imaging-Reporting and Data System（PI-RADS）. Eur J Radiol, 2016, 85（7）: 1304-1311.

［75］Gonzalez RR, Te AE. Chronic prostatitis and sensory urgency: whose pain is it?. Curr Urol Rep, 2004, 5（6）: 437-441.

［76］Moldwin RM. Similarities between interstitial cystitis and male chronic pelvic pain syndrome. Curr Urol Rep, 2002, 3（4）: 313-318.

［77］Shukla P, Gulwani HV, Kaur S. Granulomatous prostatitis: clinical and histomorphologic survey of the disease in a tertiary care hospital. Prostate Int, 2017, 5（1）: 29-34.

［78］Nickel JC. Recommendations for the evaluation of patients with prostatitis. World J Urol, 2003, 21（2）: 75-81.

五、治疗

（一）治疗原则（强烈推荐）

前列腺炎应采取综合及个体化治疗。

Ⅰ型：主要是广谱抗生素、对症治疗和支持治疗。伴尿潴留者可采用细管导尿或耻骨上膀胱穿刺造瘘引流尿液，伴前列腺脓肿者可采取外科引流。

Ⅱ型：推荐以口服抗生素为主，选择敏感药物，疗程为4～6周，建议治疗2周后应对患者进行阶段性的疗效评价。疗效不满意者，可改用其他敏感抗生素。推荐使用α受体阻滞剂、植物制剂、非甾体抗炎镇痛药和M受体阻滞剂等改善症状。

ⅢA型：可先口服抗生素2～4周，然后根据其疗效反馈决定是否继续抗生素治疗。推荐使用α受体阻滞剂、植物制剂、非甾体抗炎镇痛药和M受体阻滞剂等改善排尿症状和疼痛。

ⅢB型：推荐使用α受体阻滞剂、植物制剂、非甾体抗炎镇痛药和M受体阻滞剂等药物治疗。

Ⅳ型：一般无须治疗。

（二）治疗方法

Ⅰ型

Ⅰ型前列腺炎的抗生素治疗是必要而紧迫的。一旦得到临床诊断立即使用抗生素治疗。治疗前应留取血及尿液标本进行细菌培养，待培养结果出来后，再选用敏感抗生素治疗。推荐开始时经静脉应用抗生素3～5天，如：广谱青霉素、第三代头孢菌素、氨基糖苷类或氟喹诺酮等。待患者的发热等症状改善后，推荐改用口服药物（如氟喹诺酮），症状严重者疗程至少4周，而症状较轻的患者也应使用抗生素2～4周[1]（强烈推荐）。

急性细菌性前列腺炎伴尿潴留者可采用耻骨上膀胱穿刺造瘘引流尿液，也可采用F12～16号细导尿管导尿，但留置尿管时间不宜超过12小时（证据等级LE：3）。伴脓肿形成较大者可采取经直肠超声引导下经直肠或经会阴细针穿刺引流、经尿道切开前列腺脓肿引流等[2]（LE：1A，强烈推荐）。

Ⅱ型和Ⅲ型

慢性前列腺炎的临床进展性不明确，不足以威胁患者的生命和重要器官功能，并非所有患者均需治疗。慢性前列腺炎的治疗目标主要是缓解疼痛、改善排尿症状和提高生活质量，疗效评价应以症状改善为主。推荐基于患者的临床表现采用个体化的综合治疗[3]（推荐）。

1.一般治疗（推荐）　健康教育、心理和行为辅导有积极作用。患者应戒烟酒，忌辛辣刺激食物；避免憋尿、久坐，注意保暖，加强体育锻炼及规律的性生活有助于改善前列腺炎患者的症状并维持疗效。依据患者具体情况制订有针对性的一般治疗措施，是治疗个体化的重要组成。

2.药物治疗　最常用的药物是抗生素、α受体阻滞剂、植物制剂和非甾体抗炎镇痛药，其他药物对缓解症状也有不同程度的疗效。

（1）抗生素（强烈推荐）：目前，在治疗前列腺炎的临床实践中，最常用的一线药物是抗生素[4-13]，但是只有约5%的慢性前列腺炎患者有明确的细菌感染。

Ⅱ型：根据细菌培养结果和药物穿透前列腺的能力选择抗生素。药物穿透前列腺的能力取决于其离子化程度、脂溶性、蛋白结合率、相对分子质量及分子结构等。推荐可供选择的抗生素有氟喹诺酮类（如环丙沙星、左氧氟沙星、洛美沙星和莫西沙星等[7-10]）（LE：2b）、大环内酯类（阿奇霉素和克拉

霉素等）（LE：2b）、四环素类（如米诺环素等[11]）（LE：3）和磺胺类（如复方磺胺甲噁唑）等药物。

前列腺炎确诊后，抗生素治疗的疗程为4～6周，其间一般建议2周应对患者进行阶段性的疗效评价[12]。疗效不满意者，可改用其他敏感抗生素。

ⅢA型：抗生素治疗大多为经验性治疗，理论基础是推测某些常规培养阴性的病原体导致了该型炎症的发生。因此，推荐先口服氟喹诺酮等抗生素2～4周，然后根据疗效反馈决定是否继续抗生素治疗（LE：1a）。只在患者的临床症状确有减轻时，才建议继续应用抗生素。推荐的总疗程为4～6周[12]。部分此型患者可能存在沙眼衣原体、解脲脲原体或人型支原体等细胞内病原体感染，可以口服加用四环素类或大环内酯类等抗生素治疗[13]。

ⅢB型：不推荐使用抗生素治疗。

（2）α受体阻滞剂（强烈推荐）：α受体阻滞剂能松弛前列腺和膀胱等部位的平滑肌而改善下尿路症状和疼痛，因而成为治疗Ⅱ型/Ⅲ型前列腺炎的基本药物（LE：1a）。

可根据患者的情况选择不同的α受体阻滞剂。推荐使用的α受体阻滞剂主要有：多沙唑嗪（doxazosin）、坦索罗辛（tamsulosin）、萘哌地尔（naftopidil）、特拉唑嗪（terazosin）和赛洛多辛（silodosin）等。对照研究结果显示上述药物对患者的排尿症状、疼痛及生活质量指数等有不同程度的改善[4,14-21]。萘哌地尔对改善勃起功能有益（LE：1b）[20]。治疗中应注意该类药物导致的眩晕和直立性低血压等不良反应，推荐睡前服用。研究提示，α受体阻滞剂可能对未治疗过或新诊断的前列腺炎患者疗效优于慢性、难治性患者，较长疗程（12～24周）治疗效果可能优于较短疗程治疗[22]。

α受体阻滞剂的疗程至少应在12周以上[14-22]。α受体阻滞剂可与抗生素合用治疗ⅢA型前列腺炎，合用疗程应在6周以上[23]。

（3）植物制剂（强烈推荐）：推荐植物制剂为Ⅱ型和Ⅲ型前列腺炎的治疗药物（LE：1a）。植物制剂主要指花粉类制剂与植物提取物，其药理作用较为广泛，如非特异性抗炎、抗水肿、促进膀胱逼尿肌收缩与尿道平滑肌松弛等作用。

推荐使用的植物制剂有：锯叶棕果实提取物软胶囊、普适泰等[24-26]。由于品种较多，其用法用量需依据患者的具体病情而定，通常疗程以月为单位，不良反应较小。

（4）非甾体抗炎镇痛药（推荐）：非甾体抗炎镇

痛药是治疗Ⅲ型前列腺炎相关症状的经验性用药，主要目的是缓解疼痛和不适（LE：1a）。迄今已有数项随机、安慰剂对照研究评价此类药物的疗效。临床对照研究证实塞来昔布对改善Ⅲ型前列腺炎患者的疼痛等症状有效[27,28]。

（5）M受体阻滞剂（推荐）：对伴有膀胱过度活动症（overactive bladder，OAB）表现如尿急、尿频和夜尿但无尿路梗阻的前列腺炎患者，可以使用M受体阻滞剂（如索利那新、托特罗定等）治疗[29]。

（6）抗抑郁药及抗焦虑药（推荐）：对合并抑郁、焦虑等心境障碍的慢性前列腺炎患者，在治疗前列腺炎的同时，可选择使用抗抑郁药及抗焦虑药治疗。这些药物既可以改善患者心境障碍症状，还可缓解排尿异常与疼痛等躯体症状。应用时必须注意这些药物的处方规定和药物不良反应。可选择的抗抑郁药及抗焦虑药主要有选择性5-羟色胺再摄取抑制剂、三环类抗抑郁药和苯二氮䓬类等药物[30-33]。

（7）中草药（推荐）：中草药也可归为植物制剂类药物，有随机双盲安慰剂对照研究表明，清热解毒、利湿通淋类中草药治疗Ⅲ型前列腺炎安全有效[34]。推荐按照中医药学会或中西医结合学会有关规范选择合适的中草药。

3. 其他治疗

（1）前列腺按摩（推荐）：前列腺按摩是传统的治疗方法之一。研究显示适当的前列腺按摩可促进前列腺腺管排空并增加局部的药物浓度，进而缓解慢性前列腺炎患者的症状，故推荐为Ⅲ型前列腺炎的辅助疗法。联合其他治疗可有效缩短病程。Ⅰ型前列腺炎患者禁用[35-37]。

（2）生物反馈治疗（推荐）：研究表明慢性前列腺炎患者存在盆底肌的协同失调或尿道外括约肌的紧张。生物反馈合并电刺激治疗可使盆底肌松弛，并使之趋于协调，同时松弛外括约肌，从而缓解慢性前列腺炎的会阴部不适及排尿症状（LE：2b）。生物反馈治疗要求患者通过生物反馈治疗仪主动参与治疗。该疗法无创伤，为可选择性治疗方法[38-41]。

（3）热疗（推荐）：主要利用多种物理手段所产生的热效应，增加前列腺组织血液循环，加速新陈代谢，有利于消炎和消除组织水肿，缓解盆底肌肉痉挛等。有经尿道、经直肠及会阴途径，应用微波、射频、激光、磁疗等物理手段进行热疗的报道。短期内虽有一定的缓解症状作用，但尚缺乏长期的随访资料[42-54]（LE：3）。对于未婚及未生育者不推荐使用。

（4）经会阴体外冲击波治疗（推荐）：初步研究显示体外冲击波治疗对Ⅲ型前列腺炎的症状缓解有一定的作用[55]（LE：1b），有待进一步验证。

（5）前列腺注射治疗/经尿道前列腺灌注治疗（可选）：尚缺乏循证医学证据证实其疗效与安全性。

（6）心理治疗（推荐）：心理干预可能有助于部分患者缓解症状[56]。

（7）手术治疗（可选）：经尿道膀胱颈切开术、经尿道前列腺切除术等手术对于慢性前列腺炎很难起到治疗作用，仅在合并前列腺相关疾病有手术适应证时选择上述手术[57]（LE：3）。

4. 以临床表现为导向的多模式疗法（推荐）　多项临床研究显示，依据患者临床表现UPOINT分型，进行个体化综合治疗的多模式疗法优于单一疗法[58-61]（LE：3）。

Ⅳ型（推荐）

一般无须治疗。如患者合并血清PSA升高或不育症等，应注意鉴别诊断并进行相应治疗。

参 考 文 献

[1] Coker TJ，Dierfeldt DM．Acute Bacterial Prostatitis：Diagnosis and management．Am fam physician，2016，93（2）：114-120.

[2] Anne Lenore Ackerman，et al．Diagnosis and treatment of patients with prostatic abscess in the post-antibiotic era．Int urol nephrol，2018，25（2）：108-110.

[3] Magistro G，et al．Contemporary management of chronic prostatitis/chronic pelvic pain syndrome．Eur Urol，2016，69（2）：286-297.

[4] Anothaisintawee T，et al．Management of chronic prostatitis/chronic pelvic pain syndrome：a systematic review and network meta-analysis，JAMA，2011，305（1）：78-86.

[5] Fowler JE．Antimicrobial therapy for bacterial and nonbacterial prostatitis．Urology，2002，60（6 Suppl）：24-26.

[6] Lipsky BA，et al．Treatment of bacterial prostatitis．Clin Infect Dis．2010，50：1641-1652.

[7] Bundrick W，et al．Levofloxacin versus ciprofloxacin in the treatment of chronic bacterial prostatitis：a randomized double-blind multicenter study．J Urology，2003，62（3）：537-541.

[8] Pagli M，et al．Safety and efficacy of levofloxacin 750 mg for 2 weeks or 3 weeks compared with levofloxacin 500 mg for 4 weeks in treating chronic bacterial prostatitis．Curr Med Res Opin，2010，26：1433-1441.

［9］Naber KG. European Lomefloxacin Prostatitis Study Group. Lomefloxacin versus ciprofloxacin in the treatment of chronic bacterial prostatitis. Int J Antimicrob Agents，2002，20（1）：18-27.

［10］Wagenlehner FME，et al. Concentrations of moxifloxacin in plasma and urine，and penetration into prostatic fluid and ejaculate，following single oral administration of 400 mg to healthy volunteers. Intl J of Antimicrob Agents，2008，31（1）：21-26.

［11］程鸿鸣，等. 美满霉素治疗慢性前列腺炎（附102例临床观察）. 华西医学，1999，14（1）：99-100.

［12］Wagenlehner FM，et al. Antimicrobial treatment of prostatitis. Expert Rev Anti Infect Ther，2003，1（2）：275-282.

［13］Skerk V，et al. Comparative randomized pilot study of azithromycin and doxycycline efficacy and tolerability in the treatment of prostate infection caused by Ureaplasma urealyticum. Chemotherapy，2006，52（1）：9-11.

［14］Mehik A，et al. Alfuzosin treatment for chronic prostatitis/chronic pelvic pain syndrome：a prospective，randomized，double-blind，placebo-controlled，pilot study. Urology，2003，62（3）：425-429.

［15］Evliyaoglu Y，et al. Lower urinary tract symptoms，pain and quality of life assessment in chronic non-bacterial prostatitis patients treated with alpha-blocking agent doxazosin；versus placebo. Int Urol Nephrol，2002，34（3）：351-356.

［16］李昕，等. α_1肾上腺素能受体阻滞剂萘哌地尔治疗慢性非细菌性前列腺炎的临床研究. 中华男科学杂志，2006，12（3）：234-236. ★

［17］Zq YE，et al. Tamsulosin Treatment of chronic Non-bacterial Prostatitis. J Int Med Res.，2008，36：244-252.

［18］Cheah PY，et al. Terazosin therapy for chronic prostatitis/chronic pelvic pain syndrome：a randomized，placebo controlled trial. J Urol，2003，169（2）：592-596.

［19］张杰，刘朝东. 坦索罗辛对Ⅲ型前列腺炎患者尿流率—尿道括约肌肌电图的影响. 中国男科学杂志，2012，26（7）：47-50.

［20］Yokoyama T，et al. Effects of three types of alpha-1 adrenoceptor blocker on lower urinary tract symptoms and sexual function in males with benign prostatic hyperplasia. International Journal of Urology，2011，18：225-230.

［21］Nickel JC，et al. Silodosin for men with chronic prostatitis/chronic pelvic pain syndrome：results of a phase Ⅱ multicenter，double-blind，placebo controlled study. J Urology，2011，186：125-131.

［22］Lee SW，et al. Chronic prostatitis/chronic pelvic pain syndrome：role of alpha blocker therapy. Urol Int，2007，78（2）：97-105.

［23］沈柏华，金晓东，蔡松良，等. α_1受体阻滞剂联合抗生素治疗慢性前列腺炎疗效及机制. 中华男科学杂志，2004，10（7）：518-520. ★

［24］Wagenlehner FME，et al. A pollen extract（Cernilton）in patients with inflammatory chronic postatitis/chronic pelvic pain syndrome：a multicentre，randomised，prospective，doubled-blind，placebo-controlled phase 3 study. Euro Urol，2009，56：544-551.

［25］张恒，等. 锯叶棕果实提取物治疗慢性前列腺炎/慢性骨盆疼痛综合征的初步研究. 第三军医大学学报，2014，36（14）：1504-1505. ★

［26］韶云鹏，等. 锯叶棕果实提取物对以 LUTS 为主要症状的ⅢA 型前列腺炎治疗的疗效观察. 中华男科学杂志，2017，23（5）：417-421. ★

［27］曾晓勇，等. 塞来昔布治疗Ⅲ A 型前列腺炎的临床评估. 中华男科学杂志，2004，10（4）：278-281. ★

［28］Zhao WP，et al. Celecoxib reduces symptoms in men with difficult chronic pelvic pain syndrome（Category ⅢA）. Braz J Med Biol Res. 2009，42（10）：963-967. ★

［29］宋波，等. 膀胱过度活动症诊断治疗指南–中国泌尿外科疾病诊断治疗指南. 北京：人民卫生出版社，2006. 1-13. ★

［30］钟惟德，等. 抗抑郁药物治疗病原体阴性前列腺炎疗效观察. 中华医学杂志，2001，81（12）：759-760. ★

［31］乔博义. 氟西汀协同治疗伴情绪障碍的慢性前列腺炎. 中华男科学，2004，10（2）：145-146. ★

［32］蔡岳斌. 曲唑酮治疗非细菌性前列腺炎的疗效观察. 中国男科学杂志，2004，18（5）：41-42. ★

［33］邓春华，等. 帕罗西汀佐治慢性前列腺炎63例. 新医学，2000，10（31）：599. ★

［34］杨建林，等. 宁泌泰胶囊治疗Ⅲ型前列腺炎随机双盲安慰剂对照临床研究. 中草药，2019，50（10）：2428-2432. ★

［35］Shoskes DA，et al. Use of prostatic massage in combination with antibiotics in the treatment of chronic prostatitis. Prostate Cancer Prostatic Dis，1999，2（3）：159-162.

［36］Nickel JC，et al. Repetitive prostatic massage therapy for chronic refractory prostatitis：the Philippine experience. Tech Urol，1999，5（3）：146-151.

［37］Franco JVA，et al. Intervention for treating chronic prostatitis and chronic pelvic pain in men. Cochrane database syst rev，2018（5）：CD012551.

［38］Kaplan SA，et al. Pseudodyssynergia（contraction of the external sphincter during voiding）misdiagnosed as chronic nonbacterial prostatitis and the role of biofeedback as a therapeutic option. J Urol，1997，157（6）：2234-2237.

［39］Clemens JQ，et al. Biofeedback，pelvic floor re-education，and bladder training for male chronic pelvic pain syndrome. Urology，2000，56（6）：951-955.

［40］Ye Z，et al. Biofeedback therapy for chronic pelvic pain syndrome. Asian J Androl，2003，5（2）：155-158.★

［41］杨忠圣，等. 生物反馈和电刺激联合治疗慢性前列腺炎/慢性骨盆疼痛综合征. 中华男科学杂志，2011，17（7）：611-614.★

［42］Nickel JC，et al. Transurethral microwave thermotherapy for nonbacterial prostatitis：a randomized double-blind sham controlled study using new prostatitis specific assessment questionnaires. J Urol，1996，155（6）：1950-1954.

［43］Kastner C，et al. Cooled transurethral microwave thermotherapy for intractable chronic prostatitis-results of a pilot study after 1 year. Urology，2004，64（6）：1149-1154.

［44］Mene MP，et al. Transurethral microwave hyperthermia in the treatment of chronic nonbacterial prostatitis. J Am Osteopath Assoc，1997，97（1）：25-30.

［45］Aaltomaa S，et al. The effect of transurethral needle ablation on symptoms of chronic pelvic pain syndrome-a pilot study. Scand J Urol Nephrol，2001，35（2）：127-131.

［46］Leskinen MJ，et al. Transurethral needle ablation for the treatment of chronic pelvic pain syndrome（category Ⅲ prostatitis）：a randomized，sham-controlled study. Urology，2002，60（2）：300-304.

［47］Chiang PH，et al. Therapeutic effect of transurethral needle ablation in non-bacterial prostatitis：chronic pelvic pain syndrome type Ⅲa. Int J Urol，2004，11（2）：97-102.

［48］Lee KC，et al. Transurethral needle ablation for chronic nonbacterial prostatitis. BJU Int，2002，89（3）：226-229.

［49］Chiang PH，et al. Pilot study of transurethral needle ablation（TUNA）in treatment of nonbacterial prostatitis. J Endourol，1997，11（5）：367-370.

［50］Serel TA，et al. Treatment with neodymium：YAG laser in patients with chronic prostatitis：a preliminary report. Int Urol Nephrol，1997，29（1）：53-58.

［51］Nickel JC，et al. Transurethral radiofrequency hot balloon thermal therapy in chronic nonbacterial prostatitis. Tech Urol，1998，4（3）：128-130.

［52］明德玉，等. 经直肠He-Ne激光并超短波治疗慢性前列腺炎. 中华物理医学与康复杂志，2002，24（11）：690-691.★

［53］Gao M，et al. The effects of transrectal radiofrequency hyperthermia on patients with chronic prostatitis and the changes of MDA，NO，SOD，and Zn levels in pretreatment and posttreatment. Urology，2012，79（2）：391-396.

［54］李海松，等. 经会阴超声治疗慢性前列腺炎临床研究. 中华男科学杂志，2013，19（1）：49-53.★

［55］孙先军，等. 体外冲击波治疗Ⅲ型前列腺炎（CP/CPPS）疗效研究. 中国男科学杂志，2010，24（9）：29-32.★

［56］Koh JS，et al. Depression and somatic symptoms may influence on chronic prostatitis/chronic pelvic pain syndrome：a preliminary study. Psychiatry Investig. 2014，11（4）：495-498.

［57］Engeler D，et al. Guidelines on chronic pelvic pain. European Association of Urology，2013，30-37.

［58］张国喜，等. 症状为导向的模式治疗难治性Ⅲ型前列腺炎. 中国男科学杂志，2012，26（1）：53-58.★

［59］Samplaski MK，et al. Clustering of UPOINT domains and subdomains in men with chronic prostatitis/chronic pelvic pain syndrome and contribution to symptom severity. J Urology，2012，188：1788-1793.

［60］Shoskes DA，et al. Phenotypically directed multimodal therapy for chronic prostatitis/chronic pelvic pain syndrome：a prospective study using UPOINT. Urology，2010，75：1249-1253.

［61］Zhao Z，et al. Clinical utility of the UPOINT phenotype system in Chinese males with chronic prostatitis/chronic pelvic pain syndrome（CP/CPPS）：a prospective study. PLoS One，2013，8（1）：e52044.★

六、前列腺炎伴发的性功能障碍问题

（一）前列腺炎伴发性功能障碍的机制

1.前列腺炎伴勃起功能障碍　虽然有证据表明慢性前列腺炎/慢性骨盆疼痛综合征（CP/CPPS）与勃起功能障碍（ED）有关联，但其机制并不明确[1]。一般认为可能与以下因素有关：器官解剖病理改变及局部炎症反应、全身内分泌异常和精神心理因素等。

由于前列腺紧密毗邻与勃起相关的神经血管束，病理学检查显示罹患慢性前列腺炎时，前列腺实质及其周围神经、血管也会发生充血和炎症细胞渗出，炎症通过影响平滑肌舒张和前列腺微血管改变，这可能影响阴茎海绵体窦组织的充血勃起以及硬度的维持[1-4]。另有研究报道慢性前列腺炎患者前列腺局部微血管更容易发生动脉粥样硬化，导致动脉血流充盈不足而致ED[5]。约高达50%的CP/CPPS患者会出现盆底痉挛，由于盆底肌紧张，这样进入盆底动脉的血流会减少，从而影响到阴部内动脉的供血，最终导致阴茎海绵体血流充盈降低而导致ED的发生。

全身因素主要包括内分泌激素水平异常和精神心理因素等。有一项对照研究报道慢性前列腺炎患者血清中雄烯二酮和睾酮水平较高而皮质醇含量较低[6]。CP/CPPS引发的长期盆底疼痛不适会使患者产生焦虑、紧张的情绪，甚至出现抑郁，而这种长期的负面情绪则会导致ED的发生[1,4,7]。

2.前列腺炎伴早泄　文献报道许多慢性前列腺炎患者伴早泄（PE）[8]。临床上治疗CP/CPPS，其前列腺炎症状改善的同时，不少患者会自觉其早泄症状也有好转，这一点也间接证实了其相关性，PE还往往可能是慢性前列腺炎患者的常见特征之一[9-10]。其机制不明，可能与前列腺炎症时，其产生的细胞因子/化学趋化因子刺激前列腺及其周围神经，引起性兴奋阈值下降以及调控射精反射的神经功能改变，从而导致早泄[11-12]。有研究表明，慢性前列腺炎合并早泄患者，其PEDT评分与前列腺炎症状具有相关性[13]。对于慢性细菌性前列腺炎伴PE患者，抗菌治疗可延长其阴道内射精时间，提高患者射精控制能力[14-15]。部分CP/CPPS患者可能伴有射精痛，而射精痛多是诱发PE的原因之一。慢性前列腺炎患者反复出现的射精疼痛容易引发患者焦虑、抑郁情绪，而后者又常可促进PE的发生[16]。

（二）前列腺炎伴性功能障碍的治疗

关于慢性前列腺炎伴性功能障碍的治疗，可先单纯针对前列腺炎进行治疗。临床上应用α受体阻滞剂和（或）盆底物理治疗慢性前列腺炎时，其伴随ED或PE的症状也可得到不同程度的改善。Nickel等曾报道应用阿夫唑嗪治疗6个月，其下尿路症状改善的同时，还可缓解患者射精痛和ED[17]。对伴有盆底痉挛的CP/CPPS患者进行物理治疗，盆腔疼痛症状调查表显示其勃起功能评分提高43%[18]。

若单用上述方法治疗1～3个月，其ED或PE症状无明显改善，建议联合治疗（LE：4）。关于ED和PE的治疗参见相关指南。

参 考 文 献

［1］Shoskes DA. The challenge of erectile dysfunction in the man with chronic prostatitis/chronic pelvic pain syndrome. Curr Urol Rep, 2012, 13（4）：263-267.

［2］Nickel JC, et al. Consensus development of a histopathological classification system for chronic prostatic inflammation. BJU Int, 2001, 87（9）：797-805.

［3］Sprague AH, et al. Inflammatory cytokines in vascular dysfunction and vascular disease. Biochem Pharmacol, 2009, 78（6）：539-552.

［4］Chung SD, et al. A case-control study on the association between chronic prostatitis/chronic pelvic pain syndrome and erectile dysfunction. BJU Int, 2012, 110（5）：726-730.

［5］Tran CN, et al. Sexual dysfunction in chronic prostatitis/chronic pelvic pain syndrome. World J Urol, 2013, 31（4）：741-746.

［6］Dimitrakov J, et al. Adrenocortical hormone abnormalities in men with chronic prostatitis/chronic pelvic pain syndrome. Urology, 2008, 71（2）：261-266.

［7］王小海. 慢性前列腺炎与勃起功能障碍的相关性研究. 泌尿外科杂志（电子版）, 2016, 8（4）：23-26. ★

［8］Althof SE, et al. International Society for Sexual Medicine's guidelines for the diagnosis and treatment of premature ejaculation. J Sex Med, 2010, 7（9）：2947-2969.

［9］Screponi E, et al. Prevalence of chronic prostatitis in men with premature ejaculation. Urology, 2001, 58（2）：198-202.

［10］Shamloul R, et al. Chronic prostatitis in premature ejaculation：A cohort study in 153 men. J Sex Med, 2006, 3（1）：150-154.

［11］Jannini EA, et al. Disorders of ejaculation. J Endocrinol Invest, 2002, 25（11）：1006-1019.

［12］Cai T, et al. Chlamydia trachomatis Infection Is Related to Premature Ejaculation in Chronic Prostatitis Patients：Results from a Cross-Sectional Study. J Sex Med, 2014, 11（12）：3085-3092.

［13］Lotti F, et al. Clinical correlates of erectile dysfunction and premature ejaculation in men with couple infertility. J Sex Med, 2012, 9（10）：2698-2707.

［14］El-Nashaar A, et al. Antibiotic treatment can delay ejaculation in patients with premature ejaculation and chronic bacterial prostatitis. J Sex Med, 2007, 4（2）：491-496.

［15］Zohdy W. Clinical Parameters that Predict Successful Outcome in Men with Premature Ejaculation and Inflammatory Prostatitis. J Sex Med, 2009, 6（11）：3139-3146.

［16］Lee JH, et al. Relationship between premature ejaculation and chronic prostatitis/chronic pelvic pain syndrome. J Sex Med, 2015, 12（3）：697-704.

［17］Nickel JC, et al. The beneficial effect of alfuzosin 10 mg once daily in "real-life" practice on lower urinary tract symptoms（LUTS）, quality of life and sexual dysfunction in men with LUTS and painful ejaculation. BJU Int, 2006, 97：1242-1246.

[18] Anderson RU, et al. Sexual dysfunction in men with chronic prostatitis/chronic pelvic pain syndrome: improvement after trigger point release and paradoxical relaxation training. J Urol, 2006, 176: 1534-1538.

七、患者健康教育和随访

慢性前列腺炎的病程及治疗周期长,容易反复发作,患者可能出现不同程度的精神压力或心理障碍,并对生活质量造成严重影响[1,2]。每一个患者都可能存在诱发或维持前列腺炎症状的独特原因,需要患者自我审查和管理才能达到最佳疗效。由于患者缺乏疾病相关知识,存在不良生活和工作习惯,不能坚持治疗和维持健康生活方式,对治疗效果影响很大,因此,前列腺炎患者的健康教育和随访非常重要,应看作是治疗的重要环节,并体现个体化的原则。

有针对性的健康教育,普及相关知识,可在很大程度上缓解患者的恐惧焦虑心理,减轻躯体症状;通过随访,根据治疗效果及时调整个体化治疗方案,可最大程度地提高治疗效果。

(一)慢性前列腺炎患者的健康教育

目标是使患者充分了解疾病相关知识,指导患者自我审查和管理,降低或消除疾病的危险因素,同时减轻焦虑、抑郁情绪,保持健康的身心状态,树立治愈疾病的信心。

最有效的教育途径是医师在诊疗过程中耐心细致的口头宣教。通过各种形式的媒体传播正确的科普常识,也是有效的教育途径。

健康教育的内容主要包括以下方面。

1.疾病相关知识 如前列腺的解剖、病理生理,前列腺炎的病因、临床表现、治疗方法和效果、迁延易复发的原因等。告知患者前列腺炎是一种常见病,不威胁生命,不影响重要脏器功能,部分患者可自行缓解,并非所有患者都需要治疗。一般说来,慢性前列腺炎的主要表现是会阴、肛周、尿道、耻骨上、腹股沟、腰骶部疼痛或不适,尿频、尿急、排尿费力等排尿症状,但每个患者呈现的临床表现并不一致[3]。前列腺按摩液的白细胞计数可以正常或增多,且与症状的严重程度不一定相关[4,5]。应告知患者治疗的目标是改善症状、提高生活质量,而不是降低前列腺液白细胞计数。

2.培养好的生活及工作习惯 流行病学研究发现了诱发或维持慢性前列腺炎症状的危险因素。据此,辅导患者培养好的生活及工作习惯是个体化治疗的重要体现,包括:戒酒和辛辣食物、避免久坐、多饮水、规律性生活、不故意憋尿及控制延迟射精、下腹保暖、缓解压力和紧张、加强体育锻炼等。由我国医师创制的《CPPS患者生活方式和职业指导问卷(CPPS Patients Lifestyle & Occupational Guidance,CPLOG)》,有助于患者自我审查和自我管理,促进诊疗流程的便利和标准化,有待应用和改进(见附录4)[6]。

3.心理疏导 患者抑郁和(或)焦虑状态可能是慢性前列腺炎易感或致病因素,并影响临床症状及治疗效果[7]。慢性前列腺炎可能是一些神经症的表现[8]。因此,大多数患者需要泌尿科医师在诊疗过程中给与心理疏导,部分患者需要精神心理专科治疗。在与患者沟通过程中,医师应全面了解患者的心理状态和需求,针对性的进行疏导,重点告知或提示以下患者关心的事项:慢性前列腺炎是常见病,虽病情反复,但并非疑难、不治之症;目前没有证据表明前列腺炎会癌变;部分慢性前列腺炎患者伴有性欲减退、勃起功能障碍、早泄等,但没有证据表明前列腺炎直接造成上述性功能障碍[9];部分前列腺炎患者可有精液参数异常[10],但影响生育的患者比例并不明显高于一般人群。鼓励患者放松心情,保持积极的生活态度,坚持正常工作与学习,不要过度关注前列腺炎引起的临床症状,更不可因患前列腺炎而一蹶不振。

4.坚持规范治疗 强调服从医嘱的重要性和必要性。慢性前列腺炎的治疗目标主要是缓解疼痛、改善排尿症状、提高生活质量。症状的缓解程度是评价慢性前列腺炎治疗效果的主要依据。虽然治疗方法或药物众多,但没有一个能够达到治疗所有患者或缓解所有症状的目的。慢性前列腺炎的治疗不能狭隘地理解为药物和治疗方法的组合变化,药物治疗只是慢性前列腺炎治疗的一部分,并非所有患者都需要药物治疗。调整精神心理状态、改正不良生活方式、职业习惯同样重要[11]。慢性前列腺炎治疗周期较长,患者应保持耐心,坚持治疗,不要随便更换治疗方案。

(二)慢性前列腺炎的患者随访

目标是及时了解治疗效果、生活质量、心理状态并进行全面评估,根据结果适度调整治疗方案,同时给予患者针对性的健康教育,检查督促患者生活和工作习惯的自我管理情况。

随访间隔以每2～4周1次为宜，或嘱患者症状发生变化时随时就诊。

可使用各种量表便于动态观察和评估疗效。常用量表包括：慢性前列腺炎症状评分表（NIH-CPSI）、国际前列腺症状评分（IPSS）、膀胱过度活动症筛选问卷（OAB-V8）[12]、症状自评量表（Symptom Checklist 90，SCL-90）等。SCL-90主要评估慢性前列腺炎患者心理方面存在的问题。

参考文献

[1] Riegel B, et al. Assessing psychological factors, social aspects and psychiatric co-morbidity associated with Chronic Prostatitis/Chronic Pelvic Pain Syndrome（CP/CPPS）in men—a systematic review. J Psychosom Res, 2014, 77（5）: 333-350.

[2] Wenninger K, et al. Sickness impact of chronic nonbacterial prostatitis and its correlates. J Urol, 1996, 155（3）: 965-968.

[3] Vinnik YY, et al. The features of course of chronic abacterial prostatitis with inflammatory compoment in men of the first period of mature age depending on the somatotype. Part 1: the clinical characteristics. Urologiia, 2018,（6）: 108-114.

[4] Mi H, et al. Research of correlation between the amount of leukocyte in EPS and NIH-CPSI: result from 1242 men in Fangchenggang Area in Guangxi Province. Urology, 2012, 79（2）: 403-438.

[5] Zeng HQ, et al. Psychological factors and erectile function in men with refractory chronic prostatitis. Zhonghua Nan KeXue, 2008, 14（8）: 728-730.

[6] 张凯. 慢性骨盆疼痛综合征患者生活方式和职业指导（CPLOG）问卷. 中华男科学杂志, 2019, 25（4）: 365-367.

[7] Zhang K, et al. Association of depression/anxiety with lower urinary tract symptoms and erectile dysfunction in Chinese men aged from 22 to 50 years. 北京大学学报, 2013, 45（4）: 609-612.

[8] Brunahl C, et al. Mental disorders in patients with chronic pelvic pain syndrome（CPPS）. J Psychosom Res, 2017, 98: 19-26.

[9] Li HJ, et al. Prevalence of sexual dysfunction in men with chronic prostatitis/chronic pelvic pain syndrome: a meta-analysis. World J Urol, 2016, 34（7）: 1009-1017.

[10] Condorelli RA, et al. Chronic prostatitis and its detrimental impact on sperm parameters: a systematic review and meta-analysis. J Endocrinol Invest, 2017, 40（11）: 1209-1218.

[11] Franco JV, et al. Non-pharmacological interventions for treating chronic prostatitis/chronic pelvic pain syndrome. Cochrane Database Syst Rev, 2018, 5: CD012551.

[12] Narter KF, et al. The role of anticholinergic therapy based on the upoint system in the treatment of chronic prostatitis. Arch Ital UrolAndrol, 2019, 91（1）: 16-21.

八、附录

附录1 美国国立卫生研究院慢性前列腺炎症状指数（NIH-CPSI）

疼痛或不适

1.在过去1周，下述部位有过疼痛或不适吗?

a.直肠（肛门）和睾丸（阴囊）之间即会阴部

是（ ）1 否（ ）0

b.睾丸 是（ ）1 否（ ）0

c.阴茎的头部（与排尿无相关性）

是（ ）1 否（ ）0

d.腰部以下，膀胱或耻骨区

是（ ）1 否（ ）0

2.在过去1周，你是否经历过以下事件

a.排尿时有尿道烧灼感或疼痛

是（ ）1 否（ ）0

b.在性高潮后（射精）或性交期间有疼痛或不适

是（ ）1 否（ ）0

3.在过去1周是否总是感觉到这些部位疼痛或不适

（ ）0 a.从不

（ ）1 b.少数几次

（ ）2 c.有时

（ ）3 d.多数时候

（ ）4 e.几乎总是

（ ）5 f.总是

4.下列哪一个数字是可以描述你过去1周发生疼痛或不适时的"平均程度"

( )	( )	( )	( )	( )	( )	( )	( )	( )	( )
1	2	3	4	5	6	7	8	9	10

"1～9"表示疼痛依次增加，"10"表示可以想象到最严重疼痛

排尿

5.在过去1周，排尿结束后，是否经常有排尿不尽感

（　）0. a. 根本没有
（　）1. b. 5次中少于1次
（　）2. c. 少于一半时间
（　）3. d. 大约一半时间
（　）4. e. 超过一半时间
（　）5. f. 几乎总是

6. 在过去1周，是否在排尿后少于2小时内经常感到又要排尿
（　）0. a. 根本没有
（　）1. b. 5次中少于1次
（　）2. c. 少于一半时间
（　）3. d. 大约一半时间
（　）4. e. 超过一半时间
（　）5. f. 几乎总是

症状的影响

7. 在过去的1周里，你的症状是否总是影响你的日常工作
（　）0. a. 没有
（　）1. b. 几乎不
（　）2. c. 有时
（　）3. d. 许多时候

8. 在过去的1周里，你是否总是想到你的症状
（　）0. a. 没有
（　）1. b. 几乎不
（　）2. c. 有时
（　）3. d. 许多时候

生活质量

9. 如果在你以后的日常生活中，过去1周出现的症状总是伴随着你，你的感觉怎么样
（　）0. a. 快乐
（　）1. b. 高兴
（　）2. c. 大多数时候满意
（　）3. d. 满意和不满意各占一半
（　）4. e. 大多数时候不满意
（　）5. f. 不高兴
（　）6. g. 难受

积分评定：

疼痛：1a＋1b＋1c＋1d＋2a＋2b＋3＋4＝

尿路症状：5＋6＝

对生活质量影响：7＋8＋9＝

合计：

附录2　慢性骨盆疼痛综合征（CPPS）的UPOINT临床表现分型

症状类型	主要表现	治疗选择
泌尿系统症状（urinary）	CPSI评分中排尿症状评分＞4 梗阻性排尿症状 尿急、尿频或夜尿增多 残余尿增多	α受体阻滞剂 M受体阻滞剂
社会心理症状（psychosocial）	抑郁状态 适应不良 焦虑/压力	心理咨询 认知行为疗法 抗抑郁药 抗焦虑药
器官［前列腺和（或）膀胱］特异症状（organ specific）	前列腺压痛 前列腺按摩液白细胞增加 血精 前列腺内广泛钙化灶	α受体阻滞剂 5α还原酶抑制剂 植物药 前列腺按摩
感染（infection）	前列腺按摩液培养有革兰阴性菌或肠球菌* 既往抗生素治疗有效	选择敏感抗生素
神经系统或全身症状（neurologic/systemic）	中枢神经病变 盆腔以外的疼痛 肠易激综合征 纤维肌痛 慢性疲劳综合征	神经调质 针对并发症的处理
骨骼肌触痛症状（tenderness of skeletal muscles）	盆底和（或）腹部的触痛和（或）痛性肌痉挛	盆底肌肉训练 康复疗法 体育锻炼

*有Ⅰ、Ⅱ型前列腺炎证据的患者需除外

附录3　病原体定位试验操作方法

1. "四杯法"　先洗净、消毒阴茎头和包皮，将无菌试管直接放在尿道口收集尿液。收集最初排出的10ml尿流（VB1）；继续排尿100～200ml，用无菌试管收集中段10ml（VB2）；由医师进行前列腺按摩，收集自尿道口流出的前列腺按摩液（EPS）；收集按摩以后首先排出的10ml尿液（VB3）。将收集的4份标本分别进行显微镜检查和细菌培养。

2. "两杯法"　暴露尿道外口，如有包皮过长，应将包皮上翻。仔细消毒尿道外口。嘱患者排尿100～200 ml，用无菌试管收集中段尿（按摩前尿液）；由医师进行前列腺按摩；随后再嘱患者排尿，收集最初10ml尿液（按摩后尿液）。将收集的2份标本分别进行显微镜检查和细菌培养。

附录4 《慢性骨盆疼痛综合征患者生活方式和职业指导（CPLOG）》

请根据您慢性骨盆疼痛综合征（即"慢性前列腺炎"）症状发作前后或症状持续期间的实际情况回答以下问题：

1.您饮酒（包括白酒、黄酒、葡萄酒、啤酒等）的频率如何？
（1）每天1次或以上
（2）每周3～6次
（3）每周1～2次
（4）每月1～3次
（5）不饮酒或几乎不饮酒

2.您吃辛辣食物（包括含有辣椒的菜，或辣酱、辣油等调味料）的频率如何？
（1）每天1次或以上
（2）每周3～6次
（3）每周1～2次
（4）每月1～3次
（5）不吃辣或几乎不吃辣

3.您控制排尿（憋尿）的频率如何？
（1）总是（每次排尿）
（2）经常，多于一半的情况
（3）一半的情况
（4）偶尔，少于一半的情况
（5）从不

4.您射精（包括性交或手淫）的频率如何？
（1）连续每天1次，或某一天多次
（2）每周3～6次
（3）每周1～2次
（4）每月1～3次
（5）没有或几乎没有

5.您控制射精（故意推迟射精）的频率如何？
（1）总是（每次射精）
（2）经常，多于一半的情况
（3）一半的情况
（4）偶尔，少于一半的情况
（5）从不

6.您每天坐着（包括开车、坐车）的时间大约有多久？
（1）12小时及以上
（2）8～12小时
（3）4～8小时
（4）2～4小时
（5）2小时及2小时以下

7.您参加体育活动的频率如何？
（1）没有或几乎没有体育活动
（2）每月1～3次
（3）每周1～2次
（4）每周3～6次
（5）每天1次或以上

8.您生活、工作、学习的环境温度如何？
（1）寒冷
（2）阴凉
（3）不冷不热
（4）温暖
（5）炎热

附录5 中英文词汇对照表

ABP（acute bacterial prostatitis）	急性细菌性前列腺炎
AIP（asymptomatic inflammatory prostatitis）	无症状性前列腺炎
CBP（chronic bacterial prostatitis）	慢性细菌性前列腺炎
CNP（chronic nonbacterial prostatitis）	慢性非细菌性前列腺炎
CPPS（chronic pelvic pain syndromes）	慢性骨盆疼痛综合征
Ct（Chlamydia trachomatis）	沙眼衣原体
EPS（expressed prostatic secretion）	前列腺按摩液
IPCN（International Prostatitis Collaborative Network）	国际前列腺炎合作网络
LCR（ligase chain reaction）	连接酶链反应
LE（level of evidence）	证据等级
Mh（Mycoplasma hominis）	人型支原体
NIH（National Institutes of Health）	美国国立卫生研究院
NIH-CPSI（NIH-chronic prostatitis symptom index）	美国国立卫生研究院慢性前列腺炎症状指数
OAB（overactive bladder）	膀胱过度活动症
PCR（polymerase chain reaction）	聚合酶链反应
PD（prostatodynia）	前列腺痛
PSA（prostate-specific antigen）	前列腺特异性抗原
Uu（Ureaplasma urealyticum）	溶脲脲原体
VB1（voided bladder one）	初始尿液
VB2（voided bladder two）	中段尿液
VB3（voided bladder three）	前列腺按摩后尿液

男性泌尿生殖系统结核诊断治疗指南

一、概 述

泌尿生殖系结核（tuberculosis，TB）是最常见的肺外结核之一，肺结核病例中有4.8%的患者并发有肾结核；其次是继发于骨关节结核，淋巴结核及肠结核[1]。2%～20%的肺结核患者会发生泌尿生殖系结核[1-3]。在25%～62%的粟粒性结核患者中，结核杆菌会血行播散至泌尿生殖系引起感染[1]。一项回顾性研究纳入了9000多例结核病患者，发现泌尿生殖系结核的男女受累比为2:1，平均年龄为40岁（范围5～90岁）[3]。近年来不典型肾结核病例数显著增多，患者没有典型的重度尿频、尿急症状，仅表现为轻微的尿频或以血尿、腰痛为主要表现，甚至无任何临床症状，只有影像学的一些改变。不典型病例的首诊误诊率相当高，一些患者长期误诊误治可导致严重后果，应当引起高度重视。结核病治疗不规范，也造成耐药结核菌株和多药耐药结核菌株的产生。大部分患者确诊时已为中晚期，单纯使用药物疗效欠佳，或并发药物难以控制的并发症。罕见的情况下，当利用减毒活菌卡介苗（Bacillus Calmette-Guérin，BCG）膀胱内灌注治疗膀胱癌时，结核杆菌可能会进入泌尿道。

肾结核在泌尿系统结核中占有重要位置，输尿管、膀胱和尿道的结核都是起源于肾结核的继发病变。泌尿系结核中肾结核是治疗的中心位置，含有结核菌的尿液可以通过前列腺导管、射精管进入生殖系，给患者泌尿系统乃至生殖系统带来慢性、进行性、破坏性病变。手术仍是治疗泌尿系结核的主要手段。

参 考 文 献

[1] Figueiredo AA，et al. Urogenital Tuberculosis. Microbiol Spectr，2017，5.

[2] Abbara A，et al. Etiology and management of genitourinary tuberculosis. Nat Rev Urol，2011，8: 678.

[3] Figueiredo AA，et al. Epidemiology of urogenital tuberculosis worldwide. Int J Urol，2008，15: 827.

二、流行病学、病因学和病理学

（一）流行病学

结核病是全球第九大死因，也是因单一病原体感染造成的主要死因。20世纪90年代，由于对结核病的忽视、移民难民增加、人类免疫缺陷病毒（HIV）流行、耐药结核病例增加等因素影响，全球结核疫情回升。随着世界卫生组织《终止结核病战略》的制定和实施，在世界范围内结核病发病率每年下降约2%，死亡率每年下降3%，16%的结核病患者死于该病。结核病报告病例的男女比例是1.7:1[1]。

据估计，2016年全世界结核病新发病例数为1040万例，其中成人占90%，男性占65%，艾滋病病毒携带者占10%。新发病例大部分发生在中亚、东亚及南亚（45%）、非洲（25%）和西太平洋地区（17%），小部分发生在东地中海地区（7%）、欧洲（3%）和美洲（3%）。全球估计130万HIV阴性人群因TB死亡（2000年为170万），另外有37.4万HIV阳性人群因TB死亡。此外全球还面临着持续的耐药结核病威胁，每年利福平耐药结核病新增60万例，其中49万例是耐多药结核病。各国结核病新发病例数与人口总数比例相差很大。大多数发达国家结核病新发病例低于10例/10万人，而在30个结核病高负担国家中，大多数国家结核病新发病例在150～300例/10万[1]。

我国的结核患者数居世界第2位。结核病已位居单一病原菌疾病死因的第1位。2000年以来，中国的结核发病率和死亡率逐渐下降，根据WHO数据2011年中国结核病的发病率为75/10万，患病率为104/10万，死亡率为3.5/10万，HIV感染者中的患病率为1.2%。中国多药耐药（MDR）患者在新发病例中占5.7%，复发病例中占26%。2017年中国结核发病率为63/10万人，不包括艾滋病的死亡率为2.6/10万人。

结核病流行的影响因素包括贫穷程度、HIV感染、营养不良、糖尿病和吸烟。

10%的结核病例会发生肺外结核。泌尿生殖系统结核占肺外结核的30%～40%，仅次于淋巴结核[2]。2%～20%的肺结核扩散至泌尿生殖系统，发达国家较低，为5%～10%，而发展中国家则为15%～20%。泌尿生殖系统结核可见于任何年龄段，但以40～50岁男性为主[3]。泌尿生殖系统结核中以肾结核最为常见，糖尿病、血液透析、肾移植患者的肾结核患病率显著高于正常人群。目前不典型临床肾结核的发病显著增加，早期诊断困难，因而误诊、漏诊等情况常有发生，导致器官功能严重破坏。结核可累及整个生殖系统，包括前列腺、精囊、输精管、附睾、阴茎、睾丸等。泌尿生殖系统结核病理性累及前列腺者可高达39.5～50%，但通常为亚临床结核。临床最常见的男生殖系统结核为附睾结核[4]。

1995年确定每年3月24日为世界防治结核病日。同时，WHO还提出现代结核病控制策略（DOTS），并在全球推行。2016—2035年，WHO结核病策略和联合国（UN）可持续发展目标（SDGs）有相同的目标：终止结核病流行。2030年比2015年减少90%的TB死亡和80%的每年新发病例。实现这些目标需要在广泛的全民健康体系内提供结核病防治，多领域合作，以解决结核病的社会和经济学因素后果。2025年实现技术上的突破，以达到快速降低发病率的目的。目前结核病仍是高负担疾病，达成目标还不够快，也无法在持续缩小差距方面取得重大进展。

参考文献

[1] 世界卫生组织全球结核病报告（2017）. 世界卫生组织, 2018.

[2] Ramanathan R, et al. Relief of urinary tract obstruction in tuberculosis to improve renal function. Analysis of predictive factors. Br J Urol, 1998, 81: 199-205.

[3] Figueiredo AA, et al. Urogenital tuberculosis: patient classification in seven different groups according to clinical and radiological presentation. Int Braz J Urol, 2008, 34: 422-432.

[4] Mochalova TP, Starikov IY. Reconstructive surgery for treatment of urogenital tuberculosis: 30 years of observation. World J Surg, 1997, 21: 511-515.

（二）病因与发病机制

1. 细菌学（病原生物学） 结核菌属于分枝杆菌，对人有致病性者主要为人型及牛型结核杆菌。前者首先感染肺部，后者首先感染消化道，然后通过各种途径传播到其他器官。近年来，牛型杆菌感染率下降，但在艾滋病患者中出现过鸟分枝杆菌感染[1]。结核菌细长、稍弯、两头微钝，生长期多呈分枝状，有时可呈丝状、棒状。结核菌细胞壁脂质含量较高，约占干重的60%，特别是有大量分枝菌酸包围在肽聚糖层外面，影响染料的穿入。结核菌不易染色，但经品红加热染色后，再用盐酸乙醇冲洗不能使之脱色，所以称之为抗酸杆菌。结核菌细胞壁中的脂质还可以防止菌体水分丢失，因此结核菌对干燥的环境抵抗力很强。结核菌黏附在尘埃中可保持传染性8～10天，在干燥的痰内可存活6～8个月。结核菌对湿热环境敏感，在液体中加热到63℃15分钟，或者煮沸数分钟可被杀死。结核菌对紫外线敏感，直接日光照射数小时可被杀死，这一特点多用于结核患者衣物、被褥的消毒。人型结核杆菌为需氧菌，主要寄生于细胞内。结核菌生长缓慢，每20～24小时繁殖一代；在普通培养基上结核杆菌不能生长，必须在含有血清、卵黄、甘油及无机盐类的特殊培养基上进行培养。在活动性结核病灶中，细菌按照繁殖状态分为4个亚群：活跃期、半活跃期、半休眠期和休眠期。抗生素一般只对繁殖生长的结核菌有效。不繁殖的细菌，代谢不能被抗生素阻断，在抗生素环境中也能存活下来，所以少数结核杆菌可在细胞内长期存在，呈休眠状态，甚至终身不繁殖，也不能被抗生素清除。结核菌能自发或经理化、生物因素诱导形成L型菌。近年来，检出L

型结核菌的文献愈来愈多。它不引起皮肤迟发型超敏反应，也不易引起结核性病理损伤，但可以在体内长期生存，在一定条件下恢复为原生结核菌，导致结核病发生。感染L型结核菌的结核病患者，其临床表现不典型，PPD试验不敏感，误诊率高，疗效差。结核菌可自发基因突变，因而有原发的对某种抗结核药耐药的菌株，但原发的耐两种药物的菌株极少。多数耐药菌株是由于治疗不当造成的继发性耐药菌株，可导致单耐药、多耐药、耐多药及严重耐多药结核病。

目前应用于结核分枝杆菌的基因分型方法主要分为两类：一类是以限制性片段长度多态性（restriction fragment length polymorphism，RFLP）为基础的方法，常用片段有：IS6110，IS1081，多态性GC富集重复序列（polymorphic GC-rich repetitive sequence，PGRS），直接重复序列（direct repeat，DR），主要多态性串联重复序列（major polymorphic tandem repeat，MPTR）等；另一类是以对结核杆菌基因组中特定多态性区域序列进行PCR扩增为基础的方法，常用于扩增的片段有 IS6110，PGRS，编码16S-23S rRNA基因分隔区，DR及其间隔，结核杆菌散在分布的重复单位（mycobacterial interspersed repetitive units，MIRU）等。

2. 发病机制　累及泌尿系统的结核有两种形式：最常发生的主要累及泌尿集合系统，包括肾盂、肾盏、输尿管和膀胱；不太常见的情况下，还发生肾实质病变，包括间质性肾炎和肾小球肾炎[1]。当患者有肺部感染时，或是在结核再激活或粟粒性结核的情况下，分枝杆菌可血行播散至泌尿生殖道。结核杆菌可进入髓质间质组织，引起肉芽肿形成。这些肉芽肿可能会自愈，伴有相关纤维化（无明显肾病），也可在初始感染的多年之后破溃，碎块进入肾小管腔，并将结核杆菌释放入泌尿道，从而引起感染连续性播散[1,2]。随后，肾乳头破坏可以导致脓肿形成。感染下行播散至输尿管和膀胱可引起输尿管狭窄和梗阻、肾积水以及肾功能不全[3]。患者也可能会发生膀胱纤维化和挛缩，导致输尿管膀胱连接部变形，伴输尿管口增大并向侧方移位。单侧肾脏受累通常比双侧受累更常见[4]。然而，患者也可能因双肾均受累，导致终末期肾病。

双肾结核可能有3种发生机制：①血行播散最初使一侧肾脏受累，并下行播散至同侧输尿管和膀胱。由于膀胱纤维化和挛缩，继而发生对侧膀胱输尿管反流，使得感染逆行至对侧肾脏。多数还是一侧肾结核对侧肾积水。②感染可血行播散至双肾。这种情况发生于有免疫缺陷和粟粒性结核的患者[5]。③双肾病灶

再激活，并下行播散至泌尿集合系统，以及发生双侧输尿管狭窄，无膀胱挛缩。这种表现极为罕见[6]。

肾实质病变是结核感染引起的罕见疾病包括间质性肾炎和肾小球疾病。结核相关性间质性肾炎的发病机制尚不清楚。部分病例的间质性肾炎可能是TB累及其他器官引起的免疫学现象，而不是肾脏感染结核的直接结果[7]。一项英国的病例系列研究纳入了17例已确诊结核病的亚裔患者，并且这些患者都接受了肾活检；结果显示，所有患者均存在慢性肉芽肿性间质性肾炎。虽然活检发现了间质性炎症伴嗜酸性粒细胞增多和肉芽肿，但所有活检样本的抗酸染色和分枝杆菌培养结果均为阴性；此外，有5例患者接受了针对分枝杆菌DNA的聚合酶链反应（polymerase chain reaction，PCR）检测，结果均为阴性。开始抗结核治疗后发生的间质性肾炎可能由反常反应引起（即，治疗开始后发生新发病变或既存病变恶化），而反常反应则可能归因于免疫功能改善导致机体对感染的炎症反应增强[8]。急性过敏性间质性肾炎也可能是由治疗结核病的药物引起，如利福平。已有许多病例报道了结核相关性肾小球肾炎的患者[7]。肾小球肾炎似乎与肾脏感染结核直接相关。一项回顾性研究纳入了46例有结核性肾小球肾炎的中国患者，发现20%的病例中尿分枝杆菌培养结果呈阳性，并且85%的病例中肾活检标本的PCR检测结果为结核阳性[8]。76%的患者有肺结核或肺外结核的病史。结核可引起肾脏淀粉样变性。淀粉样变性是一种肾小球病变，由淀粉样蛋白沉积于肾脏引起。结核病患者的肾脏淀粉样变性是慢性炎症所致，并且结核病患者循环中急性期反应物（即血清淀粉样蛋白A）的水平较高[8]。

生殖器结核包括前列腺、精囊、输精管、附睾、睾丸、尿道球腺及阴茎结核。生殖器结核有多种发生途径。结核杆菌可血行播散至前列腺和附睾，引起生殖器结核；也可经尿路播散至前列腺，并从射精管播散至精囊、输精管及附睾，引起生殖器结核[1]。女性生殖道结核通常是肺部感染血行播散所致；较为少见的情况下，这种感染也可由其他腹部器官的感染经淋巴播散引起[9]。结核病可累及输卵管、子宫内膜及卵巢，但子宫肌层通常不受累[2]。在与存在阴茎或附睾结核的男性性交之后，女性可发生原发性生殖道结核[1]。尚没有文献报道女性通过性方式将结核病传播给了男性。结核病的垂直传播较为罕见；危险因素包括母体肺外结核、粟粒性结核及脑膜结核[1]。感染可经胎盘传播给胎儿，方式为：结核杆菌通过脐静脉播散至胎儿肝脏和肺部；胎儿吸入结核杆菌污染的羊

水。予以母体抗结核治疗可能会降低垂直传播的风险。泌尿生殖系结核通常起病隐匿。结核患者发生肺部感染与出现泌尿生殖系结核临床表现的平均间隔时间为22年[7]。

肾脏和泌尿系结核最初不会引发特异性症状；临床上可能会偶然发现脓尿和（或）镜下血尿。一旦疾病进展至膀胱受累，则约50%的患者就会出现尿频、尿痛、尿急及夜尿症状；1/3的患者可出现肉眼血尿和腰痛[7,10]。全身性症状相对罕见，如发热、体重下降[6,8]。晚期疾病的表现包括终末期肾病，罕见情况下还会出现难治性高血压[11]。与未感染HIV的患者相比，HIV感染者更为年轻，且更容易发生肾脏和前列腺的结核性脓肿[12]。一项病例系列研究纳入了24例泌尿生殖系结核患者，发现2/3的病例存在HIV感染。另一项研究纳入了46例艾滋病患者，发现24%的病例在尸检时双肾有肉芽肿[13]。特征性的实验室检查结果包括反复原培养未检出化脓性微生物时存在持续性脓尿和酸性尿。90%以上的病例有无痛性肉眼血尿或镜下血尿[6]。单侧肾脏受累的情况下，血浆肌酐浓度通常正常。在双肾受累和（或）间质性肾炎或肾小球肾炎的情况下，有可能观察到血浆肌酐浓度升高[1]。间质性肾炎患者可能存在白细胞管型。肾小球肾炎患者可能存在异型红细胞和红细胞管型。在肾小球肾炎和淀粉样变性的情况下，可观察到蛋白尿。一项回顾性研究纳入了46例有结核性肾小管肾炎的中国患者，发现70%的患者存在蛋白尿，11%的患者存在脓尿[12]。发生了淀粉样变性的患者通常存在肾病范围的蛋白尿（＞3.5g/d）[13]。

肾结核的主要原发病灶为肺结核，少数来自于骨、关节、肠、淋巴结的结核病灶。大量实验研究、尸检和临床观察证实，血行播散是肾结核的主要感染方式。肾脏、附睾和女性输卵管均是血行播散的主要种植部位。前列腺结核也可由血行播散引起，但是尿液中的结核杆菌更易导致前列腺结核。其他部位的泌尿生殖系统结核可由直接蔓延，逆行感染或经淋巴播散[14]。

结核病的发病是人体与结核杆菌相互作用的结果。细胞免疫与迟发变态反应参与其发生、发展，病变进展的速度和程度取决于结核杆菌的毒力和机体的免疫状态，其中细胞免疫起关键作用[15]。

初次感染后，结核杆菌被巨噬细胞吞噬并迅速繁殖，向全身播散，经血流侵入肾脏，在肾小球毛细血管丛中形成微结核病灶。机体抵抗力正常的情况下，感染3～4周后，细胞免疫及迟发型变态反应建立，

多数结核菌被杀死，病灶相继吸收愈合，病变轻微，不出现临床症状，仅可引起结核菌尿，称为"病理性肾结核"。只有少数小儿及免疫力低下的成人直接由原发感染发展成结核病[11]。尸检发现结核病患者的病理性肾结核病灶相当普遍。

少数病理性肾结核在全身或局部抵抗力低下时，残留病灶中的结核杆菌增殖，并进而发展为肾髓质结核，由于机体已感染致敏，组织破坏显著，出现轻重不一的临床症状，称为"临床肾结核"。一般从病理性肾结核发展到临床肾结核需要经历2～20年[12]。肾髓质结核病灶通过结核菌尿可累及全肾，向下累及输尿管、膀胱、尿道及生殖道[16]。

参 考 文 献

[1] Collins FM, Campbell SG. Immunity to intracellular bacteria. Vet Immunol Immunopathol, 1982, 3: 5.

[2] Dannenberg AM Jr, Tomashefski JF Jr. Pathogenesis of pulmonary tuberculosis. In: Pulmonary Diseases and Disorders, 2nd ed, Fishman AP (Ed), McGraw-Hill, New York, 1988. Vol 3.

[3] Bates MN, et al. Risk of tuberculosis from exposure to tobacco smoke: a systematic review and meta-analysis. Arch Intern Med, 2007, 167: 335.

[4] Smith GS, et al. Cigarette smoking and pulmonary tuberculosis in northern California. J Epidemiol Community Health, 2015, 69: 568.

[5] Andrews JR, et al. Risk of progression to active tuberculosis following reinfection with Mycobacterium tuberculosis. Clin Infect Dis, 2012, 54: 784.

[6] Lahey T, et al. Recurrent tuberculosis risk among HIV-infected adults in Tanzania with prior active tuberculosis. Clin Infect Dis, 2013, 56: 151.

[7] Verver S, et al. Rate of reinfection tuberculosis after successful treatment is higher than rate of new tuberculosis. Am J Respir Crit Care Med, 2005, 171: 1430.

[8] Hoffmann C, et al. Disclosure of the mycobacterial outer membrane: cryo-electron tomography and vitreous sections reveal the lipid bilayer structure. Proc Natl Acad Sci U S A, 2008, 105: 3963.

[9] Bhanot N, Zaman MM. An immigrant with a painful swelling in his back. Clin Infect Dis, 2007, 44: 1615.

[10] Kent PT, Kubica GP. Public health mycobacteriology: A guide for the level III laboratory. Centers for Disease Control, US PHS, 1985.

[11] Diagnostic Standards and Classification of Tuberculosis in Adults and Children. This official statement of the American Thoracic Society and the Centers for Disease

Control and Prevention was adopted by the ATS Board of Directors，July 1999．This statement was endorsed by the Council of the Infectious Disease Society of America，September 1999．Am J Respir Crit Care Med，2000，161：1376.

［12］Aggarwal P，et al．Comparison of the radiometric BACTEC 460 TB culture system and Löwenstein-Jensen medium for the isolation of mycobacteria in cutaneous tuberculosis and their drug susceptibility pattern．Int J Dermatol，2008，47：681.

［13］Piersimoni C，et al．Current perspectives on drug susceptibility testing of Mycobacterium tuberculosis complex：the automated nonradiometric systems．J Clin Microbiol，2006，44：20.

［14］Cek M，et al．EAU guidelines for the management of genitourinary tuberculosis．Eur Urol，2005，48（3）：353-362.

［15］张俊仙，吴雪琼．结核分枝杆菌对抗结核药物难受机制的研究进展．中国防痨杂志，2015，37（11）：1150-1155.

［16］Langemeier J．Tuberculosis of the genitourinary system．Urol Nurs，2007，27（4）：279-284.

（三）病理学

1.概述　结核病是由结核分枝杆菌引起的严重危害公众健康的传染病，是全球十大致死疾病之一。我国是结核病高负担国家，结核病发患者数位居全球第3[1]。其中肺外结核病患者占全部结核病患者的10%～20%，有研究提示其中单纯性肺外结核病中，泌尿系统结核最常见，占40.0%；而肺外结核病合并肺结核中，泌尿系统结核占到7.5%[2,3]。其中肾结核最常见[4]，肾结核绝大多数起源于肺结核，少数继发于骨关节结核或消化道结核。含有结核菌的尿液下排过程中可以侵犯输尿管、膀胱，另外可以通过前列腺导管、射精管进入生殖系统，引起输精管、精囊、附睾、睾丸结核，其中附睾结核最为多见。

泌尿、男性生殖系统结核的病理特点主要是不同部位可同时受到破坏，形成溃疡、空洞与纤维化修复，造成狭窄、瘢痕组织并存。

2.基本病理变化　由于体内结核杆菌细菌数量、毒力以及人体的免疫反应强度的不同，泌尿、男性生殖系统结核可呈现3种不同的病理类型。

（1）渗出性病变：此型病变多出现在炎症早期，病变主要表现为浆液性炎症，组织水肿。早期病变内有中性粒细胞浸润，在组织渗出液、组织内巨噬细胞内可见结核杆菌。此型病变好发于浆膜、滑膜等处。

（2）增生性病变：此型病变多发生在结核杆菌数量少、毒力弱及集体免疫反应较强时。此型病变典型表现是形成结核结节，即结核性肉芽肿。典型结核结节由上皮样细胞、朗格汉斯细胞、病灶周围集聚的淋巴细胞以及少量纤维母细胞形成，中间可伴有干酪样坏死。

（3）坏死性病变：此型病变多发生在结核杆菌数量多、毒力强及机体病变局部发生强烈变态反应时。此型病变典型病理改变是形成干酪样坏死。因该病变坏死灶大体呈淡黄色、均匀细腻，质地紧实，形似奶酪而得名，镜下表现为红染无结构的细密颗粒样。前述渗出性病变、增生性病变均可继发干酪样坏死。

3.肾结核　肾结核病灶多起始于肾皮质、髓质交界处或乳头体内，初始阶段肾皮质形成微小脓肿灶，逐渐形成结核性肉芽肿。后期病灶逐渐侵犯扩大，可累及肾髓质，侵犯肾盏、肾盂，干酪样坏死组织可随尿液下行播散。肾结核病理改变主要有：①肾体积缩小，肾内不规则钙化灶；②肾乳头破坏，对应的肾盏颈部纤维化闭塞，其近端形成闭塞性脓腔；③肾乳头干酪样坏死，坏死物脱落、破溃形成空洞；④肾盏漏斗部结核性肉芽肿炎症、纤维化、瘢痕形成，肾盏颈部纤维化瘢痕挛缩、肾盏纠集、梗阻[5]。

病理性肾结核：肾皮质多发微小结核病变，形成粟粒状结节，临床上不出现症状，多发生于双肾；临床性肾结核：病变在肾髓质继续发展，病灶突破肾乳头到达肾盏、肾盂，发生结核性肾盂肾炎，出现临床症状和影像学改变，多发生于单侧肾脏。

由于液化的干酪样坏死物质随尿液下行，常合并感染输尿管结核。最早侵犯输尿管开口处，输尿管管壁早期出现黏膜、黏膜下层病理性炎症、溃疡，伴有散在结核结节。后期肉芽组织机化，纤维组织增生，管壁修复性纤维化增厚、僵硬，出现节段性狭窄。

4.膀胱结核　膀胱结核是肾结核最严重的并发症之一，好发于三角区。膀胱结核初期是膀胱黏膜充血、水肿，引起膀胱上皮细胞缺损，形成局部溃疡，可伴有散在的黄色结核结节形成。继而病灶融合成片状溃疡、肉芽肿。后期多发的黏膜溃疡引起膀胱壁肌层成纤维细胞增生，肌层纤维化，瘢痕收缩引起膀胱壁增厚、僵硬，可致输尿管口变窄及膀胱挛缩。此外，膀胱结核病变侵犯健侧输尿管口导致健侧输尿管口狭窄或关闭不全，引起对侧肾积水。

5.前列腺结核　前列腺结核可由其他部位如肾、附睾等部位结核感染，经被结核杆菌感染的尿液、精液或其他部位结核病灶随血液进入前列腺内。病变早期在前列腺导管及射精管部位形成结核结节，后向其他部位扩散。

前列腺结核病理改变呈典型结核肉芽肿，中心部位常有干酪样坏死。前列腺结核大多同时侵犯两侧中央叶及外周叶，早期为卡他性炎，腺体内血管周围有多发小而密的结核结节，伴有巨噬细胞、淋巴细胞浸润，形成脓肿，整个腺体呈慢性炎症改变。病变进一步发展，可见慢性肉芽肿炎伴局部坏死，可导致腺体组织破坏，前列腺细胞、导管上皮细胞破坏、消失。后期干酪样坏死形成空洞，伴随形成纤维化硬结[6-8]。

前列腺结核常侵犯精囊，引起精囊结核。精囊结核病理变化主要是结核分枝杆菌侵犯精囊壁，致精囊壁上皮结构破坏，伴有结核结节形成。后发生纤维化，形成坚实的纤维肿块，少数发生干酪样变。

6.尿道结核　尿道结核在泌尿系结核中较少见，单纯尿道结核更少见，多数与其他泌尿生殖系统结核同时发生。尿道结核感染先侵犯尿道黏膜，形成结核结节，病灶可突破融合形成溃疡，之后肉芽组织增生纤维化，黏膜皱缩，可致尿道狭窄。而在女性患者可表现为单纯尿道结核，主要表现为息肉样病灶，镜下主要表现为由尿路上皮、血管、结核性肉芽肿混合组成。

7.附睾结核　附睾结核是男性生殖系统中最常见的结核疾病。附睾结核常伴有肾结核或前列腺结核，结核菌多由肾到前列腺、精阜、输精管再至附睾，故多发生在附睾尾部，常以单侧为主，容易累及睾丸，少数由血行而来，好发于头部。附睾结核的病理改变有结核性脓肿、结核性肉芽肿、干酪样坏死、纤维化等[9]。

结核杆菌感染初期，表现为浆膜渗出性炎症，组织水肿，伴有炎症细胞浸润，此期严重者可形成阴囊冷脓肿，继而出现脓肿破溃、窦道形成，取窦道破溃的组织进行病理检查可见大量结核分枝杆菌。后期病灶形成肉芽肿或干酪样坏死，附睾内形成肿块、硬结，附睾体积增大，其内可见大量结核杆菌。病灶发生纤维化、纤维包裹及钙化，病灶纤维化后镜下一般无结核杆菌。

附睾结核多数合并输精管结核，输精管病理变化主要是管壁上皮破坏，渗出、水肿，管腔弥漫性增粗。管壁破坏处增生、缩窄，导致管腔堵塞形成结节，呈串珠样改变，多发生于精索部，其次为腹股沟部[10]。结节破溃后形成脓肿，少数者结节发生破溃，形成会阴部脓肿。后期输精管内结核病灶增殖，病理

表现为干酪样坏死和纤维组织包裹等干酪样结构。

8.睾丸结核　睾丸结核几乎是附睾结核的直接蔓延所引起。发病缓慢，病程较长，附睾逐渐增大，无明显疼痛，肿大的附睾可与阴囊粘连形成寒性脓肿，最后形成窦道。睾丸结核处于不同的病程阶段，其病理表现也不相同。早期，结核杆菌侵犯睾丸发生的渗出性改变，表现为睾丸肿大，或刺激睾丸鞘膜上皮，引起渗出增多，出现睾丸鞘膜积液，镜下可见睾丸生殖细胞水肿、分枝杆菌、大量炎症细胞以及鞘膜增生、增厚。可形成睾丸内多发肉芽肿，结节中心可伴有少许干酪样坏死。此期严重者可形成睾丸结核性脓肿，生殖细胞、组织大量破坏、液化，少数可突破白膜、阴囊形成窦道。后期结核病变组织发展至干酪样坏死，睾丸质地坚实，形成多发质硬结节，镜下见结构紊乱，生精组织结构破坏，大片红染无结构样变[11]。

9.阴茎结核　单纯性阴茎结核多为继发性病变，常继发于肾结核、附睾结核等，阴茎结核发病率较低，其在泌尿系结核中少于1%。典型病理改变是：早期阴茎头、阴茎系带或尿道外口处出现散发的丘疹、结节，病理可示肉芽性炎，可见碎屑状坏死，多核巨细胞及上皮样细胞。以后结节溃烂、凹陷形成溃疡，周围组织发硬，溃疡底部出现干酪样坏死组织。当结核侵犯到海绵体时，后期病灶纤维化，瘢痕形成皱缩而弯曲。有研究发现阴茎结核病理表现发生改变，病理切片中未见到典型的结核结节，只有大量的淋巴细胞、类上皮细胞以及大片坏死区域[12,13]。

10.肾上腺结核　临床上肾上腺结核较少见，常侵犯双侧，由于肾上腺组织被破坏，有肾上腺皮质功能减退的表现[14,15]。其病理改变常表现为双侧肾上腺弥漫性的病变，为慢性炎性病变表现。大体可表现为多发结核瘤样，切面多呈灰黄灰白色，镜下可见腺体组织呈慢性肉芽肿样病变，可见大量上皮样细胞和多核巨细胞，构成边界清楚的结节状病灶伴大片干酪样坏死改变，后期腺体组织均由纤维组织替代并钙化[16]。

参 考 文 献

[1] World Health Organization（WHO）. Global tuberculosis report, 2018. http: //www.who.int/iris/handle/10665/274453.

[2] Pehme L, et al. Tuberculosis during fundamental societal changes in Estonia with special reference to extrapulmonary manifestations. Chest, 2005, 127（4）: 1289-1295.

［3］袁阳，等. 肺外结核病分布及耐药分析. 中国临床研究，2018，31（4）：535-537.

［4］Abbara A，et al. Etiology and management of genitourinary tuberculosis. Nature Reviews Urology，2011，8（12）：678-688.

［5］石莺，等. 45例肾结核临床病理分析. 现代医药卫生，2005，2：133-135.

［6］刘资童，等. 2例单纯性前列腺结核病例报告. 标记免疫分析与临床，2017，24（7）：836-838.

［7］吴涛，等. 单纯性前列腺结核16例临床分析. 遵义医学院学报，2017，38（2）：188-189.

［8］程悦，等. 前列腺结核的MRI特征. 中华放射学杂志，2014，48（4）：342-343.

［9］徐秀芳，等. 彩超对53例附睾结核分型的临床价值及意义. 中国现代医师，2016，54（18）：106-108.

［10］张文智，等. 输精管结核的超声表现分析. 中国超声医学杂志，2014，30（8）：737-739.

［11］Cho YS，et al. Tuberculosis of testis and prostate that mimicked testicular cancer in young male soccer player. J Exerc Rehabil，2013，9（3）：389-393.

［12］石磊，等. 阴茎结核疹一例. 中华皮肤科杂志，2011，44（3）：213-314.

［13］晏滨，等. 原发性阴茎结核1例报告并文献复习. 中华男科学杂志，2015，21（11）：1054-1055.

［14］王文涛，等. 肾上腺结核继发Addison病36例临床分析. 哈尔滨医科大学学报，2009，43（2）：197-199.

［15］杜培洁，等. 肾上腺结核致Addison病26例临床分析. 中华实用诊断与治疗杂志，2018，32（11）：1071-1072.

［16］任瑞民，等. 活动性肾上腺结核一例报告并文献复习. 中华泌尿外科杂志，2017，38（9）：698-791.

三、临床表现

泌尿生殖系结核是全身结核病的一部分，多数继发于肺结核，少数继发于肠结核或骨关节结核，可累及肾、输尿管、膀胱、尿道、前列腺、精囊、睾丸、输精管、输卵管等部位[1-3]。泌尿生殖系结核在男性中高发（男女比例为2:1），40～50岁为高发年龄，部分患者发病隐匿，5%～10%患者无任何临床表现。对于免疫功能低下患者，如感染HIV、移植术后、长期使用激素等免疫抑制剂物等，如合并疑似症状，应对结核进行重点排查。国内外约93%的患者在发病的不同时期会被作为泌尿系感染诊治[4-6]。

（一）泌尿系统结核

根据泌尿系结核进展的不同时期，临床表现差异较大。

局限肾脏皮质期：早期由血行播散感染至肾脏皮质，（最主要的是肾结核，）起病缓慢，早期往往无任何临床症状，成为病理性肾结核，因此极易漏诊，多数早期被控制后，不发展为临床型肾结核，有些肾结核在皮质内形成肉芽肿，潜伏期可长达数十年，当患者抵抗力减弱时，再次进展。此阶段患者常无明显的临床正常，多有血行播散的临床表现，如长时间低热、咳嗽等情况。如全身结核控制后，泌尿系往往无明显的临床表现，因结核局限于肾脏皮质，化验结果也常正常，偶能检测到结核杆菌[7]。

侵犯肾脏实质及集合系统：随着疾病进展，肾脏结核可进一步侵犯肾乳头、肾脏盏颈甚至肾盂输尿管连接部，临床上可表现为脓尿、腰痛、血尿等，实验室检测可见尿红细胞及脓细胞。因尿里感染可能导致排尿症状，如尿频、尿痛等。此时肾脏积水表现常无特异性，诊断泌尿系结核亦较困难。如已经表现出典型的"调色盘样"肾积水，常可帮助临床医师诊断结核，IVP可见"虫噬样"改变[8]。

侵犯输尿管及膀胱：此阶段的泌尿系结核已完全侵犯肾脏，侵犯输尿管后，常可有肾积水引起的腰部疼痛，因有些患者肾脏亦被结核菌破坏，功能差，所以也可无此表现。侵犯膀胱后，可引起结核性膀胱炎，此时期的症状包括尿频、尿急，有些因膀胱溃疡出血，可表现出血尿，常终末以血尿为主[9]。

其中，泌尿系结核最主要的是肾结核，起病缓慢，早期往往无任何临床症状，因此极易漏诊。随病程进展，多数患者呈现下尿路症状，其中最主要为尿频。

1.膀胱刺激症状　膀胱刺激症状是肾结核的最主要和最早的症状。45%～80%患者都有该症状。患者开始先有尿频，白天及夜间的排尿次数都逐渐增加，排尿次数由最初的每天数次增加到数十次，严重者每小时数次，直至出现类似尿失禁现象。排尿时有灼热感并伴有尿急。尿频开始是由于含有脓细胞及结核杆菌的尿液刺激膀胱所引起，以后则由于膀胱黏膜为结核菌感染，结核性膀胱炎所致。随着结核病变逐渐加重，膀胱刺激症状也越显著。但肾自截出现时，干酪样坏死物停止进入膀胱内，膀胱刺激征状有所缓解，但也可最终发展为膀胱挛缩。

2.血尿　血尿是泌尿系结核的第2个重要症状，发生率70%～80%，多在尿频、尿急、尿痛等膀胱刺激征发生后出现，部分患者血尿也可是最初症状。血尿的来源可为肾脏和膀胱，而以膀胱病变为主。血尿的程度不等，多为轻度肉眼血尿或显微镜下血尿，约有3%的病例为明显肉眼血尿且为唯一首发症状。

血尿多以终末血尿居多。若血尿来源于肾脏，则可为全程血尿并伴不同程度的肾绞痛[10]。

3.脓尿　泌尿系结核患者一般均有不同程度的脓尿，发生率为20%。显微镜下尿内可见大量脓细胞，严重者尿呈米汤样，也可混有血液，呈脓血尿。脓尿是由于肾和膀胱的结核性炎症造成组织破坏，尿液中出现大量脓细胞，尿液内也可出现干酪样坏死组织。

4.腰痛　发生率为10%。肾结核病变严重者可引起结核性脓肾，肾体积增大，出现腰痛。若有对侧肾积水，可在对侧出现腰酸腰痛症状。少数患者在血块、脓块通过输尿管时可引起肾绞痛。长期不愈合的肾脏-皮肤窦道，特别是在手术或肾造瘘术后出现的，应重点进行泌尿系结核排查。

5.全身症状　泌尿系结核全身症状多不明显。只当肾结核破坏严重，肾脏积脓或严重膀胱结核对侧肾积水时，病情加重，或出现全身其他部位的结核病灶时，患者可出现全身症状如消瘦、乏力、发热、盗汗等，有时可突然出现无尿[11]。

6.其他症状　输尿管结核少见，多为肾结核累及输尿管。最常见的受累部位为输尿管下1/3部分，本病很少累及肾盂输尿管连接处。少数情况下累及整个输尿管。常在肾结核治疗期间或恢复期出现数输尿管下段梗阻，甚至肾功能丧失，需引起关注[12]。

膀胱结核早期和肾结核同时存在，也见于卡介苗灌注后发生的结核性膀胱炎。晚期大量结核病灶纤维化，膀胱壁挛缩，膀胱容量小于50ml时，称为"结核性小膀胱"，或挛缩膀胱，主要临床表现为严重的尿频、尿急和充盈性尿失禁[11]。

其他的临床表现：有些结核不特异，仅表现为一侧的肾积水，局部输尿管的局限性狭窄，临床表现较轻。

尿道结核：主要发生在男性，较少见，病变往往从前列腺、精囊直接蔓延到后尿道或由膀胱结核感染而来，也可见于卡介苗灌注的患者。结核感染先于黏膜上形成结核结节结节，扩大互相融合形成溃疡的基底，肉芽组织纤维化引起狭窄梗阻。梗阻形成后将使肾结核恶化，破坏加重。主要临床表现为尿道分泌物、尿频、尿痛、尿道出血或血尿；排尿困难、尿线变细、尿射程缩短、排尿无力；会阴部扪及粗、硬呈索条状的尿道或形成尿道瘘；尿道狭窄易发生尿道周围炎、尿道周围脓肿或继发感染、破溃后形成尿道瘘，可发生尿道直肠瘘；尿道造影示尿道狭窄，狭窄范围常较广；尿道分泌物直接涂片找到结核菌有助诊断；经尿道行活组织检查可确诊，极少数患者需要作尿道活组织检查，但由于尿道狭窄性病变，尿道镜检查受到限制。

肾上腺结核：肾上腺结核会导致肾上腺皮质功能减退，同时可导致醛固酮、皮质醇、性激素分泌减少，反馈性地使ACTH增加，从而会有一系列表现：①ACTH增加导致促黑素增多，继而引起全身皮肤色素沉着增加；②醛固酮减少：低血钠、高血钾，血压降低，易发直立性晕厥及多系统反应性降低表现；③皮质醇减少：低血糖、易感染、贫血；④性激素减少：男性性功能减退，女性月经失调。有60%～100%的患者会出现不同程度的疲劳、厌食、体重减轻、恶心、呕吐、低血压、皮肤色素沉着等症状。此病发病年龄没有特异性，以20～50岁女性患者发病居多，这些患者中94.7%可找到肾上腺外的结核改变，没有肾上腺外结核灶患者仅占5.3%[13,14]。

（二）男性生殖系结核

男性肾结核患者中50%～70%合并生殖系统结核。泌尿系结核患者体格检查多无阳性发现，约50%体检异常出现在男生殖系统，如附睾、前列腺、输精管。部分患者无临床表现，可在手术标本中偶然发现，如前列腺电切，睾丸切除或阴囊肿物穿刺。男性生殖系结核可导致不育[15,16]。

1.附睾结核　发病年龄与肾结核相同，多见于20～40岁。临床上最常见的男性生殖系统结核为附睾结核，可单发或累及双侧附睾。约62%患者合并泌尿系结核，但也可直接来源于结核的血行传播，故临床遇到附睾结核患者应注意检查泌尿系统。

附睾结核一般发展缓慢，尤以附睾尾部发病多见，附睾逐渐肿大，无明显疼痛，肿大的附睾可与阴囊粘连形成寒性脓肿，若脓肿继发感染，则可出现局部红、肿、热、痛，脓肿破溃流出黏液及干酪样坏死物后，形成窦道。个别患者起病急骤、高热、疼痛、阴囊迅速增大，类似急性附睾炎，待炎症消退后，留下硬结、皮肤粘连、阴囊窦道。双侧发病者可致不育。体检可于附睾尾部触及大小不等硬结，偶有压痛；严重者附睾、睾丸分界不清，输精管增粗呈串珠状，偶见少量鞘膜积液。

2.睾丸结核　单纯睾丸结核者极少，常和附睾结核同时发生。约30%患者累及双侧，12%患者合并皮肤窦道，局部可表现为睾丸轻度疼痛和下坠。早期不易确诊，少数急性发病。伴输精管增厚时，可触及结节，或呈串珠样改变。合并鞘膜积液时，可触及睾丸有囊性感，增大明显。合并前列腺结核、精囊结核时可有尿频尿急、尿痛、性欲低下、阳萎、遗精、早泄、血精等临床表现[16,17]。

3.前列腺结核 可为继发结核也可由性传播，79%合并泌尿系结核，31%合并睾丸附睾结核，5%未合并其他部位结核。70%死于结核的患者在尸检中发现前列腺结核。早期前列腺结核临床表现多不明显，一般表现为类似于慢性前列腺炎的症状，会阴部不适和坠胀感、肛门和睾丸疼痛、大便时疼痛，疼痛向髋部放射，症状逐渐加重。也可表现为全身症状，血精、精液减少、射精疼痛、排尿费力、性功能减退等。前列腺液与精液的结核杆菌检查阳性率10%左右；经直肠前列腺彩超和X线平片可见前列腺钙化影。严重者，在尿道造影检查时可发现有空洞状破坏。尿道镜检查可发现3种典型的变化：前列腺尿道扩张，尿道黏膜充血、结核性溃疡或增厚；前列腺导管开口扩张，呈高尔夫球洞状；前列腺尿道黏膜呈纵形小梁改变。也可引起血PSA升高。对于膀胱卡介苗灌注的患者也应重点关注[18]。

4.精囊和输精管结核 多数为慢性病程，逐渐发展，早期症状多不明显，一般表现为前列腺炎相似症状，伴有会阴部不适和轻微的直肠疼痛。病变进一步进展时可出现射精痛，血精及精液减少，或有尿频、尿急、尿痛、血尿等症状。如病变引起双侧输精管梗阻，并有串珠状的硬结，患者将失去生育能力。行直肠指诊时可发现前列腺精囊硬结，少数严重病例形成空洞并于会阴部破溃，流脓形成窦道。

5.阴茎结核 阴茎结核主要通过性传播，表现于阴茎头、体部结节与阴茎包皮慢性溃疡，溃疡一般无疼痛，久治不愈，边界清楚，周围质硬，表面常有灰黄色乳样分泌物附着，基底多为肉芽组织或干酪样坏死组织，常合并细菌感染，常规抗感染效果差，抗结核有效。发病可以在阴茎皮肤表面，也可以在阴茎海绵体内，或和尿道结核同时存在。随着溃疡的不断增大，会出现腹股沟淋巴结肿大。当结核侵犯到海绵体时，阴茎会因瘢痕形成而弯曲。经久不愈的溃疡以后演变成结核瘘管，如伴有结核性尿道炎时会发生尿道狭窄。阴茎结核有时会与阴茎癌、性病下疳混淆，需通过活体检查或溃疡面分泌物细菌培养查出结核杆菌。

参考文献

[1] WHO. Global tuberculosis report，2018：67-72.
[2] WHO. Treatment of Tuberculosis：guidelines for national programmes. 4th ed. Geneva，2009.
[3] 吴阶平. 吴阶平泌尿外科学. 济南：山东科学技术出版社，2004：597-616.
[4] Langemeier J. Tuberculosis of the Genitourinary System. Urol Nursing，2007，27：279-284.
[5] Das P AA，et al. Incidence，etiopathogenesis and pathological aspects of genitourinary tuberculosis in India：A journey revisited. Indian J Urol，2008，24：356-361.
[6] 陈绍基. 儿童肾结核. 中华小儿外科杂志，1990，11：203-205.
[7] Mete C，et al. EAU guidelines for the management of genitourinary tuberculosis. European Urology，2005，48：353-362.
[8] Alan Wein，et al. 11th ed. Philadelphia，2015. 422-423.
[9] Figueiredo AA，et al. Urogenital Tuberculosis：Update and Review of 8961 Cases from the World Literature. Rev Urol，2008，10（3）：207-217.
[10] Abbara A，et al. Medscape. Etiology and management of genitourinary tuberculosis. Nat Rev Urol，2011 Dec 9，8（12）：678-688.
[11] 况夏雨，等. 32例结核性膀胱挛缩患者临床特点分析. 解放军医学院学报，2016，37（9）：944-947.
[12] 于潇，等. 输尿管结核性狭窄的处理. 泌尿外科杂志（电子版），2011，03（4）：45-46.
[13] 刁龙，常宏，等. 肾上腺结核诊疗现状. 国际泌尿系统志，2017，37（3）：477-480.
[14] 曾进，等. 肾上腺结核合并Addison病七例报告. 中华泌尿外科杂志，2004，25（7）：480.
[15] 黄海超，等. 239例肾结核的发病情况及临床症状. 北京大学学报（医学版），2013，45（4）：600-604.
[16] Huang TY，et al. Genitourinary tuberculosis in Taiwan：A 15-year experience at a teaching hospital. J Microbiol Immunol Infect，2018 Nov 9. S1684-1182（18）：30479-30491.
[17] Rodrigues NJ，et al. Genitourinary tuberculosis-a rare presentation of a still frequent infection in renal transplant recipients. J Bras Nefrol，2017 Apr-Jun，39（2）：224-228.
[18] Yadav S，et al. Genital tuberculosis：current status of diagnosis and management. Transl Androl Urol，2017 Apr，6（2）：222-233.

四、诊断

肾结核多发于青壮年，儿童和老年人发病较少，我国高发年龄段在40～60岁，且男性的发病率较女性高。

因缺乏特异性的临床症状和体征，泌尿男生殖系统结核做出准确及时的诊断比较困难，需要结合病史、临床表现、体格检查、实验室检查、影像学检查等综合分析判断后进行确诊。

（一）病史及临床表现（强烈推荐）

1.泌尿男生殖系统结核症是全身结核病的一部分，多数继发于肺结核，少数继发于肠结核或骨关节结核。详细采集病史，了解患者症状演变过程及诊疗经过，了解有无泌尿系统以外结核如肺结核和肠结核等是诊断泌尿男生殖系统结核最重要的步骤。

2.有泌尿系统感染病史，顽固性脓尿，应用抗生素效果不佳，尿培养提示无菌生长，应考虑肾结核的可能。部分患者会出现腰部或耻骨上疼痛、尿频、尿急、尿痛、血尿等症状。

3.排尿困难、会阴部疼痛是前列腺结核的特点，反复出现血精应考虑前列腺或精囊结核可能。

4.结核性睾丸附睾炎的典型表现为慢性附睾炎。

（二）体格检查（强烈推荐）

1.怀疑结核时，应高度重视瘘管。若发现阴囊或会阴部瘘管形成，则高度怀疑泌尿男生殖系统结核。

2.在结核性附睾炎的急性期，其症状与急性附睾炎相似，附睾肿大、质硬，与睾丸分界不清，触痛明显；在结核性附睾炎的慢性期，附睾仍肿大、质硬，但与睾丸分界清晰，触痛不明显。35%～40%的病例可触及双侧附睾硬结。

3.怀疑前列腺结核做肛门直肠指检时，在前列腺表面会触及中等硬度结节，并伴轻微触痛[1,2,3]。

（三）实验室检查（强烈推荐）

1.尿液分析和尿培养　绝大部分肾结核患者尿液常规分析可见白细胞，部分可见红细胞。但是尿常规无特异性，对常规抗生素治疗效果不佳，普通尿培养无菌生长，反复出现脓尿者应考虑肾结核的可能。

2.尿结核杆菌检查　尿中检测出结核分枝杆菌则可确诊泌尿男性生殖系统结核。检查前1周停抗结核药物及抗生素药物，尿结核分枝杆菌检查应连续3～5次。

（1）尿沉渣抗酸染色：留取新鲜晨尿送检，或收集24小时尿液送检。当尿液中仅看到几个抗酸杆菌时，应考虑标本是否被污染。为避免其他抗酸杆菌影响诊断，男性患者应注意清洁包皮及阴茎头部，防止包皮垢分枝杆菌污染。该检查不具有特异性，无法区分是结核分枝杆菌还是其他抗酸杆菌。

（2）结核分枝杆菌培养：可选取晨尿、脓液、精液等作为标本进行结核分枝杆菌培养，一般培养

3～5次。结核分枝杆菌培养是泌尿男性生殖系统结核诊断的"金标准"。但该检查阳性检出率低，操作复杂，耗时长，需4～8周，若为耐药结核菌，则更不易培养。

（3）尿结核分枝杆菌DNA检测（PCR-TB-DNA）：结核分枝杆菌的遗传特性决定它的生长周期较长，常规检查细菌学方法存在灵敏度低、检测时间较长和影响因素较多等特点。尿结核分枝杆菌DNA检测（PCR-TB-DNA）对结核分枝杆菌具有较高特异性及敏感性[4,5]。但PCR也存在局限性，当肾自截、肾无功能或输尿管梗阻导致结核菌无法随尿排出及DNA被污染或发生变性时，可出现假阴性或假阳性结果，因此尿结核分枝杆菌DNA检测需要结合临床表现、实验室及影像学检查结果方能确立诊断。

（四）影像学检查（推荐）

1.B超检查（推荐）　B超操作简便、快速，可作为初选检查手段。早期肾结核，病变微小并局限于肾皮质，超声检查较难发现。

随着肾结核的病理学演变，超声影像呈现复杂多变性，主要表现为以下几种：囊肿型，肾包膜很不规则，肾实质及肾窦区一个或多个大小不等的无回声区，边缘不规则，内有云雾状光点回声，囊壁厚薄不均，甚至呈锯齿状，囊内壁有不均匀的斑片状强回声；积水型，肾包膜不规则，肾盂肾盏扩张，其内为无回声区，如同肾积水，但积水型肾结核内壁粗糙不整，边缘回声增强，追踪输尿管扫描，多可见输尿管受累，输尿管增粗，走行僵硬，管腔狭窄，管壁增厚粗糙，回声增强；积脓型，肾轮廓明显增大，包膜欠光滑或局部凹凸不平，皮质肿胀，回声低，肾盂肾盏明显扩张，边界模糊，其间无回声区透声差，其内弥漫分布云雾状细光点或粗大斑片状回声；炎症萎缩型，肾脏明显缩小，包膜不规则，皮质髓质分界不清，内部回声混乱，表面高低不平，可见不均匀的强回声区，为肾自截的表现；钙化型，肾包膜不规则，皮质区见多个大小不等、形态不规则的团块状与斑片状强回声，其后伴明显声影；混合型，肾脏大小不一，表面不光滑，肾实质内回声杂乱，形态不规则，可见多个无回声区及斑片状或团块状强回声，部分其后方伴声影，肾盂肾盏分离，内为无回声暗区，可伴输尿管扩张[6,7]。

泌尿系结核时膀胱体积正常或缩小，壁厚呈毛糙态，常伴有对侧输尿管扩张和肾积水。超声还可以用于监测药物治疗期间病变肾脏大小或挛缩膀胱的

体积。

附睾结核超声表现为低回声结节，可单发或多发，外形不规则，边界不清晰，内部回声不均匀。当附睾结核侵犯睾丸，寒性脓肿与窦道形成，以及散在小钙化灶伴声影时，声像图表现则具有特征性[8,9]。

近年来有学者将超声造影也逐步应用于肾结核的诊断，增加了超声诊断的优势[10]。

2. 泌尿系X线平片+静脉尿路造影（KUB+IVU）（推荐） 泌尿系腹部X线平片非常重要，因为它可以显示肾区及下尿路的钙化灶。肾脏钙化灶是尿路结核最常见的KUB表现，约50%的患者会出现多种形式的钙化灶。肾结核的钙化灶位于肾实质内，表现为干酪样坏死病灶上形成的点状钙化和围绕干酪样空洞形成的圆形钙化灶。晚期肾结核，X线平片可见分叶状钙化病灶。偶可见肾输尿管全程钙化。肾脏钙化不代表结核不活动，其意义还需要进一步评价。

静脉尿路造影（IVU）是早期肾结核最敏感的检查方法。典型表现为肾盏破坏，边缘不整如虫蚀样，或由于肾盏颈部狭窄导致肾盏变形，病变严重形成空洞者，肾盏完全消失。中晚期肾输尿管结核典型IVU表现为：①一个或多个肾盏变形、消失，或与肾盏连接的脓肿空腔形成；②肾盂纤维化、变小、形态不规则，肾门狭窄导致多个肾盏扩张、肾积水；③输尿管僵直且多段狭窄，典型的呈串珠样狭窄及其上段输尿管扩张，狭窄最多见于膀胱输尿管连接处；④肾功能损害及肾自截；⑤IVU膀胱造影可评价膀胱的情况，可表现为小而挛缩的膀胱、不规则灌注缺损或膀胱不对称。

正常IVU结果并不能排除泌尿系结核，少数活动性肾结核表现可为尿路造影结果正常[11]。

3. 胸部及脊柱X线检查（推荐） 泌尿系结核患者应做胸部X线片及脊柱片，必要时可行CT扫描，可以排除陈旧性或活动性肺结核和脊柱结核。

4. 逆行泌尿系造影（RU）（推荐） 泌尿系结核时输尿管下段僵硬狭窄，造成逆行泌尿系造影成功率不高，且其为创伤性检查，同样不能显示非临床型肾结核及肾周、肾旁受累情况。目前已很少使用。

5. B超引导下经皮肾穿刺造影（可选择） IVU不显影或为了解梗阻以上尿路情况时适用。同时可抽取肾盂内容物进行诊断性检查，或抽取结核空洞内容物评价结核药物的穿透性。该操作为有创性诊疗操作，有发生出血、感染扩散、脓肿和结核性瘘管形成等并发症可能，应慎重选择。

6. CT检查（强烈推荐） CT在显示肾脏和输尿管的解剖方面优于超声和IVU。CT冠状面扫描能清楚显示整个肾脏的横断面图像，对肾实质及肾盂、肾盏的形态结构显示良好，且有很高的密度分辨率。它对发现钙化和伴随的淋巴结病变更敏感。对于肾内异常空洞的清晰显示是CT的一个突出优点。CT同样可以清晰显示肾自截、尿路钙化、输尿管积水、增厚的肾盂壁、输尿管壁和膀胱壁。增厚的肾盂壁和输尿管壁是肾结核的又一病理特点。增强后的延迟相三维图像重建模拟静脉尿路造影，可以清晰显示整个泌尿系轮廓，准确判断肾脏、输尿管、膀胱及周围组织结构的变化。CT还可以鉴别其他泌尿男生殖系统改变，比如：肾上腺、前列腺、精囊的干酪样坏死，可用于生殖系统结核的诊断和鉴别。

（1）肾结核累及肾锥尖端后尿路造影开始显示早期改变，表现为肾盏有轻度模糊不规则的外形。病变继续扩大，则肾小盏也扩大并伴有不规则的破坏，说明肾锥体及皮质已发生糜烂坏死，病变进一步发展，肾盏外形如羽毛状或虫蚀状坏死，盏外可见已有造影剂进入，甚至受累的肾盏与空洞之间的瘘管也可看见。

（2）肾结核晚期可见肾内有广泛的干酪坏死空洞，呈大而不规则的造影剂可充盈的破坏灶，此种空腔在增强的CT图像中显示更为清楚，腔内积脓液，呈水样密度，且不增强。广泛的肾结核破坏，同时有修复作用，大量钙盐沉积在肾干酪坏死灶，可成无功能的肾，称"自截肾"。

（3）输尿管结核早期表现为输尿管扩张，边缘呈虫蚀状，这是由于结核侵犯了输尿管肌层引起张力失调及多发溃疡所致。继而输尿管壁增厚变粗，失去弹性，蠕动消失。当有较大量纤维化瘢痕变形时，输尿管腔狭窄或狭窄与扩张交替出现，表现为串珠状、螺旋状，最后可成一短而僵直的细管，甚至完全闭锁，均伴有患侧肾积水。

（4）膀胱结核多由于上尿路结核下行蔓延引起。在膀胱输尿管交界处出现模糊不清边缘不整、容积减少、痉挛及纤维化，出现"小膀胱征"。有时可见膀胱壁上出现片状钙化灶。若膀胱结核累及健侧膀胱输尿管口，引起括约肌闭锁不全，发生尿回流现象，即形成健侧肾积水现象[11]。

7. 磁共振成像（MRI）和磁共振尿路成像（MRU）（强烈推荐） MRI检查具有无创、无辐射的优点，特别适合于孕妇等特殊人群。早期肾结核MRI表现出灶性或弥漫性长T_1、长T_2异常信号，信号强度均匀。增强扫描肾实质强化不如对侧。中、晚期肾结核的典型表现为肾皮质变薄，肾实质内大小不等、单个或多个空洞或脓腔形成，呈短T_1、长T_2液性信号。肾盂肾盏破坏变形，壁增厚。肾盂肾盏扩张不成比例。增强扫描肾空洞的边缘出现强化而内容物没有强化是肾结核较特殊的表现，有助与其他疾病的鉴别[12]。对于生殖系统结核，MRI既能清楚地显示病变位置，又能显示附睾结核的侵犯范围，可用于早期诊断[13]。MRU为无创性检查，对于肾实质内乳头的破坏、脓腔的形成、肾盏肾盂不成比例的扩张，肾盏不均匀扩张且排列紊乱，输尿管的僵直，膀胱挛缩等有很好的显示。尤其对于严重肾功能不全、碘过敏、IVU显影不良、孕妇等特殊人群时可选用MRU[14]。

8.放射性核素检查（强烈推荐） 放射性核素检查用于判断分肾功能。

（五）结核菌素试验（tuberculin test）（强烈推荐）

结核菌素反应属迟发型变态反应，对泌尿生殖系结核的诊断具有一定指导价值。将结核菌素的纯化蛋白衍生物（protein purified derivative，PPD）50 U/ml 0.1 ml在左前臂掌侧中上1/3处做皮内注射，形成6～10mm圆形皮丘，毛孔明显呈橙皮样。结果判断标准于注射后72小时观察结果：测量局部皮肤硬结纵横直径，均值＜5 mm为阴性，5～9 mm为一般阳性，10～19 mm为中度阳性，≥20 mm或不足20 mm但出现水疱、坏死、淋巴炎为强阳性[15]。但实验结果存在个体差异，若患者自身存在恶性肿瘤、营养不良、接受甾体类激素治疗、放射治疗及艾滋病等全身免疫缺陷等疾病，在接种结核菌素后个体局部反应能力会降低[5]。除此以外还应注意PPD试验阳性支持结核杆菌感染的诊断，但PPD试验阴性不能完全排除结核杆菌感染[16]。

（六）膀胱镜检查（推荐）

膀胱镜检查是诊断泌尿男生殖系统结核的重要手段，可以直接看到膀胱内的典型结核病变而确立诊断。应在膀胱镜直视下进行膀胱注水，早期膀胱结核可见膀胱黏膜有充血水肿及结核结节，病变范围多围绕在肾脏病变的同侧输尿管口周围，以后向膀胱三角区和其他部位蔓延。较严重的膀胱结核可见黏膜广泛充血水肿，有结核结节和溃疡，输尿管口向上回缩呈洞穴样变化。为确诊在膀胱镜检查的同时还可试行两侧逆行插管，分别将输尿管导管插入双侧肾盂，收集两侧肾盂尿液进行镜检和结核菌培养及

动物接种。由于这些是分肾检查数据，故其诊断价值更有意义。在逆行插管后还可在双侧输尿管导管内注入造影剂进行逆行肾盂造影，了解双肾情况，但有加重感染、影响肾功能的风险，应慎重选择。若膀胱结核严重，膀胱挛缩，容量小于100ml时难以看清膀胱内情况，不宜应用硬膀胱镜进行此项检查，可应用软膀胱镜全程直视、保证膀胱低压状态下进行检查[11]。

此外，膀胱镜下可取黏膜活检，取材部位为输尿管口周围或膀胱三角区出现水肿、结节或溃疡的部位，组织活检可发现膀胱结核，并可排除膀胱肿瘤。急性结核性膀胱炎和尿道结核时禁忌行膀胱尿道经检查及活检[17-19]。

（七）输尿管镜检查（可选择）

临床上怀疑泌尿系结核，应用多种检查手段仍无法确诊，IVU显示：① 一侧肾、输尿管不显影；② 显示一侧输尿管梗阻、肾积水；③ 显示输尿管形态僵硬，不规则扩张或收缩，管腔边缘不规则破坏，或CT显示肾盂输尿管管壁明显增厚、管腔狭窄，可考虑行输尿管镜检查协助诊断[20,21]以达到如下目的：① 通过镜检可直观了解结核病灶，对病情做出客观判断；② 收集肾盂内尿液，为疾病的诊断提供病原学证据；③ 术中留置输尿管支架管，有效防止结核并发症，改善肾功能[22]。但其安全性仍存在争议，且检查失败的可能性较高，须严格把握手术指征，注意术中细节，以降低结核播散等严重并发症的发生概率，并在术前与患者做好充分的沟通。

参考文献

[1] Kulchavenya E, et al. Male genital tuberculosis. In: Naber KG, Schaeffer AJ, Heyns CF, Matsumoto T, Shoskes DA, Bjerklund Johanses TE, editors. International Consultation on Urogenital Infections. International Consultation on Urological Diseases（ICUD）. Arnhem: European Association of Urology（EAU）, 2010: 892-903.

[2] Kulchavenya E, et al. Male genital tuberculosis: epidemiology and diagnostic. World J Urol, 2012, 30（1）: 15-21. Epub 2011 May21. Review.

[3] Hoang NPC, et al. Genitourinary tuberculosis: diagnosis and treatment. Urology, 2009,（Supplement 4A）: S241.

[4] 任选义，等. 晚期肾结核诊断新特征与治疗分析（附

39例报告）. 医学信息手术学分册，2008，25：395-397.

[5] 董德琼，等. 肾结核实验室诊断的临床研究. 中华结核和呼吸杂志，1998，21：253.

[6] 芮雪芳，等. 肾结核的超声诊断与分型. 临床泌尿外科杂志，2003，10：585-587.

[7] 王正滨，等. 肾结核超声显像诊断与分型的进一步探讨. 中华超声影像学杂志，1997，6：220-222.

[8] 童明辉. 附睾结核的声像图分析. 中国超声医学杂志. 1999，15（9）：705-706.

[9] 杨春明，等. 男性生殖系统结核42例诊治分析. 中国男科学杂志，2010，24（3）：63-64.

[10] 闻波平，等. 肾结核的超声造影表现分析. 中国超声医学杂志，2014，3：243-246.

[11] 那彦群，等. 2014中国泌尿外科疾病诊断治疗指南. 北京：人民卫生出版社，2013：455-468.

[12] 胡学梅，等. 肾结核的MRI表现（附12例分析）. 放射学实践，2006，21（3）：281-283.

[13] Ramdial PK, et al. Tuberculids as sentinel lesions of tuberculous epididymo-orchitis. J Cutan Pathol, 2007, 34（11）：830-836.

[14] 张劲松，等. 肾结核临床诊断方法探讨. 临床泌尿外科杂志，2011，11：808-811.

[15] 王吉耀. 内科学（上册），第2版. 北京：人民卫生出版社，2008：110-111.

[16] Lenk S SJ. Genitourinary tuberculosis. Curr Opin Urol, 2001, 11：93-98.

[17] Mete C, et al. EAUGuidelines for the Management of Genitourinary Tuberculosis. European Urology, 2005, 48：353-362.

[18] 闵立贵，等. 肾结核的早期诊断与治疗. 中华泌尿外科杂志，2010，3（11）：761-763.

[19] 曾晓勇，等. 膀胱黏膜活检诊断泌尿系结核的价值（附46例报告）. 临床泌尿外科杂志，2005，3（20）：160-161.

[20] 夏术阶，等. 输尿管镜在不典型泌尿系结核诊断中的应用（附6例报告）. 现代泌尿外科医学杂志，2005，10（3）：152-153.

[21] 于澄钒，等. 输尿管肾盂镜检是否适用于泌尿系结核的诊断和治疗？现代泌尿外科杂志，2015，4（20）：269-272.

[22] 李安国，等. 输尿管镜在肾结核32例诊治中的应用. 现代医药卫生，2012，28（9）：1347-1348.

五、治疗

（一）保守药物治疗

1.总体治疗原则　泌尿男性生殖系统结核的治疗方法主要包括全身抗结核药物治疗和手术治疗。泌尿男性生殖系统结核通常是全身结核病的一部分，大多继发于肺结核、肠结核、骨结核等。早期临床症状多不典型，就诊时大多已处于疾病后期，常发展为肾结核累及输尿管、膀胱并继发附睾、精囊等生殖系统结核，较严重者需给予病灶的切除，但手术治疗对患者的损伤较大，如早期发现并进行药物治疗则在一定程度上可以避免或减少手术治疗。由于结核杆菌生长缓慢，并且具有很强的耐药性，单药抗菌无法到达预期疗效，目前推荐联合用药，用药过程应遵循早期、联用、适量、全程的原则[1]。

抗结核药物治疗适用于男生殖系统结核及早期肾结核无输尿管梗阻者，亦用于围术期患者，手术前应用抗结核药物2～4周，术后继续用药物。

目前WHO推荐应用的药物包括异烟肼（INH）、利福平（RIF）、吡嗪酰胺（PYR）、乙醇丁胺（ETH）（表14-1）。标准用药方案是联合用药至少6个月，其中初始/强化阶段四联用药2个月，持续/巩固阶段二联用药4个月，该阶段可根据疗效酌情延长3个月（强烈推荐）。

一般成人患者应全程规律服药，对于特殊人群如儿童、肝肾功能不全者、妊娠期及哺乳期妇女、合并HIV者、出现多药耐药者应调整用药方案。

对于儿童结核患者应严格按6个月的标准用药方案，并按体重给药。用药期间密切观察药物不良反应情况，可加用维生素B_6预防和减少异烟肼引起的末梢神经炎。

表14-1　推荐抗结核药物及用药方案

初始/强化阶段（2个月）	
异烟肼（INH）	300mg
利福平（RIF）	600mg
吡嗪酰胺（PYR）	1200mg
乙醇丁胺（ETH）	2000mg
维持/巩固阶段（4个月）	
异烟肼（INH）	300mg
利福平（RIF）	600mg

注：异烟肼应在餐前半小时空腹服用

无论处于何阶段的结核病患者，在就诊时推荐HIV检测。若HIV检测阴性应及早开始抗结核治疗。对于HIV阳性患者，在行2个月的初始/强化治疗后，应酌情延长巩固阶段治疗期限，特别是对于CD4计数小于100cells/mm³者持续时间至少9个月。另外，在抗结核的同时应尽早加用抗逆转录病毒药物。

异烟肼和利福平为重要的抗结核药物，但其药物副作用不应忽视，其中最为重要的是引起药物性肝功能损害甚至急性肝功能不全。用药前及用药期间应严密检测肝功能，对于任何时间出现ALT大于正常值3倍以上者应调整用药方案，减少异烟肼或利福平的使用，采用单肝损药物（2个月异烟肼＋链霉素＋乙醇丁胺，10个月异烟肼＋乙醇丁胺）或无肝损药物（18～24个月链霉素＋乙醇丁胺＋喹诺酮类）治疗方案。

推荐的治疗方案：标准化方案是6个月短程化疗（表14-2）。

表14-2　6个月短程化疗方案

强化阶段	巩固阶段
2个月 HRZE	4个月 HR 或 HRE

H＝异烟肼，R＝利福平，Z＝吡嗪酰胺，E＝乙胺丁醇

巩固阶段HRE用于高异烟肼抵抗或异烟肼试验结果不可用。

用药方法：①督导治疗：即所有抗结核药物均在医护人员或患者家属的监管下服用；②顿服治疗：将一日全部药量于睡前一次顿服。

对于肾功能不全者，可继续使用异烟肼和利福平，由于乙醇丁胺和吡嗪酰胺通过肾脏代谢，应根据肾小球滤过率情况调整用药方案。应避免使用乙醇丁胺，除非有患者有规律透析治疗，乙醇丁胺用法为15～25mg/kg（3次/周）；吡嗪酰胺用法为1500mg或25～30mg/kg（3次/周）。

对于妊娠期或脯乳期的患者，与结核病相比抗结核药物对胎儿的影响相对较低，因此服药期间不必终止妊娠或停止哺乳。推荐尽早应用四联药物进行抗结核治疗。对于应用异烟肼者可加用维生素B₆。

临床上一般将对利福平和异烟肼治疗无效者称为抗结核多药耐药（MDR-TB）。据统计，全世界新发结核病例中MDR-TB者占3.9%，而旧有患者中21%可发生多药耐药。对于MDR-TB者可按以下原则进行治疗（表14-3）。

表14-3　WHO 抗结核药物推荐

分组	包含药物
组1	异烟肼、吡嗪酰胺、乙醇丁胺、利福平
组2	卡那霉素、阿米卡星、卷曲霉素、链霉素
组3	左氧氟沙星、莫西沙星、氧氟沙星
组4	对氨基水杨酸、环丝氨酸、特立齐酮、乙硫异烟胺、丙硫异烟胺
组5	阿莫西林/克拉维酸钾、利奈唑胺、氨苯吩嗪、氨硫脲、亚胺培南/西司他丁、高剂量异烟肼、克拉霉素

对于发生MDR-TB者避免使用与已产生耐药性的药物有交叉耐药的抗结核药物；避免使用危险或未知疗效的药物，对于特殊患者如合并肝肾功能障碍者应充分权衡药物副作用情况。应至少使用4种有确切疗效的抗结核药物。根据WHO抗结核指南将抗结核药物分为5组，在没有明确显示耐药的情况下应尽可能多的选择组1中的药物，发生MDR-TB者可选用组2中的药物，并尽量给与针剂注射治疗。另可选用组3中的一种氟喹诺酮类药物。若前3组中的药物选择中仍未达到四联选药，应依次在第4组、第5组中选择用药。

特殊结核患者的药物治疗：

（1）妊娠期及哺乳期妇女：鉴于药物对胎儿的影响远低于疾病对胎儿的影响，如果在妊娠期间或哺乳期间发现结核感染，不必结束妊娠或哺乳，但应及早开始规范的抗结核治疗。推荐使用药物为：异烟肼（INH）、利福平（RMP）、乙胺丁醇（EMB）吡嗪酰胺（PZA）。一线药物中链霉素（SM）因其对胎儿的毒性作用而不宜用于妊娠期及哺乳期妇女。服用异烟肼（INH）者应尽早开始维生素B₆的补充并维持9个月。

（2）儿童用药：儿童肺结核的短程标准化疗方案是6个月方案，即开始2个月用异烟肼＋利福平＋吡嗪酰胺，后4个月用异烟肼＋利福平，剂量需按体重调节。密切注意不良反应的发生。常规使用维生素B₆，预防INH引起的末梢神经炎。

（3）合并HIV感染者：已确诊为结核的病例推荐做HIV相关的检测，无论HIV检测结果如何，需立即开始常规抗结核化疗，对于HIV阳性患者：①巩固阶段亦需行每日服药方案。CD4计数小于100 cells/mm³病例推荐治疗持续时间不少于9个月。②抗反转录病毒疗法需在抗结核治疗开始后尽早开始，推荐在抗结核治疗开始后的8周内开始。③抗结核治疗开始后尽早开始预防性使用复方磺胺甲噁唑，并持续整个抗结

核过程。预防性使用复方磺胺甲噁唑可降低合并HIV感染的结核患者死亡率。④抗结核治疗开始前应行药物敏感性测试。

（4）肝功能不全者：鉴于一线抗结核药物多为肝损药物，肝功能可能异常者（如先天性肝脏疾病，不稳定的肝炎等），抗结核治疗前应行肝功能检测，凡ALT大于正常3倍以上者推荐使用以下方案。肝脏损害越是严重，肝毒性药物必须越少使用。

1）双肝损药物方案

①9个月异烟肼＋利福平。异烟肼药敏测试进行后加上乙胺丁醇。

②2个月异烟肼＋利福平＋链霉素＋乙胺丁醇；6个月异烟肼＋利福平。

③6～9个月利福平＋吡嗪酰胺＋乙胺丁醇。

2）单肝损药物方案：2个月异烟肼＋链霉素＋乙胺丁醇；10个月异烟肼＋乙胺丁醇。

3）无肝损药物方案：18～24个月链霉素＋乙胺丁醇＋氟喹诺酮。

2.结核多药耐药的治疗原则　使用至少4种有确切疗效的抗结核药。药物疗效评判标准如下（符合条件越多，疗效越可信）：①该种药物在相似病例中耐药罕有发生。②药敏结果显示有效。其中异烟肼、利福平、氟喹诺酮类以及二线抗结核注射剂的药敏试验较为可信。③当地较少使用的抗结核药物。④单个病例来讲，若无抗结核治疗失败病史，无耐药性结核患者接触史，则耐药性发生概率亦会较低。避免使用与已产生耐药性的药物有交叉耐药的抗结核药。避免使用危险药物，如质量未知药物、曾有过敏药物。肝肾功能不全或其他身体状况不佳者应充分考虑药物副作用。WHO抗结核指南将抗结核药物分为五组，各组抗结核药物选择方案如下：①没有明确证据显示耐药的情况下应尽可能多的选择组一中药物。②组二药物中使用氨基糖苷类或多肽，需使用注射剂。③组三药物中可选则一种氟喹诺酮类药物。④前三组药物选择若还未达到4种有效抗结核药，尽可能在组四药物中选择有效药物以达到最少4种药物的治疗原则。⑤前四组药物若仍未选满4种有效药物，可在组五药物中补充至少2种。

3.药物治疗期间的观察和随访

（1）治疗效果的评估：泌尿生殖系统结核治疗期间的临床监测是评估治疗反应最常用的方式，要求详细记录结核症状变化、药物中断等情况，应定期做尿常规检查、结核菌培养、结核菌耐药试验及静脉尿路造影，以观察治疗效果。必须重视尿液检查和泌尿系统造影的变化，如经治疗6～9个月，仍不能转为正常，或肾脏有严重破坏者，则应进行手术治疗。在停止用药后，患者仍需强调继续长期随访观察，定期做尿液检查及泌尿系统造影检查至少3～5年。

（2）药物不良反应的防治（表14-4）：抗结核药物有一定的不良反应，医务人员需要告知患者可能发生的不良反应并嘱患者发现相关症状时及时同医医务人员沟通。患者定期取药时医务人员需常规询问药物不良反应相关症状。所有药物不良反应症状需由医务人员详细记录。患者出现较轻不良反应时可继续原抗结核方案并给予对症治疗。少数患者出现严重药物不良反应时须立即停药并至当地抗结核医疗机构就诊。

（3）泌尿男性生殖系统结核的试验性抗结核治疗：关于泌尿男性生殖系统结核的实验性抗结核治疗国内外尚无明确指征。泌尿男性生殖系统结核有细菌学或病理学检查阳性结果的患者可以确诊，有典型症状、影像学、免疫学检查阳性结果的患者也可以做出临床诊断。对于一些临床表现不典型的患者，可根据其临床表现、影像学特征、实验室检查及其他辅助性诊断资料选择适宜的药物进行试验性抗结核治疗。

（4）患者依从性的评估：治疗依从性是指患者的实际治疗情况与医师处方的符合程度。由于患者的不规律治疗，使其体内的结核杆菌对多种抗结核药物发生耐药。耐多药结核不断上升已经成为困扰结核病防控工作的一个世界性难题，而细菌耐药性与治疗依从性密切相关。评估患者服药依从性可采用问卷调查如Morisky服药依从性量表。量表主要问题依次为：①您是否有时忘记服药；②在过去的两周内，是否有一天或几天您忘记服药；③治疗期间，当您觉得症状加重或出现其他症状时，您是否未告知医师而自行减少药量或停止服药；④当您外出时，您是否有时忘记随身携带药物；⑤昨天您服用了抗结核病药物吗，今天您服用了抗结核病药物吗；⑥当您觉得自己的症状已经好转或消失时，您是否停止过服药；⑦您是否觉得要坚持抗结核病治疗计划有困难；⑧您觉得要记起按时按量服用抗结核病药物很难吗。

1～7题的备选答案为二分类，即"是"和"否"，其中第1、2、3、4、6和7题答"否"计1分，答"是"计0分；第5题两个皆答"否"计1分，否则计0分。第8题的备选答案为Likert5等级计分，即"从来不""偶尔""有时""经常"和"所有时间"，依次计为1分、0.75分0.50分、0.25分和0分。量表满分为8分，得分＜6分为依从性低；得分6～7分为依从性中等；得分＝8分为依从性高。

表14-4　各主要药物不良反应

	不良反应	可能产生该不良反应的药物	处理方式
严重不良反应	皮疹	链霉素、异烟肼、利福平、吡嗪酰胺	停药并至当地抗结核机构就诊
	听力障碍	链霉素	
	头晕（眩晕或眼球震颤）	链霉素	
	黄疸（排除其他病因）、肝炎	异烟肼、吡嗪酰胺、利福平	
	精神症状	绝大多数抗结核药	
	视力障碍（排除其他病因）	乙胺丁醇	
	休克、紫癜、急性肾衰竭	利福平	
	尿量减少	链霉素	
轻度不良反应	厌食、恶心、腹痛	吡嗪酰胺、异烟肼、利福平	嘱患者伴少量食物吞服药物或在睡前服用。若症状持续加重，或出现持续性呕吐及消化道出血征象则视为严重不良反应，按严重不良反应处理
	关节痛	吡嗪酰胺	阿司匹林等非甾体抗炎药
	手足麻木、刺痛感、燃烧感	异烟肼	维生素B_6每日50～75 mg
	嗜睡	异烟肼	安慰治疗，睡前给药
	尿色深红或橙色	利福平	告知患者此为正常现象
	感冒症状	间断给予利福平	改为每日服用

条件允许时亦可通过定期检测患者血或尿中的药物浓度评估患者依从性。但此方法花费较大且只能检测患者最后一次服药情况。

（二）手术治疗

手术治疗仍然是治疗泌尿生殖系结核的重要方法，与药物治疗互为补充，手术治疗包括结核病变切除以及重建手术。需要在药物治疗至少2～4周，血沉及病情稳定后方可手术治疗，术后继续抗结核药物治疗6～9个月[1]。

1.肾切除术（强烈推荐）　肾切除术的适应证：①无功能的结核肾，伴或不伴有钙化；②肾实质广泛破坏；③结核性脓肾或反复继发感染；④合并难以控制的高血压；⑤结核合并肾细胞癌者。

选择肾切除术的手术原则：①一侧患肾破坏严重，对侧正常，则抗结核药物至少2周后切除患侧；②双侧肾脏功能破坏，对侧病变较轻时切除病变严重侧；③一侧肾结核伴对侧肾积水，先引流肾积水，待肾功能好转后切除无功能患肾[2]。

肾切除前应行CT或核素检查了解对侧肾功能，应在抗结核药物治疗至少2～4周后择期手术。如同时存在其他器官结核，术前更应行充分的药物治疗。

如肾结核病变广泛或结核性脓肾导致患者高热而药物不能控制时应尽早手术。

推荐腹腔镜或机器人辅助腹腔镜结核肾切除术，也可选择经腰部切口开放肾切除术。选择腹膜后还是经腹腔途径需根据术者的技术经验和患者情况而决定。经腹腔途径需警惕结核性腹膜炎的可能。术中应沿肾周筋膜外来游离肾脏，减少对结核肾的挤压，以免造成结核播散；应尽量切除病变的输尿管以及肾脂肪，尽可能将肾动静脉分开结扎以减少动静脉瘘的发生，如粘连严重，难以与肾周组织分离，可行包膜下肾切除术。术后留置肾窝引流管，不影响切口愈合。术后需继续抗结核药物治疗6～9个月[3]。

2.肾部分切除术（可选择）　早期局限性的肾结核经药物治疗一般均能治愈，因此目前肾部分切除术已很少应用，但肾部分切除手术仍然可以使一部分患者受益。

肾部分切除术适应证：①局限性钙化病灶，经4～6周药物治疗无明显改善；②钙化病灶逐渐扩大而有破坏整个肾脏危险者。

对于局限于一极的病灶可以选择腹腔镜或开放肾部分切除术，术中切除无功能的部分肾脏，或者受结核累及的病变组织，术后留置肾周引流管。对于肾实质表面闭合性的结核性脓肿，可选择结核病灶清除或肾部分切除术。孤立肾患者需行肾部分切除术时，应严格掌握手术指征，尽可能保留正常的肾脏组织。

肾部分切除术前药物治疗至少4周，术后需进行抗结核药物治疗6～9个月。

3. B超或CT引导下穿刺引流术（可选择） 结核性肾脓肿或肾积水合并感染，抗结核药物不能控制时，可选择经B超或CT引导下行经皮肾脓肿穿刺或肾穿刺造瘘术，吸出脓液并置管引流，有利于感染的控制以及肾功能的恢复，亦可向脓腔内注入抗结核药物，来治疗全身用药不易达到的病灶。术后需进行规律抗结核药物治疗。

4. 输尿管成形手术（可选择） 输尿管狭窄的治疗要根据狭窄部位和狭窄程度来决定手术方式。早期病变可留置双"J"管，通畅引流，减轻肾脏积水，同时辅以抗结核治疗，可使病变稳定或痊愈。

手术适应证：①肾盂输尿管连接部梗阻；②输尿管中、下段狭窄；③输尿管膀胱入口处狭窄。手术时机：应用抗结核药物至少6周后，全身活动性结核症状基本得到控制。

（1）肾盂输尿管连接部梗阻：结核病变较轻，狭窄段较短者，可以采用内镜下扩张或内切开术，但术后复发率较高。开放、腹腔镜或机器人辅助肾盂离断成形术适用于肾盂输尿管连接部梗阻或上1/3段输尿管梗阻病变（狭窄段小于3cm），术后留置双"J"管引流4～6周。

（2）输尿管中、下段狭窄：结核病变较轻、狭窄段较短者，可以采用内镜下扩张或内切开术，存在较高的复发率。输尿管中段狭窄小于3cm时，可以采用开放或腹腔镜输尿管狭窄段切除再吻合术。输尿管中段狭窄超过3cm时，可选择手术将狭窄段纵行切开，内置双"J"管6～8周，也可以选择狭窄段切除、回肠代输尿管术。输尿管下段或末端病变可在切除病灶后，行开放、腹腔镜或机器人辅助输尿管膀胱再植术。若输尿管缺损过长如超过5cm时，可以采用膀胱腰大肌悬吊术或膀胱瓣（Boari Flap）输尿管吻合术或回肠代输尿管术，如果结核性膀胱炎患者出现膀胱挛缩时，则难以采用前两种式式。

5. 膀胱结核的手术治疗（推荐） 膀胱结核早期可选用规律抗结核药物治疗，随着病情进展，出现膀胱挛缩时则需尽早外科干预治疗。术前患者需接受至少4周的抗结核药物治疗。需要鉴别膀胱挛缩和膀胱炎性痉挛。前者指膀胱容量小于50ml，三角区正常；后者往往与肾结核病变相关，切除患肾、抗结核药物

治疗后，症状减退，膀胱容量多可恢复。

（1）膀胱扩大手术：膀胱挛缩时因输尿管口狭窄及反流可引起对侧肾功能不全，对于挛缩膀胱，在切除结核肾及抗结核治疗3～6个月后，如无严重的肾功能不全，肌酐清除率不小于15ml/min，可行回肠或乙状结肠膀胱扩大术。若合并对侧肾积水，肾功能严重不全或尿毒症者，则需先行肾造瘘，待全身情况及结核症状改善后，再行患肾切除及膀胱扩大术。在有效的抗结核药物治疗基础上，膀胱感染或未愈合的结核不列为膀胱扩大手术的禁忌证。

（2）尿流改道手术：伴尿失禁或膀胱颈、尿道狭窄者不宜行膀胱扩大手术，而应行尿流改道手术，根据患者病情选择输尿管皮肤造口或回肠膀胱或肾造瘘术。

6. 男性生殖系统结核的手术治疗（推荐）[4]

（1）附睾结核：手术适应证。①药物治疗无效；②病变较大伴脓肿形成；③局部干酪样病变严重；④合并睾丸病变者，应同时切除睾丸。手术方式多采用附睾切除、输精管高位切除、残端结扎术。术前至少使用抗结核药物2周，术中应尽可能保留正常的睾丸。

（2）睾丸结核：单纯睾丸结核术前应至少使用抗结核药物2周，手术适应证与附睾结核类似，手术方式为附睾及睾丸切除术。

7. 并发症的治疗（推荐）

（1）肾和输尿管积水的治疗：在有效的抗结核药物治疗下，肾结核或肾积水的处理根据肾积水程度及肾功能情况而定。肾和输尿管积水患者，在早期进行尿液分流，对保留肾脏功能有显著的意义。

肾、输尿管积水较轻，结核肾功能良好者，可先放置双"J"管引流，减轻肾脏积水，同时辅以规律抗结核治疗，可使病变稳定或痊愈。

肾、输尿管积水严重，肾功不全或已发生无尿，可先行肾造瘘术，待切除结核肾，膀胱结核好转后，再治疗输尿管下段狭窄性病变。如果有膀胱挛缩，可行回肠或乙状结肠膀胱扩大术，挛缩膀胱不适合膀胱扩大手术的患者，可采用回肠膀胱术、输尿管皮肤造口和肾造瘘术。如果无膀胱挛缩，而仅有输尿管口或下段狭窄，则治疗同输尿管下段狭窄[5]。

如果对侧肾积水较轻，肾功能基本正常及一般情况较好，能耐受手术，且结核肾脏无功能时，可在抗结核药物治疗至少2～4周后先行结核肾切除，待膀胱结核好转后，再处理对侧肾积水。

（2）膀胱结核、膀胱挛缩的治疗：见前述膀胱结

核的治疗。

（3）尿道狭窄的治疗：尿道结核引起的轻度尿道狭窄应先采用药物治疗，待结核治愈后再行尿道扩张，一般需多次定期尿道扩张。伴尿道外口狭窄者可行尿道外口切开术。中重度尿道狭窄在抗结核治疗4～6周无效后，可采取手术治疗。如狭窄段局限在2cm内，可行狭窄切除、尿道吻合术，或内镜下尿道内切开术；狭窄段长且膀胱挛缩不明显的，可行狭窄段切除，皮瓣法尿道成形术；狭窄段长且膀胱挛缩明显者，则需行尿流改道手术[6]。

参 考 文 献

[1] 张树栋，等．结核性无功能肾的腹腔镜切除（附9例报告）．中国微创外科杂志，2007，7（9）：896-898.
[2] 腹腔镜无功能肾切除术，马潞林主编，见：泌尿外科微创手术学，人民卫生出版社，2013：140-145.
[3] Zhang X, et al. Comparison of retroperitoneoscopic nephrectomy versus open approaches to nonfunctioning tuberculous kidneys: a report of 44 cases. J Urol, 2005, 173（5）：1586-1589.
[4] Ghoneim IA, et al. Tuberculosis and Other Opportunistic Infections of the Genitourinary System. In: Campbell-Walsh Urology. 10th ed. Philadelphia, 2012: 468-492.
[5] Gupta NP, et al. Reconstructive surgery for the management of genitourinary tuberculosis: a single center experience. J Urol, 2006, 175（6）：2150-2154.
[6] Nitin Gupta, et al. Tuberculosis of the prostate and urethra: A review. Indian J Urol, 2008 J, 24（3）：388-391.

六、随访

泌尿生殖系统结核患者治疗后都应长期随访以评估疗效、处理不良反应和观察耐药性的发生。

（一）患者教育

告知患者结核治疗与治疗后随访的重要性、长期性和必要性，让其知晓细菌耐药性与治疗依从性密切相关，以增强患者依从性[1]。推荐采用MMAS-8量表对患者进行服药依从性评估。若预先确定患者中断治疗方案，建议在强化期中断治疗后1天内，巩固期中断治疗1周内联系上患者，了解患者中断治疗原因，采取恰当干预措施并继续治疗。推荐对中断治疗连续2个月或更长时间的患者进行结核菌培养及药敏检测，依据结果调整抗结核治疗。此外还应嘱患者若发现尿液改变（如出现脓尿或脓尿加重），或者尿频、尿急、腰痛等泌尿系结核症状以及全身症状，应及时就医。

（二）抗结核药物治疗期间随访

由于肾脏丰富的血供，泌尿系统结核的药物治疗效果通常较好，一般用药2周内，尿中的结核杆菌就被清除。抗结核治疗期间，易发生上尿路梗阻（特别是进行抗反转录病毒治疗的HIV感染者）等并发症，应每月评估临床症状、体格检查，此外还应复查血尿常规、血生化指标、红细胞沉降率、尿沉渣抗酸染色。若发现肾功能不全，应减少吡嗪酰胺（PZA）和乙胺丁醇（EMB）用量，而异烟肼（INH）和利福平（RMP）用量无须减少。若强化治疗期第2个月末评估发现疾病改善不明显或进展，则延长1个月强化期并相应缩短1个月巩固期[1]。若强化期第3个月末评估发现疾病改善不明显或进展，则行结核菌培养及药物敏感性试验，依据结果调整治疗方案（牛结核分枝杆菌对吡嗪酰胺不敏感，应用氟喹诺酮替代）。据文献报道，泌尿系结核者患尿路上皮癌的概率增加，因此在治疗的第3、6、12个月应行泌尿系超声、尿细胞学和IVU检查（0～14岁儿童影像学检查不应作为首选）。若怀疑合并肺结核，可行痰液涂片检查及痰菌显微镜检。耐多药结核菌患者治疗较复杂，治疗时间可长达2年之久。

每月随访除上述内容外，还应加做结核菌培养、药敏试验及专科影像学检查，直至证实病情明显改善（需连续2次间隔30天检测）。因二线药物具有更多药物不良反应，因此每月随访需评估药物不良反应（如肾毒性、耳毒性等），若出现明显不良反应可尝试减少用药剂量和（或）次数，甚至更换药物来解决。严重不良反应者应停止问题药物的使用，并接受结核病专科医院住院治疗。达到痊愈标准才可以考虑停止治疗。药物治疗期间，必须重视尿液检查和泌尿系统影像学检查的变化，若按照既定治疗方案治疗6～9个月，仍未能转为正常或达到停药标准，或结核病变呈进行性发展而具有手术指征者，则应进行手术治疗。6%的患者药物治疗后仍会复发，因此停药后，需长期随访观察，期限为10年。每6～12个月行尿结核杆菌培养和（或）尿结核菌DNA检测、泌尿系超声检查[2]。

（三）手术治疗后随访

各类手术后常规定期随访手术恢复情况，有少数患者手术后仍有复发。肾切除后结核复发率<1%，

应注意对侧肾功能形态变化及结核性膀胱炎的改善状况。肾部分切除术后需同时监测双侧肾功能变化。结核性肾脓肿或肾积水合并感染行经皮肾脓肿穿刺或经皮肾穿刺造瘘术后患者，应定期复查感染恢复或脓肿引流情况，评估造瘘管位置及并发症情况并及时处理，定期更换造瘘管。输尿管整形术后应以专科影像学检查评估肾梗阻恢复与否、输尿管内引流通畅情况、吻合口漏尿或狭窄情况及并发症并及时处理。拔管以后要复查输尿管蠕动、膀胱输尿管反流情况。尿道狭窄修复术后需定期随访排尿通畅情况、手术并发症等，视排尿情况行进一步专科处理。附睾、睾丸切除术后要注意泌尿系统及对侧附睾、睾丸的变化，育龄男性同时随访其性激素水平及精液检测。积水肾脏行造瘘引流者，应定期复查感染恢复或积水引流情况。因挛缩膀胱行膀胱扩大术或尿流改道手术后，需随访排尿情况，定期复查尿常规、肾功能及电解质测定、静脉尿路造影了解上尿路情况，必要时行尿流动力学检查，依据结果行进一步专科处理。

参 考 文 献

［1］Kulchavenya E，et al. Urogenital tuberculosis：classification，diagnosis，and treatment. Eur Urol Suppl，2016 Jul，15（4）：112-121.

［2］Lien YC，et al. Urinary tuberculosis is associated with the development of urothelial carcinoma but not renal cell carcinoma：a nationwide cohort study in Taiwan. Br J Cancer，2013，109（11）：2933-2940.

肾移植指南

中华医学会泌尿外科学分会于2018年底启动各疾病指南更新工作，上一版本指南编于2014年完成，短短几年，肾脏移植技术领域等取得了巨大的发展，相应指南亟待更新，因此，中华医学会泌尿外科学分会肾移植学组组织相关专业专家，编写新版肾脏移植指南，本指南参考了近年国内外肾移植领域的最新进展，结合我国国情，目的是为我国肾脏移植专业人员提供最新的基础理论、知识和和操作技术参考，期望为肾脏移植的规范实施提供一个完整的指导与借鉴。

2014版《中国泌尿外科疾病诊断治疗指南》有关肾脏移植的部分仅包括活体肾移植，新版指南将涵盖肾移植的各个方面，包括死亡判定、供肾评估、维护和获取、器官保存、手术技术、围术期管理、免疫抑制剂物应用、移植后随访等诸多方面。

本指南内容仅供专业人员参考，并非强制性标准，也不承担有关法律责任。

中华医学会泌尿外科学分会肾移植学组为非营利性专业学术组织，本指南编写过程中未接受第三方赞助。

肾移植的历史：慢性肾衰竭是各种慢性肾病进展的最终阶段，终末期肾病患者应进行肾脏替代治疗，包括血液净化治疗和肾脏移植，相对于各种血液净化的各种治疗方法，肾移植患者具有较高的生活质量，是终末期肾病患者的最佳治疗方法。

1954年美国医师Joseph Murray成功完成了世界上首例活体孪生间肾移植，并因此于1990年获得诺贝尔奖。此后，随着组织配型技术的提高、器官低温保存技术的改进、移植外科手术技术的娴熟以及各种高效低毒免疫抑制剂物的不断研发、临床应用，肾脏移植的效果取得了巨大的进步，已经成为世界上完成数量最多、移植效果最好的实体器官移植。目前我国肾脏移植的数量仅次于美国，位居世界第2位。近年来中国公民逝世后器官捐献已经成为我国肾脏移植的主要器官来源途径。

第一节 供 肾 获 取

一、活体捐献的法律及伦理问题

活体肾脏捐献应符合1991年世界卫生组织颁布的《人体器官移植指导原则》以及中华人民共和国国务院2007年颁布的《人体器官移植条例》，基本原则包括捐献器官的自愿原则、器官非商业化原则、捐献器官的公平原则、最小伤害原则以及保护未成年人利益原则等[1-6]。

活体供者必须年满18周岁，器官接受人限于配偶（仅限于结婚3年以上或者婚后已育有子女者）、直系血亲或者三代以内旁系血亲，或因帮扶等形成亲情关系（仅限于养父母和养子女之间的关系、继父母与继子女之间的关系）的人员。活体供者必须具备完全民事行为能力，并且完全出自供者的意愿，应在无任何压力和勉强的情况下做出捐赠决定，任何存在商业动机的活体供肾肾移植都是法律明令禁止，也是器官移植界强烈反对的。活体肾脏捐献的行为应经过有肾脏移植资质的医疗机构人体器官移植技术临床应用和伦理委员会的审批并上报省级卫生行政部门获得许可后方可临床实施[1-6]。

二、活体供者的评估

活体肾移植供者医疗评估的首要目的是为了确保供者捐赠肾脏的适合性，最核心的是供者的安全性问题，应以捐赠者的安全和日后健康为第一原则；评估内容应包括供者的全身状况的医学评估、心理健康方面及真实捐献意愿的评估[7,8]。

三、活体供肾的切取

活体供肾的切取方式包括腹腔镜活体供肾切取以及开放手术；推荐使用腹腔镜活体供肾切取，具有损伤小、疼痛轻、恢复快的优势，且肾移植效果与开放手术相当[9-13,19-24]。

腹腔镜活体供肾切取包括以下方式。

1. 经腹腔途径腹腔镜（纯腹腔镜或手助）活体供肾切取。

2. 经后腹腔途径腹腔镜（纯腹腔镜或手助）活体供肾切取。

3. 单孔腹腔镜活体供肾切取（LESS）。

4. 机器人辅助的（经腹腔或经后腹腔途径）活体供肾切取。

手术方式的选择，应选用本中心最熟悉的手术方式进行，以减少术中术后并发症，保证供、受者的安全[14-18,20,21,23,24]。

推荐意见	证据级别	推荐等级
与开放手术相比，腹腔镜活体供肾切取的移植肾功能、排斥反应、并发症、移植肾/人存活情况类似	1a	
与开放手术相比，腹腔镜活体供肾切取的疼痛程度、镇痛药用量、住院时间有明显优势	1a	
采取腹腔镜（纯腹腔镜或手助）（经腹腔或经后腹腔途径）进行活体供肾切取		强烈推荐
采取开放手术进行活体供肾切取		可选择
在技术熟练的中心，可采用单孔腹腔镜或机器人辅助的腹腔镜进行活体供肾切取		可选择

四、尸体供肾的切取

尸体供肾切取一般采用原位灌注多器官联合快速切取术，保证供移植的器官热缺血时间一般控制在10分钟以内。一般采用仰卧位，腹部大"十"字切口，首先进行腹主动脉插管灌注，再建立下腔静脉流出道，门静脉插管0～4℃灌注，并快速使用冰屑在肝肾周围降温，游离全胃肠道，再切取肝脏、胰腺、脾脏、双肾、输尿管，以及主动脉、下腔静脉和双侧髂血管。

参考文献

[1] Guiding Principles on Human Organ Transplantation. Lancet, 1991, 337（8755）: 1470-1471.

[2] Ethics Committee of the Transplantation Society. The consensus statement of the Amsterdam Forum on the Care of the Live Kidney Donor. Transplantation, 2004, 27（8）: 491-492.

[3] 中华人民共和国国务院《人体器官移植条例》. http://www.gov.cn/flfg/2007-04/06/content_575602.htm. ★

[4] Lei Z, et al. Ensuring the Safety of Living Kidney Donors and Recipients in China Through Ethics Committee Oversight: An Early Experience. Am J Transplant, 2008, 8（9）: 1840-1843. ★

[5] 赵磊, 等. 加强伦理监管, 保障供受安全. 中国医学伦理学, 2008, 21（3）: 83-84, 87. ★

[6] 赵磊, 等. 亲属活体肾移植130例次伦理分析. 中国医学伦理学, 2010, 23（2）: 53-54. ★

[7] 那彦群等主编. 中国泌尿外科疾病诊断治疗指南（2014版）. 北京: 人民卫生出版社, 2013: 496-520. ★

[8] 中华医学会器官移植学分会, 中国医师协会器官移植医师分会. 中国活体供肾移植临床指南（2016版）. 器官移植, 2016, 7（6）: 417-426. ★

[9] Lennerling A, et al. Living organ donation practices in Europe-results from an online survey. Transpl Int, 2013, 26（2）: 145-153.

[10] Antcliffe D, et al. A meta-analysis of mini-open versus standard open and laparoscopic living donor nephrectomy. Transpl Int, 2009, 22（4）: 463-474.

[11] Greco F, et al. Laparoscopic living-donor nephrectomy: analysis of the existing literature. Eur Urol, 2010, 58（4）: 498-509.

[12] Wilson CH, et al. Laparoscopic versus open nephrectomy for live kidney donors. Cochrane Database Syst Rev, 2011 Nov 9, （11）: CD006124.

[13] Yuan H, et al. The safety and efficacy of laparoscopic donor nephrectomy for renal transplantation: an updated meta-analysis. Transplant Proc, 2013, 45（1）: 65-

76. ★

[14] Giacomoni A, et al. Robotic nephrectomy for living donation: surgical technique and literature systematic review. Am J Surg, 2016, 211（6）: 1135-1142.

[15] Lentine KL, et al. Perioperative Complications After Living Kidney Donation: A National Study. Am J Transplant, 2016, 16（6）: 1848-1857.

[16] Autorino R, et al. Laparoendoscopic single-site（LESS）vs laparoscopic living-donor nephrectomy: a systematic review and meta-analysis. BJU Int, 2015, 115（2）: 206-215.

[17] Alcaraz A, et al. Feasibility of transvaginal natural orifice transluminal endoscopic surgery-assisted living donor nephrectomy: is kidney vaginal delivery the approach of the future? Eur Urol, 2011, 59（6）: 1019-1025.

[18] Liu N, et al. Maximizing the donor pool: left versus right laparoscopic live donor nephrectomy—systematic review and meta-analysis. Int Urol Nephrol, 2014,

46（8）: 1511-1519. ★

[19] Ye JF, et al. Retroperitoneal laparoscopic live donor nephrectomy: a cost-effective approach. Urology, 2010, 75（1）: 92-95. ★

[20] Ma LL, et al. Retroperitoneoscopic live-donor nephrectomy: 5-year single-center experience in China. Int J Urol, 2010, 17（2）: 158-162. ★

[21] Ma LL, et al. Technical modifications of retroperitoneoscopic live donor nephrectomy: Chinese experience. Transplant Proc, 2010, 42（9）: 3440-3443. ★

[22] Ma LL, et al. Do multiple renal arteries in the remnant kidney have a negative influence on kidney donors after kidney donation? Nephrology（Carlton）, 2011, 16（6）: 612-616. ★

[23] Ma LL, et al. Retroperitoneoscopic live-donor right nephrectomy: a Chinese single center. Exp Clin Transplant, 2011, 9（1）: 20-25. ★

[24] 赵磊, 等. 后腹腔镜活体供肾切取193例. 北京大学学报（医学版）, 2017, 49（5）: 867-871. ★

第二节　死亡标准及供者维护

一、供者器官捐献的标准

（一）脑死亡和心脏死亡

脑死亡是人类死亡的标准之一，目前在我国尚未得到立法的明确规定；但是随着我国人体器官捐献试点工作的启动[1]，我国的成人、儿童脑死亡判定标准和技术规范均已出台，具体如下[2,3]。

（二）脑死亡判定标准

1. 判定的先决条件
（1）昏迷原因明确。
（2）排除了各种原因的可逆性昏迷。
2. 临床判定
（1）深昏迷。
（2）脑干反射消失。
（3）无自主呼吸。
靠呼吸机维持通气，自主呼吸激发试验证实无自主呼吸。
以上3项临床判定必须全部具备。
3. 确认试验
（1）短潜伏期体感诱发电位：正中神经短潜伏期体感诱发电位（SLSEP）显示双侧N9和（或）N13存在，P14、N18和N20消失。

（2）脑电图：脑电图显示电静息。
（3）经颅多普勒超声：经颅多普勒超声（TCD）显示颅内前循环和后循环血流呈振荡波、尖小收缩波或血流信号消失。
以上3项确认试验至少具备其中2项。
4. 判定时间　临床判定和确认试验结果均符合脑死亡判定标准者可首次判定为脑死亡。首次判定12小时后再次复查，结果仍符合脑死亡判定标准者，方可最终确认为脑死亡。

（三）心脏死亡的判定标准

根据《中国心脏死亡器官捐献工作指南（第二版）》[4]，呼吸及循环的停止，反应消失。由于循环停止后心电活动仍可能存在，判断死亡时不应完全依赖于心电监测，可采用有创动脉血压和多普勒超声协助确认。心脏死亡器官获取时需要快速而准确地判断循环的停止，但为确认循环停止的不可逆性或永久性，应至少观察2分钟再宣布死亡，死亡诊断必须由非移植团队的相关专业医师完成。

心脏死亡和脑死亡都是重要的死亡判定标准，而脑死亡更符合科学意义上的死亡，在器官捐献移植领域，死亡的判定尤其重要。

（四）中国人体器官捐献分类标准[4,5]：

我国现阶段公民逝世后器官捐献分为三大类：中国一类（C-Ⅰ），国际标准化脑死亡器官捐献（donation after brain death, DBD）；中国二类（C-Ⅱ），国际标准化心脏死亡器官捐献（donation after cardiac death, DCD），包括目前国际上的 Maastricht 标准（马氏标准）的 M-Ⅰ～Ⅴ类案例；中国三类（C-Ⅲ），中国过渡时期脑-心双死亡标准器官捐献（donation after brain death awaiting cardiac death，DBCD）。其中C-Ⅰ、C-Ⅲ均是在脑死亡的基础上进行的。

推荐意见	证据级别	推荐等级
所有被诊断为脑死亡并维持机械通气的患者在医学上都是潜在的器官捐献者	1a	推荐
所有被诊断为心脏死亡的患者在医学上都是潜在的器官捐献者	1a	推荐
我国现阶段公民逝世后器官捐献的三大分类是终末期肾病肾脏移植的主要供者来源	1a	强烈推荐

二、供肾功能评估和供体维护

尸体捐献标准根据供体死亡判定的类型可分为心脏死亡捐献（DCD）与脑死亡捐献（DBD）。DBD指包括脑干在内全脑功能完全、不可逆转地停止后进行器官捐献。DCD指人在心脏死亡后进行的器官捐献，分为可控制型和不可控制型；前者指器官获取组织（OPO）有计划地撤掉生命支持设备，供者循环停止，开始获取器官；后者指心肺复苏失败，心搏骤停在不可控制的情况下发生，或者供者在前往医院的途中死亡[6]。

对于器官捐献而言，脑死亡判定结果决定了医疗处置的原则。非脑死亡或未确定脑死亡的患者以抢救生命为目的，治疗重点以保证脑组织充足供血、纠正体内各系统的严重功能失调为主。判定为脑死亡后，治疗方向和重点转变为维护捐献器官功能，保证血液氧合及各脏器的充分灌注，为捐献过程做准备。从发病到脑死亡，再发展为心脏死亡的过程往往伴随着内环境紊乱及器官功能受损，因此良好的供者维护和捐献前对供者全身状况及供肾功能的评估是必不可少的[7]。

供肾的评估需要全面、系统、动态、连续地了解供者病情，根据需要选择合适的评分体系，目前常用的有 Glasgow 评分、创伤评分、威斯康星大学评分系统等。除一般的临床资料外，评估的主要内容包括：①疾病/损伤的类型：原发疾病（脑出血、脑外伤、缺血缺氧性脑病等）是否对肾功能有影响；②死亡判定的类型及疾病过程中是否出现影响肾功能的事件（心肺复苏的次数和时间、低血压程度和持续时间等）[8]；③尿量、肾功能指标：反映肾功能状态及受损程度；④是否合并感染、DIC等全身性疾病，全身状况对肾功能的影响程度；⑤疾病或创伤、诊疗过程、突发事件等影响器官功能的其他因素[9,10]；⑥既往病史，高血压时间和治疗药物的种类、糖尿病分期有无并发症、有无狂犬病史、肿瘤病史和病理、临床分期等、感染病原微生物和治疗方案，及时将供者来源血、痰、尿标本送细菌、真菌培养鉴定[11]。

目前肾脏捐献的绝对禁忌证包括慢性肾脏疾病、大部分恶性肿瘤、严重全身性感染、HIV感染、血行播散型肺结核等。临床上发现潜在捐献者后，往往需要在第一时间考虑器官功能维护；判定脑死亡后，即可启动维护程序，具体措施包括以下几个方面。

完善监测系统，既能检测全身的功能状况（氧合、体温、循环），又能重点监测肾脏的功能变化。除了常规心电监测、循环监测和呼吸监测外，特别应注重尿量和肾功能的变化。

维持血流动力学稳定和全身脏器氧供，必要时可使用体外膜氧合（ECMO）。根据患者的病情、容量负荷、血流动力学监测等实际情况，使用晶体液、白蛋白等进行液体复苏，保证供者有效血容量，维持 CVP 6～10 mmHg，动脉收缩压（SBP）≥100 mmHg 或平均动脉压（MAP）≥60 mmHg；必要时应用血管活性药物升高血压，如多巴胺 5～10 μg/（kg·min）维持心血管系统的收缩力，根据每小时尿量进行液体补充；同时监测血红蛋白水平，纠正贫血。

呼吸功能支持治疗，及时调整呼吸机参数。使用辅助控制通气模式进行机械通气，潮气量 8～10 ml/kg，呼气末正压 5cmH$_2$O（1 cmH$_2$O = 0.098 kPa），根据血气分析结果调整呼吸机参数，保持动脉血氧分压（PaO$_2$）100 mmHg（1mmHg = 0.133 kPa）以上，二氧化碳分压（PaCO$_2$）35～45 mmHg。

纠正水、电解质和酸碱平衡紊乱，合理补液，合理使用利尿脱水药物。脑死亡供体常出现尿崩症，停用脱水药物，给予垂体后叶素治疗，维持机体内环境的稳定，积极纠正水、电解质、酸碱失衡，必要时对症补充、血液净化治疗，维持尿量＞100 ml/h，监测血糖，使用胰岛素泵持续泵入调整，目标血糖8～10 mmol/L。

纠正凝血功能障碍，预防DIC的发生。对于没有活动性出血和抗凝溶栓的禁忌证，可常规使用肝素抗凝，如有血栓形成，可使用尿激酶。

抗感染治疗，根据药敏结果选择敏感抗生素，应避免使用对肾脏有较强毒性的抗生素等药物，抗感染应贯穿于供体维护、获取、保存、修整、术中及术后整个过程中。

抗炎、免疫调节治疗，阻断全身炎症反应综合征（SIRS）的发生。使用减轻炎症反应、清除氧自由基的药物（如甲泼尼龙、乌司他丁、前列腺素E_1、还原型谷胱甘肽等）可以有效保护供者肾脏[12]。

供者维护直接关系到捐献成功与否和受体的安全。因此严格地供体评估及重视供体维护将对整个器官移植的成功产生积极的意义。

推荐意见	证据级别	推荐等级
在脑死亡时，推荐使用甲泼尼龙（静脉注射15mg/kg）来改善血流动力学和保护呼吸功能，可改善捐献者肺部氧合和提高供肺使用率	1b	推荐
在不可控制的心脏-循环衰竭或持续性低血压的情况下，采取措施（如超声心动图或肺动脉导管）加强血流动力学监测，有利于明确低血压原因	1a	推荐
使用低剂量多巴胺预处理捐献者可减少肾移植术后对透析的需要，且对移植物或患者的存活没有显著影响；与此同时，可以减轻心脏移植物心肌细胞的冷保存损伤	1b	推荐
出现以下循环不稳定的DBD供者，可考虑使用ECMO：心搏骤停、有心肺复苏史；MAP：成人<60～70mmHg，儿童50～60mmHg，婴幼儿40～50mmHg；心脏指数<2L/(min·m²)(>3h)；尿量<0.5ml/(kg·h)；大量使用血管活性药物；急性肝肾功能中重度损害等	1b	推荐
在器官获取前给予肝素3～5mg/kg可以有效防止获取肾脏血栓形成	1b	推荐

参 考 文 献

［1］刘勇．探索建立中国人体器官捐献体系-逐步解决器官来源问题．规范器官移植工作．中华器官移植杂志，2010，31（7）：390-392．★．

［2］宿英英，等．脑死亡判定标准与技术规范（成人质控版）．中华移植杂志（电子版），2015，9（1）：13-17．★

［3］刘春峰，陆国平，钱素云，等．脑死亡判定标准与技术规范（儿童质控版）．中华移植杂志（电子版），2015，9（02）：54-57．★

［4］刘永锋，中华医学会器官移植学分会．中国心脏死亡器官捐献工作指南（第2版）．中华移植杂志：电子版，2012，6（3）：221-224．★

［5］中国人体器官捐献标准．卫办医管【2011】62号．http://www.gov.cn/gzdt/2011-05/03/content_1856813.htm.

［6］Trotter PB, et al. Transplantation of kidneys from DCD and DBD donors who died after ligature asphyxiation: The UK experience. Am J Transplant, 2018, 18（11）：2739-2751.

［7］石炳毅，等．中国器官移植临床诊疗指南．第一章，人民卫生出版社，2017．★

［8］项和立，等．公民逝世后器官捐献供者的评估与维护．中华器官移植杂志，2014，35（7）：392-395．★

［9］Messer SJ, et al. Functional assessment and transplantation of the donor heart after circulatory death. J Heart Lung Transplant, 2016, 35（12）：1443-1452.

［10］Gill J, et al. Use and Outcomes of Kidneys from Donation after Circulatory Death Donors in the United States. J Am Soc Nephrol, 2017, 28（12）：3647-3657.

［11］李鹏，等．潜在器官捐献者的便捷评估方法-ABC-HOME．中华器官移植杂志，2017，38（6）：326-330．★

［12］Querard AH, et al. Comparison of survival outcomes between Expanded Criteria Donor and Standard Criteria Donor kidney transplant recipients: a systematic review and meta-analysis. Transpl Int, 2016, 29（4）：403-415.

第三节　器 官 保 存

一、器官保存液与器官冷保存

器官保存液是影响器官保存效果的关键因素之一。器官在保存过程中主要的损伤分为两类：缺血（热缺血和冷缺血）损伤及再灌注损伤，都是影响移植肾近、远期存活的重要危险因素。器官保存液的研发和应用是以最大限度地保持离体缺血器官的细胞活力为目的，具体包括：控制低温缺血时的细胞肿胀；维持缺血时细胞内和细胞外的电解质梯度；缓冲酸中毒；提供能量储备；使氧化再灌注损伤最小化。关于哪种机制是影响缺血后移植物功能的最重要因素尚未达成一致[1]，目前也没有将所有机制结合在一起来解决的器官保存方案。

20 世纪 70 年代，欧洲柯林斯（Euro-Collins）溶液曾经被广泛应用于器官保存中，直至 90 年代后逐步被威斯康星大学（University of Wisconsin，UW）保存液及组氨酸-色氨酸-酮戊二酸（histidine-tryptophan-ketoglutarate，HTK）保存液所取代，UW 液和 HTK 液成为了腹腔多器官或单独供肾获取的标准保存液[2]。大多数临床试验显示应用 UW、HTK 及 Celsior 保存方案的同种异体移植临床预后相似，但在近期的研究和注册报道中亦可见到一些显著差异[3,4]。马歇尔高渗柠檬酸盐溶液（Marshall's hypertonic citrate solution，MHCS）也适用于移植前供肾的保存。有关供肾保存的实验研究发现，特别是在不可控的心脏死亡供者中，与 MHCS 和 Celsior 保存液相比，HTK 和 UW 液在保护器官内皮结构和 pH 缓冲功能方面更具优势[5]。对标准尸体供肾中 UW、Celsior 和 MHSC 随机对照试验的荟萃分析结果表明，这些保存方案的作用是等效的[6]。在借鉴国外器官保存液研究的基础上，由海军军医大学附属长征医院和上海市中心血站共同研制的高渗枸橼酸腺嘌呤液（HC-A 液）作为肾脏保存液在国内已有 30 多年的良好的临床应用效果。研究显示，在供肾保存方面，HC-A 液与 HTK 液具有相同功效[7]。

长期以来，0 ～ 4℃的冷保存（或称低温保存）被认为能够有效减少细胞在缺血、缺氧状态下的损伤。冷保存会降低生物组织代谢率，减少细胞活动导致的 ATP 消耗及细胞代谢产物的蓄积，从而有利于保持细胞活力，延长保存时限。研究发现，将冷保存作为一

个治疗窗口来提供药物或基因治疗可以改善移植肾短期及长期存活率[8]。但低温本身也可以造成细胞肿胀，影响细胞膜通透性及钠泵活性，从而加重细胞损害。随着器官灌注保存技术的发展，常温（37℃）及亚低温（6 ～ 10℃）等新型保存模式现已出现[9]，其优势是保持细胞正常的生理状态，由低流量低压灌注来提供代谢所需营养并清除代谢产物。这种保存模式的有效性和安全性尚需在临床中进一步验证。

推荐意见	证据级别	推荐等级
UW 液和 HTK 液在器官保存方面具有相同效果，可作为多器官或供肾获取的标准保存方案	1b	
随机对照试验的荟萃分析显示 UW 液和 Celsior 液在标准尸体供肾的保存方面具有相同效果	1a	
多中心随机对照研究显示 HC-A 液与 HTK 液在器官保存方面具有相同效果	1b	
用 UW 液或 HTK 液行供肾冷保存		可选择
用 Celsior 液或 Soltran 液行供肾冷保存		可选择
用 HCA 液行供肾冷保存		推荐

二、器官保存时限

冷缺血时间（cold ischemia time，CIT）：从供肾冷灌注开始至移植手术肾动脉血流开放时的时间。越来越多的证据表明 CIT 是独立于其他移植相关危险因素的一个重要因素。CIT 每增加 6 小时 DGF 发生率增加 3%，CIT 每延长 1 小时排斥反应的风险增加 4%。临床上，CIT 主要取决于供肾分配和受者术前准备的时间，近些年随着肾脏灌注、保存液及保存方法的改进，对供肾在冷缺血期间的保护作用得到明显提高，但同样条件下缩短 CIT 移植效果可能更好，尤其使用扩大标准供者（expanded criteria donor，ECD）的供肾时。根据近几年的临床资料显示，在 36 小时时间窗内，缺血时间对移植物存活率无显著影响[10]。扩大标准供者（expanded criteria donor，ECD）：年龄 > 60 岁或年龄 > 50 岁且合并以下 3 种情况中的两个：急性肾功能不全（血清肌酐值 > 133umol/L）、死因为脑血管意外、有高血压病史[11]。

三、肾脏保存方法：静态保存与动态保存

静态保存与动态保存两种方法，即目前临床广泛采用的单纯低温保存（simple cold storage）和机械灌注保存（mechanical perfusion，MP）。无论采用哪种保存方法，尽可能保持离体缺血器官的活力至关重要。长期以来，单纯低温保存是大多数器官最常采用的标准保存方法，其优点是设备及操作简单、成本低，但保存时间不宜过长。近年来，持续机械灌注保存越来越受到重视并被逐步应用于临床，与静态冷保存相比，机械灌注可以在一定程度上改善细胞代谢、维持细胞活力[9]，延长保存时间，其机械参数也可以作为判断器官活力的参考指标。临床效果上，机器灌注可显著降低移植后移植物原发性无功能（primary nonfunction，PNF）或移植物功能延迟恢复（delayed graft function，DGF）的发生率[12]，尤其在热缺血时间不可控的DCD供肾保存中更具优势。供肾器官短缺增加了"高风险"供肾的利用，来自DCD尤其是ECD的供肾在器官保存中更易受到损伤，此类供肾移植后出现预后不良的风险更高[13]。机械灌注保存更有利于供者器官优化，并为器官功能评估和器官修复提供平台。目前，供者器官体外机械灌注及原位局部灌注逐步被越来越多的移植中心推广应用。

供肾保存的方法：

· 用冷保存液灌洗，再用冰块保存。静态冷保存在边缘供肾保存方面具有局限性，导致机械灌注的使用增加。

· 目前进入临床实践的动态保存策略：低温机械灌注、低温区域灌注、常温机械灌注、常温区域灌注、亚常温机械灌注及亚常温区域灌注[9]。

· 连续脉动低温灌注可能是保存边缘供肾的较好方法，建议器官获取后即刻应用或经过静态保存后再应用[14]。

· 有证据表明，低温动态保存应通过压力而不是流量来控制，使用低压以避免与压力有关的器官损害，且应使用特定灌注液[4]。

· 在低灌注压力（20～30 mmHg）下，供肾的无氧低温机械灌注可有效降低DGF的发生率[12]。随机对照研究显示，对于尸体供肾尤其是边缘供肾，与静态冷保存相比，低温机械灌注可降低DGF风险及提高生存获益[15]。低温机械灌注对于Ⅲ型DCD供肾移植可降低DGF风险但对移植肾存活无显著影响[13]。

· 低温机器灌注可降低标准尸体供者肾移植发生DGF的风险[16]。

· 灌注阻力升高及高灌注损伤标志物的浓度是DGF的危险因素，但不能作为放弃供肾的依据。机械灌注参数可能作为评估不可控DCD（尤其血肌酐水平高的供者）供肾移植物功能的指标[17]，但灌注参数（流量和血管阻力）的预测能力较低，不应作为评估肾移植存活率的唯一标准[18]，因此仍需进一步研究来确定强有力且可靠的方法用以评估机械灌注供肾的活力[6]。

· 低温机械灌注期间的氧合可能是有益的，可改善早期移植肾功能[19]。欧洲器官保存联盟（Consortium on Organ Preservation in Europe，COPE）发起的随机对照试验正在研究氧合HMP对Ⅲ型DCD供肾和ECD供肾的影响[9]。

· 在实验模型中，移植前短时间常温机械灌注可改善移植肾功能，补充ATP，降低器官组织损伤[7,20,21]。

· 目前正在开展利用清除白细胞的氧合血液进行原位常温体外灌注用以保护热缺血时间延长的供肾（Ⅰ型和Ⅱ型DCD）的研究[22]。灌注中的氧气输送通过使用清除白细胞的血液来实现。此保存技术的潜在优势是降低缺血再灌注损伤及评估供肾活力的可能性。

· 目前尚无针对氧合含血的灌注液对移植前供肾行常温机械灌注的注册RCT。但可在常温灌注期间通过评估血液灌注、肾血流量和尿量等指标来评估供肾功能[23]。

· 临床前研究显示，与连续氧合低温机械灌注相比，连续亚体温机械灌注和可控氧合复温可改善供肾组织结构完整性及肌酐清除率[24]。

推荐意见	证据级别	推荐等级
一项随机对照研究显示，与静态冷保存相比，低温机械灌注保存尸体供肾尤其是ECD供肾，有利于降低总体DGF风险并提高移植物生存获益	1b	
低温机械灌注可降低标准尸体供肾移植发生DGF的风险	2a	
动态冷保存应通过压力而不是流量来控制，使用低压以避免与压力有关的器官损害	2a	
灌注参数（流量和血管阻力）的预测能力较低，不应作为评估供肾活力的唯一标准	2b	
可应用热缺血及冷缺血时间作为DGF的预测指标		推荐

续表

推荐意见	证据级别	推荐等级
对于Ⅲ型DCD供肾、ECD供肾及静态冷保存时间较长的供肾，可应用低温机械灌注保存		推荐
低温机械灌注：可用于标准尸体供肾的保存；保存中应使用低压模式；应用压力而不是流量控制；不能仅根据血管阻力升高和压力损伤标志物浓度升高而放弃供肾的使用		推荐

参 考 文 献

［1］Irish WD，et al. A risk prediction model for delayed graft function in the current era of deceased donor renal transplantation. Am J Transplant，2010，10（10）：2279-2286.

［2］de Boer J，et al. Eurotransplant randomized multicenter kidney graft preservation study comparing HTK with UW and Euro-Collins. Transpl Int，1999，12（6）：447-453.

［3］Parsons RF，et al. Preservation solutions for static cold storage of abdominal allografts：which is best? Curr Opin Organ Transplant，2014，19（2）：100-107.

［4］Tillou X，et al. Comparison of UW and Celsior：long-term results in kidney transplantation. Ann Transplant，2013，18：146-152.

［5］Kay MD，et al. Comparison of preservation solutions in an experimental model of organ cooling in kidney transplantation. Br J Surg，2009，96（10）：1215-1221.

［6］Bond M，et al. The effectiveness and cost-effectiveness of methods of storing donated kidneys from deceased donors：a systematic review and economic model. Health Technol Assess 2009，13（38）：iii-iv，xi-xiv，1-156.

［7］赵闻雨，等. HC-AⅡ器官保存液保存供肾的多中心随机对照临床研究. 中华器官移植杂志，2012，33（8）：474-476. ★

［8］Chatauret N，et al. Preservation strategies to reduce ischemic injury in kidney transplantation：pharmacological and genetic approaches. Curr Opin Organ Transplant，2011，16（2）：180-187.

［9］Jochmans I，et al. Past，Present，and Future of Dynamic Kidney and Liver Preservation and Resuscitation. Am J Transplant，2016，16（9）：2545-2555.

［10］Opelz G，et al. Multicenter analysis of kidney preservation. Transplantation，2007，83（3）：247-253.

［11］Metzger RA，et al. Expanded criteria donors for kidney transplantation. Am J Transplant，2003，3 Suppl 4：114-125.

［12］O'Callaghan JM，et al. Systematic review and meta-analysis of hypothermic machine perfusion versus static cold storage of kidney allografts on transplant outcomes. Br J Surg，2013，100（8）：991-1001.

［13］Jochmans I，et al. Machine perfusion versus cold storage for the preservation of kidneys donated after cardiac death：a multicenter，randomized，controlled trial. Ann Surg，2010，252（5）：756-764.

［14］Jochmans I，et al. Hypothermic machine perfusion of kidneys retrieved from standard and high-risk donors. Transpl Int，2015，28（6）：665-676.

［15］Treckmann J，et al. Machine perfusion versus cold storage for preservation of kidneys from expanded criteria donors after brain death. Transpl Int，2011，24（6）：548-554.

［16］Gill J，et al. Pulsatile perfusion reduces the risk of delayed graft function in deceased donor kidney transplants，irrespective of donor type and cold ischemic time. Transplantation，2014，97（6）：668-674.

［17］Matsuno N，et al. Machine perfusion preservation for kidney grafts with a high creatinine from uncontrolled donation after cardiac death. Transplant Proc，2010，42（1）：155-158.

［18］Jochmans I，et al. Graft quality assessment in kidney transplantation：not an exact science yet! Curr Opin Organ Transplant，2011，16（2）：174-179.

［19］Thuillier R，et al. Benefits of active oxygenation during hypothermic machine perfusion of kidneys in a preclinical model of deceased after cardiac death donors. J Surg Res，2013，184（2）：1174-1181.

［20］Hosgood SA，et al. Normothermic machine perfusion of the kidney：better conditioning and repair? Transpl Int，2015，28（6）：657-664.

［21］Reddy SP，et al. Normothermic perfusion：a mini-review. Transplantation，2009，87（5）：631-632.

［22］Reznik O，et al. Kidney from uncontrolled donors after cardiac death with one hour warm ischemic time：resuscitation by extracorporal normothermic abdominal perfusion "in situ" by leukocytes-free oxygenated blood. Clin Transplant，2011，25（4）：511-516.

［23］Hosgood SA，et al. Ex vivo normothermic perfusion for quality assessment of marginal donor kidney transplants. Br J Surg，2015，102（11）：1433-1440.

［24］Hoyer DP，et al. Subnormothermic machine perfusion for preservation of porcine kidneys in a donation after circulatory death model. Transpl Int，2014，27（10）：1097-1106.

第四节　供肾活检

一、尸体供肾活检

供肾活检的主要目的是为了判断供肾质量，并与临床评估密切结合以决定供肾取舍，并可为移植后并发症的活检及其病理诊断提供组织病理学参考[1]。

供肾活检的时机包括供肾获取时活检、移植术前活检和移植术中零时活检3个时间点[2]。对于供肾质量的病理评估，推荐采用获取时活检或移植前活检。

获取时活检（procurement/harvest biopsy）即在供肾获取后即进行活检。同时也可针对供肾肉眼观察异常者，如供肾的大小、颜色、质地异常或疑为占位性病变者予以活检，以明确供肾质量和判断肉眼所见病变的性质，以最终协助临床综合判定供肾是否适合移植。

移植术前活检又称植入前活检（pre-implantation biopsy）即在移植手术之前，包括供肾获取时、供肾冷保存和运输以及低温机械灌注时所进行的活检。移植术前活检不仅可以判断供肾的预存性病变，而且还可以进一步观察供肾的缺血损伤情况，是依据供肾形态学表现以判断供肾质量，进而与临床信息相结合综合判定供肾取舍的最佳活检时机。

零时活检（zero-time biopsy/zero-hour biopsy）即在肾移植手术中，在血管吻合完成并开放血流前或开放血流后对移植肾进行的活检，后者又称再灌注后活检（post-reperfusion biopsy）。零时活检不仅可以观察供肾的预存性病变，而且可观察供肾缺血损伤以及血供恢复后的再灌注损伤情况，同时可以获得供肾的组织学背景资料，为移植术后的活检提供组织病理学背景参考。但由于零时活检时已经完成了供、受者血管的吻合，其结果无法应用于供肾取舍的判定。

二、尸体供肾活检的方法和组织标本的大小

尸体供肾活检的方法包括针穿刺活检（core needle biopsy）和楔形活检（wedge biopsy）两种[3,4]。其中穿刺活检即借助专用肾活检穿刺针/穿刺枪，以一定角度穿刺进入肾皮质部位取材肾组织以供病理观察，其活检肾组织为长条形、长1～2cm、直径0.5～1mm；楔形活检是借助手术尖刀在肾脏表面切取楔形的、浅层肾皮质组织以供病理观察，楔形组织块大小为3～5mm的等边三角形，厚度为2～3mm。这两种活检方法具有各自的优、缺点，使得其应用一直存在争论[5-9]，其中楔形活检取得的肾组织量充足，可供观察的范围较大且其中的肾小球数量多，但动脉血管数量较少，虽然美国UNOS报道其大多数移植中心在供肾获取时或移植术前活检中主要采用楔形活检方法，但目前认为由于其取材位于肾被膜下且该部位处于动脉血供的末梢，尤其是老年供者（ECD供者）均存在不同程度的动脉血管硬化而加重该部位的硬化肾小球比率，因此非常容易高估肾小球硬化的程度，借此有的中心推荐楔形活检的深度至少应达到5mm才能准确判断肾小球硬化情况。理想情况下，楔形活检组织需要至少达到25只肾小球才能比较准确地评估肾小球硬化比率[9]。穿刺活检取得的肾组织量明显少许楔形活检，但穿刺取材可以取得较深部位的肾组织，对肾小球硬化和动脉血管病变的判断则更为准确，合格的穿刺活检标本中应含有7～10只肾小球和至少1支细微动脉血管。穿刺活检的缺点在于，由于其穿刺较深，虽然避免了误判肾皮质浅层的肾小球硬化比率，但由于穿刺较深容易损伤肾脏深部的动脉血管引发出血并发症，且其取得的肾小球数量略少。因此，两种活检方法中哪一种方法更适于我国的尸体供肾病理学评估尚无定论，目前我国大多数肾移植中心主要采用穿刺活检，但楔形活检的研究仍有待加强并需要更多的、针对两种活检方法的比较研究。

三、尸体供肾活检标本的病理组织学处理方法

尸体供肾活检标本的病理学处理方法有冷冻切片（frozen section）和快速石蜡切片（rapid paraffin section）两种，两种方法的操作技术和所得结果是不同的。冷冻切片可以在40分钟内完成，其突出的优点为快速，缺点是由于组织内冰晶形成或技术操作不当等因素易于使组织和细胞的形态欠佳甚至产生人为假象，不利于供肾组织和细胞结构的准确判断[11]；快速石蜡切片中供肾活检组织经甲醛固定液固定，能良好地保存组织和细胞结构形态，便于供肾肾小球、血管、肾小管和肾间质4个组织结构单位的精确判断，但耗时较长需2～3小时，延长了供肾的冷缺血时间。

目前对于尸体供肾中上述两种病理学技术方法

的比较研究仍有限，其中冷冻切片虽然能基本满足肾小球和血管病变的观察，但由于技术因素使得肾小管-间质的形态保存不佳，不利于精确地判断肾小管-间质病变，尤其是严重的缺血再灌注损伤所致的急性肾小管损伤甚至急性肾小管坏死病变；而快速石蜡切片则能避免这一不足但却耗时略长。同时目前的研究结果也显示，不同病理医师之间的诊断一致性在肾小球病变方面明显优于血管病变和肾小管-间质病变；同时也显示两种技术方法所致的诊断结果的差异在很大程度上是由当班病理医师对肾脏病理的诊断经验的差异所致的，甚至有时会导致在供肾取舍决定上的差异，而经过了肾脏病理诊断知识系统训练的病理医师，两种病理切片方法所得到的诊断结果有较好的一致性。

推荐意见	证据级别	推荐等级
在尸体供肾活检的组织病理评估中观察到的单独的、孤立的组织学病变如肾小球硬化、动脉管壁硬化及管腔狭窄、肾小管和肾间质病变，对于移植术后移植肾长期存活的预后价值仍未完全明确[10-16]，仍需要进一步的大样本研究		
复合组织学评分系统能提供相对全面的肾脏病变的评估，但目前已发布的复合组织评分系统仍缺乏独立验证，且各个病变程度判定的阈值尚不明确[17-23]		
活检组织的大小对其诊断价值至关重要。足够的活检组织的深度应达到肾包膜下区域≥5mm，并且包含≥25个肾小球和≥1个动脉血管。如果正确进行取样，针穿刺活检，楔形活检或用皮肤活检器获得的样本可以得到基本一致的病理学判定结果。用18G的穿刺针难以获得足够的活检组织，并且需要重复取材	3	
活检及其组织病理学评估必须与供者临床评估密切结合[23-28]		强烈推荐
采用活检+快速石蜡切片或冷冻切片的技术组合模式，同时保留供肾的电镜组织标本以备后续检查，即活检+快速石蜡切片或冷冻切片+保留电镜标本的技术模式[29]		推荐
活检方法建议可以采用14G或16G穿刺针活检、楔形活检或皮肤穿刺活检器活检，以进行组织病理学检查		推荐

续表

推荐意见	证据级别	推荐等级
对以下情况建议首先考虑快速石蜡切片：①存在糖尿病、高血压病史的ECD供肾，需准确判断血管病变及其狭窄程度者；②供者有大量蛋白尿，疑有原发性肾脏病史及其他可能累及肾脏的系统性疾病者（建议结合冷冻切片及其免疫荧光染色）；③高度怀疑肾实质感染，如结核分枝杆菌、其他细菌、真菌感染者；④供者少尿、无尿或经历心脏复苏、低血压等，需要准确判断肾小管损伤程度者；⑤其他边缘供者需要病理检查提供更准确的组织学依据时		可选择
活检切片的诊断应由肾脏病理学家或接受了肾脏病理专业训练的病理医师予以诊断		强烈推荐

参 考 文 献

[1] 郭晖，等. 公民逝世后器官捐献供肾的病理学评估. 器官移植，2018，9（1）：1-8. ★.

[2] 郭晖. 对DCD供肾并病理学评估的思考. 实用器官移植电子杂志，2017，5（6）：417-421. ★

[3] 郭晖，等. "供肾移植术前活检的Banff组织病理学诊断共识"解读. 实用器官移植电子杂志，2017，5（6）：401-404. ★

[4] 郑瑾，等. 供肾组织病理学评分与Lifeport参数及供者平方根的相关性研究. 中华器官移植杂志，2018，39（9）：534-541. ★

[5] 陈剑霖，等. 不同活检方式在供肾组织病理学评估中的比较研究. 中华器官移植杂志，2018，39（9）：522-526. ★

[6] Hopfer H, et al. Assessment of donor biopsies. Curr Opin Organ Transplant, 2013, 18（3）: 306-312.

[7] Gaber LW, et al. Glomerulosclerosis as a determinant of posttransplant function of older donor renal allografts. Transplantation, 1995, 60（4）: 334-339.

[8] Solez K, et al. Banff 07 classification of renal allograft pathology: updates and future directions. Am J Transplant, 2008, 8（4）: 753-760.

[9] De Vusser K, et al. The predictive value of kidney allograft baseline biopsies for long-term graft survival. J Am SocNephrol, 2013, 24（11）: 1913-1923.

[10] Naesens M. Zero-Time Renal Transplant Biopsies: A Comprehensive Review. Transplantation, 2016, 100（7）: 1425-1439.

[11] Kasiske BL, et al. The role of procurement biopsies in acceptance decisions for kidneys retrieved for transplant.

Clin J Am Soc Nephrol, 2014, 9（3）: 562-571.

［12］Marrero WJ, et al. Predictors of Deceased Donor Kidney Discard in the United States. Transplantation, 2017, 101（7）: 1690-1697.

［13］Sung RS, et al. Determinants of discard of expanded criteria donor kidneys: impact of biopsy and machine perfusion. Am J Transplant, 2008, 8（4）: 783-792.

［14］Wang CJ, et al. The Donor Kidney Biopsy and Its Implications in Predicting Graft Outcomes: A Systematic Review. Am J Transplant, 2015, 15（7）: 1903-1914.

［15］Anglicheau D, et al. A simple clinico-histopathological composite scoring system is highly predictive of graft outcomes in marginal donors. Am J Transplant, 2008, 8（11）: 2325-2334.

［16］Balaz P, et al. Identification of expanded-criteria donor kidney grafts at lower risk of delayed graft function. Transplantation, 2013, 96（7）: 633-638.

［17］Lopes JA, et al. Evaluation of pre-implantation kidney biopsies: comparison of Banff criteria to a morphometric approach. Kidney Int, 2005, 67（4）: 1595-1600.

［18］Munivenkatappa RB, et al. The Maryland aggregate pathology index: a deceased donor kidney biopsy scoring system for predicting graft failure. Am J Transplant, 2008, 8（11）: 2316-2324.

［19］Liapis H, et al. Banff Histopathological Consensus Criteria for Preimplantation Kidney Biopsies. Am J Transplant, 2017, 17（1）: 140-150.

［20］Haas M. Donor kidney biopsies: pathology matters, and so does the pathologist. Kidney Int, 2014, 85（5）: 1016-1019.

［21］Azancot MA, et al. The reproducibility and predictive value on outcome of renal biopsies from expanded criteria donors. Kidney Int, 2014, 85（5）: 1161-1168.

［22］Haas M, et al. Arteriosclerosis in kidneys from healthy live donors: comparison of wedge and needle core perioperative biopsies. Arch Pathol Lab Med, 2008, 132（1）: 37-42.

［23］Mazzucco G, et al. The reliability of pre-transplant donor renal biopsies（PTDB）in predicting the kidney state. A comparative single-centre study on 154 untransplanted kidneys. Nephrol Dial Transplant, 2010, 25（10）: 3401-3408.

［24］Wang HJ, et al. On the influence of sample size on the prognostic accuracy and reproducibility of renal transplant biopsy. Nephrol Dial Transplant, 1998, 13（1）: 165-172.

［25］Yushkov Y, et al. Optimized technique in needle biopsy protocol shown to be of greater sensitivity and accuracy compared to wedge biopsy. Transplant Proc, 2010, 42（7）: 2493-2497.

［26］Muruve NA, et al. Are wedge biopsies of cadaveric kidneys obtained at procurement reliable? Transplantation, 2000, 69（11）: 2384-238.

［27］Randhawa, P. Role of donor kidney biopsies in renal transplantation. Transplantation, 2001, 71（10）: 1361-1365.

［28］Bago-Horvath Z, et al. The cutting（w）edge-comparative evaluation of renal baseline biopsies obtained by two different methods. Nephrol Dial Transplant, 2012, 27（8）: 3241-3248.

［29］郭晖, 等. 器官移植病理学临床技术操作规范（2019版）总论与肾移植. 器官移植, 2019, 10（2）: 128-141. ★

第五节　供受者组织配型

组织相容性抗原具有显著的多态性，由于移植结果与HLA错配的数量密切相关，因此术前进行人类白细胞抗原（human leukocyte antigen，HLA）配型十分重要[1-3]。HLA不相容可导致受体CD4[+]和CD8[+] T细胞的增殖和活化，伴随B细胞产生供者特异性抗体，导致细胞和（或）体液免疫介导的移植物排斥。必须检测所有潜在的供、受者中HLA-A、HLA-B、HLA-C及DR抗原，并建议检测HLA-DQ抗原[4,5]。此外，可对高致敏受者选择性检测HLA-DP抗原。

对所有等待肾移植的患者必须进行彻底的抗HLA抗体筛查，建议每3个月1次，特别是有妊娠史、器官移植史和输血史的患者[4,5]。此外，在每次免疫事件（如妊娠、输血和移植）后2周和4周分别

进行HLA特异性抗体的筛查。必须仔细分析潜在受者的HLA抗体特异性，以避免不可接受HLA抗原（Unacceptable Antigens，UA），并确定潜在供体中可接受HLA抗原，提高交叉配型的结果[6]。

为了避免发生超急性排斥反应，必须在每例肾脏移植之前进行适当的交叉配型试验，例如CDC试验和流式交叉配型[4]。

为移植中心提供HLA配型、HLA抗体检测和交叉配型的实验室必须具有可靠的质控，以确保准确性和可靠性，且必须遵循国家和国际组织的标准[7]。

在过去，ABO血型抗原和HLA抗原的相容性在肾移植中至关重要。这可能在未来发生变化，随着抗体消除方法、强效免疫抑制剂和新型药物（如抗B细胞药物）的不断引入，ABO血型不相容的活体肾移

植受者也可能具有良好的长期预后，但会导致更高的成本及感染风险增加[8,9]。

移植前由预存HLA抗体导致的阳性交叉配型结果是传统移植的禁忌之一。随着新型"脱敏"技术应用于肾移植供体，这一问题备受争议[10,11]。尽管移植成功率较低且抗体介导的排斥反应发生率较高，但与血液透析的患者相比，这类患者接受肾移植后的生存率可能更高。在这一问题取得共识之前，这种"脱敏"方案仍是实验性的，正在进行"脱敏"的患者应该在专门的中心进行治疗，并记录结果。

推荐意见	证据级别	推荐等级
由于移植预后与HLA错配数密切相关，因此HLA配型在肾移植中至关重要，配型应重点关注影响预后的HLA抗原	3	
必须在每例肾脏移植之前进行适当的交叉配型试验（如CDC试验和流式交叉配型），以避免超急性排斥反应的发生	3	
确定所有潜在受者的ABO血型和HLA-A、HLA-B和HLA-DR表型		强烈推荐
检测供、受者的HLA-DQ表型		强烈推荐
可对高致敏受者选择性检测HLA-DP抗原		可选择
移植前对HLA抗体进行全面的检测		强烈推荐
在每例肾脏移植之前，进行适当的交叉配型试验以避免超急性排斥反应的发生		强烈推荐

参 考 文 献

[1] European Renal Best Practice Transplantation Guide-line Development Group. ERBP Guideline on the Management and Evaluation of the Kidney Donor and Recipient. Nephrol Dial Transplant, 2013, 28 Suppl 2: ii1-71.

[2] Howell WM, et al. British Society for Histocompatibility & Immunogenetics and British Transplantation Society guidelines for the detection and characterisation of clinically relevant antibodies in allotransplantation. Int J Immunogenet, 2010, 37（6）: 435-437.

[3] Michielsen LA, et al. Clinical value of non-HLA antibodies in kidney transplantation: Still an enigma? Transplant Rev（Orlando）, 2016, 30（4）: 195-202.

[4] Heidt S, et al. The 25th anniversary of the Eurotrans-plant Acceptable Mismatch program for highly sensitized patients. Transpl Immunol, 2015, 33（2）: 51-57.

[5] Harmer A, et al. Accreditation of histocompatibility and immunogenetics laboratories: Achievements and future prospects from the European Federation for Immunogenetics Accreditation Programme. HLA, 2018.

[6] Ziemann M, et al. Unacceptable human leucocyte antigens for organ offers in the era of organ shortage: influence on waiting time before kidney transplantation. Nephrol Dial Transplant, 2017, 32（5）: 880-889.

[7] Roine E, et al. Targeting risk factors for impaired wound healing and wound complications after kidney transplantation. Transplant Proc, 2010, 42（7）: 2542-2546.

[8] Bohmig GA, et al. Strategies to overcome the ABO barrier in kidney transplantation. Nat Rev Nephrol, 2015, 11（12）: 732-747.

[9] Manook M, et al. Post-listing survival for highly sensitised patients on the UK kidney transplant waiting list: a matched cohort analysis. Lancet, 2017, 389（10070）: 727-734.

[10] Higgins RM, et al. Antibody-incompatible kidney transplantation in 2015 and beyond. Nephrol Dial Transplant, 2015, 30（12）: 1972-1978.

[11] Wongsaroj P, et al. Modern approaches to incompatible kidney transplantation. World J Nephrol, 201, 4（3）: 354-362.

第六节　肾脏移植围术期要点

一、麻醉与护理要点

肾脏科医师、麻醉师和外科医师之间需要良好的沟通，以便对肾移植患者进行最佳的麻醉和围术期护理。心血管疾病是肾移植受者的主要死因，因此麻醉前访视应重点评估心肺系统功能、液体和电解质平衡[1]。围术期护理应由专业的护理人员完成，护理要点包括液体、疼痛和免疫抑制方案3个方面。

二、术前急诊血液透析

在肾移植术前不常规使用急诊血液透析[2]，高钾血症是术前急诊血液透析的最常见的指征。急诊血液透析与药物治疗选择的风险评估，主要应考虑术中体液超负荷、电解质和酸碱平衡紊乱等风险因素，尤其应考虑接受死亡供者来源具有移植肾功能延迟恢复风险的肾脏的情况。此外，术前急诊血液透析可能会诱导机体的促炎状态，推迟手术时间，增加冷缺血时间并增加DGF的风险[3]。

推荐意见	证据级别	推荐等级
术前急诊血液透析会导致移植手术时间推迟，并增加冷缺血时间以及DGF发生的风险	2	
在移植手术前建议使用血液透析或非手术治疗来控制液体和电解质紊乱		可选择

三、服用抗血小板和抗凝血药物患者的手术

许多等待移植的患者患有血管疾病和（或）处于高凝状态，应在移植前进行相关的风险评估。对于行冠状动脉支架的患者，双抗治疗应持续6～12个月；应与心脏病专家讨论上述患者的围术期管理，降低抗凝药物的撤药风险。此外，应在进入等待移植列表之前，与血液病专家讨论该患者围术期抗凝方案的选择。

部分患者会在等待移植期间服用抗血小板药和抗凝血药，在进入等待移植列表之前，应为上述患者详细记录抗血小板药和（或）抗凝药的适应证。需要权衡围术期出血与动静脉血栓形成的风险。文献表明，长期服用阿司匹林、噻氯匹定或氯吡格雷进行抗凝治疗并不会增加相关术后并发症的风险[4,5]。必要时可通过术中输注血小板以降低抗凝血药物的作用。但是使用华法林或者其他双向豆蔻类药物的患者，建议术前1周左右进行低分子肝素或者其他口服抗凝血药桥接[6]。

推荐意见	证据级别	推荐等级
一项针对肾移植受者的单中心回顾性病例对照研究得出结论，长期服用阿司匹林、噻氯匹定或氯吡格雷进行抗凝治疗并未导致围术期及术后并发症的风险显著增加	3	
患者在等待肾移植期间建议继续进行抗凝治疗		可选择
在肾移植术前，建议与相关心脏病/血液病/肾脏病专家讨论患者的抗血小板和抗凝治疗方案		可选择

四、肾移植术中及术后深静脉血栓预防

围术期使用短效抗凝药物可减少静脉血栓风险（包括髂股静脉和肾静脉）；但会增加出血风险，需要综合考虑相关危险因素决定是否使用。目前主要的血栓防治指南中仍缺少专门针对肾移植围术期血栓的防治策略。一个小型RCT的研究结果显示：使用抗凝血药物与否并不影响术后早期的移植物丢失率和血栓相关并发症的发生率；同时预防性使用抗凝血药的患者血红蛋白明显偏低，预防性使用肝素还会明显延长淋巴引流时间。低危活体供肾受者不建议进行预防性药物抗凝；如果患者有较高的出血风险，也可采用物理机械方式预防或减少深静脉血栓（deep vein thrombosis，DVT）[7]。

推荐意见	证据级别	推荐等级
一个小型RCT（$n=75$）结果显示：使用抗凝血药物与否并不影响术后早期的移植物丢失率和血栓相关并发症的发生率	1b	
低危活体供肾受者不建议术后给予普通或低分子肝素进行预防治疗		可选择

五、肾移植围术期感染预防

围术期预防性使用抗生素在肾移植术中非常普遍，但目前仍然缺少更为优化和精细的针对肾移植受者的抗生素预防治疗策略，同时病原体耐药性的增加也会显著影响预防性治疗效率。应根据供者具体情况，采取个体化感染防治措施[8]。

推荐意见	推荐等级
根据供者来源及感染风险，对肾移植受者在围术期给予必要的抗感染治疗	推荐

六、特殊成分液体及中心静脉压监测的作用

围术期及术后液体平衡对于移植物功能至关重要。目前没有证据可确定在肾移植术中静脉输注晶体还是胶体对患者或移植物的恢复更有利；值得注意的是，胶体可能具有一定的免疫原性。如果使用普通生理盐水，建议在围术期严密监测代谢性酸中毒的情

况。一项前瞻性双盲RCT对比了术中静脉输注普通生理盐水和林格液的疗效，血肌酐在术后第3天并无明显差别，但是，林格液可显著减少高钾血症及代谢性酸中毒的发生；维持液体平衡可能是术中静脉液体治疗的一个更为优化和安全的选择[9]。

中心静脉压（central venous pressure，CVP）监测可帮助麻醉医师进行液体管理。一项小型前瞻性非盲RCT对比了两组使用普通生理盐水的受者：持续输注组和基于CVP输注组，其中基于CVP输注可提供更为稳定的血流动力学特征、更大的尿量及更快的移植肾功能恢复，并可有效减少DGF的发生[10]。

推荐意见	证据级别	推荐等级
一项小型前瞻性RCT（$n=51$）提示使用林格液（与使用普通生理盐水相比）可显著减少高钾血症及代谢性酸中毒的发生	1b	
一项小型前瞻性RCT（$n=40$）提示基于CVP输注可提供更为稳定的血流动力学特征、更多的尿量及更快的移植肾功能恢复	1b	
术前、术中、术后优化性补液可改善移植肾功能		推荐
术后根据尿量补液，量出为入，注意酸碱平衡和电解质平衡		推荐
建议使用基于目标CVP的补液策略以减少DGF并改善早期移植物功能		可选择

参考文献

[1] Perez-Protto S, et al. The effect of inhalational anaesthesia during deceased donor organ procurement on post-transplantation graft survival. Anaesth Intensive Care, 2018, 46（2）：178-184.

[2] Abramowicz D, et al. European Renal Best Practice Guideline on kidney donor and recipient evaluation and perioperative care. Nephrol Dial Transplant, 2015, 30（11）：1790-1797.

[3] Van Loo AA, et al. Pretransplantation hemodialysis strategy influences early renal graft function. J Am Soc Nephrol, 1998, 9（3）：473-481.

[4] Benahmed A, et al. Ticlopidine and clopidogrel, sometimes combined with aspirin, only minimally increase the surgical risk in renal transplantation: a case-control study. Nephrol Dial Transplant, 2014, 29（2）：463-466.

[5] Dad T, et al. Aspirin Use and Incident Cardiovascular Disease, Kidney Failure, and Death in Stable Kidney Transplant Recipients: A Post Hoc Analysis of the Folic Acid for Vascular Outcome Reduction in Transplantation （FAVORIT）Trial. Am J Kidney Dis., 2016, 68（2）：277-286.

[6] Doherty JU, et al. 2017 ACC Expert Consensus Decision Pathway for Periprocedural Management of Anticoagulation in Patients With Nonvalvular Atrial Fibrillation. JACC, 2017, 69（7）：871-898.

[7] Osman Y, et al. Necessity of Routine Postoperative Heparinization in Non-Risky Live-Donor Renal Transplantation: Results of a Prospective Randomized Trial. Urology, 2007, 69（4）：647-651.

[8] 中华医学会器官移植学分会，中华预防医学会医院感染控制学分会，复旦大学华山医院抗生素研究所. 中国实体器官移植供者来源感染防控专家共识（2018版）. 中华器官移植杂志，2018，39（1）：41-52. ★

[9] O'Malley CM, et al. A randomized, double-blind comparison of lactated Ringer's solution and 0.9% NaCl during renal transplantation. Anesth Analg, 2005, 100（5）：1518-1524.

[10] Othman MM, et al. The impact of timing of maximal crystalloid hydration on early graft function during kidney transplantation. Anesth Analg, 2010, 110（5）：1440-1446.

第七节　肾移植手术

一、供肾修整

在工作台上对供肾进行修整是肾移植过程中的重要步骤。需将供肾置于无菌冰盐水或冰乳酸林格溶液中仔细检查肾脏，去除大部分肾周脂肪，仔细检查供肾质量，排除外生性肾肿瘤。为了对供肾质量进行多因素评估和决策，可在工作台上进行移植肾活检，针对可疑的肾实质病变也需要进行活检。

应确定供肾血管和输尿管的数量、质量和完整性，结扎肾门处的淋巴管。

评估供体肾动脉内膜的质量，结扎不供应肾或输尿管的肾动脉分支。对于尸体供肾，需要明确主动脉片的质量。如果主动脉片、肾动脉开口处或肾动脉近端存在严重的粥样硬化斑块，可切除主动脉片和

（或）肾动脉近端。

评估肾静脉长度，结扎肾静脉分支。右侧尸体供肾可使用供者下腔静脉延长肾静脉[1]。活体供肾可以采用供者性腺静脉或大隐静脉延长较短的右肾静脉[2,3]。

评估输尿管的长度、质量和数目，建议保留肾盂和输尿管近端周围组织。

推荐意见	推荐等级
对于尸体供肾移植，建议在开始免疫抑制治疗和麻醉诱导前进行供肾可用性评估	强烈推荐

二、单肾移植的外科技术

对于大多数第一次或第二次单肾移植手术，首选髂窝腹膜外入路，尚无证据显示选择左侧或右侧髂窝更优[4]。应充分结扎髂血管周围淋巴管，降低术后淋巴囊肿发生风险。可适当游离髂动静脉，有助于无张力血管吻合和移植肾最终放置。

推荐意见	推荐等级
第一次或第二次单肾移植手术时选择任意一侧髂窝放置移植肾	推荐
结扎髂血管周围淋巴管以降低术后淋巴囊肿发生风险	推荐

队列研究[5]和一项注册研究[6]的结果显示，尸体供肾无论是左肾还是右肾，主要临床转归无显著差异。然而，另一项关于循环死亡后捐赠的2450对肾脏的登记研究结果显示，右侧供肾术后早期并发症更多，移植肾功能延迟恢复风险更高；且移植后1年内生存率低于左侧供肾，但在以后的随访时间点此差异不显著[7]。

数项大型登记研究结果显示，活体供肾移植术后早期移植失败风险右肾比左肾略高[7,8,9]。但是，对1项随机对照试验和14项队列研究的荟萃分析结果却显示，活体供肾无论是左侧还是右侧，移植肾转归情况无显著差异[10,11]。

肾静脉较短的问题可以在供体和（或）受体中进行处理和解决。可以结扎髂内静脉以抬高髂静脉，避免肾静脉吻合口张力过大。也可以将髂动静脉转位，抬高静脉吻合的位置以减少张力[11]。对于尸体供肾可采用供者下腔静脉延长右肾静脉。对于活体供肾，肾静

脉的延长可以通过在供肾摘取术中使用供者性腺静脉[2]或大隐静脉来实现[3]，但是这两种方法都需要获得知情同意且不作为首选。

推荐意见	证据级别	推荐等级
前瞻队列研究结果显示：受者髂静脉转位是弥补活体右侧供肾静脉较短问题的适宜解决方案（n=43）。活体右侧供肾静脉可通过使用供者性腺静脉（n=17）或受者大隐静脉（n=19）实现延长	3	
评估供肾静脉长度，若其偏短则可考虑使用多项外科技术使静脉吻合最优化		推荐

既往有髂静脉或股静脉血栓病史的患者，术前应明确髂静脉和下腔静脉是否通畅，若存在血栓，可采用原肾静脉或肠系膜上静脉或性腺静脉侧枝进行移植吻合。术中意外发现髂静脉和（或）腔静脉血栓可能导致移植失败。

髂外动脉、髂内动脉或髂总动脉均适用于动脉吻合。通常采用供肾动脉与受者髂外动脉和（或）髂总动脉进行端侧吻合，其次才考虑与髂内动脉行端端吻合。但是一项随机对照研究并没有发现两种吻合方式组之间有显著差异[12]。

血管吻合的位置应根据肾动脉和肾静脉的长度谨慎选择，避免将移植肾放置于髂窝时发生血管扭折、影响移植肾血供。动脉吻合部位应避免动脉粥样斑块，以降低动脉夹层的风险。在开始动脉吻合前应检查供肾和受者动脉的内膜，以确保没有内膜破裂或内膜瓣。如果发现上述情况，需要在动脉吻合前或吻合过程中进行修复。

通常在尸体供肾动脉上保留Carrel片，但如果肾动脉在腹主动脉开口处存在严重粥样硬化/狭窄，或者如果肾动脉过长（右肾动脉更常见），则可以将Carrel片切除。

在尸体供肾移植，供肾的多条肾动脉可以保留在一个的Carrel片上，并作为单一吻合口进行植入。在活体供肾移植中，多条肾动脉则需多种外科策略来尽可能保留。两条动脉可以单独分别与受者髂动脉吻合，亦可先对供肾动脉进行处理，然后在受者体内进行单次吻合。具体方法有：①可牺牲非常小的第二条动脉（尤其供应上极）；②两条动脉可以并联在一起；③可将较小的动脉吻合于大动脉侧（端侧吻合）。下极肾动脉还可以与腹壁下动脉进行单独吻合。在活体供肾移植中，尽量避免使用存在3条或3条以上动脉

的供肾。在使用有3条或3条以上动脉的活体供肾时，可采取上述各种外科技术的组合，或在征得知情同意后使用受者髂内动脉或大隐静脉进行桥接。

既往因存在严重的髂动脉粥样硬化而行髂动脉假体置换术的患者，应将肾动脉与动脉假体进行吻合。在钳夹阻断血管假体前，应考虑给予全身肝素化。

血管吻合的缝合线和缝合技术多种多样，一般情况下肾静脉和肾动脉吻合分别采用5-0或6-0血管缝合线。没有证据表明某种缝合技术在预防移植动脉狭窄方面更具显著优势。使用膨胀聚四氟乙烯缝线，因其与标准聚丙烯缝线相比具有较好的针/线比，可以减少出血。

在第3次或更多次肾移植时，需在术前计划手术入路，以保证良好动脉灌注、静脉回流及足够的空间植入新肾。在移植前或移植时，可能需要切除以往移植肾。另外，可能需要游离髂总动脉或髂内动脉、髂内静脉或下腔静脉。可能需要选择经腹腔入路（经髂窝或正中切口）。很少情况需要进行原位肾移植。

推荐意见	证据级别	推荐等级
一项小型随机对照研究（n=38）对比移植肾动脉与髂内动脉端端吻合和与髂外动脉端侧吻合，结果显示上述两种技术在术后和3年随访时的预后相似	1b	
几项队列研究表明，第3次或更多次移植是一种有效的治疗选择，其具有合理的短期和长期患者存活率和移植物存活率	3	
使用髂外动脉、髂内动脉或髂总动脉与供肾动脉行端侧吻合、端端动脉吻合术		推荐
在开始动脉吻合前应检查供肾和受者动脉的内膜，以确保没有内膜破裂或内膜瓣。如果发现这种情况，必须在动脉吻合前或吻合过程中进行修复		强烈推荐
在第3次或更多次移植时，需在术前计划手术入路，以保证良好动脉灌注、静脉回流及足够的空间植入新肾		强烈推荐

三、新的外科技术

机器人肾移植术目前正处于积极探索阶段，国内外研究均认为对于具有丰富机器人手术经验及肾移植手术经验的移植中心而言，机器人肾移植术安全可行并易于复制。如病例选择恰当，机器人肾移植术可降低部分术后并发症（减轻术后疼痛、减小手术切口、减少淋巴囊肿），特别适用于过度肥胖肾移植受者。

术后随访发现短期移植肾功能良好，但该术式目前正处于探索阶段，尚未达到推荐使用阶段[13-17]。

推荐意见	推荐等级
有条件的移植中心（机器人手术、肾移植术均具备丰富经验）可开展机器人肾移植术	可选

四、成人双供肾移植

双肾移植（DKT）是指单个尸体供肾的质量被认为不足以维持长期移植肾功能，并且双肾移植的效果会更好。已经有许多外科技术可以将双侧肾脏植入受者体内。这些包括单侧腹膜外（UEP）或腹膜内（UIP）和双侧腹膜外（BEP）或腹膜内（BIP），可以通过中线切口进入或两侧切口进行手术。

单侧入路的目的是在移植失败的情况下保持对侧髂窝完整，以便将来移植，并减少第2个肾移植的冷缺血时间（CIT）。单侧入路可能需要分离髂内静脉，以便两个肾脏的静脉与髂静脉的吻合。单侧技术的改进包括单肾动脉和静脉吻合，以进一步降低第二个肾脏的CIT[18,19]。无论采用何种技术，双肾移植比SKT需要更长的时间和失血量更多。数据显示，与BEP[20]相比，UEP的手术时间和住院时间更短，但其他数据显示所有DKT技术的结果相似。曾有研究比较了双侧分开植入、单侧分别吻合和单侧共袢吻合3种术式，发现患者一年存活率均在95%左右、移植肾存活率在90%左右，DGF发生率在20%～30%，三组间无明显差异[21]。

当供体来源于体重较小的儿童或供肾体积较小时，应进行整块移植。根据供肾的大小和成人受者的大小和体重，可以对两个肾脏进行整块移植，或者如果需要的话，可以将主动脉和下腔静脉做成袢分别行SKT[22]。

五、正常尿路的输尿管再植

没有泌尿系统异常的肾移植受者的输尿管吻合术包括：由膀胱外（Lich Gregoir）或膀胱内（Ledbetter Politano）输尿管膀胱植入术和使用自体输尿管的输尿管-输尿管吻合术。两项随机对照试验和24项观察研究的荟萃分析[23]支持膀胱外植入术减少总体并发症（特别是尿漏、狭窄和术后血尿）。在一个随机对照试验中，与膀胱内技术相比，膀胱外入路的手术尿路感染（UTI）发生率较少[24]。

供体输尿管应尽可能短，保留输尿管周围脂肪可保证足够的输尿管血供。在一个小的随机对照试验中显示膀胱外的输尿管-膀胱吻合的位置最好在膀胱后部而不是前部，以便在需要时进行内镜操作，并报告支架移除后肾积水发生率较低。移植肾肾盂或输尿管吻合到同侧自体输尿管术式适用于自体输尿管没有反流的受者。如果供肾输尿管在切取时受损，可进行自体的肾盂或输尿管与供肾的肾盂输尿管进行吻合。尿路吻合应使用单丝可吸收缝线，以防止缝线材料周围形成结石。

推荐意见	证据级别	推荐等级
对两个随机对照试验和24项观察研究的荟萃分析，支持膀胱外输尿管膀胱吻合技术可减少总并发症	1a	
一项多中心前瞻性比较研究发现，肾盂-输尿管吻合术和输尿管-输尿管吻合术的总并发症发生率相似，而且两种手术均没有因泌尿系统并发症而丢失移植物	2b	
在泌尿系统解剖正常的肾移植受者中进行膀胱外输尿管膀胱吻合术，可以减少尿路并发症的发生		推荐
肾盂/输尿管-输尿管吻合术适用于非常短或血供不好的的移植肾输尿管		推荐
移植输尿管吻合术可使用或不使用输尿管支架。一篇Cochrane综述[25]得出结论，建议使用支架来减少主要的泌尿系统并发症，尤其是尿漏。支架拔除的最佳时机尚未确定，但如果超过30天，则会出现更多的UTI		
一般只需局部麻醉下用软性膀胱镜拔除支架即可。为了减少拔除支架管的第2次操作而采取的各种技术（如将支架与导管用线连在一起，或支架管经皮穿出等），但还没有证据表明这是否有益		
使用输尿管支架以防止严重的泌尿系统并发症		推荐
在活体供肾切取术/肾脏工作台手术中，双输尿管并不少见[26]。双输尿管可以吻合在一起（双脚裤式）与膀胱吻合，也可以作为两个单独的吻合口。这也适用于成人DKT的两个单输尿管，或儿童供者的整体移植。两个单独的膀胱输尿管吻合术的论点是，已经很脆弱的血液供应可能会因缝合和处理而进一步受损，如果一个输尿管有问题，另一个应该不受影响		

续表

推荐意见	证据级别	推荐等级
将两个输尿管吻合成一根后吻合到膀胱的优点是只需要一个膀胱切开术；它可能更快，并发症也可能减少。目前尚缺乏关于双输尿管供肾移植的高质量证据		
用单输尿管的手术原理来管理双输尿管，并将两个输尿管分别或先并在一起后再吻合到膀胱		推荐

六、不正常尿路的输尿管再植

在不正常尿路的受者进行肾移植时应考虑以下几点：

· 对于回肠膀胱的患者，肾移植可以倒置放置，使输尿管与回肠膀胱对齐，避免多余的输尿管。

· 将输尿管移植到回肠膀胱的技术与原来自体输尿管吻合到回肠膀胱（Bricker；Wallace）的方法相同。

· 在膀胱扩大术的患者，应使用隧道技术或膀胱外输尿管膀胱吻合术（Lich Gregoir）置入输尿管，吻合部位为扩大的膀胱部分。后者在大多数患者中是更好的。

· 对于有Mitrofanoff可插管造口或带有可插管造口的回肠盲肠袋患者，应考虑导管造口的位置（脐带或髂窝-通常为右侧），并与移植外科医师明确沟通，以便将来移植肾的摆放困难。如果有可能在腹膜内植入未来的肾移植，那么最好在脐部放置一个从髂窝中出来的Mitrofanoff管为好。如果未来的肾移植可能在右髂窝进行，那么放置一个从脐部或左髂窝出来的Mitrofanoff管可能是更好的选择。

七、儿童肾移植

肾移植是治疗儿童终末期肾病的最佳方法。与透析相比，肾移植更利于患儿的生理和心理发育，能显著提高患儿的生存质量和生存率。因此，儿童终末期肾病一旦确诊，应尽早实施肾移植手术（强烈推荐）。

（一）儿童肾移植的供体选择

目前一般根据供者的年龄分为成人供肾和儿童供肾两大类，其中成人供肾又可分为活体供肾和尸体供肾两类。

1.成人供肾

（1）活体供肾：无论从感情或伦理上讲，父母为子女供肾均较为合适，同时活体供肾由于冷缺血时间短，移植预后较好，因此推荐大龄儿童受者接受活体供肾（推荐）。

（2）尸体供肾：成人尸体供肾主要应用于大龄儿童受者，而为了保证儿童肾移植的效果，边缘供肾（如老年供肾等）一般不用于儿童移植，建议供者的年龄以35岁以下为宜[27]（推荐）。

无论是活体还是尸体成人供肾，对于低龄儿童受者来说均存在着较大的技术性困难。首先由于低龄儿童受者髂窝空间狭小，成人供肾难以放置。其次低龄儿童受者血管纤细，循环血容量低，无法保证成人供肾获得足够的血液供应，会影响移植肾功能的恢复。因此低龄儿童受者在选择成人供肾时应慎重（推荐）。

2.儿童供肾

（1）儿童供肾的特点：来自不同年龄阶段儿童供者的肾脏在体积大小、血管条件、发育情况等方面存在较大差异，其中青少年供肾移植与成人供肾移植基本相同，而婴幼儿供肾与成人供肾存在较大差异，因此在供肾获取、修整和移植手术方面均具有其特点。

1）与成人供肾相比，儿童供肾可无张力的放置于儿童受者髂窝，不影响腹膜透析的进行。

2）儿童供、受者无论是体内环境还是血管条件，均较匹配，有利于术后肾功能的恢复。

3）移植肾也可随儿童受者的生长发育而同步生长，满足儿童不同生长发育阶段的需要。

4）婴幼儿供肾血管纤细，血管吻合难度较大，且血管容易扭曲和弯折，因此血栓性并发症的发生率较高，常导致移植肾丢失。

5）婴幼儿供肾输尿管短且细小，输尿管滋养血管易损伤，术后输尿管坏死、尿漏和狭窄的发生率较高。

6）婴幼儿供肾体积较小，移植肾功能早期往往不能满足受者的生理需要，容易发生高灌注损伤，可能导致肾小球硬化和肾间质纤维化。

（2）儿童供肾的应用原则：建议儿童供肾优先分配给儿童受者（推荐）。

1）儿童供者的年龄、体重和供肾长径是决定手术方式的主要因素，对于供者年龄＜5个月、体重＜5kg、供肾长径＜5cm的儿童供肾，建议采用双肾整块移植的方式，由于此种术式并发症较多，建议移植给低体重成人或大龄儿童受者。由于不同个体的肾脏发育情况存在差异，因此在上述3个标准中，供者的年龄和体重可作为器官获取前分配的参考，而供肾长径是手术方式选择的决定性因素（推荐）。

2）如供肾血管条件允许，儿童受者建议优先采用单肾移植的手术方式（强烈推荐）。

3）建议围术期给予抗凝治疗，以普通肝素/低分子肝素、阿司匹林为主，监测受者的引流量和凝血功能，控制血压在和儿童年龄想匹配的合适范围，可以采用儿童血压计算公式［收缩压＝年龄×2＋80（mmHg）］，并应用减少动脉痉挛的药物（推荐）。

（二）儿童供肾的获取与修整

1.婴幼儿供肾的获取　婴幼儿供肾的获取方式与成人器官的获取大致相同，但需注意以下几点：

采用8～10Fr不带气囊的硅胶导尿管作为灌注管，选取髂外动脉或髂总动脉作为插管点，插管深度以管尖位置不超过双肾动脉开口为宜（推荐）。

若肝脏不利用，建议切取足够长度的胸主动脉，这样有利于在整块移植手术中利用胸主动脉与受者的髂血管吻合（推荐）。

若采用下端腹主动脉或者下腔静脉进行吻合，建议切取部分双侧髂外动静脉，并从中间劈开进行吻合，能够保证有足够的吻合口宽度。

切取输尿管时注意保护输尿管血供，建议一并切取输尿管开口处膀胱壁（推荐）。

2.婴幼儿供肾的修整　应根据移植术式选择婴幼儿供肾的修整方式（推荐）。

若行单肾移植，供肾修整与成人供肾修整基本相同，注意避免将肾动脉骨骼化，避免损伤极支，注意保护输尿管血供（推荐）。

若行双肾整块移植，则分别游离主动脉和下腔静脉，仔细结扎主动脉上成对的肋间后动脉、腰动脉等分支，同时结扎下腔静脉上的各分支，随后关闭主动脉和下腔静脉一端，另一端备吻合。注意避免肾门区过度游离解剖，避免供肾血管骨骼化。建议保留肾脏周围的部分脂肪组织及肾上腺组织，便于肾脏固定，降低因为肾脏位置变化导致血管扭曲的风险（推荐）。

（三）儿童肾移植手术

儿童供肾移植的手术方式包括单肾移植术和双肾整块移植术[28,29]。

可采用腹膜外入路（推荐）。

供肾动脉与髂总动脉或髂外动脉行端侧吻合；供肾静脉与髂外静脉行端侧吻合；供肾动脉亦可以与髂内动脉行端端吻合。如有必要，供肾动脉可与腹主动脉端侧吻合；供肾静脉与下腔静脉吻合（推荐）。

输尿管与受者膀胱吻合，并建议放置支架管

（推荐）。

肾动、静脉最好带有腹主动脉瓣与下腔静脉瓣，在血管吻合时尽量采用间断缝合方法，并使用可吸收血管缝线进行血管吻合；如果有足够的血管吻合宽度，也可以采用不可吸收血管缝线连续缝合（推荐）。

对于婴儿供肾的整块移植，为减少血栓并发症，可以考虑湘雅的手术方式，即将腹主动脉的上段与髂内动脉吻合，下端与髂外动脉吻合。

为预防发生供肾扭转或移位，关腹前可将移植肾固定于腰大肌（推荐）。

参 考 文 献

[1] Valeriani G, et al. Bench surgery in right kidney transplantation. Transplant Proc, 2010, 42（4）：1120-1122.

[2] Feng JY, et al. Renal vein lengthening using gonadal vein reduces surgical difficulty in living-donor kidney transplantation. World J Surg, 2012, 36（2）：468-472. ★.

[3] Che H, et al. Fax extension of the right renal vein with a remodeled receptor saphenous vein in a living-donor kidney transplant: a case report. Exp Clin Transplant, 2016, 14（2）：224-226. ★

[4] Chedid MF, et al. Living donor kidney transplantation using laparoscopically procured multiple renal artery kidneys and right kidneys. J Am Coll Surg, 2013, 217（1）：144-152.

[5] Phelan PJ, et al. Left versus right deceased donor renal allograft outcome. Transpl Int, 2009, 22（12）：1159-1211.

[6] Özdemir-van Brunschot DM, et al. Is the Reluctance for the Implantation of Right Donor Kidneys Justified? World J Surg, 2016, 40（2）：471-478.

[7] Vacher-Coponat H, et al. Inferior early posttransplant outcomes for recipients of right versus left deceased donor kidneys: an ANZDATA registry analysis. Am J Transplant, 2013, 13（2）：399-405.

[8] Greco F, et al. Laparoscopic living-donor nephrectomy: analysis of the existing literature. Eur Urol,2010,58（4）：498-509.

[9] Wilson CH, et al. Laparoscopic versus open nephrectomy for live kidney donors. Cochrane Database Syst Rev, 2011, 9（11）：CD006124.

[10] Yuan H, et al. The safety and efficacy of laparoscopic donor nephrectomy for renal transplantation: an updated meta-analysis. Transplant Proc, 2013, 45（1）：65-76. ★

[11] Ciudin A, et al. Transposition of iliac vessels in implantation of right living donor kidneys. Transplant Proc, 2012, 44（10）：2945-2948.

[12] Matheus WE, et al. Kidney transplant anastomosis: internal or external iliac artery? Urol J, 2009, 6（4）：260-266.

[13] Stiegler P, et al. Robot-Assisted Transplant Surgery-Vision or Reality? A Comprehensive Review. Visc Med, 2018, 34（1）：24-30.

[14] A Breda, et al. Robot-assisted Kidney Transplantation: The European Experience. Eur Urol, 2018, 73（2）：273-281.

[15] Menon M, et al. Robotic kidney transplantation with regional hypothermia: a step-by-step description of the Vattikuti Urology Institute-Medanta technique（IDEAL phase 2a）. Eur Urol, 2014, 65（5）：991-1000.

[16] Tzvetanov I, et al. State of the art of robotic surgery in organ transplantation. World J Surg, 2013, 37（12）：2791-2799.

[17] 王昕凝，等. 机器人辅助腹腔镜肾移植术1例报道并文献复习. 微创泌尿外科杂志, 2018, 7（3）：159-162. ★

[18] Veroux P, et al. Two-as-one monolateral dual kidney transplantation. Urology, 2011, 77（1）：227-230.

[19] Salehipour M, et al. En-bloc Transplantation: an Eligible Technique for Unilateral Dual Kidney Transplantation. Int J Organ Transplant Med, 2012, 3（3）：111-114.

[20] Rigotti P, et al. A single-center experience with 200 dual kidney transplantations. Clin Transplant, 2014, 28（12）：1433-1440.

[21] Cocco A, et al. Dual kidney transplant techniques: A systematic review. Clin Transplant, 2017, 31（8）：1-8.

[22] Al-Shraideh Y, et al. Single vs dual（en bloc）kidney transplants from donors </= 5 years of age: A single center experience. World J Transplant, 2016, 6（1）：239-248.

[23] Alberts VP, et al. Ureterovesical anastomotic techniques for kidney transplantation: a systematic review and meta-analysis. Transpl Int, 2014, 27（6）：593-605.

[24] Slagt IK, et al. A randomized controlled trial comparing intravesical to extravesical ureteroneocystostomy in living donor kidney transplantation recipients. Kidney Int, 2014, 85（2）：471-477.

[25] Wilson CH, et al. Routine intraoperative ureteric stenting for kidney transplant recipients. Cochrane Database Syst Rev, 2013（6）：CD004925.

[26] Alberts VP, et al. Duplicated ureters and renal transplantation: a case-control study and review of the literature. Transplant Proc, 2013, 45（9）：3239-3244.

[27] Moudgil A, et al. Best allograft survival from share-35 kidney donors occurs in middle-aged adults and young children-an analysis of OPTN data. Transplantation,

2013, 95 (2): 319-325.

[28] 石炳毅, 等. 中国器官移植临床诊疗指南（2017版）. 北京: 人民卫生出版社, 2018. ★

[29] 王长希, 等. 中国儿童肾移植临床诊疗指南（2015版）. 中华移植杂志（电子版）, 2016, 10 (1): 12-23. ★

第八节　肾移植手术并发症

一、供者并发症

供者死亡是活体供肾切取术（Living-donor nephrectomy, LDN）最严重的并发症，其发生率 0.01%～0.03%，与手术方式和供者选择无关[1,2]。死亡原因包括肺栓塞、心肌梗死等心血管事件及血管夹脱落导致的大出血。由于其有一定的不可预知性和严重后果，《中国活体肾移植临床指南（2016版）》特别强调，手术医师必须全方位努力去保障供者的生命安全，最大限度地减少并发症的发生率[3]。

2016年一项研究，回顾性分析了美国2008—2012年共14 964例LDN的术后并发症，发现围术期并发症发生率约为16.8%，约2.4%的供者术后需要重症监护，住院死亡率为0.007%[4]。

近年来由于LDN的迅速发展，目前腹腔镜供肾切取已成为发达国家活体供肾获取的标准术式。2016年，一篇文献系统性回顾和分析了LDN术后并发症，包括190项研究，涉及32 308例LDN，荟萃分析（包括41项研究），结果显示术中并发症发生率为2.2%，其中出血最常见，发生率1.5%，其他脏器损伤1%；术后并发症发生率7%，其中感染2.6%，术后出血1%；术中转为开放手术率1.1%，半数由于术中出血，另一半由于脏器损伤；再次手术率仅为0.6%，绝大多数因为术后出血或清除血肿[1]。

LDN术后供者的长期安全性是供者自身非常关心的问题，更是活体肾移植实施的基石，亦是长期随访和观察的主要目标。在长期随访中供者肾功能有轻微损害的迹象[6,7]，但终末期肾病的发生率为0.4%～1.1%，与一般人群的发生率无显著性差别[5-8]。供者远期死亡的风险并不比年龄和发生率匹配的人群高[2,5]。在健康相关的生活质量研究中，供者在捐赠后的平均值仍优于一般人群[5,8,9]。但也有一些捐赠者感知生活质量显著下降[9]。育龄期女性供者在捐献后的妊娠安全也是目前普遍关心的问题。Garg等研究了加拿大安大略省85例捐肾后怀孕妇女，按1:6的比例与510名健康孕妇配对比较，结果显示，与健康孕妇相比，捐肾后妊娠女性出现妊娠高血压的风险比为2.5，先兆子痫的风险比为2.4，但其他主要

指标，包括早产、低体重儿、胎儿和母亲死亡率等两组无差异[10]。总体而言，在发达地区，供者术后妊娠总体安全[11]。

推荐意见	证据级别	推荐等级
对LDN并发症的系统性回顾和荟萃分析认为微创手术技术安全，并发症发生率低	1a	
供者的长期生存率和终末期肾病的发生率与普通人群相似而其生活质量优于普通人群	1b	
对年轻供者捐献的风险和收益应给予更为慎重的评估		推荐
年轻未育女性通常不宜作为供者		推荐
所有活体捐肾供者术后均应长期随访		强烈推荐

二、受者并发症

肾移植受者接受手术和免疫抑制治疗，可能会增加受者的发病率和死亡率，因此正确认识和处理术后并发症对于受者的顺利康复十分重要。

（一）血肿

血肿通常是肾移植术的一个较小的并发症，发生率仅为0.2%～0.25%[12,13]。小而无症状的血肿通常不需要处理。如果出现较大的血肿，因压迫移植肾而出现移植肾功能障碍或出现血栓性移植物并发症的临床征象，则可尽早在计算机断层扫描（CT）或超声（US）引导下经皮穿刺引流或手术干预处理[12]。

（二）动脉血栓

移植肾动脉血栓形成较少见，发生率为0.5%～3.5%，主要见于儿童供受者的肾移植。常由于外科技术性问题所致，也与其他因素，包括供受者血管条件不佳（管径细小，动脉粥样硬化），获取时损伤内膜，受体高凝状态，血压过低及急性排斥反应，感染有关[12]。临床表现为受者尿量急剧减少，移植肾缩小，肾功能恶化。彩色多普勒超声检查显

示肾动脉血流减弱或消失，肾内血流稀疏或无血流。需要立即手术探查，若肾脏尚有挽救余地，可阻断髂动脉，切开肾动脉取净血栓，原位灌注移植肾。必要时切除原吻合口，重新吻合血管。多数情况下，移植肾均出现梗死，须果断摘除肾脏[13]。移植术后10～14天后出现的肾动脉血栓，选择经皮腔内往肾动脉置入导管，使用抗凝血药物溶栓，也有效[14]。

推荐意见	证据级别	推荐等级
肾动脉血栓形成行彩色多普勒超声检查便于诊断，需要及时手术探查了解移植肾状况	2b	
评估移植肾功能预期可恢复，行动脉血栓清除术。如果肾脏失活，选择移植肾切除术	2b	
疑为肾动脉血栓形成的患者，尽早行彩色多普勒超声检查，必要时手术探查		推荐
肾动脉血栓形成及时发现，肾脏尚可挽救，可行动脉血栓清除术		推荐
肾动脉血栓已致移植肾梗死失功，须行移植肾切除术		推荐

（三）静脉血栓

移植肾静脉血栓形成发生率为0.5%～4%，是术后第1个月内移植肾丢失的主要原因之一。病因常为手术技术不当致肾静脉扭曲，或继发于周围血肿胀肿压迫，以及受者的高凝状态[15]。临床表现为突发移植肾区疼痛，尿量减少或血尿，同侧下肢肿胀。彩色多普勒超声血流成像提示肾静脉无血流，肾动脉血流异常（出现平台样舒张期反向血流信号），移植肾肿胀，体积变大[16]。及时手术探查，发现移植肾尚未失活，可阻断髂静脉，切开肾静脉行血栓清除术。多数情况下肾脏已不可挽救，宜切除移植肾，转入透析。肾静脉血栓形成时单纯药物溶栓治疗，效果不甚满意[14]。

推荐意见	证据级别	推荐等级
肾静脉血栓形成行彩色多普勒血流超声检查便于诊断，需要及时手术探查了解移植肾状况	2b	
评估移植肾功能预期可恢复，可行血栓清除术；如果肾脏失活，选择移植肾切除术	2b	

续表

推荐意见	证据级别	推荐等级
疑为肾静脉血栓形成的患者，尽早行彩色多普勒超声检查，必要时手术探查		推荐
肾静脉血栓及时发现，移植肾尚可挽救，可行静脉血栓清除术		推荐
若移植肾失活，即行移植肾切除术		推荐

（四）移植肾动脉狭窄

移植肾动脉狭窄是肾移植术后最常见的血管并发症，发生率为5%～25%[17]。病因包括供肾动脉粥样硬化，获取时血管损伤，受者髂动脉内膜损伤。也与血管吻合方式和技巧，以及排斥反应有关[18]。临床表现为难治性高血压，血肌酐爬升，并排除肾积水和泌尿系感染因素。彩色多普勒超声检查提示肾动脉峰值收缩期流速（PSV）＞200cm/s，疑似病例，磁共振血管成像（MRA）或计算机体层血管成像（CTA）检查可确诊[19]。肾动脉轻度狭窄（＜50%），若肾功能正常，可以口服降压药，严密观察肾功能指标，定期彩色多普勒超声随访[20]。临床表现典型，彩色多普勒超声提示管腔狭窄＞50%，应行血管影像学检查进一步明确诊断。治疗方法包括介入微创治疗和外科手术干预，经皮腔内血管成形术（PTA）/支架置入术是首选[21,22]。若是移植术后早期出现狭窄，或是多发性，长段狭窄以及介入治疗失败的病例，可试行外科手术矫正[23]。

推荐意见	证据级别	推荐等级
肾移植术后出现难治性高血压，或伴有血肌酐爬升，排除了移植肾积水或感染，应考虑移植肾动脉狭窄	3	
彩色多普勒超声检查便于诊断，特征为移植肾动脉流速增快PSV＞200cm/s，疑似肾动脉狭窄	2a	
对于移植肾动脉狭窄，放射介入治疗是首选；不适合介入治疗的，考虑手术干预	3	
彩色多普勒超声检查便于诊断移植肾动脉狭窄，疑似病例MRA或CTA检查可确诊，MRA安全性更好		强烈推荐
经皮腔内血管成形术/支架置入应为首选治疗选择		推荐
早期狭窄、多发性、长段狭窄及介入治疗失败，可试行手术矫正		可选择

（五）活检后动静脉瘘和假性动脉瘤

经皮肾穿刺活检可引起动静脉瘘或假性动脉瘤，系穿刺损伤相邻的肾内小动静脉或单纯损伤肾内小动脉，其发生率为1%～18%。彩色多普勒B超检查可明确诊断。大多数动静脉瘘无任何不适，1～2年后可自行消失。约30%动脉静脉瘘可持续存在伴有症状，典型症状包括：高血压、血尿，以及动静脉分流导致移植肾功能不全。假性动脉瘤持续增大有自发破裂风险。动静脉瘘及假性动脉瘤治疗首选选择性或超选择性动脉栓塞。肾部分切除或移植肾切除作为最后治疗手段[24-27]。

推荐意见	推荐等级
怀疑动静脉瘘或假性动脉瘤，可采用彩色多普勒超声确诊	推荐
有症状动静脉瘘或假性动脉瘤，血管栓塞是首选治疗方式	推荐

（六）淋巴囊肿

淋巴囊肿是肾移植术后常见并发症，发生率1%～26%，研究发现糖尿病、m-TOR抑制剂（西罗莫司）、急性排斥反应与淋巴囊肿发生相关。体积较大并伴有不适症状的淋巴囊肿需要治疗，虽然经皮抽吸治疗淋巴囊肿复发率最高可达95%，且有增加局部感染风险（6%～17%），但仍是一种简单易行的方法，应用组织硬化剂如酒精、纤维蛋白粘合剂、庆大霉素，或奥曲肽可减少复发率。另一种治疗方法经皮穿刺置管引流，成功率最高可达50%。如上述治疗方法无效可考虑腹腔镜开窗术，相比开放手术及穿刺抽吸治疗，其术后复发率（8%）和并发症发生率最低[28-31]。

推荐意见	推荐等级
对体积较大的淋巴囊肿，经皮穿刺引流是首选治疗方式	推荐
经皮穿刺抽吸或经皮穿刺置管引流失败，可考虑腹腔镜开窗术	推荐

（七）尿瘘

肾移植术后尿瘘发生率在0%～9%，缝合技术欠佳及输尿管坏死是引起尿瘘的主要原因。受者年龄、多支肾动脉、动脉吻合位置，急性排斥反应、膀胱自身因素、免疫抑制剂治疗方案等均与尿瘘发生有关。尿瘘主要诊断依据包括引流液增多及引流液肌酐水平升高。保护好输尿管末端血供及术中常规应用双J管可以减少尿瘘的发生。治疗方案应依据尿瘘具体部位、发生时间、漏尿量来制定。早期少量尿瘘可采取保守方法如留置导尿管、经皮肾穿刺造瘘、放置双J管等。非手术治疗无效、漏尿量过大可考虑外科手术修复，术式常采用输尿管膀胱再吻合或移植输尿管与自体输尿管吻合[32-35]。

推荐意见	推荐等级
治疗尿瘘首选留置尿管、放置双J管，或经皮肾穿刺造瘘	推荐
非手术治疗失败，可考虑手术修补	推荐

（八）输尿管狭窄

输尿管狭窄是受者常见并发症，发生率为0.6%～10.5%[41,42]。早期狭窄（术后3个月内）的原因多是外科技术因素或输尿管血供受损，晚期狭窄（术后6个月以上）的原因有感染、排斥反应、瘢痕纤维化等[40,50]。超声检查发现移植肾积水并伴有肾功能受损者应考虑存在输尿管狭窄。

处理措施可选内引流或放置经皮肾造瘘管并行顺行肾盂造影[41,42]，进一步的处理措施应根据以下因素综合考虑：输尿管狭窄发生的时间、肾功能情况、输尿管狭窄的特点、患者自身情况以及现有医疗资源。狭窄段小于3cm者可以采用经皮球囊扩张或软输尿管镜下钬激光切开，成功率约50%[43-45,51]。对于采用内镜治疗后狭窄复发者或狭窄段大于3cm者，应采取手术重建[46,47,50]，具体术式有输尿管再植、肾盂-膀胱吻合（膀胱翻瓣、腰大肌悬吊）或移植肾输尿管与自身输尿管吻合，可采用开放手术、腹腔镜手术或机器人手术[46-49,52]。对于复发的患者，还可以考虑置入输尿管永久支架艾力姆（Allium）[53]。

推荐意见	证据级别	推荐等级
超声检查发现移植肾积水并伴有肾功能受损者应考虑存在输尿管狭窄	3	
处理措施首选内引流或放置经皮肾造瘘管并行顺行肾盂造影	2b	

续表

推荐意见	证据级别	推荐等级
狭窄段小于3cm的可以采用内镜下治疗	3	
内镜治疗后狭窄复发或狭窄段大于3cm的,应采取手术重建	2b	
进行MRU或留置肾造瘘管进行肾脏减压的同时可进行顺行肾盂造影明确狭窄的具体情况		推荐
输尿管狭窄长度小于3cm者,采取手术重建或内镜下治疗(经皮球囊扩张或软输尿管镜下钬激光切开)		推荐
输尿管狭窄长度大于3cm和(或)治疗后复发者,可采取手术重建		推荐

(九)血尿

文献报道血尿发生率1%～34%[38],Lich-Gregoire吻合技术的血尿发生率最低。输尿管再植时仔细止血可最大限度降低出血[36,38,39]。严重血尿的一线治疗是膀胱冲洗,某些病例可能需要膀胱镜清除血凝块和(或)进行出血部位的电凝止血[38]。

(十)反流和急性肾盂肾炎

膀胱输尿管反流的发生率为1%～86%[38,54],肾盂肾炎的发生率约13%,有下尿路尿路感染和巨细胞病毒感染的受者发生移植肾急性肾盂肾炎的风险更高[55]。膀胱输尿管反流引发急性肾盂肾炎者,首选膀胱镜下注射葡聚糖/透明质酸共聚物,初次注射成功率57.9%,二次注射成功率78.9%[56]。输尿管再植或利用自身输尿管行肾盂输尿管吻合是二线治疗措施[52]。

推荐意见	推荐等级
对引起症状的反流,首选治疗是内镜下注射	可选择
对于严重的反流,可以手术行输尿管膀胱吻合	可选择

(十一)肾结石

肾移植受者尿路结石发生率0.2%～1.7%[57,58]。常见的因素有:肾脏超滤过、肾小管酸中毒、反复尿路感染、低枸橼酸尿症、高草酸尿症、高尿酸血症、持续性的甲状旁腺功能亢进和输尿管狭窄[59-61],其他

的危险因素有尿路吻合方式,Lich-Gregoir技术的结石发生率最低[58]。常见的临床表现是发热、血清肌酐水平升高、尿量减少和血尿。由于移植肾无神经支配,疼痛多不明显。超声检查虽可以诊断,泌尿系CT对于了解结石的部位及大小更有价值[61]。治疗方式取决于结石的部位、大小及是否引起梗阻。

如果结石引起梗阻,首选的治疗措施是放置肾造瘘管或双J管[59],对于小于15mm的结石,首选体外冲击波碎石,根据结石部位不同,结石清除率40%～80%[59-60]。对于小于20mm的结石,可以采用顺行或逆行输尿管镜治疗,成功率可达67%[37,58,61]。对于大于20mm的结石,经皮肾镜的结石清除率更高[62-64]。

推荐意见	证据级别	推荐等级
对于小于15mm的结石,首选体外冲击波碎石	2b	
由于结石清除率高,顺行/逆行输尿管镜和经皮肾镜可以作为一线或二线治疗	2b	
对于大于20mm的结石,经皮肾镜的结石清除率更高	2b	
评估肾移植受者产生结石的原因		强烈推荐
放置肾造瘘管或双J管以解除结石造成的输尿管梗阻		推荐
对于小于15mm的结石,采用冲击波碎石或顺行/逆行输尿管镜碎石		推荐
对于大于20mm的结石,采用经皮肾镜碎石		推荐

(十二)切口感染

切口感染发生率约4%,危险因素包括:受者大于60岁、肥胖、贫血、低蛋白血症、手术时间长(大于200分钟)[65]。细菌有肠杆菌、金黄色葡萄球菌和假单胞菌[52]。减少切口感染的方法包括:缝合皮下、妥善结扎淋巴管、减少糖皮质激素用量、避免早期使用西罗莫司/依维莫司[66,67]。

(十三)切口疝

常规肾移植手术切口疝发生率约4%,危险因素包括年龄、肥胖、糖尿病、血肿、排斥、原切口二次手术及使用m-TOR抑制剂。补片感染是切口疝复发的危险因素[66]。治疗方法包括开放及腹腔镜修补,安

全有效[67,68]。

参 考 文 献

[1] Kortram K, et al. Perioperative Events and Complications in Minimally Invasive Live Donor Nephrectomy: A Systematic Review and Meta-Analysis. Transplantation, 2016, 100 (11): 2264-2275.

[2] Segev DL, et al. Perioperative mortality and long-term survival following live kidney donation. JAMA, 2010, 303 (10): 959-966.

[3] 中国医师协会器官移植医师分会, 中华医学会器官移植学分会. 中国活体供肾移植临床指南 (2016版). 器官移植, 2016, 7 (6): 417-426. ★

[4] Lentine KL, et al. Perioperative Complications After Living Kidney Donation: A National Study. Am J Transplant, 2016, 16 (6): 1848-1857.

[5] Ibrahim HN, et al. Long-term consequences of kidney donation. N Engl J Med, 2009, 360 (5): 459-469.

[6] Chu KH, et al. Long-term outcomes of living kidney donors: a single centre experience of 29 years. Nephrology (Carlton), 2012, 17 (1): 85-88.

[7] Fehrman-Ekholm I, et al. Post-nephrectomy development of renal function in living kidney donors: a cross-sectional retrospective study. Nephrol Dial Transplant, 2011, 26 (7): 2377-2381.

[8] Li SS, et al. A meta-analysis of renal outcomes in living kidney donors. Medicine (Baltimore), 2016, 95 (24): e3847. ★

[9] Gross CR, et al. Health-related quality of life in kidney donors from the last five decades: results from the RELIVE study. Am J Transplant, 2013, 13 (11): 2924-2934.

[10] Garg AX, et al. Gestational hypertension and preeclampsia in living kidney donors. N Engl J Med 2015, 372 (15): 1469-1470.

[11] Lentine KL, et al. Understanding and Communicating Medical Risks for Living Kidney Donors: A Matter of Perspective. J Am Soc Nephrol, 2017, 28 (1): 12-24.

[12] Dimitroulis D, et al. Vascular complications in renal transplantation: a single-center experience in 1367 renal transplantations and review of the literature. Transplant Proc, 2009, 41 (5): 1609-1614.

[13] Pawlicki J, et al. Risk factors for early hemorrhagic and thrombotic complications after kidney transplantation. Transplant Proc, 2011, 43 (8): 3013-3017.

[14] Rouvière O, et al. Acute thrombosis of renal transplant artery: graft salvage by means of intraarterial fibrinolysis. Transplantation, 2002, 73 (3): 403-409.

[15] Parajuli S, et al. Hypercoagulability in Kidney Transplant Recipients. Transplantation, 2016, 100 (4): 719-726.

[16] Granata A, et al. Renal transplant vascular complications: the role of Doppler ultrasound. J Ultrasound, 2014, 18 (2): 101-107.

[17] Hurst FP, et al. Incidence, predictors and outcomes of transplant renal artery stenosis after kidney transplantation: analysis of USRDS. Am J Nephrol, 2009, 30 (5): 459-467.

[18] Willicombe M, et al. Postanastomotic transplant renal artery stenosis: association with de novo class II donor-specific antibodies. Am J Transplant, 2014, 14 (1): 133-143.

[19] Rountas C, et al. Imaging modalities for renal artery stenosis in suspected renovascular hypertension: prospective intraindividual comparison of color Doppler US, CT angiography, GD-enhanced MR angiography, and digital substraction angiography. Ren Fail, 2007, 29 (3): 295-302.

[20] Ghazanfar A, et al. Management of transplant renal artery stenosis and its impact on long-term allograft survival: a single-centre experience. Nephrol Dial Transplant, 2011, 26 (1): 336-343.

[21] 张磊, 等. 移植肾动脉狭窄的诊断及经皮腔内血管成形术的疗效. 肾脏病与透析肾移植杂志, 2014, 23 (1): 31-35. ★

[22] 李小奇, 等. 移植肾动脉狭窄的PTA联合支架置入治疗的疗效分析. 武汉大学学报 (医学版), 2016, 37 (6): 986-989. ★

[23] Seratnahaei A, et al. Management of transplant renal artery stenosis. Angiology, 2011, 62 (3): 219-224.

[24] Zhu MS, et al. Factors that can minimize bleeding complications after renal biopsy. Int Urol Nephrol, 2014, 46 (10): 1969-1975. ★

[25] Ffrench-Constant, et al. Dual-balloon assisted super-selective embolisation of high flow arterial venous fistula within a transplant kidney. CVIR Endovasc, 2018, 1(1): 21.

[26] Kamei, et al. Aneurysmal dilatation associated with arteriovenous fistula in a transplanted kidney after renal biopsies. Pediatr Transplant, 2014, 18 (7), E216-219.

[27] Monahan, et al. Risk factors associated with significant bleeding events after ultrasound-guided percutaneous native renal biopsies: a review of 2204 cases. Abdom Radiol (NY), Advance online publication.

[28] Ulrich F, et al. Symptomatic lymphoceles after kidney transplantation-multivariate analysis of riskfactors and outcome after laparoscopic fenestration. Clin

Transplant, 2010, 24（2）：273-280.

［29］Golriz M, et al. Prevention and management of lymphocele formation following kidney transplantation. Transplant Rev（Orlando）, 2017, 31（2）：100-105.

［30］Heer MK, et al. Functional significance and risk factors for lymphocele formation after renal transplantation. ANZ J Surg, 2018, 88（6）：597-602.

［31］Mihaljevic AL, et al. Prophylaxis of lymphocele formation after kidney transplantation via peritoneal fenestration：a systematic review. Transpl Int, 2017, 30（6）：543-555.

［32］Hau HM, et al. Management of urologic complications in renal transplantation：a single-center experience. Transplant Proc, 2014, 46（5）：1332-1339.

［33］Liu S, et al. Early Removal of Double-J Stents Decreases Urinary Tract Infections in Living Donor Renal Transplantation：A Prospective, Randomized Clinical Trial. Transplant Proc, 2017, 49（2）：297-302. ★

［34］Kırnap M, et al. Incidence of Urinary Complications With Double J Stents in Kidney Transplantation. Exp Clin Transplant, 2019, 17（Suppl 1）：148-152.

［35］Sabnis RB, et al. The development and current status of minimally invasive surgery to manageurological complications after renal transplantation. Indian J Urol, 2016, 32（3）：186-191.

［36］Alberts VP, et al. Ureterovesical anastomotic techniques for kidney transplantation：a systematic review and meta-analysis. Transpl Int, 2014, 27（6）：593-605.

［37］Timsit MO, et al. Should routine pyeloureterostomy be advocated in adult kidney transplantation? A prospective study of 283 recipients. J Urol, 2010, 184（5）：2043-2048.

［38］Kayler L, et al. Kidney transplant ureteroneocystostomy techniques and complications：review of the literature. Transplant Proc, 2010, 42（5）：1413-1420.

［39］Secin FP, et al. Comparing Taguchi and Lich-Gregoir ureterovesical reimplantation techniques for kidney transplants. J Urol, 2002, 168（3）：926-930.

［40］Dinckan A, et al. Early and late urological complications corrected surgically following renal transplantation. Transpl Int, 2007, 20（8）：702-707.

［41］刘磊, 等. 肾移植后移植肾输尿管狭窄的危险因素分析及手术治疗. 北京大学学报（医学版）, 2014, 46（4）：548-551. ★

［42］毕海, 等. 肾移植术后并发输尿管梗阻的治疗进展. 中华器官移植杂志, 2011, 32（10）：638-639. ★

［43］邱敏, 等. 移植肾输尿管梗阻的治疗经验. 中华外科杂志, 2011, 49（7）：665-666. ★

［44］刘磊, 等. 经皮顺行通道联合经尿道逆行通道双向内镜微创手术治疗移植肾输尿管梗阻. 北京大学学报（医学版）, 2013, 45（4）：588-591. ★

［45］张际青, 等. 移植肾输尿管狭窄分级及治疗评价九例. 中华器官移植杂志, 2016, 37（9）：541-546. ★

［46］郝一昌, 等. 全腹腔镜移植输尿管膀胱再植术处理肾移植术后输尿管狭窄. 北京大学学报（医学版）, 2018, 50（4）：705-710. ★

［47］金鹏, 等. 膀胱肌瓣输尿管成型术治疗肾移植术后输尿管尿瘘及狭窄. 中南大学学报（医学版）, 2017, 42（1）：78-82. ★

［48］李恩惠, 等. 机器人辅助腹腔镜膀胱瓣成形输尿管吻合术治疗移植肾输尿管狭窄的临床分析. 中华泌尿外科杂志, 2018, 39（12）：940-944. ★

［49］刘斌, 等. 自体输尿管用于肾移植尿路重建的临床观察26例. 中华器官移植杂志, 2014, 35（6）：357-360. ★

［50］Helfand BT, et al. Reconstruction of late-onset transplant ureteral stricture disease. BJU Int, 2011, 107（6）：982-987.

［51］Gabr AH, et al. Ureteral complications after hand-assisted laparoscopic living donor nephrectomy. Transplantation, 2014, 97（7）：788-792.

［52］Nie Z, et al. Comparison of urological complications with primary ureteroureterostomy versus conventional ureteroneocystostomy. Clin Transplant, 2010, 24（5）：615-619. ★

［53］Jung GO, et al. Clinical significance of posttransplantation vesicoureteral reflux during short-term period after kidney transplantation. Transplant Proc, 2008, 40（7）：2339-2341.

［54］Patrick-Julien Treacy, et al. Endoureteral Management of Renal Graft Ureteral Stenosisby the Use of Long-Term MetalStent：An Appealing Treatment Option. J Endourol Case Rep, 2016, 2（1）：155-158.

［55］Giral M, et al. Acute graft pyelonephritis and long-term kidney allograft outcome. Kidney Int, 2002, 61（5）：1880-1886.

［56］Pichler R, et al. Endoscopic application of dextranomer/hyaluronic acid copolymer in the treatment of vesico-ureteric reflux after renal transplantation. BJU Int, 2011, 107（12）：1967-1972.

［57］Abbott KC, et al. Hospitalized nephrolithiasis after renal transplantation in the United States. Am J Transplant, 2003, 3（4）：465-470.

［58］Verrier C, et al. Decrease in and management of urolithiasis after kidney transplantation. J Urol, 2012, 187（5）：1651-1655.

［59］Challacombe B, et al. Multimodal management of urolithiasis in renal transplantation. BJU Int, 2005, 96（3）：385-389.

［60］程海峰, 等. 移植肾尿路结石46例诊治体会. 现代泌尿外科杂志, 2012, 17（3）：262-264. ★

［61］罗金泰, 等. 经皮顺行途径软输尿管镜下钛激光治疗移植肾结石. 中国内镜杂志, 2015, 21（3）：315-

317.★

[62] 薛东炜, 等. 移植肾上尿路结石的治疗体会. 中国医科大学学报, 2015 (2): 168-169.★

[63] 何辉, 等. 微创经皮肾镜取石术治疗移植肾及输尿管结石. 现代泌尿外科杂志, 2013, 18 (2): 181-182.★

[64] 周欢, 等. 经皮肾镜钬激光碎石治疗移植肾结石. 临床外科杂志, 2012, 20 (12): 868-870.★

[65] Røine E, et al. Targeting risk factors for impaired wound healing and wound complications after kidney transplantation. Transplant Proc, 2010, 42 (7):

2542-2546.

[66] 中华医学会器官移植学分会. 中国肾移植受者哺乳动物雷帕霉素靶蛋白抑制剂临床应用专家共识. 中华器官移植杂志, 2017, 38 (7): 430-435.★

[67] Yannam GR, et al. Experience of laparoscopic incisional hernia repair in kidney and/or pancreas transplant recipients. Am J Transplant, 2011, 11 (2): 279-286.

[68] 张岩, 等. 肾移植术后腹股沟疝患者12例临床诊治分析. 中华移植杂志 (电子版), 2015, 9 (3): 118-122.★

第九节　肾移植免疫抑制治疗

免疫抑制治疗的原则是受者和移植物存活的平衡, 在不影响受者健康状况的前提下, 达到足够的免疫抑制效果。对免疫排斥的理解的不断深入促进了安全而有效的免疫抑制剂开发[1], 从而抑制了针对移植物的活化淋巴细胞活性。移植早期排斥反应的发生率较高, 免疫抑制治疗尤为重要。移植后期, 由于移植物与人体的适应性, 排斥反应的发生率明显降低。预防排斥治疗中激素可逐渐减量、以后也可逐渐减少钙调神经磷酸酶抑制剂 (CNI) 的剂量[1,2]。免疫抑制剂的非特异副作用, 主要易发生恶性肿瘤和感染[1,2]。所有免疫抑制剂也有剂量依赖性的毒副作用。目前免疫抑制剂方案主要通过药物的联合使用来减少毒副作用。一个协同性好的免疫抑制方案可以在维持有效免疫抑制的前提下明显减少免疫抑制剂的用量, 减少其毒副反应。

当前的推荐的初始免疫抑制方案有效性和耐受性都很好[1-3], 适用于绝大部分患者, 这些药物包括:

·钙调神经磷酸酶抑制剂 (他克莫司和环孢素)。
·霉酚酸MPA制剂 (MMF和EC-MPs)。
·类固醇激素 (泼尼松或甲泼尼松龙)。
·诱导治疗 (低中危患者建议用抗CD25单抗, 高危患者建议用淋巴细胞清除剂)。

多药合用的免疫抑制方案已成为标准, 在全球的大部分患者中广泛使用并按照本人的免疫抑制状态进行修改, 这种标准免疫抑制方案随着新的免疫抑制剂物和新的治疗的不断出现也在进行修改[1,2]。另外, 任何初始的免疫抑制方案都需要根据患者的需要、药物不良反应、疗效进行调整。

用钙调神经磷酸酶抑制剂、霉酚酸MPA制剂、激素和诱导治疗联合的免疫抑制方案作为初始方案 (推荐)。

一、钙调神经磷酸酶抑制剂

环孢素和他克莫司都有显著的不良反应, 对移植物和患者有害[1-3]。两者都有肾毒性, 长期使用是出现慢性移植物功能减退的主要原因, 最终导致严重的慢性肾病和移植物失功。这两种CNI都被认为是 "临界剂量" 药物, 因此任何药物暴露的偏差都可能导致严重毒性或失效。由于治疗窗狭窄以及药物相互作用, 应监测CNI谷浓度。

对他克莫司和环孢素的荟萃分析显示, 两者总体患者存活率和移植物存活率相似[1-5]。在一些分析中, 他克莫司提供了更好的预防排斥作用, 并且移植物存活率也更好。肾功能在使用他克莫司的患者也较好, 但在大多数分析中没有达到统计学意义。两种CNI都可用于有效预防急性排斥反应, 由于疗效更佳, 目前指南建议他克莫司作为一线CNI。从一种制剂转换为另一种制剂时, 应做好预防措施 (如密切监测和确定药物浓度)[6-9]。

如果一种CNI药物出现一些特定不良反应 (如多毛症、脱发、牙龈增生、糖尿病、多瘤病毒性肾病), 转化为其他CNI, 可以降低其不良反应[1,2]。由于疗效和安全性的差异, CNI应根据每个患者的个体风险和获益来进行选择。

尽管有不良反应, 20多年来CNI一直是现代免疫抑制疗法的基石, 可明显改善移植肾存活率[1]。未来的免疫抑制方案旨在尽量减少甚至撤除CNI药物[2,5,10-12]。然而, 在这些治疗策略提供更好的疗效之前, CNI仍然是免疫抑制治疗的金标准[1,12,13]。如果出现严重的CNI相关不良反应, 可能需要停用、更换CNI, 或进行大幅度的减药[1,2,5,10-12]。对于维持治疗的患者应特别注意, 他们可能需要比移植初期更少的CNI[1,2,11,12]; 对于肾功能稳定的维持患者, 切不可机械地根据血药浓度增减药物，更不应随意变更免疫抑制方案。

推荐意见	证据级别	推荐等级
对他克莫司和环孢素的荟萃分析表明，在总体患者生存率和移植物存活率方面，两者结果相似，但是，他克莫司预防排斥的作用更强	1a	
由于疗效和安全性的差异，CNI的选择应考虑受者的免疫风险、患者特征、合用免疫抑制剂物和受者的经济因素	1	
首选钙调神经磷酸酶抑制剂预防排斥反应		推荐
监测环孢素和他克莫司的血药浓度，以便调整剂量		推荐

二、霉酚酸类药物

霉酚酸MPA制剂，是基于霉酚酸能抑制肌苷一磷酸脱氢酶（IMPDH）[14-16]。这是从头嘌呤途径合成一磷酸鸟苷的限速步骤。与其他细胞类型相比，淋巴细胞的功能和增殖更依赖于从头嘌呤核苷酸的合成，因此IMPDH抑制剂可提供更特异的淋巴细胞特异性免疫抑制。活检证实MPA、泼尼松和CNI的联合用药方案排斥反应明显减少[1,3,14-16]。霉酚酸不具有肾毒性；但是它会抑制骨髓功能，可能导致CMV感染和胃肠道不良反应，特别是腹泻[1,3,14-16]。多瘤病毒性肾病的发病率也较高，尤其是当霉酚酸酯与他克莫司联合使用时发生率更高。尽管一些前瞻性研究表明，在骁悉（MMF）胃肠道反应较为严重的患者中，米芙（EC-MPS）胃肠道反应相对较小，但尚缺乏来自前瞻性随机研究的确凿证据[14-16]。与环孢素联合使用的标准剂量为MMF 1 g或EC-MPS 720 mg，每日2次，尽管有研究建议初始剂量可以更高[1,14-16]。霉酚酸与他克莫司一起使用，是世界上许多国家最常用的药物组合。尽管该药与他克莫司经常一起使用，但尚没有足够的证据确定这种组合的最佳剂量[1,14]。他克莫司对MPA暴露无影响，但与环孢素相比，相同剂量其MPA暴露量要高出30%。大多数移植中心使用的MPA起始剂量与环孢素合用治疗的患者相同，但是常由于胃肠道不良反应而减少剂量，一些中心对接受他克莫司治疗的患者减少MPA剂量[14]。对于MPA联合他克莫司的患者，建议定期监测多瘤病毒感染[1]。由于MPA的使用导致巨细胞病毒病的发病率更高[16]，应制订巨

细胞病毒（CMV）预防或抢先预防的策略，并定期筛查巨细胞病毒（CMV）血症的发生[1]。MPA药物浓度监测的益处尚不确定，目前不建议大多数患者使用[14,15]。在维持期患者中，MPA的使用可使大多数患者成功撤除类固醇激素[17]或大幅度降低具有肾毒性的CNI剂量，这将会导致移植肾功能更好[1-3,5,11]。尽管已经有几项关于仅用MPA和类固醇而不用CNI方案的研究，但在一些前瞻性随机研究中发现移植后前3年完全撤除CNI可显著增加排斥的风险，移植的效果也更差[1,2,11]。相比之下，MPA和类固醇合用并停用CNI的方案对移植后5年以上的长期维持治疗的患者似乎是安全的，并可能改善肾功能[1,2,5,11]。

推荐意见	证据级别	推荐等级
MPA制剂与泼尼松和CNI的联合用药减少了活检证实的排斥反应	1	
两种MPA制剂，MMF和EC-MPS，两者的安全性和有效性几乎相同	1	
由于MPA的使用后巨细胞病毒（CMV）病发生率较高，应采取有效的CMV预防措施，或抢先治疗的策略，并定期筛查巨细胞病毒（CMV）引起的病毒血症	1	
霉酚酸MPA制剂应作为初始免疫抑制方案的一部分		强烈推荐

三、硫唑嘌呤

在大多数移植中心，硫唑嘌呤已被霉酚酸MPA制剂替代。前瞻性随机试验显示MPA与硫唑嘌呤相比，可显著降低排斥反应发生率[1,3,14-16]。尽管一项大型前瞻性研究发现，在低风险人群中，硫唑嘌呤的临床疗效尚可，但硫唑嘌呤通常用于不能耐受MPA的患者[1,15]。

推荐意见	推荐等级
硫唑嘌呤可用于低免疫风险人群，尤其是对MPA制剂不耐受者	可选择

四、糖皮质激素

类固醇有很多不良反应[1,2,17]，长期使用时更严重。但类固醇（泼尼松或甲泼尼松龙）仍是初始免疫

抑制的基本药物,尽管在许多前瞻性随机试验中,大多数患者成功地停用了类固醇激素[1-3,17]。这些试验表明,类固醇撤除的风险取决于联合应用的免疫抑制剂物、免疫风险、种族和移植后的时间。尽管随着时间的推移,排斥的风险降低,但随着治疗时间越来越长,潜在的益处可能就不那么显著了[1-3,17]。

推荐意见	推荐等级
在围术期和移植后早期,类固醇激素治疗应该是免疫抑制的一部分	推荐

五、咪唑立宾(mizoribine,MZR)

咪唑立宾(mizoribine,MZR)是从真菌中分离出的一种嘌呤核苷合成抑制剂,具有免疫抑制活性,属于抗代谢类免疫抑制剂,其通过选择性抑制T、B淋巴细胞增殖而发挥抗细胞免疫和体液免疫效应[18],几乎没有Aza的骨髓抑制作用和肝脏毒性。和MMF相比较,MZR具有同等的疗效,且无腹泻、腹痛等胃肠道不良反应的发生;咪唑立宾与CNI并用可增加免疫抑制效果,长期服用安全性、有效性令人满意;MZR具有增强激素的作用和抗病毒作用,具有抗致癌作用。MZR的不良反应主要是高尿酸血症,并与服用剂量呈正相关[19-21]。MZR的吸收与年龄存在相关性,儿童患者MZR的吸收较成年患者低,因此儿童患者需要更大的剂量来获得更好的免疫抑制治疗效果。咪唑立宾的口服生物利用度较低,且个体差异较大,临床应用须监测血药浓度[22-25]。但是由于缺乏大型前瞻性随机对照试验证据,我们一般建议MZR作为MPA的备选药物。

推荐意见	推荐等级
MZR可以用于肾移植术后MPA不耐受或者免疫过度的替代用药	可选择

六、哺乳动物雷帕蛋白抑制剂(Inhibitors of the mammalian target of rapamycin)

西罗莫司抑制雷帕霉素(m-TOR)的哺乳动物靶点,抑制淋巴细胞增殖和分化,抑制T细胞增殖的多种细胞内途径,阻断T细胞增殖的细胞信号因子,在B细胞、内皮细胞、成纤维细胞和肿瘤细胞方面也

有类似的作用。

在预防排斥方面,与CNI联合应用时,m-TOR抑制剂有效性与MPA相同。然而,m-TOR抑制剂表现出剂量依赖的骨髓毒性。其他潜在的不良反应包括高脂血症、水肿、淋巴囊肿的发生、伤口愈合问题、肺炎、蛋白尿和生育能力受损。

由于治疗窗口狭窄和药物与药物相互作用的风险,建议对药物浓度进行监测。

与CNI联用时,应在移植后1年内对肺孢子虫肺炎进行抗菌预防,例如低剂量复方磺胺甲噁唑[1,26-28]。尽管m-TOR抑制剂本身无肾毒性,与CNI联用会加重CNI的肾毒性。因此,在与m-TOR抑制剂联合治疗时,CNI的剂量应大幅度降低,而对疗效几乎没有影响[10,26-30]。

研究表明,由于免疫抑制强度弱或不良反应发生风险高,尤其是伤口愈合问题和淋巴囊肿,m-TOR抑制剂不推荐在移植后的初始阶段取代CNI。其他试验表明,m-TOR抑制剂作为转换药物可在移植3个月的后期替代CNI,可有效减轻免疫因素(如肿瘤、病毒感染)或非免疫因素(如移植肾功能减退、心血管不良事件)等引起的并发症,从而改善肾功能[31]。

蛋白尿和转换时肾功能不良与转换后不良预后相关[1,10,26-29,32]。对于蛋白尿>800mg/d的患者不宜转换CNI,对于GFR<30ml/min的患者,应采用谨慎的和个性化的方法。

由于m-TOR抑制剂具有抗增殖作用和较低的恶性肿瘤发生率,从CNI转换为m-TOR抑制剂可能对移植后发生恶性肿瘤或皮肤癌的高风险患者有益[31]。

推荐意见	证据级别	推荐等级
与CNI联合治疗会加重CNI的肾毒性,因此,与m-TOR抑制剂联合治疗时,CNI剂量应大幅度降低,对疗效无显著影响	1	
m-TOR抑制剂作为初始免疫抑制方案的一部分使用时,或当m-TOR抑制剂治疗的患者接受大手术时,需要考虑到伤口愈合和预防性手术措施	1	
与CNI联用时,应在移植后1年内对肺孢子虫肺炎进行抗菌预防	1	
蛋白尿>800mg/d的患者不宜转换成CNI,对于GFR<30ml/min的患者,应采取谨慎和个体化的方法	1	

续表

推荐意见	证据级别	推荐等级
m-TOR抑制剂可用于预防对标准治疗不耐受的患者的排斥反应		可选择
减少CNI与m-TOR抑制剂联合使用的剂量,以减轻肾毒性		推荐
不要将有蛋白尿和肾功能不良的患者转化为m-TOR抑制剂		推荐
监测西罗莫司血药水平,以便进行适当的剂量调整		可选择
对移植后肿瘤患者,可选择m-TOR抑制剂		可选择

七、白介素-2受体抑制剂(IL-2RA)

抗CD25单抗为一种高亲和力白细胞介素-2(IL-2)受体单克隆抗体(IL-2RA),用于器官移植后排斥反应的预防[1,3,33-36]。抗CD25单抗作为诱导药物在移植前和移植后第4天进行给药。在随机对照试验中显示,IL-2RA的使用是安全的,并可将急性细胞排斥反应的发生率降低约40%[1,3,33-36]。诸多meta分析[3,34-36]已证实其疗效,尽管未在患者或移植物存活率上体现出阳性结果,但多个大型回顾性队列研究和近期的前瞻性研究均表明这一益处[1,33]。多个大型对照试验的结论均证实IL-2RA诱导联合他克莫司、霉酚酸类药物和类固醇的四联免疫方案的有效性和安全性。尽管可能会带来更高的排斥反应发生率,但IL-2RA的应用使得早期停用类固醇成为可能[17]。最重要的是,IL-2RA在保证抗排斥疗效和维持正常肾功能的同时,可使CNI用量大幅降低[1,3,32-36]。因此,对于低免疫风险与正常免疫风险的患者,该免疫抑制方案被推荐为一线用药[33,37]。

推荐意见	推荐等级
首选IL-2RA诱导用于中低免疫风险患者以降低急性排斥反应发生率	推荐

八、T细胞清除剂

T细胞清除性抗体能选择性结合T淋巴细胞,通过直接淋巴细胞毒性以及补体依赖的细胞溶解途径破坏淋巴细胞,预防急性排斥反应的发生。美国使用有效的T细胞清除抗体诱导治疗[1,3,33,34,38,39]。研究显示,ATG常用于免疫高危者中预防排斥反应的

发生[33]。此外,可用于治疗类固醇治疗失败的排斥反应[38]。ATG可以抑制白细胞及黏附因子在毛细血管的附壁过程,减少移植肾的缺血再灌注损伤;且较长周期应用低剂量 ATG 可以延后 CNI 用药时间及剂量,进一步降低移植肾功能恢复过程中药物毒性影响,具有更好的效果[40]。和IL-2RA相比,在免疫低危患者中使用T细胞清除抗体并不能改善长期预后,反而会带来严重的感染和恶性肿瘤的风险及移植后淋巴组织增生性疾病[1,3,34,35,38,39,41]。

推荐意见	推荐等级
T细胞清除抗体诱导可用于高免疫风险受者围术期预防急性排斥反应	推荐
T细胞清除抗体可用于急性排斥反应或耐激素急性排斥反应的治疗	推荐

九、贝拉希普

贝拉希普(Belatacept)是一种融合蛋白,能有效阻断CD28共刺激通路,从而阻止T细胞激活[10,42,43]。贝拉希普经静脉给药,与抗CD25单抗诱导、霉酚酸类药物和皮质类固醇共同构成无CNI方案联合应用。研究数据显示,同以环孢素为基础的免疫抑制方案相比,尽管贝拉希普方案的急性排斥反应的发生率和严重程度在移植后第1年更高,但其受者的肾功能更好[1,3,10,42-45]。在接受标准死亡供肾或活体供肾的患者中观察到了更高的移植物存活率,而在扩大标准供肾中二者移植物存活率比较接近。贝拉希普治疗患者的长期安全性与环孢素对照组相似,因不良事件中断治疗的患者更少。此外,转换患者的选择(稳定患者或由于CNI或m-TOR相关毒性)初步结果也是令人满意的[45,46]。贝拉希普在美国和欧洲被批准用于EBV血清学阳性患者,但需要定期监测EBV病毒载量。

推荐意见	推荐等级
贝拉希普用于EB病毒血清学阳性且为低免疫风险患者的免疫抑制治疗	可选择

十、硼替佐米

硼替佐米作为一种高选择性蛋白酶体抑制剂,可清除体内的成熟浆细胞,从而有效地降低供者特异性

抗体（DSA）。

硼替佐米在脱敏治疗中的作用机制主要包括：①蛋白酶体抑制剂通过内质网应激反应导致细胞凋亡，硼替佐米能降低细胞内蛋白酶体对特异蛋白质的降解作用，从而导致细胞内质网中非折叠蛋白的积累，激活内质网应激反应[47-49]。②蛋白酶体抑制剂抑制核因子-κB的激活，是抑制体液免疫的核心步骤，因未成熟B细胞和成熟的浆细胞的基因表达都需要NF-κB，蛋白酶体抑制剂抑制NF-κB的经典激活途径和非经典激活途径[50-53]。蛋白酶体抑制剂抑制细胞周期调节蛋白（如细胞周期蛋白和细胞周期蛋白依赖激酶）的降解，从而导致细胞周期的停滞和细胞的凋亡[54]。另外，硼替佐米还可减少主要组织相容性复合体（MHC）Ⅰ类分子的表达，从而抑制抗原提呈细胞作用的功能[55]。

硼替佐米针对浆细胞的靶向治疗能显著清除抗人类白细胞抗原（HLA）抗体，明显降低DSA，但对高致敏二次移植受者术前单独使用硼替佐米依然有发生抗体介导性排斥反应（AMR）的可能。高致敏二次移植患者的术前准备最好选择包含硼替佐米的综合治疗。

推荐意见	推荐等级
硼替佐米可用于高致敏二次移植受者的术前脱敏治疗	可选择

十一、抗CD20单克隆抗体

CD20在人体绝大部分B细胞上表达，抗CD20单克隆抗体（利妥昔单抗）是人源化抗体，可导致B细胞的持久清除，最早被FDA批准用于B细胞淋巴瘤。利妥昔单抗在肾脏移植的多个领域均有应用报道，但多为回顾性研究，剂量以及是否联用其他治疗也差异甚大，确切价值存在很大争议。

利妥昔单抗常用于高致敏肾移植受者的脱敏治疗，多数研究及meta分析均未证实其有效性[56]。与血浆置换、IVIG等联合应用可以降低受者抗体，增加移植概率。利妥昔单抗广泛应用于血型不合肾移植的预处理，替代既往的脾脏切除。但其必要性尚存争议，大样本研究显示不使用利妥昔单抗也能获得相似的临床结果[57]。

利妥昔单抗可与血浆置换和（或）IVIG用于抗体介导排斥反应（antibody-mediated rejection，AMR）的治疗，既往报道疗效差异颇大。随机对照研究显示

其对急、慢性AMR均无确切效果，尚需更大样本研究证实[58,59]。

对于肾移植术后肾病复发，利妥昔单抗可能对膜性肾病和FSGS有一定价值，尚无证据表明对复发的膜增生性肾小球肾炎和IgA肾病有效[60]。

利妥昔单抗对CD20阳性的移植后淋巴增殖性疾病（posttransplant lymphoproliferative disorders，PTLD）有确切疗效，降低免疫抑制强度加上利妥昔单抗已成为此类疾病的标准治疗方案[61]。

推荐意见	推荐等级
抗CD20单克隆抗体可用于高致敏和血型不合肾移植的预处理	可选择
抗CD20单克隆抗体对复发性膜性肾病和FSGS可能有一定价值	可选择
CD20阳性的PTLD可在降低免疫强度的同时加用抗CD20单克隆抗体	推荐

参 考 文 献

[1] Bamoulid J, et al. Immunosuppression and Results in Renal Transplantation. Eur Urol Suppl, 2016, 15（9）: 415-429.

[2] Bamoulid J, et al. The need for minimization strategies: current problems of immunosuppression. Transpl Int, 2015, 28（8）: 891-900.

[3] Jones-Hughes T, et al. Immunosuppressive therapy for kidney transplantation in adults: a systematic review and economic model. Health Technol Assess, 2016, 20（62）: 1-594.

[4] Leas BF, et al. Calcineurin inhibitors for renal transplant. 2016: Rockville（MD）: Agency for Healthcare Research and Quality（US）; 2016 Mar. Report No: 15（16）-EHC039-EF.

[5] Sawinski D, et al. Calcineurin inhibitor minimization, conversion, withdrawal, and avoidance strategies in renal transplantation: A systematic review and meta-analysis. Am J Transplant, 2016, 16（7）: 2117-2138.

[6] Caillard S, et al. Advagraf（®）, a once-daily prolonged release tacrolimus formulation, in kidney transplantation: literature review and guidelines from a panel of experts. Transpl Int, 2016, 29（8）: 860-869.

[7] McCormack, PL. Extended-release tacrolimus: a review of its use in de novo kidney transplantation. Drugs, 2014, 74（17）: 2053-2064.

[8] Molnar AO, et al. Generic immunosuppression in solid organ transplantation: systematic review and meta-

analysis. BMJ, 2015, 350: h3163.

[9] Staatz CE, et al. Clinical pharmacokinetics of once-daily tacrolimus in solid-organ transplant patients. Clin Pharmacokinet, 2015, 54 (10): 993-1025.

[10] Diekmann, F. Immunosuppressive minimization with mTOR inhibitors and belatacept. Transpl Int, 2015, 28 (8): 921-927.

[11] Kamar N, et al. Calcineurin inhibitor-sparing regimens based on mycophenolic acid after kidney transplantation. Transpl Int, 2015, 28 (8): 928-937.

[12] Camilleri B, et al. Calcineurin inhibitor-sparing strategies in renal transplantation: Where Are We? A comprehensive review of the current evidence. Exp Clin Transplant, 2016, 14 (5): 471-483.

[13] Snanoudj R, et al. Immunological risks of minimization strategies. Transpl Int, 2015, 28 (8): 901-910.

[14] Staatz CE, et al. Pharmacology and toxicology of mycophenolate in organ transplant recipients: an update. Arch Toxicol, 2014, 88 (7): 1351-1389.

[15] van Gelder T, et al. Mycophenolate revisited. Transpl Int, 2015, 28 (5): 508-515.

[16] Wagner M, et al. Mycophenolic acid versus aza-thioprine as primary immunosuppression for kidney transplant recipients. Cochrane Database Syst Rev, 2015: CD007746.

[17] Haller MC, et al. Steroid avoidance or withdrawal for kidney transplant recipients. Cochrane Database Syst Rev, 2016, 22 (8): CD005632.

[18] Takahashi S, et al. Functional interaction of the immunosuppressant mizoribine with the 14-3-3 protein. Biochem Biophys Res Commun, 2000, 274 (1): 87-92.

[19] 朱有华, 等. 肾移植. 北京: 人民卫生出版社, 2017: 100-101. ★

[20] 石炳毅, 等. 中国肾移植受者免疫抑制治疗指南 (2016 版). 器官移植, 2016, 7 (5): 327-331. ★

[21] 张喆, 等. 肾移植术后咪唑立宾的临床应用. 肾脏病与透析肾移植杂志, 2014, 23 (1): 84-88. ★

[22] 张会杰, 等. HPLC法测定人体血浆中咪唑立宾的浓度. 湖北民族学院学报 (医学版), 2015, 32 (1): 12-14. ★

[23] 陈攀, 等. 咪唑立宾治疗药物监测在肾移植术后患者中的应用进展. 中国药理学通报, 2017, 33 (7): 896-898. ★

[24] 石炳毅, 等. 肾移植受者使用霉酚酸出现胃肠道症状时转换咪唑立宾治疗的多中心疗效观察研究. 中华器官移植杂志, 2017, 38 (12): 708-713. ★

[25] 石炳毅, 等. 中国器官移植临床诊疗指南 (2017版). 人民卫生出版社, 2018: 102-103. ★

[26] Halleck F, et al. An evaluation of sirolimus in renal transplantation. Expert Opin Drug Metab Toxicol, 2012, 8 (10): 1337-1356.

[27] Ventura-Aguiar P, et al. Safety of mTOR inhibitors in adult solid organ transplantation. Expert Opin Drug Saf, 2016, 15 (3): 303-319.

[28] Witzke O, et al. Everolimus immunosuppression in kidney transplantation: What is the optimal strategy? Transplant Rev (Orlando), 2016, 30 (1): 3-12.

[29] Shipkova M, et al. Therapeutic drug monitoring of everolimus: A consensus report. Ther Drug Monit, 2016, 38 (2): 143-169.

[30] Xie X, et al. mTOR inhibitor versus mycophenolic acid as the primary immunosuppression regime combined with calcineurin inhibitor for kidney transplant recipients: a meta-analysis. BMC Nephrol, 2015, 16: 91. ★

[31] Ponticelli C, et al. Skin cancer in kidney transplant recipients. J Nephrol, 2014, 27 (4): 385-394.

[32] 中华医学会器官移植学分会. 中国肾移植受者哺乳动物雷帕霉素靶蛋白抑制剂临床应用专家共识. 中华器官移植杂志, 2017, 38 (7): 430-435. ★

[33] Kidney Disease: Improving global outcomes (KDIGO) transplant work group. KDIGO clinical practice guideline for the care of kidney transplant recipients. Am J Transplant, 2009, 9 Suppl 3: S1-155.

[34] Liu Y, et al. Basiliximab or antithymocyte globulin for induction therapy in kidney transplantation: a meta-analysis. Transplant Proc, 2010, 42 (5): 1667-1670. ★

[35] Sun ZJ, et al. Efficacy and safety of basiliximab versus daclizumab in kidney transplantation: A meta-analysis. Transplant Proc, 2015, 47 (8): 2439-2445. ★

[36] Webster AC, et al. Interleukin 2 receptor antagonists for kidney transplant recipients. Cochrane Database Syst Rev, 2010 (1): CD003897.

[37] 陈实. 中国器官移植临床诊疗指南 (2017版). 北京: 人民卫生出版社, 100-105. ★

[38] Bamoulid J, et al. Anti-thymocyte globulins in kidney transplantation: focus on current indications and long-term immunological side effects. Nephrol Dial Transplant, 2017, 32 (10): 1601-1608.

[39] Malvezzi P, et al. Induction by anti-thymocyte globulins in kidney transplantation: a review of the literature and current usage. J Nephropathol, 2015, 4 (4): 110-115.

[40] 马枭雄, 等. 心脏死亡器官捐献肾移植两种免疫诱导方案疗效比较. 中华移植杂志 (电子版), 2017, 11 (1): 5-9. ★

[41] 武康, 等. 不同免疫诱导方案在心脏死亡器官捐献肾移植中的应用研究. 中华移植杂志 (电子版), 2018, 12 (1): 1-4. ★

[42] Grinyó JM, et al. Belatacept utilization recommenda-tions: an expert position. Expert Opin Drug Saf, 2013, 12 (1): 111-122.

[43] Wojciechowski D, et al. Current status of costimulatory

blockade in renal transplantation. Curr Opin Nephrol Hypertens, 2016, 25（6）: 583-590.

[44] Durrbach A, et al. Long-Term outcomes in belatacept-versus cyclosporine-treated recipients of extended criteria donor kidneys: Final results from BENEFIT-EXT, a Phase Ⅲ Randomized Study. Am J Transplant, 2016, 16（11）: 3192-3201.

[45] Vincenti F. Belatacept and Long-Term Outcomes in Kidney Transplantation. N Engl J Med, 2016, 374（26）: 2600-2601.

[46] Brakemeier S, et al. Experience with belatacept rescue therapy in kidney transplant recipients. Transpl Int, 2016, 29（11）: 1184-1195.

[47] Abu Jawdeh BG, et al. Desensitization in kidney transplantation: review and future perspectives. Clin Transplant, 2014, 28（4）: 494-507.

[48] Ejaz NS, et al. Review of bortezomib treatment of antibody-mediated rejection in renal transplantation. Antioxid Redox Signal, 2014, 21（17）: 2401-2418.

[49] Aubert O, et al. Effect of a proteasome inhibitor plus steroids on HLA antibodies in sensitized patients awaiting a renal transplant. Transplantation, 2014, 97（9）: 946-952.

[50] Philogene MC, et al. Differential effect of bortezomib on HLA class Ⅰ and class Ⅱ antibody. Transplantation, 2014, 98（6）: 660-665.

[51] Luo H, et al. A proteasome inhibitor effectively prevents mouse heart allograft rejection. Transplantation, 2001, 72（2）: 196-202. ★

[52] Palombella VJ, et al. Role of the proteasome and NF-kappaB in streptococcal cell wallinduced polyarthritis. Proc Natl Acad Sci U S A, 1998, 95（26）: 15671-15676.

[53] Wang X, et al. Role of proteasomes in T cell activation and proliferation. J Immunol, 1998, 160（2）: 788-801. ★

[54] Adams J. The proteasome: structure, function, and role in the cell. Cancer Treat Rev, 2003, 29（Suppl 1）: 3-9.

[55] Nencioni A, et al. Proteasome inhibitor-induced apoptosis in human monocyte-derived dendritic cells. Eur J Immunol, 2006, 36（3）: 681-689.

[56] Macklin PS, et al. A systematic review of the use of rituximab for desensitization in renal transplantation. Transplantation, 2014, 98（8）: 794-805.

[57] Opelz G, et al. Three-year outcomes following 1420 ABO-incompatible living-donor kidney transplants performed after ABO antibody reduction: results from 101 centers. Transplantation, 2015, 99（2）: 400-404.

[58] Sautenet B, et al. One-year results of the effects of rituximab on acute antibody-mediated rejection in renal transplantation: RITUX ERAH, a multicenter double-blind randomized placebocontrolled trial. Transplantation, 2016, 100（2）: 391-399.

[59] Moreso F, et al. Treatment of chronic antibody mediated rejection with intravenous immunoglobulins and rituximab: A multicenter, prospective, randomized, double-blind clinical trial. Am J Transplant, 2018, 18（4）: 927-935.

[60] Spinner ML, et al. Single-dose rituximab for recurrent glomerulonephritis post-renal transplant. Am J Nephrol, 2015, 41（1）: 37-47.

[61] Dierickx D, et al. How I treat posttransplant lymphoproliferative disorders. Blood, 2015, 126（20）: 2274-2283.

第十节　肾移植排斥反应

免疫反应导致的排斥反应可以发生在肾移植后任何时间，是移植物丢失的常见原因[1]。排斥反应可以分为T细胞介导排斥反应（T-cell mediated rejection，TCMR）和抗体介导排斥反应（antibody-mediated rejection，AMR）。此外，还有这两种情况并存的混合性排斥反应。AMR又分为超急性排斥反应（hyperacute rejection，HAR）、急性和慢性排斥反应。近年来的证据表明，慢性AMR是导致移植肾失功的最主要原因。由于多种原因均可出现和排斥反应相似的临床表现，病理活检成为排斥反应诊断的"金标准"。病理诊断的依据为最新的Banff标准，此标准每两年修订一次[2]。程序性活检有助于发现亚临床排斥反应，但其成本效益比尚存争议。

推荐意见	证据级别	推荐等级
排斥反应建议通过病理活检诊断	2	
排斥反应的治疗宜在获得确切病理结果后进行，如不能及时获得活检结果也可以先行治疗	2	
所有肾移植受者均需规律随访		强烈推荐
怀疑急性排斥反应的患者需通过超声检查等除外其他原因		强烈推荐
依据最新Banff标准做出病理诊断		强烈推荐
怀疑排斥反应需检测针对供者的抗体		强烈推荐
发生排斥反应的患者，应重新评估其免疫抑制方案，包括依从性		强烈推荐

一、超急性排斥反应

HAR可在移植肾开放循环后几分钟到数小时内发生，原因是受者体内存在针对供肾内皮细胞的抗体。抗体主要包括抗供者HLA抗体和血型不合时的血型抗体。抗原抗体结合后活化补体，导致内皮细胞破坏，移植肾广泛血栓形成，通常难以逆转。针对HAR关键在于预防，良好的组织配型至关重要，对血型不合肾移植需采用规范的预处理方案，手术前使血型抗体效价降至可接受范围。

推荐意见	推荐等级
应通过组织配型和预处理预防HAR的发生	强烈推荐

二、T细胞介导的急性排斥反应的治疗

TCMR是移植后早期最常见的急性排斥类型，其机制为受者T淋巴细胞攻击供肾MHC抗原复合物。最常发生于术后5～7天，也可发生在此后的任何时候。由于缺乏良好的随机对照试验，目前的TCMR的治疗多为经验性[3]。首选甲泼尼松龙冲击治疗，具体剂量尚无统一标准，最大剂量不超过每天1g。同时保证基础免疫抑制剂强度，必要时可将环孢素转换为他克莫司，硫唑嘌呤转换为霉酚酸类。治疗无效者应考虑T细胞清除方案比如ATG或ATGF。但在使用T细胞清除制剂的同时应适当减少其他免疫抑制剂的用量，同时监测T细胞数量，以避免增加感染等并发症的发生[4]。急性TCMR治疗后肾功能恢复到基线水平者，对移植肾的长期存活影响较小[5]。

推荐意见	推荐等级
急性TCMR首选激素冲击治疗，同时保证足够的基础免疫抑制剂量	强烈推荐
治疗无效者可选用T细胞清除剂	强烈推荐

三、抗体介导的排斥反应的治疗

AMR的治疗包括清除循环抗体、阻断其作用并防止抗体反弹。由于相关随机对照试验甚少，目前多为经验性治疗，主要措施包括血浆置换/免疫吸附、静脉免疫球蛋白（intravenous immunoglobulin，IVIG）及糖皮质激素。IVIG单独使用疗效不佳，需

联合其他治疗，剂量从0.2～2.0g/kg，尚无研究比较不同剂量的疗效。CD20单克隆抗体和蛋白酶抑制剂硼替佐米并无明确作用[6]。

对急性AMR，部分患者可取得满意疗效。慢性AMR的治疗方法与急性AMR相似，但效果不理想[7]。最近的随机对照研究显示，CD20单克隆抗体加上IVIG对慢性AMR并无治疗作用[8]。硼替佐米单独使用，也不能改善慢性AMR预后[9]。抗IL-6受体单克隆抗体可能有效，尚需更多研究验证[10]。总体而言，AMR尤其是慢性AMR治疗效果不佳，预防其发生可能是更好的策略；程序性活检有助于早期发现慢性AMR或者亚临床AMR。

推荐意见	证据级别	推荐等级
现有治疗手段对慢性AMR治疗效果不佳	2	
治疗手段应包括抗体清除		强烈推荐
应更加重视AMR的预防		强烈推荐

四、致敏受者的肾移植及血型不合肾移植

肾移植等待者体内预存针对供者抗原（主要是HLA抗原和ABO血型抗原）的抗体（DSA），会导致肾移植术后抗体介导排斥反应（AMR），而AMR是当前移植肾失功的首要原因。致敏的原因主要包括既往妊娠、输血、接受过器官移植或供受者ABO血型不相合（ABOi）。多中心对照研究显示，经过预处理的高致敏患者接受活体肾移植的存活率显著高于继续等待死亡捐献移植或透析[11]。ABOi肾移植受者存活率与血型相合受者相似[12,13]。

移植前需评估致敏患者的免疫风险，高致敏患者的检测包括DSA检测、淋巴细胞毒交叉配型或流式细胞交叉配型；ABOi患者血型抗体效价的检测方法包括试管法、凝胶法和流式细胞法。高致敏患者接受移植的最佳方案是找到HLA全配或"可接受错配"的供者。如果不能，则和ABOi移植一样，需采用相应预处理措施在移植前清除受者体内预存的抗体并抑制新的抗体产生[14]。移植2周以后，ABOi受者免疫系统会对移植肾产生"适应"，血型抗体介导的排斥反应便很难发生，但HLA DSA导致的AMR则可在移植后任何时候出现。

高致敏患者可选用的预处理方法包括血浆置换、血浆双重滤过、免疫吸附、IVIG、CD20单克隆抗

体、蛋白酶体抑制剂、补体C5抑制剂等。多为几种方法联合应用，但比较不同组合效果的研究甚少。新型IgG裂解酶IdeS可以完全清除高致敏受者体内的DSA，短期效果理想[15]，长期效果有待观察；但IdeS使用会产生抗体，可能会影响多次使用的疗效[16]。ABOi肾移植最常用预处理方案为联合应用CD20单克隆抗体、血浆置换/血浆双重滤过/免疫吸附、常规免疫抑制剂。个体化的ABOi预处理方案安全有效，并能节约费用和减少并发症发生[17]。

推荐意见	证据级别	推荐等级
通过预处理，越来越多的HLA致敏和ABOi等待者接受了肾移植，使更多的终末期肾病患者获益	2a	
积极预处理和DSA水平动态监测以预防移植术后AMR的发生	2a	
高致敏患者需完善评估免疫风险，争取获得低风险供肾		强烈推荐
预处理常用方法包括血浆置换、血浆双重滤过、免疫吸附、IVIG、利妥昔单抗等，可根据每个中心的实际情况选用		强烈推荐

参 考 文 献

[1] Halloran PF, et al. Molecular assessment of disease states in kidney transplant biopsy samples. Nat Rev Nephrol, 2016, 12（9）: 534-548.

[2] Loupy A, et al. The Banff 2015 Kidney Meeting Report: Current Challenges in Rejection Classification and Prospects for Adopting Molecular Pathology. Am J Transplant, 2017, 17（1）: 28-41.

[3] Kidney Disease: Improving Global Outcomes（KDIGO）Transplant Work Group. KDIGO clinical practice guideline for the care of kidney transplant recipients. Am J Transplant, 2009, 9 Suppl 3: S1-155.

[4] Bamoulid J, et al. Anti-thymocyte globulins in kidney transplantation: focus on current indications and long-term immunological side effects. Nephrol Dial Transplant, 2017, 32（10）: 1601-1608.

[5] Nankivell BJ, et al. Rejection of the kidney allograft. N Engl J Med, 2010, 363（15）: 1451-1462.

[6] Sautenet B, et al. One-year Results of the Effects of Rituximab on Acute Antibody-Mediated Rejection in Renal Transplantation: RITUX ERAH, a Multicenter Double-blind Randomized Placebo-controlled Trial. Transplantation, 2016, 100（2）: 391-399.

[7] Lefaucheur C, et al. Antibody-Mediated Rejection of Solid-Organ Allografts. N Engl J Med, 2018, 27, 379（26）: 2580-2582.

[8] Moreso F, et al. Treatment of chronic antibody mediated rejection with intravenous immunoglobulins and rituximab: A multicenter, prospective, randomized, double-blind clinical trial. Am J Transplant, 2018, 18（4）: 927-935.

[9] Eskandary F, et al. A Randomized Trial of Bortezomib in Late Antibody-Mediated Kidney Transplant Rejection. J Am Soc Nephrol, 2018, 29（2）: 591-605.

[10] Choi J, et al. Assessment of Tocilizumab（Anti-Interleukin-6 Receptor Monoclonal）as a Potential Treatment for Chronic Antibody-Mediated Rejection and Transplant Glomerulopathy in HLA-Sensitized Renal Allograft Recipients. Am J Transplan, 2017, 17（9）: 2381-2389.

[11] Orandi BJ, et al. Survival Benefit with Kidney Transplants from HLA-Incompatible Live Donors. N Engl J Med, 2016, 374（10）: 940-950.

[12] Opelz G, et al. Three-year outcomes following 1420 ABO-incompatible living-donor kidney transplants performed after ABO antibody reduction: results from 101 centers. Transplantation, 2015, 99（2）: 400-404.

[13] Takahashi K, et al. ABO-incompatible kidney transplantation. Transplant Rev Orlando Fla, 2013, 27（1）: 1-8.

[14] Heidt S, et al. Kidney allocation based on proven acceptable antigens results in superior graft survival in highly sensitized patients. Kidney Int, 2018, 93（2）: 491-500.

[15] Jordan SC, et al. IgG Endopeptidase in Highly Sensitized Patients Undergoing Transplantation. N Engl J Med, 2017, 377（5）: 442-453.

[16] Lorant T, et al. Safety, immunogenicity, pharmacokinetics, and efficacy of degradation of anti-HLA antibodies by IdeS（imlifidase）in chronic kidney disease patients. Am J Transplant. 2018, 18（11）: 2752-2762.

[17] 王显丁, 等. ABO血型不相容亲属活体肾移植的临床分析. 中华器官移植杂志, 2018, 39（1）: 29-34. ★

第十一节 肾移植随访

肾移植术后随访对于提高移植肾长期存活和患者生存质量至关重要[1-3]。由经验丰富的移植医师进行定期随访有利于及早发现并治疗移植后并发症和移植肾功能障碍[1]。肾移植术后需长期服用免疫抑制剂，并经常出现并发症，包括药物特异性不良反应和免疫抑制引起的机会性感染和恶性肿瘤等[4,5]。恶性肿瘤和心血管疾病的发病率在移植术后明显增加，也是移植患者较为常见的死亡原因[6-9]。在长期随访中也会发现其他重要问题，包括依从性差、抗HLA抗体的产生、原发性肾脏疾病的复发和CNI相关肾毒性等[2]。

许多患者因慢性移植肾功能不全而导致移植肾失功[10]，组织切片多表现为移植肾间质纤维化和肾小管萎缩的慢性病理过程[11]，部分患者会发生慢性抗体介导的排斥反应（ABMR）[12]。移植肾间质纤维化和肾小管萎缩进展缓慢，自然病程为数月甚至数年，除了血清肌酐水平升高以外，蛋白尿和高血压也是经常出现的危险信号[10,13]。鉴别诊断主要是CNI引起的慢性毒性反应[14]和来自于边缘性供肾的慢性肾损伤[10,13]。移植肾穿刺活检是主要的检测方法[10,15]。对于由病理证实存在CNI毒性的早期患者，转换为无CNI方案可能会延缓疾病进展[16]。如果无明显蛋白尿（＜800mg/d）且肾功能损伤较轻，可尝试将CNI转换为m-TOR抑制剂[1,2]。另外，也有报道在移植3年后成功转换为以MPA为基础的免疫抑制方案[2,17]。如果患者对m-TOR抑制剂或MPA不能耐受，也有转换为以贝拉西普或硫唑嘌呤为基础的免疫抑制方案的报道，但排斥风险较高，需密切监测[18,19]。如果上述方案发生排斥风险太高，可尝试在MPA保护下大幅度减少CNI用量[2,17]。在蛋白尿的患者中，血管紧张素转化酶抑制剂或血管紧张素Ⅱ受体阻滞剂的应用可能减缓疾病进展[1,10]。高血压、高脂血症、糖尿病、贫血、酸中毒和骨病等并发症[1,20]在肾移植术后也经常发生，需积极干预治疗。

推荐意见	证据级别	推荐等级
长期随访有利于及早发现移植后并发症和移植肾功能障碍，有利于提高患者对抗排斥治疗的依从性	4	

续表

推荐意见	证据级别	推荐等级
年度筛查应包括皮肤科检查、心血管科检查、肿瘤筛查和腹部超声检查，并发症相关的其他检查	4	
移植肾间质纤维化和肾小管萎缩的患者，尤其是已证实存在CNI毒性的患者，通过转换为无CNI方案，疾病进展可能会减缓。如果排斥风险太高，可选择在MPA保护下减少CNI用量	1b	
积极治疗慢性肾病的各种并发症，包括贫血、酸中毒、骨病等	4	
终身定期随访，长期稳定的患者至少每3～6个月随访一次		强烈推荐
给予患者适当的生活指导，告知患者可能出现的并发症以及对随访和药物依从性的重要性		推荐
定期检测血常规、尿常规、肝肾功能、电解质和药物浓度，监测血压、血糖。指标异常时，需要进一步检查，包括肾穿刺活检、寻找感染源和检测抗HLA抗体等		推荐
移植肾功能异常时，建议行超声检查排除尿路梗阻和肾动脉狭窄等并发症		强烈推荐
对于接受CNI治疗的患者，病理穿刺证实移植肾间质纤维化和肾小管萎缩，或证实有CNI中毒，应考虑减少CNI用量		推荐
积极治疗或控制肾移植术后高血压、糖尿病、蛋白尿、感染等并发症		推荐

参考文献

[1] Kidney Disease：Improving Global Outcomes（KDIGO）Transplant Work Group. KDIGO clinical practice guideline for the care of kidney transplant recipients. Am J Transplant，2009，9 Suppl 3：S1-155.

[2] Bamoulid J，et al. The need for minimization strategies：current problems of immunosuppression. Transpl Int，2015，28（8）：891-900.

[3] Black CK，et al. Solid organ transplantation in the 21（st）century. Ann Transl Med，2018，6（20）：409.

[4] Ucar AR，et al. Transplant Patients With Failing Renal Allografts. Exp Clin Transplant，2018，16 Suppl 1（Suppl

１）：4-8.

［５］Au E, et al. Cancer in kidney transplant recipients. Nat Rev Nephrol, 2018, 14（８）：508-520.

［６］Farrugia D, et al. Malignancy-related mortality following kidney transplantation is common. Kidney Int, 2014, 85（６）：1395-1403.

［７］Piselli P, et al. Risk of de novo cancers after transplantation：results from a cohort of 7217 kidney transplant recipients, Italy 1997-2009. Eur J Cancer, 2013, 49（２）：336-344.

［８］Jardine AG, et al. Prevention of cardiovascular disease in adult recipients of kidney transplants. Lancet, 2011, 378（9800）：1419-1427.

［９］Liefeldt L, et al. Risk factors for cardiovascular disease in renal transplant recipients and strategies to minimize risk. Transpl Int, 2010, 23（12）：1191-1204.

［10］Nankivell BJ, et al. Diagnosis and prevention of chronic kidney allograft loss. Lancet, 2011, 378（9800）：1428-1437.

［11］Boor P, et al. Renal allograft fibrosis：biology and therapeutic targets. Am J Transplant, 2015, 15（４）：863-886.

［12］Loupy A, et al. Antibody-Mediated Rejection of Solid-Organ Allografts. N Engl J Med, 2018, 379（12）：1150-1160.

［13］Rostaing L, et al. Fibrosis progression according to epithelial-mesenchymal transition profile：a randomized trial of everolimus versus CsA. Am J Transplant, 2015, 15（５）：1303-1312.

［14］Chapman JR. Chronic calcineurin inhibitor nephrotoxicity-lest we forget. Am J Transplant, 2011, 11（４）：693-697.

［15］Pascual J, et al. Chronic renal allograft injury：early detection, accurate diagnosis and management. Transplant Rev（Orlando）, 2012, 26（４）：280-290.

［16］Wongsaroj P, et al. Modern approaches to incompatible kidney transplantation. World J Nephrol, 2015, 4（３）：354-362.

［17］Kamar N, et al. Calcineurin inhibitor-sparing regimens based on mycophenolic acid after kidney transplantation. Transpl Int, 2015, 28（８）：928-937.

［18］Brakemeier S, et al. Experience with belatacept rescue therapy in kidney transplant recipients. Transpl Int, 2016, 29（11）：1184-1195.

［19］Sun X, et al. Application potential of stem/progenitor cell-derived extracellular vesicles in renal diseases. Stem Cell Res Ther, 2019, 10（１）：8. ★

［20］Neuberger JM, et al. Practical Recommendations for Long-term Management of Modifiable Risks in Kidney and Liver Transplant Recipients：A Guidance Report and Clinical Checklist by the Consensus on Managing Modifiable Risk in Transplantation（COMMIT）Group. Transplantation, 2017, 101（4S Suppl 2）：S1-S56.

第十二节 肾移植远期并发症及其他

一、肾移植后心血管疾病

肾移植术后心血管疾病（cardiovascular disease, CVD）主要包括缺血性心脏病引起的心绞痛发作、急性心肌梗死（AMI）、心律失常、心力衰竭与脑血管事件，发病率与病死率约为一般人群的10倍，其引起的死亡占肾移植术后1年死亡总数的40%[1]。移植术后CVD包括以下临床症状或诊断[2]：①缺血性心脏病。因心脏缺血引起的心绞痛发作、心肌梗死、心律失常、心力衰竭、冠状血管重建或死亡。②脑血管事件。脑血栓形成或栓塞、脑出血。③左心室肥厚、充血性心力衰竭、心肌病。④周围血管粥样硬化性疾病。

在一般人群中存在的导致动脉粥样病变的传统危险因素如吸烟、男性、高龄、高血压、糖尿病、高血脂、肥胖等，同样是肾移植术后CVD的高危因素。此外，移植前透析时间、供肾缺血时间、移植肾功能延迟恢复、移植肾功能不全、急性排斥反应、免疫抑制剂的长期使用等也被认为与肾移植术后CVD的发生密切相关。最近，也有报道巨细胞病毒（CMV）感染和炎症因子基因多态性等与移植后CVD有关[3,4]。虽然最近的研究主要集中在CVD的非传统危险因素上，但一个由52个国家参与的研究显示，传统危险因素如高血压、糖尿病、血脂异常等占到人群CVD总危险因素的90%以上[5]。因此，在肾移植受者中应更重视对传统危险因素的干预。

（一）高血压

高血压是肾移植受者的常见并发症，与受者的死亡和移植肾功能丧失密切相关，收缩压每增加10mmHg，受者死亡和移植肾功能丧失的风险分别增加18%和17%[6]。研究显示，高血压是肾移植受者发生CVD的独立危险因素，肾移植受者高血压的发病率可高达50%～90%[6]。

推荐意见	证据级别	推荐等级
肾移植受者的血压治疗目标是≤130/80 mmHg	1a	强烈推荐
CCB应当作为肾移植受者降压治疗的首选药物	1a	强烈推荐
对于合并有冠心病的受者则可首选β受体阻滞剂，但对心动过缓、传导阻滞和哮喘受者应慎用	4	推荐

（二）糖尿病

见肾移植术后糖尿病相关内容。

（三）血脂异常

肾移植受者中血脂异常发病率较高，部分原因与免疫抑制剂物的应用有关。糖皮质激素、CNI和西罗莫司（SRL）均可引起血脂异常，其中SRL对脂代谢影响最大。依据所使用的免疫抑制剂不同，肾移植术后血脂异常的发病率为60%～80%[7]。

推荐意见	证据级别	推荐等级
肾移植受者血脂代谢异常最早可发生在术后3个月内，术后6～9个月高脂血症达到发病最高峰，应从围术期开始监测血脂水平，终末期肾病接受透析治疗者，应在透析前监测血脂水平。肾移植术后的前6个月建议每月复查；术后第6～12个月应根据代谢异常程度和治疗情况每1～3个月复查血脂情况，同时检查尿蛋白；随后每年至少检查1次	1a	强烈推荐
接受肾移植手术者血脂检测内容应包括血清总胆固醇（TC）、低密度脂蛋白胆固醇（LDL-C）、高密度脂蛋白胆固醇（HDL-C）和三酰甘油（TG）。它们可作为评估动脉硬化性心血管疾病风险的参考指标		
对危险分层中没有血脂代谢异常的受者进行预防知识的宣传教育，内容包括饮食、运动指导、改变不良生活方式和嗜好	1a	强烈推荐
有条件的受者和严重血脂异常的受者，应进一步进行详细的脂蛋白分类检测	2b	推荐
器官移植受者的调脂药物首选他汀类药物，但不推荐他汀类药物作为以减少急性排斥反应和移植物生存为目的常规应用，同时注意不同他汀类药物对于CNI浓度的影响。吉非贝齐无降低LDL-C的效果，与他汀类合用时可能出现横纹肌溶解或肌病的并发症。非诺贝特在使用环孢素的患者中可出现肾毒性。胆汁酸螯合剂（考来烯胺、考来替泊、考来维仑）可降低血浆霉酚酸酯的浓度达35%，因此均不建议使用	1b	推荐

（四）其他

在肾移植受者中，肥胖的发病率不断增高，据统计，美国50%的肾移植受者可诊断为肥胖[8]。目前肥胖定义为BMI > 30 kg/m²，但对于有些个体来说，BMI > 30 kg/m²并不一定是由于过多的脂肪引起。因此，有学者建议肥胖的定义还应包括男性腰围大于102cm，女性大于88cm，研究显示，肥胖是肾移植受者发生CVD的独立危险因素，同时还与高血压、血脂异常和糖尿病等其他CVD危险因素相关。目前认为，糖皮质激素的应用和饮食因素是引起肾移植受者肥胖的重要原因，但目前尚无证据表明需对肥胖的受者撤减糖皮质激素[9]。饮食控制和运动是治疗肥胖的有效方法，通过控制饮食和增加运动量可有效降低体重，但必须坚持12个月以上。

推荐意见	证据级别	推荐等级
对于严重肥胖（BMI＞40 kg/m²）的肾移植受者可行胃袖装切除术	1a	可选择
CVD已成为肾移植受者死亡及移植肾功能丧失的主要原因，目前超过75%～80%的肾移植受者存在至少一种CVD危险因素。对于肾移植受者，应积极干预引发CVD的危险因素。生活方式的调整、免疫抑制剂的合理应用和相关药物（如降压药、降脂药等）的使用都有助于降低CVD的风险，显著提高肾移植受者的存活时间和生活质量。但针对肾移植受者此方面国内外的循证医学研究尚少，其相关治疗决策有待于进一步完善		

参 考 文 献

[1] Meier-Kriesche HU, et al. Kidney transplantation halts cardiovascular disease progression in patients with end-stage renal disease. Am J Transplant, 2004, 4（10）: 1662-1668.

[2] Fellström B. Risk factors for and management of post-transplantation cardiovascular disease. Bio Drugs, 2001, 15（4）: 261-278.

[3] Kalil RS, et al. Determinants of cardiovascular mortality after renal transplantation: a role for cytomegalovirus? Am J Transplant, 2003, 3（1）: 79-81.

[4] Altun B, et al. Impact of cytokine gene polymorphism

on cardiovascular risk in renal transplant recipients. Transpl Int, 2005, 18（6）: 681-689.

[5] Yusuf S, et al. Effect of potentially modifiable risk factors associated with myocardial infarction in 52 countries（the INTERHEART study）: case-control study. Lancet, 2004, 364（9438）: 937-952.

[6] Kasiske BL, et al. Hypertension after kidney transplantation. Am J Kidney Dis, 2004, 43（6）: 1071-1081.

[7] Kasiske B, et al. Clinical practice guidelines for managing dyslipidemias in kidney transplant patients: a report from the Managing Dyslipidemias in Chronic Kidney Disease Work Group of the National Kidney Foundation Kidney Disease Outcomes Quality Initiatives. Am J Transplant, 2004, 4 Suppl 7: S13-53.

[8] Gore JL, et al. Obesity and outcome following renal transplantation. Am J Transplant, 2006, 6（2）: 357-363.

[9] Painter PL, et al. Health-related fitness and quality of life following steroid withdrawal in renal transplant recipients. Kidney Int, 2003, 63（6）: 2309-2316.

二、肾移植后糖尿病

移植后糖尿病（post transplantation diabetes mellitus, PTDM）指器官移植术后发现的糖尿病，是器官移植后常见的并发症。美国肾脏数据系统2013年报道的成人肾移植术后36个月PTDM发生率为41%。肾移植术后糖尿病在肾移植受者中很常见，其风险因素：①既往患者有2型糖尿病家族史；②移植前糖耐量异常/空腹血糖受损；③术前肥胖，术后体重增加；④术后糖皮质激素的应用可通过多种机制促进血糖升高，CNI药物也会对葡萄糖的代谢产生影响；⑤病毒感染也会影响胰岛素的释放，如CMV病毒通过抑制胰岛素分泌诱发糖尿病；如既往有HCV感染的患者。

PTDM患者排斥反应、感染、心血管疾病发生率均高于无PTDM患者，并可能导致移植物功能丧失[1,2]。糖尿病影响移植患者长期存活率[3]，糖尿病是影响肾移植患者生存率和移植物存活率的独立危险因素。

PTDM的诊断：美国糖尿病协会（ADA）2019年提出的糖尿病诊断标准[4]：空腹血糖≥7.0 mmol/L，而空腹状态指至少8小时没有热量摄入；或者OGTT 2小时血糖≥11.1 mmol/L；根据WHO标准口服葡萄糖耐量试验（OGTT）方法是指口服无水葡萄糖粉75 g或者HbA1c≥6.5%（而HbA1c检测是采用通过NGSP（美国国家糖化血红蛋白标准化计划）和

DCCT（标准化糖尿病控制及并发症试验）认证的方法或者有典型高血糖症状或高血糖危象的患者，随机血糖≥11.1mmol/L）。

移植后数周内血糖升高非常普遍，器官移植后的患者应筛查高血糖，最好在用稳定免疫抑制方案和无急性感染的患者诊断移植后糖尿病[4]。诊断移植后糖尿病首选口服葡萄糖耐量试验[4]。

PTDM的治疗：PTDM出现后，肾移植受者应该常规行FPG（空腹血糖）和HbA1c（糖化血红蛋白）复查。可将HbA1c 7.0%～7.5%作为治疗目标，每3个月复查1次。为避免低血糖反应，HbA1c治疗目标不宜≤6.0%。贫血或肾功能不全者，应谨慎解读HbA1c值。接受非药物治疗、口服降糖药物或胰岛素治疗者应鼓励进行自我血糖监测。理想的FPG为5.0～7.2 mmol/L，餐后高峰血糖＜10 mmol/L，而睡前血糖为6.1～8.3 mmol/L[5]。

总体治疗策略，目前常用的方案是：在密切监测的基础上，使用胰岛素泵给药，给予中长效基础胰岛素＋短效胰岛素应对术后早期高血糖，稳定后逐步转变成胰岛素、口服降糖药、生活方式改变的综合性治疗策略。保护胰岛素分泌功能是实施这一策略的关键要素[6]。

肾移植术后糖尿病或糖尿病高危患者免疫抑制的选择：应首选环孢素（CsA），因他克莫司（TAC）对胰岛B细胞功能具有负面影响，他克莫司对胰岛B细胞功能的损害程度大于环孢素。他克莫司转换为其他CNI类药物可减少糖尿病的发生甚至逆转糖尿病。比较TAC维持治疗，TAC转为CsA后肾功能稳定，不增加急性排斥反应和不良反应事件的发生。

移植术后早期胰岛素治疗能够预防PTDM的发生，且在后期的治疗中仍居重要地位[7]。

药物选择：结合B细胞功能衰竭机制和早期保护B细胞功能的治疗理念，在权衡不良反应的前提下，优先选择安全性良好、兼具B细胞保护作用的二甲双胍和DDP-4抑制剂[8]，避免磺脲类促泌剂的应用可能对保护胰腺分泌功能有益。

预防与管理：筛查指标

OGTT是诊断PTDM的金标准，OGTT较FPG更灵敏，也能更有效地发现早期血糖异常。但受时间、人力等限制，OGTT在临床应用不广泛[9]。

HbA1c：是普通人群的糖尿病诊断标准。但移植后早期（3个月内），HbA1c受骨髓抑制、促红素、肾

功能不稳定等因素影响，HbA1c的诊断效能会受到干扰。HbA1c可用于移植后2～3个月后病情稳定患者的良好筛查工具，但不能诊断PTDM[9]。

FPG：用于移植受者的筛查可能低估实际血糖异常的发生率。其往往受到糖皮质激素应用的影响。

移植前筛查和预防措施

所有接受移植的患者均应接受基础状态评估，包括完整的病史及家族史，以应对潜在的糖尿病发病和其他心血管疾病的危险因素，如高血压、血脂异常和吸烟。应定期检查FPG或OGTT以评估血糖代谢状态，早期发现糖尿病前期病变（空腹血糖受损或糖耐量降低）。对于准备行肾移植的等待患者，因移植前存在病情和治疗措施的干扰，不适合采用HbA1c进行筛查。

高危患者应立即开始生活方式干预，超重患者至少减重7%。必要时咨询营养师以加强干预，食谱结构应以低饱和脂肪酸和胆固醇、高负荷糖类，以及膳食纤维为主，这对于合并血脂异常者尤为重要；鼓励患者进行体育锻炼，以每周至少150分钟的活动量为宜；对于HCV感染的患者，应积极采取药物进行抗病毒治疗且获得持续的抗病毒效果，抗HCV治疗有助于降低PTDM的发生率；合并高血压和高脂血症者，应采取相应的措施控制，以减少整体心血管事件的风险[10]。

在完善上述综合性术前评估的基础上，根据患者的个体PTDM风险特征，应进行前瞻性的个体化免疫抑制方案设计，有利于在保证移植器官安全最大化的基础上，降低PTDM的发病风险[11]。

移植术后筛查：移植后血糖异常以及糖尿病前期状态是PTDM发病的强力预测因素，因此对所有移植受者可筛查FPG、HbA1c，具有多种危险因素的高危患者应加做OGTT。筛查频率：术后4周内每周1次；随后1年中每3个月1次；此后每年筛查1次。此外，CNI、mTOR抑制剂或糖皮质激素治疗启动或剂量显著增加时，也应进行血糖筛查。

推荐意见	证据级别	推荐等级
使用对患者和移植物生存结局最好的免疫抑制方案，需考虑移植后糖尿病的风险	1a	强烈推荐
糖尿病的治疗应以保护胰腺分泌功能为主，早期以胰岛素为主	1b	推荐

续表

推荐意见	证据级别	推荐等级
口服降糖药，要综合考虑药物不良反应及个体耐受性，制订个性化降糖方案	1b	推荐
肾移植术后糖尿病在肾移植受者中很常见，其风险因素应密切关注	1a	强烈推荐
糖尿病或糖尿病高危人群应首选环孢素（CsA），他克莫司可导致糖尿病，转换为其他CNI类药物可部分逆转糖尿病等副作用	1b	推荐
PTDM出现后，肾移植受者应该常规行FPG和HbA1c复查	1a	强烈推荐

参考文献

[1] Wauters RP, et al. Cardiovascular consequences of new-onset hyperglycemia after kidney transplantation. Transplantation, 2012, 94（4）: 377-382.

[2] Cole EH, et al. Impact of acute rejection and new-onset diabetes on long-term transplant graft and patient survival. Clin J Am Soc Nephrol, 2008, 3（3）: 814-821.

[3] Valderhaug TG, et al. Early posttransplantation hyperglycemia in kidney transplant recipients is associated with overall long-term graft losses. Transplantation, 2012, 94（7）: 714-720.

[4] American Diabetes Association. Classification and Diagnosis of Diabetes: Standards of Medical Care in Diabetes-2019. Diabetes Care, 2019, 42（Suppl 1）: S13-s28.

[5] Kidney Disease: Improving Global Outcomes（KDIGO）Transplant Work Group. KDIGO clinical practice guideline for the care of kidney transplant recipients. Am J Transplant, 2009, 9 Suppl 3: S1-155.

[6] Hecking M, et al. Novel views on new-onset diabetes after transplantation: development, prevention and treatment. Nephrol Dial Transplant, 2013, 28（3）: 550-566.

[7] Hornum M, et al. New-onset diabetes mellitus after kidney transplantation in Denmark. Clin J Am Soc Nephrol, 2010, 5（4）: 709-716.

[8] Modzelewski M. A randomized trial of therapies for type 2 diabetes and coronary artery disease. Kardiol Pol, 2009, 67（8）: 932-934; discussion 935.

[9] Sharif A, et al. Proceedings from an international consensus meeting on posttransplantation diabetes mellitus: recommendations and future directions. Am J Transplant, 2014, 14（9）: 1992-2000.

[10] Pham PT, et al. New onset diabetes after transplantation

（NODAT）: an overview. Diabetes Metab Syndr Obes,
2011, 4: 175-186.

[11] Juan Khong M, et al. Prevention and management of
new-onset diabetes mellitus in kidney transplantation.
Neth J Med, 2014, 72 (3): 127-134.

三、肾移植后高尿酸血症

肾移植术后高尿酸血症是指在正常嘌呤饮食状态下，非同日2次空腹血清尿酸（serum uric acid, SUA）男性和绝经后女性＞420 μmol/L，非绝经女性＞360 μmol/L [1]。肾移植术后高尿酸血症的发病率较普通人群明显升高，可达40%～60% [2,3]。发生的原因有两种：①尿酸排泄下降；②尿酸生成增多。前者系肾移植术后肾功能不全或DGF、多囊肾、隐匿性糖尿病、高血压、饮酒、甲状旁腺功能亢进、甲状腺功能减退、药物（利尿药、环孢素、他克莫司、乙胺丁醇、吡嗪酰胺）等可致尿酸排泄下降从而导致高尿酸血症；后者系肾移植术后硫唑嘌呤、咪唑立宾的应用或进食高嘌呤类食物（动物内脏、豆类、海带、啤酒等）可使尿酸生成增多。肾移植术后长期高尿酸血症可致内皮细胞功能异常和炎症反应 [4]，致肾脏血流动力学改变、诱发高血压和肾小球的肥厚以及刺激RAS和COX-2系统等作用机制对肾脏产生致病作用 [5,6]。肾移植术后HUA患者的慢性移植肾肾病和移植物失功的风险增加 [7,8]。

肾移植后高尿酸血症诊断：肾移植术后患者在正常嘌呤饮食状态下，非同日2次空腹SUA男性和绝经后女性＞420 μmol/L，非绝经女性＞360 μmol/L。

肾移植后高尿酸血症治疗：对于肾移植术后高尿酸血症合并心血管危险因素和心血管疾病者，应同时进行生活指导及药物降尿酸治疗，使SUA长期控制在＜360 μmol/L；对于有痛风发作的患者，则需将SUA长期控制在＜300 μmol/L，以防止反复发作 [9]。

药物治疗

1. 别嘌醇　其代谢物可致CsA血药浓度上升，因此两者合用时必须慎重。禁忌与AZA联合使用，重度移植肾功能不全者禁用。

2. 非布司他　肾功能低下者可在不调整用量的情况下使用非布司他 [10]。严重肝功能损伤者慎用，注意个别患者也发生过敏反应。

3. 苯溴马隆　定期检测肝功能，eGFR＜30 ml/

min者慎用，肾结石和急性尿酸性肾病禁用。

4. 氯沙坦　降尿酸作用弱，适合并发高尿酸血症的高血压患者。对肾移植后合并高尿酸血症与高血压的肾移植受者应优先考虑该药

5. 非诺贝特　常用于高尿酸血症合并高脂血症的病例。肾功能障碍者禁用。与CsA合用会造成严重的肾功能损伤。

饮食和生活方式：避免过量食用和饮用高嘌呤类的食物和啤酒。

推荐意见	证据级别	推荐等级
肾移植术后高尿酸血症患者治疗时必须考虑其免疫抑制剂的使用情况、移植肾的功能状况、血糖和血脂代谢的情况	1a	强烈推荐
对于肾移植术后高尿酸血症合并心血管危险因素和心血管疾病者，应同时进行正确的生活指导及药物降尿酸治疗	1a	强烈推荐

参 考 文 献

[1] Bellomo G. Asymptomatic hyperuricemia following renal transplantation. World J Nephrol, 2015, 4 (3): 324-329.

[2] Kalantar E, et al. Hyperuricemia after renal transplantation. Transplant Proc, 2011, 43 (2): 584-585.

[3] Malheiro J, et al. Hyperuricemia in adult renal allograft recipients: prevalence and predictors. Transplant Proc, 2012, 44 (8): 2369-2372.

[4] Hong Q, et al. Hyperuricemia induces endothelial dysfunction via mitochondrial Na^+/Ca^{2+} exchanger-mediated mitochondrial calcium overload. Cell Calcium, 2012, 51 (5): 402-410. ★

[5] Kanellis J, et al. Uric acid stimulates monocyte chemoattractant protein-1 production in vascular smooth muscle cells via mitogen-activated protein kinase and cyclooxygenase-2. Hypertension, 2003, 41 (6): 1287-1293.

[6] Nakagawa T, et al. Hyperuricemia causes glomerular hypertrophy in the rat. Am J Nephrol, 2003, 23 (1): 2-7.

[7] Choi JY, et al. The association between serum uric acid levels at 3 months after renal transplantation and the graft outcome in living donor renal transplantation. Transplant Proc, 2013, 45 (4): 1548-1552.

[8] Weng SC, et al. Uric acid is highly associated with kidney allograft survival in a time-varying analysis. Transplant Proc, 2014, 46 (2): 505-510.

[9] 高尿酸血症相关疾病诊疗多学科共识专家组. 中国高尿酸血症相关疾病诊疗多学科专家共识. 中华内科杂志, 2017, 56（3）: 235-248. ★

[10] Becker MA, et al. Febuxostat compared with allopurinol in patients with hyperuricemia and gout. N Engl J Med, 2005, 353（23）: 2450-2461.

四、肾移植后感染

肾移植术后感染是肾移植受者术后死亡的主要原因，移植后感染相关的1年死亡率为5%左右[1]。术后感染也是影响移植物长期功能的重要因素。

受者术后感染的高危因素包括患者术前尿毒症所导致的免疫功能低下，供者体内存在活动或潜在的感染，供肾获取到移植手术过程中的污染及手术对体内防御屏障的破坏等；术后服用免疫抑制剂和糖皮质激素，受者免疫功能下降，院内及社区性、机会性感染增加。Fishman和Rubin研究发现，移植术后第1个月内，多为院内感染及受者术前的潜伏性感染和移植物携带细菌、真菌、寄生虫及病毒造成的感染。移植术后第2～6个月，受者主要面临机会性感染的风险，绝大多数由CMV和卡氏肺囊中引起。移植术后6个月后，感染的类型主要取决于移植物的功能和制订的免疫抑制方案，大部分感染为肺部感染和一般分慢性病毒感染、机会性感染。感染的病原体主要有病毒、细菌、真菌、寄生虫等。尿路感染为肾移植术后最常见的感染[2]。

1.临床表现　发热、白细胞增多、局部症状等表现并不典型。发热常被激素应用掩盖[3]。

2.诊断　肾移植术后临床表现、检验结果、X线表现往往不典型。详细完整询问患者病史，全面的体格检查。定期采集口、咽、气管内、尿、粪、伤口标本，分送细菌、真菌培养，病毒、真菌血清抗体检测，必要时局部活检病理诊断。X线、CT，动态检测外周血CD4、CD8细胞等感染学指标。

3.治疗　在明确病原体、了解致病菌特点的情况下，选择针对性强的抗生素。应用抗生素的同时，要根据外科感染的特点对感染灶进行积极、充分引流。

（1）预防性治疗：指对于所有免疫受损患者可能发生的感染所使用抗生素的预防。这种类型的感染往往相对多发、较为严重，而且治疗方案相对便宜，患者能够耐受。临床上较为常见的是使用小剂量复方新诺明预防肺囊虫、弓形虫、诺卡菌属、李斯特菌属感染。

（2）经验性治疗：经验性应用抗生素是指在病区内病原菌流行病资料的基础上，根据临床情况，及早应用抗生素。某些感染及其继发感染往往发病迅速，致死率高，盲目等待病原学再行治疗往往耽误了最佳治疗时机。开始就应用强效广谱抗菌药物，覆盖尽可能感染的所有病菌，几天后再根据微生物检验和药敏结果调整抗菌药物的使用。

4.预防　预防是最有效的方法。特殊病原体和疫苗的预防。如CMV的预防。移植前应用合适的疫苗，移植后要避免减毒活疫苗[4]。

推荐意见	证据级别	推荐等级
在未明确病原微生物的情况下, 宜先经验性应用广谱抗生素	1b	推荐
对于术后出现的局限性感染或脓肿需借助外科手术或引流	1b	强烈推荐
预防为最重要和最有效的方法, 移植前使用合适疫苗, 避免减毒活疫苗	1a	强烈推荐

参 考 文 献

[1] Galliford J, et al. Modern renal transplantation: present challenges and future prospects. Postgrad Med J, 2009, 85（1000）: 91-101.

[2] Parasuraman R, et al. AST Infectious Diseases Community of Practice. Urinary tract infections in solid organ transplantation. Am J Transplant, 2013, 13 Suppl 4: 327-336.

[3] Fishman JA. Infection in Organ Transplantation. Am J Transplant, 2017, 17（4）: 856-879.

[4] Robinson CL, et al. Advisory Committee on Immunization Practices Recommended Immunization Schedule for Children and Adolescents Aged 18 Years or Younger-United States, 2017. MMWR Morb Mortal Wkly Rep, 2017, 66（5）: 134-135.

五、肾移植后肿瘤

恶性肿瘤是影响肾移植术后患者长期生存率的重要因素，也是其严重的远期并发症之一，肾移植术后肿瘤在我国发病率约为2.19%[1]，肾移植人群的肿瘤发病率和死亡率均较一般人群高，其发病率是一般人群的2～10倍，甚至可达到100倍。在西方国家，皮肤癌为肾移植术后最长见的肿瘤，第二位常见的肿瘤为移植后淋巴增殖性疾病,第三位是泌尿生殖系统肿瘤。我国肾移植术后患者肿瘤常见部位依次是泌尿系统、消化系统、血液系统、呼吸系统和皮肤[2]。我国肾移植术后肿瘤发病率低于西方国家。

肾移植术后肿瘤由多种因素导致,免疫抑制剂环孢素和他克莫司具有致癌并促进癌细胞转移的作用,硫唑嘌呤可以增加鳞状细胞癌的发病率[3],淋巴细胞多克隆抗体可增加恶性肿瘤的发病风险[4]。同时,由于免疫抑制剂的应用,肾移植术后患者长年处于低免疫状态,会增加患者病毒感染的风险,而病毒相关肿瘤的风险也会增加。如BKV病毒感染于移植后尿路上皮癌发生关系密切。

1.诊断 以肿瘤学的诊断标准为主。对肾移植受者应了解其免疫抑制使用情况,判断其免疫状态。了解是否存在病毒感染等诱发肿瘤发生是因素。肿瘤发病是否存在供者因素。

2.治疗 对肿瘤的治疗,推荐参考肿瘤学的相宜方法,但应考虑肾移植受者个体差异和特殊性。在充分评估受者全身状况下,手术是肾移植受者术后肿瘤的首选方法(淋巴瘤不适用该项原则),但必须严格评估患者术前情况及手术对患者移植肾功能的影响[5]。肾移植受者采用化学疗法存在一定风险,大部分化疗药物具有肝、肾或神经毒性,会增加免疫抑制剂的毒副作用。在使用前需充分评估受者的肝、肾功能。要对化疗药物所带来的骨髓抑制作用,要有充分预估。

放疗在肾移植受者中同样占据着重要地位,采用放疗时,应注意对移植器官的保护,移植器官往往对射线比较敏感。同时应注意放疗对骨髓的抑制作用。

肾移植术后发生恶性肿瘤,移植物的切除与否,应充分考虑受者的意见,综合多因素考虑。

对有肿瘤病史、高龄受者和已经发生肿瘤的受者,使免疫抑制剂的剂量达到最小化,适当提高机体免疫力。mTOR抑制剂雷帕霉素应作为肾移植受者发生恶性肿瘤时免疫抑制方案的主要药物[6]。

3.预后 移植人群肿瘤相关死亡率是一般人群的2～3倍[1]。肾移植术后肿瘤的预后取决于肿瘤发现的早晚和治疗措施的效果。还与受者的全身状况、移植肾的功能状态、能否积极预防、及时发现复发等诸多因素有关。早期发现、早期治疗、早预防非常重要。

推荐意见	证据级别	推荐等级
对于大部分肾移植术后实体肿瘤,手术是首选的治疗方法方法	1a	强烈推荐
西罗莫司作为肾移植受者发生恶性肿瘤可选用的药物	1a	推荐
肿瘤治疗原则:不应完全停用免疫抑制剂而导致移植肾失功,应严密监测免疫状态将免疫抑制剂方案和剂量用至最低剂量,多学科共同参与治疗	1a	强烈推荐

参考文献

[1] 张健,等. 肾移植术后肿瘤的发病特点及危险因素. 临床和实验医学杂志,2016,15(22):2277-2280. ★.
[2] 张健,等. 我国肾移植术后新发恶性肿瘤总结分析. 中华器官移植杂志,2014,35(12):705-710. ★
[3] Jiyad Z, et al. Azathioprine and Risk of Skin Cancer in Organ Transplant Recipients: Systematic Review and Meta-Analysis. Am J Transplant, 2016, 16(12): 3490-3503.
[4] Lim WH, et al. Acute rejection, T-cell-depleting antibodies, and cancer after transplantation. Transplantation, 2014, 97(8): 817-825.
[5] 刘广华,等. 肾移植术后恶性肿瘤的发病类型和治疗. 中国医学科学院学报,2009,31(3):288-291. ★
[6] 张小东,等. 中国肾移植受者哺乳动物雷帕霉素靶蛋白抑制剂临床应用专家共识. 实用器官移植电子杂志,2018,6(2):83-89. ★

六、肾移植术后妊娠

目前全球肾移植患者中生育期妇女及未成年少女占1/6[1]。多数适龄期肾移植术后患者对妊娠有着很强的愿望。美国移植妇女健康委员会认为有关肾移植术后女性生育条件如下[2]:①受者在过去的1年无排斥反应;②移植肾功能稳定(血清肌酐<1.5mg/L,肾小球滤过率未定),无蛋白尿或者微量蛋白尿;③无可能影响胎儿的急性感染;④保持稳定的免疫抑制剂用量。我国学者许龙根认为女性肾移植受者术后妊娠、生育比较适合的时机与条件应为[3]:①成功肾移植手术2年后,身体条件适合产科要求。②泼尼松5～10mg/d,硫唑嘌呤50mg/d,环孢素剂量每天3mg/kg以下;如正在使用霉酚酸酯类药物,而要求妊娠者,必须停用霉酚酸酯类药物至少6周后,才可以妊娠。③年龄35周岁以下。④全身状况良好,无

排斥反应发生。⑤肝、肾功能在正常范围内。⑥高血压或轻度高血压，即血压≤140/90mmHg，且药物能控制。⑦无血尿、蛋白尿，或微量血尿、微量蛋白尿（蛋白尿＜500mg/24h）。⑧B超检查移植肾无排斥反应迹象，无积水、结石或输尿管扩张。⑨妊娠后需加强产前检查，以确保优生优育。

妊娠患者肾移植术后免疫抑制剂的选择，目前最常使用糖皮质激素、钙调神经磷酸酶抑制剂、硫唑嘌呤。

糖皮质激素：类固醇激素在FDA中属B类药物。泼尼松与某些偶发的出生缺陷有关，当其剂量超过20mg/d时更易出现[4]。糖皮质激素90%在胎盘代谢，其充分代谢可以保护胎儿免受药物的不良影响。

环孢素：按FDA分类属于C类药物，为肾移植术后妊娠常用免疫抑制剂，有服用CsA低出生体重、血肌酐升高的报道，目前无胎儿畸形等严重危害的报道[5]。

他克莫司：按FDA分类属于C类药物，与其他免疫抑制剂相比，并未增加妊娠过程和结局不良反应的风险。在没有其他更安全的疗法并且只有在母体潜在的益处大于对胎儿的潜在风险，才可以使用本品。

西罗莫司：西罗莫司在FDA中属C类药物，因其抗增殖作用而不用于移植术后妊娠孕妇。

硫唑嘌呤：在FDA中属D类药物，该药在婴儿体内仅以非活性的代谢物形式存在，不良反应小、时间短，通常在婴儿1岁时恢复正常。临床上应用硫唑嘌呤的时间最长、经验最多。总体而言，妊娠期间服用硫唑嘌呤是安全的[6]。

霉酚酸酯：对婴儿有致畸作用，妊娠期间禁用。一般要停药6周后才开始妊娠。

推荐意见	证据级别	推荐等级
霉酚酸酯类和雷帕霉素类抑制剂，因其不良反应，禁止用于肾移植术后妊娠	1a	强烈推荐
肾移植术后妊娠需要肾移植科医师、妇产科医师共同参与	1a	强烈推荐
肾移植术后妊娠，需要满足移植肾功能稳定、身体条件良好、血药浓度稳定3个基本条件	1a	强烈推荐
肾移植术后妊娠调整免疫抑制方案为：泼尼松＋硫唑嘌呤，用或不用环保霉素	1b	推荐

参 考 文 献

［1］Blume C，et al. Pregnancies in liver and kidney transplant recipients：a review of the current literature and recommendation. Best Pract Res Clin Obstet Gynaecol，2014，28（8）：1123-1136.

［2］McKay DB，et al. Reproduction and transplantation：report on the AST Consensus Conference on Reproductive Issues and Transplantation. Am J Transplant，2005，5（7）：1592-1599.

［3］许龙根. 女性肾移植受者的妊娠与生育问题. 中华移植杂志（电子版），2015，9（1）：6-12. ★

［4］沙国柱. 器官移植后生育对胎儿、移植物以及移植受者自身健康影响的研究现状. 中华器官移植杂志，2007，28（5）：314-317. ★

［5］Richman K，et al. Pregnancy after renal transplantation：a review of registry and single-center practices and outcomes. Nephrol Dial Transplant，2012，27（9）：3428-3434.

［6］Coscia LA，et al. Report from the National Transplantation Pregnancy Registry（NTPR）：outcomes of pregnancy after transplantation. Clin Transpl，2010：65-85.

间质性膀胱炎/膀胱疼痛综合征诊断治疗指南

一、概述

间质性膀胱炎（interstitial cystitis，IC），基于Skene 的描述，由 Guy L Hunner 首次作为病例报道至今，已有百年历史[1,2]。坎贝尔泌尿外科学于1978年（第四版）首次以独立章节进行了阐述[3]。随着对该病认知的不断深入，学者们在认同 Hunner 病变的同时，注意到该病变并非是 IC 患者的唯一典型表现，即此类患者膀胱病变存在异质性（heterogeneity）[4]。鉴于人们试图规范对该病的诊治，美国卫生署糖尿病消化系肾脏研究中心（NIDDK）于1988年就 IC 提出了"排除性诊断"的有关标准[5]。但因临床应用中诸多不便以及为保障患者诊治中的权益，自21世纪初，北美、欧洲乃至东亚（以日本、韩国和我国台湾为代表）均依据各自临床患者群体的具体情况，提出了各自的特征性定义，产生了不同的诊断名词，形成了各自的临床诊疗指南[6-8]。作为以疼痛为主体的症候群，针对有相同症状而病理及炎症证据有差异的特点，为更贴近临床诊疗实践，在 IC 的基础上，提出膀胱疼痛综合征（bladder pain syndrome，BPS）与之并列已达成基本共识，病名也逐渐趋于相对统一[9]。

1.间质性膀胱炎/膀胱疼痛综合征诊治指南现状

国际尿控协会（ICS）标准化委员会针对典型的膀胱炎所见及组织学特征，保留了 IC 的名称，同时以疼痛性膀胱综合征（painful bladder syndrome，PBS）来诊断具有相同症状而无典型膀胱病变及组织学特征的患者，从而形成 IC/PBS 的诊断学名称[10]。欧洲间质性膀胱炎研究学会（ESSIC）据此则在 IC 基础上采用了 BPS 与其并列，在2008年发表了相关的诊断标准、分类及命名的建议[9]。其后 EAU 指南逐渐

将其并入了慢性盆腔疼痛综合征（chronic pelvic pain syndrome，CPPS）并发布至今[11,12]。美国泌尿外科学会（AUA）于2011年以 IC/BPS 的诊断与治疗发布了第一版指南，以临床原则（clinical principle）和专家观点（expert opinion）的推荐方式进行诊治，并强调持续修正的重要性，以确保患者的疗效，2015年发表了最新的指南修订版[6,13]。东亚制定的间质性膀胱炎与高敏性膀胱综合征（interstitial cystitis/hypersensitive bladder syndrome，IC/HBS）指南于2009年发布。其特点在于针对部分患者并不伴有膀胱疼痛，从而定义为"膀胱高敏感性，通常伴或不伴有膀胱疼痛"。2015年的更新版中亦无变动[14]。加拿大泌尿外科学会于2016年发布其指南[15]。同年，英国皇家妇产科学院/英国泌尿妇科学会（RCOG/BSUG）也发布第一版BPS 诊疗指南，在循证证据不同水平上，按 A、B、C、D 的推荐级别和临床实践，以女性患者群体角度，做了全面阐述[16]。

令人关注的是，IC/BPS 的研究近年有新的动向。国际疼痛研究学会（IASP）将其列入了庞大的慢性疼痛的分类体系中，趋于更加细化而被引用到新 EAU 指南中[12]。美国 NIDDK 在多学科协作基础上，成立了多学科方法慢性盆腔疼痛研究（multidisciplinary approach to the study of chronic pelvic pain，MAPP）网络，从标准大数据下的流行病学、泌尿和非泌尿系统症状的表型、神经影像及神经生物学、生物标志物鉴定等方面开展了分工合作的研究[17,18]。该网络合作组织针对 IC/BPS 临床表现的多变性和尚不明晰的多种可能性病因，商定对包括女性 IC/BPS 及男性慢性前列腺炎/慢性盆腔疼痛综合征（CP/CPPS）均以泌尿系慢性盆腔疼痛综合

征（urologic chronic pelvic pain syndrome，UCPPS）命名。在以往聚焦膀胱（bladder-focused）的基础上关注UCPPS和其他非泌尿系慢性重叠性疼痛状态（chronic overlapping pain condition，COPG）间的可能关系，目的在于进一步改善对UCPPS患者的临床评价水平，在以分层分析临床症状数据基础上分出表型亚群，找出疼痛加重或改善与其他临床症状间的相关因素及关系。从MAPP Ⅰ期（2008—2014年）的结果看，UCPPS患者多处疼痛、心理障碍评分低及定量感觉敏感性试验（quantitative sensory testing，QST）高敏症状顽固、易复发[19]。MAPP Ⅱ期结果即将发表[20]。

2.制定我国间质性膀胱炎/膀胱疼痛综合征指南的目的和意义　我国目前尚无间质性膀胱炎/膀胱疼痛综合征（IC/BPS）的临床诊疗指南，也缺乏大样本的流行病学调查与统计报道。从较多的经验性诊治报道来看，IC/BPS的患者在专科门诊经治的病例并非少见，加之该病/综合征的反复与顽固性，临床上此类患者的诊断需要排除易混淆的相关疾病，且该病/综合征的群体中以女性占较大比例。

此次受中华医学会泌尿外科学分会委托，由女性泌尿学组邀请相关专家，首次撰写《间质性膀胱炎/膀胱疼痛综合征诊疗指南》，以期在临床上对IC/BPS的诊疗有相对的规范与共识并填补国内的空白。本指南旨在就今后国内泌尿外科IC/BPS的临床诊治及相关研究提供指导意见的基础上，为临床数据的相对统一标准提供依据，为今后指南的进一步完善及更新奠定基础，逐步与国际接轨。

我国作为初次指南的制定，围绕着IC/BPS这个主题，也是一种限定性内容，相信随着我国随机对照的循证大数据不断积累，有关中国特色的IC/BPS的诊疗内容将不断丰富。

3.间质性膀胱炎/膀胱疼痛综合征定义　间质性膀胱炎/膀胱疼痛综合征（intestinal cystitis/bladder pain syndrome，IC/BPS）广义定义是感受与膀胱相关的慢性盆腔疼痛、压迫感或不适，同时伴至少一种其他下尿路症状，如持续性急迫性排尿感或尿频。需排除其他病因明确的混淆性疾病。女性患病率是男性的2～5倍[21]。

ESSIC指南提出IC/BPS的症状持续时间为6个月，AUA指南建议为超过6周[11,13]。ICS/ICUD专家咨询委员会鉴此提出对时间不做特殊推荐，并相信在临床上患者症状出现的适当时间内医师可以做出评价与诊断[22]。EAU指南则在症状持续6个月基础上，特别强调IC/BPS与感知、行为、性活动及情感的负面影响相关，常伴有性功能障碍[12]。

东亚指南提出的定义则强调以下3点：①有下尿路症状，如尿频、膀胱高敏感性和（或）膀胱疼痛；②膀胱镜证实的病理改变即Hunner溃疡或水扩张后的黏膜出血；③排除易混淆疾病，如泌尿系感染、恶性病变或结石[14]。迄今为止的各指南中对其定义的描述，各有侧重，但趋于相对的统一。

综上所述，IS/BPS的定义如同对该病/综合征认识的不同阶段一样，从聚焦膀胱作为一个终末器官的病变到可能为一种全身疾病的反应，从Hunner病变到以强调疼痛为主体的临床症候群，经历了并依然经历着对其认识的变化过程。

定义中的另一个问题是关于尿急（urgency）。作为患者群体主诉的主要组分，其与膀胱过度活动症（overactive bladder，OAB）之间的重叠性也是重点。Abrams等[23]发现14%的IC患者尿流动力学提示有膀胱逼尿肌过度活动。尽管IC/BPS的尿意是基于疼痛与压迫感，而OAB则是基于对失禁的恐慌，但临床实践中的区分并不容易，值得重视。

参 考 文 献

[1] Skene AJC. Diseases of the Bladder and Urethra in Women. New York：William Wood，1887：167.

[2] Hunner GL. A rare type of bladder ulcer in women：Report of cases. Boston Med Surg J，1915，172：660-664.

[3] Wslsh A. Interstitial cystitis. In：Campbell MF，Harrison JH，editors. Campbell's urology 4thed. Phiadlphia：Saunders，1978：693-707.

[4] Koziol JA，Adams HP，Frutos A. Discrimination Between the Ulcerous and the Nonulcerous Forms of Interstitial Cystitis by Noninvasive Findings. J Urol，1996，155（1）：87-90.

[5] Wein AJ，Hanno PM，Gillenwater JY. Interstitial Cystitis：An Introduction to the Problem. In：Hanno PM，Staskin DR，Krane RJ，et al，editors. Interstitial cystitis. London：Springer-Verlag，1990：13-15.

[6] Hanno PM，et al. AUA guideline for the diagnosis and treatment of interstitial cystitis/bladder pain syndrome. J Urol，2011，185（6）：2162-2170.

[7] Fall M，et al. EAU guidelines on chronic pelvic pain. EurUrol，2004，46（6）：681-689.

[8] HommaY，et al. Clinical guidelines for interstitial cystitis and hypersensitive bladder syndrome. Int J Urol，2009，16（7）：597-615.

［9］Van de Merve JP，et al. Diagnosis criteria，classification and nomenclature for painful bladder syndrome/interstitial cystitis：an ESSIC proposal. EurUrol，2008，Jan，53（1）：60-67.

［10］Abrams P，et al. The standardisation of terminology in lower urinary tract function：report from the standardisation sub-committee of the International Continence Society. Urology，2003，61（1）：37-49.

［11］Fall M，et al. EAU guidelines on chronic pelvic pain. EurUrol，2010，57（1）：35-48.

［12］Engeler DAB，et al. EUA Guidelines on chronic Pelvic Pain. Available at：http：//uroweb. org/guideline/chronic-pelvic-pain/Accessed January，2018.

［13］Hanno PM，et al. Diagnosis and treatment of interstitial cystitis/bladder pain syndrome：AUA Guidline Amendment. J Urol，2015，193：1545-1553.

［14］Homma Y，et al. Clinical guidelines for interstitial cystitis and hypersensitive bladder updated in 2015. Int J Urol，2016，23（7）：542-549.

［15］Ashley C，et al. CUA guideline：Diagnosis and treatment of interstitial cystitis/bladder pain syndrome. Can UrolAssoc J，2016，10（5-6）：136-155.

［16］Tirlapur SA，et al. UK joint RCOG/BSUG guideline on management of bladder pain syndrome. BJOG，2017，124（2）：46-72.

［17］Clemens JQ，et al. The MAPP research network：a novel study of urologic chronic pelvic pain syndrome. BMC Urology，2014，14（1）：57.

［18］Landis JR，et al. The MAPP research network：design，patient characterization and operations. BMC Urol，2014，14：58.

［19］Krieger JN，et al. Relationship between chronic nonurological associated somatic syndromes and symptom severity in urological chronic pelvic pain syndromes：baseline evaluation of the MAPP study. J Urol，2015，193（4）：1254-1262.

［20］Clemens JQ，et al. Urologic chronic pelvic pain syndrome：insights from the MAPP Research Network. Nat Rev Urol，2019，16（3）：187-200.

［21］Malde S，et al. Guideline of guidelines：bladder pain syndrome. BJU Int，2018，122（5）：729-743.

［22］Hanno PM，et al. Bladder Pain Syndrome. In：Abrams P，Cardozo L，Wagg A，et al editors. Incontinence 6thed. London：ICS and ICUD. 2017，CHAPTER19：2203-2302.

［23］Abrams P，Hanno P，WeinA. Overactive bladder and painful bladder syndrome：there need not be confusion. NeurourolUrodyn，2005，24（2）：149-150.

二、流行病学、病因学与病理学

（一）流行病学

事实上，IC/BPS的流行病学如同其本身的临床认知进程，经历了不同阶段。

在较早时期（20世纪70年代）是注重于临床医师诊断的IC，其数据多来源于女性群体中患者的估算值，主要采集于临床病历记录。芬兰Qravisto等的统计显示女性IC的患病率为18.6/10万，年度新发病率为1.2/10万，患者病程为亚急性经过，同时发现了患者群体中有男性患者占1/10[1]。

至20世纪90年代，Held和Hanno等依据膀胱疼痛及尿培养阴性作为纳入指标，以医师及患者问卷报告等形式统计分析，报道美国IC的患病率是芬兰的2倍，患者病史中与以往泌尿系感染相关，儿童涉及膀胱问题比例增加，患者群体的生活质量低于透析患者[2]。同期由Bade等报告的荷兰医师问卷调查的结果，基于病理及肥大细胞的特征性诊断，其患病率为（8～16）/10万[3]。

在以女性群体患病率为主的调查中，美国全国家访问卷（NHIS，1997）显示为865/10万[4]，而护理健康研究（NHS，1999）的数据为（52～67）/10万[5]，随后Parson等报告的结果竟高达20 000/10万[6]，而美国国家健康营养考查组（NHANES）的调查结果为850/10万[7]。Leppilahti等以O'Leary-Sant IC症状与问题指数表筛选芬兰注册的IC患者，修订其患病率估计值为300/10万[8]。奥地利报告的数值为206/10万[9]。针对这种差异，在波士顿地区社区健康（BACH，2005）开展的调查中，强调了膀胱镜诊断及排除其他混淆性疾病，显示女性的患病率为147/10万[10]。值得关注的是兰德智库（Rand Conporation）在设定特异性为83%的病例定义基础上完成人口基数调查。12 752个受访女性中，有2.7%满足了高特异性诊断定义BPS的条件。虽然其数据偏高，但其调查方法的设计被认为是较完善的[11]。亚洲日本流调的结果为265/10万[12]，韩国为261/10万[13]，我国唯一的一篇以布利斯托尔下尿路症状问卷为依据的流调报告反映了福州女性的患病率为100/10万[14]。由此可见，IC/BPS在病因不清，定义和诊断标准尚不统一的情况下，其结果的差异在所难免。

在IC/BPS流行病学研究的多样性中，队列分析显示年轻患者以尿急、尿频、排尿困难、性交疼痛及外生殖器疼痛为主，年老患者以夜尿、尿失禁和膀胱

Hunner病变为主[15]。而伴发病症中抑郁症、焦虑及精神健康问题与其相关[16]。特别是性功能障碍如性压抑、性欲望及性高潮频率的负面影响伴随于病程中。病史中经历过情感挫折、性侵及身体虐待等均为危险因素，能明显影响病情的程度与病程[17]。从全身疾病来看，Warren等通过聚类分析发现IC/BPS与肌纤维疼痛症（fibromyogia）、慢性疲劳综合征、干燥综合征、肠激惹综合征等的集聚度可高达45%[18]。较之早期文献中IC与过敏反应、偏头痛、子宫内膜异位症、尿失禁、肠道炎症性疾病并存的报道，提示了神经调节及全身系统性相关症状在IC/BPS中的重要性[19]。而近期文献将这类情况均纳入"慢性重叠型疼痛状态（COPCs）"，成为慢性盆腔疼痛综合征症状群的一个重要组成部分[20]。IC/BPS与女性妊娠期的变化关系尚不清楚，亦无与泌尿系肿瘤之间关联的研究结果。但生活方式中，特别是饮食与IC/BPS间的关系广受关注。Shorter等的调查发现咖啡、酒精、人工甜味剂、辣椒及甜品可能因增加尿液酸化而加剧症状[21]。也有报道指出限制液体摄入量及改变饮食可在综合治疗中促进症状改善[22]。

（二）病因及发病机制

引起IC病因尚未明确，已经被提出的包括感染、自身免疫/炎症、肥大细胞、膀胱氨基葡聚糖和上皮渗透性、神经支配、尿液异常和其他潜在原因[23]。尽管缺乏确切的临床证据，但大量的研究证据表明IC是涉及神经[24]、免疫及内分泌等因素相互作用而引发的综合征。

1.感染　尽管尿路感染的症候群及流行病学特点与IC的情况相似，但关于微生物和病毒感染与IC患者之间的确切关系仍没有得到证实。除了尿液及尿路上皮组织的细菌培养以外，检测尿液中是否含有过量的IgA或IgG，以及通过PCR验证细菌16SrRNA基因或病毒基因的是否存在均证实微生物感染不是IC发病的直接原因[25]。

然而复发性女性尿路感染能够通过多种因素造成女性膀胱的超敏症状，例如诱导尿路上皮细胞的凋亡、增加肥大细胞数量及降低上皮细胞钙黏蛋白等。因此，感染通常是诱发或恶化间质性膀胱炎的一个相关因素[26]。

2.自身免疫/炎症　越来越多的证据表明，慢性炎症及自身免疫反应在IC的发展过程中十分重要，尤其是Hunner型IC患者的膀胱中显示有弥漫性的炎症，但其作用机制仍然未知[27]。IC患者膀胱标本的组织学分析常显示肥大细胞浸润，血清中可以检出高浓度的促炎症细胞因子和趋化因子，水扩张后膀胱镜下的球状出血点，以及膀胱壁的侵蚀和变薄等，这些表现均提示了炎症在IC发病机制中的作用。

大量的研究报道表明，在间质性膀胱炎患者体内存在有自身免疫性抗体[28]。起初在间质性膀胱炎患者体内检测出的自身抗体是抗核抗体，这与干燥综合征等全身性自身免疫性疾病的自身抗体谱是相似的。已有研究发现41.2%的IC患者同时患有自身免疫性疾病（其中27.5%患有一种类型的免疫性疾病，13.7%患有两种类型）；并且有37.3%的患者与变态反应性疾病相关。经膀胱匀浆免疫的小鼠能够发展成与间质性膀胱炎相似的免疫性膀胱炎。与正常人相比，膀胱上皮和黏膜下组织中更高数量的浆细胞、CD4+、CD8+等细胞及特异性IgE的增加也提示着部分间质性膀胱炎患者的发病机制。然而，在间质性膀胱炎的患者中还没有检测到特异的自身抗体。

（1）肥大细胞：溃疡性IC患者中有65%的患者有肥大细胞浸润，但在非溃疡型的IC患者中增加的并不明显。尽管在间质性膀胱炎的患者中肥大细胞计数增加，但是其增加对于间质性膀胱炎患者来说并不是特异的。

随着关于肥大细胞的重要性证据逐渐增多，提示肥大细胞在IC发病机制中处于核心部分：它们能够释放组胺、白三烯、5-羟色胺等炎性介质，并能够与免疫球蛋白E（IgE）抗体、其他炎症细胞及神经系统相互作用[29]。

（2）膀胱氨基葡聚糖层和上皮渗透性：在研究IC患者的尿路上皮组织分化中发现，尿路上皮细胞的形态学发生了改变。上皮细胞分化及稳态的改变主要体现在上皮细胞剥脱、IL-8低表达、细胞凋亡水平的上升伴增殖水平的下降；以及抗增殖因子（APF）、硫酸软骨素和紧密连接蛋白的异常表达[30]。异常失调的尿路上皮能够导致上皮通透性的增加，进而产生高敏感性的膀胱症状[31]。相反，在正常情况下其渗透性能够被氨基葡聚糖（GAG）替代或APF拮抗。

氨基葡聚糖（GAG）层是抵抗尿液，保护膀胱黏膜的一层化学屏障。其在膀胱内主要有两个功能：①防止细菌黏附膀胱壁；②以黏液的形式在尿液与膀胱壁中间形成一个屏障。若GAG发生功能障碍，膀胱壁的渗透性增加，渗透的尿液将会引起黏膜下的炎症，刺激感觉神经并引发尿频、疼痛等临床症状。然而，GAG发生障碍的原因仍是未知的。

3.神经性因素　神经系统异常是IC的重要病因，

组织病理学显示膀胱壁有特征性的神经末梢增殖和慢性周围神经炎[32]。IC患者的神经性因素主要有以下几种。

（1）交感神经活动增加：在IC的猫动物模型发现在脑桥核蓝斑（LC）中酪氨酸羟化酶免疫反应活性增加，表明交感神经活动增加[33]。

（2）外周和中枢的感觉神经支配上调：IC患者膀胱显示TRPV1的上调，或NGF、ATP及前列腺素类的释放增加。膀胱组织和尿液中的NGF水平升高，NGF的过度表达导致神经元过度支配、神经过度活动与膀胱功能障碍[34-36]。

（3）神经纤维密度增加：尿路上皮下TRPV1神经纤维的表达上调，TRPV1神经纤维密度与疼痛、尿频、尿急等症状密切相关[37]。

（4）神经性炎症：肥大细胞产生的炎症介质如组胺、白三烯、5-羟色胺等与神经系统相互作用产生神经性炎症[38-39]。

4.肌肉功能紊乱　IC患者GAG层或尿路上皮渗透性损伤或改变、逼尿肌中肥大细胞数量增多或NO水平、ATP/NO比率改变等均可导致逼尿肌功能紊乱，引起类IC样症状[40]。有盆腔手术史（特别是子宫切除术）及肛提肌疼痛的女性IC的发生率较高，表明盆底肌功能障碍也可能促进疾病症状的发展[41]。

5.精神心理因素　IC患者常表现精神心理异常，对患者社会心理功能及生活质量产生明显影响。患者的疼痛、睡眠障碍、抑郁、焦虑、压力、社交功能障碍和性功能障碍明显多于非IC患者[42]。虽然这些症状在一些IC患者中可能是反应性的，但也有一些证据表明可能存在共同的生物学机制。亦有学者提出IC/BPS可能是影响膀胱和其他躯体/内脏器官的超敏感性疾病家族的成员之一，是全身性系统疾病中的一部分[43]。

6.其他潜在因素　IC常合并有纤维肌痛、肠易激综合征、慢性疲劳综合征、干燥综合征、慢性头痛和外阴痛等，机制尚不清楚，可能是全身性系统疾病中的一部分[44,45]。IC的女性常有子宫切除、剖宫产、早产、死产或流产等病史，提示盆腔手术可能触发症状的产生[46]。尿液中的成分如钾离子可能会破坏膀胱的尿路上皮功能引起症状，如氯胺酮长期滥用产生IC样症状，可能与氯胺酮及其代谢产物有关[47,48]。IC患者发现黏膜下微血管密度的减少，且高压氧治疗可缓解IC的症状，提示组织缺氧可能是IC的病因之一[49]。食用某些特定的食物或饮料通常是加剧IC症状的原因之一，可见于52.7%～95.8%的患者，提示

IC的病因可能存在更加广泛的因素，仍需进一步研究探讨。

参 考 文 献

[1] Oravisto KJ. Epidemiology of interstitial cystitis. Ann ChirGynaecolFenn, 1975, 64（2）：75-77.

[2] Held PJ, et al. Epidemiology of interstitial cystitis. In：Hanno PM, Stakin DR, Krane RJ, et al, editors. Interstitial cystitis. New York, NY：Springer-Verlag, 1990：29-48.

[3] Bade JJ, Rijcken B, Mensink HJ. Interstitial cystitis in Netherland：prevalence, diagnostic criteria and therapeutics. J Urol, 1995, 154（6）：2035-2037.

[4] Jones CA, Nyberg L. Epidemiology of interstitial cystitis. Urology, 1997, 49（5ASuppl）：2035-2037.

[5] Curhan GC, et al. Epidemiology of interstitial cystitis：a population based study. J Urol, 1999, 161（2）：549-552.

[6] Parson CL, Tatsis V. Prevalence of interstitial cystitis in young women. Urology, 2004, 64（5）：866-870.

[7] Clemens J, Payne C, Pace J. Prevalence of self-reported interstitial cystitis in a nationally representative United State Survey. J Urol, 2005, 173（1）：98-102.

[8] Leppilahti M, et al. Prevalence of clinically confirmed interstitial cystitis in women：a population based in Finland. J Urol, 2005, 173（2）：581-583.

[9] Temmed C, et al. Prevalence and correlates for interstitial cystitis symptoms in women participating in a health screening project. Eur Urol, 2007, 51（3）：803-808.

[10] Clemeus JQ, et al. Prevalence of painful bladder symptoms and effect on quality of life in black, Hispanic and white men and women. J Urol, 2007, 177（4）：1390-1394.

[11] Konkle KS, et al. Comparison of an interstitial cystitis/bladder pair syndrome clinical cohort with symptomatic community women from the RAND Interstitial Cystitis Epidimiology study. J Urol, 2012, 187（2）：508-512.

[12] Ito T, Mili M, Yamada T. Interstitial cystitis in Japan. BJU Int, 2000, 86（6）：634-637.

[13] Choe JH, et al. Prevalence of painful bladder syndrome/interstitial cystitis-like symptoms in women：a population-based study in Koren. World J Urol, 2011, 29（1）：103-108.

[14] Song Y, et al. Prevalence and correlates of painful bladder syndrome symptoms in Fuzhou Chinese women. Neurourol Urodyn, 2009, 109（9）：1356-1359.

［15］Rais-Bahramis, et al. Symptom profile variability of interstitial cystitis/painful bladder syndrome by age. BJU Int, 2012, 109（9）: 1356-1359.

［16］Michael YL, et al. Quality of life among women with interstitial cystitis. J Urol, 2000, 164（2）: 423-427.

［17］Ottem DP, et al. Interstitial cystitis and female sexual dysfunction. Urology, 2007, 69（4）: 608-610.

［18］Warren JW, et al. Antecedent nonbladder syndromes in case-control study of interstitial cystitis/painful bladder syndrome. Urology, 2009, 73（1）: 52-57.

［19］Van de Merwe JP, Yamda T, Sakmoto Y. Systematic aspects of interstitial cystitis, immunology and linkage with autoimmune disorders. Int J Urol, 2003, 10（suppl）: s35-38.

［20］Clemens JQ, et al. Urologic chronic pelvic pain syndrome: insights from the MAPP Research Network. Nat Rev Urol, 2019, 16（3）: 187-200.

［21］Shorter B, et al. Effect of comestibles on symptoms of interstitial cystitis. J Urol, 2007 Jul, 178（1）: 145-152.

［22］O'Hare PG, et al. Interstitial cystitis patients' use and rating of complementary and alternative medicine therapies. IntUrogynecol J, 2013 Jun, 24（6）: 977-982.

［23］Ogawa T, et al. Current and emerging drugs for interstitial cystitis/bladder pain syndrome（IC/BPS）. Expert Opin Emerg Drugs, 2015, 20（4）: 555-570.

［24］Kairys AE, et al. Increased brain gray matter in the primary somatosensory cortex is associated with increased pain and mood disturbance in patients with interstitial cystitis/painful bladder syndrome. J Urol, 2015, 193（1）: 131-137.

［25］Al-Hadithi HN, et al. Absence of bacterial and viral DNA in bladder biopsies from patients with interstitial cystitis/chronic pelvic pain syndrome. J Urol, 2005, 174（1）: 151-154.

［26］Rosen JM, Klumpp DJ. Mechanisms of pain from urinary tract infection. Int J Urol, 2014, 21 Suppl 1: 26-32.

［27］Hunner GL. Is ureteral stricture an etiologic factor in the genesis of renal cancer. Trans South Surg Assoc, 1946, 57: 429-436.

［28］Gamper M, et al. Local immune response in bladder pain syndrome/interstitial cystitis ESSIC type 3C. Int Urogynecol J. 2013, 24（12）: 2049-2057.

［29］Kim HJ. Update on the Pathology and Diagnosis of Interstitial Cystitis/Bladder Pain Syndrome: A Review. Int Neurourol J. 2016, 20（1）: 13-17.

［30］Gonzalez EJ, Arms L, Vizzard MA. The role（s）of cytokines/chemokines in urinary bladder inflammation and dysfunction. Biomed Res Int, 2014, 2014: 1205-1225.

［31］Heinrich M, et al. Cytokine effects on gap junction communication and connexin expression in human bladder smooth muscle cells and suburothelial myofibroblasts. PLoS One. 2011, 6（6）: e207-292.

［32］Elbadawi A. Interstitial cystitis: a critique of current concepts with a new proposal for pathologic diagnosis and pathogenesis. Urology, 1997, 49（5A Suppl）: 14-40.

［33］Reche Junior A, Buffington CA. Increased tyrosine hydroxylase immunoreactivity in the locus coeruleus of cats with interstitial cystitis. J Urol, 1998, 159（3）: 1045-1048.

［34］Parsons CL. The role of the urinary epithelium in the pathogenesis of interstitial cystitis/prostatitis/urethritis. Urology, 2007, 69: 9-16.

［35］Wada N, et al. Evaluation of prostaglandin E2 and E-series prostaglandin receptor in patients with interstitial cystitis. J Urol, 2015, 193（6）: 1987-1993.

［36］Schnegelsberg B, et al. Overexpression of NGF in mouse urothelium leads to neuronal hyperinnervation, pelvic sensitivity, and changes in urinary bladder function. Am J Physiol Regul Integr Comp Physiol, 2010, 298（3）: R534-547.

［37］Liu BL, et al. Increased severity of inflammation correlates with elevated expression of TRPV1 nerve fibers and nerve growth factor on interstitial cystitis/bladder pain syndrome. Urol Int, 2014, 92（2）: 202-208.

［38］Peeker R, et al. Recruitment, distribution and phenotypes of mast cells in interstitial cystitis. J Urol, 2000, 163（3）: 1009-1015.

［39］Hofmeister MA, et al. Mast cells and nerve fibers in interstitial cystitis（IC）: an algorithm for histologic diagnosis via quantitative image analysis and morphometry（QIAM）. Urology, 1997, 49: 41-47.

［40］Munoz A, et al. Overactive and underactive bladder dysfunction is reflected by alterations in urothelial ATP and NO release. Neurochem Int, 2011, 58（3）: 295-300.

［41］Peters KM, et al. Prevalence of pelvic floor dysfunction in patients with interstitial cystitis. Urology, 2007, 70（1）: 16-18.

［42］Nickel JC, et al. The relationship among symptoms, sleep disturbances and quality of life in patients with interstitial cystitis. J Urol, 2009, 181（6）: 2555-2561.

［43］Bade J, Ishizuka O, Yoshida M. Future research needs for the definition/diagnosis of interstitial cystitis. Int J Urol, 2003, 10 suppl: S31-34.

［44］Buffington CA. Comorbidity of interstitial cystitiswith other unexplained clinical conditions. J Urol, 2004, 172（4

Pt 1）：1242-1248.

[45] Warren JW, et al. Antecedent nonbladder syndromes in case-control study of interstitial cystitis/painful bladder syndrome. Urology, 2009, 73（1）：52-57.

[46] Peters KM, Carrico DJ, Diokno AC. Characterization of a clinical cohort of 87 women with interstitial cystitis/painful bladder syndrome. Urology, 2008, 71（4）：634-640.

[47] Soler R, et al. Urinenis necessary to provoke bladder inflammation in protamine sulfate induced urothelial injury. J Urol, 2008, 180（4）：1527-1531.

[48] Chu PS, et al. The destruction of the lower urinary tract by ketamine abuse：a new syndrome? BJU Int, 2008, 102（11）：1616-1622.

[49] Rosamilia A, et al. Bladder microvasculature and the effects of hydrodistention in interstitial cystitis. Urology, 2001, 57（6 Suppl 1）：132.

三、分类

Messing 等[1]曾认为IC是由早期膀胱黏膜下球状出血点向Hunner病变发展的自然过程。但后来的研究均未发现这一规律，相反诸多的结果提示IC/BPS在症状学相同的基础上，表现为不同的病理状态，即非溃疡型病变与溃疡型病变，且不同类型对各种治疗的反应不尽相同[2]。而近期Killinger等的结果显示两种亚型中其疼痛类型没有差异[3]。出现Hunner病变的患者年龄偏大，总体分布中所占比例不超过10%[4]。

目前为止，IC/BPS的分类以ESSIC推荐的分类法为主。女性群体亦无特殊分类。本指南会在诊断一章中进一步阐述分类相关内容，在此不再赘述。

参 考 文 献

[1] Messing EA, Stamey TA. Interstitial cystitis：early diagnosis, pathology and treatment. Urology, 1978, 12：381-392.

[2] Peeker R, Fall M. Toward a pricise definition of interstitial cystitis：Further evidence of differences in classic and nonulcer disease. J Urol, 2002, 167（6）：2470-2472.

[3] Killinger KA, Boura JA, Peter KM. Pain in interstitial cystitis/bladder pain syndrome：do characteristics differ in ulcerative and non-ulcerative subtypes? IntUrogynecol J, 2013, 24（8）：1259-1301.

[4] Parsons CL. Interstitial cystitis：clinical manifestations and diagnostic criteria in over 200 cases. NeurourolUrody, 1990, 9：241-250.

四、诊断及鉴别诊断

（一）确定诊断

目的：明确有无IC/BPS

1.病史（强烈推荐）

（1）既往史：抑郁症或惊恐发作史、功能性躯体障碍、哮喘、自身免疫病、类风湿、炎症性肠病等，这些疾病是IC/BPS的危险因素。另外，其他泌尿系统疾病病史也是重要的诊断依据。

（2）一般情况：认知能力，生活饮食情况，活动情况等。

（3）疼痛症状：疼痛是IC/BPS的主要症状，疼痛主要位于膀胱区（下腹部），膀胱充盈时疼痛，排尿后缓解。特点是随膀胱充盈而出现的疼痛（包括坠胀、不适），并且放射至尿道、会阴、阴道、直肠等盆腔脏器及下腹部或肩背部等部位。在IC的早期或轻度的患者，可表现为排尿时有压迫感、灼热感、排尿不适[1]。

疼痛会随某些因素加重，例如压力、性交、月经、饮食等，某些食物如咖啡、酒精、柑橘类水果、番茄、碳酸饮料、辛辣食物会加重症状。疼痛的位置，与膀胱充盈/排空的关系，和对疼痛的描述对诊断很有帮助[2]。

（4）泌尿系统症状：IC/BPS最常见的症状是尿频、尿急[3]。尿频、尿急症状可能在疼痛之前发生[4]。尿急也是OAB的主要临床表现，要注意鉴诊断。IC的患者排尿是为了解除疼痛[5]，OAB患者则多是为了避免尿失禁而排尿。而且抗M受体药物对OAB有效，但也需警惕两者可能同时存在[6]。

（5）非泌尿系统症状：外阴瘙痒和灼烧感，性交痛，射精和坐立不安等[7]。

（6）其他病史：个人史、月经婚育史、家族史、用药史等。

2.症状量表（强烈推荐） 目前有5种常用的量表协助IC患者的诊断，包括间质性膀胱炎症状评分ICSI，间质性膀胱炎问题评分ICPI[8]，威斯康星州间质性膀胱炎量表（UW-IC）[9]，疼痛、尿频、尿急评分PUF[10]，膀胱疼痛间质性膀胱炎症状评分BPIC-SS[11]。症状量表是评估IC患者症状严重程度和治疗效果的重要工具。

BPIC-SS评分能够可靠地鉴别中到重度疼痛患者[12]。O'Leary Saint（ICSI＋ICPI）间质性膀胱炎指数侧重于有相应症状的目标患者。总分36分，间质性膀胱炎患者评分一般在6分以上[13]。

然而，没有一个评分有足够的特异性来单独诊断，只能作为一种临床诊断的辅助工具。目前，文献推荐使用ICSI、ICPI、PUF评分来评估IC患者症状的严重程度和治疗效果。

3.体格检查（推荐）

（1）一般状态：生命体征，身体活动能力及协调能力。

（2）全身体检：主要包括腹部查体及骨骼肌肉和神经系统检查等，重点观察有无包块、膀胱充盈度、疝气、压痛等。

（3）专科检查：IC患者无特异性的阳性体征，但耻骨上区触痛和膀胱颈部触痛普遍存在于男性和女性患者中。触诊男性和女性患者的肛提肌，寻找压痛点、痉挛带、刺激点等，有助于IC的诊断的治疗。女性患者盆腔检查时应观察有无外阴痛、膀胱炎、萎缩样改变、脱垂、宫颈病变、附件区包块及压痛等。女性患者阴道前壁沿着尿道直至膀胱颈部有触痛。男性患者阴囊和肛门之间部位时可有压痛，直肠指检可以明确前列腺压痛部位、性质以及盆底肌肉等。如果疼痛与前列腺相关，则可考虑行前列腺按摩。虽然IC与男性的慢性前列腺炎/慢性盆腔疼痛综合征有部分重叠，但鉴别前列腺相关性和膀胱相关性疼痛有助于调整治疗措施[14]。

4.排尿日记（强烈推荐） 连续记录72小时排尿情况，包括每次饮水时间，饮水量，排尿时间，尿量及伴随症状。

排尿日记有助于将单纯多尿的患者与IC/BPS患者鉴别开来，因为IC/BPS患者每次排尿量是低于正常人的，但总尿量一般是正常的。IC/BPS患者平均每次排尿量少于100ml，一次排尿的平均尿量为84～174ml。而且IC/BPS女性患者每天的排尿次数为17～25次，正常的女性则仅仅是6次[14,15]。排尿日记还有助于评估女性患者症状的严重程度，同时也能用于评估治疗的效果。

5.病原学/病理检查

（1）尿病原体培养（推荐）：NIDDK标准[16]将细菌性膀胱炎，结核性膀胱炎，阴道炎作为IC/BPS诊断的排除标准。因此，推荐进行尿病原体培养。即使尿常规是正常的，也需要进行尿病原体培养及药敏试验，包括棒状杆菌、念珠菌、沙眼支原体、衣原体、脲原体和结核杆菌等，以便检测出具有临床意义但尿常规无异常的较低浓度水平的病原体。

（2）尿脱落细胞学检查（可选择）：如果IC/BPS患者出现血尿（镜下或肉眼）或者有吸烟史，则可考虑行尿脱落细胞学检查以排除泌尿系恶性肿瘤的存在。据报道，超过41%的女性IC/BPS患者存在血尿，但60例病例中只有2例出现肉眼血尿，而且没有一例出现危及生命的泌尿系统疾病[17]。

（3）膀胱组织活检（可选择）：目前没有足够的证据表明膀胱活检能够确诊IC/BPS。部分研究表明Hunner型IC病理活检结果显示膀胱上皮剥脱和致密炎症浸润[18]。然而，总体来说，IC/BPS的活检结果多表现为没有特异性的慢性炎症，这难以与其他疾病相鉴别，而且也与水扩张下膀胱镜检结果不一致[19]。30%～43%[19,20]诊断为IC/BPS的患者的活检结果可能是正常的。

如果怀疑膀胱有局灶性病变或细胞学检查异常时，则需要进行膀胱组织活检，而且应该是在异常最明显的区域取活检，同时应进行膀胱水扩张，以减少膀胱穿孔的风险。

总之，常规膀胱活检不推荐用于IC/BPS的诊断，但可以用于排除其他特异性诊断，如膀胱原位癌。

6.其他实验室检查

（1）尿常规（强烈推荐）：对于IC/BPS女性患者而言，尿常规一般是正常的。但作为简单易行的检查手段，尿常规能够初步对尿液中葡萄糖、白细胞、红细胞、亚硝酸盐和渗透压等进行检测，有助于初步排除尿路感染等其他泌尿系疾病。

（2）尿液标志物（可选择）：在研究过的所有尿液标志物中，抗增殖因子（APF）似乎是最有潜力的，其诊断敏感性及特异性分别可达94%和95%[21-23]。膀胱水扩张后尿中APF水平降低，而肝素结合型表皮样生长因子（HB-EGF）水平则明显上升[24]。EGF和HB-EGF水平升高与细胞内向钾电流有关[25]。其他尿液标志物包括一氧化氮、组胺、甲基组胺和白细胞介素-6（IL-6）、巨噬细胞移动抑制因子（MIF）也被证实在IC/BPS患者尿中异常[26-28]。另外，在伴有疼痛和膀胱容量减少的IC/BPS患者中，尿液中性粒细胞弹性蛋白酶浓度增加[29]。然而，以上这些标志物并不能精确预测溃疡和（或）症状的严重程度。因此不推荐尿标志物作为常规诊断手段。

7.器械检查

（1）尿流动力学（可选择）：充盈下膀胱内压测量（CMG）一直为部分IC/BPS诊断标准所提倡。部分研究也认为尿动力学能区分OAB和IC/BPS[30,31]。同时，CMG中出现逼尿肌过度活动的结果可能会促使临床医师使用抗胆碱能药物治疗。

根据NIDDK标准，膀胱容量大于350ml，首次出现尿意时膀胱容量大于150ml，或者存在逼尿肌过度活动症，出现以上3种情况均不能诊断为IC/BPS。然而，约15%诊断为IC/BPS的患者被证实同时患有逼尿肌过度活动症[32]，因此，急迫性尿失禁或逼尿肌过度活动症的诊断不应该作为IC/BPS诊断的排除标准。其他尿动力学相关研究则发现IC/BPS患者出现尿意时的膀胱容量明显减少（平均81ml±64ml），出现不适时的膀胱容量也相应下降（平均198ml±107ml）。但是这些尿动力学数据与尿频、夜尿和尿急相关，与疼痛、水扩张下膀胱镜检结果（除非出现Hunner溃疡）和干预治疗效果无关。另外，合并有肠易激综合征的IC/BPS患者大部分有尿动力学异常。

总的来说，IC/BPS没有统一的尿流动力学标准。因此，在诊断过程中，对疑似IC/BPS患者不推荐进行尿动力学检查。

（2）残余尿（强烈推荐）：当女性患者有排空障碍的病史时（如排尿不尽感），或者是在腹部查体时能扪及膀胱，则有必要进行残余尿检查。

（3）影像学检查（可选择）：若怀疑合并其他疾病时，影像学检查能起到一定的鉴别作用。如患者出现镜下血尿或肉眼血尿时，则必须进行影像学检查以排除其他泌尿系统疾病。另外，少数研究表明IC/BPS患者DWMRI结果提示膀胱壁呈高信号[33]。新型对比混合物增强的MRIT$_1$像则可以发现患者膀胱壁的变薄[34]。期待大样本的研究进一步证实MRI的作用。

（4）膀胱镜检（强烈推荐）：大部分IC/BPS患者的膀胱镜检（不含膀胱水扩张）结果仅表现为不适和膀胱容量减少。无论是否进行膀胱水扩张，Hunner溃疡都可能在膀胱镜检下被发现[35]。Hunner溃疡或者称为Hunner病变，经典的定义是：外翻的红色黏膜区域，小血管向中央瘢痕辐射，纤维蛋白沉积物或凝结物附着于该区域。这个部位随着膀胱膨胀的增加而破裂，从病变中渗出血液，以瀑布方式渗出黏膜边缘。Hunner溃疡最常见于膀胱顶与和后壁或侧壁之间的交界处。存在Hunner溃疡的患者症状往往更严重，麻醉下膀胱容量也减小[36,37]。典型的膀胱黏膜下出血表现只有在麻醉水扩张下才能发现，但是该现象对于IC/BPS诊断而言敏感性及特异性较差[38]。另外，这些病变也常见于其他疾病从而被误诊，如慢性未分化性盆腔疼痛和子宫内膜异位症[39,40]。

膀胱癌同时出现IC/BPS的症状是罕见的。膀胱镜检的目的包括：①用于排除膀胱癌/原位癌，即使发现Hunner溃疡也只是反映出疾病的严重性，并不能排除其他疾病的可能性，但可能影响治疗决策；②用于确定膀胱充盈及排空对盆腔疼痛的影响；③客观评价功能性膀胱容量。

膀胱镜检查不仅能用于IC/BPS的诊断，也能帮助治疗。因为膀胱镜能将溃疡型IC/BPS和非溃疡型IC/BPS区分开来，而两者对治疗的反应是不同的[41]，据此可以采取不同的治疗手段。

（5）膀胱水扩张（推荐）：膀胱水扩张是通过水的压力使膀胱扩张。它通常是在全身麻醉或腰部硬膜外麻醉下进行的（治疗性水扩张）。该检查也可以只在黏膜麻醉下进行，用于诊断IC/BPS（诊断性水扩张）。

全身麻醉下行膀胱水扩张，有助于将存在膀胱溃疡灶和黏膜下出血的患者与没有明显黏膜异常的患者区分开来[42]。诊断性水扩张流程包括：在局部麻醉或全身麻醉下，膀胱内灌注压保持在70～100cmH$_2$O至少2分钟，测出最大的膀胱容量。严重降低的膀胱容量（<200 ml）往往与疼痛症状联系在一起[43]，但超过50%的IC/BPS患者其膀胱容量超过400ml。水扩张后排空膀胱内液体时出现终末血尿，以及黏膜下出血被认为是IC/BPS特点，也是NIDDK标准的纳入标准之一[44]。黏膜下出血的严重程度也可进行分级。

尽管对膀胱水扩张黏膜出血的诊断敏感性和特异性仍存在争议，但是出血的严重程度与IC/BPS的症状呈正相关[38]，因此可酌情选择患者进行膀胱水扩张。另外，由于检查结果的重要性，镜检结果在水扩张前后都应进行详细规范的记录。

8.其他诊断手段

（1）钾敏感性试验（PST）（可选择）：钾敏感性试验是基于"上皮功能失调"的理论假设（糖胺聚糖GAG层异常）使用的，该理论认为钾离子能渗透过异常的尿路上皮，使得神经和肌肉极化，从而导致疼痛。Parsons等[45]在试验中比较了膀胱内分别灌注氯化钾与水所导致疼痛和尿急的区别。之后该技术由其他人进一步改良，增加了进行膀胱内压的比较等内容[46]。

Chambers等发现在没有病史和膀胱镜检的基础上，钾敏感性试验的诊断敏感性和特异性分别为69.5%和50%[47]。同时也发现，钾敏感性试验与膀胱镜检或尿流动力学不存在相关性[48]。在存在症状的患者中，25%的OAB患者和50%～84%慢性骨盆疼痛综合征（CPPS）患者钾敏感性试验也呈现阳性。而在无症状的患者中，假阳性率则高达36%[49]。

总之，钾敏感性试验的作用并没有得到广泛验证，而且用于预测GAG补充治疗效果也不可靠。同时，这是一项昂贵且痛苦的测试，患者在试验过程中和试验过程后会感觉疼痛不适。基于上述原因，钾敏感性试验不推荐作为一项IC/BPS的检查手段。

（2）分级及分型诊断：目前最常用的分级分型标准是ESSIC分类[50]，具体见表16-1：

表16-1　ESSIC分级分型

病理活检	膀胱镜下水扩张			
	未做	正常	黏膜下出血[a]	Hunner溃疡[b]
未做	XX	1X	2X	3X
正常	XA	1A	2A	3A
不明确	XB	1B	2B	3B
阳性[c]	XC	1C	2C	3C

a.膀胱镜下黏膜下出血Ⅱ～Ⅲ

b.伴或不伴黏膜下出血

c.组织学提示炎症浸润和（或）逼尿肌肥大细胞增多和（或）肉芽增生和（或）肌束纤维化

（二）鉴别诊断

目前，IC的诊断尚缺乏统一的被广泛接受的标准，有些病例仅仅是根据类似的临床症状（如耻骨上区疼痛、尿频、尿急等）就被直接诊断为IC，造成误诊，漏诊了可能是单独或合并存在的其他疾病[50]。从某种程度上说，IC的诊断是建立在排除其他疾病和识别特异性症状和体征基础上的，鉴别诊断显得尤为重要。

IC的鉴别诊断需要除外泌尿系统、女性生殖系统、直肠以及盆底神经肌肉方面的一些相关疾病。泌尿系统需要除外恶性肿瘤[51]，各种膀胱及下尿路的炎性病变，例如各种病原体引起的膀胱炎和放射性或者药物引起的膀胱炎、尿道憩室合并感染等。膀胱结石或者输尿管下段结石也会引起局部疼痛及下尿路症状。膀胱过度活动症是临床常见病，其尿频尿急易与IC相混淆，但是OAB没有疼痛和膀胱内病变等[52]。有的患者疼痛由生殖系统引起，例如痛经[53]、子宫内膜异位症和子宫腺肌病[54,55]。另外阴部神经痛是阴部神经的一种周围神经病变，没有任何器质性病变，发生在阴部神经管的阴部神经卡压或受损，导致其分支所支配区域的肌肉筋膜及皮肤的疼痛。典型的疼痛位于会阴和直肠区域，以及女性的阴蒂区域和男性的阴茎处，坐位时疼痛加重，站立或平躺后疼痛可能缓解，阴部神经阻滞可使疼痛缓解[56]。

参考文献

[1] Tissot WD, Diokno AC, Peters KM. A referral centre's experience with transitional cell carcinoma misdiagnosed as interstitial cystitis. J Urol, 2004, 172: 478-480.

[2] Driscoll A, Teichman JM. How do patients with interstitial cystitis present? J Urol, 2001, 166: 2118.

[3] Kirkemo A, et al. Associations among urodynamic findings and symptoms in women enrolled in the Interstitial Cystitis Data Base（ICDB）Study. Urology, 1997, 49: 76-80.

[4] Nagendra Nath Mishra, Clinical presentation and treatment of bladder pain syndrome/interstitial cystitis（BPS/IC）in India, Transl Androl Urol, 2015, 4（5）: 512-523.

[5] O'Leary MP, et al. The interstitial cystitis symptom index and problem index. Urology, 1997, 49: 58-63.

[6] Keller ML, McCarthy DO, Neider RS. Measurement of symptoms of interstitial cystitis. A pilot study. Urol Clin North Am, 1994, 21: 67-71.

[7] Parsons CL, et al. Increased prevalence of interstitial cystitis: Previously unrecognized urologic and gynecologic cases identified using a new symptom questionnaire and intravesical potassium sensitivity Urology, 2002, 60: 573-578.

[8] Humphrey L, et al. The bladder pain/interstitial cystitis symptom score: Development, validation, and identification of a cut score. Eur Urol, 2012, 61: 271-279.

[9] Cox A, et al. CUA guideline: Diagnosis and treatment of interstitial cystitis/bladder pain syndrome. Can Urol Assoc J, 2016, 10（5-6）: E136-155.

[10] Ottem DP, Teichman JM. What is the value of cystoscopy with hydrodistension for interstitial cystitis? Urology, 2005, 66: 494-499.

[11] Teichman JM, Parsons CL. Contemporary clinical presentation of interstitial cystitis. Urology, 2007, 69: 41-47.

[12] Koziol JA. Epidemiology of interstitial cystitis. Urol Clin North Am, 1994, 21: 7-20.

[13] Gillenwater JY, Wein AJ. Summary of the National Institute of Arthritis, Diabetes, Digestive and Kidney Diseases Workshop on Interstitial Cystitis, National Institutes of Health, Bethesda, Maryland, August 28-29, 1987. J Urol, 1988, 140: 203-206.

[14] Gomes CM, et al. Significance of hematuria in patients with interstitial cystitis: Review of radiographic and endoscopic findings. Urology, 2001, 57: 262-265.

[15] Maeda D, et al. Hunner-type（classic）interstitial cystitis: a distinct inflammatory disorder characterized

by pancystitis, with frequent expansion of clonal B-cells and epithelial denudation. Plos one, 2015, 10（1）: 207-208.

［16］Denson MA, et al. Comparison of cystoscopic and histological findings in patients with suspected interstitial cystitis. J Urol, 2000, 164: 1908-1911.

［17］Mattila J. Vascular immunopathology in interstitial cystitis. Clin Immunol Immunopathol, 1982, 23: 648-655.

［18］Keay SK, et al. An antiproliferative factor from interstitial cystitis patients is a frizzled 8 protein-relatedsialoglycopeptide. Proc. Natl Acad. Sci USA, 2004, 101: 11803-11808.

［19］Keay S, et al. Antiproliferative factor, heparin-binding epidermal growth factor-like growth factor, and epidermal growth factor in men with interstitial cystitis versus chronic pelvic pain syndrome. Urology, 2004, 63: 22-26.

［20］张卫, 等, 抗增殖因子活性测定对间质性膀胱炎的诊疗价值. 中华实验外科杂志, 2011, 28（1）.

［21］Erickson DR, et al. Changes in urine markers and symptoms after bladder distention for interstitial cystitis. J. Urol, 2007, 177: 556-60.

［22］Sun Y, et al. EGF and HB-EGF modulate inward potassium current in human bladder urothelial cells from normal and interstitial cystitis patients. Am. J. Physiol. Cell Physiol, 2007, 292: C106-114.

［23］Hosseini A, Ehren I, Wiklund NP. Nitric oxide as an objective marker for evaluation of treatment response in patients with classic interstitial cystitis. J. Urol, 2004, 172: 2261-2265.

［24］Lamale LM, et al. Interleukin-6, histamine, and methylhistamine as diagnostic markers for interstitial cystitis. Urology, 2006, 68: 702-706.

［25］荣禄, 等, 间质性膀胱炎中膀胱上皮共表达干细胞因子和白细胞介素-6及其意义. 中华实验外科杂志, 2013, 30（6）: 1161-1163.

［26］Pedro L, et al. Elevated urine levels of macrophage migration inhibitory factor in inflammatory bladder conditions: a potential biomarker for a subgroup of interstitial cystitis/bladder pain syndrome patients. Urology, 2018, 2（39）: 52-62.

［27］Kuromitsu S, et al. Increased concentration of neutrophil elastase in urine from patients with interstitial cystitis. Scand J Urol Nephrol, 2008, 42: 455-461.

［28］Aya Niimi, et al. Diagnostic value of urinary CXCL10 as a biomarker for predicting Hunner type interstitial cystitis. Neurourology and Urodynamics, 2018, 37（3）: 1113-1119.

［29］Erickson DR, et al. Urine markers do not predict biopsy findings or presence of bladder ulcers in interstitial cystitis/painful bladder syndrome. J. Urol, 2008, 179: 1850-1856.

［30］王永权, 等, 女性间质性膀胱炎和膀胱过度活动症的尿动力学比较研究. 第三军医大学学报, 2009, 31（11）: 1084-1086.

［31］Sant GR, Hanno PM. Interstitial cystitis: current issues and controversies in disgnosis. Urology, 2001, 57（6 Suppl 1）: 82-88.

［32］Kirkemo A, et al. Associations among urodynamic findings and symptoms in women enrolled in the Interstitial Cystitis Data Base（ICDB）Study. Urology, 1997, 49: 76-80.

［33］Wei MC, et al. Urodynamic characteristics might be variable in bladder pain syndrome/interstitial cystitis patients with different non-bladder co-morbid conditions. Journal of the Chinese Medical Association, 2018, 81（3）: 248-254.

［34］Audrey Charlanes, et al. Diffusion-weighted magnetic resonance imaging: a new tool for the diagnosis of bladder pain syndrome/interstitial cystitis. Urol Int, Published online: November 14, 2018: 1-4.

［35］PradeepTyagi, et al. Novel contrast mixture achieves contrast resolution ofhuman bladder wall suitable forT1 mapping: applications ininterstitial cystitis andbeyond, International Urology and Nephrology. Published online: February 01, 2018, 199（4）: 513-514.

［36］Peters KM, et al. Are ulcerative and nonulcerative interstitial cystitis/painful bladder syndrome 2 distinct diseases? A study of coexisting conditions. Urology, 2011, 78: 301-308.

［37］Messing E, et al. Associations among cystoscopic findings and symptoms and physical examination findings in women enrolled in the Interstitial Cystitis Data Base（ICDB）Study. Urology, 1997, 49: 81-85.

［38］Nigro DA, et al. Associations among cystoscopic and urodynamic findings for women enrolled in the Interstitial Cystitis Data Base（ICDB）Study. Urology, 1997, 49: 86-92.

［39］Furuya R, et al. Glomerulation observed during transurethral resection of the prostate for patients with lower urinary tract symptoms suggestive of benign prostatic hyperplasia is a common finding but no predictor of clinical outcome. Urology, 2007, 70: 922-926.

［40］Paulson JD, Delgado M. Chronic pelvic pain: the occurrence of interstitial cystitis in a gynecological population. JSLS, 2005, 9: 426.

［41］Chung MK, Chung RP, Gordon D. Interstitial cystitis and endometriosis in patients with chronic pelvic pain: The 'Evil Twins' syndrome. JSLS, 2005, 9: 25.

［42］Logadottir YR, et al. Intravesical nitric oxide

production discriminates between classic and nonulcer interstitial cystitis. J. Urol, 2004, 171: 1148-1150; discussion 50-51.

[43] Gillenwater JY, Wein AJ. Summary of the National Institute of Arthritis, Diabetes, Digestive and Kidney Diseases Workshop on Interstitial Cystitis, National Institutes of Health, Bethesda, Maryland, August 28-29, 1987. J Urol, 1988, 140: 203-206.

[44] Parsons CL, et al. The role of urinary potassium in the pathogenesis and diagnosis of interstitial cystitis. J Urol, 1998, 159: 1862-1866.

[45] Teichman JM, Nielsen-Omeis BJ. Potassium leak test predicts outcome in interstitial cystitis. J Urol, 1999, 161: 1791-1794.

[46] Chambers GK, et al. An assessment of the use of intravesical potassium in the diagnosis of interstitial cystitis. J Urol, 1999, 162: 699-701.

[47] Hanno P. Is the potassium sensitivity test a valid and useful test for the diagnosis of interstitial cystitis? Against. Int Urogynecol J Pelvic Floor Dysfunct, 2005, 16: 428-429.

[48] Yilmaz U, et al. Intravesical potassium chloride sensitivity test in men with chronic pelvic pain syndrome. J Urol, 2004, 172: 548-550.

[49] Van De Merwe J, et al. Diagnostic criteria, classification, and nomenclature for painful bladder syndrome/interstitial cystitis: An ESSIC proposal. Eur Urol, 2008, 53: 60-67.

[50] 欧汝彪, 等, 膀胱疼痛综合征相关症状的鉴别诊断及临床意义. 现代泌尿外科杂志, 2013, 18 (4): 377-380.

[51] 黄钟明, 等, 初诊为间质性膀胱炎/膀胱疼痛综合征的膀胱癌三例. 中华医学杂志, 2018, 98 (2): 143-145.

[52] 方志伟, IC/PBS和OAB的鉴别诊断. 临床泌尿外科杂志, 2015, 30 (5): 468-471.

[53] Porpora MG, Gomel V. The role of laparoscopy in the management of pelvic pain in women of reproductive age. Fertil Steril, 1997, 68 (5): 765-779.

[54] Jacobson, TZ, et al. Laparoscopic surgery for pelvic pain associated with endometriosis. Cochrane Database Syst Rev, 2009 (4): p. Cd001300.

[55] Wassong C, et al. Radiologic findings of pelvic venous congestion in an adolescent girl with angiographic confirmation and interventional treatment. Pediatr Radiol, 2012, 42 (5): 636-640.

[56] Antolak SJ, et al. Anatomical basis of chronic pelvic pain syndrome: the ischial spine and pudendal nerve entrapment. Med. Hypotheses, 2002, 59 (3): 349-353.

五、治疗

IC/BPS的治疗以控制疼痛、减轻症状以提高患者生活质量为主要目的。应遵循以下原则：①在保证症状可控的前提下，优先选择非手术治疗；②患者首次治疗方案的选择，取决于患者症状、医师的病情评估和患者意愿；③单一治疗效果不佳时，需联合多种治疗方法联用；④在理论上应该治疗起效的临床观察期内，如果无效，需及时停止该治疗方案；⑤在整个治疗过程中，持续关注疼痛的改善程度，将其作为评价治疗效果的重要指标；⑥当所有治疗均无效时，需考虑患者是否存在误诊为IC/BPS的可能。

（一）心理治疗（推荐）

IC/BPS患者往往因疼痛和下尿路症状，伴有不同程度的焦虑。压力会增加IC/BPS患者疼痛的症状[1]。临床医师和患者均应意识到，来源于家庭、工作或既往创伤经历导致的压力，可能触发或加重盆腔疼痛，以及加重下尿路症状，形成恶性循环。精神科医师关于缓解压力的专科治疗，可能对缓解患者压力有重要帮助。

（二）行为治疗

1.饮食调整（可选择）　超过50%的IC/BPS患者食用酸性食物后，疼痛症状会加重或再次出现；避免饮用酸性饮料、咖啡、酒精、茶水、苏打水，避免食用巧克力、辛辣的食物及人工甜味剂可以缓解患者症状[2]。虽然并非所有患者经过饮食调整后症状均能得到缓解，但由于该法简单、易行，所以推荐饮食调整为患者自我治疗的首选方法。

2.膀胱训练（可选择）　频繁排尿会使膀胱长期处于低容量的状态，成为造成膀胱容量减小的原因之一。定时排尿、延时排尿能扩大膀胱容量、降低膀胱敏感性，从而使尿频、尿急症状得以缓解。超过50%的IC患者在接受行为调节治疗后，症状得到改善[3]。

（三）物理治疗

物理治疗的理论基础是盆底功能障碍作为起始事件，会导致膀胱壁神经性炎症和盆底肌张力增高，两者都有可能是导致疼痛的原因。物理治疗主要形式有生物反馈治疗、按摩、针灸等，以放松骨骼肌，适用于IC并发尿生殖膈及肛门直肠功能异常者，或IC并发盆底疼痛者[4]。

1. 生物反馈疗法（可选择）　生物反馈治疗可以降低盆底肌肉的静息张力，并与药物治疗起着很好的协同作用。IC/BPS患者可以通过生物反馈法，学会如何在盆腔疼痛发生时放松盆底肌肉，消除"疼痛—肌肉痉挛—疼痛"的循环，改善症状[5]。

2. 按摩与针刺疗法（可选择）　有研究表明，针对合并存在盆底肌筋膜触痛点（trigger point）的女性IC患者，每周1～2次，持续8～12周的盆底肌肉按摩，70%的患者症状可有中度到明显的改善[6]。针对合并盆底肌肉高张力的IC患者，行经阴道盆底肌肉按摩降低盆底肌肉张力，每周2次，持续5周，第12周随访，约60%患者的盆腔疼痛及尿频、尿急症状得到明显缓解[7,8]，其疗效明显优于全身按摩。

虽然早期研究发现针刺胫神经与电刺激胫神经治疗IC患者，两者疗效均不满意[9]，但近期相关报道表明[10]，对于药物治疗无效的难治性IC患者，采用针刺单或双侧的三阴交、足三里、太冲、合谷、关元、太溪、中髎、阴陵泉穴，每周2次，每次20～25分钟，共5周的治疗方法，12名患者术后第3个月随访时，在疼痛改善和减少排尿次数方面，均取得满意疗效；第12个月时有效率为16.6%。提示针灸治疗IC患者近期疗效尚可。

（四）口服药物治疗

1. M受体拮抗剂与α受体阻滞剂

（1）M受体拮抗剂（可选择）：在IC患者中，有45%～50%患者出现膀胱逼尿肌过度活动，且伴有梗阻症状加重。M受体拮抗剂可以通过阻断膀胱毒蕈碱受体，缓解逼尿肌过度收缩，降低膀胱敏感性，从而改善下尿路症状中的储尿期症状，因而纳入治疗标准。目前资料显示常规剂量的M受体拮抗剂对间质性膀胱炎患者是安全的，不增加残余尿及急性尿潴留发生率。

M受体拮抗剂的使用主要有单用、与α受体阻滞剂联用两种方式。①单用M受体拮抗剂能明显改善下尿路症状中的储尿期症状，但其有口干、头晕、便秘、排尿困难及视物模糊等不良反应，故一般不建议残余尿＞50ml或存在逼尿肌无力或有尿潴留等患者使用。②对于使用α受体阻滞剂后储尿期症状改善不明显或持续存在的患者，可考虑加用M受体拮抗剂，可减少储尿期症状，提高生活质量，且不增加残余尿或者降低尿流率。

（2）α受体阻滞剂（可选择）：公认α受体阻滞剂的作用机制是通过阻断膀胱颈平滑肌的肾上腺素能受体，进而松弛平滑肌，达到缓解出口动力性梗阻的作用。目前临床常用的α受体阻滞剂主要是高选择性的 $α_1$ 受体阻滞剂，常用的有对 $α_{1A}$ 作用突出的坦索罗辛和赛洛多辛，以及对 $α_{1D}$ 作用突出的萘哌地尔等。α受体阻滞剂的不良反应也受亚体的选择性影响，常见不良反应主要有头晕、头痛、乏力、困倦、直立性低血压、增加白内障术后虹膜松弛综合征发生率及性功能障碍。

2. 疼痛治疗　间质性膀胱炎/膀胱疼痛综合征（IC/BPS）实际上是一种慢性疼痛综合征，疼痛是其标志性症状。[11-15]国际疼痛学会（IASP）专家共识认同慢性疼痛是一种疾病，这不仅仅针对疼痛本身而言，更重要的是长期的疼痛刺激可以促使中枢神经系统发生病理性重构，使疼痛性疾病的进展愈加难以控制。对于患者而言，慢性疼痛也不仅仅是一种痛苦的感觉体验，还可以严重影响躯体和社会功能。因此，疼痛被称为是第五生命体征，消除疼痛是患者的基本权利。疼痛的治疗应该是IC/BPS治疗整体中不可或缺的部分，医师不仅应根据病情给患者处方镇痛药物，而且还应在每次随访中评估疼痛治疗效果，根据评估结果调整药物和剂量[1,3]。

但是，目前临床医师对于IC/BPS患者疼痛的有效治疗策略还所知甚少，缺乏直接的临床高级别证据，临床实践中主要借鉴自其他慢性疼痛的治疗方法。IC/BPC疼痛治疗的临床决策主要取决于患者症状的严重程度、临床医师的判断和经验及可用的专家意见和资源等[11]，一般认为包括以下原则。

（1）疼痛阶梯治疗（临床原则）[11,13]：非选择性、低效能的非甾体抗炎药（NSAID）作为一线镇痛药物，如效果欠佳，再选择高效能、选择性NSAID。阿片类药物作为二线药物，应慎重选用。许多患者可从阿片类药物的镇痛作用中获益，但是，目前支持它们对长期慢性疼痛有用的证据较少，并且阿片类药物存在耐受性差和发生依赖的风险。因此推荐用于其他合理治疗已尝试且失败的情况下，并且在需要长期持续使用情况下应请麻醉/疼痛医师会诊，建议应首先使用长效麻醉药，小剂量短效麻醉药用于疼痛发作加剧，处方应限制为单一来源。

（2）药物种类的选择和剂量的调整（临床原则）[11]：常用的药物包括非甾体抗炎药（NSAID）、麻醉剂、泌尿道镇痛药以及其他控制慢性疼痛的非麻醉药等。不过，迄今为止，临床医师并未能够找到任何一种特异有效的IC/BPS疼痛控制药物和治疗方案，也没有有效办法能够准确预知哪种药物和治疗方案最有可能减轻IC/BPS患者的疼痛症状。理想的镇痛药物或治疗方案应该是能够有效缓解疼痛而不良反应最小。

1）药物种类：第一次或前几次处方未必能够找到对患者有效的镇痛药物或联合治疗方案，可能需要通过试错法（trial and error）反复尝试。

2）药物剂量：镇痛药物的最佳剂量均应采用滴定法进行测定，即初始剂量从最小可用剂量开始，然后根据疼痛评分及不良反应情况适当增加剂量。这需要医患之间经常联系，患者保持随访。建议医师每一次处方应只开具一种镇痛药，否则难以评估特定药物改善患者疼痛评分的效果。

3）不良反应：一些不良反应实际上在继续用药几周后会有所改善，患者在医师指导下可能可以度过这一时期。

（3）多模式方案（专家意见）[11]：一般认为，多模式方案，即镇痛药物治疗与其他治疗联合可能是最有效的。首先，单纯疼痛治疗常不能有效治疗IC/BPS，疼痛管理只是IC/BPS治疗的整体中的一部分，因此镇痛同时还需要积极治疗基础性膀胱相关症状；其次，多模式治疗有助于最小化镇痛药物的应用和耐受性的风险。

（4）多学科诊疗（专家意见）[11]：IC/BPS的疼痛管理，特别是难治性疼痛和（或）复杂表现的患者可能需要请其他专家会诊或经由包含麻醉/疼痛专家参与的多学科诊疗以获得满意的疼痛控制效果。

推荐意见
疼痛治疗是IC/BPS治疗的有机组成部分。IC/BPS疼痛的药物治疗的目标是找到能够有效缓解疼痛而不良反应最小的药物或治疗方案

3.植物制剂　国内外应用植物制剂治疗泌尿系统疾病均有较长的历史。目前植物制剂在IC/BPS治疗上应用的主要现状是：疗效得到临床实践证实；许多植物制剂的疗效存在明显个体间差异；一些植物制剂在动物实验显示了明显治疗效果，但缺乏能够提供有力支持的临床证据。

（1）槲皮素（quercitin）：目前治疗IC/BPS的植物制剂中报道最多的是槲皮素。槲皮素是一种从水果、蔬菜、树叶及谷物等植物中提取的生物黄酮素，具有抗肿瘤、抗炎症、抗氧化等多种潜在生物学效应。单纯槲皮素或槲皮素复方制剂均已成功用于IC/BPS的临床治疗。研究表明，单纯口服槲皮素胶囊治疗4周，可使86.4%间质性膀胱炎患者的间质性膀胱炎问题指数（ICPI）、间质性膀胱炎症状指数（ICSI）及整体疼痛评分等指标均获得改善，而无一例报告明显不良反应。这表明口服槲皮素制剂能够明显改善IC患者的症状，且耐受性良好[16]。包含槲皮素成分的复方植物制剂则可使难治性IC/BPS患者症状获得改善，尤其在症状严重的患者改善程度更为明显[17]。

（2）锯叶棕果实提取物（serenoa repens extracts）：研究表明，锯叶棕果实提取物具有减轻炎症和疼痛、改善下尿路症状的作用。观察性和随机对照临床研究均显示，锯叶棕果实提取物能够改善慢性前列腺炎/慢性骨盆疼痛综合征（CP/CPPS）患者的NIH-CPSI症状评分，总有效率可达84.3%，无明显不良反应；且与α受体阻滞剂坦索罗辛联用效果更好[18,19]。采用锯叶棕果实提取物、α受体阻滞剂及番茄红素等多种药物的联合治疗，不仅可以显著改善CP/CPPS患者的NIH-CPSI评分（包括总评分、疼痛和生活质量评分和Q_{max}等），还可以同时改善患者的国际勃起功能评分（IIEF）[20]。

（3）其他植物制剂：一个观察性临床研究显示，接受含多种植物成分花草茶口服3个月治疗IC/BPS患者，总反应率可达83%[21]；另有一个随机对照研究则证实，接受黄连提取物膀胱内灌注治疗的患者，疼痛、尿频及夜尿症状可以获得明显改善[22]。

推荐意见	证据级别	推荐等级
因此，槲皮素、锯叶棕果实提取物等植物制剂可以作为IC/BPS治疗的一个选择	B、C	可选择

4.抗抑郁药及肌肉松弛药　阿米替林、羟嗪及加巴喷丁等抗焦虑抑郁或具有肌肉松弛作用的药物可以作为IC/BPS治疗的二线口服药物。

（1）阿米替林（amitriptyline）：阿米替林是治疗IC/BPS的经典口服药物之一。它是一种三环类抗抑郁药物，主要具有抗胆碱酯能、阻断5-羟色胺和去甲肾上腺素再摄取及抗组胺等药理作用。观察性及随机临床研究均证实了口服阿米替林在IC/BPS治疗方面的有效性。国内外观察性研究均显示，阿米替林能够改善IC/BPS症状，症状显著改善率为46.3%% ～ 64%；但不良反应发生率高达79% ～ 86.6%，例如嗜睡和疲乏发生率分别可达71.6%和61.2%[23-25]。这些不良反应虽然一般不威胁生命，但可能影响生活质量，是患者退出研究的主要原因。进一步的两个随机安慰剂对照研究及基于这两个研究的系统综述均证实，IC/BPS患者可从阿米替林治疗中获益，但不良反应发生率很高[26,27]。

推荐意见	证据级别	推荐等级
阿米替林可使部分患者获益，但发生影响患者生活质量的不良反应的风险较高，因此可以作为一线非手术治疗失败后的选项	B	可选择

（2）羟嗪（hydroxyzine）：羟嗪具有镇静、弱安定及肌肉松弛作用，兼有抗组胺作用。目前关于羟嗪在IC/BPS治疗中的应用仅有少量研究和互相矛盾的结果。一个观察性研究显示口服羟嗪（初始剂量每日25mg，逐渐增加剂量至75mg）后92%患者症状可获得改善，症状评分和疼痛较基线水平降低达40%[28]。但此后的一个随机临床研究显示单纯羟嗪组（初始剂量每日10mg，逐渐增加剂量至50mg）症状改善率高于安慰剂组，但差异无统计学意义[29]。

推荐意见	证据级别	推荐等级
羟嗪可以作为IC/BPS非手术治疗失败后的可选项	C	可选择

（3）加巴喷丁类：加巴喷丁（gabapentinoids）是一种新型抗癫痫药，同时在一些神经性疼痛治疗上有成功应用。加巴喷丁也被用于治疗IC/BPS。研究显示单用加巴喷丁可使47.6%的病例盆腔疼痛可得到改善[30]。

推荐意见	证据级别	推荐等级
加巴喷丁可作为非手术治疗无效的IC/BPS的一个可选项，特别是神经性疼痛的病例	C	可选择

5.其他常用药物

（1）西咪替丁：西咪替丁（cimetidine）是抗组胺类药物，目前其说明书的适应证尚不包括IC/BPS，不过两个非常小的观察性研究和一个安慰剂对照的随机临床研究已证实了不同剂量西咪替丁对IC/BPS症状的改善作用[31-33]。其中随机临床研究显示，西咪替丁治疗组耻骨上疼痛及夜尿症状的改善较为显著[33]。

推荐意见	证据级别	推荐等级
西咪替丁可用作IC/BPS非手术治疗失败后的二线口服药物	B	可选择

（2）戊聚糖多硫酸酯（pentosan polysulfate，PPS）：戊聚糖多硫酸酯是目前研究最多的用于IC/BPS的口服药物。PPS为类肝素，具有降低血脂、增加纤维蛋白溶解活性、降低血液凝固性、改善微循环等作用。观察性研究显示PPS可以改善IC/BPS症状，但是不同研究的结果的异质性较大。例如，有研究显示54.2%的PPS治疗的患者报道症状改善＞50%[34]；另一个研究则报道，仅6.2% ～ 18.7%的患者能够维持临床获益[35]。多个安慰剂对照的随机临床研究也报道了矛盾的结果，不过一个涉及448例患者的meta分析总结了其中4个研究的发现，结果显示PPS治疗缓解症状的总有效率：疼痛37%、尿急28%、尿频54%、夜尿48%，除夜尿以外，所有其他症状的改善程度均显著优于安慰剂[36]。最新的meta分析则纳入了6个随机临床研究和809例患者，结果显示PPS治疗的患者在总体反应评估（GRA）（$P<0.001$）、疼痛（$P=0.009$）及尿急（$P=0.005$）症状改善等方面均有显著获益[37]。一个包括380例患者的无安慰剂对照的随机临床研究则调查了PPS的剂量递增效应，结果显示不同剂量3个PPS组报告症状改善＞50%的患者比例分别为49.6%、49.6%和45.2%，但是组间差异无统计学意义；并发症较为常见，主要包括腹泻、头痛、恶心、盆腔疼痛、腹部疼痛及脱发等，22%患者因不良反应停药[38]。另一个纳入368例患者的安慰剂对照的随机临床研究则将主要终点定义为ICSI总评分下降30%及以上，结果显示安慰剂、每日100mg和300mg等三组分别有40.7%、39.8%和42.6%的病例达到主要终点，组间差异无显著性统计学意义[39]。

推荐意见	证据级别	推荐等级
PPS可以作为IC/BPS治疗的一个选择	B	可选择

（3）环孢素A（CsA）：多个小样本观察性临床试验证实了环孢素A治疗IC/BPS的有效性。有

Hunner溃疡的患者的治疗反应率（68%）高于无Hunner溃疡组（30%）[40]。单个随机无安慰剂对照临床研究结果显示CsA改善IC/BPS患者症状的效果显著优于PPS，分别为59%和13%（$P < 0.001$）；但两组不良反应均非常常见，分别为94%、56%[41]。

推荐意见	证据级别	推荐等级
环孢素A可以作为有炎症的IC/BPS病例的最后选择。即鉴于环孢素A明显不良反应，应将其限用于对其他治疗无效的严重病例	C	可选择

（五）膀胱内药物治疗

1.膀胱水扩张　膀胱水扩张在作为IC/PBS诊断检查时，部分患者症状会得到缓解甚至消失，可能机制包括传入神经的阻断、抗炎作用及神经生长因子的减少等，使膀胱疼痛减轻，膀胱容量增加。但膀胱水扩张的疗效持续时间较短，平均维持时间为6个月左右。研究发现膀胱水扩张术后1个月的有效率为30%～54%，2～3个月的有效率为18%～56%，5～6个月的有效率为0%～37%[42-44]。膀胱水扩张的并发症较少见，包括水扩张后严重出血、症状加重及膀胱破裂等[45]。不推荐重复多次膀胱水扩张治疗[46]。

推荐意见	推荐等级
建议在麻醉状态下进行低压、短时间的膀胱水扩张治疗IC/PBS	可选择

2.膀胱内灌注治疗

（1）二甲基亚砜：二甲基亚砜（dimethysulfoxide，DMSO）是目前为止唯一被美国食品药品监督管理局（FDA）批准的用于治疗IC/PBS的膀胱内灌注药品。该药是一种具有抗炎及镇痛作用的有机溶剂，具有较好的安全性，已经在临床应用多年。Perez-Marrero等研究发现DMSO膀胱灌注治疗IC/PBS客观改善率可达到93%，主观改善率为53%；而对照组的这一比例分别为35%和18%[47]。多项研究提示DMSO联合硫酸软骨素、皮质激素、利多卡因、碳酸氢盐或肝素等治疗IC/PBS客观和主观结果都超过了单用DMSO[48,49]。其典型不良反应为口臭（因其经肺代谢，因此具有特殊的蒜臭口气）。首次灌注DMSO后临床症状可能会出现一过性

加重等情况，通常第二次灌注后症状便开始逐步改善。由于DMSO理论上有造成胶原分解的可能，长期使用有造成膀胱纤维化的风险，因此不建议长期使用[50]。

推荐意见	推荐等级
单独膀胱内灌注二甲基亚砜或者与其他药物联合膀胱内灌注是治疗IC/PBS的有效方法	推荐

（2）透明质酸：透明质酸（hyaluronic acid，HA）能够修复缺损的葡萄糖胺聚糖层，加固和重建膀胱黏膜屏障功能，调节膀胱黏膜通透性，避免潜在炎症溶质迁移及毒性物质对膀胱的黏附侵害；还能很好地和膀胱黏膜上的受体CD44特异结合，生成新的内源性透明质酸，排出细胞外补充葡萄糖胺聚糖层。多项研究发现其有效率为30%～87%[51-54]。在治疗前通过钾离子渗透试验筛选患者能使膀胱灌注治疗的有效率超过80%[55]。透明质酸膀胱灌注的不良反应报道较少，最常见的不良反应为轻度的膀胱刺激症状，不需特殊临床干预。但仍有部分研究未发现有统计学意义的疗效[56]。

推荐意见	推荐等级
透明质酸膀胱内灌注是治疗IC/PBS的有效方法	推荐

（3）肝素：作为葡萄糖氨基聚糖层类似物，肝素膀胱内灌注几乎不会被全身性吸收。尽管肝素单独膀胱内灌注的剂量、频率、维持时间并未达到共识，但一般建议应用2万～4万U肝素膀胱内灌注的治疗方案[57]。多项研究发现，单独肝素膀胱内灌注56%～73%的患者症状在3个月内得到改善，很少不良反应的相关报道[58,59]。肝素联合二甲基亚砜相对于单独二甲基亚砜灌注，约32%患者能够减少复发次数并推迟复发时间[60]。肝素联合利多卡因灌注能让42%的患者减轻尿急及疼痛的症状；肝素联合利多卡因及碳酸氢钠膀胱灌注，对65%～94%患者有效[61]。

推荐意见	推荐等级
肝素单独或者与其他药物联合膀胱内灌注是治疗IC/PBS的有效方法	推荐

（4）硫酸软骨素：硫酸软骨素（chondroitin sulfate，CS）同样是葡萄糖氨基聚糖层的组成部分，通过重建葡萄糖氨基聚糖层的完整性以达到治疗IC的疗效。研究发现，硫酸软骨素治疗IC/PBS的疗效略优于安慰剂，但并不足以支持作为单药治疗IC/PBS[62]。Thakkinstian A等研究发现，单独硫酸软骨素治疗IC/PBS仅获得17%的有效率，而对照组透明质酸的有效率为63%[63]。证据等级更高的meta分析证实，硫酸软骨素更适合作为联合灌注治疗的一部分参与IC/BPS的治疗[64]。目前尚未发现其与膀胱灌注相关的并发症。

推荐意见	推荐等级
硫酸软骨素不推荐单药治疗，建议作为IC/PBS联合灌注治疗方案的一部分	可选择

（5）戊聚糖多硫酸盐：戊聚糖多硫酸盐（pentosan polysulfate，PPS）是一种弱效的肝素类似物，其作用机制为补充IC/PBS患者受损的葡萄糖氨基聚糖层。Bade等[65]研究发现，单独戊聚糖多硫酸盐治疗IC/PBS有40%的患者症状得到改善，唯一且罕见的并发症是血尿。Davis等[66]研究发现口服联合膀胱内灌注戊聚糖多硫酸盐获得了62%的有效率，且并没有增加不良事件的发生率。

推荐意见	推荐等级
单独膀胱内灌注或者联合口服戊聚多糖硫酸盐是IC/PBS的可选治疗方法	可选择

（6）利多卡因：利多卡因是酰胺类局麻药，膀胱内灌注治疗IC/BPS时缓解膀胱疼痛的效果明显。Nickel等研究发现，5天的利多卡因灌注与对照组安慰剂相比，IC/BPS患者症状缓解率分别为30%与10%，差异具有统计学意义，但灌注结束10天后两者不再有统计学差异，提示利多卡因膀胱灌注治疗IC/PBS具有短期的有效性[67]。多项研究发现，膀胱内灌注经碳酸氢钠碱化的利多卡因能够更好地吸收，获得更好的治疗效果，但不良反应是灌注后患者可能会出现轻微头晕症状[58,59,68]。

推荐意见	推荐等级
碱化利多卡因或者与其他药物（肝素）联合膀胱内灌注是治疗IC/BPS的可选治疗方法	可选择

（7）奥昔布宁：奥昔布宁是一种抗毒蕈碱药，具有直接松弛平滑肌的作用，能够特异性增加膀胱容量，从而降低逼尿肌压力。Barbalias等研究发现，膀胱灌注奥昔布宁联合膀胱功能锻炼，在提高膀胱容量、改善尿频和提升生活质量等方面均有效果[69]。膀胱内灌注奥昔布宁具有良好的耐受性，目前为止并未发现任何明确的不良反应[70]。

推荐意见	推荐等级
膀胱内灌注奥昔布宁是IC/BPS的可选治疗方法	可选择

（8）辣椒辣素类似物：辣椒辣素类似物（resiniferatoxin，RTX）是一种从类似仙人掌的植物中提炼出来的神经毒素，能够降低传导痛觉的C型传入神经纤维的敏感性，从而减轻IC/BPS患者的疼痛。Mourtzoukou等系统评价总结了多个研究均提示辣椒辣素类似物膀胱灌注治疗IC/BPS的有效性十分有限，副作用主要是灌注后的疼痛[71]。

推荐意见
基于辣椒辣素类似物膀胱灌注的有效性与安全性原因，不推荐应用辣椒辣素类似物治疗IC/PBS

（9）卡介苗：卡介苗（bacillus calmette-guerin，BCG）是用于预防结核病的疫苗，使用活的无毒牛型结核杆菌制成，通过刺激机体免疫反应来减轻IC/BPS的症状表现。多项大样本随机对照研究提示，应用卡介苗膀胱灌注治疗IC/BPS的有效率与对照组相比均无统计学差异，不良反应主要是尿频尿痛膀胱炎症状、血尿及发热等全身症状[72,73]。

推荐意见
基于卡介苗膀胱灌注的有效性与安全性原因，不推荐应用卡介苗治疗IC/BPS

3. A型肉毒毒素逼尿肌注射　多项研究证实，A型肉毒毒素逼尿肌注射治疗IC/BPS在疼痛评分、泌尿系症状及生活质量方面均有提高[74-76]。可能机制包括调节膀胱壁C纤维活动度、抑制神经激肽和生长因子的释放等。Kuo等研究发现，A型肉毒毒素逼尿肌

注射与膀胱水扩张联合治疗较单独水扩张治疗，疗效更显著（分别为72%和48%）；同时A型肉毒毒素100U较200U相比，疗效无统计学差异，而不良反应明显下降，因此推荐采用100U剂量进行注射治疗[77]。由于A型肉毒毒素逼尿肌注射的疗效持续时间较短，平均维持时间为6个月左右，因此需要重复注射，但有效性及安全性并未下降[78,79]。A型肉毒毒素逼尿肌注射相关的不良反应包括泌尿系感染，残余尿量增加及尿潴留的发生。

推荐意见	推荐等级
A型肉毒毒素逼尿肌注射是IC/BPS的可选治疗方法,但可能需要重复注射治疗,治疗后有发生泌尿系感染和尿潴留的可能性。建议A肉毒毒素逼尿肌注射与膀胱水扩张联合治疗	可选择

（六）手术治疗

1.经尿道手术 采用经尿道手术治疗IC/BPS仅限于有明确Hunner溃疡的患者。且术后随着时间推移，症状易于复发，大多需要再次治疗。

（1）经尿道电切/电凝：使用电切环或纽扣电极经尿道对Hunner溃疡进行电切或电凝可暂时缓解患者症状，疗效确切。Peeker等[80]报道了迄今最大的一组经尿道治疗IC/BPS的病例，共纳入103例患者，术后症状缓解率为90%（92/103）。症状缓解可持续的时间各文献报道不一，大多从几个月到两年不等[81-84]。对于术后症状复发的患者，再次经尿道电切或电凝仍可取得良好疗效[85]。如采用经尿道电凝的手术方式，应从溃疡外周向中心逐渐推进，反之则可能因电极的周围热损伤效应导致病灶边界不清[85]。经尿道手术的并发症包括膀胱穿孔、出血、肠损伤等。此外，多次电凝是否会导致膀胱容量减小尚存争议[86]。

（2）经尿道激光烧灼：采用Nd：YAG激光经尿道对Hunner溃疡进行烧灼，疗效与电凝相似。术后症状短期改善率也可达78%～100%[87,88]。Rofein等报道一组24例患者的前瞻性研究，接受Nd：YAG激光治疗后，2～3天内所有患者症状均明显缓解，包括疼痛和急迫评分下降，排尿间期延长，夜尿减少，但45%（11/24）的患者在23个月内需要再次治疗[87]。

推荐意见	推荐等级
对于有明确Hunner溃疡的IC/BPS患者,可选择行经尿道手术缓解症状,但应向患者说明有可能因症状复发而需再次治疗	可选择

2.骶神经调节 由于尚缺乏大样本研究及长期随访结果，目前，欧美各国指南均仅把骶神经调节治疗列为四线治疗方案。其适应证包括多种治疗方案疗效不佳的难治性IC/BPS患者，尤其是非Hunner溃疡型IC。此外，对于其他治疗方法均无效的难治性IC/BPS患者，可在考虑尿路重建手术前先选择试行骶神经调节治疗。

骶神经调节治疗的原理是通过永久电极刺激S_3或S_4骶神经根来调节穿入神经的传导，从而减轻疼痛，抑制逼尿肌过度活动及稳定盆底肌[89,90]。国外文献报道，术后患者麻醉药物的用量明显下降[91]，42%～95%的患者尿路症状改善＞50%[92-94]。国内文献报道，永久刺激器植入后症状改善＞50%的比例可达84.2%～100%[95,96]。

最新的meta分析纳入17个研究的583例患者，患者在症状评分、夜尿、尿频、尿急、24小时尿量、每次排尿平均尿量等诸多方面均有明显改善，总有效率为84%[97]。另一篇meta分析纳入了14个研究的210例患者，也证实骶神经调节对于IC/BPS导致的慢性盆腔疼痛疗效肯定[98]。在疗效的持久性方面，国外四项随访大于5年的研究结果显示，VAS疼痛评分平均下降41%～63%，有效率仍为72%～77%[82,99,100]。

骶神经调节手术的潜在风险包括症状不缓解、疼痛刺激、电极不适感、电池部位疼痛、浆膜瘤、感染、机械故障及电极移位。国外文献报道再手术率为27%～50%[92,100]。且该设备较为昂贵，因此应由经验丰富的医师与患者进行充分沟通，告知术后疗效不佳的可能性，在患者自愿接受治疗的前提下进行。

推荐意见	推荐等级
对于其他治疗方法均无效的难治性IC/BPS患者,尤其是非Hunner溃疡型IC,可在考虑尿路重建手术前先选择试行骶神经调节治疗	可选择

3.尿路重建手术 对于伴有严重症状的难治性IC/PBS患者，如果其他治疗方案均未能控制症状，

尿路重建手术可作为最后的治疗方法，用来改善疼痛等泌尿系统症状，提高患者生活质量。术前应经多学科会诊或经验丰富的医师对患者进行严格的评估及筛选[101,102]。Rossberger等报道，对于Hunner溃疡型IC患者，82%（28/34）的患者术后症状得以改善；而非Hunner溃疡型IC患者仅有23%（3/13）获得改善[102]。此外，他们还发现，症状改善的患者往往术前功能膀胱容量及麻醉后膀胱最大容量均有明显下降；而术前膀胱容量较大者，则术后症状无明显改善[103]。因此，推荐将尿路重建手术应用于有明确Hunner溃疡，或麻醉后最大膀胱容量减小等膀胱病变诊断明确的患者[101,102]。应充分告知患者术后疼痛不缓解的可能性，尤其是对于患有非溃疡性IC/BPS或行三角区上膀胱切除术的患者[102,103]。尿路重建手术相对复杂，以往多采用开放手术。近年随着微创手术技术的发展，国外亦有在腔镜下进行尿路重建手术治疗IC/BPS的报道[104]。尿路重建手术应在经验较丰富的大型医院开展，术式包括尿流改道术（伴或不伴膀胱切除术）；膀胱扩大成形术等。

（1）尿流改道术：有多种尿流改道方式可供选择，包括可控膀胱、原位膀胱、回肠膀胱等。术后患者的阿片类镇痛药用量明显减少[104]。74%的患者疼痛缓解[101]。文献报道，对于严格选择的难治性患者，尿流改道可使尿频和夜尿明显缓解，因此，对于以尿频为主要症状的患者，尿路改道手术后生活质量提高较为确切[102]。但值得注意的是，对于难治性IC/BPS患者，术后症状缓解是难以保证的。甚至在膀胱切除后，疼痛仍可继续存在，特别是对于非溃疡型IC/BPS患者[102]。尿流改道是否需同时切除膀胱尚存在争议。文献报道，对于那些仅行尿流改道而未切除膀胱的患者，后续因症状持续存在，需再行膀胱切除的概率高达50%[105]。其中17%的患者术后仍表现为持续的耻骨上疼痛[102]。但近期也有文献报道，膀胱切除术并非必须，单纯尿流改道也可取得良好疗效[106]。因此尿流改道的同时是否行膀胱切除术，应根据患者年龄、一般状况及患者意愿具体决定。

（2）膀胱扩大术：Kim等报道，膀胱扩大术可显著减少疼痛及尿频，明显增大膀胱容量。术后症状改善率为80%（32/40）[107]。三角区上膀胱切除膀胱扩大成形术是最常用术式，扩大膀胱所采用的肠管可选择回肠、回盲部、右半结肠或乙状结肠，术后症状改善可明显[108-110]。三角区下膀胱切除作为其替代方案，因为需要行输尿管膀胱再植及尿道吻合，手术难度增大[111]。接受膀胱扩大成形术的患者术后有出现尿潴留、肾积水、肠腺癌等并发症的风险[103]。因此需要接受长期随访，且应告知患者术后有需间歇自家导尿的可能性。

推荐意见	推荐等级
对于伴有严重症状的难治性IC/PBS患者，尤其是有明确Hunner溃疡者，可选择尿路重建手术作为最后的治疗方法，用来改善症状，提高生活质量	可选择

（七）中医中药治疗

本证属中医热淋、血淋、气淋、膏淋、劳淋的范畴。临床常有少腹隐痛，小便淋沥，尿赤黄浑浊，短少或尿不出。少数见低热，口干舌燥等。

1.病因　饮食不节，外阴不洁，劳倦过度，创伤致病。

2.病机　病位在膀胱与尿道，常及心肾。病机：肾虚膀胱热。病性：急骤发病时以湿热损及膀胱、气化不利的标实证为主；慢性或反复发作时，以心肾气虚、湿热为患的本虚标实证多见。

3.辨证分型

（1）热淋

［主证］身热恶寒，或寒热往来，少腹拘痛，尿点滴不利，尿频急、刺痛，浑浊赤黄。伴腰骶痛，或外阴痛，便干燥。口干苦，苔黄腻，舌质红燥，脉弦或洪大数。

［治法］清热解毒，利湿凉血。

［方药］八正散合二妙散化裁（推荐）。

（2）气淋

［主证］肝郁气滞者，症见小便涩滞，少腹满痛，苔质带青，脉多沉弦。

［治法］疏肝行气。

［方药］沉香散。

中气不足者，症见少腹坠胀，迫切作痛，尿有余沥。面色㿠白，舌质淡，脉虚细无力。

［治法］补中益气。

［方药］补中益气汤加减（推荐）。

（3）血淋

［主证］小便热涩刺痛，尿色紫红，甚则夹有血块，疼痛满急加剧，或见心烦，舌苔黄，脉滑数。

［治法］实证宜清热利湿，凉血止血。

［方药］小蓟饮子（推荐）。

如病延日久，尿色反见淡红，腰酸，神疲，舌质淡红，脉象细数，为虚热之象。

［治法］虚证宜滋阴清热，虚补止血。

［方药］知柏地黄丸（推荐）。

（4）膏淋

［主证］小便浑浊如米泔水，或有滑腻之物，尿道热涩疼痛，舌质红，苔腻，脉数。

［治法］实证宜清利湿热，分清泌浊。

［方药］程氏萆薢分清饮加减（推荐）。

如日久不愈，或反复发作，淋出如脂，涩痛虽见减轻，但形体日渐消瘦，头晕无力，腰膝酸软，舌淡，苔腻，脉细弱无力。

［治法］虚证宜补肾固涩。

［方药］六味地黄丸加减（推荐）。

（5）劳淋

［主证］小便不甚赤涩，但淋沥不已，时作时止，遇劳即发，精神困惫，舌质淡，脉虚弱。

［治法］健脾益肾。

［方药］无比山药丸加减（推荐）。

4.中医外治　针刺疗法，足浴疗法，坐浴疗法，灸法。

5.转归　本证预后良好，较少可转为无症状性菌尿、反复发作或重新感染，极少数发展为肾功能不全。

（八）随访与患者教育

IC/BPS的发病机制目前尚未具体明确，大部分诊疗手段依然基于临床经验，缺乏临床证据的支持。而其作为严重威胁患者身心健康的重要疾病，不仅给患者造成巨大的生理压力，同时还增加了家庭经济负担，由于疾病的复杂性、反复性及疗效的不确定性，患者往往出现依从性差，常出现焦虑，抑郁等不良的心理状态，这直接影响该病的治疗效果，该病的治疗理念应以生物-心理-社会模型为基础。因此，实施有计划、有目的的健康教育，可以帮助患者树立战胜疾病的信心，提高治疗依从性。在总结了各大泌尿外科指南（AUA/EAU/CUA/东亚指南等）[112-115]及相关的临床研究后，所有患者均应接受包括正确认知、饮食调整、行为矫正、压力缓解及积极应对在内的健康教育。

1.正确认知　正确的认知是患者教育的第一步，医师应耐心向患者告知正常的膀胱功能，进而了解IC/BPS是一种需要长时间动态观察与治疗的慢性功能障碍性疾病。并且在选择治疗方案时，应有义务让患者清楚，不同的治疗方式在能得到一定的治疗效果的同时均要承担相应的风险，并且截至目前没有单一

有效的治疗手段[116]，患者往往需要多种治疗手段联合应用。因此，医师应充分尊重患者的意见，与患者一起共同商议治疗方案（推荐）。

2.饮食调整　已有研究发现，某些特殊的饮食习惯可能会加重IC/BPS的症状。引起症状加重的常见食物诱因包括咖啡、茶、柑橘类水果、碳酸和酒精饮料、香蕉、西红柿、辛辣的食物、人工甜味剂、维生素C和小麦产品等[117-119]。因此，应建议每位患者在1周至3个月尽可能地避免上述食物，然后通过逐一地增加某一种食物，连续观察3天，是否引起症状加重，从而找到患者的敏感饮食诱因[120]（可选择）。

3.行为矫正　行为矫正主要通过膀胱训练，放松盆底肌实现，目标是降低排尿频率，潜在地增加膀胱容量。同时应控制液体的入量，定时排尿及有意识地延长排尿间隔。在耻骨上或会阴区域予以热敷或者冷敷有可能会减轻IC/BPS的症状。应该避免会加重IC/BPS的行为方式，比如性交、穿紧身衣和习惯性便秘等[121]。此外，有研究发现一些非处方药物，如槲皮素、甘油磷酸钙以及盐酸非那吡啶，也可以使IC/BPS的症状得到缓解[120]（可选择）。

4.压力缓解　睡眠质量低下在IC/BPS的患者中很常见[122]，有相当数量的IC/BPS患者出现抑郁、焦虑、痛苦及其他不同程度的心理问题[123]。缓解心理压力可以有效减轻临床症状。缓解压力的方法包括运动、洗浴、减少工作时间、冥想、瑜伽等[120,121,124]。此外，来自配偶、家人、朋友、IC/BPS支援团体及卫生领域专业人员的情感支持，能够降低患者的孤独感，减少抑郁症的发生，降低患者的不适程度[125]（可选择）。

5.积极应对　在学习了以上积极的应对技巧后，应该鼓励患者以积极的心态面对疾病，对于疾病过分的担忧，不仅会加重抑郁，还会导致患者对疼痛过分敏感进而影响患者的社交能力。因此，让患者知道该病已渐渐被人们熟知，且对于生命没有威胁，只是需要长时程的治疗，让患者从潜意识里将该病作为一类慢性病对待（可选择）。

参考文献

［1］Lutgendorf SK, et al. Stress and symptomatology in patients with interstitial cystitis: a laboratory stress model. J Urol, 2000, 164: 1265-1269.

［2］Kallestrup EB, et al. Treatment of interstitial cystitis with Cystistat: a hyaluronic acid product. Scand J Urol Nephrol, 2005, 39: 143-147.

［3］Chaiken DC, Blaivas JG, Blaivas ST. Behavioral

therapy for the treatment of refractory interstitial cystitis. J Urol, 1993, 149: 1445-1448.

[4] Markwell SJ. Physical therapy management of pelvi/perinealand perianal pain syndromes. World J Urol, 2001, 19: 194-199.

[5] Dell JR, Parsons CL. Multimodal therapy for interstitial cystitis. J Reprod Med, 2004, 49: 243-252.

[6] Weiss JM. Pelvic floor myofascial trigger points: manual therapy for interstitial cystitis and the urgency-frequency syndrome. J Urol, 2001, 166: 2226-2231.

[7] Oyama IA, et al. Modified Thiele massage as therapeutic intervention for female patients withinterstitial cystitis and high-tone pelvic floor dysfunction. Urology, 2004, 64: 862-865.

[8] FitzGerald MP, et al. Randomized multicenter clinical trial of myofascial physical therapy in womenwith interstitial cystitis/painful bladder syndrome and pelvic floor tenderness. J Urol, 2012, 187: 2113-2118.

[9] Geirsson G1, et al Traditional acupuncture and electrical stimulation of the posterior tibial nerve. trial in chronic interstitial cystitis. Scand J Urol Nephrol, 1993, 27: 67-70.

[10] Mehmet Giray Sönmez1, Betül Kozanhan. Complete response to acupuncture therapy in female patients with refractory interstitial cystitis/bladder pain syndrome. Ginekologia Polska, 2017, 88: 61-67.

[11] Hanno PM, et al. Diagnosis and treatment of interstitial cystitis/bladder pain syndrome: AUA guideline amendment. J Urol, 2015, 193 (5): 1545-53.

[12] Cox A, et al. CUA guideline: Diagnosis and treatment of interstitial cystitis/bladder pain syndrome. Can Urol Assoc J, 2016, 10 (5-6): E136-E155.

[13] Tirlapur SA, et al. Management of bladder pain syndrome. BJOG, 2016, 124: e46-e72.

[14] Malde S, et al. Guideline of guidelines: bladder pain syndrome. BJU Int, 2018, 122 (5): 729-743.

[15] Homma Y, et al. Clinical guidelines for interstitial cystitis and hypersensitive bladder updated in 2015. Int J Urol, 2016, 23 (7): 542-549.

[16] Katske F, et al. Treatment of interstitial cystitis with a quercetin supplement. Tech Urol, 2001, 7 (1): 44-46.

[17] Theoharides TC, et al. Treatment of refractory interstitial cystitis/painful bladder syndrome with CystoProtek—an oral multi-agent natural supplement. Can J Urol, 2008, 15 (6): 4410-4414.

[18] 熊伟, 殷祥瑞. 锯叶棕果实提取物联合坦索罗辛治疗ⅢB型前列腺炎的临床研究. 重庆医学, 2016, 45 (7): 975-976.

[19] 吴小军, 等. 锯叶棕果实提取物治疗慢性前列腺炎/慢性骨盆疼痛综合征的初步研究. 第三军医大学学报, 2014, 36 (14): 1504-1506.

[20] Magri V, et al. Multimodal therapy for category Ⅲ chronic prostatitis/chronic pelvic pain syndrome in UPOINTS phenotyped patients. Exp Ther Med, 2015, 9 (3): 658-666.

[21] Whitmore KE. Complementary and alternative therapies as treatment approaches for interstitial cystitis. Rev Urol, 2002, 4 Suppl 1: S28-35.

[22] 范康业, 朱世佳, 许凯. 黄连提取液膀胱灌注治疗间质性膀胱炎的效果分析. 中国当代医药, 2014, 21 (3): 54-55.

[23] Hanno PM, Buehler J, Wein AJ. Use of amitriptyline in the treatment of interstitial cystitis. J Urol, 1989, 141 (4): 846-848.

[24] van Ophoven A, Hertle L. Long-term results of amitriptyline treatment for interstitial cystitis. J Urol, 2005, 174 (5): 1837-1840.

[25] Sun Y, et al. Effect of amitriptyline in treatment interstitial cystitis or bladder pain syndrome according to two criteria: does ESSIC criteria change the response rate? Neurourol Urodyn, 2014, 33 (3): 341-344.

[26] van Ophoven A, et al. A prospective, randomized, placebo controlled, double-blind study of amitriptyline for the treatment of interstitial cystitis. J Urol, 2004, 172 (2): 533-536.

[27] Foster HE Jr, et al. Effect of amitriptyline on symptoms in treatment naïve patients with interstitial cystitis/painful bladder syndrome. J Urol, 2010, 183 (5): 1853-1858.

[28] Theoharides TC, Sant GR. Hydroxyzine therapy for interstitial cystitis. Urology, 1997, 49 (5A Suppl): 108-110.

[29] Sant GR, et al. A pilot clinical trial of oral pentosan polysulfate and oral hydroxyzine in patients with interstitial cystitis. J Urol, 2003, 170 (3): 810-815.

[30] Sasaki K, et al. Oral gabapentin (neurontin) treatment of refractory genitourinary tract pain. Tech Urol, 2001, 7 (1): 47-49.

[31] Dasgupta P, Sharma SD, Womack C, et al. Cimetidine in painful bladder syndrome: a histopathological study. BJU Int, 2001, 88 (3): 183-186.

[32] Seshadri P, Emerson L, Morales A. Cimetidine in the treatment of interstitial cystitis. Urology, 1994, 44 (4): 614-616.

[33] Thilagarajah R, Witherow RO, Walker MM. Oral cimetidine gives effective symptom relief in painful bladder disease: a prospective, randomized, double-blind placebo-controlled trial. BJU Int, 2001, 87 (3): 207-212.

[34] Al-Zahrani AA, Gajewski JB. Long-term efficacy and tolerability of pentosan polysulphate sodium in the treatment of bladder pain syndrome. Can Urol Assoc J, 2011, 5 (2): 113-118.

[35] Jepsen JV, et al. Long-term experience with

pentosanpolysulfate in interstitial cystitis. Urology, 1998, 51（3）: 381-387.

［36］Hwang P, et al. Efficacy of pentosan polysulfate in the treatment of interstitial cystitis: a meta-analysis. Urology, 1997, 50（1）: 39-43.

［37］van Ophoven A, et al. Efficacy of pentosan polysulfate for the treatment of interstitial cystitis/bladder pain syndrome: results of a systematic review of randomized controlled trials. Curr Med Res Opin, 2019, 8: 1-9.

［38］Nickel JC, et al. Randomized, double-blind, dose-ranging study of pentosan polysulfate sodium for interstitial cystitis. Urology, 2005, 65（4）: 654-658.

［39］Nickel JC, et al. Pentosan polysulfate sodium for treatment of interstitial cystitis/bladder pain syndrome: insights from a randomized, double-blind, placebo controlled study. J Urol, 2015, 193（3）: 857-862.

［40］Forrest JB, Payne CK, Erickson DR. Cyclosporine A for refractory interstitial cystitis/bladder pain syndrome: Experience of 3 tertiary centres. J Urol, 2012, 188（4）: 1186-1191.

［41］Sairanen J, et al. Cyclosporine A and pentosan polysulfate sodium for the treatment of interstitial cystitis: a randomized comparative study. J Urol, 2005, 174（6）: 2235-2238.

［42］Aihara K, et al. Hydrodistension under local anesthesia for patients with suspected painful bladder syndrome/interstitial cystitis: safety, diagnostic potential and therapeutic efficacy. Int J Urol, 2009, 16: 947-952.

［43］Cole EE, Scarpero HM, Dmochowski RR. Are patient symptoms predictive of the diagnostic and/or therapeutic value of hydrodistention? Neurourol Urodyn, 2005, 24: 638-642.

［44］朱绪辉, 等. 膀胱镜随机活检及麻醉下水扩张对膀胱疼痛综合征/间质性膀胱炎诊治的价值. 中华泌尿外科杂志, 2012, 33（4）: 268-271.

［45］Rigaud J, et al. Hydrodistension in the therapeutic management of painful bladder syndrome. Prog Urol, 2010, 20: 1054-1059.

［46］Fall M, Oberpenning F, Peeker R. Treatment of bladder pain syndrome/interstitial cystitis 2008: Can we make evidence-based decisions? Eur Urol, 2008, 54: 65-75.

［47］Perez-Marrero R, Emerson LE, Feltis JT. A controlled study of dimethyl sulfoxide in interstitial cystitis. J Urol, 1988, 140: 36-39.

［48］De Ridder DR, Plancke H, Ost D. A prospective, randomized, controlled, multicentre trial comparing DMSO and chondroitin sulfate 2 for painful bladder syndrome/interstitial cystitis. Neurourol Urodyn, 2013, 32: 691-692.

［49］Cervigni M, et al. A randomized, open-label, multicentre study of efficacy and safety of intravesical hyaluronic acid and chondroitin sulfate vs. DMSO in women with bladder pain syndrome/interstitial cystits. Neurourol Urodyn, 2014, 33: 665.

［50］DR Erickson. Bladder pain syndrome: Current terminology, diagnosis, and treatment. AUA Update Series. 2009: 28.

［51］Riedl CR, et al. Hyaluronan treatment of interstitial cystitis/painful bladdersyndrome. Int Urogynecol J Pelvic Floor Dysfunct, 2008, 19: 717-721.

［52］Kim A, et al. Pretreatment features to influence effectiveness of intravesical hyaluronic Acid instillation in refractory interstitial cystitis/painful bladder syndrome. Int Neurourol J, 2014, 18: 163-167.

［53］温世和, 等. 膀胱水扩张联合灌注透明质酸钠治疗间质性膀胱炎的临床分析. 中华腔镜泌尿外科杂志（电子版）, 2011, 05（3）: 228-230.

［54］杨进益, 等. 膀胱水扩张后透明质酸钠灌注治疗间质性膀胱炎疗效分析. 中华泌尿外科杂志, 2012, 33（3）: 219-222.

［55］Riedl CR, et al. Hyaluronanic acid treatment of interstitial cystitis/painful bladder syndrome. Int Urogynecol J, 2008, 19（5）: 717-721.

［56］Chintea CL, Belal M. Is there enough evidence for the use of intravesical instillations of glycosaminoglycan analogues in interstitial cystitis? BJU Int, 2013, 111: 192-193.

［57］Mouracade P, Saussine C. Interstitial cystitis in 2008. Prog Urol, 2008, 18: 418-425.

［58］Parsons CL. Successful downregulation of bladder sensory nerves with combination of heparin and alkalinized lidocaine in patients with interstitial cystitis. Urology, 2005, 65: 45-48.

［59］吕坚伟, 等. 碱化利多卡因联合肝素膀胱灌注治疗膀胱疼痛综合征/间质性膀胱炎215例报告. 中华泌尿外科杂志, 2008, 29（1）: 54-56.

［60］Perez-Marrero R, et al. Prolongation of response to DMSO by heparin maintenance. Urology, 1993, 41: 64-66.

［61］Nomiya A, et al. On-and post-treatment symptom relief by repeated instillations of heparin and alkalized lidocaine in interstitial cystitis. Int J Urol, 2013, 20: 1118-1122.

［62］Nickel JC, et al. Second multicentre, randomized, double-blind, parallel-group evaluation of effectiveness and safety of intravesical sodium chondroitin sulfate compared with inactive vehicle control in subjects with interstitial cystitis/bladder pain syndrome. Urology, 2012, 79: 1220-1224.

［63］Thakkinstian A, Nickel JC. Efficacy of intravesical chondroitin sulphate in treatment of interstitial cystitis/bladder pain syndrome（IC/BPS）: Individual patient data（IPD）meta-analytical approach. Can Urol

AssocJ, 2013, 7: 195-200.

[64] Thakkinstian A, Nickel JC. Efficacy of intravesical chondroitin sulphate in treatment of interstitial cystitis/bladder pain syndrome (IC/BPS): Individual patient data(IPD)meta-analytical approach. Can Urol Assoc J, 2013, 7: 195-200.

[65] Bade JJ, et al. A placebo-controlled study of intravesical pentosanpolysulphate for the treatment of interstitial cystitis. Br J Urol, 1997, 79: 168-171.

[66] Davis EL, et al. Safety and efficacy of the use of intravesical and oral pentosan polysulfate sodium for interstitial cystitis: a randomized double-blind clinical trial. J Urol, 2008, 179: 177-185.

[67] Nickel JC, et al. Intravesical alkalinized lidocaine (PSD597) offers sustained relief from symptoms of interstitial cystitis and painful bladder syndrome. BJU Int, 2009, 103: 910-918.

[68] Henry R, et al. Absorption of alkalized intravesical lidocaine in normal and inflamed bladders: a simple method for improving bladder anesthesia. J Urol, 2001, 165: 1900-1903.

[69] Barbalias GA, et al. Interstitial cystitis: bladder training with intravesical oxybutynin. J Urol, 2000, 163: 1818-1822.

[70] De Wachter S, Wyndaele JJ. Intravesical oxybutynin: a local anesthetic effect on bladder C afferents. J Urol, 2003, 169: 1892-1895.

[71] Mourtzoukou EG, Iavazzo C, Falagas ME. Resiniferatoxin in the treatment of interstitial cystitis: A systematic review. Int Urogynecol J Pelvic Floor Dysfunct, 2008, 19: 1571-1576.

[72] Peeker R, et al. Intravesical bacillus Calmette-Guerin and dimethyl sulfoxide for treatment of classic and nonulcer interstitial cystitis: a prospective, randomized double-blind study. J Urol, 2000, 164: 1912-1915.

[73] Mayer R, et al. A randomized controlled trial of intravesical Bacillus Calmette-Guerin for treatment refractory interstitial cystitis. J Urol, 2005, 173: 1186-1191.

[74] Liu HT, Kuo HC. Intravesical botulinum toxin A injections plus hydrodistension can reduce nerve growth factor production and control bladder pain in interstitial cystitis. Urology, 2007, 70: 463-468.

[75] Pinto R, et al. Trigonal injection of botulinum toxin A in patients with refractory bladder pain syndrome/interstitial cystitis. Eur Urol, 2010, 58: 360-365.

[76] 高轶，廖利民，赵玲娜. A型肉毒毒素膀胱逼尿肌注射术治疗难治性间质性膀胱炎/膀胱疼痛综合征13年回顾分析. 中华泌尿外科杂志, 2017, 38（11）: 820-823.

[77] Kuo HC, Chancellor MB. Comparison of intravesical botulinum toxin type A injections plus hydrodistention with hydrodistention alone for the treatment of refractory interstitial cystitis/painful bladder syndrome. BJU Int, 2009, 104: 657-661.

[78] Kuo HC. Repeated intravesical onabotulinumtoxinA injections are effective in treatment of refractory interstitial cystitis/bladder pain syndrome. Int J Clin Pract, 2013, 67: 427-434.

[79] Shie JH, et al. Immunohistochemical evidence suggests repeated intravesical application of botulinum toxin A injections may improve treatment efficacy of interstitial cystitis/bladder pain syndrome. BJU Int, 2013, 11: 638-646.

[80] Peeker R, Aldenborg F, Fall M. Complete transurethral resection of ulcers in classic interstitial cystitis. Int Urogynecol J Pelvic Floor Dysfunct, 2000, 11（5）: 290-295.

[81] Niimi A, et al. Hydrodistension with or without fulguration of hunner lesions for interstitial cystitis: long-term outcomes and prognostic predictors. Neurourol Urodyn, 2015, 35（8）: 965-969.

[82] Payne RA, et al. Endoscopic ablation of Hunner's lesions in interstitial cystitis patients. Can Urol Assoc J, 2009, 3（6）: 473-477.

[83] Hillelsohn JH, et al. Fulguration for Hunner ulcers: long-term clinical outcomes. J Urol, 2012, 188（6）: 2238-2241.

[84] Chennamsetty A, et al. Electrosurgical management of Hunner ulcers in a referral center's interstitial cystitis population. Urology, 2015, 85（1）: 74-78.

[85] Hanno PM, et al. AUA guideline for the diagnosis and treatment of interstitial cystitis/bladder pain syndrome. J Urol, 2011, 185（6）: 2162-2170.

[86] Payne RA, et al. Endoscopic ablation of Hunner's lesions in interstitial cystitis patients. Can Urol Assoc J, 2009, 3（6）: 473-477.

[87] Rofeim O, et al. Use of the neodymium: YAG laser for interstitial cystitis: A prospective study. J Urol, 2001, 166（1）: 134-136.

[88] Malloy TR, Shanberg AM. Laser therapy for interstitial cystitis. Urol Clin North Am, 1994, 21（1）: 141-144.

[89] Whitmore KE, et al. Sacral neuromodulation in patients with interstitial cystitis: a multicenter clinical trial. Int. Urogynecol J Pelvic Floor Dysfunct, 2003, 14（5）: 305-308.

[90] Peters KM. Neuromodulation for the treatment of refractory interstitial cystitis. Rev Urol, 2002, 4（Suppl 1）: S36-43.

[91] Marinkovic SP, Gillen LM, Marinkovic CM. Minimum 6-year outcomes for interstitial cystitis treated

with sacral neuromodulation. Int Urogynecol J, 2011, 22（4）: 407-412.

［92］Peters KM, Konstandt D. Sacral neuromodulation decreases narcotic requirements in refractory interstitial cystitis. BJU Int, 2004, 93（6）: 777-779.

［93］Gajewski JB, Al-Zahrani AA. The long-term efficacy of sacral neuromodulation in the management of intractable cases of bladder pain syndrome: 14 years of experience in one centre. BJU Int, 2011, 107（8）: 1258-1264.

［94］Powell CR, Kreder KJ. Long-term outcomes of urgency-frequency syndrome due to painful bladder syndrome treated with sacral neuromodulation and analysis of failures. J Urol, 2010, 183（1）: 173-176.

［95］Zabihi N, et al. Short-term results of bilateral S2-S4 sacral neuromodulation for the treatment of refractory interstitial cystitis, painful bladder syndrome, and chronic pelvic pain. Int Urogynecol J Pelvic Floor Dysfunct, 2008, 19（4）: 553-557.

［96］Wang J, et al. Sacral neuromodulation for refractory bladder pain syndrome/interstitial cystitis: a global systematic review and meta-analysis. Sci Rep, 2017, 7（1）: 11031.

［97］Mahran A, et al. Sacral neuromodulation treating chronic pelvic pain: a meta-analysis and systematic review of the literature. Int Urogynecol J, 2019, 30（7）: 1023-1035.

［98］Ghazwani YQ, Elkelini MS, Hassouna MM. Efficacy of sacral neuromodulation in treatment of bladder pain syndrome: long-term follow-up. Neurourol Urodyn, 2011, 30（7）: 1271-1275.

［99］张耀光, 等. 骶神经调节治疗膀胱疼痛综合征/间质性膀胱炎患者的初步临床结果. 中华泌尿外科杂志, 2015, 36（2）: 91-94.

［100］张鹏, 等. 骶神经调节治疗顽固性间质性膀胱炎/盆底疼痛综合征短期随访观察. 中华医学杂志. 2016, 96（48）: 3875-3878.

［101］Andersen AV, et al. Long-term experience with surgical treatment of selected patients with bladder pain syndrome/interstitial cystitis. Scand J Urol Nephrol 2012, 46（4）: 284-289.

［102］Rossberger J, et al. Long-term results of reconstructive surgery in patients with bladder pain syndrome/interstitial cystitis: Subtyping is imperative. Urology, 2007, 70（4）: 638-642.

［103］Chakravarti A, et al. Caecocystoplasty for intractable interstitial cystitis: long-term results. Eur Urol, 2004, 46（1）: 114-117.

［104］Castillo OA, Miranda-Utrera N. Laparoscopic cystectomy and intracorporeal continent urinary diversion（Mainz Ⅱ）in treatmentfor interstitial cystitis.

Actas Urol Esp, 2014, 38（3）: 200-204.

［105］Koslov DS, et al. Impact of Cystectomy With Urinary Diversion Upon Tracked Receipt of Opioid PrescriptionsAmong Patients With Interstitial Cystitis/Bladder Pain Syndrome. Urology, 2018, 114: 83-86.

［106］Redmond EJ, Flood HD. The role of reconstructive surgery in patients with end-stage interstitial cystitis/bladder painsyndrome: is cystectomy necessary? Int Urogynecol J, 2017, 28（10）: 1551-1556.

［107］Kim HJ, et al. Efficacy and safety of augmentation ileocystoplasty combined with supratrigonal cystectomy for the treatment of refractory bladder pain syndrome/interstitial cystitis with Hunner's lesion. Int J Urol, 2014, 21（Suppl. 1）: 69-73.

［108］Linn JF, et al. Treatment of interstitial cystitis: comparison of subtrigonal and supratrigonal cystectomy combined with orthotopic bladder substitution. J. Urol, 1998, 159（3）: 774-778.

［109］Kontturi MJ, et al. Colocystoplasty for the treatment of severe interstitial cystitis. Urol. Int, 1991, 46（1）: 50-54.

［110］Nielsen KK, et al. Failure of combined supratrigonal cystectomy and Mainz ileocecocystoplasty in intractable interstitial cystitis: is histology and mast cell count a reliable predictor for the outcome of surgery? J. Urol, 1990, 144（2 Pt 1）: 255-258.

［111］Nurse DE, Parry JR, Mundy AR. Problems in the surgical treatment of interstitial cystitis. Br. J. Urol, 1991, 68（2）: 153-154.

［112］Hanno PM, et al. AUA guideline for the diagnosis and treatment of interstitial cystitis/bladder pain syndrome. J Urol, 2011, 185（6）: 2162-2170.

［113］Hanno PM, et al. Diagnosis and treatment of interstitial cystitis/bladder pain syndrome: AUA guideline amendment. J Urol, 2015, 193（5）: 1545-1553.

［114］Cox A, et al. CUA guideline: Diagnosis and treatment of interstitial cystitis/bladder pain syndrome. Can Urol Assoc J, 2016.

［115］Homma Y, et al. Clinical guidelines for interstitial cystitis and hypersensitive bladder syndrome. Int J Urol, 2009, 16（7）: 597-615.

［116］Tirlapur SA, Ni Riordain R, Khan KS. Variations in the reporting of outcomes used in systematic reviews of treatment effectiveness research in bladder pain syndrome. Eur J Obstet Gynecol Reprod Biol, 2014, 180: 61-67.

［117］Bassaly R, Downes K, Hart S. Dietary consumption triggers in interstitial cystitis/bladder pain syndrome patients. Female Pelvic Med Reconstr Surg, 2011, 17（1）: 36-39.

[118] Shorter B, et al. Effect of comestibles on symptoms of interstitial cystitis. J Urol, 2007, 178 (1): 145-152.

[119] Friedlander JI, Shorter B, Moldwin RM. Diet and its role in interstitial cystitis/bladder pain syndrome (IC/BPS) and comorbid conditions. BJU Int, 2012, 109 (11): 1584-1591.

[120] Whitmore KE. Complementary and alternative therapies as treatment approaches for interstitial cystitis. Rev Urol, 2002, 4 Suppl 1: S28-35.

[121] Koziol JA, et al. The natural history of interstitial cystitis: a survey of 374 patients. J Urol, 1993, 149(3): 465-469.

[122] Tsai CF, et al. Risk factors for poor sleep quality among patients with interstitial cystitis in Taiwan. Neurourol Urodyn, 2010, 29 (4): 568-572.

[123] Rabin C, et al. Pain and depression experienced by women with interstitial cystitis. Women Health, 2000, 31 (4): 67-81.

[124] Webster D, Brennan T. Self-Care effectiveness and health outcomes in women with interstitial cystitis: implications for mental health clinicians. Issues Ment Health Nurs, 1998, 19 (5): 495-519.

[125] Carrico DJ, Peters KM, Diokno AC. Guided imagery for women with interstitial cystitis: results of a prospective, randomized controlled pilot study. J Altern Complement Med, 2008, 14 (1): 53-60.

附录 评分表

O'Leary Saint 间质性膀胱炎评分—症状评分

在过去的1个月中，以下症状成为多大程度的问题?

(1) 在毫无预警时感觉强烈排尿感?

_____ 一点没有=0

_____ 小于1/5次数=1

_____ 小于1/2次数=2

_____ 约1/2次数=3

_____ 大于1/2次数=4

_____ 总是如此=5

(2) 两次排尿时间间隔小于2小时?

_____ 一点没有=0

_____ 小于1/5次数=1

_____ 小于1/2次数=2

_____ 约1/2次数=3

_____ 大于1/2次数=4

_____ 总是如此=5

(3) 夜间排尿次数?

_____ 无=0

_____ 1次=1

_____ 2次=2

_____ 3次=3

_____ 4次=4

_____ 5次=5

(4) 是否有膀胱灼热或疼痛经历?

_____ 没有=0

_____ 很少=2

_____ 相当常见=3

_____ 几乎总有=4

_____ 总有=5

总分_____

O'Leary Saint 间质性膀胱炎指数—问题评分

在过去的1个月中，以下各项症状成为多大程度的问题?

(1) 白天频繁排尿?

_____ 没问题=0

_____ 很小问题=1

_____ 小问题=2

_____ 中等问题=3

_____ 大问题=4

(2) 夜间起夜排尿?

_____ 没问题=0

_____ 很小问题=1

_____ 小问题=2

_____ 中等问题=3

_____ 大问题=4

(3) 毫无预警排尿?

_____ 没问题=0

_____ 很小问题=1

_____ 小问题=2

_____ 中等问题=3

_____ 大问题=4

(4) 您是否感觉到膀胱有灼热、疼痛、不适和压迫?

_____ 没问题=0

_____ 很小问题=1

_____ 小问题=2

_____ 中等问题=3

_____ 大问题=4

总分_____

症状指数+问题指数=

盆腔疼痛和尿频、尿急患者症状调查表（PUF）

		0	1	2	3	4	症状分数	困扰分数
1	白天小便次数	3～6	7～10	11～14	15～19	20＋		
2	a.夜间小便次数	0	1	2	3	4＋		
	b.夜间小便困扰你吗?	否	偶尔	经常	总是			
3	是否近来有性生活? 是　否							
4	a.是否现在或以前在性生活的过程中或结束后有疼痛?	否	偶尔	经常	总是			
	b.如果有疼痛,疼痛是否会让你避免性生活	否	偶尔	经常	总是			
5	是否有膀胱或盆腔内疼痛?	否	偶尔	经常	总是			
6	是否小便后仍有尿急的感觉?	否	偶尔	经常	总是			
7	a.疼痛时的程度	无	轻度	中度	严重			
	b.疼痛困扰你吗?	否	偶尔	经常	总是			
8	a.是否经常尿急	无	轻度	中度	严重			
	b.尿急困扰你吗?	否	偶尔	经常	总是			

症状分数（1＋2a＋4a＋5＋6＋7a＋8a）

困扰分数（2b＋4b＋7b＋8b）

PUF评分表>15分高度怀疑

肾上腺外科疾病诊断治疗指南

第一节　概　　述

一、肾上腺疾病的研究历程

人们早期对肾上腺的认识仅仅局限于其结构研究，直到1855年对肾上腺结核患者出现肾上腺危象死亡病例的研究，才对肾上腺的生理功能有初步的认识。1912年，Cushing首次报道库欣综合征，并证实其与肾上腺激素的过度分泌有关。1927年，肾上腺双侧切除术后的动物补充皮质醇，可维持动物的存活，从而确认肾上腺皮质是皮质激素最主要的分泌脏器。随着对肾上腺皮质功能的深入研究，肾上腺皮质功能异常相关的疾病也逐渐得以认识。肾上腺髓质疾病的研究较晚于肾上腺皮质。1886年英国生理学家Frankel首次描述了肾上腺髓质肿瘤。1912年，Pick将一种引起阵发性血压升高的肾上腺髓质肿瘤命名为嗜铬细胞瘤。1977年，我国吴阶平院士首次报道并提出肾上腺髓质增生这一疾病。随着检验和影像技术的不断发展，使该类疾病的诊断水平不断提高。

二、肾上腺胚胎发育和解剖

肾上腺皮质和髓质分别源于中胚层和外胚层，它们的组织结构和激素分泌功能是相对独立的[1]。肾上腺皮质胚胎第5周开始分化，第8周形成独立的腺体；源自神经嵴外胚层的肾上腺髓质于第7周开始向皮质迁移并沿中央静脉穿过皮质进入肾上腺中央位置。肾上腺皮质的三层结构，即球状带、束状带和网状带于出生3岁时才完全形成[1]。成人肾上腺皮质占90%，髓质占10%。少数肾上腺组织可异位或迷走于腹腔干、阔韧带、睾丸/卵巢附件、精索、肾脏等，新生儿的发生率约50%，成人小于1%。

肾上腺左、右各一，单侧重4～5g，位于腹膜后膈肾之间，包于肾周筋膜和脂肪囊内。血供极丰富，每侧有上、中、下3支动脉供应，分别来自膈下、腹主和肾动脉；动脉进入腺体之前再分成数十细支呈"梳齿状"入肾上腺包膜。皮质无引流静脉，髓质毛细血管汇成小静脉，最后汇入中央静脉，左侧入左肾静脉，右侧入下腔静脉。

三、肾上腺外科疾病的分类

肾上腺外科疾病组织学分类主要是肾上腺肿瘤，其他包括肾上腺增生、肾上腺囊肿、结核、出血等非肿瘤疾病。按内分泌功能状态可分为功能性和非功能性，其中多个内分泌器官受累者称为多发性内分泌肿瘤综合征。2017年WHO肾上腺肿瘤组织学分类如下（表17-1）：

表17-1　WHO肾上腺肿瘤组织学分类[2,3]

Ⅰ肾上腺皮质肿瘤

　肾上腺皮质腺瘤

　肾上腺皮质癌

　性索间质肿瘤

　　颗粒细胞瘤

　　间质细胞瘤

　腺瘤样瘤

　间充质和间质肿瘤

　　髓样脂肪瘤

　　神经鞘瘤

　血液系统肿瘤

　继发性肿瘤

Ⅱ肾上腺髓质肿瘤和肾上腺外副神经节瘤

　嗜铬细胞瘤

　头颈部副神经节瘤

　交感神经节细胞瘤

　肾上腺神经母细胞肿瘤

　　神经母细胞瘤

　　节细胞神经母细胞瘤，结节型

　　节细胞神经母细胞瘤，混合型

　　神经节细胞瘤

　混合性嗜铬细胞瘤

　混合性副神经节瘤

四、关于指南

本指南参考《吴阶平泌尿外科学》[4]《坎贝尔泌尿外科学（第11版）》[5]、WHO推出的《2017肾上腺内分泌肿瘤诊疗共识》[6]、美国内分泌协会推出的《嗜铬细胞瘤和副神经节瘤临床诊疗指南》[7]、欧洲肿瘤学会推出的《肾上腺癌临床诊断、治疗及随访指南》[8]、美国和欧洲内分泌学会联合推出的《库欣综合征临床诊断指南》[9]和《原发性醛固酮增多症的筛查、诊断和治疗指南》[10]，垂体协会、欧洲神经内分泌协会、意大利内分泌协会联合推出的《库欣综合征诊断和并发症共识》[11]，欧洲肾上腺肿瘤协作组推出的《肾上腺偶发瘤临床诊疗指南》[12]、欧洲和劳森威尔金斯小儿内分泌协会联合推出的《21-羟化酶缺陷症的共识》[13,14]等，取其符合中国国情之长，并参考国内中华医学会内分泌学分会肾上腺学组推出的《嗜铬细胞瘤和副神经节瘤诊断治疗的专家共识》[15]、中国垂体腺瘤协作组推出的《中国库欣病诊治专家共识》[16]、中华医学会内分泌学分会推出的《库欣综合征专家共识》[17]、中华医学会内分泌学分会肾上腺学组推出的《原发性醛固酮增多症诊断治疗的专家共识》[18]，结合最新研

究的循证医学证据和我国的临床实践制定。名词定义参考2017年WHO《内分泌器官肿瘤病理学和遗传学》。

本指南包括嗜铬细胞瘤/副神经节瘤、皮质醇增多症、原发性醛固酮增多症、肾上腺皮质癌、肾上腺偶发瘤、肾上腺性征异常症7个部分，各自内容既有一定相关性，又相对独立。

参 考 文 献

[1] Barwick TD, et al. Embryology of the adrenal glands and its relevance to diagnostic imaging. Clin Radiol, 2005, 60（9）：953-959.

[2] Lam AK. Update on adrenal tumors in 2017 World Health Organization（WHO）of endocrine tumors. EndocrPathol, 2017, 28（3）：213-227.

[3] 李芳，等. WHO（2017）肾上腺内分泌肿瘤新分类解读. 临床与实验病理学杂志, 2018, 34（7）：709-713. ★

[4] 吴阶平. 吴阶平泌尿外科学. 济南：山东科学技术出版社, 2004：1645-1686. ★

[5] Wein AJ, et al. Campbell-Walsh Urology. 11th Editioned：Saunders, 2015：1950-1988.

[6] Lam AK. Update on adrenal tumours in 2017 World Health Organization（WHO）of endocrine tumours. Endocr Pathol, 2017, 28（3）：213-227.

[7] Lenders JW, et al. Pheochromocytoma and paraganglioma：an endocrine society clinical practice guideline. J Clin Endocrinol Metab, 2014, 99（6）：1915-1942.

[8] Berruti A, et al. Adrenal cancer：ESMO Clinical Practice Guidelines for diagnosis, treatment and follow-up. Ann Oncol, 2012, 23 Suppl 7：131-138.

[9] Nieman LK, et al. Treatment of Cushing's syndrome：an endocrine society clinical practice guideline. J Clin Endocrinol Metab, 2015, 100（8）：2807-2831.

[10] Funder JW, et al. The management of primary aldosteronism：case detection, diagnosis, and treatment：an endocrine society clinical practice guideline. J Clin Endocrinol Metab, 2016, 101（5）：1889-1916.

[11] Arnaldi G, et al. Diagnosis and complications of Cushing's syndrome：a consensus statement. J Clin Endocrinol Metab, 2003, 88（12）：5593-5602.

[12] Lee JM, et al. Clinical Guidelines for the Management of Adrenal Incidentaloma. Endocrinol Metab（Seoul）, 2017, 32（2）：200-218.

[13] Dörr HG, et al. Experts' opinion on the prenatal therapy of congenital adrenal hyperplasia（CAH）due to 21-hydroxylase deficiency-guideline of DGKED in cooperation with DGGG. Geburtshilfe Frauenheilkd, 2015, 75（12）：1232-1238.

［14］Speiser PW，et al. Congenital Adrenal Hyperplasia Due to Steroid 21-Hydroxylase Deficiency：An Endocrine Society Clinical Practice Guideline. J clin Endocrinol Metab，2018，103（11）：4043-4088.

［15］中华医学会内分泌学分会肾上腺学组. 嗜铬细胞瘤和副神经节瘤诊断治疗的专家共识. 中华内分泌代谢杂志，2016，32（03）：181-187.★

［16］中国垂体腺瘤协作组. 中国库欣病诊治专家共识. 中华医学杂志，2016，96（11）：835-840.★

［17］中华医学会内分泌学分会. 库欣综合征专家共识. 中华内分泌代谢杂志，2012，28（2）：96-102.★

［18］中华医学会内分泌学分会肾上腺学组. 原发性醛固酮增多症诊断治疗的专家共识. 中华内分泌代谢杂志，2016，32（3）：188-195.★

第二节　嗜铬细胞瘤/副神经节瘤

【名词解释】

儿茶酚胺增多症（hypercatecholaminemia）：由于肾上腺嗜铬细胞瘤、副神经节瘤（肾上腺外嗜铬细胞瘤）与肾上腺髓质增生的共同特点是肿瘤或肾上腺髓质的嗜铬细胞分泌过量的儿茶酚胺［肾上腺素、去甲肾上腺素和（或）多巴胺］，而引起相似的临床症状，统称为儿茶酚胺增多症。

嗜铬细胞瘤（pheochromocytoma，PHEO）[1]：起源于肾上腺髓质嗜铬细胞的肿瘤，合成、存储和分解代谢儿茶酚胺，并因后者的释放引起症状。

副神经节瘤（paraganglioma，PGL）：起源于肾上腺外的嗜铬细胞的肿瘤，包括源于交感神经（腹部、盆腔、胸部）和副交感神经（头颈部）者。前者多具有儿茶酚胺激素功能活性，而后者罕见过量儿茶酚胺产生。

2017年WHO对嗜铬细胞瘤和副神经节瘤（pheochromocytoma and paraganglioma，PPGL）的组织分类如下[1]。

1. PHEO起源于肾上腺髓质，占PPGL的80%～85%。

2. PGL起源于肾上腺外副神经节，占PPGL的15%～20%。PGL又进一步分为：

（1）头颈PGL：起源于副交感副神经节，占PGL的20%，这些PGL无儿茶酚胺分泌功能，少于5%的病例出现转移。所有副交感PGL均称为头颈PGL，包括沿迷走神经分布的前纵隔和中纵隔的副交感PGL。

（2）交感性PGL：起源于交感副神经节，从颅底到盆底广泛分布，常见于胸腹盆脊椎旁交感神经节，如腹膜后肾上腺和肾周围、嗜铬体（Zuckerkandl器）等。这些PGL能分泌儿茶酚胺。其中85%位于横膈以下。

转移性PPGL（metastatic PPGL）：2017年WHO的分类废除了2004年WHO分类中的"良性PPGL"和"恶性PPGL"的名词[2]，统一称为PPGL。用"转移性PPGL"取代"恶性PPGL"，转移性PPGL定义：在没有嗜铬组织的区域出现转移灶，如骨、肝、肺、淋巴结、脑或其他软组织等[1]。不能通过组织病理学预测肿瘤转移的恶性生物学行为，所有PPGL均有恶性潜能。

一、流行病学、病因学和病理学

（一）流行病学

嗜铬细胞瘤/副神经节瘤（pheochromocytoma and paraganglioma，PPGL）是一种少见的内分泌疾病，国内尚缺乏发病率或患病率的数据，国外报道PPGL占高血压患者的0.1%～0.6%[3-6]，尸检发现率为0.09%～0.25%，人群中50%～75%的PPGL未被诊断[7]。美国统计的PPGL年发病率（2～8）/100万，每年新增加500～1600例患者[8]。目前约25%PHEO系影像学偶然发现，占肾上腺偶发瘤4%～5%[9]。男女发病率无明显差别，可以发生于任何年龄，多见于40～50岁。PGL占全部PPGL 15%～20%[1]。

（二）病因学

PPGL病因尚不明，可能与遗传有关，研究表明约30%有家族遗传背景[10]，可作为某些遗传性综合征的临床表现之一，这些综合征包括：家族性视网膜及中枢神经系统血管瘤病（von Hippel-Lindau disease，VHL病）[11,12]、多发内分泌肿瘤2型（MEN-2）[13]、家族性副神经节瘤1～5型[14]、神经纤维瘤病1型[15]。迄今明确的遗传性致病基因有22个，根据基因突变涉及的细胞内不同信号传导通路，可将这些基因分为两类[16-18]，第一类为假性缺氧通路，通过激活缺氧诱导因子，促进与缺氧有关的生长因子表达，从而刺激肿瘤生长，包括*VHL*、*SDHx*（*SDHA*、*SDHB*、*SDHC*、*SDHD*、*SDHAF2*）、*HIF2A*、*FH*、*PHD1*、

PHD2、*MDH2* 和 KIF1Bβ 等基因；第二类为激酶通路，通过激活 MAPK 和（或）mTOR 信号传导通路来促进肿瘤生长，包括 *NF1*、*RET*、*HRAS*、*MAX* 和 *TMEM127* 等基因。其中，*SDHB* 突变与肿瘤转移明显相关，43%～71% 的成人和 70%～82% 的儿童转移性 PPGL 患者存在 SDHB 基因突变[4,8,19]。

散发性 PPGL 的肿瘤组织存在体系突变，约 39% 的散发性 PPGL 有致病基因突变，包括 *NF1*、*VHL*、*HIF2A*、*HRAS*、*RET*、*CSDE1*、*SETD2*、*FGFR1*、*TP53*、*BRAF*、*ATRX*、*ARNT* 及 *IDH1* 等，7% 的肿瘤存在融合基因改变（*TCF4* 和 *MAML3* 形成融合基因、*UBTF* 和 *MAML3* 形成融合基因等），89% 的肿瘤有拷贝数变异，此外，部分肿瘤中存在表观遗传学的改变，如高甲基化和 miRNA 改变[4,17]。但是，迄今仍有部分散发性 PPGL 的发病机制并不清楚。

（三）病理生理学

PHEO 多为单侧，但遗传性者常为双侧、多发，如 MEN-2 相关者 50%～80% 为双侧。约 95% 以上的 PGL 位于腹部和盆腔[20]，最常见部位为腹主动脉旁、肾门附近、下腔静脉旁等，其次为盆腔，膀胱 PGL 占膀胱肿瘤 0.5%，占 PGL 的 10%[21]，再次为头颈和胸腔纵隔。15%～24% 可多发[22]。

典型 PHEO 直径 3～5cm，但也可 >10cm，平均重量 40～100 g（5 g <重量< 3500 g）。肿瘤一般呈实性，切面多呈灰粉色或棕褐色。肿瘤体积较大时常见局灶或大片出血、坏死及囊性变，出血较多时肿瘤呈红褐色。光镜下同一肿瘤内的结构和细胞也可差异很大，最常见的排列方式是腺泡状排列，多角形细胞被毛细血管网分割呈巢状，也可呈梁状或实性生长。大多数肿瘤细胞体积较大，形态多样，呈多角形，少部分为圆形、椭圆形或梭形。细胞胞质丰富，胞质颗粒状、丝状或空泡状，重铬酸盐固定的组织胞浆内可见黄褐色颗粒，为嗜铬反应阳性。细胞核位于中央或周边，体积较大，呈圆形或卵圆形，染色质呈粗颗粒状，有时为空泡状核，核仁明显，核异型性多见，可为双核、多核、巨核，但很少见核分裂象。免疫组化染色：肿瘤细胞嗜铬粒蛋白 A（CgA）、突触素（Syn）和神经元特异烯醇化酶（NSE）呈阳性表达，瘤细胞巢周边的支持细胞 S-100 染色阳性。CK、EMA、α-inhibin、AE1/AE3 染色阴性。仅根据组织病理结果很难判断或预测肿瘤是否会出现转移，奇特核、核分裂象、细胞异型性、肿瘤侵犯周围组织、血管内浸润性生长等均不能可靠预测肿瘤转移及患者预后。Ki-67 指数可用于评价 PPGL 肿瘤细胞的增殖活性，但不能判断预后。肿瘤较大者（>5cm）容易发生转移，PGL 比 PHEO 易转移，即使在 <5cm 的 PGL 中仍有 20% 出现转移[23]。

PPGL 主要分泌儿茶酚胺（CA）如 NE 和 E（以前者为主），极少可分泌多巴胺。体内儿茶酚胺代谢清除快速，在血循环中的半衰期非常短，初始半衰期为 10～100 秒。儿茶酚胺可被交感神经末梢重吸收而清除，或通过两个酶促反应途径代谢，或与硫酸盐结合，最终儿茶酚胺以原形、中间及终末代谢产物随尿液排出体外。两种途径的酶促反应如下：①儿茶酚-氧-甲基转移酶催化 E 为 3-甲氧基肾上腺素（MN），催化 NE 为 3-甲氧基去甲肾上腺素（NMN）。MN 和 NMN 被单胺氧化酶（MAO）催化发生氧化脱氨变为香草扁桃酸（VMA）。②E 和 NE 还可以先被 MAO 催化变为二羟基扁桃酸，后者再被 COMT 催化变为 VMA。多巴胺的代谢同样由 MAO 和 COMT 催化，终产物为高香草酸（HVA）[24,25]。

儿茶酚胺的作用非常广泛，共有 3 种特异性的肾上腺素能受体（α、β 和 DA 受体）及其亚型（$α_1$、$α_2$、$β_1$、$β_2$、$β_3$、DA_1、DA_2）介导儿茶酚胺的作用：$α_1$ 亚型是突触后受体，刺激血管平滑肌的 $α_1$ 受体，可使血管收缩、血压升高，刺激胃肠道的 $α_1$ 受体可使胃肠运动减弱，$α_1$ 受体兴奋还可使汗腺分泌增多、瞳孔扩大；$α_2$ 受体位于突触前膜，受刺激时可抑制胰岛素分泌，患者血糖升高，肠液分泌减少，加重患者便秘；$β_1$ 受体受刺激后，对心脏产生正性肌力和正性变时作用，患者心率增快、心搏有力、心肌耗氧增加，容易心律失常；$β_2$ 受体介导支气管、血管和子宫平滑肌的舒张，刺激后导致支气管舒张、骨骼肌血管舒张、肝糖分解；$β_3$ 受体兴奋后增加能量消耗，使白色脂肪棕色化，患者脂肪分解增加、体重下降；DA_1 受体位于脑、肾脏、肠系膜及冠状动脉，刺激后导致这些血管舒张；DA_2 受体位于交感神经末端的突触前膜，刺激后抑制 NE 从突触前膜释放[5,11]。E 兴奋 β 受体的作用大于 α 受体，使患者心率加快、心输出量增加、收缩压升高而舒张压不上升。NE 则相反，对 α 受体作用远大于 β 受体的作用，使全身血管收缩、外周阻力增高、心肌收缩力增强、收缩压和舒张压均增高[24,25]。

PPGL 还可分泌其他激素或多肽如 ACTH、血管活性肠肽、神经肽 Y、心房利钠素、生长激素释放因子、生长抑素、甲状旁腺素相关肽、白细胞介素-6 等而引起不同的病理生理和临床表现[26-28]。

二、诊断

PPGL因其多变的临床表现、影像学和病理特征，难以准确诊断[29]。主要根据临床表现，对可疑患者的筛查，定性诊断，影像解剖和功能定位诊断等，对于有遗传倾向者尚需基因筛查[30]。

（一）临床表现

1.症状和体征　PPGL的症状与体征是由肿瘤性嗜铬细胞分泌的NE、E和多巴胺释放至血循环引起。

（1）典型的症状：包括头痛、心悸、多汗"三联征"，其发生率为50%以上[31]，对PPGL诊断特异性及灵敏性均在90%以上[32]。

（2）高血压，是最常见的临床症状，发生率80%～90%[33]。由于肿瘤持续性或阵发性分泌释放不同比例的E和NE，故患者可表现为阵发性高血压（占25%～40%）和持续性高血压（占50%～60%，包括在持续性高血压的基础上阵发性加重），另有10%～20%的患者血压正常[3]。

（3）直立性低血压，10%～50%患者可出现，直立性低血压的原因可能与长期儿茶酚胺水平增高使血管收缩、血容量减少、肾上腺素能受体降调节、反射性外周血管收缩障碍等多因素有关。

（4）其他症状：除高血压外，高儿茶酚胺作用于全身各组织器官，引起一系列临床表现[3,32]。

1）心血管系统：长期高儿茶酚胺水平引起心脏损害称为儿茶酚胺心肌病[34]。除了因长期严重高血压造成的心室肥厚外，高儿茶酚胺本身可导致心肌细胞肿胀、出现灶性坏死、变性，随后心肌纤维化，临床上表现为心律失常、心力衰竭、心肌肥厚及心肌缺血等。

2）消化系统：高血压发作时患者常伴有恶心、呕吐等胃肠道症状；长期高儿茶酚胺血症使胃肠蠕动减慢，患者出现便秘，甚至肠梗阻。

3）泌尿系统：长期严重的高血压导致患者出现蛋白尿、肾功能不全。如肿瘤位于膀胱壁，患者可有血尿并且排尿时诱发高血压发作。

4）神经系统：有些患者在高血压发作时有精神紧张、烦躁、焦虑，甚至有濒死感。发生高血压脑病的患者会有剧烈头痛、喷射性呕吐。存在直立性低血压的患者在直立体位时会出现晕厥。

5）代谢异常：儿茶酚胺促进肝糖原、肌糖原分解及糖异生，抑制胰岛素分泌并对抗内源性或外源性

胰岛素的降血糖作用，使血糖升高，可出现糖耐量减退或糖尿病[35]。由于基础代谢率增加，患者有怕热、多汗、体重减轻等高代谢表现。部分患者有低热，当血压急剧上升时可出现体温进一步升高，有时达38～39℃[36]。

6）皮肤：儿茶酚胺引起皮肤血管收缩，患者出现皮肤苍白、肢端皮温低。

7）腹部：部分患者可触及腹部肿块，按压腹部肿块会使儿茶酚胺释放增加，血压明显升高。

2.遗传性综合征相关临床表现

（1）von Hippel-Lindau病（VHL病）：由*VHL*基因突变或缺失所致，典型的临床表现包括视网膜、小脑及脊髓的血管母细胞瘤、胰腺肿瘤或囊肿、肾透明细胞癌以及嗜铬细胞瘤，此外，患者还可以发生肾脏、附睾、阔韧带等的腺瘤及囊肿。VHL病临床分类：1型，具有除嗜铬细胞瘤以外的上述其他肿瘤；2型，嗜铬细胞瘤发生率高，其中，2A和2B型为嗜铬细胞瘤伴其他上述肿瘤（2A型和2B型的区别在于前者不伴肾透明细胞癌，后者伴肾透明细胞癌），2C型则以嗜铬细胞瘤为唯一表现[37]。

（2）多发分泌腺瘤病2型（multiple endocrine neoplasia type 2，MEN2）：由RET原癌基因突变所致，分为2种亚型：MEN 2A，MEN 2B。MEN 2A和MEN2B患者临床上均能发生甲状腺髓样癌和PPGL，MEN2A还可有甲状旁腺功能亢进症，而MEN 2B则包括多发性黏膜神经瘤和类马方体型等表现，甲状旁腺功能亢进症少见[38]。各年龄及性别组均可发病，但以青少年居多，可始于5～25岁。MEN-2的主要病变是MTC，常为首发表现（40%），平均早于PHEO约10年。以PHEO首发者约25%，MTC与PHEO同时诊断者约35%。MEN-2相关PHEO绝大多数为良性，双侧多见，推荐保留肾上腺的嗜铬细胞瘤切除术，以免长期皮质激素替代。

（3）神经纤维瘤病1型（neurofibromatosis type 1，NF1）：又称von Recklinghausen病，由*NF1*基因突变或缺失所致，临床表现包括多发性神经纤维瘤、皮肤牛奶咖啡斑、腋窝与腹股沟雀斑、虹膜错构瘤（Lisch结节）、视神经胶质瘤、骨发育不良及PPGL等，PPGL不是NF1常见的临床表现，发生率0.1%～5.7%（尸检为3.3%～13.0%）[39,40]。

（4）家族性副神经节瘤1～5型（Familial paraganglioma type 1-5，PGL1～5）：是由*SDHx*基因突变导致的常染色体显性遗传疾病。患者除了表现为头颈PGL、交感性PGL和PCC外，还可出现

胃肠道基质肿瘤（GIST）、垂体瘤和肾透明细胞癌。PGL1～5各型间PPGL外显率及临床表现有所差异[40]。

（二）可疑病例的筛查指征（推荐在以下人群进行PPGL的筛查）

1.伴有头痛、心悸、大汗等"三联征"的高血压。

2.顽固性高血压。

3.血压易变不稳定者。

4.麻醉、手术、血管造影检查、妊娠中血压升高或波动剧烈者，不能解释的低血压。

5.PPGL家族遗传背景者。

6.肾上腺偶发瘤。

7.特发性扩张型心肌病。

（三）定性诊断

实验室测定血浆和尿的游离CA（E、NE、DA）及其代谢产物如VMA是传统诊断PPGL的重要方法。肿瘤CA的释放入血呈"间歇性"，直接检测CA易出现假阴性[41]。但CA在瘤细胞内的代谢呈持续性，其中间产物甲氧基肾上腺素类物质（metanephrines，MNs）以"渗漏"形式持续释放入血[42]，血浆游离MNs和尿分馏的甲氧肾上腺素（urinary fractionated metanephrines）的诊断敏感性优于CA的测定[41,43-45]。MNs包括甲氧基肾上腺素（MN）和甲氧基去甲肾上腺素（NMN），进入循环的MNs为游离形式，主要来源于PPGL肿瘤细胞，经消化道、脾、胰的相关酶修饰为硫酸盐结合的MNs，消化道等本身也可合成大量的硫酸盐结合的NMN，故结合型MNs特异性略差。诊断PPGL的首选定性检查为测定血游离或尿MNs浓度，其次可检测血或尿NE、E、DA浓度及VMA。

1.24小时尿CA（推荐） 仍是目前定性诊断的主要生化检查手段[46]。敏感性84%，特异性81%，假阴性率14%。结果阴性而临床高度可疑者建议重复多次和（或）高血压发作时留尿测定，阴性不排除诊断。

2.血浆游离MNs（推荐） 包括MN和NMN。敏感性97%～99%，特异性82%～96%，适于高危人群的筛查和监测。阴性者几乎能有效排除PPGL，假阴性率仅1.4%[45]，无症状的小肿瘤或仅分泌多巴胺者，可呈假阴性[47,48]。国内仅有少数单位开展，建议推广。

3.24小时尿分馏的MNs（推荐） 须经硫酸盐的解离步骤后检测，故不能区分游离型与结合型，为二者之和。但可区分MN和NMN。特异性高达98%，但敏感性略低，约69%，适于低危人群的筛查[47]。

4.24小时尿总MNs（MN＋NMN）（可选） 敏感性77%，特异性93%。

5.24小时尿VMA（可选） 敏感性仅46%～67%，假阴性率41%，但特异性高达95%[49]。

6.血浆CA（可选） 检测结果受多种生理、病理因素及药物的影响。

血浆游离MNs和尿分馏的MNs升高≥正常值上限4倍以上，诊断PPGL的可能几乎100%[50]。临床疑诊但生化检查结果处于临界或灰区者应标准化取样条件，推荐联合检测以提高准确率。曾经有可乐定抑制试验及胰高糖素激发试验等用以诊断和鉴别PPGL，但由于心脑血管意外风险等可能，国内已基本摒弃。

（四）定位诊断

包括解剖影像学和功能影像学[29,30]。

1.解剖影像学定位 主要是CT和MRI。二者具有类似的诊断敏感性（90%～100%）和特异性（70%～80%），没有证据表明何者更优，可选其一[51,52]。对PHEO的敏感性优于PGL、转移、复发病灶，但排除PPGL的特异性仅约50%。推荐CT/MRI的初始扫描范围为腹部＋盆腔，目的在于检出肾上腺和（或）肾上腺外多发病变，如为阴性，扫描胸部和头颈[41,53]。

（1）CT平扫＋增强（推荐首选）：优点是价格适中、敏感性高、扫描时间短。可发现肾上腺0.5cm和肾上腺外1.0cm以上的PPGL。CT表现：大多数嗜铬细胞瘤在CT上表现为圆形、椭圆形或梨形、边界清晰的实性肿块，一般均较大，多数为3～5cm，个别可达20cm，肿块多数密度不均匀，以低等混杂密度为主，少数伴有出血或钙化者密度可增高，增强扫描由于嗜铬细胞瘤血供丰富，多呈明显增强，边缘增强更明显，而实质除坏死囊变部分外亦增强，增强后可类似厚壁内腔不规则囊肿样改变。肿瘤内密度不均和显着强化为其特点，能充分反映肿瘤形态特征及与周围组织的解剖关系[54]。

（2）MRI（推荐）：优点是敏感性与CT相仿、无电离辐射、无造影剂过敏之虞。PPGL血供丰富，T_1WI低信号、T_2WI高信号，反向序列信号无衰减为其特点。推荐以下情况代替CT作为首选定位或补充检查[41,55]：①儿童、孕妇或其他需减少放射性暴露者；②对CT造影剂过敏者；③生化证实儿茶酚胺升高而CT扫描阴性者；④肿瘤与周围大血管关系密切，评价有无血管侵犯。⑤全身MRI弥散加权成像（DWI）有助于探测多发或转移病灶。

（3）多普勒彩色超声检查（可选择）：敏感性低，但因其简便、无创、价格低廉，可作为初筛检查，特别是可疑颈部PGL以及婴幼儿、孕妇等。但不推荐用于定位。

2.功能影像学定位（推荐有条件的地区选择）不作为一线推荐[56]。功能影像检查的价值和指征[57,58]：①确诊定位并利于鉴别诊断；②检出多发或转移病灶（分泌E的PHEO＞5cm；分泌NE的PHEO；功能性PGL）；③生化指标阳性和（或）可疑，CT/MRI未能定位者；④术后复发者。

（1）间碘苄胍（metaiodobenzylguanidine，MIBG）显像：MIBG为去甲肾上腺素类似物，能被嗜铬细胞儿茶酚胺囊泡摄取[53]。^{131}I-MIBG和^{123}I-MIBG可同时对PPGL进行形态解剖和功能的定位，二者特异性均达95%～100%，灵敏度分别为77%～90%和83%～100%[59,60]；但对PGL和恶性PHEO敏感性较低（71%和56%）[61,62]。假阳性罕见于肾上腺皮质癌[63]和某些感染性疾病如放线菌病[64]；假阴性见于某些药物影响（如三环类抗抑郁精神病药、钙拮抗剂、可卡因等）和肿瘤坏死或去分化[65]。MIBG显像前必须使用卢戈液，5滴，3次/天×3天，封闭甲状腺。

（2）生长抑素受体（somatostatin receptor）显像：生长抑素受体为G蛋白偶联的跨膜蛋白，有5种亚型。PHEO/PGL主要表达2型和4型（约73%）[66]。奥曲肽为生长抑素类似物，与生长抑素受体的亲和性依次为2型、5型、3型[67]。^{111}In-DTPA-奥曲肽显像敏感性不及MIBG，MIBG阳性的PPGL仅25%～34%奥曲肽阳性，但对恶性/转移性病灶的敏感性优于MIBG（87%和57%）[59]。

（3）PET显像：^{18}F-FDG-PET、^{11}C-对羟基麻黄碱-PET、^{11}C-肾上腺素-PET、^{18}F-DOPA-PET和^{18}F-DA-PET均有报道用于PPGL的定位诊断，但前三者特异性差，^{18}F-DA-PET优于MIBG，敏感性和特异性达100%[68,69]。

（五）遗传性综合征的诊断和基因筛查

1.遗传性PPGL的发生率高达35%～40%，约1/3的PPGL有遗传因素参与[70-72]。遗传性综合征和基因筛查的价值在于

（1）主动监测肿瘤复发或多发[73,74]。

（2）及早发现其他受累系统病变[75]。

（3）监测无症状的亲属，早期发现肿瘤[76]。

（4）致命性肿瘤的预防如RET突变患儿的甲状腺预防性切除[77]。

2.下列情况应考虑遗传疾病[78-80]

（1）PPGL家族史者。

（2）双侧、多发或肾上腺外PHEO。

（3）年轻患者（＜20岁），特别是儿童患者。

（4）患者及其亲属具有其他系统病变：脑、眼、甲状腺、甲状旁腺、肾、颈部、胰腺、附睾、皮肤等。

3.筛查内容

（1）家族史的问询。

（2）系统临床体征和辅助检查：皮肤病变（NF-1）；甲状腺病变和血降钙素升高（MEN-2）；影像学检查肾脏、胰腺、其他腹部肿瘤，术前常规眼底视网膜检查、脑脊髓MRI检查（VHL）。

（3）基因筛查（可选择）：RET/VHL/SDHB/SDHD，若阳性，一级亲属遗传咨询。

三、治疗

嗜铬细胞瘤的治疗是完整的手术切除。根据手术医师及麻醉医师的能力、经验，手术存活率在98%～100%[81]。腔镜下的肿瘤切除已经成为绝大部分肾上腺肿瘤治疗的标准术式，同样也适用于嗜铬细胞瘤的处理[82]。

（一）术前药物准备

PPGL术前充分的准备是手术成功的关键[83]，未常规予α受体阻滞剂以前PHEO手术死亡率达24%～50%[84-86]。术前药物准备的目标[87]在于阻断过量CA的作用，维持正常血压、心率/心律，改善心脏和其他脏器的功能；纠正有效血容量不足；防止手术、麻醉诱发CA的大量释放所致的血压剧烈波动，减少急性心力衰竭、肺水肿等严重并发症的发生[84]。对于无明显血压升高或者缺乏典型症状的PPGL患者仍然推荐术前进行CA的阻断处理[88]。术前的扩容在充血性心力衰竭或肾功能不全的患者中需要谨慎使用，同时无证据表明术前输血扩容能降低术中术后的风险。

1.控制高血压

（1）α受体阻滞剂（推荐）：最常用的是长效非选择性α受体阻滞剂——酚苄明，初始剂量10 mg，

每日1次或每日2次，据血压调整剂量，每2～3日递增10～20 mg；发作性症状控制、血压正常或略低、直立性低血压或鼻塞出现等提示药物剂量恰当，一般每日30～60 mg或1 mg/kg已足[89]，分3～4次口服，不超过2 mg/（kg·d）[90]。小儿初始剂量0.2mg/kg（＜10 mg），每日4次，以0.2 mg/kg递增[91]。也可选用α_1受体阻滞剂如哌唑嗪（2～5 mg，每日2～3次）、特拉唑嗪（2～5 mg/d）、多沙唑嗪（2～16 mg/d）[92]等，但需要注意这类药物存在α受体的不完全阻滞作用[81]。压宁定（乌拉地尔）具有中枢和外周双重作用，每日30～90 mg，分次口服[93]。

服药期间饮食中增加含盐液体的摄入，以减少直立性低血压的发生，并有助扩容[90,94]。

（2）钙离子通道阻滞剂：钙拮抗剂能够阻断NE介导的钙离子内流入血管平滑肌细胞内，达到控制血压和心律失常的目的，它还能防止CA相关的冠状动脉痉挛，有利于改善心功能[95]，且不会引起直立性低血压[96-98]。由于钙拮抗剂的药理作用，它的单独使用并不能改善PPGL所带来的所有血流动力学改变，因此仅以下3种情况联合或替代α受体阻滞剂[20,99,100]：

1）单用α受体阻滞剂血压控制不满意者，联合应用以提高疗效，并可减少前者剂量。

2）α受体阻滞剂严重不良反应患者不能耐受者，替代之。

3）血压正常或仅间歇升高，替代α受体阻滞剂，以免后者引起低血压或直立性低血压。

2.控制心律失常　对于CA或α受体阻滞剂介导的心动过速（＞100～120次/分）或室上性心律失常等需加用β受体阻滞剂，使心率控制在＜90次/分。但β受体阻滞剂必须在α受体阻滞剂使用2～3日后，因单用前者可阻断肾上腺素兴奋β_2受体扩张血管的作用而可能诱发高血压危象、心肌梗死、肺水肿等致命的并发症[101]。推荐心选择性的β_1受体阻滞剂如阿替洛尔、美托洛尔等[87]。

3.高血压危象的处理　推荐硝普钠、酚妥拉明或尼卡地平静脉泵入[84]。

4.术前药物准备的时间和标准　推荐10～14天，发作频繁者需4～6周。以下几点提示术前药物充分[93,102,103]：

（1）血压稳定在120/80 mmHg左右，心率＜80～90次/分。

（2）无阵发性血压升高、心悸、多汗等现象。

（3）体重呈增加趋势，血细胞比容＜45%。

（4）轻度鼻塞，四肢末端发凉感消失或有温暖感，甲床红润等表明微循环灌注良好。

（二）手术治疗

手术切除是PPGL最有效的治疗方法。强调与麻醉科、重症医学等多学科充分合作。推荐全身麻醉，实时监测动脉血压和中心静脉压，必要时漂浮导管。积极扩容的同时注意防治心力衰竭。

1.手术方式　根据病情、肿瘤的大小、部位及与周围血管的关系和术者的经验合理选择开放性手术或腹腔镜手术。

（1）腹腔镜手术（推荐）：与开放手术相比，腹腔镜嗜铬细胞瘤切除术具有术中CA释放少、血压波动幅度小、创伤小、术后恢复快、住院时间短等优点，是肾上腺PHEO推荐首选的手术方式[104-106]。其选择主要决定于肿瘤的大小和术者的经验，但肿瘤大小并非绝对限制，多数学者推荐肿瘤＜6cm[107,108]。若技术条件允许，大体积嗜铬细胞瘤也可以选择腹腔镜手术[109-111]。经腹和经腹膜后途径没有显著差异，但后者术后恢复快[112]。为避免局部肿瘤复发，术中应防止肿瘤破裂。

（2）开放手术：推荐于肿瘤巨大、转移性PPGL、肾上腺外PGL、多发的需探查者[113]。腹主动脉主干及肠系膜上动脉区有丰富的副神经节嗜铬体，为肿瘤的好发部位，是探查的主要区域；对来自胸腔、纵隔或膀胱的PGL，应根据肿瘤位置，选择相应手术径路。肿瘤分离有困难者可行包膜内剜除。膀胱PGL有恶性倾向，推荐根据肿瘤部位和大小行膀胱部分或全膀胱切除术。

对定性诊断不明确的肿物，手术探查需在α受体阻滞剂充分准备后进行。

2.肾上腺保留与否　推荐尽可能保留肾上腺，特别是双侧、家族性或具有遗传背景者推荐保留正常肾上腺组织，基于如下原因[114,115]：避免皮质激素终生替代、家族性的转移性PPGL罕见（2%）、残留肾上腺复发率低（10%～17%）。

3.术后处理　ICU监护24～48小时，持续的心电图、动脉压、中心静脉压等监测，及时发现并处理可能的心血管和代谢相关并发症[106,107]。术后高血压、低血压、低血糖较常见，应常规适量扩容和5%葡萄糖液补充，维持正平衡。

（三）转移性PPGL的治疗

多种病理学指标用于预测PPGL的恶性行为，但迄今最具预测价值的是定位于肾上腺外

（36%）[116]、肿瘤的大小（＞5cm）和 *SDHB* 基因突变（66%～83%）[117]。血、尿多巴胺和去甲肾上腺素水平显著升高亦提示转移性PPGL可能[118]。针对转移性PPGL的治疗是复杂的，需要多学科联合治疗。转移性PPGL的5年总生存率为34%～60%，肝和肺转移患者生存期较短（＜5年），骨转移患者生存期较长[119]。转移性PPGL治疗的主要原则是控制肿瘤的生长和过量儿茶酚胺产生的相关症状。

1.手术治疗　尽管手术切除原发或转移病灶仍是主要治疗手段[117]，但目前尚无足够的证据表明对于转移的PHEO病灶，手术切除相比药物控制更能延长患者的存活或改善症状的控制。手术减瘤可能有利于术后放化疗或核素治疗。

2.放射性核素治疗　用于无法手术或多发转移、MIBG或奥曲肽显像阳性者推荐。最常用的药物是131I-MIBG，其治疗效应与每克肿瘤组织吸收剂量和肿瘤体积密切相关，肿瘤直径应小于2cm以保证131I-MIBG的良好摄取。大剂量131I-MIBG治疗能延长生存，缓解症状[120,121]；短期内效果良好，症状有效率75%，激素有效率45%，肿瘤体积部分缓解率30%，完全缓解率5%[122]。但长期疗效欠佳，2年内几乎均有复发或转移。国内治疗的完全有效率为3%～5%、部分有效率和病情稳定率可达73%～79%、患者的5年生存率达45%～68%[120]。主要不良反应是骨髓抑制。核素标记的奥曲肽可用于MIBG阴性者，但疗效尚难评价。

3.放疗和化疗　外放射治疗推荐于无法手术切除的肿瘤和缓解骨转移所致疼痛，但可能加重高血压[123]。化疗推荐CVD方案（环磷酰胺、长春新碱、氮烯唑胺），CVD方案多在2～4个疗程后起效，治疗完全有效率、部分有效率及病情稳定率分别为4%、37%和14%[124]。联合MIBG可能提高疗效[125]。抗血管生成靶向药物治疗可能有效[126]。

4.处理儿茶酚胺增多症　对于恶性或因故不能手术者推荐α受体阻滞剂、β受体阻滞剂控制高血压。

四、预后和随访

（一）预后

PPGL的预后与年龄、转移性、有无家族史及治疗早晚等有关。非转移性者5年生存率＞95%，但约50%患者仍持续高血压[127]。复发率为6.5%～17%，家族性、肾上腺外及右侧者更易复发[9]。转移性PPGL不可治愈，5年生存率约50%，肝、肺转移较骨转移者预后差[119]，其中约50%死于1～3年，但约50%可存活20年以上[101]。

（二）随访

1.随访原因

（1）肿瘤有无残留。

（2）病理难于鉴别是否有转移性。

（3）易复发、多发，特别是家族发病者。

2.随访内容　包括临床症状（如高血压）、生化指标（如血浆游离MNs、24小时尿CA和分馏的MNs）、CT扫描等。

3.随访方案

（1）推荐术后10～14天复查血、尿生化指标[128]，判断肿瘤是否残留、有无转移等。

（2）散发病例单侧肾上腺切除者每年1次，至少连续10年[127]。

（3）高危群体（*SDHB*基因突变、PGL、肿瘤体积巨大）和遗传性PPGL者每6～12个月复查1次临床和生化指标，终身随访[129]。

推荐意见

嗜铬细胞瘤的主要症状包括头痛、心悸、多汗"三联征"，高血压（阵发性高血压或持续性高血压），直立性低血压等

可能合并嗜铬细胞瘤的遗传性综合征主要包括VHL病、多发分泌腺病2型、神经纤维瘤病1型、家族性副神经节瘤1～5型等

嗜铬细胞瘤定性诊断推荐24小时尿CA、血浆游离MNs、24小时尿分馏的MNs，可通过联合检测提高准确率

嗜铬细胞瘤定位诊断推荐CT平扫＋增强和磁共振检查。有条件地区可选择功能影像学定位检查

嗜铬细胞瘤术前应进行充分的药物准备，控制高血压与心律失常，充分扩容。手术切除是PPGL最有效的治疗方法，推荐多学科充分合作，全身麻醉下手术。推荐首选腹腔镜嗜铬细胞瘤切除术，尽可能保留肾上腺

转移性PPGL推荐多学科联合治疗，包括手术治疗、放射性核素治疗、放疗和化疗，同时处理儿茶酚胺增多症

参考文献

［1］Lam AK. Update on adrenal tumours in 2017 World Health Organization（WHO）of endocrine tumours. Endocr Pathol，2017，28（3）：213-227.

［2］DeLellis RA，et al. Pathology and genetics of tumours of endocrine organs. World Health Organization classification of tumors：Lyon：IARC Press，2004.

［3］中华医学会内分泌学分会肾上腺学组. 嗜铬细胞瘤和副神经节瘤诊断治疗的专家共识. 中华内分泌代谢杂志, 2016, 32（03）: 181-187. ★

［4］Lenders JW, et al. Pheochromocytoma and paraganglioma: an endocrine society clinical practice guideline. J Clin Endocrinol Metab, 2014, 99（6）: 1915-1942.

［5］Omura M, et al. Prospective study on the prevalence of secondary hypertension among hypertensive patients visiting a general outpatient clinic in Japan. Hypertens Res, 2004, 27（3）: 193-202.

［6］Pederson LC, et al. Pheochromocytoma. Curr Treat Options Oncol, 2003, 4（4）: 329-337.

［7］Fung MM, et al. Diseases of the adrenal medulla. Acta Physiol（Oxf）, 2008, 192（2）: 325-335.

［8］Hamidi O, et al. Malignant Pheochromocytoma and Paraganglioma: 272 Patients Over 55 Years. J Clin Endocrinol Metab, 2017, 102（9）: 3296-3305.

［9］Amar L, et al. Year of diagnosis, features at presentation, and risk of recurrence in patients with pheochromocytoma or secreting paraganglioma. J Clin Endocrinol Metab, 2005, 90（4）: 2110-2116.

［10］Muth A, et al. Genetic testing and surveillance guidelines in hereditary pheochromocytoma and paraganglioma, 2019, 285（2）: 187-204.

［11］Pinato DJ, et al. Immunohistochemical markers of the hypoxic response can identify malignancy in phaeochromocytomas and paragangliomas and optimize the detection of tumours with VHL germline mutations. Br J Cancer, 2013, 108（2）: 429-437.

［12］González Escobar AB, et al. Von Hippel-Lindau disease: family study. Arch Soc Esp Oftalmol, 2012, 87（11）: 368-372.

［13］Grey J, et al. Patient quality of life and prognosis in multiple endocrine neoplasia type 2. Endocr Relat Cancer, 2018, 25（2）: T69-T77.

［14］Benn DE, et al. 15 YEARS OF PARAGANGLIOMA: Clinical manifestations of paraganglioma syndromes types 1-5. Endocr Relat Cancer, 2015, 22（4）: T91-103.

［15］Gutmann DH, et al. Neurofibromatosis type 1, 2017, 23, 3: 17004.

［16］Fishbein L, et al. Comprehensive Molecular Characterization of Pheochromocytoma and Paraganglioma. Cancer Cell, 2017, 31（2）: 181-193.

［17］NGS in PPGL（NGSnPPGL）Study Group, et al. Consensus Statement on next-generation-sequencing-based diagnostic testing of hereditary phaeochromocytomas and paragangliomas. Nat Rev Endocrinol, 2017, 13（4）: 233-247.

［18］Mercado-Asis LB, et al. pheochromocytoma: a genetic and diagnostic update. Endocr Pract, 2018, 24（1）: 78-90.

［19］Crona J, et al. New Perspectives on Pheochromocytoma and Paraganglioma: Toward a Molecular Classification. Endocr Rev, 2017, 38（6）: 489-515.

［20］Bravo EL. Evolving concepts in the pathophysiology, diagnosis, and treatment of pheochromocytoma. Endocr Rev, 1994, 15（3）: 356-368.

［21］Atiyeh BA, et al. Extra-adrenal pheochromocytoma. J Nephrol, 1997, 10（1）: 25-29.

［22］Sahdev A, et al. CT and MR imaging of unusual locations of extra-adrenal paragangliomas（pheochromocytomas）. Eur Radiol, 2005, 15（1）: 85-92.

［23］Nicolas M, et al. Predictors of outcome in phaeochromocytomas and paragangliomas. F1000Res. 2017, 6: 2160.

［24］曾正陪. 肾上腺髓质激素的生化生理. 见: 陈家伦, 主编. 临床内分泌学. 上海: 上海科学技术出版社, 2011. 630-633. ★

［25］Melmed S, et al. Williams Textbook of Endocrinology, 12th, Elsevier Saunders, 2011.

［26］Manger WM, et al. Pheochromocytoma: diagnosis and management update. Curr Hypertens Rep, 2004, 6（6）: 477-484.

［27］Manger WM. An overview of pheochromocytoma: history, current concepts, vagaries, and diagnostic challenges. Ann N Y Acad Sci, 2006, 1073: 1-20.

［28］Yeo H, et al. Pheochromocytoma and functional paraganglioma. Curr Opin Oncol, 2005, 17（1）: 13-18.

［29］Leung K, et al. Pheochromocytoma: the range of appearances on ultrasound, CT, MRI, and functional imaging. AJR Am J Roentgenol. 2013 Feb, 200（2）: 370-378.

［30］Eisenhofer G. Screening for pheochromocytomas and paragangliomas. Curr Hypertens Rep, 2012 Apr, 14（2）: 130-137.

［31］Reisch N, et al. Pheochromocytoma: presentation, diagnosis and treatment. J Hypertens, 2006, 24（12）: 2331-2339.

［32］曾正陪. 嗜铬细胞瘤. 见: 陈家伦, 主编. 临床内分泌学. 上海: 上海科学技术出版社, 2011: 637-644. ★

［33］Zelinka T, et al. Pheochromocytoma as a catecholamine producing tumor: implications for clinical practice. Stress, 2007, 10（2）: 195-203.

［34］樊华, 等. 伴儿茶酚胺心肌病的嗜铬细胞瘤/副神经节瘤的围术期处理经验. 中华泌尿外科杂志, 2018, 39（5）, 333-337. ★

［35］樊华, 等. 手术治疗对嗜铬细胞瘤/副神经节瘤患者血糖影响的研究. 临床泌尿外科杂志, 2016, 31（8）: 699-701. ★

[36] Cheng X, et al. Interleukin-6 producing pheochromo-cytoma as a new reason for fever of unknown origin: a retrospective study, 2018, 24 (6): 507-511. ★

[37] Tong AL, et al. Bilateral pheochromocytoma as first presentation of von Hippel-Lindau disease in a Chinese family. Chin Med Sci J, 2009, 24 (4): 197-201.

[38] Jimenez C, et al. Review: Should patients with apparently sporadic pheochromocytomas or paragangliomas be screened for hereditary syndromes. J Clin Endocrinol Metab, 2006, 91 (8): 2851-2858.

[39] Kuruba R, et al. Current management of adrenal tumors. Curr Opin Oncol, 2008, 20 (1): 34-46.

[40] 邓建华, 等. 嗜铬细胞瘤/副神经节瘤基因突变相关遗传综合征. 协和医学杂志, 2015, 6 (3): 161-165. ★

[41] Pacak K, et al. Pheochromocytoma: recommendations for clinical practice from the First International Symposium. October 2005. Nat Clin Pract Endocrinol Metab, 2007, 3 (2): 92-102.

[42] Eisenhofer G, et al. Catecholamine metabolism: a contemporary view with implications for physiology and medicine. Pharmacol Rev, 2004, 56 (3): 331-349.

[43] Eisenhofer G, et al. Plasma metadrenalines: do they provide useful information about sympatho-adrenal function and catecholamine metabolism. Clin Sci(Lond), 1995, 88 (5): 533-542.

[44] Eisenhofer G, et al. Plasma metanephrines are markers of pheochromocytoma produced by catechol-O-methyltransferase within tumors. J Clin Endocrinol Metab, 1998, 83 (6): 2175-2185.

[45] Lenders JW, et al. Biochemical diagnosis of pheochromocytoma: which test is best. JAMA, 2002, 287 (11): 1427-1434.

[46] Sawka AM, et al. The economic implications of three biochemical screening algorithms for pheochromocytoma. J Clin Endocrinol Metab, 2004, 89 (6): 2859-2866.

[47] Sawka AM, et al. A comparison of biochemical tests for pheochromocytoma: measurement of fractionated plasma metanephrines compared with the combination of 24-hour urinary metanephrines and catecholamines. J Clin Endocrinol Metab, 2003, 88 (2): 553-558.

[48] Eisenhofer G, et al. Pheochromocytoma: rediscovery as a catecholamine-metabolizing tumor. Endocr Pathol, 2003, 14 (3): 193-212.

[49] Bravo EL, et al. Pheochromocytoma: state-of-the-art and future prospects. Endocr Rev, 2003, 24 (4): 539-553.

[50] Eisenhofer G, et al. Biochemical diagnosis of pheochromocytoma: how to distinguish true-from false-positive test results. J Clin Endocrinol Metab, 2003,

88 (6): 2656-2666.

[51] Honigschnabl S, et al. How accurate is MR imaging in characterisation of adrenal masses: update of a long-term study. Eur J Radiol, 2002, 41 (2): 113-122.

[52] Goldstein RE, et al. Clinical experience over 48 years with pheochromocytoma. Ann Surg, 1999, 229 (6): 755-64, discussion 764-766.

[53] Ilias I, et al. Current approaches and recommended algorithm for the diagnostic localization of pheochromocytoma. J Clin Endocrinol Metab, 2004, 89 (2): 479-491.

[54] Caoili EM, et al. Adrenal masses: characterization with combined unenhanced and delayed enhanced CT. Radiology, 2002, 222 (3): 629-633.

[55] Witteles RM, et al. Sensitivity of diagnostic and localization tests for pheochromocytoma in clinical practice. Arch Intern Med, 2000, 160 (16): 2521-2524.

[56] Lauriero F, et al. I-131 MIBG scintigraphy of neuroectodermal tumors. Comparison between I-131 MIBG and In-111 DTPA-octreotide. Clin Nucl Med, 1995, 20 (3): 243-249.

[57] Pacak K, et al. Biochemical diagnosis, localization and management of pheochromocytoma: focus on multiple endocrine neoplasia type 2 in relation to other hereditary syndromes and sporadic forms of the tumour. J Intern Med, 2005, 257 (1): 60-68.

[58] Greenblatt DY, et al. The utility of metaiodoben-zylguanidine (MIBG) scintigraphy in patients with pheochromocytoma. Ann Surg Oncol, 2008, 15 (3): 900-905.

[59] der Harst E v, et al. [(123) I] metaiodobenzylgua-nidine and [(111) In] octreotide uptake in begnign and malignant pheochromocytomas. J Clin Endocrinol Metab, 2001, 86 (2): 685-693.

[60] Miskulin J, et al. Is preoperative iodine 123 meta-iodobenzylguanidine scintigraphy routinely necessary before initial adrenalectomy for pheochromocytoma. Surgery, 2003, 134 (6): 918-922, discussion 922-923.

[61] Erickson D, et al. Benign paragangliomas: clinical presentation and treatment outcomes in 236 patients. J Clin Endocrinol Metab, 2001, 86 (11): 5210-5216.

[62] Ilias I, et al. Superiority of 6-[18F] -fluorodopamine positron emission tomography versus [131I] -metaiodobenzylguanidine scintigraphy in the localization of metastatic pheochromocytoma. J Clin Endocrinol Metab, 2003, 88 (9): 4083-4087.

[63] Maurea S, et al. Diagnostic accuracy of radionuclide imaging using 131I nor-cholesterol or meta-iodobenzylguanidine in patients with hypersecreting or non-hypersecreting adrenal tumours. Nucl Med

Commun, 2002, 23（10）: 951-960.

［64］Berchtenbreiter C, et al. Misleading diagnosis of retroperitoneal actinomycosis. Eur Radiol, 1999, 9（9）: 1869-1872.

［65］Solanki KK, et al. A pharmacological guide to medicines which interfere with the biodistribution of radiolabelled meta-iodobenzylguanidine（MIBG）. Nucl Med Commun, 1992, 13（7）: 513-521.

［66］Epelbaum J, et al. Molecular and pharmacological characterization of somatostatin receptor subtypes in adrenal, extraadrenal, and malignant pheochromocytomas. J Clin Endocrinol Metab, 1995, 80（6）: 1837-1844.

［67］Lamberts SW, et al. The role of somatostatin and its analogs in the diagnosis and treatment of tumors. Endocr Rev, 1991, 12（4）: 450-482.

［68］Hoegerle S, et al. Pheochromocytomas: detection with 18F DOPA whole body PET—initial results. Radiology, 2002, 222（2）: 507-512.

［69］Hoegerle S, et al. 18F-DOPA positron emission tomography for the detection of glomus tumours. Eur J Nucl Med Mol Imaging, 2003, 30（5）: 689-694.

［70］Plouin PF, et al. The genetic basis of pheochromocytoma: who to screen and how. Nat Clin Pract Endocrinol Metab, 2006, 2（2）: 60-61.

［71］Bholah R, et al. Review of Pediatric Pheochromocytoma and Paraganglioma. Front Pediatr, 2017, 13（5）: 155.

［72］Breza J Jr, et al. Multiple endocrine neoplasia 2A（MEN 2A）syndrome. Bratisl Lek Listy, 2018, 119（2）: 120-125.

［73］Kavinga Gunawardane PT, et al. The clinical genetics of phaeochromocytoma and paraganglioma. Arch Endocrinol Metab, 2017, 61（5）: 490-500.

［74］Liu P, et al. Clinical Syndromes and Genetic Screening Strategies of Pheochromocytoma and Paraganglioma. J Kidney Cancer VHL, 2018, 275（4）: 14-22. ★

［75］Fliedner SMJ, et al. Pheochromocytoma and paraganglioma: genotype versus anatomic location as determinants of tumor phenotype. Cell Tissue Res, 2018, 372（2）: 347-365.

［76］Lahlou-Laforêt K, et al. Presymptomatic genetic testing in minors at risk of paraganglioma and pheochromocytoma: our experience of oncogenetic multidisciplinary consultation. Horm Metab Res, 2012 May, 44（5）: 354-358.

［77］Mucha L, et al. Phaeochromocytoma in multiple endocrine neoplasia type 2: RET codon-specific penetrance and changes in management during the last four decades. Clin Endocrinol（Oxf）, 2017, 87（4）: 320-326.

［78］Fishbein L. Pheochromocytoma and Paraganglioma:

Genetics, Diagnosis, and Treatment. Hematol Oncol Clin North Am, 2016, 30（1）: 135-50.

［79］Jochmanova I. Genomic Landscape of Pheochromocytoma and Paraganglioma. Trends Cancer, 2018, 4（1）: 6-9.

［80］Turchini J, et al. Pathology and genetics of phaeochromocytoma and paraganglioma. Histopathology, 2018, 72（1）: 97-105.

［81］Shlomo M, et al. Williams Textbook of Endocrinology. 12th Editioned, 2011: 559.

［82］张玉石. 肾上腺肿瘤的诊断及微创治疗. 中国肿瘤临床杂志, 2016, 43（11）: 471-474. ★

［83］Duh QY. Evolving surgical management for patients with pheochromocytoma. J Clin Endocrinol Metab, 2001, 86（4）: 1477-1479.

［84］Pullerits J, et al. Anaesthesia for phaeochromocytoma. Can J Anaesth, 1988, 35（5）: 526-534.

［85］李汉忠. 嗜铬细胞瘤/副神经节瘤的围术期处理. 现代泌尿外科杂志, 2012, 17（4）: 329-332. ★

［86］李汉忠. 提高嗜铬细胞瘤/副神经节瘤的诊治水平. 中华内分泌外科杂志, 2012, 6（3）: 145-147. ★

［87］Pacak K. Preoperative management of the pheochromocytoma patient. J Clin Endocrinol Metab, 2007, 92（11）: 4069-4079.

［88］Wein AJ, et al. Campbell-Walsh Urology. 10th Editioned: Saunders, 2012: 1709.

［89］Kinney MA, et al. Perioperative management of pheochromocytoma. J Cardiothorac Vasc Anesth, 2002, 16（3）: 359-369.

［90］Mittendorf EA, et al. Pheochromocytoma: advances in genetics, diagnosis, localization, and treatment. Hematol Oncol Clin North Am, 2007, 21（3）: 509-525.

［91］Kasturi S, et al. Modern management of pheochromocytoma. Nat Clin Pract Urol, 2007, 4（11）: 630-633.

［92］Prys-Roberts C. Efficacy and safety of doxazosin for perioperative management of patients with pheochromocytoma. World J Surg, 2002, 26（8）: 1037-1042.

［93］夏溟, 等. 嗜铬细胞瘤术前准备的临床体会（附286例报告）. 中华泌尿外科杂志, 2004,（12）: 24-26. ★

［94］der Horst-Schrivers AN. Preoperative pharmacological management of phaeochromocytoma. Neth J Med, 2006, 64（8）: 290-295.

［95］Proye C, et al. Exclusive use of calcium channel blockers in preoperative and intraoperative control of pheochromocytomas: hemodynamics and free catecholamine assays in ten consecutive patients. Surgery, 1989, 106（6）: 1149-1154.

［96］Bravo EL. Pheochromocytoma. Cardiol Rev, 2002, 10（1）: 44-50.

［97］Lebuffe G, et al. The effect of calcium channel blockers on outcome following the surgical treatment of phaeochromocytomas and paragangliomas. Anaesthesia, 2005, 60（5）: 439-444.

［98］Bravo EL. Pheochromocytoma: an approach to antihypertensive management. Ann N Y Acad Sci, 2002, 970: 1-10.

［99］Malchoff CD MD. Pheochromocytoma treatment. In: Mansoor GA ed. Secondary hypertension. Totowa, NJ: Humana Press, 2004: 235-249.

［100］Shlomo M, et al. Williams Textbook of Endocrinology. 12th Editioned, 2011: 560.

［101］Young WF Jr. Adrenal causes of hypertension: pheochromocytoma and primary aldosteronism. Rev Endocr Metab Disord, 2007, 8（4）: 309-320.

［102］范欣荣, 等. 甲襞微循环监测在嗜铬细胞瘤术前准备中的应用. 临床泌尿外科杂志, 2006,（07）: 519-521, 524. ★

［103］Lenders JW, et al. Phaeochromocytoma. Lancet, 2005, 366（9486）: 665-675.

［104］Lang B, et al. Retrospective comparison of ret-roperitoneoscopic versus open adrenalectomy for pheochromocytoma. J Urol, 2008, 179（1）: 57-60. doi: 10. 1016/j. juro. 2007. 08. 147. ★

［105］Zhang X, et al. Technique of anatomical retroperito-neoscopic adrenalectomy with report of 800 cases. J Urol, 2007, 177（4）: 1254-1257. doi: 10. 1016/j. juro. 2006. 11. 098. ★

［106］Tsirlin A, et al. Pheochromocytoma: a review. Maturitas, 2014, 77（3）: 229-238.

［107］de Fourmestraux A, et al. Ten year experience of retroperitoneal laparoscopic resection for pheochro-mocytomas: A dual-centre study of 72 cases. World J Urol, 2015, 33（8）: 1103-1107.

［108］Farrugia FA, et al. Pheochromocytoma, diagnosis and treatment: Review of the literature. Endocr Regul, 2017, 51（3）: 168-181.

［109］Zhang X, et al. Retroperitoneoscopic adrenalectomy without previous control of adrenal vein is feasible and safe for pheochromocytoma. Urology, 2007, 69（5）: 849-853. doi: 10.1016/j.urology.2007.01.078. ★

［110］Wang B, et al. Anatomic retroperitoneoscopic adrenalectomy for selected adrenal tumors＞5 cm: our technique and experience. Urology, 2011, 78（2）: 348-352. doi: 10.1016/j.urology.2011.02.035. ★

［111］Wang W, et al. Effectiveness and safety of laparoscopic adrenalectomy of large pheochromocytoma: a prospective, nonrandomized, controlled study. Am J Surg, 2015, 210（2）: 230-235. doi: 10.1016/j.amjsurg.2014.11.012. ★

［112］Rubinstein M, et al. Prospective, randomized compari-son of transperitoneal versus retroperitoneal laparoscopic adrenalectomy. J Urol, 2005, 174（2）: 442-445, discussion 445.

［113］Afaneh A, et al. Surgical Management of a Giant Pheochromocytoma. In Vivo, 2018, 32（3）: 703-706.

［114］Biteman BR1, et al. Laparoscopic bilateral cortical-sparing adrenalectomy for pheochromocytoma. Surg Endosc, 2016, 30（12）: 5622-5623.

［115］樊华, 等. 保留肾上腺功能的腹腔镜双侧嗜铬细胞瘤切除术. 中华内分泌外科杂志, 2017, 11（3）: 184-187. ★

［116］Ahlman H. Malignant pheochromocytoma: state of the field with future projections. Ann N Y Acad Sci, 2006, 1073: 449-464.

［117］Angelousi A, et al. Metastatic pheochromocytoma and paraganglioma. Eur J Clin Invest, 2015, 45（9）: 986-997.

［118］Grossman A, et al. Biochemical diagnosis and localization of pheochromocytoma: can we reach a consensus. Ann N Y Acad Sci, 2006, 1073: 332-347.

［119］Pacak K, et al. Pheochromocytoma: recommendations for clinical practice from the First International Symposium. October 2005. Nat Clin Pract Endocrinol Metab, 2007, 3: 92-102.

［120］金从军, 等. ^{131}I-间位碘代苄胍治疗恶性嗜铬细胞瘤/副神经节瘤的临床疗效分析. 中华泌尿外科杂志, 2015, 36（1）: 24-28. ★

［121］Kotecka-Blicharz A, et al. ^{131}I MIBG therapy of malignant pheochromocytoma and paraganglioma tumours-a single-centre study. Endokrynol Pol, 2018, 69（3）: 246-251.

［122］Loh KC, et al. The treatment of malignant pheochro-mocytoma with iodine-131 metaiodobenzylguanidine（^{131}I-MIBG）: a comprehensive review of 116 reported patients. J Endocrinol Invest, 1997, 20（11）: 648-658.

［123］Teno S, et al. Acutely exacerbated hypertension and increased inflammatory signs due to radiation treatment for metastatic pheochromocytoma. Endocr J, 1996, 43（5）: 511-516.

［124］Niemeijer ND, et al. Chemotherapy with cyclophos-phamide, vincristine and dacarbazine for malignant par-aganglioma and pheochromocytoma: systematic review and metaanalysis. Clin Endocrinol（Oxf）, 2014, 81（5）: 642-651.

［125］Sisson JC. Radiopharmaceutical treatment of phe-ochromocytomas. Ann N Y Acad Sci, 2002, 970: 54-60.

［126］Joshua AM, et al. Rationale and evidence for sunitinib in the treatment of malignant paraganglioma/

pheochromocytoma. J Clin Endocrinol Metab, 2009, 94（1）：5-9.

［127］Plouin PF, et al. Tumor recurrence and hypertension persistence after successful pheochromocytoma operation. Hypertension, 1997, 29（5）：1133-1139.

［128］Plouin PF, et al. Initial work-up and long-term follow-up in patients with phaeochromocytomas and paragangliomas. Best Pract Res Clin Endocrinol Metab, 2006, 20（3）：421-434.

［129］Plouin PF, et al. Luss European Society of Endocrinology Clinical Practice Guideline for long-term follow-up of patients operated on for a phaeochromocytoma or a paraganglioma. Eur J Endocrinol, 2016, 174（5）：G1-G10.

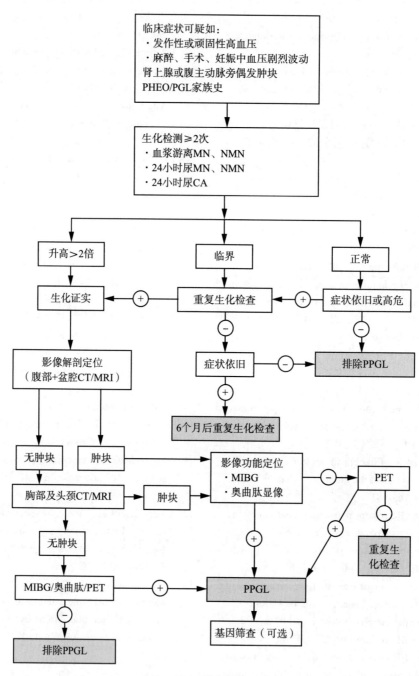

PPGL诊断流程

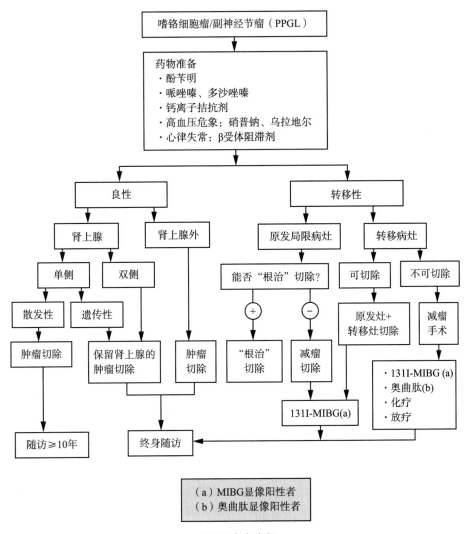

PPGL治疗流程

第三节 皮质醇增多症

【名词解释】

皮质醇增多症（hypercortisolism）：即皮质醇症，是由于肾上腺皮质长期过量分泌皮质醇引起的一系列代谢紊乱症状和体征，如满月脸、向心性肥胖、皮肤紫纹、痤疮、高血压、骨质疏松等，也称为库欣综合征（Cushing's syndrome，CS）。由于垂体病变导致ACTH过量分泌致病者称之为库欣病（Cushing's disease）。

亚临床皮质醇症（subclinical hypercortisolism）：存在自主分泌皮质醇但缺乏典型CS表现。尚无定义标准，主要符合以下两点：①不具备激素过多的典型临床表现；②至少有下丘脑-垂体-肾上腺轴的两个异常。虽不具典型CS表现，但肥胖、高血压和2型

糖尿病常高发[1]。

周期性皮质醇症（Cyclic hypercortisolism）：皮质醇分泌呈周期性增多，其间歇期皮质醇水平正常，是CS中罕见的特殊临床类型。

异位ACTH综合征（ectopic ACTH syndrome）：异位ACTH综合征是指垂体和肾上腺以外的恶性肿瘤具有分泌ACTH样活性物质的能力，可刺激肾上腺皮质分泌糖皮质激素而引起的库欣综合征。多见于APUD肿瘤，如小细胞支气管肺癌、不同部位的类癌，还有胰岛癌、甲状腺髓样癌、嗜铬细胞瘤、成神经细胞瘤、黑素瘤等。非APUD瘤，如肺腺癌、鳞状细胞癌、肝癌也可引起。

假性皮质醇症（pseudo-hypercortisolism）：在一

些情况下，下丘脑-垂体-肾上腺轴可出现功能过度活跃，导致生理性皮质醇升高，伴或不伴CS的临床症状或体征，可见于妊娠、精神疾病（抑郁、焦虑、强迫性障碍）、酒精性依赖、糖皮质激素抵抗病态肥胖症、控制不良的糖尿病、生理应激等。

尼尔森综合征（Nelson's syndrome）：垂体微腺瘤伴双侧肾上腺弥漫性增生，双侧肾上腺切除术后因缺乏血皮质醇的负反馈抑制，垂体瘤侵袭性生长，分泌大量ACTH与β-LPH、N-POMC，内含促黑素活性肽段，出现不同程度的皮肤黏膜色素沉着。

一、流行病学、病因学和病理学

CS的年发病率为（2～5）$/10^6$ [2,3]。在高血压人群中CS占0.5%～1%；在2型糖尿病的肥胖患者、血糖控制不佳且合并高血压者CS发病率可达2%～5% [4]。可发生于任何年龄，高发年龄为20～40岁，约占70%，男女比例为1:（2～8）[5]。CS可分为外源性（医源性）和内源性CS，其中医源性CS最常见。本指南针对内源性CS，主要分两种类型：促肾上腺皮质激素（adrenocorticotropic hormone，ACTH）依赖性和非依赖性。还有一类称为假性CS。ACTH依赖性皮质醇症是由垂体或垂体以外的某些肿瘤组织分泌过量的ACTH，刺激双侧肾上腺皮质增生并分泌过量的皮质醇。ACTH依赖性CS占80%～85%，其中70%是垂体分泌过多的ACTH所致，即库欣病，10%～15%是垂体以外（异位）肿瘤分泌大量ACTH引起的异位ACTH综合征。ACTH非依赖性CS是由肾上腺皮质肿瘤或增生自主性地分泌过量皮质醇所致，包括肾上腺皮质腺瘤、肾上腺皮质癌及原发性肾上腺皮质增生，其中约60%为肾上腺皮质腺瘤，约40%是肾上腺皮质癌，原发性肾上腺皮质增生是皮质醇增多症的罕见病因 [6,7]（表17-2）。

库欣病最常见病因是垂体ACTH微腺瘤（80%～90%），少数是垂体ACTH细胞增生（0%～14%）。垂体肿瘤通常直径平均6 mm，过多ACTH使双侧肾上腺皮质弥漫性增生（束状带为主），但20%～40%可为结节状增生，双侧肾上腺平均重12～24g [10,11]。

引起异位ACTH综合征的肿瘤最多见于小细胞肺癌（50%），胰岛细胞肿瘤和胸腺瘤各占10%左右，其他还有支气管类癌、甲状腺髓样癌、嗜铬细胞瘤、神经节瘤、神经节旁瘤、神经母细胞瘤、胃肠道恶性肿瘤、卵巢或睾丸的恶性肿瘤等 [9]。异位ACTH综合征的肾上腺皮质的病理改变和库欣病相同，但增生程度更明显，双侧重量平均为20～30g。

表 17-2　CS的病因分类 [6,8,9]

分类	%	女:男
ACTH依赖性		
库欣病	70	3.5:1
异位ACTH综合征	10	1:1
ACTH来源不明	5	5:1
ACTH非依赖性		
肾上腺皮质腺瘤	10	4:1
肾上腺皮质癌	5	1:1
原发性肾上腺皮质增生		
大结节性肾上腺增生	<2	1:1
原发性色素结节性肾上腺瘤	<2	1:1
McCune-Albright综合征	<2	1:1
假性皮质醇症		
精神抑郁	<1	
乙醇性依赖		

临床上肾上腺皮质肿瘤仅占全身肿瘤的＜0.5%，但约5%的＞40岁成人尸检中证实肾上腺皮质腺瘤 [12]。肾上腺皮质腺瘤大多数直径2～4cm（平均3.5cm），重量一般＜50g，大多数10～30g。形状多为圆形或椭圆形，有完整包膜。切面为黄色或金黄色稍呈暗红，很少有出血坏死灶，质地比较均匀。腺瘤一般为单个，两侧机会大致相等。腺瘤由肾上腺束状带样细胞组成，腺瘤周围及对侧的肾上腺组织呈萎缩状态 [5,13,14]。

肾上腺皮质腺癌发生率约$1/1.7×10^6$，多为单侧散发，但2%～6%为双侧，与Li-Fraumeni综合征、MEN-1、Carney综合征相关。肿瘤直径多＞6cm，重量一般超过100g。肿瘤形状常不规则，没有完整的包膜。切面呈粉红色，常有出血坏死灶。腺癌细胞形态似致密细胞。可早期出现肺（71%）、淋巴结（68%）、肝（42%）、骨（26%）等转移 [15]。肿瘤周围及对侧肾上腺都处于萎缩状态。在儿童，库欣综合征病因中皮质癌的发病率特别高，15岁以下患者约15%是皮质癌。另外，肾上腺皮质癌的误诊往往是由于类固醇激素产生过低，常当肿瘤足够大时才被发现 [6]。

ACTH-非依赖性肾上腺大结节增生（adrenocorticotropin-independent macronodular adrenal hyperplasia，AIMAH）是CS的一种罕见的病因类型 [16]。原因不明，可能与异位受体表达或遗传有关 [17,18]。通常为双侧肾上腺大小不等结节样增生，结节直径可达

4cm，双侧肾上腺重量多＞60g，可超过200g，平均85～132g[16,19]。结节切面金黄，无色素沉着，主要由透明细胞和致密细胞组成。AIMAH为良性病变，尚未发现恶变或转移报道[16]。

原发性色素结节性肾上腺皮质病（primary pigmented nodular adrenocortical disease，PPNAD），罕见。PPNAD可单独存在，也可以伴随多发肿瘤综合征，即Carney综合征（斑点皮肤色素沉着、心脏和皮肤黏液瘤和不同的内分泌肿瘤）；后者为常染色体显性遗传，50%以上存在PRKAR1A基因异常[20]。PPNAD患者双侧肾上腺外观仅轻度增大，但30%～40%大小基本正常，每侧重量为0.9～13.4g。切面多发深褐色或黑色素沉着结节为其特征，结节间肾上腺皮质大多明显萎缩，髓质不受影响[21]。

纤维性骨营养不良综合征（McCune-Albright syndrome），罕见。由于GNAS1基因合子后激活突变导致细胞内cAMP堆积，依赖cAMP的作用的受体（如ACTH、TSH、LH、FSH受体）被激活，导致肾上腺或多个内分泌腺体功能亢进。常于出生后几周发病[22]。肾上腺病理表现同AIMAH。

上述病理状态的共同病理生理结果是肾上腺分泌过量皮质醇，而致脂肪代谢和分布异常；蛋白质合成代谢下降，分解代谢加速，负氮平衡；糖原异生增加，对葡萄糖的摄取和利用减少等物质和电解质代谢异常[23]。

二、诊断

CS的临床诊断主要依靠实验室和影像学检查，前者主要了解下丘脑-垂体-肾上腺轴系的功能状态，后者注重垂体和肾上腺形态学变化。分两步：定性诊断和病因分型诊断。诊断检查开诊断始前必须排除医源性CS（表17-3）。

表17-3 CS的临床表现[6,26,27]

表 现	发生率（%）
向心性肥胖	90～100
满月脸	90
糖代谢紊乱	
糖耐量下降或糖尿病	60
蛋白质代谢紊乱	
皮肤紫纹	70～90
易出现瘀斑	65

续表

表 现	发生率（%）
伤口愈合不良	51～70
肌肉无力	50～70
多血质面容	90
儿童生长迟缓	70～80
高血压	75
骨量减少、骨质疏松或骨折	50
低钾性碱中毒	11～20
水肿	21～50
多毛及男性化	75
痤疮	0～20
脱发	11～20
性功能异常	90
心理异常（嗜睡和抑郁）	80
反复感染	21～50
肾结石	50

（一）可疑病例的筛查指征[24,25]

1. 具有CS特征性的多种表现进行性加重。

2. 代谢综合征：糖耐量受损或糖尿病、高血压、高脂血症和多囊卵巢综合征。

3. 儿童进行性肥胖并发育迟缓。

4. 肾上腺偶发瘤。

5. 低促性腺素性功能减退症：女性月经紊乱和不育，男性性欲减退和勃起功能障碍。

6. 与年龄不相符的病理特征如骨质疏松（＜65岁）。

（二）定性诊断[24]

定性诊断主要是通过一些内分泌生化检查方法了解下丘脑-垂体-肾上腺轴系的功能状态，以及皮质醇增多对于机体的影响。

1. 典型临床表现 如向心性肥胖、宽大紫纹、多血质、皮肤薄等。80%左右皮质醇症有比较典型的临床表现，但没有典型临床表现并不能排除皮质醇症。

不同患者临床表现各异（表17-2），满月脸、水牛背、皮肤紫纹为最经典表现，体重增加和向心性肥胖是最常见的体征，这是由于过量皮质醇引起脂肪代谢异常和脂肪分布异常的结果。多血质和肌病也是CS一个主要特征。高血压和糖尿病常见。部分患者可能以月经紊乱或精神心理异常为首诊主诉，少数甚至可出现类似躁狂、忧郁或精神分裂症样的表现。严重的骨质疏松可使患者丧失行走和劳动能力。性欲减退、勃起功能障碍、睾酮水平下降等性腺功能减退表现在男性患者较常见[28]。50%伴有尿石病[29]。

儿童CS以全身性肥胖和生长发育迟缓为特征，其中65%是肾上腺疾病，多数是恶性的[6,26]。亚临床CS占肾上腺偶发瘤的5%～20%[2,30,31]。部分可呈周期性变化，其临床特点为CS的症状反复周期性发作与缓解，发作间歇期及持续时间短者2～3个月，长者可达6个月以上。

55%的肾上腺皮质癌具有内分泌功能，其中53%表现为CS，21%男性化，10%CS和男性化，8%女性化，5%醛固酮增多症[32]。CS进展迅速，并可有腰腹部疼痛、体重下降、发热、肿块等。CS患者的免疫功能低下，易合并细菌或真菌感染，进展迅速，可致命。

2.内分泌生化检查　推荐下列四项检查至少任意之一项用于定性。

（1）尿游离皮质醇（24h-UFC，至少2次）。

（2）深夜血浆或唾液皮质醇（至少2次）。

（3）过夜1mg小剂量地塞米松抑制试验（过夜1mg-LDDST）。

（4）48h-2mg/d-小剂量地塞米松抑制试验（48h-2mg-LDDST）。

对于高度怀疑的CS为加速诊断，可联合2项以上推荐的检查。

3.不推荐下列检查用于定性

（1）任意血浆皮质醇。

（2）病因分型检查方法，如ACTH水平、大剂量地塞米松抑制试验等。

4.诊断标准[6,24,26]

（1）如果临床表现符合CS，24h-UFC＞正常上限的5倍，无须其他检查即可确诊。结果可疑，需48h-LDDST确诊。

（2）深夜唾液＞4 nmol/L（145 ng/dl）。

（3）深夜血浆皮质醇＞50 nmol/L（1.8 μg/dl）；如≤1.8 μg/dl，可排除CS。

（4）过夜1mg-LDDST血皮质醇＞1.8 μg/dl。

5.注意事项

（1）存在假性CS相关因素，UFC＞正常上限4倍左右时，推荐48h-2mg-LDDST。

（2）初次检查结果异常者，复查；后继评估推荐初次检查未进行的其他一项或两项检查。2项以上结

果正常者，不推荐进一步筛查（疑周期性CS除外）。

（3）临床怀疑为CS而24h-UFC正常，LDDST可完全抑制者推荐促肾上腺皮质激素释放激素兴奋-地塞米松抑制试验（48h-2mg-LDDST-CRH）或午夜血浆皮质醇检查。

（4）妊娠妇女初次评估时推荐24h-UFC，不推荐LDDST。在妊娠第4～6个月和7～9个月，24h-UFC＞正常上限的3倍始有意义。

（5）服用抗癫痫药物的患者推荐午夜唾液或血浆皮质醇浓度，不推荐LDDST。

（6）肾衰竭，肌酐清除率＜60 ml/min，尤其＜20 ml/min，尿液排泄的皮质醇会减少，推荐午夜血浆皮质醇浓度和过夜1mg-LDDST。结果正常时可排除CS，但过夜LDDST阳性反应没有诊断意义[33]。

（7）周期性CS推荐24h-UFC或唾液皮质醇，对于临床高度怀疑而最初的检查结果正常者建议在随访中重复检查，最好与周期性发作的时间相符。

（三）病因分型诊断

1.推荐下列生化检查用于CS病因诊断和功能定位

（1）血浆ACTH：2次ACTH＜1.1 pmol/L（5 pg/ml），提示ACTH非依赖性CS（肾上腺来源）。持续ACTH＞3.3 pmol/L（15 pg/ml），提示ACTH依赖性CS（来源垂体或异位ACTH）。

（2）大剂量地塞米松抑制试验（HDDST）：80%～90%的库欣病可被抑制；肾上腺皮质肿瘤不被抑制；异位ACTH综合征者，除支气管类癌外均不被抑制[13]。但也有学者认为其价值不大[34]。

（3）CRH刺激试验：对于库欣病诊断的敏感度为86%。与大剂量地塞米松抑制试验联合应用，可提高鉴别诊断能力。如同时HDDST被抑制，诊断库欣病的特异性为98%。

（4）岩下窦静脉插管分段取血（BIPSS）测ACTH：推荐用于CRH兴奋试验和HDDST检查结果不一致，垂体肿瘤＜5 mm者。如果血ACTH中枢与外周比值＞2∶1或CRH兴奋后比值＞3∶1则诊断为库欣病。BIPSS有助垂体左右定位。如果无ACTH梯度差别则可能为异位ACTH综合征。

2.推荐CT/MRI定位诊断

（1）垂体MRI：推荐于ACTH依赖性CS。库欣病中垂体微腺瘤（直径＜10 mm）占90%以上，但约40%鞍区MRI正常，扰相梯度序列MRI增加鞍区肿

瘤发现率[35]。正常人群中，垂体偶发瘤出现率为10%左右。故应强调生化检查鉴别库欣病和异位ACTH综合征的重要性。

（2）肾上腺CT/MRI：推荐用于ACTH非依赖性CS的诊断。CT对肾上腺的分辨率最高，肾上腺MRI主要用于肾上腺疾病的分型。ACTH依赖性CS也可有肾上腺结节，双侧可不对称，故生化检查功能定位是影像解剖定位的基础。

人群中5%～10%有直径＜1cm的肾上腺结节，分泌皮质醇的肾上腺良性肿瘤通常直径为2～4cm，双侧分泌皮质醇的肾上腺肿瘤罕见。95%的高功能良性腺瘤含有丰富的脂类，一般平扫CT值≤10Hu，有增强效应。MRI可提示细胞内脂肪存在与否，有利于良性腺瘤的诊断。肿瘤周围的肾上腺和对侧的肾上腺组织可以正常或萎缩[6,7,24,26,31]。

肾上腺皮质腺瘤需要与PPNAD、AIMAH和肾上腺皮质癌鉴别。这四者均表现为ACTH-非依赖性CS：PPNAD影像学以双侧肾上腺大小、形态基本正常伴或不伴多发小结节为特点；AIMAH双侧肾上腺形态失常，代之以独特的大小不等的多发结节，结节直径可达5cm。肾上腺皮质癌：一般直径＞6cm，密度不均，有坏死、出血和钙化，静脉增强剂清除延迟或不完全，在MRI的T_2加权像上表现为高信号。小的肾上腺皮质癌与腺瘤的影像表现相似，但是利用平扫、增强和增强剂清除10分钟时的CT值可以鉴别腺瘤和肾上腺皮质癌，另外肾上腺皮质癌可以有邻近组织器官的直接浸润、区域淋巴结转移、静脉癌栓和远隔转移（肺、骨、肝）[6,7,24,26,31]。

（3）胸腹部CT/MRI：推荐于垂体影像学表现正常、CRH兴奋试验无反应和HDDST无抑制的ACTH依赖性CS。查找异位内分泌肿瘤。5%～15%的患者经过详细的检查仍不能发现具体的病因，应严密随访[36]。

（4）奥曲肽显像有利于发现异位ACTH综合征。

三、治疗

病因不同，治疗方案迥然，针对病因的手术是一线治疗。CS治疗的基本内容和目标是[37]：①原发肿瘤的切除；②高皮质醇血症及其并发症的及早有效控制；③减少永久性内分泌缺陷或长期的药物替代[38,39]。

（一）ACTH依赖性CS的治疗

1.药物治疗

（1）药物仅仅是辅助治疗，推荐用于下列情况。

1）手术前准备。

2）存在手术/放疗禁忌证或其他治疗失败或不愿手术者。

3）隐匿性异位ACTH综合征者。

4）严重的或恶性相关的CS的姑息性治疗。

（2）药物选择：药物分为两类，肾上腺受体阻滞剂物-作用于肾上腺水平和神经调节药物-作用于垂体水平抑制ACTH的合成。

1）肾上腺受体阻滞剂主要包括美替拉酮（甲吡酮）、酮康唑、氨基格鲁米特、密妥坦和依托咪酯等，前三者能通过抑制皮质醇合成酶起作用，起效快速，但在库欣病患者可能出现ACTH的过量分泌（所谓的逃逸现象）。不良反应包括头痛、头晕、胃肠道反应、肝功能损害等，最常用者为美替拉酮和酮康唑。依托咪酯与酮康唑相似，对于严重的高皮质醇血症需要紧急控制者有效[40,41]，但镇静作用和静脉给药限制其应用。

密妥坦为对抗肾上腺素能药物，引起线粒体变性，肾上腺皮质萎缩坏死，即药物性肾上腺切除。起效缓慢，主要用于肾上腺皮质癌术后及不能手术者，可以减少其75%的皮质醇水平，并使30%的患者瘤体暂时减小[42,43]。

2）神经调节药物主要包括溴隐亭、罗格列酮、奥曲肽、卡麦角林等抑制ACTH合成，前三者临床效果不肯定[9]，但卡麦角林可使60%的库欣病皮质醇分泌下降，40%降至正常，30%以上可长期控制[44]，可抑制尼尔森综合征ACTH的分泌[45]，可能是治疗库欣病最有希望的药物[46]。

3）糖皮质激素受体拮抗剂主要包括米非司酮等，能通过阻断糖皮质激素受体而抑制皮质醇的作用，有效改善库欣综合征症状，但也会引起肾上腺功能不全等不良反应。

2.垂体肿瘤和异位分泌ACTH肿瘤的手术切除

库欣病首选显微镜下经鼻经蝶窦垂体瘤切除术，初始缓解率60%～80%，长期完全缓解率50%～60%，复发率20%，垂体激素缺乏发生率达50%[47-50]。原发肿瘤的切除可使异位ACTH综合征的根治率达40%，完全缓解率达80%[51]。

3.垂体放疗

垂体放疗为库欣病的二线治疗[52,53]，推荐用于垂体肿瘤手术无效或复发，并且不能再次手术者。缓解率达83%[54]，可能出现长期的垂体功能低下[55]。γ刀与传统放疗效果相当。

4.ACTH靶腺（肾上腺）切除

（1）靶腺切除一般作为治疗ACTH依赖性CS的

最后手段，目的在于快速缓解高皮质醇血症，推荐指征如下。

1）库欣病垂体瘤术后复发或放疗及药物治疗失败者。

2）异位ACTH综合征原发肿瘤寻找或切除困难，病情危重（如严重感染、心力衰竭、精神异常）者[56]。

3）药物治疗控制不满意或要求妊娠者[57]。

（2）肾上腺组织保留与否：国外推荐双侧肾上腺全切术，术后终身皮质激素替代。但8.3% ～ 47%的库欣病者术后会出现尼尔森综合征[58-61]。国内有推荐一侧肾上腺全切、对侧次全切，目的在于控制高皮质醇血症的同时避免或减少皮质激素替代[13,62]，但肾上腺组织保留多少尚有争议。肾上腺自体移植或带蒂肾上腺移位术[63]，尚需大宗病例进一步证实疗效。

（3）推荐腹腔镜肾上腺切除术[64]，根据病情行双侧一期或分期手术。

（二）ACTH 非依赖性CS的治疗

1. 肾上腺原发肿瘤　分泌皮质醇的肾上腺腺瘤推荐腹腔镜肾上腺肿瘤切除术。推荐保留肾上腺[65]。肾上腺皮质癌首选根治性切除。

2. AIMAH 和 PPNAD　曾经认为双侧肾上腺切除术是治愈的主要手段[10,66-69]，但术后需终身皮质激素替代[70]。AIMAH和PPNAD均为良性病变，治疗目的在于控制CS，因此保留肾上腺的手术方式可能是合理的选择，尽管存在二次手术风险，但可避免激素依赖。对于UFC中等程度升高，两侧体积悬殊者，推荐单侧肾上腺切除（增生明显侧）术[16,71,72]。CS症状明显，UFC显著升高者推荐一侧全切，对侧次全切[68]，手术可双侧一期完成，也可分期；推荐腹腔镜手术[73]。对不能耐受手术的AIMAH患者也可考虑甲吡酮和基于受体学说的生长抑素制剂、β受体阻滞剂和醋酸亮丙瑞林等治疗[74,75]，国内尚无经验。

（三）CS合并妊娠

高皮质醇血症抑制垂体促性腺激素的分泌，CS并妊娠者罕见，诊断时平均孕期18周[76]。与非妊娠CS不同，肾上腺腺瘤为主要病因，占40% ～ 50%，库欣病仅占33%[77-79]。CS妊娠者，母亲和胎儿风险增加，母亲患高血压、糖尿病、心力衰竭等发病率约70%，胎儿发育迟缓26%，易流产，早产者为43% ～ 60%，围生期死亡率15.4%，其中50%死产[76,80]。

正常妊娠期皮质醇分泌会生理性增加，血浆、唾液皮质醇和24h-UFC升高2 ～ 3倍，对LDDST不敏感，但分泌节律存在[77,81,82]。皮质醇变化始于妊娠期第11周，第12 ～ 24周达峰值并持续至分娩前，产后5周方可正常[83]。血CRH、ACTH至分娩前可进行性升高3倍以上，产后2小时可降至正常[77,84]。上述生理性改变使孕期CS诊断困难。

推荐24h-UFC和午夜唾液皮质醇（≥正常上限3倍）用于妊娠期CS定性诊断。推荐血浆ACTH、8mg-HDDST和CRH刺激试验用于功能分型诊断，MRI解剖定位，检查结果矛盾者BIPSS[85]。

对于CS的积极治疗可使活产率由76%提高至89%[76]。推荐首选手术治疗，肾上腺肿瘤者术后出生率可达87%[77,86]，库欣病可考虑经鼻蝶窦手术[87]。手术时机为妊娠12 ～ 24周[9]。药物为二线选择，最常用者为甲吡酮，被认为不影响胎儿发育，但可能引起肾上腺皮质功能减退[88]，并加重高血压诱发先兆子痫[77]。酮康唑为FDA-C类药物，可能致畸。禁用安鲁米特和密妥坦[76]。

（四）围术期处理

1. 术前准备

（1）充分术前评估，除常规检查外，尚需骨骼系统X线和骨密度评价骨质疏松和可能的骨折。

（2）尽可能将血压控制在正常范围，血糖控制在10 mmol/L以下，纠正电解质和酸碱平衡紊乱，改善心功能。

（3）术前应用广谱抗生素预防感染。

（4）注意少数合并精神心理障碍患者的心理治疗。

2. 糖皮质激素替代治疗和肾上腺危象的处理

（1）皮质激素治疗

1）指征：①所有分泌皮质醇的病因肿瘤的切除；②库欣病、AIMAH、PPNAD行双侧肾上腺全切或一侧肾上腺全切、对侧次全切者；③亚临床CS，肾上腺偶发瘤术后肾上腺皮质功能低减者。

2）给药原则：糖皮质激素的替代治疗目前尚无统一方案[89-92]，不同医疗单位在用药习惯和经验方面可能存在差异，但应遵循下列基本原则。①术中、手术当日静脉给予氢化可的松。②术后禁食期间可选择静脉给予氢化可的松、地塞米松或醋酸可的松，进食后改为泼尼松口服。③皮质激素剂量逐渐递减至停药。遇疾病和生理应激因素或出现肾上腺皮质功能减退症状时应及时增加剂量0.5 ～ 1倍，症状明显者静脉给予氢化可的松。以往在手术前几日就开始补充激素的方法缺乏理论依据。

3）给药方案举例[89-91]

①术中氢化可的松100mg静脉滴注。

②术后当日再静脉滴注氢化可的松200 mg。

③术后第1天给予静脉氢化可的松200 mg（上午8时125mg，下午4时75mg），次日减量至150 mg（上午8时100mg，下午4时50mg）。正常进食后改为泼尼松口服，20～30 mg/d，据病情减量至15～20mg/d出院。此后每4周减2.5 mg，注意观察是否有肾上腺皮质功能不全的症状，如食欲差、恶心、心率快、神情淡漠、疲乏嗜睡等，监测血浆皮质醇和ACTH，证实肾上腺皮质分泌功能恢复正常，方可减停药，一般需4～6个月，但少数患者恢复过程可长达1～2年。

（2）肾上腺危象的处理：术后患者可能出现肾上腺危象，表现为厌食、腹胀、恶心、呕吐、精神不振、疲乏嗜睡、肌肉僵痛、腹泻、心率过快、血压下降和体温上升，严重者可致死亡。患者一经诊断，即应严密监护、及时治疗，最初1～2小时迅速静脉滴注氢化可的松100～200mg，5～6小时达500～600mg，第2～3天可给予氢化可的松300mg，然后每日减少100mg；患者可能有血压下降、心率过速、呕吐或腹泻、白细胞升高、电解质紊乱，应予以补液、纠正电解质和酸碱平衡紊乱，应用血管活性药物纠正低血压。

四、预后和随访

（一）预后

CS导致高血压、糖耐量降低、高脂血症和高凝状态等，心、脑血管疾病风险增加[93-96]，并成为主要死因。重度CS者感染发生率可达50%，严重者可致死。骨质疏松、病理性骨折、精神认知障碍等难于完全恢复正常[97,98]。CS有效治疗皮质醇恢复正常后标化死亡率可接近正常人群[99]，但5年内仍有较高的心脑血管疾病发生率[100]，而治疗后皮质醇症未纠正者，标化死亡率是正常人群3.8～5.0倍[101]。5年生存率肾上腺皮质腺瘤为90%，异位ACTH综合征为51%，

皮质癌为10%～23%[7]。异位ACTH分泌者，肺部神经内分泌肿瘤或小细胞肺癌多预后不良，肺类癌预后较好[102]。儿童CS早期治疗可改善身高，但最终矮于正常人群[103]。

（二）随访

1.随访目的　①肿瘤有无残留；②库欣病复发率为15%～20%；③隐匿性异位ACTH发生率20%，需继续寻找原发肿瘤；④监测下丘脑-垂体-肾上腺轴功能状态，调整激素替代剂量；⑤并发症的监测与控制；⑥PPNAD/Carney综合征其他伴随肿瘤的及早发现；⑦亚临床皮质醇症须定期随访。

2.随访内容　包括临床表现、生化指标（血常规、血糖、电解质、血脂等）、肾上腺相关激素水平与功能试验（ACTH、午夜血浆或唾液皮质醇、24h-UFC、LDDST、CRH-刺激试验）、垂体及肾上腺CT/MRI扫描等。

3.随访方案

（1）推荐术后10～14天复查血尿生化及激素指标（激素替代者停药24小时），CRH-刺激试验可判断垂体肿瘤是否残留等[104]。术后2周内血浆皮质醇低于50 nmol/L（1.8 μg/dl）可能是库欣病缓解的最佳指标。

（2）每3个月检查激素水平，并结合临床症状判断丘脑-垂体-肾上腺轴分泌功能恢复情况，决定糖皮质激素剂量及停用与否，激素替代一般需＞6个月；此后每6～12个月复查1次。

（3）随访期限：库欣病10年以上；肾上腺腺瘤5年以上；异位ACTH综合征、AIMAH、PPNAD、皮质癌等终身随访。

推荐意见

库欣综合征的诊断通过典型的临床表现和内分泌生化检查

针对明确诊断的库欣综合征进行进一步的病因诊断和功能定位诊断

CS治疗的基本内容和目标是：①原发肿瘤的切除；②高皮质醇血症及其并发症的及早有效控制；③减少永久性内分泌缺陷或长期的药物替代

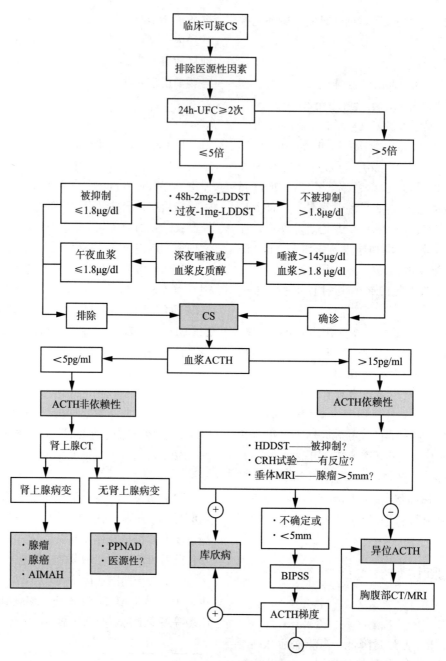

库欣综合征的诊断流程

参 考 文 献

[1] Sippel RS, et al. Subclinical Cushing's syndrome in adrenal incidentalomas. Surg Clin North Am, 2004, 84（3）：875-885.

[2] Barwick TD, et al. Embryology of the adrenal glands and its relevance to diagnostic imaging. Clin Radiol, 2005, 60（9）：953-959.

[3] Stuijver DJ, et al. Incidence of venous thromboembolism in patients with cushing's syndome：a multicenter cohort study. J Clin Endocrinol Metab, 2011, 96（11）：3525-3532.

[4] Catargi B, et al. Occult Cushing's syndrome in type-2 diabetes. J Clin Endocrinol Metab, 2003, 88（12）：5808-5813.

[5] 陈杰. 皮质醇增多症——216例手术切除肾上腺的病理分析. 中华病理学杂志, 2000（06）：15-19. ★

[6] Newell-Price J, et al. Cushing's syndrome. Lancet,

2006，367（9522）：1605-1617.

[7] Porterfield JR, et al. Surgery for Cushing's syndrome：an historical review and recent ten-year experience. World J Surg, 2008, 32（5）：659-677.

[8] Pecori GF. Advances in the medical management of Cushing's syndrome. Expert Opin Pharmacother, 2008, 9（14）：2423-2433.

[9] Wein AJ, et al. Campbell-Walsh Urology. 9th Editioned：Saunders, 2006：1830-1867.

[10] Lieberman SA, et al. ACTH-independent massive bilateral adrenal disease（AIMBAD）：a subtype of Cushing's syndrome with major diagnostic and therapeutic implications. Eur J Endocrinol, 1994, 131（1）：67-73.

[11] Smals AG, et al. Macronodular adrenocortical hyperplasia in long-standing Cushing's disease. J Clin Endocrinol Metab, 1984, 58（1）：25-31.

[12] Saeger W, et al. Hyperplastic and Tumorous Lesions of the Adrenals in an Unselected Autopsy Series. Endocr Pathol, 1998, 9（3）：235-239.

[13] 陆召麟. 肾上腺外科疾病和皮质醇症. 见：吴阶平主编. 吴阶平泌尿外科学. 济南：山东科学技术出版社, 2004：1645-1654. ★

[14] 刘光, 等. 肾上腺皮质肿瘤/肾上腺增生. 见：夏同礼主编. 现代泌尿病理学. 北京：人民卫生出版社, 2002：678-699. ★

[15] Kasperlik-Zaluska AA, et al. Adrenocortical carcinoma. A clinical study and treatment results of 52 patients. Cancer, 1995, 75（10）：2587-2591.

[16] 张学斌. 肾上腺大结节增生的外科治疗. 中华泌尿外科杂志, 2007, 28（2）：80-83. ★

[17] Bourdeau I. Clinical and molecular genetic studies of bilateral adrenal hyperplasias. Endocr Res, 2004, 30（4）：575-583.

[18] Lacroix A. Bilateral adrenal Cushing's syndrome：macronodular adrenal hyperplasia and primary pigmented nodular adrenocortical disease. Endocrinol Metab Clin North Am, 2005, 34（2）：441-458.

[19] Doppman JL, et al. CT and MR imaging of massive macronodular adrenocortical disease：a rare cause of autonomous primary adrenal hypercortisolism. J Comput Assist Tomogr, 1991, 15（5）：773-779.

[20] Kirschner LS, et al. Genetic heterogeneity and spectrum of mutations of the PRKAR1A gene in patients with the carney complex. Hum Mol Genet, 2000, 9（20）：3037-3046.

[21] 蔚青, 等. 原发性色素性结节状肾上腺皮质病的临床病理特征：附5例报道. 诊断学理论与实践, 2006（06）：523-525. ★

[22] Weinstein LS, et al. Activating mutations of the stimulatory G protein in the McCune-Albright syndrome.

N Engl J Med, 1991, 325（24）：1688-1695.

[23] Lacroix A, et al. Cushing's syndrome. Lancet, 2015, 386：913-927.

[24] Nieman LK, et al. The diagnosis of Cushing's syndrome：an Endocrine Society Clinical Practice Guideline. J Clin Endocrinol Metab, 2008, 93（5）：1526-1540.

[25] Findling JW, et al. Cushing's Syndrome：important issues in diagnosis and management. J Clin Endocrinol Metab, 2006, 91（10）：3746-3753.

[26] Nieman LK, et al. Evaluation and treatment of Cushing's syndrome. Am J Med, 2005, 118（12）：1340-1346.

[27] Pivonello R, et al. Cushing's Syndrome. Endocrinol Metab Clin North Am, 2008, 37（1）：135-149.

[28] Pivonello R, et al. Cushing's Syndrome. Endocrinol Metab Clin North Am, 2008, 37（1）：135-149.

[29] Faggiano A, et al. Nephrolithiasis in Cushing's disease：prevalence, etiopathogenesis, and modification after disease cure. J Clin Endocrinol Metab, 2003, 88（5）：2076-2080.

[30] Terzolo M, et al. Subclinical Cushing's syndrome. Arq Bras Endocrinol Metabol, 2007, 51（8）：1272-1279.

[31] Sahdev A, et al. Imaging in Cushing's syndrome. Arq Bras Endocrinol Metabol, 2007, 51（8）：1319-1328.

[32] Schulick RD, et al. Long-term survival after complete resection and repeat resection in patients with adrenocortical carcinoma. Ann Surg Oncol, 1999, 6（8）：719-726.

[33] Oguz Y, et al. The midnight-to-morning urinary cortisol increment method is not reliable for the assessment of hypothalamic-pituitary-adrenal insufficiency in patients with end-stage kidney disease. J Endocrinol Invest, 2003, 26（7）：609-615.

[34] Meier CA, et al. Clinical and biochemical evaluation of Cushing's syndrome. Endocrinol Metab Clin North Am, 1997, 26（4）：741-762.

[35] Batista D, et al. Detection of adrenocorticotropin-secreting pituitary adenomas by magnetic resonance imaging in children and adolescents with cushing disease. J Clin Endocrinol Metab, 2005, 90（9）：5134-5140.

[36] Ilias I, et al. Cushing's syndrome due to ectopic corticotropin secretion：twenty years' experience at the National Institutes of Health. J Clin Endocrinol Metab, 2005, 90（8）：4955-4962.

[37] Orth DN. Cushing's syndrome. N Engl J Med, 1995, 332（12）：791-803.

[38] 中国垂体腺瘤协作组. 中国库欣病诊治专家共识. 中华医学杂志, 2016, 96（11）：835-840. ★

［39］中华医学会内分泌学分会. 库欣综合征专家共识. 中华内分泌代谢杂志, 2012, 28（2）: 96-102. ★

［40］Greening JE, et al. Efficient short-term control of hypercortisolaemia by low-dose etomidate in severe paediatric Cushing's disease. Horm Res, 2005, 64（3）: 140-143.

［41］Tritos NA, et al. Advances in medical therapies for cushing's syndrome. Discov Med, 2012, 13（69）: 171-179.

［42］Kirschner LS. Editorial: paradigms for adrenal cancer: think globally, act locally. J Clin Endocrinol Metab, 2006, 91（11）: 4250-4252.

［43］Benecke R, et al. Plasma level monitoring of mitotane（o, p'-DDD）and its metabolite（o, p'-DDE）during long-term treatment of Cushing's disease with low doses. Eur J Clin Pharmacol, 1991, 41（3）: 259-261.

［44］Pivonello R, et al. Dopamine receptor expression and function in corticotroph pituitary tumors. J Clin Endocrinol Metab, 2004, 89（5）: 2452-2462.

［45］Shraga-Slutzky I, et al. Clinical and biochemical stabilization of Nelson's syndrome with long-term low-dose cabergoline treatment. Pituitary, 2006, 9（2）: 151-154.

［46］Pivonello R, et al. Cushing's Syndrome. Endocrinol Metab Clin North Am, 2008, 37（1）: 135-149.

［47］Atkinson AB, et al. Long-term remission rates after pituitary surgery for Cushing's disease: the need for long-term surveillance. Clin Endocrinol（Oxf）, 2005, 63（5）: 549-559.

［48］Pereira AM, et al. Long-term predictive value of postsurgical cortisol concentrations for cure and risk of recurrence in Cushing's disease. J Clin Endocrinol Metab, 2003, 88（12）: 5858-5864.

［49］Hammer GD, et al. Transsphenoidal microsurgery for Cushing's disease: initial outcome and long-term results. J Clin Endocrinol Metab, 2004, 89（12）: 6348-6357.

［50］Rees DA, et al. Long-term follow-up results of transsphenoidal surgery for Cushing's disease in a single centre using strict criteria for remission. Clin Endocrinol（Oxf）, 2002, 56（4）: 541-551.

［51］Isidori AM, et al. The ectopic adrenocorticotropin syndrome: clinical features, diagnosis, management, and long-term follow-up. J Clin Endocrinol Metab, 2006, 91（2）: 371-377.

［52］Storr HL, et al. Clinical and endocrine responses to pituitary radiotherapy in pediatric Cushing's disease: an effective second-line treatment. J Clin Endocrinol Metab, 2003, 88（1）: 34-37.

［53］Smith TR, et al. complications after transsphenoidal surgery for patients with cushing's disease and silent corticotroph adenomas. Neurosurg Focus, 2015, 38（2）: E12.

［54］Estrada J, et al. The long-term outcome of pituitary irradiation after unsuccessful transsphenoidal surgery in Cushing's disease. N Engl J Med, 1997, 336（3）: 172-177.

［55］Locatelli M, et al. Clinical review: the strategy of immediate reoperation for transsphenoidal surgery for Cushing's disease. J Clin Endocrinol Metab, 2005, 90（9）: 5478-5482.

［56］严维刚, 等. 靶腺切除治疗异位ACTH综合征. 中华泌尿外科杂志, 2004（04）: 4-6. ★

［57］Wajchenberg BL, et al. Ectopic adrenocorticotropic hormone syndrome. Endocr Rev, 1994, 15（6）: 752-787.

［58］Pereira MA, et al. A study of patients with Nelson's syndrome. Clin Endocrinol（Oxf）, 1998, 49（4）: 533-539.

［59］Thompson SK, et al. Improved quality of life after bilateral laparoscopic adrenalectomy for Cushing's disease: a 10-year experience. Ann Surg, 2007, 245（5）: 790-794.

［60］Dallapoazza RF. Surgical management of cushing's disease. Piluitary, 2015, 18（2）: 211-216.

［61］Ritzel K, et al. Clinical review: Outcome of bilateral adrenalectomy in cushing's syndrome: a systematic review. J Clin Endocrinol Metab, 2013, 98（10）: 3939-3948.

［62］王保军, 等. 单侧肾上腺切除术治疗促肾上腺皮质激素非依赖性库欣综合征大结节增生的临床分析. 中华泌尿外科杂志, 2017, 38（4）: 260-263. ★

［63］张卫星, 等. 双侧带蒂肾上腺背部皮下移位术治疗柯兴病. 中华外科杂志, 2000（03）: 31-32. ★

［64］Isidori AM, et al. Ectopic ACTH syndrome. Arq Bras Endocrinol Metabol, 2007, 51（8）: 1217-1225.

［65］Young WF Jr, et al. Role for laparoscopic adrenalectomy in patients with Cushing's syndrome. Arq Bras Endocrinol Metabol, 2007, 51（8）: 1349-1354.

［66］Stratakis CA, et al. Clinical and genetic analysis of primary bilateral adrenal diseases（micro-and macronodular disease）leading to Cushing syndrome. Horm Metab Res, 1998, 30（6-7）: 456-463.

［67］Swain JM, et al. Corticotropin-independent macronodular adrenal hyperplasia: a clinicopathologic correlation. Arch Surg, 1998, 133（5）: 541-545, discussion 545-546.

［68］Powell AC, et al. Operative management of Cushing syndrome secondary to micronodular adrenal hyperplasia. Surgery, 2008, 143（6）: 750-758.

［69］Raffaelli M, et al. Synchronous bilateral adrenalectomy for Cushing's syndrome: laparoscopic versus posterior retroperitoneoscopic versus robotic approach. World J

Surg, 2014, 38: 709-715.

[70] Thompson LH, et al. Risk factors for complications after adrenalectomy: results from a comprehensive national database. Langen-becks Arch Surg, 2017, 402: 315-322.

[71] Lamas C, et al. Is unilateral adrenalectomy an alternative treatment for ACTH-independent macronodular adrenal hyperplasia?: Long-term follow-up of four cases. Eur J Endocrinol, 2002, 146 (2): 237-240.

[72] Boronat M, et al. Cushing's syndrome due to autonomous macronodular adrenal hyperplasia: long-term follow-up after unilateral adrenalectomy. Postgrad Med J, 1996, 72 (852): 614-616.

[73] Gil-Cardenas A, et al. Laparoscopic adrenalectomy: lessons learned from an initial series of 100 patients. Surg Endosc, 2008, 22 (4): 991-994.

[74] Goodarzi MO, et al. Virilization in bilateral macronodular adrenal hyperplasia controlled by luteinizing hormone. J Clin Endocrinol Metab, 2003, 88 (1): 73-77.

[75] Lacroix A, et al. Propranolol therapy for ectopic beta-adrenergic receptors in adrenal Cushing's syndrome. N Engl J Med, 1997, 337 (20): 1429-1434.

[76] Lindsay JR, et al. Cushing's syndrome during pregnancy: personal experience and review of the literature. J Clin Endocrinol Metab, 2005, 90 (5): 3077-3083.

[77] Lindsay JR, et al. The hypothalamic-pituitary-adrenal axis in pregnancy: challenges in disease detection and treatment. Endocr Rev, 2005, 26 (6): 775-799.

[78] Pickard J, et al. Cushing's syndrome in pregnancy. Obstet Gynecol Surv, 1990, 45 (2): 87-93.

[79] Invitti C, et al. Diagnosis and management of Cushing's syndrome: results of an Italian multicentre study. Study Group of the Italian Society of Endocrinology on the Pathophysiology of the Hypothalamic-Pituitary-Adrenal Axis. J Clin Endocrinol Metab, 1999, 84 (2): 440-448.

[80] Buescher MA, et al. Cushing syndrome in pregnancy. Obstet Gynecol, 1992, 79 (1): 130-137.

[81] Demey-Ponsart E, et al. Serum CBG, free and total cortisol and circadian patterns of adrenal function in normal pregnancy. J Steroid Biochem, 1982, 16 (2): 165-169.

[82] Odagiri E, et al. Hypercortisolism and the resistance to dexamethasone suppression during gestation. Endocrinol Jpn, 1988, 35 (5): 685-690.

[83] Owens PC, et al. Postnatal disappearance of the pregnancy-associated reduced sensitivity of plasma cortisol to feedback inhibition. Life Sci, 1987, 41 (14): 1745-1750.

[84] Campbell EA, et al. Plasma corticotropin-releasing hormone concentrations during pregnancy and parturition. J Clin Endocrinol Metab, 1987, 64 (5): 1054-1059.

[85] Vilar L, et al. Cushing's syndrome in pregnancy: an overview. Arq Bras Endocrinol Metabol, 2007, 51 (8): 1293-1302.

[86] Aron DC, et al. Cushing's syndrome and pregnancy. Am J Obstet Gynecol, 1990, 162 (1): 244-252.

[87] Mellor A, et al. Cushing's disease treated by trans-sphenoidal selective adenomectomy in mid-pregnancy. Br J Anaesth, 1998, 80 (6): 850-852.

[88] Close CF, et al. ACTH-independent Cushing's syndrome in pregnancy with spontaneous resolution after delivery: control of the hypercortisolism with metyrapone. Clin Endocrinol (Oxf), 1993, 39 (3): 375-379.

[89] Kunlong Tang, et al. Comparison of hydrocortisone and prednisone in the glucocorticoid replacement therapy postadrenalectomy of Cushing's Syndrome. Oncotarget, 2017, 8 (62): 106113-106120.

[90] 汤坤龙, 等. 皮质醇增多症围术期糖皮质激素替代治疗方案研究. 中华内分泌外科杂志, 2012, 6 (6): 423-424. ★

[91] 汤坤龙, 等. 氢化可的松在后腹腔镜手术治疗皮质醇增多症围术期的应用研究. 中华内分泌外科杂志, 2014, 8 (6): 503-505. ★

[92] Berr CM, et al. Time to recovery of adrenal function after curative surgery for Cushing's syndrome depends on etiology. J Clin Endocrinol Metab, 2015, 100: 1300-1308.

[93] Muiesan ML, et al. Left ventricular structural and functional characteristics in Cushing's syndrome. J Am Coll Cardiol, 2003, 41 (12): 2275-2279.

[94] Pivonello R, et al. The metabolic syndrome and cardiovascular risk in Cushing's syndrome. Endocrinol Metab Clin North Am, 2005, 34 (2): 327-339.

[95] Whitworth JA, et al. Cushing, cortisol, and cardiovascular disease. Hypertension, 2000, 36 (5): 912-916.

[96] Melanson KJ, et al. Obesity and cardiovascular disease risk: research update. Cardiol Rev, 2001, 9 (4): 202-207.

[97] Bourdeau I, et al. Loss of brain volume in endogenous Cushing's syndrome and its reversibility after correction of hypercortisolism. J Clin Endocrinol Metab, 2002, 87 (5): 1949-1954.

[98] Hermus AR, et al. Bone mineral density and bone turnover before and after surgical cure of Cushing's syndrome. J Clin Endocrinol Metab, 1995, 80 (10): 2859-2865.

［99］Swearingen B，et al. Long-term mortality after transsphenoidal surgery for Cushing disease. Ann Intern Med，1999，130（10）：821-824.

［100］Colao A，Pivonello R，et al. Persistence of increased cardiovascular risk in patients with Cushing's disease after five years of successful cure. J Clin Endocrinol Metab，1999，84（8）：2664-2672.

［101］Lindholm J，et al. Incidence and late prognosis of cushing's syndrome：a population-based study. J Clin Endocrinol Metab，2001，86（1）：117-123.

［102］Aniszewski JP，et al. Cushing syndrome due to ectopic adrenocorticotropic hormone secretion. World J Surg，2001，25（7）：934-940.

［103］Magiakou MA，et al. Final stature in patients with endogenous Cushing's syndrome. J Clin Endocrinol Metab，1994，79（4）：1082-1085.

［104］Czepielewski MA，et al. Criteria of cure and remission in Cushing's disease：an update. Arq Bras Endocrinol Metabol，2007，51（8）：1362-1372.

第四节　原发性醛固酮增多症

【名词解释】

原发性醛固酮增多症（primary hyperaldosteronism，PHA）：肾上腺皮质或异位肿瘤分泌过量的醛固酮激素，引起以高血压、低血钾、低血浆肾素活性（plasma renin activity，PRA）和碱中毒为主要表现的临床综合征，又称Conn综合征。

血浆醛固酮/肾素活性比值（Aldosterone/renin ratio，ARR）：血浆醛固酮与肾素浓度的比值。目前最常用的ARR切点为30，当该比值［血浆醛固酮的单位：ng/dl，肾素活性单位：ng/（ml·h）］≥30，提示醛固酮过多分泌为肾上腺自主性[1]。是高血压患者中筛选原醛最可靠的方法[2]。

假性醛固酮增多症（利德尔综合征，Liddle syndrome），临床表现为高血压、低血钾、代谢性碱中毒，临床症状与原发性醛固酮增多症类似，但其血浆醛固酮水平很低，且盐皮质激素受体拮抗剂螺内酯对其无效，故又称为假性醛固酮增多症[3]。

一、流行病学

高血压患者中PHA占0.5%～20%[4]，平均10%左右，是继发性高血压最常见的病因[5-13]。PHA患病率与高血压严重度成正比，高血压1级（145～159/90～99 mmHg）者PHA约1.99%；高血压2级（160～179/100～109 mmHg）者约8.02%；高血压3级（≥180/110 mmHg）约13.2%[12]。顽固性高血压者PHA的发生率可达到17%～23%[14]。高血压伴睡眠呼吸暂停患者甚至可高达到33.9%[15,16]。在我国难治性高血压人群中原发性醛固酮增多症患病率为7.1%，发病年龄高峰为30～50岁，男女患病率无明显差别[17]。

二、病因、病理生理和分型

（一）病因和分类

病因不明，可能与遗传有关散发性醛固酮瘤与KCNJ5基因突变相关，其中我国患者突变频率较国外更高，达75%左右[18,19]。根据分泌醛固酮的病因或病理改变，将PHA分为以下几种亚型[5,20,21]（表17-4）。目前常用的分型的诊断方法有，卧、立位醛固酮试验、肾上腺影像学（如肾上腺CT）、双侧肾上腺静脉采血（AVS）。

表17-4　PHA临床亚型

亚型	相对比率（%）
特发性醛固酮增多症（IHA）	60
醛固酮腺瘤（APA）	35
原发性肾上腺皮质增生（UNAH）	2
分泌醛固酮的肾上腺皮质癌（ACC）	＜1
家族性醛固酮增多症（FH）	
Ⅰ型（糖皮质激素可抑制性，GRA）	＜1
Ⅱ型（糖皮质激素不可抑制性）	—
Ⅲ型（KCNJ5钾通道变异）	
异位醛固酮肿瘤或癌	＜0.1

1.特发性醛固酮增多症（idiopathic hyperaldosteronism，IHA）　最常见的临床亚型[10,22]，症状多不典型，病理为双侧肾上腺球状带增生。曾认为占PHA的10%～20%，但ARR用于筛查后，其比例显著增加，约60%。与垂体产生的醛固酮刺激因子有关，对血管紧张素敏感，肾素虽受抑制，但肾素对体位改变

及其他刺激仍有反应，醛固酮分泌及临床表现一般较腺瘤轻。

2.醛固酮腺瘤（aldosterone-producing adenomas，APA） 临床表现典型。曾认为占PHA的60%～70%，但ARR用于筛查后，其比例约占35%[21]。醛固酮分泌不受肾素及血管紧张素Ⅱ的影响。单侧占90%，其中左侧多见，双侧约10%。肿瘤呈圆形、橘黄色，一般较小，仅1～2cm。电镜下瘤细胞呈球状带细胞特征。直径<0.5cm者，在病理上难与结节性增生相鉴别。>5cm者肾上腺醛固酮腺癌的可能性增加。

3.原发性肾上腺皮质增生（unilateral adrenal hyperplasia，UNAH） 具有典型的原醛表现，病理多为单侧或以一侧肾上腺结节性增生为主。UNAH症状的严重程度介于APA和IHA之间，可能是APA的早期或IHA发展到一定时期的变型。其比例只占2%[21]。单侧肾上腺全切术后，高血压和低血钾可长期缓解（>5年）。

4.分泌醛固酮的肾上腺皮质癌（pure aldosterone-producing adrenocortical carcinoma，ACC） 肾上腺醛固酮癌罕见，约1%[23]。肿瘤直径常>5cm，形态不规则，边缘与周围粘连严重，病灶密度不均匀，多有坏死、钙化灶。进展快，对手术、药物和放射治疗疗效均不理想。术后复发率约70%，5年生存率52%[23]。

5.家族性醛固酮增多症（familial hyperaldosteronism，FH） FH-Ⅰ即糖皮质激素可抑制性醛固酮增多症（glucocorticoid-remediable aldosteronism，GRA），是一种常染色体显性遗传病。高血压与低血钾不十分严重，常规降压药无效，但糖皮质激素可维持血压和低血钾正常。肾上腺皮质细胞内基因结构异常，8号染色体的11β-羟化酶基因结构发生嵌合改变，皮质醇合成酶的5′-ACTH反应启动子调节区（CYP11B1）与3′-醛固酮合成酶（CYP11B2）的编码融合（CYP11B1/CYP11B2），产生两种酶的混合体，表达球状带和束状带，醛固酮的分泌受ACTH的调节，而非肾素-血管紧张素系统，体内醛固酮分泌量明显增加。同时CYP11B1/CYP11B2还可将皮质醇作为底物合成具有皮质醇-醛固酮混合作用的C-18氧化皮质醇（其代谢产物为18-羟皮质醇、18-氧代皮质醇）[24,25]。肾上腺组织可轻度弥漫性增生到严重的结节性增生。

FH-Ⅱ是一种常染色体显性遗传病，可能具有遗传异质性[26]，病因机制尚不完全清楚，但不同于FH-Ⅰ，糖皮质激素治疗无效，肾上腺切除可治愈或显著缓解高血压[19]。可能与多个染色体位点异常改变如7p22有关[19,27]。

FH-Ⅲ，内向整流型钾离子通道亚家族成员5（KCNJ5）变异导致细胞钾/钠通道选择性降低，减少钠内流，促进钙内流，增加醛固酮的分泌，造成家族型原发性醛固酮增多症，以发病年龄小为特征[28]，一般需行双侧肾上腺切除术[29]。

6.异位分泌醛固酮的肿瘤 罕见，可发生于肾脏内的肾上腺残余或卵巢肿瘤（如畸胎瘤）。

（二）病理和病理生理

过量的醛固酮作用于肾远曲小管，钠-钾交换增加，钠水潴留、低血钾，导致高血压和碱中毒。除肾上腺的病理改变外，肾脏可因长期缺钾引起近曲小管、远曲小管和集合管上皮细胞变性，严重者散在性肾小管坏死，肾小管功能重度紊乱。常继发肾盂肾炎，可有肾小球透明变性。长期高血压可致肾小动脉硬化。慢性失钾致肌细胞蜕变，横纹消失。

三、临床表现

PHA的主要临床表现是高血压和低血钾。以往认为低血钾是PHA诊断的必要条件[30,31]，有研究发现仅9%～37%的PHA患者表现低血钾[32]。50%的APA和17%的IHA患者的血钾水平<3.5 mmol/L。血钾正常、高血压是大部分PHA患者的早期症状，低血钾是PHA疾病发展到一定阶段的表现。

由于高血压和低血钾伴碱中毒，患者可有如下症状：头痛、肌肉无力和抽搐、乏力、暂时性麻痹、肢体容易麻木、针刺感等；口渴、多尿、夜尿增多。低血钾时，生理反射可以不正常。

PHA心脑血管病变的发生率和死亡率高于相同程度的原发性高血压。PHA对肾脏的损害高于相同程度的原发性高血压[33]。

四、诊断

PHA的诊断主要是根据临床表现对可疑患者的筛查、定性诊断和分型定位诊断等，可疑家族性遗传倾向者尚需基因筛查。

（一）可疑人群的筛查

1.推荐下列高血压人群应行PHA筛查试验[34]

（1）3次非同日测定血压在150/100 mmHg以上。

（2）联合使用3种传统降压药（其中一种为利尿

药）血压仍大于140/90 mmHg。

（3）需使用4种及4种以上降压药才能将血压控制在140/90 mmHg以下。

（4）不能解释的低血钾（包括自发性或利尿剂诱发者）。

（5）早发性家族史，或脑血管意外＜40岁者。

（6）伴肾上腺意外瘤。

（7）PHA一级亲属高血压者。

（8）伴睡眠呼吸暂停综合征（obstructive sleep apnea-hypopnea syndrome，OSAHS）。

2. 推荐血浆ARR为首选筛查试验需标化试验条件[5,21,34-36]

（1）清晨时行筛查试验，要求受试者起床后非卧位（可以坐位，站立或者行走）2小时，但行试验前应静坐5～15分钟。

（2）检测前受试者不应限制钠盐摄入（正常饮食）

（3）停用对ARR影响较大药物至少4周：包括醛固酮受体拮抗剂（螺内酯、依普利酮）、保钾利尿药（阿米洛利、氨苯蝶啶）、排钾利尿药（氢氯噻嗪、呋塞米）及甘草制剂。

（4）停用对ARR有影响的药物至少2周：包括β受体拮抗剂、中枢α_2受体激动剂、非甾体抗炎药、ARB、ACEI、肾素抑制剂以及二氢吡啶类钙拮抗药。

（5）纠正低血钾，补钾的目标为4 mmol/L。

（6）口服避孕药及人工激素替代治疗可能会降低血浆肾素浓度，造成ARR假阳性。但除非有更好更安全的避孕措施，一般不建议停服避孕药物。

α受体阻滞剂和非二氢吡啶类钙拮抗剂等对肾素和醛固酮水平影响较小，在诊断PHA过程中，推荐短期应用控制血压。

3. 不推荐下列检查作为筛查手段，但可为PHA的诊断提供线索和佐证。

（1）单纯血浆醛固酮或肾素浓度，前者的升高不能区分原发与继发，后者的降低并非PHA的特有表现。

（2）血钾、尿钾检测：低血钾诊断PHA的灵敏度、特异度、阳性预测值均低。①正常情况下，当血钾为3.5mmol/L时，24小时尿钾多＜2～3mmol/L；②PHA在血钾＜3.5mmol/L时，尿钾＞25mmol/L；③PHA在血钾＜3.0mmol/L时，尿钾＞20mmol/L。

（3）肾上腺CT：理论上不应作为筛查手段，但并非国内每个医疗单位均具备内分泌检验条件，故结合国情推荐之，以方便早期发现肾上腺可疑线索，减少延误。

（二）PHA的定性诊断

1. 推荐下列四项检查之一用于确诊[35,37,38]。

（1）高盐饮食负荷试验。

（2）氟氢可的松抑制试验。

（3）生理盐水滴注试验。

（4）卡托普利抑制试验。

2. 注意事项　确诊试验的理论基础是PHA的过量醛固酮分泌不被钠盐负荷或肾素-血管紧张素系统的阻断等因素抑制。目前证据尚不能证明四种试验何者更优，敏感性和特异性均在90%以上。应根据经济花费、患者的状况和依从性、实验室条件和地区经验等因素任选一种。但须注意口服和静脉摄钠的相关试验（前3种）禁用于重度高血压或充血性心力衰竭者[39]。服用卡托普利后测ARR比值，可以增加卡托普利抑制试验诊断PHA的准确性；对于APA和IHA的患者，其测定的醛固酮结果有差别，APA者仍然升高，IHA反而下降[19]。对于高血压伴自发性低血钾、血浆肾素浓度低于检测值下限及血浆醛固酮浓度＞20 ng/dl（550 pmol/L）的可疑患者，无须进行确诊试验，可直接进行分型诊断[34]。

（三）PHA的定位和分型诊断方法

1. 影像学定位

（1）推荐首选肾上腺CT平扫加增强：上腹部CT薄层扫描（2～3mm）可检出直径＞5 mm的肾上腺肿块。APA多＜1～2cm，低密度或等密度，强化不明显，CT值低于分泌皮质醇的腺瘤和嗜铬细胞瘤。＞4cm者可能为醛固酮癌[40]。检查中必须注意肝面和肾面的小腺瘤[41]。CT测量肾上腺各肢的厚度可用来鉴别APA和IHA，厚度＞5mm，应考虑IHA[42]。CT诊断定位单侧PHA的敏感性和特异性分别为78%和75%[43,44]。

但不能单独依赖CT定位：CT不能区分结节样增生的IHA，小的APA可能漏诊。APA正确定位率仅53%，其中＜1cm者仅25%[43,45]；约47%的APA诊断失策：以CT为依据被不恰当排除手术或手术者分别为22%和25%[43]。CT和AVS之间的符合率仅62.2%。14.6%的CT提示肾上腺单侧病变者，AVS提示双侧肾上腺醛固酮高分泌；3.9%的CT提示单侧小结节，AVS提示对侧高分泌；19.1%的CT提示双侧病变或无病变，AVS提示单侧高分泌[46]。

MRI：价格昂贵且空间分辨率低于CT，可能出现运动伪像[34,47]，仅用于CT造影剂过敏者[35]；

（2）不推荐下列检查定位：①超声检查；②[131]I-19-碘化固醇扫描显像[48]。

2.功能定位和分型　功能分侧定位非常重要，是决定治疗方案的基础。因为APA、单侧肾上腺增生与IHA、GRA的治疗方法不同[49-54]。

（1）推荐有条件的单位选择肾上腺静脉取血（adrenal vein sample，AVS）：AVS是分侧定位PHA的金标准，敏感性和特异性分别为95%和100%，优于肾上腺CT（78%和75%），且并发症发生率＜2.5%[43,44]。依据24肽促肾上腺皮质激素给予与否分为两种方法，各有优缺点，促肾上腺皮质激素能够强烈刺激醛固酮分泌，有助于放大双侧肾上腺之间醛固酮水平的差异，准确性高，但操作要求高，容易失败。不给予药物直接取血者准确性稍差，但仍在90%以上，且方法简单可靠[41,43,45]，推荐作为AVS的操作方法。AVS失败率5%～10%[55]。

皮质醇校正的醛固酮比值高低两侧之比＞2，确定为单侧优势分泌，手术效果将良好[56,57]。试验结果分析要注意插管的位置是否正确：①两侧肾上腺静脉的皮质醇浓度之比应＜1.5，接近1；②肾上腺静脉内与下腔静脉的皮质醇之比应＞2.0。

AVS为有创检查，费用高，仅推荐于PHA确诊、拟行手术治疗，肾上腺CT提示有单侧、双侧肾上腺形态异常（包括增生或腺瘤）或"正常"肾上腺的患者。对于年龄＜35岁者，如CT为明显的单侧孤立肾上腺腺瘤，不推荐AVS，直接手术[34,43,58]。

（2）卧立位醛固酮试验：APA不易受体位改变引起的血管紧张素-Ⅱ的影响，而IAH则反之。体位试验的准确性为85%[54]。推荐于AVS失败的单侧病变[59,60]。

（3）18-羟基皮质酮：APA患者中明显升高，且与IHA几乎没有重叠，是无创性鉴别病因的较好方法，但缺乏足够的准确性[54,61]。

（4）[11C]Metomidate-PET CT：在一项研究报道中，[11C]Metomidate-PET CT对APA的特异性为87%，敏感性为76%[62]。将来，[11C]Metomidate-PET CT可能在PA的分型诊断中起重要作用。

3.家族性PHA的诊断

（1）FH-Ⅰ（GRA）：发病年龄早，其中50%＜18岁者为中、重度高血压。18%的GRA并发脑血管意外（32岁±11岁），其中70%为脑出血，病死率61%[63,64]。GRA的早期诊断具有重要意义。

1）推荐下列PHA者行FH筛查：①确诊时年龄＜20岁；②家族性者；③年龄＜40岁合并脑血管意外者。

2）检查方法：推荐Southern印迹法或长-PCR法检测CYP11B1/CYP11B2基因[65,66]。不推荐尿18-羟皮质醇、18-氧代皮质醇以及地塞米松抑制试验[67]。

（2）FH-Ⅱ：FH-Ⅱ是一种常染色体显性疾病，可能存在遗传异质性。有研究显示其与7p22染色体位点的基因存在联系[26,68]。2名以上PHA家庭成员，长-PCR法排除FH-Ⅰ者可诊断FH-Ⅱ。

（3）FH-Ⅲ：表现为儿童时期严重高血压，伴有醛固酮显著升高、低钾血症和显著靶器官损害，一般需行双侧肾上腺切除术[29]，也有报道指出部分FH-Ⅲ患者对传统三联治疗高血压反应良好[69]。国外研究报道其致病基因为KCNJ5突变（T158A）[70]。因此，对于发病年龄很轻的原醛症患者，建议行KCNJ5基因检测排除FH-Ⅲ。

（四）PHA的鉴别诊断

临床上还有一些疾病表现为高血压、低血钾，在确诊和治疗PHA前需要进行鉴别诊断。

1.继发性醛固酮增多症如分泌肾素的肿瘤、肾动脉狭窄等。

2.原发性低肾素性高血压：15%～20%原发性高血压患者的肾素是被抑制的，易与IAH混淆，但开搏通试验血浆醛固酮水平被抑制。

3.先天性肾上腺皮质增生。

4.Liddle综合征又称假性醛固酮增多症，由于肾小管上皮细胞膜上钠通道蛋白异常，多为蛋白的β、γ亚单位基因突变，使钠通道常处激活状态，临床表现中除醛固酮低外，其他与PHA几乎一致。

五、治疗

根据病因，选择手术或药物治疗。治疗目的是预防醛固酮所致的高血压、低血钾、肾毒性，以及降低心血管损害的发病率和死亡率。

（一）手术治疗

1.推荐手术指征[35,37,71,72]　①醛固酮瘤（APA）；②单侧肾上腺增生（UNAH）；③分泌醛固酮肾上腺皮质癌或异位肿瘤；④由于药物不良反应不能耐受长期药物治疗的IHA者。

2.手术方法

（1）APA推荐首选腹腔镜肾上腺肿瘤切除术或

腹腔镜优势侧肾上腺全切术，目前研究显示，两种术式可达到同等的治疗效果[73,74]。与开放手术相比，腹腔镜手术具有手术时间短、创伤小、术后恢复时间快，手术并发症少等特点[75-78]。如疑多发性APA或伴有结节样增生可能者，推荐行优势侧肾上腺全切除术[79]。对于直径≤6 cm的肾上腺腺瘤来说，腹腔镜单侧肾上腺全切术已经成为金标准，绝大部分患者的术后血浆醛固酮及血钾可恢复至正常范围内，血压治愈及显著改善的患者能够达到80%～99%[80,81]。

（2）UNAH推荐醛固酮优势分泌侧腹腔镜肾上腺全切[35,37,71,72]。

（3）ACC：肿瘤已经严重侵犯周围组织、肿瘤血管较难控制、分离困难、出血严重的患者可选择开放手术，其余应首选腹腔镜手术[82]。

（4）IHA、GRA：以药物治疗为主，双侧肾上腺全切仍难控制高血压和低血钾，不推荐手术。但当患者因药物副作用无法坚持内科治疗时可考虑手术，切除醛固酮分泌较多侧或体积较大侧肾上腺[83]。单侧或双侧肾上腺切除术后高血压治愈率仅19%[35]。

3.围术期处理

（1）术前准备：注意心、肾、脑和血管系统的评估。纠正高血压、低血钾。肾功能正常者，推荐螺内酯术前准备，剂量100～400mg，每日2～4次。如果低血钾严重，应口服或静脉补钾。一般准备2～4周，在此期间，注意监控患者血压和血钾的变化。肾功能不全者，螺内酯量酌减，以防止高血钾。血压控制不理想者，加用其他降压药物[72]。

肾上腺全切后血压降至正常的比率与醛固酮瘤解决评分（aldosteronoma resolution score，ARS）相关，0～1分为27%；2～3分为46%；4～5分为75%（表17-5[84]）。

表17-5　肾上腺切除术后血压恢复正常的
醛固酮瘤解决评分（ARS）

≤2种降压药	2分
BMI≤25kg/m^2	1分
高血压持续时间≤6年	1分
女性	1分

（2）术后处理：术后需监测血醛固酮、血钾，术前肾功能不全患者术后需监测肾功能[33,85,86]。术后第1天即停钾盐、螺内酯和降压药物，如血压波动可据实调整药物[87]。静脉补液应有适量生理盐水，无须

氯化钾（除非血钾＜3 mmol/L）。术后最初几周推荐钠盐丰富的饮食，以免对侧肾上腺被长期抑制、醛固酮分泌不足导致高血钾[87]。如有明显持续性低醛固酮血症表现，需暂时采用盐皮质激素替代疗法（氟氢可的松）[88]。罕见情况可能需要糖皮质激素的补充。

（二）药物治疗

主要是盐皮质激素受体拮抗剂，钙通道阻滞剂、血管紧张素转化酶抑制剂（ACEI）等也具一定疗效。醛固酮合成抑制剂虽处研究阶段，但可能是将来的方向。

1.治疗指征　①IHA；②GRA；③不能耐受手术或不愿手术的APA者；④ARR阳性且不愿或不能接受进一步检查者。

2.药物选择

（1）螺内酯（安体舒通）：推荐首选。结合盐皮质激素受体，拮抗醛固酮。初始剂量12.5～25mg/d，渐递增，最大100mg/d，以维持血钾在正常值上限内为度。可使48%的患者血压＜140/90 mmHg，其中50%可单药控制[89]。如血压控制欠佳，联用其他降压药物如噻嗪类。主要不良反应多因其与孕激素受体、雄激素受体结合有关，痛性男性乳腺发育、阳痿、性欲减退、女性月经不调等，发生率为剂量依赖性，＜50 mg/d，6.9%；＞150 mg/d，52%[90]。

（2）依普利酮：推荐于不能耐受螺内酯者。高选择性醛固酮受体拮抗剂。与雄激素受体和黄体酮受体的亲和力分别为螺内酯的0.1%和1%，性相关不良反应的发生率显著降低[91]。但拮抗活性仅约螺内酯的50%。50～200 mg/d，分2次[92]，初始剂量25 mg/d。

（3）钠通道拮抗剂：阿米洛利。保钾排钠利尿药，初始剂量为每天10～40mg，分次口服，能较好控制血压和血钾[93]。其作用相对螺内酯较弱[94,95]，但没有螺内酯的不良反应。

（4）钙通道阻滞剂：主要用于降低血压，对醛固酮分泌并无明显抑制作用。如硝苯地平、氨氯地平、尼卡地平等[96,97]，可联合螺内酯使用控制血压。

（5）ACEI和血管紧张素受体阻滞剂：可能对部分血管紧张素Ⅱ敏感的IHA有一定治疗效果。常用卡托普利、依那普利等[98]，可联合螺内酯使用控制血压。

（6）糖皮质激素：推荐用于GRA。初始剂量，

成人地塞米松0.125～0.25mg/d，或泼尼松2.5～5 mg/d，睡前服，以维持正常血压、血钾和ACTH水平的最小剂量为佳，通常小于生理替代剂量[35,37,71,72]，血压控制不满意者加用螺内酯或依普利酮。对于儿童来说，可能需要优先使用依普利酮，或辅以最少剂量糖皮质激素来治疗，以减少糖皮质激素对其生长发育及螺内酯抗雄激素的影响[34]。

3. 注意事项　药物治疗需监测血压、血钾、肾功能。螺内酯和依普利酮在肾功能受损者［GFR＜60 ml/（min·1.73m²）］慎用，肾功能不全者禁用，以免出现高钾血症[35]。

六、预后和随访

（一）预后

APA和单侧肾上腺增生者术后100%的患者血钾正常、血压改善，35%～60%高血压治愈（血压＜140/90mmHg，不需服用降压药物）[99-101]。80%的患者于1个月内血压正常或最大幅下降并稳定，其余的也多不超过6个月，但也有在1年内可继续下降者[35,102]。

服用螺内酯等药物的IHA患者19%～71%血压能够控制，87%的血压有所改善[22]。术后血压改善显著的预后因素包括[83,87,103,104]：①高血压病史＜5年[105]；②术前螺内酯治疗有效[100,106]；③术前＜2种降压药物满意控制血压[101]；④术前高ARR比值；⑤没有高血压家族史。

反之，则术后高血压缓解不明显。肾上腺手术后血压持续升高的原因尚不清楚，可能与诊断时年龄过大或者高血压病史过长有关，也可能是诊断或手术适应证选择不恰当，但最常见的原因是PHA合并原发性高血压[101]。

（二）随访

1. 随访目的　①了解治疗效果、判断治疗方案是否合理；②可能的多发醛固酮瘤；③了解药物治疗不良反应。

2. 随访内容　①临床症状；②血压的评估；③常规血生化检查：电解质、肝肾功能（尤其螺内酯等药物治疗者）；④内分泌学检查：血、尿醛固酮，血浆肾素活性水平；⑤腹部CT检查：了解对侧肾上腺和（或）患侧残留腺体的情况；药物治疗者需与治疗前的肾上腺对比评估。

3. 随访方案　①术后短期内即可复查肾素活性和醛固酮，了解早期生化变化[104]；②第1次随访术后4～6周，主要评估血压、血电解质及有无手术并发症；③术后3个月待对侧肾上腺正常功能恢复后，可根据情况行氟氢可的松抑制试验等生化方法了解PHA是否治愈[107]；④每6个月1次，连续2年以上，药物治疗者长期随访。

推荐意见

PHA的诊断主要是根据临床表现对可疑患者的筛查、定性诊断和分型定位诊断等

推荐血浆ARR作为筛选试验，推荐高盐饮食负荷试验、氟氢可的松抑制试验、生理盐水滴注试验、卡托普利抑制试验作为确诊试验。推荐肾上腺CT平扫加增强、肾上腺静脉取血试验进行功能定位和分型

发病年龄小的患者推荐行遗传性疾病筛查

醛固酮瘤和单侧肾上腺增生推荐手术治疗；特发性醛固酮增多症、糖皮质激素可抑制醛固酮增多症推荐药物治疗为主

推荐治疗后随访患者的血压情况和生化检查

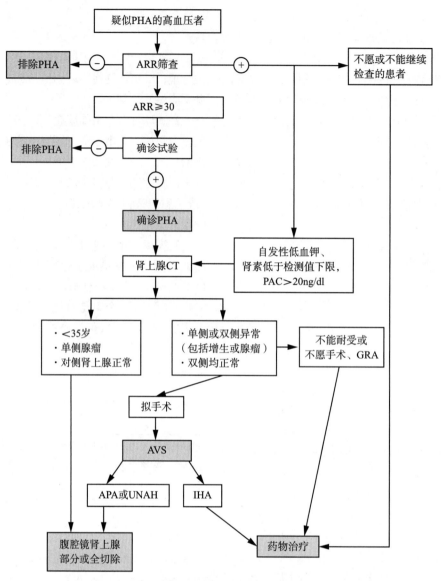

原发性醛固酮增多症诊治流程

参考文献

[1] Funder JW, et al. Case detection, diagnosis, and treatment of patients with primary aldosteronism: an endocrine society clinical practice guideline, 2008, 93 (9): 3266-3281. doi.

[2] Mulatero P, et al. Genetics of primary aldosteronism. Journal of hypertension, 2004, 22 (4): 663-670. doi.

[3] Wang LP, et al. Genetic diagnosis of Liddle's syndrome by mutation analysis of SCNN1B and SCNN1G in a Chinese family. Chinese medical journal, 2012, 125 (8): 1401-1404. doi. ★

[4] F. Young W, et al. Screening for Endocrine Hypertension: An Endocrine Society Scientific Statement, 2017: 103-122.

[5] Rossi GP, et al. A prospective study of the prevalence of primary aldosteronism in 1, 125 hypertensive patients. Journal of the American College of Cardiology, 2006, 48 (11): 2293-300. doi: 10.1016/j.jacc.2006.07.059.

[6] Fardella CE, et al. Primary hyperaldosteronism in essential hypertensives: prevalence, biochemical profile, and molecular biology. The Journal of clinical endocrinology and metabolism, 2000, 85 (5): 1863-1867. doi.

[7] Gordon RD, et al. High incidence of primary aldosteronism in 199 patients referred with hypertension. Clinical and experimental pharmacology & physiology, 1994, 21 (4): 315-318. doi.

[8] Grim CE, et al. Diagnosis of secondary forms of hypertension. A comprehensive protocol. JAMA: the

journal of the American Medical Association，1977，237（13）：1331-1335．doi.

［9］Hamlet SM，et al．Is aldosterone/renin ratio useful to screen a hypertensive population for primary aldosteronism? Clinical and experimental pharmacology & physiology，1985，12（3）：249-252．doi.

［10］Lim PO，et al．High prevalence of primary aldosteronism in the Tayside hypertension clinic population．Journal of human hypertension，2000，14（5）：311-315．doi.

［11］Loh KC，et al．Prevalence of primary aldosteronism among Asian hypertensive patients in Singapore．The Journal of clinical endocrinology and metabolism，2000，85（8）：2854-2859．doi.

［12］Mosso L，et al．Primary aldosteronism and hypertensive disease．Hypertension，2003，42（2）：161-165．doi：10.1161/01.HYP.0000079505.25750.11.

［13］Schwartz GL，et al．Screening for primary aldosteronism in essential hypertension：diagnostic accuracy of the ratio of plasma aldosterone concentration to plasma renin activity．Clinical chemistry，2005，51（2）：386-394．doi：10.1373/clinchem.2004，041780.

［14］Calhoun David A．Is there an Unrecognized Epidemic of Primary Aldosteronism?（Pro）．Hypertension，2007，50（3）：447-453．doi：10.1161/HYPERTENSIONAHA.106.086116.

［15］Fagugli RM，et al．Changes in the perceived epidemiology of primary hyperaldosteronism．International journal of hypertension，2011，2011：162804．doi：10.4061/2011/162804.

［16］Di Murro A，et al．Renin-angiotensin-aldosterone system in patients with sleep apnoea：prevalence of primary aldosteronism．Journal of the renin-angiotensin-aldosterone system：JRAAS，2010，11（3）：165-172．doi：10.1177/1470320310366581.

［17］Xiaojing S，et al．Prevalence of and risk factors for primary aldosteronism among patients with resistant hypertension in China，2013，31（7）：1465-1472．doi.★

［18］Wang B，et al．Prevalence and characterization of somatic mutations in Chinese aldosterone-producing adenoma patients．Medicine，2015，94（16）：e708.

［19］Stowasser M，et al．Familial hyperaldosteronism．The Journal of steroid biochemistry and molecular biology，2001，78（3）：215-229．doi.

［20］Young WF，Jr．Primary aldosteronism-treatment options．Growth hormone & IGF research：official journal of the Growth Hormone Research Society and the International IGF Research Society，2003，13 Suppl A：S102-108．doi.

［21］中华医学会内分泌学分会肾上腺学组．原发性醛固酮增多症诊断治疗的专家共识．中华内分泌代谢杂志，2016，32（3）：188-195★

［22］Stowasser M，et al．High rate of detection of primary aldosteronism，including surgically treatable forms，after 'non-selective' screening of hypertensive patients．Journal of hypertension，2003，21（11）：2149-2157．doi：10.1097/01.hjh.0000098141.70956.53.

［23］Kendrick ML，et al．Aldosterone-secreting adrenocortical carcinomas are associated with unique operative risks and outcomes．Surgery，2002，132（6）：1008-1011；discussion 12．doi：10.1067/msy.2002.128476.

［24］Dluhy RG，et al．Glucocorticoid-remediable aldosteronism．The Journal of clinical endocrinology and metabolism，1999，84（12）：4341-4．doi.

［25］Mansfield TA，et al．Multilocus linkage of familial hyperkalaemia and hypertension，pseudohypoaldosteronism type Ⅱ，to chromosomes 1q31-42 and 17p11-q21．Nature genetics，1997，16（2）：202-205．doi：10.1038/ng0697-202.

［26］So A，et al．Familial hyperaldosteronism type Ⅱ is linked to the chromosome 7p22 region but also shows predicted heterogeneity，2005，23（8）：1477-1484．doi.

［27］Gordon RD，et al．Low renin hypertensive states：perspectives，unsolved problems，future research．Trends in endocrinology and metabolism：TEM，2005，16（3）：108-113．doi：10.1016/j.tem，2005，02.004.

［28］Stowasser M．Primary aldosteronism and potassium channel mutations．Current opinion in endocrinology，diabetes，and obesity，2013，doi：10.1097/MED.0b013e32835ef2fd.

［29］Geller D，et al．A novel form of human mendelian hypertension featuring nonglucocorticoid-remediable aldosteronism，2008，93（8）：3117-3123．doi.

［30］Streeten DH，et al．Reliability of screening methods for the diagnosis of primary aldosteronism．The American journal of medicine，1979，67（3）：403-413．doi.

［31］Sinclair AM，et al．Secondary hypertension in a blood pressure clinic．Archives of internal medicine，1987，147（7）：1289-1293．doi.

［32］Mulatero P，et al．Increased diagnosis of primary aldosteronism，including surgically correctable forms，in centers from five continents．The Journal of clinical endocrinology and metabolism，2004，89（3）：1045-1050．doi.

［33］Sechi LA，et al．Long-term renal outcomes in patients with primary aldosteronism．JAMA：the journal of the American Medical Association，2006，295（22）：2638-2645．doi：10.1001/jama.295.22.2638.

［34］Funder JW，et al．The Management of Primary

Aldosteronism: Case Detection, Diagnosis, and Treatment: An Endocrine Society Clinical Practice Guideline, 2016, 101（5）: 1889. doi.

[35] Funder JW, et al. Case detection, diagnosis, and treatment of patients with primary aldosteronism: an endocrine society clinical practice guideline. The Journal of clinical endocrinology and metabolism, 2008, 93（9）: 3266-3281. doi: 10.1210/jc.2008-0104.

[36] Mulatero P, et al. Diagnosis of primary aldosteronism: from screening to subtype differentiation. Trends in endocrinology and metabolism: TEM, 2005, 16（3）: 114-119. doi: 10.1016/j.tem.2005.02.007.

[37] Rossi GP, et al. Primary aldosteronism: an update on screening, diagnosis and treatment. Journal of hypertension, 2008, 26（4）: 613-621. doi: 10.1097/ HJH.0b013e3282f4b3e6.

[38] Boscaro M, et al. Diagnosis and management of primary aldosteronism. Current opinion in endocrinology, diabetes, and obesity, 2008, 15（4）: 332-328. doi: 10.1097/MED.0b013e3283060a40.

[39] Lim PO, et al. Adverse cardiac effects of salt with fludrocortisone in hypertension. Hypertension, 2001, 37（3）: 856-861. doi.

[40] Jr WFY. Conventional Imaging in Adrenocortical Carcinoma: Update and Perspectives. Hormones & Cancer, 2011, 2（6）: 341-347. doi.

[41] 孙福康，等. 影像学诊断在原发性醛固酮增多症手术治疗中的价值. 上海交通大学学报（医学版），2007（02）: 216-217. doi. ★

[42] Lingam RK, et al. CT of primary hyperaldosteronism （Conn's syndrome）: the value of measuring the adrenal gland. AJR American journal of roentgenology, 2003, 181（3）: 843-849. doi: 10.2214/ajr.181.3.1810843.

[43] Young WF, et al. Role for adrenal venous sampling in primary aldosteronism. Surgery, 2004, 136（6）: 1227-1235. doi: 10.1016/j.surg.2004.06.051.

[44] Nwariaku FE, et al. Primary hyperaldosteronism: effect of adrenal vein sampling on surgical outcome. Archives of surgery, 2006, 141（5）: 497-502; discussion-3. doi: 10.1001/archsurg.141.5.497.

[45] Gordon RD. Diagnostic investigations in primary aldosteronism. In: Zanchetti A, Julius S, Hansen L, Rodicio J, editors. Hypertension. London: McGraw-Hill, 2001: 14.

[46] Kempers MJE, et al. Systematic review: diagnostic procedures to differentiate unilateral from bilateral adrenal abnormality in primary aldosteronism. Annals of Internal Medicine, 2009, 151（5）: 329-337. doi.

[47] Rossi GP, et al. Imaging of aldosterone-secreting adenomas: a prospective comparison of computed tomography and magnetic resonance imaging in 27 patients with suspected primary aldosteronism. Journal of human hypertension, 1993, 7（4）: 357-363. doi.

[48] Mansoor GA, et al. Unilateral adrenal hyperplasia causing primary aldosteronism: limitations of I-131 norcholesterol scanning. American journal of hypertension, 2002, 15（5）: 459-464. doi.

[49] Baer L, et al. Pseudo-primary aldosteronism. An entity distinct from true primary aldosteronism. Circulation research, 1970, 27（1 Suppl 1）: 203-220. doi.

[50] Gunnells JC, et al. Prinary aldosteronism. Archives of internal medicine, 1967, 120（5）: 568-574. doi.

[51] Priestley JT, et al. Primary aldosteronism: surgical management and pathologic findings. Mayo Clinic proceedings Mayo Clinic, 1968, 43（11）: 761-775. doi.

[52] Rhamy RK, et al. Primary aldosteronism: experience with current diagnostic criteria and surgical treatment in fourteen patients. Annals of surgery, 1968, 167（5）: 718-727. doi.

[53] Weinberger MH, et al. Primary aldosteronism: diagnosis, localization, and treatment. Ann Intern Med, 1979, 90（3）: 386-395. doi.

[54] Young WF, et al. Primary aldosteronism. Diagnostic evaluation. Endocrinology and metabolism clinics of North America, 1988, 17（2）: 367-395. doi.

[55] Moo TA, et al. Prediction of successful outcome in patients with primary aldosteronism. Current treatment options in oncology, 2007, 8（4）: 314-321. doi: 10.1007/s11864-007-0039-8.

[56] Gian Paolo R, et al. An expert consensus statement on use of adrenal vein sampling for the subtyping of primary aldosteronism. Hypertension, 2014, 63（1）: 151-160. doi.

[57] Richard W, et al. What is the best criterion for the interpretation of adrenal vein sample results in patients with primary hyperaldosteronism? Annals of Surgical Oncology, 2012, 19（6）: 1881-1886. doi.

[58] Tan YY, et al. Selective use of adrenal venous sampling in the lateralization of aldosterone-producing adenomas. World journal of surgery, 2006, 30（5）: 879-885; discussion 86-87. doi: 10.1007/s00268-005-0622-8.

[59] Espiner EA, et al. Predicting surgically remedial primary aldosteronism: role of adrenal scanning, posture testing, and adrenal vein sampling. The Journal of clinical endocrinology and metabolism, 2003, 88（8）: 3637-3644. doi.

[60] Phillips JL, et al. Predictive value of preoperative tests in discriminating bilateral adrenal hyperplasia from an aldosterone-producing adrenal adenoma. The Journal of clinical endocrinology and metabolism, 2000, 85（12）:

4526-4533. doi.

[61] Biglieri EG, et al. The significance of elevated levels of plasma 18-hydroxycorticosterone in patients with primary aldosteronism. The Journal of clinical endocrinology and metabolism, 1979, 49（1）: 87-91. doi.

[62] Burton TJ, et al. Evaluation of the sensitivity and specificity of（11）C-metomidate positron emission tomography（PET）-CT for lateralizing aldosterone secretion by Conn's adenomas. The Journal of clinical endocrinology and metabolism, 2012, 97（1）: 100-109. doi.

[63] Dluhy RG, et al. Glucocorticoid-remediable aldosteronism is associated with severe hypertension in early childhood. The Journal of pediatrics, 2001, 138（5）: 715-720. doi: 10.1067/mpd.2001.112648.

[64] Litchfield WR, et al. Intracranial aneurysm and hemorrhagic stroke in glucocorticoid-remediable aldosteronism. Hypertension, 1998, 31（1 Pt 2）: 445-450. doi.

[65] Lifton RP, et al. A chimaeric 11 beta-hydroxylase/aldosterone synthase gene causes glucocorticoid-remediable aldosteronism and human hypertension. Nature, 1992, 355（6357）: 262-265. doi: 10.1038/355262a0.

[66] Jonsson JR, et al. A new genetic test for familial hyperaldosteronism type I aids in the detection of curable hypertension. Biochemical and biophysical research communications, 1995, 207（2）: 565-571. doi: 10.1006/bbrc.1995.1225.

[67] Fardella CE, et al. Genetic study of patients with dexamethasone-suppressible aldosteronism without the chimeric CYP11B1/CYP11B2 gene. The Journal of clinical endocrinology and metabolism, 2001, 86（10）: 4805-4807. doi.

[68] Lafferty AR, et al. A novel genetic locus for low renin hypertension: familial hyperaldosteronism type Ⅱ maps to chromosome 7（7p22）. Journal of Medical Genetics, 2000, 37（11）: 831-835. doi.

[69] Paolo M, et al. 18-hydroxycorticosterone, 18-hydroxycortisol, and 18-oxocortisol in the diagnosis of primary aldosteronism and its subtypes. Journal of Clinical Endocrinology & Metabolism, 2012, 97（3）: 881-889. doi.

[70] Murim C, et al. K＋ channel mutations in adrenal aldosterone-producing adenomas and hereditary hypertension. Science, 2011, 331（6018）: 768-772. doi.

[71] Rossi GP, et al. Primary aldosteronism: part Ⅱ: subtype differentiation and treatment. Journal of nephrology, 2008, 21（4）: 455-462. doi.

[72] Sywak M, et al. Long-term follow-up and cost benefit of adrenalectomy in patients with primary hyperaldosteronism. The British journal of surgery, 2002, 89（12）: 1587-1593. doi: 10.1046/j.1365-2168.2002.02261.x.

[73] Chen SF, et al. Clinical outcomes in patients undergoing laparoscopic adrenalectomy for unilateral aldosterone producing adenoma: partial versus total adrenalectomy. Journal of endourology /Endourological Society, 2014, 28（9）: 1103-1106. doi: 10.1089/end.2014, 0102. ★

[74] Fu B, et al. Long-term results of a prospective, randomized trial comparing retroperitoneoscopic partial versus total adrenalectomy for aldosterone producing adenoma. The Journal of urology, 2011, 185（5）: 1578-1582. doi: 10.1016/j.juro.2010.12.051. ★

[75] Rossi E, et al. High prevalence of primary aldosteronism using postcaptopril plasma aldosterone to renin ratio as a screening test among Italian hypertensives. American journal of hypertension, 2002, 15（10）: 896-902. doi.

[76] Jacobsen NEB, et al. Laparoscopic versus open adrenalectomy for surgical adrenal disease. Canadian Journal of Urology, 2003, 10（5）: 1995-1999. doi.

[77] Rutherford JC, et al. Laparoscopic Adrenalectomy. World journal of surgery, 1996, 20（7）: 758-761. doi.

[78] Zhang X, et al. Technique of anatomical retroperitoneoscopic adrenalectomy with report of 800 cases. J Urol, 2007, 177（4）: 1254-1257. doi: 10.1016/j.juro.2006.11.098. ★

[79] Calvo-Romero JM, et al. Recurrence of adrenal aldosterone-producing adenoma. Postgraduate medical journal, 2000, 76（893）: 160-161. doi.

[80] Kim RM, et al. Predictors of resolution of hypertension after adrenalectomy in patients with aldosterone-producing adenoma. Journal of Korean medical science, 2010, 25（7）: 1041-1044. doi: 10.3346/jkms.2010.25.7.1041.

[81] Tresallet C, et al. Clinical outcome after laparoscopic adrenalectomy for primary hyperaldosteronism: the role of pathology. Surgery, 2010, 148（1）: 129-134. doi: 10.1016/j.surg.2009.11.020.

[82] 孙传玉，等. 腹腔镜肾上腺切除术. 临床泌尿外科杂志, 2009（24）: 812-816. doi.

[83] Ganguly A. Primary aldosteronism. The New England journal of medicine, 1998, 339（25）: 1828-1834. doi: 10.1056/NEJM199812173392507.

[84] Zarnegar R, et al. The aldosteronoma resolution score: predicting complete resolution of hypertension after adrenalectomy for aldosteronoma. Annals of surgery, 2008, 247（3）: 511-518. doi: 10.1097/

SLA.0b013e318165c075.

[85] Reincke M, et al. Risk factors associated with a low glomerular filtration rate in primary aldosteronism. The Journal of clinical endocrinology and metabolism, 2009, 94 (3): 869-875. doi: 10.1210/jc.2008-1851.

[86] Sechi LA, et al. Intrarenal hemodynamics in primary aldosteronism before and after treatment. The Journal of clinical endocrinology and metabolism, 2009, 94 (4): 1191-1197. doi: 10.1210/jc.2008-2245.

[87] Mattsson C, et al. Primary aldosteronism: diagnostic and treatment strategies. Nature clinical practice Nephrology, 2006, 2 (4): 198-208; quiz, 1 p following 30. doi: 10.1038/ncpneph0151.

[88] Fischer E, et al. Prolonged zona glomerulosa insufficiency causing hyperkalemia in primary aldosteronism after adrenalectomy. Journal of Clinical Endocrinology & Metabolism, 2012, 97 (11): 3965-3973. doi.

[89] Lim P. Raised aldosterone to renin ratio predicts antihypertensive efficacy of spironolactone: a prospective cohort follow-up study. American journal of hypertension, 1999, 12 (4): 756-760. doi.

[90] Young WF. Primary aldosteronism: renaissance of a syndrome. Clinical endocrinology, 2007, 66 (5): 607-618. doi: 10. 1111/j. 1365-2265. 2007. 02775. x.

[91] de Gasparo M, et al. Three new epoxy-spirolactone derivatives: characterization in vivo and in vitro. The Journal of pharmacology and experimental therapeutics, 1987, 240 (2): 650-656. doi.

[92] Karagiannis A, et al. Spironolactone versus eplerenone for the treatment of idiopathic hyperaldosteronism. Expert opinion on pharmacotherapy, 2008, 9 (4): 509-515. doi: 10.1517/14656566.9.4.509.

[93] Lim PO, et al. A review of the medical treatment of primary aldosteronism. Journal of hypertension, 2001, 19 (3): 353-361. doi.

[94] Eide IK, et al. Low-renin status in therapy-resistant hypertension: a clue to efficient treatment. Journal of hypertension, 2004, 22 (11): 2217-2226. doi.

[95] Lim PO, et al. A review of the medical treatment of primary aldosteronism. Journal of hypertension, 2001, 19 (3): 353. doi.

[96] Veglio F, et al. Efficacy of nicardipine slow release (SR) on hypertension, potassium balance and plasma aldosterone in idiopathic aldosteronism. Journal of human hypertension, 1990, 4 (5): 579-582. doi.

[97] Carpene G, et al. Acute and chronic effect of nifedipine in primary aldosteronism. Clinical and experimental hypertension Part A, Theory and practice, 1989, 11 (7): 1263-1272. doi.

[98] Zacharieva S, et al. Effect of short-term losartan treatment in patients with primary aldosteronism and essential hypertension. Methods and findings in experimental and clinical pharmacology, 2001, 23 (3): 153-156. doi.

[99] Celen O, et al. Factors influencing outcome of surgery for primary aldosteronism. Archives of surgery, 1996, 131 (6): 646-650. doi.

[100] Meyer A, et al. Long-term follow-up after adrenalectomy for primary aldosteronism. World journal of surgery, 2005, 29 (2): 155-159. doi: 10.1007/s00268-004-7496-z.

[101] Sawka AM, et al. Primary aldosteronism: factors associated with normalization of blood pressure after surgery. Ann Intern Med, 2001, 135 (4): 258-261. doi.

[102] 刘定益, 等. 影响肾上腺皮质醛固酮瘤术后血压恢复的相关因素分析. 中华外科杂志, 2004 (10): 14-16. doi. ★

[103] Streeten DH, et al. Effect of age on response of secondary hypertension to specific treatment. American journal of hypertension, 1990, 3 (5 Pt 1): 360-365. doi.

[104] Young WF, Jr. Minireview: primary aldosteronism—changing concepts in diagnosis and treatment. Endocrinology, 2003, 144 (6): 2208-2213. doi.

[105] Giacchetti G, et al. Small tumor size as favorable prognostic factor after adrenalectomy in Conn's adenoma. European journal of endocrinology/European Federation of Endocrine Societies, 2009, 160 (4): 639-646. doi: 10.1530/EJE-08-0902.

[106] Harris DA, et al. Review of surgical management of aldosterone secreting tumours of the adrenal cortex. European journal of surgical oncology: the journal of the European Society of Surgical Oncology and the British Association of Surgical Oncology, 2003, 29(5): 467-474. doi.

[107] Rutherford JC, et al. Success of surgery for primary aldosteronism judged by residual autonomous aldosterone production. World journal of surgery, 1998, 22 (12): 1243-1245. doi.

第五节 肾上腺皮质癌

一、流行病学、病因学及病理学

肾上腺皮质癌（adrenal cortical carcinoma，ACC）是来源于肾上腺皮质细胞的恶性上皮性肿瘤，临床少见，年发病率为（1～2）/100万，占恶性肿瘤的0.02%，癌症死因的0.2%[1-3]。儿童ACC年发病率为0.3/100万，但巴西南部和东南部儿童例外，ACC的发病率明显提高，为（3.4～4.2）/100万，10倍于全球平均水平[4]，大部分与特异的*TP53*基因的10号外显子R377H突变有关[5-7]。该病发病年龄呈双峰分布：<5岁和40～50岁两个高峰[8-10]，平均年龄45岁[10]，男女比例为1:（1.5～2.5）[9,11]，双侧者2%～10%[3]，约占整个肾上腺偶发瘤的11%[12,13]。

ACC的分子机制并不明确，可能与抑癌基因的失活（TP53[14]、MEN-1[15]、P57Kip2[16]、H19[16]）、原癌基因（Gas[17]、Ras[18]、ACTH受体缺失[19]）异常激活、生长因子IGF-2[20,21]的过度表达及B-catenin基因异常激活有关[22]。ACC多数为散发型，并无明显的危险因素，约20%可同时合并其他恶性肿瘤，其中多为家族遗传综合征，包括：①Li-Fraumeni综合征；②Beckwith-Wiedeman综合征；③多发性内分泌肿瘤综合征1型（MEN1）；④家族性腺瘤性息肉病；⑤神经纤维瘤病1型；⑥Lynch综合征[23]。

病理方面，95%的ACC直径>5cm（平均10cm），多伴有出血、坏死，肿瘤重量多在250～1000g。约40%在诊断时已远处转移[24]，常见部位为肺、肝、腹膜后淋巴结和骨，有形成肾静脉和下腔静脉瘤栓的倾向。肾上腺皮质癌的组织结构与形态和正常肾上腺皮质相像，良、恶性鉴别困难。其病理诊断并不依靠病理的特征性表现，而是根据病理形态学的多个指标及免疫组化进行综合判断[25-27]。推荐采用更新的Weiss评分标准，共9项[28]：①核异型大小；②核分裂指数≥5/50HP；③不典型核分裂；④透明细胞占全部细胞≤25%；⑤肿瘤细胞呈弥漫性分布；⑥肿瘤坏死；⑦静脉侵犯；⑧窦状样结构浸润；⑨包膜浸润。其中细胞结构相关①②③，肿瘤结构相关④⑤⑥，侵犯相关⑦⑧⑨。符合3个标准以上归为恶性。预后与肿瘤细胞核分裂指数和浸润的关系最为密切。免疫组化中Ki-67是判断局限性ACC一个非常重要的预后指标，如果Ki-67>10%，复发风险明显升高。其他不常见的ACC亚型包括嗜酸细胞性肾上腺皮质癌、黏液样型肾上腺皮质癌、肾上腺癌肉瘤。

二、分期和分级系统

推荐采用2004年UICC的肾上腺皮质肿瘤的TNM分期系统[29]（表17-6，表17-7），但也有研究提示，该TNM分期系统并不完善，仍需改进[30]。ENSAT（European Network for the Study of Adrenal Tumors）推荐将ACC分为Ⅰ～Ⅳ期的临床分期，肿瘤局部侵犯或区域淋巴结转移定义为Ⅲ期，肿瘤侵犯邻近器官或远处转移定义为Ⅳ期。2015年ENSAT又建议将转移性ACC（Ⅳ期）分为3个亚组：Ⅳa，Ⅳb和Ⅳc[31]。Ⅳa为区域淋巴结侵犯以及1个或2个远处脏器或淋巴结转移。Ⅳb和Ⅳc分别包括3个或以上的脏器转移。

表17-6 肾上腺皮质癌的TNM分期[29]

分期	标准
原发肿瘤（T）	
T1	肿瘤局限，直径≤5cm
T2	肿瘤局限，直径>5cm
T3	任何大小肿瘤，局部侵犯，但不累及邻近器官
T4	任何大小肿瘤，累及邻近器官
淋巴结（N）	
N0	无区域淋巴结转移
N1	区域淋巴结转移
远处转移（M）	
M0	无远处转移
M1	远处转移

表17-7 肾上腺皮质癌的临床分期[29]

分期	T	N	M
Ⅰ	T1	N0	M0
Ⅱ	T2	N0	M0
Ⅲ	T1～2	N1	M0
	T3	N0	M0
Ⅳ	T3	N1	M0
	T4	N0	M0
	任意T	任意N	M1

三、诊断

ACC的临床诊断依靠临床表现、影像学及内分泌检查，确诊则需病理检查。

（一）临床表现

ACC的临床表现取决于肿瘤自身的分期、其分泌激素种类及功能状态。50%～79%的ACC具有内分泌功能[32,33]，其中表现为库欣综合征（CS）伴男性化混合分泌皮质醇和雄激素的ACC最常见35%～40%[32]；单纯CS约30%；单纯男性化（痤疮、多毛、乳房萎缩、月经异常和声音低沉等）20%。异常分泌雌激素和醛固酮较少见，女性化（睾丸萎缩、乳房增大等）约10%，分泌醛固酮的ACC少见（2%）[33,34]。

与成人有所不同，儿童ACC具分泌功能比例更高（90%）且多为雄激素，单一分泌雄激素（55%）或混合分泌皮质醇（30%），单纯CS＜5%[35-37]，症状多为男性化或假性青春期表现[10,36]。

非功能性ACC起病隐匿，可表现为腹部胀痛、食欲缺乏、恶心、低热、消瘦等[33,38]与肿瘤局部进展有关的症状。约50%可及腹部肿块，22%～50%合并转移[3]，且越来越多在肾上腺偶发瘤中发现[12]。

（二）影像学检查

1. CT平扫＋增强（推荐首选）　腹部。CT检查典型表现包括：体积大（常＞6cm）、平扫CT值大于10Hu。实质期/动脉期对比剂廓清率＜40%～50%[39]、中央低密度、边缘不规则但清晰伴轻度强化，经常合并中央静脉、肾静脉、下腔静脉瘤栓[40]。

2. MRI（推荐）　造影剂过敏或妊娠者代替CT，或者大的肿瘤术前评价与血管的关系。增强MRI对血管的评估优于CT[39]。

3. FDG-PET（可选）　ACC为FDG高摄取，腺瘤一般为低摄取，但嗜铬细胞瘤、肾上腺转移瘤、少数有分泌功能的腺瘤也呈高摄取表现，可评估ACC的转移灶[39]。

4. 骨扫描（可选）　疑骨转移者。

5. 其他推荐必需检查　腹部超声波检查、胸部X线和CT平扫，评价有无转移。

6. 其他参考选择的影像学检查　核素肾血流图、IVU、MIBG（疑嗜铬细胞瘤者）。

（三）内分泌检查

1. 所有可疑ACC者必须进行内分泌检查评估[40,41]主要目的如下。

（1）激素分泌方式可能提示恶性病变：同时分泌雄激素和皮质醇者高度怀疑ACC[10,42,43]。

（2）分泌皮质醇者肿瘤术后可能出现肾上腺皮质功能不足。

（3）术前必须与嗜铬细胞瘤相鉴别。

（4）异常升高激素可作为肿瘤标志物便于术后随诊。

2. 推荐根据病情选择的实验室检查项目　见表17-8。

表17-8　ACC的内分泌评估[32,41,44]

激素类别	推荐实验室检查
糖皮质激素（至少3项）	24h-尿游离皮质醇（UFC）
	过夜-1 mg-地塞米松抑制试验
	血浆ACTH
	血清皮质醇
性激素	脱氢表雄酮（DHEA）
	雄烯二酮
	睾酮（女性）
	17β-雌二醇（男性或绝经妇女）
	17-羟孕酮
	脱氧皮质酮
盐皮质激素	血浆醛固酮/肾素活性比值［仅高血压和（或）低血钾者］
	血钾
排除嗜铬细胞瘤（至少1项）	24h尿-儿茶酚胺
	血浆游离甲氧基肾上腺素或甲氧基去甲肾上腺素

（四）穿刺活检

如怀疑ACC且能手术治疗的病例不推荐穿刺活检，但对诊断不明确以及不考虑手术治疗的肾上腺巨大肿瘤可采用穿刺病理确诊[12]。

四、治疗

手术是唯一可能治愈ACC的治疗手段。

（一）手术治疗

1.手术指征

（1）临床分期属Ⅰ～Ⅲ期肿瘤[28,33,46,47-49]；但由于ACC的浸润生长，仅在Ⅰ期、Ⅱ期和部分Ⅲ期肿瘤中有完整切除的机会[50]。

（2）Ⅳ期肿瘤[51]：①原发灶和转移灶能完全切除者；②姑息减瘤，目的在于缓解皮质醇高分泌，并有利于其他治疗发挥作用，但预后差，生存期多＜12个月[28,48,52]。

（3）术后复发、转移[1,51,53,54]：即使完全切除肿瘤，仍有超过50%患者可能存在肿瘤复发并转移[55]。再次手术切除，可延长生存。

2.手术范围 完全切除是获得长期生存的基础[47,56,57]，应完整切除肿瘤及其周围脂肪组织、可疑肿瘤受侵区域及淋巴结[58,59]；邻近脏器受累者应连同原发灶整块切除如肾切除、脾切除、肝部分切除等[57,60]；肾静脉或下腔静脉瘤栓不是根治切除的禁忌，应一并切除[49,61,62]。禁忌肿瘤剜除及部分切除，术中应避免肿瘤包膜破裂及肿瘤溢出。建议清扫肾上腺周及肾门周围淋巴结。增大的淋巴结术中必须予以清除。如无同侧肾脏侵犯的证据则同侧肾脏不必切除[50]。

3.手术方式 推荐开放手术作为标准术式[33,63,51,64,65]。腹腔镜手术可根据肿瘤具体情况选择[50]，建议技术熟练后选择＜6cm无周围组织侵犯的早期病例，但术后复发率高（40%）[66,67]。对怀疑周围组织侵犯或淋巴结侵犯的Ⅲ期及Ⅲ期以上病例，不推荐采用腹腔镜手术[50]。

4.围术期处理 具内分泌功能的ACC，围术期应按CS原则补充皮质类固醇激素，非功能性者亦应酌情补充。

（二）药物治疗

药物治疗整体疗效不好。

1.密妥坦（Mitotane） 是唯一美国FDA批准治疗ACC的药物。主要作用于肾上腺皮质束状带和网状带细胞线粒体，诱导其变性坏死。适用于晚期肿瘤[68]或术后有残留病灶的患者（Ⅱ～Ⅳ期）。有效率低，仅为10%～30%[67-69]。多为短暂的部分缓解[37]，偶有完全缓解长期生存者[70]，使用时需要监测血药浓度，血药浓度14～20μg/dl。不良反应限制了此药的广泛使用，包括肾上腺皮质功能不足、甲状腺功能减退、呕吐等[51]。

2.细胞毒药物（化疗） 一线治疗是EDP/M方案[71]（顺铂、依托泊苷、多柔比星、密妥坦），二线治疗Sz/M方案[72]（链尿霉素、密妥坦），EDP/M方案客观反应率23%，中位无进展生存期5.1个月[73]；Sz/M方案客观反应率9%，中位无进展生存期2个月。EDP/M方案的治疗有效率和疾病无进展生存率优于Sz/M方案[73]。

3.潜在治疗的药物 多项酪氨酸激酶抑制剂（TKI）药物的临床试验显示其效果并不理想[74,75]。免疫检查点抑制剂（immune checkpoint inhibitors）抗PD1/抗PD-L1药物可能在个别病例上有疗效，但并非对所有病例有效，与肿瘤基因突变类型有关，根据不同基因突变类型进行个体化治疗可能是将来的一种治疗手段[76]。

（三）局部治疗

ACC辅助和姑息放疗的有效性仍然证据不足[77-79]，但可以缓解50%～90%ACC骨转移患者的症状。其他的局部治疗包括射频消融治疗、介入肿瘤供血动脉栓塞化疗、微波消融等，可能对局部复发小病灶有所控制，但样本量少，证据不充分[80-82]。

五、预后评估

ACC患者预后差，30%～85%的ACC诊断时已有远处转移，通常大部分生存时间不足1年。手术切除的Ⅰ～Ⅲ期患者5年生存率约为30%，失去手术机会未手术或存在肿瘤远处转移患者5年生存率小于15%[45]。对预后有利的因素有：较小的年龄、出现症状半年内确诊、肿瘤重量小于100g。预后较差的因素有：年龄超过50岁、Weiss评分＞6分、Ki-67＞10%、肿瘤未能完全切除、有内分泌功能[31]。

六、随访

临床分期Ⅰ～Ⅲ期患者，若肿瘤完整切除，术后2年内每3个月复查，2年后每半年复查，对于未能完整切除肿瘤的Ⅰ～Ⅲ期及Ⅳ期患者，术后2年内每2个月复查，建议随访时限不低于10年[83]。2年后根据肿瘤进展情况决定继续随访时限。随访的检查包括肾上腺超声、CT或MRI，胸部CT[83]，异常分泌激素的检测等[84]。

推荐意见

推荐采用2004年UICC的肾上腺皮质肿瘤的TNM分期系统和ENSAT临床分期

推荐对肾上腺皮质癌通过临床表现、影像学及内分泌检查诊断，通过病理检查确诊

推荐影像学检查采用CT平扫＋增强或MRI检查

推荐所有可疑肾上腺皮质癌进行内分泌检查评估

如果条件允许，推荐开放手术完整切除肿瘤；如果肿瘤小于6cm，且无周围组织侵犯的早期病例，可选择性行腹腔镜手术。药物治疗整体效果较差，包括密妥坦、化疗等

参考文献

［1］Schulick RD, et al. Long-term survival after complete resection and repeat resection in patients with adrenocortical carcinoma. Ann Surg Oncol,1999,6（8）: 719-726.

［2］Chouairy CJ, et al. Adrenocortical carcinoma. J Urol, 2008, 179（1）: 323.

［3］Kuruba R, et al. Current management of adrenal tumors. Curr Opin Oncol, 2008, 20（1）: 34-46.

［4］Faria AM, et al. Differences in the molecular mechanisms of adrenocortical tumorigenesis between children and adults. Mol Cell Endocrinol,2012,351（1）: 52-57.

［5］Li FP, et al. Soft-tissue sarcomas, breast cancer, and other neoplasms. A familial syndrome. Ann Intern Med, 1969, 71（4）: 747-752.

［6］Ribeiro RC, et al. An inherited p53 mutation that contributes in a tissue-specific manner to pediatric adrenal cortical carcinoma. Proc Natl Acad Sci U S A, 2001, 98（16）: 9330-9335.

［7］DiGiammarino EL, et al. A novel mechanism of tumorigenesis involving pH-dependent destabilization of a mutant p53 tetramer. Nat Struct Biol, 2002, 9（1）: 12-16.

［8］Luton JP, et al. Clinical features of adrenocortical carcinoma, prognostic factors, and the effect of mitotane therapy. N Engl J Med, 1990, 322（17）: 1195-1201.

［9］Wooten MD, et al. Adrenal cortical carcinoma. Epidemiology and treatment with mitotane and a review of the literature. Cancer, 1993, 72（11）: 3145-3155.

［10］Wajchenberg BL, et al. Adrenocortical carcinoma: clinical and laboratory observations. Cancer, 2000, 88（4）: 711-736.

［11］Michalkiewicz E, et al. Clinical and outcome characteristics of children with adrenocortical tumors: a report from the International Pediatric Adrenocortical Tumor Registry. J Clin Oncol, 2004, 22（5）: 838-845.

［12］Fassnacht M, et al. Management of adrenal incidentalomas: European Society of Endocrinology Clinical Practice Guideline in collaboration with the European Network for the Study of Adrenal Tumors. Eur J Endocrinol, 2016, 175（2）: G1-G34.

［13］Barzon L, et al. Prevalence and natural history of adrenal incidentalomas. Eur J Endocrinol, 2003, 149（4）: 273-285.

［14］Ohgaki H, et al. p53 mutations in sporadic adrenocortical tumors. Int J Cancer, 1993, 54（3）: 408-410.

［15］Schulte KM, et al. MEN I gene mutations in sporadic adrenal adenomas. Hum Genet, 1999, 105（6）: 603-610.

［16］Liu J, et al. Ribonucleic acid expression of the clustered imprinted genes, p57KIP2, insulin-like growth factor Ⅱ, and H19, in adrenal tumors and cultured adrenal cells. J Clin Endocrinol Metab, 1997, 82（6）: 1766-1771.

［17］Lyons J, et al. Two G protein oncogenes in human endocrine tumors. Science, 1990, 249（4969）: 655-659.

［18］Yashiro T, et al. Point mutations of ras genes in human adrenal cortical tumors: absence in adrenocortical hyperplasia. World J Surg, 1994, 18（4）: 455-460, discussion 460-461.

［19］Reincke M, et al. Deletion of the adrenocorticotropin receptor gene in human adrenocortical tumors: implications for tumorigenesis. J Clin Endocrinol Metab, 1997, 82（9）: 3054-3058.

［20］Gicquel C, et al. Structural and functional abnormalities at 11p15 are associated with the malignant phenotype in sporadic adrenocortical tumors: study on a series of 82 tumors. J Clin Endocrinol Metab, 1997, 82（8）: 2559-2565.

［21］Ilvesmaki V, et al. Insulin-like growth factors（IGFs）and their receptors in adrenal tumors: high IGF-Ⅱ expression in functional adrenocortical carcinomas. J Clin Endocrinol Metab, 1993, 77（3）: 852-858.

［22］Bertherat J, et al. Pathogenesis of adrenocortical cancer. Best Pract Res Clin Endocrinol Metab, 2009, 23: 261-271.

［23］Soon PS, et al. Molecular markers and the pathogenesis of adrenocortical cancer. Oncologist, 2008, 13（5）: 548-561.

［24］Correa P, et al. Endocrine gland cancer. Cancer, 1995, 75（1 Suppl）: 338-352.

［25］Weiss LM, et al. Pathologic features of prognostic significance in adrenocortical carcinoma. Am J Surg

Pathol, 1989, 13（3）: 202-206.

[26] Pennanen M, et al. Helsinki score-a novel model for prediction of metastases in adrenocortical carcinomas. Hum Pathol, 2015, 46（3）: 404-410.

[27] Duregon E, et al. The reticulin algorithm for adrenocortical tumor diagnosis: a multicentric validation study on 245 unpublished cases. Am J Surg Pathol, 2013, 37（9）: 1433-1440.

[28] Lau SK, et al. The Weiss system for evaluating adrenocortical neoplasms: 25 years later. Hum Pathol, 2009, 40（6）: 757-768.

[29] DeLellis RA, et al. World Health Organization classification of tumors. Pathology and genetics of tumours of endocrine organs: Lyon, France, IARC Press, 2004.

[30] Fassnacht M, et al. Limited prognostic value of the 2004 International Union Against Cancer staging classification for adrenocortical carcinoma: proposal for a Revised TNM Classification. Cancer, 2009 Jan 15, 115（2）: 243-250.

[31] Libé R, et al. Prognostic factors in stage Ⅲ-Ⅳ adrenocortical carcinomas（ACC）: an European Network for the Study of Adrenal Tumor（ENSAT）study. Ann Oncol, 2015, 26（10）: 2119-2125.

[32] Libe R, et al. Adrenocortical cancer: pathophysiology and clinical management. Endocr Relat Cancer, 2007, 14（1）: 13-28.

[33] Roman S. Adrenocortical carcinoma. Curr Opin Oncol, 2006, 18（1）: 36-42.

[34] Fassnacht M, et al. Adrenal tumors: how to establish malignancy. J Endocrinol Invest, 2004, 27（4）: 387-399.

[35] Ribeiro RC, et al. Childhood adrenocortical tumours. Eur J Cancer, 2004, 40（8）: 1117-1126.

[36] Ribeiro RC, et al. Adrenocortical tumors in children. Braz J Med Biol Res, 2000, 33（10）: 1225-1234.

[37] Mendonca BB, et al. Clinical, hormonal and pathological findings in a comparative study of adrenocortical neoplasms in childhood and adulthood. J Urol, 1995, 154（6）: 2004-2009.

[38] Pommier RF, et al. An eleven-year experience with adrenocortical carcinoma. Surgery, 1992, 112（6）: 963-970, discussion 970-971.

[39] Fassnacht M, et al. Management of adrenal incidentalomas: European Society of Endocrinology Clinical Practice Guideline in collaboration with the European Network for the Study of Adrenal Tumors. Eur J Endocrinol, 2016, 175（2）: G1-34.

[40] Zhang HM, et al. CT features and quantification of the characteristics of adrenocortical carcinomas on unenhanced and contrastenhanced studies. Clin Radiol,
2012, 67: 38-46.

[41] Allolio B, et al. Management of adrenocortical carcinoma. Clin Endocrinol（Oxf）, 2004, 60（3）: 273-287.

[42] Abiven G, et al. Clinical and biological features in the prognosis of adrenocortical cancer: poor outcome of cortisol-secreting tumors in a series of 202 consecutive patients. J Clin Endocrinol Metab, 2006, 91（7）: 2650-2655.

[43] Arlt W, et al. Urine steroid metabolomics as a biomarker tool for detecting malignancy in adrenal tumors. J Clin Endocrinol Metab, 2011, 96（12）: 3775-3784.

[44] Allolio B, et al. Clinical review: Adrenocortical carcinoma: clinical update. J Clin Endocrinol Metab, 2006, 91（6）: 2027-2037.

[45] Bourdeau I, et al. Recent advances in adrenocortical carcinoma in adults. Curr Opin Endocrinol Diabetes Obes, 2013, 2.

[46] Dackiw AP, et al. Adrenal cortical carcinoma. World J Surg, 2001, 25（7）: 914-926.

[47] Kendrick ML, et al. Adrenocortical carcinoma: surgical progress or status quo. Arch Surg, 2001, 136（5）: 543-549.

[48] Crucitti F, et al. The Italian Registry for Adrenal Cortical Carcinoma: analysis of a multiinstitutional series of 129 patients. The ACC Italian Registry Study Group. Surgery, 1996, 119（2）: 161-170.

[49] Hedican SP, et al. Adrenocortical carcinoma with intracaval extension. J Urol, 1997, 158（6）: 2056-2061.

[50] Gaujoux S, Mihai R, joint working group of ESES and ENSAT. European Society of Endocrine Surgeons（ESES）and European Network for the Study of Adrenal Tumours（ENSAT）recommendations for the surgical management of adrenocortical carcinoma. Br J Surg, 2017, 104（4）: 358-376.

[51] Schteingart DE, et al. Management of patients with adrenal cancer: recommendations of an international consensus conference. Endocr Relat Cancer, 2005, 12（3）: 667-680.

[52] Icard P, et al. Survival rates and prognostic factors in adrenocortical carcinoma. World J Surg, 1992, 16（4）: 753-758.

[53] Bellantone R, et al. Role of reoperation in recurrence of adrenal cortical carcinoma: results from 188 cases collected in the Italian National Registry for Adrenal Cortical Carcinoma. Surgery, 1997, 122（6）: 1212-1218.

[54] Jensen JC, et al. Recurrent or metastatic disease in select patients with adrenocortical carcinoma.

Aggressive resection vs chemotherapy. Arch Surg, 1991, 126（4）：457-461.

[55] Fassnacht M, et al. Adrenocortical carcinoma：a clinician's update. Nat Rev Endocrinol, 2011, 7：323-335.

[56] Khorram-Manesh A, et al. Adrenocortical carcinoma：surgery and mitotane for treatment and steroid profiles for follow-up. World J Surg, 1998, 22（6）：605-11, discussion 611-612.

[57] Icard P, et al. Adrenocortical carcinomas：surgical trends and results of a 253-patient series from the French Association of Endocrine Surgeons study group. World J Surg, 2001, 25（7）：891-897.

[58] Reibetanz J, et al. Impact of lymphadenectomy on the oncologic outcome of patients with adrenocortical carcinoma. Ann Surg. 2012, 255（2）：363-369.

[59] Gaujoux S, et al. Recommendation for standardized surgical management of primary adrenocortical carcinoma. Surgery 2012, 152：123-132.

[60] 李汉忠，等. 肾上腺皮质癌. 中华外科杂志, 2001,（03）：44-46. ★

[61] Cheung PS, et al. Right atrial extension of adrenocortical carcinoma. Surgical management using hypothermia and cardiopulmonary bypass. Cancer, 1989, 64（4）：812-815.

[62] Moul JW, et al. Adrenal cortical carcinoma with vena cava tumor thrombus requiring cardiopulmonary bypass for resection. Urology, 1991, 38（2）：179-183.

[63] Luton JP, et al. Outcome in patients with adrenal incidentaloma selected for surgery：an analysis of 88 cases investigated in a single clinical center. Eur J Endocrinol, 2000, 143（1）：111-117.

[64] Saunders BD, et al. Laparoscopic adrenalectomy for malignant disease. Lancet Oncol, 2004, 5（12）：718-726.

[65] Shen WT, et al. From incidentaloma to adrenocortical carcinoma：the surgical management of adrenal tumors. J Surg Oncol, 2005, 89（3）：186-192.

[66] Gonzalez RJ, et al. Laparoscopic resection of adrenal cortical carcinoma：a cautionary note. Surgery, 2005, 138（6）：1078-1085, discussion 1085-1086.

[67] Cobb WS, et al. Laparoscopic adrenalectomy for malignancy. Am J Surg, 2005, 189（4）：405-411.

[68] 彭杰，等. 肾上腺皮质癌的诊断和治疗（附19例报告）. 天津医科大学学报, 2002（04）：478-480. ★

[69] Veytsman I, et al. Management of endocrine manifestations and the use of mitotane as a chemotherapeutic agent for adrenocortical carcinoma. J Clin Oncol, 2009, 27（27）：4619-4629.

[70] Remond S, et al.［Complete and lasting remission of a metastatic malignant adrenocortical carcinoma under treatment with OP'DDD alone］. Presse Med, 1992, 21（18）：865.

[71] Berruti A, et al. Etoposide, doxorubicin and cisplatin plus mitotane in the treatment of advanced adrenocortical carcinoma：a large prospective phase Ⅱ trial. Endocr Relat Cancer, 2005, 12（3）：657-666.

[72] Khan TS, et al. Streptozocin and o, p'DDD in the treatment of adrenocortical cancer patients：long-term survival in its adjuvant use. Ann Oncol, 2000, 11（10）：1281-1287.

[73] Libè R, et al. Somatic TP53 mutations are relatively rare among adrenocortical cancers with the frequent 17p13 loss of heterozygosity. Clin Cancer Res, 2007, 13（3）：844-850.

[74] O'Sullivan C, et al. The VEGF inhibitor axitinib has limited effectiveness as a therapy for adrenocortical cancer. J Clin Endocrinol Metab, 2014, 99（4）：1291-1297.

[75] Kroiss M, et al. Sunitinib in refractory adrenocortical carcinoma：a phase Ⅱ, single-arm, open-label trial. J Clin Endocrinol Metab, 2012, 97（10）：3495-3503.

[76] Mota JM, et al. Pembrolizumab for metastatic adrenocortical carcinoma with high mutational burden：Two case reports. Medicine（Baltimore）,2018,97（52）：e13517.

[77] 王栋，等. 成人肾上腺皮质癌的诊断和治疗（附16例报告）. 临床泌尿外科杂志, 2003（02）：80-82. ★

[78] Habra MA, et al. A retrospective cohort analysis of the efficacy of adjuvant radiotherapy after primary surgical resection in patients with adrenocortical carcinoma. J Clin Endocrinol Metab, 2013, 98（1）：192-197.

[79] Gaujoux S, et al. Laparoscopic adrenalectomy for adrenocortical carcinoma：a medico-surgical perspective. Ann Endocrinol（Paris）, 2012, 73（5）：441-447.

[80] Wood BJ, et al. Radiofrequency ablation of adrenal tumors and adrenocortical carcinoma metastases. Cancer, 2003, 97（3）：554-560.

[81] Cazejust J, et al. Transcatheter arterial chemoembolization for liver metastases in patients with adrenocortical carcinoma. J Vasc Interv Radiol, 2010, 21（10）：1527-1532.

[82] Li X, et al. CT-guided percutaneous microwave ablation of adrenal malignant carcinoma：Preliminary results. Cancer, 2011, 117（22）：5182-5188. ★

[83] Berruti A, et al. Adrenal cancer：ESMO Clinical Practice Guidelines for diagnosis, treatment and follow-up. Ann Oncol, 2012, 23 Suppl 7：131-138.

[84] Else T, et al. Adrenocortical carcinoma. Endocr Rev, 2014, 35（2）：282-326.

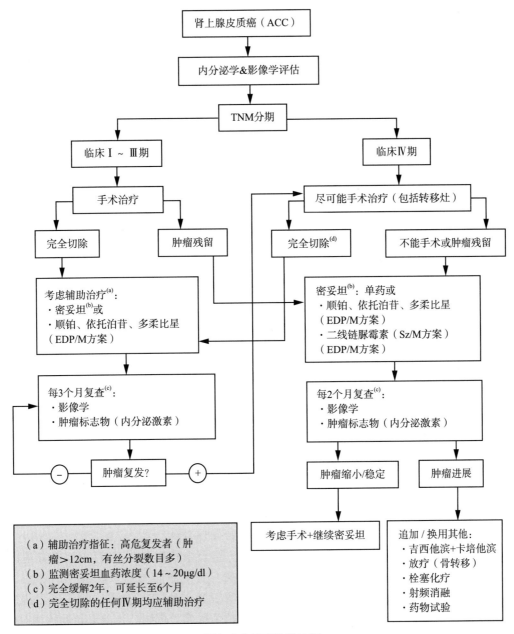

肾上腺皮质癌诊治流程

第六节　肾上腺偶发瘤

一、流行病学、病因学和病理学

肾上腺偶发瘤（adrenal incidentaloma，AI）：是指在健康体检或其他与肾上腺无关疾病进行诊断和治疗期间，影像学检查时偶然发现的直径≥1cm的肾上腺肿瘤，不包括病史和体格检查明确提示肾上腺疾病，如向心性肥胖，阵发性、恶性、难治性高血压，或低血钾患者进行检查时发现的肾上腺肿瘤[1,2]。AI是一类疾病的特殊定义，而非独立的病理诊断。

AI的发生率平均占所有尸检人群的2%（1.0%～8.7%），且随着年龄增长[3-5]；影像学检查中，AI发生率约占没有恶性肿瘤病史中人群的4%～5%[6]；在老年人群中，其发生率可达10%[1,3-5,7-9]。AI在糖尿病、高血压或者肥胖患者中发生率更高[4]，而在儿童中非常罕见（＜0.04%）[10]。

肾上腺偶发瘤多为良性，且没有内分泌功能，占75%～85%[1-3,5,8,10-13]。其余15%～25%肾上腺偶发瘤为恶性或有内分泌功能的肿瘤，功能性肿瘤以自主分泌皮质醇最多见，其次为自主分泌儿茶酚胺和醛固酮。不同研究中可因纳入标准和研究人群不同而有所差异。醛固酮瘤、嗜铬细胞瘤、肾上腺皮质癌和转移癌在手术切除的肾上腺偶发瘤中较所有肾上腺偶发瘤所占比例更大。肾上腺偶发瘤是否为恶性与肿瘤大小及是否有其他恶性肿瘤相关。肿瘤越大，恶性可能性越大，当肿瘤直径在≤4cm、4～6cm、＞6cm时，其恶性率分别约为2%、6%、25%[5,14]；而当患者患有其他恶性肿瘤的情况下，AI为恶性肿瘤的概率则接近50%[15]。

与欧洲人群相比，亚洲人群中AI在男性中相对更多见，原发性醛固酮增多症更多见，亚临床库欣综合征更少见。国内关于肾上腺偶发瘤的报道较少，不同中心各研究调查结果有所差异。男女发生比例总体1∶1.02，其中无功能腺瘤占62.8%～68.9%，原发性醛固酮增多症占2%～7.1%，库欣综合征占2.5%～5.5%，亚临床库欣综合征占0.97%～1.1%，嗜铬细胞瘤占10.2%～15.8%，肾上腺皮质癌占1.5%～8.0%，肾上腺转移癌占0.78%～3.3%[16-20]。韩国一项大样本研究显示AI在男性中更多见（579∶426）。韩国人群中原发性醛固酮增多症更多见（61，6.1%），而亚临床库欣综合征更少见（44，4.4%）[21]。

AI病因及病理特征见表17-9。

表17-9　AI病因及病理特征[4,5,11,13,24]

病理类型	中位发生率（%）	发生率（%）
所有肾上腺偶发瘤		
肾上腺皮质腺瘤	80	33～96
无功能腺瘤	75	71～84
皮质醇分泌	12	1～29
醛固酮分泌	2.5	1.6～3.3
嗜铬细胞瘤	7.0	1.5～14
肾上腺皮质癌	8.0	1.2～11
肾上腺转移癌	5.0	0～18
手术切除的肾上腺偶发瘤		
肾上腺皮质腺瘤	55	49～69
无功能腺瘤	69	52～75
皮质醇分泌	10	1.0～15
醛固酮分泌	6.0	2.0～7.0
嗜铬细胞瘤	10	11～23
肾上腺皮质癌	11	1.2～12
肾上腺转移癌	7.0	0～21
肾上腺髓脂肪瘤	8.0	7.0～15
肾上腺囊肿	5.0	4.0～22
肾上腺节细胞神经瘤	4.0	0～8.0

大多数的AI患者无临床症状，有时表现部分肾上腺功能亢进或恶性倾向的临床症状和体征，如库欣综合征、原发性醛固酮增多症、嗜铬细胞瘤、肾上腺皮质癌等。多数AI没有"症状"，可能的原因有两个：①肿瘤无内分泌功能或分泌的激素较少，不足以引起相关症状[22]；②部分患者的亚临床性表现如库欣综合征、原醛症、嗜铬细胞瘤的高血压、糖尿病、肥胖、紫纹、骨质疏松、月经异常、低血钾、女性多毛症等相关症状未引起足够重视而被忽略。尤其是高血压，在AI的发生率为41%[23]，远高于普通人群。

二、诊断

1.评估肿瘤的良恶性　推荐初始发现肾上腺肿瘤时即进行良恶性评估。

（1）影像学检查：肾上腺CT平扫（推荐）：初始推荐肾上腺CT平扫进行评估。肿瘤直径＜4cm，恶性率＜2%[14,25-27]。而≥4cm，则诊断肾上腺皮质癌的敏感性约90%，但76%最终被证实为良性[26,28]。多数皮质癌＞6cm[29,30]。若肾上腺CT平扫显示肿瘤密度均匀、体积小于4cm且Hu值小于等于10，可判定为良性肿瘤，不需要进一步影像学评估[31,32]。

肾上腺CT增强（可选）：典型肾上腺良性腺瘤通常绝对廓清比（absolute enhancement washout，AEW）≥60%，相对廓清比（relative enhancement washout，REW）≥40%[33]。延迟期时间通常推荐10分钟或15分钟。

结合平扫和增强CT可以更准确地区分肾上腺腺瘤与肾上腺转移瘤。首先行CT平扫，如果占位为富脂性，且CT≤10Hu，则无须增强，可以确定占位为腺瘤。否则，给予患者静脉注射造影剂，获取增强早期及15分钟延迟期图像。如果病变均匀强化，则计算AEW和REW值。AEW≥60%和（或）REW≥40%，则可以确定为腺瘤。

MRI（可选）：可通过同反相位化学移位成像，判断是否存在脂肪成分；不优于CT，除非妊娠、儿童、造影剂过敏[34]。

超声检查（可选）：用于初筛[25]。

PET（可选）：对鉴别转移瘤可能有益[35]，仅用于CT可疑或恶性肿瘤史者[25,36]。

（2）肾上腺活检（不推荐）：除非在患者有其他恶性肿瘤病史情况下，不推荐常规行肾上腺活检术，且属有创检查，并发症的发生率为8%～13%[37,38]。肾上腺穿刺活检应该经验丰富的影像科医师指导下进行；如果怀疑患者为肾上腺皮质癌，强烈不推荐行肾上腺活检术，因为可能造成肿瘤针道播散[39]。

2.评估肿瘤内分泌功能　推荐对所有患者针对肾上腺肿瘤激素分泌功能进行临床症状、体征和实验室检查综合评估，明确有无嗜铬细胞瘤、皮质醇增多症、原醛症及性激素异常等，筛查结果可疑者，应行相关确诊试验。

推荐筛查试验如下：

（1）过夜小剂量（1mg）地塞米松抑制试验：推荐对1mg夜间地塞米松抑制试验结果进行连续性评估，将地塞米松抑制后皮质醇水平≤50nmol/L（≤1.8μg/dl）作为无皮质醇激素过量分泌的标准。1mg夜间地塞米松抑制试验结果在51～138nmol/L（1.9～5.0μg/dl）时，考虑判定为可疑皮质醇自主分泌状态；试验结果大于138 nmol/L（大于5.0μg/dl）时，考虑判定为皮质醇自主分泌状态[1]。

（2）血尿甲氧肾上腺素类（血浆游离甲氧基肾上腺素、尿蒸馏甲氧肾上腺素等）。

（3）血钾、血浆醛固酮/肾素活性比值：同时存在高血压、低血钾、双下肢无力症状。

（4）性激素和性激素类固醇前体（睾酮、脱氢表雄酮）：临床或影像特征怀疑肾上腺恶性肿瘤。

（5）双侧AI，除明确的肾上腺皮质结节状增生和嗜铬细胞瘤外，尚需了解有无肾上腺皮质功能不全。

三、治疗

1.非手术治疗　以下情况主要考虑非手术治疗。

（1）对于无症状、无功能、肿瘤直径小于3cm且影像学确定为良性的单侧肾上腺偶发瘤，不推荐手术治疗。

（2）皮质醇自主分泌状态并不是发展为库欣综合征的高危因素[40-42]。推荐对可疑皮质醇自主分泌和皮质醇自主分泌状态患者针对高血压、2型糖尿病和椎体骨折等可能的合并症进行筛选评估，并针对这些合并症进行及时有效治疗[1]。

2.手术治疗

（1）推荐手术指征

1）具有激素分泌功能者[1,25,28,43-46]。

2）影像学判断可疑恶性者[1,47,48]。

3）肿瘤直径≥3cm者[25,43,45,49]。

4）孤立的肾上腺转移瘤，原发瘤可控[50]。

5）如果随访观察中肿瘤增大超过20%（最大直径增加超过至少5mm）或最大直径超过1cm，或者有其他影像学和临床表现与恶性肿瘤的表现，或出现内分泌功能，推荐手术治疗[1,26]。

（2）可选手术指征

1）肾上腺良性肿瘤合并ACTH非依赖的皮质醇自主分泌者，可综合考虑患者年龄、皮质醇分泌水平、整体健康状态、合并症和患者意愿选择是否手术[1]。

2）肾上腺CT平扫加增强和MRI检查不能够确定肿瘤性质，且没有激素分泌功能者，可选择6～12个月后行CT平扫或MRI复查，也可考虑即刻手术治疗。

3）肿瘤直径≥3cm，但肾上腺CT平扫确定为良性肿瘤，且无内分泌功能者，可综合考虑患者年龄、整体健康状态、合并症和患者意愿选择是否手术。

4）无内分泌功能良性肿瘤，且直径＜3cm，若患者手术意愿强烈也可选择手术。

3.手术方式

（1）腹腔镜手术（推荐首选）：腹腔镜手术推荐作为肾上腺肿瘤切除的首选术式，具有创伤小、恢复快的优点[51]。应根据肿瘤大小和不同的技术条件具体选择：① 直径＜6cm良性肿瘤[52]；②无局部侵犯的转移瘤也可考虑腹腔镜[53]。对于大体积肾上腺肿瘤，若技术条件允许也可选择腹腔镜手术[54-56]。

（2）达芬奇机器人手术（可选）：与腹腔镜手术围术期效果无显著区别，但费用更高，对于肿瘤＞6cm或BMI＞30的患者可能应用达芬奇机器人手术效果更佳[57-59]。

（3）开放手术：直径≥6cm的肿瘤，或周围侵犯的转移瘤和肾上腺皮质癌[52,60-64]。

4.围术期处理　具有内分泌功能活性的AI分别参照相关章节。

四、预后和随访

1.非手术随访方案

（1）对于直径＜3cm且影像学明确诊断良性（CT值＜10Hu）的肾上腺肿瘤不推荐影像学随访；对于在1年以上的随访中没有显著变化的肾上腺肿瘤，不推荐继续随访；对于直径小于3cm且CT值＞10Hu的肾上腺肿瘤，推荐3～6个月后随访1次CT，此后每年随访1次，继续随访1～2年[1,65]。

（2）对于影像学不能确认良、恶性且不适于手术的患者，推荐6～12个月后复查CT平扫或MRI，以评估肿瘤增长速度。目前仍然没有标准判断随访中肾上腺肿瘤增长速度为多少时恶性肿瘤可能性大，已有的研究表明，随访中因为增长而切除的肿瘤多为良性[11,66]。一般认为，如果肿瘤增大超过20%（最大直径增加超过至少5mm）或最大直径超过1cm，或者有其他影像学和临床表现与恶性肿瘤的表现，推荐手术切除；如果6～12个月后肿瘤无显著变化，推荐6～12个月后再次复查[1,48]。

（3）对于初始评估激素分泌正常的肾上腺肿瘤，除非出现新发内分泌激素相关症状或者合并症（高血压和2型糖尿病）加重，否则不推荐再次进行激素相关评估[67]。

（4）对于没有库欣综合征且存在皮质醇自主分泌或可疑皮质醇自主分泌的患者中，推荐每年进行皮质醇相关合并症（高血压、2型糖尿病和椎体骨折）的临床评估，基于评估结果及患者获益情况，可考虑行肾上腺切除手术[68]。

2.预后　肾上腺皮质癌5年生存率＜50%；慎重选择的肾上腺转移癌术后无病中位生存期2～3年。良性肿瘤术后预后良好。临床库欣综合征、原发性醛固酮增多症术后心血管风险下降。

长期随访研究表明，多数无功能AI稳定，12.5%（5%～25%）增大至少1cm/年，但约4.3%体积缩小[41,69,70]；恶性率约0.05%[14]；20%可出现内分泌功能，最多见皮质醇增多，特别是肿瘤＞3cm者[70]。

五、特殊类型肾上腺偶发瘤

1.双侧肾上腺偶发瘤

（1）推荐对双侧肾上腺偶发瘤的每侧肿瘤按照单侧肾上腺偶发瘤进行影像学评估。

（2）推荐对双侧肾上腺偶发瘤按照单侧肾上腺偶发瘤进行内分泌功能检查评估。检测17-羟孕酮水平以判断是否为先天性肾上腺增生[71]。如果临床怀疑肾上腺功能不全或影像学显示有双侧浸润性病变或出血，考虑行相关检查判断是否存在肾上腺功能不全。

（3）推荐对双侧肾上腺偶发瘤按照单侧肾上腺偶发瘤进行手术和随访，如果双侧均有手术指征，可选择一侧行肾上腺部分切除术[72]。

（4）对于不伴有库欣综合征、且有非ACTH依赖的自主皮质醇分泌的双侧肾上腺肿瘤患者，不推荐行双侧肾上腺手术。根据患者年龄、皮质醇自主分泌水平、健康状况、合并症和患者意愿，推荐可行病变严重侧的单侧肾上腺切除术[1]。

2.年轻和老年肾上腺偶发瘤患者

（1）儿童、青少年、孕妇和40岁以下肾上腺偶发瘤患者中恶性肿瘤可能性较大，推荐即刻评估。

（2）对于儿童、青少年、孕妇和40岁以下肾上腺偶发瘤患者影像学评估推荐使用MRI。

（3）建议对一般健康状况差、身体虚弱的患者应结合临床获益考虑临床处理。

3.既往合并有肾上腺之外肿瘤史的肾上腺偶发瘤患者

（1）对合并有肾上腺之外肿瘤史的肾上腺偶发瘤患者，推荐行血尿儿茶酚胺检测以排除嗜铬细胞瘤。根据具体临床表现及合并症情况来决定是否行肾上腺内分泌功能检测。

（2）对合并有肾上腺之外肿瘤史的肾上腺偶发瘤患者建议行FDG-PET/CT检查，以发现是否存在潜在部位的恶性肿瘤[32]。

（3）对合并有肾上腺之外肿瘤史的肾上腺偶发瘤患者，肾上腺CT平扫证实为良性病变，不推荐进一步影像学随访。

（4）对于影像学不能确定的肿瘤，推荐与其他肿瘤同时定期影像学复查，评估肿瘤生长速度；或者考虑行FDG-PET/CT、手术切除或病理活检。

（5）选择肾上腺活检需慎重，可能确诊率不高和潜在并发症的风险[73]。以下条件同时满足的情况下建议行肾上腺肿瘤活检：①肿瘤无内分泌功能（特别要排除嗜铬细胞瘤）；②影像学不能完全确定为良性肿瘤；③组织病理活检结果决定临床治疗方案。

（6）对于双侧大肾上腺转移瘤，推荐评估残余肾上腺功能。

推荐意见

推荐对肾上腺偶发瘤良恶性进行评估，推荐首选肾上腺CT平扫进行评估，可根据具体情况进一步选择肾上腺CT增强进行评估

推荐对所有患者针对肾上腺肿瘤激素分泌功能进行临床症状、体征和实验室检查综合评估

推荐对于以下情况进行手术治疗：具有激素分泌功能、影像学判断可疑恶性、肿瘤直径≥3cm、孤立的肾上腺转移瘤或者随访观察中肿瘤增大超过20%或最大直径超过1cm的肿瘤

腹腔镜手术推荐作为肾上腺肿瘤切除的首选术式，对于直接＞6cm或有可疑局部侵犯的肿瘤推荐开放手术

参 考 文 献

［1］Fassnacht M，et al. Management of adrenal incidentalomas：European Society of Endocrinology Clinical Practice Guideline in collaboration with the European Network for the Study of Adrenal Tumors. Eur J Endocrinol，2016，175（2）：G1-G34. doi：10.1530/EJE-16-0467.

［2］Young WF. Management approaches to adrenal incidentalomas. A view from Rochester，Minnesota. Endocrinol Metab Clin North Am，2000，29（1）：159-185，x. doi.

［3］Grumbach MM，et al. Management of the clinically

inapparent adrenal mass（"incidentaloma"）. Ann Intern Med, 2003, 138（5）: 424-429. doi.

［4］Kloos RT, et al. Incidentally discovered adrenal masses. Endocr Rev, 1995, 16（4）: 460-484. doi: 10.1210/edrv-16-4-460.

［5］Mansmann G, et al. The clinically inapparent adrenal mass: update in diagnosis and management. Endocr Rev, 2004, 25（2）: 309-340. doi: 10.1210/er.2002-0031.

［6］Song JH, et al. The incidental adrenal mass on CT: prevalence of adrenal disease in 1, 049 consecutive adrenal masses in patients with no known malignancy. AJR Am J Roentgenol, 2008, 190（5）: 1163-1168. doi: 10.2214/AJR.07.2799.

［7］Benitah N, et al. Minor morphologic abnormalities of adrenal glands at CT: prognostic importance in patients with lung cancer. Radiology, 2005, 235（2）: 517-522. doi: 10.1148/radiol.2352031708.

［8］Bovio S, et al. Prevalence of adrenal incidentaloma in a contemporary computerized tomography series. J Endocrinol Invest, 2006, 29（4）: 298-302. doi: 10.1007/BF03344099.

［9］Mantero F, et al. A survey on adrenal incidentaloma in Italy. Study Group on Adrenal Tumors of the Italian Society of Endocrinology. J Clin Endocrinol Metab, 2000, 85（2）: 637-644. doi: 10.1210/jcem.85.2.6372.

［10］Mayer SK, et al. Childhood adrenocortical tumors: case series and reevaluation of prognosis—a 24-year experience. J Pediatr Surg, 1997, 32（6）: 911-915. doi.

［11］Barzon L, et al. Prevalence and natural history of adrenal incidentalomas. Eur J Endocrinol, 2003, 149（4）: 273-285. doi.

［12］Terzolo M, et al. AME position statement on adrenal incidentaloma. Eur J Endocrinol, 2011, 164（6）: 851-870. doi: 10.1530/EJE-10-1147.

［13］Young WF. Clinical practice. The incidentally discovered adrenal mass. N Engl J Med, 2007, 356（6）: 601-10. doi: 10.1056/NEJMcp065470.

［14］NIH state-of-the-science statement on management of the clinically inapparent adrenal mass（"incidentaloma"）. NIH Consens State Sci Statements, 2002, 19（2）: 1-25. doi.

［15］Aron D, et al. Adrenal incidentalomas. Best Pract Res Clin Endocrinol Metab, 2012, 26（1）: 69-82. doi: 10.1016/j.beem, 2011.06.012.

［16］李乐乐, 等. 1173例肾上腺意外瘤病因构成分析. 中华医学杂志, 2014, 94（8）: 587-590. doi. ★

［17］谭磊, 等. 667例肾上腺偶发瘤的临床分析. 中国肿瘤临床, 2017, 44（14）: 722-725. doi. ★

［18］Ye YL, et al. Management of adrenal incidentaloma: the role of adrenalectomy may be underestimated. BMC Surg, 2016, 16（1）: 41. doi: 10.1186/s12893-016-0154-1. ★

［19］Bin X, et al. Adrenal incidentalomas: experience from a retrospective study in a Chinese population. Urol Oncol, 2011, 29（3）: 270-274. doi: 10.1016/j.urolonc.2009.03.027. ★

［20］刘士军, 等. 肾上腺偶发瘤128例临床分析. 中华泌尿外科杂志, 2011, 32（5）: 292-294. doi. ★

［21］Ahn SH, et al. Characteristics of Adrenal Incidentalomas in a Large, Prospective Computed Tomography-Based Multicenter Study: The COAR Study in Korea. Yonsei Med J, 2018, 59（4）: 501-510. doi: 10.3349/ymj, 2018, 59.4.501.

［22］Bondanelli M, et al. Evaluation of hormonal function in a series of incidentally discovered adrenal masses. Metabolism, 1997, 46（1）: 107-113. doi.

［23］Graham DJ, et al. The adrenal incidentaloma: guidelines for evaluation and recommendations for management. Surg Oncol Clin N Am, 1998, 7（4）: 749-764. doi.

［24］Lam KY, et al. Metastatic tumours of the adrenal glands: a 30-year experience in a teaching hospital. Clin Endocrinol（Oxf）, 2002, 56（1）: 95-101. doi.

［25］Barzon L, et al. Diagnosis and management of adrenal incidentalomas. J Urol, 2000, 163（2）: 398-407. doi.

［26］Barry MK, et al. Can adrenal incidentalomas be safely observed? World J Surg, 1998, 22（6）: 599-603; discussion-4. doi.

［27］Sworczak K, et al. Clinical and histopathological evaluation of the adrenal incidentaloma. Neoplasma, 2001, 48（3）: 221-226. doi.

［28］Aron DC. The adrenal incidentaloma: disease of modern technology and public health problem. Rev Endocr Metab Disord, 2001, 2（3）: 335-342. doi.

［29］Belldegrun A, et al. Incidentally discovered mass of the adrenal gland. Surg Gynecol Obstet, 1986, 163（3）: 203-208. doi.

［30］Fronticelli CM, et al. Surgery of the incidentally discovered mass of the adrenal gland（incidentaloma）. Panminerva Med, 1995, 37（2）: 60-64. doi.

［31］Boland GW, et al. Characterization of adrenal masses using unenhanced CT: an analysis of the CT literature. AJR Am J Roentgenol, 1998, 171（1）: 201-204. doi: 10.2214/ajr.171.1.9648789.

［32］Dinnes J, et al. MANAGEMENT OF ENDOCRINE DISEASE: Imaging for the diagnosis of malignancy in incidentally discovered adrenal masses: a systematic review and meta-analysis. Eur J Endocrinol, 2016, 175（2）: R51-64. doi: 10.1530/EJE-16-0461.

［33］Yasaka K, et al. Differentiation of adrenal tumors in patients with hepatocellular carcinoma: adrenal adenoma versus metastasis. Eur J Radiol, 2013, 82（8）: 1213-1218. doi: 10.1016/j.ejrad.2013.02.019.

［34］Lockhart ME, et al. Imaging of adrenal masses. Eur J Radiol, 2002, 41（2）: 95-112. doi.

[35] Frilling A，et al. Importance of adrenal incidentaloma in patients with a history of malignancy. Surgery，2004，136（6）：1289-1296. doi：10.1016/j.surg.2004.06.060.

[36] Hennings J，et al. Computed tomography，magnetic resonance imaging and 11C-metomidate positron emission tomography for evaluation of adrenal incidentalomas. Eur J Radiol，2009，69（2）：314-323. doi：10.1016/j.ejrad.2007.10.024.

[37] Candel AG，et al. Fine-needle aspiration biopsy of adrenal masses in patients with extraadrenal malignancy. Surgery，1993，114（6）：1132-1136；discussion 6-7. doi.

[38] Yankaskas BC，et al. Delayed complications from fine-needle biopsies of solid masses of the abdomen. Invest Radiol，1986，21（4）：325-328. doi.

[39] Williams AR，et al. Transcutaneous biopsy of adrenocortical carcinoma is rarely helpful in diagnosis，potentially harmful，but does not affect patient outcome. Eur J Endocrinol，2014，170（6）：829-835. doi：10.1530/EJE-13-1033.

[40] Cawood TJ，et al. Recommended evaluation of adrenal incidentalomas is costly，has high false-positive rates and confers a risk of fatal cancer that is similar to the risk of the adrenal lesion becoming malignant；time for a rethink? Eur J Endocrinol，2009，161（4）：513-527. doi：10.1530/EJE-09-0234.

[41] Libe R，et al. Long-term follow-up study of patients with adrenal incidentalomas. Eur J Endocrinol，2002，147（4）：489-494. doi.

[42] Nieman LK. Update on subclinical Cushing's syndrome. Curr Opin Endocrinol Diabetes Obes，2015，22（3）：180-184. doi：10.1097/MED.0000000000000159.

[43] Nishikawa T，et al. Mini review：surgical indications for adrenal incidentaloma. Biomed Pharmacother，2002，56 Suppl 1：145s-148s. doi.

[44] Aso Y，et al. A survey on incidental adrenal tumors in Japan. J Urol，1992，147（6）：1478-1481. doi.

[45] Mantero F，et al. Management approaches to adrenal incidentalomas. A view from Ancona，Italy. Endocrinol Metab Clin North Am，2000，29（1）：107-125，ix. doi.

[46] Murai M，et al. Management of incidentally discovered adrenal masses. World J Urol，1999，17（1）：9-14. doi.

[47] Baltzer P，et al. Work-up of the Incidental Adrenal Mass. Eur Urol Focus，2016，1（3）：217-222. doi：10.1016/j.euf.2015.12.003.

[48] Thomas AZ，et al. Management of the Incidental Adrenal Mass. Eur Urol Focus，2016，1（3）：223-230. doi：10.1016/j.euf.2015.12.006.

[49] Murai M，et al. Current management of incidentally discovered adrenal masses，with a review of Japanese literature. Biomed Pharmacother，2000，54 Suppl 1：133s-139s. doi.

[50] Lombardi CP，et al. Role of laparoscopy in the management of adrenal malignancies. J Surg Oncol，2006，94（2）：128-131. doi：10.1002/jso.20599.

[51] Zhang X，et al. Technique of anatomical retroperitoneoscopic adrenalectomy with report of 800 cases. J Urol，2007，177（4）：1254-1257. doi：10.1016/j.juro.2006.11.098. ★

[52] Gumbs AA，et al. Laparoscopic adrenalectomy. Best Pract Res Clin Endocrinol Metab，2006，20（3）：483-499. doi：10.1016/j.beem.2006.07.010.

[53] Ma X，et al. Modified anatomical retroperitoneoscopic adrenalectomy for adrenal metastatic tumor：technique and survival analysis. Surgical endoscopy，2013，27（3）：992-999. doi：10.1007/s00464-012-2553-4. ★

[54] Wang B，et al. Anatomic retroperitoneoscopic adrenalectomy for selected adrenal tumors ＞ 5 cm：our technique and experience. Urology，2011，78（2）：348-352. doi：10.1016/j.urology.2011.02.035. ★

[55] Feo CV，et al. Applicability of laparoscopic approach to the resection of large adrenal tumours：a retrospective cohort study on 200 patients. Surgical endoscopy，2016，30（8）：3532-3540. doi：10.1007/s00464-015-4643-6.

[56] Hobart MG，et al. Laparoscopic adrenalectomy for large-volume（ ＞ or ＝ 5 cm）adrenal masses. Journal of endourology /Endourological Society，2000，14（2）：149-154. doi：10.1089/end.2000.14.149.

[57] Brunaud L，et al. Robotic-assisted adrenalectomy：what advantages compared to lateral transperitoneal laparoscopic adrenalectomy? Am J Surg，2008，195（4）：433-438. doi：10.1016/j.amjsurg.2007.04.016.

[58] Brunaud L，et al. Does robotic adrenalectomy improve patient quality of life when compared to laparoscopic adrenalectomy? World J Surg，2004，28（11）：1180-1185. doi：10.1007/s00268-004-7559-1.

[59] Brandao LF，et al. Robotic versus laparoscopic adrenalectomy：a systematic review and meta-analysis. Eur Urol，2014，65（6）：1154-1161. doi：10.1016/j.eururo.2013.09.021.

[60] Brix D，et al. Laparoscopic versus open adrenalectomy for adrenocortical carcinoma：surgical and oncologic outcome in 152 patients. Eur Urol，2010，58（4）：609-615. doi：10.1016/j.eururo.2010.06.024.

[61] Cooper AB，et al. Does laparoscopic adrenalectomy jeopardize oncologic outcomes for patients with adrenocortical carcinoma? Surg Endosc，2013，27（11）：4026-4032. doi：10.1007/s00464-013-3034-0.

[62] Donatini G，et al. Long-term survival after adrenalectomy for stage Ⅰ/Ⅱ adrenocortical carcinoma（ACC）：a retrospective comparative cohort study of laparoscopic versus open approach. Ann Surg Oncol，2014，21（1）：284-291. doi：10.1245/s10434-013-3164-6.

［63］Fossa A, et al. Laparoscopic versus open surgery in stage Ⅰ-Ⅲ adrenocortical carcinoma—a retrospective comparison of 32 patients. Acta Oncol, 2013, 52（8）: 1771-1777. doi: 10.3109/0284186X.2013.765065.

［64］Lombardi CP, et al. Open versus endoscopic adrenalectomy in the treatment of localized（stage Ⅰ/Ⅱ）adrenocortical carcinoma: results of a multiinstitutional Italian survey. Surgery, 2012, 152（6）: 1158-1164. doi: 10.1016/j.surg.2012.08.014.

［65］Lee JM, et al. Clinical Guidelines for the Management of Adrenal Incidentaloma. Endocrinol Metab（Seoul）, 2017, 32（2）: 200-218. doi: 10.3803/EnM.2017.32.2.200.

［66］Pantalone KM, et al. Change in adrenal mass size as a predictor of a malignant tumor. Endocr Pract, 2010, 16（4）: 577-587. doi: 10.4158/EP09351.OR.

［67］Elamin MB, et al. Accuracy of diagnostic tests for Cushing's syndrome: a systematic review and metaanalyses. J Clin Endocrinol Metab, 2008, 93（5）: 1553-1562. doi: 10.1210/jc.2008-0139.

［68］Sbardella E, et al. Cardiovascular features of possible autonomous cortisol secretion in patients with adrenal incidentalomas. Eur J Endocrinol, 2018, 178（5）: 501-511. doi: 10.1530/EJE-17-0986.

［69］Bastounis EA, et al. Incidentalomas of the adrenal gland: diagnostic and therapeutic implications. Am Surg, 1997, 63（4）: 356-360. doi.

［70］Barzon L, et al. Risk factors and long-term follow-up of adrenal incidentalomas. J Clin Endocrinol Metab, 1999, 84（2）: 520-526. doi: 10.1210/jcem.84.2.5444.

［71］Jaresch S, et al. Adrenal incidentaloma and patients with homozygous or heterozygous congenital adrenal hyperplasia. J Clin Endocrinol Metab, 1992, 74（3）: 685-689. doi: 10.1210/jcem.74.3.1311000.

［72］Castinetti F, et al. MANAGEMENT OF ENDOCRINE DISEASE: Outcome of adrenal sparing surgery in heritable pheochromocytoma. Eur J Endocrinol, 2016, 174（1）: R9-18. doi: 10.1530/EJE-15-0549.

［73］Bancos I, et al. DIAGNOSIS OF ENDOCRINE DISEASE: The diagnostic performance of adrenal biopsy: a systematic review and meta-analysis. Eur J Endocrinol, 2016, 175（2）: R65-80. doi: 10.1530/EJE-16-0297.

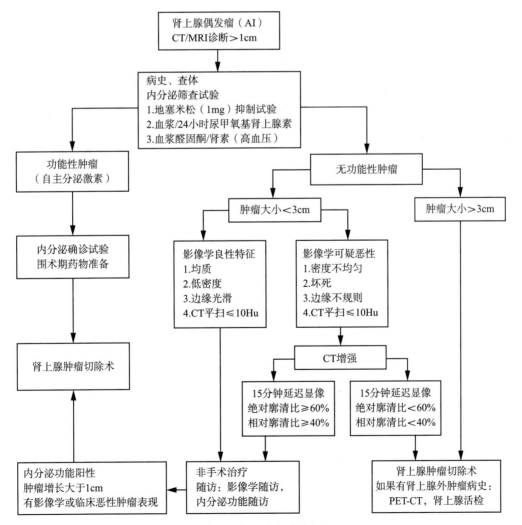

肾上腺偶发瘤诊治流程

第七节 肾上腺性征异常症

【名词解释】

肾上腺性征异常症：又称肾上腺性征异常综合征（adrenogenital syndrome），1865年DeCrecchio首先描述，系肾上腺皮质增生或肿瘤分泌过量性激素，致性征及代谢异常。据其病理基础可分为两大类：①先天性肾上腺皮质增生；②肾上腺皮质肿瘤，多见于皮质癌。

先天性肾上腺皮质增生（congenital adrenal hyperplasia，CAH）：是由于某些肾上腺皮质激素合成酶先天性缺乏，使正常的皮质激素合成部分或完全障碍，刺激垂体代偿性分泌过量ACTH，而致双侧肾上腺皮质增生的一组常染色体隐性遗传性疾病。

女性假两性畸形（female pseudohermaphrodism）：指具有正常卵巢、子宫和输卵管的个体，外生殖器的分化出现异常。其外阴男性化严重程度分为5级：1级阴蒂肥大，无阴唇融合；5级阴蒂肥大、阴唇融合、尿道开口于阴蒂，完全呈男性生殖器呈外观。2～4级介于二者之间，程度渐重[1-3]。

男性假两性畸形（male pseudohermaphrodism）：指生殖腺为睾丸，而生殖导管和（或）外生殖器男性化不完全的一种病理状态，外生殖器可完全女性型并盲端阴道、两性畸形或基本男子型伴尿道下裂。

本章重点阐述CAH相关肾上腺性征异常，肾上腺肿瘤见相关章节。

一、流行病学、病因学和病理学

正常肾上腺皮质激素由胆固醇合成，需要多种酶的参与，并受下丘脑-垂体-肾上腺轴的反馈机制调节，CAH因先天性基因缺失或突变，引起皮质激素合成过程中某种酶的缺陷而致病[3,4]。不同水平酶缺陷可产生不同生化改变和临床表现，主要有5种酶的缺陷：21-羟化酶（CYP21/P450$_{C21}$）、11β-羟化酶（CYP11B1/P450$_{C11}$）、17α-羟化酶（CYP17/P450$_{C17}$）、20，22碳链裂解酶（CYP11A/P450$_{SCC}$）和3β-类固醇脱氢酶缺陷（3β-HSD）。任何一种酶的缺陷均可造成相应的某种皮质激素合成减少或缺失，同时负反馈刺激下丘脑（CRH）和垂体ACTH大量分泌致肾上腺皮质增生，造成该酶的前体底物积聚，诱发性分化异常和不同程度的肾上腺皮质功能减低。

临床最常见的CAH是21-羟化酶缺乏症（21-hydroxylase deficiency，21-OHD），占90%～95%[3,5-7]；

其次是11β-羟化酶缺陷，3%～5%；其他3种酶缺陷（CYP17、CYP11A、3β-HSD）共约占5%[6]。国内报道各型的比例略有差异[8]。

21-羟化酶缺陷根据酶缺陷的程度由重至轻可分为3种临床类型：经典型失盐型、经典型单纯男性化型和非经典型CAH（NCCAH）[3,4,9,10]。经典型CAH发病率（1:7000）～（1:16000）[11]，但爱斯基摩人和法国留尼汪岛的发病率高，分别为1:284和1:2141；NCCAH发病率（1:500）～（1:1000）[12]，不同人群差异大，爱斯基摩人1:27，西班牙1:53[13]。男女比例约1:2，可能与女性多伴男性化易被发现有关。实际CYP21A2突变携带率很高，在普通人群（1:50）～（1:71），平均1:60；基于新生儿筛查的结果更是高达（1:25）～（1:10）[14,15]。NCCAH患者后代罹患经典型CAH者约2.5%，发生NCCAH者约15%以上[16]。

经典失盐型及单纯男性化型可见肾上腺外观明显增大，呈浅棕色或金黄色，表面不规则，表面可呈结节样改变，部分患者可呈腺瘤样改变。显微镜下可见网状带明显增生，占皮质90%以上，束状带往往也有增生，单纯男性化型球状带基本正常，而失盐型球状带明显萎缩。部分NCCAH患者肾上腺外观也呈弥漫性增粗改变。

二、诊断

CAH临床谱带宽，诊断依靠临床表现、生化和激素检测综合判断，必要时应用基因诊断。

（一）临床表现

各型CAH的临床表现既有类似，又因所缺陷酶的种类和程度的差异而不同。21-羟化酶缺陷CAH以糖皮质激素、醛固酮合成下降，雄性激素分泌增加，肾上腺髓质发育和功能受损为特点。

失盐型约占经典型CAH的75%[6,17]，以水、电解质紊乱为突出表现，伴有男性化，外生殖器畸形较其他类型严重。常在新生儿期即出现肾上腺危象，表现为严重低血钠、高血钾、低血容量性休克，由应激诱发，死亡率高。

单纯男性化型约为经典型CAH的25%[6,17]，醛固酮分泌量基本能够维持钠盐的平衡，而表现为出生前后女性假两性畸形和男性性早熟，儿童早期身材高大，但因骨骺提前融合，最后身高低于同龄人；女性青春期无第二性征，原发性闭经。

NCCAH状轻，无明显失盐和男性化表现，最常见症状是阴毛提前出现，女孩可<8岁，男孩可<9岁[18]；身高增加过快也可能是就诊原因之一，其他症状多在青春期后出现，表现依次为女性多毛、月经稀少或闭经、男人型脱发、多囊卵巢、不育等，男性可有少精、不育；多数可无症状。

11β-羟化酶缺陷表现为男性化伴高血压。17α-羟化酶缺陷不论男女均表现为幼稚女性外阴表型伴高血压。3β-HSD和CYP11A酶缺陷罕见，以性征异常伴失盐表现为主。

约30%的男性CAH有睾丸异位肾上腺组织肥大、不育。

对于两性器官异常或上述典型表现者应详细询问完整的病史（包括家族史）和仔细的体格检查，特别是外生殖器。

（二）辅助检查

推荐下列辅助检查：

1. 基本推荐检查项目

（1）内生殖器官和肾上腺超声检查或CT、MRI。

（2）核型分析或性染色体荧光原位杂交：确认染色体性别。

（3）血浆17α-羟孕酮（17α-hydroxyprogesterone，17α-OHP）。

（4）血浆ACTH、皮质醇、24小时尿游离皮质醇。

（5）血尿电解质、血浆醛固酮和肾素活性。

（6）血浆FSH、LH、雌二醇、睾酮。

2. 可选择检查项目

（1）其他内分泌检查：血浆脱氧皮质醇和11-脱氧皮质酮（deoxycorticosterone，DOC）、17-羟孕烯醇酮和脱氢表雄酮（DHEA）、孕酮、皮质醇、18-羟皮质酮等。

（2）其他影像学：X线评价骨龄；静脉肾盂造影、生殖道造影评价尿道生殖窦发育程度及是否合并尿路畸形；卵巢、睾丸B超检查筛查有无多囊卵巢、睾丸异位肾上腺组织或肿瘤。

（3）基因突变分析。

（三）诊断标准

1. 21-羟化酶缺陷

（1）基础血浆17α-OHP：>300 nmol/L（正常值3～6 nmol/L）可临床诊断经典型CAH；6～300 nmol/L时考虑为NCCAH、21-羟化酶缺陷杂合子或假阳性；<6 nmol/L时为正常者或为NCCAH，后两者情况如临床拟诊断，需做ACTH激发试验，并可借此与其他类型酶缺陷相鉴别。

ACTH 0.125 mg或0.25 mg静脉注射，测定基础及注射后60分钟血浆17α-OHP水平。不同严重程度的CAH患者，ACTH刺激后其17α-OHP升高幅度有差异：NCCAH者50～300 nmol/L，单纯男性化者300～1000 nmol/L，失盐型可达3000 nmol/L[5,18,19]。

（2）低皮质醇、高ACTH及女性和青春期前男性睾酮水平升高可提供辅助证据，但不作为特异性诊断。

（3）失盐型血浆醛固酮水平低、肾素活性增高；低血钠、高血钾、酸中毒。

（4）影像学检查：对出生时性别模糊的婴儿应按性别发育障碍疾病（DSD）诊断流程，在出生后尽早做B超检查了解有无子宫。儿童期起病，肾上腺的B超和CT等影像学检查有助于肾上腺肿瘤或其他肾上腺（发育不良）病变鉴别。至2岁开始需检查骨龄。

（5）染色体核型分析：对于外生殖器两性难辨患儿均需要做染色体检查以明确遗传性别。

（6）基因检测：基因检测是CAH确诊的金标准，建议常规开展，尤其对于临床疑似而生化诊断困难者，或诊断不明已用糖皮质激素治疗者，通过基因分析有助确诊。在先证者及父母基因型明确的基础上可为需要再生育的CAH家庭提供产前诊断[20]。

（7）产前诊断：妊娠10周时绒毛膜穿刺，细胞DNA和CYP21基因突变分析；妊娠15～19周，羊膜腔穿刺测定羊水的17α-OHP、雄烯二酮。

（8）新生儿筛查：48～72小时足底血测17α-OHP。1/3～1/2的CAH患儿系因筛查始被发现。但初次筛查漏诊率近30%，8～14天后进行二次筛查可提高诊断率[21]。

2. 11β-羟化酶缺陷　仅缺乏糖皮质激素，以男性化并高血压为特点，临床诊断主要依据血浆脱氧皮质醇和11-DOC显著升高。

3. 3β-类固醇脱氢酶缺陷　罕见，严重者醛固酮、皮质醇和性激素合成均受阻，以两性畸形和失盐为主要表现，男性阴茎发育差、尿道下裂，女性轻度男性化；可有肾上腺皮质功能减退症状。诊断主要依据血清17-羟孕烯醇酮和DHEA显著升高。

4. 17α-羟化酶缺陷　罕见，男性假两性畸形并高血压应考虑诊断，女性青春期仍呈幼稚型外阴。皮质醇合成受阻,ACTH分泌增加致DOC、皮质酮、18-羟皮质酮水平升高,醛固酮分泌增加,水钠潴留、高血压、低血钾。诊断主要依据血清孕酮和上述激素水平的显著升高。

5. 20,22碳链裂解酶(CYP11A)缺陷 最少见。糖、盐和性皮质激素等所有肾上腺皮质类固醇激素均不能合成。遗传性别不论男女出生时均表现为女性外生殖器,伴有失盐危象。难存活,多夭折。

三、治疗

CAH的治疗主要分为激素替代治疗和手术治疗。

(一)激素替代治疗

激素替代是CAH的主要治疗手段,目的在于[22]:①补充缺乏的皮质激素,同时最大限度地减少肾上腺性激素的分泌并避免医源性皮质激素过量;②预防男性化;③促进正常生长;④促进性腺发育,保护潜在的生育能力。

1. 21-羟化酶缺陷的激素替代治疗

(1)推荐药物治疗原则

1)经典型失盐型:糖皮质激素+盐皮质激素;

2)单纯男性化型:糖皮质激素,盐皮质激素(可选);

3)非经典型CAH:无症状者无须治疗,糖皮质激素的补充限于:①性早熟、生长和骨龄加速;②少女及年轻女性男性化者;③女性多毛症、月经稀发、不育者;④男性精子数量低、不育、睾丸肿大者。

4)女性和失盐型男性终身替代治疗;单纯男性化型的男性者维持治疗至成年即可。

(2)糖皮质激素的选择

1)婴儿、儿童、青少年:推荐首选氢化可的松[22],因其短效,抑制生长等不良反应小。剂量10~15 mg/(m²·d),婴儿期初始剂量可达25 mg/(m²·d),分3次口服。也可以用醋酸可的松20~30 mg/(m²·d)替代之。

2)年长青少年(线性生长完成)和成年者:推荐首选长效制剂如泼尼松5~7.5 mg/d或地塞米松0.25~0.5 mg/d,分1~2次口服。

3)注意事项:①应激状态[23](如发热>38.5℃、呕吐、不能进食、创伤、手术、耐力性运动等)剂量调整为维持量的2~3倍,手术或创伤者静脉给予,并维持3~5天,根据恢复情况减至原维持量。推荐氢化可的松,首剂及维持量分别为:<3岁,25 mg和25~30 mg/d;3~12岁,50 mg和50~60 mg/d;

青少年及成人,100 mg和100 mg/d。②睾丸异位肾上腺组织增生者,剂量酌增[4]。③CAH患者妊娠期避免地塞米松。

(3)盐皮质激素的选择:失盐型CAH需补充氟氢可的松0.1~0.2 mg/d,婴儿尚需氯化钠1~2 g/d;单纯男性化型补充氟氢可的松可降低ACTH,减少糖皮质激素的用量。

(4)监测:药物的维持剂量应个体化,依据体格检查和血浆激素水平及生长曲线、骨龄等矫准其剂量,激素补充过量、不足或不当的停药均不利于正常发育[24]。

(5)出生前治疗:产前诊断的CAH治疗尚存争议。推荐地塞米松20μg/(kg·d)(母体孕前体重),分3次口服。治疗应始于妊娠前3个月[25,26]。

2. 其他类型酶缺陷的激素治疗 11β-羟化酶缺陷(CYP11B1)、3β-羟类固醇脱氢酶缺陷(3β-HSD)、17α-羟化酶缺陷(CYP17)、20,22碳链裂解酶缺陷(CYP11A)等糖皮质激素治疗与21-羟化酶缺陷相同[27]。但CYP11B1和CYP17缺陷仅需单纯糖皮质激素,其中后者青春期需补充性激素[28,29];3β-HSD和CYP11A尚需补充盐皮质激素。

(二)手术治疗

主要包括两性畸形的矫治和肾上腺切除。

1. 两性畸形的外科治疗 两性畸形的处理应遵循下列原则[30]:生育潜能的保护、良好的性功能、最简单的医学干预、恰如其分的性别外观、稳定的性别特征、社会心理健康。

(1)重赋社会性别:社会性别的确定基于多种因素,包括基因性别、外生殖器的解剖状态、性腺和生殖信道的潜在功能性以及当前的社会性别等,分析利弊风险,并与其本人或父母充分沟通[27]。推荐优先选择基因性别作为社会性别,保护可能的生育功能,尤其是具有正常内生殖腺的女性CAH患者,除非她的外生殖器完全呈男性外观[3]。

(2)手术矫治:包括"矛盾"性腺的切除和外生殖器的重建。社会性别与基因性别矛盾者切除其性腺,如17α-羟化酶缺陷的男性选择女性社会性别者应切除隐睾[29]。外生殖器重建的目的在于恢复正常解剖和性别外观、保存正常的性功能、矫正或预防泌尿系畸形或并发症[31]。一般多重建女性外生殖器,仅当阴茎发育较好,估计成形术后有男性性功能者方可考虑男性重建手术。

1)重建手术方式:①女性外阴成形包括阴蒂手

术和阴道成形。阴蒂手术推荐保留阴蒂背血管神经束的阴蒂成形术，术后阴蒂外形、大小符合女性外阴的美学特点，并保持应有的性敏感性[8]。阴道手术包括后联合切开、阴道远端成形及尿道成形等，手术方式取决于阴道、尿道开口位置及阴唇融合的程度，术后定期模具扩张或婚后规律的性生活以避免阴道狭窄。②男性外阴成形包括阴茎伸直术、尿道成形术、阴囊重建、睾丸复位或隐睾切除等。

2）手术时机：阴蒂手术推荐在2岁至入学前进行，过早易复发，过晚可能影响性心理发育；阴道成形术推荐在青春期后婚前进行[32,33]，但阴道闭合者应在青春期前完成，以免影响经血排出。国外亦有建议婴儿期内一期阴蒂阴道成形术者[34-36]。男性外阴成形推荐在学龄前完成。男性假两性畸形如社会性别为女性，青春期前切除阴茎及隐睾，必要时根据婚姻需要行阴道成形术。

2.肾上腺切除 不常规推荐。双侧肾上腺切除多为个案经验[37-42]，仅限于激素替代治疗难以控制者。

（三）其他治疗

1.合并高血压者如果激素替代血压控制不满意，推荐钙通道拮抗剂辅助治疗。

2.对患儿及其父母均应进行必要的心理辅导。

四、预后和随访

（一）预后

21-羟化酶缺陷失盐型CAH预后不良，可死于早期的急性肾上腺功能不足；满意的激素替代治疗可使单纯男性化型正常发育生长，女性男性化体征消失，但生殖能力减弱，患多囊卵巢综合征的可能性增加，男性者幼稚性睾丸可发育，并恢复生精功能。CAH患者易发生睾丸肿瘤或睾丸肾上腺残余组织肿瘤，发生率可达45%～86%[43,44]。NCCAH预后良好，女性单纯男性化型治疗后生育率可达60%～80%；失盐型生育率差别较大，为7%～60%[45]；未治疗的NCCAH女性生育率在50%左右，治疗后可升至93%～100%[46]。女性CAH者阴道成形术后约60%有满意的性生活[47]。CAH易发生高血压、肥胖、胰岛素抵抗、骨密度下降及代谢相关指标的变化，心血管危险因素增加，尽量减少糖皮质激素的用量对于预防上述并发症可能具有重要意义[48]。

3β-类固醇脱氢酶缺陷多数患儿早期夭折，少数轻型患儿可存活。几乎所有碳链裂解酶缺陷者均死于

婴儿期。

（二）随访

CAH治疗不当与治疗过度均可导致矮小及生理心理发育障碍等后遗症。因此，治疗后需定期随访，及时调整治疗方案，以最低药物剂量达到良好的代谢控制，避免或减少药物不良反应，改善成年终身高。

1.随访时间 新生儿筛查诊断后治疗初期，需密切随访。每2周至1个月随访1次，代谢控制后，≤2岁：每3个月1次，＞2岁：每3～6个月1次。

2.随访内容

（1）生长速率及骨龄：生长速率及骨龄是糖皮质激素治疗评估的重要指标。治疗期间患儿的身高保持在同年龄、同性别正常儿童相同百分位曲线上为治疗适当，生长速率加快、骨龄加速提示治疗剂量不足，而生长速率减慢、体重增加、骨龄延迟为治疗过度。建议每3～6个月测量身高，每6～12个月评估骨龄[49]。

（2）定期监测实验室指标

1）糖皮质激素剂量的调整：氢化可的松剂量调节的重要指标为17-羟孕酮、雄烯二酮、睾酮。单一测定17-羟孕酮难以判断疾病控制状态，需结合其他指标分析。通常控制血17-羟孕酮浓度为12～36 nmoL/L，雄烯二酮水平＜2μg/L。睾酮（仅限于女性和青春期前的男性）。不推荐ACTH作为监测指标[5]。

2）盐皮质激素剂量的调整：在氟氢化可的松治疗期间，电解质水平通常能稳定在正常水平。对于失盐型患者需要监测电解质；如治疗过度可导致水肿、心动过速、高血压等，需定期检测血压、肾素活性以调节剂量[5]。

（3）药物不良反应监测：CAH患者需终身糖皮质激素治疗，但需定期评估激素的不良反应：肥胖、糖耐量异常、骨质疏松、免疫抑制导致感染等。建议每半年至1年检测血、尿常规、肝肾功能、钙磷、血糖及糖化血红蛋白，不推荐儿童期患者常规检测骨密度[50]。

推荐意见

先天性肾上腺皮质增生诊断依靠临床表现、生化检查、激素检测和基因诊断综合判断

先天性肾上腺皮质增生主要包括以下类型：21-羟化酶缺陷、11β-羟化酶缺陷、3β-类固醇脱氢酶缺陷、17α-羟化酶缺陷、20,22碳链裂解酶（CYP11A）缺陷

推荐对先天性肾上腺皮质增生患者进行激素替代治疗或手术治疗，手术治疗推荐根据患者社会性别进行两性畸形的外科手术治疗

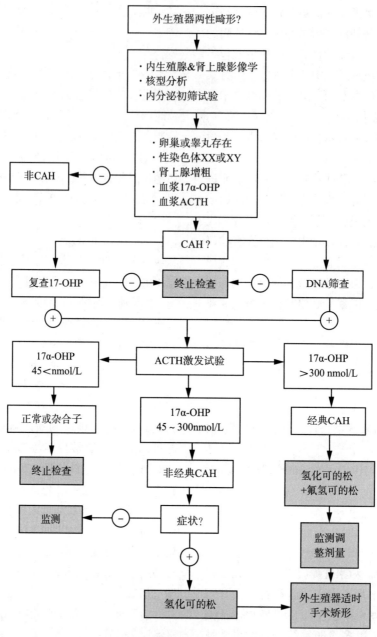

21-羟化酶缺陷CAH诊疗流程

参考文献

［1］PRADER A，et al. The syndrome of male pseudoher-maphrodism in congenital adrenocortical hyperplasia without overproduction of androgens（adrenal male pseudohermaphrodism）. Helv Paediatr Acta，1955，10（4）：397-412.

［2］PRADER A. Perfect male external genital development and salt-loss syndrome in girls with congenital adrenogenital syndrome. Helv Paediatr Acta，1958，13（1）：5-14.

［3］Miller WL，et al. congenital adrenal hyperplasia and the

CAH-X syndrome. Horm Res Paediatr，2018，89（5）：352-361.

［4］Speiser PW，et al. Congenital adrenal hyperplasia. N Engl J Med，2003，349（8）：776-788.

［5］Speiser PW，et al. Congenital Adrenal HyperplasiaDue toSteroid 21-HydroxylaseDeficiency：An Endocrine Society Clinical Practice Guideline. J clin Endocrinol Metab，2018，103（11）：4043-4088.

［6］Forest MG. Recent advances in the diagnosis and management of congenital adrenal hyperplasia due to 21-hydroxylase deficiency. Hum Reprod Update，2004，10（6）：469-485.

［7］Merke DP，et al. Congenital adrenal hyperplasia.

Lancet，2005，365（9477）：2125-2136.

［8］刘广华，等. 女性肾上腺性征异常症61例临床分析.
中华泌尿外科杂志，2007，28（3）：153-155. ★

［9］Newfield RS，New MI. 21-hydroxylase deficiency.
Ann N Y Acad Sci，1997，816：219-229.

［10］Merke DP，et al. New ideas for medical treatment of
congenital adrenal hyperplasia. Endocrinol Metab Clin
North Am，2001，30（1）：121-135.

［11］Therrell BL. Newborn screening for congenital adrenal
hyperplasia. Endocrinol Metab Clin North Am，2001，
30（1）：15-30.

［12］Speiser PW，et al. High frequency of nonclassical
steroid 21-hydroxylase deficiency. Am J Hum Genet，
1985，37（4）：650-667.

［13］Sherman SL，et al. A segregation and linkage study
of classical and nonclassical 21-hydroxylase deficiency.
Am J Hum Genet，1988，42（6）：830-838.

［14］Trapp CM，et al. Recommendations for treatment of
nonclassic congenital adrenal hyperplasia（NCCAH）：
an update. Steroids，2012，77（4）：342-346.

［15］Phedonos A，et al. High carrier frequency of
21-hydroxylase deficiency in Cyprus. LID-10. 1111/
cge. 12153［doi］. Clin Genet，2013.

［16］Moran C，et al. Reproductive outcome of women with
21-hydroxylase-deficient nonclassic adrenal hyperplasia.
J Clin Endocrinol Metab，2006，91（9）：3451-3456.

［17］Kohn B，et al. Splicing mutation in CYP21 associated
with delayed presentation of salt-wasting congenital
adrenal hyperplasia. Am J Med Genet，1995，57（3）：
450-454.

［18］Hayashi GY，et al. Neonatal 17-hydroxyprogesterone
levels adjusted according to age at sample collection and
birthweight improve the efficacy of congenital adrenal
hyperplasia newborn screening. Clin Endocrinol（Oxf），
2017，86（4）：480-487.

［19］中华预防医学会出生缺陷预防与控制专业委员会新生
儿筛查学组、中国医师协会青春期医学专业委员会临
床遗传学组、中华医学会儿科学分会内分泌遗传代谢
学组. 先天性肾上腺皮质增生症新生儿筛查共识. 中
华儿科杂志，2016，54（6）：404-409. ★

［20］中华医学会儿科学分会内分泌遗传代谢病学组. 先天
性肾上腺皮质增生症21-羟化酶缺陷诊治共识. 中华
儿科杂志，2016，54（8）：569-576. ★

［21］Chan CL，et al. Congenital Adrenal Hyperplasia and
the Second Newborn Screen. LID-S0022-3476（13）
00011-5［pii］LID-10.1016/j.jpeds.2013.01.002［doi］.
J Pediatr，2013.

［22］Consensus statement on 21-hydroxylase deficiency from
the Lawson Wilkins Pediatric Endocrine Society and the
European Society for Paediatric Endocrinology. J Clin
Endocrinol Metab，2002，87（9）：4048-4053.

［23］Charmandari E，et al. Congenital adrenal hyperplasia：
management during critical illness. Arch Dis Child，
2001，85（1）：26-28.

［24］刘文旭，等. 小儿肾上腺性征异常症. 中华泌尿外科
杂志，2004（08）：40-42. ★

［25］Pang SY，et al. Prenatal treatment of congenital adrenal
hyperplasia due to 21-hydroxylase deficiency. N Engl J
Med，1990，322（2）：111-115.

［26］New MI，et al. Prenatal diagnosis for congenital
adrenal hyperplasia in 532 pregnancies. J Clin
Endocrinol Metab，2001，86（12）：5651-5657.

［27］Wein AJ，et al. Campbell-Walsh Urology. 9th
Editioned：Saunders，2006：1830-1867.

［28］周尊林，等. 家族性17α羟化酶缺陷型肾上腺性征异
常. 中华泌尿外科杂志，2002（06）：14-16. ★

［29］刘广华，等. 男性肾上腺生殖综合征的治疗体会（附
17例报告）. 中华男科学杂志，2006（07）：633-
635. ★

［30］Meyer-Bahlburg HF. Gender assignment and
reassignment in intersexuality：controversies，data，
and guidelines for research. Adv Exp Med Biol，2002，
511：199-223.

［31］Crouch NS，et al. Long-term functional outcomes of
female genital reconstruction in childhood. BJU Int，
2007，100（2）：403-407.

［32］Bailez MM，et al. Vaginal reconstruction after initial
construction of the external genitalia in girls with salt-
wasting adrenal hyperplasia. J Urol，1992，148（2 Pt 2）：
680-682，discussion 683-684.

［33］Alizai NK，et al. Feminizing genitoplasty for congenital
adrenal hyperplasia：what happens at puberty. J Urol，
1999，161（5）：1588-1591.

［34］Donahoe PK，et al. Early one-stage surgical reconstruction
of the extremely high vagina in patients with congenital
adrenal hyperplasia. J Pediatr Surg，1994，29（2）：
352-358.

［35］Farkas A，et al. Feminizing genitoplasty in patients
with 46XX congenital adrenal hyperplasia. J Pediatr
Endocrinol Metab，2001，14（6）：713-722.

［36］Schnitzer JJ，et al. Surgical treatment of congenital
adrenal hyperplasia. Endocrinol Metab Clin North Am，
2001，30（1）：137-154.

［37］Nasir J，et al. 11 beta-hydroxylase deficiency：
management of a difficult case by laparoscopic bilateral
adrenalectomy. Clin Endocrinol（Oxf），1996，45（2）：
225-228.

［38］Van Wyk JJ，et al. The use of adrenalectomy as a
treatment for congenital adrenal hyperplasia. J Clin
Endocrinol Metab，1996，81（9）：3180-3190.

［39］Gunther DF，et al. Prophylactic adrenalectomy of a
three-year-old girl with congenital adrenal hyperplasia：

pre-and postoperative studies. J Clin Endocrinol Metab, 1997, 82（10）: 3324-3327.

［40］Wells SA, et al. Therapeutic controversy: The role of laparoscopic surgery in adrenal disease. J Clin Endocrinol Metab, 1998, 83（9）: 3041-3049.

［41］Merke DP, et al. Adrenal lymphocytic infiltration and adrenocortical tumors in a patient with 21-hydroxylase deficiency. N Engl J Med, 1999, 340（14）: 1121-1122.

［42］Van Wyk JJ, et al. The role of bilateral adrenalectomy in the treatment of congenital adrenal hyperplasia. J Clin Endocrinol Metab, 2003, 88（7）: 2993-2998.

［43］Falhammar H, et al. Fertility, sexuality and testicular adrenal rest tumors in adult males with congenital adrenal hyperplasia. Eur J Endocrinol, 2012, 166（3）: 441-449.

［44］Mnif MF, et al. Long-term outcome of patients with congenital adrenal hyperplasia due to 21-hydroxylase deficiency. Am J Med Sci, 2012, 344（5）: 363-373.

［45］Lo JC. Pregnancy outcomes in women with congenital virilizing adrenal hyperplasia. Endocrinol Metab Clin North Am, 2001, 30（1）: 207-229.

［46］Feldman S, et al. Fertility in women with late-onset adrenal hyperplasia due to 21-hydroxylase deficiency. J Clin Endocrinol Metab, 1992, 74（3）: 635-639.

［47］Azziz R, et al. Congenital adrenal hyperplasia: long-term results following vaginal reconstruction. Fertil Steril, 1986, 46（6）: 1011-1014.

［48］Mnif MF, et al. Metabolic profile and cardiovascular risk factors in adult patients with congenital adrenal hyperplasia due to 21-hydroxylase deficiency. Indian J Endocrinol Metab, 2012, 16（6）: 939-946.

［49］Falhammar H. Clinical outcomes in the management of congenital adrenal hyperplasia. Endicrine, 2012, 41（3）: 355-373.

［50］Auchus RJ, et al. Guidelines for the development of comprehensive care centers for congenital adrenal hyperplasia: Guidance from the CARES foundation initiative. Int J Pediatr Endocrinol, 2010, 2010: 275213.

附　录　肾上腺相关内分泌检查

附表1　皮质醇相关实验室检查及功能试验

试验名称	方法和注意要点	正常参考值	临床意义	敏感性（%）	特异性（%）
血浆游离皮质醇及节律	1.节律测定采血：8:00/16:00/24:00；2.睡眠不佳、应激、妊娠及雌激素类药物影响结果	4~22（μg/dl）	1.不推荐单次测定[1]　2.升高见于库欣综合征和应激、肥胖、肝硬化、妊娠等　3.节律消失：库欣综合征		
午夜血浆皮质醇 睡眠午夜血浆皮质醇		<1.8（μg/dl）	1.单次<1.8，可排除CS，在LDDST抑制不完全的患者中特别有意义 2.>1.8，CS[2]，但特异性差 3.>7.5，CS[3,4]（推荐）	 100 93	 20.2 87
觉醒午夜血浆皮质醇		<7.5（μg/dl）	1.>7.5，CS[5,6]，但肥胖者特异性仅83% 2.>8.3~12	>96 90~92	>96 96
深夜唾液皮质醇	1.采集2晚23:00~24:00　2.吸烟、牙龈出血、类固醇药物影响结果	<145（ng/dl）	升高见于皮质醇症适合门诊患者。准确性类似于24h-UFC[7,8]	92~100	93~100
24小时尿游离皮质醇（24h-UFC）	1.24小时尿，pH<7.5，冷藏，避免过量饮水　2.推荐至少2次测定[1]，周期性CS需3次以上[9]	12.3~103.5（μg/24h）	升高：CS，2次以上超过正常上限的5倍以上，可确诊CS　假阴性：过量饮水（≥5L）　假阳性：过量饮食、肥胖、肝硬化、妊娠等　假阴性：①周期性皮质醇症；②严重肾功能不全[10]	79	74
小剂量地塞米松抑制试验（LDDST） 过夜1mg-LDDST	1.23:00~24:00口服地塞米松1mg，服药日晨及次晨8:00~9:00测定血浆皮质醇浓度　2.雌激素停6周，忌酒2周	<1.8μg/dl（50 nmol/L）	1.过夜小剂量适合门诊患者。阴性即完全抑制（<1.8 μg/dl）可排除CS，假阴性率3%~15%[11,12]　2.阴性即不完全抑制>（1.8 μg/dl）：CS	95~98	80
48h-2mg-LDDST	1.口服地塞米松0.5mg，qid（9:00、15:00、21:00、3:00）×2天。服药前1日和服药第2日留24小时测尿UFC　2.体重<40kg，每天剂量调整为30μg/（kg·d），分次服	<12.3（μg/24h）	3.>5 μg/dl（140 nmol/L）：可提高诊断CS特异性[13]（>95%）　4.假阴性：抑郁、焦虑、强迫症、嗜酒、病态肥胖、雌激素、妊娠等	>95 95	 70~80
大剂量地塞米松抑制试验（HDDST） 过夜8mg-HDDST	方法同LDDST，23:00~24:00口服地塞米松8mg，分别测试验开始日晨和次晨9:00血浆皮质醇或测24小时尿UFC	血浆皮质醇较对照日下降50%以上	1.用于皮质醇症病因鉴别　2.库欣病多数可被抑制[11]　3.异位ACTH综合征除支气管类癌外，其余均不被抑制　4.肾上腺皮质肿瘤患儿平100%不被抑制	81~82	67~79
48h-8mg-HDDST	方法同LDDST，口服地塞米松2mg，qid				

续表

试验名称	方法和注意要点	正常参考值	临床意义	敏感性(%)	特异性(%)
血浆ACTH	血清需要立即分离并存储在-40℃，以免ACTH降解	8:00 (2.1~17.52) 16:00 (1.10~8.76) 24:00 (0~2.19) (pmol/L)	1.用于皮质醇症病因鉴别 2. ACTH非依赖性：<5 pg/ml (1.1 pmol/L) 3. ACTH依赖性：>正常或正常范围内但>15 pg/ml (3.3 pmol/L)。库欣病约50%在正常高限 4.异位ACTH综合征：>100 pg/ml, 60%>300 pg/ml，但恶性度低的肿瘤引起者可仅略高于正常[14]		
促肾上腺皮质激素释放激素（CRH）兴奋试验	CRH$_{1-41}$ 100 μg（1 μg/kg），静脉注射，测定注射前后（-30、0、30、60、90、120分钟）血ACTH及皮质醇水平	峰值较基础值增加 ACTH>50% 皮质醇>25% ——为有反应	1.主要用于ACTH依赖性皮质醇症的病因鉴别[15] 2.库欣病有反应 3.90%异位ACTH综合征无反应 4.100%肾上腺肿瘤无反应	93	
促肾上腺皮质激素兴奋地塞米松抑制试验（48h-2mg-LDDST-CRH）	先行48h-2mg-LD-DST，随后在地塞米松最后一次剂量后2小时静脉推注CRH（1 pg/kg），15分钟后测量血浆ACTH及皮质醇		1.主要用于24h-UFC结果可疑者 2.血浆ACTH>27 pg/ml（5.9 pmol/L）：皮质醇症[16]	95	97
岩下窦静脉插管分段取血（BIPSS）测ACTH	双侧岩下窦插管后，同时在双侧岩下窦和外周静脉抽取基础血样，以及在静脉注射CRH（100 μg）后3、5、10分钟分别取血样用于测定ACTH，测泌乳素作操作对照		1.用于临床表现、生化和放射结果不一致或不明确的ACTH依赖性皮质醇症 2.血ACTH中枢与外周比值（IPS/P ratios）超过2：1或CRH兴奋后比值超过3：1测诊断为库欣病[17,18] 3.血ACTH中枢与外周无明显差别，则为异位ACTH综合征[19]	94	94 95~99

附表2 原发性醛固酮增多症相关实验室检查和功能试验

试验名称	方法和注意要点	正常参考值	临床意义	敏感性（%）	特异性（%）
血浆肾素活性（PRA）	1.螺内酯、β受体阻滞剂、钙通道阻滞剂、血管紧张素转化酶抑制剂、血管紧张素受体张素阻滞剂等影响结果，建议至少停用2~6周 2. α受体阻滞剂和甲基多巴不会影响肾素和醛固酮水平，在诊断原醛症过程中，推荐短期应用上述两类药物控制血压 3.测定前3天开始普钠饮食 4.采集标本前卧床过夜，卧位取血。同时测前24小时尿钠	肾素（ng/ml·h） 0.42±0.37（卧） 2.97±1.02（立）	升高：1.（高肾素型原发性、恶性、肾血管性）高血压 2.肾素瘤、先天性醛固酮缺乏症、Barter综合征 3.肾上腺皮质功能低下，严重心、肺、肝、肾功能受损 4.口服某些药物：如避孕药、利尿药、米诺地尔、硝普钠等、低钠饮食 降低：1.原发性醛固酮增多症 2. 11β-和17α-羟化酶缺乏症 3.异位ACTH，Liddle综合征、低肾素型原发性高血压 4.应用某些药物：如盐皮质激素、可乐定、利血平等、高钠饮食		
血浆醛固酮/肾素活性比值（ARR）	1.普钠饮食 2.上午采血，起床活动至少2小时，坐位15分钟后 3.口服钾盐纠正低钾 4.血浆醛固酮浓度>15ng/dl	20~40	ARR>40原发性醛固酮增多症，为筛查试验	88	100
卡托普利抑制试验[20]	1.坐位或站立至少1小时后，卡托普利25~50mg口服继续坐位 2.测定给药0小时，1小时或2小时的血浆醛固酮、肾素活性和皮质醇		1.正常人卡托普利可抑制醛固酮>30% 2. PHA者不被抑制，仍低肾素 3.有一定的假阴性		
钠盐负荷试验[20]	1.钠摄入量12g/d×3 2.缓释氯化钾补充维持血钾在正常水平 3.测第3日晨至第4日晨的24小时尿醛固酮、钾、钠 4.禁用于未控制的严重高血压，肾功能不全、心功能不全、心律失常、严重低血钾		1.醛固酮<10 μg/24hr（27.7 nmol/d），排除PHA 2.醛固酮>12~14 μg/24hr（33.3~38.8 nmol/d），PHA		
生理盐水滴注试验[21,22]	1.试验开始前至少1小时开始卧位，8:00~9:30开始 2.4小时内静脉输注生理盐水2000ml，采血（0小时和4小时后）测醛固酮、皮质醇、钾 3.试验过程监测血压和心率 4.禁忌同上		1.输液后醛固酮<5 ng/dl，排除PHA 2.输液后醛固酮>10 ng/dl，确诊PHA		

续表

试验名称	方法和注意要点	正常参考值	临床意义	敏感性（%）	特异性（%）
氟氢可的松抑制试验[20]	1.口服氟氢可的松0.1 mg qid ×4天 2.缓释氯化钾每6小时1次、每4小时测血钾1次，维持血钾接近4.0mmol/L 3.缓释NaCl 30mmol/L 随三餐补充，充分钠盐摄入，维持尿钠排出至少3mmol/kg 4.第4日10：00坐位测血浆肾素活性和醛固酮，7：00和10：00测血浆皮质醇 5.禁忌严重高血压或充血性心力衰竭者		1.如果第4日10：00醛固酮>6 ng/dl，并且 PRA<1 ng/（ml·h），皮质醇<7：00测值，确诊PHA 2.目前确诊质醛最为敏感的方法，但特异性较钠负荷试验低		
卧立位醛固酮试验（体位刺激试验）	1.试验前1日测24小时尿钾、钠、氯 2.试验日卧位4小时以上，8：00卧位采血测钾、钠、氯、醛固酮，肾素活性、血管紧张素-II 3.呋塞米40mg 肌内注射，站立2小时，10：00取血测醛固酮、肾素活性、血管紧张素II	肾素[ng/（ml·h）] 0.42±0.37（卧） 2.97±1.02（立） 血管紧张素-II（pg/ml） 40.2±12.0（卧） 85.3±30.0（立） 醛固酮（pg/ml） 86.0±37.5（卧） 151.3±88.3（立）	1.正常人站立2小时后3项指标均会增高>30%；自主性PHA则没有反应，或3项指标均会增高<30%（非自主性PHA）[23] 2.对醛固酮瘤诊断的准确性达85%[24]		
18羟-皮质酮[24,25]	1.禁食8~12小时晨8：00取血，或24小时尿 2.停蜂压药物至少1周，普食	115~550ng/L（血） 1.5~6.5μg/24h（尿）	1.醛固酮瘤多>1000 ng/L 2.特发性醛固酮增多症<1000 ng/L		
肾上腺静脉取血（AVS）[20,26]	1.分24肽促肾上腺皮质激素与各种方法 2.纠正低血钾，消除药物因素 3.卧位过夜，并保持卧位受检。不给予促皮质素者上午时间开始 4.24肽促皮质素 50 U/h 静脉持续泵入，取血前30分钟开始持续至操作结束 5.经皮股静脉插管肾上腺静脉，左右测序贯取血，测醛固酮、皮质醇，同时取外周血（肘静脉、髂静脉）作对照 6.肾上腺/外周静脉皮质醇比值在皮质素给予者>10：1，未予者>3：1插管位置正确 7.以血醛固酮皮质醇比值校正混血误差		皮质醇校正的醛固酮比值高低两侧之比： 1.促皮素给予者>4：1，提示单侧病变；<3：1，双侧病变[26] 2.未予者>2：1，提示单侧病变[27] 3.皮质醇校正的醛固酮比值在肾上腺静脉/外周血，并且对侧不高于外周血，提示单侧病变>2.5：1	95	100

附表3　其他肾上腺皮质激素及代谢产物相关检查

试验名称	方法和注意要点	正常参考值	临床意义	敏感性（%）	特异性（%）
24小时尿17-酮类固醇（17-KS）	1. 1.5ml盐酸防腐，收集24小时尿 2.测试前停服带色素类药物	8.2~17.8mg/24h（男）6.0~15.0mg/24h（女）	成人男子2/3的17-KS来自肾上腺，1/3来自睾丸，儿童和女性主要来自肾上腺。增多：1.多见于肾上腺皮质功能亢进症、睾丸癌，多提示肾上腺肿瘤及异位ACTH综合征等。2.若17-KS明显增高，多提示女性多毛症等。减低：1.多见于肾上腺皮质功能减退症、垂体功能减退、睾丸功能低下等。2.肝硬化、糖尿病等慢性消耗性疾病等		
24小时尿17-羟皮质类固醇（17-OHCS）	同上	（10.1±2.4）mg/24h（男）（8.6±1.6）mg/24h（女）	增多：1.各种原因所致的肾上腺皮质功能亢进。2.肾上腺皮质异常综合征、甲状腺功能亢进症、肥胖症、各种应激状态。减少：1.肾上腺皮质功能减退，如垂体功能减退症、Addison病、席汉综合征。2.某些慢性疾病，如肝病、结核等		
17-羟孕酮（17-OHP）	17-羟孕酮显示出明显的昼夜节律和与月经周期有关的波动，血样本需在清晨和明卵泡期采集	3~6 nmol/L	增高见于先天性肾上腺皮质增生，对先天性肾上腺皮质增生21-羟化酶缺乏具有诊断价值和疗效观察的意义		

附表4　肾上腺髓质功能

试验名称		方法和注意要点	正常参考值	临床意义	敏感性（%）	特异性（%）
24小时尿儿茶酚胺（CA）及其代谢产物	去甲肾上腺素（NE）	1.停用影响儿茶酚胺代谢或测定的药物（如甲基多巴、左旋多巴、普萘洛尔等、醋氨酚、三环类抗抑郁药、精神病类药、乙醇、可乐定撤药、酚苄明、阿司匹林等）2.停用巧克力、咖啡、香蕉	88.6~331（nmol/24h）	1.嗜铬细胞瘤发作期，尿CA可达正常值10~100倍	86	88
	肾上腺素（E）		<82（nmol/24h）	2.尿E>270nmol/24h提示肾上腺髓质增生病变		
	多巴胺（DA）		625~2750（nmol/24h）	3.部分高血压病、甲状腺功能亢进、饮酒、急性心肌梗死、急性脑血管意外等可使血尿CA及其代谢物升高		
	甲氧基肾上腺素（MN）		<1000（nmol/24h）	MN>2880 nmol/24h，PHEO[28]	97	69
	甲氧基去甲肾上腺素（NMN）		<3000（nmol/24h）	NMN>6550 nmol/24h，PHEO[28]		
	总甲氧肾上腺素		<6 μmol/24h	MN+NMN>12.7 μmol/24h，PHEO[28]	77	93
	香草基扁桃酸（VMA）		<40 μmol/24h	VMA>55 μmol/24h，PHEO[28]	46~67	95
血浆儿茶酚胺（CA）及其代谢产物	去甲肾上腺素（NE）	1.安静平卧休息20分钟，避免吵闹、疼痛或不适、焦虑或情绪不安等应激因素 2.禁用1周α受体阻滞剂、β受体阻滞剂、氢氯噻嗪等降压药、地塞米松、胰岛素等及上述食品	0.7~2.4（nmol/L）	1.血浆儿茶酚胺水平反映瞬间交感-肾上腺髓质系统的活性。受多种生理、病理因素及药物的影响。价值有限	84	81
	肾上腺素（E）		<0.27（nmol/L）	2. NE>9nmol/L和/或E>1.6nmol/L，PHEO		
	多巴胺（DA）		<0.19（nmol/L）	3. DA水平明显增高提示恶性PHEO可能[29]		
	游离MN		<0.30（nmol/L）	MN>0.42 nmol/L，PHEO	97~99	89
	游离NMN		<0.60（nmol/L）	NMN>1.4 nmol/L，PHEO[29]		

参考文献

[1] Nieman LK, et al. The diagnosis of Cushing's syndrome: an Endocrine Society Clinical Practice Guideline. J Clin Endocrinol Metab, 2008, 93 (5): 1526-1540.

[2] Newell-Price J, et al. A single sleeping midnight cortisol has 100% sensitivity for the diagnosis of Cushing's syndrome. Clin Endocrinol (Oxf), 1995, 43 (5): 545-550.

[3] Putignano P, et al. Midnight salivary cortisol versus urinary free and midnight serum cortisol as screening tests for Cushing's syndrome. J Clin Endocrinol Metab, 2003, 88 (9): 4153-4157.

[4] Reimondo G, et al. Evaluation of the effectiveness of midnight serum cortisol in the diagnostic procedures for Cushing's syndrome. Eur J Endocrinol, 2005, 153 (6): 803-809.

[5] Pikkarainen L, et al. Midnight serum cortisol: comparison of healthy volunteers and hospitalized patients with Cushing's syndrome. Scand J Clin Lab Invest, 2002, 62 (5): 357-360.

[6] Putignano P, et al. Screening for Cushing's syndrome in obese women with and without polycystic ovary syndrome. J Endocrinol Invest, 2003, 26 (6): 539-544.

[7] Yaneva M, et al. Midnight salivary cortisol for the initial diagnosis of Cushing's syndrome of various causes. J Clin Endocrinol Metab, 2004, 89 (7): 3345-3351.

[8] Viardot A, et al. Reproducibility of nighttime salivary cortisol and its use in the diagnosis of hypercortisolism compared with urinary free cortisol and overnight dexamethasone suppression test. J Clin Endocrinol Metab, 2005, 90 (10): 5730-5736.

[9] Ng L, et al. Adrenocortical carcinoma: diagnosis, evaluation and treatment. J Urol, 2003, 169 (1): 5-11.

[10] Chan KC, et al. Diminished urinary free cortisol excretion in patients with moderate and severe renal impairment. Clin Chem, 2004, 50 (4): 757-759.

[11] Isidori AM, et al. Discriminatory value of the low-dose dexamethasone suppression test in establishing the diagnosis and differential diagnosis of Cushing's syndrome. J Clin Endocrinol Metab, 2003, 88 (11): 5299-5306.

[12] Findling JW, et al. The low-dose dexamethasone suppression test: a reevaluation in patients with Cushing's syndrome. J Clin Endocrinol Metab, 2004, 89 (3): 1222-1226.

[13] Pecori GF, et al. The dexamethasone-suppressed corticotropin-releasing hormone stimulation test and the desmopressin test to distinguish Cushing's syndrome from pseudo-Cushing's states. Clin Endocrinol (Oxf), 2007, 66 (2): 251-257.

[14] Invitti C, et al. Diagnosis and management of Cushing's syndrome: results of an Italian multicentre study. Study Group of the Italian Society of Endocrinology on the Pathophysiology of the Hypothalamic-Pituitary-Adrenal Axis. J Clin Endocrinol Metab, 1999, 84 (2): 440-448.

[15] Reimondo G, et al. The corticotrophin-releasing hormone test is the most reliable noninvasive method to differentiate pituitary from ectopic ACTH secretion in Cushing's syndrome. Clin Endocrinol (Oxf), 2003, 58 (6): 718-724.

[16] Erickson D, et al. Dexamethasone-suppressed corticotropin-releasing hormone stimulation test for diagnosis of mild hypercortisolism. J Clin Endocrinol Metab, 2007, 92 (8): 2972-2976.

[17] Oldfield EH, et al. Petrosal sinus sampling with and without corticotropin-releasing hormone for the differential diagnosis of Cushing's syndrome. N Engl J Med, 1991, 325 (13): 897-905.

[18] Lindsay JR, et al. Differential diagnosis and imaging in Cushing's syndrome. Endocrinol Metab Clin North Am, 2005, 34 (2): 403-421.

[19] Colao A, et al. Inferior petrosal sinus sampling in the differential diagnosis of Cushing's syndrome: results of an Italian multicenter study. Eur J Endocrinol, 2001, 144 (5): 499-507.

[20] Funder JW, et al. Case detection, diagnosis, and treatment of patients with primary aldosteronism: an endocrine society clinical practice guideline. J Clin Endocrinol Metab, 2008, 93 (9): 3266-3281.

[21] Giacchetti G, et al. Analysis of screening and confirmatory tests in the diagnosis of primary aldosteronism: need for a standardized protocol. J Hypertens, 2006, 24 (4): 737-745.

[22] Rossi GP, et al. Prospective evaluation of the saline infusion test for excluding primary aldosteronism due to aldosterone-producing adenoma. J Hypertens, 2007, 25 (7): 1433-1442.

[23] Hirohara D, et al. Performance of the basal aldosterone to renin ratio and of the renin stimulation test by furosemide and upright posture in screening for aldosterone-producing adenoma in low renin hypertensives. J Clin Endocrinol Metab, 2001, 86 (9): 4292-4298.

[24] Young WF Jr, et al. Primary aldosteronism. Diagnostic evaluation. Endocrinol Metab Clin North Am, 1988, 17 (2): 367-395.

[25] Biglieri EG, et al. The significance of elevated levels of

plasma 18-hydroxycorticosterone in patients with primary aldosteronism. J Clin Endocrinol Metab, 1979, 49（1）: 87-91.

［26］Young WF, et al. Role for adrenal venous sampling in primary aldosteronism. Surgery, 2004, 136（6）: 1227-1235.

［27］Rossi GP, et al. Identification of the etiology of primary aldosteronism with adrenal vein sampling in patients with equivocal computed tomography and magnetic resonance findings: results in 104 consecutive cases. J Clin Endocrinol Metab, 2001, 86（3）: 1083-1090.

［28］Lenders JW, et al. Phaeochromocytoma. Lancet, 2005, 366（9486）: 665-675.

［29］Lenders JW, et al. Biochemical diagnosis of pheochromocytoma: which test is best. JAMA, 2002, 287（11）: 1427-1434.

泌尿系损伤诊断治疗指南

第一节 肾 损 伤

一、概述

肾损伤（injury of kidney）发病率约在每年5/100 000。72%见于16～44岁的男性青壮年，男女比例约3∶1，在泌尿系统损伤中仅次于尿道损伤，居第二位，占所有外伤的1%～5%，腹部损伤的10%[1,2]。以闭合性损伤多见，1/3常合并有其他脏器损伤。当肾脏存在积水、结石、囊肿、肿瘤等病理改变时，损伤可能性更大。

二、损伤原因

（一）闭合性损伤

90%是因为车祸，摔落，对抗性运动，暴力攻击引起[1,2]。肾脏是腰腹部闭合性损伤中第二位容易受伤的器官，大部分损伤程度较轻，Ⅲ级或Ⅲ级以上的损伤占4%，其中肾裂伤、肾血管损伤占10%～15%，单纯的肾血管损伤小于0.1%。快速减速性损伤可能引起肾动脉闭塞[2-4]。

（二）开放性损伤

主要由锐器损伤、枪弹伤等引起。有94.6%的穿通伤合并邻近器官的损伤，其中67%为Ⅲ级或Ⅲ级以上的损伤。高速穿通伤（速度大于350m/s）引起的组织损伤程度较低速穿通伤更为严重[2,5]。

三、分类

（一）病理分类

1.肾挫伤　仅局限于部分肾实质，形成肾淤斑和（或）包膜下血肿，肾包膜及肾盂黏膜完整。

2.肾部分裂伤　部分实质裂伤伴有包膜破裂，致肾周血肿。

3.肾全层裂伤　实质深度裂伤，外及包膜，内达肾盂肾盏黏膜，常引起广泛的肾周血肿、血尿和尿外渗。

4.肾蒂损伤　肾蒂血管或肾段血管的部分和全部撕裂；也可能因为肾动脉突然被牵拉，致内膜断裂，形成血栓。

（二）临床分类

国内一般将肾挫伤及肾部分裂伤归为轻度肾损伤，其他为重度肾损伤。

1996年美国创伤外科协会器官损伤定级委员会（AAST）制定的肾损伤分级方法跟治疗密切相关[6-8]，已为大多数治疗机构所采用，故本指南推荐使用此分类方法（表18-1，图18-1）。

表18-1　美国创伤外科协会肾损伤分级

分级	类型	表现
Ⅰ	挫伤	镜下或肉眼血尿，泌尿系统检查正常
	血肿	包膜下血肿，无实质损伤
Ⅱ	血肿	局限于腹膜后肾区的肾周血肿
	裂伤	肾实质裂伤深度不超过1.0cm，无尿外渗
Ⅲ	裂伤	肾实质裂伤深度超过1.0cm，无集合系统破裂或尿外渗
Ⅳ	裂伤	肾损伤贯穿肾皮质、髓质和集合系统
	血管损伤	肾动脉、静脉主要分支损伤伴出血
Ⅴ	裂伤	肾脏碎裂
	血管损伤	肾门血管撕裂、离断伴肾脏无血供

对于Ⅲ级损伤，如双侧肾损伤，应评为Ⅳ级

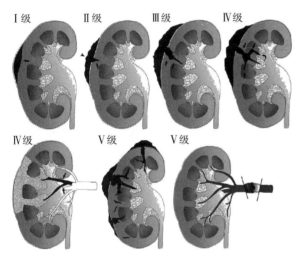

图18-1　AAST制定的肾损伤分级方法

四、诊断

（一）病史

病史是诊断的重要依据，但对病情严重者如发生休克等应首先按急救ABCDEF（airway、breathing、cardiac、disability、exposure、fracture）原则进行救治。病史包括：受伤史、救治史及既往史等。

（二）临床表现

1.血尿　血尿是肾损伤最常见、最重要的症状，多数为肉眼血尿，少数为镜下血尿，但有些情况如肾血管断裂、输尿管完全离断等可无血尿。血尿的严重程度并不完全与肾损伤的程度一致。

2.疼痛　疼痛往往是患者受到外伤后的第一个症状。腰部软组织挫伤、肾包膜张力增强或者尿液渗入肾周组织刺激腹膜后神经可引起肾区或者上腹部钝痛，并可放射到同侧肩部、背部及下腹部。输尿管内存在凝血块可发生肾绞痛。腹膜后血肿、尿液刺激腹膜、腹膜破裂或者并发腹腔脏器损伤，可出现腹部胀气、疼痛及腹膜刺激症状。

3.肿块　出血和（或）尿液溢出积存于肾周形成腰部肿块。肿块可因肾被膜的完整与否而存在局限和弥漫两种情况。肿块的大小视出血量和（或）尿外渗量而异。

4.休克　可为创伤性休克和（或）失血性休克，轻度肾损伤很少发生休克，闭合性肾损伤的休克发生率约为40%，开放性肾损伤的休克发生率约为85%。

5.多脏器损伤　当肾损伤症状与临床症状不相符时，应考虑存在其他脏器创伤的可能。合并胸腔脏器损伤者多表现为呼吸循环系统症状；合并肝脏、脾脏及大血管损伤时，以出血为主要表现，腹腔内可抽出不凝血；合并胃肠道损伤以腹膜炎症状为主要表现。

（三）体格检查

在积极监测各项生命体征的同时，应进行全面的体格检查，以确定有无合并伤。在此基础上，如果发现腰部伤口或瘀斑应怀疑肾脏损伤；伤侧肾区疼痛或压痛；腰部出现不规则增大的肿块；肋骨骨折；腹肌及腰肌强直[1]。

（四）实验室检查

1.血常规检查　包括血红蛋白、红细胞计数、血细胞比容的测定。血红蛋白、血细胞比容的持续降低提示有活动性出血。

2.尿常规检查　伤后不能自行排尿者应行导尿检查。严重休克无尿者，往往要在抗休克、血压恢复正常后方能见到血尿。肾动脉栓塞或输尿管离断时可无血尿。

3.肾功能检测　伤后1小时内的肌酐测定结果主要反映受伤前的肾功能情况，而如果尿液持续漏入腹膜腔被吸收后，可出现氮质血症。

（五）影像学检查

1.超声　对观察肾损伤程度，血、尿外渗范围及病情进展情况有帮助，但在肾损伤临床分类评估中的作用尚有争议[9,10]。适合：①闭合性肾损伤的首选检查方法；②对伤情作初步评估；③连续监测腹膜后血肿及尿外渗情况。

2.腹部X线平片及静脉肾盂造影（IVP） 轻度肾损伤行腹部X线平片检查可无重要发现，重度肾损伤可见肾影模糊不清，腰大肌影不清楚，脊柱凹向伤侧，有时可见合并肋骨或腰椎骨折。行IVP检查可了解肾损伤的程度及对侧肾功能情况，同时还可了解有无肾脏原发性疾病。但因检查时须压迫腹部，对急诊外伤患者不适宜，故有学者主张行大剂量静脉造影。无CT的单位可行此项检查。对血压不稳定需要急诊手术探查的患者可在手术室行术中IVU检查（单次静脉注射造影剂2mg/kg）[9,11]。

3.CT 增强扫描是肾损伤影像学检查的"金标准"。能迅速准确地了解肾实质损伤情况，尿外渗、肾周血肿范围；动脉和静脉相扫描可以显示血管损伤情况；注射造影剂10～20分钟后重复扫描可显示集合系统损伤情况，是肾损伤临床分级的重要依据。同时还可了解对侧肾功能、肝、脾、胰、大血管情况。必要时可重复CT检查评估伤情变化。

4.磁共振检查 对造影剂过敏的患者可选择MRI检查，1.0T以上的MRI检查可以明确肾脏碎裂及血肿的情况。一般不作为常规检查。

5.肾动脉造影 能显示肾血管及其分支的损伤情况。因该检查费时且为有创检查。因此，仅在疑有肾动脉分支损伤导致持续或继发出血，并有条件行选择性肾动脉栓塞时进行该项检查。

6.核素扫描 对严重碘过敏患者判断肾血流状况有较多帮助，可用于肾损伤的早期诊断及随访检查[12]，但一般不需要进行该项检查。

五、治疗

急救及合并伤的处理参照相关指南进行，本部分着重于肾损伤的治疗。

肾损伤的治疗目的：保存肾功能和降低死亡率。

（一）非手术治疗的指征

非手术治疗为绝大多数肾损伤患者的首选治疗方法。肾脏闭合损伤的患者90%以上可以通过非手术治疗获得治疗效果。非手术治疗可有效降低肾切除率，且近期和远期并发症并没有明显升高[5-7]。在血流动力学稳定的前提下，下列情况可进行非手术治疗：

1.Ⅰ级和Ⅱ级肾损伤推荐行非手术治疗。

2.Ⅲ级肾损伤倾向于非手术治疗[13,14]。

3.Ⅳ级和Ⅴ级肾损伤少数可行非手术治疗。此类损伤多伴有合并伤，肾探查和肾切除率均较高[15-17]。

4.开放性肾损伤：应进行细致的伤情分级，结合伤道、致伤因素等有选择地进行。Bernath 等指出，当刺入点位于腋后线到腋前线之间时，88%的肾创伤可通过保守治愈；其他研究也表明，侧腹部伤多为Ⅲ级而腹部伤多为Ⅰ级[18]。

5.损伤伴尿外渗和（或）肾脏失活碎片：长期以来对此类损伤是否急诊探查尚有争议。近年来相关报道认为，此类外伤可行非手术治疗，但并发症发生率和后期手术率都比较高[19-21]。

（二）肾脏探查的指征

伤情是决定是否行肾探查术的主要因素。闭合性肾损伤总体手术探查率低于10%，而且还可能进一步降低[19,22]。

1.严重的血流动力学不稳定，危及伤者生命时，为绝对手术探查指征。

2.因其他原因行剖腹探查时，有下列情况时应行肾脏探查：①肾周血肿进行性增大或肾周血肿具有波动性时[23,24]；②术前或术中造影发现肾不显影，或伴有其他异常时；③如果肾显影良好，且损伤分级明确，可暂缓行肾探查术。

3.Ⅳ、Ⅴ级肾损伤：Ⅴ级肾损伤推荐行肾探查术。极少数报道认为Ⅴ级肾实质伤可以进行非手术治疗[25]。对Ⅳ级损伤是否探查有争议，如血流动力学不稳定则应探查。

4.开放性肾损伤：多需行肾探查术。Ⅲ级及Ⅲ级以上肾刺伤的预后判断较为困难，保守疗法常伴有较高的并发症发生率。

5.肾脏有其他异常、肾显影不良或怀疑有肾肿瘤时，则肾外伤既使较轻也推荐行肾探查术。

（三）非手术治疗

1.绝对卧床休息2周以上，建议留置导尿，以便观察尿液颜色。

2.补充血容量，保持充足尿量，维持水、电解质平衡。

3.密切观察血压、脉搏、呼吸及体温变化。

4.广谱抗生素预防感染。

5.使用止血药，必要时应用镇痛、镇静药物。

6.定期检测血、尿常规及行B超检查，必要时可重复CT检查。

7.有肿块者，准确测量并记录大小，以便比较。

（四）手术治疗

1.手术处理要点

（1）入路：肾探查一般采用经腹入路，通常取剑突下至耻骨的腹正中切口，这样有利于肾血管的控制和腹腔合并伤的处理。

（2）控制肾蒂：打开肾包膜前先控制肾血管是肾探查和修复的一种安全有效的方法。在肾周包膜已有破裂的情况下也可先控制肾血管。

（3）尽可能地行肾修补术：国外肾探查时肾切除率总体约为13%。肾修补术对最大限度保护伤者肾功能有重要意义，但也存在一定的迟发性出血和再次手术的风险[26-28]。

2.手术方式

（1）肾修补术和肾部分切除术：肾修补术是最常用的手术方法。适用于肾裂伤的范围较局限、肾脏血液循环无明显障碍者。存在失活肾组织者，可选肾部分切除术，集合系统应严密关闭，断面应以肾包膜或游离腹膜覆盖，如果肾包膜缺损，可用带蒂大网膜瓣包裹肾脏[23]，以促进其愈合及预防切面继发性出血。术后应常规置肾周引流，以防发生肾盂和输尿管瘘。近年来研究表明，纤维蛋白胶对肾外伤具有良好的止血效果[29]。

（2）肾切除术：肾实质伤无法修补时可行肾切除术；Ⅴ级肾血管伤中，肾动脉及肾静脉的撕裂、断裂，推荐行快速肾切除术。

（3）肾血管修补：Ⅴ级肾血管伤中，如仅为肾静脉轻度裂伤，可考虑肾血管修补术。一项多中心研究发现，Ⅴ级肾血管伤行肾血管修补术失败率几乎100%，因而除孤立肾和双侧肾损伤外，肾血管伤推荐行肾切除术[30]。

（五）介入治疗

适用于肾损伤合并出血但血流动力学稳定，由于其他损伤不适宜开腹探查或延迟性再出血。对于对侧肾缺如、对侧肾功能不全的肾损伤患者，可选超选择性肾动脉栓塞术进行止血。

六、并发症及处理

肾损伤并发症发生率为3%～33%[31,32]，可分为早期及晚期两种。

（一）尿外渗与尿性囊肿

尿外渗是肾损伤最常见的并发症，IVP和CT可以明确诊断[20]。应早期给予有效抗生素，多数情况下，尿外渗会自然消退，如果尿外渗持续存在，可放置输尿管内支架引流，长期引流尿液不能减少或消失，应考虑损伤严重或者远端输尿管有狭窄或者梗阻因素。尿性囊肿多数为伤后近期发生，可发生于伤后3周到数年。可疑患者首选CT扫描明确诊断[33,34]。大部分尿性囊肿可以吸收，无须处理[35,36]。需要处理的相对指征[33,36]：巨大的尿性囊肿、持续存在的尿性囊肿、出现发热或者败血症、尿性囊肿伴有肾脏碎片。处理措施包括行经皮囊肿穿刺引流术、肾脏坏死组织清除术和（或）输尿管内支架引流[37,38]。

（二）迟发性出血

发生在创伤数周内，但通常不会超过3周。最基本的治疗方法为绝对卧床和补液。血管造影可以明确出血部位，选择性血管栓塞术是首选治疗[39]。

（三）肾周脓肿

常发生在伤后5～7天。持续发热伴其他易患因素如糖尿病、HIV感染、邻近空腔脏器损伤、胰腺损伤等，结合CT扫描，考虑成立诊断[33]。选用有效抗生素控制感染，首选经皮穿刺引流术，以减少肾脏切除的风险。必要时行脓肿切开引流或者肾脏切除。

（四）损伤后高血压

发生率为1.4%～9.0%，多由于肾实质受压、失活肾脏组织、肾动脉及其分支损伤和动静脉瘘导致肾脏缺血、肾素-血管紧张素系统活性增加引起[40]。损伤后肾血管性高血压的诊断依靠选择性血管造影和肾静脉肾素测定[41]。内科非手术治疗无效，可以行血管成形术、肾脏部分切除术或者患肾切除术[42,43]。

（五）外伤后肾积水

发生率为1%～3%[44]，原因可能为肾周或输尿管周围粘连压迫。梗阻发展速度决定患者可以无症状或者腰部钝痛。根据梗阻程度和对肾功能的影响程度决定处理方案。

（六）动静脉瘘

通常出现在锐性伤后，表现为延迟出现的明显血尿。可疑动静脉瘘患者可行血管造影术明确诊断，同时行选择性血管栓塞术。

（七）假性动脉瘤

钝性肾损伤后的罕见并发症，超声和血管造影可以明确诊断。选择性血管栓塞术是首选治疗方法。

七、观察及随访

（一）近期观察及随访

目的是了解伤情变化、肾脏结构和肾功能恢复情况。主要内容包括：严密监测生命体征，密切观察切口出血情况、引流管的引流量、尿液颜色变化及腹腰部体征。出院前可行 CT 和核素肾扫描。

（二）远期随访

主要目的是评估肾功能、有无并发症。

主要内容包括[45]：①体格检查；②尿常规；③个体化的影像学检查，包括肾脏超声、CT 扫描、静脉肾盂造影和 MRI；④连续的血压测量；⑤血清肾功能测定。

八、医源性肾损伤

医源性肾损伤非常罕见，但可导致严重不良结局。不同手术会引起不同类型的肾损伤。

（一）病因

肾活检术后血肿发生率为 0.1% ~ 1.5%，假性动脉瘤发生率约为 0.9%[46]。经皮肾造瘘可能会导致肾血肿、假性动脉瘤及肾盂损伤[47]。经皮肾镜取石术（percutaneous nephrolithotripsy，PNL）最危险的医源性肾损伤是出血[48]。

肾移植术相关的肾损伤包括动静脉瘘（arteriovenous fistulae，AVF）、肾内假性动脉瘤、动脉夹层及动脉肾盏瘘。值得注意的是，移植肾活检术相关肾损伤的发生率约 9%，但是 0.2% ~ 2.0% 的并发症需要进一步干预[49]。需要干预的独立危险因素包括高血压、肾髓质疾病、肾中部活检及穿刺针数[50]。肾外假性动脉瘤主要发生在吻合口狭窄后，往往与局部感染或血肿引起感染相关。肾移植术后肾动脉夹层比较罕见，在术后早期出现[51]。

肾盂内切开术既可出现症状较轻的尿囊肿，也可能出现严重的血管损伤[52]。冷冻消融术可能出现无症状性肾周血肿和自限性的尿外渗。相比外科手术，肾脏血管介入手术发生血管损伤的风险较低（1.6%）。肾血管损伤多发生在肿瘤手术中[53]。

（二）诊断

经皮肾瘘后血尿比较常见，但腹膜后的巨大血肿少见。经皮肾穿刺活检后，动静脉瘘往往伴随恶性高血压。如果患者出现腰痛和血红蛋白计数下降，即使没有血尿症状，也应该怀疑假性动脉瘤。

PCNL 中出血往往是由于肾前段或后段动脉损伤，而术后出血多为叶间动脉和下级动脉损伤、动静脉瘘和创伤性动脉瘤引起[54]。多普勒超声和 CT 血管成像可用于诊断肾血管损伤。严密监测出入量对早期识别尿外渗至关重要。术中评估血清电解质、酸碱平衡、氧合状态和监测气道压力便于及早识别并发症的发生。

肾移植术后肾动脉夹层的临床表现包括无尿和依赖透析。多普勒超声科监测肾动脉血流情况。血管夹层可能导致肾动脉或和静脉血栓形成。肾内假性动脉瘤的主要临床症状为术后 2 ~ 3 周后腰痛和肉眼血尿[55]。移植肾动静脉瘘和肾内假性动脉瘤可无任何临床症状。肾移植术后肾外假性动脉瘤可能表现为感染、出血、肿胀、疼痛和间歇性跛行。动静脉瘘多普勒超声表现为高流速、低阻抗、宽波幅，同时正常血管边界外局部血液涡流和扩张的静脉[56]。假性动脉瘤的 B 超影像为无回声囊肿，其多普勒超声表现为囊内血流信号。

（三）治疗

如果经皮肾造瘘导管穿透肾盂就意味着严重动脉损伤的可能。异位导管应该被拔出，血管介入栓塞可快速止血。也可考虑在 CT 引导下重新把异位导管置入集合系统内[57]。经皮肾造瘘术后小的肾包膜下血肿可自行吸收，但动静脉瘘最好采用介入栓塞处理。肾活检术后动静脉瘘和假性动脉瘤也可通过介入栓塞治疗[58]。

PCNL 术中出血可能是动脉出血也可能是静脉出血。对于静脉出血的患者，尤其是合并肾功能不全，可通过 Council-tip 气囊导管处理而不是开放探查或血管介入栓塞[59]。在 PNL 术末期的出血非手术治疗往往有效，让患者处于仰卧位，夹闭肾造瘘管和利尿。少于 1% 的病例需要行超选择性的肾血管栓塞，但 90% 的情况下证明有效[60]。短期的不良后果在孤立肾中更常见，但长期随访来看仍旧有肾脏形态和功能的改善[61]。如果发生肾盂撕裂及时终止 PNL 术是最为安全的选择。严密的监测、腹腔和腹膜后的充分引流和支持治疗是必需的[62]。绝大多数肾静脉血管损伤可通过不同措施来处理，比如静脉血管修补、自体静脉血管补片成形或膨体聚四氟乙烯补片[63]。如果假性动脉瘤非手术治疗失败或者血红蛋白进行性降低，就应该考虑血管介入栓塞[64]。

经腹腹腔镜肾脏手术后出血多数需要进一步剖腹探查。肾脏部分切除术后假性动脉瘤和动静脉瘘并不常见，但可能会导致严重的不良后果。血管介入栓塞是标准处理方式，既能明确诊断同时也能治疗，研究显示栓塞后肾功能保护良好[65]。

移植肾后症状性动静脉瘘或扩大的假性动脉瘤首先考虑血管介入栓塞[66]。超选择性栓塞能够最大可能地保留移植肾功能[67]。若栓塞治疗失败，往往伴随着极高的肾脏切除概率。动静脉瘘开放手术处理包括肾部分或全切及动脉结扎，但会导致移植肾部分或全部功能丧失。

推荐意见	推荐等级
诊断	
需第一时间评估患者血流动力学状态	强烈推荐
了解既往肾脏手术史及合并的肾脏异常情况（肾盂输尿管交界处狭窄、孤立肾、泌尿系结石）	强烈推荐
怀疑肾脏损伤者需检测是否有血尿	强烈推荐
若有以下情况建议行CT检查： 肉眼血尿 镜下血尿和低血压 减速损伤史和（或）严重相关外伤史 穿透伤病史 肾损伤相关临床症状：腰痛、腰部擦伤、肋骨骨折、腹部胀气、疼痛及腹膜刺激症状	强烈推荐
处理	
对稳定的肾脏钝性损伤患者采取非手术治疗，但需严密监测必要时再次影像学检查评估	强烈推荐
对血流动力学稳定的肾Ⅰ～Ⅵ级损伤患者尽可能采取非手术治疗	强烈推荐
如果没有明确急诊肾脏探查手术指针，可采用选择性血管栓塞处理活动性肾脏出血	强烈推荐
若有以下情况建议急诊肾脏探查： 血流动力学不稳定 Ⅴ级血管损伤或穿透伤 肾周血肿扩大	强烈推荐
如果肾脏出血控制且有足够的肾实质，可以尝试肾脏修补术	推荐
若肾脏损伤患者出现发热、腰痛疼痛加剧或血红蛋白下降等情况，建议再次影像学检查	强烈推荐

续表

推荐意见	推荐等级
肾脏损伤后随访： 体格检查 尿常规 影像学检查包括核素扫描 血压监测 肾功能检查	推荐
损伤后肾血管性高血压的诊断依靠选择性血管造影和肾静脉肾素测定	可选择

参 考 文 献

[1] Master VA, et al. Operative management of renal injuries: parenchymal and vascular. Urol Clin North Am, 2006, 33（1）: 21-31, v-vi.

[2] Voelzke BB, et al. The current management of renal injuries. Am Surg, 2008, 74（8）: 667-678.

[3] Baverstock R, et al. Severe blunt renal trauma: a 7-year retrospective review from a provincial trauma centre. Can J Urol, 2001, 8（5）: 1372-1376.

[4] Lee YJ, et al. Renal trauma. Radiol Clin North Am, 2007, 45（3）: 581-592, ix.

[5] Hurtuk M, et al. Trauma surgeons practice what they preach: The NTDB story on solid organ injury management. J Trauma, 2006, 61（2）: 243-254, discussion 254-255.

[6] Kuan JK, et al. American Association for the Surgery of Trauma Organ Injury Scale for kidney injuries predicts nephrectomy, dialysis, and death in patients with blunt injury and nephrectomy for penetrating injuries. J Trauma, 2006, 60（2）: 351-356.

[7] Shariat SF, et al. Evidence-based validation of the predictive value of the American Association for the Surgery of Trauma kidney injury scale. J Trauma, 2007, 62（4）: 933-939.

[8] Tinkoff G, et al. American Association for the Surgery of Trauma Organ Injury Scale I: spleen, liver, and kidney, validation based on the National Trauma Data Bank. J Am Coll Surg, 2008, 207（5）: 646-655.

[9] D. Lynch, et al. European Association for Urology Guidelines on urological trauma.

[10] McGahan JP, et al. Appearance of solid organ injury with contrast-enhanced sonography in blunt abdominal trauma: preliminary experience. AJR Am J Roentgenol, 2006, 187（3）: 658-666.

[11] Voelzke BB, et al. The current management of renal injuries. Am Surg, 2008, 74（8）: 667-678.

［12］吴阶平. 吴阶平泌尿外科学. 济南：山东科学技术出版社，2009，839.

［13］Cheng DL, et al. Conservative treatment of type III renal trauma. J Trauma, 1994, 36（4）：491-494.

［14］Thall EH, et al. Conservative management of penetrating and blunt Type III renal injuries. Br J Urol, 1996, 77（4）：512-517.

［15］Santucci RA, et al. Grade IV renal injuries: evaluation, treatment, and outcome. World J Surg, 2001, 25（12）：1565-1572.

［16］Hammer CC, et al. Effect of an institutional policy of nonoperative treatment of grades I to IV renal injuries. J Urol, 2003, 169（5）：1751-1753.

［17］Aragona F, et al. Management of severe blunt renal trauma in adult patients: a 10-year retrospective review from an emergency hospital. BJU Int, 2012, 110（5）：744-748.

［18］Bernath AS, et al. Stab wounds of the kidney: conservative management in flank penetration. J Urol, 1983, 129（3）：468-470.

［19］Husmann DA, et al. Major renal lacerations with a devitalized fragment following blunt abdominal trauma: a comparison between nonoperative（expectant）versus surgical management. J Urol, 1993, 150（6）：1774-1777.

［20］Matthews LA, et al. Nonoperative treatment of major blunt renal lacerations with urinary extravasation. J Urol, 1997, 157（6）：2056-2058.

［21］Moudouni S, et al. A conservative approach to major blunt renal lacerations with urinary extravasation and devitalized renal segments. BJU Int, 2001, 87（4）：290-294.

［22］Kristjansson A, et al. Management of blunt renal trauma. Br J Urol, 1993, 72（5 Pt 2）：692-696.

［23］McAninch JW, et al. Renal reconstruction after injury. J Urol, 1991, 145（5）：932-937.

［24］Armenakas NA, et al. Indications for nonoperative management of renal stab wounds. J Urol, 1999, 161（3）：768-771.

［25］Altman AL, et al. Selective nonoperative management of blunt grade 5 renal injury. J Urol, 2000, 164（1）：27-30, discussion 30-31.

［26］Atala A, et al. Preliminary vascular control for renal trauma. Surg Gynecol Obstet, 1991, 172（5）：386-390.

［27］Gonzalez RP, et al. Surgical management of renal trauma: is vascular control necessary. J Trauma, 1999, 47（6）：1039-42, discussion 1042-1044.

［28］DiGiacomo JC, et al. The role of nephrectomy in the acutely injured. Arch Surg, 2001, 136（9）：1045-1049.

［29］Shekarriz B, et al. The use of fibrin sealant in urology. J Urol, 2002, 167（3）：1218-1225.

［30］Knudson MM, et al. Outcome after major renovascular injuries: a Western trauma association multicenter report. J Trauma, 2000, 49（6）：1116-1122.

［31］Eastham JA, et al. Urological evaluation and management of renal-proximity stab wounds. J Urol, 1993, 150（6）：1771-1773.

［32］Dobrowolski Z, et al. Renal and ureteric trauma: diagnosis and management in Poland. BJU Int, 2002, 89（7）：748-751.

［33］Heyns CF, et al. Increasing role of angiography and segmental artery embolization in the management of renal stab wounds. J Urol, 1992, 147（5）：1231-1234.

［34］Meng MV, et al. Current treatment and outcomes of perinephric abscesses. J Urol, 2002, 168（4 Pt 1）：1337-1340.

［35］Gibson S, et al. Blunt renal trauma: the value of a conservative approach to major injuries in clinically stable patients. Can J Surg, 1982, 25（1）：25-26.

［36］Titton RL, et al. Urine leaks and urinomas: diagnosis and imaging-guided intervention. Radiographics, 2003, 23（5）：1133-1147.

［37］Wilkinson AG, et al. Separation of renal fragments by a urinoma after renal trauma: percutaneous drainage accelerates healing. Pediatr Radiol, 1999, 29（7）：503-505.

［38］Santucci RA, et al. Evaluation and management of renal injuries: consensus statement of the renal trauma subcommittee. BJU Int, 2004, 93（7）：937-954.

［39］Lee RS, et al. Traumatic renal artery pseudoaneurysm: diagnosis and management techniques. J Trauma, 2003, 55（5）：972-978.

［40］Philpott JM, et al. Ureteral stenting in the management of urinoma after severe blunt renal trauma in children. J Pediatr Surg, 2003, 38（7）：1096-1098.

［41］Barsness KA, et al. Renovascular injury: an argument for renal preservation. J Trauma, 2004, 57（2）：310-315.

［42］Montgomery RC, et al. Posttraumatic renovascular hypertension after occult renal injury. J Trauma, 1998, 45（1）：106-110.

［43］Kitase M, et al. Blunt renal trauma: comparison of contrast-enhanced CT and angiographic findings and the usefulness of transcatheter arterial embolization. Vasa, 2007, 36（2）：108-113.

［44］Chedid A, et al. Blunt renal trauma-induced hypertension: prevalence, presentation, and outcome. Am J Hypertens, 2006, 19（5）：500-504.

［45］Moudouni SM, et al. Management of major blunt renal lacerations: is a nonoperative approach indicated. Eur Urol, 2001, 40（4）：409-414.

［46］Maleux G, et al. Transcatheter embolization of biopsy-related vascular injuries in renal allografts. Long-term technical, clinical and biochemical results. Acta Radiol, 2003, 44: 13.

[47] Albani JM, et al. Renal artery pseudoaneurysm after partial nephrectomy: three case reports and a literature review. Urology, 2003, 62: 227.

[48] Heye S, et al. Iatrogenic main renal artery injury: treatment by endovascular stent-graft placement. Cardiovasc Intervent Radiol, 2005, 28: 93.

[49] Furness PN, et al. Protocol biopsy of the stable renal transplant: a multicenter study of methods and complication rates. Transplantation, 2003, 76: 969.

[50] Barley FL, et al. Selective embolization of large symptomatic iatrogenic renal transplant arteriovenous fistula. Cardiovasc Intervent Radiol, 2006, 29: 1084.

[51] Takahashi M, et al. Early posttransplantation renal allograft perfusion failure due to dissection: diagnosis and interventional treatment. AJR Am J Roentgenol, 2003, 180: 759.

[52] Bellman GC. Complications of endopyelotomy. J Endourol, 1996, 10: 177.

[53] Hinshaw JL, et al. Comparison of percutaneous and laparoscopic cryoablation for the treatment of solid renal masses. AJR Am J Roentgenol, 2008, 191: 1159.

[54] Phadke RV, et al. Iatrogenic renal vascular injuries and their radiological management. Clin Radiol, 1997, 52: 119.

[55] Cohenpour M, et al. Pseudoaneurysm of the renal artery following partial nephrectomy: imaging findings and coil embolization. Clin Radiol, 2007, 62: 1104.

[56] Loffroy R, et al. Management of post-biopsy renal allograft arteriovenous fistulas with selective arterial embolization: immediate and long-term outcomes. Clin Radiol, 2008, 63: 657.

[57] Jones C. D, et al. Computed tomographic evaluation

and guided correction of malpositioned nephrostomy catheters. Abdom Imaging, 1999, 24: 422.

[58] Silberzweig JE, et al. Percutaneous renal biopsy complicated by renal capsular artery pseudoaneurysm. Am J Kidney Dis, 1998, 31: 533.

[59] Gupta M, et al. Massive hemorrhage from renal vein injury during percutaneous renal surgery: endourological management. J Urol, 1997, 157: 795.

[60] El-Nahas AR, et al. Post-percutaneous nephrolithotomy extensive hemorrhage: a study of risk factors. J Urol, 2007, 177: 576.

[61] El-Nahas AR, et al. Functional and morphological effects of postpercutaneous nephrolithotomy superselective renal angiographic embolization. Urology, 2008, 71: 408.

[62] Ghai B, et al. Massive intraabdominal extravasation of fluid: a life threatening complication following percutaneous nephrolithotomy. Int Urol Nephrol, 2003, 35: 315.

[63] Oderich GS, et al. Iatrogenic operative injuries of abdominal and pelvic veins: a potentially lethal complication. J Vasc Surg, 2004, 39: 931.

[64] Taneja M, et al. Renal vascular injuries following nephron-sparing surgery and their endovascular management. Singapore Med J, 2008, 49: 63.

[65] Inci K, et al. Renal artery pseudoaneurysm: complication of minimally invasive kidney surgery. J Endourol, 2010, 24: 149.

[66] Perini S, et al. Transcatheter embolization of biopsy-related vascular injury in the transplant kidney: immediate and long-term outcome. J Vasc Interv Radiol, 1998, 9: 1011.

[67] Nakatani T, et al. Renal allograft arteriovenous fistula and large pseudoaneurysm. Clin Transplant, 2003, 17: 9.

第二节　输尿管损伤

一、概述

输尿管是连接肾盂和膀胱,由肌肉黏膜构成的细长管形器官,其功能是输送肾脏分泌的尿液至膀胱。其全长位于腹膜后间隙,周围受到脊柱、椎旁肌肉、腰部肌肉及腹腔器官的保护,而且有一定的活动度,因此,由外界暴力(贯通伤除外)所造成的输尿管损伤较为少见。但是,临床上由于腹部手术、盆腔手术,妇科及泌尿外科腔道镜检查或手术而造成的输尿管损伤并不鲜见。输尿管损伤的发病率不易确定,实际上超过文献报道的统计数字。输

尿管受外界暴力损伤时,其症状多被合并的其他内脏损伤症状所掩盖,故多在手术探查时才被发现;妇科、肠道手术中所致的输尿管损伤,不少病例在术中并没有被发现。随着腔内泌尿外科的普及,器械操作所致的输尿管损伤的发病数有所上升。

二、损伤原因

(一)外伤性损伤

输尿管损伤较为少见,可见于战时、交通事

故、刀刺伤等。其在贯通伤中的发病率不到4%，在钝性伤中的发病率低于1%[1]。输尿管损伤时常伴有其他内脏的损伤或贯通伤[1-3]，以致输尿管损伤征象被掩盖，导致诊断困难及延误治疗。输尿管贯通伤多为输尿管穿孔、割裂、切断等。非贯通性输尿管损伤罕见，可因直接暴力使肾脏突然向上移位，使相对固定的输尿管被快速强烈拉伸，导致输尿管从肾盂撕裂或离断，这种创伤多见于背后收到重击的儿童[4]。

（二）手术损伤

多见于下腹部或盆腔的手术。如根治性或次全子宫切除术、巨大卵巢囊肿或肿瘤切除术、直肠癌根治性切除术等[5]。损伤可为结扎、钳夹、切开、切断、撕裂及部分切除，或破坏输尿管血供而致管壁缺血、坏死及穿孔。术中不一定被发现，直到术后出现漏尿或无尿（双侧损伤）时才被发现。手术损伤多见于下段输尿管，因为解剖部位较复杂，手术野较深，不易辨清输尿管位置。经皮肾镜手术导致的输尿管上段损伤时有发生。

（三）器械损伤

多见于泌尿外科输尿管逆行插管、输尿管镜手术。因器械引起的输尿管黏膜浅表性损伤可有血尿、疼痛等，多可自愈。较严重的输尿管器械损伤是输尿管穿孔及尿外渗，其中输尿管穿孔率在20世纪90年代初为7%（0%～28%）[6]，近期稳定在1%～5%[7]，多为术中操作粗暴所致。有过结石、创伤或感染性炎症的输尿管，因壁层溃疡或组织脆弱较易遭受损伤。最严重的器械损伤是输尿管镜操作过程中出现的输尿管撕脱伤。

（四）放射性损伤

多见于盆腔脏器肿瘤高强度放疗，如宫颈癌放疗后影响输尿管功能，输尿管管壁水肿、出血、坏死、形成尿瘘或纤维瘢痕组织形成，引起输尿管梗阻。

三、临床表现

输尿管损伤的临床表现较复杂，轻度黏膜损伤可仅表现为血尿和腰腹部胀痛，症状多可在短期内缓解、消失。而部分输尿管损伤的患者如未能及时发现，进而继发或合并其他脏器受损，可能因休克、腹膜炎等严重的全身症状而掩盖了输尿管损伤的原发症状[8,9]。输尿管损伤常见的临床表现有：

1.尿外渗　医源性或外伤性损伤所致输尿管穿孔、裂伤、离断等情况，均可能导致尿液外渗。尿液渗入腹膜后腔可引起腰背及腹部疼痛，腰部肌肉痉挛及明显压痛和叩击痛；向下蔓延至直肠周围间隙可导致里急后重；尿液渗入腹腔可引起尿性腹膜炎，出现腹膜刺激征；尿液经输尿管与阴道、直肠等腔道形成的瘘管渗出则形成尿瘘。

2.血尿　血尿的严重程度与输尿管损伤程度不完全相关相。例如，出现输尿管结扎、完全离断等严重损伤的患者，患者可不出现血尿或仅表现为轻度血尿。

3.感染　输尿管损伤引起尿外渗常伴随局部及全身的感染症状。感染局限的患者常出现局部疼痛、发热、脓肿形成等。一旦感染未能及时控制引起全身症状，患者可出现寒战、高热、呼吸急促、神经精神症状等尿源性脓毒症表现，严重者甚至出现感染性休克症状。

4.尿路梗阻　输尿管损伤常引起上尿路梗阻。非完全性梗阻的患者可表现为患侧肾盂、肾盏积水、梗阻上段输尿管扩张、腰部胀痛等。而完全性梗阻的患者除上述症状外，可出现患侧肾功能严重受损。对于孤立肾或双侧输尿管完全梗阻的患者，还可表现为无尿、肾衰竭等症状[10]。

四、诊断

（一）病史及症状诊断

外源性创伤所致的输尿管损伤常伴有腹部及盆腔脏器的损伤。其中，腹部锐性贯通伤所致的输尿管损伤常并发血管及肠道损伤，而腹部钝性损伤常导致骨盆及腰骶神经的损伤。术中如怀疑输尿管受损，应积极行输尿管探查，并可静脉内注射靛胭脂，如有蓝色尿液外溢则可确立诊断，或者术中向肾盂内注入亚甲蓝溶液，观察有无蓝色尿液漏出[8,9]。如术中未能及时发现，术后出现手术一侧腰腹部持续性疼痛、伤口尿液渗出等症状，应高度怀疑此并发症。但多数患者常因术后上尿路梗阻、尿瘘形成、腹膜刺激征或尿源性脓毒症而发现该并发症[11]。诊断延迟会出现胁腹疼痛、尿外渗、尿瘘、血尿、发热、尿毒症或尿性囊肿等症状[12]。值得注意的是，以血尿来判断是否存在输尿管损伤并不可靠，因为仅有50%～75%的患者出现血尿症状。术中诊断发现并处理得当，多数患者预后尚可，诊断延误则往往导致尿瘘、感染及肾功能损伤，影响患者预后[13]。

（二）影像学诊断

泌尿系增强CT或静脉尿路造影是主要的影像学诊断方式。通常只有出现肾积水、腹水、尿性囊肿或输尿管扩张时，才能在影像学检查中发现明显病灶。需要注意的是静脉尿路造影假阴性率可高达60%[9]。因此，对于上述检查仍不能确立诊断的病例，可考虑行逆行肾盂输尿管造影。如果输尿管完全离断，且距离较长，逆行性肾盂输尿管造影术失败，还可选择经皮肾穿刺造瘘并行顺行输尿管造影术[8,9]。

五、治疗

输尿管损伤的治疗原则为：抗感染，抗休克，充分引流，恢复输尿管的连续性，保护患侧肾功能。

（一）输尿管损伤方式与治疗方式的选择[14,15,20,21]

输尿管的损伤方式不同，其处理方式也有差别。

1.输尿管受钳夹后，若能立刻发现，往往由于损伤时间短，不会对输尿管壁的血供造成明显的影响，可不做特殊处理。若考虑到输尿管黏膜水肿，上尿路引流不畅，导致术后肾绞痛，可于患侧输尿管内留置双J管，保留1～2周。

2.对于长时间的钳夹，输尿管壁受损，局部血供不佳，解除钳夹后输尿管壁仍有可能坏死，漏尿，可切除该段受损的输尿管，行输尿管端端吻合术或膀胱再植术，并留置双J管。

3.热损伤，如电刀等设备对输尿管壁的灼伤等，若热损伤的面积小，并未贯穿输尿管壁，可考虑术中于患侧输尿管内留置双J管，损伤部位留置引流管，充分引流，术后密切观察引流量的变化，1周内若无漏尿，可拔除引流管。

4.对于大面积的输尿管热损伤，输尿管壁坏死，术后漏尿的可能性非常大，需将受损的输尿管切除，行输尿管端端吻合术或膀胱再植术，并留置双J管。

5.对于术中立即发现的缝扎，处理方法同钳夹伤的处理。

6.术后发现的输尿管缝扎伤，行造影检查提示输尿管成角，悬吊的患者，可行输尿管镜检查，若输尿管腔内发现缝线，可用激光将缝线烧断，并留置双J管；若输尿管镜检查仅发现输尿管腔狭窄，并未发现明显的缝线，则需开放手术，探查局部情况，切除被缝扎的输尿管，再行输尿管端端吻合术或输尿管膀胱再植术，并留置双J管。

7.对于锐器导致的输尿管切割伤，若术中及时发现，经创口在患侧输尿管内留置双J管，并缝合创口，恢复输尿管的连续性即可。若术后早期发现，可经尿道在输尿管镜下尝试留置双J管，若置管成功，在保证损伤部位引流通畅的情况下，可待输尿管创口自行愈合，愈合时间从2周至2个月不等；若留置双J管未成功，则需行探查手术，切除输尿管创缘坏死组织后行输尿管端端吻合术或输尿管膀胱再植术，并留置双J管。

（二）输尿管损伤程度与治疗方式的选择[16,17,22,23]

输尿管损伤可分为黏膜撕脱、穿孔、不完全离断、完全离断等几种情况。

1.输尿管黏膜撕脱是一种较为严重的输尿管损伤，通常发生在输尿管镜手术时。虽然输尿管的连续性仍在，但是输尿管黏膜层可能大面积撕脱，处理时较为困难，并发症较为严重。输尿管黏膜撕脱术中常能及时发现，应立即留置双J管。若置管成功，则术后很少发生漏尿，但需密切随访是否有输尿管狭窄。

2.输尿管穿孔是一种较为常见的、轻度的输尿管损伤，留置双J管即可。

3.对于输尿管不完全离断的损伤，若为腔中内手术，应争取成功留置双J管，并观察患者症状、体征的变化。若患者出现腰痛、发热等症状，患侧出现腹膜炎体征，应考虑有局部漏尿，可行手术探查，行输尿管端端吻合术或膀胱再植；若未能成功留置双J管或非腔道手术下的输尿管不完全离断损伤，应立即手术修补输尿管或行输尿管端端吻合术。

4.对于完全离断的输尿管损伤，应立即手术恢复输尿管的连续性，行输尿管端端吻合术或输尿管膀胱再植术，并留置双J管。对于长段输尿管损伤可考虑行回肠代输尿管或自体肾移植手术[24-26]。

（三）输尿管损伤手术时机的选择[18,19,23]

输尿管损伤手术时机的选择对于治疗的效果有重要意义。

1.术中及术后早期发现的输尿管损伤应及时治疗，根据上述损伤方式及程度的不同采取相应的治疗方式，术后并发症发生较少。

2.对于术后较长时间确诊的输尿管损伤，手术时机的选择目前仍存在争论。对于局部炎症较轻，无明显尿液漏出的患者来说，可考虑积极手术治疗，腔镜下双J管置入术，输尿管膀胱再植术、输尿管端端吻合术均是可选术式。但对于已经形成尿瘘，尿液漏出伴有全身感染症状的患者来说，可考虑延期手术，暂行患侧肾造瘘术，待3～6个月后，受损输尿管局部炎症、水肿明显消退，再考虑手术治疗，如输尿管膀胱再植术、输尿管端端吻合术。需要指出的是治疗期间肾造瘘管务必保持通畅，否则可能引起局部尿液漏出、感染加重，患侧肾功能受损，最终导致患侧肾脏切除。

双J管在输尿管损伤治疗过程中作用十分重要，输尿管内留置双J管，不仅能够保持输尿管的通畅，避免肾积水、肾绞痛、尿液漏出，同时还能起到支架的作用，支撑输尿管损伤部位，减少发生输尿管狭窄的可能。因此任何输尿管损伤的治疗都应当考虑采用恰当的方式留置双J管。通常双J管留置的时间为1～3个月。

鉴于输尿管损伤绝大多数发生在输尿管中下段，输尿管损伤最常采用的两种手术方式为：输尿管端端吻合术及输尿管膀胱再植术。输尿管端端吻合术能够最大限度地恢复输尿管的解剖连续性，不影响输尿管的抗反流机制，在切除可能坏死的输尿管组织后，若输尿管能够无张力吻合，输尿管端端吻合术为优先选择的手术方式。对于损伤远端的输尿管，若粘连严重，难以游离，或游离后缺血坏死的可能性较大时，可考虑充分游离损伤近端的输尿管，在无张力的情况下行输尿管膀胱再植术。

为避免医源性输尿管损伤，盆腔手术时，术中清晰的解剖十分重要，术野不清的情况下盲目操作是造成输尿管损伤的重要原因。对于腔内手术来说，在导丝的引导下轻柔地操作是十分重要的。

六、并发症、预后及随诊

（一）输尿管损伤的并发症

输尿管损伤的并发症可分为短期并发症和远期并发症。

1.短期并发症　短期并发症多由于输尿管损伤，输尿管的连续性中断，上尿路引流不畅引起，包括肉眼血尿、腰痛、肾积水、急性肾功能损害，尿液漏出，可能导致局部炎症、感染，严重时可出现发热、菌血症等全身感染症状，甚至发生感染性休克。

2.远期并发症　输尿管损伤后，局部瘢痕形成，管腔狭窄，导致肾积水及肾功能损害是输尿管损伤的远期并发症。长期肾积水，严重影响患侧肾功能，最终可能导致患侧肾功能丧失。漏出的尿液在局部包裹形成尿液囊肿或脓肿，不仅造成输尿管梗阻，引起肾积水，导致永久的肾功能损害，而且长时间漏尿导致的炎症能够侵蚀周围的组织器官，最终形成腹壁瘘、会阴瘘、阴道瘘、肠瘘等，需要进一步手术治疗。

（二）输尿管损伤的预后

输尿管损伤的预后与手术的时机以及手术方式的选择有密切关系，及时发现输尿管损伤，并采取合理的治疗方式，输尿管损伤的患者通常恢复良好，无输尿管狭窄、肾积水、肾功能损害等并发症发生。若诊断不及时，手术方式选择欠妥当，则可能造成尿瘘、永久的肾功能损害等严重的并发症。

（三）输尿管损伤的随诊

输尿管损伤的随诊分为两个阶段。第一阶段为双J管留置阶段的随诊，通常双J管留置1～3个月，期间患者可每个月复查泌尿系彩超，明确双J管位置是否良好，双J管是否引流通畅，有无肾积水等情况，并检查损伤局部有无漏尿、尿液囊肿形成。若双J管引流不畅，位置不佳，可在膀胱镜下重新留置双J管。第二阶段为拔除双J管之后的随诊，患者在双J管拔除后3、6、12个月及2、3、4、5年复查泌尿系彩超、静脉尿路造影，明确有无肾积水、输尿管狭窄及肾功能损害。若存在上述异常，需进一步腔内或开放手术治疗[17,18,22-29]。

推荐意见	推荐等级
诊断	
了解病史及症状（外伤、手术史，有无尿瘘、尿外渗、腹痛、血尿、腹膜刺激征等）	强烈推荐
影像学诊断	
泌尿系增强CT、静脉尿路造影	强烈推荐
逆行肾盂输尿管造影	推荐
经皮肾穿刺造瘘顺行输尿管造影	可选择
治疗原则	
输尿管轻微钳夹伤、热损伤：留置双J管	强烈推荐
输尿管严重钳夹伤、热损伤：输尿管端端吻合术或输尿管膀胱再植术，留置双J管	强烈推荐
输尿管切割伤：恢复输尿管连续性，留置双J管	强烈推荐
输尿管黏膜撕脱、穿孔：留置双J管	强烈推荐
长段输尿管损伤可行回肠代输尿管或自体肾移植手术	推荐
术中及术后早期发现的输尿管损伤应及时治疗，置入双J管，手术恢复输尿管连续性	推荐
术后较长时间确诊的输尿管损伤：腔镜下置入双J管，患侧肾造瘘二期修复输尿管	强烈推荐
随访	
双J管留置1～3个月，观察有无感染、血尿、膀胱刺激症状	强烈推荐
拔除双J管后3、6、12个月及2、3、4、5年定期复查随访	强烈推荐

参考文献

［1］Moore EE, et al. Organ injury scaling III: Chest wall, abdominal vascular, ureter, bladder, and urethra. J Trauma, 1992, 33: 337-339.

［2］Medina D, et al. Ureteral trauma: Preoperative studies neither predict injury nor prevent missed injuries. J Am Coll Surg, 1998, 186: 641-644.

［3］Presti Jr JC, et al. Ureteral and renal pelvic injuries from external trauma: Diagnosis and management. J Trauma, 1989, 29: 370-374.

［4］Boone TB, et al. Ureteropelvic junction disruption following blunt abdominal trauma. J Urol, 1993, 150: 33-36.

［5］St Lezin MA, et al. ML. Surgical ureteral injuries. Urology, 1991, 38: 497-506.

［6］Huffman JL. Ureteroscopic injuries to the upper urinary tract. Urol Clin North Am, 1989, 16: 249-254.

［7］Schuster TG, et al. Complications of ureteroscopy: Analysis of predictive factors. J Urol, 2001, 166: 538-540.

［8］Wein AJ. Campbell-Walsh Urology. 9th ed. Philadelphia: Elsevier Science, 2007: 1282-1292.

［9］DJ. Summerton, et al. Guidelines on Urological Trauma, Ureteral trauma. European Association of Urology, 2013: 32-33.

［10］Siram SM, et al. Ureteral trauma: patterns and mechanisms of injury of an uncommon condition. Am J Surg, 2010 Apr, 199（4）: 566-570.

［11］Elliott SP, et al. Ureteral injuries: external and iatrogenic. Urol Clin North Am, 2006 Feb, 33（1）: 55-66, vi.

［12］Kunkle DA, et al. Delayed diagnosis of traumatic ureteral injuries. J Urol, 2006 Dec, 176（6 Pt 1）: 2503-2507.

［13］Best CD, et al. Traumatic ureteral injuries: a single institution experience validating the American Association for the Surgery of Trauma-Organ Injury Scale grading scale. J Urol, 2005 Apr, 173（4）: 1202-1205.

［14］姚旭东, 等. 医源性输尿管损伤的诊断和治疗. 中华创伤杂志, 2004, 20: 421-423.

［15］魏辉, 等. 医原性输尿管损伤后狭窄梗阻的手术治疗. 中华泌尿外科杂志, 2002, 23: 739-741.

［16］王荫槐, 等. 医源性输尿管损伤的早期诊断和治疗. 临床泌尿外科杂志, 2006, 21: 910-914.

［17］潘家骅, 等. 医源性输尿管损伤并发上尿路梗阻的外壳治疗策略. 临床泌尿外科杂志, 2011, 26: 264-269.

［18］肖春雷, 等. 医源性输尿管损伤的诊断和治疗. 北京医学, 2004, 26: 262-264.

［19］涂忠, 等. 医源性输尿管损伤33例早期诊断和治疗分析. 中国误诊学杂志, 2008, 8: 694-695.

［20］Jea-seung P, et al. Management of postoperatively detected iatrogenic lower ureteral injury: Should ureteroureterostomy really be abandoned? Urol, 67: 237-241.

［21］Giuseppe L, et al. Delayed relief of ureteral obstruction is implicated in the long-term development of renal damage and arterial hypertension in patients with unilateral ureteral injury. J Urol, 2013, 189: 960-965.

［22］Olivier T, et al. Prospective evaluation and classification of ureteral wall injuries resulting from insertion of a ureteral access sheath during retrograde intrarenal surgery. J Urol, 2013, 189: 580-584.

［23］Bijan S, et al. Laparoscopic nephrectomy and autoransplantation for severe iatrogenic ureteral inguries. Urol, 2001, 58: 540-543.

［24］Xu YM, et al. Long-term Outcome of Ileal Ureteric Replacement With an Iliopsoas Muscle Tunnel Antirefluxing Technique for the Treatment of Long-segment Ureteric Strictures. Urology, 2016, 88: 201-206.

［25］Kocot A, et al. Long-term results of ileal ureteric replacement: a 25-year single-centre experience. BJU international, 2017, 120: 273-279.

［26］Cowan NG, et al. Renal Autotransplantation: 27-Year Experience at 2 Institutions. The Journal of Urology, 2015, 194: 1357-1361.

［27］David AK, et al. Delayed diagnosis of traumatic ureteral injuries. J Urol, 2006: 2503-2507.

［28］Suryanarayana MS, et al. Ureteral trauma: patterns and mechanisms of injury of an uncommon condition. The American Journal of Surgery, 2010, 199: 566-570.

［29］Duncan JS, et al. EAU guidelines on iatrogenic trauma. Euro Urol, 2012, 62: 628-639.

第三节　膀　胱　损　伤

一、损伤原因

膀胱由于位于骨盆深部, 一般难以损伤。根据致伤原因可以把膀胱破裂分为外伤性膀胱破裂、医源性膀胱破裂、自发性膀胱破裂和锐器所致膀胱穿通伤。其中外伤性膀胱破裂伤最常见。根据膀胱破裂口与腹膜的关系可以分为腹膜外破裂、腹膜内破裂和混合性破裂。

外伤性膀胱破裂多由于膀胱在充盈状态时骨盆骨折或下腹部受外力撞击引起; 医源性损伤发生于下腹部或盆腔手术、妇产科手术及腔镜手术或检查时, 其中发生于妇产科手术时最多见[1-3]。自发性膀胱破裂的患者多有病理性膀胱因素存在，例如肿瘤、结核、放疗或多次手术。膀胱穿通伤为锐器穿刺伤、枪弹伤或骨折碎片导致。了解不同类型的损伤对疾病的诊断和采取正确的治疗有指导意义。

二、分级与分型

（一）膀胱损伤的分级

按照美国创伤外科协会分级量表，把膀胱损伤分为5级。

Ⅰ，挫伤：膀胱壁血肿。

裂伤：未穿透膀胱壁。

Ⅱ，裂伤：腹膜外膀胱壁裂口＜2cm。

Ⅲ，裂伤：腹膜外膀胱壁裂口＞2cm或腹膜内膀胱壁裂口＜2cm。

Ⅳ，裂伤：腹膜内膀胱壁裂口＞2cm。

Ⅴ，裂伤：腹膜外或腹膜内膀胱壁裂口扩大至膀胱颈或输尿管口。

（二）膀胱破裂的分型

1.腹膜内型膀胱破裂　此类型较少见，但后果较腹膜外类型严重的多。破裂的位置在膀胱顶邻近腹膜的区域。起病初期低渗的尿液自此进入腹腔，引起的腹膜炎较轻，肠鸣音可正常。如果早期漏诊，至后期发展至感染性尿性腹膜炎时腹部症状才明显。此时腹膜吸收大量尿素致血尿素氮明显升高。

2.腹膜外型膀胱破裂　此类型较常见，多发生于骨盆骨折时，并常伴有尿道损伤。绝大多数的腹膜外膀胱破裂合并有耻骨骨折。严重的骨折端碎片会刺破膀胱，并合并后尿道损伤。这种类型的膀胱破裂腹痛范围广，程度轻。可能伴有尿外渗。

3.混合型膀胱破裂　此类型约占10%，常合并多脏器损伤，死亡率高，火器或利器所致穿通伤是其主要原因。

三、临床表现

外源性膀胱损伤常常合并有骨盆骨折、内脏及血管损伤，医源性膀胱损伤常可于术中发现。

（一）膀胱挫伤的临床表现

膀胱挫伤可无明显症状，或仅有下腹部的隐痛不适及轻微血尿，有时因膀胱黏膜受刺激而出现尿频，短期内可自行消失。

（二）膀胱破裂的临床表现

1.血尿和排尿困难　肉眼血尿是膀胱损伤患者的主要症状，占82%～95%[2-5]，5%～15%膀胱破裂患者仅有镜下血尿[6]。尿液流至膀胱周围或腹腔内时，患者可有尿意，但不能排尿或仅排出少量血尿。

2.腹痛、腹胀　腹膜内型膀胱破裂的病程初期，尿液流入腹腔所造成的腹膜刺激症状可能较轻，只有当发展为感染性尿性腹膜炎时腹痛、腹肌紧张等急腹症症状才变得明显，尿性腹水情况下出现腹部膨胀。腹膜外型膀胱破裂时，尿液经膀胱破口溢出，与血液混合积聚于盆腔疏松组织间隙中，表现为下腹部疼痛，但程度较急腹症（如阑尾炎、肠系膜动脉栓塞）为轻，而疼痛范围较广，有时可发展至阴囊、会阴、前腹壁、大腿等处[4,7]，出现肿胀、疼痛。伴有骨盆骨折时疼痛更明显。

3.尿瘘　开放性损伤可有体表伤口与膀胱相通而出现漏尿，如膀胱直肠瘘或膀胱阴道瘘。闭合性损伤尿外渗继发感染破溃后而形成尿瘘。

4.休克　可由其他脏器的合并伤或骨盆骨折等引起大出血所致。感染性尿液外渗或腹膜炎治疗不彻底，继发感染，则可引起感染中毒性休克。

5.氮质血症　当发生腹膜内型膀胱破裂时，大量尿液流入腹腔，由于腹膜有较强的吸收能力，短时间内可出现氮质血症症状。

医源性膀胱外部损伤可出现尿液外渗、可见的膀胱撕裂、手术区域的明确积液等；医源性膀胱内部损伤时，腔镜下可见脂肪组织、逼尿肌纤维之间的暗区、肠管等结构，可表现为膀胱膨胀能力丧失、灌注液低位反流及腹部膨胀。

四、诊断

（一）病史

膀胱损伤患者常有明确的外伤史，如骨盆部或下腹部的暴力或刺伤史，伤后出现腹痛，有尿意，但不能排尿或仅能排出少量血尿。严重时患者可出现休克。自发性膀胱破裂常有膀胱结核、肿瘤等原发疾病史或下尿路梗阻史，且多在用力排尿、排便等使腹压急剧升高的情况下发生。医源性膀胱损伤有经尿道的手术操作、腹腔镜检查、妇产科手术史及难产等病史。

（二）体格检查

膀胱挫伤患者常无明显体征。腹膜外型膀胱破裂时，体检可发现膀胱空虚，局部可能有瘀斑，触诊耻骨上区压痛及肌紧张，直肠指检有触痛及前壁饱满感。腹膜内型膀胱破裂则有全腹疼痛及肌紧张，伴压痛及反跳痛，并有移动性浊音。发现尿液自伤口处流出，则提示开放性膀胱损伤。

（三）导尿试验

膀胱破裂时导尿仅流出少量血尿或无尿流出。经尿管注入300ml无菌生理盐水，5分钟后回抽，若出入量相差悬殊，提示膀胱破裂。此法简便易行，但会出现一定的假阳性或假阴性，可作为膀胱损伤的辅助诊断方法。

（四）膀胱造影

膀胱造影是非医源性膀胱损伤及怀疑发生术后医源性膀胱损伤的首选诊断方法[4,7-11]。其绝对适应证是骨盆骨折伴肉眼血尿，或虽无肉眼血尿但伴有高风险骨盆骨折（骨盆环破坏移位＞1cm或耻骨联合分离＞1cm）或后尿道损伤[1,12]，其相对适应证包括：无法排尿或尿量不足，尿性腹膜炎引起的压痛或腹胀，腹部影像学检查中出现尿源性腹水的征象，腹膜内的再吸收导致的尿毒症或血肌酐升高，同时有入口和出口的下腹部、会阴部或臀部穿透伤[5,12-14]。经尿道放入导尿管后，向膀胱内逆行灌注至少350ml造影剂，当同时因尿道断裂，无法置入导尿管，也可经耻骨上膀胱造瘘来完成检查。排尿期摄片能发现造影剂向后方外渗的情况。腹膜外型膀胱破裂可以看到膀胱周围软组织的造影剂呈火焰样浓集，常因骨盆骨折所致的大血肿，使膀胱形态压缩成泪滴状[4]。腹膜内型膀胱破裂可见造影剂显示肠袢和腹腔内脏器官的轮廓[4]。当阴道内有造影剂显影是则提示存在膀胱阴道瘘[15]。

CT膀胱造影具有与膀胱造影平片可比拟的灵敏度（90%～95%）和特异度（100%）[5,16]，且其在诊断复合伤或寻找腹痛原因中具有独特优势[4,5,10]。当怀疑合并肾脏、输尿管损伤时，采用IVU检查有时也可用来诊断膀胱破裂。

（五）膀胱镜检查

膀胱镜检查是诊断术中发生膀胱损伤的首选方法

（推荐）。经耻骨后行微创尿道下吊带术后，检查膀胱或尿道穿孔推荐进行膀胱镜检查[17-19]。其他妇科手术并不推荐行常规膀胱镜检查[20]。妇科手术后怀疑存在膀胱损伤时推荐使用[21]。检查时需充分扩张膀胱，可清晰显示破裂部位并判断其与三角区、输尿管口的位置关系[22]。膀胱镜检中出现膀胱扩张能力丧失提示大穿孔。

（六）超声检查

腹腔或腹膜外积液分别提示腹膜内外穿孔，但仅通过超声检查不足以诊断膀胱损伤。

五、治疗

膀胱损伤常常合并其他合并伤，治疗应首先针对危及生命的合并伤进行。处理方式应根据外伤机制（钝性暴力伤和穿通伤）和膀胱破裂类型（腹膜外膀胱破裂和腹膜内膀胱破裂）选择。手术治疗主要是利用可吸收线修补膀胱[23,24]，没有证据表明双侧缝合优于水密性的单层缝合[23,25]。

（一）腹膜外膀胱破裂

多数无其他严重合并伤的腹膜外膀胱破裂，即使存在广泛腹膜后或阴囊尿渗出，仅给予留置导尿管2周处理即可[4,7,8,26]。但是累及膀胱颈部，膀胱壁中有骨碎片，伴随直肠损伤的患者，必须手术治疗[4,7,8,27]。

对于非手术治疗时膀胱周围血肿可以不必手术引流以免造成感染。近年来由于更多的采用开放固定和内固定的方法治疗骨盆骨折，腹膜外膀胱破裂也常同时手术修补，以预防固定材料造成的感染[4,5,7]。如果患者需手术探查其他损伤，建议同时缝合腹膜外膀胱破裂以减少感染并发症（特别是膀胱周围脓肿）的发生[4,5,7,26]。

（二）腹膜内膀胱破裂

多数情况下，腹膜内膀胱破裂均需要手术治疗[4-7]。其理论依据在于腹腔内尿渗可导致腹膜炎、腹腔内脓毒症甚至死亡[26]。

手术时对其他腹腔脏器进行探查，并注意是否合并腹膜外膀胱破裂。术中如果发现尿性囊肿存在，必须彻底引流。如果无其他腹腔脏器损伤，可行腹腔镜下膀胱腹膜内破裂缝合修补[5]。修补膀胱后，根据情况可单纯留置导尿管，也可做耻骨上膀胱造瘘。

（三）膀胱穿通伤

所有由枪弹、利器或骨片造成的膀胱穿通伤均需行急诊手术探查。开腹探查的原因是可能合并腹膜内脏器损伤[4,7,8]。膀胱周围的血肿应予以清除以防止脓肿形成。约有近30%的膀胱穿通伤可能合并输尿管损伤，术中注意检查输尿管[4,7]。由于穿通伤并非是无菌的，所以抗生素是推荐使用的[28]。

（四）膀胱损伤伴下腹壁撕脱或伴会阴和（或）膀胱组织缺损

若出现上述类型严重的创伤，直接缝合膀胱常会导致缝合处张力过大，继而引发膀胱壁缺血，最终导致修补处膀胱壁坏死。因此，在修补较大的膀胱缺损时，必要时可应用膀胱补片。同样的，在修补下腹壁和会阴时，也可应用相应的补片。有文献报道将带蒂的股外侧肌皮瓣应用于创伤后膀胱重建和下腹壁或会阴的软组织覆盖[29]。

（五）医源性损伤

外科手术中如果发现膀胱穿孔应予以修补。对术中没有发现的膀胱损伤，必须鉴别是腹膜内还是腹膜外膀胱破裂。

对于腹膜内膀胱破裂，标准的治疗方法是手术探查并修补[4,22]。在一些特定情况下（没有腹膜炎和肠梗阻的情况下），也可采用持续膀胱引流和预防性应用抗生素等非手术治疗[4,22]。同时建议留置腹腔引流[30]。对于腹膜外损伤，建议行膀胱引流和预防性应用抗生素等非手术治疗[4,7,31-33]。较大的腹膜外穿孔伴有严重膀胱外积液的患者需放置膀胱周围引流[33]。

如果穿孔发生在TURB术中，术后不可行即刻膀胱灌注化疗[12]。TURB术后如怀疑膀胱破裂行手术探查，需同时仔细排除有无肠道损伤[34]。如果行中段尿道悬吊术或经阴道网片植入术时出现膀胱穿孔，需要重新调整吊带位置并且留置导尿管（2～7天）[35]。

（六）膀胱内异物

若治疗用的网片导致膀胱穿孔，必须通过开放手术或者内镜取出[36-42]。手术方式的选择需根据外科医师的经验水平和网片的位置来决定[36,38]。其他类型的异物，可先尝试使用膀胱镜取异物，如果失败可行膀胱切开术[43]。

（七）并发症及其治疗

膀胱破裂引起的严重并发症多是由于漏诊或尿外渗早期未得到及时处理，从而导致广泛的盆腔和腹腔脓肿形成。较轻的并发症有膀胱造瘘管脱出、伤口漏尿及膀胱痉挛等。术后预防并发症的关键是保持通畅的膀胱引流[21]。盆腔积液或脓肿可以通过超声定位穿刺引流。膀胱造影或膀胱镜检查可帮助调整膀胱造瘘管的位置。膀胱痉挛常可通过口服抗胆碱能药物控制。

六、预后及随访

若膀胱损伤得到及时诊断和治疗，没有严重合并损伤及并发症，患者通常预后较好。对外伤性和医源性损伤行非手术治疗的病例随访时需要进行膀胱造影检查以排除尿外渗并确定膀胱伤口是否愈合[12]。第一次膀胱造影大约在伤后第10天左右进行[23]。为防止持续的尿外渗，外伤性膀胱损伤的患者必须进行膀胱镜检查以排出膀胱内是否有碎裂的骨片，第二次膀胱造影可以在此后1周进行[12]。对单纯膀胱损伤的病例，术后5～10天可直接拔出导尿管而无须行膀胱造影[23,44]。对于复杂性膀胱损伤（三角区损伤或行输尿管膀胱再植术）或伴有伤口愈合不良风险因素的病例拔出导尿管前还是推荐进行膀胱造影检查[23,44]。对于经尿道手术引起的膀胱损伤进行的非手术治疗，如果是腹膜外膀胱破裂可在5天后拔除导尿管，如果是腹膜内膀胱破裂则在7天后拔除导尿管[31,45]。

推荐意见	推荐等级
诊断	
详细了解患者外伤史及手术史	强烈推荐
对非医源性膀胱损伤以及怀疑发生术后医源性膀胱损伤的患者行膀胱造影	强烈推荐
如术中发生膀胱损伤建议行膀胱镜检查	强烈推荐
治疗	
多数无其他严重合并伤的腹膜外膀胱破裂，仅给予留置导尿管2周处理即可	推荐
腹膜外膀胱破裂患者如累及膀胱颈部，膀胱壁中有骨碎片，伴随直肠损伤的患者，必须手术治疗	强烈推荐
腹膜内膀胱破裂均需要手术治疗	强烈推荐
所有由枪弹、利器或骨片造成的膀胱穿通伤均需行急诊手术探查	强烈推荐
外科手术中如果发现膀胱穿孔应予以修补	强烈推荐

续表

推荐意见	推荐等级
在修补较大的膀胱缺损时，可应用膀胱补片	可选择
如果穿孔发生在TURB术中，术后不可行即刻膀胱灌注化疗	推荐
若治疗用的网片导致膀胱穿孔，必须通过开放手术或者内镜取出	强烈推荐
预防及随访	
对外伤性和医源性损伤行非手术治疗的病例随访时需要进行膀胱造影检查以排除尿外渗并确定膀胱伤口是否愈合	推荐
对单纯膀胱损伤的病例，术后5～10天可直接拔出导尿管而无须行膀胱造影	推荐
对于复杂性膀胱损伤或伴有伤口愈合不良风险因素的病例拔出导尿管前还是推荐进行膀胱造影检查	推荐

参 考 文 献

[1] Obarisiagbon EO，et al. Iatrogenic urological injuries complicating obstetric and gynaecological procedures. Singapore Med J，2011 Oct，52（10）：738-741.

[2] Armenakas NA，et al. Iatrogenic bladder perforations：longterm followup of 65 patients. J Am Coll Surg，2004 Jan，198（1）：78-82.

[3] Dobrowolski ZF，et al. External and iatrogenic trauma of the urinary bladder：a survey in Poland. BJU Int，2002 May，89（7）：755-756.

[4] Gomez RG，et al. Consensus statement on bladder injuries. BJU international，2004，94（1）：27-32.

[5] Wirth GJ，et al. Advances in the management of blunt traumatic bladder rupture：experience with 36 cases. BJU international，2010，106（9）：1344-1349.

[6] Avey G，et al. Radiographic and clinical predictors of bladder rupture in blunt trauma patients with pelvic fracture. Academic radiology，2006，13（5）：573-579.

[7] Rödder K，et al. Bladder injury. Diagnostics and treatment. Der Urologe Ausg A，2005，44（8）：878.

[8] Tonkin JB，et al. Assessment and initial management of urologic trauma. The Medical clinics of North America，2011，95（1）：245.

[9] Ramchandani P，et al. Imaging of genitourinary trauma. American Journal of Roentgenology，2009，192（6）：1514-1523.

[10] Araco F，et al. Bladder erosion after 2 years from cystocele repair with type I polypropylene mesh. International Urogynecology Journal，2009，20（6）：731-733.

[11] Arrabal-Polo MA，et al. Bladder lithiasis on tension-free polypropylene tape after TVT technique. Urological research，2010，38（6）：519-521.

[12] Figler BD，et al. Multi-disciplinary update on pelvic fracture associated bladder and urethral injuries. Injury，2012. 43：1242.

[13] Cinman NM，et al. Gunshot wounds to the lower urinary tract：a single-institution experience. J Trauma Acute Care Surg，2013，74：725.

[14] Pereira BM，et al. Penetrating bladder trauma：a high risk factor for associated rectal injury. Adv Urol，2014，2014：386280.

[15] Patel BN，et al. Imaging of iatrogenic complications of the urinary tract：kidneys，ureters，and bladder. Radiol Clin North Am，2014. 52：1101.

[16] Shenfeld OZ，et al. Management of urogenital trauma：state of the art. Current opinion in urology，2011，21（6）：449-454.

[17] McAninch JW. Genitourinary trauma. Urologic Clinics of North America，2006，33（1）：xiii.

[18] Ogah J，et al. Minimally invasive synthetic suburethral sling operations for stress urinary incontinence in women：a short version Cochrane review. Neurourology and Urodynamics，2011，30（3）：284-291.

[19] Quagliano PV，et al. Diagnosis of blunt bladder injury：a prospective comparative study of computed tomography cystography and conventional retrograde cystography. The Journal of Trauma and Acute Care Surgery，2006，61（2）：410-422.

[20] Teeluckdharry B，et al. Urinary Tract Injury at Benign Gynecologic Surgery and the Role of Cystoscopy：A Systematic Review and Meta-analysis. Obstet Gynecol，2015，126：1161.

[21] Rafique M. Intravesical foreign bodies：review and current management strategies. Urology journal，2008，5（4）：223-231.

[22] Manikandan R，et al. Percutaneous peritoneal drainage for intraperitoneal bladder perforations during transurethral resection of bladder tumors. Journal of Endourology，2003，17（10）：945-947.

[23] Urry RJ，et al. The incidence，spectrum and outcomes of traumatic bladder injuries within the Pietermaritzburg Metropolitan Trauma Service. Injury，2016，47：1057.

[24] Cordon BH，et al. Iatrogenic nonendoscopic bladder injuries over 24 years：127 cases at a single institution. Urology，2014，84：222.

[25] Matlock KA，et al. Blunt traumatic bladder rupture：a 10-year perspective. Am Surg，2013，79：589.

[26] Deibert CM，et al. The association between operative repair of bladder injury and improved survival：results

from the National Trauma Data Bank. J Urol, 2011 Jul, 186（1）: 151-155.

［27］Frenkl TL, et al. Management of iatrogenic foreign bodies of the bladder and urethra following pelvic floor surgery. Neurourol Urodyn, 2008, 27（6）: 491-495.

［28］Al-Azzawi IS, et al. Lower genitourinary trauma in modern warfare: the experience from civil violence in Iraq. Injury, 2014, 45: 885.

［29］Morey AF, et al. Bladder rupture after blunt trauma: guidelines for diagnostic imaging. The Journal of Trauma and Acute Care Surgery, 2001, 51（4）: 683-686.

［30］Pansadoro A, et al. Conservative treatment of intraperitoneal bladder perforation during transurethral resection of bladder tumor. Urology, 2002 Oct, 60（4）: 682-684.

［31］El Hayek OR, et al. Evaluation of the incidence of bladder perforation after transurethral bladder tumor resection in a residency setting. J Endouro, 1 2009 Jul, 23（7）: 1183-1186.

［32］Nieder AM, et al. Transurethral bladder tumor resection: intraoperative and postoperative complications in a residency setting. J Urol, 2005 Dec, 174（6）: 2307-2309.

［33］Traxer O, et al. Technique and complications of transurethral surgery for bladder tumours. BJU Int, 2004 Sep, 94（4）: 492-496.

［34］Fazlioglu A, et al. Perivesical inflammation and necrosis due to mitomycin C instillation after transurethral resection of bladder tumor: we must be vigilant! Urol Int, 2009, 83（3）: 362-363.

［35］MacDonald S, et al. Complications of Transvaginal Mesh for Pelvic Organ Prolapse and Stress Urinary Incontinence: Tips for Prevention, Recognition, and Management. Eur Urol Focus, 2016, 2: 260.

［36］Golan S, et al. Transurethral resection of bladder tumour complicated by perforation requiring open surgical repair - clinical characteristics and oncological outcomes. BJU Int, 2011 Apr, 107（7）: 1065-1068.

［37］Alperin M, et al. Conservative management of postoperatively diagnosed cystotomy. Urology, 2009 May, 73（5）: 1163. e17-19.

［38］Foley C, et al. Unrecognized bladder perforation with mid-urethral slings. BJU Int, 2010 Nov, 106（10）: 1514-1518.

［39］Shrotri KN, et al. Laser excision of encrusted intra-vesical tension-free vaginal tape（TVT）. Int Urogynecol J, 2010 Mar, 21（3）: 375-377.

［40］Chang PL, et al. Alternative method of suprapubic assistance in operative cystoscopy. Int Urogynecol J, 2010 Feb, 21（2）: 247-249.

［41］Bekker MD, et al. Transurethral and suprapubic mesh resection after Prolift bladder perforation: a case report. Int Urogynecol J, 2010 Oct, 21（10）: 1301-1303.

［42］Maher C, et al. Laparoscopic removal of intravesical mesh following pelvic organ prolapse mesh surgery. Int Urogynecol J, 2011 Dec, 22（12）: 1593-1595.

［43］Golan S, et al. Transurethral resection of bladder tumour complicated by perforation requiring open surgical repair - clinical characteristics and oncological outcomes. BJU Int, 2011 Apr, 107（7）: 1065-1068.

［44］Inaba K, et al. Prospective evaluation of the utility of routine postoperative cystogram after traumatic bladder injury. J Trauma Acute Care Surg, 2013, 75: 1019.

［45］Collado A, et al. Early complications of endoscopic treatment for superficial bladder tumors. J Urol, 2000, 164: 1529.

第四节　尿道损伤

一、概述

尿道损伤（urethral injuries, urethral trauma）是泌尿系统最常见的损伤，多发生于男性青壮年。分为开放性、闭合性和医源性三类。开放性损伤多因为弹片、锐器伤所致，常伴有阴囊、阴道或会阴部贯通伤。闭合性损伤多为挫伤、撕裂伤。医源性损伤是指尿道腔内器械操作不当所致的尿道内暴力伤。外来暴力引起的闭合伤最为常见[1]。

由于解剖学差异性，尿道损伤多见于男性，约占97%，女性尿道损伤仅约3%。在解剖结构上，男性尿道以尿生殖膈为界分为前、后两段。前尿道包括球部和阴囊部，后尿道包括前列腺部和膜部。球部和膜部的损伤较多见。

男性尿道损伤是泌尿外科常见急症。早期处理不当会产生尿道狭窄、尿瘘等并发症。前后尿道损伤各具特点[2,3]。

二、损伤的类型和机制

（一）男性后尿道损伤

男性后尿道位置相对固定，易受到外力发生损伤。男性后尿道损伤的致伤原因主要为骨盆骨折引起的尿道损伤，后尿道损伤致伤原因有以下几种。

1.钝性损伤 主要为与骨盆骨折有关的尿道损伤（pelvic fracture urethral injury，PFUI），发生原因包括交通事故、高空坠落、工业事故等，骨盆骨折在急诊所有钝性损伤中的发生率为9.3%，而PFUI为骨盆骨折的5%～25%[4]。在此类损伤中尿道的单独损伤很少，多合并骨盆骨折和其他脏器损伤，因此骨盆骨折尿道损伤时要注意其他脏器的损伤[5]。

2.医源性损伤 发生于尿道内器械操作或手术，通常为部分尿道撕裂，近年来随着TURP、前列腺癌根治术等手术的增加，后尿道损伤及狭窄有一定的发生率[6]。

3.穿通性损伤 枪伤、刀刺伤。

（二）男性前尿道损伤

男性前尿道损伤较后尿道损伤更常见，多发生于球部。前尿道损伤的致伤原因主要为以下一些类型。

1.钝性损伤 绝大多数的前尿道损伤是由跌落、打击或交通意外引起。与后尿道损伤不同的是它们很少伴有骨盆骨折。其中以骑跨伤较为常见，致伤的原因是会阴部遭到撞击或会阴部撞击到硬物上，将球部尿道挤压在耻骨联合的下缘所致。

2.医源性损伤 各种经尿道内镜的使用均有可能导致不同程度的尿道损伤，甚至安置气囊（保留）导尿管也可导致尿道的损伤。

3.开放性损伤 主要见于枪伤，阴茎部尿道和球部尿道的发生率相似。损伤可以伴有睾丸或直肠的损伤[7]。其次的原因是刺伤和截断伤。

4.性交时损伤 一些性交时阴茎海绵体折断伤的患者会伴有尿道海绵体的损伤。发生概率约是20%的阴茎海绵体折断伤伴有尿道的损伤[8]。

5.缺血性损伤 使用阴茎夹控制尿失禁的截瘫患者由于阴茎感觉的降低和缺失会引起阴茎和尿道的缺血性损害。

（三）女性尿道损伤

女性尿道损伤较男性来说非常罕见，其发生主要与骨盆损伤有关。女性尿道的损伤通常表现为尿道前壁纵向分布的裂伤，常同时伴有阴道的撕裂[9]。当尿道损伤累计膀胱颈部时会导致尿失禁[10]。

（四）儿童尿道损伤

儿童尿道损伤多见于男童，以后尿道损伤为主。小儿骨盆发育不完善，膀胱位置较高，前列腺未发育且耻骨前列腺韧带薄弱，易发生不稳定性骨盆骨折伴

前列腺尿道移位，常发生后尿道完全断裂；而伴发贯穿性膀胱颈与括约肌复合体的撕裂伤约为成人的2倍多[11-13]。女童尿道损伤常合并约75%的阴道撕裂与30%的直肠损伤，因骨盆骨折伴尿道损伤的女童约为成人的4倍[14-18]。

三、分类

目前国内尿道损伤的分类主要参考Goldman分类及欧洲泌尿外科协会尿道损伤分类标准（表18-2～表18-4）。

表18-2　Goldman分类[19]

分类	描述
Ⅰ	后尿道被拉伸但无破裂
Ⅱ	后尿道背侧出现部分或完全的膜部挫伤
Ⅲ	部分或完全性合并前/后尿道损伤伴泌尿生殖隔膜破裂
Ⅳ	膀胱损伤延伸到后尿道
Ⅳa	后尿道损伤同时伴膀胱底部的损伤
Ⅴ	部分或完全性的前尿道损伤

表18-3　前、后尿道闭合性损伤的分类、分级及处理方法[20]

等级	类型	临床表现	处理方法
Ⅰ	牵张性损伤	尿道造影未见造影剂外渗	无须特殊处置
Ⅱ	挫伤	尿道口渗血，但尿道造影未见造影剂外渗	Ⅱ、Ⅲ级尿道损伤可行经耻骨上膀胱造瘘或留置导尿非手术治疗
Ⅲ	尿道部分断裂	损伤部位造影剂外渗，但能够进入近端尿道及膀胱	
Ⅳ	尿道完全性断裂	损伤部位造影剂外渗，但不能进入近端尿道、前尿道及膀胱	耻骨上膀胱造瘘后延期修复尿道，部分患者可选择行一期内镜下尿道重建±延期修复尿道
Ⅴ	部分性或完全性后尿道断裂合并膀胱颈、直肠及阴道撕裂	尿道损伤部位造影剂外渗±女性阴道口渗血，耻骨上膀胱造瘘时膀胱颈部造影剂外渗±直肠或阴道被造影剂填充	一期开放手术修复

表18-4　需要对尿道进行完整评估的指征 [20]

表现	意义
尿道口渗血	37%～93%后尿道损伤患者表现为尿道口渗血，至少75%患者合并前尿道损伤，在尿道显影前避免应用器械操作
阴道口渗血	超过80%女性患者在现有的尿道损伤基础上合并有骨盆骨折
血尿	无特异性，但首次出现在标本中的血尿提示存在尿道损伤
尿痛或尿液无法排出	需要注意的是尿道出血量与尿道损伤的严重程度关系并不密切
会阴区/阴茎血肿或大阴唇肿胀	均提示尿道断裂

四、临床表现

大多数患者有生殖器损伤、会阴部外伤、骨盆骨折或医源性损伤等病史，当出现会阴疼痛、尿道外口出血、尿潴留、尿外渗等临床体征及表现时，应首先考虑尿道损伤。

（一）疼痛

受伤局部可有疼痛及压痛。前尿道损伤者，排尿时疼痛加重并向阴茎头及会阴部放射。后尿道损伤疼痛可放射至肛门周围、耻骨后及下腹部。

（二）排尿困难或尿潴留

排尿困难程度与尿道损伤程度有关。尿道轻度挫伤的患者可不表现为排尿困难，仅仅表现为尿痛；尿道严重挫伤或破裂的患者由于局部水肿、疼痛、尿道括约肌痉挛及尿外渗等则可表现为排尿困难或尿潴留；尿道完全断裂的患者由于尿道的连续性被破坏，而膀胱颈部又保持完整时亦可表现为尿潴留。

（三）出血及血肿

1.尿道外口出血　37%～93%后尿道损伤和至少75%前尿道损伤的患者会有尿道外口出血 [21,22]，虽然缺乏特异性，但仍作为提示尿道损伤的首要指征。尿道出血程度和尿道损伤严重程度不一定一致。如尿道黏膜挫伤或尿道壁小部分撕裂可伴发大量出血，而尿道完全断裂则可能仅有少量出血 [23]。

2.阴道口出血　超过80%的女性患者因骨盆骨折造成尿道损伤可出现阴道口出血 [24]。

3.局部血肿　骑跨伤时常在会阴部、阴囊处出现血肿及皮下瘀斑、肿胀等。

（四）尿外渗

尿道破裂或断裂后可发生尿外渗，尿外渗的范围因损伤的部位不同而各异 [25]。

1.阴茎部尿道损伤：局限于Buck筋膜内，表现为阴茎肿胀，合并出血时呈紫褐色。Buck筋膜破裂时尿外渗的范围与球部尿道损伤尿外渗范围相同。

2.球部尿道损伤：尿外渗进入会阴浅筋膜与尿生殖膈形成的会阴浅袋，并可向下腹部蔓延，表现为阴茎、阴囊、会阴及下腹部肿胀。

3.膜部尿道损伤：尿外渗可聚积于尿生殖膈上、下筋膜之间。膜部尿道损伤同时合并尿生殖膈下筋膜破裂，尿外渗至会阴浅袋，表现与球部尿道损伤相同。合并尿生殖膈上破裂，尿外渗至膀胱周围，向上沿腹膜外及腹膜后间隙蔓延，可表现为腹膜刺激症状，合并感染时可出现全身中毒症状。如尿生殖膈上下筋膜完全破裂，尿外渗可以向深浅两个方向蔓延。

4.前列腺部尿道损伤：尿外渗于膀胱周围，向上可沿腹膜外及腹膜后间隙蔓延。

5.女性发生严重骨盆骨折时，阴唇肿胀提示可能存在尿道损伤。

（五）休克

严重尿道损伤，特别是骨盆骨折后尿道断裂或合并其他内脏损伤者，常发生休克，其中后尿道损伤合并休克者为40%左右 [26]。

五、诊断

在诊断尿道损伤时应注意以下几点：是否有尿道损伤；确定尿道损伤的部位；估计尿道损伤的程度；有无合并其他脏器损伤等 [27,28]。

（一）临床表现

见前述。

（二）体格检查

1.直肠指检　对确定尿道损伤的部位、程度及是否合并直肠损伤等方面可提供重要线索，是一项重要的检查。后尿道断裂时前列腺向上移位，有浮动感；如前列腺位置仍较固定，多提示尿道未完全断裂。但有时因为骨盆骨折引起的盆腔血肿常常干扰较小前列腺的触诊，尤其在较年轻的男性患者 [29]，触诊时常触及血肿块，而前列腺触诊不清 [30]。此外，直肠指检是直肠损伤重要的筛查手段。检查时手指应沿直肠壁环形触诊一周以发现损伤部位；如指套染血或有血性尿液溢出时，说明直肠有损伤或有尿道、直肠贯通可能。

2.诊断性导尿　试插入导尿管困难或失败提示尿道损伤[31]，仍有争议，通常逆行尿道造影术前应避免盲插导尿管操作[32]，因它可使部分性裂伤成为完全断裂、加重出血，并易造成血肿继发感染。但目前临床仍有使用，因为对于部分裂伤的患者在紧急情况下若一次试插成功则可免于手术。应用诊断性导尿时应注意以下几点：①应由经验丰富的医师或治疗团队在严格无菌条件下选用较软的导尿管经充分润滑轻柔缓慢的插入；②一旦导尿成功，应固定好导尿管并留置，切勿轻率拔出；③如导尿失败，不可反复试插；④如尿道完全断裂，不宜使用。

（三）实验室检查

后尿道损伤常因骨盆骨折引起，易伴有盆腔静脉破裂而引起严重出血，导致出血性休克，应行全血细胞计数、血红蛋白等检查，如连续检查发现其指标进行性下降，常提示持续性出血，需要及时手术。

试插导尿管成功或手术后留置导尿管，早期导出的尿液应做细菌培养，以确定是否已有感染及指导术后抗感染药物应用。

（四）影像学检查

1.逆行尿道造影　此检查被认为是评估尿道损伤较好的方法[33,34]。如有骨盆骨折时，应先摄X线平片，了解骨盆骨折情况及是否存在结石等异物。行尿道造影时，取30°斜位摄片。如尿道显影而无造影剂外溢，提示尿道挫伤或轻微裂伤；如尿道显影，造影剂能进入膀胱，并有造影剂外溢，提示尿道部分裂伤；如造影剂未进入近端尿道而大量外溢，则提示尿道断裂。

2.超声　在尿道损伤的初期评估中作为常规方法，但在耻骨上膀胱造瘘时可用于确定盆腔血肿和前列腺的位置及引导穿刺。

3. CT和MRI　用于尿道损伤的初期评估，但对观察严重损伤后骨盆变形的解剖情况和相关脏器（膀胱、肾脏、腹腔脏器等）的损伤程度有重要意义。

（五）内镜检查

在有条件的医院可以考虑对球部尿道损伤的男性患者行尿道镜检查，对尿道部分断裂者可行尿道会师术，使诊断与治疗融为一体。但是在骨盆骨折导致的后尿道损伤的早期不推荐采用，因为它有可能使部分裂伤变为完全断裂，加重损伤或耽误休克的救治。

女性患者尿道较短，可试行尿道镜检查以判断尿道损伤的存在和程度[24]。

（六）合并伤相关检查

对严重创伤致尿道损伤的患者，检查时应注意其他脏器的合并损伤，注意观察患者的生命体征，必要时行腹部及盆腔超声、CT、MRI等检查以防止漏诊重要脏器损伤而危及患者的生命。

综上所述，诊断时应注意的几个问题基本可以明确。

六、治疗

（一）男性前尿道损伤的处理

1.闭合性前尿道损伤　闭合性（钝性）前尿道损伤常见于骑跨伤和阴茎勃起时受到意外的冲击（如性交、跌倒）。

（1）钝性不完全性前尿道损伤

1）膀胱镜下留置导尿管：钝性不完全性前尿道损伤患者可采用膀胱镜下留置导尿管[35]，部分患者留置导尿管后尿道内腔得到了自行修复而无须进一步处理[36-38]。

2）早期尿道吻合术：患者和医疗条件许可下也可急诊行一期尿道端端吻合术。

3）耻骨上膀胱造瘘：如膀胱镜下留置导尿管失败，患者和医疗条件不允许做尿道端端吻合术，可行耻骨上膀胱穿刺或开放手术造瘘来分流尿液。耻骨上膀胱造瘘的优点是它不仅起到了转流尿液的作用，而且它避免了尿道操作可能造成的对尿道损伤的影响[15]；而且对于后期的诊断和治疗的开展它都可起到一定的作用。如果患者的膀胱不充盈，在耻骨上不容易扣及的情况下，可以运用B超引导下进行穿刺造瘘或者开放造瘘。造瘘或安置导尿管数周后待尿道损伤愈合后进行排尿性尿道造影，如果排尿正常且没有尿液外渗就可拔除造瘘管。

（2）钝性完全性前尿道断裂：由于钝性完全性前尿道损伤往往伴有尿道海绵体较重的挫伤，局部血肿明显，急诊或早期尿道成形术也许并不优于延期手术治疗，该情况下进行简单的耻骨上膀胱造瘘也许更为适宜。其次，尿液外渗可能会形成感染，甚至脓肿，早期的尿液分流和合理的抗生素运用可以降低感染的发生率。

处理原则：视患者和医疗条件采用膀胱造瘘或急诊一期手术修复的方法处理。

2.开放性前尿道损伤 由于刀刺伤、枪伤和被犬咬伤导致的前尿道损伤在排除合并其他致命伤后需进行急诊的手术清创和探查。在手术中对尿道损伤情况进行评估并酌情进行修复，一般情况下修复后尿道狭窄发生率约15%[39]。

对于完全性的前尿道断裂，应对损伤的近、远端尿道稍作游离后尿道腔剪成斜面后进行端端吻合。手术时应注意对尿道海绵体的严密缝合以及皮下组织的多层覆盖以降低术后尿瘘的发生率[40]。术后的2～3周行膀胱尿道造影，如果没有尿液外渗就可拔除导尿管。如有尿液外渗，应继续保留导尿管一周后再次复查造影。

在一些严重开放性前尿道损伤的患者，急诊清创时有可能发现尿道缺损较长而无法实施一期的吻合术，此时不应在急诊手术时采用皮瓣或游离移植物行一期进行尿道成形，因为损伤导致的局部血供不良和手术部位的清洁度均不适合进行这类手术[41]。在局部清创后行耻骨上膀胱造瘘以分流尿液，3个月后行二期尿道修复重建。

（二）男性后尿道损伤的治疗

外伤导致的后尿道损伤常合并骨盆骨折和其他腹腔脏器损伤，注意患者的生命体征，防治休克至关重要；后尿道渗出的血液或尿液可产生炎症反应，易感染。渗出液可沿着筋膜扩散，可以进入会阴、大腿、腹部甚至胸部，如不积极治疗渗出液感染后可发展形成脓肿。因此，尽早诊断、适合的尿液引流合并应用抗生素可以减少上述并发症的发生。

1.处理原则 根据损伤原因采用防治休克，引流尿液，预防感染和其他并发症，争取早期恢复尿道的连续性。时刻注意患者的生命体征，防治休克、感染及处理其他脏器的损伤是首要任务[42]。

2.闭合性损伤

（1）后尿道钝性损伤或部分挫裂伤：在损伤后早期建立尿道分流可以动态检测患者的尿量，同时可以及早缓解患者尿潴留、尿外渗的症状[9,43]。可选择的方法如下。

1）留置导尿管：尿道损伤不严重者可试行插导尿管，如成功则留置导尿管并持续引流尿液[44]。如顺利进入膀胱，可留置导尿管引流2周左右，待拔管时行排尿期膀胱尿道造影[1,34,45]。

2）耻骨上膀胱造瘘术[42,44,45,133]：耻骨上膀胱造瘘是一种简单地减少创伤部位尿液渗出的方法，可以避免因尿道内操作而进一步损伤尿道。但应特别注意对于生命体征不稳定疑似膀胱破裂或躁动、不能配合的患者可能存在膀胱充盈不足的情况，必要时可及早在超声引导下完成穿刺[43]。

（2）完全性后尿道断裂

1）早期尿道会师术：患者损伤不是特别严重或者在开放性手术的同时可以进行尿道会师术[46-49]。其优点是有希望早期恢复尿道的连续性或缩短损伤尿道分离的长度，有利于后期尿道重建时操作容易化。但在儿童，因尿道较细小不宜行急诊尿道会师术。

手术方法：常采用截石位，切开膀胱后经膀胱颈向后尿道插入金属探条；由尿道外口插入金属探条至尿道断裂处，与后尿道金属探条尖端会师，并引导前尿道金属探条进入膀胱；在探条引导下留置导尿管。

2）延期内镜下尿道会师术[50]：伤后1周内经膀胱造瘘口处插入膀胱软镜，经膀胱颈到后尿道并置入导丝；从尿道外口采用膀胱尿道镜寻及导丝，用异物钳将导丝拉出尿道外口，沿导丝留置尿管并牵拉。

3）早期尿道端端吻合术：因患者常伴骨盆骨折，不宜摆放手术体位；其次因出血或血肿使组织结构分辨困难，使手术操作困难，使得术后发生尿道狭窄（69%）、尿失禁（21%）、勃起功能障碍（56%）发生率高于二期手术[45,47,51]。因此不建议行尿道吻合术。

4）开放手术治疗：严重损伤合并有以下情况应立即进行开放性手术治疗。有开放伤口需进行清创，骨折需要处理，合并其他脏器损伤等，此时同时进行尿道会师手术。

（三）女性尿道损伤

1.病因 女性尿道损伤明显少于男性，致伤原因主要见于以下几种。

（1）车祸，外伤，骨盆骨折：常伴发阴道撕裂伤及膀胱和肠道损伤等[52,53]；女童尿道损伤常合并约75%的阴道撕裂与30%的直肠损伤，因骨盆骨折伴尿道损伤的女童约为成人的4倍[54-57]。

（2）骑跨伤：骑跨伤时尿道被撞击于耻骨联合上，也可导致尿道撕裂伤。

（3）医源性损伤：膀胱膨出的修复、尿道憩室的切除、难产及产钳分娩、尿道内异物插入等致尿道撕裂、部分或完全缺损[58-60]。

2.治疗原则 根据损伤原因采用防治休克、引流尿液、预防感染和其他并发症等措施，争取早期恢复尿道的连续性。

3.治疗方法及时机 对骨盆骨折导致尿道断裂，急诊行膀胱造瘘术，若并发阴道直肠损伤则同时行结肠造口，3～6个月行二期手术[52,58]；对骑跨伤或医源性导致尿道损伤，可急诊一期手术修复。严重损伤合并有以下情况应立即进行开放性手术治疗：有开放伤口需进行清创，骨折需要处理，合并其他脏器的损伤等。对于以上治疗，术中可视情况放置补片加固以预防尿道阴道瘘的发生[61]。

（四）儿童尿道损伤

男童后尿道损伤多在精阜上方，可经耻骨后途径修复尿道。前列腺永久性移位导致阴茎勃起功能障碍较为普遍。患儿并发后尿道膀胱颈与括约肌损伤则可引起尿失禁[11,62]。儿童对创伤及出血的耐受性较差，因而具有伤情重、合并伤多及休克发生率高等特点。

点儿童尿道损伤的治疗原则同成人，但有以下特点：①尿道损伤择期处理效果更佳[63-65]。因患儿尿道较细小不宜行尿道会师术；因导尿或内镜操作所致的医源性尿道损伤可行即刻内镜下会师[66]；合并尿道与直肠损伤者，应先行结肠造口术。②女童尿道损伤常同时累及膀胱颈与阴道，强调争取一期修补吻合，修复尿道和阴道，以防止尿道阴道瘘等远期并发症[14-16,18,67,68]。若并发阴道直肠损伤则同时行结肠造口，总计约30%的女童需尿流改道或可控性腹壁造口处理[15,52,69]。③永久性尿道狭窄，需待患儿大于1岁时修复，若患儿大于1岁，则需待损伤3个月后处理。根据狭窄或闭锁范围及程度，选择予以经尿道内切开或切除狭窄段端端吻合尿道成形术以及黏膜或皮瓣移植尿道成形等处理[70-88]；女童陈旧性尿道损伤多采用Young-Dees-Leadbetter术。剪裁膀胱三角区做尿道成形、延长尿道及修复尿道阴道瘘，即近端对远端吻合[89]。

（五）并发症及其治疗

1.尿道狭窄 尿道狭窄是尿道损伤后最常见的并发症，其修复重建以尿道损伤后3～6个月为宜，手术方法的选择应根据患者自身的条件、意愿和医疗技术条件而决定[90,91]。

（1）男性前尿道狭窄的处理

1）阴茎段尿道狭窄：尿道狭窄较短者（<0.5cm）可尝试运用尿道端端吻合术；长于0.5cm的尿道狭窄，采用阴茎带蒂皮瓣尿道成形，如阴茎垂直皮瓣（Orandi术式）或环形包皮瓣[6,85]。如阴茎皮

肤不富裕，可采用口腔颊黏膜[92]或舌黏膜[93]。

2）球部尿道狭窄：尿道狭窄段较短（<0.5cm）、累及尿道海绵体较浅的，可尝试运用经尿道内切开或尿道扩张治疗。累及尿道海绵体较深或者已经过尿道内切开或尿道扩张治疗无效的患者应采用开放性尿道成形手术治疗。因为反复地采取这两种治疗的有效性很低[94]，反复的内切开还有可能使患者的病情发展为更复杂，如伴有假道[95]。

球部尿道狭窄短于2cm者，切除狭窄段尿道后端端吻合是较为适合的治疗术式[96]，该治疗方式的成功率可高达95%。而对于较长的球部尿道狭窄（>2cm）不推荐采用简单的尿道端端吻合术，因为这样会导致患者阴茎下弯和勃起疼痛。对于该类患者建议采用颊黏膜或舌黏膜替代尿道成形术[92,93]，也可选用脱细胞基质，如小肠脱细胞基质（SIS）[97]。不建议对于损伤性尿道狭窄患者使用尿道内支架治疗[98]。

3）次全尿道狭窄：对尿道狭窄或闭锁段较长，病变从阴茎段到球部尿道狭窄者，首先需明确尿道狭窄的性质，是单纯性狭窄，还是伴有生殖器硬化性苔藓样变所致的狭窄。如是单纯性狭窄，可应用阴茎带蒂皮瓣和（或）口腔内黏膜拼接修复狭窄的尿道[99]；如是伴有生殖器硬化性苔藓样变的患者，禁用阴茎皮瓣，可用颊黏膜与舌黏膜拼接替代尿道成形术；对几乎闭锁及特别长段尿道狭窄的患者（>15cm）也可用结肠黏膜重建尿道[100]。

（2）男性后尿道狭窄的处理：后尿道狭窄由于其所在部位较深，尿道受伤时严重程度不一，受伤初期各地区诊治水平参差不齐，导致后期尿道狭窄的复杂性不一。因此，后尿道狭窄的处理应根据狭窄段的长短、严重程度，是否伴有尿道直肠瘘而选用不同的手术方式。

1）尿道内切开术[81,101,102]：在尿道镜下用尿道手术刀（冷刀）在9、12、3点切开狭窄处瘢痕，扩大尿道内径。此术式适用于狭窄段较短（<0.5～1cm），瘢痕不严重的患者。如果2次内切开效果不佳，应改用其他的治疗方法。

2）尿道吻合术[81,82,103]：常选会阴部切口，切除狭窄段及瘢痕，尿道的近、远两端用4-0或5-0的可吸收缝线作6～8针的端端吻合。此术式适用于狭窄段<3～4cm的球膜部尿道狭窄，采用分离阴茎海绵体中隔、切除耻骨下缘或切除部分耻骨等方法可较容易地进行尿道吻合术。操作时应尽量切除吻合口周围的瘢痕并使尿道两断端能无张力对合缝合。

3）尿道拖入术[103]：对切除狭窄段尿道后，无法

进行尿道端端吻合的患者，可将远端尿道游离，使其适度拖入近端尿道，并固定于或用牵引线将其通过膀胱固定于腹壁。缺点为可以引起阴茎短缩和勃起时阴茎下曲。

4）尿道替代成形术和阴茎转位尿道成形：对球膜部段尿道缺损较长者，可用常用阴囊或会阴部皮肤重建尿道。皮瓣有良好的血液供应，但阴囊、会阴皮肤尿道成形术后毛发、结石、憩室形成是其并发症。近年来多种自体黏膜、皮肤、组织工程材料（去细胞基质）亦被报道适合进行长段狭窄的尿道成形重建[6,104-106]。皮肤尿道成形术后近期尿道再狭窄发生率较高，这种方法仅作为反复手术失败，中段尿道缺损严重患者的补救性术式[90,91]。对局部条件极差者，也可采用分期阴茎转位尿道成形，作为补救性术式[107]。

5）尿道狭窄合并尿道直肠瘘的治疗[108-111]：复杂性后尿道狭窄合并尿道直肠瘘的病例，临床较少见。由于此类患者具有病情复杂，手术修复难度大、失败率高的特点，是泌尿外科最棘手和最具有挑战性的手术，目前尚无公认的治疗方案。因此，对不同病情的患者选用合适的术式显得尤其重要。

①经会阴途径加切除耻骨下缘[108-110]：通过会阴途径分离出耻骨下缘，用骨凿凿去耻骨的部分下缘，形成倒V形缺口，使远端尿道通过此缺口与近端尿道能进行无张力吻合，同时由于操作区域的扩大，也有利于直肠瘘修补。绝大多数患者可通过此径路完成手术。

②经会阴加经耻骨联合途径[108,111]：对尿道缺损段较长，尿道直肠瘘瘘口较大或位置较高者可采用此径路。下腹正中切口，分离出耻骨联合，用线锯切除部分耻骨后即可显露后尿道病变部位。远端尿道可穿过阴茎海绵体中隔直接与近端尿道进行无张力吻合，同时也较易从上向下在直视下进行尿道直肠瘘修补。

③手术要点：后尿道狭窄合并尿道直肠瘘修复时的要点是，a.首先行直肠瘘的修补，切除瘘口周围的瘢痕，用3-0或4-0的可吸收缝线连续缝合瘘口，再间断折叠缝合第二层；b.随后行尿道的端端吻合，3～9点处缝合应较10～2点处严密；c.最后视径路和创伤及局部瘢痕严重程度选择带蒂的腹直肌瓣、球海绵体肌和股薄肌瓣转移至尿道与直肠瘘修补之间，填塞无效腔，增强尿道与直肠间已修补瘘孔间的屏障作用，有利于提高手术成功率；d.如果尿道没有狭窄，仅表现为尿道与直肠瘘，尤其是低位者，可选择经直肠修补[112]。

（3）女性尿道狭窄的修复[54,113-116]：极大多数女性尿道狭窄伴尿道阴道瘘，少数伴有阴道狭窄，治疗均较为复杂，手术方式也较多，具体选用何种术式应根据患者病变的部位，严重情况、狭窄的长度和阴道的条件。

1）经阴道途径手术：适合阴道有足够宽畅，允许可利用阴道壁或邻近组织来修复尿道狭窄和瘘。经阴道途径手术操作较简便、组织损伤小、出血少，术后患者反应轻、恢复快。修复的原则是：①尽可能利用阴道壁作为尿道重建的材料，如阴道壁不富裕，可用大、小阴唇来重建尿道；②取外阴部的带蒂脂肪垫插入在重建的尿道与外层阴道壁之间，有利于避免尿道阴道瘘的复发；③如是单纯性尿道狭窄（不伴有尿道阴道瘘）可选用口腔内黏膜尿道成形[117]。

2）经腹阴道联合途径手术：对病情复杂、多次修补失败、阴道狭窄、局部瘢痕严重或女童患者适合此种方法。经下腹切口切除部分耻骨后暴露病变尿道，选用大小阴唇或外阴大腿内侧皮瓣来重建尿道和扩大阴道。对经耻骨途径患者，取带蒂腹直肌瓣转移至新尿道与阴道壁之间，可起到填充残腔和保护新尿道作用；对创伤较严重，局部瘢痕严重，切除后残腔较大也可取股薄肌瓣来填充残腔和保护新尿道[115,116,118,119]。

2.尿失禁　尿道外伤后尿失禁常见于某些严重的后尿道损伤病例[34,40,45,120,121]，如多发性骨盆骨折时骨折片直接损伤膀胱颈部（男性和女性）或在行尿道会师术时拉力过度（男性）均可直接或者间接损害控尿结构导致尿道关闭功能受损，在尿道重建成功后出现尿失禁症状。此外，医源性尿道损伤或尿道括约肌损伤导致的尿失禁也较常见：①前列腺癌根治术后、开放性或者经尿道前列腺切除术后。②女性近端尿道旁囊肿手术导致的尿道阴道瘘伴尿失禁；分娩难产导致的膀胱颈及尿道因缺血坏死而缺损。③冰冻尿道，多次手术后或后尿道广泛损伤后，尿道纤维化（放疗后）等，使尿道关闭功能障碍。

尿失禁在男性单纯性后尿道损伤后发生的概率较低，球部以远尿道损伤未损伤膀胱颈及尿道括约肌因此不会发生尿失禁。

（1）诊断：尿失禁根据损害控尿结构的严重程度分压力性和完全性两种，其诊断主要通过病史、临床表现和检查后确诊。首先应当确定是否有尿失禁，临床表现主要表现为不由意志控制的尿液流出，是增加腹压后引起（压力性）还是平卧时也发生（完全性）。体检时，应确定尿道内尿失禁还是尿道外尿失禁，这主要是针对女性患者。需明确是单一的尿失禁，即尿道内尿失禁，还是既有尿道关闭功能障碍，又有尿道阴道瘘。其次，尿液是从尿道阴道瘘流出，还是另伴有膀胱阴道瘘。对瘘口较小的患者，一般性检查有时较难发现瘘口，可将亚甲蓝稀释液150ml注入膀胱，然后在下腹部加压，在阴道内直视或镜下观察亚甲蓝液流出的部位。如有条件尚可进行CT三维重建，超声动态检查和全道程尿动力学检查，甚至是影像尿动力学检查。

（2）治疗：尿道外伤后尿失禁其发生机制在于外伤破坏了控尿机制而引起尿失禁，长期尿失禁又使膀胱容量缩小。因此，尿失禁治疗以增加尿道阻力为主，扩大膀胱容量为辅。

1）非手术治疗方法：对尿失禁较轻者以内科治疗、体疗及理疗为主，如盆底肌训练，电刺激及药物治疗可获得改善[122]。但绝大多数外伤后尿失禁患者此法治疗效不佳，对这些患者或尿失禁较重者应以外科手术治疗。

2）阴茎夹：适用于男性完全性尿道关闭功能不全。利用具有弹性的夹子或用自制弹力带＋尼龙搭扣将阴茎完全夹住，控制尿液流出，定时开放。长期使用可压迫阴茎产生水肿，严重者可诱发尿道溃疡甚至尿瘘[123]。

3）手术治疗方法

①黏膜下移植物注射治疗：是将移植物（胶原蛋白或泰福龙）注入膀胱颈及近端尿道的黏膜下及肌层中，使尿道张力增加，尿道长度延长，从而达到控制排尿的目的（24.0%治愈，62.0%改善，无效14.0%）[123,124]。

②球部尿道悬吊术：近几年来，采用球部尿道悬吊术治疗男性获得性尿失禁较为流行，各种新技术层出不穷，如经耻骨后球部尿道悬吊术[125]，可调节的耻骨后尿道悬吊术[126]，在术中或术后可以将吊带张力调至适中，避免出现吊带张力过大或过小，有效率达80%；经闭孔途径悬吊术[127-129]，此术式操作简单，效果较好，临床上主要用于前列腺术后尿失禁，尤其是适合轻中度的尿失禁。

③人工尿道括约肌置入术：对完全性尿失禁，这是一种有效方法[130-132]，有效率达84%以上。人工尿道括约肌男女均可应用，但尿道必须完整、无尿瘘、无感染，肾功能减退及无张力膀胱禁忌使用人工尿道括约肌。有膀胱输尿管反流者，待治愈后方可应用。但远期并发症也多，比较常见的为尿道套使尿道缺血纤维化，或侵蚀穿破尿道、局部炎症感染，机械

故障等。其次，人工括约肌的价格也较贵，令人望而生畏。

④尿流改道：在上述治疗措施完全失败后方可采用。可根据患者情况采用膀胱造瘘、回肠膀胱术或者可控肠代膀胱等。

七、随访

建议尿道损伤后至少1年内监测患者的并发症（如狭窄形成、勃起功能障碍、尿失禁）[133]。

推荐意见	推荐等级
诊断	
（体格检查）直肠指检	推荐
（体格检查）诊断性导尿	推荐
（影像学检查）逆行尿道造影	推荐
治疗	
钝性不完全性前尿道损伤	
膀胱镜下留置尿管	推荐
早期尿道吻合术	可选择
耻骨上膀胱造瘘术	推荐
钝性完全性前尿道断裂	
耻骨上膀胱造瘘术	可选择
一期手术修复	可选择
开放性前尿道损伤	
在排除合并其他致命伤后，急诊手术清创和探查	推荐
严重开放性前尿道损伤，局部清创后行膀胱造瘘，二期尿道修复重建	推荐
闭合性后尿道损伤	
后尿道钝性损伤或部分挫裂伤	
留置导尿管	可选择
耻骨上膀胱造瘘术	推荐
完全性后尿道断裂	
早期尿道会师术	可选择
延期内镜下尿道会师术	可选择
并发症治疗	
阴茎段尿道狭窄	
尿道狭窄较短者（<0.5cm），尿道端端吻合术	可选择
长于0.5cm的尿道狭窄，采用阴茎带蒂皮瓣尿道成形，如阴茎皮肤不富裕，采用口腔颊黏膜或舌黏膜尿道成形术	推荐
球部尿道狭窄	

续表

推荐意见	推荐等级
尿道狭窄段较短（<0.5cm）、累及尿道海绵体较浅的，运用经尿道内切开或尿道扩张治疗	可选择
尿道狭窄段较短（<0.5cm），累及尿道海绵体较深或者已经过尿道内切开或尿道扩张治疗无效的患者应采用开放性尿道成形术	推荐
球部尿道狭窄短于2cm者，尿道端端吻合术	推荐
球部尿道狭窄（>2cm），采用颊黏膜或舌黏膜替代尿道成形术	推荐
次全尿道狭窄	
单纯性狭窄，可应用阴茎带蒂皮瓣和（或）口腔内黏膜拼接尿道成形术	推荐
伴有生殖器硬化性苔藓样变，用颊黏膜与舌黏膜尿道成形术	推荐
对几乎闭锁及特别长段尿道狭窄的患者（>15cm）可用结肠黏膜尿道成形术	可选择
后尿道狭窄	
狭窄段较短（<0.5~1cm），瘢痕不严重，行尿道内切开术	可选择
狭窄段<3~4cm的球膜部尿道狭窄，采用尿道吻合术	推荐
球膜部段尿道缺损较长者，采用尿道替代成形术和阴茎转位尿道成形	可选择

参考文献

［1］赵玉沛，等. 外科学. 第3版. 北京：人民卫生出版社，2015，8：718.

［2］吴在德，等. 外科学. 第7版. 北京：人民卫生出版社，2008，4：647.

［3］吴阶平. 泌尿外科. 济南：山东科技出版社，1994，8，911.

［4］AL WAAL A, et al. The incidence, casuses, mechanism, risk factors, classification, and diagnosis od pelvic fracture urethral injury. Arab J Urol, 2015, 13（1）：2-6.

［5］Carlin BI, et al. Indications and techniques for urologic evaluation of the trauma patient with suspected urologic injury. Semin Urol, 1995, 13：9-24.

［6］Chapple C, et al. Consensus statement on urethral trauma. BJU, 2004, 93：1195-1202.

［7］Gomez RG, et al. Gunshot wounds to the male external genitalia. J Urol, 1993, 150（4）：1147-1149.

［8］Frauscher F, et al. US findings in the scrotum of extreme mountain bikers. Radiology, 2001, 219（2）：427-431.

［9］Brandes, S. Initial management of anterior and posterior urethral injures. Urol Clin North Am, 2006, 33：87.

［10］Mundy AR, et al. Urethral trauma. Part Ⅱ：Types of injury and their management. BJU Int, 2011.

［11］Gibson S, et al. Blunt renal trauma：the value of a conservative approach to major injuries in clinically stable patients. Can J Surg, 1982, 25：25-26.

［12］Titton RL, et al. Urine leaks and urinomas：diagnosis and imaging-guided intervention. Radiographics, 2003, 23：1133-1147.

［13］Wilkinson AG, et al. Separation of renal fragments by a urinoma after renal trauma：percutaneous drainage accelerates healing. Pediatr Radiol, 1999, 29：503-505.

［14］Venn SN, et al. Pelvic fracture injuries of the female urethra. BJU, 1999, 83：626-630.

［15］Hemal AK, et al. Posttraumatic complete and partial loss of urethra with pelvic fracture in girls：an appraisal of management. J Urol, 2000, 163：282-287.

［16］Ahmed S, et al：Urethral injury in girls with fractured272 pelvis following blunt abdominal trauma. Br J Urol, 1996, 78：450.

［17］Carter CT, et al. Incidence of urethral disruption in females with traumatic pelvic fractures. Am J Emerg Med, 1993, 11：218.

［18］Merchant WC, et al. Trauma to the bladder neck, trigone and vagina in children. J Urol, 1984, 131：747.

［19］Goldman SM, et al. Blunt urethral trauma：a unified, Anatomical mechanical classification. J Urol, 1997, 157（1）：85-89.

［20］Martínez-Piñeiro L, et al. EAU Guidelines on Urethral Trauma. Eur Urol, 2010 May, 57（5）：791-803.

［21］Lim PH, et al. Initial management of acute urethral injuries. Br J Urol, 1989, 64：165-168.

［22］McAninch JW. Traumatic injuries to the urethra. J Trauma, 1981, 21：291-297.

［23］Antoci JP, et al. Bladder and urethral injuries in patients with pelvic fractures. J Urol, 1982, 128：25-26.

［24］Perry MO, et al. Urethral injuries in female subjects following pelvic fractures. J Urol, 1992, 147：139-143.

［25］闫志廉. 临床泌尿外科学. 北京：人民军医出版社，2003.

［26］贾汝汉，等. 泌尿生殖系统急症. 北京：人民卫生出版社，2000.

［27］徐月敏. 泌尿修复重建外科学. 北京：人民卫生出版社，2007.

［28］Rosenstein DI. et al. Diagnosis and classification of urethral injuries Urol Clin North Am, 2006, 33（1）

73-85.

［29］Dixon CM. Diagnosis and acute management of posterior urethral disruptions. In: McAninch JW, ed. Traumatic and reconstructive urology. Philadelphia: WB Saunders, 1996: 347-355.

［30］Fallon B, et al. Urological injury and assessment in patients with fractured pelvis. J Urol, 1984, 131: 712-714.

［31］Figler BD, et al. Multi-disciplinary update on pelvic fracture associated bladder and urethral injuries. Injury, 2012, 43: 1242.

［32］The American Urological Association. UROTRAUMA: AUA GUIDELINE. American Urological Association (AUA) Guideline, 2014.

［33］Colapinto V. Trauma to the pelvis: urethral injury. Clin Ortho Rel Res, 1980, 151: 46-55.

［34］Koraitim MM. Pelvic fracture urethral injuries: the unresolved controversy. J Urol, 1999, 161: 1433-1441.

［35］Venn SN, et al. Immediate management of majo trauma to the urinary tract. Eur Urol, 1998, 33 (Curric Urol 3. 1): 1-8.

［36］Sun YH, et al. Urethroscopic re-alignment of ruptured bulbous urethra. J Urol, 2000, 164: 1543-1545.

［37］俞建军, 等. 膀胱镜下尿道会师术治疗球部尿道损伤. 临床泌尿外科杂志, 2006, 21: 390-391.

［38］Jackson DH, et al. Urethral injury: a retrospectively. Br J Urol, 1974, 46: 665-676.

［39］Husmann DA, et al. Management of low velocity gunshot wounds to the anterior urethra: the role of primary repair versus urinary diversion alone. J Urol, 1993, 150: 70-72.

［40］Chapple CR, et al. Contemporary management of urethral trauma and the post-traumatic stricture. Curr Opin Urol, 1999, 9: 253-260.

［41］Armenakas NA, et al. Acute anterior urethral injuries: diagnosis and initial management. In: McAninch JW, ed. Traumatic and reconstructive urology. Philadelphia: WB Saunders, 1996: 543-550.

［42］Webster GD, et al. Prostatomembranous urethral injuries. A review of the literature and arational approach to their management. J Urol, 1983, 130.

［43］Mundy AR, et al. Urethral trauma. Part I: introduction, history, anatomy, pathology, assessment and emergancy management. BJU Int, 2011, 108: 310.

［44］Palmer JK, et al. Diagnosis and initial management of urological injuries associated with 200 consecuive pelvic fractures. J Urol, 1983, 130: 712-714.

［45］Koraitim MM. Pelvic fracture urethral injuries. Evaluation of various methods of management. J Urol, 1996, 156: 1288-1291.

［46］Moudouni SM, et al. Early endoscopic realignment of post-traumatic posterior urethraldisruption. Urology 2001, 57: 628-632.

［47］Kotkin L, et al. Impotence and incontinence after immediate realignment of posterior urethral trauma: result of injury or management ? J Urol, 1996, 155: 1600.

［48］Elliot DS, et al. Long-term follow-up and evaluatioi of primary realignment of posterior urethral disruptions. J Urol, 1997, 157: 814-816.

［49］Mouraviev VB, et al. The treatment of posterior urethral disruption associatied with pelvic fractures: comparative experience of early realigement versus delayed urethroplasty. J Urol, 2005, 173: 873-876.

［50］黄广林, 等. 软镜下尿道会师术用于危重症患者尿道损伤的治疗. 中国内镜杂志, 2008, 14: 1272-1273.

［51］Moudouni SM, et al. Early endoscopic realignment of post-traumatic posterior urethraldisruption. Urology 2001.

［52］Huang C, et al. The management of old urethral injury in young girls: Analysis of 44 cases. J Pediatr Surg, 2003, 38: 1329-1332.

［53］Xu YM, et al. A Rationale for Procedure Selection to Repair Female Urethral Stricture Associated with Urethrovaginal Fistulas. J Urol, 2013, 189: 176-181.

［54］Venn SN, et al. Pelvic fracture injuries of the female urethra. BJU, 1999, 83: 626-630.

［55］Hemal AK, et al. Posttraumatic complete and partial loss of urethra with pelvic fracture in girls: an appraisal of management. J Urol, 2000, 163: 282-287.

［56］Carter CT, et al. Incidence of urethral disruption in females with traumatic pelvic fractures. Am J Emerg Med, 1993, 11: 218.

［57］Merchant WC, et al. Trauma to the bladder neck, trigone and vagina in children. J Urol, 1984, 131: 747.

［58］Okeke LI, et al. Female urethral andbladder neck injury after rape: an appraisal of the surgical management. Urogynecol J, 2007, 18: 683-685.

［59］Novara G, et al. Complication rates of tension-free midurethral slings in the treatment of female stress urinary incontinence: a systematic review and meta-analysis of randomized controlled trials comparing tension-free midurethral tapes to other surgical procedures and different devices. Eur Urol, 2008, 53: 288.

［60］Lee UJ, et al. Rate of de novo stress urinary incontinence after urethral diverticulum repair. Urology, 2008, 71: 849.

［61］X Singh O, et al. Urogenital fistulas in women: 5-year experience at a single center. Urol J, 2010, 7: 35.

［62］Chedid A, et al. Blunt renal trauma-induced hypertension：prevalence, presentation, and outcome. Am J Hypertens. 2006, May, 19（5）：500-504.

［63］Glassberg KI, et al. Partial tears of prostatomembranous urethra in children. Urology, 1979, 13（5）：500-504.

［64］Koraitim M. Posttraumatic posterior urethral strictures in children：A 20-year experience. J Urol, 1997, 157：641-645.

［65］Haller JC, et al. Traumatic strictures of the prostatomembranous urethra in children：radiologic evaluation before and after urethral reconstruction. Urol Radiol, 1979, 1：43.

［66］Wein A J, et al. Campbell-Walsh Urology. 9th edition. Saunders, 2007.

［67］黄澄如. 实用小儿泌尿外科学. 第2版. 北京：人民卫生出版社，2006.

［68］Reinberg O, et al. Major perineal trauma in children. J Pediatr Surg, 1989, 24：982.

［69］Chapple C. Urethral injury. BJU, 2000, 86：318-326.

［70］黄澄如，等. 经耻骨及会阴联合修复男童复杂性外伤性后尿道闭锁. 中华泌尿外科杂志，1995, 16（7）：428-430.

［71］徐卯升，等. 尿道套入法治疗男童外伤性后尿道闭锁. 中华小儿外科杂志，2004, 25（6）：487-488.

［72］申鹏飞. 儿童尿道狭窄的病因及治疗. 中华泌尿外科杂志，1991, 12（1）：34-36.

［73］唐咸明，等. 男童后尿道损伤并狭窄32例治疗体会. 广西医科大学学报，2004, 21（1）：136-137.

［74］周学锋，等. 儿童外伤性后尿道狭窄或闭锁的手术治疗. 中华小儿外科杂志，2004, 25（6）：496-498.

［75］白继武，等. 经尿道内切开治疗男童后尿道狭窄与闭锁. 中华小儿外科杂志，1997, 18（1）：22-23.

［76］Roehrborn C, et al. Analysis of factors contributing to success or failure of 1-stage urethroplasty for urethral stricture disease. J Urol, 1994, 151：869-872.

［77］Hsiao K, et al. Direct vision internal urethrotomy for the treatment of pediatric urethral strictures：Analysis of 50 patients. J Urol, 2003, 170：952-953.

［78］Hafez A. Long-term outcome of visual internal urethrotomy for the management of pediatric urethral strictures. J Urol, 2005, 173：595-597.

［79］Kohrmann K, et al. Antegrade-retrograde urethrotomy for treatment of severe strictures of the urethra：Experience and literature review. J EndoUrol, 1994, 8：433-437.

［80］Niesel T, et al. Alternative endoscopic management in the treatment of urethral strictures. J EndoUrol, 1995, 9：31-39.

［81］Levine J, et al. Comparison of open and endoscopic treatment of posttraumatic posterior urethral strictures. World J Surg, 2001, 25：1597-1601.

［82］Koraitim M. Post-traumatic posterior urethral strictures：Preoperative decision making. Urology, 2004, 64：228-231.

［83］Barbagli G, et al. Interim outcomes of dorsal skin graft bulbar urethroplasty. J Urol, 2004, 172：1365-1367.

［84］Park S, et al. Straddle injuries to the bulbar urethra：Management and outcomes in 78 patients. J Urol, 2004, 171：722-725.

［85］Schulte-Baukloh H, et al. Orandi one-stage urethroplasty using the subcutaneous pedicle graft modification of Raatzsch long-term results. Scand J Urol Nephrol, 2004, 38：321-325.

［86］Dubey D, et al. Buccal mucosal urethroplasty：A versatile technique for all urethral segments. BJU, 2005, 95：625-629.

［87］Schreiter F, et al. Mesh graft urethroplasty using split thickness skin graft or foreskin. J Urol, 1989, 142：1223-1225.

［88］徐月敏，等. 儿童复杂性尿道狭窄的治疗. 中华小儿外科杂志，2002, 23（6）：493-495.

［89］黄澄如，等. 女童陈旧性尿道外伤的治疗. 中华泌尿外科杂志，2001, 22（2）：95-97.

［90］Xu YM, et al. Substitution urethroplasty of complex and long segment urethral strictures：a rationale for procedure selection. Eur Urol, 2007, 51：1093-1098.

［91］Andrich DE, et al. What is the best technique for urethroplasty? Eur Urol, 2008, 54：1031-1041.

［92］Patterson JM, et al. Surgical techniques in substitution urethroplasty using buccal mucosa for the treatment of anterior urethral strictures. Eur Urol, 2008, 53：1162-1171.

［93］Xu YM, et al. The treatment of urethral strictures using lingual mucosas urethroplasty：experience of 92 cases. CMJ, 2010, 123：458-462.

［94］Greenwell TJ, et al. Repeat ureth-rotomy and dilation for the treatment of urethral stricture are neither clinically effective nor cost-effective. J Urol, 2004, 172：275-277.

［95］Park S, et al. Straddle injuries to the bulbar ure-thra：Management and outcomes in 78 patients. J Urol, 2004, 171：722-725.

［96］Santucci RA, et al. Anastomotic ure-throplasty for bulbar urethral stricture：Analysis of 168 pa-tients. J Urol, 2002, 167：1715-1719.

［97］Xu YM, et al. Outcome of small intestinal submucosa graft for repair of anterior urethral strictures. Inter J Urol, 2013, 20：622-629.

［98］Wilson TS, et al. UroLume stents：Lessons learned. J Urol, 2002, 167：2477-2480.

［99］Xu YM, et al. Oral mucosal grafts urethroplasty for the

treatment of long segmented anterior urethral strictures. World J Urol, 2009, 27: 565-571.

[100] Xu YM, et al. Urethral reconstruction using colonic mucosa graft for complex strictures. J Urol, 2009, 182: 1040-1043.

[101] Ceist E, et al. Alternative endourological techniques in the treatment of urethral strictures-Review of the current literature. In: Schreiter F, ed. Reconstructive Urethral Surgery. Heiderberg: Springer Medizin, 2006. 94-103.

[102] 张炯, 等. 直视下尿道内切开术治疗尿道狭窄20年经验总结. 中华泌尿外科杂志, 2011, 32: 554-557.

[103] Kitahara S, et al. Surgical treat-ment of urethral distraction defect associated with pelvic fracture: A nationwide survey in Japan. J Urol, 2008, 15: 621-624.

[104] Kassaby EA, et al. A noval insert collagen matrix for urthral stricture repair. J Urol, 1996, 155: 2098-2104.

[105] Webster GD, et al. Repair of pelvic fracture posterior urethral defects using an elaborated perineal approach: experience with 74 cases. J Urol, 1991, 145 (4): 744-748.

[106] 葛鹏, 等. 阴茎皮片/口腔黏膜移植物尿道成形术治疗尿道狭窄预后的Meta分析. 中国性科学2015, 10: 30-34.

[107] Wu DL, et al. Staged pendulous-prostatic anastomotic urethroplasty followed by reconstruction of the anterior urethra: An effective treatment for long-segment bulbar and membranous urethral stricture. Euro Urol, 2007, 51: 504-511.

[108] Xu YM, et al. Surgical Treatment of 31 Complex Traumatic Posterior Urethral Strictures Associated with Urethrorectal Fistulas. Surgical Treatment of 31 Complex Traumatic Posterior Urethral Strictures Associated with Urethrorectal Fistulas. Euro Urol, 2010, 5 7: 514-521.

[109] Gupta C, et al. Surgical Management of Rectourethral Fistula. Urology, 2008, 71: 267-271.

[110] Ghoniem G, et al. Transperineal repair of complex rectourethral fistula using gracilis muscle flap interposition-can urinary and bowel functions be preserved? J Urol, 2008, 179: 1882-1886.

[111] Al-Ali M, et al. Experience with 30 posttraumatic rectourethral fistulas: presentation of posterior transsphincteric anterior rectal wall advancement. J Urol, 1997, 158: 421-424.

[112] Renshler TD, et al. 30 years, experience with York Mason repair of rectourinary fistulas. J Urol, 2003, 170: 1222-1225.

[113] Pushkar DY, et al. Management of urethrovaginal fistulae. Eur Urol, 2006, 50: 1000-1005.

[114] Biswas A. Bal R, et al. Genital fistula-our experience. J Indian Med Assoc, 2007, 105: 123-126.

[115] Roenneburg ML, et al. Traumatic absence of the proximal urethra. Am J Obstetr Gynecol, 2005, 93: 2169-2172.

[116] Eilber KS, et al. Ten-year expenence with transvaginal vesicovaginal fistula repair using tissue interposition. J Urol, 2003, 169: 1033-1036.

[117] Park JM, et al. Construction of female urethra using buccal mucosa graft. J Urol, 2001, 166: 640-643.

[118] Xu YM, et al. Transpubic Access Using Pedicle Tubularized Labial Urethroplasty for the Treatment of Female Urethral Strictures Associated with Urethrovaginal Fistulas Secondary to Pelvic Fracture. Eur Urol, 2009, 56: 193-200.

[119] Wadie BS, et al. Khair AA. Reconstruction of the female urethra: versatility, complexity and aptness. J Urol. 2007, 177: 2205-2221.

[120] Koraitim MM, et al. Risk fac-tors and mechanism of urethral injury in pelvic fractures. Br J Urol, 1996, 77: 876-880.

[121] Iselin CE, et al. The significance of the open blad-der neck associated with pelvic fracture urethral distraction defects. J Urol, 1999, 162: 347-351.

[122] Ribeiro LH, et al. Long-term effect of early postoperative pelvic floor biofeedback on continence in men undergoing radical prostatectomy: a prospective, randomized, controlled trial. J Urol, 2010, 184: 1034-1039.

[123] 金锡御, 等. 临床尿动力学. 北京: 人民卫生出版社, 2002: 180.

[124] Dmochowski RR, et al. Injectable agents in the treatment of stress urinary incontinence in women: where are we now? Urology, 2000, 56 (6 suppl 1): 32-40.

[125] Xu YM, et al. Bulbourethral composite suspension for treatment of male-acquired urinary incontinence. Euro Urol, 2007, 51: 1709-1716.

[126] Hubner WA, et al. Adjustable bulbourethral male sling: experience after 101 cases of moderate-to-severe male stress urinary incontinence. BJU Int, 2011, 107: 777-782.

[127] Seweryn J, et al. Initial experience and results with a new adjustable transobturator male system for the treatment of stress urinary incontinence. J Urol, 2012, 187: 956-961.

[128] Leruth J, et al. The inside-out transobturator male sling for the surgical treatment of stress urinary incontinence after radical prostatectomy: midterm results of a single-center prospective study. Eur Urol, 2012, 61: 608-615.

[129] Cornu JN, et al. Mid-term evaluation of the transobturator male sling for post-prostatectomy incontinence: focus on prognostic factors. BJU Int, 2011, 108: 236-240.

[130] David S. Aaronson, et al. McAninch Transcorporal Artificial Urinary Sphincter Placement for Incontinence in High-risk Patients After Treatment of Pros-tate Cancer. Urology, 2008, 72: 825-827.

[131] Simon P. Kim, et al. Long-Term Durability and Functional Outcomes Among Patients With Artificial Urinary Sphincters: A l0-Year Retrospective Review From the University of Michigan. J Urol, 2008, 179: 1912-1916.

[132] Lai HH, et al. Complex artificial urinary sphincter revision and reimplantation cases—how do they fare compared to virgin cases? J Urol, 2012, 187: 951-955.

[133] N. D. Kitery, et al. EAU Guidelines on Urological trauma. European Association of Urology, 2017.

第五节 阴茎损伤

一、概述

阴茎损伤可分为阴茎折断、阴茎截断、阴茎咬伤、阴茎钝器伤、阴茎穿通伤、阴茎火器伤及阴茎烧伤。儿童与成人阴茎损伤病因不完全相同，儿童63%由包皮环切引起的，第二大原因为包皮嵌顿[1]。

阴茎折断是一种常见的阴茎钝性创伤。多发生于阴茎勃起状态下，最常见的原因为性交，阴茎被动弯曲（taqaandan），手淫和翻滚分别为46%、21%、18%和8.2%[2]。损伤的机制通常是当阴茎从阴道滑出并撞击耻骨联合或会阴。60%的病例发生在双方同意的性交期间[3]，当体位为女上位的时候，阴茎折断的可能性更大。阴茎折断是由海绵体白膜破裂引起的，可能伴有皮下血肿和海绵体或尿道损伤，比率为10%～22%[4-6]。然而在性虐待中阴茎折断更为普遍（42%）[7]。

阴茎截断是一种较为少见的泌尿男生殖器损伤，一般见于自残、暴力袭击、事故创伤及战伤。可分为阴茎部分或完全离断。

包皮系带的损伤常因性交所致，以横断多见。导致包皮系带损伤也与其解剖学的异常有关，如包皮过短或者本身系带发育异常等。

阴茎贯通伤很少见。大多数病例是枪伤，但刀刺伤也较为常见。虽然来自军事的高速武器会造成严重的损伤，但是大多数低速民用武器会造成亚急性并延迟组织损伤。所有患者穿透性阴茎伤口需要逆行尿道造影或尿道镜检查，因为约50%伴有相关的尿道损伤。

生殖器单独仅占总体表面积的1%（TBSA），研究表明生殖器烧伤占到了所有烧伤患者的21%～56%。烧伤应是根据损伤深度和机制进行治疗。根据烧伤机制分为：①热烧伤；②化学烧伤；③电烧伤。

阴茎咬伤可分为人类咬伤和动物咬伤。人类咬伤可以发生在口交时，但一般损伤比较轻微。动物咬伤一般是发生在意外攻击的时候。

阴茎皮肤撕脱伤是在现代工业化进程中比较常见的阴茎损伤。最常见的情况是正在转动的机器将伤者的裤子或裤带卷入机器当中，导致阴茎损伤。这样的损伤一般是比较表浅的，到一定程度机器会停止转动，一般不累及较深的阴茎海绵体、尿道和睾丸等。

二、诊断

阴茎折断往往伴有突然开裂或爆裂的声音、疼痛和阴茎疲软。由于血肿扩大，阴茎体的局部肿胀迅速加重。如果Buck筋膜也破裂，则出血可沿阴茎体的筋膜层扩散并延伸至下腹壁。有时候破裂的阴茎白膜可能被触及。不太严重的阴茎损伤可以与阴茎骨折区别开来，因为它们通常不伴有阴茎疲软[2]。

在疑似阴茎折断患者，通过海绵体造影，超声（推荐）或MRI（推荐）[2,8-10]以识别白膜的撕裂[11]，或者鉴别白膜是否完好无损。MRI在诊断阴茎折断方面优于超声[12]。如果怀疑伴有尿道损伤，请按尿道损伤章节所述进行管理。

三、治疗

（一）动物咬伤

局部伤口处理取决于组织破坏的程度。抗生素应根据药物敏感性进行选择[13-15]。根据当地情况，咬伤的动物，伤口性质和攻击类型（激怒/非激怒），必须考虑到狂犬病病毒感染的可能性。老年人和免疫抑制患者应接种人狂犬病免疫球蛋白和人二倍体细胞疫苗[16,17]。

（二）人类咬伤

在人类咬伤的情况下，除了伤口处理外，应考虑病毒性疾病的传播的可能性，建议行乙型肝炎疫苗/免疫球蛋白和（或）免疫缺陷病毒（HIV）暴露后预防。有关详细信息，请参阅人体咬伤管理指南。

（三）阴茎钝器伤

疲软状态下的阴茎钝性创伤通常不会导致白膜撕裂。不伴有海绵体白膜破裂的性交后皮下血肿，不需要手术干预。在这些情况下，建议使用非甾体镇痛药和冰敷药处理即可[18]。

（四）阴茎折断

疲软状态下的白膜厚度约2 mm，而勃起状态时减少至0.25～0.5mm，因此勃起时更容易受到外伤[19]。当诊断为阴茎折断时，建议手术干预并缝合白膜。手术治疗可有效减少远期后遗症，且对患者的心理健康没有负面影响[20]。该方法通常通过冠状沟的包皮切口，使阴茎完全脱套。目前越来越多地使用局部纵行切口直达白膜破裂位置或者腹侧纵行切口[21]。如果怀疑并最终证实尿道创伤，在手术前需进行膀胱软镜检查来进一步定位尿道损伤的部位。应使用可吸收缝合线进行白膜缝合。

（五）阴茎贯通伤创伤

在阴茎贯通创伤中，对于Buck筋膜完整的浅表小损伤，建议采用非手术治疗[22]。对于严重阴茎穿透伤，建议进行手术探查和坏死组织清创术（推荐）。即使较严重的阴茎损伤，由于阴茎血供丰富，将损伤组织进行解剖性修复也可愈合[23]。

治疗原则是对失活组织进行清创，保留尽可能多的组织，彻底止血，在特定病例中进行尿流改道和去除异物。尽可能保留可能存活的组织，为后续手术做准备。如果需要二次手术修复，需根据损伤的类型和组织损伤的程度，一般在创伤后4～6周进行。

手术方法取决于损伤的部位和程度，选择冠状切口结合阴茎脱套通常可以提供良好的显露。首先应在反复冲洗后关闭白膜缺损。如果组织损失过多，可以同期应用补片进行修复或延期修复（选取自体隐静脉或异种移植物）。

生殖器皮肤的弹性可以弥补中度的阴茎皮肤缺失。然而，在严重皮肤缺失的损伤中却很难处理。在创伤后选用用于重建的组织需要提供良好的覆盖且适合重建。断层皮片移植可提供良好的覆盖率和可靠的重复性和耐用性。然而，断层皮片比全厚皮片挛缩更严重，因此应尽量减少使用断层皮片修复阴茎体的皮肤缺损。应使用厚度至少为0.4 mm的皮片，以减少挛缩的风险[23]。在重建时，全厚皮移植到阴茎体上可以减少挛缩，具有更好的美容外观和更好的性交时组织韧性[18]。供者部位可以取自腹部、臀部、大腿或腋窝，并根据外科医师的偏好和损伤模式进行选择。

（六）阴茎脱套伤

通常需要立即进行重建手术，恢复期功能。类似于阴囊的修复，首先要关闭伤口。因为转移皮瓣缺乏弹性或者缺少阴囊皮肤的时候，关闭伤口往往是有困难的。阴茎远端皮肤的淋巴回流损毁是比较少见的。如果发生这种情况，需要切除远端的皮肤，防止慢性严重性淋巴水肿。

阴茎脱套伤治疗的首要目的是保留阴茎的勃起功能，如果关闭伤口有困难的时候，需要在阴茎上覆盖全厚到中厚皮瓣进行覆盖。如果患者勃起功能障碍和老年人，一个网状分层皮肤瓣是可以接受的。

（七）严重撕脱伤和离断

急诊处理包括患者的复苏。如果患者复苏成功并没有其他部位的严重损害，则准备进行阴茎移植手术。对考虑进行阴茎再植手术的患者，应在阴茎截断后24小时内进行[24]。

截断的阴茎应用无菌生理盐水冲洗，用生理盐水浸湿纱布包裹，置于无菌袋中，浸入冰水中。阴茎不得与冰直接接触。应在阴茎残端留置压力敷料或止血带，以防止过多的失血。阴茎再植手术可以在非显微手术下完成，但是术后尿道狭窄的发生率更高，并且会丧失更多的感觉[25]。显微镜手术可以对阴茎海绵体和尿道进行准确对位和修复。随后，可以进行背侧阴茎动脉，背静脉和背神经吻合。海绵体动脉通常太小而不能吻合。筋膜和皮肤分层闭合，并放置尿管和耻骨上引流管。阴茎应在受伤后的最初24小时内重新植入。

如果无法找到截断的阴茎，或者不适合再植，那么应该在部分切除术时关闭末端。可以二期采用阴茎延长术来重建阴茎（如悬韧带切断和V-Y成形，具有分层厚度皮肤移植的阴茎头成形等）。对于留下非常小或无功能的阴茎残端，有时需要二期行阴茎重建手术，即阴茎成形术（桡动脉或耻骨）[24]。

（八）阴茎烧伤和会阴烧伤

需要转诊到烧伤中心，少部分需要隔离，通常会涉及身体的其他部位。会阴部的烧伤首先要去除所有衣物，快速和积极的液体和电解质补充，留置导尿管或耻骨上造瘘监测足够的尿量。评估包括完整体检、实验室评估尿液分析、破伤风预防、静脉注射抗生素，以及程度和深度的评估（推荐）。

（九）包皮系带损伤

一般来说，包皮系带损伤尤其是横断的时候，不主张原位缝合。因为原位缝合愈合之后，它仍然是系带过短的状态。最好行包皮系带成型。包皮系带成形是将包皮系带的近端横行切开，纵行缝合，相当于在近端延长包皮系带。感觉有张力的时候，可以在它的背侧进行纵行切开，然后再横行缝合，使两侧的包皮都有足够的余地，在勃起之后包皮系带不至于有过大的张力。

四、并发症

生殖器创伤并发症发生率很高，包括心理影响、勃起功能障碍、尿道狭窄和不孕症。在阴茎折断病史的患者中，高达20%出现术后并发症，手术后斑块或结节，阴茎弯曲和勃起功能障碍发生率分别为13.9%、2.8%和1.9%[2]。阴茎折断非手术治疗会增加并发症发生率，如阴茎脓肿，尿道破裂漏诊，阴茎弯曲及二期手术的持续性血肿[26]。非手术治疗后的晚期并发症中，阴茎纤维化和弯曲发生率为35%，勃起功能障碍发生率高达62%[3,26]。

推荐意见	推荐等级
在阴茎骨折的情况下排除尿道损伤	强烈推荐
手术治疗阴茎骨折，关闭白膜	强烈推荐

参考文献

[1] El-Bahnasawy MS, et al. Paediatric penile trauma. BJU Int, 2002, 90: 92-96.

[2] Amer T, et al. Penile Fracture: A Meta-Analysis. Urol Int 2016, 96: 315-329.

[3] Haas CA, et al. Penile fracture and testicular rupture. World J Urol, 1999, 17: 101-106.

[4] Nicolaisen GS, et al. Rupture of the corpus cavernosum: surgical management. J Urol, 1983, 130: 917-919.

[5] Tsang T, et al. Penile fracture with urethral injury. J Urol, 1992, 147: 466-468.

[6] De Luca F, et al. Functional outcomes following immediate repair of penile fracture: a tertiary referral centre experience with 76 consecutive patients. Scand J Urol, 2017, 51: 170-175.

[7] McGregor MJ, et al. Sexual assault forensic medical examination: is evidence related to successful prosecution? Ann Emerg Med, 2002, 39: 639-647.

[8] Karadeniz T, et al. Penile fracture: differential diagnosis, management and outcome. Br J Urol, 1996, 77: 279-281.

[9] Fedel M, et al. The value of magnetic resonance imaging in the diagnosis of suspected penile fracture with atypical clinical findings. J Urol, 1996, 155: 1924-1927.

[10] Pretorius ES, et al. MR imaging of the penis. Radiographics 21 Spec No, 2001, S283-298; discussion S98-99.

[11] Uder M, et al. MRI of penile fracture: diagnosis and therapeutic follow-up. Eur Radiol, 2002, 12: 113-120.

[12] Buckley JC, et al. Diagnosis and management of testicular ruptures. Urol Clin North Am, 2006, 33: 111-116, vii.

[13] Talan DA, et al. Bacteriologic analysis of infected dog and cat bites. Emergency Medicine Animal Bite Infection Study Group. N Engl J Med, 1999, 340: 85-92.

[14] Presutti RJ. Bite wounds. Early treatment and prophylaxis against infectious complications. Postgrad Med, 1997, 101: 243-244, 6-52, 54.

[15] Lewis KT, et al. Management of cat and dog bites. Am Fam Physician, 1995, 52: 479-85, 89-90.

[16] Dreesen DW, et al. Current recommendations for the prophylaxis and treatment of rabies. Drugs, 1998, 56: 801-809.

[17] Anderson CR. Animal bites. Guidelines to current management. Postgrad Med, 1992, 92: 134-136, 9-46, 49.

[18] Summerton DJ, et al. Reconstructive surgery in penile trauma and cancer. Nat Clin Pract Urol, 2005, 2: 391-397.

[19] Mydlo JH, et al. Urethrography and cavernosography imaging in a small series of penile fractures: a comparison with surgical findings. Urology, 1998, 51: 616-619.

[20] Penbegul N, et al. No evidence of depression, anxiety, and sexual dysfunction following penile fracture. International journal of impotence research, 2012, 24: 26-30.

[21] Mazaris EM, et al. Penile fractures: immediate surgical approach with a midline ventral incision. BJU

Int，2009，104：520-523.

［22］Phonsombat S，et al. Penetrating external genital trauma：a 30-year single institution experience. J Urol，2008，180：192-195；discussion 5-6.

［23］McAninch JW，et al. Major traumatic and septic genital injuries. J Trauma，1984，24：291-298.

［24］Virasoro R，et al. Penile Amputation：Cosmetic and Functional Results. Sex Med Rev，2015，3：214-222.

［25］Babaei AR，et al. Penile replantation，science or myth? A systematic review. Urol J，2007，4：62-65.

［26］Orvis BR，et al. Penile rupture. Urol Clin North Am，1989，16：369-375.

第六节　阴囊及内容物损伤

一、阴囊损伤

（一）概述、损伤类型、分级

阴囊损伤多见于15～40岁年龄阶段人群，约有5%的患者小于10岁。阴囊损伤可以是单纯皮肤软组织损伤，也可以是复合伤一部分。常合并睾丸损伤、阴茎损伤、会阴部损伤、尿道损伤、直肠损伤等。分为闭合性损伤和开放性损伤。

1.闭合性损伤　这是常见的损伤类型，包括撞击伤、挤压伤等。

2.开放性损伤　包括切割伤、刀刺伤、撕裂伤、火器伤、咬伤等。

国内多采用1996年美国创伤外科协会（AAST）将阴囊损伤分级（表18-5）。

表18-5　美国创伤外科协会（AAST）阴囊损伤分级

分级	内容
Ⅰ	阴囊皮肤挫伤
Ⅱ	阴囊皮肤撕裂小于阴囊皮肤直径25%
Ⅲ	阴囊皮肤撕裂大于等于阴囊皮肤直径75%
Ⅳ	阴囊皮肤撕脱＜50%
Ⅴ	阴囊皮肤≥50%

（二）临床表现

1.阴囊肿胀、疼痛、出血、皮肤淤血青紫等。

2.合并睾丸损伤时可出现疼痛性休克表现。

（三）诊断

1.有明确的外伤史，了解受伤机制和强度，若犬类咬伤需尽可能了解犬类健康状况。

2.疼痛与出血是阴囊损伤最主要的表现。开放性损伤多不易引起血肿，闭合性损伤可引起血肿，当出血发生于阴囊壁软组织中时，形成阴囊壁血肿。当出血积聚于鞘膜囊内形成鞘膜囊内积血，睾丸损伤时也可出现鞘膜囊内积血。

3.体格检查：闭合性损伤时可见阴囊皮肤瘀青，肿大的阴囊有明显触痛。开放性阴囊损伤时，见阴囊组织裂口、撕脱或活动性出血；阴囊壁的撕裂或缺失严重，可造成阴囊内容物裸露、损伤。开放性损伤常伴有伤口污染或伤口内有泥土、布片、弹片、玻璃渣等异物。

4.影像学检查

（1）B超及彩色多普勒超声：作为一项无创、简单、快捷的检查手段，对阴囊血肿的范围及有无内容物损伤具有极高的准确性。早期诊断对于急性闭合性阴囊损伤患者极为重要，可以指导选择正确的治疗方法[1-3]。

（2）X线：若考虑阴囊内有金属异物残留，可行X线拍片协助诊断。

（3）CT：具有分辨率高、不受阴囊损伤程度和类型限制的优点，对组织损伤评价更为准确，可用于急性期的检查诊断或作为补充检查手段[4]。

（4）MRI：对软组织分辨率高，对阴囊损伤的评价最准确。对阴囊各类疾病的诊断准确率达95%、敏感率92%、特异性97%，对于彩超与CT无法确诊者仍可明确诊断[5]。

（四）治疗

阴囊皮肤血供丰富、舒展性大、愈合能力强。因此针对不同的创伤分别采用相应的治疗措施。

1.阴囊闭合性损伤

（1）非手术治疗

1）对于单纯皮肤挫伤，阴囊壁小血肿采用卧床休息和提睾带提高阴囊，若合并血肿可局部压迫止血。

2）伤后24～48小时局部冷敷、镇痛等治疗。

3）48小时后改用热敷或物理疗法促进血肿吸收。

（2）手术治疗：对于较大及进行性增大的血肿和肉膜损伤应及时行手术治疗清除血块、彻底止血并充分引流。

2.阴囊开放性损伤

（1）手术治疗：由于阴囊组织疏松，容易感染，所以局部需严格消毒、清创、清除血肿及异物；彻底止血，切除失活的组织。尽可能将皮肤原位缝合覆盖阴囊内容物。由于阴囊皮肤弹性大而且容易愈合，即使剩余很少的皮肤时，也可以对其修复，使其恢复功能。修复时尽量注意保护含有脂肪的皮肤，对其破坏易导致血管丛的损伤甚至全层皮肤坏死[6]。阴囊创面用中厚皮片较皮瓣更有利于阴囊部位的散热，从而不影响阴囊的温度调节功能。若睾丸、附睾正常，阴囊皮肤完全撕脱而不能整复时，可先将睾丸、附睾埋藏于大腿内侧皮下组织中，3～6周后再行阴囊成形术，将睾丸复位于阴囊内[7]。

（2）常规注射破伤风抗毒血清，犬类咬伤还应该注射狂犬病疫苗。

（3）广谱抗生素、抗厌氧菌药物应用，控制伤口感染。

3.并发症的治疗及随诊

（1）鞘膜积血：早期可按闭合性损伤保守疗法处理，有慢性炎性反应鞘膜囊壁增厚硬化时可做鞘膜切除，对积血不多，鞘膜囊内压力不高，可采用间断穿刺排血；积血较多，压力较高，应手术彻底止血；伤后时间较长，血肿机化应手术切除，鞘膜积血有感染迹象时，亦应切开引流。

（2）血肿机化：若阴囊损伤后初期处理不彻底，较大的血块机化后压迫睾丸，致睾丸组织萎缩、疼痛剧烈可考虑切除。

二、阴囊其他内容物损伤

（一）概述

由于阴囊的保护作用，提睾肌反射及被覆纤维睾丸白膜，而且睾丸活动度大，阴囊其他内容物损伤的发生率低于阴囊皮肤损伤。常见原因多是直接暴力，多发生于15～40岁青壮年[8]。在所有损伤中，睾丸损伤仅占1%左右，睾丸损伤往往既发于钝性损伤或穿通伤。右侧睾丸损伤较左侧多见，可能与右侧睾丸位置较高易受挤压有关[9]，可并发附睾、精索、阴茎、尿道损伤、骨盆、会阴及直肠等损伤。

（二）病因

睾丸损伤的病因与病理分类如下。

1.闭合性损伤　占睾丸及阴囊其他内容物损伤的大部分，多由体育运动、交通事故、跌倒、球击伤等造成。外力将睾丸撞击至耻骨或两大腿之间造成睾丸损伤。分为挫伤、破裂、破碎和睾丸脱位4种病理类型。

2.开放性损伤　如刀伤、刺伤、战伤、贯通伤等，少见。睾丸及阴囊其他内容物均有程度不等的直接创伤，可有白膜破裂、睾丸实质受损及出血。

3.医源性损伤　行睾丸穿刺、睾丸活检或阴囊手术时可直接导致睾丸及阴囊其他内容物损伤。这类损伤多属局部伤，一般不致造成睾丸萎缩等严重后果。

国内多采用美国创伤外科协会（AAST）的睾丸损伤分级方法表18-6。

表18-6　美国创伤外科协会（AAST）睾丸损伤分级

分级	内容
Ⅰ	睾丸白膜挫伤/血肿
Ⅱ	睾丸白膜裂伤
Ⅲ	睾丸白膜裂伤伴<50%实质损失
Ⅳ	睾丸白膜大面积撕裂，实质损失≥50%
Ⅴ	睾丸完全破坏或撕裂

（三）临床表现

1.剧痛伴有恶心、呕吐　睾丸受外力撞击后引起剧烈的疼痛并向大腿根部与下腹部放射，同时伴恶心、呕吐。这种剧痛在约20%的病例中导致疼痛性休克。

2.睾丸、附睾肿大及触痛　体检时可见阴囊皮肤有瘀斑，阴囊、附睾肿大，伤侧睾丸肿大，触痛明显，睾丸、附睾界限可能扪不清。睾丸挫伤及白膜破裂伤均可能有上述体征，有时难以鉴别诊断。

3.精索闭合性损伤　可引起精索血肿，开放性损伤可引起精索撕裂、断裂。

4.阴囊空虚　检查发现阴囊空虚，却在腹股沟管、会阴部，扪及明显触痛的球形肿块应考虑睾丸脱位，但应与隐睾相鉴别。

（四）诊断

1. 病史　无论闭合性或开放性损伤均有明确的直接暴力外伤史。

2. B型超声及彩色多普勒超声检查　能准确显示阴囊内组织血流信号，清晰显示组织器官内较小病灶[10]。有利于早期明确诊断及临床分型，为睾丸及阴囊其他内容物损伤提供治疗依据；且价格便宜、无创安全、快捷方便、可重复操作，是睾丸损伤早期的首选检查，临床诊断睾丸破裂的符合率达90%～100%[11]。术中诊断与术前诊断结果，敏感性为96.8%，特异性97.9%[12]。但超声检查也有一定局限，阴囊血肿较大时睾丸损伤较难诊断分型[13]，对伴有精索和附睾损伤时，诊断亦较为困难。

3. CT检查　作为一项简单、快速检查方法，具有高分辨率、不受阴囊损伤程度及类型限制等优点。对组织损伤评价更为准确，对睾丸损伤的诊断率高达100%[14]，对于临床对比观察具有重要指导意义。此外，CT对于开放性损伤、腹部合并伤以及触痛不配合患者具有独特优势[15]。

4. MRI检查　越来越多地用于阴囊损伤的诊断，对软组织分辨率高，并可多方位、多序列扫描及无辐射，对白膜的观察最具优势，对阴囊损伤的评估最精确，对于彩超与CT无法确诊患者仍可明确诊断[31]。

（五）治疗

睾丸及阴囊其他内容物损伤的治疗原则首先是镇痛，纠正疼痛性休克，减轻睾丸内张力和控制出血；清创时尽可能保留睾丸组织，只有当精索动脉断裂或睾丸破裂严重，估计无法保留时方可切除睾丸。

1. 闭合性损伤

（1）睾丸、附睾挫伤：可采取非手术治疗，卧床休息、镇痛、睾丸托固定、局部冷敷以减轻睾丸张力及出血[16]。

（2）睾丸白膜裂伤：无论血肿范围大小，均应尽早手术探查[17]。早期手术干预是治疗的关键，可明显降低睾丸切除率[18]。因此，无论是开放性损伤还是闭合性损伤均应在72小时内急诊手术探查，提高睾丸生存率[19]。

（3）睾丸破裂：当外力至少大于50kg力时才能造成睾丸破裂[20]，约有一半闭合性阴囊损伤会导致睾丸破裂[21]。主要是由于受到外力作用后睾丸撞击耻骨联合，损伤睾丸白膜后而发生破裂，睾丸部分破裂时可清除坏死组织、彻底止血，缝合白膜。白膜破裂、

清创后缺损较大时可用鞘膜覆盖。睾丸完全破裂无法修复时可切除。

（4）睾丸脱位：睾丸脱位分外脱位和内脱位。睾丸脱位至腹股沟皮下、阴茎根部、会阴部为外脱位；睾丸至腹股沟管、股管、腹腔内为内脱位。创伤性睾丸脱位的发生概率很小，双侧同时发生脱位约占1/4[22]；约50%位于腹股沟及皮下外环处[23]。对位于腹股沟皮下阴茎根部、会阴部脱位在局部水肿不明显时可手法复位[24]，但手法复位有一定风险，主要是睾丸脱位常合并睾丸精索扭转[25]，因此复位后及时复查彩色多普勒超声，了解睾丸血供情况。手法复位失败或脱位至腹股沟管内、股管，腹腔内均应尽快施行开放手术复位。如手术探查注意睾丸血液循环和精索位置，如发现合并睾丸白膜破裂则行修补术，睾丸复位后加以固定。

（5）睾丸扭转：睾丸扭转时间短，局部肿胀不严重时，首先试行手法复位，先顺时针旋转，若睾丸能回纳阴囊疼痛减轻、睾丸彩超提示血供恢复，表示复位成功；若疼痛加重睾丸不能回纳阴囊，再逆时针旋转复位（可选）。若睾丸扭转超过8～12小时，或局部肿胀、疼痛加重，应行开放手术探查，视睾丸生机而决定是否行睾丸切除术。

2. 开放性损伤　清除坏死组织和异物，大量生理盐水冲洗脱出的睾丸，再正位还纳，缝合阴囊，放置引流。合并精索动脉损伤时，如果睾丸损伤不重尚可保留，局部污染不严重可用显微外科技术修复或血管移植；对只能行睾丸切除的病例若能保留一部分睾丸白膜也有临床意义。因为紧贴白膜的睾丸组织仍有许多分泌雄激素的细胞，能保留内分泌功能。

（六）睾丸损伤的预后及随诊

无论何种类型睾丸损伤，采用何种治疗方式，建议在患者痊愈后3～6个月严密观察随访，注意伤侧睾丸的形态、睾丸的大小及质地的大小，定期行B型超声或彩色多普勒超声波检查，观察睾丸内部实质和血流情况，并予以相应治疗。

若发生外伤性睾丸炎、外伤后睾丸鞘膜纤维化、外伤后睾丸缺血而致睾丸萎缩，应告知患者尽早切除萎缩的睾丸，因为萎缩睾丸的血睾屏障已被破坏引发自身免疫反应，可累及未受损伤的正常睾丸，造成精子质量改变或免疫性不育。

参考文献

[1] Corraies JG，et al. Accuracy of ultrasound diagnosis

after blunt testicular trauma. Urol, 1993, R150（6）: 1834-1836.

［2］Martinez-Pineiro L, et al. Value of testicular ultrasound in the evaluation of blunt scrotal trauma with-out haematocele. Br J Urol, 1992, 69（3）: 286-290.

［3］戎文忠. 彩色多普勒超声在扭转诊断中的应用. 医用医技杂志, 2012, 19（2）: 146-147.

［4］Parker RA 3rd, et al. MR Imaging of the penis and Scrotum. Radiographics, 2015, 35（4）: 1033-1050.

［5］Mohrs OK, et al. MRI of patient with suspected scrotal or testicular lesions: diagnostic vauce in daily. American Journal of Roentgenology, 2012, 199（3）: 609-615.

［6］Mc aninch JW, et al. Trauma, 1984, 24（4）: 291-298.

［7］AJ Wein, et al. 郭应禄, 周利群译. 坎贝尔-沃尔什泌尿外科学（第9版）. 北京: 北京大学出版社, 2009, 2786-2789.

［8］Bauer NJ. Case report: Traumatic unilateral testicular rupture. Int J Surg case Rtp, 2016, 25: 89-90.

［9］Pogorelic Z, et al. Management of testicular rupture after blunt trauma in children. Pediatric Surgery International, 2011, 27（8）: 885-889.

［10］张新平. 高频彩色多普勒超声诊断阴囊闭合性损伤的临床价值. 临床医学研究与实践, 2015, 28（36）: 121-123.

［11］黄芳. 高频彩超超声分型在临床治疗阴囊闭合性损伤的价值. 医学信息, 2016, 1（12）: 11-12.

［12］Kozacioglu Z, et al. Long-term significance of the number of hours until surgical repair of penile fractures. Urol Int, 2011, 87（1）: 75-79.

［13］Hedayati V, et al. Contrast-enhanced ultrasound in testicular trauma: role in directing exploration. debridement and orgasalvage, 2012, 85（1011）: e65-68.

［14］丁长青, 等. 阴囊闭合性损伤的CT与MRI诊断价值. 现代仪器与医疗, 2013, 19（6）: 19-21.

［15］祝莹, 等. 睾丸损伤的计算机断层扫描成像表现及临床价值分析. 中国性科学, 2015, 24（1）: 13-16.

［16］董才华, 等. 睾丸挫伤26例临床分析. 中国社区医师, 2010, 12（260）: 100-101.

［17］Shenfeld OZ, et al. The incidence and cause of erectile dystunction after pelvic fractures associated with posterior urethral disruption. Urology, 2003, 169（6）: 2173-2176.

［18］Freehill MT, et al. presumed-testicular rupture duringa college baseball game: a case reporl and review of the foron-field recognition and management. Sports Health, 2015, 7（2）: 177-180.

［19］Liguori G, et al. Fertility preservation after bilateral severe testicular trauma. Asian J Androl, 2014, 16（4）: 650-651.

［20］吴阶平. 泌尿外科. 济南: 山东科学技术出版社, 1993, 927.

［21］Cass AS, et al. Testicular injuries. Urology, 1991, 37（6）: 528-530.

［22］Nagarajan VP, et al. Traumatic dislocation of testis. Urologu, 1983, 22（5）: 521-524.

［23］Schwarts SL, et al. Dislocation of the testis as a deloyed presenyion of scrotal trauma. J Urol, 1994, 43（5）: 743-745.

［24］Singer M, et al. Traumatic dislocation of the testicle. Urol, 1990, 35（3）: 310.

［25］Gimbergues P, et al. Traumatic dislocation of the testis report there cases. Prog Urol, 1999, 9（2）: 322-326.

附录1 创伤院内评分

院内评分方法以解剖诊断为主, 主要用于评价伤情, 比较研究, 预测结局。目前国际上所用的院内创伤评分法均以不同部位解剖损伤程度的简明损伤定级法（abreviated injury scale, AIS）为基础, 由AIS派生的损伤严重度评分（injury severity score, ISS）亦应用极广。

一、简明损伤定级法（AIS2005）

AIS将人体划为头、面、颈、胸、腹和盆腔、颈椎、胸椎、腰椎、上肢、下肢、体表11个部位（附表18-1）。按组织器官解剖损伤程度, 规定了每处损伤1～6分的标准, 将AIS值逐项记录。AIS≥3分为重度损伤, 6分属几乎不能救治的致死性损伤。生命威胁小的器官如胃、小肠、大肠和膀胱等的最高分值<4分。

第一位数代表体区: AIS将人体一共分为9个区, 用1～9分别代表头、面、颈、胸、腹部和盆腔、脊柱、上肢、下肢、体表（仅指损伤资料缺乏部位的皮肤皮下组织伤以及烧伤等, 例如"全身擦伤""多处皮肤撕裂伤"等, 而"腹部皮肤损伤"则归入5区）。例如: 首位为4表示胸部损伤。

第二位数代表解剖类型: 用1～6分别代表: 全区域、血管、神经、器官（包括肌肉/韧带）、骨骼、LOS（头伤者意识丧失 loss of consciousness）。

第三、四位数: 具体受伤器官代码。该区各个器官按照英文名词的第一个字母排序, 序号为02～99）。

第五、六位数: 表示具体的损伤类型、性质或程度（轻重顺序）。

附表18-1 具体数字的含义

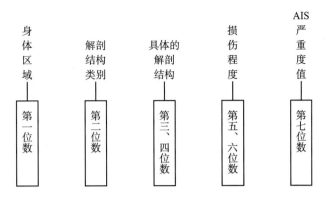

身体区域（第一位数）

1	头部	6	脊柱
2	面部	7	上肢
3	颈部	8	下肢
4	胸部	9	未指明的部位
5	腹部及盆腔		

解剖结构类别（第二位数）

1 全区域

2 血管

3 神经

4 器官（包括肌肉/韧带）

5 骨骼（包括关节）

6 头—LOC*

具体解剖结构或损伤性质（第三、四位数）

01.全区域

02 皮肤 擦伤

04 挫伤

06 撕裂伤

08 撕脱伤

10 断肢

20 烧伤

30 压榨伤

40 脱套伤

50 损伤—NFS

60 穿通伤

90 非机械伤

2.头部—LOC*

02 LOC的持续时间

04, 06, 08 意识水平

10 脑震荡

3.脊柱

02 颈椎

04 胸椎

06 腰椎

血管、神经、器官、骨、关节都从02开始用二位数字顺序排列

损伤程度（第五、六位数）

从02开始，用二位数字顺序编排以表示具体的损伤

00 表示严重度未指明的损伤（NFS）或表示该解剖结构在AIS—90手册中只有一项条目为损伤

99 表示损伤性质或严重度都不明者

*LOC.意识丧失；NFS.未进一步指明

二、损伤严重度评分法（injury severity score，ISS）

ISS即身体3个最严重损伤区域的最高AIS分值的平方和（附表18-2）。用公式表示为：ISS = max AIS² + 2rd AIS² + 3rd AIS²

ISS评分是根据AIS评分而来的，因此，首先要有准确的AIS评分值。本评分方法将全身划为六个区域：头或颈；面部；胸部；腹部或盆腔；四肢或骨盆；体表。头、颈损伤包括脑或颈髓损伤、颅骨或颈椎骨折。窒息归入头部。面部损伤包括五官和颌面骨骼损伤。胸、腹和盆腔损伤包括其内的所有脏器伤。胸部伤包括膈肌、肋骨架和胸椎损伤。腰椎损伤纳入腹部或盆腔损伤内。溺水归入胸部损伤。四肢、骨盆

或肩胛带损伤包括扭伤、骨折、脱位和断肢，但除外脊柱、颅骨和肋骨架损伤。体表损伤包括撕裂伤、挫伤、擦伤和烧伤。无论其发生于什么部位，体温过低和高压电击伤归入体表。

附表18-2 ISS评分计算

ISS区域	损伤	AIS编码	最高 AIS	AIS平方
头或颈部	大脑挫伤	140602.3		16
	颈内动脉完全横断	320212.4	4	
面部	耳撕裂伤	210600.1		
胸部	左侧3、4肋骨骨折	450420.2		
腹部	腹膜后血肿	543800.3	3	9
四肢	股骨干骨折	851800.3	3	9
体表	多部位擦伤	910200.2		

ISS评分值＝34

ISS 分值的有效范围为 1～75。一般将 ISS＝16 作为重伤的解剖标准。ISS法侧重于对多发伤的综合评定，评估总的解剖损害，可直接应用于临床，事实上SS是迄今为止运用最广的院内创伤评分法。

附录2　火器伤（firearm injury）

一、概述

（一）基本概念

1.火器　指以火（炸）药爆炸或推进剂燃烧为动力，高速发射弹丸、弹片、弹珠等投射物的武器，如枪、炮、手榴弹、地雷、炸弹等。

2.火器伤　指火器发射的投射物击中人体所导致的损伤，包括弹丸伤和弹片伤。在战争期间，各种火器伤皆可遇到，在和平时期，由弹头或爆炸物所致损伤，常见于他杀、自杀和意外事件。

（二）投射物能量传递及致伤机制

1.直接切割和挤压　投射物击穿组织后，在其前进和与组织接触的过程中，当作用于局部组织应力超过组织应力阈值时，产生组织切割和挤压，形成原发伤道。

2.瞬时空腔　投射物高速射入人体，向弹道周围组织急剧传递的动能转化为压力波，加速推动局部组织，形成比投射物直径大10～20倍的空腔。空腔可造成伤道周围组织的广泛挫伤，甚至导致距离伤道较远的血管、神经和骨骼损伤。

3.冲击波　冲击波是一种不连续峰在介质中的传播，这个峰导致介质的压强、温度、密度等物理性质的跳跃式改变。可引起远离伤道的神经损伤，伤道周围约1/3的组织损伤可能与冲击波作用有关。

4.热效应　高温的弹头、破片可造成组织灼伤，细胞破坏，蛋白凝固。

（三）创伤弹道的病理特点

1.伤道形态分类

（1）贯通伤：指伤道既有入口又有出口者。

（2）盲管伤：指伤道只有入口而无出口者。

（3）切线伤：指投射物沿体表切线方向穿过，形成浅表沟槽状伤道者。

（4）反跳伤：指入口和出口集中于一点的浅表伤口。

2.伤道病理分区

（1）原发伤道区：为投射物直接击穿组织或脏器后所残留的不规则腔隙。

（2）挫伤区：紧邻原发伤道的区域，为投射物动能向伤道周围侧向传递，瞬时空腔形成中高度挤压、牵拉肌肉组织发生挫伤的区域。

（3）震荡区：伤后早期与挫伤区分界不清，数天后因炎症反应明显可分清。目前认为改善震荡区的血液供应为火器伤初期外科处理的重点之一。

（四）火器伤伤情特点

1.损伤严重，污染广泛。

2.伤道复杂，盲管伤多见。

3.多处伤和多发伤增多。

4.伤道外损伤（远达效应）多见。

二、肾火器伤

（一）病理特点

肾脏弹道伤系开放性肾损伤，肾脏常呈碎裂性损伤。若伤道从肾旁经过，根据肾脏距伤道的远近，可发生肾破裂、鞭裂，大小不等的血肿和出血点等间接性损伤，甚至能使远离伤道1～2cm的肾组织的生理功能受到不同程度的损伤。

（二）诊断

1. 症状与体征

（1）血尿：多为肉眼血尿。

（2）疼痛：伤侧腰部或上腹部疼痛，严重者有腰肌紧张或强直；血尿伴血块可出现肾绞痛；合并腹腔脏器伤可有腹膜刺激征。

（3）腰部肿块：由于肾周血肿和（或）尿外渗引起。

（4）血压下降甚至休克。

（5）合并伤：以肝、脾伤最常见，消化道损伤也较常见；其次为骨骼及脑、胸部损伤。

2. 损伤程度和范围的判断

（1）超声检查：常出现以下超声声像图。①肾脏周围出现液性无回声区；②伤肾影增大；③肾包膜中断；④肾实质回声不均；⑤集尿系统移位等。

（2）腹部X线平片：可了解有无金属异物及其部位；可见伤侧肾影模糊不清、膈肌升高，肠袢阴影向对侧移位，腰大肌影不清晰、脊柱向伤侧弯曲及合并下位肋骨或腰椎横突骨折等征象；如腹部空腔脏器有破裂，可见膈下游离气体。

（3）静脉肾盂造影：①肾深度裂伤，有肾盂或肾盏破裂，可见造影剂外溢；②肾盂肾盏、输尿管内充盈缺损，多因肾深度裂伤，集尿系统内有血块积聚；③肾碎裂伤、肾血管损伤、肾动脉栓塞后，伤肾功能受到严重抑制，可不显影。

（4）CT检查：增强扫描可显示双侧肾功能，并能同时发现腹腔其他脏器损伤。

（三）治疗

肾脏火器伤应及时手术探查，处理肾损伤及合并伤，以更好地保留肾脏功能。

1. 急救：先是抗休克处理，迅速建立有效的输液通道，快速输血输液，补充有效循环血量。在抗休克过程中，尽快判明肾损伤及其他脏器伤的情况，以便按轻重缓急正确处理。

2. 应用止血药，预防性应用抗生素，可适当给予镇痛药物。

3. 手术治疗

（1）手术治疗原则：肾火器伤一般为开放性肾损伤，这类损伤多伴有胸或腹部其他脏器伤，且感染的发生率较高，原则上均应行手术探查。

（2）手术注意事项：①切口选择。术前确诊无腹腔脏器损伤，对侧肾脏完好，手术目的仅单纯处理伤肾或只切开引流者，可经腰切口，否则以经腹切口为宜。②手术要点。取腹正中切口或旁正中切口，严重肾出血者，首先处理伤肾；反之，则先处理腹腔内其他脏器损伤。处理肾脏时，应先控制伤肾的肾动脉，制止出血后，打开肾周筋膜，清除肾周血肿及尿外渗、金属异物、骨折片及已游离的坏死组织，然后仔细检查伤肾，决定伤肾的手术方式。

4. 手术方式

（1）肾切除术：适应证为肾严重碎裂伤，确实无法修补者；严重肾血管损伤，无法修补或重建者；肾内血管已有广泛血栓形成，肾血供障碍无法恢复者；肾损伤后感染、坏死及继发性大出血者；伤肾失活组织多，易发生感染、坏死，对侧肾脏完好者。

（2）肾脏裂伤修补术：适用于肾脏裂伤范围比较局限，整个肾脏血供无障碍者。

（3）肾脏套包术：适用于肾脏有多数裂伤，修补有困难，但整个肾脏血供尚正常者；或双侧肾脏同时受伤无法修补而又需保存者，或孤立肾的挫裂伤等。

（4）肾脏部分切除术：适用于损伤限于肾上极或下极又无法修补者。

（5）肾血管修补或肾血管重建术：如有肾蒂血管撕裂、断裂、内膜损伤、血栓形成等情况，可酌情修补血管、血管重建，或行肾自体移植术。

（6）单纯肾周引流术：仅适用于肾脏广泛裂伤，又处于设备及血源不足情况之下，无法施行较复杂手术者；肾损伤并有尿外渗，创口污染严重或已并发感染者。

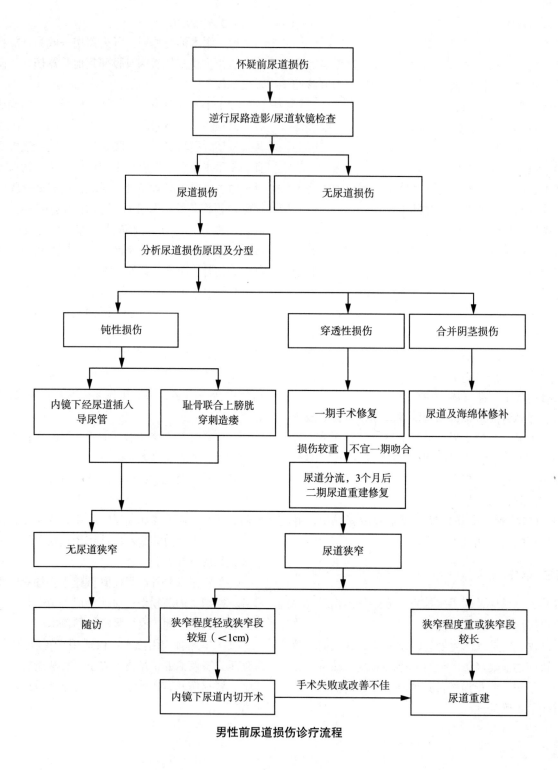

男性前尿道损伤诊疗流程

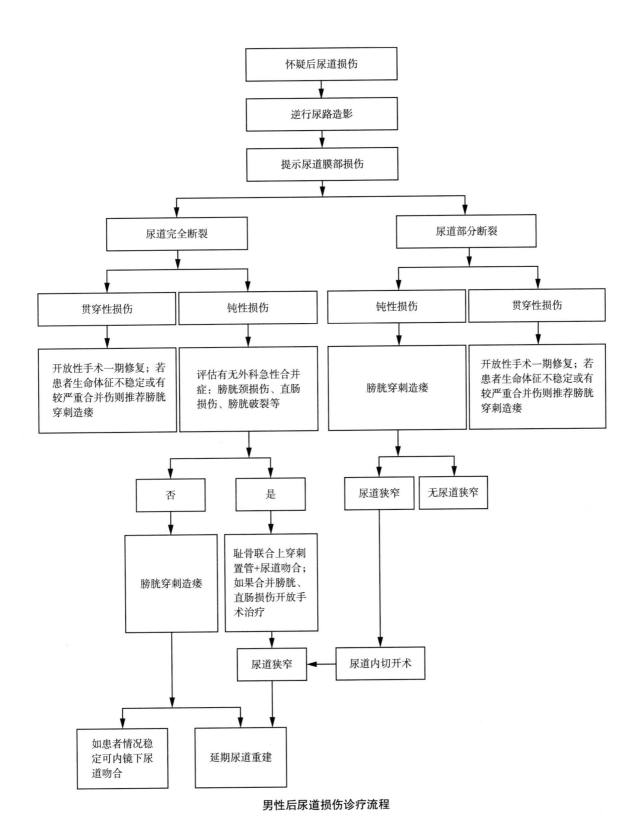

男性后尿道损伤诊疗流程

肾脏囊性疾病诊断治疗指南

肾脏囊性疾病是指在肾脏出现单个或多个内含液体的良性囊肿的一大组疾病分类，临床上非常常见[1]。肾脏是易患囊肿的器官，尽管不同的囊肿组织学上相似（如镜下观和大体观），它们的数量、部位和临床特征却不一样。一些肾囊肿是由与肾单位连接的小管和集合管扩张而来；一些囊肿为球形或者纺锤形，类似于憩室，位于肾单位的不同位置；其他囊肿可能和肾小球、肾小管和肾盏相通或不通，或者是最初相通而后来不通[2]。囊肿发生部位可以是肾皮质、髓质、皮髓质或在肾脏内呈弥散分布；可以双侧发病，也可单侧发病。有些囊肿是发育不良的一种表现，此时常伴有发育不全的其他表现[3]。

肾脏囊性疾病以单纯性肾囊肿和多囊肾最为常见。单纯性肾囊肿绝大多数为非遗传性疾病，占囊性肾疾病的70%左右。多囊肾为遗传性疾病，分为常染色体显性及隐性遗传两种[4,5]。根据病因不同，通常将肾囊性疾病分为遗传性和非遗传性两大类，然后再根据临床、影像、病理来进一步细分（表19-1）。

参 考 文 献

[1] Bisceglia M，et al. Renal cystic diseases: a review. Adv Anat Pathol，2006，13（1）: 26-56.

[2] Avner ED，et al. Renal cystic disease: new insights for the clinician. Pediatr Clin North Am，2006，53（5）: 889-909.

[3] Guay-Woodford LM. Renal cystic diseases: diverse phenotypes converge on the cilium/centrosome complex. Pediatr Nephrol，2006，21（10）: 1369-1376.

[4] Bergmann C，et al. Polycystic kidney disease. Nat Rev Dis Primers，2018，4（1）: 51.

[5] Wilson PD. Polycystic kidney disease. N Engl J Med，2004，350（2）: 151-164.

表 19-1　肾脏囊性疾病分类

遗传性	常染色体隐性遗传多囊肾（幼儿型）
	常染色体显性遗传多囊肾（成人型）
	肾单位衰弱症（常染色体隐性遗传）
	常染色体显性遗传肾小管间质肾病
	先天性肾病（家族性肾病综合征）（常染色体隐性遗传）
	家族性肾发育不全性肾小球囊肿性肾病（常染色体显性遗传）
	多发畸形综合征伴肾囊肿
	VHL病（常染色体显性遗传）
	结节性硬化（常染色体显性遗传）
非遗传性	多囊性肾发育不良
	囊性肾瘤
	单纯性肾囊肿（少数具常染色体显性遗传倾向）
	髓质海绵肾（少数具遗传性倾向）
	散发肾小球囊肿疾病
	获得性肾囊肿疾病
	肾盂旁囊肿
	肾窦囊肿
	肾盏憩室

第一节　肾脏囊性疾病的Bosniak分级

一、Bosniak分级介绍

Bosniak肾囊肿的分类是最初在1986描述的，后来又进行了更新，增加了一个名为ⅡF的新类别[1,2]。虽然它最初是用计算机断层成像（CT）来描述的，但现在有了其他方法，如磁共振成像（MRI）、超声（US）或对比增强超声（CEUS），被用来帮助更好地描述这些病变[3-7]。如今Bosniak分级已被影像科及泌尿外科广泛接受。

二、Bosniak分级及管理建议

1. Bosniak Ⅰ级　Bosniak Ⅰ级为单纯肾囊肿，该级为大多数腹部影像学所检出的肾病变类型[8]。这些病变的特点是其规则的轮廓和境界清楚的肾实质。它们不含任何分隔物或钙化物，CT呈均匀分布并无强化表现。这些改变在超声也容易发现，通常是薄壁光滑，无回声，后壁回声增强[2,5]。该级别没有恶性潜能，因此也没有随访需要（证据等级3级；推荐等级B）。只有当囊肿出现症状（即出血、反复感染或疼痛）时，才需要进行干预，在这种情况下，治疗方案包括经皮穿刺治疗（引流＋/-注入硬化剂）或外科手术（证据等级3级；推荐等级B）[9]。

2. Bosniak Ⅱ级　相对于Ⅰ级而言，该级别的囊肿较为复杂。它们可能有薄的间隔（＜1 mm），也可能有一些钙化（通常是1～2 mm的小钙化灶，呈线状，出现在囊壁上或分隔上）[10]。小的高密度囊肿（直径＜3 cm，CT值＞20 HU）也属于此类。在CT上无明显强化[11]。

此类大多数被认为是良性的，约11%通过手术病理发现是恶性的，但这被认为是高估了其恶性风险，值得注意的是大部分研究中是在增加Bosniak ⅡF级别之前发表的。即使是恶性的，大多数症状都是比较温和的。因此，类似于Bosniak Ⅰ级别囊肿，并没有必要对正确分类的Bosniak Ⅱ级别的囊肿采取后续行动（证据等级3级；推荐等级C），除非出现症状（证据等级3级；推荐等级B）。如果对影像学上的分级有怀疑，应该视为ⅡF级进行治疗管理。

3. Bosniak ⅡF级　在Ⅱ级和Ⅲ级之间，潜在的恶性风险差别很大。分别为0%～5%和50%左右。

为了进一步阐明，发展出Ⅱ级的一个子类别ⅡF。该级别的囊肿代表中等复杂点的囊性病变，无法归为Ⅱ级或Ⅲ级。它们可能含有较多薄的分隔或稍增厚，但分隔光滑。同时也可能有厚的或者结节样钙化，但在CT上无明显强化。当高密度的囊肿超过3 cm且CT值＞20 HU时也归为此类[12-14]。

在此级别中，根据文献报道，约27%经手术治疗的病灶为恶性，也就是说此级别中大部分为良性。由于相对于Ⅰ级和Ⅱ级而言，ⅡF级的潜在恶性风险较大，因此要求随访（证据等级3级；推荐等级B）。随之时间推移，近15%的ⅡF级会演变为Ⅲ级，甚至Ⅳ级[4,12,13,15,16]。其进展演变主要发生头两年，较少发生5年后[16]。目前尚未明确该级别进展的模式，因此也无证据推荐其后续随访影像学检查的时间限制。鉴于这些病灶的低转移潜能（如果是恶性的），在第1年每6个月进行一次增强扫描或MRI是较为合理的（证据等级4级；推荐等级D）。如果囊性病变没有进展，以后每年随访1次，至少观察5年（证据等级4级；推荐等级D）。

4. Bosniak Ⅲ级　这类囊性病变包括多种囊性病变，其恶性和良性之间的鉴别不能通过影像学可靠地做出[2]。它们表现为囊壁不规则、增厚以及囊壁结节化，也可以显示强化的分隔（通常是多个），并且是不规则增厚和（或）钙化。这些囊肿中有很大一部分被认为是恶性的，较大的病变比小的病变更有可能恶性[17,18]。

目前已有的证据表明，通常建议此级别的病灶行手术切除治疗（证据等级3级；推荐等级B）。相关数据表明，如果允许，一般选用肾脏部分切除术[19]（证据等级2级；推荐等级B）。如依从性好、手术风险大、预期寿命短的患者可以主动检测，非手术治疗。但是当出现囊性病变从Ⅲ级进展到Ⅳ级、实质结节成分超过3 cm或结节数量快速增多，此时则应该积极干预（证据等级4级；推荐等级D）。对于囊性病变较小的Ⅲ级患者，如不耐受手术且依从性差，可采用射频消融（证据等级3级；推荐等级C），但是目前尚缺乏大量文献数据支持。

5. Bosniak Ⅳ级　Ⅳ级囊肿具有与Ⅲ级囊肿具有相似的特征。它们通常表现为厚而不规则的囊壁和（或）粗大、结节状增厚的分隔，另外还能在囊壁或分隔附近观察到增强的软组织成分。这类病变应视为恶性病变，直至其他情况得到证实[2,15,20]。

这一类别中的大多数病变是恶性的，超过80%～90%的Bosniak Ⅳ级病变是囊性肾癌。基于这一级的恶性倾向，通常建议手术切除治疗（证据等级3级；推荐等级B）。根据数据表明，如果允许，一般选用肾脏部分切除术（证据等级2级；推荐等级B）。然而，大多数恶性囊肿被认为具有低转移潜能，因此，在特定的情况下可以考虑非手术的管理方案（证据等级4级；推荐等级D）。

Bosniak分级见表19-2。

表19-2　肾脏囊性疾病的Bosniak分级

Bosniak分级	影像学特征
Bosniak Ⅰ级（单纯性）	通常圆形或椭圆形 轮廓规则，境界清楚 均质，没有分隔、钙化，CT无强化表现 超声容易发现，通常是薄壁光滑，无回声，后壁回声增强
Bosniak Ⅱ级（良性）	有薄的分隔（<1 mm） 较好的钙化（通常是小的、线性的，囊壁上或分隔上） 小的高密度囊肿（<3 cm；CT值>20 HU） 在CT上无明显强化
Bosniak ⅡF级（随访性）	不能明确归为Ⅱ级或Ⅲ级 分隔光滑，薄的分隔数量增多或分隔轻微增厚 厚的或者结节样钙化，但是没有明显强化 大的高密度囊肿（>3 cm；CT值>20 HU）
Bosniak Ⅲ级（拟恶性）	厚而不规则的囊壁和（或）者囊壁结节化 不规则、增厚和/或者钙化的分隔 分隔可有强化
Bosniak Ⅳ级（恶性）	囊壁增厚 分隔毛糙，出现结节样的增厚 除了分隔和囊壁强化外，囊内有增强的软组织成分

说明：ⅡF中的F代表Follow-up（随访）

参考文献

[1] Marumo K, et al. Incidence and growth pattern of simple cysts of the kidney in patients with asymptomatic microscopic hematuria. Int J Urol, 2003, 10（2）: 63-67.

[2] Bosniak MA. Diagnosis and management of patients with complicated cystic lesions of the kidney. AJR Am J Roentgenol, 1997, 169（3）: 819-821.

[3] Clevert DA, et al. Multislice computed tomography versus contrast-enhanced ultrasound in evaluation of complex cystic renal masses using the Bosniak classification system. Clin Hemorheol Microcirc, 2008, 39（1-4）: 171-178.

[4] Ellimoottil C, et al. New modalities for evaluation and surveillance of complex renal cysts. J Urol, 2014, 192（6）: 1604-1611.

[5] Nicolau C, et al. Renal complex cysts in adults: contrast-enhanced ultrasound. Abdom Imaging, 2011, 36（6）: 742-752.

[6] Graumann O, et al. Characterization of complex renal cysts: a critical evaluation of the Bosniak classification. Scand J Urol Nephrol, 2011, 45（2）: 84-90.

[7] Park BK, et al. Assessment of cystic renal masses based on Bosniak classification: comparison of CT and contrast-enhanced US. Eur J Radiol, 2007, 61（2）: 310-314.

[8] Marumo K, et al. Incidence and growth pattern of simple cysts of the kidney in patients with asymptomatic microscopic hematuria. Int J Urol, 2003, 10（2）: 63-67.

[9] Agarwal MM, et al. Surgical management of renal cystic disease. Curr Urol Rep, 2011, 12（1）: 3-10.

[10] Israel GM, et al. An update of the Bosniak renal cyst classification system. Urology, 2005, 66（3）: 484-488.

[11] Warren KS, et al. The Bosniak classification of renal cystic masses. BJU Int, 2005, 95（7）: 939-942.

[12] Graumann O, et al. Evaluation of Bosniak category IIF complex renal cysts. Insights Imaging, 2013, 4（4）: 471-480.

[13] Hindman NM, et al. Follow-up for Bosniak category 2F cystic renal lesions. Radiology, 2014, 272（3）: 757-766.

[14] Weibl P, et al. Complex renal cystic masses: current standards and controversies. Int Urol Nephrol, 2012, 44（1）: 13-18.

[15] El-Mokadem I, et al. Progression, interobserver agreement, and malignancy rate in complex renal cysts（≥Bosniak category IIF）. Urol Oncol, 2014, 32（1）: 24.

[16] O'Malley RL, et al. Bosniak category IIF designation and surgery for complex renal cysts. J Urol, 2009, 182（3）: 1091-1095.

[17] Oh TH, et al. The role of Bosniak classification in malignant tumor diagnosis: a single institution experience. Investig Clin Urol, 2016, 57（2）: 100-105.

[18] Goenka AH, et al. Development of a clinical prediction model for assessment of malignancy risk in Bosniak III renal lesions. Urology, 2013, 82（3）: 630-635.

[19] Jewett MA, et al. Canadian guidelines for the

management of small renal masses（SRM）. Can Urol Assoc J, 2015, 9（5-6）: 160-163.

[20] Silverman SG, et al. Management of the incidental renal mass. Radiology, 2008, 249（1）: 16-31.

第二节　常染色体隐性遗传多囊肾

一、流行病学

常染色体隐性遗传多囊肾（Autosomal recessive polycystic kidney disease, ARPKD）又称婴儿型多囊肾（Infant type polycystic kidney）[1]，是一种遗传性疾病，在人类患者中表现出广泛的肾脏和肝脏疾病，并可导致围生期死亡[2]，发病率为1：（20 000 ～ 40 000）。多发于新生儿期和婴儿期，约50%的病例可于产前诊断，但也有少数病例可在儿童期，甚至是成年期才发病[3]，30% ～ 50%的患儿在围生期就因为疾病导致羊水过少、肺发育不良等而死亡[4]。

二、病因

ARPKD是由多囊肾/多囊肝病变基因1（polycystic kidney and hepatic disease 1, PKHD1）突变导致，该基因是该病目前所知的最主要的致病基因。PKHD1位于人染色体6p12，目前已经报道了至少300种PKHD1突变[5]，其中包括错义突变、无义突变、插入或缺失（移码）突变以及剪接位点突变。但最新研究[6]表明ARPKD不是同质性疾病，DZIP1L作为第二个基因参与其发病[7]。

三、病理生理

常染色体隐性遗传多囊肾的病理改变主要是肾小管囊肿形成，主要发生在集合管，最终导致终末期肾病，肾脏的总体外观显示集合管的囊性扩张，囊肿的长轴垂直于结缔组织囊，集合管之间可以看到正常的球状物[4]。

四、诊断

1. 临床表现　在同一个家系中，不同患者的临床表现及预后比较接近[8]。ARPKD患者在新生儿期或产前的主要临床表现是与肾脏或肺发育不全相关的症状，主要包括侧腹部的显著包块和不同程度的呼吸窘迫[3]。该类患者常伴发有高血压和尿路感染。通常在幼儿期即可诊断，约50%的患者会出现肾功能下降，10% ～ 29%的患者出现终末期肾功能衰竭，30% ～ 43%的患者发生尿路感染[9]。

ARPKD的原发性肝病常被称为先天性肝纤维化且常有胆道疾病和门静脉高压症的并发症。低钠血症在ARPKD中很常见，据报道发病率为6% ～ 26%[1]。23% ～ 30%ARPKD患者在新生儿期死于呼吸功能不全或肺部感染。随着透析和肾脏或肝脏移植的应用，其10年生存率已经提高到82%[10]。

2. 辅助检查　ARPKD的典型超声表现为增大的、强回声的肾脏，但需注意与其他的肾脏囊性疾病相鉴别，如常染色体显性遗传多囊肾病（ADPKD）、肾小球囊性肾病（GCKD）、多房性肾囊肿（MCK）、多囊性肾发育不良（MCDK）等肾脏囊性疾病相鉴别。

目前还可通过连锁基因分析（如果这个家庭先前已经有1个患病的孩子）和直接检测PKHD1基因的突变来诊断ARPKD。但是由于PKHD1基因的复杂性，只有60% ～ 75%的患者能够通过基因序列测定来检测出PKHD1的突变。

肝脏或肾脏的活组织检查很少用于诊断，通常在诊断不明确时才应用[4]。

3. 诊断标准　具有典型超声表现的同时具有以下一个或多个条件：①父母双方都没有肾脏囊肿；②兄弟姐妹中有患病者；③父母为近亲结婚；④有肝纤维化的临床、实验室或病理学证据。父母没有肾脏囊肿（如父母＜30岁，祖父母应没有肾脏囊肿）是区分新生儿期ADPKD和ARPKD的主要依据（推荐等级：B级）。

五、治疗

1. 内科治疗　没有特效药物能治愈囊肿本身，仅是治疗ARPKD的并发症，如高血压、慢性肾病、与肝脏相关的并发症等。治疗高血压首选血管紧张素转化酶抑制剂（ACEI）或血管紧张素受体拮抗剂（ARB），但不推荐两药联合应用[11]（推荐等级：B级）。对于慢性肾病主要是监测和治疗代谢紊乱，保证营养摄入和正常的生长发育。晚期肾衰竭需行肾脏替代疗法。与肝脏相关的并发症包括先天性肝纤维化所引起的肝脾肿大、肝内胆管扩张（Caroli病）、反流性胆管炎和门静脉高压。应主动监测有无与门脉高压相关的并发症。

2.外科治疗　不推荐对于原发病进行手术治疗。对于体积大、造成呼吸困难和严重营养不耐受的多囊肾，可行单侧或双侧肾脏切除术以改善症状[12]。因门静脉高压导致的巨脾、脾功能亢进，可根据情况行脾切除改善患儿生活质量。因进行性肾衰竭和肝纤维化，晚期需行肝肾移植治疗[13]。

参考文献

[1] Guay-Woodford LM, et al. Consensus expert recommendations for the diagnosis and management of autosomal recessive polycystic kidney disease: report of an international conference. J Pediatr, 2014, 165 (3): 611-617.

[2] Richards T, et al. Atmin modulates Pkhd1 expression and may mediate Autosomal Recessive Polycystic Kidney Disease (ARPKD) through altered non-canonical Wnt/Planar Cell Polarity (PCP) signalling. Biochim Biophys Acta Mol Basis Dis, 2019, 1865 (2): 378-390.

[3] Guay-Woodford LM, et al. Autosomal recessive polycys-tic kidney disease: the clinical experience in North America. Pediatrics, 2003, 111 (5 Pt 1): 1072-1080.

[4] 孙丽娜, 等. 常染色体隐性遗传性多囊肾病的研究进展. 临床儿科杂志, 2015, 33 (3): 295-298. ★

[5] Sharp AM, et al. Comprehensive genomic analysis of PKHD1 mutations in ARPKD cohorts. J Med Genet, 2005, 42 (4): 336-349.

[6] Lu H, et al. Mutations in DZIP1L, which encodes a ciliary-transition-zone protein, cause autosomal recessive polycystic kidney disease. Nat Genet. 2017, 49 (7): 1025-1034.

[7] Dell KM, et al. Kidney Disease Progression in Autosomal Recessive Polycystic Kidney Disease. J Pediatr. 2016, 171: 196-201.

[8] 孙丽萍, 等. PKHD1基因缺陷与常染色体隐性遗传性多囊肾病的研究进展. 生命科学, 2010, 22 (10): 1043-1046. ★

[9] Zerres K, et al. Autosomal recessive polycystic kidney disease. J Mol Med, 1998, 76 (5): 303-309.

[10] Salati SA. Autosomal recessive polycystic kidney disease. J Neonatal Surg, 2014, 4 (2): 25.

[11] Dell KM, et al. Consensus Expert Recommendations for the Diagnosis and Management of Autosomal Recessive Polycystic Kidney Disease: Report of an International Conference. J Pediatr, 2014, 165 (3): 611-617.

[12] Bean SA, et al. Aggressive respiratory support and unilateral nephrectomy for infants with severe perinatal autosomal recessive polycystic kidney disease. J Pediatr, 1995, 127 (2): 311-313.

[13] 朱新锋, 等. 5例常染色体隐性遗传多囊肾病误诊临床分析. 实用临床医学, 2010, 11 (3): 75. ★

第三节　常染色体显性遗传多囊肾

常染色体显性遗传多囊肾病（autosomal dominant polycystic kidney disease, ADPKD）是一种常见的遗传性疾病，以双肾出现大量液性囊泡为主要特征。

一、流行病学

ADPKD是终末期肾病最常见的遗传病因[1]，人群发病率为1/1000～1/500[2]，世界范围内有0.12亿人发病[3]，我国肾移植科登记记录显示，囊性肾病占我国终末期肾病第4位病因[4]。

二、病因学

ADPKD是常染色体显性遗传，有近100%的外显率。5%～8%的病例无家族史，是基因自发突变的结果，85%～90%患者与PKD1突变有关，而与PKD2突变有关的占10%～15%。PKD1突变患者较PKD2突变患者病情重，发病早，预后差[5,6]。

三、病理学

肾体积增大，肾实质内遍布大小不等的囊腔，囊腔为厚薄不等的纤维组织分隔，大小从几毫米到几厘米。囊液由清亮到血性，清浊不等。显微镜下，病变肾单位各段均囊性扩张，囊肿脱离肾小管。

四、诊断

1.临床表现　ADPKD患者85%具有常染色体显性遗传病特征，外显率几乎100%，其余患者无家族遗传病史，考虑为自身基因突变有关。患者多在35～40岁开始出现症状，可表现为腹痛（61%）、蛋白尿（11%）、间歇性血尿（15%）、高血压（60%）等症状[7]；进一步发展可出现慢性肾功能不全；50%将自然进展至肾衰竭。约12.4%患者合并颅内动脉瘤[8]。其他肾外病变包括肝囊肿、肾结石、肾炎、心瓣膜病、憩室病、脑动脉瘤、胰腺囊肿、精囊囊肿等。体格检查可触及巨大肾脏和肝脏。

2.辅助检查 超声检查为最常用的诊断方法，具有廉价、无创等优点，其诊断标准，依据患者年龄而定：①15～39岁，双肾囊肿数≥3个；②40～59岁，每侧肾囊肿数≥2个；③≥60岁时，每侧肾囊肿数≥4个。40岁以上，无肾囊肿，即可排除该病[9]（推荐等级：B级）。

CT较超声检查灵敏度高，对于出血性囊肿、囊肿壁或囊肿间实质钙化、以及合并肝囊肿的诊断率高。对比增强CT，能显示残存功能肾实质的数量。怀疑囊肿恶变或感染，应行对比增强CT检查（推荐等级：C级）。

对无症状患者不进行常规颅内动脉瘤筛选，对有脑出血家族史或既往有脑出血病史者推荐行磁共振血管成像（MRA）筛查（推荐等级：C级）。分子诊断可通过分析患者是否存在PKD1及PKD2基因突变而明确诊断[10]。

本病需与常染色体隐性遗传多囊肾病（ARPKD）、多囊性肾发育不良（MCDK）、单纯性肾囊肿、肾小球囊性肾病（GCKD）、结节性硬化症等相鉴别。

五、治疗

1.内科治疗 没有特效药物能治愈囊肿本身，仅是可以对症支持治疗肾囊性病的并发症，如高血压、感染、疼痛等。治疗措施包括低盐饮食、降压药、抗感染药物、镇痛药的使用、每日足量液体摄入（2～3 L/d）、禁烟、避免使用肾毒性药物等[11,12]。应首选血管紧张素转化酶抑制剂（ACEI）和血管紧张素受体拮抗剂（ARB）早期干预血压（推荐等级：C级）。对慢性肾脏病（chronic kidney disease，CKD）4期及以上或不能耐受RAAS拮抗剂的患者，可改用β受体阻滞剂以及钙离子拮抗剂[13-15]。

近年来，临床研究主要集中于特异性抑制囊肿生长的药物，包括mTOR抑制剂、生长抑素类似物、V_2受体拮抗剂。mTOR抑制剂的两项大型随机对照研究发现：mTOR抑制剂可有效减缓患者肾脏总体积（total kidney volume，TKV）增长，依维莫司组第1年TKV平均增长小于安慰剂组（102 ml vs 157 ml，$P=0.02$），但对肾功能的保护作用却不显著[16]

血管加压素V_2受体拮抗剂目前唯一获批用于ADPKD患者，临床使用的血管加压素V_2受体拮抗剂是托伐普坦[17]。托伐普坦已在欧盟、英国、日本、加拿大和韩国获批使用，主要用于控制高风险ADPKD

患者的肾病进展，国内尚无相关临床研究。近期发表的托伐普坦治疗常染色体显性多囊肾病的有效性、安全性和疾病转归的试验[18]进一步阐明了长期及早期使用托伐普坦的有效性和必要性，随访2年后早用组患者的GFR下降较晚3年使用托伐普坦的患者慢（$P<0.001$），两组TKV增长无显著差异。

2.外科治疗 经皮穿刺抽吸减压可有效控制症状。严重疼痛、反复严重出血，难以控制的感染尤其是体积特别大的多囊肾，手术切除可能是首选。肾切除与肾移植可同时进行，给移植肾创造空间，并缓解多囊肾的相关症状。

（1）囊肿减压术：包括穿刺抽吸和去顶减压术，对缓解残存正常肾脏组织压力有一定作用。通过手术，可降低囊肿对周围肾实质压迫，从而保护剩余正常肾单位[19]。目前手术的治疗方式主要包括：开放式囊肿去顶减压术、内引流联合囊肿去顶减压术和腹腔镜囊肿去顶减压术。推荐后腹腔镜囊肿减压术（推荐等级：C级），值得提醒的是由于囊肿多发，使用电刀行去顶减压术时，应避免对肾的热损伤；不推荐双侧同期施行开放性减压手术（推荐等级C级）。手术时机的把握对于ADPKD患者来说非常关键，Ⅱ期ADPKD患者（肾体积在500～1500 ml）肾体积明显增大，表现为肾综合清除能力明显受损，GFR处于快速下降时期，此时为最佳手术时期[20,21]。

（2）肾切除术：应尽可能避免，但严重疼痛、反复严重出血、肾细胞癌、难以控制的感染尤其体积特别大的多囊肾，手术切除可能是首选。肾切除术通常作为肾移植前的准备。肾切除与肾移植可同时进行，给移植肾创造空间，并缓解多囊肾的相关症状[22]。

（3）肾替代治疗：ADPKD患者进展至终末肾衰竭期需要行肾替代治疗（透析和肾移植）。多囊肾患者明显增大的肾，使腹腔内的大部分空间被占据，腹膜透析的效果会受到较大影响[23]。腹膜透析一般不适用于那些肾体积非常大、存在腹壁疝和反复囊肿感染的患者（增加腹膜炎的风险）[24]。

六、预后与随访

ADPKD患者个体之间肾病进展差异很大，即使同一家族，患者的发病年龄和进入终末期肾脏疾病（end-stage renal disease，ESRD）速度也存在巨大差异，因此对患者预后进行预测有重要临床意义[10]。改善全球肾脏病预后组织2014会议指出磁共振成像检测患者基线肾脏总体积（TKV）与肾衰竭风险密切相关[25]。其他已证实的影响预后因素还包括年龄、性别、肾功能、肉眼血尿及高血压等[26]。近年来已经发表了两种重要的预后风险评估模型：主要依据身高矫正TKV（表19-3）的美国梅奥风险评估模型[27]和主要依据基因型和临床症状出现年龄的欧洲多囊肾疾病预后评估评分表（PROPKD）[28]。具体随访项目与时限可结合当地医疗条件和患者具体情况进行安排。

表19-3　梅奥风险评估模型

模型	1A	1B	1C	1D	1E
TKV年增长率（%）	＜1.5	1.5～3.0	3.0～4.5	4.5～6.0	＞6.0
EGFR年下降值 [ml/(min·1.73m^2)]	0.1	−1.2	−2.5	−3.4	−4.6
10年ESRD发病风险（%）	2.4	11.0	37.8	47.1	66.9

参 考 文 献

[1] Drenth JP，et al. Polycystic liver disease is a disorder of cotranslational protein processing. Trends Mol Med，2005，11（1）：37-42.

[2] Torres VE，et al. Autosomal dominant polycystic kidney disease. Lancet，2007，369（9569）：1287-1301.

[3] Helal I. Autosomal dominant polycystic kidney disease：new insights into treatment. Saudi J Kidney Dis Transpl，2013，24（2）：230-234.

[4] Liu ZH. Nephrology in china. Nat Rev Nephrol，2013，9（9）：523-528. ★

[5] Torres VE，et al. Strategies targeting cAMP signaling in the treatment of polycystic kidney disease. J Am Soc Nephrol，2014，25（1）：18-32.

[6] Harris PC，et al. Genetic mechanisms and signaling pathways in autosomal dominant polycystic kidney disease. J Clin Invest，2014，124（6）：2315-2324.

[7] Hateboer N，et al. Comparison of phenotypes of polycystic kidney disease types 1 and 2. European PKD1-PKD2 Study Group. Lancet，1999，353（9147）：103-107.

[8] Bastos AP，et al. Molecular and cellular pathogenesis of autosomal dominant polycystic kidney disease. Braz J Med Biol Res，2011，44（7）：606-617.

[9] Xue C，et al. The Clinical Manifestation and Management of Autosomal Dominant Polycystic Kidney Disease in China. Kidney Dis（Basel），2016，2（3）：111-119. ★

[10] Xu HW，et al. Screening for intracranial aneurysm in 355 patients with autosomal-dominant polycystic kidney disease. Stroke，2011，42（1）：204-206. ★

[11] Pei Y，et al. Unified criteria for ultrasonographic diagnosis of ADPKD. J Am Soc Nephrol，2009，20（1）：205-212.

[12] 于国鹏，等. 常染色体显性遗传多囊肾病的研究. 上海交通大学学报（医学版），2009，29（11）：1383-1386，1390. ★

[13] Hackfort D，et al. A. Dictionary of Sport Psychology，2019，1-31.

[14] 薛澄，等. 常染色体显性多囊肾病的预后评估及治疗. 协和医学杂志，2018，9（1）：75-80. ★

[15] Xue C，et al. Antihypertensive treatments in adult autosomal dominant polycystic kidney disease：network meta-analysis of the randomized controlled trials. Oncotarget，2015，6（40）：42515-42529. ★

[16] Walz G，et al. Everolimus in patients with autosomal dominant polycystic kidney disease. N Engl J Med，2010，363（9）：830-840.

[17] Barnawi RA，et al. Is the light at the end of the tunnel nigh? A review of ADPKD focusing on the burden of disease and tolvaptan as a new treatment. Int J Nephrol Renovasc Dis，2018，11：53-67.

[18] Torres VE，et al. Multicenter，open-label，extension trial to evaluate the long-term efficacy and safety of early versus delayed treatment with tolvaptan in autosomal dominant polycystic kidney disease：the TEMPO 4：4 Trial. Nephrol Dial Transplant，2018，33（3）：477-489.

[19] Haseebuddin M，et al. Long-term impact of laparoscopic cyst decortication on renal function，hypertension and pain control in patients with autosomal dominant polycystic kidney disease. J Urol，2012，188（4）：1239-1244.

[20] Dengu F，et al. Bilateral Nephrectomy for Autosomal Dominant Polycystic Kidney Disease and Timing of Kidney Transplant：A Review of the Technical Advances in Surgical Management of Autosomal Dominant Polycystic Disease. Exp Clin Transplant，2015，13（3）：209-213.

[21] 熊晖，等. 肾脏体积对常染色体显性遗传性多囊肾患者手术时机选择的影响. 山东大学学报（医学版），2011，49（8）：96-99. ★

[22] Asimakopoulos AD，et al. Laparoscopic pretransplant nephrectomy with morcellation in autosomic-dominant polycystic kidney disease patients with end-stage renal disease. Surg Endosc，2015，29（1）：2362-2344.

[23] Spithoven EM，et al. Renal replacement therapy for autosomal dominant polycystic kidney disease（ADPKD）in Europe：prevalence and survival—an analysis of data from the ERA-EDTA Registry. Nephrol Dial

Transplant, 2014, 29 Suppl 4: iv15-25.

[24] 吴芸冰. 常染色体显性多囊肾病研究现状及进展. 医学研究生学报, 2016, 29 (6): 668-672. ★

[25] Chapman AB, et al. Autosomal-dominant polycystic kidney disease (ADPKD): executive summary from a Kidney Disease: Improving Global Outcomes (KDIGO) Controversies Conference. Kidney Int, 2015, 88 (1): 17-27.

[26] Woon C, et al. A systematic review of the predictors of disease progression in patients with autosomal dominant polycystic kidney disease. BMC Nephrol, 2015, 16: 140.

[27] Irazabal MV, et al. Imaging classification of autosomal dominant polycystic kidney disease: a simple model for selecting patients for clinical trials. J Am Soc Nephrol, 2015, 26 (1): 160-172.

[28] Cornec-Le GE, et al. The PROPKD Score: A New Algorithm to Predict Renal Survival in Autosomal Dominant Polycystic Kidney Disease. J Am Soc Nephrol, 2016, 27 (3): 942-951.

第四节　肾单位衰弱症

一、流行病学、病因、病理学

肾单位衰弱症（nephronophthisis，NPHP）是一种常染色体隐性遗传疾病，在美国其发病率约为1:1 000 000。尽管非常罕见，但NPHP是导致儿童期终末期肾病主要的遗传性肾病之一，在欧洲这一比例可高达10%～15%[1]。目前在国内关于该病例存在零星报道[2,3]。

该病具有基因异质性特点，患者存在纤毛蛋白编码基因的突变，这些蛋白在原纤毛、基体和中心体里表达[4]。目前发现超过25种纤毛蛋白编码基因[5]。NPHP1基因突变最常见，约见于20%的病例[6]。

病理大体标本上，肾脏正常大小或小于正常，在肾脏皮髓交界处存在多发性囊肿。组织学上，早期病变包括肾小管基底膜增厚或中断、不成比例的肾间质纤维化和肾间质炎性细胞浸润、皮髓交界处囊肿和肾小管萎缩。晚期病变表现为肾小管基底膜增厚和萎缩并存、远端肾小管囊状扩张、肾小球萎缩以及肾小球旁严重纤维化[6]。

二、诊断

1. 临床表现

NPHP患儿都终将进入终末期肾病，据终末期肾病的中位发病年龄，将NPHP分为4种临床亚型：婴儿型、少年型、青年型、晚发型，其中少年型是NPHP的经典类型，10岁内发病，终末期肾病中位发病年龄为13岁[7]。早期临床症状和体征包括多饮多尿、尿浓缩功能障碍、遗尿，一般发生在4～6岁，随着疾病的进展患儿将出现生长迟缓、贫血等症状。夜间烦渴是其特征性的主诉。患者早期常无高血压，也没有水肿、尿路感染[8]。20%的少年型NPHP患者存在肾外表现[9,10]。

2. 辅助检查

少年型NPHP主要依据临床表现及基因检测来诊断，分子遗传学分析是目前诊断少年型NPHP的唯一方法，可为患者和家属提供明确的诊断。肾活检在NPHP诊断中的作用是有争议的，仅限于与其他肾脏囊性疾病鉴别诊断中使用。在肾脏超声检查时，可发现少年型NPHP患者肾脏比同龄人正常肾脏小。如果囊肿足够大，影像学检查可发现囊肿，但是疾病早期，囊肿很难被发现。

三、治疗

目前为止对于NPHP，主要采取支持治疗，控制并发症，减缓疾病的进程。肾移植是少年型NPHP引起的肾衰竭的首选治疗方法，因为该疾病在移植物中不会复发[11]。

参 考 文 献

[1] Rohatgi R. Clinical manifestations of hereditary cystic kidney disease. Front Biosci, 2008, 13: 4175-4197.

[2] 张宏文, 等. 肾单位肾痨的诊断思路. 中华儿科杂志, 2017, 55 (3): 220-222. ★

[3] 付荣, 等. ANKS6基因变异导致青少年肾单位肾痨进展至终末期肾脏病一例. 中华儿科杂志, 2018, 56 (9): 695-697. ★

[4] Macia MS, et al. Mutations in MAPKBP1 Cause Juvenile or Late-Onset Cilia-Independent Nephronophthisis. Am J Hum Genet, 2017, 100 (2): 372.

[5] Luo F, et al. Nephronophthisis: A review of genotype-phenotype correlation. Nephrology (Carlton), 2018, 23 (10): 904-911. ★

[6] Srivastava S, et al. Nephronophthisis. J Pediatr Genet, 2014, 3 (2): 103-114.

[7] Hildebrandt F, et al. Nephronophthisis: disease

mechanisms of a ciliopathy. J Am Soc Nephrol, 2009, 20 (1): 23-35.

[8] Hildebrandt F, et al. Molecular genetic identification of families with juvenile nephronophthisis type 1: rate of progression to renal failure. APN Study Group. Arbeitsgemeinschaft fur Padiatrische Nephrologie. Kidney Int, 1997, 51 (1): 261-269.

[9] Salomon R, et al. Nephronophthisis. Pediatr Nephrol,

2009, 24 (12): 2333-2344.

[10] Wolf MT. Nephronophthisis and related syndromes. Curr Opin Pediatr, 2015, 27 (2): 201-211.

[11] Hamiwka LA, et al. Outcomes of kidney transplantation in children with nephronophthisis: an analysis of the North American Pediatric Renal Trials and Collaborative Studies (NAPRTCS) Registry. Pediatr Transplant, 2008, 12 (8): 878-882.

第五节　常染色体显性遗传肾小管间质肾病

一、流行病学、病因、病理学

常染色体显性遗传肾小管间质肾病（autosomal dominant tubulointerstitial kidney disease, ADTKD), 以往常被称为髓质囊性肾病（medullary cystic kidney disease, MCKD), 是一种非常罕见的常染色体显性遗传性肾病[1], 目前尚无其发病率的报道, 在国内存在少数该疾病报道[2]。目前发现4种基因突变可引起该病[1]: UMOD、REN、HNF1B及MUC1基因。仍有部分与ADTKD相关基因未被发现[3]。

病理大体标本上, 肾脏正常大小或小于正常, 在肾皮髓交界处存在多发性囊肿。组织学上, 光镜下表现为肾间质纤维化合并肾小管萎缩, 而肾小球是正常的; 同时肾小管基底膜增厚和分层, 肾小管扩张、肾小管小囊肿[1]。

二、诊断

1.临床表现　ADTKD发病相对延迟, 且该病不同基因突变导致肾损害相似而同一基因突变导致肾损害差异是这类疾病的特征性表现。有以下特点[1]: ①进行性肾功能不全, 在青少年期肾功能即可受损[2]; ②尿沉渣中无蛋白或仅少量蛋白; ③无镜下血尿或仅少量镜下血尿; ④在疾病早期无严重高血压; ⑤B超下肾脏表现为正常大小或者小于正常; ⑥髓质囊肿可从B超中发现, 也可无髓质囊肿; ⑦患儿可有夜尿增多或者遗尿症状; ⑧UMOD突变导致的ADTKD往往存在尿酸盐排泄异常而合并痛风[4]; ⑨REN基因突变引起的ADTKD患者在儿童期即可有贫血[5]; ⑩HNF1B突变引起ADTKD患儿可合并泌尿系统发育不全及多种肾外表现, 如糖尿病、性腺发育异常、胰腺萎缩、肝功能异常等[6]。

2.辅助检查　ADTKD主要依据临床表现及基因检测来诊断, 分子遗传学分析是目前诊断少年型

ADTKD的唯一方法, 可为患者和家属提供明确的诊断[1]。由于症状的相对模糊性和非特异性, 早期诊断ADTKD很困难。在肾脏超声检查时, 可发现ADTKD患者肾脏比同龄人正常肾脏小。如果囊肿足够大, 影像学检查可发现囊肿, 但是疾病早期, 囊肿很难被发现, 也可不存在囊肿。

三、治疗

目前为止对于ADTKD, 主要采取支持治疗。不同突变基因导致的ADTKD治疗原则不尽相同, 推荐给予HNF1B和REN突变的儿童早期干预以改善其预后, 而UMOD和MUC1突变携带者则以定期临床随访为主, 不推荐给予早期干预[1]。肾移植是ADTKD引起的肾衰竭的首选治疗方法, 因为该疾病在移植物中不会复发[7]。

参 考 文 献

[1] Eckardt KU, et al. Autosomal dominant tubulointerstitial kidney disease: diagnosis, classification, and management—A KDIGO consensus report. Kidney Int, 2015, 88 (4): 676-683.

[2] Lin Z, et al. A novel uromodulin mutation in autosomal dominant tubulointerstitial kidney disease: a pedigree-based study and literature review. Ren Fail, 2018, 40 (1): 146-151. ★

[3] Ayasreh FN, et al. A review on autosomal dominant tubulointerstitial kidney disease. Nefrologia, 2017, 37 (3): 235-243.

[4] Cameron JS, et al. Hereditary hyperuricemia and renal disease. Semin Nephrol, 2005, 25 (1): 9-18.

[5] Zivna M, et al. Dominant renin gene mutations associated with early-onset hyperuricemia, anemia, and chronic kidney failure. Am J Hum Genet, 2009, 85 (2): 204-213.

[6] Heidet L, et al. Spectrum of HNF1B mutations in a large

cohort of patients who harbor renal diseases. Clin J Am Soc Nephrol, 2010, 5（6）：1079-1090.

[7] Stavrou C, et al. Outcome of kidney transplantation in autosomal dominant medullary cystic kidney disease type 1. Nephrol Dial Transplant, 2003, 18（10）：2165-2169.

第六节　先天性肾病

一、流行病学、病因、病理学

先天性肾病（congenital nephrotic syndrome）通常指生后3个月内发生的肾病综合征，主要有两种类型，一种为芬兰型，发病率为1/8200，主要发生在芬兰；另一种类型为弥散性肾小球系膜硬化狭窄型[1]。芬兰型肾病综合征是一种常染色体隐性遗传病，其发病基因位于染色体19q12-q13.1，与编码Nephrin蛋白的基因NPHS1突变相关[2]。

患者的肾脏大小及重量为相应年龄正常婴儿的2～3倍，最显著的组织学特点为：近端及远端肾小管上皮细胞扁平，管腔扩张，肾小球可见不同程度的系膜细胞增生、硬化和肾小囊扩张[3]。

二、诊断

多数先天性肾病患者出生后3个月已表现出典型的肾病综合征：大量蛋白尿、低蛋白血症、高胆固醇血症和水肿。部分患者甚至于宫内时已出现大量蛋白尿。在患儿出生后疾病的晚期，超声检查提示肾脏增大，皮质回声增强，肾锥体缩小且模糊不清，皮髓质交界处界限不明显[4]。

三、治疗

先天性肾病目前无特殊有效的治疗手段，激素、免疫抑制剂无效。患者一般于1～19个月死于感染、肾衰竭、出血，肾移植为本病根治手段，但是术后约20%患者疾病复发[5]。

参　考　文　献

[1] Wang JJ, et al. The etiology of congenital nephrotic syndrome: current status and challenges. World J Pediatr, 2016, 12（2）：149-158. ★.

[2] Kuusniemi AM, et al. Glomerular sclerosis in kidneys with congenital nephrotic syndrome（NPHS1）. Kidney Int, 2006, 70（8）：1423-1431.

[3] Downie ML, et al. Nephrotic syndrome in infants and children: pathophysiology and management. Paediatr Int Child Health, 2017, 37（4）：248-258.

[4] Lanning P, et al. Ultrasonic features of the congenital nephrotic syndrome of the Finnish type. Acta Paediatr Scand, 1989, 78（5）：717-720.

[5] Hamasaki Y, et al. Long-term outcome of congenital nephrotic syndrome after kidney transplantation in Japan. Clin Exp Nephrol, 2018, 22（3）：719-726.

第七节　家族性肾发育不全性肾小球囊肿性肾病

一、流行病学、病因、病理学

家族性肾发育不全性肾小球囊肿性肾病（familial hypoplastic glomerulocystic kidney disease）是一种常染色体显性遗传病。1982年Rizzoni等首次报道。多发于婴幼儿，偶于成人中有报道。有研究表明肝细胞核因子-1β（HNF-1β）突变，与家族性肾发育不全性肾小球囊肿性肾病的发病相关，可能作为该疾病诊断的预测因子[1,2]。病理检查提示患者肾脏皮质可见多发薄壁囊肿，囊肿壁由非特异性的薄层立方形上皮细胞所覆盖，肾小球周围Bowman囊扩张，囊肿之间可见的管状萎缩及间质细胞和淋巴细胞的分布[3]。

二、诊断

家族性肾发育不全性肾小球囊肿性肾病的诊断需具备以下4条：①稳定或进展的慢性肾衰竭；②肾脏体积减小或大小正常伴有肾盏轮廓异常或肾乳头异常；③家族中有两代人患病；④组织活检必须见到肾小球囊肿（<10mm)[4]。此外，部分患者还存在下颌前突、生长迟缓、身材矮小及先天性幽门狭窄等表现，没有其他先天性异常的证据。家族性肾发育不全性肾小球囊肿性肾病超声检查多没有特异性特征，主要表现为双侧肾脏缩小或大小形态正常，双肾皮质可见多发小的低回声囊肿病变，髓质一般不受累，但是

皮、髓质分界不清。

三、治疗

家族性肾发育不全性肾小球囊肿性肾病目前尚没有有效的诊疗方式，多采取以对症为主的治疗方式。无症状者可不予处理，如肾功能不全可行饮食指导，肾衰竭患者可行透析或肾移植处理。

参 考 文 献

[1] Alvelos MI, et al. A novel mutation of the HNF1B gene associated with hypoplastic glomerulocystic kidney disease and neonatal renal failure: a case report and mutation update. Medicine (Baltimore), 2015, 94 (7): e469.

[2] Mache CJ, et al. De novo HNF-1β gene mutation in familial hypoplastic glomerulocystic kidney disease. Pediatr Nephrol, 2002, 17 (12): 1021-1026.

[3] Lennerz JK, et al. Glomerulocystic Kidney: One Hundred-Year Perspective. Arch Pathol Lab Med, 2010, 134 (4): 583-605.

[4] Rizzoni G, et al. Familial hypoplastic glomerulocystic kidney. A new entity? Clin Nephrol, 1982, 18 (5): 263-268.

第八节　多发畸形综合征伴肾囊肿

肾囊肿是一些多发畸形疾病的临床表现之一，如VHL病、结节性硬化症、Meckle综合征、杰内综合征、窒息性胸廓营养不良综合征、Zellweger脑肝肾综合征等均可合并肾囊肿，一些以囊性发育不良为特征。其中以VHL病和结节性硬化症最为常见。

一、VHL病

（一）流行病学、病因及病理生理

VHL病（von Hippel-Lindau disease）是一种常染色体显性遗传性疾病，最初由德国眼科医师von Hippel报道。已被证实是由3p25-26染色体上的VHL基因突变引起，发病率约为1/36000。可累积大脑、视网膜、胰腺、肾上腺等器官，在泌尿系统常表现为肾脏、附睾的多发囊肿及肾透明细胞癌。VHL病可分为两个亚型，与1型相比，2型更容易发生嗜铬细胞瘤及肾细胞癌。

约76%的VHL病患者以肾囊肿为常见或首发症状，肾囊肿多半为双肾多发、大小不一。CT上表现为单纯性肾囊肿、复杂性肾囊肿或囊性肾癌混发。病理学上看囊壁细胞通常经历单纯囊肿伴无增生的上皮、囊肿上皮增生、新生物突出到囊腔几个阶段；囊壁细胞增生类似透明细胞癌的结构，因此有学者认为增生的囊壁内层细胞可被认为是癌前病变[1,2]。

（二）诊断

VHL病的临床诊断标准包括：①患者有家族史，并且有一种以上典型的VHL相关性肿瘤，如：视网膜血管母细胞瘤、中枢神经系统血管母细胞瘤、肾透明细胞癌、胰腺神经内分泌肿瘤等；②存在两个或两个以上的中枢神经系统或视网膜血管母细胞瘤；③存在至少一个中枢神经系统或视网膜血管母细胞瘤，并且合并一种典型的VHL相关性肿瘤。

基因检测是确诊该病的标准，存在以下情况应考虑行基因检测：①根据临床诊断标准，怀疑VHL病；②患者有近亲诊断为VHL病；③患者考虑诊断为VHL病，但不完全满足临床诊断标准，如单发的中枢神经系统或视网膜血管母细胞瘤、多发的肾透明细胞癌、胰腺囊腺瘤或神经内分泌肿瘤等[3]。对于有家族史的无症状儿童建议行早期基因检测以明确是否携带致病基因[4,5]。

（三）治疗

治疗上对于VHL病肾囊肿合并肾肿瘤且小于4 cm可选择积极监测，以尽可能延缓手术时间；对于肿瘤大于4 cm首选NSS手术，术中要切除所有实性肿瘤及囊性病变[6,7]。有研究表明，与肾根治性切除相比，肾部分切除术能改善患者的生存质量，并提高5年生存率[8]。VHL病肾癌行肾部分切除术后复发率极高，63%～85%的患者需行二次手术[9,10]。射频消融或冷冻消融不建议用于囊性肿瘤的治疗。酪氨酸激酶抑制剂，如舒尼替尼等可能对VHL相关性肾癌有一定效果[11]。

鉴于VHL病肿瘤多中心性的特点，提高生存率最重要的办法是密切监测，尤其是肿瘤患者的术后监测[12]。建议每6个月或1年行腹部超声/CT/MRI检查。

每年行眼底检查，每两年行头颅MRI检查[13]。

二、结节性硬化症

（一）流行病学、病因及病理生理

结节性硬化症（tuberous sclerosis，TSC）是一种常染色体显性遗传病，表现为皮质腺瘤、多发肾血管平滑肌脂肪瘤、多发性肾囊肿、癫痫、智力障碍等。TSC通常分为两个基因型，分别是9q34 TSC1型及16p13 TSC2型[14]。*TSC1* 及 *TSC2* 基因突变后可激活下游mTOR信号通路，引起细胞生长、增殖失控，从而导致多种肿瘤发生。*TSC2* 基因突变更易引起严重的肾血管平滑肌脂肪瘤及肾囊肿。35% ~ 50%的TSC患者合并肾囊肿，表现为巨大肾囊肿或多发肾囊肿，无症状或轻微症状；部分患者合并 *PKD1* 基因缺失可能在婴儿甚至胎儿时期发病[15,16]。

（二）诊断

TSC的诊断标准采用2012年6月第二届国际TSC共识会议诊断标准[17]。包括：

1.基因诊断　检测到 *TSC1* 或 *TSC2* 基因致病性突变可以确诊为TSC。致病性突变包括明确导致TSC1或TSC2蛋白质功能失活的突变（如框移突变或无义突变）、蛋白合成受阻的突变（如大片段基因缺失）、或影响蛋白质功能的错义突变。其他类型的 *TSC1* 或 *TSC2* 基因突变，若无明确对蛋白质功能的影响则不能确诊TSC。值得注意的是，应用传统的基因检测方式有10% ~ 25%的TSC患者无法检出基因突变，因此基因检测阴性不能排除TSC。

2.临床诊断　TSC的临床特征分为主要特征和次要特征（表19-4）。患者具有2个主要特征或1个主要特征加2个以上次要特征可确诊为TSC；仅有肾血管平滑肌脂肪瘤和淋巴管肌瘤病两个主要特征，无其他特征不能确诊为TSC；患者具有1个主要特征或2个次要特征为可疑诊断。

表19-4　TSC临床主要特征和次要特征

主要特征	次要特征
色素脱失斑（≥3处，最小直径5mm）	"斑斓"皮损
血管纤维瘤（≥3个）或头部纤维斑块	牙釉质点状凹陷（>3处）
指（趾）甲纤维瘤（≥2个）	口腔纤维瘤（≥2处）
鲨革斑	视网膜色素斑

续表

主要特征	次要特征
多发视网膜血管平滑肌脂肪瘤	非肾血管平滑肌脂肪瘤
脑皮质发育不全	多发性肾囊肿
室管膜下结节	
室管膜下巨细胞星形细胞瘤	
心脏横纹肌瘤	
淋巴管肌瘤病	
肾血管平滑肌脂肪瘤（≥2个）	

（三）治疗

对TSC肾囊肿的治疗原则应该是最大限度的保留肾脏功能，延长患者生存时间。绝大多数TSC肾囊肿可以采取积极监测，有研究表明mTOR抑制剂依维莫司对TSC肾囊肿可能有一定效果[18]，合并RCC时可行手术治疗[14,19]。

TSC肾囊肿在组织学上属于良性，生长缓慢，可采取主动监测方式定期监测疾病进展情况。对于使用依维莫司的患者应主动监测患者肿瘤生长情况、血压及肾功能。

参 考 文 献

[1] Nielsen SM, et al. Von Hippel-Lindau Disease: Genetics and role of genetic counseling in a multiple neoplasia syndrome. J Clin Oncol, 2016, 34（18）: 2172-2181.

[2] Ganeshan D, et al. Tumors in von Hippel-Lindau syndrome: from head to toe-comprehensive state-of-the-art review. Radiographics, 2018, 38（3）: 849-866.

[3] Crespigio J, et al. Von Hippel-Lindau disease: a single gene, several hereditary tumors. J Endocrinol Invest, 2018, 41（1）: 21-31.

[4] Rasmussen A, et al. Uptake of genetic testing and long-term tumor surveillance in von Hippel-Lindau disease. BMC Med Genet, 2010, 11: 4.

[5] Ross LF, et al. Technical report: Ethical and policy issues in genetic testing and screening of children. Genet Med, 2013, 15（3）: 234-245.

[6] Peng X, et al. Natural history of renal tumours in von Hippel-Lindau disease: a large retrospective study of Chinese patients. J Med Genet, 2019, 56（6）: 380-387. ★

[7] Jilg CA, et al. Nephron sparing surgery in von Hippel-Lindau associated renal cell carcinoma: clinicopathological long-term follow-up. Fam Cancer, 2012, 11（3）: 387-394.

［8］Singer EA，et al. Outcomes of patients with surgically treated bilateral renal masses and a minimum of 10 years of followup. J Urol，2012，188（6）：2084-2088.

［9］Steinbach F，et al. Treatment of renal cell carcinoma in von Hippel-Lindau disease：a multicenter study. J Urol，1995，153（6）：1812-1816.

［10］Ploussard G，et al. Local recurrence after nephron-sparing surgery in von Hippel-Lindau disease. Urology，2007，70（3）：435-439.

［11］Jonasch E，et al. Pilot trial of sunitinib therapy in patients with von Hippel-Lindau disease. Ann Oncol，2011，22（12）：2661-2666.

［12］Wilding A，et al. Life expectancy in hereditary cancer predisposing diseases：an observational study. J Med Genet，2012，49（4）：264-269.

［13］Binderup ML，et al. Von Hippel-Lindau disease（vHL）. National clinical guideline for diagnosis and surveillance in Denmark. 3rd edition. Dan Med J，2013，60（12）：B4763.

［14］Lam HC，et al. Renal disease in tuberous sclerosis complex：pathogenesis and therapy. Nat Rev Nephrol，2018，14（11）：704-716.

［15］Rakowski SK，et al. Renal manifestations of tuberous sclerosis complex：Incidence，prognosis，and predictive factors. Kidney Int，2006，70（10）：1777-1782.

［16］Paul E，et al. Case records of the Massachusetts General Hospital. Case 26-2011. A 7-year-old boy with a complex cyst in the kidney. N Engl J Med，2011，365（8）：743-751.

［17］Northrup H，et al. International Tuberous Sclerosis Complex Consensus Group. Tuberous sclerosis complex diagnostic criteria update：recommendations of the 2012 Iinternational Tuberous Sclerosis Complex Consensus Conference. Pediatr Neurol，2013，49（4）：243-254.

［18］Siroky BJ，et al. Improvement in Renal Cystic Disease of Tuberous Sclerosis Complex After Treatment with Mammalian Target of Rapamycin Inhibitor. J Pediatr，2017，187：318-322.

［19］Robert A，et al. Renal involvement in tuberous sclerosis complex with emphasis on cystic lesions. Radiol Med，2016，121（5）：402-408.

第九节　多囊性肾发育不良

多囊性肾发育不良（multicystic dysplastic kidney，MCD）是一种先天性肾脏形态失常疾病，主要变化为肾脏由大小不等的囊性结构组成，囊性结构之间由原始发育不良的组织成分构成。多数为单侧肾脏发病，常伴随其他泌尿系统梗阻性病变[1]。

一、流行病学、病因、病理生理

多囊性肾发育不良属于非遗传性肾发育异常，多见于婴幼儿和儿童。该病新生儿的单侧发病的发生率为1/3000～1/4000，而双侧多囊性肾发育不良的发生率约为1/10 000[1]。约20%病例可伴发对侧输尿管肾盂连接处狭窄、对侧输尿管膀胱连接处狭窄、同侧膀胱输尿管反流、原发性巨输尿管、对侧膀胱输尿管反流、马蹄肾、同侧或者对侧上半肾重复肾等[2]。

多囊性肾发育不良主要表现为肾脏完全被大小不等的囊肿所替代，囊肿间存在岛状或团状实性组织，整个肾脏缺乏正常的肾皮质。多数病例肾盂不扩张，由于肾脏完全被囊肿和缺乏滤过功能的组织所替代而缺乏相应功能，通常单侧发病的患儿依赖对侧肾功能而生存，如果同时伴发对侧输尿管梗阻或者膀胱输尿管反流，则会出现不同程度的肾功能不全。双侧多囊性肾发育不良，常出现死胎或者出生后死亡[3]。

与多囊性肾发育不良相关的基因学研究较多，比如持续或者异位表达转录因子PAX2、PAX8、WT1、生长因子TGFβ1、凋亡抑制因子BCL2、α-SMA均与多囊性肾发育不良的发生有关。由于这些基因表达缺乏特异性，尚不能作为多囊性肾发育不良胎儿产前分子诊断的标志物[4]。

二、诊断

通常多囊性肾发育不良首先由于产前超声检查而被检出，多数在妊娠期间可被确诊。胎儿孕20周后，B超检查可清楚显示出胎儿的肾脏结构并能发现肾脏形态异常的特征性表现。超声影像学中，多囊性肾发育不良患肾的灰阶声像表现为：丧失正常的实质和肾窦结构，代之以数目和大小不等，且互不相通的大量囊泡[5]。在婴幼儿期间，多囊性肾发育不良通常表现为腹部包块或者膨隆，或者合并其他器官形态异常而被发现。

多囊性肾发育不良CT或MRI表现为患肾的体积一般都小于健侧，部分患肾也可大于健侧肾脏。患肾均缺乏正常肾实质和肾盂结构，由大小不等的囊肿混杂堆积，单个囊肿直径在1～3 cm。患肾增强后囊肿无强化，囊肿的分隔部分为疏松结缔组织，内含岛状肾组织和软骨灶，可呈中度强化。MRI的优势则在于无X线辐射及对囊性病灶的显示，还可有效预测多囊性肾发育不良的衰退和萎缩情况，对对侧肾进行详细评价，并早期发现微小病变或先天性异常[6]。

多囊性肾发育不良应该与单纯肾积水以及多囊肾相鉴别。单纯肾积水通常由解剖性因素引起，如肾盂输尿管连接处狭窄、输尿管膀胱连接处狭窄等，通过辨认输尿管是否扩张，肾盂和肾盏扩张的形态变化而诊断。超声诊断多囊性肾发育不良与多囊肾的最大区别在于病变为单侧还是双侧性的。多囊性肾发育不良中常见的多个囊泡呈堆形表现为"蜂窝状"，而典型多囊肾的声像则表现为"葡萄串样"[6,7]。

三、治疗

对于多囊性肾发育不良这种先天发育异常造成的肾脏形态和功能损害无特殊药物治疗。由于患肾形态失常和功能缺失，患儿健康预后往往决定于是否同时伴随对侧集合系统形态和功能异常。既往强调将患肾切除，目前的主要临床实践是观察等待[4]。双侧发病的多囊性肾发育不良预后很差，常在妊娠或者新生儿期间发生死亡，死亡原因是肾衰竭或者伴发肺发育不良。次严重的双侧多囊性肾发育亦可引起慢性肾功能不全，透析治疗是值得依赖的治疗手段。如果患肾发生严重囊性变，并发感染，都是肾切除的适应证。合并的其他泌尿系统形态和功能异常，包括对侧膀胱输尿管反流等，在观察等待之后，评估尿路根据形态和肾功能受损的情况选择相应外科治疗方法[3]。

参 考 文 献

[1] Winyard P，et al. Dysplastic and polycystic kidneys：diagnosis，associations and management. Prenat Diagn，2001，21（11）：924-935.

[2] Kara A，et al. Clinical features of children with multicystic dysplastic kidney. Pediatr Int，2018，60（8）：750-754.

[3] Cambio AJ，et al. Non-surgical management of multicystic dysplastic kidney. BJU Int，2008，101（7）：804-808.

[4] Chang A，et al. Evidence-based treatment of multicystic ysplastic kidney：a systematic review. J Pediatr Urol，2018，14（6）：510-519.

[5] 马慧静，等. 儿童多囊性肾发育不良的CT和MRI表现（附11例分析）. 放射学实践，2010，25（7）：803-805. ★

[6] 吴伟，等. 多囊性发育不良肾与多囊肾的超声鉴别. 上海医学影像，2009，6（2）：108-110. ★

[7] 巨学明，等. 超声诊断胎儿多囊性肾发育不良的价值. 临床超声医学杂志，2011，13（9）：594-596. ★

第十节　囊性肾瘤

囊性肾瘤（cystic nephroma，CN）是一种罕见的、完全由囊腔及其纤维间隔构成的非遗传性肾脏良性囊性肿瘤。

一、流行病学、病因、病理学

该病多见于30岁以后，男女比例约1∶8[1]，主要发生于围绝经期的女性，尤其是有长期外源性女性激素替代治疗史、妇科手术史及肥胖的患者[2]。该病发生机制不明，可能与体内性激素紊乱有关，性激素的代谢异常可引起肾小管间叶细胞表型改变，在与肾小管上皮细胞相互作用下导致该病的发生[2]。

病理大体观一般是单侧肾脏受累，与肾实质界限清楚的囊性团块，有完整的纤维包膜，完全由囊腔及其分隔组成，无实性结构，切面呈多囊状。镜下可见该病变由上皮和间质成分组成，囊腔间分隔内的间质是该病独特的细胞特征[3]。

二、诊断

1.临床表现　该病临床症状和体征缺乏特异性，当肿瘤体积较大时，主要表现为因肾内囊性占位导致尿路梗阻、挤压肾包膜或肿瘤穿破进入集合系统而引起的肾区疼痛、尿路感染、腹部肿块或血尿等症状；当肿瘤体积较小时，也可无任何临床症状，因体检而被发现，患侧肾区有或无叩击痛。

2.辅助检查　超声检查肾区内可见囊性包块，界线清楚，囊壁光滑，包块内常可见蜂窝状分隔，表现为无回声的液性暗区被网络细条状中等或高回声的结缔组织分开，集合系统有或无受压，囊壁及分隔无或仅有少许血流信号。CT检查可见囊性占位性病灶内有多条分隔，且分隔交叉分布，囊腔无强化，囊壁或分隔一般呈等密度、无/轻度强化及增厚，囊壁或分隔多数较光滑，厚度均匀，通常表现为囊壁或分隔上无实质性强化结节的 Bosniak 分类 I 、 II 型囊肿。

当影像学检查发现肾脏有多房囊性改变时，需考虑此病[4]。由于该病的影像学表现不具有特异性，部分征象与其他肾脏囊性疾病存在重叠，特别是囊性占位中含实性成分较少的疾病，如多房囊性肾细胞癌、多囊肾、肾脓肿等难以鉴别，应仔细询问病史并观察病灶内及周围肾实质的改变，以提高该病的术前确诊率。

三、治疗

目前 CN 公认为是良性肿瘤，对于无症状、囊性肿块体积较小的患者可行非手术治疗，定期观察；对于有症状、体积较大的患者建议行手术治疗，手术治疗应以完整切除全部肿瘤组织、尽可能保留正常肾单位为原则；鉴于此类疾病一般肿瘤体积较大，多采用单纯肾切除治疗。如果肿瘤的大小和位置均合适，推荐采取保留肾单位手术。

囊性肾瘤虽然是良性肿瘤，预后好，但是仍有复发和伴随其他恶性肿瘤的可能，术后建议定期随访。

参 考 文 献

[1] Jevremovic D, et al. Cystic nephroma (multilocular cyst) and mixed epithelial and stromal tumor of the kidney: a spectrum of the same entity?. Ann Diagn Pathol, 2006, 10 (2): 77-82.

[2] Adsay NV, et al. Mixed epithelial and stromal tumor of the kidney. Am J Surg Pathol, 2000, 24 (7): 958-970.

[3] Eble JN, et al. Extensively cystic renal neoplasms: cystic nephroma, cystic partially differentiated nephroblastoma, multilocular cystic renal cell carcinoma, and cystic hamartoma of renal pelvis. Semin Diagn Pathol, 1998, 15 (1): 2-20.

[4] Madan NK, et al. Can multilocular cystic nephroma be a harbinger of multilocular cystic renal cell carcinoma?. Indian J Pathol Microbiol, 2012, 55 (3): 420-422.

第十一节　单纯性肾囊肿

一、流行病学

单纯性肾囊肿（Simple renal cysts，SRC）是最常见的肾脏囊性疾病，可单侧单发或多发，也可双侧多发。单纯性肾囊肿在 18 岁以下人群发病率较稳定，为 0.1% ～ 0.45%，平均发病率为 0.22%[1]。成年人随着年龄增长发病率逐渐增加，40 岁时发病率为 20%，60 岁以后高达 50%[2]。多数报道表明男性肾囊肿发病率高于女性[3-5]。

二、病理生理

既往一般认为本病的成因是单一的后天因素，但目前不少学者认为有遗传因素参与。单纯性肾囊肿起源于一段扩张的肾小管（可能是近曲小管），随着上皮细胞增殖，其内聚集了肾小球滤过液或上皮分泌液。这段扩张的肾小管逐渐分化独立成有液体聚集的囊肿。囊肿多发生在肾皮质表面，外向性生长，位于皮质深层及髓质的囊肿相对少见。邻近肾窦的皮质囊肿称为肾盂旁囊肿。囊肿多为单腔，圆形或卵圆形，直径通常 1 ～ 5 cm（有时可达 10 cm 以上），囊壁薄，内衬单层扁平上皮或立方上皮，通常不连续，也可能缺乏上皮层。囊肿外层有纤维组织构成，散在浸润的单核细胞。若有炎症，囊壁可能增厚甚至钙化。囊液

清亮透明琥珀色，含微量蛋白[6]。约 5% 囊液呈血性，即所谓出血性囊肿，其中部分囊壁可能有恶变。

三、诊断

1.临床表现　通常无症状，多因健康查体或其他疾病做影像学检查时偶然发现。罕有大到可触及的囊肿。最常见的自觉症状是患侧肾区疼痛。囊内出血或继发感染疼痛加剧。部分患者可能出现血尿或蛋白尿。6.4% 可能肉眼血尿，40% 可能镜下血尿，12% 可能蛋白尿。血尿或蛋白尿的程度与囊肿大小无关。囊肿会随病程延长而增大。速度不定，一般比较缓慢；若增大迅速，要注意出血或癌变可能。

2.辅助检查　单纯性囊肿首选 B 超检查。B 超的影像学特点有：①囊内无回声；②囊肿轮廓清晰，囊壁光滑，边界清楚。③囊内超声传导良好，远侧囊壁回声增强；④囊肿一般为圆形或椭圆形[7]。如超声检查结果可疑或模棱两可，CT 扫描是必要的。CT 扫描，良性囊肿的标准包括：①囊肿界线锐利，平滑薄壁；②囊内液体均一，通常密度 < 20HU，高密度见于囊液高蛋白质或囊肿出血；③囊肿壁没有增强。按照 Bosniak 基于 CT 的分类标准，单纯性囊肿大多为 I 类，少数为 II 类。

单纯型肾囊肿一般不难做出诊断，但须注意与肾

积水、肾盂旁囊肿、囊性肾癌、肾细胞癌及肾外肿瘤等进行鉴别[8]。单纯性肾囊肿进展缓慢，预后良好。随年龄增长，囊肿数目和体积均增加，但数目增加快于体积。如果CT发现可疑的单纯性肾囊肿，应重复扫描。

四、治疗

单纯性肾囊肿进展缓慢，预后良好。无自觉症状或压迫梗阻影像学改变者，很少需要外科干预，定期影像复查即可。一般认为需要外科处理的指征是：①有疼痛症状或心理压力者；②有压迫梗阻影像学改变者；③有继发出血或怀疑癌变者。经典的治疗方法包括囊肿穿刺硬化术，腹腔镜囊肿去顶减压术或开放性肾囊肿去顶减压术等[9]。

无水乙醇穿刺硬化术方法简单、创伤小、痛苦少，对小于8cm的囊肿，有效率接近80%。无水乙醇穿刺硬化术的并发症包括疼痛、发热、血尿、过敏等。对于部分区域囊肿，穿刺可能损伤大血管、肠管、肝脏、脾脏等邻近器官，应慎重考虑。

随着腹腔镜技术的普及，腹腔镜肾囊肿去顶减压术有望成为大于8cm的囊肿治疗的"金标准"，特别是对于年轻患者，腹腔镜肾囊肿去顶减压术有助于降低复发率。腹腔镜肾囊肿去顶减压术的并发症包括出血、感染、皮下气肿等。应针对医师所在单位设备及临床应用实际和患者病情，在充分沟通的基础上结合个人意愿进行综合评估，选择合适的治疗方案[10,11]。

近年来有学者使用经皮肾通道肾镜铥激光切除或切开囊壁技术治疗单纯性肾囊肿，过程安全，疗效确切[12]。亦有报道经皮输尿管镜下等离子柱状电极去顶术治疗单纯性肾囊肿，有效性与腹腔镜肾囊肿去顶减压术类似[13]。现有报道均为单中心研究，样本量有限，有效性及安全性尚需一进步证实。

五、推荐意见

1.单纯性囊肿首选B超检查。如超声检查结果可疑或模棱两可，CT扫描是必要的。可使用Bosniak基于CT的分类标准对囊肿进一步分类（证据级别1b）。

2.肾囊肿的外科处理方式包括无水乙醇穿刺硬化术和腹腔镜肾囊肿去顶减压术等，应结合本单位实际和患者病情选择合适的治疗方案（证据级别1a）。

参 考 文 献

[1] McHugh K, et al. Simple renal cysts in children: diagnosis and follow-up with US. Radiology, 1991, 178（2）：383-385.

[2] Laucks SP, et al. Aging and simple cysts of the kidney. Br J Radiol, 1981, 54（637）：12-14.

[3] 魏凡，等. 单纯性肾囊肿发生率与年龄和性别的关系. 中国临床保健杂志，2008，11（2）：141-142.

[4] Ozveren B, et al. Simple Renal Cysts: Prevalence, Associated Risk Factors and Follow-Up in a Health Screening Cohort. Urol J, 2016, 13（1）：2569-2575.

[5] Choi JD. Clinical characteristics and long-term observation of simple renal cysts in a healthy Korean population. Int Urol Nephrol, 2016, 48（3）：319-324.

[6] 齐太国，等. 单纯性肾囊肿临床治疗研究进展. 泌尿外科杂志（电子版），2013，5（2）：52-56.

[7] Lingard DA, et al. Accuracy of ultrasound in predicting the nature of renal masses. J Urol, 1979, 122（6）：724-727.

[8] 吴阶平. 吴阶平泌尿外科学. 济南：山东科学技术出版，2004.

[9] Eknoyan G. A clinical view of simple and complex renal cysts. J Am Soc Nephrol, 2009, 20（9）：1874-1876.

[10] Eissa A, et al. Non-conservative management of simple renal cysts in adults: a comprehensive review of literature. Minerva Urol Nefrol, 2018, 70（2）：179-192.

[11] 刘健男，等. 腹腔镜去顶减压与彩超引导下穿刺硬化治疗肾囊肿疗效的meta分析. 临床泌尿外科杂志，2017，32（2）：112-117.

[12] 张建华，等. 经皮肾通道铥激光治疗Bosniak Ⅰ或Ⅱ期肾囊肿. 昆明医科大学学报，2018，39（11）：47-51.

[13] Liu W, et al. Randomized study of percutaneous ureteroscopic plasma column electrode decortication and laparoscopic decortication in managing simple renal cyst. Transl Androl Urol, 2018, 7（2）：260-265.

第十二节　髓质海绵肾

髓质海绵肾（medullary sponge kidney, MSK）是与遗传和发育相关的先天性异常。以肾椎体邻近乳头部的集合管囊状扩张，椎体切面呈多孔状或海绵状为病理特征。临床表现和治疗似肾结石。

一、流行病学

大多数MSK属散发病例，无明显家族史。亦有报道MSK在某些家族呈常染色体显性遗传特性，因此本病是具有家族史和遗传（显性或隐性）倾向的发育异常[1]。MSK 在普通人群的发病率尚未阐明，一般认为少于 0.5% ~ 1%[2,3]，在肾结石患者中较常见，为 3% ~ 5%，有报道称高达 20%[4]。

二、病理生理

一般认为，MSK 的发病机制为输尿管芽上升和分支形成集合管过程中，集合管远段异常增大和扩张。近期研究表明，胶质细胞源性神经营养因子（GDNF）和受体酪氨酸激酶（RTK）基因的突变可导致输尿管芽和后肾胚基的发育异常，可能在 MSK 的发生过程中起到重要作用[1]。MSK 肾脏大小多正常或轻度增大。标本切面多见囊腔位于肾锥体乳头部，大小 1 ~ 7.5 mm（1 ~ 3 mm 最常见），呈多孔状或海绵状。70% 的 MSK 病例是双侧受累，显微镜下可见集合管囊状扩张，内衬立方或扁平上皮。囊内可见浓缩的胶样物质或小结石，扩张的集合管周围炎性浸润[5]。

三、诊断

1. 临床表现 大多数 MSK 患者无症状。常见的临床表现为肾绞痛、尿路感染和肉眼血尿[5,6]。通常成人因肾结石行 X 线检查时被发现，多为双侧受累（约 75%）。15% ~ 20% 的草酸钙和磷酸钙肾结石患者患有 MSK。约 10% 的患者反复发生肾结石、菌尿症和肾盂肾炎。

2. 辅助检查 影像学检查是诊断 MSK 的主要方式。MSK 患者 KUB 平片可能正常，也可能显示髓质肾钙质沉积像（表现为多个离散的肾锥体结石簇）。IVP 可较直观地显示扩张的集合管，表现为肾小盏外侧的异常阴影，呈现"花束"或"画刷"征象。CT 扫描显示皮髓质交界处"钙化"，肾锥体内可见多发小斑点状高密度影，伴有结石时可清晰显示。B 超多呈非特异性声像图，对 MSK 诊断价值较有限，但可作为普查方法[6]。

首诊可能由于泌尿系统结石或尿路感染症状误诊，进一步行影像学检查可鉴别。需与肾结核、肾钙盐沉积进一步鉴别。

四、治疗

MSK 患者没有特殊临床症状或并发症时无需特殊治疗，可定期随访观察（证据级别 2b）。MSK 合并肾结石者，鼓励保持每日 2L 左右尿液，限制高钙饮食。对于合并远端小管性酸中毒（dRTA）引起的高钙尿症和低枸橼酸尿症，可使用枸橼酸钾治疗，以减少尿钙的排泄及肾结石的复发率[7]。必要时，高尿钙的 MSK 患者可口服噻嗪类利尿药。因为大多病例结石是双侧多发，对位于集合管的结石，可考虑 ESWL 治疗。但当结石进入肾盂或输尿管，引起梗阻者，需尽快解除梗阻。MSK 预后较好，疾病进展慢。如反复合并结石、感染等，可能进一步损害肾功能。应有规律的超声和尿液分析，检测结石或感染情况。

参考文献

[1] Fabris A, et al. Familial clustering of medullary sponge kidney isautosomal dominant with reduced penetrance and variable expressivity. Kidney Int, 2013, 83（2）: 272-277.

[2] Palubinskas AJ. Renal pyramidal structure opacification in excretory urography and its relation to medullary sponge Kidney. Radiology, 1963, 81: 963-970.

[3] Fabris A, et al. Medullary sponge kidney: state of the art. Nephrol Dial Transplant, 2013, 28（5）: 1111-1119.

[4] Thomas E, et al. Cacchi and Ricci's disease. Radiology, epidemiology and biology. Prog Urol, 2000, 10（1）: 29-35.

[5] Wein AJ, et al. Campbell-Walsh Urology: 4-Volume Set. Amsterdam: Elsevier, 2016: 3036-3038.

[6] 林鹭，等. 髓质海绵肾的新认识. 中国全科医学, 2015, 18（18）: 2213-2216. ★

[7] Gambaro G, et al. Medullary sponge kidney. Curr Opin Nephrol Hypertens, 2013, 22（4）: 421-426.

第十三节　散发肾小球囊肿疾病

一、流行病学、病因、病理学

散发肾小球囊肿于 1976 年由 Filmer 等[1]首次报道，是一种罕见的肾脏囊肿性疾病，多累及双肾，主要见于新生儿和儿童，并多伴有遗传疾病和先天畸形，偶尔也发生于成人。该病发病机制尚未明确，很多因素参与了该病的发生，如妊娠期间对药物、毒物、感染的暴露导致肾髓质炎症水肿，进而导致肾小管阻塞，肾小球内压增高[2]。另有报道部分患者与肝细胞核因子-1β（HNF-1β）基因前 4 个外显子突变有关[3]。

散发肾小球囊肿的病理学特征为[4]：肾小囊囊性扩张，大多呈球形、卵圆形或多角形，直径可从小于0.1～1cm以上。高度增大的鲍曼囊内含有萎缩的毛细血管袢为其显著的病理特征。

二、诊断

散发肾小球囊肿初期常常无特异性临床表现，当囊肿较大或囊肿伴发感染等情况时，可出现腰腹疼痛、血尿、腹部肿块、蛋白尿、高血压、肾功能减退等症状。B超及CT有助于发现囊肿，但确诊及与单纯性肾囊肿等疾病的鉴别诊断仍依据病理。散发性肾小球囊肿与家族性发育不良性肾小球囊肿的鉴别要点主要是它不是遗传性疾病，肾脏也更大。

三、治疗

较大囊肿伴有腰痛等症状时可行穿刺手术或切除较大囊肿。囊肿破裂出血非手术治疗无效时可行肾动脉栓塞或肾切除术。囊肿伴发感染时可行穿刺引流术。囊肿出现恶变时行肾根治性切除术。发展至肾衰竭时条件允许可行肾移植治疗。

参 考 文 献

［1］Taxy JB，et al. Glomerulocystic kidney. Report of a case. Arch Pathol Lab Med，1976，100：186 188.

［2］胡庭阳，等. 肾小球囊肿病合并ANCA相关性血管炎肾损害1例. 临床肾脏病杂志，2014，14（5）：320-321. ★

［3］Bingham C，et al. Mutations in the hepatocyte nuclear factor-1β gene are associated with familial hypoplastic glomerulocystic kidney disease. Am J Hum Genet，2001，68（1）：219-224.

［4］邹万忠. 肾活检病理学. 北京：北京大学医学出版社，2017：353. ★

第十四节　获得性肾囊肿疾病

一、流行病学

获得性肾囊肿（acquired renal cystic disease，ARCD）指肾衰竭终末期或长期透析患者发生的肾脏多发性囊性病变，是一种慢性进行性疾病。囊肿体积常较小，可双侧或单侧，长期血液透析患者的发病率较高。ARCD病理上的定义是指40%以上的肾实质被多发囊肿替代，影像学检查可发现4个以上的囊肿[1]。

二、病因与病理学

ARCD病因尚未完全阐明，现研究多考虑与肾衰竭时，因有效肾单位锐减从而促使体内促肾生长因子代偿性增加，可促进肾组织的系膜细胞、上皮细胞等代偿性增生，间质纤维化从而形成囊[2]。Nouh等认为通常血液透析尚不足以将大部分致囊性病变物质析出，这也是随着透析时间延长，ARCD发病率逐渐升高的重要原因[3]。

显微镜下观察到肾小球硬化、肾小管萎缩和间质纤维化等典型的终末期肾病改变，囊肿内衬扁平或立方上皮，上皮可增生，呈多层及乳头状突出，上皮细胞核呈规则圆形，有的细胞核不规则且增大，可能处于分裂活跃期[4]。

三、诊断

ARCD临床上大多数无症状，部分患者有不同程度腰酸、腰痛、肉眼血尿，如发生感染或囊肿破裂引发腹膜后血肿，可有发热等相应表现。ARCD患者肾癌发病率显著高于散发性肾癌，有报道ARCD患者中肾脏恶性肿瘤的发病率为一般人群发病率的5～6倍[1]。B超有助于ARCD的诊断，表现为萎缩肾合并多发肾囊肿，囊肿较小，临床上有助于与单纯性肾囊肿相鉴别，如囊肿近期突然增大或囊内有实性新生物，可提示囊肿恶变，应行CT检查[5]。

四、治疗

大囊肿伴有明显腰痛者可行穿刺抽液，同时行细胞学检查。血尿症状明显如与使用肝素有关可改为腹膜透析，必要时行肾动脉栓塞或肾切除术。囊肿伴发感染时可行穿刺引流。囊肿破裂伴发腹膜后血肿非手术治疗无效时可行肾动脉栓塞或肾切除术。囊肿发生恶变时行肾根治性切除术。

参 考 文 献

［1］林果为，等. 实用内科学（下册）. 北京：人民卫生出

版社，2017：2119．★．

［2］施诊，等．血液透析患者获得性肾囊肿的临床回顾．中国中西医结合肾病杂志，2014，15（1）：46．★

［3］Nouh MA，et al. Renal cell carcinoma in patients with end-stage renal disease：relationship between histological type and duration of dialysis. BJU Int，2010，105（5）：620-627.

［4］吴阶平，等．吴阶平泌尿外科学（下册）．济南：山东科学技术出版社，2005：1720．★

［5］宋丹绯，等．获得性肾囊肿超声影像分析．中华超声影像学杂志，2007，16（12）：1057-1060．★

第十五节　肾盂旁囊肿和肾窦囊肿

肾盂旁囊肿（parapelvic Cysts）是指起源于肾实质且毗邻肾盂的单纯性肾囊肿。肾窦囊肿（renal sinus cysts）是指肾门内其他组织的囊状改变，如动脉、淋巴及脂肪等。

一、流行病学

本病多见于50岁以上的患者，也有报道2岁幼儿发病[1]，患者通常无明显症状，多为影像学检查时偶然发现。无症状患者男女比例相近，有临床症状者则多见于男性，人群中总体发病率为1%～3%。可以单侧发病，也可双侧同时发病。

二、病因、病理生理学

肾盂旁囊肿本质上是特殊位置的单纯性肾囊肿。多数肾窦囊肿是肾窦内淋巴管扩张所致，常为双侧多发，机制不明确，可能是肾窦淋巴管的慢性炎症、梗阻导致局部淋巴管扩张。少数肾窦囊肿是由于肾窦局部的血管疾病或萎缩造成液体渗出，而局限于肾窦形成囊肿样改变。

三、诊断

1.临床表现　通常无明显症状，往往在影像学检查时发现。有临床症状者则多见于男性，表现为腰部胀痛不适、血尿或高血压。

2.辅助检查　B超可见肾门附近有一液性暗区，但当囊肿延伸至肾窦内引起肾盂肾盏积水，或囊肿位于肾窦深处时，易误诊为肾盂积水。IVU检查可发现肾门旁或肾窦内有一圆形肿块压迫肾盂、肾盏或上段输尿管，出现弧形压迹、变形、移位或拉长；较小的囊肿可无上述改变。CT检查为最可靠的诊断方法，可显示肾盂旁边界清楚均匀低密度的椭圆形包块，CT值为0～20 HU，增强前后CT值变化不大。

肾盂旁囊肿应与肾脏积水相鉴别[2]，对于高密度的肾盂旁囊肿，还应该特别注意与囊性肾癌、肾盂癌相鉴别；肾窦囊肿则应该与肾窦脂肪瘤、淋巴瘤、血肿和尿性囊肿加以区别。

四、治疗

1.肾盂旁和肾窦囊肿较小无症状者，可定期复查，严密随访。推荐等级：A级。

2.对于囊肿较大，局部压迫肾盂肾盏出现临床症状者宜手术治疗。推荐等级：B级。

3.腹腔镜下切除大部分囊壁，以及B超引导穿刺肾盂旁囊肿＋影化剂注入达到手术效果。推荐等级：B级。

4.输尿管软镜下钬激光内切开引流[3]和经皮输尿管镜激光肾囊肿去顶术[4,5]或许成为新的治疗手段。推荐等级：C级。

参考文献

［1］Dobremez E，et al. The parapelvic renal cyst. A rare aetiology of blood hypertension in children. Eur J Pediatr Surg，2006，16（1）：61-63.

［2］Koratala A. Parapelvic cysts mimicking hydronephrosis. Clin Case Rep，2018，6（4）：760-761.

［3］Luo Q，et al. Treatment of renal parapelvic cysts with a flexible ureteroscope. Int Urol Nephrol，2014，46（10）：1903-1908．★

［4］胡暇，等．经皮输尿管镜激光肾囊肿去顶术治疗肾囊肿的安全性和有效性．中华泌尿外科杂志，2017，38（1）：1-4．★

［5］杨嗣星，等．输尿管软镜下钬激光内切开引流术治疗肾囊性疾病的安全性及疗效．中华泌尿外科杂志，2016，37（1）：17-20．★

第十六节 肾盏憩室

肾盏憩室（calyceal diverticulum）是位于肾内通过峡部与肾盏或肾盂直接相通的憩室，内衬移行上皮[1]。依据峡部位置的不同，分为两种类型：Ⅰ型，憩室体积较小，多位于肾脏两极，常累及上极肾盏；Ⅱ型，体积较大，位于肾脏中部，直接与肾盂相通，可有临床症状[2]。

一、流行病学

此病由 Rayer 在 1841 年首先进行描述。有报道称其在人群中的发病率为 4.5‰；在儿童和成人中都可发病，其发病率与年龄或性别没有明显的相关性[3]。肾盏憩室在我国也有一定的发病率，但目前尚缺乏多中心的流行病学研究。

二、病因及病理学

1. 先天性 在儿童与成人的发生率接近，提示该病源于胚胎发育异常。在胚胎发育早期，输尿管芽发生多次分支，形成原始肾小盏，此后逐渐退化融合，而未退化的原始肾小盏孤立存在逐渐形成憩室[4]。

2. 后天性 肾皮质小脓肿破溃到集合系统从而形成憩室，膀胱输尿管反流感染的尿液反流形成肾皮质脓肿可导致憩室形成[5]。另外，盏颈梗阻导致盏内压力升高可能促使憩室的形成，如结石嵌顿盏颈，盏颈纤维化及盏颈括约肌功能失调等原因[6,7]。

三、诊断

1. 临床表现 肾盏憩室单个发生，以右肾多见，双肾发生者少见，直径为 0.5～5.0cm，Ⅰ型较典型，多呈椭圆形，与小盏有一定距离；颈部如因故闭塞，憩室便可继发感染，形成脓肿或导致慢性肾盂肾炎。Ⅱ型一般较大，肾盂肾盏可被压迫变形、移位或不显影。患者可出现肾区疼痛、血尿、反复泌尿系统感染。并发感染时血尿会显著加重。

2. 辅助检查 肾盏憩室多经 B 超检查发现。由于部分憩室内合并结石，当腹部平片发现肾皮质区有结石，应怀疑该类憩室的存在。IVU 显示肾盏周围有圆形边缘光滑的囊腔，腔内造影剂排泄迟缓，偶见与肾盏相通。IVU 憩室显影不良或不显影时，需行逆行造影；若腔内有造影剂充盈，并与肾盂肾盏相通，即可确诊。CT 平扫见肾盂肾盏旁有囊腔样病变，腔壁偶有钙化，腔内偶见结石或占位；增强扫描可见憩室腔有造影剂充盈，并与肾盂相通。有造影剂充盈时，易被误诊为肾盏扩张或肾盏积水。

肾盏憩室应与肾盏积水、凸入肾盏的肾囊肿、肾肿瘤及肾结核等相鉴别。肾脏 B 超和 CT 检查将有助于鉴别憩室、囊肿、肿瘤和结核。

四、治疗

1. 肾盏憩室如无症状，无需治疗，但需定期 B 超随访。推荐等级：A 级。

2. 手术指征为憩室增大的同时合并疼痛、感染、肾脓肿形成、伴随症状的结石形成。推荐等级：B 级。

3. 手术包括腹腔镜下憩室切除。推荐等级：C 级。

4. 合并结石时，可选择经皮肾镜及输尿管软镜碎石取石。推荐等级：B 级。

5. 较大憩室如造成肾脏严重损害，可行肾部分切除甚至肾切除术。推荐等级：C 级。

参 考 文 献

[1] Estrada CR, et al. Caliceal diverticula in children: natural history and management. J Urol, 2009, 181（3）: 1306-1311.

[2] Wulfsohn MA. Pyelocaliceal diverticula. J Urol, 1980, 123（1）: 1-8.

[3] Timmons JW Jr, et al. Caliceal diverticulum. J Urol, 1975, 114（1）: 6-9.

[4] Lister J, et al. Pelvicalyceal cysts in children. J Pediatr Surg, 1973, 8（6）: 901-905.

[5] Amar AD. The clinical significance of renal caliceal diverticulum in children: relation to vesicoureteral reflux. J Urol, 1975, 113（2）: 255-257.

[6] Siegel MJ, et al. Calyceal diverticula in children: unusual features and complications. Radiology, 1979, 131（1）: 79-82.

[7] Patriquin H, et al. Urinary milk of calcium in children and adults: use of gravity-dependent sonography. AJR Am J Roentgenol, 1985, 144（2）: 407-413.

肾输尿管先天畸形诊断治疗指南

第一节　重复肾及重复输尿管

　　重复肾是一种常见的泌尿系先天性畸形，往往伴有重复输尿管畸形。重复肾及输尿管是指患侧肾脏是由两部分，即上半肾和下半肾脏组织结合成一体，有一共同包膜，表面有一浅沟将两者分开，但肾盂、输尿管及血管都各自分开的一种肾脏先天畸形。

　　重复肾重复输尿管畸形应与附加肾相区别，附加肾具有自身的集合系统、血液供应、相对独立的包膜下肾实质。

一、流行病学

　　重复肾重复输尿管畸形发病率0.7%～4%[1]，女性多于男性，男女比率约为1:2，双侧同时发生的概率约占全部重复肾畸形的20%，左侧发生率略多于右侧。我国目前尚没有明确的发病率报道。由于相当一部分重复肾重复输尿管畸形患者无任何症状，因此现有的数据无法代表真实的发病率情况。

二、病因学

　　1.胚胎发生　胚胎第4周，输尿管芽从中肾管发出，其近端形成输尿管，远端被原始肾组织块所包盖，在第5周形成肾的雏形。当胚胎肾继续分化时，输尿管芽就产生完全的肾集合系统，包括输尿管、肾盂、肾盏。如果中肾管发出两个输尿管芽或一个输尿管芽分支过早，则分别形成完全重复肾重复输尿管畸形和不完全重复肾重复输尿管畸形，输尿管呈Y形。

　　2.遗传学　重复肾畸形可能是常染色体显性遗传，有不完全外显率。家系调查父母或同胞有重复肾重复输尿管者，其发生率从每125人中有1例上升到每8～9人中有1例。环境因素也可能是影响因素之一。

三、病理生理学

　　重复肾重复输尿管畸形可分为完全重复肾重复输尿管畸形和不完全重复肾重复输尿管畸形。不完全重复肾重复输尿管畸形的发病率是完全的3倍。上半肾约占同侧肾功能的1/3。完全重复肾重复输尿管畸形是指正常输尿管与异常输尿管分别开口于膀胱或其他部位，上半肾的输尿管开口位置一般位于下半肾的输尿管开口的内下方（Weigert-Meyer定律）[2]。男性多异位开口于后尿道、精囊、射精管、输精管等处，女性多异位开口于尿道、阴道或前庭等处。不完全重复肾重复输尿管畸形是指正常输尿管与异常输尿管汇合后共同开口于膀胱。

　　膀胱输尿管反流常见于重复肾重复输尿管畸形的下半肾，膀胱输尿管反流是重复肾重复输尿管畸形并发感染的重要因素。

　　对于不完全重复肾重复输尿管畸形，在上肾及下肾输尿管汇合处易合并狭窄，可引起半肾或上肾及下肾同时积水。

　　输尿管膨出是上肾梗阻的常见因素，约85%合并输尿管膨出的重复肾重复输尿管畸形患者出现上肾及输尿管扩张。若输尿管膨出异位于膀胱颈口或尿道引起梗阻则可能引起下肾积水，甚至对侧肾同时积水。畸形合并单纯肾盂输尿管交界处或输尿管膀胱交界处狭窄也是引起上尿路积水的原因之一。

四、诊断

（一）临床表现

大部分重复肾重复输尿管畸形患者无特异性临床表现，多为体检或偶然就诊发现，此类患者约占60%。常见的临床症状多因合并输尿管异位开口、肾积水、尿路感染、输尿管膨出等引起，如尿失禁、发热、尿频、脓尿、腰痛等。

男性重复肾重复输尿管畸形患者的输尿管异位开口多位于尿道前列腺部、精阜等处，故一般无尿失禁症状，常以泌尿系统感染如尿频、尿急、尿痛等和上尿路梗阻症状就诊。女性患者的输尿管异位开口多位于尿道、阴道及前庭等处，故多数患者既表现有正常分次排尿，又有持续性滴尿。

重复肾重复输尿管畸形合并输尿管膨出时，膨出部分可位于膀胱或尿道内，若位于膀胱输尿管开口处，易造成尿路梗阻，导致上尿路积水及肾功能损害。男性输尿管膨出部分位于后尿道时，可表现为排尿困难、尿线变细。女性患者合并异位输尿管膨出，尿道口可有肿块脱出。

（二）影像学检查

对具有临床症状的所有重复肾重复输尿管畸形患者都应完善影像学检查，对于明确重复肾重复输尿管畸形的诊断和治疗具有重要的价值。

1.超声检查（B超）（推荐）　超声检查简便、经济、无创伤，能初步反映出重复肾的大小、形态及有无肾积水、输尿管扩张等，是诊断的首选方法。典型的B超表现为肾区可见两个集合系统，即两个相邻的肾盂影像，部分B超还可显示双输尿管。但应注意的是重复肾畸形的上半肾积水时，B超有时会误诊为单纯肾积水或肾上极囊肿。超声难以发现重复输尿管的异位开口位置。

2.磁共振尿路造影（MRU）（推荐）　由于MRU具有多维扫描及重建特点，可清晰显示全尿路，尤其适合于明确引起肾脏和输尿管结构改变的原因和部位，MRU是一种无创性检查，不需要造影剂即可获得与静脉尿路造影相同的效果，不受肾功能改变的影响。对于不适合做静脉尿路造影的患者（肾功能损害、造影剂过敏、妊娠妇女等）可考虑采用。特别是

在诊断伴有并发症如异位输尿管口和输尿管膨出的重复肾畸形患者方面，MRU优于其他影像学检查。

3.排泄性膀胱造影（VCUG）（推荐）　对于上尿路有积水的患者，进一步行排泄性膀胱造影能明确是否合并有输尿管膨出或膀胱输尿管反流[3]。

4.肾动态显像（推荐）　肾动态显像、利尿性肾图有利于判断上肾及下肾是否存在梗阻。

5.计算机断层扫描（CT）（可选）　CT扫描诊断重复肾畸形敏感性优于超声检查和静脉尿路造影，CT扫描常能清楚显示双肾及双输尿管，能判断尿路是否有梗阻存在，并有助于确定重复肾的输尿管开口是正常位置或是异位开口。同时CT扫描可评估重复肾的肾实质厚度和肾脏积水情况，延迟扫描CTU能提供较好的图像质量以更好地协助诊断可以作为成人患者的优先选择[4]。然而由于儿童处于生长发育时期，对射线比较敏感，因此儿童在选择CT检查时应谨慎[5]。

6.静脉尿路造影（IVU）（可选）　IVU可较准确地反映双侧肾功能，并能发现重复肾畸形及输尿管异位开口及输尿管膨出，但显影程度受患者肾功能影响。重复肾在IVU中如不能同时显示出双肾盂及双输尿管的情况下，可根据IVU显影情况，位置变化和形态的差异，来判断是否有重复肾畸形的存在。合并有输尿管膨出IVU的典型表现为膀胱区内可见"蛇头"样改变或膀胱区内有类圆形充盈缺损。目前IVU已逐渐被其他检查代替。

五、治疗

重复肾重复输尿管畸形无临床症状且双肾功能良好者无须治疗。手术指征：①重复肾积水伴引流输尿管异常（狭窄、反流、膨出）可选择手术治疗；②输尿管异位开口引起反复感染或尿失禁；③合并输尿管膨出及膀胱输尿管反流参考输尿管膨出及膀胱输尿管反流相关章节。如果重复肾畸形的上半肾萎缩、无功能或肾积水伴感染，则考虑行上半肾＋对应引流输尿管切除，上半肾及其对应引流输尿管切除是治疗重复肾畸形中萎缩、无功能或肾功能严重损害的上半肾的标准手术。手术时应尽可能切除无功能的上半肾，分离时应该尽量避免损伤下半肾的血管，最大程度地保留下半肾功能，尽量切除异常扩张的输尿管[6,7]。

若病变积水的肾脏仍有功能，则应根据输尿管病变详情行输尿管膀胱再植、输尿管-输尿管吻合、肾盂-输尿管吻合＋患肾输尿管切除术[8-12]。不完全重复肾重复输尿管畸形，有膀胱输尿管尿液反流时，若Y形汇合口靠近膀胱则行连接部切除、两输尿管膀胱

吻合，如果汇合口高而反流严重则行汇合口以下输尿管膀胱再植。

分离上半肾输尿管时，因为它与下半肾输尿管常包裹在共同的外鞘内，分离时需注意保护下半肾输尿管的血供，避免术后下半肾输尿管发生缺血、狭窄等并发症。术前留置输尿管导管标记输尿管可以降低手术难度[10]。

目前尚缺乏足够证据对比开放手术、腹腔镜手术、机器人手术及经腹或经腹膜后途经哪种手术入路更有优势[13]。

六、预后与随访

随访应根据不同的处理方法制订相应的随访方案。具体随访项目和随访时限目前国内外相关研究文献都没有明确报道，尚不统一，主要应针对术后并发症、肾功能安排随访，可结合当地医疗条件和根据患者具体情况进行安排。随访项目可选择肾功能检查、B超、MRU、CT等。

	推荐意见	证据级别
诊断	B超、MRU、VCUG、分肾功能评估	3级
治疗	对于积水严重合并反复感染的行半肾切除术，病变半肾功能尚可，输尿管膀胱再植、输尿管-输尿管吻合、输尿管肾盂吻合＋患肾输尿管切除术	3级

参 考 文 献

[1] Privett JT, Jeans WD, Roylance J. The incidence and importance of renal duplication. Clin Radiol, 1976, 27 (4): 521-530.

[2] Radmayr GB, et al. EAU 2018 Guidelines on Paediatric Urology.

[3] Didier RA, et al. The duplicated collecting system of the urinary tract: embryology, imaging appearances and clinical considerations. Pediatr Radiol, 2017, 47 (11): 1526-1538.

[4] Gong H, et al. Prolonged CT urography in duplex kidney. BMC Urol, 2016, 16 (1): 21.

[5] 戴石, 等. IVP、CTU及MRU在儿童重复肾畸形中的诊断价值. 中国医学计算机成像杂志, 2015, 21 (6): 571-574.

[6] Gundeti MS, et al. Renal outcome following heminephrectomy for duplex kidney. J Urol, 2005, 173 (5): 1743-1744.

[7] Wallis MC, et al. Outcome analysis of retroperitoneal laparoscopic heminephrectomy in children. J Urol, 2006, 175 (6): 2277-2280; discussion 2280-2272.

[8] Akca O, et al. Robot assisted heminephrectomy for duplicated renal collecting system: technique and outcomes. Int J Med Robot, 2015, 11 (2): 126-129.

[9] Baek M, et al. Robot-assisted laparoscopic pyeloureterostomy in infants with duplex systems and upper pole hydronephrosis: Variations in double-J ureteral stenting techniques. J Pediatr Urol, 2017, 13 (2): 219-220.

[10] Biles MJ, et al. Innovation in Robotics and Pediatric Urology: Robotic Ureteroureterostomy for Duplex Systems with Ureteral Ectopia. J Endourol, 2016, 30 (10): 1041-1048.

[11] Castagnetti M, et al. Dismembered extravesical reimplantation of dilated upper pole ectopic ureters in duplex systems. J Pediatr Surg, 2013, 48 (2): 459-463.

[12] Joyeux L, et al. Long-term functional renal outcomes after retroperitoneoscopic upper pole heminephrectomy for duplex kidney in children: a multicenter cohort study. Surg Endosc, 2017, 31 (3): 1241-1249.

[13] Cohen SA, et al. Examining trends in the treatment of ureterocele yields no definitive solution. J Pediatr Urol, 2015, 11 (1): 29.e21-26.

第二节 融 合 肾

一侧肾脏由原位跨过中线移位到对侧，而输尿管开口于膀胱的位置仍位于原侧，称为肾脏交叉异位畸形，而90%的交叉异位肾表现为融合肾畸形[1]。

肾融合异常有多种分类系统。1927年，Papin和Eisendrath将肾异位分为单纯单侧肾异位、单纯双侧异位和交叉异位融合肾。他们还描述了具有4种亚型的中位融合类型，如蹄铁形肾、乙状肾、L形肾和块状肾等[2]。

一、流行病学

Abeshouse和Bhisitkul于1959年统计分析认为融合肾发病率为1/1000[3]。蹄铁形肾是最常见的肾融合类型，据报道蹄铁形肾的发病率接近1/500[4]。

二、病因学

输尿管芽插入后肾胚基后的4周内肾脏从腰骶椎上升到第1～3腰椎水平,尚未发现明确因素可以影响肾脏上升的这一过程,因此引起肾脏交叉异位融合的原因也不确定。目前融合肾的病因有机械理论、尾部旋转异常理论和输尿管理论等。但上述理论尚不能完全解释融合肾的病因。例如,尾部旋转异常理论是Cook and Stephens提出的,他们认为肾脏交叉是发育中的胎儿尾侧端不对齐和异常旋转,同时脊柱的远端卷曲端移位到一边或另一边的结果[5]。另外,遗传因素可能发挥作用,因为家族遗传的交叉肾异位已被报道[6]。

在肾原基仍然位于骨盆内或刚开始向头部运动上升过程中,后肾组织可以发生融合,融合程度与两个肾原基之间距离有关,融合以后,肾脏的进一步上升受到腹膜后中线位置结构的阻碍,如腹主动脉分支、肠系膜前动脉和小肠系膜等。

三、诊断

(一)临床表现

融合肾畸形患者一般没有任何症状,多数是在尸检或因其他原因做腹部超声检查时发现。常见临床症状有下腹痛、血尿、脓尿、尿频、尿急和尿痛等。蹄铁形肾患者偶尔会出现下腹痛及胃肠道症状,当峡部压迫其后方的神经时会出现Rovsing征,例如腹痛、恶心、呕吐等表现。目前认为肾脏位置异常和变异的血供系统会导致尿液引流不畅,从而易发尿路感染和结石形成等。而一旦存在肾盂输尿管交界处梗阻则会出现严重的肾积水,这在蹄铁形肾患者中发生率高达1/3,高位输尿管开口/异位输尿管在跨过峡部时成角,另外迷走血管的压迫往往会引起狭窄。蹄铁形肾患者中并发结石的比例达1/5[7],结石的存在进一步加重梗阻并增加尿路感染的可能性。

约1/3的患者是发现无痛性腹部包块而就诊的,有的患者首发症状为高血压,进行全身检查发现该病[3,8]。

(二)影像学检查

对有临床症状且怀疑融合肾畸形的患者都应该行影像学检查,其对于明确融合肾畸形的类型,指导诊疗和判断预后具有重要的价值。

1.超声检查(B超)(推荐)　超声检查快速、简便、无创伤,很多患者多因为其他原因做腹部超声意外发现融合肾畸形。腹部超声可以很准确地判断交叉异位融合肾的存在,同时能够初步判断融合肾畸形的大小、有无肾积水、输尿管扩张等。马蹄肾的典型B超表现为双肾位置偏低且更靠近脊柱,腋中线侧切面双肾形态狭长,下端变窄且无明显边界,向腰椎方向延长,肾轴方向由正常的内上至外下改变为外上至内下或垂直,双肾下极在中线处相连[9]。肾盂朝前,肾盏指向后方,下极肾盏朝内且位于输尿管内侧,输尿管高位开口等。

2.排泄性尿路造影(IVU)(推荐)　以往诊断融合肾畸形的常用手段,可以清晰地显示融合肾畸形的位置和泌尿系统的走行,与正常肾相比,融合肾的位置通常较低,其肾下极靠近脊柱。亦可显示有无肾积水和梗阻部位等,肾脏显影程度与患者肾功能有关[10]。

3.计算机断层扫描(CT)(推荐)　CT扫描及CTU诊断融合肾畸形,其敏感性和特异性均优于超声检查和静脉尿路造影,同时CT扫描可评估肾实质厚度和肾脏积水情况。CTA可以显示肾脏的血供来源,这对于需要手术治疗的患者有重要的指导作用[11]。

4.磁共振尿路造影(MRU)(可选择)　由于MRU具有多维扫描及重建特点,可清晰显示全尿路,且MRU是一种无创性的检查,不需要造影剂即可获得与静脉尿路造影相同的效果,不受肾功能改变的影响。对于不适合做静脉尿路造影的患者(肾功能损害、造影剂过敏、妊娠妇女等)可考虑采用。MRU可以帮助更详细地了解畸形的形态、融合部位等细节。功能性MRU(fMRU)是一种高敏感性的无辐射成像模式,在MRU的基础上可提供详细的形态学信息及肾功能的改变[12,13]。

5.逆行肾盂造影(RP)(可选择)　一般情况下,IVU可对融合肾畸形的位置和梗阻部位进行判断,但是结石或UPJ引起的梗阻、肾功能损害等因素会导致造影图像模糊,难以判断,此时可借助RP明确梗阻部位。但RP为有创检查,不常规推荐。

6.肾动脉造影(可选择)　血管造影可以清楚地显示肾脏的血供来源,这对于需要手术治疗的患者来说有重要的指导作用,但目前应用较少。

四、治疗

融合肾畸形无临床症状者无须特殊治疗。

当融合肾畸形发生输尿管梗阻、反复感染和并发结石时，应采取外科手段干预。融合肾存在广泛的肾盂输尿管和血管解剖变异，每个肾脏可能存在1～8支动脉血供，主干动脉的分支亦滋养峡部及周围软组织，这些血管变异增加了术中出血的风险。术前三维影像重建及血管造影有助于手术计划制订。融合肾的治疗原则：矫正畸形，解除梗阻，保护肾功能[14]。

经典术式：对于输尿管梗阻伴感染可一期放置双J管引流，解除梗阻，控制感染和保护肾功能，二期行峡部切断并患侧肾脏旋转复位固定术，伴有肾盂输尿管连接部狭窄患者加行肾盂成形术。单侧肾有肿瘤或肾功能丧失，可以考虑行分离峡部一侧肾脏切除术。腹腔镜手术和机器人手术相对开放手术创伤小、疗效相当[15]。根据术者的临床经验以及医疗中心的医疗条件可选择开放手术、腹腔镜、后腹腔镜、手助腹腔镜或机器人手术。

入路的选择：经腰部入路手术，开放手术取第11肋间或第12肋下切口进入后腹腔，适合蹄铁形肾引起单侧并发症，不利于行对侧肾固定[16]。经腹腔手术视野清楚、肾脏暴露良好，如同时处理双侧病变和行双肾固定，经下腹部入路疗效最优[16]。腹腔镜手术和机器人手术的入路选择则根据不同医疗中心的条件和患者具体情况进行确定。

并发结石：融合肾因容易发生尿液引流不畅及尿路感染，容易形成肾结石。

对于小于2cm的结石，ESWL仍是首选，但由于融合肾患者普遍存在肾盂或输尿管异常，行ESWL后，残留的结石碎片可能会引起梗阻，结石清除率较低。对于ESWL失败的病例，可考虑PCNL术[17]。单用硬镜难以一次取净所有结石，此时可选用输尿管软镜提高结石取净率。

对于大于2cm的结石，考虑融合肾患者普遍存在肾盂或输尿管解剖、尿动力异常，结石排出困难，推荐首选PCNL术，在不具备PCNL手术条件的医疗单位可因地制宜选用其他术式，例如开放取石等[18]。

对感染和结石复发的患者，在处理结石的同时需行肾盂或输尿管整形术，否则仍然有反复感染和结石复发的可能。

五、预后与随访

融合肾一般不会威胁患者生命，部分输尿管梗阻的患者则容易发展到尿路感染或结石形成[19]，Boatman等[20]曾统计约1/3的有症状患者需要手术去除结石。而ESWL和PCNL是我们更常采用的方法。具体随访项目和随访时限目前国内外相关研究文献都没有明确报道，尚不统一，可结合当地医疗条件和根据患者具体情况进行安排。建议术后第1个月进行首次随访，每3个月随访1次，1年后则每年随访1次。随访项目可选择B超、IVU、CT和MRU等。

参 考 文 献

[1] Wein AJ, et al. Campbell-walsh urology. Philadelphia, PA: Elsevier, Inc. 2016.

[2] Papin E, et al. Classification of renal and ureteral anomalies. Annals of Surgery, 1927, 85: 735-756.

[3] Abeshouse BS, Bhisitkul I. Crossed renal ectopia with and without fusion. Urologia Internationalis, 1959, 9: 63-91.

[4] Glodny B, et al. Kidney fusion anomalies revisited: clinical and radiological analysis of 209 cases of crossed fused ectopia and horseshoe kidney. BJU International, 2009, 103: 224-235.

[5] Cook WA, et al. Fused kidneys: morphologic study and theory of embryogenesis. Birth Defects Original Article Series, 1977, 13: 327-340.

[6] Rinat C, et al. Familial inheritance of crossed fused renal ectopia. Pediatric Nephrology (Berlin, Germany), 2001, 16: 269-270.

[7] 陈奇，等. B超引导下微创经皮肾镜取石术并发症分析. 中华泌尿外科杂志, 2012, 33（1）: 24-28.

[8] Nussbaum AR, et al. Multicystic dysplasia and crossed renal ectopia. AJR American Journal of Roentgenology, 1987, 149: 407-410.

[9] O'Brien J, et al. Imaging of horseshoe kidneys and their complications. Journal of Medical Imaging and Radiation Oncology, 2008, 52: 216-226.

[10] 陈正光，等，静脉肾盂造影和CT静脉肾盂造影的临床应用价值的探讨. 中国医学影像技术, 2009, 25（9）: 1710-1713.

[11] 马秀梅，等. 多层螺旋CT血管成像对评价肾脏恶性肿瘤血供来源的价值. 中国实用医药, 2009, 4（10）: 36-38.

[12] Kirsch H, et al. Renal functional diagnostics using magnetic resonance imaging. Der Radiologe, 2018, 58: 914-924.

[13] Chan SS, et al. Role of magnetic resonance urography in pediatric renal fusion anomalies. Pediatric Radiology, 2017, 47: 1707-1720.

[14] 孟一森，等. 重复肾合并肾盂输尿管连接部梗阻的诊治特点分析. 中华泌尿外科杂志, 2011, 32（3）: 192-195.

[15] Raman A, et al. Robotic-assisted laparoscopic partial nephrectomy in a horseshoe kidney. A Case Report and Review of the Literature. Urology, 2018, 114: e3-e5.

[16] 邱明星，等. 先天性马蹄肾几种术式临床应用的比较（附39例报告）. 现代泌尿外科杂志, 2007（2）: 85-86.

[17] Yohannes P, Smith AD. The endourological

management of complications associated with horseshoe kidney. The Journal of Urology, 2002, 168: 5-8.

[18] 曾国华. 泌尿系结石的预防和治疗展望. 临床泌尿外科杂志, 2016, 31 (7): 585-589.

[19] Kron SD MD. Completely fused pelvic kidney. The Journal of Urology, 1949, 62 (3): 278-285.

[20] Boatman DL, et al. Crossed renal ectopia. The Journal of Urology, 1972, 108: 30-31.

第三节　腔静脉后输尿管

腔静脉后输尿管（retrocaval ureter），又名输尿管前腔静脉（preureteral vena cava），亦称环腔静脉输尿管（circucaval ureter）[1,2]。腔静脉后输尿管多为泌尿外科医师所描述，临床上多以输尿管梗阻造成肾积水伴有或不伴有肾或输尿管上段结石就诊。输尿管前腔静脉则是侧重解剖学上对源于胚胎期血管发育异常这个原因导致本病所做的描述，强调不是输尿管本身发育异常引起的疾病。环腔静脉输尿管对此病描述似更为准确，主要指右侧输尿管背离它应该的向下走行方向转而向躯体中线方向，从下腔静脉后方（背侧）通过并向腹侧反转回来，经下腔静脉前方由躯体中线回到侧方延续它原有的正常路径，然后在远端进入膀胱。肾盂和走行下腔静脉后方之前的上段输尿管以J形或鱼钩形拉长并扩张积水[1,2]。

一、流行病学

尸检报道的输尿管前腔静脉的发生率约为1/1500，而且男性是女性的3～4倍[3]。Kenawi和Williams综述了文献中报道的114例男性患者和41例女性患者，男女比例为2.8∶1[4]。

二、胚胎学

在胚胎发育期，下腔静脉在右侧来源于胎儿静脉丛（腹侧和背侧血管相交通形成）。上主静脉和后主静脉位于背侧，而下主静脉位于腹侧，这些交通的血管在身体两侧各形成一个环，肾脏从中间上升穿过。异常情况下，若下主静脉在腰部不萎缩，并发育为主要的右侧静脉，则输尿管位于其后，形成下腔静脉后输尿管[1]。

胚胎学亦有双右侧腔静脉形成的罕见情况，使得右输尿管受困于其分支中[5]。在罕见的器官左右转位的病例中还可见到左右两侧血管后输尿管[6,7]。

三、诊断

（一）临床表现

1. 尽管该疾病是先天性的，但是大多数患者要到三四十岁才出现临床症状。大多数患者早期无明显临床症状，只有当梗阻逐渐加重并导致肾积水伴发结石时才出现腰部酸胀不适，患者一般表现为右侧腰痛、泌尿系统感染、肉眼血尿、泌尿系统结石等，个别患者感到右上腹饱满或触及包块。若因长时间的肾积水并发感染时，可出现脓尿及发热；伴有结石时可出现肾绞痛及血尿。严重者可导致右肾功能受损甚至丧失。少数患者可无任何症状，偶在B超、尿路造影或腹盆腔CT等检查时发现。

2. 临床上根据影像学表现分为两种类型[4,8]：Ⅰ型为低祥型，临床上更常见，表现为输尿管在L_3～L_4前呈鱼钩状或S状向中线移位，约50%的患者有中至重度的肾积水和典型的尿路梗阻形态，梗阻出现在髂腰肌的边缘，输尿管扩张膨大处超过下腔静脉外缘1～2 cm，在经过腔静脉后方之前输尿管向头方走行，绕过静脉后远端输尿管不扩张；Ⅱ型为高祥型，上段输尿管没有出现扭曲，在较高的位置从腔静脉后面经过，环绕静脉之前，肾盂和上段输尿管几乎处于一条水平线上，患者多无肾积水或仅有轻度肾积水。

（二）影像学检查

1. 超声（可选择）　可发现右肾积水、肾盂及输尿管上段扩张、合并的结石等，在明确血管畸形方面也有价值。可作为筛选性的检查[9]。

2. 排泄性尿路造影（可选择）　可显示梗阻段以上输尿管扩张并向中线靠拢，呈反J状或S形，侧位片可见扩张的输尿管与椎体重叠，由于造影剂排泄受阻，通常无法显示输尿管J形扭曲以下的部分[10,11]。

3. 逆行输尿管肾盂造影（可选择）　可以显示梗阻部位在L_3或L_4的输尿管呈S形曲线，并可动态观察输尿管狭窄及肾盂输尿管扩张积水情况。但该检查属创伤性检查且不能显示输尿管与下腔静脉之间的异常解剖关系及狭窄段输尿管周围的组织结构[4]。

4. CT（CTU）（推荐）　不仅可以显示输尿管上

段扩张，而且可以在$L_3 \sim L_4$水平下腔静脉后方见后内侧环绕走行的输尿管，下腔静脉与腹主动脉之间可见输尿管影，其远端输尿管再逐渐绕至下腔静脉前、外侧，可明确诊断为下腔静脉后输尿管，由于多层螺旋CT较高的密度分辨率和空间分辨率，即使输尿管内造影剂较淡，也能很好地显示输尿管的走行以明确诊断，并且可避免进行逆行输尿管肾盂造影。CTU可得到泌尿系统全程图像，图像直观、立体，成像质量高，还同时显示下腔静脉和输尿管的空间关系，为诊断下腔静脉后输尿管提供准确可靠的影像学依据[11-13]。

5. MRU（推荐） MRU 则能三维地显示输尿管走行的全貌，并可360°旋转，图像立体、直观、清晰，可以很好地显示输尿管前腔静脉的走行。相比CT和逆行造影能提供更详细的信息并且更安全[11,14,15]。

6. 利尿性肾图（可选择） 可以判断是否存在机械性梗阻，并可评价肾功能[16,17]。

四、治疗

高祥型患者梗阻轻，肾积水程度较轻，可密切随访肾功能和积水情况的变化。一般不必急于手术[17,18]。

低祥型患者出现尿路梗阻症状，上尿路明显积水或肾功能已受损伤者，以及发生并发症如感染或结石[19]，均需手术治疗。一般选择输尿管离断复位，即切除或旷置可能是不蠕动的腔静脉后狭窄段输尿管，然后行输尿管复位，肾盂输尿管吻合或输尿管和输尿管端端吻合。可以采用传统开放式手术，也可以通过经腹腔或腹膜后路径腹腔镜或机器人辅助腹腔镜手术[20-26]。

部分患者因梗阻导致无功能肾而对侧肾功能正常，可行患侧肾切除术。

参 考 文 献

［1］Peters CA，et al. Ectopic ureter, ureterocele, and ureteral anomalies//Wein AJ, Kavoussi LR, Partin AW, Peters CA. CAMPBELL-WALSH UROLOGY. 11th edition, Elsevier Saunders, 2016: 3099-3100.

［2］陈向东. 下腔静脉后输尿管的诊断和治疗//徐月敏. 泌尿修复重建外科学. 北京：人民卫生出版社，2007：113-118.

［3］Heslin JE，et al. Retrocaval ureter: report of four cases and review of literature. J Urol, 1951, 65（2）: 212-222.

［4］Kenawi MM，et al. Circumcaval ureter: a report of four cases in children with a review of literature and a new classification. Br J Urol, 1976, 48: 183.

［5］Sasai K，et al. Right periureteric venous ring detected by computed tomography. J Comput Assist Tomogr, 1986, 10（2）: 349-351.

［6］Brooks RE Jr. Left retrocaval ureter associated with situs inversus. J Urol, 1962, 88: 484-487.

［7］Kadar A，et al. Laparoscopic repair of a left retrocaval ureter in a 16-year-old girl. European J Pediatr Surg Rep, 2018, 6（1）: e104-e107.

［8］Bateson EM，et al. Circumcaval ureter: a new classification. Clin Radiol, 1969, 20（2）: 173-177.

［9］Murphy BJ，et al. Retrocaval ureter: computed tomography and ultrasound aearance. J Comput Tomogr, 1987, 11（1）: 89-93.

［10］Bhattacharjee S，et al. Retrocaval ureter or preureteral vena cava: Lest we forget this rare cause of hydronephrosis. Med J Armed Forces India, 2016, 72（Suppl 1）: S77-S79.

［11］Ratkal JM，et al. Circumcaval ureter-the paradigm shift in diagnosis and management. Indian J Surg, 2016, 78（1）: 37-40.

［12］Kellman GM，et al. Computed tomography of vena caval anomalies with embryologic correlation. Radiographics, 1988, 8: 533.

［13］何永新，等. 腔静脉后输尿管的多层螺旋CT诊断。医学影像学杂志，2010，20（7）：1017-1019.

［14］Uthappa MC，et al. Case report: Retrocaval ureter: MR appearances. Br J Radiol, 2002, 75: 177-179.

［15］冯仕庭，等. MRI在下腔静脉后输尿管中的诊断价值. 中华腔镜泌尿外科杂志，2010，4（5）：406-409.

［16］Pienkny AJ，et al. Contemporary diagnosis of retrocaval ureter. J Endourol, 1999, 13（10）: 721-722.

［17］Yen JM，et al. Conservative management of retrocaval ureter: A case series. Int J Surg Case Rep, 2015, 15: 93-95.

［18］de Arruda GJ，et al. Incidental finding of retrocaval ureter in a patient without hydronephrosis. AME Case Rep, 2018, 2: 42.

［19］Guttilla A，et al. A Case of Retrograde Treatment of a ureteral stone in a retrocaval ureter. J Endourol Case Rep, 2018, 17, 4（1）: 198-200.

［20］Seo IY，et al. Transperitoneal laparoscopic uretero-ureterostomy with excision of the compressed ureter for retrocaval ureter and review of literature. Investig Clin Urol, 2019, 60（2）: 108-113.

［21］Temiz MZ，et al. Laparoscopic and robotic transperitoneal repair of retrocaval ureter: A comparison of the surgical outcomes from two centres with a comprehensive literature review. J Minim Access Surg, 2019, 16（2）: 115-120.

［22］Escolino M, et al. Laparoscopic and robotic-assisted repair of retrocaval ureter in children: a multi-institutional comparative study with open repair. World J Urol, 2018, 37（9）: 1941-1947.

［23］Chen S1, et al. Retroperitoneal laparoscopic reconstruction for retrocaval ureter: experience and literature review. J Endourol, 2012, 26（9）: 1147-1152.

［24］Simforoosh N, et al. Laparoscopic pyelopyelostomy

for retrocaval ureter without excision of the retrocaval segment: first report of 6 cases. J Urol, 2006, 175: 2166-2169.

［25］El Harrech Y, et al. Transperitoneal laparoscopic pyelopyelostomy for retrocaval ureter without excision of the retrocaval segment: Experience on Three Cases. Adv Urol, 2016: 5709134.

［26］陈俊毅，等. 腔静脉后输尿管三种手术方式的比较. 临床泌尿外科杂志, 2010, 25（6）: 433-435.

第四节　先天性肾盂输尿管连接部梗阻

先天性肾盂输尿管连接部梗阻（ureteropelvic junction obstruction，UPJO）定义为由于各种先天性因素导致肾盂内尿液向输尿管排泄受阻，伴随肾集合系统扩张并继发肾损害的一类疾病。但是，肾集合系统的扩张并不等于存在梗阻，一般认为梗阻是指尿液排泄受到影响，假如不加以处理将出现肾损害的状况[1]。

一、流行病学

先天性UPJO是小儿肾积水的主要原因，可见于各个年龄组，约25%的患者在1岁内被发现，50%于5岁前被诊断。近年来，随着产前B超检查的普及，约60%患儿的肾积水在胎儿期即被发现。其发病率为1/800～1/600[2]。UPJO是新生儿肾积水最常见的原因。男性多于女性，男女之比为2∶1，左侧多于右侧，双侧者占10%左右，偶可见孤立肾肾积水[3]。先天性UPJO是胎儿肾脏集合系统扩张最常见的原因，占44%～65%。

二、病因学

引起先天性UPJO的病因很多，其确切病因尚不十分明确，大致可归纳为三类[4]。

1.输尿管肾盂交界处固有梗阻　指UPJ管腔狭窄，以输尿管壁病变为特征，伴或不伴输尿管扭曲。狭窄段长度多在0.5～2cm，少数病例可达3～4cm，个别病例有多发狭窄段。该段输尿管管腔狭窄，肌层肥厚或发育不良，纤维组织增生，影响了输尿管的蠕动功能，使尿液从肾盂向输尿管推进困难。

（1）UPJ扭曲或折叠：较大儿童和青少年多见，常表现为间断性梗阻。

（2）高位UPJ：指正常输尿管位于肾盂最低点，肾盂输尿管呈漏斗状连接。高位UPJ起始端位于肾盂非最低点，输尿管与肾盂形成夹角并附着于肾盂壁使

尿液引流不畅，导致肾积水。

（3）UPJ瓣膜：它是由于肾盂瓣膜在输尿管起始部形成活瓣样结构而引起梗阻，发生率较低，一般不超过1%。正常4月龄以上胎儿常见输尿管起始端出现褶皱，可持续到新生儿期。多随小儿生长而消失。

（4）UPJ息肉：息肉多呈"海葵"样，位于输尿管肾盂交界处。有时息肉巨大似肿瘤样突入肾盂中，使UPJ狭窄。

（5）UPJ蠕动功能障碍：UPJ平滑肌细胞异常，大量胶原纤维沉积于狭窄段，失去了正常的排列，阻断了肌细胞间电活动的传递，影响了蠕动。

2.输尿管肾盂交界处外来梗阻　一般由供应肾下极动脉过早分支或腹主动脉直接分支供应肾下极的动脉血管压迫UPJ所致，还有一部分输尿管外部的索带和粘连。被压迫的输尿管常有发育异常。这类患者较少一般不超过3%，而且多见于较大儿童，其症状及病理改变也较轻。

3.UPJ继发性梗阻　严重的膀胱输尿管反流（VUR）常引起输尿管扭曲，导致UPJO，引起继发性肾积水。

三、诊断

（一）病史询问（推荐项目）

由于产前超声波检查的广泛应用，越来越多的先天性UPJO病例在产前已经发现肾积水，需仔细询问肾积水检查的变化。早期多无特殊临床症状，梗阻严重者，主要有以下几种表现[5-7]。

1.可没有任何症状，偶在外伤后出现血尿而被发现。

2.腹部肿块：新生儿及婴儿约50%以上以无症状腹部肿块就诊。75%的患儿可扪到肿块。肿块光滑、无压痛、中等紧张、偶有波动，部分病例有肿块大小

的变化，如突然发作的腹痛伴腹部肿块，大量排尿后包块缩小是一重要的诊断依据。

3. 腰腹部间歇性疼痛：绝大多数患儿能陈述上腹或脐周痛。大龄儿童可明确指出疼痛来自患侧腰部。间歇性发作常提示间歇性肾积水。疼痛可在大量饮水后诱发，发作时多伴恶心、呕吐。常被误诊为胃肠道疾病。疼痛是因为肾盂压力升高、肾盂扩大刺激包膜所致。

4. 血尿：肾髓质血管破裂或轻微腹部外伤或合并尿路感染、结石均可引起。发生率为10%～30%，为肉眼或镜下血尿。

5. 尿路感染：表现为尿频、尿急、排尿困难，常伴有高热、寒战和败血症等全身中毒症状。发生率低于5%。

6. 高血压：扩张的集合系统压迫肾内血管导致肾脏缺血，反射性引起肾素分泌增加引起血压升高。

7. 多尿和多饮症状：肾脏浓缩功能下降后，可表现为低比重尿、多尿和多饮症状。

8. 肾破裂：扩张的肾盂受到外力发生破裂，表现为急腹症。

9. 尿毒症双侧或孤立肾积水晚期可出现氮质血症，有肾功能不全表现。患儿生长缓慢、发育迟缓、喂养困难或厌食等。

（二）B超是最常用的筛查手段（推荐项目）

1. 产前B超　胎儿肾盂输尿管连接部狭窄是导致肾积水的最常见原因。通常胎儿肾脏在妊娠16～18周时能够通过超声检查发现，在妊娠第28周是评价胎儿泌尿系统的最佳时期。首次观察多不能分清是生理性或由泌尿系统先天畸形所致，需要在胎儿期密切观察，一般每隔4周需再次行B超检查以判断肾积水的发展情况，以及输尿管有无扩张，以此判定是否为病理性肾积水，其严重程度评判依据胎儿泌尿协会（Society for Fetal Urology，SFU）和肾盂前后径（anteroposterior diameter，APD）两大分类系统完成[8-10]。

SFU分级系统阐述的是肾盂肾盏的扩张程度及肾皮质的受损程度，SFU 1级患儿仅存在肾盂的轻度扩张，2级患儿则存在肾盂及肾盏轻度扩张，3级患儿存在肾盂重度扩张及肾盏轻度扩张，4级患儿的肾盂肾盏均重度扩张，同时存在肾皮质变薄的情况。APD系统从肾盂前后径长度的角度阐述积水的严重程度，轻度者于第二孕程APD达4～6 mm，第三孕程APD达7～9 mm；中度者于第二孕程APD达7～10 mm，第三孕程APD达10～15 mm；重度者于第二孕程其

APD达10 mm以上，第三孕程APD达15 mm以上。一般采用SFU及APD两大分级系统来评估患儿肾积水严重程度及是否应手术。

2. 出生后B超　新生儿患者的B超检查一般推荐在48小时后进行，以避开因暂时的生理性脱水而导致的无尿期。对于严重病例如羊水过少、孤立肾肾积水和疑有后尿道瓣膜存在双肾积水的新生儿，都应该在出生后24～48小时行超声检查。B超检查应观测以下指标：肾盂径线、肾盏扩张程度、肾脏大小、肾实质厚度、皮质回声、输尿管、膀胱壁及残余尿量。患儿出生后的B超检查如未发现肾积水也应该于4周后再次复查[11,12]。

（三）ECT检查（推荐项目）

包括^{99m}TC-DTPA肾动态显像和MTC-DMSA肾静态显像。①肾动态显像：可了解分肾功能，利尿肾图还可根据利尿后放射性核素排泄的曲线变化区分功能性梗阻与器质性梗阻；正常情况下，同位素在肾内浓集达到高峰后下降至50%所需时间（$T_{1/2}$）可以为4～8分钟，当排泄期C段曲线持续上升达15分钟而不降，可行利尿肾图，以鉴别梗阻性质。使用呋塞米后，若无梗阻，则储留在肾盂内的核素迅速排泄，否则，核素排泄缓慢或不排泄。$T_{1/2}<10$分钟可视为正常；10分钟以上20分钟以下提示肾盂出口可能存在梗阻；$T_{1/2}\geq 20$分钟提示肾盂出口存在梗阻。②肾静态显像：主要用于肾实质的显像，多用于功能不良肾或丧失功能的肾脏检查以及肾瘢痕的检查[13]。

（四）排泄性膀胱尿道造影（voiding cystourethrography，VCUG）（小儿推荐项目）

新生儿肾积水中，需要与UPJO相鉴别的疾病还有膀胱输尿管反流、后尿道瓣膜、输尿管疝、膀胱憩室及神经源性膀胱等[14]。约有25%的UPJO患儿同时存在与肾盂扩张无关的膀胱输尿管反流。当患儿B超发现肾积水伴输尿管扩张或双侧肾积水时应进行VCUG。但这项检查可能会带来逆行尿路感染，需加以注意[15]。

（五）静脉肾盂造影（成人推荐项目）

IVU可显示扩张的肾盂肾盏，造影剂突然终止于UPJ时，其下输尿管正常或不显影。当患侧肾脏集合系统显影不佳时，可延迟至60分钟或120分钟摄片，必要时还可延至180分钟摄片以提高诊断率。当UPJO合并肾结石时，应进行IVU检查[16]。但小儿受

辐射不作为推荐。

（六）MRU与MRA（小儿推荐项目）

可以显示尿路扩张情况，对是否存在异位血管骑跨UPJ准确性高。特别适合于肾功能不全、对腆造影剂过敏或上尿路解剖结构复杂者[17]。

（七）螺旋CTA（可选择项目）

CTA对是否存在异位血管骑跨UPJ诊断的敏感性91%～100%，特异性96%～100%，但费用昂贵，不作为常规。当考虑行内镜下肾盂切开术时，应进行CTA检查以明确是否存在异位血管[18]。

（八）肾盂穿刺造影（可选择项目）

对IVU不显影者可以考虑进行肾盂穿刺造影以明确梗阻部位。肾盂穿刺后可先测定肾盂压力，然后抽取尿液后注入造影剂确定梗阻部位。该检查临床应用不多[3,4]。

（九）肾盂压力-流量测定（Whitaker Test）（可选择项目）

该检查具有一定的创伤性，可能诱发尿路感染，该检查临床应用很少，仅作为协助诊断的备选手段[3,4]。

四、治疗

（一）产前治疗

产前B超诊断肾积水的准确率可达90%以上。产前阶段B超确诊的肾积水即使是积水很严重其出生后的预后也是充满希望的，但严重发育不全或者发育异常的肾脏就预后较差。尽管国外胎儿治疗中心对双侧肾积水合并羊水少考虑后尿道瓣膜或尿道闭锁的患儿在胎儿期行胎儿镜下膀胱羊膜腔引流术，目前国内胎儿外科技术不成熟，开展胎儿期功能干预的医疗单位不多，基本不予推荐胎儿期子宫内干预治疗[19]。

产前告知父母患儿出生后复查的时间也很重要。胎儿期肾积水程度的定量评估可能有助于预测出生后是否需要干预治疗。妊娠晚期肾盂前后径（APD）>7mm预测出生后泌尿系统异常的阳性预测值为69%。Wollenberg发现APD<10mm的患儿出生后无须抗生素治疗或外科手术等干预治疗；而APD 10～15mm、APD>15mm者分别有23%和64%需要干预治疗[20]。Coplen D在一项前瞻性研究发现APD>15mm者有至少有80%出生后需要外科干预[21]。

（二）非手术治疗

胎儿期应B超观察随访的胎儿的肾积水变化，出生后1周即行B超复查，约1/3患儿出生后可能恢复正常。体检等偶然发现的轻度肾积水，无临床症状，应先随访。B超复查应于出生后3个月、1岁、2岁、5岁、10岁进行复查，发现肾积水加重或肾皮质变薄需复查ETC以评价分肾功能。一旦肾功能明显受损或肾发育不良，就需要采取干预治疗[22]。

（三）外科手术治疗

1. 外科手术的目的　解除肾盂出口梗阻，从而最大限度地恢复肾功能和维持肾脏的生长发育。

2. 外科手术的指征　①超声检查提示APD>30 mm；②APD>20 mm伴有肾盏扩张；③随访过程中肾功能进行性下降（下降值>10%）；④随访过程中肾积水进行性增大（增大值>10 mm）；⑤有症状性肾积水（反复泌尿系统感染、发热、腰痛、血尿、高血压、继发结石等）；⑥利尿性肾核素扫描提示梗阻存在且$T_{1/2}$>20分钟[23-32]。

3. 手术方式

（1）离断性肾盂成形术：虽然肾盂成形术式很多，但离断性肾盂输尿管成形术（Anderson-Hynes pyeloplasty）自1949年首次报道以来，已经是UPJO开放性手术治疗的金标准[33]。主要步骤是手术切除UPJO和大部分扩大的肾盂，进行肾盂输尿管吻合。要求吻合口宽广、低位、呈漏斗形、缝合密闭而无张力，吻合部光滑无折叠、扭曲。手术成功率98%～99%。可以采用腰胁部切口，也可以采用前腹壁横切口腹膜外入路实施Anderson-Hynes离断性肾盂成形术。

自1993年由Schuessler首先实施腹腔镜肾盂成形术以来，经过20余年的发展，腹腔镜肾盂成形术以其疼痛轻、创伤小、恢复快、美容效果好及成功率不低于开放手术等优点而被广泛应用[34-39]。尽管腹腔镜下施行肾盂成形术学习曲线较长，要求术者精通腹腔镜技术，但腹腔镜肾盂成形术治疗UPJO性肾积水在许多医院已经成为常规手术。腹腔镜肾盂成形术入路主要有两种方式，经腹腔入路的优点是工作空间大、解剖标志清晰，但对于肾盂的暴露较为费力；经腹膜后入路虽然工作空间较小、解剖标志较难辨认，但便于直接、快速地显露肾盂，便于辨认有无异位血管骑跨，且无并发肠梗阻的顾虑。

经过20余年的发展，机器人辅助腹腔镜肾盂成形术具有操作的优势，已在临床应用中证明是安全、可行、有效，已逐渐成为治疗UPJO的手段之一[40-42]。

（2）腔内肾盂切开术：腔内肾盂切开术可以顺行经皮肾镜途径进行肾盂内切开，也可逆行经输尿管镜进行狭窄段切开。术中要求将狭窄部位全层切开，推荐采用冷刀或钬激光在直视下将狭窄段朝后外侧方向切开，以尽量避开可能存在的异位血管。若术中发现肾盂内有脓性液体流出，应暂停手术，待感染控制后再行内切开术[43,44]。

腔内肾盂切开术适用于原发性和继发性UPJO，总体成功率介于76%～90%。腔内肾盂切开术手术创伤小，即使术后再次出现梗阻，并不增加离断性肾盂成形术的难度，可以是UPJO手术治疗的一线治疗方式。

腔内肾盂切开术的成功率比离断性肾盂成形术低，对于狭窄段较长、异位血管跨越、肾功能严重受损或肾盂过度扩张时慎选腔内肾盂切开术。但一旦离断性肾盂成形术失败，腔内肾盂成形术将是很好的选择[45,46]。

五、预后与随访

（一）预后

肾盂离断成形术被认为是治疗UPJO的"金标准"，成功率超过95%[1-3]。经皮肾盂内切开术的成功率为57%～100%（平均73.5%），逆行肾盂内切开术的成功率基本与其一致或相似[43,44,46]。

（二）随访

1.术后评价方式　对UPJO的术后随访主要依靠患者的主观症状及B超检查来了解有无复发[23,47]。但是临床观察发现，相当多的患者即使再次出现梗阻，早期可能没有任何症状，由此必须强调术后客观指标随访的重要性。

B超检查可以初步了解手术前后肾积水的改善情况，若肾积水加重，则提示梗阻复发，对UPJO的随访有一定价值，但B超不能了解分肾功能及排空情况，对肾积水的判断因人而异，带有一定的主观性[48]。

利尿肾图作为一种无创的检查方法，是UPJO诊断、随访及术后评估最常用的手段，不但可了解分肾功能，更重要的是通过利尿后肾图时间-活性曲线下降的情况，可鉴别出肾盂张力性下降导致的假性梗阻以及是否真正有机械性梗阻存在[49]。

2.随访时间　随访时间从术后4～6周拔除内支架管后开始计算，至随访期间发现治疗失败终止。拔除内支架管后2～4周行B超或利尿性肾图检查，以后间隔3、6、12个月各做1次，然后每年1次，共计2年，若出现症状亦需检查[50]。腔内肾盂切开术后患者需随访至少3年[46]。

治疗成功的标准为症状消失，肾积水减轻，肾功能好转或稳定在一定的水平，B超、IVU或利尿肾图显示排空正常[23,50]。

参 考 文 献

［1］Chertin B. Uer Urinary Tract Obstructions. Puri and M. HÖllwarth（eds.），Pediatric Surgery：Diagnosis and Management，2009：839-846.

［2］Nguyen HT，et al. Upper urinary tract obstruction：experimental and clinical aspects. Br J Urol，1998，81（2）：13-21.

［3］黄澄如. 实用小儿泌尿外科学. 北京：人民卫生出版社，2006：209-213.

［4］施诚仁，等. 实用小儿泌尿外科学. 北京：人民卫生出版社，2009：378-379.

［5］St Aubin M，et al. Society for fetal urology recommendations for postnatal evaluation of prenatal hydronephrosis—will fewer voiding cystourethrograms lead to more urinary tract infections? J Urol，2013，190（4 Suppl）：1456-1461.

［6］Mesrobian HG1，et al. Urinary proteome analysis in patients with stable SFU grade 4 ureteropelvic junction obstruction differs from normal. Urology，2013，82（3）：745.e1-10.

［7］Arora S，et al. Predictors for the need of surgery in antenatally detected hydronephrosis due to UPJ obstruction—a prospective multivariate analysis. J Pediatr Urol，2015，11（5）：248.e1-5.

［8］Yiee J，et al. Management of fetal hydronephrosis. Pediatr Nephrol，2008，23（3）：347-353.

［9］Subotic S，et al. Dismembered and nondismembered retroperitoneoscopicpyeloplasty for the treatment of ureteropelvic junction obstruction in children. World J Urol，2013，31（3）：689-695.

［10］Garcia-Roig ML，et al. Detailed evaluation of the upper urinary tract in patients with prune belly syndrome using magnetic resonance urography. J Pediatr Urol，2016，12（2）：122.e1-7.

［11］Rianthavorn P，et al. Diagnostic accuracy of neonatal kidney ultrasound in children having antenatal hydronephrosis without ureter and bladder abnormalities.

World J Urol，2015，33（10）：1645-1650.

［12］Goetz JT，et al. Sonographic Renal Parenchymal Measurements for the Evaluation and Management of Ureteropelvic Junction Obstruction in Children. Front Pediatr，2016，4：42.

［13］Roarke MC，et al. Provocative imaging：Diuretic renography. Urol Clin North Am，1998，25（2）：227-249.

［14］Hubertus J1，et al. Children and adolescents with ureteropelvic junction obstruction：is an additional voiding cystourethrogram necessary? Results of a multicenter study. World J Urol，2013，31（3）：683-687.

［15］Weitz M，et al. To screen or not to screen for vesicoureteral reflux in children with ureteropelvic junction obstruction：a systematic review. Eur J Pediatr，2017，176（1）：1-9.

［16］Esmaeili M，et al. Comparison Between Diuretic Urography（IVP）and Diuretic Renography for Diagnosis of Ureteropelvic Junction Obstruction in Children. Iran J Pediatr，2016，26（1）：e4293.

［17］Wong MCY，et al. Surgical validation of functional magnetic resonance urography in the study of ureteropelvic junction obstruction in a pediatric cohort. J Pediatr Urol. 2019，15（2）：168-175.

［18］Khaira HS，et al. Helical computed tomography for identification of crossing vessels in ureteropelvic junction obstruction：comparison with operative findings. Urology，2003，62（1）：35-39.

［19］Farrugia MK. Fetal bladder outlet obstruction：Embryopathology，in utero intervention and outcome. J Pediatr Urol，2016，12（5）：296-303.

［20］Wollenberg A，et al. Outcome of fetal renal pelvic dilatation diagnosed during the third trimester. Ultrasound Obstet Gynecol，2005，25（5）：483-488.

［21］Coplen D，et al. The magnitude of fetal renal pelvic dilatation can identify obstructive postnatal hydronephrosis，and direct postnatal evaluation and management. J Urol，2006，176（2）：724-727.

［22］Krajewski W，et al. Hydronephrosis in the course of ureteropelvic junction obstruction：An underestimated problem? Current opinions on the pathogenesis，diagnosis and treatment. Adv Clin Exp Med，2017，26（5）：857-864.

［23］Liu D，et al. Comparison of laparoscopic approaches for dismembered pyeloplasty in children with ureteropelvic junction obstruction：critical analysis of 11-Year experiences in a single surgeon. Urology，2017，101：50-55.

［24］Matsui F，et al. Late Recurrence of Symptomatic Hydronephrosis in Patients With Prenatally Detected Hydronephrosis and Spontaneous Improvement. J Urol，2008，180（1）：322-325.

［25］Chertin B，et al. Conservative Treatment of Ureteropelvic Junction Obstruction in Children with Antenatal Diagnosis of Hydronephrosis：Lessons Learned after 16 Years of Follow-Up. Eur Urol，2006，49（4）：734-739.

［26］Eskild-Jensen A，et al. Renal function may not be restored when using decreasing differential function as the criterion for surgery in unilateral hydronephrosis. BJU Int，2003，92（7）：779-782.

［27］Bowen D K，et al. Delayed Presentation of Ureteropelvic Junction Obstruction and Loss of Renal Function After Initially Mild（SFU Grade 1-2）Hydronephrosis. Urology，2015，86（1）：168-170.

［28］Chertin B，et al. Does delaying pyeloplasty affect renal function in children with a prenatal diagnosis of pelvi-ureteric junction obstruction? BJU Int，2002，90（1）：72-75.

［29］Babu R，et al. Functional outcomes of early versus delayed pyeloplasty in prenatally diagnosed pelvi-ureteric junction obstruction. J Pediatr Urol，2015，11（2）：61-63.

［30］Suda K，et al. The effect of preoperative urinary tract infection on postoperative renal function in prenatally diagnosed ureteropelvic junction obstruction：Indications for the timing of pyeloplasty. J Pediatr Surg，2015，50（12）：2068-2070.

［31］Davidson AJ，et al. Neurodevelopmental outcome at 2 years of age after general anaesthesia and awake-regional anaesthesia in infancy（GAS）：an international multicentre，randomised controlled trial. Lancet（London，England），2016，387（10015）：239-250.

［32］Rosen S，et al. The Kidney in Congenital Ureteropelvic Junction Obstruction：A Spectrum From Normal to Nephrectomy. J Urol，2008，179（4）：1257-1263.

［33］Notley RG，et al. The long-term follow-up of Anderson-Hynes pyeloplasty for hydronephrosis. Br J Urol，1973，45（5）：464-467.

［34］Huang Y，et al. An updated meta-analysis of laparoscopic versus open pyeloplasty for ureteropelvic junction obstruction in children. Int J Clin Exp Med，2015，8（4）：4922-4931.

［35］Wagner S，et al. Laparoscopic dismembered pyeloplasty：technique and results in 105 patients. World J Urol，2010，28（5）：615-618.

［36］Mei H，et al. Laparoscopic Versus Open Pyeloplasty for Ureteropelvic Junction Obstruction in Children：A Systematic Review and Meta-Analysis. J Endourol，2011，25（5）：727-736.

［37］Gatti J M，et al. Laparoscopic vs Open Pyeloplasty

in Children: Results of a Randomized, Prospective, Controlled Trial. J Urol, 2017, 197 (3 Pt 1): 792-797.

[38] Garg M, et al. Prospective Randomized Comparison of Retroperitoneoscopic vs Open Pyeloplasty With Minimal Incision: Subjective and Objective Assessment in Adults. Urology, 2014, 83 (4): 805-811.

[39] Piaggio LA, et al. Transperitoneal Laparoscopic Pyeloplasty for Primary Repair of Ureteropelvic Junction Obstruction in Infants and Children: Comparison With Open Surgery. J Urol, 2007, 178 (4): 1579-1583.

[40] Neheman A, et al. Comparison of Robotic Pyeloplasty and Standard Laparoscopic Pyeloplasty in Infants: A Bi-Institutional Study. J Laparoendosc Adv Surg Tech A, 2018, 28 (4): 467-470.

[41] Braga LH, et al. Systematic review and meta-analysis of robotic-assisted versus conventional laparoscopic pyeloplasty for patients with ureteropelvic junction obstruction: effect on operative time, length of hospital stay, postoperative complications, and success rate. Eur Urol, 2009, 56 (5): 848-857.

[42] Chang SJ, et al. Comparing the efficacy and safety between robotic-assisted versus open pyeloplasty in children: a systemic review and meta-analysis. World J Urol, 2015, 33 (11): 1855-1865.

[43] Alotaibi KM. Percutaneous retropelvic endopyelotomy for treatment of ureteropelvic junction obstruction. Urol Ann, 2018, 10 (4): 358-362.

[44] Berkman DS, et al. Treatment outcomes after endopyelotomy performed with or without simultaneous nephrolithotomy: 10-year experience. J Endourol, 2009, 23 (9): 1409-1413.

[45] Abdrabuh AM, et al. Endopyelotomy versus redo pyeoloplasty for management of failed pyeloplasty in children: A single center experience. J Pediatr Surg, 2018, 53 (11): 2250-2255.

[46] Yang B, et al. Percutaneous "sandwich" endopyeloplasty technique: a new endourological measure for ureteropelvic junction obstruction. Beijing Da Xue Xue Bao Yi Xue Ban, 2015, 18, 47 (4): 634-637.

[47] Ciftci H, et al. Functional Results of Laparoscopic Pyeloplasty in Children: Single Institute Experience in Long Term. Urol Int, 2016, 97 (2): 148-152.

[48] Reis LO, et al. Long-Term Results of Anderson-Hynes Pyeloplasty in Children: How Long Follow-Up Is Necessary? Eur J Pediatr Surg, 2015, 25 (6): 509-512.

[49] Roosen A, et al. Is One Early Renographic Follow-Up Adequate to Measure the Success of Robotic Pyeloplasty? J Endourol, 2016, 30 (12): 1301-1305.

[50] Braga LH, et al. Systematic review and meta-analysis of robotic-assisted versus conventional laparoscopic pyeloplasty for patients with ureteropelvic junction obstruction: effect on operative time, length of hospital stay, postoperative complications, and success rate. Eur Urol, 2009, 56 (5): 848-857.

第五节　膀胱输尿管反流

膀胱输尿管反流（vesicoureteric reflux，VUR）是指各种原发或继发原因引起的膀胱尿液反流至输尿管或肾盂、肾盏的非正常生理现象。VUR可以造成输尿管和肾积水，继发性感染或结石。潜在的严重后果包括肾瘢痕、高血压、肾功能受损甚至衰竭。10%～20%反流性肾病（RN）儿童可发展为高血压或终末期肾病（ESRD）[1,2]。然而VUR患者的疾病严重程度表现宽泛，大部分患者不会发展成为肾瘢痕并且很可能不需要干预[3]。

本指南主要对原发性VUR小儿的流行病学、病因、诊断、治疗进行阐述。继发性VUR患者需先解决原发疾病，再针对反流情况采取措施，在此不做详细阐述。

一、流行病学

VUR发病与人种有关，白色人种的发病率约是黑色人种的10倍。由于许多存在膀胱输尿管反流的儿童没有症状，因此真实确切的发病率尚不能了解。有文献提示正常儿童的发病率在0.4%～1.8%[4]。产前即诊断存在肾积水的新生儿，其VUR发病率为16.2%（7%～35%）。存在VUR儿童的兄妹中约27.4%（3%～51%）也会存在此病风险。而有VUR疾病的成人生出的子女患病风险更高，约35.7%（21.2%～61.4%）也会存在VUR[5]。下尿路功能异常（LUTD）与VUR密切相关，LUTD包括急迫性尿失禁、排尿乏力、排尿等待、尿频、尿急和尿路感染（UTI）等，LUTD患儿VUR患病率为40%～60%[6]。存在UTI儿童的VUR发病率30%～50%（视年龄而定）。虽然女孩UTI较男孩多见，但并发UTI的男孩比女孩更易存在VUR（2∶1）[7]。年幼男孩更倾向存在严重的反流，但是他们的VUR也更易缓解。出生后1年内先天性的严重VUR的自发缓解率较高[8]。

二、病因学

原发性VUR病因包括先天性膀胱输尿管壁段肌层发育不全、先天性膀胱黏膜下输尿管缩短或缺如、异位输尿管开口、Waldeyers鞘先天异常等，都可造成膀胱输尿管连接部瓣膜功能不全，导致VUR的发生[1,2]。近来认识到VUR患儿可以与下尿路功能异常（LUTD）伴发，互相影响，并可能伴有肠道问题（BBD）[2]。瑞典的一篇研究显示34%的VUR患者可存在LUTD，反复UTI合并LUTD的儿童反流发生率约33%，而没有LUTD为20%[9]。

三、诊断

（一）临床表现

了解患儿的病史，包括家族里VUR的发生情况，下尿路（LUT）功能，产前检查有无肾积水，发病之前有无高血压等情况。5岁以下的小儿反复发生尿路感染要考虑VUR发生的可能性[9,10]。患者发热性尿路感染（UTI）和肾功能异常的儿童有较高概率形成肾瘢痕，以排查VUR[11]。VUR患儿要警惕下尿路功能异常（LUTD）存在，如存在LUTD，需要进一步评估和治疗，LUTD会引起UTI反复发作[12]。尿路感染一般为最常见临床症状，患儿可表现为尿频、尿急、尿痛、发热。部分患儿以急性肾盂肾炎症状就诊，表现为患侧腰部疼痛、发热。

（二）辅助检查

1.常规检查　尿常规和细菌培养＋药敏有助于选择抗生素进行合理的治疗。测量血压及血液肌酐和尿素氮水平、尿蛋白水平。泌尿系统超声可作为初步筛查。

2.标准的影像检查

（1）排泄性膀胱尿道造影（VCUG）：VCUG是判断反流的"金标准"，是确诊VUR的基本方法及分级的标准技术。它不仅能为反流分级提供依据，还能提供准确的膀胱和尿道形态信息。根据VCUG的检查结果，国际反流研究委员会将VUR分为5级。Ⅰ级：尿液反流到不扩张输尿管。Ⅱ级：尿反流至不扩张的肾盂肾盏。Ⅲ级：输尿管、肾盂、肾盏轻、中度扩张，杯口轻度变钝。Ⅳ级：中度输尿管纤曲和肾盂肾盏扩张。Ⅴ级：输尿管、肾盂肾盏严重扩张，乳头消失；输尿管扭曲；肾实质内反流。VUR反流的分级

有助于选择治疗方案[13]。临床对于0～2岁的儿童出现初次发热性UTI，VCUG被推荐应用[2]。

（2）排尿性尿路声像图（voiding urosonography）和磁共振VCUG：在最近的研究中显示出作为VCUG替代检查的潜力，可减少检查辐射，并取得较好的结果。然而仍不能动摇VCUG在诊断VUR的地位[14,15]。

（3）影像尿流动力学检查：影像尿流动力学检查可用于怀疑继发性反流（如脊柱裂和后尿道瓣膜等）的病例。对于伴有LUTD的患儿，尽量选用非侵入性检查，如观察排尿图形、尿流率和残余尿。如果患者同时伴有发热性UTI，则影像尿流动力检查应该应用。未接受LUTD标准治疗的儿童都应接受尿流动力学检查，并结合VCUG结果[2]。

（4）肾脏核素扫描：二巯基琥珀酸（DMSA）是最好的核素检查用药，借助它可以观察肾皮质和分肾功能，还可以检测肾瘢痕。诊断时进行第一次DMSA扫描，以后随访时再复查做对比以了解病情变化，也可以用于急性肾盂肾炎的诊断。根据锝－二巯基琥珀酸（^{99m}Tc-DMSA）扫描摄影征象将肾瘢痕分为4级。Ⅰ级：一处或两处瘢痕。Ⅱ级：两处以上的瘢痕，但瘢痕之间肾实质正常。Ⅲ级：整个肾脏弥漫性损害，类型似阻梗性肾病表现，即全肾萎缩，肾轮廓有或无瘢痕。Ⅳ级：终末期、萎缩肾、几乎无或根本无DMSA摄取（小于全肾功能的10%）。儿童急性UTI，正常剂量的DMSA不表现明显肾损害[16]。

3.其他可选用的诊断手段　膀胱镜对于诊断VUR的价值不大，对于拟非手术治疗的患者，膀胱镜检查可了解其他解剖异常如双输尿管畸形和异位输尿管开口。静脉肾盂造影（IVU）可显示肾和输尿管积水情况，评估有无泌尿系畸形，但诊断肾瘢痕的敏感性低于放射性核素扫描[16]。

四、治疗

VUR治疗原则为预防尿路感染，防止肾功能持续损害和相关并发症的发生。应根据患者肾瘢痕的出现与否、临床病程、VUR反流程度、分肾功能、是否双侧疾病、膀胱功能、年龄、是否存在尿路畸形、并发症和父母的倾向等选择具体治疗方式。那种传统的治疗方案（诊断后先给予药物治疗，若UTI发作和肾瘢痕出现再给予其他干预治疗）必须改变。理想的方式是挑选出高危患儿积极治疗，而对于低危的非手术治疗。发热性UTI、高级别反流（Ⅳ/Ⅴ）、双侧反流、肾皮质异常是肾损害的危险因素，LUTD是新生肾瘢痕的额外危险因素。一个已经存在肾损害的高危

患儿，需要更加积极和全面的治疗。

VUR治疗可以分两种：非手术治疗和手术治疗。

（一）非手术治疗

非手术治疗是基于反流可自发消失的现象采取的。随访4～5年时间，约80%的Ⅰ～Ⅱ级和30%～50%Ⅲ～Ⅴ级的患儿，VUR能自然消退。但双侧高级别的反流自发消失的可能性低[17]。没有UTI和LUTD，VUR本身不损害肾脏。非手术治疗包括急性发热性尿路感染的静脉抗生素治疗、观察等待、间断或持续抗生素预防，以及使LUTD患者膀胱功能再恢复[18]。新生儿期包皮环切也可以被看作非手术治疗之一，因为可以减少感染[19]。对于1岁以内VUR患儿，不管反流程度如何及是否出现肾瘢痕和UTI，可选择持续预防量抗生素（CAP）治疗。国外最频繁使用的抗生素是阿莫西林和甲氧苄啶（＜2月龄婴儿），对于月龄大一些的婴儿及幼儿则是复方新诺明或呋喃妥因。1/3治疗量睡前服用[20]。何时使用CAP及CAP需持续应用多久仍存在争议。虽然有些研究认为低度反流CAP应用收益不大，但是其他研究表明CAP可以预防肾脏损伤，特别是对Ⅲ～Ⅳ级不伴LUTD的反流患者[21]。推荐对高风险（未行包皮环切术的男童，存在肠道问题，高分级）的反流患者使用CAP[22]。真正挑出那些不需要CAP的患者很困难，因此安全的办法是大多数情况下均应用CAP。CAP可应用到患儿经过排尿训练的年龄，并确定不存在LUTD。一旦停用CAP，就要密切观察UTI是否发作。有时停用CAP是来自患儿父母的决定，这就需要充分与家属沟通，阐明停药的利与弊。

（二）手术治疗

药物治疗不能有效控制尿路感染或尿路感染反复发作以及持续的高级别反流（IV/V）或肾皮质异常患儿适于采取手术治疗。包括内镜下在输尿管口附近注射生物材料和输尿管再植手术两种应用。

1.内镜治疗　随着可降解生物材料的应用，内镜下膀胱内注射填充剂已成为儿童VUR治疗中CAP和开放手术的替代方法。可以应用可降解生物材料在输尿管口黏膜下方注射到膀胱壁内段输尿管下，从而抬高输尿管口和远端输尿管使得管腔变窄、在不影响尿流顺行往下的同时防尿液反流。低级别反流（Ⅰ～Ⅲ级）患者没有发热性尿路感染且肾脏正常也可行内镜注射治疗[1,2]。

葡聚糖/透明质酸溶液（Deflux，Dexell）于2001年

获得美国FDA批准用于治疗儿童VUR[23]。尽管用聚四氟乙烯（PTFE或Teflon TM）获得了较好的疗效，但由于担心颗粒迁移，安全性有待进一步论证，故PTFE尚未被FDA批准用于儿童[24]。其他在研的生物材料有胶原蛋白、自体脂肪、聚二甲基硅氧烷、硅氧烷、软骨细胞，以及聚丙烯酸酯-多元醇共聚物水凝胶（Vantris）等，但疗效和安全性均有待进一步研究[25,26]。

一次或多次内镜注射治疗总成功率为85%，该方法可有效治疗反流。长期随访研究表明内镜治疗复发率高，两年内可达20%[27]。内镜治疗长期随访显示可能会发生膀胱输尿管连接处（ureterovesical Junction，UVJ）阻塞。在聚丙烯酸酯-多元醇共聚物水凝胶增量时更常见[28]。

2.开放手术　持续高级别反流（Ⅳ～Ⅴ级）应考虑手术矫形，疗效优于内镜治疗。手术原则为通过黏膜下再植入输尿管来延长膀胱壁内段长度，重新建立抗反流机制。目前较常用的术式有Cohen术、Lich-Gregoir术（膀胱外术式）、Politano-Leadbetter术（输尿管口上方再植术式）、Glenn-Anderson术（输尿管口下方再植术式）等，手术成功率可高达92%～98%。以Cohen膀胱输尿管再吻合术最为常用和可靠[29]。对于双侧反流病例，需应用膀胱内再植术式，否则会增加术后尿潴留的风险[2]。

3.腹腔镜手术　已有相当多的经腹腔、经腹膜后、膀胱内腹腔镜下膀胱输尿管再植的手术治疗VUR的报道，充分显示了技术上的可行性也具有与开放手术类似的短期疗效。但荟萃分析显示存在广泛的变异，与开放手术相比，它们手术时间平均较长[30,31]，远期疗效还有待进一步观察。近年来，有关机器人辅助腹腔镜手术治疗VUR的报道明显增多，相对于传统腹腔镜手术和开放手术有望获得更好的治疗效果[32-34]。

4.术后并发症　常见并发症有术后VUR无改善、术后输尿管狭窄、血尿、尿路感染，脓毒血症、术后无尿等。需对症处理甚至再次手术治疗。

五、随访

非手术治疗期间常规随访内容包括监测患儿血压、肾功能、尿常规和细菌培养。还应规律进行影像学复查直至反流消失。虽然对复查频率无定论，一般一年2次泌尿系统超声，一年一次或间隔更长VCUG和DMSA肾核素比较合理。随访期间预防量抗生素应用时仍出现UTI，可考虑转手术治疗。治疗12～18个月反流改善不明显甚至加重者可考虑手术治疗。

手术治疗后的VUR患儿随访主要是了解手术效果、有无手术并发症如输尿管狭窄等。但具体随访项目和随访时限尚不统一，可结合当地医疗条件和根据患者具体情况进行安排。通常内镜治疗后可选VCUG随访，手术后3个月患儿可行超声检查除外上尿路梗阻，其后随访应包括血压测定和尿液分析。

参 考 文 献

[1] Craig Peters. Ectopic ureter, ureterocele, and other anomalies of the ureter. In: Alan Wein Louis Kavoussi Alan Partin Craig Peters, eds. Campbell-Walsh Urology. 11th ed. Philadelphia, Saunders, 2015.

[2] C. Radmayr, et al. EAU 2008 Guidelines on Paediatric Urology: Vesicoureteric reflux (VUR), 2018, 3: 13.

[3] Fanos V, et al. Antibiotics or surgery for vesicoureteric reflux in children. Lancet, 2004, 364 (9446): 1720-1722.

[4] Sargent MA. What is the normal prevalence of vesicoureteral reflux? Pediatr Radiol, 2000, 30: 587-593.

[5] Skoog SJ, et al. Pediatric vesicoureteral reflux guidelines panel summary report: clinical practice guidelines for screening siblings of children with vesicoureteral reflux and neonates/infants with prenatal hydronephrosis. J Urol, 2010, 184: 1145-1151.

[6] Ural Z, et al. Bladder dynamics and vesicoureteral reflux: factors associated with idiopathic lower urinary tract dysfunction in children. J Urol, 2008, 179: 1564.

[7] Alsaywid BS, et al. High grade primary vesicoureteral reflux in boys: long-term results of a prospective cohort study. J Urol, 2010, 184: 1598.

[8] Estrada CR Jr, et al. Nomograms for predicting annual resolution rate of primary vesicoureteral reflux: results from 2, 462 children. J Urol, 2009, 182: 1535.

[9] Sillén U, et al. The Swedish reflux trial in children: v. bladder dysfunction. J Urol, 2010, 184: 298-304.

[10] Shaikh N, et al. Identification of children and adolescents at risk for renal scarring after a first urinary tract infection: a meta-analysis with individual patient data. JAMA Pediatr, 2014, 168: 893.

[11] Peters C, et al. Vesicoureteral reflux associated renal damage: congenital reflux nephropathy and acquired renal scarring. J Urol, 2010, 184: 265.

[12] Colen J, et al. Dysfunctional elimination syndrome is a negative predictor for vesicoureteral reflux. J Pediatr Urol, 2006, 2: 312-315.

[13] Westwood ME, et al. Further investigation of confirmed urinary tract infection (UTI) in children under five years: a systematic review. BMC Pediatr, 2005, 5: 2.

[14] Takazakura R, et al. Magnetic resonance voiding cystourethrography for vesicoureteral reflux. J Magn Reson Imaging, 2007, 25: 170.

[15] Ntoulia A, et al. Contrast-enhanced voiding urosonography (ceVUS) with the intravesical administration of the ultrasound contrast agent Optison for vesicoureteral reflux detection in children: a prospective clinical trial. Pediatr Radiol, 2018, 48: 216.

[16] Lipski BA, et al. Voiding dysfunction after bilateral extravesical ureteral reimplantation. J Urol, 1998, 159: 1019.

[17] Hong IK, et al. Prediction of vesicoureteral reflux in children with febrile urinary tract infection using relative uptake and cortical defect in DMSA scan. Pediatr Neonatol, 2018, 59: 618.

[18] Colen J, et al. Dysfunctional elimination syndrome is a negative predictor for vesicoureteral reflux. J Pediatr Urol, 2006, 2: 312.

[19] Williams GJ, et al. Long-term antibiotics for preventing recurrent urinary tract infection in children. Cochrane Database Syst Rev, 2006: CD001534.

[20] Brandstrom P, et al. The Swedish reflux trial in children: IV. Renal damage. J Urol, 2010, 184: 292.

[21] Hoberman A, et al. Antimicrobial prophylaxis for children with vesicoureteral reflux. N Engl J Med, 2014, 370: 2367.

[22] Mathews R, et al. The role of antimicrobial prophylaxis in the management of children with vesicoureteral reflux—the RIVUR study outcomes. Adv Chronic Kidney Dis, 2015, 22: 325.

[23] Steyaert H, et al. Migration of PTFE paste particles to the kidney after treatment for vesico-ureteric reflux. BJU Int, 2000, 85: 168.

[24] Kocherov S, et al. Multicenter survey of endoscopic treatment of vesicoureteral reflux using polyacrylate-polyalcohol bulking copolymer (Vantris). Urology, 2014, 84: 689.

[25] Wang ZT, et al. A Reanalysis of the RIVUR Trial Using a Risk Classification System. J Urol, 2018, 199: 1608.

[26] Dogan HS, et al. Factors affecting the success of endoscopic treatment of vesicoureteral reflux and comparison of two dextranomer based bulking agents: does bulking substance matter? J Pediatr Urol, 2015, 11: 90.e1.

[27] Brandstrom P, et al. The Swedish reflux trial in children: IV. Renal damage. J Urol, 2010, 184: 292.

[28] Warchol S, et al. Endoscopic correction of vesicoureteral reflux in children using polyacrylate-polyalcohol copolymer (Vantris): 5-years of prospective follow-up. Cent European J Urol, 2017, 70: 314.

[29] Okawada M, et al. Incidence of ureterovesical

obstruction and Cohen antireflux surgery after Deflux（R）treatment for vesicoureteric reflux. J Pediatr Surg, 2018, 53: 310.

[30] Kurtz MP, et al. Robotic versus open pediatric ureteral reimplantation: Costs and complications from a nationwide sample. J Pediatr Urol, 2016, 12: 408.el.

[31] Boysen WR, et al. Prospective multicenter study on robot-assisted laparoscopic extravesical ureteral reimplantation（RALUR-EV）: Outcomes and complications. J Pediatr Urol, 2018, 14: 262.el.

[32] Canon SJ, et al. Vesicoscopic cross-trigonal ureteral reimplantation: a minimally invasive option for repair of vesicoureteral reflux. J Urol, 2007, 178: 269.

[33] Grimsby GM, et al. Multi-institutional review of outcomes of robot-assisted laparoscopic extravesical ureteral reimplantation. J Urol, 2015, 193: 1791.

[34] Marchini GS, et al. Robotic assisted laparoscopic ureteral reimplantation in children: case matched comparative study with open surgical approach. J Urol, 2011, 185: 1870.

第六节　先天性输尿管膀胱连接部梗阻

先天性输尿管膀胱连接部梗阻（ureterovesical junction obstruction，UVJO）是输尿管远端进入膀胱的阻塞性病症，通常由于检测到相关的扩张或"巨型"输尿管而发现。是婴幼儿原发性巨输尿管的主要原因。大多数先天性输尿管膀胱连接部梗阻可以非手术治疗，部分较严重的梗阻依然需要手术解决。

一、流行病学

先天性输尿管膀胱连接部梗阻是新生儿肾积水的第二常见病因，仅次于肾盂输尿管连接部梗阻，前者在所有病例中约占20%。据估计，先天性输尿管膀胱连接部梗阻的发病率约为0.36/1000例活产儿[1]。男孩比女孩更常受累，左侧比右侧更常发生病变[2,3]。据报道，双侧受累的发生率为30%～40%[4,5]。

二、病因学

目前尚未确定先天性输尿管膀胱连接部梗阻的发病机制。绝大多数文献研究认为可能的原因为妊娠20周时远端输尿管的肌肉发育异常或延迟[6]。这会导致形成无蠕动功能的输尿管段，从而导致功能性梗阻。部分研究也观察到远端输尿管的外层肌肉发生较晚，早期肌肉分化主要是圆形肌肉[7]。圆形肌肉模式（胎儿输尿管的典型特征）逐渐变为足月婴儿的双肌层，可持续长达2年，该理论可解释输尿管膀胱连接部在胎儿及婴幼儿期间的短暂功能障碍，进一步说明为什么大多数先天性输尿管膀胱连接部梗阻随着年龄的增长可以非手术治疗或自愈。

三、诊断

（一）临床表现

先天性输尿管膀胱连接部梗阻在产前很难被诊断，通常在产前超声检查时仅能发现肾积水/肾盂分离及输尿管扩张（直径＞7mm）[8]，双侧或单侧受累均有可能。受累新生儿一般无明显症状，其体格检查、尿液分析及血清肌酐通常正常。如果产前未检测到尿路积水，患者可在新生儿期后任何年龄段出现泌尿道感染、血尿、腹痛和（或）腹部包块、尿毒症或在评估其他病况时被偶然发现。先天性输尿管膀胱连接部梗阻患者可合并其他发育异常[2]，包括同侧肾盂输尿管连接部梗阻、对侧膀胱输尿管反流和肾发育不全/发育不良等。

（二）影像学检查

1.泌尿系统超声（推荐项目）　通常胎儿肾脏在妊娠16～18周时能够通过超声检查发现，如果发现输尿管扩张（特别是在输尿管直径＞7mm时），那么超声检查应该给予扩张严重的一侧以及肾脏回声、肾积水、输尿管积水、膀胱容量、膀胱排空情况和羊水量更多关注[9]。在很多先天性输尿管膀胱连接部梗阻病例中，相对于近端输尿管或肾脏集合系统，远端输尿管的扩张相对更严重。胎儿期B超诊断输尿管扩张积水者应在出生后密切复查[10]。新生儿患者的B超检查一般推荐在48小时后进行，以避开因暂时的生理性脱水而导致的无尿期。但对于严重病例（双侧肾积水、孤立肾、羊水过少等）则应出生后立刻行B超检查。确定输尿管进入膀胱的部位及膀胱大小正常可鉴别UVJO与下尿路梗阻、异位输尿管开口等。

2.排泄膀胱尿道造影（Voiding cystourethrography，VCUG）（推荐项目）　VCUG用于确定上尿路扩张的原因以及确定有无膀胱和尿道异常，对下尿路畸形的诊断准确性极高。新生儿输尿管扩张中，需与UVJO相鉴别的疾病还有膀胱输尿管反流、膀胱出口梗阻、后尿道瓣膜、神经源性膀胱等。患有双侧输尿管扩张的婴儿和患有单侧输尿管扩张的男孩应尽快完善VCUG检查[11]。

3.利尿肾图（推荐项目） 利尿肾图是指在应用利尿药的情况下进行肾扫描，用于诊断尿路梗阻及评估肾功能。无反流的患者，或有反流但输尿管引流较差提示反流合并UVJO的患者，应进行该检查。该检查测定示踪剂经过肾盂后的排空时间（称为廓清时间），并评估总体肾功能及单个肾功能。廓清时间与梗阻程度相关。一般而言，如果肾脏清除同位素的半衰期大于20分钟，则提示存在梗阻，且梗阻自行消退的可能性较低[12]。

4.MRU（推荐项目） MRU检查可以显示尿路扩张情况，可见邻近膀胱的输尿管呈漏斗状移行，逐渐变窄如鸟嘴状。可多角度观察输尿管膀胱连接处的特征，展示先天性畸形的各种变化。MR由于其无创、低辐射和对肾脏显示更清晰等优点，对于不适合做IVU、VCUG检查的患儿，可行MRU检查[13,14]。

5.静脉泌尿系统造影（IVU）（可选择项目） IVU可提示肾积水程度、梗阻部位、肾盂类型、了解肾脏功能。UVJO的IVU可表现为特异性纺锤状扩张的远端输尿管，扩张较轻的近端输尿管及不同程度扩张的肾盂肾盏，并可根据肾脏显影时间粗略估计肾功能。当患侧肾脏集合系统显影不佳时，可延迟至60分钟或120分钟摄片，必要时还可延至180分钟摄片以提高诊断率。当UVJO合并肾结石时，应进行IVU检查。

6.CT/CTU（可选择项目） CT/CTU检查能直观显示肾脏及其输尿管的改变与走行，其密度分辨率高，增加诊断特异性，而且CT增强延迟扫描在泌尿系统畸形的诊断中更有重要价值[10]。其结果可见肾脏及输尿管中下段不同程度的积水，膀胱输尿管呈漏斗状移行，逐渐变窄如鸟嘴状。但患儿年龄较小时不作为常规推荐检查方法。

四、治疗

（一）产前管理

单侧UVJO的患儿预后相对较好。可在产前期对这些胎儿进行定期随访，无须干预或提前分娩。对于双侧UVJO胎儿，应监测是否存在羊水过少。只要胎儿的羊水体积保持正常，则推荐妊娠女性定期规律进行产前监测。

（二）非手术治疗

1.持续监测 如果输尿管及上尿路扩张程度保持稳定，则可以较长时间间隔继续进行超声检查直到积水消退，出生后每3～6个月1次，3～5岁前1年1次，随后2年1次，青少年期5年1次。

2.抗生素预防治疗 在输尿管扩张和高度肾积水的儿童更有可能发生尿路感染，对这些患者可能需要长期抗生素预防[15,16]。所以在研究证实不需要进行抗生素预防性治疗之前，应给予抗生素预防性治疗直到患者学会如厕，对严重的UVJO伴反流的病例尤为如此。

（三）外科手术治疗

1.手术目的 解除膀胱输尿管连接部梗阻，最大限度地改善肾功能及维持肾脏及输尿管的生长发育。

2.手术指征

（1）输尿管或肾积水持续加重，观测肾功能降低超过10%。

（2）合并患侧临床症状、结石、反复感染及血尿。

3.手术方式

（1）输尿管膀胱再植：目前对于梗阻较重的先天性UVJO，最有效的治疗方法是切除病变段输尿管，抗反流输尿管膀胱再植入术。主要手术方式有横跨三角区隧道式输尿管膀胱吻合术（Cohen-Ahmed术式）、膀胱外输尿管隧道式延长术（Licho-Gregoir术式）、Politano-Leadbetter术式，目前Cohen-Ahmed术式应用最为广泛[17-20]。一些对比1岁前后行膀胱输尿管再植术的随访研究，未发现膀胱容量，顺应性或不稳定发生率的显著差异[21]。国内外儿项对UVJO婴儿期膀胱内输尿管再植术的长期研究证实了1岁以下婴儿膀胱输尿管再植入输尿管的安全性和可行性，手术成功率为97%，肾功能保留率高，但6个月以下儿童术后易发生尿路感染[22,23]。

腹腔镜手术及机器人辅助的腹腔镜手术的成功率与开放性手术相似，术后恢复更快且切口更为美观。机器人辅助的腹腔镜手术能使腹腔镜下缝合技术变得更容易，但机器人辅助腹腔镜手术与腹腔镜手术在手术时间、术后并发症发生率以及成功率等方面没有显著差异[24]。目前在腹腔镜和机器人再植入技术中也实施了神经保留技术，在膀胱功能方面具有良好前景[25]。

（2）内镜手术：内镜下输尿管支架管（D-J管）置入术，常作为UVJO婴幼儿的临时措施。若UVJ梗阻严重无法置入内镜，可以通过膀胱造口术的开放式插入或先行输尿管口扩张。一项回顾性研究总结了1

岁以下婴儿中使用支架术作为临时手术的经验，支架留置原位6个月，如果婴儿仍低于1岁，则更换。并发症（支架移位、结石或感染）发生率为31%。在移除支架后的随访中，病例引流改善率为56%[26]，但将支架置入术作为UVJO的唯一治疗手段的成功率仅为26%[27]。在年龄<1岁的婴儿中，支架置入仍然是一种合理的临时措施，直到婴儿足够大以进行其他手术。

内镜下球囊扩张：目前一些小型临床研究表明，内镜下高压球囊扩张可缓解UVJO。通常采用12～14个大气压的4F扩张球囊3～5分钟，在短期随访中输尿管引流良好[28]。中短期临床研究提示该并发症主要为留置D-J管后的尿路感染，发生率近30%[29]。近期几项长达10年的内镜下球囊扩张治疗先天性UVJO的随访显示97%儿童最终治愈[30,31]，但缺少大型临床研究探究其临床价值。

内镜下输尿管内切开：部分膀胱内输尿管梗阻或输尿管远端狭窄长度<1.5 cm的患者可选择，输尿管内切开术。一项平均随访3年余的研究表明内镜下输尿管内切开成功率达到90%，其中71%完全消退肾积水，常见并发症为自限性血尿[32]。但由于婴幼儿输尿管壁菲薄，膀胱发育不完全，不推荐在婴幼儿中行内镜下输尿管内切开术。

（3）皮肤输尿管造口：临时皮肤输尿管造口术是一种替代选择，可以减少尿路压力和改善输尿管扩张，从而促进最终的再置入。过去由于护理及抗生素使用不规范，导致皮肤输尿管造口术后输尿管复杂狭窄、肾盂肾炎的发生率极高。近期一项长期随访证明末端皮肤输尿管造口术是治疗进展性先天性输尿管膀胱连接部梗阻的安全有效的临时手术[33]。但在双侧UVJO的情况下，皮肤输尿管造口术可能导致膀胱功能失调和潜在的膀胱容量长期丧失。并且皮肤输尿管造口术的术后护理也是较困难的一部分。

五、预后与随访

（一）预后

先天性UVJO的长期结局通常很好[2,34]。如前所述，大多数产前及婴幼儿诊断的先天性UVJO患者的病情会自发消退。进行外科手术治疗的UVJO结局很好，成功率超过90%，包括在婴幼儿中实施的外科手术治疗。绝大多数预后不良的患者是由于合并其他先天性肾脏及泌尿道异常引起的，极少数患者由于输尿管膀胱连接部在重度梗阻或梗阻不断加重导致预后不

良。治疗成功的标准为症状消失，肾积水减轻，肾功能好转或稳定在一定的水平，B超、IVU或利尿肾图显示排空正常。

（二）随访

1.非手术治疗随访　部分青少年和成年UVJO患者会出现晚期复发，非手术治疗的UVJO患者成年后依然需要针对泌尿系统的长期随访评估。

2.术后随访　对UVJO的术后随访主要依靠患者的主观症状及B超检查来了解有无复发。B超检查可以初步了解手术前后输尿管及肾积水的改善情况，若积水加重，则提示梗阻复发，对UVJO的随访有一定价值。利尿肾图作为一种无创的检查方法，是UVJO诊断、随访及术后评估最常用的手段，不但可了解分肾的功能，更重要的是通过利尿后肾图时间-活性曲线下降的情况，鉴别梗阻类别。

随访时间从拔除内支架管后开始计算，至随访期间发现治疗失败终止。拔除内支架管后2～4周行B超或利尿性肾图检查，以后间隔3、6、12个月各做1次，再每年1次，若随访期间出现症状亦需尽快检查。

参 考 文 献

[1] Stoll C，et al. Risk factors in internal urinary system malformations. Pediatric Nephrology，1990，4（4）：319-323.

[2] Gimpel C，et al. Complications and long-term outcome of primary obstructive megaureter in childhood. Pediatric Nephrology，2010，25（9）：1679-1686.

[3] Brown T，et al. Neonatal hydronephrosis in the era of sonography. Ajr American Journal of Roentgenology，1987，148（5）：959.

[4] Calisti A，et al. The fate of prenatally diagnosed primary nonrefluxing megaureter：do we have reliable predictors for spontaneous resolution?. Urology，2008，72（2）：309-312.

[5] Shukla AR，et al. Prenatally detected primary megaureter：a role for extended followup. Journal of Urology，2005，173（4）：1353-1356.

[6] Nicotina PA，et al. Segmental up-regulation of transforming growth factor-beta in the pathogenesis of primary megaureter. An immunocytochemical study. Br J Urol，2015，80（6）：946-949.

[7] Pirker ME，et al. Prenatal and postnatal neuromuscular development of the ureterovesical junction. Journal of Urology，2007，177（4）：1546-1551.

［8］Farrugia MK，et al. British Association of Paediatric Urologists consensus statement on the management of the primary obstructive megaureter. Journal of Pediatric Urology，2014，10（1）：26-33.

［9］何欢蓉. 超声检查对胎儿泌尿系畸形的诊断作用. 中国计划生育学杂志，2015，23（12）：855.

［10］张斌，等. 超声筛查26989名儿童中先天性肾脏和尿路畸形的临床分析. 中华儿科杂志，2011，49（7）：534-538.

［11］Williams CR，et al. Accuracy of renal-bladder ultrasonography as a screening method to suggest posterior urethral valves. J Urol，2001，165（6）：2245-2247.

［12］Choong KK，et al. Volume expanded diuretic renography in the postnatal assessment of suspected uretero-pelvic junction obstruction. Journal of Nuclear Medicine Official Publication Society of Nuclear Medicine，1992，33（12）：2094.

［13］高中伟. 先天性输尿管膀胱连接部梗阻的诊断与治疗. 中国医师进修杂志，2011，34（32）：40-42.

［14］张晓娥，等. 单中心6年先天性肾脏和尿道畸形病因构成分析. 中国循证儿科杂志，2012，7（4）：263-268.

［15］Silay MS，et al. Role of antibiotic prophylaxis in antenatal hydronephrosis：A systematic review from the European Association of Urology/European Society for Paediatric Urology Guidelines Panel. Journal of Pediatric Urology，2017：S1477513117301146.

［16］Herz D，et al. Continuous antibiotic prophylaxis reduces the risk of febrile UTI in children with asymptomatic antenatal hydronephrosis with either ureteral dilation，high-grade vesicoureteral reflux，or ureterovesical junction obstruction. Journal of Pediatric Urology，2014，10（4）：650-654.

［17］黄澄如. 实用小儿泌尿外科学//实用小儿泌尿外科学（精）. 2006.

［18］Defoor W，et al. Results of tapered ureteral reimplantation for primary megaureter：extravesical versus intravesical approach. Journal of Urology，2004，172（4）：1640-1643.

［19］刘晓峰，等. 输尿管膀胱连接处梗阻的诊断与治疗. 临床外科杂志，2012，20（11）：801-803.

［20］宋宏程. 小儿先天性膀胱输尿管连接部梗阻的手术治疗. 中华泌尿外科杂志，2010，31（9）：611-613.

［21］Kort LMOD，et al. Ureteral reimplantation in infants and children：effect on bladder function. Journal of Urology，2002，167（1）：285-287.

［22］Jude E，et al. Intravesical ureteric reimplantation for primary obstructed megaureter in infants under 1 year of age. Journal of Pediatric Urology，2017，13（1）：47e1-47e7.

［23］刘颖，等. 气膀胱输尿管再植术治疗婴儿输尿管膀胱连接部梗阻临床分析. 临床小儿外科杂志，2014（4）：287-290.

［24］Gundeti MS，et al. Robot-assisted Laparoscopic Extravesical Ureteral Reimplantation：Technique Modifications Contribute to Optimized Outcomes. European Urology，2016，70（5）：818-823.

［25］Casale P，et al. Nerve Sparing Robotic Extravesical Ureteral Reimplantation. Journal of Urology，2008，179（5）：1987-1990.

［26］Farrugia MK，et al. The utilization of stents in the management of primary obstructive megaureters requiring intervention before 1 year of age. 2011,7（2）：198-202.

［27］Awad K，et al. Long-term outcome of JJ stent insertion for primary obstructive megaureter in children. J Pediatr Urol，2019，15（1）：66e1-66e5.

［28］Angerri O，et al. Primary obstructive megaureter：initial experience with endoscopic dilatation. Journal of Endourology，2007，21（9）：999-1004.

［29］Kassite I，et al. High pressure balloon dilatation of the ureterovesical junction in primary obstructive megaureter：Infectious morbidity. Progrès en Urologie，2017，27（10）：507-512.

［30］Youssef T，et al. Endoscopic Management of Primary Obstructive Megaureter in Pediatrics. Journal of Pediatric Urology，2018，14（5）：382-387.

［31］Casal Beloy I，et al. Endoscopic balloon dilatation in primary obstructive megaureter：long-term results. Journal of Pediatric Urology，2018，14（2）：167e1-167e5.

［32］Kajbafzadeh AM，et al. Endoureterotomy for treatment of primary obstructive megaureter in children. Journal of Endourology，2007，21（7）：743-749.

［33］Shresthaa AL，et al. Outcome of end cutaneous ureterostomy（ECU）as a non conservative option in the management of primary obstructive megaureters（POM）. Journal of Pediatric Urology，2018，14（6）：541e1-541e5.

［34］Baskin L S，et al. Primary Dilated Megaureter：Long-Term Followup. Journal of Urology，1994，152（2）：618-621.

第七节 输尿管膨出

输尿管膨出（ureterocele）常被称为输尿管口囊肿，因输尿管口囊样肿物并没有封闭的囊腔，近端与正常输尿管相连续，远端有输尿管口可喷尿，故称为输尿管口囊肿稍有不妥，直译为输尿管膨出（后同）。输尿管膨出是指膀胱黏膜下输尿管末端组织呈囊性扩张性病变。输尿管膨出结构外层为膀胱黏膜，中间为肌纤维和结缔组织，内层为输尿管黏膜[1]。

产前胎儿期超声波检查可以发现因梗阻引起的肾积水和膀胱内扩张的囊状病变。输尿管膨出会导致尿路梗阻、输尿管反流、尿失禁和肾功能受损。婴儿常见的临床表现为尿路感染和尿脓毒症，产前获得诊断可以使得在分娩时预防性地予以抗生素应用。出生后随着年龄的增长，因发生尿路感染、疼痛、尿频、尿结石形成等情况，而进行相关检查时被诊断发现。

该病临床表现多种多样，治疗必须根据个体的具体情况进行选择，目的是尽可能避免并发症的出现，以期达到最佳疗效。

一、流行病学

输尿管膨出目前发病率报道不一，Campbell等报道输尿管膨出小儿尸检发生率为1/4000[2]，Malek等报道为1/5000～1/12 000[3]，而Uson等报道为1/500[4]。输尿管膨出大多见于儿童，女性发病率是男性的4～7倍。约80%来自重复肾输尿管双系统的上半肾的输尿管，20%起源于单系统的输尿管，双侧发病约占10%。

二、病因学

输尿管膨出是膀胱黏膜下输尿管囊性扩张性病变，其病因目前尚不清楚，多数学者认为它的发生可能与以下原因有关：①输尿管膨出形成与胚胎发育过程中Chwalle膜吸收不完全[5]；②与输尿管壁肌纤维的不良发育有关[6]；③引起膀胱扩张的发育刺激也同时作用于膀胱内的输尿管[7]；④输尿管膀胱壁内段过长、走行路径弯曲或倾斜度过大，也是形成输尿管膨出的原因之一[8]。以上观点目前还没有明确的证据，事实上，这些观点的临床意义并不大。但随着对正常和非正常输尿管三角发育的研究，以及新的研究工具的出现，最终有可能对早期检测（在子宫内）和干预有帮助。

三、病理生理

输尿管膨出的开口狭小，输尿管口梗阻所致的尿液淤滞不仅可致尿路感染，也可以导致结石形成[9]；部分患儿可因肾积水在腹部触及包块；异位的输尿管膨出可能会脱出尿道形成包块。如果输尿管膨出足够大，则可能会引起膀胱颈甚至对侧输尿管开口梗阻，并导致该侧集合系统肾积水[10]。异位输尿管膨出可通过影响膀胱颈及其远端部分的外括约肌功能而导致尿失禁。输尿管膨出患者可能存在不同形式的排尿障碍，包括尿急、尿失禁等。

四、诊断

根据输尿管膨出位置可分为单纯型（15%）与异位型（＞80%)[11]。单纯型输尿管膨出位于膀胱内，无上尿路重复畸形，输尿管开口于正常位置，膨出体积较小，症状轻，多见于成人及男性。异位型输尿管膨出常见于女性及儿童，位于膀胱颈或后尿道，40%为双侧，80%异位型输尿管膨出同时伴发重复肾输尿管畸形，多发生于上半肾的输尿管，常导致上半肾发育不良、功能减退或无功能[12]。

（一）临床表现

输尿管膨出因其大小不一，临床表现也各种各样。临床症状出现较早且表现明显者多为小儿。成人输尿管膨出症状出现较晚，少部分患者于正常体格检查中发现，无任何临床症状。膨出较小时可不表现任何症状，输尿管膨出临床表现多以尿路刺激症状多见，尿路刺激症状多是由于膨出的存在刺激膀胱黏膜而引起。膨出的存在使排尿受阻，引起输尿管、肾积水，从而引起腰腹部不适症状。

1.尿路感染　输尿管膨出容易继发尿路感染，出现发热、尿频、尿急、尿痛症状，并反复发作。如输尿管膨出开口于尿道或会阴，发生感染时尿道口或会阴部可见脓性分泌物。

2.上尿路梗阻　由于输尿管膨出易引起膀胱输尿管反流，常导致同侧输尿管扩张和肾积水。体积较大的异位输尿管膨出，不仅因压迫作用引起同侧重复肾畸形下半肾输尿管梗阻，少数情况下甚至可压迫对侧输尿管，导致对侧上尿路积水。临床上患者常以腰部胀痛和腰部肿块症状就诊。部分患儿可触及腹部包块，这是肾积水的体征。

3.排尿困难 异位输尿管膨出位于膀胱颈或后尿道时，可表现排尿不畅、尿流中断及尿潴留。女性异位输尿管膨出可经尿道口脱出形成包块，呈红色的黏膜囊样肿块。

4.尿失禁 异位输尿管膨出可通过影响膀胱颈及其远端部分的外括约肌功能而导致尿失禁。

5.伴发尿路结石 输尿管膨出梗阻所致的尿液淤滞不仅可导致尿路感染，也可以导致结石形成，可出现肾绞痛及血尿症状。结石的存在又加重了上尿路的梗阻，从而导致肾及输尿管积水，使结石、感染、梗阻形成恶性循环。

（二）影像学检查

1.B超（推荐） B超检查简单，经济，无创伤，可作为初诊和筛选的首选方法。B超可以了解输尿管膨出在膀胱内的确切位置、大小和形态。输尿管膨出在B超检查时的典型表现为在膀胱三角区侧方见到圆形或椭圆形囊性肿块，其内为均匀的无回声暗区，囊壁薄而边缘光滑，与其后扩张的输尿管相通，实时观察可见环状结构随射尿而节律性膨大与缩小[13]。彩色超声示喷尿产生的彩色流束沿膨出内壁呈弧形走行[14]。

2.IVU（推荐） KUB＋IVU是最基本的检查方法，可观察双侧肾和输尿管及膀胱的情况，了解肾功能及有无泌尿系统畸形和结石。膀胱内输尿管膨出IVU的典型表现为输尿管末端一椭圆或圆形实影，周围绕以透明环，呈"眼镜蛇头"或球状阴影，常被描述为"蛇头征""晕轮征"[15]。对于肾功能受损、患侧上尿路显影不佳的患者，IVU可见膀胱内的边缘光滑的圆形充盈缺损。在双系统患者中，大部分显示上肾功能欠佳，上肾输尿管扩张扭曲。

3.CTU（推荐） CT检查可显示突入膀胱的囊性肿块，对显示膨出内结石较为敏感，增强CT可明确患健侧及双肾功能、肾积水的程度，亦可见由于膨出内多无对比剂，输尿管和膀胱内充满造影剂而形成的充盈缺损。CTU可得到泌尿系统全程图像，图像直观、立体，成像质量高，可清楚显示输尿管膨出、重复肾畸形，但无法动态下进行观察，不能显示膨出的舒缩变化。处于生长发育时期的儿童，对射线较敏感，儿童患者选择CT检查时应多做斟酌。

4.MRU（推荐） 由于MRU具有多维扫描及重建特点，可清晰显示全尿路，尤其适合于检查引起肾脏和输尿管结构改变的原因和部位。MRU可清楚显示输尿管膨出、重复肾畸形，特别是对于异位输尿管膨出并重复肾畸形肾显影不良的患者，MRU可以提供准确的上尿路情况，对手术选择有重要意义[16]。但MRU扫描时间长，对患者依从性要求高，因此选择检查方式时应综合评估患者具体情况。

5.VCUG（推荐） VCUG可显示输尿管膨出的大小和位置，还可判断有无膀胱输尿管反流，明确有无尿液反流和反流程度对选择治疗方式十分重要[17]。Shekarriz报道反流的总体发生率为59%，其中，膀胱内输尿管膨出的反流发生率为44%，而膀胱外输尿管膨出的反流发生率为63%[18]。膀胱造影显示输尿管膨出位于膀胱之内的影像为靠近三角区的光滑的宽基底的充盈缺损，通常位于中心区，因此，不能帮助我们判断其位于哪一侧。

6.膀胱镜检查（可选择） 膀胱镜检可见患侧输尿管口附近有球形或椭圆形似囊肿样病变，囊壁表面光滑，有清晰的血管纹理，膨出呈规律性膨缩，看到其表面喷尿即可明确诊断，是本病最直观、明确的检查手段。如果输尿管口显示不清，静脉注射靛胭脂有助于观察输尿管口。观察时如囊样肿块过大，不能清晰观察膨缩，可适当增加膀胱内液体量，随膀胱内压增加可见囊样肿块逐渐缩小。由于输尿管膨出可随膀胱内压增加而变小，有漏诊的可能，膀胱镜检查应作为诊断的辅助检查。

7.核素肾扫描（可选择） 对评估肾功能及梗阻的严重程度很有价值。

五、治疗

总体的治疗原则是解除梗阻、保护肾功能、预防感染并防止膀胱输尿管反流。

治疗方式的选择取决于以下标准：患者的临床状态（例如，尿脓毒症）；年龄；输尿管膨出体积；膨出类型；重复肾上半肾的肾功能；是否合并重复肾畸形；是否存在反流；同侧输尿管阻塞时对侧输尿管情况。

儿童时期如果早期诊断，在下输尿管或对侧输尿管阻塞或尿道梗阻的情况下，建议立即进行内镜下穿刺或切开，并结合预防性抗生素治疗。3个月后进行重新评估，必要时进行二次手术。诊断较晚时，对于重复肾上半肾无功能的患者，半肾切除是一种治疗的选择。当存在明显反流或梗阻时，可选择重复输尿管端侧吻合、输尿管膨出切除、输尿管再植[19-22]。

一般来说，输尿管膨出直径＜3.0cm、不伴有膀胱或囊内其他病变、无泌尿系统其他畸形及无膀胱尿液反流者，经尿道腔内手术可作为首选术式。Rich等[23]于1990年首先采用经尿道输尿管膨出低位电切开治疗输尿管膨出。Chertin等对此术进行了改进。①单纯型：在膀胱颈上方、膨出前壁的下方做一小的横切口，不能距膀胱颈过近，以防膀胱颈收缩时压迫切口处，引起尿液引流不畅。而切口过高易引起瓣膜梗阻。②异位型：纵行切开尿道部的膨出并将切口经过膀胱颈向上延伸至膀胱内，或在膨出的尿道部和膀胱部的低位分别做一小的切口，应保证膀胱颈收缩时不影响尿液引流。这样有效降低了二次手术率（单纯型7%，异位型50%）[24]。

（一）单纯型输尿管膨出的治疗

成人患者多为单纯性，无上尿路重复畸形，输尿管开口位置正常。对于体积小、无临床症状和相关并发症的单纯性输尿管膨出，不需要治疗，可定期复查。对于并发尿路梗阻或尿路感染的单纯型输尿管膨出，可先行经尿道输尿管膨出切开术或囊壁部分切除术。通常在膀胱镜下进行手术，用钬激光、电刀或等离子等设备[25,26]。Adorisio等报道了46例异位输尿管膨出通过经尿道内切开术治疗，有效率为93%。术后复查提示如果有膀胱输尿管反流，可行抗反流的输尿管膀胱再吻合术[27]。如果患侧肾功能严重受损或无功能，则可考虑行同侧肾＋输尿管切除术。

（二）异位型输尿管膨出的治疗

重复肾畸形异位型输尿管膨出，如果同侧肾功能良好，可先选择经尿道输尿管膨出切开术或囊壁部分切除术，术后复查提示如果有膀胱输尿管反流，多数患者可自行消退或减轻，其余患者可行抗反流的输尿管膀胱再吻合术。如同侧上半肾发育不良、功能严重减退或无功能，则可考虑同侧上半肾＋输尿管切除术；如果术后仍有症状，再考虑行输尿管残端切除。注意保护正常输尿管[28,29]。

六、预后与随访

大部分输尿管膨出患者术后可获得治愈，少部分患者根据具体情况需要二次手术。具体随访项目和随访时限目前国内外文献都没有明确报道，尚不统一，可结合当地医疗条件和根据患者具体情况进行安排。一般可以术后1个月复查，以后每3个月复查，1年后每年复查1次，随访项目为尿常规和B超，可选择CT、MR等[30]。

参 考 文 献

[1] Coplen DE, et al. The modern aroach to ureteroceles. J Urol, 1995, 153（1）：166-171.

[2] Campbell M. Ureterocele; A study of 94 instances in 80 infants and children. Surg Gynecol Obstet. 1951, 93（6）：705-718.

[3] Malek RS, et al. Observations on Ureteral Ectopy in Children. Journal of Urology, 1972, 107（2）：308-313.

[4] Uson AC, et al. Ureteroceles in infants and children: a report based on 44 cases. Pediatrics, 1961, 27：971-983.

[5] Chwalle R. The process of formation of cystic dilatations of the vesical end of the ureter and of diverticula at the ureteral ostium. Urol Cutan Ren, 1927, 31：499.

[6] Tokunaka S, et al. Muscle dysplasia in megaureters. J Urol, 1984, 131（2）：383-390.

[7] Stephens FD. Caecoureterocele and concepts on the embryology and aetiology of ureteroceles. Aust NZJ Surg, 1971, 40（3）：239-248.

[8] 金峰. 输尿管囊肿的诊断和治疗. 临床泌尿外科杂志, 2001（7）：329.

[9] Moskovitz B, et al. Ureterocele containing calcified stone. J Pediatr Surg, 1987, 22：1047.

[10] Diard F, et al. Urethral obstruction in boys caused by prolapse of simple ureterocele. Pediatr Radiol, 1981, 11：139.

[11] Ericsson. Ectopic ureterocele in infants and children; a clinical study. Acta Chir Scand Suppl. 1954,197：1-93.

[12] 郭旭东, 等. 输尿管囊肿概述及诊疗进展. 泌尿外科杂志（电子版）, 2010, 2（3）：40-43.

[13] 林铭新, 等. 输尿管囊肿的临床及超声诊断分析. 吉林医学, 2007（3）：309-310.

[14] 赵华, 宁显忠, 等. 彩超在诊断输尿管囊肿中的价值. 中国医学影像学杂志, 2004, 12（3）：176-178.

[15] Chavhan GB. The cobra head sign. Radiology, 2003, 225（3）：781-782.

[16] Ehammer T, et al. High resolution MR for evaluation of lower urogenital tract malformations in infants and children: feasibility and preliminary experiences. Eur J Radiol, 2011, 78（3）：388-393.

[17] Bellah RD, et al. Ureterocele eversion with vesicoureteral reflux in duplex kidneys: findings at voiding cystourethrography. AJR Am J Roentgenol, 1995, 165（2）：409-413.

[18] Shekarriz B, et al. Long-term outcome based on the initial surgical aroach to ureterocele. J Urol, 1999, 162：1072-1076.

[19] Jesus LE, et al. Clinical evolution of vesicoureteral

reflux following endoscopic puncture in children with duplex system ureteroceles. The Journal of urology, 2011, 186（4）: 1455-1458.

［20］Castagnetti M, et al. Management of duplex system ureteroceles in neonates and infants. Nat Rev Urol, 2009, 6（6）: 307-315.

［21］Riedmiller H, et al. EAU guidelines on paediatric urology. European Urology, 2001, 40（5）: 589-599.

［22］Tekgul S, et al. EAU guidelines on vesicoureteral reflux in children. European Urology, 2012, 62（3）: 534-542.

［23］Rich MA, et al. Low transurethral incision of single system intra-vesical ureteroceles in childern. J Urol, 1990, 144（1）: 120-121.

［24］Storm DW, et al. Laparoscopic ipsilateral ureteroureterostomy in the management of ureteral ectopia in infants and children. J Pediatr Urol, 2011, 7（5）: 529-533.

［25］高健刚，等. 输尿管口囊肿的微创手术治疗. 中华泌尿外科杂志，2006，27（4）: 269-271.

［26］邱敏，等. 输尿管囊肿的诊治（附28例报道）. 微创泌尿外科杂志，2013，2（4）: 256-258.

［27］Adorisio O, et al. Effectiveness of primary endoscopic incision in treatment of ectopic ureterocele associated with duplex system. Urology, 2011, 77（1）: 191-194.

［28］Smith FL, et al. Surgery for duplex kidneys with ectopic ureters: ipsilateral ureteroureterostomy versus polar nephrectomy. J Urol, 1989, 142（2）: 532-534.

［29］Aida Beganovic, et al. Ectopic Ureterocele: Long-Term Results of Open Surgical Therapy in 54 Patients. Journal of urology, 2007, 178（7）: 252-254.

［30］Ming-Hsien Wang, et al. Ectopic ureteroceles in duplex systems: Long-term follow up and "treatment-free" status. Journal of Pediatric Urology, 2008, 4（3）: 183-187.

膀胱尿道先天畸形诊断治疗指南

第一节　脐尿管囊肿

脐尿管为连接脐部与膀胱顶部的纤维条索状细管，其位于腹横筋膜和腹膜Retzius间隙间的疏松结缔组织腔隙内[1]。该腔隙被闭锁的脐动脉贯穿，其基底部分位于膀胱前壁的顶部，尖端直至膀胱。脐尿管长3～10cm，直径8～10mm，由1根或2根闭锁的脐动脉连接。脐尿管和膀胱在组织学上相似，有共同的起源。脐尿管内层由移行上皮组成，外面由一层结缔组织包绕，最外层为平滑肌层，参与膀胱逼尿肌的组成。胎儿出生后，脐尿管形成脐正中韧带[2]。

一、流行病学、病因学、病理学

脐尿管畸形多在儿童时期发现，其中男性多见，成年人发病率约为1∶5000，婴幼儿的发病率约为1∶150 000[3-5]，而脐尿管囊肿约占其中的30%[6]。

脐尿管囊肿是胚胎时期的尿囊管残余在发育过程中未能自行闭塞所引起的一类疾病。胚胎生长发育过程中，脐尿管退化为脐正中韧带，脐尿管两端闭锁。如果中间有管腔残留，则形成脐尿管囊肿，约占所有脐尿管畸形的30%。

二、分型

脐尿管根据其完全开放或部分闭锁，可导致脐尿管全长的任一部分发生病变。其主要有4种病变（图21-1）。

如脐尿管完全未闭合，脐部有通道与膀胱相通形成脐尿管未闭。如脐尿管仅在脐部未闭，则形成脐尿管窦；如脐尿管在近膀胱处未闭则形成脐尿管憩室；而脐尿管两端闭锁，仅在中段管腔残存则形成脐尿管

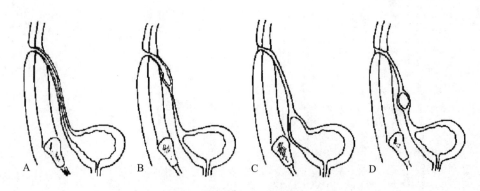

图21-1　脐尿管畸形类型
A.脐尿管未闭；B.脐尿管窦道；C.脐尿管憩室；D.脐尿管囊肿

囊肿。

其中，脐尿管囊肿（urachal cyst）与脐或膀胱均不相通，囊肿管腔上皮分泌黏液，黏液可间歇性地经脐引流或与膀胱相通。

三、诊断

（一）临床表现

脐尿管囊肿多数情况下无临床症状[7]，当囊肿较大时可表现为下腹部正中可触及囊性包块，不随体位改变而移动。部分情况下可引起腹痛及肠道压迫症状，如引起肠梗阻等表现。

脐尿管囊肿囊液容易合并感染，其感染主要细菌为金黄色葡萄球菌。当合并感染时，可表现为脐部脓肿或膀胱感染症状。同时可表现为下腹痛、发热、恶心、呕吐等症状。当脐尿管囊肿伴发感染时，会导致积脓，脓肿破溃，导致囊肿与膀胱、脐部相通，严重者破溃至腹腔内引起急性腹膜炎[8-10]。

（二）影像学检查

1. B超　临床上多数脐尿管囊肿是在行腹部B超检查时偶然发现的（图21-2A），B超表现为前腹壁与腹膜间的局限性囊性包块（图21-2B）。

据国外相关报道，B超对于脐尿管囊肿诊断的准确性达90%[11,12]，尤其是超声检查，具有快速、方便、无侵入性及辐射损伤等优点，适用于青少年患者的诊断[13,14]。因此，B超检查可作为脐尿管囊肿的筛选检查方法。

2. CT　CT检查可进一步明确经B超检查发现的病变部位、病变性质、病变范围、与周边组织的关系等。CT检查可作为鉴别正常脐尿管与脐尿管囊肿病变的首选方法。

脐尿管囊肿CT表现：病变位于脐与膀胱之间，腹中线或略偏的一侧，紧贴于前腹壁后方，居于腹膜前，病灶呈囊性，中央水样或稍高密度，囊壁光滑完整，壁厚薄不等，增强无强化。合并感染可伴有脓肿形成或呈多房性包块，囊液密度增高，囊壁增厚强化明显，但内壁光滑。

3. MRI　MRI一般在检查腹部其他疾病时发现脐尿管囊肿病变，脐尿管囊肿的MRI表现：囊肿T_1WI为低信号，T_2WI为高信号，抑脂序列为高信号。单纯性脐尿管囊肿（图21-3A）边界清楚，有完整的囊壁，囊壁厚薄均匀，呈中等信号。囊内液体信号均匀。合并感染时，囊内信号不均匀，T_1WI为低信号（图21-3B），T_2WI为高信号（图21-3C），抑脂序列为高信号，囊壁增厚，内壁不规则，长期反复感染可引起囊肿外壁边界不清。

4. 膀胱镜检查　膀胱镜检查可对突入膀胱或压迫膀胱的较大脐尿管囊肿进行鉴别诊断，即是否为外生性膀胱肿瘤囊性变，或者为脐尿管恶性肿瘤侵犯膀胱。膀胱镜下可见膀胱前壁或顶壁表面光滑，与周围界线清楚并突入膀胱内的囊性肿块。

（三）鉴别诊断

临床中，脐尿管囊肿需要与阑尾脓肿、卵巢囊肿、卵黄管囊肿、Meckel憩室相鉴别[15]。

四、治疗

对于未感染的脐尿管囊肿，6个月患者建议非手术治疗[16,17]，而成年患者，脐尿管囊肿常发生感染，甚至有恶变可能，据报道，约30%成人复杂性囊肿经非手术治疗或抗炎等综合治疗，仍会有反复复

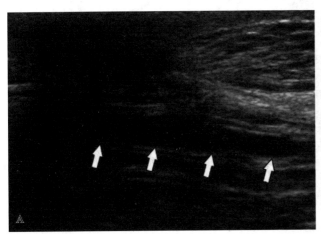
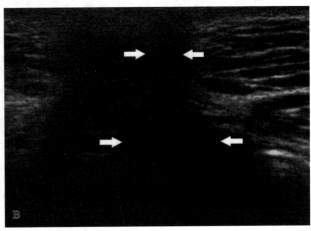

图21-2　脐尿管囊肿B超

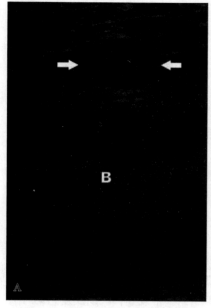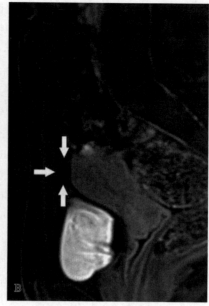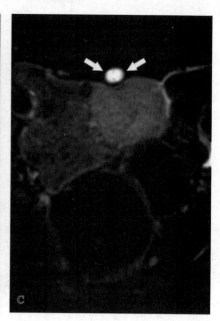

图21-3　脐尿管囊肿MRI

发 [18,19]。因此，成人脐尿管囊肿首选手术治疗 [20,21]。

如患者继发感染形成脓肿，则首先该切开引流并抗感染治疗，待炎症完全消退后再进行手术治疗。对于脐尿管囊肿恶变患者，手术治疗为首要选择方法。

开放手术常选择脐下正中切口，分离囊肿直至膀胱，并缝合膀胱以避免复发，手术时应尽量避免切开腹膜，以免发生腹膜炎；但如果病变与腹膜粘连，则应同时检查腹腔，并予以处理。对于脐尿管恶变则将整个脐尿管包括肿瘤、部分腹膜、腹横筋膜及膀胱顶部切除 [22]。

目前，首选腹腔镜手术 [23-28]。随着机器人手术的发展，也有相关机器人手术的报道 [29-31]。腹腔镜手术常规选择3孔法（图21-4）。包括1个观察孔及2个操作孔，最常见的操作法将3个穿刺孔建立在左侧腹壁或右侧腹壁 [32-34]。也有将操作孔分别放置于左、右侧腹壁，将观察孔放置于两操作孔正中上方 [35,36]。

相对于开放手术方式，腹腔镜手术具有创伤小、恢复快、操作安全等优点，成为治疗脐尿管囊肿及脐

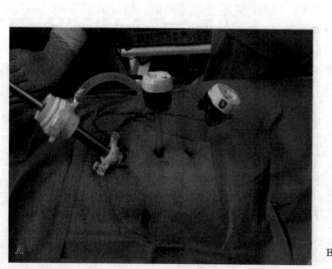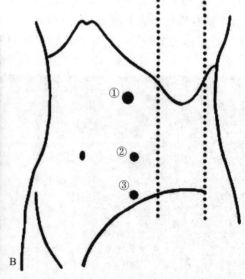

图21-4　脐尿管囊肿腹腔镜手术3孔法

尿管癌的首选方法。

推荐意见	推荐等级
脐尿管异常通常在产后由于脐部分泌物而被发现	强烈推荐
感染的脐尿管残余物最初用引流和抗生素治疗，然后手术切除。在无症状的病例中，由于可能的自行退化，非手术治疗加观察是合理的	推荐
影像学检查包括超声、CT、MRI、膀胱镜和VCUG	推荐
由于晚期腺癌形成的风险增加，未自行退化的脐尿管残余物应切除	推荐

参 考 文 献

［1］Scheye T, et al. Anatomic basis of pathology of the urachus. Surg Radiol Anat, 1994, 16: 135.

［2］郭应禄，等. 坎贝尔－沃尔什泌尿外科学. 9版. 北京：北京大学医学出版社，2009：3763.

［3］Yohannes P, et al. Laparoscopic radical excision of urachal sinus. J Endourol, 2003, 17（7）：475; discussion 479.

［4］Sterling JA, et al. Lesions of the urachus which appear in the adult. Ann Surg, 1953, 137: 120.

［5］Berman SM, et al. Urachal remnants in adults. Urology, 1988, 31: 17.

［6］Pesce C, et al. Relevance of infection in children with urachal cysts. Eur Urol, 2000, 38: 457.

［7］McCollum MO, et al. Surgical implications of urachal remnants: Presentation and management. J Pediatr urg, 2003, 38: 798-803.

［8］Ross A, et al. Acute abdominal pain. Pediatr Rev, 2010, 31: 135-144. quiz 144.

［9］Yang WC, et al. Etiology of non-traumatic acute abdomen in pediatric emergency departments. World J Clin Cases, 2013, 1: 276-284.

［10］van Heurn LW, et al. Contemporary management of abdominal surgical emergencies in infants and children. Br J Surg, 2014, 101: e24-33.

［11］Yu JS, et al. Urachal remnant diseases: spectrum of CT and US findings. RadioGraphics, 2001, 21（2）：451-461.

［12］Galati V, et al. Management of urachal remnants in early childhood. J Urol, 2008, 180（4 suppl）：1824-1826; discussion 1827.

［13］Naiditch JA, et al. Current diagnosis and management of urachal remnants. J Pediatr Surg, 2013, 48（10）：2148-2152.

［14］Little DC, et al. Urachal anomalies in children:

［15］the vanishing relevance of the preoperative voiding cystourethrogram. J Pediatr Surg, 2005, 40（12）：1874-1876.

［15］MacNeily AE, et al. Urachal abscesses: protean manifestations, their recognition, and management. Urology, 1992, 40: 530-535.

［16］Gleason JM, et al. A comprehensive review of pediatric urachal anomalies and predictive analysis for adult urachal adenocarcinoma. J Urol, 2015, 193: 632-636.

［17］Bertozzi M, et al. Laparoscopic treatment of symptomatic urachal remnants in children. J Endourol, 2014, 28: 1091-1096.

［18］Lipskar AM, et al. Nonoperative management of symptomatic urachal anomalies. J Pediatr Surg, 2010, 45: 1016-1019.

［19］Cutting CW, et al. Laparoscopic management of complicated urachal remnants. BJU Int, 2005, 96: 1417-1421.

［20］Jeong HJ, et al. Laparoscopic management of complicated urachal remnants. Chonnam Med J, 2013, 49: 43-47.

［21］Gleason JM, et al. A comprehensive review of pediatric urachal anomalies and predictive analysis for adult urachal adenocarcinoma. J Urol, 2015, 193: 632-636.

［22］梅骅，等. 泌尿外科手术学. 3版. 北京：人民卫生出版社，2007：229-231.

［23］Sato F, et al. Umbilical laparoendoscopic single-site technique forcomplete excision of urachal remnant. JLaparoendosc Adv Surg Tech A, 2012, 22: 899-903.

［24］Araki M, et al. Laparoscopic management of complicated urachal remnants in adults. World J Urol, 2012, 30: 647-650.

［25］Bertozzi M, et al. Laparoscopic treatment of symptomatic urachal remnants in children. J Endourol, 2014, 28: 1091-1096.

［26］Cutting CW, et al. Laparoscopic management of complicated urachal remnants. BJU Int, 2005, 96: 1417-1421.

［27］Siow SL, et al. Laparoscopic management of symptomatic urachal remnants in adulthood. Asian J Surg, 2015, 38: 85-90.

［28］Okegawa T, et al. Laparoscopic management of urachal remnants in adulthood. Int J Urol, 2006, 13: 1466-1469.

［29］Fode M, et al. Symptomatic urachal remnants: case series with results of a robot-assisted laparoscopic approach with primary umbilicoplasty. Scand J Urol, 2016, 50: 463-467.

［30］Madeb R, et al. The use of robotically assisted surgery for treating urachal anomalies. BJU Int, 2006, 98:

838-842.

[31] Ahmed H, et al. Robot-assisted laparoscopic urachal excision in children. Urology, 2017, 106: 103-106.

[32] Araki M, et al. Laparoscopic management of complicated urachal remnants in adults. World J Urol, 2012, 30: 647-650.

[33] Siow SL, et al. Laparoscopic management of symptomatic urachal remnants in adulthood. Asian J

Surg, 2015, 38: 85-90.

[34] Stone NN, et al. Laparoscopicexcisionofaurachalcyst. Urology, 1995, 45: 161-164.

[35] Cadeddu JA, et al. Laparoscopicmanagement of urachal cysts in adulthood. J Urol, 2000, 164: 1526-1528.

[36] Castillo OA, et al. Complete excision of urachal cyst by laparoscopic means: a new approach to an uncommon disorder. Arch Esp Urol, 2007, 60: 607-611.

第二节 膀胱外翻

一、流行病学、病因学和病理生理学

膀胱外翻（bladder exstrophy）是一种罕见的严重先天性泌尿道畸形，包括腹壁、脐、耻骨及生殖器畸形，表现为下腹壁和膀胱前壁缺损，膀胱后壁向前外翻，黏膜外露，输尿管口直接暴露于体表并间断有尿液排出，耻骨联合分离，多数患者还伴有尿道上裂，称膀胱外翻-尿道上裂综合征（bladder exstrophy-epispadias complex, BEEC）。其发病率为1:10 000～1:50 000，男女比为（2～3）:1[1]。膀胱外翻是由于泄殖腔黏膜在第4孕周时向尾侧移位失败、阻碍间充质移行和下腹壁的正常发育所致[2]。正常情况下，孕14周的时候B超就可以看见膀胱，但是产前检查发现膀胱外翻的情况较少。

二、分型

在膀胱外翻-尿道上裂综合征疾病谱中，膀胱的外翻程度有很大的差异[3]。

Ⅰ级：膀胱外翻程度最小。尿道呈完全上裂状态，耻骨联合与肛提肌的分离程度是最小的，只有膀胱括约肌是裂开呈外翻状。除非分开阴唇向内部仔细检查，否则这种情况在女孩中很可能经常被忽视掉。在紧张用力时，可以看到少量脱垂的膀胱黏膜。

Ⅱ级：是轻中度的膀胱外翻。其中耻骨联合分离与尿道上裂一并存在，且膀胱颈部裂开外翻程度超过膀胱三角区。输尿管开口暴露在外。在少数病例中，只有一部分膀胱黏膜暴露在上端或下端，或部分外翻的膀胱黏膜从未被腹壁覆盖的地方脱垂出来。随着压力的增加，相当一部分膀胱黏膜会脱垂出来。

Ⅲ级：典型的膀胱外翻：存在尿道上裂的阴茎体裂开或阴蒂分裂，耻骨联合分离较宽，肛门开口经常前置异位以及伴发狭窄。此外，骨盆双翼是扁平的，臀部的角度是后旋的，而脚是前倾的。腹部用力时，

膀胱就会像气球一样向前膨胀，但放松之后，膀胱黏膜用手轻压就又可能缩进腹部。其伴发的先天畸形包括肾脏发育缺如或肾脏发育不良等肾脏缺陷。

Ⅳ级：为泄殖腔外翻畸形（exstrophy of the cloaca, CE）或脐膨出-膀胱外翻-肛门闭锁-脊椎缺陷综合征（omphalocele, exstrophy, imperforate anus, and spinal defects complex, OEIS）。表现为整个膀胱脱出的严重膀胱外翻，合并广泛的腹直肌分离和肛门闭锁。存在骨盆骨过度扁平化、耻骨联合严重分离及臀部严重的旋转移位。与敞开的膀胱底板相关的是，有许多患者存在广泛的脐带下筋膜缺陷。而进一步伴发的畸形包括脐膨出、脑膜膨出或脊髓脑膜膨出，以及双侧腹股沟疝。男孩可能还存在睾丸未降。膀胱分裂或重复畸形是常见的合并症，单侧肾发育不全和肠脱垂也可能出现。

三、诊断

正常情况下，孕14周的时候B超就可以看见膀胱，但胎儿尿量产生较少，产前检查发现膀胱外翻的概率较小，产前检出率仅为15%[4]。典型膀胱外翻的产前超声表现如下。

- 膀胱不充盈。
- 脐带低位。
- 耻骨联合分离较宽。
- 性别不清。
- 随妊娠期增加变大的下腹壁肿块。

膀胱外翻出生后的典型表现为下腹壁缺损、膀胱膨出外翻、耻骨联合分离及尿道上裂，故一般出生后就可以明确诊断。具体严重程度可参照上述系统分级。

四、治疗

（一）新生儿时期的处理

外翻的膀胱用非黏附性的保鲜膜包裹，以防膀胱

黏膜与衣服或尿布粘在一起。另外，在每次更换尿不湿的时候，应该将覆盖的保鲜膜去除，用生理盐水浇灌，清洁整个外翻的膀胱。在出生后的几个小时内，应该进行心、肺检查和一般体检，并做泌尿道超声明确肾脏排泄情况。

如果膀胱底板发育好，可以及时行膀胱回纳、后尿道成形、腹壁关闭矫正术。回纳关闭的膀胱可以避免刺激与损伤，并且小的膀胱在缺乏括约肌收缩和出口阻力较低的情况下，可以进一步发育变大。如果外翻的膀胱较小，且底板呈纤维样改变，则不适合行在新生儿期行关闭修复手术。另外，阴茎阴囊重复畸形、膨出膀胱内异位肠道、膀胱发育不良和明显的双侧肾积水等情况，也不适合行膀胱关闭手术。延迟关闭手术一般在6～12个月后进行，避免小膀胱关闭手术出现的膀胱裂开和将来可能有尿失禁。如果6～12个月后还不适合行膀胱关闭手术，则可考虑膀胱切除及非回流性结肠转流术或输尿管乙状结肠吻合术。

（二）骨盆截骨

膀胱外翻患儿不仅耻骨联合分离较宽，而且骨盆环也是开放的。膀胱板越大、耻骨联合分离越宽，就越需要骨盆截骨治疗。儿童的髋关节和下肢的骨骼肌肉功能是正常的，而且，即使在没有行骨盆截骨下，患儿外旋的步态随着下肢肌肉功能的增强会有所减轻。在出生后72小时之内、且耻骨间距小于4cm的膀胱外翻，如果耻骨韧性好，麻醉后手术可以将两侧分离的耻骨在中间拉拢，则可以不行骨盆截骨手术。

骨盆截骨的方法主要有以下几种。

• 垂直截骨术。
• 耻骨上支、耻骨下支截骨术。
• 水平截骨术。
• 斜行截骨术。

骨盆截骨后尚需外固定支架或石膏进行固定，减轻骨盆的张力，促进腹部伤口的愈合。在初期膀胱外翻关闭时行骨盆截骨手术的好处主要有：①耻骨联合靠近、关闭骨盆环，降低腹壁与膀胱关闭的张力及避免使用筋膜皮瓣修补腹壁，有利于腹壁和膀胱的愈合[5]；②膀胱及后尿道回纳骨盆环后，可以增加膀胱的出口阻力；③盆底肌向中线靠拢、支撑膀胱颈，从而辅助尿控功能，并对盆底器官起到支撑托举的作用；④有利于阴茎脚的靠拢和阴茎体的伸长，改善阴茎外观长度。

（三）膀胱外翻的手术治疗

1. 现代分期膀胱外翻修复术（modern staged repair of exstrophy，MSRE）　是目前治疗膀胱外翻受到广泛采用的手术方法。早期行外翻膀胱回纳关闭、腹壁关闭修补以及后尿道成形术，将膀胱外翻转化为完全性的尿道上裂。6～12个月后再行尿道上裂修复（改良的Cantwell-Ransley术式或Mitchell术式）。5～9岁时，患儿能够配合排尿训练并有足够的膀胱容量后，再行膀胱颈重建术（Young-Dees-Leadbetter术式）和输尿管再植术。

2. 完全性一期膀胱外翻修复术（complete primary repair of exstrophy，CPRE）　又称Mitchell术式膀胱外翻修复术，在新生儿期就可以施行，同时采用阴茎分解技术修复尿道上裂，以减少膀胱外翻修复重建的手术次数，并在没有膀胱颈重建的情况下获得潜在的尿控。其将膀胱回纳与腹壁关闭、膀胱颈的重建及尿道上裂的修复一期全部完成。

3. Kelly膀胱外翻修复术　又称盆底软组织彻底松解修复术（radical softtissue mobilization，RSTM），包括膀胱关闭回纳、腹股沟斜疝修补及腹壁缺损修复；阴茎延长、后尿道及膀胱颈的一期重建；阴茎阴囊及尿道上裂修复以及盆底肌的彻底松解。尤其需要注意松解分离的是阴部神经血管束、耻骨与坐骨的骨膜，骨膜上会有随意和非随意括约肌附着。术中可将膀胱括约肌环绕近端尿道、重建膀胱颈，是获得控尿的一个重要因素。Kelly在1995年报道了Kelly术式治疗膀胱外翻[6]，并不断改进，已经由分期骨盆截骨Kelly膀胱外翻修复术演变成Ⅰ期不截骨Kelly膀胱外翻修复术。其已不受患儿年龄的限制，均可Ⅰ期完全性膀胱外翻修复且不需要骨盆截骨，也可作为MSRE或CPRE的二期手术。国内在2015年首次对Kelly膀胱外翻修复术进行报道介绍[7]。

4. Warsaw修复术　2000年由Baka Jakubiak首次描述[8]，Warsaw术式首次手术包括膀胱回纳关闭、后尿道成形、耻骨闭合和腹壁缺损修复，无论是否进行骨盆截骨术，都要进行适当的固定。所有年龄超过72小时或耻骨联合分离超过5cm的患者都要进行骨盆截骨术，使用石膏固定3周后，再用弹性绷带固定3周。当膀胱容量超过70ml，且儿童有意愿尿控时，膀胱颈重建和尿道上裂修复就可以一起完成。Baka Jakubiak在100多例典型膀胱外翻和完全性尿道上裂患者中应用了这种手术方法。交感神经带常规分离开来，以便更好地显示膀胱颈和后尿道区域。该手术的另一个好处是膀胱颈和后尿道在第二次手术中更直，这使得膀胱外翻重建手术后插管和膀胱镜检查更容易。手术的并发症只有10%，主要为尿道瘘或狭窄。

5. Erlangen修复术　Erlangen手术是膀胱外翻关闭术中涉及最广的方法，由Schrott开创，并得到Rosch的推广。如果膀胱板看起来大小合适，则可在8周大时行膀胱外翻"全"修复矫正。如果膀胱板在出生时太小，膀胱关闭只能进行双侧腹股沟探查、耻骨联合闭合、尿道上裂修复，而不用骨盆截骨。在典型的Erlangen"全"修复术中，除了外翻膀胱回纳关闭，还进行双侧输尿管再植入、膀胱颈成形、双侧腹股沟探查、尿道上裂修复、耻骨联合闭合，不需要骨盆截骨，并留置硬膜外导管麻醉5天。骨盆截骨术只在泄殖腔外翻和需要再次手术膀胱关闭的患者中进行。因此，Erlangen修复术确实是一种完全性膀胱外翻修复术，一次手术就包括完成膀胱外翻修复术的所有分期手术[9]。

无论新生儿选择何种膀胱外翻重建方法，仍有一定的手术原则：①膀胱后尿道需从周围组织中彻底松解下来；②首期同时修复尿道上裂需要谨慎选择患者；③无张力闭合腹部。如果需要的话，可以行骨盆截骨加以辅助；④选择新生儿行膀胱外翻闭合修复术需要建立严格的标准。

6. Mainz修复术　Hohenfelner和他的同事首先开始对手术失败的膀胱外翻患者和膀胱板小的患者使用输尿管乙状结肠造口术，使得Mainz修复术作为一种技术在原发性膀胱外翻中得以应用。从1964年开始，不管膀胱板在出生时的大小，所有新生儿膀胱外翻患儿都使用这一技术，并在2岁时，患者接受输尿管乙状结肠造口术，而一些残余的膀胱被制成小的精囊，并同时行阴茎重建手术。在女孩中，则重建外生殖器和子宫前端固定。不管男孩还是女孩，外观的矫正通常在以后才需要。但是，这通常意味着需要进一步手术。1996年，Fisch及其同事报道了Mainz结肠袋矫正膀胱外翻的长期随访结果[10]。这是为了减少结肠内压力和维持更好的控尿，但大多数患者需要及时口服碱化盐。

五、随访和预后

膀胱外翻患者需要长期随访监测。膀胱外翻修复后的并发症包括腹壁裂开、膀胱裂开外翻脱垂、引流管脱落、泌尿道感染、针道感染、伤口感染、尿道轻度狭窄、耻骨下后尿道糜烂、尿道皮肤瘘、尿道憩室、阴道狭窄或闭锁、阴茎缺血坏死/缺损等。任何

方法的膀胱外翻修复失败后，都可能表现为膀胱完全裂开、膀胱脱垂、新尿道狭窄和梗阻、软组织丢失，以及膀胱皮肤瘘[11]，并会影响到膀胱的发育及日后膀胱颈的重建，从而影响尿控功能。

关于膀胱外翻术后的尿控情况[12]，大部分文献报道的尿控率均在70%以上，其尿控率的计算是包括完全性尿控和部分性尿控的，而且经过膀胱扩大和（或）尿流改道、间歇导尿而获得的尿控也是算在内的，但各个文献对于完全性尿控、部分性尿控以及尿失禁的定义划分却不尽相同。其中，膀胱外翻术后患者的完全性尿控率在文献报道中，不到部分性尿控率的50%。

在现代小儿泌尿外科中，膀胱外翻患者已经很少需要进行不可控性尿流改道手术了。而膀胱颈重建失败的大部分患者注定需要膀胱扩大和可控性尿流改道手术。目前，所有膀胱扩大伴可控性尿流改道的患儿都可以通过间歇导尿来保持干燥。膀胱颈重建失败的大多数患者也可以通过行膀胱扩大和膀胱颈封闭手术来获得可控性排尿，而且膀胱扩大可以提供有效的尿液留存，避免肾功能的长期损害[13]。尿流改道手术偶尔需要在5岁或更小就进行。因为膀胱外翻患儿需要早期尿流改道主要受到上尿路的病变（比如肾积水或反复肾盂肾炎等）和社会因素的影响，而且在幼儿当中也是安全的，并可以获得良好的尿控效果。对于已经行膀胱颈重建的患儿，如果膀胱不大可能发育到有足够的容量话，早期行可控性尿流改道更为合适。

推荐意见	推荐等级
膀胱外翻在出生后可用非黏附性的保鲜膜包裹来保护外翻膀胱黏膜限期手术，无须预防性应用抗生素	推荐
膀胱外翻MSRE术式大多需要联合骨盆截骨术，分3期完成手术	强烈推荐
Kelly术式一期膀胱外翻修复可不用联合骨盆截骨术，一次完成膀胱关闭，膀胱颈成形，尿道上裂修复	强烈推荐
术前预防性抗生素可选用青霉素类或头孢类，术后继续规律性预防量抗生素预防尿路感染	推荐
影像学检查包括泌尿系统超声、骨盆X线片或盆底MR	可选择
>4岁而仍无尿控，如膀胱容量≥60ml，则可行膀胱颈重建成形术来改善排尿；如膀胱容量<60ml或膀胱颈重建失败，则需考虑膀胱扩大伴可控性尿流改道术	强烈推荐

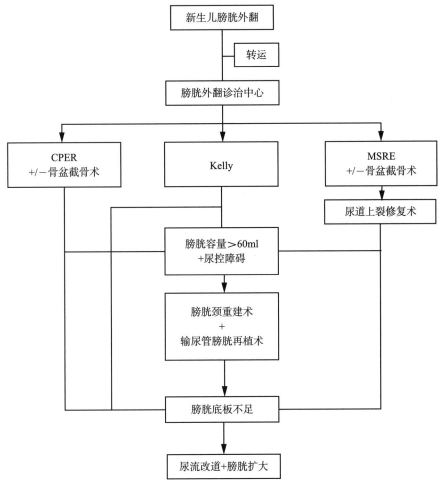

膀胱外翻的处理流程

参 考 文 献

[1] Buyukunal CS, et al. A short history of bladder exstrophy. Semin Pediatr Surg, 2011, 20（2）：62.

[2] Brian M, et al. Modern Management of Bladder Exstrophy Repair. Curr Urol Rep, 2013, 14（4）：359.

[3] Ludwig M, et al. Bladder exstrophy-epispadias complex. Birth Defects Res A Clin Mol Teratol, 2009, 85（6）：509.

[4] Fishel-Bartal M, et al. Early Diagnosis of Bladder Exstrophy：Quantitative Assessment of a Low-Inserted Umbilical Cord. J Ultrasound Med, 2017, 36（9）：1801.

[5] Baird AD, et al. Modern staged repair of bladder exstrophy：a contemporary series. J Pediatr Urol, 2007, 3（4）：311.

[6] Kelly JH. Vesical exstrophy：repair using radical mobilisation of soft tissues. Pediatr Surg Int, 1995, 10：298.

[7] 毕允力，等. Kelly手术一期修复膀胱外翻及尿道上裂. 临床小儿外科杂志，2015，14（6）：550.

[8] Baka-Jakubiak M. Combined bladder neck, urethral and penile reconstruction in boys with exstrophy-epispadias complex. BJU Int, 2000, 86：513.

[9] Schrott KM, et al. Fruhzeitige total reconstruktion der blasenexstrophie. In：Rodeck R, editor. Deutschland urology. Berlin：Springer, 1984：383.

[10] Fisch M, et al. The sigma rectum pouch（Mainz pouch Ⅱ）. World J Urol, 1996, 14：68.

[11] Massanyi EZ, et al. Persistent vesicocutaneous fistula after repair of classic bladder exstrophy：a sign of failure? J Pediatr Urol, 2013, 9（6 Pt A）：867.

[12] John P, et al. "Exstrophy-Epispadias Complex." CAMP-BELL-WALSH UROLOGY-Eleventh edition. Alan J. Wein, Ed. China, 2016：3182.

[13] Fontaine E, et al. The effect of intestinal urinary reservoirs on renal function：a 10-year follow-up. BJU Int, 2000, 86：195.

第三节　先天性膀胱输尿管反流

一、流行病学、病因学和病理学

膀胱输尿管反流（vesicoureteral reflux，VUR）是小儿常见的泌尿系统异常，发病率约为1%。流行病学统计VUR在无症状小儿中的发生率为0.4%～1.8%[1]，产前诊断肾积水的小儿出生后VUR的发生率为16.2%，患儿兄弟姐们间发生VUR的概率是27.4%，下一代的发生率达到35.7%[2]。VUR是一种可能造成如肾瘢痕化、肾性高血压和肾功能衰竭等潜在的严重后果的解剖和（或）功能的异常。幸运的是大多数VUR患儿都不会造成肾瘢痕化，也不需要特殊干预[3]。

VUR治疗的主要目的是保护肾功能，减少肾盂肾炎的发生。VUR患儿合适的诊治方法，如诊断步骤和方法、治疗方式（药物、内镜、手术治疗）和治疗合适的时间是主要关注的问题。

在患儿兄弟姐妹的筛查中发现如果有VUR大多是轻度和早期自愈的。如果兄弟姐们中因为泌尿系统感染发现VUR的，一般会程度比较严重，合并反流性肾病的概率也比较高，特别是男性。

在合并泌尿系统感染（UTI）的患儿中VUR的发生率根据年龄的不同可以达到30%～50%。UTI女孩较男孩常见，但在UTI患儿中男孩合并VUR的概率更高（29%：14%），而且在早期诊断的病例中男孩发生VUR的级别通常更高，也容易自愈[4]。

下尿路功能异常（LUTD）和VUR有明确关联。LUTD包括尿急、尿线弱、排尿踌躇、尿频和尿感等症状。据报道LUTD患儿中40%～60%合并VUR。瑞典对小儿VUR的大宗临床报道证实VUR患儿中34%合并LUTD。

VUR的自愈和发病的年龄、性别、反流级别、单双侧、临床表现、解剖学改变等因素有关。年龄小于1岁，反流级别较轻的VUR患儿有更高自发缓解率。肾皮质异常、膀胱功能障碍、有发热的UTI是反流自发缓解的负面影响因素。

有症状的VUR患儿中10%～40%有肾瘢痕化，可能和先天发育不良和（或）后天感染的肾脏损害有关，可造成患儿生长迟缓等后果。

高度反流的VUR合并肾瘢痕化的概率更高。在产前诊断肾积水的病例中肾瘢痕化的概率达到10%，在合并下尿路异常的患儿中甚至可以达到30%。肾瘢痕化可以造成肾脏发育不良和影响肾功能，双侧肾瘢痕化会增加肾功能不全的可能性。反流性肾病（RN）是造成小儿肾性高血压的最常见原因。随访发现10%～20%的RN患儿出现肾性高血压和终末期肾病[5]。

二、分类

1985年国际反流研究委员会引进了VUR分类的标准（表21-1），标准根据逆行造影的结果和输尿管、肾盂和肾盏扩张的程度来分类[6]。

表21-1　国际反流研究委员会根据VCUG制定的VUR分度标准

Ⅰ度	反流未至肾盂；不同程度输尿管扩张
Ⅱ度	反流至肾盂；肾集合系统不扩张；肾小盏不扩张
Ⅲ度	输尿管轻至中度扩张，有或者无纤曲；集合系统中度扩张；正常或者轻度变形的肾小盏
Ⅳ度	中度扩张的输尿管，有或者无纤曲；中度扩张的集合系统；肾小盏变钝，但肾乳头尚可见
Ⅴ度	输尿管明显扩张纤曲，肾集合系统显著扩张；肾乳头消失；肾实质内反流

三、诊断

小儿VUR的诊断包括整体健康状况的评估、发育状况的评估、有无UTI、肾功能状况、VUR的级别和下尿路状况等。体检包括血压检查、尿常规检查（有无蛋白尿）、尿培养，如双侧VUR有肾实质损害的要检测血肌酐。

影像学检查包括泌尿系统B超、VCUG、核素，但金标准还是VCUG，可以进行VUR的具体分级以及提供准确地解剖学特征[7]。核素比VCUG的放射剂量少，但解剖学细节没有VCUG清楚。

二巯基丁二酸（DMSA）是显示肾皮质和区分双肾功能的最佳制剂，由近端肾小管细胞摄取，是反映肾实质功能的很好指标。在肾脏急性感染或者瘢痕形成区域，DMSA摄取少显示为冷区域，所以DMSA被用来检测和掌握肾瘢痕化程度。刚明确诊断时初测的DMSA基线可以和随诊过程中复查的核素扫描对比。

DMSA 也可以用来作为可疑的急性肾盂肾炎的诊断手段。儿童急性 UTI 时 DMSA 扫描正常说明肾功能损害较轻[8]。

只有在怀疑是继发 VUR 的患儿中影像尿动力学检查才是比较重要的，如怀疑脊髓拴系或者后尿道瓣膜的患儿。

（一）产前诊断肾积水的新生儿

产前诊断肾积水的患儿产后超声检查是首选的评价肾和膀胱情况的检查。超声检查无创，可以获得肾脏结构、大小、实质厚度和集合系统有无扩张等有用的信息。B 超应该在出生后 1 周后做，因为新生儿 1 周内为生理性少尿期。应该同时行膀胱超声，在膀胱空虚或充盈状态下的集合系统扩张程度的不同可以提示有 VUR 存在。膀胱壁增厚和形状改变提示有下尿路功能异常（LUTD）和 VUR。出生后 B 超未发现肾积水说明泌尿系统没有显著的梗阻，但并不能排除 VUR。

仔细的 B 超检查可以避免没有必要的创伤性和有放射线的检查，出生后 1 ~ 2 个月的两次超声检查可以准确的了解肾脏情况。在新生儿中两次泌尿系统超声显示正常提示 VUR 存在的可能性不大，如果有 VUR 通常也是低度的。肾积水的程度并不是有无 VUR 的可靠指标，尽管高度反流的病例中肾皮质改变更常见。B 超下肾皮质的改变，如皮质变薄和不规则，肾皮质回声增强等提示可行 VCUG 排除可能存在的 VUR。

在 B 超发现双侧重度肾积水，重复肾合并肾积水、输尿管囊肿、输尿管扩张、膀胱结构异常等病例中建议行 VCUG 检查，因为这些病例中 VUR 的发生率较高。产前诊断肾积水的患儿产后有 UTI 症状的，建议行 VCUG 检查。

（二）VUR患者的兄弟姐妹或者后代

兄弟姐妹或者后代中无症状者的筛查是有争议的。一些学者认为早期发现高危人群中的 VUR 患儿可以避免可能发生的 UTI 和肾瘢痕化，不同观点是在无症状个体中的筛查可能导致明显的临床上的过度治疗。在兄弟姐妹或者后代的肾皮质异常的总体发生率为 19.3%（11% ~ 54%），肾脏损害在无症状的患儿中的发生率为 27.8%。在无症状的兄妹中肾脏损害的发生率为 14.4%。早期的筛查和早期诊治对防止进一步的肾脏损害是有帮助的。但还缺乏临床 RCT 的实验证明这个观点。

（三）小儿VUR筛查的建议

推荐意见	推荐等级
告知 VUR 患儿的父母，其兄妹或后代中患 VUR 的概率较高	强烈推荐
兄妹中做 B 超筛查	强烈推荐
如果超声有肾瘢痕形成或有 UTI 病史的建议行 VCUG 检查	推荐
在较大行如厕训练的孩子中的筛查 VUR 是没有必要的	推荐

（四）有发热的UTI的小儿

0 ~ 2 岁确诊第一次有发热的 UTI 后即建议行 VCUG 检查。有发热的 UTI 病史以及 B 超肾脏有不正常表现的小儿发生肾瘢痕化的风险较高，建议行有关 VUR 的检查[9]。如果 VUR 诊断成立，应该进一步做 DMSA 核素肾图。

有些文献报道建议在有发热的 UTI 发作不久行 DMSA 扫描来发现是否存在肾盂肾炎，如果有肾盂肾炎就行 VCUG 检查。DMSA 扫描正常而未行 VCUG 检查可能会漏诊 5% ~ 27% 的 VUR 病例，但漏诊的多数是程度较轻的病例，但为 50% 以上的小儿避免了不必要的 VCUG 检查。

（五）有下尿路症状和VUR的小儿

在治疗 VUR 时一定要检查是否有 LUTD 存在。合并 LUTD 的 VUR 在 LUTD 纠正后缓解较快，合并 LUTD 的患儿出现 UTI 和肾瘢痕化的风险更高[10]。如果临床上有尿频、湿裤、便秘或排尿不畅等提示 LUTD 的表现，建议详细询问病史和检查，包括尿动力学检查和膀胱残余尿检查等。

四、治疗

有非手术治疗和手术治疗两种治疗方法

（一）非手术治疗

1. 非手术治疗的目的是预防伴发热的 UTI　在年龄小和低度反流的患儿中 VUR 可自行缓解。在 4 ~ 5 年的随访中发现 Ⅰ 度和 Ⅱ 度反流 80% 可自行缓解，Ⅲ 度和 Ⅳ 度反流 30% ~ 50% 可自行缓解。双侧高度反流的自行缓解率较低[11]。

当患儿没有泌尿系统感染和下尿路功能正常时，

VUR并不损害肾功能。

没有证据显示小的肾脏瘢痕可以造成肾性高血压、肾功能不全或妊娠时肾功能不全。事实上，以上这些问题只存在于严重的双侧肾损害的病例中。

非手术治疗包括观察，间断或持续服用抗生素预防感染，合并LUTD的患儿的膀胱康复。

新生儿早期的包皮环切也可以看作是非手术治疗的一部分，因为可以减少正常小儿中UTI的风险[12]。

2.随访　规律的随访，包括VCUG、核素膀胱造影、DMSA扫描等对非手术治疗中了解VUR是否自行缓解和肾脏状态是很有必要的。不管是否有预防使用抗生素，所有VUR病例如果有爆发的伴发热的UTI后都应该进一步治疗。

3.持续预防用抗生素（CAP）　VUR特别是合并LUTD的VUR患儿发生UTI和肾瘢痕化的风险明显增加。许多前瞻性研究报道了长期预防用抗生素可预防反复发作的UTI和肾瘢痕化。

并不是对每个VUR患儿都需要预防使用抗生素。在低度反流患儿中CAP用处不大，在Ⅲ、Ⅳ度反流中可有效预防UTI的发生，但是否能预防肾脏损害尚无定论。RIVUR是迄今为止最大的、随机性、双盲、安慰剂对照、多中心的研究，包括了607名2～72个月Ⅰ～Ⅳ度反流的患儿，显示CAP可以减低50%的UTI发生率，但肾瘢痕化和由此导致的肾性高血压和肾衰竭的发生率没有变化。在Ⅲ、Ⅳ度没有LUTD的VUR患儿中没有明显帮助。

选择哪些患儿使用CAP有时很难决定，和发生UTI的风险因素如年龄小、高度反流、是否如厕训练状态、女性、是否行包皮环切等有关。虽然文献中也没明确给出CAP的具体时长，但根据实践经验，CAP的使用应该到小儿进行如厕训练以后并且确定没有LUTD，如厕训练和合并LUTD的患儿可以明显从CAP获益。CAP在合并LUTD的VUR患儿中是强制使用的。CAP停用后仍要严密监测UTI的发生。随诊计划和决定是否要行抗反流手术或者停用CAP也要看患儿家长的意愿。强烈建议要和患儿家属仔细谈论CAP的好处和坏处。

（二）外科治疗

对Ⅲ级以上的VUR患儿如有下列情况，宜尽早进行手术：① 预防感染不能有效控制尿路感染的反复；② 就诊时即发现肾发育延迟；③ 随访中出现肾功能不全，产生新的瘢痕。

VUR的外科治疗包括内镜下膨胀剂的注射和输尿管再植手术。

1.膀胱镜下输尿管黏膜下注射　随着可生物降解材料的运用，内镜下输尿管黏膜下膨胀剂的注射成为在部分VUR患儿中替代长期口服抗生素或者手术治疗的方法。

膀胱镜下，膨胀材料被注射在膀胱壁内段的输尿管黏膜下方，使远端输尿管及输尿管开口位置抬高，输尿管腔变窄，从而防止尿液反流进输尿管，但仍可顺行排入膀胱。近年来常用的膨胀剂包括Deflux（2001年美国FDA认证）和Vantris。注射后随访发现2年内的VUR复发率可高达20%[13]。

在5527例患儿8101侧VUR患儿的Meta分析中，经过注射方法治疗的VUR缓解率在Ⅰ度和Ⅱ度患儿中的比例为78.5%，Ⅲ度患儿缓解率为72%，Ⅳ度为63%，Ⅴ度为51%[14]。如果首次注射失败，第二次注射治疗的成功率为68%，第三次注射治疗的成功率为34%。一次或多次注射治疗的总体成功率约为85%。对重复肾、重复输尿管的成功率明显下降（50%：73%），神经源性膀胱的成功率也明显下降（62%：74%）。

近期的前瞻和随机的临床研究对203例1～2岁Ⅲ/Ⅳ度VUR患儿分为内镜下注射治疗、预防性使用抗生素、单纯观察三组。随访2年的结果内镜下注射获得最好的疗效，有71%的缓解率，后两组分别是39%和47%的缓解率。发生有发热的UTI和肾瘢痕化的比率在单纯观察组内最高。新的肾瘢痕形成的比率在注射组明显高于单纯预防使用抗生素组。

2.手术治疗

（1）开放手术技术：多种膀胱内和膀胱外的手术可以用来矫治VUR。尽管各种手术方式都有不同的优点和可能出现的并发症，其基本原则都是通过膀胱黏膜下包埋部分输尿管增加了输尿管的膀胱壁内段。所有经典的手术方式并发症都较少，疗效也很确切[15]。

最常用和可信的开放手术是Cohen手术，此手术方式的主要顾虑是患儿长大过程中如果输尿管需要内镜处理比较困难。其他膀胱内输尿管再植手术包括输尿管开口上方的再植Politano-Leadbetter手术，输尿管开口下方的再植Glenn-Anderson手术。如果计划做膀胱外输尿管再植Lich-Gregoir手术，术前应该行膀胱镜检查了解膀胱黏膜的情况和辨认输尿管开口的位置。对双侧反流的病例，建议行膀胱内抗反流手术，因为同时行双侧Lichi-Gregoir手术会增加术后尿潴留的概率[16]。总之，所有外科手术方式如果可以正确运用，都可以起到明确的抗反流作用，都有很高的成功率。

（2）腔镜和机器人辅助手术：腔镜手术主要是经腹腔的膀胱外抗反流和气膀胱下的膀胱内输尿管再植，技术上都是可行的。达芬奇机器人辅助下的抗反流手术也有多种方法报道，最常用的还是膀胱外抗反流手术。尽管有一些腔镜和机器人手术和开放手术疗效比较的报道，微创手术的成功率、性价比等还是要进一步探讨[17,18]。

微创手术的缺点是手术时间较长，从而导致接受程度减低。而且腔镜和机器人手术仍比内镜手术创伤大，相比开放手术的优势也有争论。所以现在腔镜手术不作为常规手术治疗VUR，但在手术经验成熟的中心可以供患儿家属选择[19-23]。

五、小儿VUR的证据和治疗建议总结

国内医疗机制和随诊机制没有欧美那么完善，另外除了香港及深圳港大医院可以行Deflux膀胱镜下注射外，还不能在国内的其他医院使用。所以对VUR的治疗国内还有很多争议，比如低度反流有BT或者反复UTI和B超、核素发现肾瘢痕化的患儿是否需要早期手术治疗等。

首先要提高儿科和小儿外科医师对VUR的认识，在小儿不明原因发热要想到UTI的可能性，增强对VUR合并LUTD的认识，规范国内对VUR的诊断，包括反流级别、危险分级、是否合并LUTD、是否有肾瘢痕化等。规范对VUR的治疗，减少过度医疗，同时有效防治肾瘢痕化。

证据总结	证据级别
没有证据显示纠正没有症状和正常肾脏的持续低度（Ⅰ～Ⅲ度）反流是对患儿有帮助的	4
对于有爆发感染和肾脏新瘢痕形成的患儿从初始的药物治疗转到进一步治疗是要根据不同风险分组选择	2
对持续高度（Ⅳ/Ⅴ）反流的患儿应考虑手术治疗。关于手术的时机和方法还没有共识。对高度反流开放手术效果较内镜手术好，对低度反流内镜手术也可以取得满意的疗效	2
治疗的选择与是否有肾瘢痕化，临床过程，反流级别，患侧肾功能，是否双侧病变，膀胱功能，合并的尿路畸形，膀胱顺应性，患儿父母意向等有关。伴发热的UTI、高度反流、双侧反流、肾皮质异常等被认为是可能肾功能损害的。有LUTD增加了肾瘢痕化的风险	2

推荐意见	推荐等级
1岁以内诊断VUR的患儿，不管反流级别和是否存在肾瘢痕，都持续预防性使用抗生素预防UTI	可选择
建议对伴发热的UTI发作的患儿立即用静脉抗生素治疗	强烈推荐
建议对UTI发作频繁的患儿手术或者腔内镜治疗	强烈推荐
建议对需要治疗的高度反流（Ⅳ/Ⅴ度）的患儿进行手术治疗，手术治疗的效果对高度反流患儿优于腔内镜治疗，腔内镜治疗对低度反流患儿效果较好。	推荐
对1～5岁才有症状的患儿先非手术治疗	推荐
建议对高度反流或者肾实质破坏的患儿进行手术治疗	推荐
对没有症状的低度反流建议严密观察，不常规口服抗生素预防感染	推荐
保证所有如厕训练后的小儿做了详细的有关LUTD的检查。如果有LUTD，应首先纠正LUTD	强烈推荐
如果家长对要求非手术治疗达到最佳疗效，可考虑外科治疗。腔内镜治疗对低度反流是可以考虑的	推荐
根据以下证据选择最恰当的治疗： ·是否存在肾瘢痕化 ·临床过程 ·反流度数 ·患侧肾功能 ·是否双侧受累 ·膀胱功能 ·合并的泌尿系统异常 ·年龄和性别 ·膀胱顺应性 ·父母的意向	强烈推荐
在已经存在肾功能不全的高危患儿中，应该采用多学科，更积极主动的治疗	强烈推荐

六、随访

根据不同风险分组的患儿的管理和随访如下。

风险分组	临床表现	初始治疗	建议	随诊
高危组	有症状的如厕训练后的高度反流（Ⅳ～Ⅴ度）的患儿，合并肾脏异常和LUTD	合并LUTD的先行CAP，有BT或者持续反流的进一步治疗	早期进一步治疗的可能性较大	关于UTI和LUTD的更严密的随访，6个月后再次全面评价
高危组	有症状的如厕训练后的高度反流（Ⅳ～Ⅴ度）的患儿，合并肾脏异常，不合并LUTD	应考虑进一步治疗	开放手术比腔内镜治疗效果更好	术后有指征可以行VCUG检查，肾脏情况随访至青春期
中危组	有症状的如厕训练前的高度反流（Ⅳ～Ⅴ度）的患儿，合并肾脏异常	先行CAP，有BT或者持续反流的进一步治疗	男性患儿自发缓解率高	有关UTI和肾积水的随访，12～24个月后进行全面再评估
中危组	无症状的（产前诊断肾积水和兄弟姐妹）和高度反流以及肾脏异常的患儿	CAP是首选治疗。有BT，UTI或持续反流可考虑进一步治疗		有关UTI和肾积水的随访，12～24个月后进行全面再评估
中危组	有症状的如厕训练后的患儿，合并高度反流和LUTD，但肾脏正常	针对LUTD首选CAP治疗。有BT、UTI或持续反流可考虑进一步治疗	如果LUTD持续存在，需进一步治疗。治疗方法选择还有争议	随访内容包括UTI和LUTD，肾脏状态。进一步治疗后的全面再评估
中危组	有症状的如厕训练后的男女小朋友，合并低度反流，肾脏异常，有或无LUTD	治疗选择有争议。可以选择腔内镜治疗。如有需要，要行针对LUTD的治疗		随诊内容包括UTI、LUTD和肾脏状态直至青春期
中危组	所有有症状但肾脏正常的低度反流患儿，合并LUTD	首先治疗LUTD，用或者不用CAP		随诊内容包括UTI和LUTD
低危组	所有有症状但肾脏正常的低度反流患儿，不合并LUTD	不治疗或CAP	如果不治疗，患儿家属应被告知UTI的风险	随诊UTI
低危组	所有无症状，肾脏正常，合并低度反流的患儿	不治疗或新生儿期用CAP	如果不治疗，患儿家属应被告知UTI的风险	随诊UTI

BT. 爆发；CAP. 持续预防性使用抗生素；LUTD. 下尿路功能异常；UTI. 泌尿系统感染；VCUG. 排泄性膀胱尿路造影

参 考 文 献

[1] Sargent MA. What is the normal prevalence of vesicoureteral reflux? Pediatr Radio, 2000, 30: 587.

[2] Skoog SJ, et al. Pediatric Vesicoureteral Reflux Guidelines Panel Summary Report: Clinical Practice Guidelines for Screening Siblings of Children With Vesicoureteral Reflux and Neonates/Infants With Prenatal Hydronephrosis. J Urol, 2010, 184: 1145.

[3] Fanos V, et al. Antibiotics or surgery for vesicoureteral reflux in children. Lancet, 2004, 364: 1720.

[4] Hannula A, et al. Vesicoureteral reflux in children with suspected and proven urinary tract infection. Pediatr Nephro, 2010, 25: 1463.

[5] Blumenthal I. Vesicoureteric reflux and urinary tract infection in children. Postgrad Med J, 2006, 82: 31.

[6] Westwood ME, et al. Further investigation of confirmed urinary tract infection (UTI) in children under five years: a systematic review. BMC Pediatr, 2005, 5: 2.

[7] Darge K, et al. Current status of vesicoureteral reflux diagnosis. World J Urol, 2004, 22: 88.

[8] Hoberman A, et al. Imaging studies after a first febrile urinary tract infection in young children. N Engl J Med, 2003, 348: 195.

[9] Shaikh N, et al. Identification of children and adolescents at risk for renal scarring after a first urinary tract infection: a meta-analysis with individual patient data. JAMA Pediatr, 2014, 168: 893.

[10] Colen J, et al. Dysfunctional elimination syndrome is

a negative predictor for vesicoureteral reflux. J Pediatr Urol, 2006, 2: 312.

[11] Elder JS, et al. Pediatric Vesicoureteral Reflux Guidelines Panel summary report on the management of primary vesicoureteral reflux in children. J Urol, 1997, 157: 1846.

[12] Singh-Grewal D, et al. Circumcision for the prevention of urinary tract infection in boys: a systematic review of randomized trials and observational studies. Arch Dis Child, 2005, 90: 853.

[13] Brandstrom P, et al. The Swedish reflux trial in children: IV. Renal damage. J Urol, 2010, 184: 292.

[14] Elder JS, et al. Endoscopic therapy for vesicoureteral reflux: a meta-analysis. I. Reflux resolution and urinary tract infection. J Urol, 2006, 175: 716.

[15] Duckett JW, et al. Surgical results: International Reflux Study in Children—United States branch. J Urol, 1992, 148: 1674.

[16] Lipski BA, et al. Voiding dysfunction after bilateral extravesical ureteral reimplantation. J Urol, 1998, 159: 1019.

[17] Marchini GS, et al. Robotic assisted laparoscopic ureteral reimplantation in children: case matched comparative study with open surgical approach. J Urol, 2011, 185: 1870.

[18] Kasturi S, et al. Prospective long-term analysis of nerve-sparing extravesical robotic-assisted laparoscopic ureteral reimplantation. Urology, 2012, 79: 680.

[19] Austin JC, et al. Vesicoureteral reflux: who benefits from correction. Urol Clin North Am, 2010, 37: 243.

[20] Canon SJ, et al. Vesicoscopic cross-trigonal ureteral reimplantation: a minimally invasive option for repair of vesicoureteral reflux. J Urol, 2007, 178: 269.

[21] Chung PH, et al. Comparing open and pneumovesical approach for ureteric reimplantation in pediatric patients—a preliminary review. J Pediatr Surg, 2008, 43: 2246.

[22] EI-Ghoneimi A. Paediatric laparoscopic surgery. Curr Opin Urol, 2003, 13: 329.

[23] Janetschek G, et al. Laparoscopic ureteral anti-reflux plasty reimplantation. First clinical experience. Ann Urol (Paris), 1995, 29: 101.

第四节　尿道上裂

一、发生率与分类

尿道上裂（epispadias）和膀胱外翻（bladder exstrophy, BE）是由泄殖腔发育异常所导致的一组相互关联的泌尿生殖系统畸形，可独立发生，也可联合发生。单纯尿道上裂（isolated male epispadias, IME）罕见，男孩中的发生率约1/117 000，女孩则为1/484 000[1]，也有报道为1/（150 000～300 000）[2]，流行病学研究提示发生率可能更高[3]。尿道上裂的男女比例在3:1～5:1[1,4]。

根据尿道开口的位置，典型的男性尿道上裂分为：①阴茎头型尿道上裂（glanular, GE）；②阴茎体型尿道上裂（penile, PE）；③阴茎耻骨型尿道上裂（penopubic, PPE）或完全型（complete epispadias）[5,6]，大多数男性尿道上裂患者（约70%）是完全型尿道上裂[4]。女性尿道上裂分为：①轻度/囊泡型尿道上裂（vesicular epispadias）；②中度/耻骨联合下尿道上裂（subsymphyseal epispadias）；③重度/耻骨联合后尿道上裂（retrosymphyseal epispadias）[7]。上述的分类可以反映出尿道上裂由轻到重的严重程度，且这一系列的表型可以包含在膀胱外翻-尿道上裂复合畸形（bladder exstrophy-epispadias complex, BEEC）内，

最轻的是尿道上裂。

二、诊断与临床表现

尿道上裂的诊断主要根据患者外生殖器外观表现。

1. 男性尿道上裂　单纯的男性尿道上裂的诊断很明显：包皮堆积于阴茎腹侧，阴茎短而有不同程度的背屈，阴茎头扁平。

尿道口位于阴茎背侧，自尿道口至阴茎头顶部为尿道沟。根据尿道上裂的分类[6]：①阴茎头型，尿道口位于阴茎头、冠状沟背侧，阴茎皮肤覆盖完整，大多无尿失禁；②阴茎体型，尿道口位于阴茎体部，多近阴茎根部，部分可有不同程度的尿失禁；③阴茎耻骨型或完全型，尿道开口于膀胱颈部，多有完全性尿失禁，且多伴有耻骨联合分离。

2. 女性尿道上裂　女性尿道上裂病例中，比较有特征性的为分裂的阴蒂；小阴唇常发育不良，末端向前与相应的半边分叉的阴蒂相连，形成一退化的包皮反折；阴阜扁平，表面皮肤光滑无毛；阴唇间距变宽，有耻骨联合分离者往往有尿失禁。

根据尿道上裂的分类[7]：①轻度尿道上裂，尿道口只是单纯地张开，仅阴蒂有缺陷；②中度尿道上裂，

大部分尿道的背侧裂开，可有尿失禁；③重度尿道上裂，背侧全程尿道以及括约肌均裂开，合并尿失禁。

上述表现变异很大；耻骨联合多闭合，但有时中间可有一狭窄的纤维带相连；阴道和内生殖器大多正常。如果没有通过分离大阴唇仔细检查生殖器，有可能会漏诊[8]。由于女性尿道上裂外阴部表现可能很轻微，一些大年龄患儿会因为持续性尿失禁才被识别[9,10]。

3.尿道上裂变异　值得注意的是，除典型尿道上裂外，男性尿道上裂还包括包皮完整的、以埋藏阴茎（buried penis）或蹼状阴茎（webbed penis）为主诉的隐匿性尿道上裂（concealed epispadias）[11]等变异形式，往往因包皮未能上翻显露尿道口而造成术前不易被诊断，在首次就诊时如仔细查体，可触及间距增宽的海绵体，宽大扁平的阴茎头，或同时合并尿失禁，应考虑尿道上裂。

4.其他合并异常　由于无名骨的外旋，尿道上裂患者的耻骨联合往往存在特征性的增宽（耻骨分离），但程度较典型的膀胱外翻要轻。尿道上裂程度越重，出现耻骨分离的可能性越大。文献显示大多数男性尿道上裂患儿存在耻骨分离，其中，耻骨分离≥2cm者并不少见[12]。

以往的文献认为，无论男性或女性，尿道上裂程度越重，出现尿失禁的概率越高[4]。膀胱颈开放，影响括约肌功能是导致尿失禁的主要原因[2]，但通过VCUG或膀胱镜检查发现，即便在没有合并尿失禁的尿道上裂病例中，膀胱颈存在异常的可能性并不低，膀胱颈存在异常的可能性与尿道上裂严重程度呈正相关[12-14]。

膀胱输尿管连接部的发育异常导致各种类型的尿道上裂中均存在一定比例的单侧或双侧膀胱输尿管反流（VUR）[12]。在男性完全型尿道上裂患者中，VUR的发生率为30%～40%[4,15]；女性尿道上裂中，VUR的发生率为30%～75%[16,17]。文献显示，男性尿道上裂病例中，VUR的发生率在较轻的尿道上裂病例中较高，可能与出口阻力较大有关[12]。

另外，与膀胱外翻相比，尿道上裂中腹股沟疝的发生率也更低（33%）[18]，尿路异常较膀胱外翻更少见，但有合并肾发育不良、异位肾等报道[15]。

三、治疗

（一）术前评估

典型尿道上裂通过体检即可明确诊断，即便是隐匿性尿道上裂，也可以通过仔细的体检予以术前确诊，尽量避免不必要的麻醉和有创操作。

由于尿道上裂中尿失禁与膀胱容量和功能、耻骨分离情况及膀胱颈的解剖和功能等关键或重要因素相关，建议术前进行骨盆X线片、泌尿系超声、VCUG和（或）膀胱镜检查[12]。对于大年龄尿道上裂合并尿失禁的患儿，必要时可进行术前尿动力评价膀胱容量和漏尿点压力[19]，也有助于对尿失禁进行评估。与膀胱外翻一样，磁共振成像（MRI）可能在了解阴茎耻骨型尿道上裂病例中的盆腔解剖方面有一定作用，尽管目前还不清楚这些信息是否对最终的手术结果有何种影响[20]。

（二）手术修复

手术修复是尿道上裂治疗的唯一方法，尿道上裂手术治疗目的是[21-24]：①重建一个可留置导尿，且可进行膀胱镜检查的通畅尿道；②重建功能性和外观满意的外生殖器；③实现正常控尿或一定程度上可被接受的尿失禁；④保护上尿路。

1.男性尿道上裂

（1）外生殖器手术修复：与尿道下裂相似，尿道上裂外生殖器的修复通常可在患儿出生后6～18个月进行[6]。在解剖和功能方面，男性尿道上裂的外生殖器手术修复旨在重建挺直、美观、长度和功能足以正常性交（维持勃起功能并避免阴茎勃起疼痛等症状）的阴茎。

尿道上裂通常无须进行截骨。手术修复顺序有以下要点[25]：①通过人工勃起试验评估并纠正阴茎背屈、离断悬韧带；②游离阴茎海绵体与耻骨下支的附着处，延长阴茎的长度；③延长尿道板；④重建新尿道并复位至阴茎海绵体腹侧；⑤重建接近或位于阴茎头正常位置的尿道口，并重建阴茎头。

目前尿道上裂的外生殖器修复，主要有一期手术（Cantwell-Ransley[26]、Mitchell[27]术式）和分期手术（Kelly[28]术式）等，其中，以Cantwell-Ransley、Mitchell术式应用最为广泛。一般而言，一期手术适用于阴茎头型和阴茎体型尿道上裂；而阴茎耻骨型或完全型尿道上裂则可能无法通过一期手术完成完全修复。目前没有证据表明一期修复比分期修复术后预后更好，手术方案的选择取决于手术医师对尿道上裂修复技术的掌握程度与偏好、尿道上裂患者实际的解剖情况等，并需要在术中根据具体情况进行调整[6]。

①Cantwell-Ransley术式：Cantwell-Ransley术式

要点包括以下几点。a.仅将尿道板和阴茎海绵体游离，但保留尿道板与阴茎头的连接，以保证尿道板血供；b.在两侧阴茎海绵体背屈最严重处横行切开，各形成一个菱形创面，通过将阴茎海绵体内旋，两侧菱形切口对边缝合并拢的方式，纠正阴茎背屈；c.海绵体内旋时顺势将成形尿道转移至腹侧，纠正阴茎体解剖结构异常；d.通过IPGAM方式，将成形的新尿道开口腹侧纵行切开约0.5cm后横行缝合，将尿道开口转移至偏阴茎头腹侧的尖端正位。经典Cantwell-Ransley术纠正阴茎背屈时需要游离双侧阴茎海绵体表面的血管神经束，然后在弯曲最严重处切开阴茎海绵体白膜。由于该技术最末端的阴茎海绵体和尿道板解剖游离不充分，容易导致尿道口不能完全转至腹侧，冠状沟尿道皮肤瘘的发生概率也较高。改良的Cantwell-Ransley术式[23]，保留尿道板最远端与阴茎头相连接的1～1.5cm以保障尿道血供，仅将游离分开的阴茎海绵体内旋、并拢、间断缝合来纠正背屈，从而减少损伤血管神经束的概率。该方法适用于小年龄和部分大年龄患儿，或者再次手术患儿。但是对于部分大年龄阴茎背屈严重的患儿，仍需要采用经典的手术方式才能彻底纠正阴茎外观[29]。

Cantwell-Ransley术式尿道板和阴茎海绵体的游离有背侧和腹侧两种入路。背侧入路分离尿道板时，腹侧发育正常的海绵体组织在处理时容易被忽视，往往只是将紧贴尿道板的一部分海绵体保留在尿道板上，因此形成了海绵体的断面，出血多，术野不清晰，尿道板容易缺血而导致尿道狭窄。而腹侧入路的优势在于其保留的尿道板腹侧的海绵体不是经背侧入路获得的一片，而是呈现尖端向下的完整楔形，含血管组织量和血流量明显增加，成形尿道存活的质量提高、发生尿道皮肤瘘等并发症的可能性下降。

②Mitchell术式：Mitchell术式实际是Cantwell-Ransley术式的发展，通过"阴茎拆解（尿道板与阴茎头、阴茎海绵体及尿道海绵体完全游离）"技术，将尿道板在不缺血的情况下完全游离，其理论基础是"尿道上裂的尿道板并不只是一个板，是一个背侧开放的尿道，其腹侧楔形的尿道海绵体富含血管，在尿道重建中非常有用"[30]。相应的技术要点包括：a.解剖尿道板时从阴茎腹侧入路，保留完整尿道海绵体，减少对尿道板血供的影响；b.如需对后尿道进行裁剪，则应延伸至膀胱颈，使膀胱颈与后尿道夹角呈直角，增加后尿道阻力，帮助尿控。就后者而言，该技

术可能更适用于膀胱外翻和阴茎耻骨型尿道上裂。

Mitchell术式的主要不足之处是可能术中导致阴茎海绵体的损伤，造成术后阴茎海绵体及阴茎头萎缩[31,32]。另外，尿道板游离导致的尿道板缩短可导致尿道下裂形成[20,33]。

③Kelly术式：也称根治性软组织松动术（radical soft-tissue mobilization procedure，RSTM），是治疗膀胱外翻－尿道上裂复合畸形的常用术式。单纯尿道上裂修复，如Mitchell等术式可将宽扁的阴茎纠正为圆锥形，但延长阴茎长度有限。Kelly手术将后段的阴茎海绵体脚完全从耻骨坐骨支游离，将其在中线合拢缝合，使得前段海绵体长度得以加长，增加了阴茎外露的长度，一般游离阴茎海绵体脚可以延长前段阴茎长度1.0～1.5cm。

Kelly术式是分期手术：a.出生后6个月左右可以进行外生殖器与近端尿道重建，包括括约肌重建、阴茎延长、阴茎阴囊交界处的尿道造口（男孩）；b.在3岁左右修复阴茎阴囊交界处尿道下裂。该术式最为独特之处在重建近端尿道阶段，盆底肌肉进行更彻底的游离，将盆底前端的肛提肌和阴茎海绵体脚从其附着的耻骨坐骨支游离，在中线处将双侧肛提肌包绕在重建的尿道和膀胱颈周围，从而实现控尿。同时合并后段的阴茎海绵体脚以相对延长外露的前段阴茎海绵体，从而延长阴茎。该术式优点：a.重建了尿道括约肌，改善了术后尿控。Ⅰ～Ⅱ级功能性控尿率可达63.5%～82%[34]；b.增加前段阴茎海绵体长度，改善阴茎外观。与膀胱外翻－尿道上裂复合畸形相类似，尿道上裂中后段阴茎海绵的长度正常，但外露的前段阴茎海绵体显著短于正常人，加之耻骨分离，造成完全型尿道上裂阴茎外观短、横径宽、上下径扁且向背侧弯曲。

即便对于有丰富经验的医师而言，Kelly修复仍然是一个极具挑战性的术式，Kelly手术成功的关键是阴部内血管及神经束（pudendal neurovascularbundle，pNVB）的暴露和保护。pNVB的损伤可导致阴茎头、阴茎海绵体的缺血坏死或感觉障碍[35,36]。

④其他：包皮的覆盖方式有助于对阴茎外观的改善，如Pippi等[37]和Barla等[38]将腹侧岛状皮瓣转移覆盖至阴茎背侧，避免了传统方法在阴茎背侧正中形成包皮瘢痕，从而避免影响外观或瘢痕牵拉造成阴茎背屈的可能。

（2）尿失禁治疗：对于尿道上裂尿失禁的处理，手术修复和典型的膀胱外翻相似，只是尿道上裂患者的膀胱在出生前没有暴露，无须再进行膀胱关闭手

术，因此其扩展的潜力比较大。如同膀胱外翻，尿道上裂患者的膀胱容量是最终能否实现尿控的决定性因素[39]。尿道上裂的修复增加了输出道的阻力，可能会在膀胱颈重建手术前增加膀胱的容量[40]，且完全型尿道上裂患者膀胱总容量的平均增长幅度要更高一些，在膀胱颈重建术后实现控尿的比例也高于膀胱外翻患者。研究表明，在尿道上裂患者尿道成形术后18个月内，其膀胱容量平均增加了42ml；平均9个月后，11例患者中9例（82%）昼夜都能保持干燥[18]。另有报道，在膀胱颈紧缩手术前膀胱容量足够大的患者比膀胱容量不足的患者达到了更好的尿控（71% vs. 20%）[15]。

具有良好膀胱容量的完全型尿道上裂患者，尿道上裂和膀胱颈的重建可以通过一期手术完成。对于膀胱容量小、无法控尿且存在反流的情况下，不适合进行膀胱颈重建和输尿管再植手术，需要分期手术。分期手术的患儿可于4～5岁时进行膀胱颈重建及抗反流手术，此时膀胱容量足以保证膀胱颈重建（至少85～100ml），并且患儿能主动参与术后排尿训练。常用的膀胱颈部重建方法为Young-Dees-Leadbetter[41]及其改良术式[42]、Kelly术式等。

（3）并发症：尽管存在很多尿道上裂修复方法，合理选择手术方式及手术经验都是手术成功的重要因素。减少并发症的关键在于精准的解剖、细致地止血、完整的近端尿道游离以及合理地运用周围组织覆盖新尿道缝合部位。

尿道上裂并发症包括尿道皮肤瘘、尿道狭窄、持续弯曲（背屈）、置（导尿）管困难、勃起功能障碍等。由于单纯尿道上裂罕见，大多数系列报道的人群包括了膀胱外翻-尿道上裂复合畸形（bladder exstrophy-epispadias complex，BEEC）和单纯尿道上裂，因此很难将单纯尿道上裂作为一种独特的先天性阴茎畸形进行独立评估。

Cantwell-Ransley及改良术式的尿道皮肤瘘发生率为4%～23%，尿道狭窄发生率低于10%[25,29,43-46]。并发症的发生与再次手术、采用膀胱外翻外侧皮瓣重建尿道板、早期没有充分游离阴茎头翼和尿道板等有关。尿道皮肤瘘容易发生在冠状沟和阴茎根部，尿道狭窄容易发生在尿道板卷管和重建尿道的吻合口处。

Mitchell术式尿道皮肤瘘的发生率为2.4%～17.6%[27,31,47]。如前所述，Mitchell术并发症最为严重的是术后阴茎海绵体及阴茎头萎缩。在Hammouda等2003年一项关于Mitchell术式的研究显示，1%的患者出现了部分阴茎头组织的损毁，另外，术后尿道下裂的发生率为6%[31]。

2008年发表的一项研究[46]比较了这上述两种术式，结果显示，67%的病例在采用Mitchell术式进行尿道上裂修复后可实现控尿，而采用Cantwell-Ransley技术治疗的无一例实现控尿。此外，总并发症发生率为48%，其中57%为Cantwell-Ransley组（8例），29%为Mitchell组（2例）。

长期随访结果显示，男性尿道上裂患者阴茎能正常勃起，多数能进行正常的性交，并且大多数能正常射精或具有生育能力[48,49]。

2.女性尿道上裂手术修复　女性尿道上裂也需要个体化治疗，对于选择性尿道上裂病例（膀胱容量正常），可采用经会阴重建（perineal approach）；严重的尿道上裂，采用Kelly术式从长期来看似乎控尿效果较好[50]。有报道通过一期手术完成泌尿生殖道重建和膀胱颈重建的患者，术后平均经过18个月可以实现控尿，而那些先进行初步尿道成形术，并在膀胱颈重建手术后再进行生殖道重建的患者则需要23个月[40]。另有系列研究显示，达到令人接受的控尿所需的平均时间为2.25年。延迟实现尿控的时间可能代表了盆腔肌肉发育所需的时间[16]。

因此，与男性尿道上裂一致，通常建议在出生后6～18个月进行尿道和生殖器重建，膀胱颈重建应推迟到4～5岁，不仅能使膀胱容量增加，还可以让患儿掌握排尿训练的基本要领，这对术后实现满意的控尿状态至关重要[17,51]。相关结果显示，女性尿道上裂控尿率可达67%～87.5%[4,17,24,52]，这些患者在初次治疗时膀胱容量较大（80ml以上）；泌尿生殖道的重建有助于膀胱容量的进一步增加，甚至在膀胱颈重建手术后可以不采用膀胱扩大术而达到控尿，且不需要CIC。

值得强调的是，单纯女性尿道上裂更罕见，相关治疗经验更少，其重建外观令人满意的外生殖器并实现控尿，是外科领域的一大挑战。目前有一些改良技术应用于女性尿道上裂控尿手术[53,54]，或许可以增加尿道阻力，但不能矫正尿失禁或尿道、膀胱颈及生殖器的畸形。

在女性尿道上裂患者中可遇到关于小膀胱的挑战，容积小、无法控尿的膀胱，不管是否合并VUR，都不是进行膀胱颈重建手术和输尿管再植手术的理想条件。存在尿失禁的女性尿道上裂患者中，约1/3膀胱容量都小于60ml[16]。肠代膀胱扩大成形术是一个有效的尿控辅助治疗，但应严格掌握应用指征，主要用于低容量和（或）顺应性差的膀胱，以保护上尿路和实现控尿。然而，它可能出现术后严重并发症，主要包括慢性菌尿、尿路（膀胱/肾）结石、高氯性代谢性酸中毒伴发的骨质疏松、维生素 B_{12} 缺乏、肠梗阻、膀胱穿孔及继发的恶性肿瘤等[55]。

四、长期管理

与膀胱外翻相似，尿道上裂作为一个先天性泌尿生殖系统畸形，大部分重建手术在儿童期完成，即使治疗成功，成年后仍可能会出现各种问题，对于患者及医师而言，都是巨大的挑战，而对于儿童期尿道上裂手术修复失败，需要成年期再手术（redo）的病例，对于成人泌尿外科医师而言，可能最为害怕的是对原有治疗情况不了解。

尿路的功能与状态可以通过影像学、膀胱镜检查和肾功能来评估。可以通过膀胱镜检查，从狭窄、弯曲和容易进入等描述对管道的解剖结构加以详细说明。尿流动力学检查有助于评估膀胱容量及控尿等情况。

需要强调的是，尿道上裂的治疗，无论一期或分期修复，必须经由具备这类疾病治疗能力的医疗中心和有丰富临床经验的小儿泌尿外科专家进行。有限的病例数量限制了对尿道上裂手术修复技术的完善与评价，以及对治疗后长期随访效果的获得。对于尿道上裂的管理，至少应遵循以下几个原则：①由专门的中心进行长期评估和管理；②持续性尿失禁应进行尿动力学评价，包括膀胱容量和压力测定等，根据尿流动力学的结果进行个体化治疗；③严格膀胱扩大指征（仅限于小膀胱或高压膀胱）；④在尿失禁、排尿情况、上尿路及其他泌尿系统并发症方面，必须重视儿童到成人的过渡，并做出相应适当的措施，以确保终身随访。

推荐意见	推荐等级
尿道上裂应进行仔细体检予以术前确诊，尽量避免不必要的麻醉和有创操作	强烈推荐
术前进行骨盆X线片、泌尿系统超声、VCUG	强烈推荐
术前进行膀胱镜检查，大年龄尿道上裂合并尿失禁的患儿，术前进行尿动力评价膀胱容量和漏尿点压力	推荐
尿道上裂应规范（顺序）完成手术修复	强烈推荐

续表

推荐意见	推荐等级
手术方案的选择取决于手术医师对尿道上裂修复技术的掌握程度与偏好、尿道上裂患者实际的解剖情况等，并需要在术中根据具体情况进行调整	强烈推荐
尿道上裂的治疗，无论一期或分期修复，必须经由具备这类疾病治疗能力的医疗中心和有丰富临床经验的小儿泌尿外科专家进行	强烈推荐
必须重视儿童到成人的过渡，并做出相应适当的措施，以确保终身随访	强烈推荐

参 考 文 献

[1] Dees JE. Congenital epispadias with incontinence. J Urol, 1949, 62（4）: 513-522.

[2] Grady RW, et al. Management of epispadias. Urol Clin North Am, 2002, 29（2）: 349-360, vi.

[3] Nelson CP, et al. Contemporary epidemiology of bladder exstrophy in the United States. J Urol, 2005, 173（5）: 1728-1731.

[4] Kramer SA, et al. Assessment of urinary continence in epispadias: review of 94 patients. J Urol, 1982, 128（2）: 290-293.

[5] Culp OS. Treatment of epispadias with and without urinary incontinence. Experience with 46 patients. J Urol, 1973, 109（1）: 120-125.

[6] Cho P, et al. The surgical management of male epispadias in the new millennium. Curr Urol Rep, 2014, 15（12）: 472.

[7] Davis DM. Epispadias in females and the surgical treatment. Surg Gynecol Obstet, 1928, 47: 680-696.

[8] Allen L, et al. Female epispadias: are we missing the diagnosis?. BJU Int, 2004, 94（4）: 613-615.

[9] Yeni E, et al. An adult female epispadias without exstrophy was presented with urinary incontinence: a case report. Int Urogynecol J Pelvic Floor Dysfunct, 2004, 15（3）: 212-213.

[10] Shetty MV, et al. Female epispadias. Afr J Paediatr Surg, 2011, 8（2）: 215-217.

[11] Shahat A, et al. Is Concealed Epispadias a Rare Variant?. Urology, 2017, 109: 165-170.

[12] Cendron M, et al. Anatomic findings associated with epispadias in boys: Implications for surgical management and urinary continence. J Pediatr Urol, 2018, 14（1）: 42-46.

[13] Canon S, et al. Pathophysiology and management of urinary incontinence in case of distal penile epispadias. J Urol, 2008, 180（6）: 2636-2642; discussion 2642.

[14] Hollowell JG, et al. Evaluation and treatment of incontinence after bladder neck reconstruction in exstrophy and epispadias. Br J Urol, 1993, 71 (6): 743-749.

[15] Arap S, et al. Incontinent epispadias: surgical treatment of 38 cases. J Urol, 1988, 140 (3): 577-581.

[16] Kramer SA, et al. Surgical correction of female epispadias. Eur Urol, 1982, 8: 321-324.

[17] Gearhart JP, et al. Complete genitourinary reconstruction in female epispadias. J Urol, 1993, 149 (5): 1110-1113.

[18] Ben-Chaim J, et al. Complete male epispadias: genital reconstruction and achieving continence. J Urol, 1995, 153 (5): 1665-1667.

[19] Kaefer M, et al. Urodynamic findings in children with isolated epispadias. J Urol, 1999, 162 (3 Pt 2): 1172-1175.

[20] Kibar Y, et al. Long-term results of penile disassembly technique for correction of epispadias. Urology, 2009, 73 (3): 510-514.

[21] Gearhart JP. Evolution of epispadias repair--timing, techniques and results. J Urol, 1998, 160 (1): 177-178.

[22] Diamond DA, et al. Male epispadias. J Urol, 1995, 154 (6): 2150-2155.

[23] Gearhart JP, et al. The Cantwell-Ransley epispadias repair in exstrophy and epispadias: lessons learned. Urology, 1995, 46 (1): 92-95.

[24] Cheikhelard A, et al. Female epispadias management: perineal urethrocervicoplasty versus classical Young-Dees procedure. J Urol, 2009, 182 (4 Suppl): 1807-1811.

[25] Kajbafzadeh AM, et al. The evolution of penile reconstruction in epispadias repair: a report of 180 cases. J Urol, 1995, 154 (2 Pt 2): 858-861.

[26] Gearhart JP, et al. The Cantwell-Ransley technique for repair of epispadias. J Urol, 1992, 148 (3): 851-854.

[27] Mitchell ME, et al. Complete penile disassembly for epispadias repair: the Mitchell technique. J Urol, 1996, 155 (1): 300-304.

[28] Kelly J. Vesical exstrophy: repair using radical mobilization of soft tissues. Pediatr Surg Int, 1995, 10: 298-304.

[29] Surer I, et al. The modified Cantwell-Ransley repair for exstrophy and epispadias: 10-year experience. J Urol, 2000, 164 (3 Pt 2): 1040-1042; discussion 1042-1043.

[30] Purves JT, et al. Paraexstrophy skin flaps for the primary closure of exstrophy in boys: outmoded or updated?. J Urol, 2008, 180 (4 Suppl): 1675-1678; discussion 1678-1679.

[31] Hammouda HM. Results of complete penile disassembly for epispadias repair in 42 patients. J Urol, 2003, 170 (5): 1963-1965; discussion 1965.

[32] Husmann DA, et al. Loss of the penile glans and/or corpora following primary repair of bladder exstrophy using the complete penile disassembly technique. J Urol, 2004, 172 (4 Pt 2): 1696-1700; discussion 1700-1691.

[33] Shnorhavorian M, et al. Long-term followup of complete primary repair of exstrophy: the Seattle experience. J Urol, 2008, 180 (4 Suppl): 1615-1619; discussion 1619-1620.

[34] Varma KK, et al. Mobilization of pelvic musculature and its effect on continence in classical bladder exstrophy: a single-center experience of 38 exstrophy repairs. J Pediatr Urol, 2015, 11 (2): 87. e81-e85.

[35] Purves JT, et al. Complications of radical soft-tissue mobilization procedure as a primary closure of exstrophy. J Pediatr Urol, 2008, 4 (1): 65-69.

[36] Berrettini A, et al. Radical soft tissue mobilization and reconstruction (Kelly procedure) for bladder extrophy [correction of exstrophy] repair in males: initial experience with nine cases. Pediatr Surg Int, 2009, 25 (5): 427-431.

[37] Pippi Salle JL, et al. A ventral rotational skin flap to improve cosmesis and avoid chordee recurrence in epispadias repair. BJU Int, 2002, 90 (9): 918-923.

[38] Barla RK, et al. Skin cover in epispadias repair by dorsal transposition of a ventral island flap: a modification of the Pippi Salle technique. Pediatr Surg Int, 2015, 31 (11): 1099-1102.

[39] Ritchey ML, et al. Vesical neck reconstruction in patients with epispadias-exstrophy. J Urol, 1988, 139 (6): 1278-1281.

[40] Gearhart JP, et al. Bladder exstrophy: increase in capacity following epispadias repair. J Urol, 1989, 142 (2 Pt 2): 525-526; discussion 542-523.

[41] Leadbetter GW, et al. Surgical correction of total urinary incontinence. J Urol, 1964, 91: 261-266.

[42] Borer JG, et al. An initial report of a novel multi-institutional bladder exstrophy consortium: a collaboration focused on primary surgery and subsequent care. J Urol, 2015, 193 (5 Suppl): 1802-1807.

[43] Bar-Yosef Y, et al. Results of Epispadias Repair Using the Modified Cantwell-Ransley Technique. Urology, 2017, 99: 221-224.

[44] Gite VA, et al. Modified Cantwell-Ransley repair for isolated continent epispadias in adult: Our experience. Indian J Plast Surg, 2017, 50 (1): 68-73.

[45] Lottmann HB, et al. Male epispadias repair: surgical

and functional results with the Cantwell-Ransley procedure in 40 patients. J Urol, 1999, 162（3 Pt 2）: 1176-1180.

[46] Braga LH, et al. Outcome analysis of isolated male epispadias: single center experience with 33 cases. J Urol, 2008, 179（3）: 1107-1112.

[47] Zaontz MR, et al. Multicenter experience with the Mitchell technique for epispadias repair. J Urol, 1998, 160（1）: 172-176.

[48] Kramer SA, et al. Long-term followup of cosmetic appearance and genital function in male epispadias: review of 70 patients. J Urol, 1986, 135（3）: 543-547.

[49] Mollard P, et al. Male epispadias: experience with 45 cases. J Urol, 1998, 160（1）: 55-59.

[50] Leclair MD, et al. Primary female epispadias: Perineal approach or Kelly repair?. J Pediatr Urol, 2018, 14（1）: 33-39.

[51] Bhat AL, et al. Single-stage perineal urethroplasty for continence in female epispadias: a preliminary report. Urology, 2008, 72（2）: 300-303; discussion 303-304.

[52] Mollard P, et al. Female epispadias. J Urol, 1997, 158（4）: 1543-1546.

[53] Santos J, et al. Female epispadias: Single-stage approach-A technique to achieve continence. J Pediatr Urol, 2018, 14（3）: 296-297.

[54] Yadav SS, et al. Single-stage Female Epispadias Repair by Combined Infrasymphyseal Bladder Neck Plication and Urethrogenitoplasty: A Novel Technique. Urology, 2017, 100: 240-245.

[55] Schlomer BJ, et al. Cumulative incidence of outcomes and urologic procedures after augmentation cystoplasty. J Pediatr Urol, 2014, 10（6）: 1043-1050.

第五节　尿道下裂

尿道下裂（hypospadias）是男性泌尿系统最常见的先天性畸形之一，主要表现为尿道开口不在阴茎头的正位，而是异位于阴茎腹侧，从正常尿道口至会阴部的任何一个位置[1]。对于尿道下裂疾病的全面认识，规范治疗目前仍是对临床医师的一项很大的挑战。

一、流行病学和病因学

（一）流行病学

从报道来看，尿道下裂的发病率在不同人群、不同地区，差异较大：欧洲（1～464）/万，北美洲（6～129.8）/万，南美洲（2.8～110）/万，亚洲（0.6～69）/万，非洲（1.9～110）/万，澳洲（17.1～34.8）/万[2]。李月华等采用医院系统出生缺陷调查，报道1996年至2008年我国部分地区尿道下裂发病率达9.03/万，且中东部最高[3]。

（二）病因学

迄今为止，约只有20%的尿道下裂病例能找到确切病因，而且主要集中在相对严重尿道下裂。与尿道下裂相关的危险因素可能是遗传，胎盘和（或）环境等联合相互作用的成效[4]。单核苷酸多态性似乎只影响尿道下裂风险暴露的病例。

• 近端型及阴茎体型尿道下裂家系中再发病概率约为7%。

• 只有在极少数的病例中有内分泌疾病，内分泌因素干扰是多因素模型的一个组成部分。

• 出生低体重患儿有高发尿道下裂风险。

• 孕前口服避孕药并不增加子代尿道下裂发病风险，但在受孕后继续误用避孕药会增加中段、近端尿道下裂的发生率。

二、分型

目前，比较公认的分型是根据尿道外口位置的Duckett（1992年）分型标准[5]，通常分为远端/前端型（开口在阴茎头、冠状沟、冠状沟下）；中段/体型（开口在阴茎体）；近端/后端型（开口在阴茎阴囊交界处、阴囊、会阴）。

分类：尿道下裂通常根据移位的尿道口的解剖位置进行分类。

• 远段-前尿道下裂（尿道口位于龟头或阴茎远端，是最常见的尿道下裂）。

• 中段型尿道下裂（尿道口位于阴茎体）。

• 近段-后尿道下裂（尿道口位于阴茎阴囊交界处或会阴）。

松解皮肤后会呈现不同的病理改变，因此应重新分类。尿道口的解剖位置不足以说明病情的严重性和复杂性。因此，通常依据病情严重性来分类，其考虑了阴茎长度，阴茎头大小、形状，尿道板质量和阴茎弯曲度。可分为两类：轻度尿道下裂（阴茎头或阴茎部尿道下裂，没有相关的阴茎下弯畸形，小阴茎或阴囊异常）；重度尿道下裂（阴茎下部、会阴部尿道下裂伴有相关的阴茎下弯畸形和阴囊异常）。

三、诊断

出生后根据典型外观，即可诊断尿道下裂。个别阴茎头、远端型下裂，包皮完整覆盖阴茎头，需上翻包皮，才能显露尿道外口位置。

尿道下裂的典型外观主要表现如下。

1.异位的尿道开口　尿道开口位于阴茎腹侧，从正常尿道口至会阴部任何部位。根据实际尿道开口位置来确定，即阴茎弯曲矫正，膜性尿道切开后真正尿道开口的位置。因此，有可能医师的评估比家属术前所认为的位置更靠近端。

2.阴茎向腹侧弯曲　下弯的原因有：①尿道板发育异常；②尿道下裂开口周围异常的、纤维化的间叶组织；③阴茎海绵体背侧与腹侧发育不对称，或者腹侧发育异常。根据包皮脱套松解以后下弯的程度分为轻度＜15º，中度15º～30º；重度＞30º。

3.包皮异常分布　包皮集中在阴茎头背侧，呈帽状堆积，包皮未能在中线融合，因此包皮系带缺如。

4.常见的伴发畸形　包括睾丸下降不全、腹股沟疝/鞘膜积液、裂状阴囊、阴茎阴囊反位、阴茎发育不良、苗勒管囊肿等。

单纯的尿道下裂开口位置不能完全反映病情严重程度，也不是手术方案选择的唯一依据。在评估尿道下裂病情时，需要综合考虑阴茎发育程度（阴茎长度、阴茎头直径大小）、阴茎下弯程度、尿道板发育质量、阴茎皮肤质地等。轻度尿道下裂通常指阴茎发育较好，弯曲轻度，不合并其他畸形，反之为重度。

对于阴茎发育不良、外生殖器性征模糊、尿道下裂开口会阴部、合并隐睾，需要常规检查染色体，检查性腺，除外两性畸形可能。

四、治疗

一般均需手术治疗，治疗决策应同时考虑到功能恢复和外观美学。

功能方面的手术指征包括：

- 尿道口位于近端（异位）。
- 腹侧偏移或喷射尿流。
- 尿道口狭窄。
- 阴茎下弯。

外观美学会影响患者家属及患者的未来心理状况，其指征包括：

- 尿道口位置异常。
- 阴茎头裂开。
- 伴异常皮脊的阴茎旋转。
- 包皮帽。
- 阴茎阴囊转位。
- 阴囊裂开。

由于所有外科手术都有发生并发症的风险，因此需对患者家属进行详细的术前谈话。

手术方法：无论选用何种手术方法均应达到目前公认的治愈标准。①阴茎下弯完全矫正；②尿道口正位于阴茎头；③阴茎外观接近正常，能站立排尿，成年以后能够进行正常性生活[5]。

（一）纠正阴茎下弯

保留尿道板的包皮环切切口脱套包皮：在阴茎腹侧从尿道外口至阴茎头舟状窝的尿道板上做宽0.5～0.8cm的平行切口，切口深至海绵体白膜表面；距冠状沟类包皮环切切开包皮，在阴茎Buck筋膜表面将阴茎皮肤呈脱套状退至阴茎根部，通过阴茎皮肤脱套、松解腹侧纤维组织70%的阴茎下弯可以得到矫正。术中常用人工勃起试验，检验阴茎下弯的弯曲程度。对于皮肤脱套后仍存在30°以上的弯曲，可通过阴茎背侧白膜折叠或者腹侧尿道板横断等方法予以矫正[6]。

对于阴茎发育过小、尿道板发育不佳、严重的弯曲，尿道板短缩呈弓弦状牵拉阴茎下弯，分期手术是更合理的选择，一期横断尿道板，切除纤维束带伸直阴茎。可以选用横裁包皮内板岛状瓣转移至阴茎腹侧，在尿道外口与阴茎头部之间形成"预置尿道板"[7]。也有文献报道选用口腔黏膜或者游离包皮内板弥补缺损。6个月后再行二期成形尿道手术。

（二）新尿道成形

没有单一的、统一的尿道下裂尿道成形方法，根据医师的经验和患者病情特点，制订一个手术方案。作为尿道下裂手术的专业医师，也应当掌握多种方法、技术，应对不同患者。这里介绍几种常用术式，其他的一些术式也是医师根据实际情况，在此基础上衍变、改良的。

1.尿道板纵切卷管尿道成形术（tubularised incised plate，TIP）　日趋共识的是尽可能保留尿道板是现在尿道成形术的首选[8]，因为尿道板的皮下是血供丰富的平滑肌和胶原组织，不是发育不良的纤维组织。对于大部分的病例，尿道板发育较好，可以采取尿道板纵切卷管成形尿道。尿道板卷管成形尿道术较传统皮瓣卷管手术操作简单，组织消耗少，可以避免新旧尿道连接部位环形吻合口的狭窄，手术后尿道口呈裂隙状，使阴茎头和尿道口更美观，排尿时呈正常的裂隙线状。脱套包皮，伸直阴茎以后，尿道板正中纵切由阴茎头部顶端至正常尿道，深达海绵体表面，使尿道板拓宽，围绕导尿管无张力缝合成尿道。术后阴茎外观好。

2.游离移植物镶嵌式尿道成形术（INLAY） 类似TIP将尿道板纵形正中切开，依据切开后的间隙取相应的游离移植物[9]（如包皮内板、口腔黏膜等），平铺在尿道板切开间隙内。6-0 PDS可吸收线将黏膜边缘与尿道板切开缘间断缝合固定，黏膜中间用可吸收线将黏膜与海绵体固定缝合，这样将黏膜平整弥补了尿道板切开间隙，覆盖在海绵体表面。最后仍然将尿道板两侧缘卷管成形尿道。

3.加盖岛状皮瓣法（Onlay Island Flap法） 适用于尿道板发育好，尿道口位于阴茎体、阴茎根部的病例。术后尿道瘘、尿道狭窄发生率相对较低、尿道憩室为主要并发症。对于尿道板宽度要求不高，如果尿道板发育一般，Onlay手术还是有优势的，但其操作有一定难度[10]。

4.尿道口前移、阴茎头成形法（meatal advancement and glanuloplasty incorporated procedure，MAGPI） 适用于阴茎头型、少数冠状沟型且尿道海绵体发育好的病例，远端尿道为膜状尿道时慎用此术式。

5.尿道口基底血管皮瓣法（Mathieu, or flip-flap procedure） 于腹侧阴茎轴上的尿道口周围设计一个长方形皮瓣，缝合翻转后使尿道口前移。适用于冠状沟下型及尿道口位于阴茎体前1/3的患者，要求阴茎头发育好，阴茎腹侧皮下组织充裕。其缺点是阴茎头小的病例易合并尿道口狭窄，不适用于尿道缺损长的病例。

6.皮瓣尿道卷管尿道成形术（Duckett） 适用于尿道板发育不良、阴茎弯曲严重病例，在伸直阴茎以后可以选用横裁包皮内板岛状瓣卷管成形尿道[11]。横裁阴茎背侧包皮内板外板交界处皮肤，分离出供应其血供的血管蒂，形成岛状皮瓣，长为尿道缺损长度，无张力转至阴茎腹侧代尿道，皮肤卷管缝线朝向阴茎海绵体的腹侧面，皮管与尿道外口斜行吻合。

（三）尿道外口和阴茎头部的重建

理想的尿道外口应当呈裂隙状，开口在阴茎头部正位。如果阴茎头部发育较小，不必勉强完全正位的

开口，以免术后尿道外口狭窄、阴茎头部开裂[12]。阴茎两翼广泛切开后，将阴茎阴茎头部切口分两层对拢缝合后的外观效果比阴茎头部打孔、做隧道的效果更好。

先将尿道两侧缘的切口向阴茎头部延伸至顶部，深达阴茎海绵体与尿道海绵体的交界，使得头部两翼可以无张力合拢包纳新尿道，此部位常会遇到明显出血，切忌不可用电刀盲目止血，嘱助手压迫止血即可。先用6-0可吸收线在阴茎头的最高点缝合合拢头部的尿道海绵体，再以7-0可吸收线间断缝合皮肤关闭头部。再以7-0线将尿道外口与阴茎头部边缘缝合，固定尿道外口，同时也控制了海绵体的切开出血。

（四）阴茎体皮肤覆盖

首先需要考虑新尿道的加强和覆盖，其次是阴茎皮肤的合理改形缝合使得阴茎勃起时无牵拉受限感觉。一般如果分叉的尿道海绵体发育尚可的，可以用6-0 PDS线将其缝合合拢，除了对尿道形成良好的覆盖支撑，也有助于阴茎头部下弯的改善，达到解剖复位[13]。另外，睾丸鞘膜、皮下筋膜、阴囊肉膜均可以作为覆盖新尿道、间隔皮肤的材料，覆盖材料应当延伸到"系带"下方，与阴茎头部皮下筋膜相连，也加强了冠状沟的覆盖。关闭阴茎皮肤时，需要采用Z改形技术，既可以避免皮肤缝合线与尿道缝合线在同一层面，也可以避免直线形缝合导致的勃起牵拉感，这在阴茎、阴囊交界处的改形尤为重要。为了消除裂状阴囊，需要游离睾丸表面的阴囊皮肤肉膜，切除内陷的皮肤，重建饱满的阴囊。

（五）术后处理

1.尿液引流 有证据表明尿道成形术后并发症与尿液引流关系不大。常见的尿液引流方式有留置尿管和耻骨上膀胱造瘘，没有证据表明耻骨上膀胱造瘘分流效果优于尿管引流，而且损伤大，目前已较少采用。

有研究显示远端型尿道下裂TIP术后不留置尿管患者的并发症发生率在7%～8%，并不高于术后留置尿管的患者。El-Sherbiny等[14]进行的一项RCT研究显示，术后留置尿管组与不留置导尿管组的并发症发生比例分别为8.6%（3/35）和20.7%（6/29），但统计学分析显示两组之间差异无显著性。但不留置导尿管组患者术后排尿困难、尿潴留及尿外渗的比例明显高于留置导尿管组。而且不留置导尿管组有41%的患

者在术后3天因为各种原因行术后导尿处理。考虑患儿自控力，减少尿液对伤口刺激导致患儿不适感建议凡尿道成形手术术后均引流尿液。虽然保留尿道板的远端尿道下裂手术及单纯阴茎下弯矫正等不涉及尿道成形的手术术后可不置管引流。但对于前者更多的医师还是主张置管引流。

2.敷料包扎　术后加压包扎是尿道成形术后惯用的处理方法，目的是固定阴茎，减少水肿，控制出血，保护伤口以及减少术后皮下或黏膜下积液或积血的发生[15]。但也有研究证实术后加压包扎与否对术后并发症影响不大。敷料种类包括吸水纱布、尼龙纱布、化学合成胶布、各种生物膜、可铸形硅胶泡沫等。建议术后适当加压包扎，选择操作简单，患儿感觉舒适的材料。

3.术后药物的使用　Meir等[16]对患儿术后使用抗生素情况开展了一项随机对照临床试验。101名TIP成形术后患儿均术中给予头孢尼西静脉滴注。术后患儿随机分为两组，一组给予口服头孢类抗生素8天，一组不给抗生素。结果两组患者手术成功率相同，但52名接受抗生素治疗的患儿中有3名因泌尿系统感染而发热，而49名没有接受抗生素治疗的患儿中有12名。建议术后常规静脉或口服使用抗生素。为减少术后疼痛，术后可以使用镇痛泵，给予口服镇痛药。为减少膀胱刺激症状可以给奥昔布宁和酒石酸托特罗定片等解痉。

（六）尿道下裂术后并发症及其治疗

需要明确以下两点：①并发症不可完全避免；②并发症完全可以被治愈。出现并发症不能认为是手术失败，而是部分性成功。获得阴茎下弯矫正和重建了大部分尿道是重大进步，完成了治愈目标50%以上的任务。只有出现残留严重的阴茎下弯；阴茎局部皮肤不能弥补修复尿道；阴茎海绵体或阴茎头损伤；阴茎外观不可修复等，才理解为失败的尿道下裂手术。

1.尿道瘘　尿道瘘是尿道成形术后最常见的并发症，其公认的发病率为15%～30%。即使经验丰富技术娴熟的医师，其发生率也在5%～10%[15]。近年来，随着手术经验的积累，技术改进，以及缝合材料的革新，尿道瘘的发生率在逐步下降。尿道瘘发生的原因主要在于尿道修补材料血供差，局部组织缺血、坏死、感染导致。此外，局部尿道狭窄，尿液引流不畅，切口张力大等原因也会加重或导致尿道瘘的发生。尿道瘘多发生在冠状沟以及尿道吻合口处，一旦

尿瘘形成，建议6～12个月后进行手术修补。尿道瘘的修补根据其口径大小采用不同的修补方法。对于较小尿道瘘常用的方法包括：切开缝合，环形或梭形切开瘘口周围，游离松解周围结缔组织，剪除瘘管及瘢痕。用6-0可吸收线贯穿缝扎闭合瘘口。缝合皮下至少两层，最后缝合皮肤；皮瓣覆盖，通过以上方法修补完尿瘘后用局部皮瓣覆盖效果更佳。比如Y-V推进皮瓣。而较大尿道瘘的修补应根据瘘口的位置、大小及局部皮肤状况而定。

2.尿道狭窄　尿道狭窄是尿道下裂成形术后较严重并发症，发生率为10%～20%。常合并尿道瘘、尿道结石及憩室等并发症。多发生在阴茎头段尿道及阴茎根吻合口处。常见原因包括术中皮瓣与正常尿道吻合口处皮瓣处理宽度不够；皮瓣血供受损术后吻合口发生坏死、感染及瘢痕形成；局部缝线反应或瘢痕体质以及成形尿道发生扭转成角等因素有关。对于短段狭窄，可以尝试采用尿道探子或球囊扩张的方法处理，或者采用冷刀、激光内切开[17]。对于以上处理无效的或者复杂的尿道狭窄，不建议反复使用上述方法，常需要再次手术。最主要的方法是尿道腔扩大成形术。可以采用局部皮肤、皮瓣及口腔黏膜等材料修补，吻合后局部张力大，容易引起再狭窄。

3.尿道憩室　又称尿道憩室样扩张，其发病率仅次于尿道瘘和尿道狭窄。这种合并症多见于Duckett及Onlay尿道成形术后。常见原因包括新尿道周围缺乏必要的支持组织，皮瓣裁取过于宽大，远端尿道狭窄等。Duckett术式较保留尿道板的手术发生术后尿道憩室的概率高[16]。尿道憩室的治疗关键在于减低尿道内的排尿阻力。所以对于继发于尿道狭窄的轻度尿道憩室样扩张在解除狭窄后大部分能够好转。去除尿道狭窄因素后仍扩张显著或其他因素导致的尿道憩室需切开探查修整，裁剪憩室壁多余的表皮，保留皮下组织并多层覆盖。

4.阴茎头开裂　阴茎头开裂常见于多次手术患儿以及近端尿道下裂患儿，此外阴茎头直径小于14mm也是术后易发生阴茎头开裂的危险因素。阴茎头开裂会导致尿道外口变大，患儿尿线异常及喷洒状排尿。Snodgrass等连续观察了641例患者TIP术后情况，阴茎头开裂的发生率为5%[18]。如果开裂轻度，尿道开口仍然维持在冠状沟之上，患儿的排尿状况影响不大一般不建议修补。常用的修补方法包括TIP手术或尿道Inlay式修补成形术。

John W.Duckett，Jr博士定义尿道下裂手术为"深度研究的艺术和科学"。合格的尿道下裂手术医师需

要具备小儿泌尿、泌尿男科、整形外科等多学科的知识，同时接受相关学科的临床训练。医师设计的手术方案需要符合的患儿发育生长规律，考虑到成年以后的生育力和性功能的因素，同时获得理想外观。作为医师，在没有足够的心理和技术准备以前，慎重开展尿道下裂整形术。

尿道下裂作为先天性外生殖器畸形手术的结果受到家属和患者的特别关注，治疗过程中，需与其充分沟通，告知治疗的方案和可能结果，使之了解治疗的目的和效果，消除不必要的焦虑和不切实际的愿望。手术的并发症是难免的，绝大部分的并发症是可以通过规范处理解决的，不影响最终的治疗效果。

五、随访

术后需长期随访至青春期，以发现尿道狭窄、排尿功能障碍、阴茎弯曲复发、憩室和阴茎头裂开。在手术第1年后，多达50%的并发症需要再次手术。

尿道下裂修复后尿流不畅的情况很常见，大多数临床意义不大，需要长期随访。尿道下裂手术后患者，尤其是那些矫正了阴茎下弯不伴明显下尿路症状患者，尿流量会明显较低。

现有的客观评分系统可以评估尿道下裂手术效果（HOSE）和美观程度（HOPE-Hypospadias Objective Penile Evaluation）。小儿阴茎感知评分量表（PPPS）是一种可靠的工具，用于评估尿道下裂修复后患者、患者家属和其他外科医师对术后阴茎外观的满意程度。与使用评分量表的家属相比，外科医师对美观效果的判断更为乐观。

接受尿道下裂修复手术的患儿进入青春期和成年期后，对阴茎大小有稍高的不满意率，特别是近端尿道下裂患者，但他们的性行为与对照组没有差异。对于尿道下裂患者的另一项长期随访显示，在对照研究中，根据PPPS的所有参数，患者对阴茎的美观程度不太满意，患者阴茎长度存在差异（9.7～11.6cm），大多患者的最大尿流量较低；近端尿道下裂与对照组相比，这种结果更为明显。

长期随访患者对外观满意度的系统评价：

• 患者对阴茎尺寸的感知与正常人没有太大差别。

• 接近青春期的患者有更多的负面评价，对手术的外观满意度更低。

• 患者自我感知畸形和社交尴尬比例较高。

大多数已确定的量表侧重于术后美观满意度，只有一种量表考虑了泌尿功能，没有评估性功能和社会

适应能力的工具。

证据总结	证据级别
尿道下裂首次手术的年龄通常为6～18（24）个月	3
为了达到总体可接受的功能性和美观性的效果，必须矫正阴茎弯曲，建立一个大小合适的新尿道，使尿道口位于阴茎头	4
使用雄激素刺激治疗使阴茎长度和阴茎头周长增加	1B
远端尿道下裂一期修复手术的并发症发生率约为10%，近端一期手术并发症发生率为25%。二期修复手术中存在更高的并发症发生率（28%～68%）	3
尽管患者性功能保留良好，患者仍然存在较高比例的自我感知畸形和社交尴尬	2b

推荐意见	推荐等级
出生时，应鉴别患者是单一的尿道下裂还是伴有隐睾症与小阴茎的性发育障碍	强烈推荐
向患者家属详细介绍关于手术的功能适应证、对外观的改善程度和可能发生的并发症	强烈推荐
如果患者的尿道下裂伴有小阴茎、小阴茎头和尿道板减少，应术前使用雄激素刺激治疗，还没有充分的证据证明其危害和益处	可选择
对于远端尿道下裂，可行Duplay-Thiersch尿道成形术及原始或改良的尿道板纵切卷管尿道成形术（TIP）；对于更严重的尿道下裂，通常行加盖岛状皮瓣（onlay）尿道成形术或二期手术。对于严重的阴茎弯曲（＞30°），可通过手术治疗	可选择
术后长期随访，以发现尿道狭窄、排尿功能障碍、阴茎弯曲复发和射精障碍，并评估患者的满意度	强烈推荐
使用经过验证的客观评分量表评估功能和美容效果	强烈推荐

参 考 文 献

［1］Baskin LS. Hypospadias and urethral development. The Journal of urology，2000，163（3）：951-956.

［2］Springer A，et al. S. Baumann. Worldwide prevalence of hypospadias. Journal of Pediatric Urology，2016，12（3）：152. e1-152. e7.

［3］Yuehua Li，et al. Time trends and geographic variations in the prevalence of hypospadias in China. Birth Defects Research Part A：Clinical and Molecular Teratology，2012，94（1）：36-41.

［4］Tekgul S，et al. Hypospadias, EAU Guideline on Paediatric Urology（EB）. Arnhem：European

Association of Urology, 2017: 21-26. http://uroweb, org/wpcontent/uploads/21-Paediatric-Urology_2017_web. pdf.

［5］Duckett, J. Successful hypospadias repair. Contemp Urol, 1992, 4（4）: 42-55.

［6］李振武, 等. 矫正阴茎下弯在尿道下裂治疗中的重要性. 临床泌尿外科杂志, 2017, 32（7）: 505-508. DOI: 10. 13201/j. issn. 1001-1420. 2017. 07. 003.

［7］刘毅东, 等. 预置"尿道板"的分期手术治疗严重尿道下裂. 中华小儿外科杂志, 2010, 31（6）: 429-431. DOI: 10. 3760/cma. j. issn. 0253-3006. 2010. 06. 007.

［8］Snodgrass WT, et al. Hypospadias. In: Wein AJ, Kavoussi LR, Partin AW, Peters CA editors. Campbell-Walsh Urology（Eleven Edition）. Philadelphia: Elsevier, 2016: 3399-3429.

［9］Ahmed M, et al. Is combined inner preputial inlay graft with tubularized incised plate in hypospadias repair worth doing?. J Pediatr Urol, 2015, 11（4）: 229.

［10］Cambareri GM, et al. Hypospadias repair with onlay preputial graft: a 25-year experience with long-term follow-up. BJU Int, 2016, 118（3）: 451-457.

［11］张潍平. 尿道下裂手术治疗的热点与难点问题. 临床

小儿外科杂志, 2016, 15（5）: 417-419. DOI: 10. 3969/j. issn. 1671-6353. 2016. 05. 001.

［12］Snodgrass W, et al. Analysis of risk factors for glans dehiscence after tubularized incised plate hypospadias repair. J Urol, 2011, 185: 1845-1849.

［13］van der Horst HJ, et al. Hypospadias, all there is to know. Eur J Pediatr, 2017, 176（4）: 435-441. doi: 10. 1007/s00431-017-2864-5. Epub 2017 Feb 11.

［14］El-Sherbiny MT. Tubularized incised plate repair of distal hypospadias in toilet-trained children: should a stent be left? BJU Int, 2003, 92: 1003-1005.

［15］张潍平, 等. 尿道下裂专家共识. 中华小儿外科杂志, 2018, 12: 883-888.

［16］Meir DB, Livne PM. Is prophylactic antimicrobial treatment necessary after hypospadias repair? J Urol 2004, 171: 2621-2622.

［17］刘毅东, 陈奇, 叶惟靖, 等. 顺行输尿管软镜内切开治疗小儿尿道狭窄. 中华小儿外科杂志, 2009, 30（4）: 220-221.

［18］Snodgrass W, Cost N, Nakonezny PA, et al. Analysis of risk factors for glans dehiscence after tubularized incised plate hypospadias repair. J Urol, 2011, 185: 1845-1849.

第六节　后尿道瓣膜

后尿道瓣膜（posterior urethral valves）是一种新生儿期即可发现少有的严重危及生命的先天性尿路梗阻畸形。即使经过理想的治疗仍有1/3的患儿会导致终末期的肾功能不全[1,2]。后尿道瓣膜也是儿童最常见的导致慢性肾疾病的最主要原因。

一、流行病学、病因学、病理学

（一）流行病学

5000～12 500个活婴中有1个后尿道瓣膜的发生。考虑到大概1250个产前B超中发现1个后尿道瓣膜的比例, 以及终止妊娠的情况因此发病率可能更高达到1:（5000～8000）[3]。

（二）病因学

目前认为后尿道瓣膜由于胚胎9～14周尿道的正常发育中断导致[4]:

1.4～6周开始的尿生殖膈膜空化不全, 隔膜持续存在。

2.阴道尿道皱襞过度生长。

3. Wolffian 管与后尿道的异常融合导致增厚, 突

出的梗阻性皱襞。

二、分型

Ⅰ: 占90%～95%从精阜发出的脊状瓣膜两侧分开与尿道前壁融合, 中间留有缝隙。

Ⅱ: 目前已经不被认为是真正的后尿道瓣膜而是一个被认为来自精阜走向内括约肌和膀胱颈的突出隆起。

Ⅲ: 较少, 瓣膜成圆盘状起自精阜与尿道前壁广泛相连, 膜状圆盘中间留有小孔。

三、诊断

约50%的后尿道瓣膜在产前即被B超诊断出来[5]。在新生儿期或小婴儿期诊断出来的多以泌尿道症状、腹胀或其他系统并发症如肺发育不良表现出来。

（一）产前诊断

产前B超双肾积水, 膀胱及后尿道扩张壁厚, 羊水减少。严重的会出现尿外渗造成尿腹及肾实质回声增强。妊娠期24周前发生后尿道瓣膜死亡率及发展

成慢性肾功能不全的概率非常高。同时双肾积水并羊水减少提示胎儿肺发育不良。

（二）产后诊断

1.临床表现 约50%新生儿或小婴儿的后尿道瓣膜会出现泌尿系统感染。

（1）新生儿期：腹胀，极度扩张的膀胱或尿腹及排尿困难。严重的会合并肺发育不良。

（2）小婴儿期：发育迟缓，尿线细，用力排尿及严重感染导致的败血症。

（3）儿童期：反复泌尿系感染，尿失禁，滴尿或一次尿量增多等其他排尿功能异常的症状。

2.辅助检查

（1）VCUG（排泄性尿道造影）：可以通过排尿了解尿道解剖轮廓及尿路梗阻情况及膀胱的形态结构，如膀胱壁增厚，小梁和憩室形成。同时还可以了解有无膀胱输尿管反流。

（2）膀胱镜检查：直接了解尿道有无狭窄，可以直接观测到有无后尿道瓣膜，同时可以行瓣膜切开手术。

（3）肾核素扫描（DMSA或MAG3）：在出生后血肌酐、尿素氮及电解质的监测基础上对于怀疑肾功能不全的患儿可以进行分肾功能的评估。

四、治疗

（一）产前治疗

胎儿膀胱羊膜腔分流是常见的干预手段。膀胱羊膜腔分流可以有效减轻肾进一步损伤和缓解羊水减少造成的肺发育不良。但是由于高风险，做此项操作一定要谨慎严格掌握指征。密切监测羊水电解质的变化（钠、氯及渗透压）对于是否决定干预具有指导意义。

（二）产后治疗

产后治疗主要分为两种：

1.膀胱引流或高位引流 通常对于出生后一般情况不稳（电解质紊乱如高钾血症）的新生儿及尿道镜插入行瓣膜切除困难的选择膀胱引流。包括经尿道留置导尿，耻骨上膀胱穿刺引流及膀胱造口引流。对于上尿路感染难以控制或梗阻严重的病例选择上尿路引流较为彻底如输尿管造口或肾造瘘。

2.经尿道镜瓣膜切除手术 适用于一般状况良好的患儿[6]。

后尿道瓣膜中有超过50%合并有膀胱输尿管反流

及膀胱功能不良[7]，即使切除了瓣膜仍有相当比例的反流及膀胱功能不良不能改善需参照膀胱输尿管反流及膀胱功能不良的治疗指南[8,9]。

五、预后与随访

后尿道瓣膜治疗后仍有10%～50%病例发展成为末期肾功能不良而接受肾移植手术。另外仍有1/3病例膀胱功能不良长期存在。因此定期监测血肌酐及尿流动力变化对于防止出现中末期肾功能不良十分重要[10]。

证据总结	证据级别
后尿道瓣膜是新生儿期间发现的少数危及生命的先天性泌尿道异常之一	1b
尽管进行了最佳治疗，但仍有近1/3的患者出现肾功能不全	2b
超声发现双侧输尿管肾盂积水和膀胱扩张是PUV的可疑征象；行VCUG确诊	2b
血清肌酐值高于80μmol/L显示预后不良	2a
后期10%～47%的患者中可能发展为终末期肾衰竭。对这些患者进行肾移植是安全有效的	2a

推荐意见	证据级别	推荐等级
最初通过超声诊断后尿道瓣膜（PUV），但需要排泄性膀胱尿道造影（VCUG）来确认诊断	3	强烈推荐
通过二巯基琥珀酸扫描或巯基乙酰基三甘氨酸（MAG3）清除率评估分侧肾功能。血清肌酐作为预后标志物		推荐
不建议产前行静脉-羊膜分流改善肾脏转归	1b	可选择
对膀胱引流良好和病情稳定的患儿进行内镜瓣膜消融术	3	强烈推荐
如果孩子年龄太小无法进行瓣膜消融，选择经耻骨上膀胱引流		强烈推荐
如果膀胱引流不足且患儿病情仍不稳定，则进行高位尿流改道		强烈推荐
对所有患者终身监测膀胱和肾功能随访	3	强烈推荐

参 考 文 献

[1] Heikkila J，et al. Long-term risk of end stage renal disease in patients with posterior urethral valves. J Urol,

2011, 186: 2392.

[2] Smith GH, et al. The long-term outcome of posterior urethral valves treated with primary valve ablation and observation. J Urol, 1996, 155: 1730.

[3] Brown T, et al. Neonatal hydronephrosis in the area of sonography. AJR Am J Roentgenol, 1987, 148: 959.

[4] Krishnan A, et al. The anatomy and embryology of posterior urethral valves. J Urol, 2006, 175: 1214.

[5] Dinneen MD, et al. Antenatal diagnosis of posterior urethral valves. Br J Urol, 1993, 72: 364.

[6] Chua ME, et al. Impact of Adjuvant Urinary Diversion versus Valve Ablation Along on Progression from Chronic to End Stage Renal Disease in Posterior Urethral Valves: A Single Institution 15-Year Time-to Event Analysis. J Urol, 2018, 199: 824.

[7] Churchill BM, et al. Emergency treatment and long-term follow-up of posterior urethral valves. Urol Clin North Am, 1990, 17: 343.

[8] DeFoor W, et al. Risk factors for end stage renal disease in children with posterior urethral valves. J Urol, 2008, 180: 1705.

[9] Taskinen S, et al. Posterior urethral valves: primary voiding pressures and kidney function in infants. J Urol, 2009, 182: 699.

[10] 梁海燕, 等. 小儿后尿道瓣膜切除后合并排尿异常的尿动力学研究. 中华小儿外科杂志, 2014, 35 (9): 683-686.

阴囊阴茎良性疾病诊断治疗指南

第一节　隐　睾

隐睾（cryptorchidism，Undescended testis，UDT）包括睾丸下降不全、睾丸异位和睾丸缺如。睾丸下降不全是指出生后睾丸未能通过腹股沟管并沿着腹膜鞘突下降至阴囊，而是停留在下降途中，包括停留在腹腔内。睾丸异位是睾丸离开正常下降途径，到达会阴部、股部、耻骨上，甚至对侧阴囊内。上述情况中某些病例睾丸是有活力的，而另一些病例则可能已经萎缩或失活。睾丸缺如是指一侧或两侧无睾丸，占隐睾患者的3%～5%。隐睾是常见的先天性泌尿生殖畸形之一，其发病率呈上升趋势，并已成为男性不育的重要原因之一[1-2]。

一、流行病学和病因学

（一）流行病学

隐睾在足月男婴1岁时发病率为1%～4.6%，早产儿隐睾发生率明显增加，出生时体重小于1500g的极低出生体重儿，其隐睾发生率高达60%～70%[3]。约70%的未降睾丸可以在出生后第1年内自然下降，然而约1%的患儿将保持隐睾状态。自发下降多见于出生低体重及阴囊较大的患儿，隐睾以单侧多见，右侧稍多于左侧，双侧的发生率占10%～25%。临床上将隐睾分为可扪及睾丸和未扪及睾丸两大类，约80%的隐睾睾丸可扪及[4]，大多数隐睾（约80%）位于腹股沟部，近20%的未下降睾丸或触摸不到的睾丸可能位于腹腔内，其中15%位于腹膜后，其余5%位于其他部位。

（二）病因学

目前，引起隐睾的确切原因还不十分明确。内分泌调节异常和（或）多基因缺失可能是主要原因。

二、诊断

（一）临床表现

患侧或双侧阴囊发育差，阴囊空虚，但需区分滑动性睾丸及回缩睾丸。体格检查是确诊隐睾、鉴别回缩性睾丸的唯一方法，也是区分可扪及睾丸和未扪及睾丸的可靠方法，检查时将患儿置于平卧位或双腿交叉卧位，手法应当从内环口处顺着腹股沟管至阴囊推进，也应仔细检查睾丸下降的异位区域以除外异位睾丸。若能将睾丸推入阴囊，但松手后睾丸又退回腹股沟区，称为滑动性睾丸，属于隐睾范畴；若松手后睾丸能在阴囊内停留，称为回缩性睾丸，而非真性隐睾[5]，回缩睾丸可以挤入阴囊，缺失则不可以。隐睾患者中约20%为不可触及隐睾，其中睾丸缺如占45%，腹腔内睾丸占30%，睾丸发育不良位于腹股沟管内占25%。若双侧睾丸均不能触及，同时合并小阴茎、尿道下裂，可能为两性畸形。

（二）辅助检查

1.检查主要针对不可触及的隐睾患者　B超（推

荐）因其无创、价廉、简便，可作为常规术前检查，但不能仅靠超声检查诊断隐睾并决定手术方式，计算机X线断层扫描（CT）、磁共振成像（MRI）检查对于隐睾的诊断价值不大（不推荐）[6]。

2.影像学检查的目的在于对隐睾组织定位，据此决定手术方式　总体上在明确睾丸位置的成功率方面，超声为21%～76%。影像结果存在假阳性或假阴性。在对萎缩睾丸的诊断来说，不论超声还是磁共振成像都不能提供较高的准确率，其准确率分别是16.7%和32.2%。睾丸动静脉造影及精索静脉造影能提供100%，但是系有创检查，因而在临床婴幼儿中不常规进行（可选择）。

3.影像检查未发现睾丸者，仍需进行手术探查腹腔镜是当前不可触及隐睾诊断的金标准，在定位的同时可进行治疗（推荐）。

4.激素的诊断应用在于明确无睾症（可选择）双侧隐睾且不可触及的患儿，诊断为双侧无睾症时必须确定其男性染色体核型，有必要进行内分泌学评估以助于判断单侧或双侧睾丸是否存在，而激素刺激试验目的在于避免不必要的手术。当血中促卵泡生成素（FSH）及间质细胞激素（LH）升高，睾酮水平低下，大剂量人绒毛膜促性腺激素（HCG）肌内注射后睾酮水平无升高称为激发试验阴性，预示无睾症。HCG敏感度可达100%，理论上可以不需要手术探查（然而无论HCG激发试验结果如何，血浆促性腺激素水平正常的双侧不可触及睾丸的患者都必须行手术探查）。

双侧或单侧隐睾伴随阴茎短小，尿道下裂等需进行HCG刺激试验、雄激素、FSH、LH、MIS/AMH测定、染色体核型、遗传基因测定等除外性别异常。

三、治疗

有效保留生育能力的理想年龄是在出生后12～24个月，隐睾的决定性治疗应该在出生后的6～12个月完成，至少在18个月之前完成[7-11]，治疗时机会影响到成年后精子生成、激素分泌及肿瘤发生[12,13]，出生后睾丸自行下降可发生于出生后6个月内，之后可能性减少，1岁已无可能自行下降。回缩睾丸多需要定期监测，并持续至青春期，它们多随患儿生长几乎总能降入阴囊并保留在那里。通常睾丸离阴囊越远，自行到达正常位置的可能性越小。

（一）激素治疗（可选择）

隐睾可伴下丘脑-垂体-性腺轴异常，激素治疗

常采用绒毛膜促性腺激素（HCG）和促性腺激素释放激素（GnRH）或促黄体激素释放激素（LHRH）或二者合用。HCG直接作用于间质细胞使其产生睾酮，GnRH则刺激脑垂体分泌LH，进而促进睾丸产生睾酮，推荐HCG用于不可触及隐睾或一些重做病例的手术前准备，其增加睾丸血供便于手术。对比安慰剂，LHRH和HCG常用肌内注射，对于使用剂量及使用周期仍然没有统一定论。文献报道激素治疗成功率为6%～75%，总体约20%，在回缩睾丸或获得性隐睾的治疗中，有效率高。激素治疗的成功率不确切，且用药后成功降至阴囊的患儿中约20%再次出现睾丸回缩至腹股沟区[14,15]，隐睾位置越高，激素治疗的成功率越低，LHRH和HCG副作用小且作用时间短暂，主要包括行为方面的变化（如阴茎增大勃起等）。由于目前无大宗随机对照试验进行激素与手术治疗效果的比较，结果仍有争议。

（二）手术治疗

1.开放手术睾丸下降固定术（推荐）　可触及隐睾且精索血管长度足够者推荐行睾丸下降固定术，如有鞘突未闭者需高位结扎鞘突。如果精索血管非常短，限制睾丸无张力地固定在阴囊内，则行Fowler-Stephens手术。这项手术可以一期完成，精索血管高位截断，将睾丸放入阴囊内适当位置。也可以分2期完成，第一次手术只是截断精索血管，理论上让睾丸在腹腔内有时间建立较好的侧支循环，3～6个月后再将睾丸移至阴囊内适当位置，对于是否一期Fowler-Stephens手术优于二期手术，或者两种方法相似，目前的文献还不能给出有效评价。不论睾丸固定术还是Fowler-Stephens手术既可以开放手术也可以腹腔镜手术。低位隐睾可行经阴囊单切口睾丸固定术[16,17]。

2.腹腔镜手术（推荐）　对于所有不可触及睾丸的诊断可应用于腹腔镜检查，腹腔镜手术探查是诊断未扪及睾丸的"金标准"，较腹股沟手术探查更利于明确睾丸位置，缩短手术探查时间[18,19]，腹腔镜也可以治疗腹股沟型隐睾，弥补了开放术式破坏腹股沟管解剖完整性、腹膜后高位松解困难等缺陷。存在急性感染、凝血异常、既往有腹部手术史、疑有腹膜粘连者不适用腹腔镜探查。

腹腔镜术中发现分3类。

（1）所有精索结构存在，且进入腹股沟管（常见）：推荐中止腹腔镜，并转为开放手术，修复腹股沟管，关闭开放鞘突，切除萎缩睾丸或未发育的睾

丸结构（消失睾丸）。如果在阴囊内可触及小结节，牵拉时可见精索活动，也可以考虑停止手术，不进一步处理，让发育极度不良或已萎缩的睾丸留在腹腔外阴囊内。即使这些结构存在恶变风险，也易于发现。

（2）可见精索和输精管，其盲端位于腰肌，无任何睾丸残迹（消失睾丸，无睾症：少见情况）：推荐即停止腹腔镜手术，无须进一步手术。

（3）腹内睾丸：如睾丸小且萎缩，推荐进一步行腹腔镜睾丸切除；若睾丸位置高或可采用分期Fowler-Stephens手术。

3.自体睾丸移植（可选择）　试用于高位隐睾。结扎睾丸血管，将睾丸游离移入阴囊，吻合睾丸血管与腹壁下动脉。研究报道成功率为80%～95%。这不是广泛采用的方式，需要丰富的手术经验和技巧，不推荐作为常规手术方式。

4.手术并发症　术后并发症包括伤口感染和血肿，但多数严重并发症是睾丸萎缩。发生率为5%～10%。与其就诊时发现的睾丸异常的严重性相关。在不可触及隐睾中，睾丸萎缩的危险性大于腹股沟管可触及的隐睾。在睾丸发育畸形者中，术中可见睾丸小于正常。之前有过多次局部手术也可能对睾丸造成损伤而使其萎缩。

腹腔镜手术中，盲法放置Trocar可发生肠损伤，需及时修补，必要时进行开放手术处理。盲法放置Trocar中发生严重的血管损伤需立即中转开放手术。

睾丸固定后，可因精索张力过大而导致睾丸位置上移甚至进入腹股沟管或腹腔，后期可能需要再次手术。

四、预后及随访

隐睾症患儿的预后主要涉及生育能力和睾丸恶变两方面。

接受正规治疗的单侧隐睾患儿成年后生育能力并不比正常对照人群显著降低。然而双侧隐睾患儿成年后生育能力比单侧者和正常对照有明显降低，双侧62%，单侧约89%，而对照约94%可以生育子女，在所有睾丸肿瘤中约10%可以来自隐睾疾病。较早

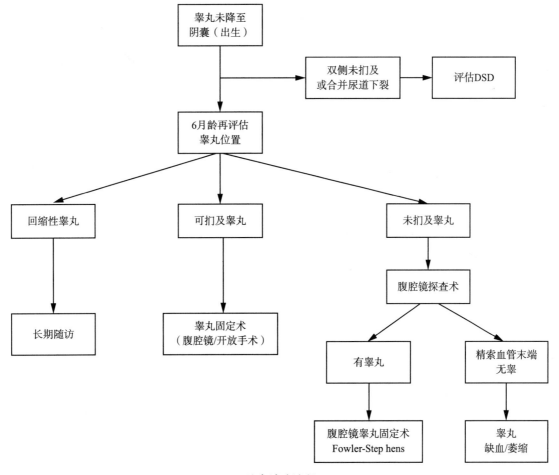

隐睾诊疗流程

文献认为隐睾症男性睾丸肿瘤发病率的相对危险度（relative risk，RR）是一般人群的40倍。然而近期的文献统计认为隐睾症男性睾丸肿瘤的相对危险度是非隐睾症男性的2～8倍。有证据表明早期行隐睾下降固定术能降低睾丸恶变的概率，但术后发生睾丸恶性肿瘤的风险仍较正常人增高[20-22]。随访包括常规自我检查，隐睾术后应定期复诊，及早发现有无萎缩、回缩、恶变等，复诊方法包括体检、B超等。在触及异常睾丸后，需及时就诊于泌尿外科医师，进一步行超声等检查，测定血浆肿瘤标志物（β-HCG与AFP）。对青春期后的隐睾行睾丸固定术存在争议，对于选择保留睾丸方案者，需小心观察及随访。

参考文献

[1] Lee PA. Fertility after eryptorchidism: epidermiology and other outcome studies. Urology, 2005, 66（2）: 427-431.

[2] Trussell JC, et al. The relationship of cryptorchidism to fertility. Curr Urol Rep, 2004, 5（2）: 142-148.

[3] Sijestermans K, et al. The frequency of undescended testis from birth to adulthood: a review. Int J Androl, 2008, 31（1）: 1-11.

[4] Kollin C, et al. A clinical perspective. Pediatr Endocrinol Rew, 2014, 11（Suppl 2）: 240-250.

[5] 何大维, 等. 隐睾诊疗专家共识. 中华小儿外科杂志, 2018, 39（7）: 484-487.

[6] Tasian GE, et al. Diagnostic imaging in cryptorchidism: utility, indications, and effectiveness. j Pediatr Surg, 2011, 46（12）: 2406-2413.

[7] Braga LH, et al. Candian urological association-pediatric urologists of Canada（cua-puc）guideline for the diagnosis, management, and followup of cryptorchidism, Can Urol Assoc j, 2017, 11（7）: e251-e260.

[8] Kolon TF, et al. Evaluation and treatment of cryptorchidism: AUA guideline. J Urol, 2014, 192（2）: 337-345.

[9] Penson DF, et al. Evaluation and treatment of cryptorchidism, J Urol, 2012, 192（2）: 337-345.

[10] Radmayr C, et al. Management of undescended tests: European association of urology/European society for paediatric urology guidelines. J Pediar Urol, 2016, 12（6）: 335-343.

[11] Wei Y, et al. A 22-year retrospective study: educational update and new referral pattern of age at orchidopexy. BJU Int, 2016, 118（6）: 987-993.

[12] Park KH, et al. Histological evidences suggest recommending orchiopexy within the first year of life for children with unilateral inguinal cryptorchid testis. Int J Urol, 2007, 14（7）: 616-621.

[13] Tasin GE, et al. Age at orchiopexy and testis palpability predict germ and Leydig cell loss: clinical predictors of adverse histological features of cryptorchidism. J Urol, 2009, 182（2）: 704-709.

[14] Pyorala S, et al. A review and meta-analysis of hormonal treatment of cryptorchidism. J Clin Endocrinol Metab, 1995, 80（9）: 2795-2799.

[15] Aycan Z, et al. Evaluation of low-dose hCG treatment for cryptorchidism. Turk J Pediatr, 2006, 48（3）: 228-231.

[16] Novaes HF, et al. Single scrotal incision orchioopexy-a systematic review. Int Braz J Urol, 2013, 39（3）: 305-311.

[17] 王金晶, 等. Bianchi睾丸下降固定术在治疗中低位隐睾中的应用. 中华小儿外科杂志, 2011, 32（5）: 354-357.

[18] Cortesi N, et al. Diagnosis of bilateral abdominal cryptorchidism by laparoscopy. Endoscopy, 1976, 8（1）: 33-34.

[19] Patil KK, et al. Laparoscopy for impalpable testes. BJU Int, 2005, 95（5）: 704-708.

[20] Wood HM, et al. Cryptorchidism and testicular cancer: separating fcat from fiction. J Urol, 2009, 181（2）: 452-462.

[21] Cook MB, et al. A systematic review and meta-analysis of perinatal variables in relation to the risk of testicular cancer-experiences of the son. Int J Epidemiol, 2010, 39（6）: 1605-1618.

[22] Trabert B, et al. Congenital malformations and testicular germ cell tumors. Int J Caner, 2013, 133（8）: 1900-1904.

第二节　鞘膜积液

睾丸在从腹腔下降至阴囊的过程中，前端有一个腹膜的膨出，即鞘状突。正常情况下，精索部的鞘状突一般在出生前或出生后短期即自行闭塞为纤维索，而包绕在睾丸和附睾周围的鞘状突则形成一潜在的小空腔，即睾丸鞘膜腔。腔内有少量浆液，使睾丸有一定的滑动范围，该液体可以通过精索内静脉和淋巴系统以恒定的速度吸收。各种原因引起该液体分泌增多或吸收减少，使鞘膜腔内积聚的液体过多，即称之为鞘膜积液[1,2]。

一、流行病学、病因学和病理学

鞘膜积液可发生于任何年龄,其在男婴中发病率为0.7%～4.7%;大多数出生时出现的单纯性鞘膜积液在2岁内会自行消退;成人发病率约为1%[3-5]。

鞘膜积液的病因有原发和继发两种。原发性无明显诱因,病程缓慢,可能与创伤和炎症有关。继发性则是由原发病引起的,如睾丸炎、附睾炎、睾丸扭转、阴囊手术或高热、心衰等全身疾病导致的急性鞘膜积液[6-8],以及继发于梅毒、结核、睾丸肿瘤等的慢性鞘膜积液[9,10]。在热带和我国南方地区可见由丝虫病、血吸虫病引起的鞘膜积液。婴儿型鞘膜积液与淋巴系统发育较迟缓有关[11]。

原发性鞘膜积液的浆液为淡黄色清亮的渗出液,继发性急性鞘膜积液可呈浑浊状,如有出血则呈淡红或棕红色,炎症严重时可呈脓性。鞘膜壁常纤维增厚、钙化,可见扁平或乳突状隆起。寄生虫性积液可见虫卵沉着、丝虫蚴。慢性鞘膜积液张力大时可引起睾丸萎缩,双侧积液可影响生育能力。

二、分类

(一)睾丸鞘膜积液

最常见,鞘状突闭合正常,睾丸鞘膜腔内有多量液体积聚,睾丸位于积液中央,不易触及。

(二)精索鞘膜积液

精索鞘膜积液又称精索囊肿,为精索段的鞘状突未闭合且有积液。囊内积液与腹腔和睾丸鞘膜腔都不相通,多囊时可呈哑铃形。

(三)混合型鞘膜积液

睾丸鞘膜积液和精索鞘膜积液同时存在,但并不相通。

(四)交通性鞘膜积液

由于鞘状突未闭合,睾丸鞘膜腔与腹腔相通。通常随着活动而出现囊肿大小的变化。肠管、大网膜可通过大的鞘状突通道进入鞘膜腔,即为腹股沟斜疝[12]。

(五)婴儿型鞘膜积液

鞘状突在内环处闭合,精索和睾丸鞘膜腔内均有积液且相通。

三、诊断

(一)临床表现

表现为阴囊内或腹股沟区囊性肿块。积液量少时多无自觉症状,多于体检时偶然发现。积液较多、囊肿增大、张力高时,可引起下坠感、胀痛或轻度牵扯痛。巨大积液可使阴茎内陷,影响排尿及性生活,亦可导致行动不便。交通性鞘膜积液其肿块大小可随体位变动而变化,立位时肿块增大,平卧后可缩小或消失。继发性鞘膜积液还会有原发病的表现。

体检时可见阴囊内或腹股沟区卵圆形或梨形肿块,表面光滑,有囊性感。睾丸鞘膜积液其囊肿位于阴囊内,无法触及睾丸及附睾,而精索鞘膜积液则可触及囊肿下方的睾丸及附睾;交通性鞘膜积液挤压时囊肿可减小或消失。

(二)体格检查和辅助检查

1.透光试验(推荐) 阳性。但积液为脓性、乳糜性、合并出血及囊壁较厚时可为阴性[13]。

2.B超(推荐) 鞘膜积液肿块呈液性暗区,有利于进一步明确诊断及与其他疾病的鉴别[14]。

四、治疗

(一)非手术治疗(推荐)

2岁以下儿童的鞘膜积液多可自行吸收,可暂不治疗。婴幼儿的睾丸鞘膜积液禁忌抽吸。成人无症状的较小的鞘膜积液也可不必治疗。此外,针对原发病的治疗成功后,继发性鞘膜积液往往也可自行消退而不需要手术。

(二)手术治疗(推荐)

1.手术指征 2岁以下儿童如合并腹股沟疝或积液量大且无明显自行吸收者需手术治疗。2岁以上患者如为交通性鞘膜积液或临床症状影响生活质量时也需手术治疗[15,16]。

2.主要手术方式

(1)鞘膜翻转术:临床最常用。尤其适用于鞘膜无明显增厚者。

(2)鞘膜切除术:临床常用。适用于鞘膜明显增厚者,手术复发机会少。

(3)鞘膜折叠术(Lord手术):适用于鞘膜较薄、无并发症者。

（4）交通性鞘膜积液：需做鞘状突高位切断及结扎手术，同时行鞘膜翻转术或切除术[17]。

近年来随着腹腔镜技术的不断发展，使用腹腔镜治疗交通性鞘膜积液的技术日益成熟。术后并发症少，无明显瘢痕，住院时间短。

（5）小儿的鞘膜积液多因鞘状突未闭引起，手术行鞘状突高位切断及结扎手术，不必行鞘膜翻转术或切除术，囊肿内积液可打开放液或穿刺排除，亦可不做处理。

（6）精索鞘膜积液：需将囊肿全部剥离切除[18,19]。

（7）做疝修补或其他阴囊手术者，应考虑同时行鞘膜手术，可防止术后继发积液[20,21]。

3.手术并发症　主要有出血、水肿、感染，如损伤精索动脉则可能出现睾丸萎缩，如损伤输精管或附睾则可引起精子减少[22,23]。

五、随访

主要目的是检查是否复发。如伴有不育症则需进一步检查以排除精索损伤。

参 考 文 献

［1］吴阶平. 吴阶平泌尿外科学（第1版）. 济南：山东科学技术出版社，2004.

［2］Alan J，et al. Campbell-Walsh Urology，9th ed，Saunder Publicatia，2007.

［3］Kapur P，et al. Pediatric hernias and hydroceles. Pediatr Clin North Am，1998，45（4）：773-789.

［4］Hall NJ，et al. Surgery for hydrocele in children-an avoidable excess? J Pediatr Surg，2011，46（12）：2401-2405.

［5］Junnila J，et al. Testicular masses. Am Fam Physician，1998，57（4）：685-692.

［6］Lin HC，et al. Testicular teratoma presenting as a transilluminating scrotal mass. Urology，2006，67（6）：1290，e3-e5.

［7］Reeve HR，et al. Tuberculosis of epididymis and testicle

presenting as hydrocele. Urology，1974，4（3）：329-331.

［8］Suzuki K，et al. Primary testicular plasmacytoma with hydrocele of the testis. Int J Urol，2001，8（3）：139-140.

［9］Noroes J，et al. A mechanism for chronic filarial hydrocele with implications for its surgical repair. PLoS Negl Trop Dis，2010，4（6）：e695.

［10］李怀菊，等. 丝虫性鞘膜积液的治疗研究. 中国热带医学，2005（8）：1735-1770.

［11］Caviezel A，et al. Female hydrocele：the cyst of Nuck. Urol Int，2009，82（2）：242-245.

［12］Tekgül S，et al. Guidelines on paediatric urology. EUA，2012，14.

［13］王凤鸣. 乳糜腹伴乳糜性鞘膜积液1例. 实用儿科杂志，1989，3：51.

［14］Akin EA，et al. Ultrasound of the scrotum. Ultrasound Q，2004，20（4）：181-200.

［15］Koski ME，et al. Infant communicating hydroceles—do they need immediate repair or might some clinically resolve? J Pediatr Surg，2010，45（3）：590-593.

［16］何晓玲，等. 彩色多普勒超声在阴囊疾病中的诊断价值. 临床超声医学杂志，2008，109（5）：347-348.

［17］Rioja J，et al. Adult hydrocele and spermatocele. BJU Int，2011，107（11）：1852-1864.

［18］黄澄如. 实用小儿泌尿外科学. 济南：山东科学技术出版社，1996.

［19］刘贺亮，等. 腹腔镜下鞘突高位结扎治疗小儿交通性鞘膜积液. 中华小儿外科杂志，2007，28（10）：556-557.

［20］张柏，等. 单孔腹腔镜手术治疗小儿腹股沟疝（鞘膜积液）. 中国微创外科杂志，2012，134（5）：438-440.

［21］Davenport M. Laparoscopic surgery in children. Ann R Coll Surg Engl，2003，85（5）：324-330.

［22］Hall NJ，et al. Surgery for hydrocele in children-an avoidable excess? J Pediatr Surg，2011，46（12）：2401-2405.

［23］Ross LS，et al. Azoospermia：a complication of hydrocele repair in a fertile population. J Urol，1991，146（3）：852-853.

第三节　睾丸附睾炎

附睾睾丸炎（epididymo-orchitis）是泌尿男性生殖系统常见的炎症性疾病，临床上最常见的症状是疼痛和肿胀，可伴有发热等[1]。

目前依据解剖部位分为附睾炎（epididymitis）和睾丸炎（orchitis），在临床上比较常见的是附睾炎或

附睾炎并发睾丸炎，单纯睾丸炎比较少见。根据病程长短又分为急性和慢性[2]。急性附睾睾丸炎如果没有及时处理，可转为慢性炎症。慢性附睾炎常单独存在，也可以由急性炎症迁延而来，但是多数患者并无急性发作史，少数患者可以有反复急性发作史[3]。根

据致病因素将其分为感染性和非感染性[3]。

一、流行病学和病因学

调查发现15～35岁的人群最罹患附睾睾丸炎，最常见原因是感染。尿道中的感染因子可通过泌尿和生殖结构回溯到附睾及睾丸。在极少数情况下，感染因子通过血液到达附睾[2]。在性活跃的男性中，沙眼衣原体占急性病例病因的2/3，其次是淋病奈瑟菌和大肠埃希菌。在35岁以上感染大肠埃希菌的男性中，附睾炎通常是由尿路梗阻而引发[4]。

感染传播途径包括性传播和非性传播。

性传播感染：年轻患者性传播感染病菌主要是沙眼衣原体、淋球菌和生殖道支原体，同时有肛交性史的男性还有革兰阴性肠道杆菌[5]。

非性传播感染：①非性传播感染中革兰阴性肠道杆菌感染的危险因素包括泌尿系统梗阻疾病、泌尿系统手术及操作后[6]。②流行性腮腺炎（引起单纯睾丸炎最常见的病因），通常发生在疫苗接种不规范地区[7]。③睾丸-附睾结核，多数来源于肾结核，也可以单独发病[8]。④布鲁菌病、假丝酵母菌[9-11]。

另外，非传染性原因也是可能的。

非感染因素：①胺碘酮用药相关性附睾睾丸炎，停药后症状消失[12]。②白塞病（Behct disease，BD），12%～19%的患者可出现附睾睾丸炎[13]。

【临床表现】

常见症状：数天内急性发作，通常是一侧睾丸或附睾疼痛和肿胀[14]。可伴有尿路刺激症状：尿频、尿急、排尿困难、阴茎刺痛不适[15-17]。

常见体征：单侧睾丸、附睾肿胀及压痛，通常从附睾尾开始并扩展至整个附睾、睾丸。

其他体征：尿道分泌物，鞘膜积液，阴囊红斑水肿，发热。

特殊疾病相关附睾睾丸炎症状

1.腮腺炎病毒性睾丸炎　头痛、发热后单侧或双侧腮腺肿胀，7～10天后单侧睾丸肿胀，少数也可能出现双侧睾丸肿胀，单纯的附睾炎或无明显全身症状[18,19]。

2.附睾睾丸结核　起病缓慢，表现为无痛或疼痛性的阴囊肿胀，附睾首先受累，伴或不伴全身性结核中毒症状。可见阴囊皮肤窦道形成或阴囊皮肤增厚[20]。

3.布鲁菌病　急性感染后出现发热、出汗、头痛、背痛及身体虚弱[21]。

4.并发症　未经治疗的急性附睾睾丸炎的主要并发症是脓肿形成和睾丸梗死。慢性附睾睾丸炎可导致附睾和睾丸不可逆损伤甚至坏死（导致不育或性功能减退），并且感染可能扩散至全身。慢性疼痛也是未经治疗的慢性附睾睾丸炎的相关并发症[22]。

二、诊断

附睾睾丸炎临床诊断主要基于症状和体征[23]。病史、泌尿系统症状、性传播感染风险及查体能够初步判断病因，并指导经验性抗生素的使用。

实验室检查：尿常规和尿培养应作为基本的检查。尿常规阴性结果不能排除尿路感染，亚硝酸盐及白细胞酯酶阳性说明患者泌尿系统感染并存在相应症状。显微镜下革兰染色培养或亚甲蓝染色尿道涂片显示尿路感染：高倍视野下观察到＞5个白细胞，或离心后初始尿观察到＞10个白细胞。尿道分泌物可使用尿道拭子做细菌培养或淋球菌、支原体、衣原体检验。C反应蛋白、红细胞沉降率升高可支持诊断。检查不能耽误抗生素治疗及外科干预。

所有因为性传播感染的患者都应行其他性传播疾病的筛查。

超声检查（推荐）：超声检查对附睾睾丸炎与睾丸、附睾肿瘤及附睾囊肿的鉴别诊断中有一定的临床价值。彩色多普勒对急性附睾睾丸炎与急性睾丸扭转的鉴别具有重要意义。急性附睾睾丸炎声像图特点：患侧附睾体积增大，以头尾部增大明显，回声减低或增高，可伴有睾丸体积增大，实质回声不均匀。彩色多普勒显示患侧附睾、睾丸内高血流信号，抗炎治疗后复查睾丸、附睾内血流信号明显减少[24]。彩色多普勒检查在炎症时显示高血流信号，而睾丸扭转时显示血流信号减少甚至消失[25]。

三、治疗

向患者解释说明附睾睾丸炎的发病原因（包括性传播感染和非性传播感染），短期感染和长期感染对患者及伴侣的影响，高度怀疑或确信为性传播疾病则需告知患者伴侣。

一般治疗（推荐）：休息，托起阴囊，镇痛，避免性生活[26]。

抗生素治疗（可选）：如果怀疑感染，则使用抗生素。在使用抗生素前应留取尿液样本行细菌培养及药敏试验，常规行衣原体检测[27]。选择的治疗通常是阿奇霉素和头孢类，以覆盖淋病和衣原体[27]。以后根据培养结果选择敏感的抗生素，通常抗菌药物使用

2～4周。对于肠道有机体（如大肠埃希菌）引起的病例，建议使用氧氟沙星或左氧氟沙星。在儿童中，最好避免使用氟喹诺酮类和阿奇霉素，可以使用青霉素或者头孢类抗菌药。

中药治疗（不推荐）：中药可改善微循环，减少附睾纤维组织生成，缩短病程[28]。但尚需临床进一步观察。

手术治疗（推荐）：对于化脓性附睾睾丸炎可选择附睾精索被膜切开减张术、脓肿切开引流术或附睾切除术[29]。对出现睾丸梗死或较大的睾丸脓肿者可行睾丸切除术。

四、随访

治疗3天后患者症状无明显改善者，需重新临床评估、诊断。对于淋球菌性附睾睾丸炎，治疗结束3天内需再次细菌培养。

治疗2周内需评估患者治疗依从性、症状改善及伴侣告知，若患者症状持续，需再次临床分析。淋球菌性附睾睾丸炎在治疗结束2周后需再次行核酸扩增试验。

如果继发于衣原体或支原体感染，需在治疗结束4周内复查。

所有确诊或疑似性传播感染致病患者都应筛查血液性传播疾病。

所有因尿路病原菌感染致病的患者都应排除尿道结构异常及尿道梗阻。

治疗结束后症状改善不明显或诊断不明确的患者需再次安排超声检查，排除睾丸脓肿、睾丸缺血坏死、睾丸附睾肿瘤，必要时需手术探查[30]。

参考文献

[1] Mcconaghy JR, et al. Epididymitis: An Overview. American Family Physician, 2016, 94（9）: 723.

[2] Trojian TH, et al. Epididymitis and Orchitis: An Overview. Am Fam Physician, 2009, 79（7）: 583-587.

[3] 黄宇烽, 等. 实用男科学. 北京: 科学出版社, 2009: 628-641. ★

[4] Brown et al. Oxford American Handbook of Emergency Medicine. New York: Oxford University, 2008: 992.

[5] Centers for Disease Control and Prevention. Sexually transmitted infection guidelines 2010, http://www.cdc.gov/std/treatment/2010/epididymitis.html.

[6] Mittemeyer BT, et al. Epididymitis: a review of 610 cases. J Urol, 1966, 95（3）: 390-392.

[7] Gupta RK, et al. Mumps and the UK epidemic 2005. BMJ, 2005, 330（7500）: 1132-1135.

[8] Viswaroop BS, et al. Isolated tuberculous epididymitis: a review of forty cases. J Postgrad Med, 2005, 51（2）: 109-111; discussion 11.

[9] Akinci E, et al. A complication of brucellosis: epididymoorchitis. Int J Infect Dis, 2006, 10（2）: 171-177.

[10] Savasci U, et al. Brucellar epididymo-orchitis: a retrospective multicenter study of 28 cases and review of the literature. Travel Med Infect Dis, 2014, 12（6）: 667-672.

[11] Jenkin GA, et al. Candidal epididymo-orchitis: case report and review. Clin Infect Dis, 1998, 26（4）: 942-945.

[12] Gasparich JP, et al. Amiodarone-associated epididymitis: drug-related epididymitis in the absence of infection. J Urol, 1985, 133（6）: 971-972.

[13] Cho YH, et al. Clinical features of patients with Behcet's disease and epididymitis. J Urol, 2003, 170（4）: 1231-1233.

[14] Giesler WM, et al. Epididymitis in sexually transmitted diseases. In: Holmes KK, Sparling PF, Stamm WE, et al. (eds) Sexually transmitted diseases, 4th ed. New York: McGraw Hill Medical, 2008: 1127-1146.

[15] Hawkins DA, et al. Microbiological survey of acute epididymitis. Genitourin Med, 1986, 62（5）: 342-344.

[16] Mulcahy FM, et al. Prevalence of chlamydial infection in acute epididymo-orchitis. Genitourin Med, 1987, 63（1）: 16-18.

[17] Watson RA. Gonorrhea and acute epididymitis. Mil Med, 1979, 144（12）: 785-787.

[18] Wharton IP, et al. A case of mumps epididymitis. Lancet, 2006, 367（9500）: 702.

[19] Nickel WR, et al. In: Harrison JH, Gittes RF, Perlmutter AD, et al. Campbells Urology, 5th ed. Philadelphia, PA: W.B. Saunders Co, 1986: 977-988.

[20] Ferrie BG, et al. Tuberculous epididymo-orchitis. A review of 20 cases. Br J Urol, 1983, 55（4）: 437-439.

[21] Maloney GE. Brucellosis. 2010. Medscape, www.meds-cape. org/viewarticle/724977.

[22] Wagenlehner FME, et al. 58-Prostatitis, Epididymitis and Orchitis. Infectious Diseases, 2017, 76（5）: 532-538.

[23] Mcconaghy JR, et al. Epididymitis: An Overview. American Family Physician, 2016, 94（9）: 723.

[24] Ralls PW, et al. Color Doppler sonography in acute epididymitis and orchitis. Journal of Clinical Ultrasound, 1990, 18（5）: 383-386.

[25] Weber DM, et al. Color Doppler sonography in the diagnosis of acute scrotum in boys. Eur J Pediatr Surg,

2000, 10 (4): 235-241.

[26] 高龙, 等. 慢性附睾炎的研究现状. 中国男科学杂志. 2009, 23 (09): 69-72. ★

[27] Garthwaite MA, et al. The implementation of European Association of Urology guidelines in the management of acute epididymo-orchitis. Ann R Coll Surg Engl, 2007 Nov, 89 (8): 799-803.

[28] 张遵俊, 等, 龙胆泻肝汤辅助治疗急性附睾炎疗效观察. 现代中西医结合杂志, 2008, 17 (31): 4862.

[29] 李志学, 等, 急性附睾炎与精索血运障碍. 中华泌尿外科杂志, 2001, 22 (11): 686-687.

[30] Street E J, et al. The 2016 European guideline on the management of epididymo-orchitis. International Journal of Std & Aids, 2017, 28 (8): 744-749.

第四节　睾丸扭转

睾丸扭转是泌尿外科常见急症之一, 于1840年首次被报道[1]。它是在睾丸与精索的解剖结构异常或者活动度增大的基础上, 睾丸沿着精索纵轴顺时针或者逆时针旋转, 造成睾丸血运障碍, 从而带来一系列的症状和体征[2]。睾丸扭转常被误诊为急性附睾睾丸炎, 如果延误治疗可能造成睾丸的萎缩或切除等睾丸功能的不可逆损伤。

一、流行病学和病因学

(一)流行病学

睾丸扭转可发生于任何年龄段, 占阴囊急诊的25%～35%, 以青少年最为常见[3]。有学者报道在0～11岁阶段睾丸扭转占睾丸急症的6.6%, 在12～16岁阶段占52%, 17～40岁阶段占48%[4]。新生儿期和青春期是两个高峰期, 25岁以下男性每年发病率为1/4000, 其中十六七岁最为多见, 原因可能与青春期提睾肌反射活跃有关。睾丸扭转是青少年急性阴囊疼痛的主要原因, 若出现急性阴囊疼痛应首先考虑睾丸扭转可能。左侧发病率高于右侧, 可能与左侧精索较长有关, 双侧同时扭转比较罕见[5,6]。

(二)病因学

睾丸扭转主要与以下解剖因素有关: ①睾丸发育不良以及睾丸系膜过长, 导致精索远端完全包裹在鞘膜之内, 睾丸活动度过大。②正常情况下睾丸呈近似垂直角度位于阴囊内, 阴囊内水平位的睾丸易发生睾丸扭转, 对于睾丸下降不全或隐睾来说也容易发生扭转。③睾丸附睾的发育畸形, 包括睾丸活动度过大, 睾丸附睾结合不紧密, 阴囊腔过大等。④睾丸鞘膜发育异常也是睾丸扭转的常见原因, 主要指鞘膜过度包绕睾丸导致睾丸外后方同阴囊壁无附着点, 鞘膜腔过大睾丸活动度高等。此外, 睾丸扭转间断反复发作的患者需警惕Bell-Clapper综合征[7]。

在解剖因素基础上, 还有以下因素导致睾丸扭转。①迷走神经兴奋: 睾丸扭转多在睡眠中或睡眠刚起床时候, 这是由于迷走神经兴奋, 提睾肌随阴茎勃起从而收缩增加导致。另外, 睡眠中睡姿的改变导致两腿不断挤压睾丸也是诱因之一。②运动等外部因素: 运动、外伤等外力影响导致提睾肌过度活动。③温度与环境: 寒冷季节或温度骤然变冷时睾丸扭转发病率较高, 可能与阴囊收缩活动较强有关。

二、病理分型

睾丸扭转根据解剖学上可分为3型, 即鞘膜内型、鞘膜外型、睾丸系膜型。

1.鞘膜内型　临床最为多见, 好发于青春期, 高发年龄为12～18岁[8]。该型多于先天性解剖异常有关。在正常情况下, 睾丸附睾的后方同睾丸鞘膜的壁层相连从而使睾丸固定。但在病理情况下, 睾丸鞘膜包绕整个睾丸及附睾并向上延伸包绕远端精索, 从而使睾丸无法固定, 活动度大导致睾丸扭转。这种情况多为双侧均存在解剖异常。

2.鞘膜外型　为少见类型, 多发生于新生儿, 病理妊娠和经阴道分娩常为其诱因。由于睾丸鞘膜与阴囊壁未充分黏附, 精索、鞘膜及其内容物会一起发生扭转, 扭转位置常位于腹股沟外环处。此型常可造成睾丸丢失。

3.睾丸系膜型　为罕见类型, 扭转发生于睾丸顶部与附睾之间的组织, 与先天性睾丸系膜过长和附睾与睾丸结合不全等有关[9]。

三、诊断

(一)临床表现

1.病史　睾丸扭转主要表现为由于扭转导致睾丸及附睾缺血造成的突发性的一侧阴囊剧烈疼痛, 间断性或持续性均可, 可在几分钟至几小时内加重, 也可向下腹部放射。部分患者主诉既往存在间断性阴囊疼痛不适，可能与患侧睾丸发生扭转持续时间较短，并迅速自行缓解，睾丸恢复血供有关。此外，最常见伴随症状为恶心、呕吐，占睾丸扭转患者主诉的57%～69%，部分患者甚至以伴随症状为主诉就诊。原因可能与疼痛导致的神经反射刺激有关[10]，此症状在睾丸附睾扭转时的发生率很低，急性附睾睾丸炎时几乎为0[11,12]。其他伴随症状较为少见。

2.体格检查　主要表现为患侧阴囊肿胀、发红，睾丸位置偏高（部分睾丸位置可处于腹股沟外环处），呈前位附睾或睾丸横位。睾丸附睾体积增大，轮廓触诊不清，Prehn征（附睾睾丸炎时提托阴囊可缓解疼痛，但睾丸扭转时则加剧）多呈阳性，提睾肌反射消失。针对提睾肌反射消失这一体征，目前大部分学者认为提睾肌反射消失是睾丸扭转最为可靠的临床体征[13-16]。但也有文献报道该反射并不绝对准确，如Sukhotnik等[17]报道一例双侧提睾反射均存在的睾丸扭转男童，另外在隐睾症和脊髓脊膜突出患者也观察到异常提睾反射，并且正常儿童也可能观察不到该反射，因此临床中，尤其对可疑睾丸扭转的患儿，要警惕该反射的假阴性。

（二）辅助检查

1.彩色多普勒超声检查　作为睾丸扭转的首选检查手段，彩色多普勒超声（简称彩超）具有快速、方便、费用低、特异性高等特点，可以直观地对患侧睾丸的形态和血流灌注情况进行检查。彩超对睾丸扭转的敏感性和特异性均很高，很多文献报道两者均超过90%[18]。彩超下可见睾丸体积增大，内部回声不均匀，睾丸门处呈强回声，睾丸内部血流消失或同对侧相比血流明显减少，同时睾丸周围阴囊壁血流信号增多。若存在精索扭转，则精索走行出现圆形或椭圆形匀质或非匀质性回声团块，即无论完全扭转或部分扭转均会出现"旋涡征"或"蜗牛壳征"。若仍有血流通过则可见到"血管环"，有助于进一步证实睾丸扭转的诊断[19,20]。超声检查需注意以下几点：①超声结果受操作者手法影响，部分睾丸扭转由于扭转时间过长导致睾丸周围组织反应性充血，表现为睾丸周围血流信号增加，因此在检查时需仔细鉴别，避免误诊漏诊。②在扭转早期或不全扭转，由于静脉淤滞以及动脉侧支循环的存在，超声表现为血流信号正常或增多，需结合病史体征进行综合判断[21]。③探测睾丸血流信号时一定要两侧进行比较。因此临床上在诊断睾丸扭转时需要充分考虑到彩超这一手段，但是同时不

能过于依赖超声，对超声检查上不明确但病史体征不能除外睾丸扭转的病例，应及时进行手术探查，复位固定，以最大程度地挽救患者睾丸，这一点也是国内外专家学者的共识[22-25]。

2.放射性核素扫描　目前公认^{99m}锝放射性核素阴囊睾丸扫描为诊断睾丸扭转的"金标准"，患侧睾丸因血流受阻而表现放射性不积聚的"冷结节"，即阴囊中心呈低放射性分布于缺损区，呈"晕圈样"表现，两侧睾丸对比即可得出睾丸扭转的结论[26]。虽然放射性核素扫描诊断睾丸扭转的准确率高，但大多数医院缺乏相关设备，且该项检查耗时长，因此不适于急性期睾丸扭转的快速诊断。

3.磁共振检查　可显示精索鞘膜的螺旋形扭转，准确率很高，但限于设备条件和检查时间过长，一般不作为首选[27,28]。

4.实验室检查　血、尿常规等在睾丸扭转发生时并无特异性，参考意义不大。一般认为，急性附睾炎时尿常规检查应为阳性，但不能除外睾丸扭转时尿检阳性的可能。因此大多数情况下不具有诊断意义。

（三）鉴别诊断

1.急性睾丸附睾炎　多发生于成年人，常起病较缓，伴有发热，外周血常规多可见白细胞升高。急性附睾炎可触及肿大的附睾轮廓，阴囊抬高试验（Prehn征）患侧阴囊疼痛缓解。

2.睾丸附件扭转　睾丸附件一般指苗勒管的残余组织，包括旁睾、迷管、哈勒器官，都是副中肾管和中肾管的残余。睾丸附件扭转起病急，好发于青少年。查体可见睾丸本身无异常改变，其上方或侧上方可触及痛性肿块。

3.嵌顿性、绞窄性疝　同隐睾扭转相鉴别。嵌顿性、绞窄性疝多具有典型肠梗阻的症状和体征，隐睾扭转不存在肠梗阻症状，患侧阴囊空虚，于患侧腹股沟或下腹可触及明确压痛点，彩超可观察到睾丸轮廓及血流信号减低，可同肠管大网膜等组织相鉴别。

4.其他　睾丸扭转需与急性阑尾炎、急性淋巴结炎等相鉴别。详细的询问病史和细致的查体，结合彩超等辅助检查多可排除。

四、治疗

睾丸扭转的治疗原则是尽快恢复扭转睾丸的血流，扭转时间和扭转角度是决定能否挽救睾丸的关键。治疗方法主要为手法复位和手术治疗。

（一）手法复位

由于提睾肌在精索上的解剖特点，睾丸扭转多为由外侧向中线扭转。因此，手法复位可将睾丸向外侧旋转来解除扭转[29]。手法复位主要适用于睾丸扭转早期，即起病6小时以内，囊内无渗液、皮肤无水肿的患者，主要目的是为手术探查争取时间，但并不能代替手术探查。手法复位成功表现为扭转睾丸疼痛明显减轻，位置下降，彩超显示睾丸血流恢复甚至血流信号较对侧增多的特点。但手法复位存在一定的盲目性，一是并非所有睾丸扭转均为由外向内扭转，二是手法复位后操作者并不能确定精索是否完全复位。有学者认为彩超引导手法复位可取得较好效果，其优点为：①能够准确判断复位是否完全，实时监测睾丸血流能够及时纠正不正确的手法复位，弥补了传统手法的盲目性；②准备时间短、操作简单，在超声诊断同时即可进行，可第一时间减轻睾丸的缺血状态；③检查和复位过程并不会延误手术治疗[30]。

（二）手术治疗

睾丸扭转患者迫切需要进行手术探查，减少时间上的延误。尽管有学者报道部分可疑睾丸扭转患者可以避免手术[31]，但相对于一旦出现误诊漏诊而造成的睾丸功能丧失的严重后果，对查体和辅助检查后高度可疑病例尽早进行手术探查的所谓"过度手术治疗"是被允许的[32]。一般公认的最佳时间为发病6小时内完成手术复位，而超过12小时的存活率很低。手术探查中一旦明确睾丸扭转，应立即解除扭转将睾丸复位，仔细观察睾丸血供的恢复情况，可用温热盐水纱布湿敷睾丸，以促进血供的恢复。复位后若睾丸的色泽红润、精索血管搏动良好，则初步判断睾丸血供基本恢复，应予以保留。如果血供恢复不理想，则根据Arda提出的"三级评分系统"来判断：外科医师在切除睾丸前，花至少10分钟来观察复位睾丸的血供。即切开睾丸鞘膜睾丸髓质，观察创面动脉渗血时间：Ⅰ级即刻出现，Ⅱ级10分钟内出现，Ⅲ级10分钟内无渗血。一般建议Ⅰ、Ⅱ级保留睾丸，并将睾丸与阴囊内层鞘膜丝线间断缝合固定，缩小睾丸与精索的活动范围，以防日后睾丸再扭转；Ⅲ级则切除睾丸。特殊情况下可行术中快速冷冻切片检查以明确睾丸组织是否存活。如果睾丸坏死无活力，建议行睾丸切除术[33]。

对侧睾丸是否需要固定目前仍存在争议，大部分学者赞同行对侧睾丸固定术，理由是睾丸扭转患者的解剖异常多为双侧，对侧同样容易发生睾丸扭转。因此在对患侧睾丸探查时，需预防性处理健侧睾丸防止扭转[34]。反对者的观点主要为：睾丸扭转发病率随年龄增长而降低、健侧睾丸是否会扭转缺乏循证证据、对侧睾丸固定术可能损伤健侧睾丸等。但对于睾丸扭转患者来说，一旦双侧睾丸均发生扭转，则将面临永久性丧失睾丸功能的风险，因此推荐同时行对侧睾丸固定术[35]。

五、随访

（一）睾丸扭转对患侧睾丸影响

睾丸扭转术后患侧睾丸体积大小应进行随访，平均随访时间3～6个月。睾丸萎缩是成功复位睾丸后在随访中的主要问题，通常将术后患侧睾丸同对侧睾丸相比体积小于50%者定义为睾丸萎缩。文献报道复位睾丸的萎缩率数据有较大差异，其同病程长短、睾丸扭转程度密切相关[35]。长期随访发现早期外科复位能够显著减少睾丸萎缩发生，从发病至复位时间超过6小时，以及术中探查睾丸扭转角度超过360°的患者，其术后睾丸萎缩率明显增加。若病程超过24小时或扭转角度超过540°，则术后均会出现睾丸萎缩。但这并不能说明6小时之内复位的睾丸扭转患者是绝对安全的[36-39]。国内外学者对睾丸扭转后的睾丸病理生理学的改变和对生精功能的影响进行了广泛而深入的研究，认为睾丸扭转后睾丸曲细精管变化明显。扭转2小时后，生精上皮层次减少、细胞排列紊乱，上皮出现自溶倾向。随着时间的逐渐延长（超过6小时），曲细精管会逐步出现明显的病理改变，包括形成大量钙化灶、生精上皮多呈现出部分Sertoli细胞综合征和完全Sertoli细胞综合征现象、部分小管凝固性坏死、曲细精管结构消失、Kydig细胞肥厚增生、淋巴细胞大量浸润等。因此，一侧扭转睾丸复位后，即使恢复了血供保留下来，睾丸也未出现明显萎缩梗死等情况，但患侧睾丸生精功能仍受到较大影响[40]。

（二）睾丸扭转对对侧睾丸的影响

一侧睾丸扭转是否会累及对侧睾丸目前尚存在争议。一类观点认为一侧睾丸扭转不仅损伤到患侧的睾丸，通常还能影响对侧睾丸的发育[41,42]。单侧睾丸扭转后致双侧睾丸功能异常，通常认为有以下原因：①基于解剖学原因，对侧睾丸存在亚急性扭转。②既往就有异常病理情况，如产生精子异常等。③由于睾丸是免疫屏障器官，睾丸损伤往往还伴有自身免疫反应。有对150例单侧睾丸血管结扎的大鼠血清抗体作了分析，术后7～14天细胞毒性抗精子抗体出现阳性，IgG和IgM显著上升，28天后精子凝集素抗体出现阳性，细胞毒性试验滴度达到峰值。循环血中的自身抗体会进一步加深两侧睾丸的损伤。④细胞凋亡因子引起对侧血睾屏障的破坏[43,44]。扭转一侧睾丸除了造成患侧组织的直接损伤以外，还会导致对侧睾丸的交感性损伤。血流监测发现，一侧睾丸扭转后，对侧睾丸的血流速度也相应减缓，这是非扭转侧睾丸受到缺血损害的原因之一[45]。机体可能通过神经体液途径，向对侧传递"缺血"信号，导致对侧发生变化，扭转睾丸复位以后，随着患侧血流再灌注，对侧血流速度也相应恢复[46]。此外，由于众多交感性损伤因素的参与，一侧睾丸扭转造成了对侧睾丸曲细精管的形态学变化。我国学者通过大鼠模型实验后认为，一侧睾丸扭转会造成对侧睾丸组织发生病理改变，包括曲精小管和生精上皮的萎缩，对于病变时间超过6小时尤其如此[47]。另一类观点认为对侧睾丸是否受损不能一概而论，发病时间是一个重要因素。有临床和实验研究证明：青春发育前患儿，缺乏成熟精子抗原产生的免疫反应，将不能存活的睾丸仍行保留固定手术后，当他们成年时，仍有发育良好的对侧睾丸和正常的生精、生育功能。我国亦有学者认为：对于已发育（一般13～14岁以上）的患者，当术中明确睾丸已坏死或估计扭转保留后继发萎缩可能性较大时，以切除为优；对于未发育的患儿，由于保留固定术后即使发生患侧睾丸继发性萎缩，外分泌功能丧失，也不会影响对侧睾丸的功能，并且还可能保存有分泌激素的功能。故不应该因存在自身免疫反应而行预防性切除[48,49]。

参 考 文 献

［1］吴阶平. 吴阶平泌尿外科学. 济南：山东科学技术出版社，2004.

［2］Schubert H. Emergency case testicular pain. Can Fam Physician, 2000, 46：1289-1290.

［3］Delasiauve LJ. Descente tardive du testicule gauche, prise pour une hernie etranglee. Rev Med Fr Etrang, 1840, 1：363-375.

［4］Kapoor S. Testicular torsion：a race against time. Int J Clin Pract, 2008, 62（5）：821-827.

［5］Chiu B, et al. Seasonality of testicular torsion：a 10-year nationwide population based study. J Urol,2012,187(5)：1781-1785.

［6］Watkin NA, et al. Is the conservative management of the acute scrotum justified on clinical grounds. Br JUrol,

［7］鲁功成，等. 阴囊部其他疾病. 吴阶平泌尿外科学. 济南：山东科学技术出版社，1993：932-933.

［8］Baldisserotto M. Scrotal emergencies. Pediatr Radiol, 2009, 39（5）：516-521.

［9］Chan JL, et al. Mesorchial testicular torsion：case report and a review of the literature. Urology, 2009, 73（1）：83-86.

［10］Ta A, et al. Testicular torsion and the acute scrotum：current emergency management. Eur J Emerg Med, 2016, 23（3）：160-165.

［11］Sessions AE, et al. Testicular torsion：direction, degree, duration and disinformation. J Urol, 2003, 169（2）：663-665.

［12］Jefferson RH, et al. Critical analysis of theclinical presentation of acute scrotum a9-yearexperience at a singleinstitution. J Urol, 1997, 158（3 Pt 2）：1198-1200.

［13］Schubert H. Emergency case. testicular pain. CanFam Phys ician, 2000, 46：1289-1290.

［14］Ringdahl E, et al. Testicular torsion. Am Faro Physician, 2006, 74（10）：1739-1743.

［15］Hayn MH, et al. Intermittent torsion of the spermatic cord portends an increased risk of acute testicular infarction. J Urol, 2008, 180（4 Suppl）：1729-1732.

［16］Kadish A, et al. A retrospective review of pediatric patients with epididumitis, testicular torsion, and torsion of testicular appendages. padiatrics, 1998, 102（1）：73-76.

［17］Sukhotnik I, et al. Relationship between time of reperfusion and E-selectin expression, neutrophil recruitment, and germ cell apoptosis after testicular ischemia in a rat model. Fertil Steril, 2008, 90（4 Suppl）：1517-1522.

［18］Sparano A, et al. Using color power Doppler ultrasound imaging to diagnose theacutescrotum. A pictorial essay. Emerg Radiol, 2008, 15（5）：289-294.

［19］Schubert H. Emergency case. testicular pain. Can Fam Physician, 2000, 46：1289-1290.

［20］吴阶平. 吴阶平泌尿外科学. 济南：山东科学技术出版社，2004：1956-1957.

［21］Waldert M, et al. Color Doppler sonography reliably identifies testicular torsion in boys. Urology, 2010, 75（5）：1170-1174.

［22］Sessions AE, et al. Testicular torsion：direction, degree, duration and disinformation. J Urol, 2003, 169（2）：663-665.

［23］TA A, et al. Testicular torsion and the acute scrotum：current emergency management. Eur J Emerg Med, 2016, 23（3）：160-165.

［24］Gaither TW, et al. State appellant cases for testicular

1996, 78（4）：623-627.

torsion: Case review from 1985 to 2015. J Pediatr Urol, 2016, 12（5）: 291.

［25］方丹波，等. 睾丸扭转的诊治体会（附 52 例报告）. 中华泌尿外科杂志，2004，25（8）: 565.

［26］Peters CA. Testicular torsion: In: Libertion JA. Reconstructive lerologic surgery. 3rd ed. St louis, Missouri: mosby, 1998: 587-592.

［27］Wu HC, et al. Comparison of radionuclide imaging and ultrasonography in the differentiation of acute testicular torsion and inflammatory testicular disease. Clin Nuclear Med, 2002, 27（7）: 490 - 493.

［28］Terai A, et al. Dynamic contrast - enhanced subtraction magnetic resonance imaging in diagnostics of testicular torsion. Urology, 2006, 67（6）: 1278-1282.

［29］Ringdahl E, et al. Testicular torsion. Am Faro Physician, 2006, 74（10）: 1739-1743.

［30］Garel L, et al. Preoperative manual detorsion of the spermatic cord with Doppler ultrasound monitoring in patients with intravaginal acutetesticular torsion. Pediatr Radio, 2000, 30（1）: 41-44.

［31］Soccorso G, et al. Acute scrotum: is scrotal exploration the best management. Eur J Pediatr Surg,2010,20（5）: 312-315.

［32］Seng YJ, et al. Trauma induced testicular torsion: a reminder for the unwary. J Accid Emerg Med, 2000, 17（5）: 381-382.

［33］Arda IS, et al. Testicular tissue bleeding as an indicator of gonadal salvageability in testicular torsion surgery. BJU Int, 2001, 87（1）: 89-92.

［34］Hayn MH, et al. Intermittent torsion of the spermatic cord portends an increased risk of acute testicular infarction. J Urol, 2008, 180（4 Suppl）: 1729-1732.

［35］Mor Y, et al. Testicular fixation following torsion of the spermatic cord—Does it guarantee prevention of recurrent torsion events?, J Urol, 2006, 175（1）: 171-173.

［36］Tryfonas G, et al. Late postoperative results in males treated for testicular torsion during childhood. J Pedi.

atr Surg, 1994, 29（11）: 553-556.

［37］Krarup T. The tests after torsion. Br J Uorl, 1978, 50（1）: 43-46.

［38］Kass EJ, et al. The acute scrotum J Ped Clin North Am, 1997, 44（5）: 1251-1266.

［39］朱再生，等. 睾丸扭转术后随访分析. 中华小儿外科杂志，2004，25（5）: 427-429. ★

［40］Sessions AE, et al. Testicular torsion: direction, degree, duration and disinformation. J Urol, 2003, 169（2）: 663-665.

［41］Arap MA, et al. Late hormonal levels, semen parameters, and presence of antisperm antibodies in patients treated for testicular torsion. J Androl, 2007, 28（4）: 528-532.

［42］Hendermn JA, et al. The effect of unilateral testicular torsion on the contralateral testicle in prepubertal chinese hamsters. J Pediatr Surg, 1985, 20（6）: 592-597.

［43］Hadziselimovic F, et al. Increased apoptosis incontralateral testes of patients with testicular torsion as factor for infertility. J Uorl, 1998, 160（3）: 1158-1160.

［44］Savas C, et al. Ischemia, whether from ligation or torsion. causes ultrastructural changes on the contralateral testis. Scand J Urol Nephrol,2002,36（4）: 302-306.

［45］Savas C, et al. Pentoxifylline improves blood flow to both testes in testicular torsion. Int Urol Nephrol, 2002, 33（1）: 81-85.

［46］Nguyen L, et al. Effect of unilateral testicular torsion on blood flow and histology of contralateral testes. J Pediatr Surg, 1999, 34（5）: 680-683.

［47］孙杰，等. 单侧睾丸扭转对大鼠两侧睾丸生精功能的损害. 临床儿科杂志，2004，22（6）: 361-363.

［48］孙杰，等. 青春期前睾丸扭转对大鼠生精能力的长期影响. 中华小儿外科杂志，2001，22（1）: 52-53.

［49］孙杰，等. 一侧睾丸扭转对对侧睾丸组织发育的影响. 临床泌尿外科杂志，2006，21（7）: 531-533.

第五节　精索静脉曲张

精索静脉曲张指的是阴囊蔓状静脉丛静脉的扩张和迂曲，是男性不育症中最宜手术矫正的病因[1]。

一、流行病学、病因学和病理学

（一）流行病学

精索静脉曲张是引起男性不育的最常见的因素，在男性不育症患者中，精索静脉曲张的发病率（30%～40%）要显著高于一般人群（15%～20%）。

患者多为青壮年，青春期前该病的发病率较低，2%～1%，青春期后发病率增加，根据 Levinger 等的报道，青春期后精索静脉曲张的发病率会随着年龄增长而增加，可能与身高增加、睾丸体积增大及血供增多有关[2]。左侧精索静脉患病的概率明显高于右侧，这与其解剖学特点有关[3,4]。

（二）病因学

精索静脉曲张依据病因可分为原发性精索静脉曲

张和继发性精索静脉曲张。原发性精索静脉曲张是因解剖学因素和发育不良所致的精索静脉曲张；继发性精索静脉曲张可由腹腔内或腹膜后肿瘤、肾积水或异位血管压迫上行的精索静脉引起，可导致单侧或双侧精索静脉曲张。

精索静脉由精索内、外静脉及输精管静脉组成，在阴囊内，三组静脉相互交通、盘曲形成精索静脉丛。精索内静脉走行较长，如果存在静脉瓣发育不良、受损或关闭不全及静脉壁平滑肌或弹性纤维薄弱等因素，可造成其内压增加，血液回流受阻，引起精索静脉曲张。临床上讲的精索静脉曲张主要是精索内静脉曲张。原发性精索静脉曲张90%为左侧病变，左侧发病率高主要与以下几个原因。

1.左侧精索静脉比右侧长8～10cm，左侧精索静脉压大于右侧。

2.左精索静脉呈直角注入左肾静脉，直立体位使静脉回流阻力增大，易反流。

3.尸检资料表明，人类左侧精索静脉瓣缺乏率高达40%，右侧仅为3%。

4.近端钳夹现象：左肾静脉位于腹主动脉与肠系膜上动脉之间，静脉压升高引起同侧精索静脉压力升高。

5.远端钳夹现象：右髂总动脉可压迫左髂总静脉，使左侧精索静脉部分回流受阻。

6.左侧精索静脉走行于乙状结肠后面，易受肠道压迫影响其通畅。

7.精索静脉本身疾病。睾丸触诊可触及纤曲静脉的精索静脉曲张，可以导致不育，已经成为国内外医师的共识[5]。

（三）病理学

精索静脉曲张可能引起睾丸及附睾的一系列的组织病理改变。在电镜下，曲张的血管可见内皮细胞变性，内膜增生，中膜和瓣膜平滑肌增生肥厚机化，造成血液回流不畅；睾丸组织可见生精细胞脱落、间质细胞水肿、间质小血管病理性改变；附睾间质水肿，上皮细胞变性，表面刷状缘排列紊乱。

（四）免疫因素

随着研究的深入，精索静脉曲张引起的不育症还与免疫因素有关。相关研究发现，在此类患者外周血及精液中发现了抗精子抗体（ASA）[6]，ASA进入睾丸或者附睾可以干扰生精和精子的成熟，减少精子的数目，并可能出现精子形态和功能的异常。

目前，对于精索静脉曲张引起不育的原因尚未能完全研究清楚，可能与以下因素有关：

1.精索静脉内血液淤滞，使睾丸局部温度升高，生精小管变性影响精子的发生。

2.血液滞留影响血液循环，睾丸组织内二氧化碳蓄积，影响精子的形成。

3.左侧精索静脉反流，随之而带来的肾上腺及肾脏分泌的代谢产物，如类固醇、儿茶酚胺、5-羟色胺等，可能引起血管收缩，造成精子过早脱落。

4.因两侧睾丸之间静脉血管的交通支非常丰富，左侧精索静脉血液中的一些物质，也能影响到对侧睾丸内精子的形成。

二、分级系统

精索静脉曲张根据静脉曲张程度进行分级。

1.亚临床型　即在休息或行 Valsalva 动作时，无症状或者无法看见曲张静脉。

2.Ⅰ度　仅在行 Valsalva 动作时可以触及曲张静脉。

3.Ⅱ度　患者静息即可触及曲张静脉，但直视下未发现。

4.Ⅲ度　患者静息时肉眼可见阴囊表面曲张的血管团。

三、诊断

（一）临床表现

患者可有男性不育史，也可以是以久站后患侧阴囊疼痛不适为主诉就诊。主要症状有立位时患侧阴囊肿胀，局部坠胀、疼痛感，可向下腹部，腹股沟区或后腰部放散，劳累或久站后症状加重，平卧、休息后症状减轻或消失。静脉曲张程度与症状可不一致。查体一般可见：立位时患侧阴囊胀大，睾丸下垂，表面可见或可触及蚯蚓状曲张的静脉团；卧位扩张的静脉团缩小。此点可与继发性精索静脉曲张相鉴别。

（二）辅助检查

1.影像学检查

（1）超声及彩色多普勒超声检查（推荐）[7]：彩色多普勒超声检查可以准确判定精索内静脉中血液反流现象，具有无创伤、可重复性好、诊断准确等特点，应作为首选检查方法。对于亚临床型的精索静脉曲张，诊断标准尚未统一，一般认为静脉管径＞2mm可以考虑亚临床型精索静脉曲张[8]。

（2）红外线阴囊测温法（可选择）：多个文献报道，阴囊局部温度的高低与静脉曲张的程度成正比，但是受周围组织及环境温度影响较大，假阳性率较高，可以作为选择性检查方法。

（3）精索静脉造影（可选择）[9]：精索内静脉造影是一种有创性检查，诊断结果较为可靠，但是由于其技术难度较高，从而限制临床应用。造影结果可以分为3级：

轻度：造影剂在精索内静脉内逆流长度达5cm。

中度：造影剂逆流至腰椎4～5水平。

重度：造影剂逆流至阴囊内。

2.实验室检查

（1）精液分析（推荐）：根据美国泌尿外科学会以及美国生殖医学会推荐，对精索静脉曲张导致的不育患者至少应行二次精液分析[10]。但是，有文献报道对于Ⅲ度精索静脉曲张患者初次精液分析异常的患者进行二次分析的必要性，学者们产生了争论。Mishal等报道[11]，他们对于112位首次精液分析异常的Ⅲ度精索静脉曲张的患者3～8周后再次行精液分析，虽然有的患者某项指标在参考范围内外浮动，但是有111位患者（99.1%）精液常规仍然异常。对于这样的患者，公式化的二次分析可能是没有必要的。

（2）精子抗体检测（可选择）：对于精索静脉曲张的不育患者建议行血清或者精液精子抗体检测。

3.睾丸体积测量（推荐）　在精索静脉曲张的检查中为了了解睾丸是否受损及是否具备手术指征。睾丸的大小必须要测量。测量睾丸大小有很多方法，包括视觉比较尺测、Prader模具、Takihara模具及超声等。多数学者认为B超是测量睾丸大小最为准确的方法。

四、治疗

精索静脉曲张的治疗，结合国内外文献及治疗经验，一般以手术治疗为主，部分采取（或联合）药物治疗[12,13]。

（一）非手术治疗

无症状或症状较轻的患者，建议其采取非手术治疗，常用方法有阴囊托带局部冷敷、避免过度生活造成盆腔及会阴部充血等。轻度精索静脉曲张患者，如精液分析正常，应定期随访（1～2年），如出现精液分析异常，睾丸缩小，质地变软等应及时手术治疗。

（二）药物治疗

1.复合肉碱（推荐）　一般是指左旋肉碱和乙酰

左旋肉碱[14]，两者均为人体产生的物质，主要有两方面的生理功能，一是转运脂肪酸线粒体β氧化过程中的重要因子，参与能量代谢；二是通过降低活性氧和抑制细胞凋亡来增加细胞的稳定性。精子在附睾内成熟需要依赖雄激素、肉碱、甘油磷酸胆碱（GPC）唾液酸（SA）等获得运动和受精能力。而肉碱的作用至关重要，其中以具有生物活性的左旋肉碱可以促进精子的成熟和运动还可以增加前列腺素E_2的浓度，提高精子数量。复合肉碱制剂（勃锐精）[15]2袋/次（每袋含左旋肉碱10mg，乙酰左旋肉碱5mg），口服，每日2次，连续服用46个月[16,17]。

2.氯米芬（推荐）　氯米芬是非甾体类雌激素受体拮抗剂，竞争性结合丘脑、垂体部位的雌激素受体，以减弱体内正常雌激素的负反馈效应，纠正性腺轴系统失衡状态[18,19]。氯米芬可以使内源性GnRH、FSH及LH分泌增加，促进生精功能。氯米芬还可以增加间质细胞对LH的敏感性。常用剂量为25mg/d，口服剂量范围为12.5～40mg/d，实验证明，使用剂量超过200mg/d可以明显抑制精子的形成。经腹股沟管高位结扎术后联合应用HCG和氯米芬的疗效明显优于单纯手术治疗。人绒毛促性腺激素（HCG）每次1000U，肌内注射，每周3次，总剂量30 000U；氯米芬25mg，30天为1个疗程，用药25天，停药5天，连用3个疗程。

3.伸曲助育汤（可选择）　以制香附、荔枝核、当归、白芍、赤芍、枳实、青皮、陈皮、炙甘草为主要药物，具有疏肝调气、理气止痛等作用，联合精索内静脉高位结扎术可以明显改善精索静脉曲张伴不育患者的精子密度、活力活动率以及降低畸形率、缩短液化时间。剂量：每日1剂，饭后分两次服用，1个月为1个疗程，治疗3个疗程[20]。

4.通精灵（可选择）　柴胡、红花、当归尾、五加皮、枸杞子、续断、怀山药、覆盆子各10g，煅龙骨、丹参各30g，五味子6g，黄芪、川牛膝各15g。湿胜者加用萆薢、徐长卿；久病者重用丹参，后期损及肾精加鹿角霜、肉苁蓉，为祛瘀通络强精之中药，能促进睾丸血液循环，改善睾丸缺血缺氧，促进睾丸生精，使精子数量升高，提高精子活动率。

5.其他中药治疗（可选择）　包括补中益气汤、益肾通络颗粒、中药生精冲剂等，有一定的临床效果，但需更多资料进一步验证[21]。

（三）外科治疗（推荐）

症状严重、已经影响到生活和工作的患者或者经非手术治疗无效的者，应进行手术治疗[22]。

1.手术适应证

（1）阴囊触诊时可以明确触及曲张静脉或者症状明显，查体发现睾丸明显缩小，即使已经生育，患者有治疗愿望也可以考虑手术[23-25]。

（2）合并男性不育，除外其他引起不育的疾病，女方生育能力正常者，无论曲张程度，应及时手术。

（3）临床观察发现，前列腺炎及精囊炎在精索静脉曲张患者中发病率明显增加，约为正常人的2倍，如同时存在，且前列腺炎久治不愈，可选择手术治疗。

（4）青少年时期的精索静脉曲张，往往导致睾丸病理性改变，因此对于青少年期精索静脉曲张伴有睾丸体积缩小的患者，提倡早期手术治疗。

（5）精索静脉曲张伴非梗阻性少精症的患者，一般主张同时行睾丸活检和精索静脉曲张手术，有助于术后实施辅助生殖。

2.手术禁忌证 精索内静脉高位结扎术的禁忌证主要是腹腔感染及盆腔开放手术病史导致广泛粘连。

3.手术方式

（1）开放手术：开放手术途径主要有两种，即经腹股沟管精索内静脉高位结扎术和经腹膜后精索内静脉高位结扎术。

1）经腹股沟管精索内静脉高位结扎术：因手术位置较表浅，术野暴露广，解剖变异较小，局部麻醉等方面的优势而被广泛采用。手术缺点是：静脉分支及伴行动脉分支较多，淋巴管丰富，如果损伤，可能引起术后睾丸萎缩，而且复发率较高（13.3%）。这些缺点，限制了该术式的进一步发展。

2）经腹膜后精索内静脉高位结扎术：主要有Palomo手术和改良的Palomo手术。Palomo手术同时结扎精索静脉内淋巴管，术后复发率较低，但是术后容易出现鞘膜积液、阴囊水肿及无菌性附睾炎。而改良后的Palomo手术仅结扎精索内动静脉，防止了淋巴回流障碍[26]，减少了鞘膜积液的发生，而且改良术式切口上移，可以避免损伤腹壁下动、静脉。

（2）腹腔镜手术：腹腔镜手术具有效果可靠、损伤小、并发症少、可同时行双侧手术等优点[27]，因此一般认为腹腔镜手术主要适用于双侧高位结扎术、肥胖、有腹股沟手术史及开放手术术后复发的患者。当然，腹腔镜手术也可能造成一些腹腔内并发症，如肠管、膀胱及腹腔内血管损伤。此外，手术需要全身麻醉，受到设备、费用及术者水平的限制，在基层医院较难推广。

（3）显微镜下手术：显微外科手术术后复发率低（0.8%～4%）、并发症少，主要优点在于能够结扎除输精管静脉外的所有引流静脉，保留动脉、淋巴管及神经[28]。

（4）精索静脉介入栓塞术：介入放射科学的发展为精索静脉曲张的手术带来了新的手术方式，使用精索内静脉栓塞或注入硬化剂等方法已经被发达国家广泛采用[29,30]。但是根据一些学者的研究，注入硬化剂术后复发率也较高（9%）[31]，但是介入手术仍然是未来的发展方向[32-35]。介入手术具有痛苦小、避免相应并发症等特点，但是受制于费用及操作技术，该技术在我国仍未广泛开展。

4.手术并发症

（1）阴囊水肿或睾丸鞘膜积液：是术后最常见的并发症，发生率为3%～40%。根据国内外研究，淋巴管损伤与阴囊水肿有关。与精索内静脉伴行的淋巴管在手术过程中受损，导致淋巴液外渗，而静脉已被结扎，回流受阻，严重者可发生睾丸鞘膜积液。

（2）睾丸萎缩：Palomo手术难以避免睾丸动脉损伤，引起睾丸血供减少，发生缺血性萎缩。但是大多数学者认为，在精索内动脉、输精管动脉及提睾肌动脉三者之间存在丰富的吻合支，睾丸动脉误扎后，也可以保证充足的血供。睾丸萎缩的发生率约为0.2%。

（3）神经损伤：经腹股沟手术容易损伤髂腹股沟神经、生殖股神经、精索上及精索下神经。腹腔镜手术主要容易造成生殖股神经的损伤，发生率为2%～9%，一般术后0～10天出现（平均3天），表现为大腿前内侧及切口前外侧暂时麻木。其余几条神经损伤主要在显微镜下手术中较容易损伤，有文献报道上述神经损伤有可能导致生精细胞的凋亡。

（4）急性附睾炎：急性附睾炎的发生与睾丸动脉的损伤有关，损伤后本已处于缺氧代谢障碍的睾丸及附睾缺血缺氧进一步加重，而此时代偿血管尚未重建，易于发生感染。主要发生在术后5～10天，患侧阴囊肿胀触痛，附睾肿大，边界不清，可伴发热。

（5）网膜及阴囊气肿：为腹腔镜手术的特殊并发症，主要是由于气腹的建立而造成的[36]。

（6）其他并发症：术后腰背痛、睾丸疼痛，可能由于术中过分牵拉精索；腹腔及盆腔脏器损伤，多数情况是由于手术操作不当引起；股动脉及股静脉的损伤，一般是术者对腹股沟解剖层次不熟悉，或者助手过度牵拉所致。这些都是临床医师应该密切注意和预防的，并且术前应向患者及其家属告知手术风险及术中、术后可能发生的并发症。

五、复发性精索静脉曲张

(一)定义

手术6个月以后发生的精索静脉曲张[37]。

(二)流行病学

临床资料显示,经腹股沟精索内静脉高位结扎术术后复发率达到25%,其中因术中漏扎睾丸静脉属支引起的复发,占总人数的68%[38]。

(三)原因

1.精索内静脉分支漏扎。

2.精索内静脉结扎后未切断。

3.存在静脉梗阻性病变,如结扎后下腔静脉、髂总静脉、髂内及髂外静脉存在梗阻性病变,则可导致精索静脉曲张复发。

4.术中血管痉挛变细,遗漏未扎。或者误将腹壁下静脉结扎[39]。

(四)治疗

目前国内对于复发性精索静脉曲张的治疗未能形成一个统一的认识,也是由于该疾病的复杂性和多种手术方式均不能很好地达到预期效果。主要治疗方法如下。

1.经腰背部直切口在深静脉下方结扎睾丸静脉腰部主干。

2.经脐上横切口结扎睾丸静脉,这种术式较为常用。

3.使用硬化剂栓塞侧支静脉,但是对于精索静脉开口与肾静脉较近而且开口较细的患者,这种方法可能造成肾静脉或者肾段静脉栓塞。

六、随访

精索静脉曲张的随访内容包括病史询问、体格检查、B超检查、精液分析、疼痛评分等。对于未行手术治疗的成年患者,若精液质量正常且有生育要求,至少应每1～2年随访1次。对于未行手术治疗的青少年患者,若睾丸大小正常,至少应每年随访1次。接受药物治疗的患者,随访时限为3～6个月,第一次随访可在用药后2～4周进行,3～6个月再进行疗效评估,若无确切疗效,精液分析示精液质量仍异常、相关疼痛症状仍较为严重,可推荐手术治疗。接受手术的患者,第一次随访可在术后1～2周进行,

主要检查有无手术相关并发症;第二次随访在术后3个月进行,此后每3个月随访1次,至少随访1年或至患者配偶成功受孕[40]。对精索静脉曲张伴有不育患者的治疗和随访过程中,不仅要关注患者的情况,同时还要关注配偶的情况,如年龄、生育能力状况等因素,并充分考虑夫妇双方在生育方面的需求和意愿。

参 考 文 献

[1] Paul J Turek, et al. Smith's General Urology, 2005: 658-691.

[2] Haluk soylemez, et al. Varicocele among healthy young men in turkey; prevalence and relationship with body mass index. Original Article, 2012, 38(1): 116-121.

[3] 吴阶平. 吴阶平泌尿外科学. 济南: 山东科技出版社, 2004: 1951-1953.

[4] Levinger U, et al. Is varicocele prevalence increasing with age? Andrologia, 2007, 39(3): 77-80.

[5] Dohle GR, et al. Guidelines on male infertility. European Association of Urology, 2010: 30-32.

[6] Heidenreich A, et al. Risk factors for antisperm antibodies in infertile men. Am J Reprod Immunol, 1994, 31(23): 69-76.

[7] Pilatz AB, et al. Color Doler ultrasound imaging in varicoceles: is the venous diameter sufficient for predicting clinical and subclinical varicocele? World J Urol, 2011, 29(5): 645-650.

[8] World Health Organization. WHO Manual for the Standardized Investigation, Diagnosis and Management of the Infertile Male. Cambridge. Cambridge University Press, 2000.

[9] Peter Stahl, et al. Standardization and documentation of varicocele evaluation. Current Opinion in Urology, 2011, 21(6): 500-505.

[10] Male infertility best practice policy committee of the American Urological Association, practice committee of the American Society for Reproductive Medicine. report on varicocele and infertility. Fertil Steril, 2004, 82(Sul 1): 142-145.

[11] Mishail A, et al. Impact of a second semen analysis on a treatment decision making in the infertile man with varicocele. Fertil Steril, 2009, 91(5): 1809-1811.

[12] Practice Committee of the American Society for Reproductive Medicine. Report on varicocele and infertility, 2014, 102(6): 1556-1560.

[13] Ivanissevich O. Left varicocele due to reflux; experience with 4, 470 operative cases in forty-two years. J Int Coll Surg, 1960, 34(5): 742-755.

[14] Palomo A. Radical cure of varicocele by a new technique; preliminary report. J Urol, 1949, 61(3):

604-607.

[15] Miersch WD, et al. Laparoscopic varicocelectomy: indication, technique and surgical results. Br J Urol 1995, 76（5）：636-638.

[16] Tan SM, et al. Aparoscopic varicocelectomy: technique and results. Br J. Urol, 1995, 75（4）：523-528.

[17] Goldstein M, et al. Microsurgical inguinal varicocelectomy with delivery of the testis: an artery and lymphatic sparing technique. J Urol, 1992, 148（6）：1808-1811.

[18] Jungwirth A, et al. Clinical outcome of microsurgical subinguinal varicocelectomy in infertile men. Andrologia, 2001, 33（2）：71-74.

[19] Tauber R, et al. Antegrade scrotal sclerotherapy for the treatment of varicocele: technique and late results. J Urol, 1994, 151（2）：386-390.

[20] Sigmund G, et al. Thon W Idiopathic varicoceles: feasibility of percutaneous sclerotherapy. Radiology, 1987, 164（1）：161-168.

[21] Seyferth W, et al. Percutaneous sclerotherapy of varicocele. Radiology, 1981, 139（2）：335-340.

[22] Lenk S, et al. Comparison of different methods of treating varicocele. J Androl, 1994, 15（Sul）：34-37.

[23] Esposito C, et al. Results and complications of laparoscopic surgery for pediatric varicocele. J Pediatr Surg, 2001, 36（5）：767-769.

[24] 房磊臣, 等. 左旋肉碱和乙酰左旋肉碱联合治疗严重少弱精子症患者成功妊娠1例. 中华男科学杂志, 2006, 12（11）：1041-1043.

[25] 官毅, 等. 勃锐精治疗弱精子症疗效观察. 医学新知杂志, 2006, 16（2）：87-89.

[26] Vicari E, et al. Effects of treatment with camitines in infertile patients with prostatovesiculo epididymitis. Hum Rep rod, 2001, 16（11）：2338-2342.

[27] 李桂民, 等. 复合肉碱治疗精索静脉曲张性不育. 中国现代药物应用, 2009, 3（7）：124-125.

[28] 张舒平, 等. 伸曲助育汤治疗精索静脉曲张性不育的临床研究. 湖北中医学院2007届硕士学位论文,

2007：16-38.

[29] 谭育红. 特发性男性不育症的药物治疗进展. 中国男科学杂志, 2006, 20（1）：60-62.

[30] 王世锋, 等. 精索静脉曲张并发不育症治疗方法的比较研究. 中国计划生育学杂志, 2008, 151（5）：296-297. ★

[31] 冯奕, 等. 中药结合手术治疗精索静脉曲张不育症78例临床观察浙江中医杂志, 2009, 44（5）：339. ★

[32] Dai P. Treatment of varicocele. Modern Medicine Health, 2000, 16（6）：548-520.

[33] 李大伟, 等. 精索静脉曲张术后复发的原因及预防. 山东医药, 200, 48（30）：113-114. ★

[34] 陈幽停, 等, 睾静脉主干结扎治疗复发性精索静脉的应用解剖. 中国临床解剖学杂志, 2002, 20（2）：131-132. ★

[35] Kewani MM. Juxta-renal varicocelectomy for recurrent varicocele following retroperitoneal operation. Arch Androl, 1998, 41（3）：173-175.

[36] Bigot JM, et al. Anastomoses hetween the spermatic and visceral veins: a retrospective study of 500 consecutive patients. Abdom Imaging, 1997, 22（2）：226-232.

[37] Feneley MR, et al. Retrograde embolization and causes of failure in the primary treatmen of varicocele. Br J Urol, 1997, 80（4）：642-646.

[38] Niedzielski J, et al. Recurrence of varicocele after high retroperitoneal repair: Implications of intraoperative venography. J Urol, 2001, 165（3）：937-940.

[39] Feneley MR, et al. Retrograde embolization and causes of failure in the primary treatment of varicocele. Br J Urol, 1997, 80（4）：642-646.

[40] Niedzielski J, et al. Recurrence of varicocele after high retroperitoneal repair: Implications of intraoperative venography. J Urol, 2005, 174（5）：2003-2006.

[41] 曾力, 等. 精索静脉曲张复发原因及治疗. 临床泌尿外科杂志, 2002, 17（9）：475-476.

[42]《精索静脉曲张诊断与治疗中国专家共识》编写组. 精索静脉曲张诊断与治疗中国专家共识. 中华男科杂志, 2015, 21（11）：1035 - 1042.

第六节 包茎与嵌顿包茎

目前国内外关于包茎与嵌顿包茎的诊断治疗指南, 仅有2018年欧洲泌尿外科协会（EAU）发布的关于小儿泌尿外科学指南中提出了关于包茎的诊疗意见, 美国泌尿协会（AUA）仅仅对包茎与嵌顿包茎提出了医学教育的指导, 目前为了进一步规范包茎与嵌顿包茎诊断和治疗方法的选择, 中华医学会泌尿外科学分会（CUA）于2018年组织有关专家组成编写组, 在CUA的直接领导与组织下, 以国内外循证医学资料为依据, 结合欧洲泌尿协会的指南、《吴阶平泌尿外科学》及《坎贝尔泌尿外科》, 制定目前CUA的相关诊疗指南。

一、流行病学和病因学

在男孩出生时, 由于包皮和龟阴茎之间存在天然的粘连, 通常会出现生理性包茎。在3～4岁前, 随着阴茎的生长, 包皮垢在包皮下堆积, 逐渐将包皮与

阴茎头分离。间歇性阴茎勃起使包皮变得完全可伸缩。

在欧洲的调查中，1岁之后，约50%的男孩的包皮能退到冠状沟后；到3岁时，这一比例上升到大约89%。包茎的发病率在6～7岁人群中为8%，在16～18岁人群中仅为1%[1]。在日本婴儿及儿童的包皮状况调查情况中。包茎的发病率则由1～3个月婴儿的88.5%下降至3岁儿童的35.0%[2]。中国台湾对男孩的包皮状况调查情况显示，7岁男孩中有50%的人存在包茎，在13岁时包茎率降至8%[3]。中国有关对男孩的包皮的情况调查，发现包茎率随着年龄的增长从出生时的99.7%下降到青春期时的6.81%[4]。

嵌顿包茎被视为包茎或包皮过长的并发症，是一种紧急情况：当包皮上翻至阴茎头后方，如未及时复位，包皮环将阻塞静脉及淋巴循环引起水肿，致使包皮不能复位，造成嵌顿包茎。包皮环发生水肿后，包皮狭窄环越来越紧，以致循环阻塞和水肿加重，形成恶性循环[5,6]。

包茎的病因包括生理性和病理性，生理性主要为包皮与龟阴茎存在粘连，随着年龄的增长好转，病理性主要为瘢痕形成，如干燥闭塞性阴茎头炎（BXO）。最近，35%的行过包皮环切术的儿童、青少年及17%的10岁以下的包茎男孩中发现了干燥闭塞性阴茎头炎，也被称为硬化性苔藓，病理表现常见为淋巴细胞介导的慢性炎症[7,8]。

二、分类

包茎的分类主要为先天性及后天性或生理性及病理性，先天性包茎可见于每一个正常新生儿及婴幼儿。后天性包茎多继发于阴茎头包皮炎及包皮和阴茎头损伤[9]。包皮口有瘢痕挛缩，无弹性和扩张能力，包皮不能向上退缩，并常伴有尿道口狭窄，这类包茎不会自愈[6]。

三、诊断

包茎和嵌顿包茎是通过体格检查诊断的。包茎在体格检查中，可以发现包皮不能回缩或只能部分回缩，存在包皮与阴茎头的直径不相称，部分患者还可发现包皮内表面与阴茎头或系带粘连。嵌顿包茎的特征是包皮收缩到冠状沟，存在有收缩环，使包皮不能复位[5]。

四、治疗

（一）非手术治疗

对先天性的包茎，非手术治疗是一种选择。婴幼

儿期的先天性包茎如无症状可不必处理。如有症状，可将包皮试行上翻，以便扩大包皮口，显露阴茎头，清除包皮垢。包皮与阴茎头的分离是建立在包皮垢和阴茎勃起的基础上的。为了避免瘢痕的形成，应避免强有力的包皮上翻来分离包皮与阴茎头[10]。对于阴茎头包皮炎患儿，在急性期局部用硼酸水等外用药治疗，待炎症消退后试行手法分离包皮，无效时考虑做包皮环切术。绝大部分先天性包茎均不必手术[6]。对嵌顿包茎来说，必须在包皮上施加温和稳定的压力，以减少肿胀。尤其是对孩子来说，最好是在安静的房间里，由父母抱着孩子来完成。弹性绷带在某些情况下可能有用。在轻轻按压之前，在患处敷上一小段时间的冰袋，不是缓解肿胀，而是起到镇痛的作用。当肿胀减轻后，外科医师可以用拇指按压阴茎头，用手指拉包皮来缓解嵌顿[10]。嵌顿包茎患儿如及时治疗，大部分均可经手法复位。若手法复位失败，应及时考虑外科治疗。

（二）药物治疗

对于包茎来说，目前关于药物治疗的研究有很多，类固醇疗法比安慰剂和手法拉伸更有效[11]。皮质醇软膏或乳膏（0.05%～0.1%）可在20～30天的时间每天使用两次，成功率为90%[12-16]。这种治疗方法的复发率预计可达17%[17]。这种治疗没有副作用，血皮质醇的平均水平与未治疗组没有显著差异[18]。局部皮质激素治疗对下丘脑-垂体-肾上腺轴无明显影响[19]。类固醇治疗对于包皮粘连是无效的[14]。对嵌顿包茎来说，属于一种泌尿外科急症，有可能造成严重的阴茎损伤，包括坏疽和组织坏死，在狭窄环的皮下注射透明质酸酶或20%的甘露醇或许能帮助松解狭窄环[20,21]。

（三）外科治疗

儿童先天性包茎的手术治疗取决于监护人的意愿，可在2岁后进行整形或根治性包皮环切术。另外，商环包皮环切术尤其可用于发展中国家[22]。包皮环切术的目的在于保留包皮的同时，增加包皮的周长，以至于其有更好的收缩性，方式包括背侧切开、部分包皮环切、三叉形包皮成形术[23]。然而这几种手术方式都有复发的可能[24]。在行手术时，需要松解包皮与阴茎头间的粘连，必要时可切断系带，行系带整形术及尿道整形术。

包皮环切术的绝对指征是后天性包茎，在先天性的包茎中，如果有反复的包皮阴茎头炎、反复的尿路

感染，存在尿道畸形的患者也有干预的指征[25-29]。在《吴阶平泌尿外科学》上提出的以下适应证可供参考：①包皮口有纤维狭窄环；②反复发作包皮阴茎头炎；③5岁以后包皮口仍严重狭窄，包皮不能上翻显露阴茎头[6]。

嵌顿包茎手法复位后往往会复发，所以至少应在背侧劈开，或在急性期后进行包皮环切术。一个急性的嵌顿包茎，手法复位失败或已经存在较长，应紧急行狭窄环背侧切开，若嵌顿包皮已经破溃或情况允许，可急诊做包皮环切术。这些病例术后水肿严重[5,6,10]。

男性包皮环切术显著减少了阴茎头的细菌定植，无论是尿源性致病菌还是非尿源性致病菌[30]。常规的新生儿包皮环切术以预防阴茎癌并不适用。最近的一项荟萃分析没有发现无包皮环切病史的患者有患阴茎癌的风险[31]。

包皮环切的禁忌证是：阴茎的急性局部感染和先天性异常，特别是尿道下裂或隐匿阴茎，因为包皮可用于进行尿道重建手术[32,33]。

儿童包皮环切术目前有相当高的应用率，在没有医学理由的情况下不应建议包皮环切术，同时也应考虑到流行病学和社会因素[34-37]。20%的男孩包皮环切术后并发干燥闭塞性阴茎头炎（BXO）并造成尿道口狭窄，建议使用局部辅助类固醇治疗[8,38]。

五、随访

任何包皮手术都需要术后4～6周的早期随访[5]。

参考文献

［1］Gairdner D. The fate of the foreskin, a study of circumcision. Br Med J, 1949, 2（4642）: 1433-1437.

［2］Imamura E. Phimosis of infants and young children in Japan. ActaPaediatr. Jpn, 1997, 39（4）: 403-405.

［3］Hsieh TF, et al. Foreskin development before adolescence in 2149 schoolboys. Int. J. Urol, 2006, 13（7）: 968-970.

［4］Yang C, et al. Foreskin development in 10421 Chinese boys aged 0-18 years. World J Pediatr, 2009, 5: 312-315.

［5］European Association of Urology. Guidelines on paediatric-urology（2018）. Website: www. uroweb. org.

［6］吴阶平. 吴阶平泌尿外科学. 济南: 山东科学技术出版社, 2004: 507.

［7］Kuehhas FE, et al. Incidence of balanitis xerotica obliterans in boys younger than 10 years presenting with phimosis. Urol Int, 2013, 90（4）: 439.

［8］Celis S, et al. Balanitis xerotica obliterans in children and adolescents: a literature review and clinical series. J Pediatr Urol, 2014, 10（1）: 34-39.

［9］American Urological Association. Education on Pathology for Urologists（2012）. Website: www.aua net.org.

［10］Palmer LS, et al.Management of abnormalities of the external genitalia in boys. In: Campbell-Walsh Urology. 11th ed. Vol 4. 2016, Philadelphia.

［11］Liu J, et al. Is steroids therapy effective in treating phimosis? A meta-analysis. Int Urol Nephrol, 2016, 48（3）: 335-342.

［12］Moreno G, et al. Topical corticosteroids for treating phimosis in boys. Cochrane Database of Systematic Reviews, 2014, 9: CD008973.

［13］Chu CC, et al. Topical steroid treatment of phimosis in boys. J Urol, 1999, 162（3）: 861-863.

［14］Meulen PH, et al. A conservative treatment of phimosis in boys. Eur Urol, 2001, 40（2）: 196-199.

［15］Elmore JM, et al. Topical steroid therapy as an alternative to circumcision for phimosis in boys younger than 3 years. J Urol, 2002, 168（4）: 1746.

［16］Zavras N, et al. Conservative treatment of phimosis with fluticasone proprionate 0. 05%: a clinical study in 1185 boys. J Pediatr Urol, 2009, 5（3）: 181-185.

［17］Reddy S, et al. Local steroid therapy as the first-line treatment for boys with symptomatic phimosis-a long-term prospective study. Acta Paediatr, 2012, 101（3）: e130.

［18］Golubovic Z, et al. The conservative treatment of phimosis in boys. Br J Urol, 1996, 78（5）: 786.

［19］Pileggi FO, et al. Is suppression of hypothalamic-pituitary-adrenal axis significant during clinical treatment of phimosis? J Urol, 2010, 183（6）: 2327.

［20］Anand A, et al. Mannitol for paraphimosis reduction. Urol Int, 2013, 90（1）: 106.

［21］DeVries CR, et al. Reduction of paraphimosis with hyaluronidase. Urology, 1996, 48（3）: 464.

［22］Wu XJ, et al. A report of 918 cases of circumcision with the Shang Ring: comparison between children and adults. Urology, 2013, 81（5）: 1058.

［23］Pedersini P, et al. "Trident" preputial plasty for phimosis in childhood. J Pediatr Urol, 2017, 13（3）: 278.

［24］Miernik A, et al. Complete removal of the foreskin—why? Urol Int, 2011, 86（4）: 383.

［25］Wiswell TE. The prepuce, urinary tract infections, and the consequences. Pediatrics, 2000, 105（4）: 860.

［26］Hiraoka M, et al. Meatus tightly covered by the prepuce is associated with urinary infection. Pediatr Int, 2002, 44（6）: 658.

［27］To T, et al. Cohort study on circumcision of newborn boys and subsequent risk of urinary-tract infection. Lancet, 1998, 352（9143）: 1813.

［28］Herndon CD, et al. A multicenter outcomes analysis

of patients with neonatal reflux presenting with prenatal hydronephrosis. J Urol, 1999, 162 (3): 1203.

[29] Rickwood AMK. Medical indications for circumcision. Bju International, 1999, 83 (Suppl 1): 45-51.

[30] Ladenhauf HN, et al. Reduced bacterial colonisation of the glans penis after male circumcision in children—a prospective study. J Pediatr Urol, 2013, 9 (6): 1137.

[31] Larke NL, et al. Male circumcision and penile cancer: a systematic review and meta-analysis. Cancer Causes Control, 2011, 22 (8): 1097.

[32] American Academy of Pediatrics: Report of the Task Force on Circumcision. Pediatrics, 1989, 84 (2): 388.

[33] Castagnetti M, et al. Preputial reconstruction in hypospadias repair. J Pediatr Urol, 2017, 13 (1): 102.

[34] Christakis DA, et al. A trade-off analysis of routine newborn circumcision. Pediatrics, 2000, 105 (1): 246.

[35] Griffiths DM, et al. A prospective survey of the indications and morbidity of circumcision in children. Eur Urol, 1985, 11 (3): 184.

[36] Morris BJ, et al. A 'snip' in time: what is the best age to circumcise? BMC Pediatr, 2012, 12: 20.

[37] Weiss HA, et al. Complications of circumcision in male neonates, infants and children: a systematic review. BMC Urol, 2010, 10: 2.

[38] Homer L, et al. Meatal stenosis in boys following circumcision for lichen sclerosus (balanitis xerotica obliterans). J Urol, 2014, 192 (6): 1784.

第七节　隐匿阴茎

隐匿阴茎（concealed penis）也称为埋藏阴茎或隐藏阴茎（hidden penis）等，是指具有正常发育的阴茎被隐藏在耻骨前脂肪垫下，外观看似阴茎短小的一类疾病[1]。隐匿阴茎与束缚阴茎（trapped penis）、蹼状阴茎（webbed penis）等几种情况均隶属于阴茎显露不良（inconspicuous penis）一大类疾病之中，其表现为阴茎外观看似短小，但经测量从耻骨前到阴茎头的长度却属正常，并且有正常的阴茎体直径[2]。临床需与阴茎长度和直径均异常减小的小阴茎相鉴别。

一、流行病学和病因学

（一）流行病学

关于隐匿阴茎的人群发病率研究很少。我国合肥地区男性青少年外生殖器疾病的流行病学调查发现，隐匿阴茎的发病率是0.68%[3]，在日本新出生足月儿童中20/547例发现有隐匿阴茎（3.7%），估计其流行性：1～7天男婴中2%～5%，4～5岁时0.3%[4]。隐匿性阴茎在阴茎相关发育问题中仅次于包茎和包皮过长。

（二）病因学

按照致病因素可以将隐匿性阴茎分成3类：①阴茎根部皮肤与耻骨固定不佳；②肥胖；③阴茎术后瘢痕形成引起的隐匿阴茎，常见于包皮环切术后[5]。目前认为先天性的隐匿阴茎是由于无弹性的肉筋膜影响了阴茎皮肤与深筋膜的固定，从而限制了阴茎体的伸展所致。通常情况下，发育正常的肉筋膜可以让阴茎皮肤在阴茎体的深层次自由滑动[6]。肥胖引起的隐匿阴茎主要见于较大儿童或青少年及成人，由于腹壁大量的脂肪堆积将阴茎体埋藏于其中[7]。其他获得性因素如各种原因导致的瘢痕形成，使阴茎头被束缚，阴茎体被埋藏在耻骨前脂肪垫下，这种情况在欧美国家常见于新生儿包皮环切手术后，也常见于对隐匿阴茎认识不足将其误当作包茎进行手术的结果[8]。还有婴幼儿由于腹股沟及阴囊肿胀引起阴茎根部皮肤和筋膜附着不良，如巨大的腹股沟疝或鞘膜积液等。

二、诊断

（一）临床表现

病史方面家属常报告患儿阴茎较同龄儿明显小，呈"鸟嘴样"或"烟斗样"。很难外翻包皮清洗，排尿时包皮被尿流冲击而鼓胀，难以把持阴茎。患儿排尿时不愿意被别人看到。有的患者有既往手术史和外伤史。有的患者可以出现排尿困难、尿潴留、泌尿系统感染、阴茎勃起痛、性交困难及性心理障碍等问题[9]。我国有调查隐匿阴茎患儿心理状况研究显示，66.7%（48/72）的患儿家长认为疾病可以导致患儿自卑心理与行为，患儿年龄越大，患儿自卑的心理与行为发生越多[10]。

查体时则见到比较严重的包皮口狭窄，阴茎体皮肤相对不足，阴茎看上去与阴囊融合，阴茎体陷入皮下组织中。用手向后推挤茎根的皮肤见有正常阴茎体显露，松开后阴茎体迅速回缩。有的可以看到手术和（或）外伤瘢痕。注意排除合并的尿道上裂或下裂[11]。

（二）辅助检查

一般不需要。

三、治疗

关于隐匿性阴茎的治疗一直存在争议。总的原则是依据病因选择治疗方式。目前倾向于一致的观点是肥胖导致的隐匿性阴茎需要观察，不急于手术治疗。嘱患儿减肥，上推包皮清洗，保持局部卫生。主张非手术治疗的医师基于成人泌尿科很少在成年男性诊断并治疗隐匿阴茎的事实，认为隐匿阴茎如能上翻包皮暴露阴茎头，也可不必手术，观察到青春期隐匿情况有可能自行缓解[12]。

手术指征和时机选择存在争议。目前较被公认的手术指征是：①包皮外口严重狭窄，非手术治疗无效；②阴茎体部皮肤严重缺失；③影响患儿站立排尿，包皮不能上翻影响阴茎头清洁，导致反复包皮炎或反复泌尿系感染，排尿困难；④影响美观，严重影响患儿及家长心理健康。手术时机：一些医师建议在幼儿（2～3岁）开始站立排尿训练时可考虑手术[13]。一些则认为到学龄前再考虑手术，也有认为青春期再决定[14]。手术方式：虽然多种多样，包括有改良Brisson法、Sugita法、Borsellino法、Shiraki法、Devine法、改良Johnstons术及Radhakrishnan术等[15]，但尚未出现一种广泛接受和备受推荐的方法[16]。具体是哪一种可根据医师对其熟悉和掌握程度及患儿本身特点来采用。总的趋势是通过最简单的方法来解决问题，不增加额外的不适。手术基本要求是去除包皮口狭窄环，去除发育异常的肉膜纤维索带，有足够的包皮覆盖阴茎体，同时可在阴茎基底部固定缝合皮肤的真皮层和阴茎体Buck筋膜[17]。固定时一定要避开神经血管束和尿道。避免将阴茎Buck筋膜与耻骨骨膜缝合，或耻骨上筋膜与白膜固定，否则易造成痛性勃起。也有很多医师认为不需要阴茎基底部的固定即可达到改善阴茎外观的目的，否则影响阴茎皮肤局部活动。对于隐匿阴茎患儿禁忌做传统包皮环切。对于阴茎缺乏皮肤覆盖的情况，游离全厚皮片移植是一种选择。手术后并发症：早期可包括皮下血肿、感染，术后较长时间的疼痛及排尿困难[18]。一般对症治疗即可治愈。远期可见阴茎回缩，阴茎皮肤淋巴回流受限后水肿，阴茎冠状沟下方皮肤冗余和瘢痕疙瘩等。回缩及不美观者可以考虑再手术，而水肿多能自行消失。

四、随访

手术满意情况对年幼儿来说主要依据其父母的意见，而年长儿可以直接询问本人。一般主要对阴茎的显露长度，总体外观，局部症状的消失及心理问题的改善等随访。尽管有些人对手术后阴茎头不能被包皮覆盖感到遗憾，但是绝大多数人都愿意推荐自己认识的存在同样情况的患儿来进行手术。

参 考 文 献

[1] Ismail KA. Surgical correction of concealed penis. Annals of Pediatric Surgery, 2009, 5（4）: 261-267.

[2] Casale AJ, et al. Concealed penis in childhood: a spectrum of etiology and treatment. J Urol, 1999, 162（3）: 1165-1168.

[3] 梁朝朝, 等. 合肥地区5172名男性青少年外生殖器疾病的流行病学调查. 中华医学杂志, 1997, 77: 15-17.

[4] Sugita Y, et al. A new technique of concealed penis repair. J Urol, 2009, 182（4 Sul）: 1751-1754.

[5] Radhakrishnan J, Razzaq A, Manickam K. Concealed penis. Pediatr Surg Int, 2002, 18: 668-672.

[6] Redman JF. Buried penis: congenital syndrome of a short penile shaft and a paucity of penile shaft skin. J Urol, 2005, 173（5）: 1714-1717.

[7] Herndon CD, et al. Long-term outcome of the surgical treatment of concealed penis. J Urol, 2003, 170（4 Pt 2）: 1695-7; discussion 1697.

[8] Abbas M, et al. Outcome of surgical management of concealed penis. J Pediatr Urol, 2007, 3（6）: 490-494.

[9] Smeulders N, et al. The buried penis—an anatomical aroach. BJU Int, 2000, 86（4）: 523-526.

[10] Gillett MD, et al. Split-thickness skin graft for the management of concealed penis. J Urol, 2005, 173（2）: 579-578.

[11] Borsellino A, et al. Surgical aroach to concealed penis: technical refinements and outcome. Urology, 2007, 69（6）: 1195-1198.

[12] 黄澄如. 实用小儿泌尿外科学. 北京: 人民卫生出版社, 2006.

[13] 张聪. 小儿隐匿型阴茎的诊治进展. 中华小儿外科杂志. 2004, 25（1）: 79-81.

[14] 唐达星, 等. 隐匿性阴茎矫治术后常见并发症及处理. 中华男科学杂志, 2012, 18（05）: 68-72.

[15] Wein A, et al. Campbell-Walsh Urology. Elsevier, 2016: 3374.

[16] 杨屹, 等. 隐匿阴茎手术治疗争议及随访研究进展. 临床小儿外科杂志, 2018, 17（12）: 881-885.

[17] 黄鲁刚, 等. 儿童隐匿阴茎的诊治现状及最新进展.

临床小儿外科杂志，2018，17（12）：886-890.

[18] 苏春妹，等. 隐匿阴茎患儿心理状态及家长疾病认知度的调查. 中西医结合护理（中英文），2017，3（10）：46-48.

第八节　阴茎硬结症

阴茎硬结症由法国 Francois Gigot de la Peyronie 首次（1743年）描述，因此又称 Peyronie's disease（PD）。后研究发现该病是累及阴茎海绵体白膜的一种慢性炎症，故也称为阴茎纤维性海绵体炎。

大多数患者阴茎硬结表现为可逆性病变，不需要特殊治疗，只需调整心态，放松心情，少数患者需要治疗，只有极少数患者因该病影响性功能。

一、流行病学、病因学和病理学

（一）流行病学

PD 的流行病学数据有限。高发年龄为 55 ~ 60 岁。欧美国家报道其患病率为 0.4% ~ 9%，性功能障碍（ED）和糖尿病患者的患病率较高[1]。最近一项美国调查显示，PD 的确诊病例的患病率和可能病例的患病率分别为 0.7% 和 11%，这表明 PD 是一个诊断不足的疾病[2]。

（二）病因学

PD 的病因尚不清楚。然而，对白膜的损伤（重复性微血管损伤或创伤）是最广泛接受的疾病病因学假说。长期的炎症反应将导致结缔组织重塑成纤维化斑块。阴茎斑块形成可导致阴茎弯曲，如果严重，可能会阻碍性生活。最常见的合并症和风险因素是糖尿病、高血压、脂质异常、缺血性心脏病、ED、吸烟和过量饮酒[3]。

（三）病理学

PD 可分为两个阶段[4]。第一阶段是急性炎症阶段，常见的症状有松弛状态的疼痛或阴茎勃起疼痛，以及阴茎白膜中可触及的结节或斑块；通常从阴茎弯曲开始发展。第二阶段是纤维化阶段（慢性阶段），其形成可以被触及的硬化斑块，可伴有钙化，这也导致疾病稳定并且没有进一步的发展。随着时间的推移，30% ~ 50% 的患者阴茎弯曲度将会增加，47% ~ 67% 的患者趋于稳定，而仅有 3% ~ 13% 的患者有自发性改善。在疾病的早期阶段，35% ~ 45% 的患者存在疼痛。90% 的男性通常在疾病发作后的前 12 个月内疼痛逐渐消退[5]。

二、分期

本病根据临床表现为两个阶段，第一阶段为活动期，第二阶段为静止期。活动期大多数病例表现为阴茎勃起疼痛，可触及硬结，阴茎弯曲畸形。约 1/3 的患者表现为阴茎无痛性弯曲。疼痛会逐渐缓解，病程持续 12 ~ 18 个月后趋于稳定。静止期临床特征是阴茎无痛性持续畸形，由阴茎白膜成熟瘢痕引起。

体格检查显示，所有患者阴茎均有边界清楚的斑块和可触及的结节。斑块常位于阴茎背侧白膜处，与海绵体内嵌插的纵隔纤维相连。

三、诊断

根据特征性的临床表现，PD 的诊断并不困难，诊断的同时需要做的是评估疾病的阶段和伴随问题，第一步是了解有关症状（勃起疼痛，结节，弯曲率，是否僵硬，长度和周长变化）及其持续时间和勃起功能状态的信息，潜在危险因素，以及其给患者带来的痛苦。疾病特异性问卷［Peyronie's disease Questionire（PDQ）］已经通过验证可用于临床实践。而且 PDQ 已通过临床试验，可作为检测 PD 特异性心理症状严重程度、进展和治疗反应的评估手段[6]。诊断 PD 时重点应该主要关注疾病是否在活跃期，因为这将影响治疗措施的选择或手术时机。

检查应从常规泌尿生殖评估开始，然后将其扩展到手脚，以检测可能并存的 Dupuytren 挛缩或足底筋膜的瘢痕形成。进行阴茎检查主要目的是查找可触及的结节或斑块的存在。斑块大小与阴茎曲率之间没有相关性。在勃起期间测量阴茎长度很重要，因为它可能对随后的治疗决定产生重要影响[7]。

必要的客观评估是勃起时阴茎弯曲程度，可通过在家中拍摄自然勃起时的照片，或者使用真空辅助勃起测试或往海绵体内注射血管活性药物来实现。勃起功能可以使用仪器进行评估。勃起功能障碍在 PD 患者（> 50%）中很常见，但重要的是要确定其在 PD 发病之前还是之后。因为阴茎血管疾病也会引起勃起功能障碍。ED 和心理因素的存在可能会影响治疗策略。

超声测量斑块的大小是不准确的，不建议在日常临床实践中使用。

四、治疗

（一）非手术治疗（推荐）

初发的、症状不明显的 PD 可采取非手术治疗，适用于无明显勃起疼痛、阴茎勃起功能正常、勃起后弯曲度较小的患者，可与患者讲明 PD 大多数预后较好，以消除患者的心理压力。

（二）药物治疗

PD 的内科治疗主要用于疾病早期的患者[5,8]。目前已有多种治疗选择，包括口服药物疗法[维生素 E、对氨基苯甲酸钾（Potaba）、他莫昔芬、秋水仙碱、肉碱乙酰酯、己酮可可碱、磷酸二酯酶 V 型抑制剂]，病灶内注射疗法（类固醇、维拉帕米、梭菌胶原酶、干扰素）和其他局部治疗（维拉帕米外用治疗、离子导入、体外冲击波治疗、牵引装置）。对于致密纤维化或钙化斑块患者，可以选择针对钙化斑块的冲击波治疗联合梭菌胶原酶（CCH）注射治疗[9]。梭菌胶原酶是 FDA 批准用于治疗 PD 的唯一药物。但目前，EMA 尚未批准药物治疗 PD。非手术治疗 PD 的研究结果往往不一致，目前尚不能获得分别在疾病的早期（炎症）或晚期（纤维化）阶段的不同患者群体中非手术治疗的功效。

1. 口服药物　口服药物治疗有一定疗效，但剂量、疗程、疗效在各种研究中结果并不一致，并有不同程度副作用的报道。

（1）维生素 E（推荐）：多数泌尿科医师通常推荐每日 1 次或两次 400U 剂量处方。维生素 E 使用范围广，成本低，安全性高[10]。但疗效有一定争议。

（2）对氨基苯甲酸钾（Potaba TM）（可选择）：对氨基苯甲酸钾被认为通过增加组织的氧摄取，增加糖胺聚糖的分泌和增强单胺氧化酶的活性来发挥抗纤维化作用。初步研究报道当使用该药物时，阴茎弯曲，阴茎斑块大小和阴茎勃起时阴茎疼痛有所改善[11]，对氨基苯甲酸钾对阴茎弯曲的恶化具有保护作用。但疗效在各种研究中有一定差异。

（3）他莫昔芬（可选择）：他莫昔芬是一种非甾体类雌激素受体拮抗剂，通过调节成纤维细胞中转化生长因子 β_1（$TGF\beta_1$）的分泌发挥作用。初步研究报道，他莫昔芬（20 mg，每日 2 次，连续 3 个月）可改善阴茎疼痛，阴茎弯曲，并减少阴茎斑块的大小。然而，使用相同治疗方案的安慰剂对照随机研究中（仅

有 25 名患者，且主要在疾病的晚期，平均持续时间为 20 个月）未能显示他莫昔芬对疼痛，曲率或斑块大小的显著改善[12]。

（4）秋水仙碱（不推荐）：秋水仙碱已经基于其抗炎作用被引入 PD 的治疗。临床使用应慎重，因为研究数据仅来自未设对照的研究。初步结果显示，50% 男性服用秋水仙碱（每日 0.6 ～ 1.2mg，持续 3 ～ 5 个月），发现疼痛勃起和阴茎弯曲有所改善，而阴茎斑块在 24 个男性中减退 50% 或消失[13]。

（5）肉碱乙酰酯（可选择）：乙酰基-L-肉碱和丙酰基-L-肉碱抑制乙酰辅酶-A 并对人内皮细胞产生抗增殖作用。这可能最终抑制成纤维细胞增殖和胶原蛋白的产生，从而减少阴茎纤维化。在一项 48 例早期 PD 患者的随机双盲研究中，患者随机接受乙酰左旋肉碱（1 g，每日 2 次）与他莫昔芬（20 mg 每日 2 次）相比较。3 个月后，乙酰左旋肉碱在疼痛和曲率降低以及疾病进展抑制方面明显比他莫昔芬更有效，但在阴茎斑块大小减少方面无明显差异（两种药物均显著减少斑块大小）[14]。

（6）己酮可可碱（可选择）：己酮可可碱是一种非特异性磷酸二酯酶抑制剂，可下调 $TGF\beta_1$ 并增加纤维蛋白溶解活性。此外，NO 水平的增加可能有效预防 PD 的进展或逆转纤维化。病例报告的初步数据显示，己酮可可碱（400mg，每日 3 次，连续 6 个月）改善了阴茎弯曲度和斑块超声检查结果[15]。

（7）磷酸二酯酶 V 型抑制剂（不推荐）：在 PD 中使用 PDE5I 的基本原理来自动物研究。PDE5I 可以降低胶原/平滑肌和胶原 III / I 比例并增加 PD 样斑块中的凋亡指数[16]，但临床试验缺乏有力证据，因此，对 PD 患者，PDE5I 无法给予推荐。

2. 病灶内治疗　病灶内治疗是将药理活性剂直接注射到阴茎斑中。它允许局部注射特定药物，其在斑块内提供更高的药物浓度。然而，特别是当存在致密或钙化的斑块时，难以确保将药物递送至目标区域。

（1）类固醇（不推荐）：在病灶内，类固醇被认为通过抑制磷脂酶 A_2，抑制免疫反应和减少胶原合成来对抗负责阴茎斑块进展的炎症环境起作用。在小型非随机研究中，报道了阴茎斑块大小减少和疼痛消退[17]。在唯一一项病灶内给予倍他米松的单盲，安慰剂对照研究中，报道阴茎畸形、阴茎斑块大小和阴茎勃起期间阴茎疼痛在统计学上没有显著变化[18]。

（2）维拉帕米（不推荐）：在 PD 患者病灶内使用维拉帕米（一种钙通道拮抗剂）的基本原理是基于体外研究。许多研究报道，病灶内维拉帕米注射可引

起阴茎弯曲和斑块体积的显著减少[19]。

（3）梭菌胶原酶（可选择）：梭菌胶原酶（CCH）是一种色谱纯化的细菌酶，可选择性地攻击PD斑块的主要成分——胶原蛋白[20]。现已被FDA批准用于治疗开始时具有可触知斑块和至少30°曲率畸形的PD患者。梭菌胶原酶于2014年获得EMA批准。

（4）干扰素（可选择）：干扰素α-2b可降低成纤维细胞的增殖，细胞外基质产生和胶原蛋白生成，并在体外改善PD斑块的伤口愈合过程。与安慰剂相比，病灶内注射（$5×10^6$U的干扰素α-2b溶解在10ml盐水中，每周2次，持续12周）可以显著改善阴茎弯曲度、斑块大小和密度以及疼痛[21]。

（5）透明质酸（可选择）：在一项前瞻性、单臂、多中心试验研究中，65名患者接受了10周的每周1次的斑块内注射透明质酸。在疾病的早期阶段，斑块大小显著减少，阴茎弯曲度降低37%，以及总体性满意度升高[22]。

（6）中药治疗（不推荐）：本病属中医学"玉茎结疽"或"阴茎痰核"范畴。中药主要采取软坚散结方式，辅以活血化瘀、清热解毒治疗，改善微循环，减少纤维组织生成，缩短病程，加快软化斑块的吸收[23]。但疗效尚需进一步观察研究。

3. 外用药物治疗

（1）外用维拉帕米（可选择）：许多研究报道，病灶内维拉帕米注射可引起阴茎弯曲和斑块体积的显著减少。离子电渗疗法［现在称为透皮电动药物给药（EMDA）］可以克服局部吸收药物低的限制[24-26]。

（2）H-100凝胶（可选择）：H-100凝胶由尼卡地平，超氧化物歧化酶和鸸鹋鸟油组成。在一项前瞻性随机，双盲，安慰剂对照研究中研究了22名患者（PD持续12个月）。H-100凝胶在6个月时显示所有PD参数显著改善，患者依从性较好。阴茎伸展长度，曲率和疼痛的统计学改善表明H-100凝胶是一种安全且可能有效的非侵入性局部应用治疗急性期PD的药物[27]。

（3）体外冲击波治疗（可选择）：PD冲击波治疗（ESWT）的作用机制尚不清楚，但有两个假设：①冲击波治疗可以直接损伤和重塑阴茎斑；②冲击波通过产生热量导致炎症反应增加了该区域的血管分布，巨噬细胞活性增加导致斑块溶解并最终导致斑块再吸收。在一项前瞻性、随机、双盲，安慰剂对照的研究中，ESWT每周进行4次治疗，每次治疗包括2000次集中冲击波，仅对阴茎疼痛有显著改善[28]。

（4）牵引装置（可选择）：持续牵引可以增加

Dupuytren挛缩中降解酶的活性。这一开始降低拉伸强度并最终使其降解，随后新合成的胶原蛋白增加。在另一项前瞻性研究中，阴茎弯曲度明显减少（平均减少20°）。勃起功能和勃起硬度也显著改善。无法进入阴道的患者百分比从62%降至20%（$P<0.03$）。重要的是，需要进行手术的患者降到了40%，并简化了1/3患者手术过程的复杂性[29]。

PD的非手术治疗主要针对在疾病早期治疗患者，对不适合手术的患者使用非手术治疗口服对氨基苯甲酸钾治疗可使阴茎斑块大小和阴茎疼痛以及阴茎弯曲度显著降低。维拉帕米的病灶内治疗可以诱导阴茎曲率和斑块体积的显著减少。梭菌胶原酶的病灶内治疗可以显著降低阴茎弯曲角、斑块宽度和斑块长度。用干扰素进行病灶内治疗可以改善阴茎弯曲度、斑块大小和密度以及疼痛。局部15%维拉帕米凝胶可以改善阴茎弯曲和斑块大小。离子导入维拉帕米5mg和地塞米松8mg可以改善阴茎弯曲和斑块大小。体外冲击波治疗不会改善阴茎弯曲和斑块大小，但可缓解阴茎疼痛。类固醇的病灶内治疗与阴茎弯曲、斑块大小或阴茎疼痛的显著减少无关。使用维生素E和他莫昔芬口服治疗无有效依据显著减少阴茎弯曲或斑块大小。其他口服治疗（肉碱乙酰酯、己酮可可碱、秋水仙碱）无明显有效依据。

（三）手术治疗（可选择）

尽管对PD的治疗可以解决大多数男性的疼痛勃起，但只有小部分有明显的阴茎拉直。没有满意的性交或者有性交障碍的患者需要进行手术。手术的目的是矫正曲率并令患者有满意的性交。阴茎弯曲，并且患者必须有至少3个月的稳定期，也有学者建议延长到6～12个月[30]。迄今为止没有随机对照试验用于分析阴茎硬结症不同的手术方式效果。

应与患者交代手术的目的和潜在风险，以便他做出明智的决定。在谈话中应该提到的具体风险有阴茎缩短、ED、阴茎麻木、阴茎弯曲复发、触摸皮肤下线结和缝线的可能性以及手术时可能需要进行包皮环切。对于先天性阴茎弯曲和PD，可考虑两种主要类型的修复：阴茎缩短术和阴茎延长术[31]。

阴茎缩短术包括Nesbit楔形切除术和在阴茎凸侧进行的折叠。阴茎延长术在阴茎的凹侧进行，并且需要使用移植物，目标是尽量减少由Nesbit或白膜褶皱引起的阴茎缩短或纠正复杂的畸形。阴茎脱套与相关的包皮环切术（作为预防术后包茎的手段）曾被认为是所有类型手术的标准方法。然而，最近的数据表明包皮环切术并不总是必要的，尤其是术前正常的包皮[32]。最后，对于PD和ED对药物治疗没有反应的患者，应考虑手术矫正阴茎弯曲联合阴茎假体植入[33]。

选择外科手术方式应该考虑如下：阴茎长度评估，曲率严重程度和勃起功能状态，包括ED患者对药物治疗的反应。患者对手术的期望也必须包括在术前评估中。

1.阴茎缩短手术　1965年，Nesbit首先报道了切除对侧椭圆白膜以治疗先天性阴茎弯曲的手术方式。1979年，这种技术成为一种成功的PD治疗选择。该手术是将5～10mm横向椭圆白膜切除或每10°曲率切除约1mm。Nesbit手术的总体预后非常好，超过80%的患者实现完全阴茎拉直[34]，且阴茎弯曲的复发和感觉减退并不常见，术后ED的风险很小。阴茎缩短是Nesbit手术最常见的不良反应，因此在矫直手术之前和之后需测量和记录阴茎长度。有学者对Nesbit术进行了修改仅做部分厚层切除而不是传统的楔形白膜切除。

折叠术基于与Nesbit操作相同的原理，但执行起来更简单。它们基于阴茎凸起侧上的单个或多个纵向切口以水平方式闭合，应用Heineke-Miculicz原理，或者在不做切口的情况下进行折叠[35]。使用不可吸收的缝线减少了阴茎弯曲的复发。手术结果和满意率与Nesbit术相似。

2.阴茎延长术　阴茎延长术需要在薄膜的短（凹）侧切开以增加该侧的长度，从而产生由移植物覆盖的束状缺陷。然而，斑块移除可能与由于静脉渗漏引起的术后高ED发生比率有关。

Devine和Horton于1974年描述了切除斑块，进行真皮移植矫正阴茎硬结症所致畸形的手术方法[36]。此后报道了多种移植材料和技术，但至今尚未寻找到理想的移植材料。此外，移植手术后ED率高达25%。尽管初始手术结果良好，但移植物挛缩导致17%的再手术率[37]。

大隐静脉是最常见的静脉移植物，其次是阴茎背静脉。鞘膜相对无血管，易于获取，并且由于其代谢需求低而几乎没有收缩能力。皮肤移植会引起挛缩，导致阴茎弯曲复发，进行性缩短。尸体心包以其良好的拉伸强度和多向弹性可提供较好的效果[38]。小肠黏膜下层（SIS）是来自猪小肠的黏膜下层的一种以胶原基质为基础的异种移植物，已被证明可促进组织特异性再生，并支持内皮细胞的生长。小肠黏膜下层发挥支架的作用促进血管生成及宿主细胞的迁移和分化，导致组织在结构和功能上与原始组织相似。它已

成功用于修复严重的阴茎下弯和阴茎硬结症，且不伴发明显的挛缩或组织学改变。

最近，人们倾向于使用颊黏膜移植物（BMG）。颊黏膜移植物的短期治疗效果极好，表现为自发勃起功能的快速恢复并且颊黏膜后期不出现收缩。它也被证明是安全和可重复的，是治疗阴茎硬结症有效的方法之一[39]。羊毛胶原蛋白（TachoSil）移植治疗阴茎硬结症是一种可行且有前景的治疗方法。其主要优点是减少手术时间、易于应用，并能产生额外的止血作用[40]。

3.阴茎假体　阴茎假体（PP）植入通常用于治疗有勃起功能障碍的阴茎硬结症患者，尤其适用于对PED51治疗无反应的患者。尽管所有类型的阴茎假体都可用于治疗，但是可充气阴茎假体的置入似乎对这些患者最有效。

大多数具有轻至中度弯曲的患者仅通过置入气囊就可以获得良好的结果。在某些严重畸形的情况下，术中通过充气气囊重塑阴茎形态已被推荐为有效的治疗方式之一。术中通常在置入气囊后人工反向弯曲阴茎90秒，术中可闻破裂声。如治疗后阴茎弯曲度小于30°，则不再建议进一步治疗，因为假体将起到组织扩张器的作用，并在假体使用几个月后完全修正弯曲[41]。虽然这种技术在大多数患者中是有效的，但为了实现充分的矫正，可能需要进行Nesbit或折叠术、斑块切除或切开术和移植术。

五、随访

PD的随访主要包括患者症状、体格检查及性功能等方面的变化。

参 考 文 献

[1] Arafa M, et al. The prevalence of Peyronie's disease in diabetic patients with erectile dysfunction. Int J ImpoRes, 2007, 19（2）: 213.

[2] Stuntz M, et al. The Prevalence of Peyronie's Disease in the United States: A Population-Based Study. PLoSOne, 2016, 11: e0150157.

[3] Rhoden EL, et al. A cross-sectional study for the analysis of clinical, sexual and laboratory conditionsassociated to Peyronie's disease. J Sex Med, 2010, 7（4）: 1529.

[4] Ralph D, et al. The management of Peyronie's disease: evidence-based 2010 guidelines. J Sex Med, 2010, 7（4）: 2359.

[5] Mulhall JP, et al. An analysis of the natural history of

Peyronie's disease. J Urol. 2006, 175（6）: 2115.

［6］Hellstrom WJ, et al. Self-report and clinical response to Peyronie's disease treatment: Peyronie's disease duestionnaire results from 2 large double-blind, randomized. placebo-controlled phase 3 studies. Urolog, 2015, 86（2）: 291.

［7］Kadioglu A, et al. Color Doppler ultrasound assessment of penile vascular system in men with Peyronie's disease. Int J Impot Res, 2000, 12（5）: 263.

［8］Hellstrom WJ, et al. Peyronie's disease: etiology. medical, and surgical therapy. J Androl, 2000, 21（3）: 347.

［9］Muller A, et al. Peyronie's disease intervention trials: methodological challenges and issues. J Sex Med, 2009, 6（3）: 848.

［10］Shindel AW, et al. Urologist practice patterns in the management of Peyronie's disease: a nationwide survey. J Sex Med, 2008, 5（4）: 954.

［11］Zarafonetis CJ, et al. Treatment of Peyronie's disease with potassium para-aminobenzoate（potaba）. J Urol, 1959, 81（6）: 770.

［12］Teloken C, et al. Tamoxifen versus placebo in the treatment of Peyronie's disease. J Urol, 1999, 162: 2003.

［13］Akkus E, et al. Is colchicine effective in Pevronie's disease? A pilot study. Urology, 1994, 44（2）: 291.

［14］Biagiotti G, et al. Acetyl-L-carnitine vs tamoxifen in the oral therapy of Peyronie's disease: a preliminary report. BJU Int, 2001, 88（1）: 63.

［15］Brant WO, et al. Treatment of Peyronie's disease with oral pentoxifylline. Nat Clin Pract Urol, 2006, 3: 1111.

［16］Ferrini MG, et al. Effects of long-term vardenafil treatment on the development of fibrotic plaques in a rat model of Peyronie's disease. BJU Int, 2006, 97（3）: 625.

［17］Desanctis PN, et al. Steroid injection therapy for Peyronie's disease: a 10-year summary and review of 38 cases. J Urol, 1967, 97（1）: 114.

［18］Cipollone G, et al. Betamethasone versus placebo in Peyronie's disease. Arch Ital Urol Androl, 1998, 70（4）: 165.

［19］Anderson MS, et al. Inhibition of Peyronie's plaque fibroblast proliferation by biologic agents. Int J Impot Res, 2000, 12（Suppl 3）: 25.

［20］Ehrlich HP. Scar contracture: cellular and connective tissue aspects in Peyronie's disease. J Urol, 1997, 157（1）: 316.

［21］Hellstrom WJ, et al. Single-blind, multicenter, placebo controlled, parallel study to assess the safety and efficacy of intralesional interteron alpha-2B for minimally invasive treatment for Peyronie's disease. J Urol, 2006, 176（1）: 394.

［22］Zucchi A, et al. Intralesional Injection of Hyaluronic Acid in Patients Affected With Peyronie's Disease Preliminary Results From a Prospective, Multicenter, Pilot Study. Sex Med, 2016, 4: e83.

［23］姜华. 阴茎硬结症的中西医治疗概况, 新中医. 2012, 44（10）: 115-116.

［24］张彤, 等. 阴茎局部注射维拉帕米治疗阴茎硬结症15例临床观察, 中国男科学杂志, 2009, 23（3）: 57-58.

［25］邓荣进, 等. 药物注射治疗阴茎硬结症80例临床分析, 医药导报, 2010, 29（1）: 52-53.

［26］Greenfield JM, et al. Verapamil versus saline in electromotive drug administration for Peyronie's disease: a double-blind, placebo controlled trial. J Urol, 2007. 177（4）: 972.

［27］Twidwell J, et al. Topical treatment for acute phase Peyronie's disease utilizing a new gel, H-100: a randomized prospective. placebo-controlled pilot study. Int J Impot Res, 2016, 28（6）: 41.

［28］Palmieri A, et al. A first prospective. randomized, double-blind. placebo-controlled clinical trial evaluating extracorporeal shock wave therapy for the treatment of Peyronie's disease. Eur Urol, 2009, 56（2）: 363.

［29］Martinez-Salamanca JI, et al. Acute phase Peyronie's disease management with traction device: a nonrandomized prospective controlled trial with ultrasound correlation. J Sex Med, 2014, 11（2）: 506.

［30］Kendirci M, et al. Critcal analysis of surgery for Peyronie's disease. Curr Opin Urol, 2004, 14（6）: 381.

［31］Langston JP, et al. Peyronie disease: plication or grafting. Urol Clin North Am, 2011, 38（2）: 207.

［32］Garaffa G, et al. Circumcision is not mandatory in penile surgery. BJU Int, 2010, 105（2）: 222.

［33］Mulhall J, et al. A surgical algorithm for men with combined Peyronie's disease and erectile dysfunction: functional and satisfaction outcomes. J Sex Med, 2005, 2（1）: 132.

［34］Pryor JP. Correction of penile curvature and Peyronie's disease: why I prefer the Nesbit technique. Int J Impof Res, 1998, 10（2）: 129.

［35］Yachia D. Modified corporoplasty for the treatment of penile curvature. J Urol, 1990, 143（5）: 80.

［36］Devine CJ, et al. Surgical treatment of Peyronie's disease with a dermal graff. J Urol, 1974, 111（1）: 44.

［37］Cormio L, et al. Surgical treatment of Peyronie's disease by plaque incision and grafting with buccal mucosa. Eur Urol, 2009, 55（6）: 1469.

［38］Kadioglu A, et al. Surgical treatment of Peyronie's disease: a critical analysis. Eur Urol, 2006, 50（2）:

235.

[39] Taylor FL, et al. Surgical correction of Peyronie's disease via tunica albuginea plication or partialplaque excision with pericardial graft: long-term follow up. J Sex Med, 2008, 5 (9): 2221.

[40] Hatzichristodoulou G, et al. Surgical therapy of Peyronie's disease by partial plaque excision and grafting with collagen fleece: feasibility study of a new technique. Int J Impot Res, 2013, 25 (5): 183.

[41] Wilson SK. Surgical techniques: modeling technique for penile curvature. J Sex Med, 2007, 4 (1): 231. https://www. ncbi. nlm. nih. gov/pubmed/17233788.

第九节　阴茎异常勃起

正常成年男性在性生活或持续性刺激下,阴茎勃起维持数分钟甚至1小时以上,若在非上述状态下,阴茎部分或者完全肿胀勃起持续超过4小时,称为阴茎异常勃起(priapism)[1]。阴茎异常勃起临床上较为少见。阴茎异常勃起中,缺血性的异常勃起占约95%[2]。国外统计的发病率为(0.3～1.5)/10万[3]。

一、病因学

传统上异常勃起分为原发性(特异性)和继发性。按血流动力学分为低血流量型(缺血性)和高血流量型(非缺血性)两类。前者因静脉阻塞(静脉性)引起,后者因异常动脉血注入(动脉性)导致。低流量阴茎异常勃起较常见,常伴有静脉回流减少和静脉血液滞留,引起勃起组织的低氧血症和酸中毒。异常勃起还分为急性间断性(复发或间歇,如镰状细胞贫血)和慢性(通常为高血流量型)。异常勃起初期,均为生理性阴茎勃起,以后发展为高血流量型。

(一)动脉性阴茎异常勃起

1.海绵体动脉撕裂,血液直接汇入海绵窦。

2.阴茎海绵体内注射血管活性药物引起长时间的动脉评价平滑肌舒张,海绵窦内血流量持续增加。超过一定时间可转化成静脉阻滞性异常勃起。

3.外科手术:治疗动脉性ED的一些术式,如动脉-海绵体直接吻合术,动脉血可经异常通道直接进入海绵窦。

(二)静脉阻塞性阴茎异常勃起

较动脉性阴茎异常勃起常见,后果较为严重。

1.血管外小静脉阻塞　一些因素可引起海绵体平滑肌持续性舒张,致使小静脉持续性阻塞。

(1)药物性因素:为阴茎异常勃起最常见的原因。一些药物可影响神经平滑肌,由于药物过量时或对药物过度敏感的患者平滑肌不能恢复收缩能力,导致异常勃起。常见的引起阴茎异常勃起的药物有抗抑郁药、安定药和抗高血压药物,例如肼屈嗪、胍乙啶、吩噻嗪类药物、氯丙嗪、曲唑酮等。中枢兴奋药及海绵体内注射治疗ED的血管活性药物等同样可引起阴茎异常勃起。

(2)神经性因素:中枢神经性疾病(如癫痫、脑动脉瘤破裂等)、椎间盘突出症、椎管狭窄、脊髓损伤等疾病可使阴茎神经受到过度或持续性刺激,导致阴茎异常勃起。但此类患者常有自限性,无须医疗处理。

(3)其他因素:会阴部或生殖器创伤引起的组织水肿、血肿等可压迫白膜下小静脉,使阴茎静脉回流受阻,引起异常勃起(低流量型)[4]。

2.血管内小静脉阻滞　主要为引起血压黏滞度增高的因素引起。

(1)血液学异常:镰状细胞血红蛋白病的异常红细胞在血管中可成串排列,引起静脉内血栓形成,静脉血液回流受阻,使阴茎呈持续勃起状态。白血病患者的血细胞可渗透至海绵体,细胞碎片可能引起静脉回流受阻导致异常勃起。其他常见疾病有多发性骨髓瘤,原发性血小板增多症等。

(2)肠外高营养:长期静脉输入浓度大于10%的脂肪乳剂可能产生阴茎异常勃起。

(3)其他:原发或继发肿瘤,如转移性前列腺癌、原发性尿道癌以及损伤性微循环栓塞等能使阴茎血流外流受阻,导致阴茎异常勃起。尽管肿瘤细胞浸润不会引起异常勃起,但静脉回流受阻或海绵窦受侵犯可引起淤滞及血栓形成。已报道转移至阴茎并引起异常勃起的肿瘤有白血病、前列腺癌、肾癌及黑素瘤。

(三)特发性阴茎异常勃起

约60%的阴茎异常勃起原因不明,病史显示多与过度性刺激有关,刺激性药物可促进此病的发生。

二、诊断

（一）临床表现

通过详细询问病史有助于找出发病原因，重点了解既往有无反复发作及发作、消退时的环境和勃起持续时间等，以便在外科治疗的同时积极对因治疗，预防复发。查体时应注意阴茎勃起的角度，阴茎皮肤色泽、弹性、温度和阴茎硬度、有无肿胀及疼痛，有无排尿困难。有无腹部肿块、肿大的淋巴结等体征。低流量阴茎异常勃起表现为阴茎坚硬、痛性勃起，阴茎皮肤温度低，搏动感不明显。高流量阴茎异常勃起可表现为阴茎部分或者节段性或者半硬状态、非痛性勃起，阴茎皮肤温度正常或者偏高，局部可触及搏动感[5]。

（二）辅助检查

实验室检查和特殊检查应针对病因进行。海绵体动脉血流超声多普勒检查和海绵体内血气分析可帮助判断异常勃起的类型，区分低流量和高流量型勃起。阴茎动脉造影有助于高流量型异常勃起的诊断，但非必需检查。病情的严重程度和预后具有重要的意义。

1. 动脉性阴茎异常勃起海绵体内抽出的血液为鲜红色，表现为高流率，几乎正常的血氧饱和度、二氧化碳含量。阴部内动脉造影可明确诊断。

2. 静脉阻滞性阴茎异常勃起海绵体内抽出的血液为暗红色或者紫黑色，表现为低流率，低氧、高二氧化碳和酸中毒。阴茎海绵体造影缺乏静脉回流影像，由于海绵体淤血、凝血块形成，海绵体内可出现充盈缺损。

三、治疗

治疗上应积极去除诱因，治疗原发疾病。如治疗不及时，可导致海绵体纤维化导致永久性阳痿[6]。

（一）非手术治疗

1. 阴茎海绵体内抽吸灌洗（推荐） 对伴有心脑血管疾病的患者是一种最安全的治疗方法。可改善静脉回流，减少海绵体内压，改善缺氧状态。1%利多卡因阴茎根部阻滞麻醉，粗针头穿刺双侧阴茎海绵体，抽吸出淤积于海绵体内的血液。然后将生理盐水20～30ml注入海绵体内，再抽出。如此反复进行，直至抽出液颜色变红，海绵体疲软[7]。

2. α肾上腺素类药物海绵体注射（可选择） 治疗效果取决于已经勃起持续的时间和药物应用史。勃起时间小于6小时者可将肾上腺素和去甲肾上腺素10～20μg加生理盐水5ml稀释后行海绵体注射，每5分钟重复1次，直至阴茎疲软，同时监测血压、脉搏变化[8]。或脱羟肾上腺素（新福林）100～200μg加生理盐水5ml稀释后注射，方法同前。

（二）介入治疗（可选择）

高血流量型阴茎异常勃起可行经皮动脉栓塞术，诊断与治疗可同时进行。

（三）手术治疗（推荐）

对于积极的非手术治疗无效的患者应及早手术治疗。一旦海绵体内血栓形成，并发海绵体纤维化，勃起功能障碍的比率明显升高。

1. 手术指征 若非手术治疗无效超过36～48小时，应行手术治疗。通过外科手术将海绵窦内的积血引流出来，提高海绵体动脉-海绵窦间的压力梯度，恢复正常的海绵体动脉血供[9]。

2. 手术方式

（1）阴茎海绵体阴茎头分流术：将尖手术刀自阴茎头向海绵体近端尖部插入海绵体，刺破白膜，使阴茎海绵体与尿道海绵体形成通路，形成阴茎头和海绵体的分流，利于血液回流。如分流效果不佳，可行阴茎海绵体尿道海绵体分流术或阴茎海绵体-大隐静脉分流术。

（2）阴茎海绵体尿道海绵体分流术：阴茎根部侧切口，同时暴露阴茎海绵体和尿道海绵体，再切开阴茎海绵体和尿道海绵体白膜，将两侧海绵体作侧侧吻合。术中需留置导尿管，标记尿道，防止术中尿道损伤。

（3）阴茎海绵体-大隐静脉分流术：经卵圆窝向下做股部斜切口，游离大隐静脉，同侧阴茎背外侧做一纵行切口，显露阴茎海绵体白膜。在游离的大隐静脉远侧切断，远端结扎，近端经皮下隧道在精索前与显露的海绵体接近，将海绵体与大隐静脉吻合。

四、预后

勃起功能障碍（ED）的发生率与异常勃起持续的时间和采取侵入性的治疗操作有关。发生率可达50%。超过36小时可出现不同程度的海绵体纤维化。

参考文献

[1] 郭应禄，等. 男科学. 北京：人民卫生出版社，2004：

732-738.

［2］那彦群，等．实用泌尿外科学．北京：人民卫生出版社，2009：509-510.

［3］Tay YK，et al．Acute management of priapism in men. BJU Int，2012，109（Suppl 3）：15-21.

［4］Wan X，et al．Posttraumatic arterial priapism treated with superselective embolization：our clinical experience and a review of the literature．Adv Ther，2019，36（3）：684-690.

［5］Garcia MM，et al．T-shunt with or without tunnelling for prolonged ischaemic priapism．BJU Int,2008,102（11）：1754-1764.

［6］Keoghane SR，et al．The aetiology，pathogenesis and management of priapism．BJU Int，2002，90（2）：149-154.

［7］Rees RW，et al．The management of low-flow priapism with the immediate insertion of a penile prosthesis．BJU Int，2002，90（9）：893-897.

［8］Chow K，et al．The pharmacological management of intermittent priapismic states．BJU Int，2008，102（11）：1515-1521.

［9］Kheirandish P1，et al．Treating stuttering priapism. BJU Int，2011，108（7）：1068-1072.

性发育异常诊断治疗指南

性发育异常（disorders of sex development，DSD）是一组先天性的内外生殖器结构非典型发育的疾病。与染色体异常、基因突变、发育程序和性激素异常等密切相关，呈现出不同的临床特征与病理生理表现[1-5]。虽然目前对性发育异常的命名与分类仍然有着争议，但是基于遗传病因学的分类，让我们对性发育异常的机制有更清晰的认识[6,7]。有些患者因为外生殖器异常在刚出生时就能被识别，另外一些患者直到青春期发育延迟、不孕或不育才被诊断。一旦出生的孩子外生殖器模糊不清，如何性别抚养就成为一个重大问题。父母和孩子的受教育程度、社会文化及医疗干预等影响着性别抚养的决定[8,9]。单纯的性发育异常诊断并不困难，但是临床工作的重点应该放在性发育异常的并发症、治疗效果、成年后远期结局及社会心理问题上[8]。在临床工作中，需要更多地关注性发育异常患者如何经历整个人生过程及如何对待医疗干预[10]。持续有组织的随访可以增加性发育异常患者与医务专业人员的有益互动，增强他们对后续医疗需求的了解和治疗的依从性[11]。

确定性发育异常的病因、诊断，并制订以患者为中心的临床管理随访计划是相当重要的。评估性发育异常并给予社会心理等方面的支持是一项有挑战性的工作，远远超过对性发育异常本身的诊断，它需要泌尿男科学、儿科内分泌学、妇产科学、心理学等方面的学者共同协作。这也正是本指南组织多学科专家编写的初衷。本指南的目标是通过现有的数据，为性发育异常患者的整体医疗照护（medical care）提供建议。

本指南是以性发育异常患者为中心，围绕性发育异常评估与整体医疗和照护而展开编写。然而，实际上与性发育异常相关的、系统的数据文献是缺乏的。这与患者相对罕见、表现错综复杂、长期（从婴幼儿到成年期）随访过程中患者远期失访，以及手术时间与末次数据采集时间间隔过长等密切相关。指南引用的参考文献主要通过检索Embase和PubMed数据库获得，只有发表的原创性研究论文和评论才被引用。所有数据经过编委会广泛讨论并达成一致后才使用。

基本名词定义

1.性（sex）　男性或女性的状态，通常指的是生理上的差异，包括性染色体、性腺、内外生殖器结构差异。

2.性别（gender）　男性、女性，两者皆有或皆无的心理体验，通常用于社会和（或）文化差异，而不是生理差异。

3.性别认同（gender identity）　对自我性别（男性、女性或其他）的核心认识。

4.基因型（genotype）　个体的基因组成。

5.表型（phenotype）　由个体基因型与环境相互作用而产生的一组可以观察到的特征。

一、流行病学与病因学、病理学

（一）流行病学与病因

DSD是一类涉及生物、心理及社会等多因素的复杂性疾病，它的全球发病率为1/5500～1/4500，遍布于不同教育水平、经济水平和宗教背景的人群，不同种族之间的发病率有所差异[12,13]。

DSD的病因和发病机制十分复杂，涉及遗传、环境等多种因素。DSD具有表型的显著差异性及高度遗传异质性，相同的临床表型可出自不同病因的DSD，而同一病因的DSD也可能存在不同的临床表型。近10年研究发现，很多性腺发育相关基因（如DAX-1、DMRT1、SOX-9基因）或者它们的启动子（SOX-9启动子）拷贝数目异常，会导致该疾病的发生。常染色体中的很多基因，参与了性腺的形成和发育，例如SOX9、FOXL2、DMRT2基因等。当含有这些基因的常染色体发生大片段丢失或重复时，基因表达剂量倍增或不足，导致睾丸或卵巢发育障碍，临床表现为DSD[14]。

染色体数目异常而导致的性发育异常疾病主要包括经典的特纳综合征（Turner Syndrome）和Klinefelter综合征。其中最常见的为特纳综合征，发病率1/2500。约50%的患者，染色体为经典核型45，XO，有约1/4患者核型为45，XO/46，XX（嵌合体）。其他核型，包括1条X染色体的长臂丢失、短臂丢失、等臂染色体、环形X染色体等，均可出现类似的特征性临床表现，7%的流产儿，核型为45，XO[15]。45，X/46，XY嵌合体及其变异型在新生儿中的检出率为1.7/10000[16]，有2%～5%的临床表现为Turner综合征的患者核型为45，X/46，XY嵌合体[17]。第二常见的性染色体异常性疾病为Klinefelter综合征。据报道在世界范围内，每500个男性新生儿中就会有一个并且这一数据还在增长[18]。在胚胎发育的早期，部分细胞在有丝分裂过程中由于分裂后期迟滞或染色体重排，Y染色体出现不分离，从而产生不同的生殖细胞系：XO、XX、XY等单体，再组合成为45，X，46，XY和47，XYY，48，XXXX，48，XXYY等核型，而一般47，XYY细胞系通常会在进一步的细胞分裂中丢失，出现这种现象的原因目前还不清楚，可能与Y染色体的结构异常如等臂染色体、环状染色体及缺失等有关[19]。

46，XY DSD是染色体核型、性腺或外生殖器表型不一致的一类遗传疾病，发病率约为1/100 000，其染色体核型为46，XY，但社会性别多为女性，多数遗传因素参与，临床异质性大，目前仅有20%～30%的46，XY性发育异常患者有明确基因诊断[20]。目前主要考虑与性腺器官发育异常、雄激素合成或功能障碍等因素有关。

46，XX DSD发病更加罕见，在一项丹麦国家出生队列流行病学调查研究中统计，罹患46，XX DSD的男性患儿占总男性患儿的比例为3.5～4.7/100 000[21]。主要原因包括性腺发育异常，雄激素产生过量等。

（二）性分化、发育的胚胎学与遗传学机制

1.胚胎学 生殖系统的两性分化和发育受多种因素影响。正常的性发育依赖于激活和抑制因子在时间-空间上的精准调控。一旦在上述程序中出现偏差，就可能出现性分化和发育异常[2]。

性染色体决定性腺，位于Y染色体短臂上的性别决定区（SRY）基因是启动男性发育途径的二进制开关，阿尔弗雷德·乔斯特博士进行的关键性实验不仅确定了睾酮与男性性分化的关联性，而且证实了性腺及其产生激素对内生殖器的诱导调控作用具有明确的单侧效应[22]。

妊娠4～6周时，体腔上皮外生形成泌尿生殖嵴。随后，泌尿生殖嵴发育为肾脏、肾上腺皮质、性腺和生殖道。原始生殖细胞在形成性腺前具有双向分化的潜能，SRY作为转录因子诱导SOX9表达，继而SOX9触发和维持原始性腺在妊娠6周的较窄时间窗中分化为睾丸。随着支持细胞的分化，发育中的睾丸被分成两部分，一部分是由支持细胞和小管周围肌样细胞包裹生殖细胞形成的聚集体，即睾丸索；另一部分是睾丸间质，包含睾丸间质细胞和睾丸血管。

最初，中肾管和苗勒管同时存在。中肾管来源于中肾的排泄管，睾丸间质细胞分泌的睾酮使中肾管发育为附睾、输精管、射精管和精囊。同时，睾丸支持细胞分泌的抗苗勒管激素（anti-mullerian hormone，AMH）抑制同侧苗勒管退化。睾丸分泌的另一种激素—胰岛素样因子3（insulin-like facter 3，Insl 3）介导睾丸由原肾周位置经腹腔下降，而睾酮则促进睾丸下降到阴囊（睾丸的下降一般在妊娠32周前完成）。

在外周靶组织中，睾酮转化为双氢睾酮（Dihy-drotestosterone，DHT）。DHT促进尿道皱襞融合形成阴茎海绵体和尿道。DHT也促进生殖结节发育为阴茎头，唇囊肿融合形成阴囊。

卵巢的分化比睾丸分化稍晚。当女性胎儿不存在SRY的情况下，卵巢特异性转录因子，即叉头转录因子2（FOXL-2），无翅型MMTV整合位点家族成员4（WNT4），R-海绵体1（RSPO1），以及激活的b-连环蛋白通路启动和维持卵巢分化。在没有睾酮和双氢睾酮的情况下，外生殖器则发育为阴蒂、阴道下段和阴唇，尿道和阴道开口于会阴[23]（图23-1，图23-2）。

2.遗传学 对DSD分子机制的研究证实了许多

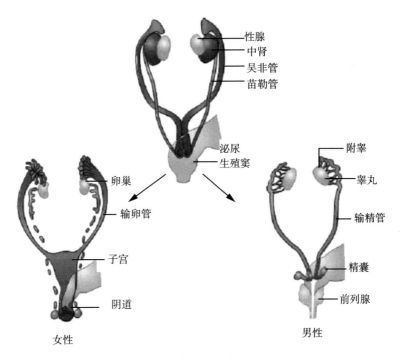

图23-1 性器官分化示意图

胚胎初期，同时存在中肾管（吴非管）和苗勒管两套始基，睾丸分泌的抗苗勒管激素使苗勒管退化，中肾管发育为男性内生殖器，而卵巢分化后，中肾管在没有睾酮作用的情况下发生退化，苗勒管发育为女性的内生殖器

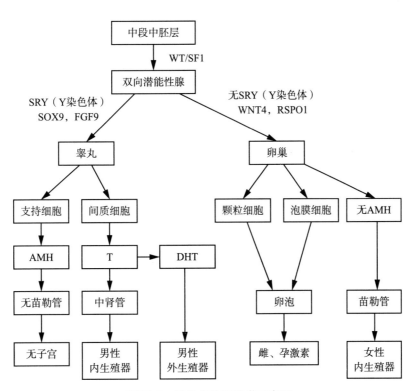

图23-2 性分化的胚胎学示意图

基因及其调控机制影响细胞分化的组织特异性、程序和相对剂量[2]。

具有双向分化潜能的性腺在个体的分化方向是由"细胞命运决定基因"决定的，包括空螺旋同源盒蛋白2（EMX2），chromobox同族体2（CBX2），Wilms肿瘤1（WT1），甾体生成因子1（NR5A1），LIM同源盒蛋白因子9（LHX9），sin动势相关同源蛋白1/4（SIX 1/4），以及GATA结合蛋白4（GATA4）等。性分化的过程涉及一个复杂的调节网络，其中"睾丸"通路的激活，导致"卵巢"途径的关闭。

在睾丸的发育中，SRY促进SOX9表达，SOX9与SRY和NR5A1协同构成正反馈环路以维持表达并促进支持细胞发育。SOX9下游的两个旁分泌信号分子，即成纤维生长因子9（FGF9）和前列腺素D2合成酶（PGD2）也参与促进睾丸发育的维持，如性腺中心区域的FGF9信号促进 SOX9 表达而拮抗WNT4信号通路。其他与睾丸分化相关的基因包括CITED4和SOX 家族中的其他成员，如SOX3、SOX10和SOX13（图23-3）。

卵巢的分化也是一个依赖于特异因子激活的过程，而非被动的"默认程序"。WNT4抑制将发育为卵巢的"前颗粒细胞"中的SOX9表达，同时与RSPO1协同维持b-连环蛋白的表达，进而与LEF1相互作用促进其他相关基因的转录。FOXL2是另一种对于卵巢分化和发育重要的转录因子和核蛋白，它和b-连环蛋白也抑制SOX9的表达。WNT4通路上调

卵泡抑素，后者抑制激活素B并阻止睾丸特异性血管系统形成。从小鼠研究中获得的最新数据表明，孤核受体，鸡卵清蛋白上游启动子转录因子Ⅱ（COUP-TFⅡ）可能在消除雌性体内吴非管始基中发挥积极作用。

由于基因组技术的快速发展和对DSD作为公共卫生问题的认识提高，在过去10年中对46，XY DSD和46，XX DSD的遗传性病因机制的认识有了长足的进步。大量与DSD相关的新基因数据将改进DSD表型/家族的详细描述，并提供更多改善诊断、预后和咨询的背景信息。

概括而言，46，XY DSD的遗传机制中不仅涉及SOX家族基因突变，还涉及GATA4与FOG2协同因子，MAP激酶信号转导，Hedgehog信号通路，NR5A1，CBX2，DMRT1（一种进化保守的性决定基因）等基因的突变；46XX且SRY阴性的睾丸或卵巢性DSD则主要涉及 RSPO1，WNT4和FOXL2等基因突变（图23-4）。NR5A1作为性别决定的另一个关键基因，也是已知男性生精失败和女性卵巢功能不全的重要原因[26]。目前已知的DSD相关基因突变和拷贝数变异详见表23-1和表23-2。

表23-1　DSD相关的基因突变[25]

基因名称	突变的基因位点或区域		遗传特性
	非编码区	ORF（开放阅读框）	
MAP3K1	否	是	AD, 获得功能
WNT4	否	是	AR
RSPO1	否	是	纯合子隐性遗传
CBX2	否	是	AR
SRY	是	是	X-linked 隐性
SOX9	是	是	AD
NR5A1（SF-1）	是	是	AD
GATA4	是	是	AD
ZFPM2（FOG2）	否	是	AD
NROB1	是	是	X-linked 隐性
FOXL2	是	是	AD
DMRT1	是	是	AD

注：AD. 常染色体显性遗传；AR. 常染色体隐形遗传；X-linked 隐性. 性联隐性遗传

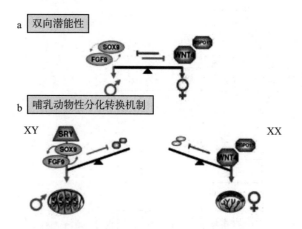

图23-3　哺乳动物性分化的反向信号转换模型[24]

a. 在双向潜能的性腺中，男性启动基因（SOX9和FGF9）和女性启动基因（WNT4和RSPO1）平衡受控。b. SRY（XY）的存在加强了SOX9和FGF9的正反馈，进而竞争抑制了女性信号通路，启动睾丸分化。没有SRY（XX）的情况下，女性启动信号关闭了男性信号环路，开启了卵巢分化的进程

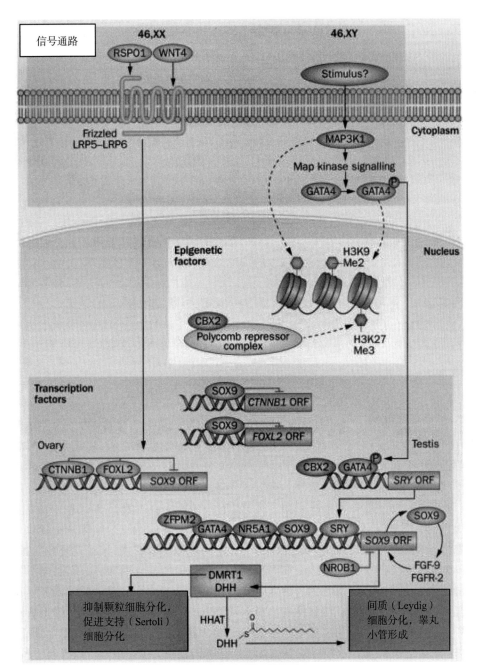

图23-4　人类性别决定的遗传病理生理学[25]

在性腺发育过程中，基因转录的调控通过细胞信号通路发生（WNT4、RSPO1决定卵巢分化，Map激酶途径决定睾丸分化），这些信号通路通过改变染色质结构和调节表观遗传因子或直接激活转录网络来激活基因。在46，XX个体中，WNT4和RSPO1通过卷曲的LRP5LRP6受体激活β-catenin（CTNNB1）转录。CTNNB1和FOXL2促进卵巢特异性基因的表达而抑制睾丸因子如SOX9等表达。在46 XY个体中，通过MAP3K1的Map激酶信号通路信号可能通过组蛋白修饰间接改变染色质构象（虚线箭头）。Map激酶信号通路也增加转录因子如GATA4的磷酸化，它被认为可改变SRY上游的染色质（虚线箭头），并被证明直接与SRY启动子（实线箭头）结合激活其转录。在细胞核内，转录因子GATA4和ZFPM2结合并激活SRY和SOX9的表达。其他重要的因子还有CBX2，它已被证明可以直接与SRY启动子结合，并与NR5A1蛋白结合，进而与SOX9启动子区的ORF结合。SRY蛋白可以开启下游基因如SOX9等的表达，启动睾丸基因表达网络和抑制卵巢特异基因如RSPO1和β-catenin的表达。ORF：开放式阅读框；P：磷酸化

表23-2　46，XX睾丸或卵睾性DSD和46，XY性腺发育不全的拷贝数变异[25]

染色体区域	重复或缺失	性分化基因	DSD表型	其他表型
9p	杂合性缺失	DMRT1，DMRT2	性腺完全无发育到外生殖器模糊	无
10q25q26	杂合性缺失	可能为FGFR2	46，XY性腺发育不全，外生殖器模糊伴双侧隐睾	IUGR，先天性心脏病，智力迟钝，颅脑畸形
22q11.2	重复	可能为SOX10	46，XX性腺发育不全伴外生殖器模糊	发育延迟，智力迟钝，Wilms瘤，法洛四联症
Xp21	重复	NROB1	46，XY性腺发育不全	无
1p36.33	杂合性缺失	可能为WNT4	46，XX泄殖腔外翻，显著的阴唇阴囊折叠，无明显生殖结节	中线缺损，肛门闭锁，左足异常
8p23.1	杂合性缺失	3′至GATA4	46，XY完全性性腺发育不全，外生殖器模糊	先天性肾上腺发育不良
Xq27.1	缺失或重复	5′或3′至SOX3或包括SOX3	男性表型的46，XX睾丸性DSD	发育延迟，小头畸形，性别认同障碍，身材矮小
16q23.1	多外显子缺失	WWOX	46，XY性腺发育不全伴外生殖器模糊，睾丸不成熟	无
17q24.3	缺失或重复	5′至SOX9，有时包括SOX9	女性表型的46，XY性腺发育不全，或外生殖器模糊，或男性表型的46，XX DSD	涉及SOX9上游区域倒位的部分患者可有骨骼异常

二、分类

DSD是一组先天性疾病，每种疾病均属于罕见病，但病因繁多，总数相对可观。其临床表现具有显著差异性及高度遗传异质性，是一组难以归类、难以诊断的复杂性疾病。人类的染色体性别指46，XY或46，XX，性腺性别指存在睾丸或卵巢，表型性别指存在"男性"或"女性"内外生殖器。正常情况下，染色体性别决定性腺性别，该过程称为"性别决定"，涉及极其复杂的基因调控过程；性腺性别（睾丸或卵巢）形成后，通过适时分泌多种激素调控表型性别的形成，这个过程称为"性别分化"。任何影响"性别决定"和"性别分化"的因素均可导致3个层次的性别不匹配，导致性发育异常。值得一提的是，我国妇科内分泌创始人北京协和医院葛秦生教授早在1994年就将性发育过程中3个最关键的环节（性染色体、性腺与性激素）作为分类的基础，把性发育异常按病因分入三大类：①性染色体异常，包括性染色体数与结构异常；②性腺发育异常；③性激素量与功能异常。尽管如此，既往此类疾病的诊断分类及命名是存在争议的。2006年在美国芝加哥国际会议讨论后发表国际共识[6]，统一命名为"性发育异常（DSD）"，将DSD分为性染色体DSD（主要与染色体核型异常有关）、46，XY DSD（主要与睾丸分化发育异常及雄激素合成、利用障碍有关）和46，XX DSD（主要与SRY基因易位、雄激素过量有关）三大类（表23-3），这一命名与分类方法有利于在未明确诊断时给临床医师提供诊疗方向，另一方面摒弃了既往"间性""两性畸形""两性人"的称谓，减少了歧视含义，更趋向于文明和易于患儿家长接受。另外，因早期的研究，在线孟德尔遗传（Oline Medelian Inheritance，OMIM）所注册的术语，如"性反转""XX男性""XY女性"等词汇已经废用。但是在文献中依然可以读到这些习用语言，应该了解。

推荐意见

性发育异常的分类，推荐使用2006年美国儿科学会发表的共识声明中的分类方法。性染色体DSD组中混合性腺发育不全是最重要的变异体；46，XY DSD组在性发育异常中类型最为复杂；46，XX DSD组中先天性肾上腺皮质增生患者最为常见，这类患者由于可能失盐而危及生命，新生儿急诊需要足够重视

关于性发育异常的循证医学文献很少。尚没有随机对照研究，大多数研究基于回顾性描述性研究或专家意见

表23-3　性发育异常病因分类

性染色体DSD	46，XY DSD	46，XX DSD
47，XXY克氏综合征及其变异型 45，XO Turner综合征及其变异型 45，XO/46，XY混合型性腺发育不良 46，XX/46，XY嵌合体	1.性腺（睾丸）发育不良 完全/部分型性腺发育不良（SRY、SOX9、SF1、WT1、 　　DHH等） 卵睾型DSD 睾丸退缩综合征	1.性腺（卵巢）发育不良 单基因突变导致原发卵巢发育不良 　　（NR5A1、WT1等） 卵睾型DSD 睾丸DSD（SRY+，重复SOX9、RSPO1）
46，XX，X结构异常 46，XY　Y结构	2.睾酮合成和作用障碍 睾酮合成障碍：LH受体突变、Smith-Lemli-Opitz综合 　　征、类固醇合成急性调节蛋白突变、胆固醇侧链裂解 　　酶缺陷症、3β类固醇脱氢酶2缺陷症、17-羟类固醇脱 　　氢酶缺陷症 睾酮作用缺陷：5α还原酶缺陷症、雄激素不敏感综合征 母体胎盘功能不良或暴露于致畸形环境	2.雄激素过多 胎儿：3β类固醇脱氢酶2缺陷症、21羟化酶 　　缺陷症、11β类固醇脱氢酶缺陷症、糖皮 　　质激素受体突变 胎儿胎盘：芳香化酶（CYP19）缺乏、氧化 　　还原酶缺乏 母源：母体分泌雄激素肿瘤（如黄体瘤）、 　　外源性雄激素应用
	3.其他 男性性腺发育相关综合征（如泄殖腔畸形、Robinow、 　　Aarskog综合征、手-足-生殖器综合征等） 苗勒管永存综合征（AMH/AMHR2突变） 睾丸缺失综合征 单纯性尿道下裂 先天性低促性腺激素性性腺功能减退症 隐睾 环境影响	3.其他 相关综合征（泄殖腔畸形） Mayer-Rokitansky-Küster-Hauser综合征 苗勒管发育不良 子宫畸形 阴道闭锁 阴唇融合

参 考 文 献

[1] Hughes LA, et al. Consequences of the ESPE/LWPES guidelines for diagnosis and treatment of disorders of sex development. Best Practice & Research Clinical Endocrinology & Metabolism, 2007, 12（3）: 351-365.

[2] Witchel SF. Disorders of sex development. Best Practice & Research Clinical Obstetrics and Gynaecology, 2018, 48: 90-108.

[3] Cools M, et al. Caring for individuals with a difference of sex development（DSD）: a Consensus Statement. Nature Reviews Endocrinology, 2018, 14（7）: 415-429.

[4] Faisal Ahmed S, et al. Society for Endocrinology UK guidance on the initial evaluation of an infant or an adolescent with a suspected disorder of sex development（Revised 2015）. Clinical Endocrinology, 2016, 84（5）: 771-788.

[5] Biason-Lauber A. Control of sex development. Best Practice& Research. Clinical Endocrinology & Metabolism, 2010, 24: 163-186.

[6] Lee PA, et al. Global disorders of sex development update since2006: perceptions, approach and care. Hormone Research in Paediatrics, 2016, 85（3）: 158-180.

[7] Ono M, Harley VR. Disorders of sex development: new genes, new concepts. Nature Reviews Endocrinology, 2013, 9（2）: 79-91.

[8] 赵明，等. 46，XY性发育异常85例患儿性别选择及术后随访分析. 中华儿科杂志, 2019, 57（6）: 434-439.

[9] Chen MJ, et al. Fluidity models in ancient Greece and current practices of sex assignment. Seminars in Perinatology, 2017, 41（4）: 206-213.

[10] Schweizer K, et al. Coping with diverse sex development: treatment experiences and psychosocial support during childhood and adolescence and adult well-being. Journal of Pediatric Psychology, 2017, 42（5）: 504-519.

[11] Lundberg T, et al. "It's part of me, not all of me": young women's experiences of receiving a diagnosis related to diverse sex development. Journal of Pediatric and Adolescent Gynecology, 2016, 29（4）: 338-343.

[12] Grumbach MM, Conte FA, Hughes IA. Disorders of sex differentiation. In: Larsen PR, Kronenberg HM, Melmed S, Polonsky KS, editors. Williams textbook of endocrinology. 10th ed. Philadelphia: W. B. Saunders, 2002.

[13] Sax L. How common is intersex? A response to Anne Fausto - Sterling. J Sex Res, 2002, 39（3）: 174-178.

[14] Tannour-Louet M, et al. Identification of de novo copy number variants associated with human disorders

of sexual development. PLoS One, 2010, 5（10）: e15392.

［15］Turner D, Briken P, Schottle D. Sexual dysfunctions and their association with the dual control model of sexual response in men and women with high-functioningautism. J Clin Med, 2019, 8（4）: 425-435.

［16］Chang HJ, Clark RD, Bachman H. The phenotype of 45, X/46, XY mosaicism: an analysis of 92 prenatally diagnosed cases. Am J Hum Genet, 1990, 46（1）: 156-167.

［17］Atton G, et al. The lymphatic phenotype in Turner syndrome: an evaluation of nineteen patients and literature review. Eur J Hum Genet, 2015, 23（12）: 1634-1639.

［18］Crawford D, Dearmun A. Klinefelter syndrome. Nurs Child Young People, 2017, 29（6）: 19.

［19］王聪，吴庆华，史惠蓉. 45, X/46, XY嵌合体性发育异常诊治进展，国际生殖健康/计划生育杂志，2016, 35（2）: 132-136.

［20］刘荷，吴庆华，史惠蓉. 46, XY女性性发育异常的遗传学病因研究进展. 国际生殖健康/计划生育杂志，2017, 36（06）: 492-497.

［21］Berglund A, Johannsen TH, Stochholm K. Incidence, prevalence, diagnostic delay, morbidity, mortality and socioeconomic status in males with 46, XX disorders of sex development: a nationwide study. Hum Reprod, 2017, 32（8）: 1751-1760.

［22］Josso N. Professor Alfred Jost: the builder of modern sex differentiation. Sexual Development, 2008, 2（2）: 55-63.

［23］Woodward M, Roberts R. Disorder of sex development. Paediatric Surgery, 2016, 34（12）: 633-638.

［24］Dinapoli L, Capel B. SRY and the Standoff in Sex Determination. Molecular Endocrinology, 2008, 22（1）: 1-9.

［25］Arboleda VA, Sandberg DE, Velain E. DSDs: genetics, underlying pathologies and psychosexual differentiation. Nature reviews Endocrinology, 2014, 10（10）: 603-615.

［26］Bashamboo A, Mcelreavey K. Human sex-determination and disorders of sex-development（DSD）. Seminars in Cell & Developmental Biology, 2015, 45: 77-83.

三、诊断

（一）病史

DSD为一组具有高度遗传异质性的先天性疾病[1]，因此家族史是病史的重要内容。既往认为，家

族性DSD所占比例极少，但最近研究表明，如果把不育症作为DSD的共患病纳入家族观察之中，则家族性DSD病例在46，XY DSD患者中的比例高达22%，在无睾症患者中的比例高达27%[2]。家系调查应遵循中国人类遗传资源疾病家系调查与信息采集技术规程，DSD患者的家族史的调查应尽量采集家系中包括在世和去世成员的外生殖器发育及生育等情况。

一般病史的采集应包括母亲妊娠、流产死胎史，妊娠期间超声监测到的外生殖器发育情况，妊娠期间的药物使用情况，尤其应该注意是否使用可能使女性胎儿出现男性化的药物[3,4]。

青春期前的患者，需注意在出生时是否有外生殖器畸形，有无尿道下裂、隐睾病史，有无阴蒂肥大、无阴道等病史。对于青春期及以后的患者，应注重询问既往有无生殖器发育不清、女性男性化、原发性闭经、男性乳房女性化、男性偶发的严重周期性血尿[4,5]，这些病史指向性发育异常可能。还应该注意生殖器表型以外的病史，如伴嗅觉障碍、骨骼畸形、牙齿畸形、唇/腭裂、眼震颤、双手联带运动等，这些病史指向卡尔曼综合征（Kallmann Syndrome, KS）的可能[6]；高血压、低钾血症病史则提示17-羟化酶缺乏症[1]；伴腹股沟疝合并隐睾病史，提示17β-羟类固醇脱氢酶3型缺陷症；伴低钠血症及高钾血症发作病史提示先天性肾上腺皮质增生症（congenital adrenal hyperplasia, CAH）[1]。大部分成年男性更有可能因不育、性功能异常、生殖系统肿瘤就诊；成年女性更有可能因不育、性功能障碍、月经异常、生殖系统肿瘤就诊。

（二）体格检查

全身及外生殖器的体格检查是诊断DSD所必须[7]。全身体格检查内容包括身高、体重、体毛、喉结、胡须、声调、乳房发育等常规内容，还应注意面容，如有无颈后发际低、颈蹼、上颌狭窄、下颌后缩、外耳低位畸形，评估有无嗅觉障碍，骨骼畸形、牙齿畸形、唇/腭裂、眼震颤、双手联带运动，评估有无肘外翻、手足背淋巴水肿，第4、5掌骨短小，指甲发育不良，通贯掌，评估有无智力障碍、皮肤色素沉着等可能与DSD相关的异常[5,6,8]。

外生殖器体格检查包括阴毛的分布和浓密程度，阴蒂大小、长度，阴唇融合程度，阴囊发育，睾丸位置、大小，阴茎长度、直径，尿道开口情况等。建议采用以下检查步骤或可提供有益的帮助。

1.外观男性化程度评估　Prader分级、外生殖器

男性化评分（external masculinization score，EMS）可为外生殖器男性化程度提供参考。Prader分级根据外阴不同程度的男性化，将外阴异常分为5型（图23-5）。Ⅰ型：阴蒂稍大，阴道与尿道口正常。Ⅱ型：阴蒂较大，阴道口为漏斗形，但阴道与尿道口仍分开。Ⅲ型：阴蒂显著增大，阴道与尿道开口于一个共同的尿生殖窦。Ⅳ型：阴蒂显著增大似阴茎，阴茎基底部为尿生殖窦，类似尿道下裂，生殖隆起部分融合。Ⅴ型：阴蒂似男性阴茎，尿道口在阴茎头部，生殖隆起完全融合，此型常误认为有隐睾与尿道下裂的男性。

EMS评分系统是另一个分级系统（表23-4），该系统通过对阴唇、阴囊融合、小阴茎、尿道口位置、性腺的位置及性腺是否存在等进行定量评价，以判断外生殖器的男性化水平。EMS系统相对于Prader分级，可以提供一个相对更有识别力、更客观的外生殖器评估方法[9]。

阴茎长度的测量推荐使用直尺于阴茎未勃起状态下，测得耻骨联合上方阴茎根部至阴茎尿道外

口处的直线距离。外生殖器的体检应与公认的规范进行比对。我国男性12岁以前不同年龄段阴茎及睾丸测量参考值已有多项研究供临床参考，但尚无统一的标准（请参考附表1～附表3）[11-14]。我国女性外生殖器尚缺少不同年龄段测量数据，仅有成年外生殖器测量数据供参考[15]：阴蒂体长26.449 mm（95%CI：25.805～27.093 mm），宽6.464 mm（95%CI：6.270～6.658 mm）；会阴体长度24.295 mm（95%CI：23.850～24.740 mm），其中阴蒂体长为测量阴蒂头上缘至阴唇前联合的距离，会阴体长度为会阴后联合皮肤黏膜交界处距离。

2.阴道、生殖皱褶和会阴的评估 通过体格检查，系统评估并记录生殖皱褶融合（描述程度：完全开裂/部分融合/融合）、着色情况及是否对称，是否存在生殖皱褶发育不全或缺失，生殖皱褶与生殖结节是否存在转位，尿道口及会阴口的数量及位置关系，青春发育Tanner分期（表23-5），手术瘢痕情况[9,16]。

3.性腺评估 通过体检可初步确定是否存在可触及的性腺，并确定其数目和位置。在阴唇阴囊褶（生殖皱褶）触及到的性腺提示睾丸存在；而腹股沟区触及的性腺组织，则有可能是睾丸或卵睾，罕见卵巢[9]。在腹股沟区仅触及单侧卵巢的可能性很小[9]。如果两侧阴唇阴囊褶及腹股沟均不能触及性腺，则需要进一步详细评估。

（三）实验室检查

DSD常规实验室检查项目主要包括血浆生化（血糖、电解质测定等）、基础内分泌检测和功能试验评价、遗传学评估等[17]。

1.性激素检测（表23-6） DSD需要测定性激素水平，采用多种性腺激素基础值评估下丘脑-垂体-性腺轴及性腺的不同细胞的功能。性激素水平测定包括基础值检测：黄体生成素（LH）、卵泡刺激

表23-4 外生殖器男性化评分系统[9]

评分	阴唇阴囊融合	小阴茎	尿道口位置	右侧性腺位置	左侧性腺位置
3	是	否	正常		
2			远端		
1.5				较低的腹股沟管或阴囊	较低的腹股沟管或阴囊
1			中间	腹股沟管	腹股沟管
0.5				腹部	腹部
0	否	是	近端	缺如	缺如

注：儿童外生殖器的情况是在体格检查的基础上得到，通过计算左栏中分值获得最后得分

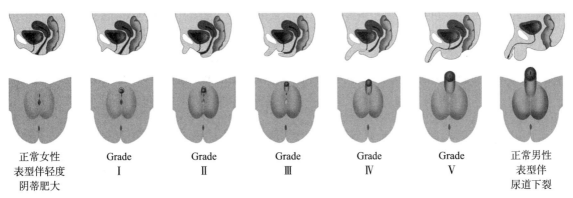

正常女性表型伴轻度阴蒂肥大　　Grade Ⅰ　　Grade Ⅱ　　Grade Ⅲ　　Grade Ⅳ　　Grade Ⅴ　　正常男性表型伴尿道下裂

图23-5 PraderⅠ～Ⅴ级[9,10]

表23-5　Tanner分期[16]

分期	阴毛	男性外阴	女性乳房发育
I	无	睾丸、阴囊、阴茎外观呈儿童型（睾丸体积<4ml）	无乳腺芽，乳晕小，乳头稍高
II	出现稀疏的阴毛，长而略带颜色	睾丸增大，阴囊发红、变色	乳腺芽形成，乳晕增大
III	出现深色、粗糙、卷曲的阴毛	睾丸继续增大，阴茎变长	乳腺芽和乳晕继续发育；乳晕与乳腺汇合
IV	成人阴毛覆盖耻骨	睾丸继续增大，阴茎增粗，同时阴茎头生长，阴囊皮肤变黑	乳房持续发育，乳晕和乳突形成继发丘，突出于乳房轮廓
V	横向分布的成人型阴毛	成熟的成人男性外阴（睾丸体积>15ml）	成熟乳房（乳晕再次与乳房轮廓汇合，仅乳头突出）

表23-6　男性不同年龄性激素水平（化学发光法）[18]

年龄	T（nmol/L）	DHT（nmol/L）	LH（U/L）	FSH（U/L）
1～3天	<12	1.5～4.5	HCG	0～10
4～7天	0.5～3.0	0.1～0.7	0～1	0～5
0.5～4个月	4～14	0.1～4.5	0～1	0～20
0.5～9岁	<0.5	<1	<1	<5
P1期	0.1～1.0	0～0.2	0.5～2.5	0.5～3
P2期	0.1～2.0	0.1～0.2	1～3	0.5～4
P3期	0.3～12	0.2～0.9	1～4	2.5～4.5
P4期	5～25	0.4～2.2	2～7	3～5.5
P5期	10～32	0.6～3.5	2～7	2～5.5

备注：Marshall和Tanner将男性青春期发育的主要指标阴毛（PH）和生殖器（G）发育过程分为五期。其中阴毛的发育（P1～P5）：P1期，无阴毛，P2期，阴茎根部有少数着色不深的长毛生长；P3期，毛色变黑变粗，扩展到耻骨联合；P4期，阴毛特征和成人相同，但是覆盖面积较小，尚未扩展至股内侧面；P5期，阴毛进一步向脐部、股内侧和肛门四周扩展，典型的分布呈菱形

素（FSH）、泌乳素（PRL）、孕酮（P）、睾酮（T）、双氢睾酮（DHT），雌二醇（E_2），这些是最常检查的项目。当男性患者出现性腺功能减低表现，如果FSH、LH和T水平均低时，表明可能有下丘脑、垂体的损害，应考虑进一步做垂体和下丘脑功能测定和影像学检查；如果FSH、LH呈高水平，而T呈低水平时，提示睾丸间质细胞和生精上皮受损或者功能障碍[18,19]。

对于部分诊断和鉴别较困难的患者，可能还需要根据具体情况选择检测抗苗勒管激素（AMH）、抑制素B（INH-b）、胰岛素样因子3（INSL3）、双氢睾酮（DHT）、脱氢表雄酮（DHEA）、17-羟孕酮（17-OHP）等。比如雄激素抵抗、5α还原酶缺乏症是导致46，XY DSD最常见的病因，在这些疾病的鉴别诊断中就常需要测定双氢睾酮的水平[19,20]。因为5α还原酶缺乏症患者，其睾酮转化为双氢睾酮障碍，T可能正

常，但DHT明显下降，T/DHT比值明显升高，可达30，有助于诊断。

对于青春期前的患儿，人绒毛膜促性腺激素激发试验（HCG激发试验）是必须的。HCG激发试验后T/DHT比值大于10有助于诊断。理论上讲，由于T转换为DHT障碍，HCG激发试验后T上升的程度要高于DHT。然而，在年龄、酶活性缺陷程度不同时，该比值变动很大[20]。患者在新生儿期时，血T/DHT比值可能正常，考虑因为SRD5A1基因在新生儿期有短暂表达。Walter等建议为了避免漏诊，在小婴儿中T/DHT的临界值应设为8.5（证据级别IV）。

2. HPG轴评价试验　HPG轴评价试验包括以下激发试验，希望尽量采用多种性腺激素基础值评估下丘脑-垂体-性腺轴及性腺的不同细胞功能。激发试验包括人绒毛膜促性腺激素（HCG）激发试验、HCG延长试验、促黄体生成素释放激素（LHRH）激

发试验等[21]。

（1）人绒毛膜促性腺激素（human chorionic gonadotropin，HCG）激发试验：HCG激发试验有助于明确患儿体内是否存在有功能的睾丸组织以及睾丸间质细胞分泌睾酮的功能状况，多用于小阴茎、隐睾症、卵睾DSD、青春期延迟等[22,23]。

HCG激发试验在HCG的用量、使用次数、间隔时间及采血检测时间点上，各中心不一，宜根据所在中心的临床习惯为宜。现常用多次注射法，具体操作为：HCG每次1000U，肌内注射，每日1次，共4次，第5天抽血查血清T水平。（也有文献报道单次刺激法，即单次肌内注射HCG 2000～5000U，测定0、24小时、48小时和72小时血睾酮水平，仅做介绍，供大家选用。）

睾丸功能正常者血睾酮水平增加可达2倍以上。血清睾酮水平≥100ng/dl提示睾酮反应良好。若基础LH、FSH增加，提示原发性睾丸发育不良。

睾酮对HCG的反应呈年龄相关性，处于青春期和小青春期患儿行HCG肌内注射3天的剂量就足够。如性腺轴活跃的小青春期患儿血清睾酮连续升高，没必要行HCG激发试验。HCG激发试验后测定DHT及雄烯二酮具有重要意义。如评判5α还原酶缺乏；如睾酮/雄烯二酮＜0.8，提示17βHSD缺乏。

（2）HCG延长试验：对HCG激发试验仅为轻度反应者，若不能明确诊断，还需继续进行HCG延长试验。同样，延长试验也有多种方法，宜根据所在中心的临床习惯为宜。这里介绍一种代表方法：肌内注射HCG1500IU，隔日1次，共10次，第20天抽血查血清T水平。

结果解读：血清T水平≥100ng/dl认为反应良好，提示存在睾丸间质细胞，＜100ng/dl认为反应不良。该试验可能存在假阴性，应慎重评估试验结果，必要时重复试验或试验性促性腺激素治疗3个月，观察睾酮水平变化。

（3）促黄体生成素释放激素（LHRH）激发试验：本试验主要用于了解垂体对促性腺激素的反应性，可评价下丘脑-垂体-性腺轴（HPGA）的功能，鉴别诊断下丘脑性和垂体性性腺功能减退症。对进入青春发育期年龄和骨龄超过12岁者，进行此试验有较大的临床意义[23]。

具体方法：禁食、水，抽血查性激素6项，肌内注射戈那瑞林（推荐）或曲普瑞林（可选择）。戈那瑞林用药剂量为2.5～3.0μg/kg（最大量不超过100μg），分别于注射前及注射后30分钟、60分钟、90分钟取血检查LH。或者曲普瑞林100μg，测定0和60分钟LH水平。对男性患者，曲普瑞林兴奋试验中LH峰值出现在注射药物后45～60分钟。

结果解读：LH60分钟峰值＞12 U/L，提示HPGA功能已充分启动；LH60分钟峰值＜4 U/L，提示HPGA功能未启动，可诊断特发性低促性腺功能低下。LH60分钟峰值在4～12 U/L，提示患者可能为体质性青春发育延迟，也可能性腺轴功能部分受损，需随访其变化。

（4）尿促性激素（hMG）激发试验：本试验用于评估DSD患者体内是否存在卵巢组织。具体方法可参考：HCG激发试验结束后6～8周，每12小时（8：00和20：00）给予肌内注射2U/kg hMG，每天7：55采血测定E$_2$血清水平。如果E$_2$水平高于80pg/ml则停止试验。刺激7天后，如果E$_2$水平保持80pg/ml以下，则hMG剂量加倍，刺激持续7天，除非检测到E$_2$水平超过80pg/ml。

（5）其他试验：如促肾上腺皮质激素（ACTH）激发试验。如果怀疑合并肾上腺功能低下者，必要时可行ACTH激发试验[21,24]。本试验也有多种方法，宜根据所在中心的临床习惯为宜。此处简单介绍：不需空腹，提前1小时置留置针，试验在9：00之前结束。ACTH剂量：＜6个月，62.5μg；6～24个月，125μg；＞2岁，250μg。分别于0、30分钟、60分钟取血检测皮质醇、17-OHP、硫酸脱氢表雄酮等。

此外，还有地塞米松抑制试验。其目的是检查下丘脑-垂体-肾上腺轴是否能被外源性糖皮质激素所抑制，可选择用于诊断库欣综合征合并DSD，同时对鉴别其病因是增生还是肿瘤有一定的价值[24,25]。

3.染色体核型检测 目前国际分类，已经以血液染色体核型作为分类标准，故此必须先做染色体检查。除G带分析外，必要时做FISH、高分辨核型分析。

外周血染色体核型分析可直接在染色体上显示带型，不仅可以检测染色体数目上的变化，而且可以观察到缺失、重复、倒位、异位等结构上的异常[21]。主要用于诊断和鉴别：明显体态异常，智力低下，发育障碍，多发畸形和皮纹明显异常，性情异常；第二性征异常或外生殖器畸形。

4.基因检测 目前已明确有近200个基因突变可导致DSD，有家族史的患者，详细分析其遗传方式，可提示某些特定的致病基因突变。若对患者进行以上基因检测，成人20%～30%，儿童约50%可找到突变基因[26]。基因突变类型分为错义突变、无义突变、小片段的缺失或插入、剪接突变等，而建立特定的分子诊断方法有助于进行临床病例管理和为家庭提供准确的遗传咨询。

在检测一些有明确类固醇合成相关基因缺陷病例的致病基因中，通过目标单基因分析大多数病例都可获得确定的分子诊断结果。然而，在没有明确的类固醇合成缺陷致病基因的46，XY DSD病例中，单基因检测诊断的应用较少，同时价格昂贵，且作用有限，只有不到50%的有DSD相关症状的病例能发现明确的致病基因变异[7,27]。随着基因组医学的发展，我们有能力更好地诊断、预测和治疗疾病，从而在许多方面改善患者的预后。对于DSD患者，基因检测的作用在于对临床病理诊断的结果进行明确的遗传学因素检测及病因分析[28]。

分子诊断实验室正从单基因测序逐渐过渡到下一代测序分析，许多医学实验室使用下一代测序（NGS）技术，结合目标基因区域捕获技术，设计含多个DSD病症候选致病基因的panel（基因包），可实现一次性进行对数十甚至上百个已知目标候选基因的突变检测。

随着基因测序技术的变革，单位检测成本及费用已经下降到在多数患者家庭可以接受的范围内，同时越来越多的家庭希望实现优生优育，这为下一代测序技术和全基因组及外显子测序（WES）用于临床实践提供了可能性。

相比于针对已知目标候选基因区域特异性设计的panel测序，目前全外显子组/全基因组测序能覆盖接近20000个人类基因组已知基因，能够实现人类全外显子组/全基因组范围内的基因变异检测与分析解读[21]，同时，全外显子组/全基因组测序还可以通过专门的数据筛选与分析发现及鉴定未知的DSD致病基因变异，有助于在临床实践的基础上辅助DSD致病基因的研究。

在选择不同的分子诊断方法用于检测序列中的致病性变化时，建议遵循以下原则。

（1）当存在明确的候选致病基因变异位点，或者全外显子组/全基因组测序发现新的DSD致病基因变异需要进行验证时，建议使用Sanger测序技术（例如，在疑似21-羟化酶缺乏症的情况下检测CYP21A2基因，或在雄激素不敏感的情况下进行AR基因与SRD5A2基因的测序）。

（2）由于特定DSD病症存在大量的不同候选致病基因及变异位点（如特发性低促性腺激素性性腺功能减退、先天性子宫畸形等），需要对此类DSD病症

明确的致病基因变异进行检测建议使用下一代测序（NGS）技术，选择对应包含了目标DSD病症致病基因变异的panel（基因包）进行靶向测序。

（3）针对由于候选基因拷贝数的变异（等位基因或染色体基因座的拷贝数增加和减少）所造成的DSD病症，可以通过诸如多重连接依赖性探针扩增（MLPA）或基于微阵列的比较基因组杂交（aCGH）的方法检测。

（4）在无法判断具体的DSD病症与明确的候选致病基因时，或者需要寻找未知的候选致病基因时，建议进行全外显子组测序（WES）或全基因组测序；全外显子测序/全基因组测序可以同时对已经确定的致病基因变异、候选基因的拷贝数变异及未知的致病基因变异进行检测，同时此检测方法提供的大量信息，必须在严格的技术和道德协议的框架中使用，多学科团队的参与也将有助于对检测结果的临床意义解释。

临床遗传学服务的密切参与可确保多学科团队的合作能涵盖遗传咨询的所有方面，包括向家庭提供信息、疾病的遗传方式以及选择不同处理方式的风险（图23-6）。建立与临床遗传学的联系和服务，对于产前检测诊断或干预措施也非常有用。作为产前的无创性诊断方法，能单独检测胎儿DNA，使高危妊娠在早期阶段诊断变得更加重要[7,21,28,29]。

近年来每年发现1～2种DSD新致病基因，但基因突变和临床特点之间并非简单的对应关系。鉴于此，鼓励有条件的医疗中心对DSD患者使用全外显子组测序/全基因组测序进行致病基因筛查，积累更多的临床经验与基因数据，增加对疾病的认识和理解。

（四）影像学检查

影像学检查通过显示儿童泌尿生殖器官的解剖结构，在评估生殖器模糊中起着非常重要的作用。超声（US）是评价内部生殖器官的主要方式，而泌尿生殖道造影可用于评价尿道、阴道和瘘管的解剖情况。磁共振成像（MRI）作为一种影像学检查，可以有效澄清DSD患者的内部生殖解剖，并寻找内部性腺[30]。

1. 超声（US）　US是确定生殖腺、苗勒管等存在与否的主要检查手段。其操作所需时间短，不需麻醉且无辐射。US检查部位应包括双侧腹股沟、会阴、肾和肾上腺区域[31]。超声检查对睾丸病变诊断的敏感性和特异性分别为75%～85%和25%～50%。对于卵睾型DSD与46，XX DSD和46，XY DSD的鉴

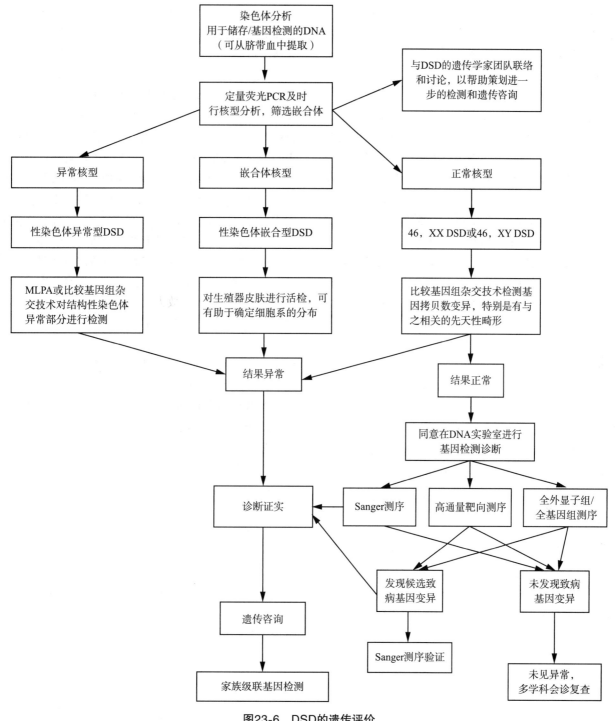

图23-6 DSD的遗传评价

MLPA：多重连接探针扩增[21]

别诊断，US检查亦有一定帮助。卵睾型DSD，其性腺具备卵巢及睾丸两种组织，超声声像图表现呈多样性特点：①盆腔可检出双侧或单侧卵巢，同时在会阴部或腹股沟管内显示双侧或单侧睾丸；②盆腔一侧或双侧检出卵睾，即卵巢和睾丸居于同一性腺的两极；③盆腔一侧或双侧检出混合性性腺组织，混合性性腺超声表现为附件区或腹股沟区的囊实性结构，需与苗勒管残迹及性腺肿瘤相鉴别，在混合性性腺的声像图特征不明显的情况下，需借助MRI、染色体检查及基因检测、血清学相关检查，甚至介入性活组织病理检查才能明确诊断[32,33]。46，XX DSD和46，XY DSD患者超声声像图仅显示一种性腺，该性腺与外生殖器表型相异；46，XX DSD时需对肾上腺及阴蒂（假阴茎）做超声检查，如肾上腺发现实性肿块时需考虑肾上腺皮质肿瘤，阴蒂肿块如阴蒂脂肪瘤、神经纤维瘤、血管瘤等可导致假阴茎表现。值得注意的是，如果肾上腺侧肢长超过20mm，宽超过4mm，皮质-髓质结构显示正常，超声可提示先天性肾上腺皮质增生（congenital adrenal hyperplasia，CAH）的可能，但正常大小的肾上腺并不能排除诊断。值得注意的是，对于CAH患儿激素治疗效果不佳时，需高度怀疑残基瘤即异位肾上腺的存在，残基瘤可出现在睾丸、卵巢、阔韧带等处，以睾丸组织最多见，因此患儿需定期做睾丸超声检查，其声像图表现为均匀的睾丸实质内出现低回声实性结节，可双侧睾丸对称出现病灶，病灶内可见散在条索状高回声，彩色多普勒超声检查病灶内血流信号丰富，部分极小病灶超声检查可能显示困难，MRI对睾丸残基瘤细小病灶的显示能力优于超声，而大多数睾丸残基瘤可通过超声检查发现病灶。由于性腺母细胞瘤经常发生钙化[34-36]。超声检查如在盆腔发现与性器器官相关的强回声钙化，或在腹股沟区或阴唇沟内的异位性腺组织中发现强回声钙化，应怀疑性腺母细胞瘤的可能。

2.泌尿生殖道造影　泌尿生殖道造影对泌尿生殖窦及泄殖腔畸形的分类有所帮助。对解剖的某些关键细节，如共同泌尿生殖窦的长度、阴道合流的位置及与膀胱颈的毗邻关系、阴道的大小及数量、宫颈是否存在、膀胱和尿道的解剖，泌尿生殖道造影可提供有效的诊断价值，从而可以进一步指导生殖窦和泄殖腔畸形的手术治疗[37]。

3.计算机断层扫描（computed tomography，CT）　由于其具有电离辐射，且对盆腔结构的分辨率较低，本方法不是评价DSD病例的最佳选择。它只适用于恶性肿瘤（如Wilms肿瘤）和生殖细胞肿瘤的分期，也有助于对性别整形修复手术和生殖系统肿瘤切除术后并发症的评估[10]。

4.MRI　T_1和T_2加权的MR成像序列具有多平面成像能力和卓越的组织显影功能，可提供详细的解剖学信息。在国外一项研究中，MRI被发现可用于评估模糊性生殖器的内部解剖，各生殖器官在MRI上显影的灵敏度均较高，其中子宫在93%左右，阴道在95%，阴茎在100%，睾丸在88%，卵巢在74%[38]。对于盆腔内结构的评估，MRI和US被认为是同等敏感的。MRI比US对性腺的评估更敏感，但对于排除腹腔内性腺仍然不是绝对可靠的[39]。异位性腺、睾丸和非囊性未成熟卵巢在T_1加权MR图像上表现为中等信号强度，在T_2加权图像上表现为高信号强度，其外缘表现为中等信号强度。条纹性腺是在MRI上很难

被发现的，其在T_2加权图像上表现为低信号强度条带[40]。条纹性腺的高信号强度病灶可能提示恶变[41]。

（五）诊断性盆腔探查术

性染色体DSD、46，XY DSD和46，XX DSD难以确定患者性别时，需要手术探查。手术方式包括腹腔镜下或开放手术的性腺活体组织检查，以及盆腔探查内生殖管道情况等[42]。对外生殖器发育异常、性别不清的患者，临床上需做妇科检查、内分泌检查、影像学检查和染色体核型来确定诊断，由于临床常规方法难以确诊或鉴别苗勒管分化程度不全的器官（子宫、输卵管）及发育不全的性腺，而腹腔镜探查可准确了解内生殖器的状况，如XY单纯性腺发育异常与雄激素不敏感综合征，腹腔镜下可直接观察内生殖器做出诊断；腹腔镜的放大作用有助于辨认卵巢、睾丸及卵睾等性腺组织，能较准确地钳取活检组织，如腹腔镜检查配合性腺活检，能够鉴别苗勒管发育不全与46,XY DSD所致的子宫发育不良；又如卵睾型DSD的性腺探查为诊断的必要手段，而有学者认为腹腔镜在卵睾型DSD的诊断治疗中可代替开放盆腔探查术。46,XX DSD根据其他检查可以确定诊断，不必做性腺活体检查[43]。值得注意的是，成人与儿童不同，儿童在行性腺活检之前需要多科室（包括泌尿外科、妇科、心理科、内分泌科等）综合评估并获得伦理委员会同意后方能开展。

参考文献

[1] 巩纯秀，李乐乐.性发育异常的诊疗规程——基于大量临床实践和400余例46，XY性发育异常基因研究，中华实用儿科临床杂志，2017，32（20）：1521-1525.

[2] Brauner R，et al. Familial forms of disorders of sex development may be common if infertility is considered a comorbidity，BMC Pediatr，2016，16（1）：195.

[3] Ogilvy-Stuart AL，Brain CE. Early assessment of ambiguous Genitalia，Arch Dis Child，2004，89（5）：401-407.

[4] Kutney K，Konczal L，Kaminsk B. Challenges in the diagnosis and management of disorders of sex development. Birth defects research，2016，108（4）：293-308.

[5] Hughes IA，et al. Consensus statement on management of intersex disorders. Journal of pediatric urology，2006，2（3）：148-162.

[6] Stamou MI，Georgopolos NA. Kallmann syndrome：phenotype and genotype of hypogonadotropic hypog-

onadism. Metabolism, 2018, 86: 124-134.

[7] Witchel SF. Disorders of sex development. Best Pract Res Clin Obstet Gynaecol, 2018, 48: 90-102.

[8] 田秦杰, 黄禾. 性发育异常疾病诊治. 实用妇产科杂志, 2017, 33 (8): 563-565.

[9] 巩纯秀, 秦森, 武翔靓. 儿科内分泌医师对性发育异常患儿的评估和管理. 中国循证儿科杂志, 2014, 9 (2): 141-149.

[10] Moshiri M, et al. Evaluation and management of disorders of sex development: multidisciplinary approach to a complex diagnosis. Radiographics, 2012, 32 (6): 1599-1618.

[11] 陈瑞冠. 实用儿科内分泌手册. 上海: 上海科学技术出版社, 1994.

[12] 付超, 李旭良. 正常男性阴茎生长发育调查. 中华小儿外科杂志, 2010, 31 (6): 432-434.

[13] 谢炳林, 李兆子, 张焕英. 江门市6000名0～6岁各年龄段小儿阴茎长度的调查. 中国实用医药, 2015, 10 (4): 254-255.

[14] 李伟, 等. 3221名男生阴茎长度的调查. 中国男科学杂志, 2010, 24 (4): 65.

[15] 王鲁文, 等. 中国汉族女性700例外阴形态及测量. 中国妇产科临床杂志, 2018, 19 (2): 99-102.

[16] Berenbaum SA, Beltz AM, Corley R. The importance of puberty for adolescent development: conceptualization and measurement. Adv child Dev Behav, 2015, 48: 53-92. doi: 10.1016.

[17] Kun Suk Kim, et al. Disorders of sex development. KJU, 2012, 53 (1): 1-8.

[18] 白文俊, 王晓峰. 现代男科学临床聚焦. 北京: 科学出版社, 2017.

[19] Chunxiu Gong, et al. Pulsatile GnRH is superior to hCG in therapeuticefficacy in adolescent boys with hypogonadotropic hypogonadodism. J Clin Endocrinol Metab, 2015, 100 (7): 2793-2799.

[20] Wang Y, et al. Clinical and genetic features of 64 young male paediatric patients with congenital hypogonadotropic hypogonadism. Clin Endocrinol (Oxf), 2017, 00: 1-10.

[21] S Faisal Ahmed, et al. Society for Endocrinology UK guidance on the initial evaluationof an infant or an adolescent with a suspected disorder of sexdevelopment (Revised 2015). Clinical Endocrinology, 2016, 84: 771-788.

[22] Kreisman MJ, et al. Androgens mediate sex-dependent gonadotropin expression during late prenatal development in the mouse. Endocrinology, 2017, 158 (9): 2884-2894.

[23] Roselli CE, et al. Prenatal influence of an androgen agonist and antagonist on the differentiation of the ovine sexually dimorphic nucleus in male and female lamb fetuses. Endocrinology, 2014, 155 (12): 5000-5010.

[24] Laitinen EM, et al. Bone mineral density, body composition and bone turnover in patients with congenital hypogonadotropic hypogonadism. Int J Androl, 2012, 35 (4): 534-40.

[25] Chen JJ, et al. Clinical observation of short-term oral testosterone undecanoate treatment for 46, XY DSD Chinese boys with small penis: a self-comparison study. Chin JEvid Based Pediatr, 2012, 7 (3): 167-171.

[26] Lek N, et al. Low frequency of androgen receptor gene mutations in 46, XY DSD and fetal growth restriction. Archives of Disease in Childhood, 2014, 99: 358-361.

[27] Yi Wang, et al. Clinical and genetic features of 64 young male paediatricpatients with congenital hypogonadotropic hypogonadism. Clinical Endocrinology, 2017, 87 (6): 757-766.

[28] Cools M, et al. Caring for individuals with adifference of sex development (DSD): a Consensus Statement. Endocrinology, 2018, 14 (7): 415-429.

[29] Di Wu, Huichen, Chunxiu Gong. Physical assessment and reference growth curves for childrenwith 46, XY disorders of sex development. Pediatric Investigation, 2017, 1 (1): 16-22.

[30] Mansour SM, et al. Does MRI add to ultrasound in the assessment of disorders of sex development? Eur J Radiol, 2012, 81 (9): 2403-2410.

[31] Cohen HL, et al. Normal ovaries in neonates and infants: a sonographic study of 77 patients 1 day to 24 months old. AJR Am J Roentgenol, 1993, 160 (3): 583-586.

[32] Saenger P. Abnormal sex differentiation. JPediatr, 1984, 104 (1): 1-17.

[33] Chavhan GB, et al. Imaging of ambiguous genitalia: classification and diagnostic approach. Radiographics, 2008, 28 (7): 1891-1904.

[34] Sivit CJ, et al, BrownJones C, Kushner DC. Sonography in neonatal congenital adrenal hyperplasia. AJR Am J Roentgenol, 1991, 156 (1): 141-143.

[35] Alaniz VI, et al. Utility and magnetic resonance imaging in patients with disorders of sex development who undergo prophylactic gonadectomy. J Pediatr Adolesc Gynecol, 2016, 29 (6): 577-581.

[36] Ebert KM, et al. Normal pelvic ultrasound or MRI does not rule out neoplasm in patients with gonadal dysgenesis and Y chromosome material. J Pediatr Urol, 2018, 14 (2): 154.

[37] Guerra-Junior G, et al. Imaging techniques in the diagnostic journey of disorders of sex development. Sex Dev, 2018, 12 (1-3): 95-99.

[38] Secaf E, et al. Role of MRI in the evaluation of

ambiguous genitalia. PediatrRadiol, 1994, 24 (4):
231-235.

[39] Biswas K, et al. Imaging in intersex disorders. J
Pediatr Endocrinol Metab, 2004, 17 (6): 841-845.

[40] Gambino J, et al. Congenital disorders of sexual
differentiation: MR findings. AJR Am J Roentgenol,
1992, 158 (2): 363-367.

[41] Hricak H, Chang YC, Thurnhers. Vagina: evaluation
with MR imaging. I. Normal anatomy and congenital
anomalies. Radiology, 1988, 169 (1): 169-174.

[42] Moriya K, et al. Impact of laparoscopy for diagnosis
and treatment in patients with disorders of sex development.
J Pediatr Urol, 2014, 10 (5): 955-961.

[43] Denes FT, et al. The laparoscopic management of
intersex patients: the preferred approach. BJU Int,
2005, 95 (6): 863-867.

四、治疗

（一）性别角色抚养

影响DSD患者性别抚养的因素众多，包括诊断、生殖器外观、治疗选择、性功能和生育潜能、文化宗教信仰及父母意见等。此外，生活质量、避免不必要的手术、激素替代治疗、生育力保存等因素也是确定性别抚养前需要考虑的重要因素[1]。

精神性欲的发展是一个复杂的生理过程，受大脑结构、遗传物质、激素暴露、环境、社会心理及社会家庭环境等多种因素影响。研究发现大脑的性别分化早在性腺分化之前就已形成，雄激素可以直接或通过转化为雌激素促进大脑两性性别的形成。其中，孕中期及出生后3个月是大脑性别形成的两个关键阶段，在这两个阶段内雄激素暴露会促进大脑男性性别的形成[2]。研究发现DSD患者较普通人在性别认同、行为性别及性取向上更易出现问题，自杀及自残倾向亦更明显。患儿本人若不能认同抚养性别，则会表现为不愿与同龄儿接触，或害怕被同龄儿歧视，从而产生自卑心理，以及导致性格孤僻，轻者可能产生心理障碍，严重者甚至可能产生报复社会的心理。目前，心理性别在DSD患儿抚养性别选择中的地位越来越受到重视，近年来DSD患儿中抚养性别选择为男孩者明显上升[3]。

确定性别抚养角色的最初目的是在患者的性别判定和性别认同之间获得最大可能的一致。一旦抚养角色确定，后续的处理可能为手术、激素治疗或者根本无须干预。由于DSD疾病的异质性，制定个体化的治疗策略是最优化的选择，因此以DSD患者为中心的医患沟通，并达成一致，是最有意义的医学处理步骤。目前推荐的选择性别抚养角色的原则应是分级进行。

风险分级评估：①是否危及生命；②是否影响功能；③是否影响外观；④是否可以等待。

治疗分级：①去除危及生命因素，无论是药物或是手术，应立即进行处理（如休克或者肿瘤）。②解决和改善功能，首选性腺生殖能力的保护，次选对非生殖能力功能的影响。③外观修补：择期进行，首先考虑患儿心理健康的影响因素存在，次要考虑父母羞耻感。④保守原则第一，依据患儿现有的器官组织决定，颠覆性的处理待青春期后和成人期再决定。

在进行了以上的风险分级评估和治疗分级后，性功能也应该是做出性别抚养决定前的一个重要考虑因素[4]。如果决定选择按男性抚养，那么阴茎长度以及青春期后是否能发育成具有性功能的阴茎则使一个非常重要的参考因素。据报道，按男性抚养的5α还原酶缺乏症患者，其成年后的阴茎长度至少6cm以上才能实现满意的性功能[5]。然而，尽管大部分按男性抚养的5α还原酶缺乏症患者成年后可以获得满意的性功能，也有研究发现按女性抚养的5α还原酶缺乏症患者成年后也能进行满意的性生活[6]。对于雄激素部分不敏感综合征（Partial Androgen Insensitivity Syndrom, PAIS）患者，如果其阴茎发育对雄激素补充治疗反应良好，并且致病基因明确时，应该考虑按男性进行抚养；若雄激素补充治疗不敏感，则建议按女性进行抚养[4]。研究表明对于17-β羟基类固醇脱氢酶缺乏症的患者，不管按男性或女性进行抚养，其成年后的性功能均不满意。

虽然，DSD患儿最适合抚养性别的选择受遗传、病理、生化及临床表型的综合影响，而传统文化和宗教信仰对该类患儿抚养性别选择的影响也不容忽视。在现代文明、多元文化交融的社会，性别二项性传统观念的影响较弱，社会对间性性别及性取向异常的包容性更强，对在新生儿期暂无法确定性别者，多数国家同意延缓出生登记注册，并按中性进行抚养，待医学性别确定后再行人口登记，部分欧洲国家甚至同意为DSD患者出生登记注册为"中性"性别。

家庭成员特别是父母在DSD患儿抚养性别选择中居重要地位，在医疗、伦理及社会支持团队的帮助下，对DSD患儿抚养性别做出最佳决断是父母的权利、义务及职责所在。无论宗教文化背景如何，对一个家庭来说，在得知孩子存在性别异常时，家长出现焦虑、无助等精神心理压力是普遍存在的，这时需要专业的医疗团队协助他们调整对传统性别二项性的认识，接受DSD是自然界普遍存在的客观事实，并分析人类性发育过程中出现偏差的可能及原因，以及目前医疗所能够提供的帮助和支持，从精神心理上使父母摆脱对出生DSD患儿的耻辱感，并树立战胜困难的信心（表23-7）。

表23-7　46，XY DSD患者性别抚养选择的建议[1]

诊断	推荐的抚养性别
5α还原酶缺乏症	男性或女性
17-β羟基类固醇脱氢酶缺乏症	男性或女性
完全性性腺发育不良	女性
完全性雄激素不敏感综合征	女性
部分性雄激素不敏感综合征	男性或女性
雄激素合成不足	男性或女性
不完全性性腺发育不良	男性或女性
小阴茎	男性
泄殖腔外翻	男性或女性
尿道下裂	男性

目前，仅对完全雄激素不敏感综合征（complete androgen insensitivity syndrom，CAIS）患者和完全性腺发育不良患者的抚养性别选择比较明确，一致认为应当按女性进行抚养。若45，XY DSD患者对雄激素有反应，推荐按男性抚养；若对雄激素反应欠缺，则建议按女性抚养。但是需要强调，以上"建议"是来自对以往患者选择的调查，而是否选择，应遵从患者意愿为原则。

（二）激素替代治疗

激素替代治疗（hormone replacement therapy，HRT）是DSD患者的重要治疗手段之一，而HRT的目的随患者年龄和发育阶段不同而不同。当DSD患者存在性腺功能低下时，激素替代治疗可以促进第二性征发育，促进青春期快速生长及性心理发育等，甚至可以避免不必要的生殖器和性腺的手术。一旦对患儿进行性别分配后，应在儿科内分泌专家指导下尽快决定激素替代治疗的恰当时机及方案。研究表明在出生后的最初几年就给予激素治疗可以促进小阴茎男孩的阴茎发育，婴幼儿期患儿肌内注射庚酸睾酮（TE）25mg，每月1次，使用3个月可促进阴茎发育，阴茎

长度平均增长20%[7]。测试性别模糊患儿对雄激素的敏感性，或者在手术前增加尿道下裂患儿的尿道组织，然而这些研究大部分仍属于实验性，或者基于小样本的研究，或者缺乏足够的对照组。

HRT的主要指征是青春期诱导和成年后的替代治疗。HRT应尝试恢复患儿正常的青春期"节奏"，即从青春期成熟的一个阶段发展到下一个阶段的速度，以建立和保持成年后的第二性征，达到成人的标准身高和正常身体比例，优化骨骼健康和性成熟，后者包括满意的性生活及心理社会幸福感。尽管目前仍没有可用于指导对DSD患者行HRT的最佳激素种类、给药途径、剂量和监测参数的循证数据，新的药物类型及给药方式的出现使HRT更接近于生理模式。

对DSD患者行HRT必须考虑3个方面的内容。首先，未经青春期患者及其父母充分知情同意，不得行HRT。这意味着每个孩子都需要根据他/她的神经心理发展情况，对其进行充分的告知。此外，HRT开始前的告知为医师提供了一个与患者及其父母再次讨论病情的机会，并通过解释HRT的所有的目标，为患者的长期坚持治疗奠定基础。第二，如果需要的话，在HRT开始前应该重新评估患者的性别分配。在实施性激素治疗之前必须排除所有有关抚养性别的不确定性。如果对性腺完整的个体行相反的HRT（例如对5α-还原酶缺乏的46，XY女孩，17β-羟基类固醇脱氢酶缺乏症的患者和部分雄激素抵抗综合征的患者行雌激素治疗），应考虑使用促性腺激素释放激素类似物，可以延迟患者接受性腺切除的年龄直到成年。最后，依从性对于优化治疗和长期疗效至关重要；因此，患者及其父母（若患者未到法定年龄）需要参与到所用性激素类别和给药途径的选择。

1.青春期诱导治疗　男性青春期发育开始的平均年龄为12岁，最迟不超过14岁。故以男性养育的DSD患者的青春期诱导，原则上应从12岁开始，先给予低剂量睾酮酯，并在2～3年渐增加至成人剂量；对于身材较矮小者，这个时间可以推迟[7]。给药方式包括口服、肌内注射或局部用药等。常用的肌内注射型睾酮酯为庚酸睾酮，初始为50 mg，每月1次；每6～12个月增加50mg，直至250mg，每月1次。青春期诱导结束后，改用成人剂型的长效睾酮，方案为肌内注射十一酸睾酮1000 mg，每12周1次，根据睾丸激素水平的波动规律来调整注射的时间间隔。口服剂型为十一酸睾酮胶丸，初始剂量为40mg，每日1次；6个月后增加剂量至80mg，每日1次；最终增加至160～240mg，每日1次。局部用药类型包括睾酮

胶及睾酮敷贴。其中经皮剂型符合生理药动学特性，并且给药剂量灵活；而肌内注射型十一酸睾酮代谢时间长，适用于成年人的长期替代治疗。雄激素青春期诱导的不良反应主要包括体重增加、红细胞增多症和提前的且不可逆的第二性征发育。

女性青春期发育的平均开始年龄为11岁，最晚不超过13岁。因此，以女性养育的DSD患者的青春期诱导可以从11岁开始。雌激素应从小剂量开始给药，在1～2年逐渐增加至成人剂量。最常用药是17-β雌二醇和乙炔雌二醇，给药方式包括口服和经皮[7]。17-β雌二醇的口服起始剂量为0.25 mg，每日1次，每6个月增加1次剂量，直到成人剂量2 mg，每日1次。乙炔雌二醇的口服起始剂量为2.5～5μg，每日1次，逐渐增加至成人剂量20～25μg，每日1次。17-β雌二醇的经皮剂型包括贴剂和凝胶，起始剂量为6.2μg/24 h，逐渐增加至成人剂量100μg/24 h。对于有子宫的女性，雌激素会增加子宫内膜肿瘤的风险，因此当雌激素达到成人水平或月经初潮时，必须开始应用孕酮[8]。方案为在月经周期最后10天应用甲羟孕酮10 mg，每日1次；或者使用17-β雌二醇/孕酮片剂或经皮剂型。雌激素治疗的不良反应主要有肝功能异常、血栓和高血压等，并且合成类雌激素比17-β雌二醇的不良反应更大。其中经皮剂型能够绕过肝脏代谢，减少肝毒性，因此比口服方式更符合生理[9]。

2. 雄激素不敏感综合征　部分雄激素不敏感综合征（PAIS）是由于雄激素受体（AR）亲和力减弱引起，性别抚养通常为男性。临床上，通常使用高于正常雄激素水平5倍的剂量来克服机体的雄激素抵抗。然而，体内过量的睾酮经芳香化酶作用后转变为雌激素，会导致男性乳房发育，因此通常需要手术切除乳房或加用芳香化酶抑制剂[10]。有研究报道青春期后肌内注射十一酸睾酮，250 mg，每周1次可以改善雄激素抵抗，然而目前尚缺乏对照研究结果。由于PAIS患者睾丸发生生殖细胞肿瘤的风险约为15%，因此需要该类患者进行密切随访，随访内容包括超声、睾丸肿瘤标志物及MRI，必要时可行睾丸活检，甚至行双侧睾丸切除。PAIS合并隐睾的患者，其睾丸发生生殖细胞肿瘤的风险高达50%，因此需要尽早行睾丸下降固定术[11]。

完全雄激素不敏感综合征（CAIS）是由于体内的AR对雄激素完全不敏感，导致患儿具有女性外生殖器以及女性性别认同，但其性腺为具有分泌激素功能的睾丸。以往的观点认为性腺切除手术是CAIS患儿合适的治疗方法。目前研究发现CAIS患者睾丸

发生生殖细胞肿瘤的风险低于2%，并且女性第二性征能够自然发育，因此建议保留该类患者的睾丸直到青春期后。而青春期后恶性生殖细胞肿瘤的发病率逐渐上升，须考虑行双侧睾丸切除术[12]。有学者提出应用雌激素替代治疗使血清雌二醇浓度维持在300～400pmol/L，以降低骨质疏松的风险[13]。也有学者提出应用睾酮进行替代治疗，但在性心理的改善方面没有更好的疗效。

雄激素不敏感的小阴茎患儿，对睾酮治疗反应差，表现为阴茎增长缓慢，甚至不增长。经皮睾酮和DHT胶能使阴茎增长约150%，在一个小样本的临床研究中显示，使用经皮睾酮虽然会短暂抑制下丘脑-垂体轴，并影响血清性激素结合球蛋白和脂代谢水平，但并不影响患儿的骨龄及骨增长速度，可试用于对睾酮治疗无反应者[14]。研究发现短期口服小剂量十一酸睾酮治疗青春期前46，XY男童的小阴茎能有效促进阴茎生长，治疗的不良反应相对较小，并且药物依从性及家长满意度高[15]。青春期前患儿接受睾酮治疗的不良反应主要包括骨龄提前及中枢性早熟，因此，对于骨龄超过8岁的患儿禁止使用睾酮来增加阴茎长度[16]。

3. 低促性腺激素型性腺功能减退症（hypogonadotropic hypogonadism，HH）　由于下丘脑-垂体功能障碍致使促性腺激素产生缺乏，导致外生殖器发育异常，表现为小阴茎，并常伴有隐睾，一般情况与尿道下裂没有显著相关性。HH的隐睾患儿，在婴儿期应用促性腺激素治疗有利于睾丸下降[17]；但非HH的隐睾婴儿期接受HCG治疗则无效，行睾丸下降固定术更为合理。由于HCG治疗会增加生殖细胞的凋亡以及减小睾丸的最终体积，接受超过生理剂量的HCG，会影响婴儿小青春期后睾丸的正常发育[17]。因此，非HH的隐睾患儿并不存在促性腺激素缺乏，建议不用促性腺激素进行治疗；HH的隐睾患儿在婴儿期应用促性腺激素治疗时，应注意确保维持激素在生理水平内[18]。隐睾及HH都会引起不育，成年后需要通过促性腺素或促性腺激素释放激素治疗改善生育功能。这需要解决两个问题：一是增大睾丸体积，二是增加精子数量，但经治疗后二者均很难达到正常水平[19]。近期研究发现应用促性腺激素诱导青春期或婴儿小青春期，可使阴茎增长，睾丸体积增大，睾丸支持细胞功能增强，有利于改善患儿远期的生育能力[20]。对HH患儿青春期促性腺激素诱导的方法较多，常用的方式是注射FSH、LH或HCG。HCG的起始皮下注射剂量为500U，每周2次，每6个月增加500U，直

至达成人剂量1500U，每周2次。此时开始联合应用FSH 150U，每周3次，连用4个月；然后增加剂量至300U，每周3次。通过测定血清抑制素B水平和精液分析以评估疗效，当精子数达$1×10^6$/ml并同时有生育需求时，改用睾酮进行替代治疗。此外，GnRH也是IHH的重要治疗手段，多个研究证实使用GnRH泵8～10μg/每日泵皮下注射，每90分钟1次，在增大睾丸体积方面比使用HCG治疗效果更显著，并且也能有效增加阴茎长度和提高血睾酮水平[21]。

对于HH引起的小阴茎患儿，可行短期肌内注射HCG治疗，每次1000U，隔日1次，10次为1个疗程，可以显著延长阴茎长度。

4.5α还原酶缺乏　5α还原酶缺乏使睾酮不能转变为更具生物活性的DHT，从而发生男性雄性化不全。对这类患者，过去临床上曾使用大剂量睾酮来进行治疗，充分利用可用的酶的活性，提高DHT水平，以获得稳定治疗效果[22]。此外，也有报道称局部使用2.5%DHT凝胶可以显著增加阴茎长度。

5.46，XY性别分配为女性的功能性睾丸　5α还原酶缺乏、17-βHSD缺乏、PAIS及部分性腺发育不全患者，其体内存在能分泌雄激素的有功能的性腺，在青春期会出现男性化发育。此类患儿如性别被分配为女性，以往一般采用直接切除性腺，并行激素替代治疗。近年来有研究应用青春期抑制疗法阻断患儿的第二性征发育，以留有时间对患儿进行医学和心理学评估。主要药物为促性腺激素释放激素类似物，给药方式包括醋酸戈舍瑞林10.8 mg，每12周1次，皮下注射；胸腺法新11.25 mg，或醋酸亮丙瑞林30 mg，每12周1次，肌内注射，并根据体内促性腺激素波动水平来调整给药间隔。同时应用雌激素进行青春期诱导，直到16岁时患儿心理成熟，有能力决定是否性性腺切除术。

（三）外科干预

1.外科干预的目的、时机、要点

（1）外科干预的目的：对性发育异常患者而言，手术适应证、时机及范围并没有共识。手术的主要目的有：①使生殖器外观与抚养性别相一致；②保持性、生育潜能；③减少由于泌尿生殖道异常相关的泌尿系统梗阻、感染，尿失禁；④避免液体或血液滞留在阴道或子宫腔内；⑤降低性腺肿瘤的风险；⑥避免异常解剖结构给患者带来的社会歧视或侮辱[23,24]。手术决定应该在充分医疗咨询下，由患者或患儿的父母做出。患者或患儿的父母应该知道组织保留、身体完

整性比美容效果更重要。

（2）外科干预时机：对于性发育异常患者的最佳手术时机是有争议的[24,25]。婴儿期生殖器手术，外观更容易与抚养性别相符合，减少性别歧视与混乱风险[4,26-28]。另一些学者认为，改变外观手术应该推迟，直到患者年龄足够大[24,29]。46，XX性发育异常的先天性肾上腺皮质增生症女孩，可以从早期生殖道手术中获益[30,31]。性腺切除时机应依据分子学类型，并与患者、患者父母充分商议后个体化选择[32]。目前的倾向是保留性腺直到个体性别被确定后。46，XY性发育异常患者，按女性抚养后，其保留的睾丸发生肿瘤的风险与隐睾肿瘤发生率相似[6,33]。

尽管性发育异常相关的手术文献，绝大多数来自于少量的临床报道，很难比较。但是以下几点是被大部分专家所推荐：

①预防性切除无症状的不协调结构是没有证据的，除非后来发育过程中需要去除，否则儿童期建议保留无症状的残存苗勒管结构。

②避免儿童期外科重建后的阴道扩大术。

③完全雄激素不敏感综合征的性发育异常的性腺至少可以保留到青春期。

④呈现Y染色体的性发育异常患者，穿刺确认的条纹状性腺结构需要手术去除。建议清除性手术要晚，但是改善外观的要早，可以帮助减少心理问题。

（3）外科干预要点：女性化外生殖器成形术，主要包括阴蒂成形、重建一个正常开口的小阴唇和大阴唇、阴道成形。男性重建主要包括睾丸固定、修复尿道下裂、去除残余的苗勒管结构。

2.阴蒂、阴道、阴唇成形　阴蒂是女性外生殖器的一个重要解剖结构，具有丰富的神经末梢，为性敏感区，在产生女性性快感和性高潮中起着重要的作用。整形或重建一个正常的阴蒂既有美学价值也有功能意义。成年女性阴蒂一般总长1.76cm左右、可视部分长度1cm左右、阴蒂头宽度0.15cm左右；儿童设计保留的阴蒂头大小为（0.90～1.10）cm×（0.12～0.16）cm×（0.10～0.15）cm之间较为合适[34]。有学者建议，为了尽早矫正外形异常以减少对患者生长发育及心理影响，但年龄过小会增加手术难度及风险，手术效果及预后较难评估，有复发需二次手术可能；过迟则会影响患者精神心理，故建议2～4岁后行手术治疗较为合[35]。

阴蒂是女性外生殖器的一个性敏感区，具有丰富的神经末梢，正常的阴蒂不仅是完美女性的标志，在性功能中也起重要作用，因此外科医师在进行阴蒂整

形时，不仅要考虑整形后阴蒂外型的美观，还要考虑功能的完整性。早期就有学者提出对肥大的阴蒂行整形术。最早采用的手术方法是阴蒂全部或部分切除术，此法操作简单，但阴蒂全部切除为损毁性手术，术后阴蒂感觉功能丧失，干扰女性性唤起区域，不符合生理学特点；行阴蒂部分切除术，保留阴蒂海绵体残段，术后性兴奋时易感觉疼痛。阴蒂退缩成形术虽可达到缩小阴蒂的目的，但因血供不足易引起阴蒂头部分或全部坏死，感觉功能丧失，难以获得理想的外观效果。阴蒂隐藏术虽有不干扰阴蒂本身，以及术后功能好的效果，但隐藏的阴蒂会在局部形成突起，限制阴蒂勃起并引起痛感，，而且严重阴蒂肥大时，无法隐藏或隐藏困难。保留阴蒂背侧血管神经束的阴蒂成形术，更符合生理状态，术后阴蒂的感觉包括震动感及轻触觉与术前无明显变化。

目前国内外学者不仅注重阴蒂外形与感觉功能的重建，而且注重阴蒂周围解剖结构的重建。将阴蒂包皮在腹侧一分为二，将包皮以遮盖阴蒂，将两侧包皮深部缝合使其折叠后向下牵拉，分别与内侧的尿道瓣及外侧的大阴唇缝合形成小阴唇，因肥大阴蒂包皮的质地及颜色与正常女性相近，重建效果良好。但对儿童应尽量保留阴蒂包皮，术后外形臃肿会随着生长发育逐渐恢复。如果是男性的阴囊，可将阴囊内侧修剪掉一部分，向外侧分离后内翻缝合形成大阴唇。

构建一个能获得满意性生活条件的阴道，提升患者自信，改善生活质量[2]。一般建议青春期后、结婚前行阴道再造术，对于儿童多予以使用激素治疗以促进阴道的发育，青春期后可行阴道扩张术，避免对阴道重建后的儿童进行阴道扩张[36,37]。阴道再造手术方式多为腹股沟皮瓣阴道再造，也可采用乙状结肠阴道成形术，因其组织血供好，不易发生挛缩，可分泌黏液，是阴道成形术的良好的选择材料。现临床上广泛采用的阴道成形术，多使用各种肠段、腹膜或生物补片成形。乙状结肠因其肠管的肌性结构及分泌功能，与阴道组织最为相似，在性生活中能起到润滑作用并有快感，同时机体对其无排斥反应，适用度高，因此在临床应用较为广泛[38]。手术成功的关键在于截取肠管的血供、部位及长度，一般要求术后阴道深度不小于8 cm，宽度能容两指进入[39]。乙状结肠代阴道术后短时间内需防止肠管挛缩及新血管收缩，巩固手术效果。并且具有远期发生吻合口瘘、阴道瘘可能，同时因阴道分泌物较多常有异味等。生物补片因其具备良好的组织相容性、较强的贴覆能力和耐受感染的能力，可尝试临床用于阴道成形[40]，但目前临床运用较

少，仍需进一步研究证实。

3.男性外生殖器成形 性别认同为男性的DSD患者，大多存在小阴茎、尿道下裂、阴囊发育不良等异常情况，外生殖器成形手术的主要目的包括：解剖性重建外生殖器结构，恢复患者的性心理满足，尽量保证正常的性交行为和生育能力，减少由于尿道解剖异常所造成的泌尿系病症。外生殖器成形手术主要包括尿道成形、阴茎成形、阴囊成形等手术，特别严重的阴茎短小可考虑进行阴茎再造手术。DSD患者大多存在尿道下裂的情况，因此尿道下裂修复手术是主要内容之一，恢复正常尿道开口位置和满意的阴茎外观外，同时尽量保证阴茎勃起功能[41]。

外生殖器成形手术主要包括以下步骤。

评估尿道下裂的严重程度：阴茎进行皮肤脱鞘后，根据尿道口的位置进行尿道下裂的分型，异常尿道口的位置位于冠状沟、阴茎体远段、阴茎体中段、阴茎体近段、阴茎阴囊交界、阴囊或会阴。缺损尿道长度越长，修复难度越大。同时，对阴茎的大小及形状、阴茎腹侧弯曲的程度、尿道海绵体的发育程度、阴茎头及包皮组织的可用性进行评估。

尿道成形术手术种类众多，主要包括以下几类：单独使用阴茎腹侧组织的尿道成形技术（Thiersch-Duplay技术、TIP技术、Mathieu技术），联合使用阴茎腹侧组织和背侧组织的尿道成形技术（Onlay技术、Duckett技术或KoyanagiHayashi技术）；使用游离黏膜移植物的尿道成形术（即口腔黏膜）；对于尿道缺损较长、阴茎弯曲明显的患者，可先进行阴茎矫直和预置尿道板手术（Beck-Koff技术），再进行二期尿道成形手术（Cloutier-Bracka）[42,43]。阴茎弯曲可以采用背侧白膜折叠手术或者腹侧白膜补片修补技术进行矫直[42-44]。

阴茎成形手术：对于青春期后DSD患者，在对雄激素敏感的患者进行内分泌治疗的基础上，可采用阴茎延长增粗手术使阴茎进一步获得较好的外观。阴茎延长手术主要是通过离断阴茎浅悬韧带、深悬韧带后，减少耻骨下弯弯曲角度，获得较多外露阴茎长度。阴茎增粗主要是在阴茎白膜与深筋膜之间植入自身脂肪或皮肤组织、生物材料，使阴茎获得增粗外观。特别短小的阴茎，可考虑游离皮瓣阴茎再造术[45,46]。部分DSD患者在内分泌替代治疗的基础上，阴茎可以勃起完成性交。勃起功能障碍的DSD患者，或者阴茎再造术的患者可通过阴茎假体植术获得勃起功能。但阴茎假体置入手术需要经验丰富的医师完成，假体糜烂、移位、感染、机械故障等并发症需要

重视。

阴囊成形手术：DSD合并会阴型尿道下裂或隐睾的患者，阴囊发育较差，严重者仅呈现大阴唇样外观。尿道下裂修复或者睾丸下降固定术时，可同期或者分期进行阴囊成形术。裂状阴囊需要进行两侧阴囊的融合成形手术，严重发育不良的阴囊修复难度较大，可尝试皮肤扩张器预置、转移皮瓣成形等方法。

DSD患者的外生殖成形手术操作复杂，并发症多。包括外观不满意、尿瘘、尿道狭窄、阴茎弯曲、勃起障碍和射精障碍。大多患者需要多步骤手术或者反复手术，推荐术后进行长时间的随访[47]。

4.性腺相关手术　以下情况需要对性腺进行手术处理：①当认同性别与性腺类型明显错位时，包括46 XY DSD，45X/46XY DSD，卵睾性腺异常；②怀疑睾丸组织有恶变风险时。

性腺（睾丸）可以被完全或者部分切除，也可以进行隐睾下降固定术；还可以予以保留，利用体检、超声、病理活检等方法进行临床观察。尽管在青春期进行睾丸保留的手术是可行的，但是能否有益于成年后生育仍未得到证实。

尽管最近研究证实，DSD患者性腺细胞在早期可以发生突变，性腺发育不良及睾丸下降不全的患者发生恶变的几率明显升高。但青春期发生性腺肿瘤的概率很小，因此对于期待青春期进一步男性化发育的患者，可以不急于切除未下降的睾丸。

在雄激素不敏感类型的DSD患者中，已经证实睾丸参与青春期后骨骼发育成熟和乳腺发育，这种类型的DSD患者发生性腺肿瘤的概率可能较低。

性腺切除的时机仍然是一个需要严肃考虑的问题，尤其是期待青春期进一步男性化发育的患者，如5α-还原酶缺乏、部分雄激素不敏感综合征以及17β-脱氢酶缺乏等情况的DSD[6]。

（四）社会心理支持

DSD患儿大多在小儿（泌尿）外科就诊，但涉及患者及家庭的心理评估、性别分配、潜在生育能力保护等一系列工作，更多与社会心理、伦理、法律等诸多方面密切相关[48-51]。DSD患者由于性别选择不当，会导致患者生理与心理性别的不一致，造成很大的精神创伤和心理障碍[52,53]。因此，在DSD患者的综合治疗中应考虑心理学家及社会工作者的共同参与，提供持续的社会心理支持。

1.心理评估　DSD患者由于存在解剖、遗传及内分泌激素上的冲突，较普通人更易在性别认同、行为性别及取向上出现问题，患儿往往表现为不愿与同龄儿童接触，害怕被同龄儿童歧视，从而产生自卑心理，导致性格孤僻，易受到社会的歧视孤立，自杀及自残倾向更明显[52]。因此，在对患者及家长进行心理社会干预之前首先应该重视心理评估。

常用的评估量表主要包括：

（1）儿童性心理评估量表，如学龄前活动量表（PSAI）、儿童性别角色量表（CSRI）等。

（2）人格评估量表，如艾森克人格问卷（EPQ）。

（3）社会支持评估量表。

（4）情绪评估量表，如抑郁量表、焦虑量表、恐惧量表等。

对于刚出生的DSD患儿父母的心理评估，应首先了解他们的早期情绪反应，并探索当前和未来的忧虑，以及家庭需要的社会支持[54]；DSD患者在少年儿童成长期应着重于自我性别与社会性别认同的评估，如果性别分配有延迟，应该提供社会心理帮助；对于那些新诊断为DSD的青少年及已经诊断的需要药物或者外科治疗的DSD患者，主要应评估他们在各自文化背景下对性别和性别角色的理解及期望，并提供社会心理帮助，以便选择最佳时机对患者施行手术治疗[54,55]。

2.支持性心理治疗　又称一般性心理治疗，通过倾听、解释、指导、疏泄、保证、鼓励和支持等方法，为患者排忧解难，提供支持和帮助，使患者得到安慰，有安全感，提高其承受和自我处理问题的能力，调动患者或家长对生活的积极性和乐观态度，以减轻痛苦和烦恼[56]。同时，建立和发展社会支持系统，在增强其心理承受能力的同时，帮助患者或家长去发现和寻找各种可动用的心理社会支持源[48,57,58]。

作为多学科联合诊治的团队成员，心理与社会学工作者应参与团队所做出的关于性别分配/重新分配、外科手术的时间和激素的替代治疗的决定[50,52]；并及时与患者及其家属沟通，让他们更加清楚地了解自己的病情及治疗方案，以及性别特征、性角色、性取向等性心理发育的基本概念，从而做到积极配合治疗并取得良好的治疗效果[50]。

支持性心理治疗每次需要15～50分钟。

3.认知行为治疗　认知行为治疗是根据认知过程必然影响情绪和行为的理论和假设，通过认知和行为技术来改变患者及其家属不良认知的一类心理治疗方法。在对患者及其家属的心理社会干预过程中，经心理评估后如果患者或家长存在明显的焦虑、抑郁等负性情绪，并与其不良认知有关，采用认知行为治疗技术会收到明显的治疗效果。具体实施中，可供选用的认知矫正技术推荐下述5种[56]。

（1）识别和矫正自动化思维：治疗师可用记录思维、识别心境转换、心理教育、指导性发现、想象练习、角色扮演、使用检查清单等技术让患者或家长学会识别自动思维，并通过提问、记录思维改变、引出合理选择等矫正自动思维。

（2）识别和矫正认知错误：注意听取和记录患者或家长的自动思维和"口头禅"（如我必须、应该等），然后采用诘难式或逻辑式提问，帮助患者或家长归纳和总结出一般规律，建立恰当或合理的认知思维方式。

（3）真实性检验：是认知行为治疗的核心，即将患者或家长的错误信念视为一种假设，据此设计行为模式或情境对这一假设进行验证，让患者或家长在检验中认识到原有的信念是不符合实际的，并自觉加以改变。

（4）去中心化：让患者或家长学会放松、呼吸训练控制及坚持不回避原则，同时尝试着用积极的语言暗示来替代原先的消极的认知和想法，逐步克服"自己是人们注意的中心"的想法。

（5）抑郁或焦虑水平的监控：鼓励患者或家长对自己的抑郁或焦虑水平监控，发现情绪变化的规律、特点和影响因素，利用监控到的事实替代自己的主观想法，消除消极思维。

认知行为治疗的疗程，门诊治疗一般为15～20次治疗性会谈，每次40～60分钟，持续约12周。

4.家庭干预 家庭干预是基于系统论观点来解释和处理家庭成员间相互作用问题的一类心理治疗方法[56]。治疗中主要是澄清和改变患者的期望值，以及改善家庭成员间的相互作用方式和家庭气氛，使家庭能更好地帮助患者，提高患者维持治疗的依从性。

家庭治疗主要用于核心家庭，即父母与子女住在一起的家庭。符合下列几方面的情况均可进行家庭治疗[48,50,52,55]：

（1）性发育异常给患者及其家庭带来负面的心理影响和社会压力。

（2）家庭成员之间对性别分配/重新分配有冲突。

（3）"症状"出现在患者身上，但暴露出家庭系统有问题。

（4）家庭对患者的忽视或是对治疗无助、过分焦虑或担忧。

（5）家庭对DSD的治疗起了阻碍作用。

家庭治疗总访谈次数一般在6～12次，每次

1～1.5小时，开始阶段可以间隔较短，一般1～2周1次面谈，以后逐渐延长至1个月或数个月面谈1次。

此外，社会应给予此类患者更多的关怀，采取多种宣传方式，让人们对此类患者多一些了解和理解，在患者相对集中地区，争取成立DSD互助协会，使患者及其家长得到更多的关心和社会心理支持[49]。

（五）生育潜能与生育力保护

目前对于DSD患者生育潜能和生育力保护的研究不多，其中一些调查研究表明不少DSD患者关注自身生育[59]。

1. DSD患者生育潜能与保存的一般特点 肿瘤患者是目前生育力保护的主要人群，并且正是由于肿瘤发病率增加、发病年轻化和生存率的逐年提高，才促进了生育力保护这一学科分支的发展。肿瘤患者具有正常的、与生俱有的生育潜能，只不过肿瘤本身或者肿瘤相关的治疗，如手术、放疗和化疗等会损伤肿瘤患者的生育力[60-62]；肿瘤患者生育力保护受到各方面重视，国外资料表明大约3/4年龄小于35岁的肿瘤患者希望拥有自己的后代[63]，青春期女性肿瘤患者中约81%，其父母中约93%对于生育力保护技术感兴趣，即使是处于实验室阶段的生育力保护技术[64]。2006年和2013年美国肿瘤学会指南中建议对于处于生育阶段的肿瘤患者进行生育力保存方面的咨询和评估[65,66]，并且多数肿瘤患者可以通过手淫取精或者睾丸穿刺进行自精冻存。

与肿瘤患者不同，DSD患者生育潜能具有一定不确定性，因为DSD患者性腺发育过程中可能出现异常、下丘脑-垂体-睾丸轴受到干扰而导致生殖激素分泌异常、为防止恶变而切除性腺和社会性别与性腺不符等（表23-8）；DSD患者的生育力保护资料很少，DSD患者分类较多且同一类患者都有异质性，所以大家对于DSD患者生育力保护重视不够，甚至有些患者还因为生育力保护费用不能报销而放弃；文献报道最年轻的青春期男性是在13岁采用手淫取精进行生育力保护[67]，但多数DSD患者不能手淫取精或者未进入青春期精子发生还没有启动，不能采取常规成熟的自精冻存技术，只能考虑睾丸组织冷冻及目前还处于实验室阶段的精原干细胞技术。

2.常见DSD男性患者的生育潜能及生育力保护 Klinefelter综合征患者将来生育时，如果精液里有精子，可以考虑利用这些精子采用体外受精-胚胎移植技术（in vitro fertilization and embryo transfer, IVF-ET）或卵胞质内单精子显微注射技术（Intracytoplasmic

表23-8 DSD患者生育潜能特点[68]

DSD患者生育潜能受损原因	生育潜能受损具体情况	生育力保护需要考虑的方面
性腺发育异常	性腺发育异常(如条纹状性腺、发育异常性腺)会导致早期进行性的性腺衰竭;早期性腺衰竭使生育力保护成为这些DSD患者的需要	在这些异常性腺中,生殖细胞是否存在以及质量等情况了解不多;由于有早期性腺衰竭可能,所以这部分DSD患者需要考虑青春期前进行生育力保护
生殖激素分泌异常	激素分泌或反应异常可能会导致损伤精子或卵母细胞	生殖细胞数量/质量下降需要考虑进行生育力保护
性腺恶变风险	由于肿瘤的风险或存在,DSD患者有时需要考虑性腺切除术	由于有早期性腺衰竭可能,所以这部分DSD患者需要考虑青春期前进行生育力保护
社会性别跟性腺不符	性腺和生殖细胞可能与患者的社会性别不符,这导致过去假设不孕症,尽管可能存在质量较好的生殖细胞	如有生育要求,可以考虑提前进行生育力保护和采取合适的辅助生育措施

sperm injection,ICSI)生育后代;如果精液里没有精子,除了供精和领养之外,虽然Klinefelter综合征患者睾丸小,不能采用常规的睾丸穿刺取精术(testicular sperm aspiration,TESA)或睾丸切开取精术(testicular sperm extraction,TESE),但可以采用显微取精术(microsurgical testicular sperm extraction,micro-TESE)寻找自己精子,取精率61%[69]。

关于未婚Klinefelter综合征患者是否提前micro-TESE取精进行冷冻问题,Franik等研究表明16岁之前的Klinefelter综合征患者取精率低于16～30岁的Klinefelter综合征患者,因此不建议提前micro-TESE取精进行冷冻,并且还存在伦理学问题,但如果Klinefelter综合征患者精液中有精子,就建议尽快进行自精冻存[70]。

儿童期诊断的先天性低促性腺激素型性腺功能减退症(congenital hypogonadotropic hypogonadism,CHH)属于46,XY DSD,其中75%左右是Kallmann综合征。CHH治疗有雄激素替代、促性腺激素治疗和促性腺激素释放激素(GnRH)泵治疗,后两者治疗可以产生精子。精子发生主要受下丘脑-垂体-睾丸轴调控,下丘脑脉冲式分泌GnRH,GnRH刺激腺垂体分泌促性腺激素,即卵泡刺激素(FSH)和黄体生成素(LH),FSH作用于Sertoli细胞,LH作用于Leydig细胞并刺激其分泌睾酮(T),FSH和T对精子发生非常重要。促性腺激素治疗就是使用人绒毛膜促性腺激素(HCG),HCG相当于LH,联合人绝经期促性腺激素(human menopausal gonadotropin,HMG),HMG中一半是FSH另一半是LH,虽然促性腺激素治疗是治疗CHH的有效方法,但不能模拟GnRH脉冲式分泌后出现的LH/FSH生理性脉冲,因而发挥不了最佳效果,加之所用剂量均为药理剂量,

长期使用会使垂体和睾丸上的受体数目减少而变得对外源性促性腺激素不敏感,所以促性腺激素治疗效果不如GnRH泵。

促性腺激素治疗和GnRH泵治疗产生精子后建议进行自精冻存以备以后生育使用,因为改用外源雄激素治疗后就会抑制自身精子发生。

性腺发育不全的DSD患者阴囊内睾丸有恶变的风险,因此有些专家建议青春期进行睾丸活检以便早期发现肿瘤,如果睾丸活检提示肿瘤,建议最好进行睾丸内精子冷冻;但如果青春期前,睾丸组织内只有精原干细胞时,冷冻精原干细胞或者诱导多能干细胞的技术目前仍然处于实验室阶段,此外还需要考虑伦理学问题。

3. DSD患者生育力保护方法 生育力保护是指使用手术、药物或者实验室措施对处于不孕或不育风险的成人或者儿童提供帮助,保证其产生遗传学后代的能力,包括自精冻存、通过促性腺激素释放激素类似物等进行性腺保护、睾丸异种移植和精原细胞分离技术和放疗过程中的性腺防护等。目前自精冻存技术最成熟,精原干细胞技术基本还处于实验室阶段,目前研究资料表明促性腺激素释放激素类似物等进行性腺保护并没有明确疗效,放疗过程中的性腺防护主要涉及放疗专业,所以DSD患者生育力保护技术主要是自精冻存技术,精原干细胞技术有望将来大规模进入临床应用。

(1)精子冷冻保存技术:DSD患者如果治疗后有精子,精子质量好,可以采用常规的冷冻技术,但如果质量差,需要考虑稀少精子冷冻,甚至单精子冷冻技术。

(2)精原干细胞技术:有些DSD患者由于是青春期前只有精原干细胞,精原干细胞冷冻目前仍处于

实验室阶段。

精原干细胞技术主要有：精原干细胞培养和移植（SSC culture and transplantation）、睾丸重塑（de novo testicular morphogenesis）、睾丸组织同种移植和睾丸组织异种移植（testicular tissue grafting and xenografting）、睾丸组织培养（testicular tissue organ culture）、多能干细胞技术（pluripotent stem cell technology）等，这些技术都至少在一种动物模型上产生有功能的精子，但截至目前，只有精原干细胞培养和移植应用于临床[71]。

总之，DSD患者生育力潜能具有一定不确定性，DSD患者的生育力保护资料很少，大家对于DSD患者生育力保护重视不够，多数DSD患者不能手淫取精或者未进入青春期精子发生还没有启动，不能采取常规成熟的自精冻存技术，只能考虑冷冻睾丸组织冷冻以及目前基本还处于实验室阶段的精原干细胞技术。但随着人们对于DSD诊疗规范化，DSD生育力保护将会越来越完善。

推荐意见

在确定性别前，医务人员必须与家属或监护人以及患者本人充分沟通

DSD的治疗，应该以患者和家属为中心，多学科的医务人员共同参与下制订方案

参考文献

［1］Fisher AD, et al. Gender identity, gender assignment and reassignment in individuals with disorders of sex development: a major of dilemma. J Endocrinol Invest, 2016, 39（11）: 1207-1224.

［2］Swaab DF. Sexual differentiation of the brain and behavior. Best Pract Res Clin Endocrinol Metab, 2007, 21（3）: 431-444.

［3］Kolesinska Z, et al. Changes over time in sex assignment for disorders of sex development. Pediatrics, 2014, 134（3）: e710-715.

［4］Lee PA, et al. Global Disorders of sex development update since 2006: Perceptions, Approach and Care. Horm Res Paediatr, 2016, 85（3）: 158-180.

［5］Cheon CK. Practical approach to steroid 5alpha-reductase type 2 deficiency. Eur J Pediatr, 2011, 170（1）: 1-8.

［6］Cohen-Kettenis PT. Gender change in 46, XY persons with 5alpha-reductase-2 deficiency and 17beta-hydroxysteroid dehydrogenase-3 deficiency. Arch Sex Behav, 2005, 34（4）: 399-410.

［7］Luo CC, et al. Use of parenteral testosterone prior to hypospadias surgery. Pediatr Surg Int, 2003, 19（1-2）: 82-84.

［8］Palmert MR, Dunkel L. Clinical practice. Delayed puberty. N Engl J Med, 2012, 366（5）: 443-453.

［9］Shapiro S, et al. Risk of localized and widespread endometrial cancer in relation to recent and discontinued use of conjugated estrogens. N Engl J Med, 1985, 313（16）: 969-972.

［10］Drobac S, et al. A workshop on pubertal hormone replacement options in the United States. J Pediatr Endocrinol Metab, 2006, 19（1）: 55-64.

［11］Wit JM, et al. Aromatase inhibitors in pediatrics. Nat Rev Endocrinol, 2011, 8（3）: 135-147.

［12］Houk CP, Lee PA. Intersexed states: diagnosis and management. Endocrinol Metab Clin North Am, 2005, 34（3）: 791-810.

［13］Choi SK, et al. Transdermal dihydrotestosterone therapy and its effects on patients with microphallus. J Urol, 1993, 150（2 Pt 2）: 657-660.

［14］陈佳佳, 等. 短期口服小剂量十一酸睾酮治疗青春期前46, XY男童阴茎短小自身前后对照研究. 中国循证儿科杂志, 2012, 7（3）: 167-171.

［15］Guthrie RD, Smith DW, Graham CB. Testosterone treatment for micropenis during early childhood. J Pediatr, 1973, 83（2）: 247-252.

［16］Christiansen P, et al. Treatment of cryptorchidism with human chorionic gonadotropin or gonadotropin releasing hormone. A double-blind controlled study of 243 boys. Horm Res, 1988, 30（4-5）: 187-192.

［17］Kuiri-Hanninen T, et al. Increased activity of the hypothalamic-pituitary-testicular axis in infancy results in increased androgen action in premature boys. J Clin Endocrinol Metab, 2011, 96（1）: 98-105.

［18］Bougneres P, et al. Effects of an early postnatal treatment of hypogonadotropic hypogonadism with a continuous subcutaneous infusion of recombinant follicle-stimulating hormone and luteinizing hormone. J Clin Endocrinol Metab, 2008, 93（6）: 2202-2205.

［19］Liu PY, et al. Induction of spermatogenesis and fertility during gonadotropin treatment of gonadotropin-deficient infertile men: predictors of fertility outcome. J Clin Endocrinol Metab, 2009, 94（3）: 801-808.

［20］Bouvattier C, et al. Neonatal gonadotropin therapy in male congenital hypogonadotropic hypogonadism. Nat Rev Endocrinol 2011, 8（3）: 172-182.

［21］Gong C, et al. Pulsatile GnRH is superior to hCG in therapeutic efficacy in adolescent boys with hypogonadotropic hypogonadodism. J Clin Endocrinol Metab, 2015, 100（7）: 2793-2799.

[22] Price P, et al. High dose androgen therapy in male pseudohermaphroditism due to 5 alpha-reductase deficiency and disorders of the androgen receptor. J Clin Invest, 1984, 74 (4): 1496-1508.

[23] Kim KS, Kim J. Disorders of sex development. Korean Journal of Urology, 2012, 53: 1-8.

[24] Pierre DE, et al. Surgery in disorders of sex development (DSD) with a gender issue: If (why), when, and how? Journal of Pediatric Urology, 2016, 3: 139-149.

[25] Piaggio LA. Congenital adrenal hyperplasia: review from a surgeon's perspective in the beginning of the twenty-first century. Front Padiatric, 2014, 1: 50. doi: 10.3389.

[26] Warne G, et al. A long-term outcome study of intersex conditions. Journal of Pediatric Endocrinology & Metabolism, 2005, 18 (6): 555-567.

[27] Migeon CJ, et al. Ambiguous genitalia with perineoscrotal hypospadias in 46, XY individuals: long-term medical, surgical, and psychosexual outcome. Pediatrics, 2002, 110 (3): 1-10.

[28] Nihoul-Fekete C, et al. Long-term surgical results and patient satisfaction with male pseudohermaphroditism or true hermaphroditism: a cohort of 63 patients. The Journal of Urology, 2006, 175 (5): 1878-1884.

[29] Hughes LA, et al. Consequences of the ESPE/LWPES guidelines for diagnosis and treatment of disorders of sex development. Best Practice & Research Clinical Endocrinology & Metabolism, 2007, 12 (3): 351-365.

[30] Binet A, et al. Should we question early feminizing genitoplasty for patients with congenital adrenal hyperplasia and XX karyotype? Journal of Pediatric Surgery, 2016, 51 (3): 465-468.

[31] Fagerholm R, et al. Sexual function and attitudes toward surgery after feminizing genitoplasty. The Journal of Urology, 2011, 185 (5): 1900-1904.

[32] Pyle LC, Nathanson KL. A practical guide for evaluating gonadal germ cell tumor predisposition in differences of sex development. American Journal of Medical Genetics Part C Seminars in Medical Genetics, 2017, 175 (2): 304-314.

[33] Cools M, et al. Germ cell tumors in the intersex gonad: old paths, new directions, moving frontiers. Endocrine Reviews, 2006, 27 (5): 468-484.

[34] 鲍世威, 等. 保留阴蒂头及其血管神经蒂阴蒂成形术. 中国美容整形外科杂志, 2007, 18 (1): 33-35.

[35] Li BU, Balint JP. Cyclic vomiting syndrome: evolution in our understanding of a brain-gut disorder. Adv Pediatr, 2000, 47 (2): 117-160.

[36] Creighton S, Minto C, Steele S. Objective cosmetic and anatomical outcomes at sdolescence of feminizing surgery for ambiguous genetalia done in childhood. Lacent, 2001, 358 (14): 124-125.

[37] 李全荣, 等. 342例女性假两性畸形的荟萃分析. 中国医科大学学报, 2010, 39 (01): 64-66 + 70.

[38] El-Sayed HM, et al. Vaginal reconstruction with sigmoid colon in vaginal agenesis. Int Urogynecol J Pelvic Floor Dysfunct, 2007, 18 (9): 1043-1047.

[39] Fotopoulou C, et al. Functional and anatomic results of amnion vaginoplasty in young women with Mayer-Rokitansky-Küster-Hausersyndrome. Fertil Steril, 2010, 94 (1): 317-323.

[40] 韩男男, 等. 生物补片法阴道成形术治疗先天性无阴道的近期疗效初探. 南京医科大学学报, 2018, 38 (4): 538-540.

[41] Djordjevik M. In: Djordjevik, editor. Hypospadias surgery challenges and limits, 2014.

[42] Gorduza D, et al. The surgical challenges of disorders of sex development (DSD). Arch EspUrol, 2010, 63 (7): 495-504.

[43] Braga LHP, et al. Ventral penile lengthening versus dorsal plication for severe ventral curvature in children with proximal hypospadias. J Urol, 2008, 180 (4 Suppl): 1743e7. discussion 1747-1748.

[44] De Castro R, et al. Phalloplasty and urethroplasty in a boy with penile agenesis. J Pediatr Urol, 2013, 9 (1). 108. e1e2.

[45] Callens N, et al. Sexual quality of life after total phalloplasty in men with penile deficiency: an exploratory study. World J Urol, 2015, 33 (1): 137-143.

[46] Terrier J-E', et al. Surgical outcomes and patients' satisfaction with suprapubic phalloplasty. J Sex Med, 2014, 1 (1): 288-298.

[47] Mouriquand PDE, et al. Longterm outcome of hypospadias surgery: current dilemmas. Curr Opin Urol, 2011, 21 (6): 465-469.

[48] 钟军, 蒋学武. 先天性性别异常的治疗. 实用儿科临床杂志, 2009, 24 (23): 1854-1857.

[49] 刘磊, 等. 46, XY核型性发育异常疾病争论焦点. 医学与哲学, 2013, 34 (9B): 70-72.

[50] 张宁, 华克勤. 性发育疾病分类及诊治的研究进展. 中华医学志, 2014, 94 (7): 554-557.

[51] Woodward M, Patwardhan N. Disorders of sex development. Surgery, 2010, 28 (8): 396-401.

[52] 郭盛, 李嫔. 性发育异常儿童抚养性再认识. 中国实用儿科临床杂志, 2017, 32 (20): 1526-1529.

[53] 魏仪, 等. 卵睾型性发育异常单中心临床诊治分析. 中华小儿外科杂志, 2016, 37 (7): 501-506.

[54] Ahmed SF, et al. Society for Endocrinology UK guidance on the initial evaluation of an infant or an

adolescent with a suspected disorder of sex development（Revised 2015）. Clinical Endocrinology, 2016, 84（5）：771-788.

［55］唐达星，付君芬. 性别发育异常的新认识及外科选择. 中华小儿外科杂志，2016，37（7）：481-484.

［56］马建青，等. 心理咨询流派的理论与方法. 杭州：浙江大学出版社，2006.

［57］黄禾，Tiffany Tian，田秦杰. 性发育异常性腺肿瘤患者术后生存质量评估研究. 生殖医学杂志，2017，26（6）：525-530.

［58］Cohen-Kettenis PT. Psychosocial and psychosexual aspects of disorders of sex development. Best Pract Res Clin Endocrinol Metab, 2010, 24（2）：325-334.

［59］Lee PA, Houk CP. Long-term outcome and adjustment among patients with DSD born with testicular differentiation and masculinized external genital genitalia. Pediatr Endocrinol Rev, 2012, 10（1）：140-151.

［60］Chung K, et al. Sperm cryopreservation for male patients with cancer: An epidemiological analysis at the University of Pennsylvania. Eur J Obstet Gynecol Reprod Biol, 2004, 113（suppl）：S7-S11.

［61］Rueffer U, et al. Male gonadal dysfunction in patients with Hodgkin's disease prior to treatment. Ann Oncol, 2001, 12（9）：1307-1311.

［62］Maltaris T, et al. Gonadal damage and options for fertility preservation in female and male cancer survivors. Asian J Androl, 2006, 8（5）：515-533.

［63］Schover LR, et al. Having children after cancer: a pilot survey of survivors'attitudes and experiences. Cancer, 1999, 86（4）：697-709.

［64］Burns KC, Boundreau C, Panepinto JA. Attitudes regarding fertility preservation in female adolescent cancer patients. J Pediatr Hematol Oncol, 2006, 28（6）：350-354.

［65］Lee SJ, et al. American Society of Clinical Oncology recommendations on fertility preservation in cancer patients. J Clin Oncol, 2006, 24（18）：2917-2931.

［66］Loren AW, et al. Fertility preservation for patients with cancer: American Society of Clinical Oncology Clinical Practice Guideline Update. J Clin Oncol 2013, 31（19）：2500-2510.

［67］Keene, DJ, et al. Sperm banking in the United Kingdom is feasible in patients 13 years old or older with cancer. J Urol, 2012, 188（2）：594-597.

［68］Johnson EK, et al. Fertility Preservation for Pediatric Patients: Current State and Future Possibilities. J Urol, 2017, 198（1）：186-194.

［69］Schlegel PN. Nonobstructive azoospermia: a revolutionary surgical approach and results. Semin Reprod Med, 2009, 27（2）：165-170.

［70］Franik S, et al. Klinefelter syndrome and fertility: sperm preservation should not be offered to children with Klinefelter syndrome. HumReprod, 2016, 31（9）：1952-1959.

［71］Gassei K, Orwig KE. Experimental methods to preserve male fertility and treat male factor infertility. Fertil Steril, 2016, 105（2）：256-266.

五、随访

由于性发育异常患者在治疗前后均可能出现心理及生理方面的不适应，因此需要对患者从婴儿期到成年期的性、心理、社会参数及生活质量进行定期随访，以便为这部分患者带来有利的长期结局[1]。从患者的角度来看，有条理及持续的随访会增加患者与医务人员的互动，增进医务人员对患者具体情况、患者未来医疗需求的了解，并增强患者对治疗的依从性[2]。

（一）合适的随访方式

性发育异常的成年患者常对自己身体的满意度较低，部分原因是由于既往的负面体检经历[3]。因此，所有生殖器的评估都应限制在最低限度，并在患者、父母和（或）监护人同意的情况下进行。应严格避免重复生殖器检查、未经知情同意的照相以及在体检期间有多名医疗人员在场。

青春期后进行阴道检查（主要是为了决定是否使用阴道扩张疗法）前均应提前与患者及相关人员协商，此外必要时选用恰当的麻醉措施对于患者心理的保护有重要意义[4]。

（二）新生儿的随访

过去人们普遍认为，通过生殖器外观难以分辨新生儿性别或者新生儿生殖器外观与产前基因检测不一致时，有必要进行进一步检查。然而，生殖器外观分辨的程度可能取决于观察者的专业知识，而在新生儿出生后、临床专家诊断前，往往被贴上性别模糊的标签，并不能够明确最恰当的养育性别。需要认真检查外生殖器的临床特征包括阴唇皱襞中是否有性腺、阴唇皱襞的融合、阴茎的大小和尿道的位置[5]。这些外部特征可以单独记分，最后综合得分，获得外部男性化得分（EMS）。

对于疑为性发育异常需要进一步临床评估的婴儿，如会阴型尿道下裂、小阴茎、阴蒂肿大、任何形式的家族性尿道下裂以及生殖器异常合并EMS小于11月龄的婴儿，应交由专家进行相关的随访评估。此外，孕妇在怀孕期间的健康状况和药物暴露情况以及怀孕史本身可能存在关键信息。对核型是46，XY的性发育异常新生儿，应了解其出生体重，在怀孕时出生体重较低的病例中，AR突变的发生率较低[6]。

（三）青少年的随访

对于性发育异常的青少年患者，不仅需要进行常规的诊疗流程，还应建立医患融洽的关系。在随访开始前，需要向患者和家属谨慎地解释诊断，并应注意对于患者心理的干预，使患者获得必要的医疗和心理护理。需要具有丰富经验的医疗人员为患者及其家庭成员提供咨询服务，以便于应对今后可能出现的性别焦虑和性功能障碍。从婴儿期到成年期，需要对性、心理和社会参数进行定期随访，以便为性发育异常患者带来有利的长期结果。

青少年出现以下3种方式时怀疑患有性发育异常：女孩患有原发性闭经（有或没有乳房发育）、女孩青春期呈现男性化或男孩青春期发育延迟。医务人员在对青少年进行体格检查时应该考虑到检查和拍照可能对青少年产生心理影响，如果医师需要对疑似患者进行彻底的体检，建议在麻醉下进行较为合适。

对于患有原发性闭经的女孩，如果没有青春期发育情况，应考虑在14岁时进行检查；如果青春期发育正常，特别是乳房发育正常，则应考虑在16岁时进行检查。

尽管男孩青春期延迟的最常见原因是体质性生长延迟，但所有14岁以上的青春期延迟男孩都应该接受检查。超重的男孩需要仔细检查，有助于区分隐匿性阴茎与阴茎发育不良导致的小阴茎。对于有尿道下裂修补史或睾丸固定手术史的患者需排除雄激素不敏感综合征。检查包括骨龄和血清黄体生成素（LH）、卵泡雌激素（FSH）、睾酮（T）和泌乳素（PRL）的测定。对于促性腺激素升高的患者，应进行染色体核型分析以排除诸如Klinefelter综合征或45，X/46，XY嵌合体等疾病。

在性发育异常的患者中，性腺功能低下是较为常见的，有性激素合成障碍，雄激素抵抗。这部分患者需要进行激素替代治疗来诱导和保持第二性征的发育，促进青春期的成长，促进骨骼发育及社会心理的成熟。

（四）外科手术后随访

生殖器重建手术一直是性发育异常治疗的重要组成部分。然而，由于这类手术有较高的并发症发生率

及再次手术率、患者满意度也较低[7,8]，性发育异常的治疗方式已经发生了巨大的变化，目前，临床建议采取更加以患者为中心的治疗方法[9]。

对生殖器重建手术的手术结果进行评估随访是相当重要的[10]。这些评估应包括并发症发生率、功能结果（排尿）和性行为、外观、生活质量、性心理功能，最后是针对适应证的重新评估。虽然生殖器重建手术可能较好的处理尿道问题，但对排尿功能和盆底的影响（包括安全的尿液储存与引流、尿失禁和感染的风险等）往往没有得到充分的解决。同时注意术后随访数据的完整性及长期结果。目前，男性化手术结果的临床评估和自我评估工具主要有HOPE、HOSE、PPS和SAGA-M，而女性化手术的结果评估需要可靠的工具来进行[11-14]。特别注意的是在保留性腺的手术后加强患者远期随访对于早期发现睾丸恶变具有重要的作用。

参 考 文 献

[1] Kim KS，Kim J．Disorders of sex development．Korean journal of urology，2012，53（1）：1-8.

[2] Lundberg T，et al．"It's part of me，not all of me"：Young women's experiences of receiving a diagnosis related to diverse sex development．Journal of Pediatric and Adolescent Gynecology，2016，29（4）：338-343.

[3] Schweizer K，et al．Coping with diverse sex development：treatment experiences and psychosocial support during childhood and adolescence and adult well-being．Journal of Pediatric Psychology，2017，42（5）：504-519.

[4] Lloyd J，et al．Female genital appearance：'Normality' unfolds．BJOG，2005，112（5）：643-646.

[5] Isabelle V，et al．Surgical options in disorders of sex development（dsd）with ambiguous genitalia．Metabolism，2010，24（2）：311-324.

[6] Lek N，et al．Low frequency of androgen receptor gene mutations in 46 XY DSD，and fetal growth restriction．Archives of Disease in Childhood，2014，99（4）：358-361.

[7] Long CJ，et al．Intermediate-Term Followup of Proximal Hypospadias Repair Reveals High Complication Rate．The Journal of Urology，2017，197（3 Pt 2）：852-858.

[8] Spinoit AF，et al．Grade of hypospadias is the only factor predicting for re-intervention after primary hypospadias repair：a multivariate analysis from a cohort of 474 patients．Journal of Pediatric Urology，2015，11（2）：70. e71-76.

[9] Lee PA，et al．Global disorders of sex development update

since 2006: Perceptions, approach and care. Hormone Research in Paediatrics, 2016, 85（3）: 158-180.

[10] Caldamone A, Mouriquand P. Response to 'Re. Surgery in disorders of sex development（DSD）with a gender issue: If（why）, when, and how?'. Journal of Pediatric Urology, 2016, 12（6）: 441.

[11] Toorn FVD, et al. Introducing the HOPE（Hypospadias objective penile evaluation）-score: a validation study of an objective scoring system for evaluating cosmetic appearance in hypospadias patients. Journal of Pediatric Urology, 2013, 9（6）: 1006-1016.

[12] Holland AJ, et al. HOSE: an objective scoring system for evaluating the results of hypospadias surgery. BJU international, 2001, 88（3）: 255-258.

[13] Weber DM, et al. The penile perception score: an instrument enabling evaluation by surgeons and patient self-assessment after hypospadias repair. Journal of Urology, 2013, 189（1）: 189-193.

[14] Schober JM, Meyer-Bahlburg HF, Dolezal C. Self-ratings of genital anatomy, sexual sensitivity and function in men using the 'Self-Assessment of Genital Anatomy and Sexual Function, Male' questionnaire. BJU international, 2009, 103（8）: 1096-1103.

附表1　2010年付超等测定的中国男性不同年龄段阴茎、睾丸测量值[10]

年龄	阴茎长度（cm）	阴茎直径（cm）	睾丸体积（ml）
新生儿	3.18±0.43	1.05±0.10	1.41±0.66
1～12月龄	3.35±0.35	1.05±0.12	1.52±0.43
1岁	3.45±0.35	1.07±0.13	1.55±0.43
2岁	3.54±0.34	1.14±0.14	1.56±0.37
3岁	3.71±0.33	1.18±0.13	1.58±0.39
4岁	3.82±0.41	1.13±0.12	1.59±0.32
5岁	3.96±0.36	1.17±0.14	1.61±0.34
6岁	4.14±0.43	1.17±0.16	1.71±0.36
7岁	4.21±0.42	1.22±0.15	1.84±0.47
8岁	4.23±0.48	1.30±0.15	1.93±0.40
9岁	4.30±0.49	1.25±0.18	2.13±0.61
10岁	4.42±0.60	1.28±0.23	2.84±0.79
11岁	4.48±0.67	1.42±0.42	4.19±2.08
12岁	5.13±1.07	1.69±0.47	7.35±3.63
13岁	5.54±1.23	1.85±0.32	9.92±4.14
14岁	6.03±1.40	2.11±0.40	11.88±3.48

续表

年龄	阴茎长度（cm）	阴茎直径（cm）	睾丸体积（ml）
15岁	6.90±1.21	2.33±0.40	14.44±4.46
16岁	7.12±1.22	2.37±0.21	15.87±3.91
17岁	7.26±1.16	2.41±0.27	16.68±3.83
18岁	7.33±1.06	2.45±0.24	17.54±3.34
成人	8.17±0.97	2.65±0.41	18.03±3.67

附表2　谢炳林等2015年测定不同年龄儿童段阴茎长度[11]

年龄	例数	阴茎长度（cm）
0岁	2000	1.88±0.23
1～2岁	2000	2.26±0.45
3～6岁	2000	3.07±0.48

附表3　李伟等2010年测定的不同年龄段阴茎长度[12]

年龄	例数	阴茎长度（cm）
2岁	7	2.21±0.39
3岁	21	2.23±0.49
4岁	34	2.30±0.38
5岁	95	2.43±0.51
6岁	158	2.60±0.59
7岁	260	2.71±0.51
8岁	251	2.73±0.57
9岁	234	2.87±0.59
10岁	196	2.97±0.71
11岁	184	3.19±0.79
12岁	249	3.51±0.88
13岁	276	4.34±1.22
14岁	333	5.10±1.26
15岁	353	5.57±1.13
16岁	355	5.74±1.21
17岁	120	5.77±0.99
18岁	54	5.80±0.98

致谢

感谢北京儿童医院贾立群主任在B超等影像学方面的审稿与修改。

肾血管性高血压诊断治疗指南

肾血管性高血压（renovascular hypertention，RVH）是各种原因造成肾动脉病变后产生的继发性高血压，这类高血压可以通过治疗血管病变或切除患肾而得以控制[1]。RVH是继发性高血压的第二位原因。肾血管性高血压一方面可以导致心、脑、肾等多种靶器官损害；另一方面，肾血管性高血压可以通过外科手术切除患肾或者血管成形术使病变血管重新通畅从而得到有效治疗，结合药物治疗，可以使肾脏病变和肾功能在一定程度上得到恢复，从而改善全身状态，治疗有效率可达72%～94%，深受临床医师的重视。

一、流行病学、病因学和病理学

（一）肾血管高血压的病因分析

RVH是常见的继发性高血压，也是难治性高血压最常见的继发原因[2]。肾血管性高血压占全部高血压患者的1%～10%，各文献报道的发病率略有不同，近期国内相关指南报道肾动脉狭窄（renal artery stenosis，RAS）患病率占高血压人群的1%～3%[3,4]。

肾动脉狭窄按病因可分为动脉粥样硬化性肾动脉狭窄（atherosclerotic renal artery stenosis，ARAS）和非动脉粥样硬化性肾动脉狭窄。地域、年龄和性别对RAS的病因分布有显著影响。欧美国家RVH病因以动脉粥样硬化为主（约90%），其次为纤维肌性发育不良（fibromuscular dysplasia，FMD）。我国RVH病因也以动脉粥样硬化为主（约80%），其次为大动脉炎（Takayasu's arteritis，TA）（约15%），之后是FMD（约5%）[5,6]。

大多数肾动脉狭窄由动脉粥样硬化所致，且随着年龄的增长及合并心血管危险因素的增多，ARAS

的比例明显增加[7,8]。年轻患者的主要病因是TA和FMD，且女性患者中TA和FMD的比例显著高于男性患者[5]。TA是一种世界性疾病，在东亚的中国、日本，南亚的印度、非洲、中美洲、南美洲及中东地区的土耳其等国家常见。TA是一种与免疫相关的慢性非特异性、肉芽肿性大血管性血管炎，常累及主动脉及其主要分支，26%的TA患者表现为肾动脉狭窄，TA多发生于年轻女性，也是儿童肾血管性高血压最常见的原因[6,9,10]。FMD是一种非动脉粥样硬化性、非炎性动脉管壁的特发性病变，可导致肾动脉狭窄、闭塞、扭曲、动脉瘤及夹层动脉瘤形成，可发生于任何年龄段的所有人群，30～60岁女性更为多见[11]。

其他少见的非粥样硬化性肾动脉狭窄的病因还包括：急性肾动脉闭塞（血栓、栓塞、外伤），主动脉瘤、主动脉夹层累及肾动脉，肾血管发育畸形（肾动、静脉畸形或瘘）及肾血管解剖变异（如副肾动脉），结节性多动脉炎，神经纤维瘤病，白塞病，移植肾动脉狭窄，放射治疗后瘢痕，周围组织肿瘤以及束带压迫，中段主动脉综合征及抗磷脂抗体综合征等[4,6,7,11,12]。

（二）肾血管高血压病理改变

在肾血管性高血压病例中，肾动脉狭窄主要有动脉粥样硬化、纤维肌性发育不良和大动脉炎3种病理性变化类型[13]。

1.动脉粥样硬化 主要为男性尤其是老年男性患者，左侧较右侧多见，往往是全身血管性病变累及肾动脉的局部表现。硬化性狭窄通常发生于肾动脉近心侧2cm，而远心端或分支很少受累。2/3患者形成偏心性斑块，其余则为环状斑块，造成管腔狭窄和内膜破坏[14]。

2.大动脉炎 好发于育龄期妇女，也可见于男性及其他年龄段人群。大动脉炎是一种病因不明的慢性炎症性疾病，主要累及主动脉及其主要分支，病变多在肾动脉开口处，累及一侧或双侧肾动脉。病变的炎性改变累及动脉壁全层，中层受累最为严重。动脉壁呈弥漫性肉芽肿性增生及纤维化改变，弹性纤维破裂或断裂，血管内膜增殖。血管造影以多发性狭窄为主，少数可呈节段性扩张或动脉瘤形成，亦可有继发性血栓形成[15]。

3.肾动脉纤维肌性发育不良 常见于青年患者，女性多于男性，肾动脉病变主要发生于中1/3和远1/3段，常累及分支，单侧者以右侧多见。此型的病理变化又可分为5种。①内膜硬化：重者类脂质沉集钙化，形成瘤样赘生物，可使肾动脉腔完全闭塞。病变皆局限性发生在动脉主干的近端。②内膜纤维增生：内膜显著增厚，有胶原累积，其中有原始纤维母细胞散在，伴发血肿时使动脉狭窄部分变形，有发展倾向。血管造影显示肾动脉中段有灶性狭窄。③纤维肌肉增生：病变发生于血管中层，平滑肌与纤维组织同时增生。动脉壁呈同心性增厚，弹力溃破而引起壁间血肿，在血肿周围有大量胶原形成。血管造影示肾动脉或其分支有光滑狭窄。④中层纤维增生：主要是纤维组织增生，内弹力膜变薄或消失，肌纤维被胶原所代替，中层稀薄，部分呈球囊性扩张，病变一般较为广泛，大多蔓延血管远端2/3或可累及分支。血管造影显示肾动脉呈念珠状。⑤外膜下纤维增生：病变位于血管的外弹力层，中层外膜有胶原沉着。由于肾动脉被大量稠密的胶原所环绕使血管变窄。血管造影示有不规则的狭窄，侧支循环丰富[16,17]。

除上述外，肾血管性高血压尚有肾动脉瘤、肾动脉栓塞、肾动静脉瘘、肾动脉先天性异常等少数病理

性变化类型[18]。以上各种类型病变均使肾供血不足，导致肾体积变小，显微镜下可见肾小管萎缩和间质纤维化，入球动脉和叶间动脉等发生硬化，小血管腔狭窄或闭塞，肾小球旁体结构增生或其细胞内的颗粒增多。

（三）肾血管性高血压的病理生理

肾血管性高血压的经典实验是在1934年由Goldblatt及其同事完成的，他们的实验研究证明了缩窄犬的肾动脉可以产生高血压，并描述了两种高血压动物模型，即双肾一夹模型和一肾一夹模型。尽管人类肾血管性高血压病因情况并没有动物模型那么简单，但大多数单侧肾动脉狭窄与双肾一夹模型相似，双侧肾动脉狭窄或孤肾肾动脉狭窄不同于任何一个动物模型，而是兼有两种模型特征。但无论是单侧还是双侧病变，主要的病理生理机制都与肾素-血管紧张素-醛固酮系统（renin-angiotensin-aldosteronesystem，RAAS）活化有关，RAAS在肾血管高血压的整个病理生理过程中起核心作用。

1.单侧肾动脉病变 单侧肾动脉狭窄，肾灌注压下降，细胞的拉伸减少使得肾小球旁的细胞超极化，从而降低细胞内的钙离子浓度，增加肾素分泌；同时因肾动脉狭窄，肾小球滤过率降低，激活致密斑感受器促使肾素分泌。肾素是一种蛋白水解酶，能催化血浆中的血管紧张素原使之生成血管紧张素Ⅰ（Ang Ⅰ十肽）。血管紧张素Ⅰ在血管紧张素转化酶的作用下转化为血管紧张素Ⅱ（Ang Ⅱ八肽），一方面通过收缩血管，血压上升；另一方面Ang Ⅱ可刺激肾上腺皮质球状带合成和分泌醛固酮，促进水、钠吸收，同时由于水钠潴留，对侧正常的肾受到高于正常的灌注压作用其肾素释放受抑制，对侧正常的肾使钠分泌增加，只产生依赖Ang Ⅱ的高血压（图24-1）[19,20]。

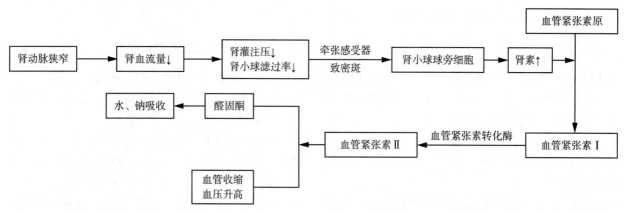

图24-1 单侧肾动脉狭窄RASS活化过程

2. 两侧肾动脉病变 人的双侧肾动脉狭窄不同于任何一个实验模型，而是兼顾两个模型特征主要归因于RAS的不对称发展，即病变有单侧开始然后进展为双侧病变。所以两侧肾动脉狭窄可分为可分两期[21]。初期：维持高血压的主要机制是肾素释放增加。双侧肾动脉狭窄，肾血流量下降、肾灌注压下降，肾素分泌增加，Ang Ⅰ 生成增多。Ang Ⅰ 进肺循环后很快转化成Ang Ⅱ，Ang Ⅱ 使全身血管收缩，血压升高，同时醛固酮生成增加，促进水、钠吸收。后期：持续的高灌注压和高Ang Ⅱ 水平，使对侧肾小动脉广泛损伤，维持高血压的主要机制是水钠潴留。肾实质的灌注压低，压力依赖的利钠减弱导致水、钠潴留，同时血浆肾素分泌被抑制；因灌注压低增加了肾内肾素活性，局部 Ang Ⅱ 增多，Ang Ⅱ 除了引起肾内血管收缩，还刺激肾小管对钠再吸收，再加上通过刺激醛固酮释放，也增加钠再吸收。水钠潴留的结果，导致血压升高[22]。

肾血管性高血压的病理生理过程除RAS起核心作用外，血管内皮功能障碍、氧化应激及神经体液等因素也起到重要作用。血管内皮功能障碍所致内皮素/一氧化氮失衡在高血压的发生、发展过程中起重要作用，同时高血压患者一般都存在血管内皮功能障碍[23]。肾血管性高血压血管张力往往发生了变化，血管内皮产生和释放血管舒张因子功能受损和血管舒张因子作用减弱，合成一氧化氮的底物左旋精氨酸不足，内皮依赖的收缩反应增强，舒张反应减弱，血压升高[24,25]。氧化应激。肾素-血管紧张素-醛固醇系统（RASS）是机体内调节血压的重要体系，其中Ang Ⅱ 是心血管系统中活性氧簇生成和氧化应激的重要激活物，Ang Ⅱ 通过与Ⅰ型受体结合（AT1R），激活体内还原型烟酰胺腺嘌呤二核苷酸磷酸（NADPH）氧化酶产生活性氧，Ang Ⅱ 增多，活性氧也会随之增多，而活性氧是血管张力和结构重塑的重要调剂因子[26]。神经体液因素。血管紧张素对神经的刺激，引起交感神经兴奋，导致血压升高[27]。

二、分型及临床表现

本病按照发病原因不同，临床表现可有所差别，由于临床早期缺乏特异性症状，极易误诊、漏诊。

（一）肾动脉粥样硬化性狭窄

动脉粥样硬化性肾动脉狭窄（atherosclerotic renalartery stenosis，ARAS）占所有肾动脉狭窄的94.7%[28]，可有继发性高血压及缺血性肾病表现[29]，

临床特点有：①发病年龄超过55岁。②存在动脉粥样硬化性心血管疾病相关症状（如心绞痛等）；有较长的高血压病程，但突然恶化，降压药物治疗效果不佳；或有长期轻度高血压病史，用1种或2种药物控制理想的患者，突然发展为严重和顽固性高血压。③肾功能进行性下降：与肾素-血管紧张素-醛固酮系统（RAAS）的慢性激活以及高血压导致左心室重构、心功能异常的发生有关，早期可表现为内生肌酐清除率下降；在给予血管紧张素转化酶抑制剂（ACEI）/血管紧张素受体拮抗剂（ARB）控制血压时容易出现血肌酐的升高＞30%[30]；随着时间的推移，这个过程会加速肾脏和心肌损伤的进展，最终，组织缺氧导致的血液流量长期减少会造成不可逆的肾损害和纤维化，通常被称为缺血性肾病[31]。④不明原因肾萎缩或两肾长轴径相差大于1.5cm。⑤血管杂音，约40%的患者在上腹部正中或脐两侧各2～3 cm可听到粗糙响亮的收缩期杂音或收缩期与舒张期双期杂音，但杂音强弱与肾动脉狭窄程度无平行关系。⑥速发性肺水肿反复发作（更常见于双侧RAS导致的急性失代偿性心力衰竭）。

（二）大动脉炎胸-腹主动脉型

该分型是一种累及主动脉及其分支的慢性特异性血管炎症性疾病，累及肾血管时可引起血管狭窄和闭塞。在局部症状或体征出现前，少数患者可有全身不适、易疲劳、发热、食欲缺乏、恶心、出汗、体重下降、肌痛、关节炎和结节红斑等症状，可急性发作，也可隐匿起病。当局部症状或体征出现后，全身症状可逐渐减轻或消失，部分患者则无上述症状[32]；下肢可出现无力、酸痛、皮肤发凉和间歇性跛行等症状，特别是髂动脉受累时症状最明显。肾动脉受累则出现高血压，尤以舒张压升高明显，主要是肾动脉狭窄引起的肾血管性高血压，可有头痛、头晕、心悸等。

（三）肾动脉纤维肌性发育不良

约占RAH病因的4.2%，是一种动脉管壁肌肉组织的特发性、非动脉粥样硬化性、非炎性病变，可导致小动脉及中动脉狭窄。典型者主要临床表现为难治性高血压及由此引起的相关并发症。临床特点有：①发病年龄＜30岁的女性；②难治性高血压、血压快速升高或恶性高血压，应用方案合理的3种或3种以上的降压药物，至少包含1种利尿药，血压仍不达标；③无肾脏缩小；④无腹部血管杂音；⑤肾功能不全或肾衰竭、肾梗死，常因合并肾动脉瘤、肾动脉夹

层动脉瘤、肾动脉完全闭塞等继发性血管改变所致，但发生率较动脉粥样硬化性肾动脉狭窄所引起的肾功能不全低。

（四）其他临床表现

1.血尿与蛋白尿 因肾血管狭窄后肾脏灌注减少，但对侧肾脏正经历高灌注和肾小球滤过，长期暴露于高血压与动脉硬化损害和对侧肾脏实质损伤的发展有关。

2.腰腹部疼痛 在某些急性进展性高血压患者可能存在潜在的肾节段性梗死，临床上表现有血压急骤增高、腹部或腰部疼痛。

3.低钾血症 与RAAS的慢性激活有关。

4.高血压脑病相关症状 可有头痛、头晕、呕吐、晕厥、抽搐、胸闷、心悸、多饮多尿、乏力、面神经麻痹和腹痛等，其中头痛、呕吐和抽搐症状最常见。

三、诊断

肾血管性高血压的诊断应首先排除肾外性的疾病。肾实质性高血压包括原发性高血压，除详细询问病史外，病因的诊断一般可用泌尿系统疾病常规检查和某些特殊检查即可确定。肾血管病变的诊断，则需补充其他特殊检查方法。

常用于诊断RVH的非侵袭性方法包括彩色多普勒超声、磁共振血管成像和计算机断层扫描血管成像，以及B超、外周血肾素测定、卡托普利试验、肾核素扫描等。然而，RVH的确诊方法仍是肾动脉造影，相对于其他方法而言，该方法仍属于"金标准"。

（一）病史与体格检查

有下列诸项者应注意可能有肾血管病变引起的高血压。

1.30岁以下或50岁以上发生的高血压，特别是年轻且严重的高血压。

2.突然发作或恶化的高血压，病程较短或发作迅速。

3.进行性或使用≥3种降压药难以控制的高血压。

4.高血压患者经血管紧张素转化酶抑制剂（ACEI）或血管紧张素Ⅱ受体拮抗剂（ARB）治疗后肾功能恶化。

5.严重高血压伴有低钾血症。

6.高血压伴有腰背部或胁腹部疼痛。

7.与血压突然升高相关的复发性肺水肿。

8.有吸烟史，伴冠状动脉、颈动脉、脑动脉和周围动脉的粥样硬化性病变。

9.腹背部可听到血管杂音。

（二）实验室检查

1.尿液分析 常有微量或少量蛋白尿，偶尔会出现肾病范围内的蛋白尿。蛋白尿并不是EVH特征性的表现，也可能是并存其他疾病如糖尿病或肾小球硬化症所致。EVH引起的蛋白尿可被肾血管重建术所逆转。

2.肾功能 EVH患者可出现肾功能不同程度的受损。氮质血症在全身性动脉粥样硬化闭塞症伴有或不伴有高血压时都强烈提示肾动脉原因。

3.血清钾 血清钾浓度降低是肾血管疾病的重要指标。低钾血症（血清钾＜3.4mmol/L）尤其是在缺乏利尿剂时强烈提示RVH导致的继发性醛固酮增多症。有研究表明，16%的RVH患者可发现有低钾血症[33]。

4.外周血浆肾素活性（PRA）测定 外周血浆肾素活性测定的敏感性和特异性分别为80%和84%[34]。检测肾素活性前2周停用所有降压药。采血宜在中午时段患者步行4小时后进行。值得注意的是，该项检查有很大局限性，约16%特发性高血压患者PRA升高，而超过20%RVH患者PRA正常[35]。且对于严重甚至威胁生命的高血压患者中停止使用抗高血压的药物治疗是不可取的。

5.卡托普利试验（甲巯丙脯酸试验，captopril test） 与PRA测定一样，甲巯丙脯酸试验也是功能性检测方法。EVH患者服用ACEI类药物后PRA较特发性高血压患者明显增高[36]。其敏感性和特异性分别为74%和89%[37]。

检测前应停用所有利尿药和ACEI类药物1周以上，患者需正常或高盐饮食。服药前和服药后采血应在同一体位，而且在血压平稳后进行。口服卡托普利25mg，1小时后采血。

甲巯丙脯酸试验阳性诊断标准：服药后PRA大于12ng/（ml·h），PRA升高值大于10ng/（ml·h），较PRA基底值升高400%以上。如果PRA基底值大于3ng/（ml·h），则升高150%以上[38]。氮质血症患者或儿童患者行卡托普利试验结果不可靠[39]。甲巯丙脯酸试验敏感性较低，故不宜用于筛检RVH，但其阴性预测值较高，达95%左右，可用于RVH排外诊断[40,41]。

6.肾静脉肾素测定（renal vein renin） RVH的功能性诊断的标准应是缺血灌注肾脏肾素分泌增高，而对侧肾素分泌降低。取双侧肾静脉和下腔静脉血测定肾素水平。肾脏净肾素分泌值＝肾静脉肾素值－肾动脉肾素值。由于腹主动脉与下腔静脉的肾素水平相同，所以可用下腔静脉血肾素值代替肾动脉血肾素值[42]。

缺血肾的肾素分泌大于外周血肾素的50%，即可诊断为肾血管性高血压。对侧肾脏肾素分泌受抑制（肾静脉肾素值－下腔静脉肾素值＝0）提示检测肾脏对高血压反应正常，提示肾血管重建术可治愈高血压。

（三）影像学检查

1.静脉尿路造影（Intravenous urography，IVU） 肾动脉狭窄（renal artery stenosis，RAS）在IVU上可显示四项主要变化：①患肾集合系统延迟显影（最重要表现）；②两肾大小差异超过1.5cm（最常见表现）；③患肾显像期延长；④患侧肾盂肾盏系统有侧支循环的血管压迹。由于IVU的敏感性和特异性明显低于其他诊断方法，现在已经不用于筛查RAH。

2.多普勒超声 多普勒超声是临床筛查肾血管性高血压（Renovascular hypertension，RVH）的常规方法。它具有无创、方便、无辐射、无造影剂肾毒性损害、可重复检查等优点。多普勒超声能够评估肾脏位置、大小、肾实质厚度、病变及梗阻性尿路疾病，且能够实时反映血流动力学的情况。

目前最常用的两个评价参数是肾动脉收缩流速峰值（peak systolic velocity，PSV）和肾主动脉比率（renal aortic ratio，RAR）。PSV的临界值从180cm/s到300cm/s不等。有研究发现将PSV临界值设定为200cm/s时，其诊断RAS的敏感性为91%，特异性为75%[43]。而另外一项研究发现200cm/s的PSV临界值诊断肾动脉狭窄的敏感性和特异性分别为91%和96%[44]。为了提高特异性，有些学者推荐将PSV阈值设定为300cm/s[15]。RAR是防止个体流速变异的较好指标。通常情况下，RAR的阈值为3.5[45]。另外，阻力指数（resistive index，RI）对肾动脉狭窄也有一定的辅助诊断意义。RI为肾内动脉阻抗的程度，其计算公式为[1－（舒张末期速度/最大收缩速度）]×100，正常值为58～64，若成年人超过75则为异常。

虽然多普勒超声是RAS的重要筛查方法，但其耗时长，并且高度依赖操作者的临床经验和水平。因此，对于缺乏经验的操作者来说，MRI或者CT是更

为可靠的方法。

3.肾图 放射性核素肾图的假阴性率和假阳性率均较高，一般不作为RVH的筛查试验。当患者服用卡托普利后，若存在有功能意义的狭窄，由于卡托普利抑制了血管紧张素Ⅱ对出球小动脉的收缩作用，故示踪剂的吸收、积聚和排泄在患侧肾脏内均有显著的延缓，而健侧肾脏GFR变化不大，这使得两侧肾动态显像的吸收、排泄曲线的不对称性及差异显著加大。因此，卡托普利肾图较常规肾图明显提高了对RVH的诊断灵敏性。

卡托普利肾图主要用于评价肾脏的灌注与功能，对预测血运重建的疗效有一定的作用[46]。卡托普利肾图诊断RVH的敏感性在34%～93%[6]。注意ACEI类药物会降低检查敏感性，检查前应停用ACEI类药物3～7天。钙拮抗剂和利尿药对结果也有影响，检测前最好停用。卡托普利肾图在双侧RAS、肾功能不全和尿路梗阻患者的敏感性和特异性降低[47,48]。

4.磁共振血管成像（magnetic resonance angiography，MRA） MRA具有无创、无辐射、无肾毒性、准确率较高等优点，其可靠性不受双侧肾血管病变的影响，目前已经广泛用于肾动脉狭窄的筛选和分级，对于肾功能不全的患者更为实用。三维动态增强磁共振血管造影利用钆对比剂缩短了血液的T_1时间，并使用快速成像序列完成屏气扫描，克服了以往MRA扫描时间长、易有层面错位伪影等缺点，在显示腹部血管病变方面效果良好[48]。有研究报道揭示，以数字减影血管造影（digital substraction angiography，DSA）作为参照，MRA的诊断敏感性在88%～100%，特异性在71%～100%[49-51]。一项纳入23项研究的荟萃分析显示，钆对比剂增强MRA扫描的敏感性和特异性分别为97%和85%[52]。另一项研究结果显示，采用DSA作为参照，与多普勒超声相比，MRA的诊断敏感性特异性分别为93%和93%，而多普勒超声的诊断敏感性和特异性分别为85%和84%[53]。

近年来发展的功能MRA不仅能够评价血流动力学特征，流速测定技术还可以提供动脉狭窄程度的功能上分级。磁共振灌注成像即使在RAS的情况下也可以独立评价肾功能情况，以后可用于区分肾血管性疾病和实质性疾病。

5.计算机断层扫描血管成像（Computed tomography angiography，CTA） CTA作为无创性血管造影的主要手段之一，其优点是图像获取速度快、三维成像清晰，分辨率高，其缺点主要是辐射和造影剂肾毒性。在诊断RAS≥50%时，同数字肾动脉造影

相比，CTA的敏感性与特异性分别为88%～96%和77%～98%。

同MRA类似，CTA在诊断近端狭窄方面较远端狭窄更为准确。而在肾动脉分支的显像上，CTA要优于MRA[54]。CTA同样可以用于评价肾动脉支架的通畅性。研究表明CTA在诊断支架内再狭窄的敏感性与特异性分别为100%和99%[55]。

6.肾动脉造影　肾动脉造影仍然是RVH诊断的"金标准"[56]，其敏感性和特异性均超过95%，对诊断和分级有决定性意义，也是手术治疗的依据。肾动脉造影能清晰显示狭窄的部位、范围、程度、远端分支、侧支循环形成及肾萎缩等。通过测量狭窄两端的压力阶差，可以评价其血流动力学意义，超过20mmHg或者10%的平均动脉压则认为有血流动力学意义[57,58]。

肾动脉造影指征：①年龄≤30岁且无高血压家族史；②45岁以上的恶性急进型高血压或慢性高血压而短期内转为急进型恶性高血压者；③继发于腰腹痛的高血压，上腹部或肾区可听到血管杂音；④肾区外伤后继发的恶性高血压；⑤肾图检测肾动脉供血不足者；⑥快速静脉注射法造影表现有两侧肾影或功能不对称者；⑦肾功能检测两侧肾脏有显著差异而不能用其他肾病解释者。

肾动脉造影是一项有创性操作，患者需接受辐射，也存在含碘造影剂带来的潜在肾毒性，费用昂贵，不适宜作为RVH的筛查手段。因此一般适用于拟行介入治疗的RVH患者。

7.血氧水平依赖功能磁共振（blood oxygen level-dependent MRI，BOLD-MRI）　BOLD-MRI通过对比脱氧血红蛋白与氧合血红蛋白的顺磁性来间接描述肾脏组织的氧合程度及肾脏的血流，具有无创、能够同时提供形态和功能两方面的信息、无辐射、无须对比剂等优点，可作为RVH的诊断备选方法[59]。

（四）鉴别诊断

导致高血压最常见的原因为原发性高血压，因为原发性高血压不在泌尿外科诊疗范围内，所以本节仅针对继发性高血压进行鉴别诊断。继发性高血压中肾血管性高血压主要需要与以下几类疾病相鉴别：药物相关性高血压、睡眠呼吸暂停综合征相关高血压、肾实质性疾病相关高血压及内分泌相关高血压。

1.药物相关性高血压　很多药物均会影响血压，包括吸毒药品、非处方出售拟交感药、非类固醇类抗炎药、性激素、免疫抑制剂、促红细胞生成素、抗抑郁药、麦角碱、麻醉药品等[60]。随着人口老龄化的加剧及药物滥用问题的长期存在，导致血管相关性高血压发生率显著增加，需在询问病史过程中针对服用药物情况请相关科室进行会诊，以排除药物相关性高血压的伴发情况。

2.睡眠呼吸暂停综合征相关高血压　该疾病主要症状为日间嗜睡或有嗜睡感，睡眠时鼾声响亮，反复发生呼吸暂停并因憋气而觉醒，可有疲乏、头痛、智力减退、性格改变等。本病多为肥胖者，因咽部组织松弛、腭垂或扁桃体肥大致咽腔狭窄，发生气道阻塞。也多见于有神经系统疾病者，如脑干或颈髓前侧病变，导致呼吸中枢驱动力减弱所致。呼吸暂停可引起血氧饱和度下降，二氧化碳浓度升高，从而导致交感活性增强。而交感活性亢进可造成周围阻力小动脉发生代偿性改变，引起管壁肥厚，管腔狭窄，对缩血管活性物质的反应性增高，使之出现血压升高，并常因血气改变而发生各种心律失常及并发其他心血管疾病[61]。本病需与耳鼻喉科及脑内科进行共同诊治。

3.肾实质疾病相关高血压　肾素性高血压可继发于一系列肾脏实性疾病

（1）肾动脉瘤：肾动脉瘤最常见的原因是肾动脉粥样硬化或动脉壁钙化，这种情况下肾脏的主干或者分支动脉经常会出现不同程度的扩张，从而出现肾血流动力学变化及局部症状甚至血管破裂出血导致患者死亡[62]。该疾病的临床表现为高血压及非特异性疼痛，少数患者出现血尿。典型的肾动脉瘤查体常能够在肾区听到血管杂音，腹部X线片可见肾门区环形钙化。CT及磁共振成像及动脉造影是本疾病的主要诊断方法。小于2cm的无症状肾动脉血管瘤通常无须处理。当符合手术适应证时则可以采取动脉瘤栓塞或动脉支架置入等微创方法，但仍有少数患者需要切除患肾。

（2）动静脉瘘：肾脏动静脉瘘是由于肾脏动静脉之间出现交通支而导致远端肾实质供血减少及静脉早期灌注引起相关症状的一种疾病[63,64]。随着经皮肾脏检查及手术的增加，获得性肾动静脉瘘发病率明显增加。临床表现为血尿、心力衰竭、高血压及心动过速。典型患者查体通常能够在肾区听诊时听到响亮、高调并伴有收缩期增强的腹部杂音。血管造影是本病的主要诊断手段。血管栓塞术是治疗本疾病的主要方法，少数患者需要进行肾脏切除或相应部位的肾部分切除手术。

（3）肾动脉血栓及栓塞：不同类型的栓子造成肾脏主干或者分支血管的阻塞，从而导致相应肾脏的血供减少或消失。目前临床最常见的原因是全身疾病导致的栓子脱落或血管介入手术及肾脏外伤后出现的肾脏血管阻塞。随着保留肾单位手术的迅猛发展，该手术术后相应血管血栓的案例显著增加[65]。本病急性期的临床表现为恶心、呕吐、腰痛、高血压及血尿和蛋白尿。如果血栓或者栓塞位于肾脏的主干则远期必然会出现患侧肾脏的萎缩及功能丧失。CT、磁共振及血管造影是该疾病的主要诊断方法。早期通过影像学方法诊断本疾病后通过血管内注射溶栓药物能够治疗本病，但由于该病发病急，进展迅速，鉴别困难，常出现患侧肾功能丧失。

（4）Page 肾：肾脏被膜下或者肾脏周围的广泛病变对肾脏实质产生压迫而导致肾脏局部缺血、肾素分泌增加并伴有血压增高的一种临床疾病。肾周及肾被膜下血肿、肾周广泛炎症渗出导致的肾实质受压是本病最常见的病因[66]。通过CT、磁共振及超声等影像学检查方法并结合临床表现能够诊断本病。治疗方法为治疗高血压并减轻对肾脏周围的压迫。

（5）尿路系统感染：尿路系统感染尤其是肾盂肾炎经常会出现不同程度的肾损伤并导致相应部位的瘢痕化。针对于青少年患者的反复泌尿系统感染，除了明确病因，还需要密切监测血压。泌尿系统感染相关高血压的主要治疗策略就是早期的发现高血压并规律降压治疗[67]。

（6）肾积水：由于炎症及结石等原因出现一过性的肾积水通常不会对全身及肾脏产生严重影响，但由于原发病的持续存在导致的持续性肾积水不仅对肾脏的功能造成严重的影响，还会因为肾盂内压力的增高而导致血压的增高，解除梗阻是本病治疗的主要方法[68]。影像学检查通常能够明确积水的存在及原因。

（7）肾脏肿瘤：肾素瘤及一部分Wilms瘤都能够分泌肾素从而导致血压升高。有文献报道，少见的肾脏甲状腺癌样肿瘤也会伴随着血压升高[69]。上述肿瘤在手术切除后通畅能够获得较好的血压控制。通常高血压的控制是在肿瘤切除后无意中获得意外受益。本类疾病主要是通过影像学检查方法明确肿瘤的存在并积极地控制血压，随后手术切除肿瘤。本类疾病通过影像学检查能够明确肿瘤并能够与肾血管性高血压相鉴别。

4.内分泌相关性高血压 内分泌相关性高血压是指原发性内分泌腺体疾病导致的血压增高，最常见的内分泌腺体疾病相关高血压是肾上腺相关高血压，而垂体及下丘脑疾病如生长激素分泌过多、催乳素分泌过多、垂体后叶加压素分泌过多导致的高血压也经常

在内分泌科被确诊[70]。甲状腺及甲状旁腺功能的异常会导致不同程度的血压，尤其是甲状腺功能亢进出现高血压的风险显著增加。肾上腺嗜铬细胞瘤、原发性醛固酮增多症、库欣综合征及先天性肾上腺皮质增生也可以通过详细的实验室检查明确诊断，相关疾病的诊治方法详见本书相关章节。

四、治疗

（一）内科治疗

1.生活方式干预 包括合理饮食、戒烟、增加运动、控制体重、减轻精神压力和保持心理平衡等。

伴有高血压的患者应减少钠盐摄入，每人每日食盐摄入量逐步降至＜6 g。控制总热量摄入，饮食以蔬菜、水果、低脂奶制品、富含纤维的全谷物、植物来源或非红肉的蛋白质为主，减少饱和脂肪和胆固醇摄入；伴肾功能不全的患者限制蛋白质特别是植物蛋白的摄入；不饮或限制饮酒，避免含糖饮料。不吸烟者避免被动吸烟，吸烟者彻底戒烟。增加运动，中等强度运动每周150分钟、高强度运动每周75分钟，每周4～5次，每次持续30～60分钟。通过饮食和运动不能有效控制体重者，可考虑药物或手术治疗，将体重维持在健康范围内（BMI：18.5～23.9 kg/m²，男性腰围＜90 cm，女性＜85 cm）。减轻精神压力，伴有焦虑患者可进行心理、抗焦虑药物治疗[71]。

2.降压治疗 目前多主张将血压控制在130/80mmHg以下。血管紧张素转化酶抑制剂（ACEI）/AT$_1$受体拮抗剂（ARB）、钙拮抗剂、β受体阻滞剂都可以有效降压，ACEI/ARB可显著降低动脉粥样硬化性肾动脉狭窄患者死亡率，改善预后[72]。需要注意的是，ACEI/ARB类药物可能恶化肾动脉狭窄患者的肾功能，特别是合并严重慢性肾病、单功能肾或双侧严重肾动脉狭窄的患者[4,73,74]，对此类患者应严密监测肾功能和电解质，如肌酐较基础水平上升超过30%或出现高钾血症，应终止治疗；停药后大部分患者肾功能可恢复。α受体阻滞剂也常用于肾动脉狭窄的降压治疗。利尿药可减少血容量、降低肾动脉血流灌注并激活肾素释放，一般不主张用于肾血管性高血压，但如患者有血容量过多或血压难于控制，也可选用；GFR＜30ml/min者须选用袢利尿药，注意监测肾功能电解质，特别是与ACEI/ARB合用时。

3.病因治疗

（1）抗动脉粥样硬化治疗：90%的肾动脉狭窄都由动脉粥样硬化所致。主要的治疗措施是调脂治疗，

常用他汀类药物，将低密度脂蛋白控制在1.8mmol/L以下或较基础水平下降50%以上；他汀不耐受或不达标，可换用或联用依折麦布；仍不达标或合并家族性高胆固醇血症患者，可考虑PCSK9抑制剂治疗[75]。抗血小板治疗需应用于全部动脉粥样硬化患者。糖尿病患者需控制血糖，目前多主张将糖化血红蛋白控制在7.0%以下。

（2）多发性大动脉炎治疗：活动期患者一般主张积极抗炎治疗。常用的初始治疗为糖皮质激素，长期泼尼松治疗可阻止炎症对肾血管的进一步损伤、稳定甚至逆转肾动脉狭窄；部分大动脉炎患者需要联合应用免疫抑制剂和糖皮质激素，常用的免疫抑制剂有甲氨蝶呤、硫唑嘌呤、环磷酰胺等，新一代免疫抑制麦考酚酯也可考虑应用，如肿瘤坏死因子单抗、白细胞介素6受体单抗等可能有效[76]。非活动患者是否抗炎治疗有争议，因为部分所谓的"非活动期"患者病变部位仍有炎症活动。

（3）肾动脉纤维肌性发育不良：由于病因不清，目前暂无病因治疗措施。为预防血栓形成，可抗血小板治疗。肾动脉纤维肌性发育不良患者应评估全身血管情况，如有其他部位动脉纤维肌性发育不良及症状，可对症治疗[77]。

（二）外科治疗

外科治疗主要包括肾切除术、血管重建术和腔内/介入治疗。

1.肾切除术　该方式的手术指征日益严格，已较少应用。肾切除术的指征有：①无功能肾，对侧肾无病变功能良好者。②肾内形成弥漫性栓塞者。③肾血管病变广泛，远段分支受累，无法施行修复性手术者。④修复性手术失败而对侧肾正常者。⑤单侧修复性手术后肾功能恢复，血供良好，但血压仍不下降，而对侧肾经活检证明有肾性高血压继发病变并检测该肾肾静脉肾素活性持续升高者。⑥患肾无滤过功能［GFR≤10ml/（min·1.73m^2）］，但分泌大量肾素，导致严重高血压。⑦患者无法耐受降压药物、降压疗效不佳或准备妊娠不宜服用降压药[4]。对萎缩肾不宜轻易切除。对于肾动脉分支梗阻或梗阻较局限者，可考虑行肾部分切除术[78]。

2.肾血管重建　肾血管重建手术的方法很多，各有其特点，在治疗时应结合具体病情选用最适宜的手术方法。

（1）动脉内膜剥除术（thromboendarterectomy）：适用于肾动脉开口或其近端1/3的动脉粥样硬化斑块或内膜增生病变。但对于内膜切除部位存在主动脉瘤样退行性变或存在跨血管壁钙化者则为禁忌证[79]。

（2）主、肾动脉旁路手术（亦称搭桥手术，by-pass operation）：适用于肾动脉狭窄伴有狭窄后扩张的病例。自体大隐静脉是最常用的搭桥血管[79]。

（3）肾动脉吻合术：适用于纤维肌肉增生引起的左肾动脉狭窄性病变，要求脾动脉有足够的管径，可通过术前主动脉造影筛查；右侧肾动脉狭窄采用肝、肾动脉吻合术可获得良好效果[80]。

（4）肾动脉狭窄段切除术：适用于肾动脉局限性纤维肌肉增生，狭窄的长度在2cm以内。

（5）病变切除及移植物置换术（resection and graft replacement）：适用于肾动脉狭窄长度超过2cm的病变。可选用自体血管，如自体静脉：取材方便，在85%～90%病例中取得良好效果；自体动脉：多采用髂内动脉，有效率可达98%。人工血管大多采用涤纶，亦有推荐多孔聚四氟乙烯膨体（poly-tetrafluoroethylene，PTFE）。合成移植物取材随意，但有血栓形成的风险，使其适用性受到一定的限制。

（6）肾动脉再植术：适用于肾动脉开口异常或肾动脉开口水平的腹主动脉内有斑块硬化病变。切断肾动脉后将远端再植于附近正常的腹主动脉。

（7）自体肾移植术（auto-renotransplatation）：肾动脉及其各分支病变不适合原位血管重建术者，可行自体肾移植术。小儿患者的疗效较成人为高，治愈率为58%～85%，改善率7%～24%，失败率0%～7%。

3.腔内治疗/介入治疗　对于非动脉粥样硬化所致的肾血管性高血压，一般建议尽早、积极介入治疗，而动脉粥样硬化所致的肾血管性高血压患者介入治疗具有较多争议。对于肾动脉直径狭窄≥70%，跨狭窄收缩压差＞20mmHg时有血运重建指征，尤其是双侧或单功能肾肾动脉血管直径狭窄≥70%为强指征[81,82]。手术方式包括经皮腔内肾动脉成形术（percutaneous transluminal renal angioplasty，PTRA）、经皮腔内Simpson导管切除术、经皮腔内激光血管成形术（PTLA）、经皮腔内超声血管成形术（PTUA）、经皮腔内肾血管内支架置入术（percutaneous transluminal renal artery angioplasty and stenting，PTRAS）、经皮经导管射频消融去肾脏交感神经术（renal denervation，RDN）等，具体手术方式依据患者病因等综合因素决定。

肾动脉狭窄介入治疗的手术指征[83]：①无症状性具有血流动力学意义的双侧RAS；②具有血流动力学意义的RAS合并反复发作、原因不明肺水肿或没有其他原因的心力衰竭；③具有血流动力学意义的RAS伴有逐渐加剧的高血压、难治性高血压、恶性高血压、高血压伴患侧小肾，以及不能耐受药物治疗的高血压；④近期加剧或近期发生的肾功能不全伴有双侧或单侧仍有功能肾的RAS；⑤无症状性具有血流动力学意义的单侧仍有功能肾的RAS；⑥慢性肾功能不全伴有双侧或单侧仍有功能肾的RAS；⑦具有血流动力学意义的RAS伴有不稳定型心绞痛。相对禁忌证包括：①大动脉炎活动期；②RAS病变处弹性差，肾动脉球囊扩张（PTA）不足50%，不能置入支架；③肾动脉正常段管径不足4mm；④RAS位于肾内分支。

纤维肌性不良的手术成功率要高于动脉粥样硬化者，后者的再狭窄率较高。研究证明血管成形术要优于药物治疗[84]。但血管成形术的效果很大程度上取决于术者的操作技巧与经验。多发性大动脉炎的动脉狭窄为纤维增生所致，管壁增厚明显且弹性极差，PTRA治疗的效果不佳，扩张后的动脉回缩明显，置入支架后易导致支架扩张不良或支架内血栓形成。此外，在PTRA治疗过程中，球囊扩张可导致血管内壁受损，诱发或加重炎症反应，导致管腔进一步狭窄。因此，虽然PTRA治疗的成功率高，临床症状缓解明显，但是远期再狭窄率高[85]。

PTRA系应用同轴扩张血管的原理，在肾动脉狭窄处插入一根带有囊袋的导管，将囊袋膨胀至一适度压力（约5个大气压）从而增大肾动脉管腔直径。手术是否成功可通过术后血管造影确认，成功率约97%。众多报道提示90%或以上的肾血管性高血压在1个月内血压显著下降。PTA失败的原因主要有以下两点：一为扩张不全，二为病变复发，常与病变钙化有关，多见于肾动脉开口处或某些狭窄部分在动脉造影时未能充分显示，故在行PTRA前应加以注意。PTRA疗效不佳或血压再升高时，可重复PTRA或改用手术治疗。

PTRA后残余狭窄≥30%、跨狭窄段压力梯度≥10mmHg是PTRA后即刻失败的标准和放置肾动脉内支架的指征。此外，支架也适用于不能控制的肾血管性高血压、进展性肾衰竭和复发的急性肺水肿。经皮经导管射频消融去肾脏交感神经术，通过射频消融去除肾交感神经，进而减少交感神经对肾血管壁的紧张性作用，减少RAAS活性，达到控制血压以及改善肾功能的目的，从而为治疗肾血管性高血压开辟了一条新的路径[86]。

五、预后

肾血管性高血压（RVH）可以导致心、脑、肾等多种靶器官的损害，治疗的目标是纠正肾动脉狭窄，保护肾功能，并通过控制血压降低高血压并发症的发生[82]。对RVH疾病进展的充分认识、早期诊断并及时治疗能够有效降低血压，改善患者预后[87]。影响RVH患者预后的主要因素包括年龄、病程、肾动脉狭窄的病因、范围、部位、程度、肾功能水平及治疗方式等。

RVH的药物治疗主要包括针对病因与危险因素的药物治疗以及针对高血压的药物治疗。血管紧张素转化酶抑制剂/血管紧张素受体阻滞剂（ACEI/ARB）是最有针对性的降压药物，大部分患者推荐使用[4]。ACEI治疗可以降低肾动脉狭窄患者心肌梗死、脑卒中并发症及终末期相关肾病发生风险，但部分患者急性肾损伤的发生风险增加[88]。然而，长期药物治疗同样存在争议，药物虽然能够有效控制血压，但不能清除肾动脉内病理变化，甚至病情进一步发展导致肾动脉闭锁及肾功能明显下降，而必须经介入治疗干预后可使肾功能保持稳定。

近年来，介入治疗已成为治疗RVH的重要技术，ARAS是RVH的主要原因。国人研究发现经皮腔内肾血管内支架置入术（PTRAS）治疗ARAS手术成功率高，并发症低，明显改善患者肾功能[89]，并且在肾动脉支架术后强化降脂较常规降脂可带来更多肾功能保护作用[90]。然而，药物治疗与介入治疗对于患者治疗效果仍存在争议。ARAS疾病的患者接受介入/药物联合治疗与单独药物治疗相比，肾功能、血压、肾脏和心血管事件及死亡率均没有显著性差异，反而存在少量手术操作相关并发症，但药物治疗组需要较高的药物治疗剂量[91-96]。由此看来，只有一些特定的ARAS患者可能从肾动脉介入治疗中获益，而选择合适的适应证是治疗决策的关键。由于个体患者的进展速度和稳定性差异很大，药物治疗期间临床医师需仔细评估是否出现肾功能恶化、反复肺水肿及不稳定型心绞痛，并权衡血管重建的潜在受益与风险，最终决定最佳治疗方案。

对于非活动性大动脉炎所致肾动脉狭窄，PTRA对患者血压控制、缺血性肾病及心脑血管事件发生都有获益，但有一定比例的患者在球囊扩张后肾动脉病变发生弹性回缩或夹层[97]。PTRA是纤维肌性发育不良性肾动脉主狭窄患者的一线治疗，该疗法能较好地控制血压、改善肾功能及预防血管再狭窄，且创伤小、并发症少，成功率超过90%[4,98]。

参考文献

[1] Novick AC, Fergany A. Renovascular hypertension and ischemic nephropathy. In: Wein AJ, editor. Campbell-Walsh Urology. Philadelphia: Sanders Elsevier, 2007.

[2] Carey RM, et al. Resistant hypertension: detection, evaluation, and management: a scientific statement from the american Heart Association. Hypertension, 2018 Nov; 72 (5): e53-e90.

[3] 《中国高血压防治指南》修订委员会. 中国高血压防治指南（2018年修订版）. 心脑血管病防治, 2019, 19(2): 1-44.

[4] 中国医疗保健国际交流促进会血管疾病高血压分会专家共识起草组. 肾动脉狭窄的诊断和处理中国专家共识. 中国循环杂志, 2017, 32（9）: 835-844.

[5] Peng M, et al. Etiology of renal artery stenosis in 2047 patients: a single-center retrospective analysis during a 15-year period in China. Journal of Human Hypertension, 2016, 30 (2): 124-128.

[6] 王汉清, 王鸣和. 肾血管性高血压的诊断及治疗. 世界临床药物, 2012, 33 (11): 10005-10007.

[7] Lao D, et al. Atherosclerotic renal artery stenosis-diagnosis and treatment. Mayo Clinic Proceedings, 2011, 86 (7): 649-657.

[8] 严健华, 等. 动脉粥样硬化性肾动脉狭窄的患病率及危险因素分析. 中华医学杂志, 2013, 93 (11): 827-831.

[9] Russo Ricardo AG, et al. Takayasu Arteritis. Front Pediatr, 2018, 6: 265.

[10] 孔秀芳, 姜林娣. 大动脉炎诊断治疗的研究进展. 中华医学杂志, 2016, 96 (27): 2203-2205.

[11] 程康. 纤维肌性发育不良所致肾动脉狭窄诊治进展. 透析与人工器官, 2017, 28 (2): 27-30.

[12] 颜丽丽, 沈珈谊, 韦铁民. 肾血管性高血压的诊治研究进展. 心脑血管病防治, 2018, 18 (5): 407-409, 414.

[13] Noory E, Sritharan K, Zeller T. To stent or not to stent? Update on revascularization for atherosclerotic renovascular disease. Curr Hypertens Rep, 2016, 18(6): 45.

[14] Patel SM, Li J, Parikh SA. Renal artery stenosis: optimal therapy and indications for revascularization. Curr Cardiol Rep, 2015, 17 (9): 623.

[15] Textor SC, Lerman L. Renovascular hypertension and ischemic nephropathy. Am J Hypertens, 2010, 23 (11): 1159-1169.

[16] Yerram P, Karuparthi PR, Chaudhary K. Pathogenesis and management of renovascular hypertension and

[17] Mehta AN, Fenves A. Current opinions in renovascular hypertension. Proc(Bayl Univ Med Cent),2010,23(3): 246-249.

[18] 俞天麟. 肾动脉病变继发高发压. 见: 吴阶平. 吴阶平泌尿外科学. 济南: 山东科学技术出版社, 2004. 1725-1744.

[19] 张奇, 等. 单侧肾动脉狭窄患者肾静脉肾素活性的变化及意义. 中华心血管病杂志, 2005, 33 (6): 539-542.

[20] Jhao-Jhuang Ding, et al. Unilateral renal artery stenosis presented with hyponatremic-hypertensive syndrome-case report and literature review. BMC Nephrol, 2019, 20 (1): 64.

[21] Alan JW, et al. Campbell-Walsh Urology Renovascular hypertension and ischemic nephropathy. Elsevier, 2016: 1028-1040.

[22] 解放军肾脏病研究生学术委员会. 肾血管性高血压. 肾脏病与透析肾移植杂志, 2004, 13 (4): 395-400.

[23] Hiffrin EL. Vascular endothelin in hypertension. Vasc Phannacel, 2005, 43 (1): 19-29.

[24] Ando M, et al. Decreased contraction induced by endothelium-derived contracting factor in prolonged treatment of rat renal artery with endoplasmic reticulum stress inducer. Naunyn Schmiedebergs Arch Pharmacol, 2018, 391 (8): 793-802.

[25] 吴秀香, 卢晓梅, 张海鹏. 肾血管性高血压大鼠血管内皮细胞功能的变化. 高血压杂志, 2006, 14 (5): 389-392.

[26] Nakagami H, Takemoto M, Liao JK. NADPH oxidase-derived superoxide anion mediates angiotensin Ⅱ-induced cardiac hypertrophy. J Mol Cell Cardiol, 2003, 35 (7): 851-859.

[27] Zhang Z, et al. Genetic knockdown of brain-derived neurotrophic factor in the nervous system attenuates angiotensin Ⅱ-induced hypertension in mice. J Renin Angiotensin Aldosterone Syst, 2019, 20 (1): 1470320319834406.

[28] Peng M, et al. Etiology of renal artery stenosis in 2047 patients: a single-center retrospective analysis during a 15 year period in China, J Hum Hypertens, 2016, 30(2): 124-128.

[29] Rithie J, et al. High-risk clinical presentations in atherosclerotic renovascular disease: prognosis and response to renal artery revascularization. Am J Kidney Dis, 2014, 63: 186-197.

[30] Mehta AN, Fenves A. Current opinions in renovascularhypertension. Proc (Bayl Univ Med Cent), 2010, 23 (3): 246-249.

[31] Messerli FH, et al. Flash pulmonary oedema and

bilateral renal artery stenosis: the Pickering syndrome. Eur Heart J, 2011, 32: 2231-2235.

［32］中华医学会风湿病学分会，大动脉炎诊断及治疗指南，中华风湿病学杂志，2011，15（2）：119-120.

［33］Simon N, et al. Clinical characteristics of renovascular hypertension. JAMA, 1972, 220（9）: 1209-1218.

［34］Pickering TG, et al. Predictive value and changes of renin secretion in hypertensive patients with unilateral renovascular disease undergoing successful renal angioplasty. Am J Med, 1984, 76（3）: 398-404.

［35］Brunner HR, et al. Essential hypertension: renin and aldosterone, heart attack and stroke. N Engl J Med, 1972, 286（9）: 441-449.

［36］Case DB, Laragh JH. Reactive hyperreninemia in renovascular hypertension after angiotensin blockage with saralasin or converting enzyme inhibitor. Ann Intern Med, 1979, 91（2）: 153-160.

［37］TG Pickering, JD Blumenfeld, JH Laragh. Renovascular hypertension and ischemic nephropathy. The kidney, Philadelphia: WB Sanders, 1996: 2106-2125.

［38］Muller FB, et al. The captopril test for identifying renovascular disease in hypertensive patients. Am J Med, 1986, 80（4）: 633-644.

［39］Gauthier B, et al. Inadequacy of captopril challenge test for diagnosing renovascular hypertension in children and adolescents. Pediatr Nephrol, 1991, 5（1）: 42-44.

［40］Gosse P, et al. Captopril test in the detection of renovascular hypertension in a population with low prevalence of the disease. A prospective study. Am J Hypertens, 1989, 2（3 Pt 1）: 191-193.

［41］Frederickson ED, et al. A prospective evaluation of a simplified captopril test for the detection of renovascular hypertension. Arch Intern Med, 1990, 150（3）: 569-572.

［42］Vaughan ED Jr, et al. Renovascular hypertension: renin measurements to indicate hypersecretion and contralateral suppression, estimate renal plasma flow, and score for surgical curability. Am J Med, 1973, 55（3）: 402-414.

［43］Hua HT, et al. The use of colorflow duplex scanning to detect significant renal artery stenosis. Ann Vasc Surg, 2000, 14: 118-124.

［44］Motew SJ, et al. Renal duplex sonography: main renal artery versus hilar analysis. J Vasc Surg, 2000, 32: 462-469, 469-471.

［45］Labropoulos N, Ayuste B, Leon LR Jr. Renovascular disease among patients referred for renal duplex ultrasonography. J Vasc Surg, 2007, 46: 731-737.

［46］邹玉宝，宋雷，蒋雄京. 肾血管性高血压的诊断与治疗. 中国分子心脏病学杂志，2017，17（3）：2132-2136.

［47］Harvin HJ, et al. ACR Appropriateness Criteria Renovascular Hypertension. J Am Coll Radiol, 2017, 14（11）: S540-S549.

［48］李清锋，等. 肾血管性高血压的影像诊断新进展. 心血管康复医学杂志，2013，22（3）：303-305.

［49］Kramer U, et al. Isotropic high-spatial-resolution contrast-enhanced 3. 0-T MR angiography in patients sus-pected of having renal artery stenosis. Radiology, 2008, 247: 228-240.

［50］McGregor R, et al. A multi-center, comparative, phase 3 study to determine the efficacy of gadofosveset-enhanced magnetic resonance angiography for evaluation of renal artery disease. Eur J Radiol, 2008, 65: 316-325.

［51］Soulez G, et al. Renal artery stenosis evaluation: diagnostic performance of gadobenate dimeglumine-enhanced MR angiography—comparison with DSA. Radiology, 2008, 247: 273-285.

［52］Tan KT, et al. Magnetic resonance angiography for the diagnosis of renal artery stenosis: a meta-analysis. Clin Radiol, 2002, 57: 617-624.

［53］Solar M, et al. Comparison of duplex ultraso-nography and magnetic resonance imaging in the detection of signif-icant renal artery stenosis. Acta Medica（Hradec Kralove）, 2011, 54: 9-12.

［54］Francois CJ. Noninvasive imaging workup of patients with vascular disease. Surg Clin North Am, 2013, 93: 741-760.

［55］Steinwender C, et al. 64-Detector CT angiography in renal artery stent evaluation: prospective comparison with selective catheter angiography. Radiology, 2009, 252: 299-305.

［56］Trautmann A, et al. Non-invasive imaging cannot replace formal angiography in the diagnosis of renovascular hypertension. Pediatr Nephrol, 2017, 32（3）: 495-502.

［57］De Bruyne B, et al. Assessment of renal artery stenosis severity by pressure gradient measurements. J Am Coll Cardiol, 2006, 48: 1851-1855.

［58］Mangiacapra F, et al. Translesional pressure gra-dients to predict blood pressure response after renal artery stenting in patients with renovascular hypertension. Circ Cardiovasc Interv, 2010, 3: 537-542.

［59］Textor SC, et al. The use of magnetic resonance to evaluate tissue oxygenation in renal artery stenosis. J Am Soc Nephrol, 2008, 19: 780-788.

［60］Rossi GP, et al. Drug-related hypertension and resistance to antihypertensive treatment: a call for action. J Hypertens, 2011 Dec, 29（12）: 2295-2309.

［61］Torres G，Sánchez-de-la-Torre M，Barbé F. Relationship between OSA and hypertension. Chest, 2015 Sep，148（3）：824-832.

［62］Trnka P，et al. Reninoma：an uncommon cause of renin-mediated hypertension. Front Pediatr，2014，2：89.

［63］Zhou F，et al. Hypertension Caused by Renal Arteriovenous Fistula with Multiple Renal Artery Aneurysms. Ann Vasc Surg，2019，12：S0890-5096（19）30135-9.

［64］Scholz SS，et al. Effects of arteriovenous fistula on blood pressure in patients with end-stage renal disease：a systematic meta-analysis. J Am Heart Assoc，2019 Feb 19，8（4）：e011183.

［65］Gasparini M，Hofmann R，Stoller M. Renal artery embolism：clinical features and therapeutic options. J Urol，1992 Mar，147（3）：567-572.

［66］Haydar A1，et al. Page kidney—a review of the literature. J Nephrol，2003 May-Jun，16（3）：329-333.

［67］Hooman N，et al. The prevalence of hypertension in children with renal scars. Minerva Pediatrica，2017 June，69（3）：200-205.

［68］Al-Mashhadi A，et al. Changes of arterial pressure following relief of obstruction in adults with hydronephrosis. Ups J Med Sci，2018，123（4）：216-224.

［69］Wang H，et al. Clinicopathological study on thyroid follicular carcinoma-like renal tumor related to serious hypertension. Medicine，2017，96（12）：e6419.

［70］Thomas RM，et al. Endocrine hypertension：An overview on the current etiopathogenesis and management options. World J Hypertens，2015，5（2）：14-27.

［71］Iris Baumgartner and Lilach O. Lerman. Renovascular hypertension：screening and modern management. European Heart Journal，2011，32：1590-1598.

［72］中国高血压防治指南修订委员会高血压联盟（中国），中华医学会心血管病学分会，中国医师协会高血压专业委员会，中国医疗保健国际交流促进会高血压分会，中国老年医学学会高血压分会. 中国高血压防治指南（2018 年修订版）. 中国心血管杂志，2019，24（1）：1-46.

［73］Jose D Tafur，Christopher J White. Renal Artery Stenosis：When to Revascularizein 2017? Curr Probl Cardiol，2017，42：110-135.

［74］Dworkin LD，Cooper CJ. Renal-artery stenosis. N Engl J Med，2009，361（20）：1972-1978.

［75］Yu MS，et al. Endovascular versus Medical Therapy for Atherosclerotic Renovascular Disease. Curr Atheroscler Rep，2014，16（12）：459.

［76］Hirsch AT，et al. ACC/AHA 2005 Practice Guidelines for the management of patients with peripheral arterial disease（lower extremity，renal，mesenteric，and abdominal aortic. Circulation，2006 Mar 21，113（11）：e463-654.

［77］Brinza EK，Gornik HL. Fibromuscular dysplasia：Advances in understanding and management. Cleve Clin J Med，2016，83（11 Suppl 2）：S45-S51.

［78］孙颖浩. 吴阶平泌尿外科学. 北京：人民卫生出版社，2018.

［79］柯罗恩威尔. 卢瑟福血管外科学. 北京：人民卫生出版社，2002.

［80］Novick AC，Fergany A. Renovascular hypertension and ischemic nephropathy. In：Wein AJ，editor. Campbell Walsh Urology. Philadelphia：Sanders Elsevier，2007.

［81］Parikh SA，et al. SCAI expert consensus statement for renal artery stenting appropriate use. Catheter Cardiovasc Interv，2014，84（7）：1163-1171.

［82］动脉粥样硬化性肾动脉狭窄诊治中国专家建议（2010）写作组. 动脉粥样硬化性肾动脉狭窄诊治中国专家建议（2010）. 中华老年医学杂志，2010，29（4）：1-15.

［83］邹英华. 重新认识肾动脉狭窄的发生与发展，规范肾动脉狭窄的介入治疗. 介入放射学杂志，2007，16（7）：433-435.

［84］Nordmann AJ，et al. Balloon angioplasty or medical therapy for hypertensive patients with atherosclerotic renal artery stenosis? A meta-analysis of randomized controlled trials. The American journal of medicine，2003，114（1）：44-50.

［85］Aurell MJ，ensen G. Treatment of renovascular hypertension. Nephron，1997，75（4）：373-383.

［86］Krum H，Schlaich M，Sobotka P. Renal sympathetic nerve ablation for treatment-resistant hypertension. Br J Clin Pharmacol，2013，76（4）：495-503.

［87］赵卫红，鲁星妍. 重视肾血管性高血压. 中华临床医师杂志（电子版），2013，7（06）：2304-2306.

［88］Chrysochou C，et al. Dispelling the myth：the use of renin-angiotensin blockade in atheromatous renovascular disease. Nephrology，dialysis，transplantation：official publication of the European Dialysis and Transplant Association-European Renal Association，2012，27（4）：1403-1409.

［89］王斌，等. 经皮肾动脉支架置入治疗动脉粥样硬化性肾动脉狭窄后分肾功能的变化. 中华介入放射学电子杂志，2018，6（1）：55-59.

［90］彭猛，等. 动脉粥样硬化性肾动脉狭窄支架术后强化降脂或常规降脂治疗对肾功能的影响：一项前瞻性随机对照研究. 中华高血压杂志，2017，25（3）：232-238.

［91］Cooper CJ，et al．Stenting and medical therapy for atherosclerotic renal-artery stenosis．The New England journal of medicine，2014，370（1）：13-22．

［92］Bax L，et al．Stent placement in patients with atherosclerotic renal artery stenosis and impaired renal function：a randomized trial．Annals of internal medicine，2009，150（12）：840-848，w150-841．

［93］Zeller T，et al．A randomized，multi-center，prospective study comparing best medical treatment versus best medical treatment plus renal artery stenting in patients with hemodynamically relevant atherosclerotic renal artery stenosis（RADAR）-one-year results of a pre-maturely terminated study．Trials，2017，18（1）：380．

［94］Murphy TP，et al．Renal Artery Stent Outcomes：Effect of Baseline Blood Pressure，Stenosis Severity，and Translesion Pressure Gradient．Journal of the American College of Cardiology，2015，66（22）：2487-2494．

［95］Wheatley K，et al．Revascularization versus medical therapy for renal-artery stenosis．The New England journal of medicine，2009，361（20）：1953-1962．

［96］Raman G，et al．Comparative Effectiveness of Management Strategies for Renal Artery Stenosis：An Updated Systematic Review．Annals of internal medicine，2016，165（9）：635-649．

［97］Chang WT，et al．Left ventricular global longitudinal strain is independently associated with mortality in septic shock patients．Intensive care medicine，2015，41（10）：1791-1799．

［98］Peng M，et al．Selective stent placement versus balloon angioplasty for renovascular hypertension caused by Takayasu arteritis：Two-year results．International journal of cardiology，2016，205：117-123．

尿瘘诊断治疗指南

关于尿瘘诊断和治疗的证据级别通常较差，本指南主要参考病例报道和专家共识。大多数尿瘘起源于医源性，可以根据解剖位置进行分类，本指南主要集中讨论输尿管阴道瘘、膀胱/尿道阴道瘘、尿道直肠瘘三大部分。

第一节　输尿管阴道瘘

一、流行病学、病因学和病理学

输尿管阴道瘘是指女性输尿管与阴道之间的异常通道。致病因素绝大多数是医源性损伤，约75%的输尿管损伤是由妇产科手术造成的[1,2]。由于输尿管下段与子宫、宫颈以及子宫动脉的解剖毗邻关系均极为密切，盆段输尿管位于子宫骶骨韧带侧缘，从子宫动脉下方穿过，沿子宫颈旁向内下方进入膀胱，因此任何涉及子宫和子宫颈的手术都容易发生输尿管损伤，从而导致输尿管阴道瘘，具体包括有经腹或经阴的子宫切除术、宫颈癌手术、子宫内膜异位症手术等。在妇产科手术中，输尿管损伤的发生率为0.3%～0.78%[3-5]。按照损伤原因和程度可以分为锐性伤、缝合伤和电灼伤，穿孔、部分断裂和完全离断。危险因素包括放疗、盆腔恶性肿瘤等，尤其以根治性子宫切除术造成的损伤机会最多[6,7]。近年来随着腹腔镜技术的快速普及，能量器械热损伤所致的输尿管坏死形成的延期输尿管阴道瘘的发生率显著增加。

二、诊断

输尿管阴道瘘的诊断主要是通过相关病史、体格检查、腔镜检查、实验室检查及影像学检查获得诊断。

（一）病史询问

1.是否有妇科相关疾病及相应手术操作，包括经腹（腹腔镜、开放手术）、经阴道的手术，是否有放疗史等，手术时间及发生相关症状的时间等。

2.相关症状：是否有手术后发热、腰部胀痛，是否有引流管大量渗液，是否有阴道内大量液体流出，是否有尿量的减少等。

（二）体格检查

手术后是否出现腹膜刺激征、腰部叩击痛等体征。

（三）实验室检查

1.血常规：白细胞增高、中性粒细胞分类增高。
2.阴道漏出液肌酐水平接近于尿液肌酐水平。

（四）腔镜检查

输尿管镜检查可以发现输尿管闭锁或破口。

（五）影像学检查

1.超声　可见受累侧输尿管扩张积水，部分可见盆腔积液。

2.静脉肾盂造影　可见损伤侧肾脏显影延迟或不显影；肾盂输尿管扩张积水；造影剂从损伤处溢出。

3. CT　平扫可见肾盂输尿管轻度扩张，盆腔局部组织肿胀，增强扫描可见造影剂溢出到盆腔、腹膜后，CTU（CT泌尿系造影三维重建）可以更清楚地看到瘘口及渗漏情况。

推荐意见

该病的诊断除根据相关的病史及临床的表现外，CTU的检查可明确瘘口及渗漏情况

三、治疗

输尿管损伤治疗原则是最大限度地保护肾功能及恢复泌尿道的连续性，何时行外科处理目前仍存在争议[8]。国内外大多的专家和学者认为早期手术治疗可避免长期阴道漏尿，研究表明早期手术与延期手术的成功率基本相当[9]。一般认为早期发现输尿管损伤均可一期修复[10]。

如果输尿管损伤尿液外渗导致周围组织充血水肿及明显的炎症反应，可以先做腔内导管置入或经皮肾穿刺造瘘引流尿液，控制感染，3个月后再行手术[11]。有部分患者输尿管瘘孔在等待二次修复手术期间有自行愈合可能，从而避免了再次手术。

（一）非手术治疗（可选）

较小的早期输尿管阴道瘘，逆行肾盂造影或排泄性尿路造影提示输尿管连续性较好时，可期待输尿管自行修复，并使用抗生素预防感染[12]。输尿管阴道瘘自愈是罕见的，绝大多数均需行腔内或手术治疗。

（二）外科治疗

外科治疗方法包括腔内输尿管导管置入术、单纯经皮肾穿刺造瘘术、开放/腹腔镜/机器人辅助腹腔镜输尿管膀胱再植术或输尿管膀胱壁瓣吻合术等，当患侧肾重度积水、肾功能严重减退、且对侧肾脏功能良好时可行患侧肾切除术。

1.腔内导管置入术（推荐）　膀胱镜或输尿管镜下置入双J管[13,14]，其置入率约为68%，置入后自愈率约为71%[15]。适用于受损区输尿管连续性尚存且未影响周径的轻度输尿管损伤，病程短（2周内最好），

无明显梗阻及感染或瘘口较小的输尿管阴道瘘患者。对于早期输尿管损伤较重，输尿管镜检查时导丝难以通过损伤区域上行到达肾盂或置管困难，特别是对于既往有盆腔手术史的患者，可选经皮肾穿刺术置入输尿管软镜，同时经尿道插入输尿管硬镜，双镜会师放置双J管[16]。

2.单纯经皮肾穿刺造瘘术（推荐）　无法置入双J管的患者一般主张Ⅰ期行患侧肾造瘘，待输尿管阴道瘘瘘口炎症、水肿消退后Ⅱ期行输尿管膀胱再植术[11,17-19]。患侧肾造瘘后自愈率约为30%[18,19]。

3.输尿管膀胱再植术或膀胱肌瓣输尿管成形术（强烈推荐）　适用于输尿管中下段长段损伤的患者。距离膀胱开口5cm以内时，可行输尿管膀胱再植术。如输尿管下段损伤超过5cm以上者，可行膀胱管状肌瓣输尿管成形术。如输尿管和膀胱吻合处张力较大则加行膀胱腰大肌悬吊或膀胱boari瓣成形术[20-25]。亦可在机器人辅助技术下进行[25-27]。

4.其他保肾方法（可选）　根据患者输尿管阴道瘘的位置以及输尿管损伤程度，可选经阴道输尿管阴道瘘修补术[28]、输尿管端端吻合术[20,29]、肠代输尿管术[23,30,31]、自体肾移植术[29,30,32]。

5.肾切除术（可选）　输尿管损伤侧肾脏重度积水，肾功能严重减退，此时保肾意义不大，可行肾切除术[33]。但需要注意的是只有当输尿管缺损较长，尤其是合并感染导致肾功能损害严重，且另一侧肾脏功能良好时才考虑行单侧肾切除术。

推荐意见

输尿管阴道瘘局部组织条件良好时，可直接行输尿管膀胱再植术；局部组织存在炎症水肿等情况时，一般主张Ⅰ期行患侧肾造瘘，待输尿管阴道瘘瘘口炎症、水肿消退后Ⅱ期行输尿管膀胱再植术。输尿管膀胱再植术为疗效可靠的经典术式

四、随访

（一）随访时间

推荐术后4～12周至少随访1～2次，如术中留置双J管者，适时进行拔除。建议长期随访肾功能。

（二）随访内容

1.阴道瘘是否痊愈，是否存在复发或存在可能复发的风险因素。

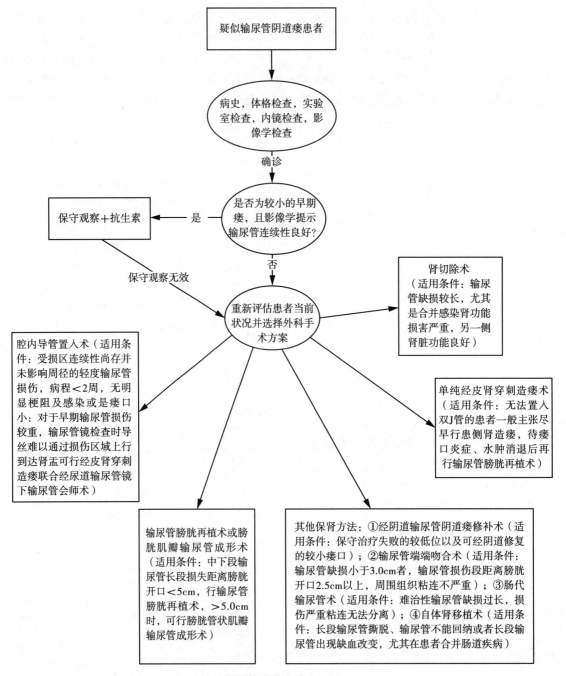

输尿管阴道瘘诊疗流程

2.患侧输尿管是否存在继发性狭窄或尿液反流，是否存在患侧上尿路继发性损害。

首次手术治疗失败者，应该积极调整治疗策略，尽可能早期二次手术。

推荐意见

输尿管膀胱再植术后3个月为主要随访时间，重点关注吻合口的愈合情况及有无继发狭窄或反流

参 考 文 献

[1] Gorchev G, et al.Anatomical and surgical meaning of the ureters during the performance of radical hysterectomy.Akush Ginekol (Sofiia), 2006, 45 (4): 28-32.

[2] Demirci U, et al. Urovaginal fistula formation after gynaecological and obstetric surgical procedures: clinical experiences in a Scandinavian series. Scand J Urol, 2013, 47 (2): 140-144.

［3］Brummer TH，et al. FINHYST，prospective study of 5279 hysterectomies：complications and their risk factors. Hum Reprod，2011，26（7）：1741-51.

［4］Teeluckdharry B，Gilmour D，Flowerdew G. Urinary tract injury at benign gynecologic surgery and the role of cystoscopy：a systematic review and meta-analysis. Obstet Gynecol，2015，126（6）：1161-1169.

［5］Blackwell RH，et al. Complications of recognized and unrecognized iatrogenic ureteral injury at time of hysterectomy：a population based analysis. J Urol，2018，199（6）：1540-1545.

［6］Selzman AA，et al. Iatrogenic ureteral injuries：a 20-year experience in treating 165 injuries. J Urol，1996，155（3）：878-881.

［7］吴阶平. 吴阶平泌尿外科学（2013版）. 济南：山东科学技术出版社，2012.

［8］Mellano E M，et al. Management of genitourinary fistula. Curr Opin ObstetGynecol，2014，26（5）：415-423.

［9］Nardos R，et al. Outcome of obstetric fistula repair after 10-day versus 14-day Foley catheterization. Int J Gynaecol Obstet，2012，118（1）：21-23.

［10］Aviki E M，et al. Gynecologic Oncologist as surgical consultant：intraoperative consultations during general gynecologic surgery as an important focus of gynecologic oncology training. Gynecol Oncol，2015，137（1）：93-97.

［11］Barone M A，et al. Determinants of postoperative outcomes of female genital fistula repair surgery. Obstet Gynecol，2012，120（3）：524-531.

［12］Palacios H A，et al. Spontaneous resolution of ureterovaginal fistula. Arch Esp Urol，2011，64（1）：66-69.

［13］范瑾，等. 输尿管瘘与输尿管阴道瘘临床处理. 中国实用妇科与产科杂志，2014，30（07）：505-507.

［14］Xinying Li：et al. Minimally invasive surgical treatment on delayed uretero-vaginal fistula. BMC Urol，2018，18（1）：96.

［15］Shaw J，et al. Ureterovaginal fistula：a case series. Int Urogynecol J，2014，25（5）：615-621.

［16］韩增篪，等. 斜仰卧截石位双镜联合输尿管会师术治疗医源性输尿管阴道瘘（附42例报告）. 中国微创外科杂志，2013，13（11）：1015-1017.

［17］Lang IJ，et al. Diagnostic and therapeutic concepts for vesicovaginal and ureterovaginal fistulas. Aktuelle Urol，2018，49（1）：83-91.

［18］Matz M，et al. Prognosis-oriented diagnosis，treatment protocol and after care in uretero-vaginal fistula following gynecological surgery from the urological viewpoint. Zentralbl Gynakol，1990，112（21）：1345-1352.

［19］Schmeller NT，et al. Percutaneous nephrostomy as primary therapy of ureterovaginal fistula. Urologe A，1983，22（2）：108-112.

［20］赵晓昆，等. 医源性泌尿生殖系统损伤：病因、诊断及处理. 临床泌尿外科杂志，2017，32（01）：1-6.

［21］王继昌，等. 腹腔镜下输尿管膀胱再植术治疗输尿管阴道瘘. 华夏医学，2012，25（3）：397-399.

［22］蒋杰宏，等. 输尿管阴道瘘的临床诊疗分析. 实用临床医药杂志，2014（13）：150，162.

［23］罗德毅，等. 妇产科手术致输尿管阴道瘘的单中心临床处理. 临床泌尿外科杂志，2016（012）：1071-1073.

［24］Aminsharifi A. Minimally Invasive Management of Concomitant Vesicovaginal and Ureterovaginal Fistulas After Transabdominal Hysterectomy：Laparoscopic Vesicovaginal Fistula Repair With Ureteroneocystostomy Using a Boari Flap. J Minim Invasive Gynecol，2018，25（1）：17-18.

［25］顾美皎. 妇科手术损伤输尿管的防治要点探讨. 中国实用妇科与产科杂志，2019，35（01）：12-14.

［26］Buffi N，et al. Robot-assisted uretero-ureterostomy for iatrogenic lumbar and iliac ureteral stricture：technical details and preliminary clinical results. Eur Urol，2011，60（6）：1221-1225.

［27］Gellhaus PT，et al. Robotic management of genitourinary injuries from obstetric and gynaecological operations：a multi-institutional report of outcomes. BJU Int，2015，115（3）：430-436.

［28］Boateng AA，et al. Vaginal repair of ureterovaginal fistula may be suitable for selected cases. Int Urogynecol J，2013，24（6）：921-924.

［29］熊涛，等. 26例医源性输尿管损伤的诊治分析. 重庆医学，2015（25）：3545-3546，3549.

［30］张洪宪，等. 后腹腔镜供肾切取自体肾移植术治疗复杂医源性输尿管损伤. 北京大学学报（医学版），2016，48（4）：622-626.

［31］刘章顺，等. 妇产科手术输尿管损伤27例临床分析. 中国妇产科临床杂志，2013，14（03）：259-260.

［32］Ghoniem G M，et al. The management of genitourinary fistula in the third millennium. Arab J Urol，2014，12（2）：97-105.

［33］Antibiotic prophylaxis for gynecologic procedures. ACOG Practice Bulletin No. 104. American College of Obstetricians and Gynecologists. Obstet Gynecol，2009，113：1180-1189.

第二节　膀胱/尿道阴道瘘

一、流行病学、病因学和病理学

膀胱/尿道阴道瘘是膀胱/尿道与阴道之间的异常通道，致病因素绝大多数是医源性损伤。我国目前尚缺乏大规模的综合性流行病学调查，与其发生率相关的数据多来源于易导致膀胱/尿道阴道瘘的手术的并发症研究。膀胱阴道瘘主要为盆腔手术时膀胱损伤未及时发现或未正确修补造成[1]，其中以经腹全子宫切除术最为常见，发生率为 0.1% ～ 0.2%[2]，且年龄较大（≥50 岁）女性的发生率要低于年轻女性（≤40 岁）[3]。医疗条件较为落后的发展中国家则多见于产程延长胎头压迫导致膀胱阴道缺血坏死[4]。也可见于盆腔放疗、晚期癌肿的侵蚀和外伤等。尿道阴道瘘罕见，原因主要包括压力性尿失禁手术、尿道憩室手术和成人生殖道重建手术。子宫托使用不当也可导致瘘管的形成。放疗引起的尿瘘与逐渐出现的闭塞性动脉内膜炎和血管减少导致的组织坏死有关，可发生于放疗后 30 天甚至 30 年以后。

推荐意见

目前的膀胱阴道瘘大多见于妇科腔镜下子宫切除术后，其阴道端瘘口一般处于阴道残端顶端及其两侧的凹陷里，周围瘢痕广泛

二、分期和分级系统

按照治疗难易程度分为单纯性尿瘘和复杂性尿瘘，其中单纯性尿瘘是指非放疗引起的瘘孔 < 0.5 cm 的单发性尿瘘；复杂性尿瘘是指曾经修补失败，瘘孔 > 2.5 cm，或瘘孔位于近段尿道、膀胱颈部或膀胱三角区的尿瘘，通常由慢性疾病、恶性肿瘤、人工合成吊带裸露或放疗引起；瘘孔直径处于 0.5 ～ 2.5 cm 的尿瘘通常划分为复杂性瘘。

推荐意见

放疗导致的膀胱/尿道阴道瘘是复杂性瘘，其形成原因可能是慢性闭塞性血管炎导致的组织微循环障碍和进行性坏死。因此，修补放疗后的膀胱/尿道阴道瘘应慎重

三、诊断

（一）详细的病史询问和体格检查

仔细询问是否有妇科相关疾病及相应手术操作、是否有放疗史，手术时间及出现阴道漏液的时间，出现阴道漏液前后伴发的相关症状，如尿频、尿急、血尿、疼痛、发热等。阴道窥器检查可以了解阴道端瘘口的位置、大小、周围组织情况及阴道的形态。瘘口较小时可以同时进行亚甲基蓝试验帮助膀胱阴道瘘的诊断。双染试验可用于鉴别膀胱阴道瘘和输尿管阴道瘘[5]。

（二）实验室检查

阴道漏出液肌酐水平接近于尿液肌酐水平。

（三）影像学检查

静脉肾盂造影（IVP）或多层螺旋CT泌尿系造影（CTU），联合排泄性膀胱尿道造影（VCUG）有利于鉴别膀胱阴道瘘和输尿管阴道瘘。

（四）膀胱尿道镜检查

可以确定瘘口大小、数目、位置、周围组织情况（水肿、感染、狭窄、瘢痕形成等）及是否累及膀胱颈部、三角区、输尿管开口。对于放疗及恶性疾病引起的瘘孔需行瘘管周围组织多点活检排除局部肿瘤复发。

推荐意见

亚甲基蓝试验是确诊膀胱阴道瘘的首选，CTU是诊断输尿管阴道瘘的首选，需要特别注意两者皆有的阴道瘘

四、治疗

（一）非手术治疗

产伤瘘坏死范围大，非手术治疗一般无效。单纯性尿瘘应保持尿液引流通畅，并定期随访瘘管情况，约 1/3 的瘘管 2 周至 2 个月后可自行愈合[6]。其他治疗

方法包括留置导尿结合瘘管微创电灼治疗、腔镜下刮除、激光消融和纤维蛋白胶治疗。

（二）外科治疗

1. 处理时机　没有证据表明修补时机与尿瘘修补成功率有关。普遍认为，直接损伤的尿瘘应尽可能在损伤后72小时内修复，否则，手术修补的适宜时间应推迟为产后5～6个月，其他原因所致的膀胱阴道瘘应等3～6个月，尿瘘修补术后复发者应再等待3～6个月，注意术前积极处理原发病，如肿瘤、结石、感染，待膀胱/尿道黏膜炎症、水肿消退后方可行修补手术。

2. 手术途径　没有RCT比较经阴道途径和经腹部途径。首次修补成功率高于二次或后续修补[7]。公认对于瘘孔暴露清楚、阴道条件良好、瘘孔位于三角区内、膀胱颈部或近段尿道的尿瘘可以通过经阴道途径修补，经阴道途径手术创伤较小，术后恢复快，可反复多次进行。阴道条件差；膀胱容量小或顺应性低术中需同时行膀胱扩大成形术的患者；合并输尿管梗阻或者输尿管瘘，需同时行输尿管再植的患者；复杂性膀胱阴道瘘或合并肠瘘及其他需要手术的腹腔内疾病可以通过经腹[8]（Ⅴ级证据）或经腹-阴道联合手术。阴道条件差，经腹修补困难时可考虑经膀胱途经修补；目前尚没有膀胱阴道瘘修补腹腔镜/机器人辅助腹腔镜技术和传统开放技术之间的随机对照研究，但腹腔镜下扩大阴道残端和膀胱之间的游离范围有助于提升手术的疗效[9]，且术中应尤其注意精细操作[10]。对于复发性瘘机器人手术可能优于传统术式[11]。

3. 瘘管切除　在经阴途径手术时，存在瘘管是否切除的选择。单个RCT比较发现，术中切除瘘管与不切除瘘管，修补成功率没有差异[12]。但修补失败的病例中切除瘘管者再次修补复发率较高。

4. 修补成功要素　较大的瘘（≥10mm）、产科瘘及多发瘘可能是尿瘘复发的危险因素[13,14]，小膀胱、尿道损伤和严重的阴道瘢痕可能是经阴道修复术后尿瘘复发的危险因素[15]。

公认术中分层无张力缝合是保证修补成功的要点。没有高级别证据显示自体组织填充可以改善复杂性瘘或非复杂性瘘的修补结果。公认对于复杂性瘘、复发瘘、产科瘘、与放疗相关的瘘[16]以及难于修补的瘘，可在最后一层阴道皮瓣关闭前植入血供良好的自体组织（经阴道途径可采用Martius小阴唇球海绵体肌脂肪垫、腹膜瓣或带蒂股薄肌皮瓣；经腹途径可采用带蒂的大网膜瓣[17]、腹膜瓣、腹直肌瓣等）改善血供、隔离膀胱和阴道缝合层、充填加固、提供支持和闭合无效腔，确保良好的愈合。没有高级别证据支持任何术后管理模式。国内公认耻骨上造瘘管或尿管需保留2～3周，放疗引起的尿瘘术后可保留3～6周。术后可常规给予抗胆碱能药物防止膀胱痉挛。尿瘘术后3个月内禁止阴道检查及性生活，即使手术修补失败也不做阴道检查，预防修补瘘孔再次扩大。如果女性患者将来有生育要求，强烈推荐进行选择性剖宫产术。

（三）其他治疗

由于盆腔恶性疾病、严重的放射性损伤导致的尿瘘；软组织缺损严重的尿瘘（特别是产科瘘）；反复手术修补失败的尿瘘以及合并内科疾病手术风险高者建议直接行可控或不可控的尿流改道术改善生活质量。

推荐意见

目前主流的膀胱阴道瘘手术治疗方式是经阴道途径修补，其特点是经自然腔道微创手术、成功率与经腹途径相仿、再次手术更容易实施，还有医疗费用低的优势

五、随访

并没有明确的证据指出膀胱/尿道阴道瘘治疗后的最合适的随访时间和项目，根据相关的报道，膀胱/尿道阴道瘘修补术后的随访时间一般在10～28个月[18,19]。国内有报道的膀胱阴道瘘复发一般发生在1～6个月[20,21]。

推荐意见

一般情况下拔管后不漏尿就无需随访。如果是宫颈癌术后导致的膀胱阴道瘘，可能存在后期逼尿肌顺应性下降的可能，再发漏尿时要注意鉴别

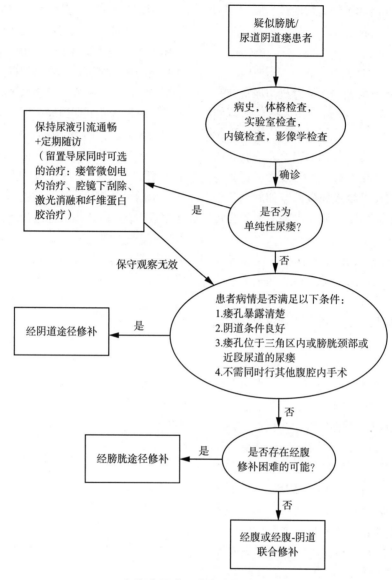

膀胱/尿道阴道瘘诊疗流程

参考文献

[1] 郑秀惠，等. 膀胱阴道瘘34例病因及处理. 中国实用妇科与产科杂志，2006，22（7）：525-527.

[2] Harris WJ. Early complications of abdominal and vaginal hysterectomy. Obstet Gynecol Surv，1995，50（11）：795-805.

[3] Hilton P, et al. The risk of vesicovaginal and urethrovaginal fistula after hysterectomy performed in the English National Health Service—a retrospective cohort study examining patterns of care between 2000 and 2008. BJOG，2012，119（12）：1447-1454.

[4] McKay HA, et al. Vesicovaginal fistula after cervical cerclage：repair by transurethral suture cystorrhaphy. J Urol，2003，169（3）：1086-1087.

[5] Narayanan P, et al. Fistulas in malignant gynecologic disease：etiology，imaging，and management. Radiographics，2009，29（4）：1073-1083.

[6] Savitskaia LK. Choice of surgical method to treat postoperative vesicovaginal fistulas，opening into the vaginal stump. Akush Ginekol（Mosk），1967，43（3）：53-59.

[7] Shaker H, et al. Obstetric vesico-vaginal fistula repair：should we trim the fistula edges? A randomized prospective study. Neurourol Urodyn，2011，30（3）：302-305.

[8] 卜仁戈，等. 经腹途径手术治疗膀胱阴道瘘的临床体会. 中国医科大学学报，2013，42（10）：935-936.

[9] 蒋晨，等. 改良腹腔镜技术在高位复杂膀胱阴道瘘修补术中的应用. 中华泌尿外科杂志，2018，39（8）：565-568.

[10] 郑霏，等. 41例复杂性膀胱阴道瘘患者的诊治分析.

局解手术学杂志，2012，21（1）：18-19.

［11］Gupta NP，et al. Comparative analysis of outcome between open and robotic surgical repair of recurrent supra-trigonal vesico-vaginal fistula. J Endourol, 2010, 24（11）：1779-1782.

［12］Jovanovic MD，et al. S54 Efficiency of urinary fistulas surgical treatment. European Urology Supplements, 2010, 9（6）：572.

［13］Ayed M，et al. Prognostic factors of recurrence after vesicovaginal fistula repair. Int J Urol, 2006, 13（4）：345-349.

［14］Goh JT，et al. Predicting the risk of failure of closure of obstetric fistula and residual urinary incontinence using a classification system. Int Urogynecol J Pelvic Floor Dysfunct, 2008, 19（12）：1659-1662.

［15］Nardos R，et al. Risk factors that predict failure after vaginal repair of obstetric vesicovaginal fistulae. Am J Obstet Gynecol, 2009, 200（5）：571-578.

［16］Pushkar DY，et al. Management of radiation-induced vesicovaginal fistula. Eur Urol, 2009, 55（1）：131-137.

［17］乜国雁. 带蒂大网膜移植修补复杂性膀胱阴道瘘67例报告. 中华泌尿外科杂志，2006，27（2）：118-120.

［18］傅龙龙，等. 腹腔镜膀胱阴道瘘修补术. 中国内镜杂志，2014，20（5）：555-557.

［19］龚道静，等. 腹腔镜下膀胱阴道瘘修补术（附8例报道）. 微创泌尿外科杂志，2018，7（01）：30-33.

［20］刘茜，等. 不同术式膀胱阴道瘘修补术治疗妇科手术后膀胱阴道瘘的临床分析. 中国性科学，2017，26（7）：65-68.

［21］刘士军，等. 膀胱内腹腔镜膀胱阴道瘘修补术. 北京大学学报（医学版），2010，42（4）：458-460.

第三节　尿道直肠瘘

一、流行病学和病因学

尿道直肠瘘（rectourethral fistula，RUF）属良性罕见泌尿系统疾病，Weyrauch于1951年报道首例尿道直肠瘘[1]，1956年Campbell首次报道先天性尿道直肠瘘（congenital rectourethral fistula）[2]。目前尚无尿道直肠瘘的大规模流行病学调查，新生儿该病发病率低于1/10万[3]。

尿道直肠瘘的病因主要分为：先天性，可并发先天性肛门异位、肛门闭锁或巨结肠；外伤性，常由骨盆骨折造成，多数并发尿道狭窄，偶有枪弹伤、锐器伤等原因引起；医源性，尿道直肠瘘的最常见病因，包括膀胱镜检、尿道扩张、前列腺癌根治术、经尿道前列腺电切术或前列腺癌放疗、冷冻治疗等造成的损伤；炎症及肿瘤浸润因素也可引起尿道直肠瘘，如克罗恩病[4]。

推荐意见

该疾病属于泌尿系统良性罕见疾病，儿童患者的病因主要为先天性因素，成人患者的病因多为获得性因素

二、分期和分级系统

先天性尿道直肠瘘有两型[5]。一型为尿道直肠瘘并发肛门直肠闭锁，男性表现为尿道直肠瘘；女性表现为尿道阴道瘘或尿道阴道直肠瘘[3]。二型为H形后尿道直肠瘘，后尿道、瘘管、直肠呈H状排列[6]。后天性尿道直肠瘘较多见，主要由外伤（如骨盆骨折、骑跨伤等）、感染、恶性肿瘤、医源性损伤，尿道直肠瘘手术后复发等原因造成[7]。

三、诊断

尿道直肠瘘的诊断一般较容易，依据病史和临床表现可以初步诊断，借助内镜、影像学或其他辅助检查进一步明确诊断[8]。

（一）病史和临床表现

小儿尿道直肠瘘多为先天性，且几乎为男孩，此类患儿常存在无肛症（肛门闭锁），可以通过膀胱尿道造影确诊[3]。成人尿道直肠瘘多为医源性或外伤性。此类患者常出现气尿、粪尿、经肛门排尿或漏尿，根据病史即可确诊。

（二）内镜检查

尿道膀胱镜和肛门直肠镜检查：能直视下观察瘘管，了解周围组织的状况，对修复方式及修复时间提供直接依据[9]。当肠道侧的瘘口不清楚时，还可以借助"亚甲基蓝"等有色试剂使瘘口的探查更清晰[8]。

（三）影像学检查

1.膀胱尿道造影　在排尿通畅的成人患者中作用并不大，有助于评价尿道狭窄病变的严重程度。

2.CT和MRI　在复杂尿道直肠瘘患者中，CT和MRI有助于了解病变区域相关结构的缺失程度[10,11]。

（四）其他辅助检查

1.B超检查　初步评价泌尿系统的情况，了解有无残余尿量。

2.尿流率检查　十分重要，能了解排尿现状，评价是否存在尿道狭窄等常见合并症。

推荐意见

对于尿道直肠瘘的早期诊断应掌握适度的原则，避免加重损伤。但在外科有创干预治疗前必须采用各种诊断技术，明确瘘口的位置、大小及周围组织的条件，以及尿道和肠道情况，以便选择合理的治疗方案

四、治疗

（一）非手术治疗

非手术治疗包括低残渣饮食、导尿、尿流改道（耻骨上膀胱造瘘或肾造瘘）、粪便改道手术（回肠造瘘、结肠造瘘）。非手术治疗周期一般为12周，如超过该时间未愈合，建议手术治疗。肛门闭锁小儿伴尿道直肠瘘的第一步治疗常是结肠造瘘[3]。高位型肛门闭锁畸形伴尿道直肠瘘需行结肠造口术解除肠阻塞的现象，1岁左右再行肛管成形术，若此时仍存在尿道瘘则一并修补[3]。

（二）外科治疗

外科治疗的目的是消除瘘管，恢复正常排便、排尿功能[12]。手术方式选择应考虑以下5点因素：①直径是否大于1cm；②瘘管是否由放射或消融治疗所致；③是否合并有尿道狭窄；④是否伴有盆腔感染、脓肿等；⑤临床症状是否严重。当无上述几项时，考虑单纯性尿道直肠瘘，可试行非手术治疗[13]。当存在上述一或多项时，考虑为复杂性尿道直肠瘘，非手术治疗6个月后再行手术[14]，手术成功后至少3个月，才考虑关闭改道的粪便通路[15]。当诊断为复杂性尿道直肠瘘时，应首选经会阴入路的修复术；单纯性尿道直肠瘘非手术治疗失败的病例，可选用York-Mason术式[16]。

目前临床中应用较多的术式主要是以下4种，频率从高到低分别是经会阴路径、经括约肌路径、经腹路径、经肛门路径[17]。非放射和消融治疗引起的尿道直肠瘘手术主要是经会阴路径和经括约肌路径，放射和消融治疗引起的尿道直肠瘘主要采取经腹路径[17]（表25-1）。

1.经会阴路径　该入路被广泛应用于简单和复杂的尿道直肠瘘，是目前治疗复杂性尿道直肠瘘应用最多的术式[16,17]。该术式的优点为可充分暴露尿道和直肠，瘘口周围可填充各种组织瓣，对于合并尿道球部至尿道前列腺部狭窄患者可同时行尿道重建[16]。该路径尿道直肠瘘修复常用的组织瓣包括股薄肌、阴囊肉膜、阴囊带蒂筋膜瓣、肛提肌。其中，股薄肌血供丰富、取材方便、供体部位并发症发病率低，使用频率最高[16]。

2.经括约肌路径　即Yorke-Mason术式，适用于无尿道狭窄、高位小瘘患者，是目前治疗单纯性尿道直肠瘘应用最多的术式[18]。该术式的优点是手术空间大，创伤小，逐层分离并关闭肛门括约肌可

表25-1　尿道直肠瘘手术治疗专家推荐建议

手术路径	适应证	优势	劣势	证据级别	推荐意见
经会阴路径	复杂性尿道直肠瘘；大瘘管；合并尿道狭窄；放射和消融治疗引起的尿道直肠瘘	充分暴露尿道和直肠；可以同时进行尿道重建；可以选择使用不同部位的组织瓣	局部瘢痕重，暴露困难；术后尿失禁等并发症	3	推荐
经括约肌路径	无尿道狭窄、高位小瘘；非放射和消融治疗引起的尿道直肠瘘	并发症较少	不能充分暴露、重建尿道；只能使用瘘口附近组织瓣	3	推荐
经腹路径	放射和消融治疗引起的复杂性尿道直肠瘘	可以填充较大的网膜组织瓣	并发症多、恢复期长；手术视野有限	3	推荐
经肛门路径	低位小瘘；非放射和消融治疗引起的低位尿道直肠瘘	并发症少；住院时间短；没有肛门括约肌损伤	手术操作空间小；使用范围局限	3	推荐

有效减少术后并发症[14]。缺点是该术式不能充分暴露球部尿道和膜部尿道，不能进行尿道重建[19]。此外该术式只能使用瘘口附近直肠的组织瓣覆盖瘘口，所以对于放射和消融治疗引起的尿道直肠瘘此种术式使用受限[20]。

3.经腹路径　主要应用于放射引起的、需要广泛切除瘘管周围组织和长期粪便和尿流改道的复杂尿道直肠瘘[17,21]。该术式使用相对较少，优点是能提供充足的大网膜填充物[22,23]。缺点是并发症较多，需要较长的恢复期，不能很好地暴露盆腔组织，手术视野有限[24]。

4.经肛门路径　适用于低位小瘘患者，优势是手术创伤较小，无须组织瓣修复及结肠造瘘，缺点是适用范围局限[16]。经肛门路径包括经肛门内镜手术、机器人辅助经肛门尿道直肠瘘修补术等。研究报道经肛门路径手术治疗成功率可达80%～100%[25-28]。

（三）其他治疗

1.纤维蛋白胶封闭治疗　纤维蛋白胶目前在临床已用于封闭一些单纯简单瘘管，如肠外瘘、肠吻合口瘘、肛瘘等，并取得不错的临床效果[29]。蛋白胶对尿道直肠瘘的治疗作用，尚缺乏经验。有研究尝试蛋白胶注射配合黏膜的缝合或钳夹获得成功。

2.电灼治疗　内镜下对尿道直肠瘘的瘘管进行电凝治疗效果极为有限[30,31]。在已有肠造口的患者中，若患者的排尿通畅，瘘管纤细，可考虑尝试对瘘管进行搔刮和电灼治疗，并留置导尿管2～4周。

推荐意见
尿道直肠瘘患者均应进行积极的非手术支持治疗，改善全身和局部条件，促进瘘口的自愈，有条件的医疗中心可针对合适的患者进行瘘口封闭、电凝等微创处置。但多数患者最后需要进行外科手术治疗

五、随访

随访时间及方式见患者随访表（表25-2）。

表25-2　尿道直肠瘘术后随访时间点及随访内容

随访内容	术后1个月	术后3个月	术后6个月
血常规	√		
尿常规	√	√	√
视觉疼痛评分	√		
肛门指检	√	√	√
切口评估	√		
尿流率	√	√	√
72小时排尿日记	√	√	√
尿流动力学			选做
OABSS评分	√	√	√
IPSS评分	√	√	√
Wexner评分	√	√	√

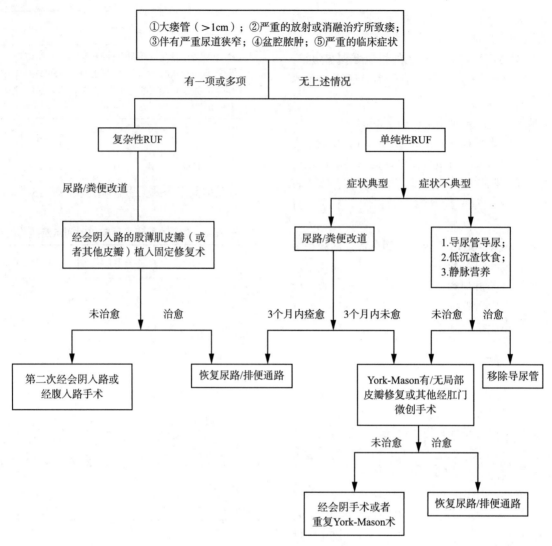

尿道直肠瘘诊治流程

参 考 文 献

[1] Weyrauch HM. A critical study of surgical principles used in repair of urethrorectal fistula. Presentation of a modern technique. Stanford Med Bull, 1951, 9 (1): 2-12.

[2] Campbell MF. Urethrorectal fistula. J Urol, 1956, 76 (4): 411-418.

[3] Helmy TE, et al. Urethrorectal fistula repair in children: urologic perspective. J Trauma, 2010, 69 (5): 1300-1303.

[4] Lee SH, et al. Recto-urethral fistula presenting as fever of unknown origin: a rare complication of prostatic abscess. Int Braz J Urol, 2018, 44 (6): 1258-1260.

[5] Spahn M, et al. Iatrogenic recto-urethral fistula: perineal repair and buccal mucosa interposition. BJU Int, 2009, 103 (2): 242-246.

[6] Inama M. Use of biological mesh in trans-anal treatment for recurrent recto-urethral fistula. Int Urol Nephrol, 2017, 49 (12): 2169.

[7] Giuliani G, et al. Repair of transperineal recto-urethral fistula using a fibrin sealant haemostatic patch. Colorectal Dis, 2016, 18 (11): 432-435.

[8] Guo H, et al. Experience with 32 Pelvic Fracture Urethral Defects Associated with Urethrorectal Fistulas: Transperineal Urethroplasty with Gracilis Muscle Interposition. J Urol, 2017, 198 (1): 141-147.

[9] Li X, et al. Flexible cystoscope for evaluating pelvic fracture urethral distraction defects. Urol Int, 2012, 89 (4): 402-407.

[10] Sa YL, et al. Three-dimensional spiral computed tomographic cysto-urethrography for post-traumatic complex posterior urethral strictures associated with urethral-rectal fistula. J Xray Sci Technol, 2013, 21 (1): 133-139.

[11] VanBuren WM, et al. Imaging and surgical management of anorectal vaginal fistulas. Radiographics, 2018, 38 (5): 1385-1401.

［12］Ramirez-Martin D，et al. Rectourethral fistula management. Curr Urol Rep, 2016, 17（3）: 22.

［13］Keller DS, et al. Algorithm-based multidisciplinary treatment approach for rectourethral fistula. Int J Colorectal Dis, 2015, 30（5）: 631-638.

［14］Gupta G, et al. Surgical management of rectourethral fistula. Urology, 2008, 71（2）: 267-271.

［15］Ghoniem G, et al. Transperineal repair of complex rectourethral fistula using gracilis muscle flap interposition--can urinary and bowel functions be preserved？J Urol, 2008, 179（5）: 1882-1886.

［16］Chen S, et al. Management of acquired rectourethral fistulas in adults. Asian J Urol, 2018, 5（3）: 149-154.

［17］Hechenbleikner EM, et al. Acquired rectourethral fistulas in adults: a systematic review of surgical repair techniques and outcomes. Diseases of the Colon and Rectum, 2013, 56（3）: 374-383.

［18］Kasraeian A, et al. Modified York-Mason technique for repair of iatrogenic rectourinary fistula: the montsouris experience. J Urol, 2009, 181（3）: 1178-1183.

［19］Tran H, et al. Transperineal approach to complex rectourinary fistulae. Can Urol Assoc J, 2015, 9（11-12）: E916-920.

［20］Hanna JM, et al. Surgical management of complex rectourethral fistulas in irradiated and nonirradiated patients. Diseases of the Colon and Rectum, 2014, 57（9）: 1105-1112.

［21］Harris CR, et al. Rectourethral fistulas secondary to prostate cancer treatment: Management and outcomes from a multi-Institutional combined experience. J Urol, 2017, 197（1）: 191-194.

［22］Bukowski TP, et al. Acquired rectourethral fistula: methods of repair. J Urol, 1995, 153（3 Pt1）: 730-733.

［23］Shin PR, et al. Surgical management of rectourinary fistulae. J Am Coll Surg, 2000, 191（5）: 547-553.

［24］Choi JH, et al. Rectourethral fistula: systemic review of and experiences with various surgical treatment methods. Ann Coloproctol, 2014, 30（1）: 35-41.

［25］Quinlan M, et al. Transanal endoscopic microsurgical repair of iatrogenic recto-urethral fistula. Surgeon, 2005, 3（6）: 416-417.

［26］Bochove-Overgaauw DM, et al. Transanal endoscopic microsurgery for correction of rectourethral fistulae. J Endourol, 2006, 20（12）: 1087-1090.

［27］Nicita G, et al. Minimally Invasive Transanal Repair of Rectourethral Fistulas. Eur Urol, 2017, 71（1）: 133-138.

［28］Tseng SI, et al. Robotic-assisted transanal repair of rectourethral fistula. Endoscopy, 2019.

［29］Nakano Y, et al. Endoscopic plombage with polyglycolic acid sheets and fibrin glue for gastrointestinal fistulas. Surg Endosc, 2019, 33（6）: 1795-1801.

［30］Meinero P, et al. Video-assisted anal fistula treatment（VAAFT）: a novel sphincter-saving procedure for treating complex anal fistulas. Tech Coloproctol, 2011, 15（4）: 417-422.

［31］Zarin M, et al. VAAFT: Video assisted anal fistula treatment; bringing revolution in fistula treatment. Pak J Med Sci, 2015, 31（5）: 1233-1235.

推荐意见	推荐等级
尿瘘总体修补原则：术中应严格无菌操作、保护血供，确保无张力缝合，术后应保证引流通畅，严格保护肾功能	强烈推荐
输尿管阴道瘘的诊断除根据相关的病史及临床的表现外，CTU的检查可明确瘘口及渗漏情况	推荐
输尿管阴道瘘局部组织条件良好时，可直接行输尿管膀胱再植术；局部组织存在炎症水肿等情况时，一般主张 I 期行患侧肾造瘘，待输尿管阴道瘘瘘口炎症、水肿消退后 II 期行输尿管膀胱再植术。输尿管膀胱再植术为疗效可靠的经典术式	推荐
对于输尿管阴道瘘，输尿管膀胱再植术后3个月为主要随访时间，重点关注吻合口的愈合情况及有无继发狭窄或反流	推荐
放疗导致的膀胱阴道瘘是复杂瘘，其形成原因可能是慢性闭塞性血管炎导致的组织微循环障碍和进行性坏死。因此，修补放疗后的膀胱阴道瘘应慎重	推荐
亚甲基蓝试验是确诊膀胱阴道瘘的首选，CTU是诊断输尿管阴道瘘的首选，需要特别注意两者皆有的阴道瘘	推荐
目前主流的膀胱阴道瘘手术治疗方式是经阴途径修补，其特点是经自然腔道微创手术、成功率与经腹途径相仿、再次手术更容易实施，还有医疗费用低的优势	推荐
一般情况下拔管后不漏尿就无需随访。如果是宫颈癌术后导致的膀胱阴道瘘，可能存在后期逼尿肌顺应性下降的可能，再发漏尿时要注意鉴别	
尿道直肠瘘属于泌尿系统良性罕见疾病，儿童患者的病因主要为先天性因素，成人患者的病因多为获得性因素	推荐
对于尿道直肠瘘的早期诊断应掌握适度的原则，避免加重损伤。但在外科有创干预治疗前必须采用各种诊断技术，明确瘘口的位置、大小及周围组织的条件，以及尿道和肠道情况，以便选择合理的治疗方案	推荐
尿道直肠瘘患者均应进行积极的非手术支持治疗，改善全身和局部条件，促进瘘口的自愈，有条件的医疗中心可针对合适的患者进行瘘口封闭、电凝等微创处置。但多数患者最后需要进行外科手术治疗	推荐

留置导尿护理指南

概　述

尿液是正常生理的产物，许多病变会使尿液在质和量方面发生改变，所以从古代起尿液就是诊断疾病的重要依据。"医学之父"希波克拉底（Hippocrates）很重视对尿液的观察，有专门著作论及尿液的颜色、透明度、嗅味、所含脓液和血液对诊断的价值[1]。

导尿术有古远的历史，古印度在公元前1000年就开始采用金属导尿管导尿，古希腊的Erasistos在公元前310—250曾经使用过S形导尿管导尿，法国医师拿力敦在1860年发明橡皮管导尿。而在中国，口吹-自液体倒灌式导尿术、葱管制口吹式导尿术、气囊-导管式导尿术等的出现，诠释着古人的智慧[2]。

在现代，留置导尿是临床上普遍使用的操作技术之一[3]，且在置管方式、置管时机、导尿管材料的选择、置入长度、留置时间、消毒方法、并发症的预防等方面进行了深入的探讨与研究[4]。如何做好导尿管的有效护理，预防导尿引起的尿路感染，减少导尿相关并发症，是现今导尿护理管理的重点。

参考文献

[1] 吴阶平. 吴阶平泌尿外科学. 济南：山东科学技术出版社，2009. ★
[2] 杜勇. 中国古代导尿术应用史略. 中华医史杂志，1995（1）：35-37. ★
[3] 吴娟，等. 留置尿管伴随性尿路感染的预防现状. 中华护理杂志，2010，45（10）：958-960. ★
[4] 张莉. 导尿术的临床应用进展. 中华护理杂志，2002，37（10）：765-767. ★

引　言

1.指南制定的意义　导尿是指在严格无菌操作下，将导尿管经尿道插入膀胱、引流尿液的方法。留置导尿是指在严格无菌操作下，用导尿管经尿道插入膀胱引出尿液，并将导尿管保留在膀胱内一段时间的方法。导尿及留置导尿均可引起尿路感染、漏尿、血尿、尿管脱出、疼痛或引流不畅等问题[1]。大量的临床证据表明感染是导尿及留置导尿最常伴随的征象[2,3]。尿路感染（UTI）占院内感染的比例近40%[4-6]，为院内感染首位，约80%的尿路感染与导尿管有关[7]。为了规范导尿管的置入和护理，为各级护士培训提供专业指导或参考，从而提高护士导尿护理的专业能力，更好地为广大留置导尿的患者服务，减少并发症，提高生活质量，在中华医学会泌尿外科分会领导的支持下，护理学组对2014版的留置导尿护理指南进行了更新，为临床护士的工作提供参考依据。

2.指南制定的依据　本指南的制定是以循证医学为基础，检索大量国内外相关文献，参考"欧洲成人留置导尿指南2012[8]""美国医院感染控制实践顾问委员会（HICPAC）2009年导尿管伴随性尿路感染的预防指南[9]"和"美国导尿管伴随性菌尿和导尿管伴随性尿路感染的诊断、预防和管理指南[10]"，并广泛征求全国泌尿外科护理同仁的意见和建议，是循证医学指南、专家共识与临床实践经验的结晶。

3.内容　本指南包含两部分内容：第一部分为留置导尿的应用、置管方法及护理，第二部分为导管相关性尿路感染（CAUTI）的诊断、预防和管理。指南涉及的文献按照研究方法和结果分成证据级别4级（表26-1）和3个推荐等级3级（表26-2）[11-15]。

4.证据级别及推荐等级

（1）证据级别：采用牛津循证医学中心制定的评级体系[14]，有些文献不容易评分，指南编写工作组认为这些信息在实践中是有用的，则将其列为证据级别4级。

表26-1　证据级别和证据形式

证据级别	证据形式
1a	证据来源于系统回顾和荟萃分析，或多个随机对照研究
1b	证据来源于至少一个随机对照研究
2a	证据来源于至少一个设计完善的非随机对照研究
2b	证据来源于至少一个设计完善的其他类型的实验性研究
3	证据来源于至少一个设计完善的非实验性研究（对照研究，相关性研究和病例报道）
4	证据来源于专家意见或相应专业组织意见

（2）推荐等级：根据CUA工作组对疾病的诊断、治疗和护理干预的推荐意见等，根据证据级别、利弊关系考虑、经济性、患者价值观意愿等[11-15]分为推荐等级3级。

表26-2　证据等级和证据推荐等级

证据等级	推荐等级
A	强烈推荐：具有国内外高质量循证医学证据支持，已被临床实践验证，并且得到广泛认可的内容
B	推荐：具有循证医学证据支持，并已经被临床实践验证的内容
C	可选择：尽管没有循证医学证据支持，在部分临床实践中得到验证的内容

5.本文中使用的英文缩写及中文释义（表26-3）

表26-3　英文缩写及中文释义

英文缩写	英文	中文释义
UTI	Urinary Tract Infection	尿路感染
HICPAC	Healthcare Infection Control Practices Advisory Committee	医院感染控制实践顾问委员会
CAASB	Catheter-associated Asymptomatic Bacteriuria	导管相关性无症状菌尿
CAUTI	Catheter-associated Urinary Tract Infection	导管相关性尿路感染
HAI	Hospital Acquired Infection	医院获得性感染
CAI	Community Acquired Infection	社区获得性感染

参 考 文 献

［1］梁红，等. 气囊导尿管留置导尿的常见并发症及护理对策. 中国医学创新，2011，8（4）：125-126.★

［2］徐敏，等. 留置导尿与医院泌尿系感染的关系. 中华医院感染学杂志，2001，11（5）：368-369.★

［3］张唯力，等. 尿路细菌感染与留置导尿. 中华医院感染学杂志，2004，14（7）：768-770.★

［4］Burke J，Pombo D. Nosocomial urinary tract infections. In：Mayhall CG，editor. Hospital epidemiology and infection control. 4th ed. Baltimore：William & Wilkins，2012：270-285.

［5］Institute for Healthcare Improvement. How-to Guide：Prevent Catheter-Associated Urinary Tract Infection. （2011-12-31）http://www.ihi.org/resources/Pages/Tools/default.aspx.

［6］Niel-Weise BS，et al. Urinary catheter policies for long-term bladder drainage. Cochrane Database Syst Rev，2012，8：D4201.

［7］翁心华. 现代感染病学. 上海：上海医科大学出版社，1998：1186-1188.★

［8］European Association of Urology Nurses. Catheterisation：Indwelling catheters in adults-Urethral and Suprapubic. https://nurses.uroweb.org/guideline/catheterisation-indwelling-catheters-in-adults-urethral-and-suprapubic/.

［9］Gould CV，et al. Guideline for prevention of catheter-associated urinary tract infections 2009. Infect Control Hosp Epidemiol，2010，31（4）：319-326.

［10］Hooton TM，et al. Diagnosis，prevention，and treatment of catheter-associated urinary tract infection in adults：2009 International Clinical Practice Guidelines from the Infectious Diseases Society of America. Clin

Infect Dis，2010，50（5）：625-663.

[11] Atkins D，et al. Grading quality of evidence and strength of recommendations. BMJ，2004，328（7454）：1490.

[12] Guyatt GH，et al. Going from evidence to recommendations. BMJ，2008，336（7652）：1049-1051.

[13] Guyatt G，et al. GRADE guidelines：1. Introduction-GRADE evidence profiles and summary of findings

tables. J Clin Epidemiol，2011，64:383-394.

[14] OCEBM Table of Evidence Working Group. The Oxford 2011 Table of Evidence. http：//www.cebm.net/index.aspx?o＝1025.

[15] 王云云，等. 循证临床实践指南推荐意见形成的方法分析. 中国循证医学杂志，2017，17（09）：1085-1092. ★

第一节 留置导尿的应用、置管方法及护理

一、应用

留置导尿以尿液引流为目的，在国外同行的认识中，经尿道导尿和经耻骨上膀胱造瘘均为导尿，鉴于地区概念和认识上的差异，本指南中的导尿仅为经尿道导尿，经耻骨上膀胱造瘘在导尿的替代方案中介绍。

（一）留置导尿的适应证 [1-10]（表26-4）

表26-4　留置导尿的适应证

适应证	说明
急、慢性尿潴留或膀胱颈口梗阻的患者	如果药物治疗无效而又无外科治疗指征，需要暂时缓解或者长期引流的尿潴留
难治性尿失禁	难治性尿失禁或有开放性骶骨或会阴伤口或者非手术治疗失败的患者为保护皮肤完整性和促进小便控制能力的恢复
需要精确监测尿量	需要及时或频繁监测尿量时，如危重症患者或者术中需要监测尿量
患者不能或不愿意收集尿液	如全麻或脊髓麻醉下手术时间较长的外科手术患者；需要实施泌尿系或妇产科手术的围术期患者；为改善临终关怀患者的舒适度时
需要长时间固定的患者	如潜在的不稳定性胸腰椎骨折、多发伤如骨盆骨折
外科手术时的围术期使用	接受泌尿生殖道手术或者其他手术患者；可能延长手术时间者（这种情况下插入的导尿管需要麻醉苏醒室拔除）；术中可能会大量输液或使用利尿药的患者
其他	需要实施膀胱冲洗的患者

（二）留置导尿的禁忌证 [6,11,12]

急性前列腺炎为留置导尿的禁忌证，怀疑尿道外伤的患者在行诊断性导尿时，应谨慎操作，不宜反复尝试。

（三）留置导尿的其他替代方法 [1-4,10,13-21]

只有在有明确适应证时方可留置导尿管。在留置导尿管之前首先考虑替代方案是很重要的；当其他选择失败或循证医学依据不足时，留置导尿才是最终确定的治疗方案。仅为了护理人员的便利而置入导尿管是不负责任的。

应考虑以下替代方案留置导尿管。

1. 耻骨上膀胱造瘘　适应证如下 [1,6,7,11,16,22]（表26-5）。

表26-5　耻骨上膀胱造瘘适应证

适应证	说明
急、慢性尿潴留	导尿管不能充分引流尿液时，或者合并有导尿禁忌证：前列腺炎或可疑尿道损伤时
尿道原因	尿道梗阻、狭窄，尿道解剖异常；骨盆创伤；复杂的尿道或者腹部手术；反复出现导尿并发症或严重并发症患者
患者意愿	患者出于乘坐轮椅或者性生活需要的自主选择
其他	经常污染导尿管的大、小便失禁患者

2. 由护士或家人间歇性导尿和患者间歇性自我导尿 [4]　对于膀胱排空功能障碍的患者，间歇性导尿优于留置导尿或耻骨上膀胱造瘘。

如果有临床指征并且是患者自己的意愿选择，则应优先使用间歇性导尿。

3. 男性体外尿套　对于能够合作的、没有尿潴留或膀胱出口梗阻的男性患者，考虑使用体外尿套引流尿液替代留置导尿。

4. 尿垫　仅限于轻微尿失禁的患者，短期收集尿液，防止皮肤损伤。

（1）婴儿隔尿垫：舒适度佳，透气不闷湿，防

水、易干。

（2）成人纸尿裤：可根据需要选择不同型号的纸尿裤，操作简单。

推荐意见	证据级别	推荐等级
在适当时考虑其他管理方法，包括男性体外尿套或间歇性导尿[10]	1b	A强烈推荐
如果有临床指征，并且患者自主选择，则应优先使用间歇性导尿	1b	A强烈推荐
避免在患者和疗养院人群中使用导尿管来控制尿失禁[4]	1b	B推荐
对于膀胱排空功能障碍患者，间歇性导尿术优于留置导尿或耻骨上导管[4]	1b	B推荐
在适当的患者使用耻骨上膀胱造瘘，男性体外尿套或间歇性导尿优于留置导尿[21]	2b	B推荐
在没有尿潴留或膀胱出口梗阻的能够合作的男性患者中，使用男性体外尿套替代留置导尿	3	B推荐
尽管耻骨上膀胱造瘘使用了两周或更长时间，但患者的感染率低于留置导尿管患者的感染率[14,23]	4	C可选择
仅因为护理人员或者照顾者的便利而插入导尿管是不负责任的	4	C可选择

二、材料及置管方法

（一）留置导尿的材料与产品

1.导尿管的种类

（1）单腔导尿管：导尿管只有一个引流腔，无气囊，一般用于间歇性导尿、膀胱尿标本的留取、膀胱内药物灌注、尿流动力学等检查、耻骨上膀胱造瘘。

（2）双腔导尿管：1853年，杰恩·弗朗索·瑞巴德（Jean Francois Reybard）发明了第一种带有注水气囊的留置导尿管，以确保其在膀胱中的位置。一个通道用于引流尿液，另一个通道用于气囊注水，1932年，弗雷德里克·弗雷博士（Dr.Frederick Foley）重新设计了这个导尿管，因此称为弗雷（Foley）尿管，它是目前最常用的导尿管[24]。

（3）三腔导尿管：三腔导尿管有3个通道，一个通道用于气囊注水，另两个通道引流尿液。三腔导尿管通常用于膀胱冲洗，见于泌尿外科手术后膀胱或前列腺出血[25]。

2.导尿管材料 导尿管有多种材料可供选择。选择导尿管时应考虑的问题有适用性、组织相容性、过敏（乳胶过敏）等。

（1）不同材料的导尿管

1）乳胶材料导尿管：由天然橡胶制成的乳胶是一种柔韧性的材料，是制作导尿管的常用材料，但它有易引起不适和快速结痂等缺点，局限于短期留置。

2）硅胶材料导尿管：硅胶导尿管（100%硅胶）或硅胶涂层对组织刺激小，舒适性好，不易过敏，而且相同型号的硅胶尿管内径更大，具有明显降低结痂倾向[4]。适合于长期使用，应用于预期留置导尿管超过2周的患者[23]。

2007年的Cochrane评价没有找到有效的证据来确定成人需要长期留置导尿的管路的最佳类型。然而，硅胶导尿管可能在降低长期导尿管插入患者的结痂风险方面优于其他材料导尿管。

（2）不同涂层的导尿管

1）银离子和抗菌涂层导尿管：虽然有证据表明，银离子涂层导尿管可降低住院患者短期导管置入期间（少于1周）导管相关性尿路感染（CAUTI）的风险，抗菌涂层导尿管可降低短期导管置入期间（少于1周）无症状菌尿（CAASB）风险[16,26]。但另外有研究表明，银离子涂层导尿管与菌尿的统计学显著减少无关[23,27]。因此并不常规推荐使用这类导尿管。

2）水凝胶涂层导尿管：水凝胶涂层的导尿管柔软且具有高度生物相容性。因亲水性强，吸收液体后可在导尿管周围形成柔软的膜，可减少摩擦和尿道刺激[28]，被认为适合于长期使用，应用于预期留置导尿管超过2周的患者[23]（未解决的问题/不推荐）。

3）硅胶涂层/硅乳胶涂层导尿管：硅乳胶涂层导尿管是乳胶尿管的内部和外部涂有硅胶的涂层。该导尿管具有乳胶导尿管的强度和柔韧性及硅胶导尿管的耐久性和减少结痂等特点[28]。

3.导尿管直径、尺寸和长度

（1）导尿管直径尺寸以Ch或CH计量，以法国的测量标准（F，Fr或FG）来标识导尿管外径的尺寸。1mm＝Ch3/F3，尺寸范围为Ch6～30。导尿管尺寸的选择一般为F6～F10应用于儿科，成人导尿一般使用F10以上的，根据尿液的性状、有无结痂、絮状物、血尿甚至血凝块选择合适的导尿管以达到良好的引流效果。通常建议在允许的范围内使用最小直径的导尿管。如重度血尿时，需要使用F20～24的三腔导尿管进行膀胱持续冲洗[25]。

（2）导尿管的长度：目前有些国家或地区的导尿管长度会根据儿童、成年男性、成年女性的尿道长度有不同的长度标准，如儿童导尿管通常长约30cm[23]。成年男性导尿管长度为41～45cm，成年女性导尿管长度25cm，然而，如果女性严重肥胖，那么女性标准的导尿管可能太短，而更适合选择男性导尿管。但任何情况下女性长度导尿管不应用于男性，因为女性导尿管长度较短，易造成气囊未能全部进入膀胱，在男性尿道内注水可导致尿道损伤。在我国，通常情况下导尿管的长度只有儿童和成人的区别，儿童的导尿管长度在25cm左右，成人导尿管的长度在35～40cm。

4.导尿管表面润滑剂　导尿管插入时，对患者来讲都会有不同程度的不适或疼痛，润滑剂可以使尿道扩张和润滑，从而减轻疼痛和不适。虽然各指南对于使用何种润滑剂并无明确推荐，但一些临床研究显示：合理地应用麻醉性的利多卡因或利诺卡因的水溶性润滑剂可以减轻插管时的疼痛或中到重度疼痛的发生率[30,31]。

常见润滑剂有4种：水溶性润滑剂；含抗生素的水溶性润滑剂；含麻醉性利多卡因/利诺卡因的水溶性润滑剂；含麻醉性利多卡因/利诺卡因和抗生素的水溶性润滑剂。

5.导尿管尖端设计　导尿管标准尖端是圆形的，对于常规留置导尿术，应使用直头导尿管。临床上还有弯曲尖端的导尿管，可顺应男性前列腺曲线，有助于男性患者留置导尿。

6.导尿管气囊大小及注水量　成年人导尿管的气囊建议注水5～15ml，按照导尿管说明书的说明给气囊注水[36]。

7.集尿袋选择　当导尿管置入后，直接连接无菌集尿袋（如果导尿仅仅是为了留取尿液标本的话，则无须连接），应避免密闭引流系统不必要的断开，因为无菌闭式引流系统将导管相关尿路感染（CAUTI）的风险降至最低。但如果必须断开，则应采用无菌技术更换集尿袋，必要时导尿管和集尿袋均要更换[4]。

在选择集尿袋时应考虑使用者的操作能力、舒适性、不易漏尿和患者意愿的原则。

抗反流集尿袋是近年来投入临床使用的一种新型集尿袋，由医用PVC塑料制成，主要由收集袋、输入引流管、排放阀、抗反流片、集尿袋拉环、集尿袋保护带、引流管夹和引流管接头组成。抗反流集尿袋

每7天更换一次或按照说明书，无须每天更换，不仅节省了护理的工作量、护理时间，而且节约了医疗资源，减少医院用于废弃物品的处理费用，减少环境污染[37]。

8.导尿管固定装置　导尿管的注水气囊在体内起到内固定的作用，常规做法是气囊注水。推荐导尿管在体表进行外固定。固定装置的设计是为了防止导尿管过度牵拉膀胱颈或意外滑脱。有各种各样的安全装置，如胶带、尼龙搭扣[38,39]。二次固定在外文中鲜有提及。

推荐意见	证据级别	推荐等级
除非另有临床指征，否则考虑使用可良好引流的最小直径导尿管，以尽量减少膀胱颈和尿道创伤[4]	1b	B推荐
在经尿道导尿管留置中，女性长度导尿管不应用于男性，因为尿道内的气囊注水导致严重的创伤[23]。在所有情况下，男性使用男性标准长度导尿管	4	C可选择
使用气囊顶端平展开放式导尿管能够有效避免膀胱黏膜损伤。使用时需注意，男性尿道直接置入易导致尿道黏膜损伤，应予以导管引导置入[32-35]	1b	B推荐
对于常规导尿，应使用直头的导尿管	4	C可选择
插管困难的男性患者导尿时可以使用弯头尖端导管	4	C可选择
插入弯头尖端导管时，应注意尖端朝上	4	C可选择
按照导尿管说明书的说明给气囊注水	4	C可选择
30ml以上气囊的导尿管是专门为泌尿外科手术后止血设计的，不能应用于常规导尿	4	C可选择

（二）留置导尿的操作流程[40]

1.患者准备

（1）心理评估：留置导尿是一种侵入性操作，可引起身体上和心理上的不适以及对患者自我形象的影响。为确保患者为留置导尿做好充分准备，有责任告知患者导尿的原因和必要性，并获得患者的许可[43]。解释操作程序，将有助于减少患者的焦虑，使导尿顺利进行，并且避免在导尿置管期间尿道损伤的可能性[44,45]。

（2）身体评估：核对医嘱，评估患者病情及治疗，不能自主排尿的原因及已采取的措施和效果。患者取仰卧屈膝位，触诊以了解膀胱充盈程度，叩诊呈浊音。

可以使用便携式超声装置来评估间歇性导尿患者膀胱内的尿量，以减少不必要的置管[46]。如果使用膀胱超声扫描仪，需确保使用适应证，护理人员应该接受专业训练，超声扫描在不同患者之间使用应彻底清洁和消毒。

检查会阴部皮肤情况及尿道口黏膜有无损伤。注意保暖及隐私保护。必要时协助患者清洗外阴。

（3）物品准备：治疗车、无菌导尿包（导尿管1根，血管钳2把，镊子、独立包装的润滑剂及消毒棉球、洞巾、弯盘2只，有盖标本瓶/试管）、JCU（洁悠神）长效抗菌材料、无菌持物钳、无菌纱布块、无菌手套、无菌注射器、消毒溶液、治疗碗（内盛消毒溶液棉球数只、血管钳1把）、消毒手套1只或指套2只、弯盘、小橡胶单及治疗巾（或一次性尿垫）、浴巾、便盆、屏风、速干手消毒液、根据置管目的选用集尿袋。

2.女性患者置管流程

（1）女性患者尿道短，3～5cm，富于扩张性，尿道外口位于阴蒂下方，呈矢状裂。在导尿时，必须掌握这些解剖特点，使患者能顺利接受导尿。

（2）备齐用物，携至床边，核对患者信息，向患者解释，以取得配合关闭门窗，用屏风遮挡。保持适的室温，保证光线充足。

（3）进行手部消毒。

（4）站在患者右侧帮助脱去对侧裤脚，盖在近侧腿部，并盖上浴巾，对侧腿部用盖被遮盖，注意保暖。患者取仰卧屈膝位，两腿略向外展，充分暴露外阴。

（5）将小橡胶单和治疗巾垫于臀下，治疗碗、弯盘置于外阴适宜处，戴上手套进行初步消毒：一手持血管钳夹取消毒棉球由外向内、自上而下的顺序初步消毒阴阜、大阴唇，另一手垫纱布分开大阴唇，消毒小阴唇和尿道口，每只棉球限用一次。消毒尿道口时停留片刻，使消毒液与尿道口黏膜充分接触，达到消毒的目的。消毒完毕，脱下手套置于弯盘内，将治疗碗及弯盘移至治疗车下层，手卫生消毒。

（6）在治疗车上打开导尿包外层包布，置于患者两腿之间，打开内层包布，独立包装消毒棉球，戴无菌手套，铺洞巾，使洞巾和导尿包内层包布形成一无菌区。嘱患者保持体位，勿移动肢体，以免污染无菌区。

（7）按操作顺序排列好用物，选择合适的导尿管，成年女性一般选用F12～16导尿管，小儿宜选用F6～10导尿管，采用JUC（洁悠神）长效抗菌材料喷洒导尿管外表面，用无菌注射器抽取JUC（洁悠神）长效抗菌材料滴注导尿管内表面，使导尿管内、外壁都均匀覆盖抗菌材料[47-49]。

（8）更换无菌手套，将导尿管末端与集尿袋相连，用润滑剂棉球润滑导尿管前段。

（9）左手垫纱布用拇指、示指分开固定小阴唇，右手持血管钳夹取消毒棉球，按照由内而外再向内，自上而下的顺序，分别消毒尿道口、小阴唇、尿道口，将另一无菌弯盘置于洞巾口旁，嘱患者慢慢深呼吸，用另一血管钳持导尿管对准尿道口轻轻插入至尿液流出，再插入5～7cm（约至导尿管长度的50%），确保气囊进入膀胱，松开固定小阴唇的左手，下移固定导尿管。

（10）向气囊内注入无菌注射用水10～15ml，轻拉导尿管以证实导尿管已固定。

（11）导尿毕，撤下洞巾，擦净外阴，脱去手套置于弯盘内。妥善放置导尿管，应留出足以翻身的长度，防止翻身牵拉使导尿管滑脱。协助患者穿裤，整理床单位。

（12）清理用物，记录。

3.男性患者置管流程

（1）男性尿道长18～20cm，有两个弯曲，即耻骨前弯和耻骨下弯；三个狭窄，即尿道内口、膜部和尿道外口；三个扩张，即前列腺部、球部及舟状窝。在导尿时，必须掌握这些解剖特点，使患者能顺利完成导尿。

（2）备齐用物携至床边，核对患者信息，向患者解释，以取得配合。关闭门窗，用屏风遮挡。保持适的室温，保证光线充足。

（3）进行手部消毒。

（4）站患者右侧帮助脱去对侧裤脚，盖在近侧腿部，并盖上浴巾，对侧腿部用盖被遮盖，注意保暖。助患者仰卧，两腿平放略分开，充分暴露外阴。

（5）将治疗巾垫于臀部。用血管钳夹消毒溶液棉球，戴上手套初步消毒，依次为阴阜、阴茎、阴囊。接着用无菌纱布裹住阴茎将包皮向后推，以显露尿道口，自尿道口外向后旋转擦拭消毒尿道口、阴茎头及冠状沟，并注意包皮和冠状沟的消毒，每只棉球限用一次。消毒完毕，脱下手套置于弯盘内，将治疗碗及弯盘移至治疗车下层，手卫生消毒。

（6）在治疗车上打开导尿包外层包布，置于患者两腿之间再打开导尿包内层包布，独立包装消毒棉球，戴无菌手套，铺洞巾，使洞巾和导尿包内层包布形成一无菌区。嘱患者勿移动肢体保持体位，以免污染无菌区。

（7）按操作顺序排列好用物，选择合适的导尿管，成年男性一般选用F14～18导尿管，小儿宜选用F6～10导尿管，采用JUC（洁悠神）长效抗菌材料喷洒导尿管外表面，用JUC（洁悠神）长效抗菌材料滴注导尿管内表面，使导尿管内、外壁都均匀覆盖抗菌材料[47-49]。

（8）更换无菌手套，将导尿管末端与集尿袋相连，用润滑剂棉球润滑导尿管前段。用消毒溶液棉球如前法消毒尿道口及阴茎头。

（9）左手固定阴茎，右手持血管钳夹导尿管头端（避开气囊部分），对准尿道口轻轻插入，如因膀胱颈部肌肉收缩而产生阻力，可稍停片刻，嘱患者张口缓慢深呼吸，再缓缓插入导尿管，切忌暴力插管，直插至导尿管Y型处。

（10）向气囊内注入无菌注射用水10～15ml，轻拉导尿管以证实导尿管已内固定。

（11）导尿毕，撤下洞巾，擦净外阴，将包皮退回原处，脱去手套置于弯盘内。妥善放置导尿管，应留出足以翻身的长度，防止翻身牵拉使导尿管滑脱。协助患者穿裤，整理床单位。

（12）清理用物并记录。

4.特殊患者置管技巧　在为男性患者导尿时，如果在外括约肌处感觉到阻力，则轻轻抬高阴茎，并在导尿管上轻轻施压，嘱患者如排尿一样轻轻地用力。

在为男性患者导尿时，如果导尿管无法通过弧度，则使用弯曲的尖端导尿管（Tiemann）或将阴茎保持在直立位置以拉直曲线。

弯头的导尿管需要受过培训和有经验的人员操作[45,50-52]。

插入一个弯头尖端的导尿管，尖端必须向上指向12点钟的位置，以便于顺利通过前列腺[28]。

当插入导尿管时，使用一次性无菌润滑油包。常规使用抗菌润滑油是不必要的[4]。

直径小的导尿管会在尿道内弯曲或折叠，更换直径稍大一点的导尿管可能有帮助[52]。

使用无菌技术插入导尿管，连接好导尿管与集尿袋，不要轻易脱开连接装置，因为密闭引流系统可将导管相关尿路感染的风险降至最低。

推荐意见	证据级别	推荐等级
留置导尿开始导管插入操作前，应征得患者知情同意	4	C可选择
卫生保健专业人员必须充分了解无菌操作原则，因为这将有助于降低CAUTI的风险[41,42]	1b	B推荐
在开始操作前，必须询问患者是否对皮肤消毒剂、润滑胶或乳胶过敏[4]	4	C可选择
可以使用便携式超声装置来评估间歇性导尿患者膀胱内的尿量，以减少不必要的置管	2a	B推荐
如果使用膀胱超声扫描仪，需确保使用适应证，护理人员应接受专业训练，超声扫描在不同患者之间使用应彻底清洁和消毒	1b	B推荐
导尿时，长效抗菌材料喷洒导尿管外表面，用JUC（洁悠神）长效抗菌材料滴注导尿管内表面，使导尿管内、外壁都均匀覆盖抗菌材料[47-49]	1a	A强烈推荐
男性患者导尿时，如果导尿管无法通过弧度，则使用弯曲的尖端导尿管（Tiemann）或将阴茎保持在直立位置以拉直曲线	4	C可选择
弯头的导尿管需要受过培训和有经验的人员操作[45,50-52]，插入一个弯头尖端的导尿管，尖端必须向上指向12点钟的位置，以便于顺利通过前列腺[28]	4	C可选择
当插入导尿管时，可使用一次性无菌润滑油包润滑尿管，通常情况下，常规使用抗菌润滑油是不必要的[4]	4	C可选择
直径小的导尿管会在尿道内弯曲或折叠；更换直径稍大一点的导尿管可能会有帮助[52]	4	C可选择
使用无菌技术插入导尿管，连接好导尿管与集尿袋，不要轻易脱开连接装置，因为密闭引流系统可将导管相关尿路感染的风险降至最低	1a	A强烈推荐

三、护理

（一）留置导尿管的正确维护

在接触导尿管或引流系统前后请做好手卫生，处理引流系统时戴一次性手套。

保持尿液引流通畅。

在任何时候要保持集尿袋低于膀胱水平面，不要把集尿袋放在地上。

每位患者定期用单独的容器清空集尿袋，避免溅洒，并防止集尿袋与非无菌收集容器接触。

（二）留置导尿管的日常护理[53-58]

1. 向患者及其家属解释留置导尿管的目的和护理方法，使其认识到预防泌尿系统感染的重要性。

2. 每位患者应制定个人护理方案，以减少阻塞和结痂问题。应评估每例置管患者导管通畅情况。

3. 清洁尿道口周围区域和导尿管表面：每天洗澡或使用清水/生理盐水清洁，清洁后可采用 JUC（洁悠神）长效抗菌材料喷洒尿道口周围皮肤、黏膜，导尿管体外段自道口往下 6cm 范围及导尿装置各个接口处，每日 2 次[47-49,53-56,58]。

4. 鼓励患者多饮水以达到内冲洗的目的，并协助更换卧位。发现尿液浑浊、沉淀、有结晶时应查找原因，对症处理，每周做尿常规检查一次[59,60]。

5. 患者离床活动时，导尿管及集尿袋应妥善安置。搬运时夹闭引流管，防止尿液逆流。注意要及时开放引流管，以保持引流通畅。

6. 患者沐浴或擦身时应当注意对导尿管的保护，不应把导尿管浸入水中。黏膜消毒剂的使用（如氯己定、苯扎溴铵等）可以有效减少感染概率[61]。

7. 若导尿管不慎脱出或导尿装置的无菌性和密闭性被破坏时，应立即更换导尿管[60,62]。

8. 保持导尿管及集尿袋低于膀胱水平面。

9. 导尿管与集尿袋引流管接口无须使用复杂装置或者使用胶带。

10. 每天评估留置导尿的必要性，无继续留置指征时尽早拔除导尿管，尽可能缩短留置导尿时间[59,63,64]。

11. 尿液引流不畅时，检查管道是否扭曲或打折，及时进行纠正。

（三）会阴护理

留置导尿期间每日使用清水或生理盐水清洁尿道口及周围皮肤[65,66]。

（四）留置导尿的固定措施

1. 插入后固定导尿管对防止导尿管滑脱和尿道牵拉很重要[4]。

2. 保持导尿管稳定很重要。

3. 推荐在体表进行外固定，固定在下腹部或大腿[38-39]。

（五）留置导尿管引流的观察和维护[36,67-69]

观察指标与留置导尿的目的有关。术后留置导尿管用于监测尿量时，尿量的监测对于确保膀胱持续排空和避免过度利尿是至关重要的[70]。在家庭护理中，则应观察与长期留置导尿管堵塞和感染等常见并发症有关的指标（表26-6）。

表26-6　留置导尿管常见并发症观察指标及处理

观察	处理
有无尿液流出	如无尿液流出，检查集尿袋是否过满或引流管被夹闭，导尿管或引流管是否扭曲，是否仍在尿道内。导尿管和引流管可以用胶带固定[38,39]，确保导尿管和引流管引流通畅
尿液气味或颜色的变化	告知患者气味/颜色变化的可能原因。气味的变化可能是由尿路感染引起的，但这不是诊断菌尿或尿路感染的可靠指标[71]
集尿袋位置是否正确	集尿袋位置低于膀胱水平面

（六）关于留置导尿管夹管

不推荐在拔除导尿管之前常规夹管[72,73]。

（七）留置导尿管的家庭护理

导尿管和引流系统不能被断开，除非有合理的临床理由。

要连接管路和引流系统的接头时需要消毒。

复杂的引流系统不推荐作为常规使用。

应采取措施保持引流通畅。

不建议过度频繁更换留置导尿管或集尿袋。更确切地说，在不违反说明书的情况下，导尿管和集尿袋应根据临床症状（如感染、梗阻）或当密闭引流系统受影响时进行更换。

（八）留置导尿中异常问题的处理

1. 导尿管阻塞的处理　40% ～ 50% 的留置导尿管患者存在管腔阻塞的问题[74-77]，建议更换导尿管。经常发生导管堵塞的患者，应该积极查找病因，检查有无膀胱结石的可能性。

2. 导尿管气囊破裂的处理　气囊导尿管因气囊结构特殊，可因插入导尿管时润滑剂使用、气囊内注入液体成分和量、操作不到位、患者结石损坏及腹压增加等因素，导致气囊在患者体内破裂。对脱出的气囊导尿管，要仔细检查气囊是否完整，观察患者排尿情况，有无尿急、尿痛、血尿、尿频等症状，必要时膀胱镜检查，及时治疗。

（1）操作中严格遵守规程，在使用气囊导尿管前，先检查气囊质量，按照说明书注入液体成分和量。

（2）乳胶材质导尿管不推荐石蜡油进行润滑。

（3）避免便秘等腹压增加等因素。

3.出血观察和处理　导尿后发生血尿，通常是自限性的。在导尿过程中，前列腺损伤可能是潜在的原因。

如果这种血尿不能缓解，首选鼓励患者多饮水，进行内冲洗，血尿加重可能需要通过三腔导尿管进行膀胱冲洗，并保持通畅。

4.尿外渗的处理　改变导尿管和气囊位置通常可以解决这种情况，但有时可能需要重新置入导尿管。

5.膀胱痉挛的处理　膀胱痉挛在留置导尿管患者中最常见，可遵医嘱给予抗胆碱能药物治疗。

慢性便秘也可以引起膀胱痉挛。保持正常的肠道功能，高纤维食物和多饮水有助于防止便秘[78,79]。有时不同的导尿管（更小的管腔和气囊大小）可以减少便秘引起的痉挛。如果治疗失败，可给予A型肉毒杆菌毒素逼尿肌肌内注射[80]。

（九）导尿管的拔除

1.拔管指征　如没有继续留置导尿管的指征时，应尽早拔管。

在导尿管拔除过程中，疼痛是导尿管气囊隆起引起的。这可以通过气囊被动排空而不是施加主动吸力排空气囊[81]。拔管过程动作轻柔、缓慢。

导尿管拔除后，提供关于生活方式的建议，确保患者知晓如果再次发生排尿困难、尿急、尿频等问题，可以随时咨询相关专业人员。

2.拔管的操作流程

（1）用物准备：治疗车上放治疗盘，治疗盘内放置手套、无菌注射器、弯盘、干纱布数块、快速手消液；治疗车下层备黄色垃圾桶。

（2）推治疗车至床边，核对患者身份、解释拔管注意事项，注意隐私保护。

（3）放空集尿袋中尿液，关闭集尿袋夹子，快速手消液洗手。

（4）患者取仰卧位，弯盘置于两腿之间，暴露尿道口。

（5）戴手套，用注射器排空导尿管气囊中的液

体，嘱患者放松，轻柔缓慢拔出导尿管，与集尿袋一起放入医疗垃圾桶内。

（6）清洁外阴，脱手套并放在黄色垃圾桶内，协助穿裤，整理床单元，安置舒适体位。

（7）整理用物，按消毒隔离规范进行用物处理，洗手、记录。

3.拔管困难的原因及对策（表26-7）

表26-7　导尿管拔管困难的原因及对策

问题	原因	解决方法
无法抽吸气囊内液体	导尿管膨胀/阀门损坏或故障	检查阀门有无损坏迹象。向注水通道中加入2～3ml无菌注射用水以清除堵塞。如果不成功，使用注射器和针头从注水臂（阀门上方）吸出液体
	通道堵塞	将注射器固定在注水通道口，放置20～40分钟。重力的作用将有助于通道回缩过程
		挤压管道，可尝试将晶体成分通过挤压排出
		如果以上方法不成功，可在超声显像下用针在耻骨上穿刺
		拔管后应检查气囊是否完好，膀胱内无残留碎片
气囊放气后形成皱褶	气囊无法恢复到膨胀前的形状，导致形成皱褶	良好的患者准备和支持是至关重要的。可在拔除导尿管前3～5分钟将麻醉剂（利多卡因）凝胶注入导尿管引流口，减少对膀胱颈的刺激
		在气囊注水前轻轻回抽导尿管，如果遇到阻力则停止。使用注射器将0.3～0.8ml无菌注射用水重新注入气囊[82-84]：这个动作可以防止皱褶形成，应该更容易拔除导尿管，患者的不适和潜在的尿道损伤将减少

4.拔管后的管理[85]（表26-8）

表26-8　导尿管拔管后的管理

问题	原因	解决方法
尿频、尿急	尿道黏膜刺激	确保每天2～3L[30ml/(kg·d)]的液体摄入量。告诉患者尿急和尿频是常见的，但通常在排尿至少3次后才会得到解决。如果问题依然存在，通知医务人员

续表

问题	原因	解决方法
残余尿	膀胱不能排空,患者焦虑	鼓励患者增加液体摄入量,做好心理护理消除患者焦虑情绪。患者第1~2次排尿后进行评估,叩诊或膀胱扫描(如果有设备),小于30ml不予处理,可观察;大于50ml的应高度重视,数次排尿后残余尿量不减少者,告知医务人员患者可能需要重新导尿[86]
尿频、尿痛和排尿困难	菌尿/尿路感染	鼓励患者每天2~3L的液体摄入量,以促进膀胱的冲洗;告知患者CAUTI的体征,发现异常通知医务人员,必要时进行尿培养,根据培养结果合理使用抗生素
血尿	尿道组织轻微损伤	鼓励患者增加液体摄入量,多排尿,防止血块堵塞。密切观察血尿进展来做进一步处理,安慰患者
失禁	膀胱功能受损	给患者垫尿垫,教导患者盆底肌收缩运动 解释这主要是导管导致的短期并发症 如果不能解决,通知医务人员并做进一步检查

(十)尿液标本的采集

不建议对所有长期置管的患者常规进行尿液分析,因为几乎所有患者的尿液中都存在细菌[87]。

1.感染迹象

(1)患者全身不适。

(2)患者发热。

(3)对治疗缺乏反应。

(4)入院/转院以确定医院获得性感染(HAI)或社区获得性感染(CAI)是否存在[29]。

2.尿液标本采集方法

(1)尿液细菌培养标本必须在无菌技术下从导尿管远端或取样口通过注射器抽吸获得[4]。

(2)取样口是引流装置与导尿管连接处专门设计的,用于抽取尿液样本后重新密封[88](图26-1),保持尿液引流系统的密闭性,又能避免用注射器在导尿管远端抽吸标本时操作不当,容易扎漏气囊而造成管

路不能妥善固定。

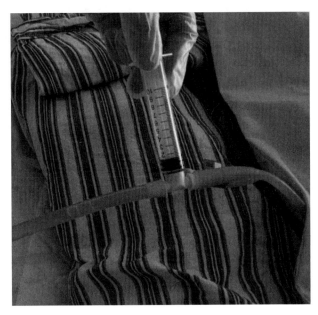

图26-1 通过取样口留取标本

(3)当需要抽取大量尿液进行常规分析(非细菌培养)时,可以从集尿袋中收集[4]。

(4)如果留置导尿管放置超过7天,则需要更换集尿袋,并从新的导尿管中收集尿液,这样的尿液样本才能代表真正存在于膀胱内的微生物,而不是管路中的细菌[66]。

3.从留置导尿管留取尿液标本的操作程序

(1)获得患者的同意,并确保操作过程中患者的尊严。

(2)洗手或手卫生消毒。

(3)如果在导尿管中没有可见尿液,那么可以暂时夹闭尿管,等待几分钟。

(4)一旦在引流管中有足够的尿液,然后消毒取样口或导尿管远端,待干。

(5)将无菌注射器插入取样口或尿管远端,抽取所需尿液标本量(如果引流装置没有取样口时,无菌注射器穿刺导尿管时应消毒后在导尿管Y形远端,避免误扎气囊)。

(6)取下注射器,将标本放入标本瓶中。

(7)消毒取样口或导尿管远端,待干。

(8)打开引流管。

(9)处理所有废弃物。

(10)洗手、记录。

(11)把尿液标本立即送检。

推荐意见	证据级别	推荐等级
在接触导尿管或引流系统前或者后做好手卫生, 处理引流系统时戴一次性手套	1b	A 强烈推荐
保持尿液引流通畅, 在任何时候要保持集尿袋低于膀胱水平面, 不要把集尿袋放在地上	1b	A 强烈推荐
每位患者定期用单独的容器清空集尿袋, 避免溅洒, 并防止集尿袋与非无菌收集容器接触	1b	A 强烈推荐
鼓励患者多饮水以达到内冲洗的目的	3	C 可选择
患者沐浴或擦身时应当注意对导尿管的保护, 不应把导尿管浸入水中。黏膜消毒剂的使用(如氯己定、苯扎溴铵等)可以有效减少感染概率[61]	2b	B 推荐
若导尿管不慎脱出或导尿装置的无菌性和密闭性被破坏时, 应立即更换导尿管[60,62]	1a	A 强烈推荐
每天评估留置导尿的必要性, 无继续留置指征时尽早拔除导尿管, 尽可能缩短留置导尿时间[59,63,64]	1a	A 强烈推荐
留置导尿期间每日使用清水或生理盐水清洁尿道口及周围皮肤[65,66]	1b	B 推荐
保持导尿管稳定很重要, 固定导尿管对防止导尿管滑脱和尿道牵拉很重要	1b	A 强烈推荐
留置导尿管患者存在管腔阻塞的问题[74-77], 建议更换导尿	2b	B 推荐
告知患者便秘和膀胱痉挛之间的联系	4	C 可选择
膀胱痉挛最好用抗胆碱能药物治疗	3	B 推荐
如果抗胆碱能药物治疗失败, 可以在逼尿肌内注射A型肉毒杆菌毒素	3	B 推荐
当需要抽取大量尿液进行常规分析(非细菌培养)时, 可以从集尿袋中收集[4]	1b	B 推荐

第二节　导管相关性尿路感染的诊断、预防和管理

一、定义及诊断 [4,89-91]

(一)导管相关性尿路感染(CAUTI)的定义

按照2001年卫生部颁布的《医院感染诊断标准》[92], 患者留置导尿管后或拔除尿管48小时内发生的尿路感染(UTI)为导管相关性尿路感染(CAUTI)。

患者必须满足以下3项要求:

1.患者有留置导尿管, 并且插管超过48小时, 或在出现病征发生前一天移除。

2.患者至少有以下1种症状:

- 发热(>38.0℃)

- 耻骨上压痛

- 肋脊角痛或压痛

- 尿急

- 尿频

- 排尿困难

3.患者的尿液培养物中鉴定出的微生物不超过两种, 其中至少一种是10^5CFU/ml的细菌。

(二)导管相关性尿路感染(CAUTI)的诊断 [93-96]

1.导管相关性尿路感染(CAUTI)的相关症状和体征包括尿频、尿急、尿痛等尿路刺激征, 或者出现下腹触痛、肾区叩痛, 伴或不伴有发热。

2.导尿患者出现脓尿, 并不能作为诊断的指标。

3.导尿患者的尿液有异味或尿液浑浊, 不能用于CAUTI的诊断, 也不能作为尿液培养或抗菌药物治疗的指征。

4.留取尿液、血液标本进行细菌培养应在使用抗菌药物之前。

二、危险因素

(一)留置导尿管的时间

留置导尿管的时间长短是发生CAUTI最重要的危险因素[97]。留置导尿感染率与留置时间呈正比, 随留置导尿时间的延长, 菌尿阳性率逐日增加[98,99]。据报道, 插入导尿管后, 菌尿阳性的发生率每日增长3%～10%[100]。

(二)留置导尿管的材料

导尿管材料对CAUTI发生率的影响仍未明确。有研究显示所有小于7天的留置导尿管的患者中, 使用银离子涂层和抗菌性导尿管者菌尿发生率较普通导

尿管显著下降[101]。具有抗菌作用的银离子涂层导尿管、抗菌涂层导尿管，发现CAUTI的发生率均较普通导尿管下降了3.3%[102]。

（三）集尿装置及其更换频次

国外一直以来应用的都是密闭式集尿装置[103]，其优点就是一体式的装置能够有效避免更换集尿袋时人为因素引起的感染，形成一个无菌的内环境。而国内普遍应用的则是分体式的集尿袋。也有学者应用内置防止尿液逆流的集尿装置，将引流管经大腿上方走行后固定于床旁来降低CAUTI的感染率[104]。

（四）膀胱冲洗

越来越多的研究发现，冲洗会导致膀胱壁的机械性损伤，由于膀胱冲洗会使膀胱黏膜受到一定的刺激，使细菌进入膀胱的机会增加，更易出现逆行感染[105]，而且集尿袋的反复开放，进一步增加了经冲洗液冲洗管和护士的手等外源性感染的机会[106]。

（五）患者自身因素

年龄≥60岁的患者发生尿路感染率明显增高[107,108]。有学者经过为期两年的流行病学统计，发现72%的CAUTI发生在普通病房而非重症监护病房[109]。国内也有meta分析表明糖尿病、意识障碍等是CAUTI的危险因素[110]。

三、预防

（一）限制不必要的留置导尿[111]

1.必须在有留置导尿指征的情况下才实施留置导尿。

2.医院应该提出实施留置导尿的适应证，并告知相关人员并且定期评估该适应证是否与特定的指南相符合。

3.需要有医师的书面医嘱，方可实施留置导尿。

4.对于术后患者，可以考虑使用便携式膀胱超声仪确定是否需要实施导尿。

（二）手卫生

1.在导尿管插入或有关导尿管装置及部位改变的任何操作之前和之后，立即严格按照七步法手消毒[10,112-116]。必须佩戴无菌手套进行导尿管置入[10,16,112,115,117]。

2.为另一位患者操作时，应更换手套，以防止交叉感染[16,116]。

（三）及时拔管[15,57,118-123]

1.每日评估，如不再符合留置导尿适应证时，导尿管应尽快拔除以降低发生导尿管伴随性菌尿或尿路感染的风险。

2.护士应该提醒医师及时拔除导尿管，以减少不适当的导尿和减少CAUTI的发生[63]。

3.使用医嘱自动终止系统或其他提醒系统以减少不适当的导尿和CAUTI的发生[124,125]。

（四）严格执行无菌技术

1.确保由经过培训的合格人员（例如医护人员、家庭成员或患者）插入导管[115,116,126-129]。

2.在导尿管插入期间保持无菌技术[10,114-116,127]。

3.使用无菌设备和用品：使用独立包装的一次性无菌润滑剂、无菌导尿管，无菌手套和无菌治疗巾[10,112,115,126,127]。不要对使用过的导尿管进行再处理/消毒以重复使用[126]。

4.在留置导尿管之前，使用适当的消毒液彻底清洁尿道口周围皮肤[115,127,130,131]。

（五）规范管道管理

1.保持尿液引流通畅

（1）防止引流管扭曲或打折，并确保尿液通畅[112-115,132]。

（2）防止尿液从集尿袋反流到膀胱。

始终将集尿袋保持在膀胱水平以下，但不能放置于地面上[21,112,113,115,117]。

在将集尿袋升高到膀胱水平以上之前夹闭引流管[126]。

不要让集尿袋过满（不要超过3/4）[112,117,133]。

2.维持无菌和密闭的引流系统

（1）尽量减少打开导尿管和引流系统[10,112,114-117,127,128]。

（2）不要重复使用集尿袋[126]。

（3）清空集尿袋时：为每位患者使用指定的尿液收集容器。每次使用后，对容器进行消毒并保持干燥[112,114,117,126,133,134]。

操作前进行手卫生消毒并戴上干净的手套[117,126,133]，操作结束应取下手套，然后立即进行手卫生消毒。

每次在打开集尿袋的出口的前后，都要用外用消毒剂：酒精或碘伏对集尿袋的出口进行消毒[113,133]。

在排空时防止集尿袋的出口接触收集容器[112,115,133]。

3.更换集尿袋

（1）在不违反集尿袋使用说明书的前提下，不推荐定期常规更换集尿袋，建议在出现临床指征时更换，如感染、阻塞或密闭系统开放时[85]。

（2）在断开引流系统之前，对导尿管管道之间接头进行消毒[114]。

4.个性化导尿管更换间隔

（1）对于所有患者，不推荐常规、固定的时间间隔更换导尿管[112,114,115,117]，而是根据临床指征决定是否更换。导尿管管腔有沉淀物、结痂的患者，比其他患者需要更频繁地更换导管[126,133,135]。优选在预期发生阻塞之前更换导管[16,133,136]。

（2）在导尿管被污染时更换导尿管，例如意外断开引流[129]。

（3）监测尿液pH，若患者尿液pH＞6.8，每2周更换导尿管；若患者尿液pH＜6.7，每4周更换导尿管；若尿液浑浊有沉淀，每3周更换导尿管，可以减少导尿管伴随性菌尿和导尿管伴随性尿路感染的发生[60,137]。

5.妥善的固定　插入导尿管后，合理妥善的固定能有效预防导尿管的移动和膀胱颈及尿道的牵拉和摩擦。

（六）健康宣教

1.每天用肥皂水或清水进行常规清洁，以保持良好卫生。不需要使用抗菌溶液、乳霜或软膏清洁尿道口、会阴区及导管表面[10,85,112,114,126,138]。

2.保持会阴部清洁干燥[126]。

3.在沐浴或淋浴期间清除导尿管管道上的残留碎屑[112,117,127,133]。

4.腹泻或尿失禁患者需要注意清洁[128]。

5.如果病情允许，增加液体摄入量，保持尿液在1500～2000ml[133]。

（七）药物的使用

1.留置导尿的患者无须常规预防性应用抗生素，因为它增加了耐药菌出现的风险[10,16]。

2.不推荐用于无症状导管相关菌尿的常规抗生素，因为它可以促进抗菌药物耐药性，除非在孕妇等高危患者中或在预期可见黏膜出血的泌尿外科手术之前[10,66,129,139]。

3.不推荐常规应用局部抗生素治疗CAUTI[16]。

4.无须在集尿袋中添加抗菌溶液[16,138]。

5.避免不必要的膀胱冲洗

（1）不要将膀胱冲洗作为预防感染的手段。

（2）膀胱冲洗应用于预防膀胱或前列腺手术后血凝块的形成是必要的，但必须在无菌技术操作下应用三腔导尿管并保持引流系统密闭。每次更换或断开连接之前，用消毒液对接头进行彻底消毒并使其干燥[114]。

四、管理策略

（一）治疗前进行尿培养和更换导尿管[140-143]

1.由于潜在感染菌群的菌谱广以及细菌耐药性的不断增强，因此对可能发生CAUTI的患者，在进行抗菌药治疗前，需采集尿标本进行细菌培养。

2.如果导尿管留置时间超过2周，开始出现CAUTI症状，则需更换或拔除导尿管以缓解症状，减少继发性导尿管相关性无症状菌尿或CAUTI的发生。

（1）在用抗菌药治疗前，应从刚置入的导尿管中收集尿液标本进行尿液培养以指导治疗。

（2）在拔除导尿管时，如需培养以指导抗菌药的应用，应收集中段尿液进行。

（二）导管相关性尿路感染（CAUTI）患者的治疗配合

1.对于症状能很快改善的CAUTI患者，需遵医嘱持续应用抗菌药5～7天。

2.对于症状较重的患者，不论其是否仍继续留置导尿，需遵医嘱使用抗菌药10～14天。

3.若为有症状的真菌性感染患者，应系统使用抗真菌药物进行治疗。

五、无症状性菌尿导尿管患者减少发生导管相关性尿路感染的管理策略

（一）导尿管相关性无症状菌尿（CAASB）定义

对于没有出现尿路感染症状的留置导尿、耻骨上导尿或间歇性导尿患者，单次导尿管尿液标本中，至少有1种细菌菌落数达到10^5CFU/ml，那么可确定这些患者出现导尿管相关性无症状菌尿。

（二）诊断

1.CAASB不应常规进行筛查，除非是在干预研

究中为了评价干预措施对减少CAASB或CAUTI的作用；或在某些特定的临床情境下，如孕妇出现的无症状菌尿。

2.导尿患者出现脓尿，并不能作为诊断CAASB的指标。

3.导尿患者的尿液有异味或尿液浑浊，不能用于区分CAASB或CAUTI，也不能作为尿液培养或抗菌药治疗的指征。

4.取尿液、血液标本进行细菌培养应在使用抗菌药之前。

（三）长效抗菌材料防治留置导尿管伴随性尿路感染

洁悠神(JUC)是一种新型合成材料，采用纳米技术，可在皮肤或黏膜表面形成一种物理抗菌薄膜，通过膜表面的正电荷吸引带负电荷的细菌，破坏其呼吸链，从而杀灭细菌[47-49]。

（四）无症状菌尿留置导尿患者减少发生导管相关性尿路感染（CAUTI）的管理

1.对于短期或长期留置导尿的患者，不应进行CAASB的筛查和治疗，以减少继发性导尿管相关性无症状性菌尿或CAUTI的发生。

2.短期间歇性导尿的神经源性膀胱患者，不应进行CAASB的筛查和治疗，以减少继发性导尿管伴随性无症状菌尿症或CAUTI的发生。

3.除孕妇和有明显尿道出血的患者外，其他患者不应进行CAASB的筛查和治疗，以减少继发性导尿管相关性无症状菌尿或CAUTI的发生。

4.为减少CAUTI的发生，在拔除导尿管时，对CAASB进行筛查和治疗[57,144-147]。

（1）对拔除可能有导尿管相关性无症状菌尿患者的尿管前不应预防性使用抗菌药。

（2）拔除导尿管后给予抗菌药治疗可能带来的益处还有待进一步研究。（不推荐/未解决的问题）

5.对无症状菌尿留置导尿管患者，应首先考虑拔除导尿管，而不是局部或全身使用抗菌药[58]。

推荐意见	证据级别	推荐等级
导尿患者出现脓尿，有异味或尿液浑浊，并不能作为诊断导管相关性尿路感染（CAUTI）的指标，也不能作为尿液培养或抗菌药物治疗的指征	1b	B推荐

续表

推荐意见	证据级别	推荐等级
留取尿液、血液标本进行细菌培养应在使用抗菌药物之前	1b	B推荐
必须在有留置导尿指征的情况下，需要有医师的医嘱，方可实施留置导尿	1b	A强烈推荐
在导尿管插入期间保持无菌技术[10,114-116,127]	1b	A强烈推荐
在留置导尿之前，使用适当的消毒液彻底清洁尿道口周围皮肤[115,127,130,131]	1a	A强烈推荐
在不违反集尿袋使用说明书的前提下，不推荐定期常规更换集尿袋，建议在出现临床指征时更换如感染、阻塞或密闭系统开放时[85]	1b	B推荐
对于所有患者，不推荐常规、固定的时间间隔更换导尿管[112,114,115,117]，而是根据临床指征决定是否更换	2a	B推荐
在导尿管被污染时更换导尿管，例如意外断开引流[129]	4	A强烈推荐
留置导尿的患者无须常规预防性应用抗生素，因为它增加了耐药菌出现的风险[10,16]	1b	A强烈推荐
不要将膀胱冲洗作为预防感染的手段	1a	A强烈推荐
在用抗菌药治疗前，应从刚置入的导尿管中收集尿标本进行尿液培养以指导治疗	2a	B推荐
对于症状能很快改善的导尿管伴随性尿路感染（CAUTI）患者，需遵医嘱持续应用抗菌药5～7天，对于症状较重的患者，不论其是否仍继续留置导尿，需遵医嘱使用抗菌药10～14天	2a	B推荐
对无症状菌尿留置导尿管患者，应首先考虑拔除导尿管，而不是局部或全身使用抗菌药[58]	2a	B推荐

参 考 文 献

[1] Cravens DD, et al. Urinary catheter management. Am Fam Physician, 2000, 61（2）: 369-376.

[2] Gammack JK. Use and management of chronic urinary catheters in long-term care: much controversy, little consensus. J Am Med Dir Assoc, 2002, 3（3）: 162-168.

[3] Marklew A. Urinary catheter care in the intensive care unit. Nurs Crit Care, 2004, 9（1）: 21-27.

[4] Gould CV, et al. Guideline for prevention of catheter-associated urinary tract infections 2009. HICPAC. Atlanta, GA: Centers for Disease Control and Prevention, 2009.

［5］Hart S. Urinary catheterisation. Nurs Stand, 2008, 22（27）：44-48.

［6］Addison R, et al. Risk assessment in suprapubic catheterisation. Nurs Stand, 2000, 14（36）：43-46.

［7］Talbot K, et al. Catheterisation Clinical Guidelines. https：//anzuns. org/wp-content/uploads/2011/12/ANZUNS-Catheterisation-final-Document-October-20131. pdf.

［8］Tenke P, et al. Catheter-associated urinary tract infections. European Urology Supplements, 2017, 16（4）：138-143.

［9］Highton P, et al. Urethral catheterisation（male and female）. The Foundation Years, 2008, 4（5）：214-216.

［10］Lo E, et al. Strategies to prevent catheter-associated urinary tract infections in acute care hospitals：2014 update. Infect Control Hosp Epidemiol, 2014, 35 Suppl 2：S32-S47.

［11］Rogers RG, et al. A randomized, double-blind, placebo-controlled comparison of the effect of nitrofurantoin monohydrate macrocrystals on the development of urinary tract infections after surgery for pelvic organ prolapse and/or stress urinary incontinence with suprapubic catheterization. Am J Obstet Gynecol, 2004, 191（1）：182-187.

［12］Kitrey ND, et al. Guidelines on Urological Trauma. In：EAU Guidelines 2019. https：//uroweb. org/guideline/urological-trauma/.

［13］Robinson J. Continence：sizing and fitting a penile sheath. Br J Community Nurs, 2006, 11（10）：420-427.

［14］National Institute for Health and Care Excellence. Healthcare-associated infections：prevention and control in primary and community careNICE Clinical Guidelines, No. 139 ed. 2012.

［15］Saint S, et al. Condom versus indwelling urinary catheters：a randomized trial. J Am Geriatr Soc, 2006, 54（7）：1055-1061.

［16］Tenke P, et al. European and Asian guidelines on management and prevention of catheter-associated urinary tract infections. Int J Antimicrob Agents, 2008, 31（Suppl 1）：S68-S78.

［17］APIC releases updated Guide to Preventing Catheter-Associated Urinary Tract Infections. Am J Infect Control, 2014, 42（8）：819.

［18］Newman DK. Internal and external urinary catheters：a primer for clinical practice. Ostomy Wound Manage, 2008, 54（12）：18-35.

［19］Warren JW. Catheter-associated urinary tract infections. Int J Antimicrob Agents, 2001, 17（4）：299-303.

［20］Maki DG, et al. Engineering out the risk for infection with urinary catheters. Emerg Infect Dis, 2001, 7（2）：342-347.

［21］G Bonkat, et al. Guidelines on urological infections. In：EAU Guidelines, 2019, https：//uroweb. org/guideline/urological-infections/.

［22］Alexander D Tapper, et al. Suprapubic Aspiration2017.

［23］Cottenden A, et al. Management using continence products. In：Abrams P, et al. eds. Incontinence. 4th ed. Paris, 2009：1519-1642.

［24］Herter R, et al. Best practices in urinary catheter care. Home Healthc Nurse, 2010, 28（6）：342-349, 349-351.

［25］Robinson J. Selecting a urinary catheter and drainage system. Br J Nurs, 2006, 15（19）：1045-1050.

［26］Schumm K, et al. Types of urethral catheters for management of short-term voiding problems in hospitalised adults. Cochrane Database Syst Rev, 2008, 2：D4013.

［27］Hooton TM, et al. Diagnosis, prevention, and treatment of catheter-associated urinary tract infection in adults：2009 International Clinical Practice Guidelines from the Infectious Diseases Society of America. Clin Infect Dis, 2010, 50（5）：625-663.

［28］Smith JM. Indwelling catheter management：from habit-based to evidence-based practice. Ostomy Wound Manage, 2003, 49（12）：34-45.

［29］Royal College of Nursing. Catheter care：RCN guidance for nurses, 2008.

［30］Aaronson DS, et al. Meta-analysis：does lidocaine gel before flexible cystoscopy provide pain relief? BJU Int, 2009, 104（4）：506-509, 509-510.

［31］Chan MF, et al. A randomized controlled study to compare the 2% lignocaine and aqueous lubricating gels for female urethral catheterization. Pain Pract, 2014, 14（2）：140-145.

［32］Greenberg JA, et al. A Preliminary Evaluation of Ovine Bladder Mucosal Damage Associated With 2 Different Indwelling Urinary Catheters. Urology, 2017, 110：248-252.

［33］Ekelund P, et al. Polypoid cystitis：a catheter associated lesion of the human bladder. Acta Pathol Microbiol Scand A, 1979, 87A（3）：179-184.

［34］Peychl L, et al. Changes in the urinary bladder caused by short-term permanent catheter insertion. Cas Lek Cesk, 2008, 147（6）：325-329.

［35］Delnay KM, et al. Bladder histological changes associated with chronic indwelling urinary catheter. J Urol, 1999, 161（4）：1106-1108, 1108-1109.

［36］Cochran S. Care of the indwelling urinary catheter：is it evidence based? J Wound Ostomy Continence Nurs, 2007, 34（3）：282-288.

［37］关涛．抗反流引流袋在长期留置导尿管患者中的临床应用与护理探讨．中国医药指南，2016，14（3）：278-279.★

［38］戴碧兰．一种新型导尿管固定方法．当代护士（中旬刊），2016，12：188.★

［39］王英伟．医用胶贴固定气囊尿管防止强行拉出损伤尿道黏膜的临床应用．医学理论与实践，2006，19（4）：470.★

［40］Jahn P，et al．Types of indwelling urinary catheters for long-term bladder drainage in adults．Cochrane Database Syst Rev，2012，10：D4997.

［41］Sedor J，et al．Hospital-acquired urinary tract infections associated with the indwelling catheter．Urol Clin North Am，1999，26（4）：821-828.

［42］Parkes AW，et al．Anaphylaxis to the chlorhexidine component of Instillagel：a case series．Br J Anaesth，2009，102（1）：65-68.

［43］谢丽霞，等．住院患者对护理操作告知需求的质性研究．护理学杂志，2012，27（20）：22-24.★

［44］Ballentine Carter H．Instrumentation and Endoscopy．In：Campbell's Urology．7th ed．Philadelphia：WB Saunders，1998：159-164.

［45］Hadfield-Law L．Male catheterization．Accid Emerg Nurs，2001，9（4）：257-263.

［46］Newman DK．The indwelling urinary catheter：principles for best practice．J Wound Ostomy Continence Nurs，2007，34（6）：655-661，662-663.

［47］吴玲，等．长效抗菌材料"洁悠神"对留置导尿管伴随性尿路感染预防的研究．中华男科学杂志，2005，8：581-583.★

［48］张瑜，等．探讨洁悠神在预防留置尿管性尿路感染的护理效果．现代预防医学，2010，37（18）：3562-3563.★

［49］蓝儒竹，等．洁悠神长效抗菌材料防治留置导尿管伴随性尿感染效果的Meta分析．中华泌尿外科杂志，2013，34（1）：50-52.★

［50］Doherty W．Instillagel：an anaesthetic antiseptic gel for use in catheterization．Br J Nurs，1999，8（2）：109-112.

［51］Saint S，et al．Preventing catheter-related bacteriuria：should we? Can we? How? Arch Intern Med，1999，159（8）：800-808.

［52］Eberle CM，et al．Risk factors and consequences of bacteriuria in non-catheterized nursing home residents．J Gerontol，1993，48（6）：M266-M271.

［53］Darouiche RO，et al．Impact of StatLock securing device on symptomatic catheter-related urinary tract infection：a prospective，randomized，multicenter clinical trial．Am J Infect Control，2006，34（9）：555-560.

［54］Polliack T，et al．Clinical and economic consequences of volume-or time-dependent intermittent catheterization in patients with spinal cord lesions and neuropathic bladder．Spinal Cord，2005，43（10）：615-619.

［55］李小寒，等．基础护理学．北京：人民卫生出版社，2017：332-335.★

［56］White MC，et al．Urinary catheter-related infections among home care patients．J Wound Ostomy Continence Nurs，1995，22（6）：286-290.

［57］Saint S，et al．Risk factors for nosocomial urinary tract-related bacteremia：a case-control study．Am J Infect Control，2006，34（7）：401-407.

［58］Duffy LM，et al．Clean intermittent catheterization：safe，cost-effective bladder management for male residents of VA nursing homes．J Am Geriatr Soc，1995，43（8）：865-870.

［59］Huang WC，et al．Catheter-associated urinary tract infections in intensive care units can be reduced by prompting physicians to remove unnecessary catheters．Infect Control Hosp Epidemiol，2004，25（11）：974-978.

［60］李晓燕，等．运用循证护理探讨留置导尿管的更换时间．解放军护理杂志，2008，2：47-48.★

［61］韩玲样，等．尿道口清洁消毒方法预防尿管相关尿路感染效果的贝叶斯网状Meta分析．中国消毒学杂志，2018，35（09）：659-662.★

［62］刘宏．留置双腔气囊导尿管的护理进展．中外健康文摘，2011，08（23）：344-346.★

［63］李飞，等．长期留置导尿患者成功拔除导尿管的最佳指南意见．护理学报，2018，25（5）：1-5.★

［64］Al MM，et al．Prevention and treatment of urinary catheter-associated infections．Curr Infect Dis Rep，2013，15（2）：116-123.

［65］梁红，等．气囊导尿管留置导尿的常见并发症及护理对策．中国医学创新，2011，8（4）：125-126.★

［66］Hooton TM，et al．Diagnosis，prevention，and treatment of catheter-associated urinary tract infection in adults：2009 International Clinical Practice Guidelines from the Infectious Diseases Society of America．Clin Infect Dis，2010，50（5）：625-663.

［67］Mitchell N．Long term urinary catheter problems：a flow chart to aid management．Br J Community Nurs，2008，13（1）：6，8，10-12.

［68］Wilde MH，et al．Meanings and practical knowledge of people with long-term urinary catheters．J Wound Ostomy Continence Nurs，2003，30（1）：33-40，40-43.

［69］Wilde MH．Urine flowing：a phenomenological study of living with a urinary catheter．Res Nurs Health，2002，25（1）：14-24.

［70］Trout S，et al．Catheterization：how far should you go? RN，1993，56（8）：52-54.

［71］Blandy JP，et al．Urology for nurses．Oxford：Blackwell Scientific Publications，1996：76．

［72］Gould CV，et al．Guideline for prevention of catheter-associated urinary tract infections 2009．Infect Control Hosp Epidemiol，2010，31（4）：319-326．

［73］Gong Y，et al．The effect of clamping the indwelling urinary catheter before removal in cervical cancer patients after radical hysterectomy．J Clin Nurs，2017，26（7-8）：1131-1136．

［74］Evans A，et al．Bladder washouts in the management of long-term catheters．Br J Nurs，2000，9（14）：900-902，904，906．

［75］Getliffe K．Managing recurrent urinary catheter encrustation．Br J Community Nurs，2002，7（11）：574，576，578-580．

［76］Getliffe K．Managing recurrent urinary catheter blockage：problems，promises，and practicalities．J Wound Ostomy Continence Nurs，2003，30（3）：146-151．

［77］Rew M，et al．Troubleshooting common problems associated with long-term catheters．Br J Nurs，2001，10（12）：764-774．

［78］Wilde MH．Understanding urinary catheter problems from the patient's point of view．Home Healthc Nurse，2002，20（7）：449-455．

［79］Emr K，et al．Best practice for indwelling catheter in the home setting．Home Healthc Nurse，2004，22（12）：820-828，829-830．

［80］Lekka E，et al．Successful treatment with intradetrusor Botulinum-A toxin for urethral urinary leakage（catheter bypassing）in patients with end-staged multiple sclerosis and indwelling suprapubic catheters．Eur Urol，2006，50（4）：806-809，809-810．

［81］Parkin J，et al．Urinary catheter 'deflation cuff' formation：clinical audit and quantitative in vitro analysis．BJU Int，2002，90（7）：666-671．

［82］刘运霞，等．改良尿管拔除方式对神经外科留置双腔气囊尿管患者尿管拔除后并发症发生率的影响．实用临床护理学电子杂志，2018，3（24）：79-86．★

［83］黎逢弟，等．改进式气囊尿管拔除方法的应用与评价．中国临床护理，2013，5（06）：464-466．★

［84］吴晓燕，等．脊柱术后短期留置尿管患者无痛拔除尿管方法的探讨．解放军护理杂志，2017，34（09）：74-76．★

［85］Willson M，et al．Nursing interventions to reduce the risk of catheter-associated urinary tract infection：part 2：staff education，monitoring，and care techniques．J Wound Ostomy Continence Nurs，2009，36（2）：137-154．

［86］Asimakopoulos AD，et al．Measurement of post-void residual urine．Neurourol Urodyn，2016，35（1）：55-57．

［87］Elvy J．Catheter associated urinary tract infection：what is it，what causes it and how can we prevent it? Journal of Infection Prevention，2009，10（2）：36-43．

［88］Higgins D．Specimen collection．Part 2—Obtaining a catheter specimen of urine．Nurs Times，2008，104（18）：26-27．

［89］Reilly L，et al．Reducing foley catheter device days in an intensive care unit：using the evidence to change practice．AACN Adv Crit Care，2006，17（3）：272-283．

［90］Verdier R，et al．Impact of an infection control program in an intensive care unit in France．Infect Control Hosp Epidemiol，2006，27（1）：60-66．

［91］Topal J，et al．Prevention of nosocomial catheter-associated urinary tract infections through computerized feedback to physicians and a nurse-directed protocol．Am J Med Qual，2005，20（3）：121-126．

［92］医院感染诊断标准（试行）．中华医学杂志，2001，5：61-67．★

［93］Misset B，et al．A continuous quality-improvement program reduces nosocomial infection rates in the ICU．Intensive Care Med，2004，30（3）：395-400．

［94］Rosenthal VD，et al．Effect of education and performance feedback on rates of catheter-associated urinary tract infection in intensive care units in Argentina．Infect Control Hosp Epidemiol，2004，25（1）：47-50．

［95］Berg DE，et al．Control of nosocomial infections in an intensive care unit in Guatemala City．Clin Infect Dis，1995，21（3）：588-593．

［96］Michelson JD，et al．Urinary-bladder management after total joint-replacement surgery．N Engl J Med，1988，319（6）：321-326．

［97］Shuman EK，et al．Recognition and prevention of healthcare-associated urinary tract infections in the intensive care unit．Crit Care Med，2010，38（8 Suppl）：S373-S379．

［98］Warren JW．Catheter-associated urinary tract infections．Infect Dis Clin North Am，1997，11（3）：609-622．

［99］袁望舒，等．导尿管相关尿路感染的防治现状及展望．中华医院感染学杂志，2011，21（9）：1936-1938．★

［100］Carstens J，et al．The Joanna Briggs Institute 2010．Evidence Summary：Urinary Retention：Catheter Clamping．

［101］Schumm K，et al．Types of urethral catheters for management of short-term voiding problems in hospitalized adults：a short version Cochrane review．Neurourol Urodyn，2008，27（8）：738-746．

［102］Pickard R，et al．Antimicrobial catheters for reduction of symptomatic urinary tract infection in adults requiring short-term catheterisation in hospital：a multicentre randomised controlled trial. Lancet, 2012, 380（9857）: 1927-1935.

［103］Wille JC, et al. Nosocomial catheter-associated bacteriuria: a clinical trial comparing two closed urinary drainage systems. J Hosp Infect, 1993, 25（3）: 191-198.

［104］胡明明，等. 留置导尿管不同外固定法对导管相关尿路感染的影响. 护理研究，2013，27（10）：912-913. ★

［105］Lewis SS, et al. Comparison of non-intensive care unit（ICU）versus ICU rates of catheter-associated urinary tract infection in community hospitals. Infect Control Hosp Epidemiol, 2013, 34（7）: 744-747.

［106］沈辛酉，等. 留置导尿管伴随性感染影响因素及干预手段的研究进展. 中国护理管理，2015，15（1）：119-122. ★

［107］刘小敏. 导尿管相关尿路感染危险因素分析及护理防控. 实用临床医学，2012，13（05）：83-84. ★

［108］崔嬿嬿，等. 留置导尿管相关尿路感染的易发因素分析与防控. 护士进修杂志，2018，33（8）：753-755. ★

［109］吴金香，等. 持续质量改进在预防神经内科留置尿管感染中的应用. 护士进修杂志，2013，28（10）：940-941. ★

［110］李飞，等. 住院患者导尿管相关尿路感染危险因素的Meta分析. 中国感染控制杂志，2018，17（9）：770-776. ★

［111］Parker V, et al. Avoiding inappropriate urinary catheter use and catheter-associated urinary tract infection（CAUTI）: a pre-post control intervention study. BMC Health Serv Res, 2017, 17（1）: 314.

［112］Institute for Healthcare Improvement. How-to Guide: Prevent Catheter-Associated Urinary Tract Infection.（2011-12-31）http://www.ihi.org/resources/Pages/Tools/How to Guide Prevent Catheter Associated Urinary Tract Infection.aspx.

［113］Leone M, et al. Catheter-associated urinary tract infections in intensive care units. Microbes Infect, 2004, 6（11）: 1026-1032.

［114］Canada Department of National Health and Welfare. Infection Control Guidelines: Prevention of catheter associated urinary tract infections, 1988: 53-62.

［115］Centers for Disease Control and Prevention. Guideline for prevention of catheter-associated urinary tract infections, 2009.

［116］Health Protection Scotland, et al. Bundle for preventing infection when inserting and maintaining a Urinary Catheter（acute settings）Version 1.0. http://www.documents.hps.scot.nhs.uk/hai/infection-control/bundles/cauti/uc?acute-v1.pdf.

［117］Loveday HP, et al. epic3: national evidence-based guidelines for preventing healthcare-associated infections in NHS hospitals in England. J Hosp Infect, 2014, 86 Suppl 1: S1-S70.

［118］Johansson I, et al. Intermittent versus indwelling catheters for older patients with hip fractures. J Clin Nurs, 2002, 11（5）: 651-656.

［119］Niel-Weise BS, et al. Antibiotic policies for short-term catheter bladder drainage in adults. Cochrane Database Syst Rev, 2005, 3: D5428.

［120］Shekelle PG, et al. Systematic review of risk factors for urinary tract infection in adults with spinal cord dysfunction. J Spinal Cord Med, 1999, 22（4）: 258-272.

［121］Vickrey BG, et al. Prevention and management of urinary tract infections in paralyzed persons. Evid Rep Technol Assess（Summ）, 1999, 6: 1-3.

［122］Jannelli ML, et al. A randomized controlled trial of clean intermittent self-catheterization versus suprapubic catheterization after urogynecologic surgery. Am J Obstet Gynecol, 2007, 197（1）: 71-72.

［123］Roberts K, et al. Catheterization options following radical surgery for cervical cancer. Br J Nurs, 2006, 15（19）: 1038-1044.

［124］Meddings J, et al. Reducing unnecessary urinary catheter use and other strategies to prevent catheter-associated urinary tract infection: an integrative review. BMJ Qual Saf, 2014, 23（4）: 277-289.

［125］Meddings J, et al. Systematic review and meta-analysis: reminder systems to reduce catheter-associated urinary tract infections and urinary catheter use in hospitalized patients. Clin Infect Dis, 2010, 51（5）: 550-560.

［126］Damani NN. Prevention of infections associated with urinary catheterization. Manual of Infection Control Procedures. 2nd. London: Greenwich Medical Media, 2003: 273-282.

［127］Panknin HT, et al. Guidelines for preventing infections associated with the insertion and maintenance of short-term indwelling urethral catheters in acute care. J Hosp Infect, 2001, 49（2）: 146-147.

［128］Salgado C, et al. Prevention of catheter-associated urinary tract infections. In: Wenzel, RP, editor. Prevention and control of nosocomial infections. 4th. Philadelphia: Lippincott Williams & Wilkins, 2003: .

［129］Castle M, et al. Nosocomial urinary tract infections. In Hospital Infection Control Principles and Practice. 2nd. New York: John Wiley & Sons, 1980: 80-95.

［130］Mitchell BG, et al. Reducing catheter-associated urinary tract infections in hospitals: study protocol for a multi-site randomised controlled study. BMJ Open, 2017, 7（11）: e18871.

［131］Fasugba O，et al. Systematic review and meta-analysis of the effectiveness of antiseptic agents for meatal cleaning in the prevention of catheter-associated urinary tract infections. J Hosp Infect，2017，95（3）：233-242.

［132］Danek G，et al. Prevalence of dependent loops in urinary drainage systems in hospitalized patients. J Wound Ostomy Continence Nurs，2015，42（3）：273-278.

［133］Banfield K. Catheterization and urinary infection. In：Infection Control Science Management and Practice. London，Philadelphia：Whurr Publishers，2000：242-261.

［134］Rutala WA，et al. Serratia marcescens nosocomial infections of the urinary tract associated with urine measuring containers and urinometers. Am J Med，1981，70（3）：659-663.

［135］Anders K. The female patient with a catheter. Women's Health Medicine，2005，2（6）：50-53.

［136］Evans A，et al. Blocked urinary catheters：nurses' preventive role. Nurs Times，2001，97（1）：37-38.

［137］Wilde MH，et al. Exploring relationships of catheter-associated urinary tract infection and blockage in people with long-term indwelling urinary catheters. J Clin Nurs，2017，26（17-18）：2558-2571.

［138］Lockwood C，et al. Management of short-term indwelling urethral catheters to prevent urinary tract infections. JBI Libr Syst Rev，2004，2（8）：1-36.

［139］El-Mazny A，et al. A prospective randomized clinical trial comparing immediate versus delayed removal of urinary catheter following elective cesarean section. Eur J Obstet Gynecol Reprod Biol，2014，181：111-114.

［140］Loeb M，et al. Development of minimum criteria for the initiation of antibiotics in residents of long-term-care facilities：results of a consensus conference. Infect Control Hosp Epidemiol，2001，22（2）：120-124.

［141］Loeb M，et al. Effect of a multifaceted intervention on number of antimicrobial prescriptions for suspected urinary tract infections in residents of nursing homes：cluster randomised controlled trial. BMJ，2005，331（7518）：669.

［142］Stephan F，et al. Reduction of urinary tract infection and antibiotic use after surgery：a controlled，prospective，before-after intervention study. Clin Infect Dis，2006，42（11）：1544-1551.

［143］Jain M，et al. Decline in ICU adverse events，nosocomial infections and cost through a quality improvement initiative focusing on teamwork and culture change. Qual Saf Health Care，2006，15（4）：235-239.

［144］Gribble MJ，et al. Evaluation of diagnostic criteria for bacteriuria in acutely spinal cord injured patients undergoing intermittent catheterization. Diagn Microbiol Infect Dis，1988，9（4）：197-206.

［145］Lipsky BA，et al. Diagnosis of bacteriuria in men：specimen collection and culture interpretation. J Infect Dis，1987，155（5）：847-854.

［146］Nicolle LE，et al. Infectious Diseases Society of America guidelines for the diagnosis and treatment of asymptomatic bacteriuria in adults. Clin Infect Dis，2005，40（5）：643-654.

［147］Drekonja DM，et al. Antimicrobial urinary catheters：a systematic review. Expert Rev Med Devices，2008，5（4）：495-506.

泌尿系统造口护理指南

一、概述

（一）泌尿造口定义及适应证

1.膀胱癌是最常见的尿路上皮恶性肿瘤，居男性恶性肿瘤的第4位，其发病率近年呈增长趋势[1,2]，在全球范围内，每年约35万名患者被确诊为膀胱癌，并导致约14万例死亡，严重威胁人们的健康[3]。目前，根治性膀胱切除术（Radical cystectomy，RC）是治疗肌层浸润性和高危非肌层浸润性膀胱癌的标准手术方式[4]，而膀胱代替成为尿流改道术的标准[5]。尿流改道术主要分类如下。

（1）按照可控性[6]分为：可控性尿流改道术（原位新膀胱术、经肛门尿流改道术、可控性代膀胱尿流改道皮肤造口术）和不可控性尿流改道术（输尿管皮肤造口术、回肠膀胱术、结肠膀胱术）。

（2）按照改道途径[7]分为：经腹壁可控或不可控尿流改道术（输尿管皮肤造口术、回肠膀胱术、结肠膀胱术、可控的肠代膀胱尿流改道）、经尿道尿流改道术（原位新膀胱术）和经肛门尿流改道术（常用乙状结肠直肠膀胱术）。

（3）临床常用术式包括回肠膀胱术、原位回肠新膀胱术和输尿管皮肤造口术等[8]。

2.泌尿造口定义：美国造口术联合协会（United Ostomy Associations of America，UOAA）在2018年发布的泌尿造口指南（continent urostomy guide）中给出了泌尿造口的定义，即膀胱发生了不可复性病变需要被切除或者功能受到影响，需要外科医师将尿路直接或间接地开口于腹壁，采取新的途径储存和（或）排除尿液[9]。本指南主要针对经腹壁尿流改道术

产生的泌尿造口在围术期及手术后患者自我认知给出科学的指导与健康教育。

3.泌尿造口的适应证

（1）膀胱肿瘤需要进行膀胱全切术。

（2）侵犯膀胱的恶性肿瘤需要行全盆腔切除术。

（3）神经性功能减退导致膀胱麻痹。

（4）膀胱先天性畸形。

（5）膀胱阴道瘘、膀胱直肠瘘。

（二）泌尿造口的手术方式

1.输尿管皮肤造口术（cutaneous ureterostomy，CU）是一种将游离双侧输尿管，于双侧腹直肌外侧切口引出输尿管，将输尿管与皮肤吻合的尿流改道技术。1811年首次报道了膀胱全切后输尿管双侧腹直肌外侧皮肤造口术。目前主要有两种造口方法，双侧输尿管单侧造口和双侧输尿管双侧造口。

（1）双侧造口技术：采用两下腹斜切口，在腹膜后分离双侧输尿管中下段，注意保存其血液供应。于靠近膀胱处用组织钳钳住输尿管，在钳子上方将其切断，分别置入F7单J管，用缝线将单J管结扎、固定在输尿管断端，直接将输尿管断端拉出两下腹斜切口，将双侧输尿管末端外翻形成乳头，直接佩戴集尿袋收集尿液。

（2）单侧造口技术[10]：仔细游离双侧输尿管到达肠系膜下动脉分叉部。在腹主动脉的前面和降结肠系膜后方之间分离，能通过示指，于腹主动脉中部打开后腹膜，将左侧输尿管从肠系膜后方骶前间隙引至右侧；同理，右侧输尿管也从相同的部位引出。腹腔内平行排列左右输尿管，切开的左右输尿管内置入F7的单或双J管并调整合适长度，近肾端侧侧吻合，远

端保留 2 cm 不吻合，成为瓣状，做皮肤造口用。将侧侧吻合好的左右输尿管，通过腹壁隧道引到腹壁外，确保输尿管无扭曲，拉出的输尿管与腹壁皮肤的双 V 形皮瓣无张力造口缝合。将皮瓣嵌入远端输尿管，用4-0可吸收线间断缝合皮瓣与输尿管。固定引出造瘘口的单或双 J 管。

2.回肠膀胱术[11-13]　1950年 Bricker 等首创回肠通道术，该术式行输尿管回肠端侧吻合，回肠通道远端侧行腹壁造口，是经典的 Bricker 术，曾被认为是尿流改道的金标准。主要的手术步骤如下：在回肠末端离回盲部10～15cm 处切除长15～20cm 的游离肠袢，回肠袢只作为一通道用，不宜太长。分离肠系膜，保存血液供应。用生理盐水冲出肠腔内容物，再用碘伏溶液冲洗肠腔。将近端与远端回肠断端于游离肠袢上方做端端吻合，以恢复肠管的连续性，修补肠系膜空隙。用 3-0 肠线缝闭肠袢的近端。在游离回肠袢近端的对系膜侧做两个小口，用 4-0 肠线将输尿管与回肠创缘做全层间断缝合，F7 单 J 管经肠腔拉出远侧端外，并用肠线将其固定。吻合口外层用细肠线加强缝合数针。右下腹做长约3.5 cm 的直切口，直达腹腔，将皮肤切口剪成椭圆形。将回肠膀胱的远端自此通道拉出，固定回肠后，将回肠段外翻，形成2 cm 长的乳头，另加数针缝线将回肠断端与皮缘间断缝合并妥善固定单 J 管，佩戴集尿袋。

3.结肠膀胱术[14,15]　通常采用乙状结肠近端，由于结肠离断后会发生短缩，宜切取长 8～20 cm 的肠段。用生理盐水洗净游离肠袢的肠腔，用 2-0 肠线两层缝合闭锁肠段的近端。将肠段的远端拉至造口位置，可发现肠系膜带需依顺时针方向旋转180°，肠段的盲端需固定于主动脉的分叉附近，此处靠近两输尿管的行程，在这位置上选择适宜部位，做输尿管乙状结肠膀胱吻合。将远端肠段开口黏膜外翻成乳头状，于左下腹部做椭圆形切口，十字切开腱膜层，将结肠远端缝合于左下腹壁。

4.可控性肠代膀胱术[16,17]　即在回肠/结肠膀胱基础上加入控尿机制。1950 年，Gilchrist 等首次利用回盲瓣和蠕动的回肠作为控尿机制实施可控性尿流改道，但疗效不佳，未获推广。自 1969 年 Kock 设计的套叠回肠乳头瓣应用于可控性尿流改道后，可控性膀胱受到临床重视，并广泛用于根治性膀胱切除术后的下尿路重建。1977年，Mansson 等以去管化的升结肠构建 Lundiana 储尿囊，应用套叠回肠乳头瓣和回盲瓣作为控尿机制，输尿管以黏膜下隧道法与储尿囊

吻合。

（三）膀胱造口的手术类型及造口定位

1.造口定位原则[18,19]　通常造口部位位于腹直肌内。在下腹部由专业造口师选择一个易定位、易护理、易隐藏且不会影响患者穿衣服及日常生活的位置。

2.回肠膀胱　通常在右髂前上棘与脐连线中外1/3处行回肠膀胱造口。

3.结肠膀胱[20]　通常乙状结肠膀胱（常用）宜造口于左侧腹部。

（四）泌尿造口患者手术前评估及手术前准备

1.手术前评估[21-24]

（1）心理评估：了解患者的心理状态，判断患者对疾病和对排尿形态改变的认知程度，评估医从性、沟通能力和接受知识的能力。

（2）营养状况：是否存在贫血、低蛋白血症，是否营养不良等。

（3）泌尿系统表现：血尿的性状、颜色，有无血块及膀胱刺激症状等。

（4）评估身体状况：了解是否有高血压、糖尿病、出血性疾病、心脏病、呼吸系统和肠道系统基础性疾病、药物过敏史、既往手术史、是否服用抗凝药等。

（5）实验室及特殊检查结果：常规术前检查、膀胱镜检查及病理报告、静脉肾盂造影、盆腔CT，必要时行肺功能、心脏彩超等检查。

（6）体型及拟造口定位皮肤情况，评估预定泌尿造口的位置。

2.手术前准备

（1）协助完善各项检查：常规术前检查、盆腔CT、膀胱镜检查及肿物活检、脏器功能检查等。

（2）心理护理：消极的情绪往往影响患者的治疗效果和治疗积极性，可让患者和家属与同类手术患者交谈，介绍同类手术成功案例，说明此种手术治疗该病的重要性及安全性，给予患者和家属情感支持和治疗信心，使其消除思想顾虑，坦然接受治疗。近年国内陆续开展造口师（ET）术前访视工作和造口访问者工作。ET在术前看望患者，根据患者个体情况，讲解有关手术过程和造口护理知识，让他们对即将进行的治疗有全面的了解。在目前没有ET的地区，护士可与医师沟通，了解医师制订的手术计划及给患者的告知程度，从护理角度做与医师一致的相关知识

讲解。

（3）禁饮禁食：传统做法术前3天流质饮食并口服肠道抗生素，术前1天禁食，予口服磷酸盐肠道清洁液200ml＋温开水1600ml分2次口服，术前晚及术晨灌肠各一次[25]。目前快速康复外科理念（ehhanced recovery after surgery，ERAS）和围术期护理措施在根治性膀胱切除术中得到广泛关注，但仍需要大量关于快速康复外科在根治性全膀胱切除术中的临床随机对照研究来探讨其安全性、可行性及有效性[26-29]。快速康复不建议术前禁饮禁食，推荐术前10小时和2小时分别口服12.5%碳水化合物800ml和400ml，不做灌肠，有助于缓解术前不适感、降低胰岛素抵抗，减轻应激反应[30-32]。

（4）提高患者应对手术的耐受力：术前有针对性的心理护理和整体护理，注意身体各系统疾病及功能状态对手术的影响。对合并有高血压、冠心病、糖尿病者，应做好相应的检查、监测和控制、纠正贫血、戒烟，指导深呼吸和有效咳嗽锻炼。

（5）泌尿造口标记设定：术前做好评估，选出合适的泌尿造口位置，可大大减少并发症的发生。在拟定造口位置画上标记[25]。

（6）患者个人信息档案的建立：为延续护理提供依据[33]。制订系统的康复计划，以直观、易懂、易记、便于操作及普及为特点，贯穿于整个护理过程中，为患者提供一个全程、连续、动态、有个体化、针对性的护理指导。

（五）造口患者术后评估及手术后护理

1.术后评估

（1）了解手术情况：手术方式、术中情况、麻醉情况。

（2）评估造口情况：明确造口位置、类型、造口的颜色、形状、大小、尿色、尿量、造口周围皮肤等。

（3）了解一般情况：生命体征、意识状态、疼痛，观察面色、末梢循环、静脉穿刺情况。

（4）心理评估：患者的心理状态和对造口的接纳程度。

（5）手术并发症的评估：切口敷料情况，引流管是否通畅，引流液的颜色、性状、引流量。

（6）评估患者呼吸功能状况，取安全舒适体位，吸氧。

（7）评估胃肠功能状况，根据术后恢复状况制订合理膳食计划。

（8）患者对造口护理知识的掌握程度及自我护理能力。

（9）镇痛泵、皮肤压疮等情况。

2.手术后护理

（1）病情观察：严密观察患者意识和生命体征，注意伤口和盆腔引流液的量、颜色、性状，早期发现出血倾向，引流袋应24小时更换1次，准确记录各引流管的引流量。

（2）体位与活动：按术后常规护理，麻醉清醒，血压平稳后，取半坐卧位，以利于引流。ERAS实施术后6小时指导患者床上活动四肢，并每隔2～3小时协助翻身1次；术后第2天即可鼓励患者自主床上活动并协助坐于床旁，无头晕、心悸可扶于床旁走动[26]。掌握活动强度，避免过度增加腹压的活动，以防肠造口黏膜脱出。

（3）饮食与输液：根据肠道功能恢复情况制订饮食计划，先进食流质，半流质逐渐过渡到普食，嘱多饮水，以产生自然冲洗的作用，多进食新鲜水果和蔬菜，防止大便干燥，以免排便困难使腹压增高，引起手术切口继发性出血和尿漏。根据病情适当控制输液速度，保持水、电解质平衡。ERAS实施早期进食应遵循少量多次的原则，一般做法为：术后12小时患者可首先试饮30ml水，如患者无恶心、呕吐、腹胀等不适，可在术后24小时逐渐增加进食量至正常饮食[27]。

（4）心理支持：帮助患者接受自我形象改变的认识，并学会自我管理造瘘袋。通过宣传教育、生活护理以及取得家庭和社会的支持等护理行为影响患者对疾病认识与评价，调整心理状态。

（5）呼吸道管理：鼓励患者深呼吸、帮助患者翻身拍背，预防坠积性肺炎发生，必要时雾化吸入等。

（6）舒适护理：术后常留置多根引流管，限制了患者的自由活动，加强管道护理，防意外脱管。观察镇痛泵固定情况，术后持续规律镇痛有利于快速康复[29]。

（7）造口护理[34,35]

1）检查记录造瘘口颜色、形状、大小，注意有无缺血坏死、变色、输尿管回缩、造口周围皮肤是否异常。使用经过验证的分类工具检测并发症。

2）妥善固定好输尿管单J管，保持尿液引流通畅。定时挤捏疏通单J管，防止血块堵塞、尿液反流。观察造口袋内输尿管支架管引流尿液色、量、性状。双侧单J管每日引流出l500～2000ml尿液，术后第1天颜色可呈淡血性，第2天转至黄清。

3）造口袋更换：患者更换造口袋时注意固定好输尿管支架管，防止脱出。换袋时间以早晨起床后或进食饮水后2小时为宜[36]，以减少换袋过程中尿液流出，影响造口袋粘贴效果。术后2～3天可更换造口袋，以后每周1次。出现造口袋与皮肤粘贴不紧或袋子有损坏等情况时应及时更换。更换操作按除袋、清洗、测量造口大小、剪孔、粘贴的顺序。第2次更换时由家属参与，护士指导。第3次更换时由患者参与。在此过程中，评估患者及家属换袋技巧的掌握情况。并运用自理理论帮助患者掌握换袋的技巧，直到实现自我护理。

（8）并发症的观察和预防：根治性膀胱切除、尿流改道属于高风险手术，围术期并发症可达28～64%，围术期的死亡率为2.5%～2.7%，主要死亡原因有心血管并发症、败血症、肺栓塞、大出血等[37]，因此，术后严密的病情观察、做好康复指导、尽早翻身拍背、辅助排痰、预防下肢深静脉形成等，对预防和减少膀胱癌术后并发症，提高患者的生存质量及自护能力至关重要。

1）出血：观察腹部体征，有无腹胀，腹痛等情况，观察生命体征、尿量、引流液颜色、引流量。

2）感染：观察切口有无红肿热痛及体温的变化。有无脓尿、腰酸、腰痛等症状。术后由于尿液经常浸润腹壁的皮肤，容易引起切口的感染和坏死。且由于腹壁造口术后人体缺乏抗尿液反流的作用，潮湿的局部环境利于细菌的滋生，因此术后需要遵医嘱应用抗生素预防伤口感染[38]。

3）肠梗阻和肠瘘：腹腔引流量未见减少，且引出物浑浊，则有吻合口瘘的可能。或者有恶心、呕吐、腹痛、腹胀、停止排气排便等情况应考虑肠梗阻。

4）预防下肢深静脉血栓形成：下肢深静脉血栓形成是泌尿外科手术后严重的并发症之一，它严重影响患者的康复，甚至引起肺栓塞，危及生命[39]。预防措施：①患者术后如无禁忌，应尽早进行肢体的主动或被动活动。病情允许时早日下床活动。②指导合理饮食：多饮水，进食低脂、清淡、高纤维、易消化的食物，防止便秘。③保护血管：避免同一血管反复穿刺；避免在下肢和瘫痪肢体穿刺，尽量缩短深静脉留置的时间，戒烟。④注意观察下肢血液循环。

（六）泌尿造口常规家庭护理及健康教育

美国伤口、造口和控尿护士协会专家小组成员一致意见，规定造口患者出院前需向患者及其家属传授家庭所需最低技能[39]。包括：①如果有袋夹和壶嘴，可以操作袋夹和壶嘴；②更换造口袋；③洗澡、穿衣、活动、旅游；④饮食；⑤造口皮肤护理和气味控制；⑥检测并发症；⑦性咨询。

1.常规家庭护理 泌尿造口患者只要做好自我护理，同样可以承担一定的工作，不影响社交活动，成为社会生活中平等的一员，实现自我价值。

（1）造口袋的佩戴及其维护：造口底盘剪裁大小适当，一般剪孔与皮肤乳头之间以2～3cm为最佳，注意皮肤保护膜粘贴底盘时保持皮肤干燥，在剪孔内侧适当涂抹防漏膏，使造口袋有效粘贴。为了粘贴更牢固，冬天可用电吹风加热皮肤，避免用肥皂水清洗造口周围皮肤。取造口袋时动作应轻柔，防止撕伤皮肤，用无菌纱布覆盖在皮肤乳头上，以吸取多余的尿液，保持造口周围干燥，皮肤可用温水擦拭干净。根据体位正确旋转造口袋的位置，防止尿液外渗。造口袋扣于腹壁输尿管造口处，以固定带或粘合剂固定，输尿管造瘘口必须位于造口袋中心。佩戴造口袋后患者要增强保护意识，睡眠时体位适当，防止集尿袋偏斜或移位而造成漏尿。一般经过1～2周可基本适应。造口袋每天用温开水冲洗1次，清除附着的沉积物。

（2）输尿管造瘘口乳头的保护：输尿管造瘘口处良好的乳头有助于尿液收集避免尿液渗漏，有助于减轻瘘口周围皮炎，应妥善保护。集尿袋放置位置适中，妥善固定而不移位，使乳头居中而不受压、不被摩擦是保护乳头的主要措施。

（3）输尿管瘘口定期扩张：由于尿液长期刺激造成慢性炎症可导致瘘口狭窄，导致尿路感染及肾功能损害。因此，每1～3个月定期行瘘口扩张，可用小手指戴消毒指套插入瘘口并通过腹壁全层。开始由医护人员操作，以后逐步由患者自行扩张。

2.健康教育 根据患者的知识水平及学习能力制订教育目标和教育计划，个体化讲解有关饮食、造口观察、造口更换等知识。编制健康宣传手册，印发给患者。对随访患者，随时了解其知识掌握情况，及时调整健康教育方案，激励患者[40]。同时护理人员可通过微课等健康教育形式改善院外回肠膀胱造口患者的自我护理水平和适应性[41]。

（1）适当锻炼，增强体质，保持体重恒定。保持乐观的心态。避免接触联苯胺类致癌物质。注意保暖，避免感冒。

（2）加强营养，忌烟、酒及霉变食物，多饮水，每日饮水量在 2000 ～ 3000ml，以增加尿量，冲洗尿路，饮水以开水为主，避免饮用浓茶、咖啡等刺激性饮料。减少摄入甜食，控制血糖。保持大便通畅。

（3）手术伤口完全愈合后，便可洗澡，沐浴时，可贴造口袋，也可将造口袋除去，淋浴结束之后再贴上新的造口袋，严禁泡浴，避免水的反流而引起逆行感染。勿用力擦洗造口或碰撞造口，游泳时则可用迷你袋覆盖，泳衣以连体式为宜。

（4）自我护理，正确使用造口袋。保持腹壁造瘘口清洁，通畅，避免发生逆行感染，如发现血尿、尿液引流不畅、腹痛、腰痛等症状，应及时就诊。日常护理时应注意：①保护造口周围的皮肤，每天清洗消毒，外涂氧化锌油膏等。②发现尿液有絮状黏液时，可多饮水，并口服小苏打片，碱化尿液，以利排尿通畅；输尿管皮肤造口较常出现狭窄，不应小于2mm，可定期扩张。

（5）定期复查和随访：一般术后1个月开始，第一年，每隔1个月返院复诊1次，连续3个月；以后每3个月复查1次；2 ～ 3年每3 ～ 6个月复查1次；之后每6个月至1年复诊1次；如感不适，可随时到医院复查，如出现尿液颜色改变，尿量排出量改变，尿液浑浊或有臭味，瘘口颜色改变，耻骨上疼痛或下腹部可触及肿块等及时到医院就诊。

参 考 文 献

[1] Park JC, et al. Multimodal management of muscle-invasive bladder cancer. Curr Probl Cancer, 2014, 38（3）: 80-108.

[2] Dalbagni G, et al. Cystectomy for bladder cancer: a contemporary series. J Urol, 2001, 165（4）: 1111-1116.

[3] 吴梦华, 等. 膀胱全切尿流改道术后患者健康相关生活质量及其影响因素的研究进展. 现代泌尿外科杂志, 2017, 22（11）: 886-889.

[4] Stein JP, et al. Radical cystectomy in the treatment of Invasive Bladder Cancer; long-term results in 1054 patients, J Clin Oncol, 2001, 19（3）: 666-675.

[5] Hautmann RE, et al. The ileal neobladder: complications and functional results in 363 patients after11 years of followup. J Urol, 1999, 161（2）: 422-427.

[6] 易贤林, 程继文. 膀胱癌尿流改道手术的应用现状. 山东医药, 2017, 54（4）: 108-110.

[7] 邢念增. 机器人辅助/腹腔镜下体腔内尿流改道技术进展. 临床泌尿外科杂志, 2018, 33（11）: 851-854.

[8] 那彦群, 等. 中国泌尿外科疾病诊断治疗指南. 北京: 人民卫生出版社, 2014.

[9] Ilene Fleischer, et al. Continent Urostomy Guide. United Ostomy Associations of America, 2018.

[10] 朱再生, 等. 膀胱全切后双输尿管一侧汇合皮肤造口术的临床疗效. 现代泌尿外科杂志, 2013, 18（5）: 478-480＋489.

[11] 汪凯, 等. 腹腔镜全膀胱切除术后三种不可控尿流改道并发症的探讨. 腹腔镜外科杂志, 2015, 20（1）: 71-74.

[12] 徐航杰, 付宜鸣. 根治性膀胱切除术后尿流改道方式的比较. 临床与病理杂志, 2018, 38（10）: 2261-2264.

[13] Bricker EM. Bladder substitution after pelvic evisceration. SurgClin North Am, 1950, 30（5）: 1511-1521.

[14] Martel P, et al. Comparative anatomical study of division of the ileocolic pedicle or the superior mesenteric pedicle for mesenteric lengthening. Br J Surg, 2002, 89（6）: 775-778.

[15] Stolzenburg JU, et al. Colon pouch（Mainz Ⅲ）for continent urinary diversion. BJU Int, 2007: 99.

[16] Leissner J, et al. Colon pouch（Mainz pouch Ⅲ）for continent urinary diversion after pelvic irradiation. Urology, 2000, 56（5）: 798-802.

[17] R udick J, Schonholz S, Weber HN. The gastric bladder: a continent reservoir for urinary diversion. Surgery, 1977, 82（1）: 1-8.

[18] AUA and WOCN joint position statement on the value of preoperative stoma marking for patients undergoing creation of anincontinent urostomy. J Wound Ostomy Continence Nurs, 2009, 36（3）: 267-268.

[19] WOCN society and AUA position statement on preoperative stoma site marking for patients undergoing urostomy surgery. J Wound Ostomy Continence Nurs, 2015, 42（3）: 253-256.

[20] 郭培超, 等. 根治性膀胱切除中回肠原位新膀胱术与回肠膀胱术治疗肌层浸润性膀胱癌效果比较. 河南外科学杂志, 2019, 25（1）: 56-58.

[21] 吴阶平. 吴阶平泌尿外科. 济南: 山东科学技术出版社, 2006: 2066.

[22] 袁碧军, 傅文珍. 膀胱癌尿流改道腹壁造口术患者的全程护理. 护理与康复, 2016, 15（10）: 961-962.

[23] 顾洪, 等. 术前风险因素对浸润性膀胱癌患者手术方式选择的评估价值. 重庆医学, 2016, 45（14）: 1909-1911＋1914.

[24] 胡爱玲, 泌尿造口护理与康复指南. 北京: 人民卫生出版社, 2016: 9-11.

[25] 中华护理学会造口、伤口、失禁护理专业委员会. 中国肠造口护理指导意见, 2012.

[26] 何玮, 王蒙, 王志华. 快速康复外科理念在膀胱癌根治性全膀胱切除术患者围术期护理中的应用. 护理研

究，2017，31（11）：1325-1328.

［27］王蒙，何玮. 快速康复外科在根治性膀胱切除术中的应用研究进展. 现代泌尿生殖肿瘤杂志，2017，9（4）：233-236.

［28］樊静，等. 快速康复在根治性膀胱切除术围术期的应用及效果评价. 重庆医科大学学报，2018，43（4）：552-555.

［29］蔡曾琴，等. 快速康复模式护理在腹腔镜膀胱癌根治性切除术围术期的应用. 西部医学，2016，28（8）：1168-1171.

［30］中国加速康复外科专家组. 中国加速康复外科围术期管理专家共识（2016）. 中华外科杂志，2016，54（6）：413-416.

［31］中华医学会肠外肠内营养学分会，中国医药教育协会加速康复外科专业委员会. 加速康复外科围术期营养支持中国专家共识（2019版）. 中华消化外科杂志，2019，18（10）：897-902.

［32］中华医学会外科分会，中华医学会麻醉分会. 加速康复外科中国专家共识及路径管理指南（2018版）. 中国实用外科杂志，2018（1）：1-20.

［33］马娥，等. 膀胱癌尿流改道腹壁造口患者生活质量及影响因素研究进展. 护理学报，2017，24（2）：21-23.

［34］许学珍，吕学红，吕爱军. 腹腔镜下根治性膀胱全切回肠代膀胱术的围术期护理. 当代护士，2016，5：50-52.

［35］祁小芸. 膀胱癌患者行膀胱全切输尿管腹壁造口术后的护理. 世界最新医学信息文摘，2015，15（94）：271-272.

［36］周文婷，吴埰. 膀胱癌患者行膀胱切除输尿管腹壁造口手术前后的护理. 当代临床医刊，2017，4（30）：3295-3295.

［37］那彦群，等. 中国泌尿外科疾病诊断治疗指南. 北京：人民卫生出版社，2013：43.

［38］WCET. WCET international Ostomy Guileline. Zulkowski K，Ayello EA &Stelton S（Eds.）. Perth，Australia：WCET，2014.

［39］樊静，庞菁春. 腹腔镜全膀胱切除回肠代膀胱术治疗侵润性膀胱癌的围术期护理. 护士进修杂志，2014，29（12）：1110-1111.

［40］黄尾英，任红俤，穆艳. 知信行模式在膀胱全切尿流改道术后患者造口健康教育中的应用分析. 福建医药杂志，2015，37（1）：132-133.

［41］屈清荣，徐一格，杨程舒，等. 微课在回肠膀胱造口患者出院后健康教育中的应用研究. 中华护理教育，2017（9）.

二、泌尿造口并发症的处理及护理

泌尿造口早期并发症可达48%，包括尿路感染、肾盂肾炎、吻合口漏或狭窄[1]。长期随访结果表明，远期并发症主要是造口相关并发症、上尿路的功能和形态学上的改变（30%）[2-4]。随着随访时间的增加并发症相应增加，5年并发症发生率约为94%[1]。尿流改道相关的并发症发病率方面，输尿管皮肤造口要明显低于回、结肠通道术[1]。但是输尿管皮肤造口术后出现造口狭窄和逆行泌尿系感染的风险比回、结肠通道术高[1]。

（一）造口缺血坏死

造口缺血坏死是术后最严重的并发症，发生于术后24～48小时。肠造口缺血通常是手术技巧不正确导致造口血供不好[5]。急性（早期）肠造口黏膜坏死，表现为肠造口外观局部或完全变紫，若及时给予适当处理，绝大多数变紫的肠造口组织可能会恢复正常；但如无改善则会导致黏膜坏死[6]。肠造口缺血坏死程度分为轻度、中度、重度。

1.处理　处理原则是早评估、早预防、早发现、早处理。根据患者手术情况进行造口早期并发症的风险评估。重视患者的主诉，观察到造口皮肤颜色或造口气味异常时，应判断是否存在造口缺血坏死并发症，立即报告医师并密切观察肠造口黏膜的情况，结扎缝线过紧现象，清除坏死组织，有腹膜刺激症状者需行剖腹探查术，切除坏死的肠管和造口重建，动态观察患者转归。根据不同程度，处理包括：①轻度造口缺血坏死，在造口黏膜上涂撒造口护肤粉，观察血供情况；②重度造口缺血坏死，清除坏死组织，严密观察黏膜的坏死趋向，涂撒造口皮肤粉等对伤口进行清洁、保护，直至创面的肉芽组织替代；③重度造口缺血坏死则必要时急诊手术切除坏死肠段、重建造口。

2.护理　每天评估造口黏膜情况、造口边缘缝线的松紧度、黏膜颜色和气味，尤其是造口术后24～48小时，及时发现异常，进行处理。动态掌握患者的基础疾病发展、全身营养状况、血常规等实验室检查结果，配合医师及时处置，同时，做好患者饮食、术后活动、造口护理、心理疏导等。

（二）造口脱垂

造口脱垂是指造口肠袢自腹部皮肤的过度突出[7,8]。手术技巧、患者年老、肥胖、腹壁薄弱、腹压高等因素都可增加造口脱垂的风险。外观上可见腹腔内肠管由造口内向外翻出，长度可由数厘米至20cm以上不等。造口脱垂常伴有造口水肿、出血、溃疡、肠扭转、阻塞甚至缺血坏死[6]。国外调查结果显示泌尿造口脱垂的发生率约为1%[6]。造口脱垂可分为固定和滑动两种类型。

1. 处理　患者平卧后肠管可自行还纳者，嘱咐患者一旦脱垂，选择平卧位，使肠管还纳。不能自行还纳者，帮助患者还纳肠管，还纳后用腹带加以支持固定。对于难以还纳的肠管，可用生理盐水清洁脱垂的肠管，肠管水肿者，应先用50%硫酸镁溶液或3%氯化钠溶液浸渍的纱布对造口黏膜进行湿敷30分钟后，再进行手法还纳，还纳后妥善固定，防止再脱出。腹压增高的患者，同时对症处理腹压增高的原因。脱垂的肠管黏膜若有糜烂、坏死、脱垂伴旁疝、固定性脱垂应选择手术治疗。

2. 护理　正确评估造口脱垂的程度、类型、突出的肠管黏膜有无水肿、出血、溃疡、嵌顿等症状。术前应根据患者的腹部情况，做好术前造口定位。根据患者的个体情况，正确选择造口产品，并指导患者准确度量造口大小及掌握正确的粘贴方法，避免进行引起腹压增大的动作，活动时注意保护造口。

（三）造口回缩

肠造口回缩是造口术后主要的并发症。造口回缩位于腹部皮肤表面0.5cm及0.5cm以下，通常在造口形成后的6周内发生，部分需要通过手术处理，造口重建。造口回缩可分为早期（急性）及晚期（慢性）回缩[9]。早期多因肠造口缺血坏死肠段回缩至筋膜上或腹腔内、肠造口黏膜缝线过早脱落、肠造口肠管过短而有张力、肠管游离不充分产生牵扯力、袢式肠造口支架过早拔除、造口周围脓肿、腹腔内炎症等原因所致。晚期多因手术时肠造口周围脂肪组织过多、肠造口位置设定不当、体重急剧增加、妇女多胎生育、体内恶性肿瘤短期内快速生长、术后伤口瘢痕化等所致。

1. 处理　发生造口回缩，处理方法取决于回缩的程度及是否能有效收集尿液、避免刺激周围皮肤。通过采用两件式造口袋、裁剪较大孔径、每天2～4次清洗造口，必要时配合负压吸引方法，边清洗、边吸引并更换防漏膏、周围皮肤使用造口保护粉保护等，能有效地避免尿液渗漏至皮肤导致的刺激性皮炎的发生。轻度回缩，使用凸面底盘及腰带，注意密切观察造口回缩的进展情况；回缩至腹腔内的严重病例应立即施行手术，处理腹膜炎症，重建造口[10]。晚期回缩者，需行剖腹术游离腹腔内肠段后再行造口术。

2. 护理　正确评估造口回缩的程度，宜选用垫高式造口用具，如凸面底盘，加压于造口周围皮肤，使造口基部膨出，以利于尿液排出；如造口位置不佳不适宜使用凸面底盘者可在局部使用补片或防漏条垫高；可配合造口腹带或腰带使用，增加造口基部的压力。指导患者术后早期密切观察造口血供，如有异常应及时就医。耐心讲述引起回缩的原因，指导患者正确饮食，保持正常体重，避免短期内体重剧增。采用有效的方法保护造口周围皮肤，减少尿液刺激所引起的皮炎。

（四）造口狭窄

狭窄是造口缩窄或紧缩，直径小于1.5cm，是造口术后常见的并发症之一。国外统计数据其发生率为4%，国内相关资料显示发生率为6%～15%。表现为造口皮肤开口细小，难以看见黏膜，或造口皮肤开口正常，但指诊时肠管周围组织紧缩，手指难于进入。国内外研究表明年龄大于60岁、肥胖会增加造口狭窄发生率[11,12]。手术技巧不正确、造口并发症如黏膜缺血、坏死、回缩等感染等是发生造口狭窄的主要原因。造口狭窄可分为轻度、中度、重度狭窄。

1. 处理　轻度狭窄（可容小指或示指尖通过），可用手指扩张造口，具体方法是扩张时戴上手套，用示指涂石蜡油，缓慢插入造口至第2～3指关节处，至造口处停留3～5分钟，但注意不要损伤造口，更换造口袋时或每日1～2次扩张。也可放入导尿管引流保持尿液的排空。如因造口狭窄引起尿潴留、感染、尿液逆流的，应行X线或B超检查肾脏是否肿大；中度狭窄（小指能通过），每日1～2次扩张。重度狭窄（小指无法通过或有梗阻症状），建议手术治疗。

2. 护理　正确评估造口狭窄的程度，术前应根据患者的腹部情况，做好术前造口定位。指导患者及其家属定时扩张造口，是预防造口狭窄简单而有效的方法。指导患者规律饮食，避免进食辛、辣、生、冷、硬刺激食物，以软食、易消化食物为主。定时复诊，如出现尿液量减少等异常情况及时就诊。

（五）造口水肿

造口水肿常发生在术后早期，表现为肠造口黏膜不同程度的肿胀，呈淡粉红色、半透明状。多因为血液回流障碍所致，患者无自觉症状，6～8周后轻度水肿可自然恢复。如果造口黏膜水肿加重，呈白灰色，则应检查造口血供是否正常。造口水肿常见原因为手术技巧不正确、底盘中心孔裁剪不当压迫肠管周围、患者低蛋白血症、局部肿瘤压迫及腹带过紧等。

1. 处理　早期轻度水肿者注意卧床休息即可。严重水肿者使用二件式造口袋，用50%硫酸镁溶液或3%氯化钠溶液湿敷30分钟，每日3次。必要时可拆开周围缝线减压，同时，纠正患者低蛋白血症等状况。

2. 护理　评估造口水肿的程度，术后早期造口袋底板的内圈要稍大；使用腹带患者不宜过紧，造口不能完全扎在腹带内，密切观察黏膜颜色，指导患者进食高蛋白、易消化饮食。

（六）造口皮肤黏膜分离

造口皮肤黏膜分离是指肠造口处肠黏膜与腹壁皮肤的缝合处分离，属于造口手术后的早期并发症之一[5]，多发生在术后1～3周[13]。临床表现为部分或整圈造口周围皮肤黏膜分离[14]，可导致造口袋粘贴困难、粘贴不牢，引起患者不安情绪，增加患者痛苦。如手术切口与造口较近，增加感染的危险[6]，愈合后由于瘢痕收缩会引致造口狭窄。常见发生原因有造口局部缺血坏死、造口形成时皮肤开口过大导致造口张力过大、手术缝合技巧不足、患者对缝线敏感或吸收不好继发感染、患者营养不良、合并糖尿病、长期使用类固醇药物致组织愈合不良[15]、术前放疗等[16]。根据分离的面积可分为部分分离和完全分离，根据分离的深浅可分为浅层分离和深层分离。

1. 处理　《中国肠造口护理指导意见2013》对造口皮肤黏膜分离处理制订了指导流程（图27-1）。

重要环节是彻底清创后，去除坏死组织，根据分离的程度选择伤口敷料，浅层分离者，擦干创面后喷洒造口护肤粉；深层分离，则擦干创面后选用藻酸盐敷料充填伤口，并选择合适的造口袋。同时，注意预防继发造口狭窄等并发症。

2. 护理　正确评估造口黏膜分离的程度、患者营养状况，术前根据患者的腹部情况，做好术前造口定位。术后常规使用腹带，减轻腹部切口及造口周围的压力。更换造口袋时，密切观察造口黏膜与皮肤，及时发现造口黏膜分离。同时，治疗患者糖尿病等基础疾病，控制管理患者血糖，加强营养摄入，多进食高蛋白、易消化食物，必要时，静脉补充白蛋白。

（七）紫色尿袋综合征

紫色尿袋综合征是由于某种细菌与尿液成分引起化学变化所致造口袋和尿袋呈紫色。

1. 处理　①若无合并泌尿系统感染症状，可不需服用抗生素；②补充维生素C，酸化尿液；③尝试更换其他品牌的造口袋；④无不适或其他症状情况下，可不做处理。

2. 护理　向患者及其家属解释紫色尿袋综合征的原因和处理方式，缓解患者心理压力。合理调整造口袋品牌，指导患者多进食富含维生素C的食

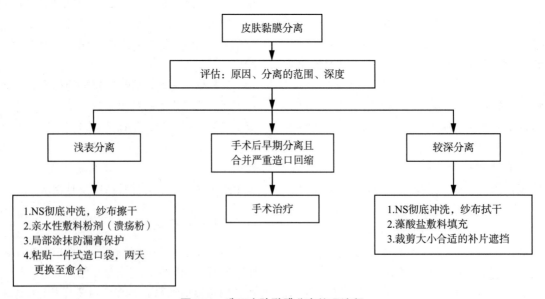

图27-1　造口皮肤黏膜分离处理流程

物。多饮水，预防泌尿系感染，出现发热等不适及时就诊。

参 考 文 献

[1] Pycha A, et al. Comparison of complications in three incontinent urinary diversions. Eur Urol, 2008, 54（4）: 825-832.

[2] Nieuwenhui jzen JA, et al. Urinary diversions after cystectomy: the association of clinical fators, complications and functional results of four different diversions. Eur Urol, 2008, 53（4）: 834-844.

[3] Madersbacher S, et al. Long-term outcome of ileal conduit diversion. J Urol, 2003, 169（3）: 985-990.

[4] Wood DN, et al. Stomal complications of ileal conduits are significantly higher when formed in women with intractable urinary incontinence. J Urol, 2004, 172（6 Pt1）: 2300-2303.

[5] 万德森，朱建华. 造口康复治疗理论与实践. 北京: 中国医药科技出版社，2006: 245.

[6] 胡爱玲，郑美春，李伟娟. 现代伤口与肠造口临床护理实践. 北京: 中国协和医科大学出版社，2010: 307.

[7] 万德森，等，造口康复治疗理论与实践. 北京: 中国医药科技出版社，2006: 215.

[8] Colwell JC, Beitz J. Survey of wound, ostomy and continence（WOC）nurse clinicians on stomal and peristomal complications: A content validation study. Journal of Wound, Ostomy and continence. Nursing 2007, 34（1）: 57-69.

[9] 胡爱玲，郑美春，李伟娟. 现代伤口与肠造口临床护理实践. 北京: 中国协和医科大学出版社，2010: 309-312.

[10] 宫向前，张华平，张波. 结肠造口回缩原因及防治的探讨. 肿瘤防治杂志，2005, 1, 12（2）: 139-140.

[11] Park JJ, et al. Stoma complications: The Cook CountyHospital experience. Dis Colon Rectum, 1999, 42: 1575-1580.

[12] 屠世良，叶再元，邹寿椿. 结肠造口并发症与相关因数分析. 中华胃肠外科杂志，2003, 6: 157-160.

[13] 喻德洪. 肠造口治疗. 北京: 人民卫生出版社，2004: 194-195.

[14] Patricia B. Practical stoma wound and continence management. Ausalia: Research Pulbieations Pry Ltd, 1998: 174 -l90.

[15] Calum CL, et al. Abdominal stomas andtheir skin disorders. UK: Martin Dunitz, 2001: 21-39.

[16] 陈锦. 肠造口患者恢复期并发症的处理. 实用护理杂志，2002, 18（1o）: 24-25.

三、造口周围皮肤并发症护理

（一）刺激性皮炎

1.定义背景　刺激性皮炎（irritant dermatitis）分为粪便刺激所导致的粪水性皮炎（facel dermatitis）和尿液刺激导致的尿源性皮炎（urine dermatitis），是肠造口术后最常见的并发症之一。泌尿造口常导致尿源性皮炎，表现为尿液刺激造口周围皮肤出现潮红、充血、水肿、糜烂、溃疡、局部剧痛等炎症表现。

2.发生原因[1-6]

（1）造口位置不理想：造口位于皮肤褶皱处、髂骨旁、伤口正中或患者视线盲区，导致难以有效粘贴。

（2）造口高度不理想：造口平坦或回缩导致无适当的乳头突起，排泄物从底盘内圈边缘渗入底盘。

（3）底盘中心孔裁剪不当：造口底盘开口裁剪过大，尿路感染时暴露皮肤易受具有高浓度细菌的排泄物或含有腐蚀作用的小肠液侵蚀，引发皮肤表面溃疡。

（4）造口皮肤护理不理想：粘贴底盘前未将造口周围皮肤擦干或防漏膏涂抹过多致底盘更换时清洁困难，影响底盘粘贴的稳固性。

（5）底盘粘贴时间过长：底盘使用时间过长致底盘与皮肤之间的粘合度差。

（6）体位改变不当：底盘粘贴后未完全贴合皮肤就改变体位，或改变体位时未适当保护造口处，导致造口周围皮肤出现皱褶或凹陷，引起底盘与皮肤之间移位，从而发生渗漏。

（7）体型改变：腹部膨隆致造口回缩或体重猛烈下降致造口周围皮肤出现皱褶均增加刺激性皮炎发生率。

3.临床表现[7-10]

（1）皮肤表现：造口周围皮肤渗漏处潮湿，有尿液流出或渗漏处对应的底盘上有粪便黏附。造口周围皮肤出现红斑、水肿、浸渍、剥脱、破损、丘疹和水疱。

（2）受损范围：造口周围排泄物接触的局部或全部皮肤受损，边界不清晰，呈弥散状。

（3）受损深度：起初为表皮红斑，进一步发展为部分皮层损伤。

（4）支架管留置：增加了造口袋的粘贴难度。

（5）主观感觉：患者常主诉受损皮肤有烧灼感、剧烈疼痛。

（6）底盘表现：造口底盘与皮肤粘合不牢固，渗漏严重频繁更换底盘者，反复撕除及粘贴加重皮肤损伤。

4.护理评估

（1）全身评估：评估患者对造口的接受程度、造口护理相关知识的了解程度。评估患者的自理能力、造口护理操作能力、是否存在活动障碍、视力障碍、沟通障碍等。

（2）局部评估：造口周围分泌物、排泄物经常接触处皮肤是否出现红斑；造口周围皮肤表层是否破溃、渗液；造口周围受损皮肤是否出血、水肿、增生、糜烂；造口周围受损皮肤是否剧烈疼痛。

（3）心理评估：了解患者对刺激性皮炎的认识程度及社会支持状况，了解患者的心理状况和经济情况等。

5.护理措施[4,11-18]

（1）去除诱因：造口底盘撕除前后检查分析并去除诱因。

（2）造口定位：术前造口定位与造口周围皮肤并发症有关，择期手术尽量做好造口术前定位，造口位置根据疾病、手术方式、个体差异而定。无法做到术前定位的患者，术后指导患者或家属更换造口袋时需特别注意患者的坐、平躺、侧卧、弯腰等姿势。如果存在造口回缩、低平、袢式造口近端开口过低，可选择凸面底盘联合造口腰带或造口弹力腹带使用。底盘使用时间不宜超过7天，底盘中心孔适应造口大小和形状，应用防漏膏填补凹凸不平的皮肤皱褶处或粘贴部位缝隙。

（3）皮肤清洁：用温开水或生理盐水清洗造口及周围皮肤，洗毕用纸巾轻拭皮肤，忌用碘伏、乙醇等消毒液清洗，减轻皮肤刺激，避免皮肤损伤。

（4）评定皮肤损伤程度：依照国际伤口创面评价标准评定造口周围刺激性皮炎皮肤损伤程度。0度：无变化。Ⅰ度：轻度红斑。Ⅱ度：明显红斑，斑状湿性皮炎。Ⅲ度：融合性皮炎，凹陷性水肿。Ⅳ度：溃疡，出血。

（5）处理方法：Ⅰ度、Ⅱ度刺激性皮炎，局部使用少量造口护肤粉后粘贴造口袋。Ⅲ度、Ⅳ度刺激性皮炎局部使用少量造口护肤粉后，再喷洒无痛保护膜，待保护膜形成且干燥后再重复涂粉及喷膜步骤2～3次，以达到严密保护效果，也可直接粘贴超薄型水胶体敷料或泡沫敷料。

（6）造口产品选择：回授法指导患者及其家属选择合适的造口产品，原则上尽量使用带有保护胶的造口袋。

（7）健康教育：指导患者及其家属正确排放排泄物、更换造口袋等的方法，减少并发症发生。

（8）饮食护理：指导患者避免进食辛辣刺激的食物，合理摄入粗纤维食物，少量多餐，以易消化食物为主。

（9）心理护理：加强健康教育，实施心理护理，鼓励患者正确认识疾病，提高治疗依从性。

（二）过敏性皮炎

1.定义背景　过敏性皮炎（allergic dermatitis）是由于接触某些物质后在皮肤、黏膜接触部位发生的急性或慢性的炎症反应。

2.发生原因[19]　过敏原刺激：底盘、造口袋、防漏膏、护肤粉、夹子、腰带、皮肤清洗剂等。造口底盘黏附剂过敏者最多见。

3.临床表现[8,20,21]

（1）急性过敏性皮炎：起病急，受损皮肤范围局限于接触过敏原部位，表现为红斑、水肿、脱屑和角质形成细胞囊泡化样变，伴自觉瘙痒或灼痛感，搔抓后可蔓延产生类似皮肤损伤。

（2）慢性过敏性皮炎：反复长期接触造口相关护理产品致局部皮肤损伤。受损皮肤轻度增生、裂隙、苔藓化、角化过度，受损皮肤范围与形状与过敏原一致，大多数患者无瘙痒感。

4.护理评估

（1）全身评估：患者的年龄、体型、一般情况、皮肤特点、营养状况、有无沟通障碍、目前所使用的造口护理产品种类。

（2）局部评估：受损皮肤部位是否局限于过敏原接触部位，如紧贴造口一圈皮肤红斑，通常考虑为防漏膏过敏。皮肤是否出现红斑、丘疹、水肿、脱皮、水疱、色素沉着。受损皮肤是否破溃、渗液伴瘙痒感、烧灼感。身体其他部位是否出现皮疹伴痒感。

（3）心理评估：了解患者对过敏性皮炎的认识程度及社会支持状况，了解患者的心理状况和经济情况等。

5.护理措施[12,22-27]

（1）去除过敏原：脱离接触物，寻找病因，对症处理。

（2）治疗过敏性皮炎：生理盐水清洗造口周围皮肤，纱布吸干渗液，遵医嘱局部外涂类固醇类药物，保留10分钟左右再用清水洗干净，擦干后贴袋。过敏严重、伴身体其他部位瘙痒时，可遵医嘱口服抗组胺药缓解瘙痒症状。皮肤损伤严重者可使用水胶体敷料帮助渗液管理。

（3）更换造口护理产品：防漏膏过敏者停用防漏膏；造口袋底盘或造口袋无纺布过敏者应更换另一系列产品；腰带过敏者可在腰带内侧用棉毛巾隔绝其与皮肤的接触并减少摩擦。

（4）斑贴试验（patch test）：斑贴试验是诊断外源性变应原的特异性检查方法，是诊断接触性皮炎最可靠的方法。清洁皮肤后在患者腹壁粘贴一小块所用造口护理产品，在24小时和48小时后分别评估1次，评估患者皮肤是否有红、肿、瘙痒、烧灼感或其他过敏反应表现。过敏性皮炎急性期不宜做斑贴试验；受试者对斑试物反应强烈可随时去除；试验期间禁止饮酒、沐浴、搔抓试验部位。

（5）注意事项：术前和使用造口护理用品前仔细询问患者过敏史、用药史并注意与刺激性皮炎和机械性皮肤损伤进行鉴别。如发现患者造口周围皮肤出现红点、红斑、丘疹，伴痒感等过敏性皮炎症状时，要及时更换不同类型的造口袋及造口产品，并告知患者切不可用手搔抓，以免加重皮肤损伤。

（三）尿酸盐结晶

尿酸盐结晶是泌尿造口特有的并发症，它的发生由食物中摄入较多的碱性食物，加之摄入水分不足，造成尿液浓缩，长时间刺激皮肤和黏膜引起[28-34]。表现为白色粉末结晶体黏附与造口或造口周围皮肤[28,34]。

1.少量的尿酸盐结晶沉积区域，可采用1:3～1:2的白醋湿敷至少20分钟后擦洗；积存厚实的尿酸结晶需用利器轻轻水平刮除[30,35]。

2.根据造口情况选择合适的造口产品和附件。如造口低平凹陷或造口开口低的选择凸面底盘加腰带[36-38]。

3.选取两件式泌尿造口袋，防止逆流的同时，方便清理结晶和黏液[31,32,39]。

4.根据造口大小剪裁造口底盘，并调整合适的方向，减少结晶和黏液对皮肤的刺激[30,34]。

5.观察造口的密闭情况，底盘黏胶吸收饱和及时更换，避免造口袋的渗漏和尿液的积聚，减少对皮肤的刺激[30,35]。

6.无论白天还是夜晚，及时排放尿液，避免尿液超过防逆流装置上方导致积存。睡觉时采用集尿袋引流尿液[31,32]。

7.避免摄入过多碱性食物；口服维生素C的果

汁或维生素C片1000mg/d降低尿液pH；多饮水，保证尿量在2000～2500mg/d，使尿液保持在弱酸性[30,32,34]。

（四）造口周围增生

由于尿液刺激导致紧邻造口周围皮肤区域出现的疣状突起称为增生[29,30,34]。常表现为不规则或可能高于皮肤几毫米以上的色素沉着；可呈深棕色、灰黑色或灰白色。部分患者主诉疼痛、易出血。

1.评估造口增生的位置、分布和受影响皮肤的表现[30,40]。

2.对不明确的疣状突起建议皮肤病理活检明确诊断[34]。

3.影响造口袋密闭的明确增生，使用硝酸银灼烧可能会有用[30,40,41]。

4.用凸面底盘加腰带将增生部位压迫，抑制其继续增生；如增生部位有糜烂，可选用造口粉吸收多余水分，提供干燥的黏附表面。增生严重者建议手术治疗[36,42]。

（五）造口周围静脉曲张

造口周围出现清晰可见的、曲张的静脉以造口为中心呈放射状散射称造口周围静脉曲张，是造口周围皮肤少见的并发症（5%）[30,34,43]。主要由于门静脉高压导致扩张的静脉系统所致。

1.对于急性出血病例，应施加直接、局部压力；对于严重病例，可运用烧灼术并使用止血或凝胶泡沫进行处理[34]。

2.使用易取下的底盘，并尽可能使用胶黏剂清除剂去除黏胶[30,44]。

3.去除底盘和擦拭造口周围皮肤时动作需轻柔，避免损伤[33,34]。

4.底盘靠近造口的内圈避免毛糙，避免使用对造口周围皮肤和黏膜加压的造口产品，如凸面底盘和腰带[34,37]。

5.如果无法控制患者的出血情况，应能够为患者转诊，寻求紧急医疗服务[30,32,34]。

6.出血可能反复，需及时转诊明确诊断和治疗[30,32]。

参考文献

［1］丁炎明. 造口护理学. 北京：人民卫生出版社，2017.

［2］温咏珊，张惠芹. 造口患者造口底盘渗漏的原因分析

及护理对策. 现代临床护理, 2015 (7): 50-52.

［3］朱色, 谢春晓, 吴娟. 造口周围皮肤并发症危险因素的研究进展. 临床皮肤科杂志, 2015, 44 (2): 126-128.

［4］Baykara ZG, et al. A multicenter, retrospective study to evaluate the effect of preoperative stoma site marking on stomal and peristomal complications. Ostomy/wound management, 2014, 60 (5): 16-26.

［5］王双凤, 等. 输尿管皮肤造口患者尿路感染的危险因素分析及预防对策. 中国消毒学杂志, 2018, 35 (11): 853-855.

［6］倪利萍, 等. 输尿管皮肤造口患者尿路感染相关因素指标体系构建. 护士进修杂志, 2018, 33 (24): 2228-2231, 2251.

［7］陈孝平, 等. 外科学. 北京: 人民卫生出版社, 2018.

［8］张学军, 等. 皮肤性病学. 北京: 人民卫生出版社, 2018.

［9］Usatine RP, Riojas M. Diagnosis and management of contact dermatitis. Am Fam Physician, 2010, 82 (3): 249-255.

［10］那彦群, 等. 中国泌尿外科疾病诊断治疗指南. 北京: 人民卫生出版社, 2014.

［11］梁义, 等. 凸面底盘联合持续负压吸引在护理回肠造口粪水性皮炎患者的应用分析. 国际护理学杂志, 2016, 35 (6): 732-734.

［12］胡爱玲, 等. 泌尿造口护理与康复指南. 北京: 人民卫生出版社, 2017.

［13］李秀华, 等. 伤口造口失禁专科护理. 北京: 人民卫生出版社, 2018.

［14］陈晓玲, 等. 尿路造口术后造口袋粘贴方法改进的效果观察. 护理研究, 2010, 24 (15): 1354-1355.

［15］廖君娟, 等. 健康信念模式在尿路造口患者健康教育中的应用. 中国健康教育, 2016, 32 (4): 364-366.

［16］吴程为, 李萍, 李海燕. 家庭同步健康教育对泌尿造口患者心理状态及造口自我护理的影响. 中国药物与临床, 2018, 18 (9): 1636-1638.

［17］Recalla S, et al. Ostomy care and management: a systematic review. Journal of Wound Ostomy & Continence Nursing, 2013, 40 (5): 489-500.

［18］臧煜, 何玮. 膀胱癌患者延续护理服务研究现状及发展趋势. 现代泌尿生殖肿瘤杂志, 2018, 10 (1): 48-51.

［19］钟声, 宋志强. 接触性皮炎的发病机制研究进展. 中国麻风皮肤病杂志, 2015, 31 (01): 29-31.

［20］吴阶平. 吴阶平泌尿外科学 (上下卷). 济南: 山东科学技术出版社, 2017.

［21］臧玲, 王敏, 李发美. 新生儿肠造口接触性皮炎合并切口感染的临床特点及干预对策. 中华医院感染学杂志, 2014, 24 (2): 489-491.

［22］陈劼, 等. 新生儿回肠造口刺激性接触性皮炎合并切口感染的护理. 中华护理杂志, 2012, 47 (8): 739-740.

［23］李邻峰. 湿疹皮炎与皮肤过敏反应的诊断与治疗. 北京: 北京大学医学出版社, 2010.

［24］李欣泽, 等. 诊断性斑贴试验ESCD指南 (2015). 中国皮肤性病学杂志, 2016, 30 (4): 426-429.

［25］莫盈锋, 张玉娥, 陈新权. 常见过敏性皮肤病患者斑贴试验结果分析. 广东医学, 2018, 39 (z1): 66-70.

［26］Rastogi S, et al. Allergic contact dermatitis to personal care products and topical medications in adults with atopic dermatitis. Journal of the American Academy of Dermatology, 2018, 79 (6): 1028-1033. e6.

［27］Boyer D. Cultural Considerations in Advanced Wound Care. Advances in skin & Wound Care. 2013, 26 (3): 110-111.

［28］万德森, 朱建华, 周志伟. 造口康复治疗理论与实践. 北京: 中国医药科技出版社, 2006.

［29］胡爱玲, 郑美春, 李伟娟. 现代伤口与肠造口临床护理实践. 北京: 中国协和医科大学出版社, 2010.

［30］Carmel JE. Wound, Ostomy and Continence Nurses Society® Core Curriculum Package: Ostomy Management. PA:Lippincott Williams & Wilkins, 2016.

［31］Wound, Ostomy and Continence Nurses Society. Basic Ostomy Skin Care: A Guide for Patients and Health Care Providers. NJ: Mt. Laurel, NJ: Author, 2018.

［32］王泠, 胡爱玲. 伤口造口失禁专科护理. 北京: 人民卫生出版社, 2019.

［33］Wound, Ostomy and Continence Nurses Society, Guideline Development Task Force. WOCN Society Clinical Guideline: Management of the Adult Patient With a Fecal or Urinary Ostomy-An Executive Summary. J Wound Ostomy Continence Nurs, 2018, 45 (1): 50-58.

［34］中华护理学会造口、伤口、失禁专业委员会. 中国肠造口护理指导意见, 2013.

［35］张惠芹, 黄漫容, 郑美春. 伤口造口失禁患者个案护理. 北京: 中国医药科技出版社, 2017.

［36］孟晓红, 袁秀群. 凸面造口产品使用的国际专家共识解读和临床应用启示. 护理研究, 2018, 32 (13): 1993-1996.

［37］Hoeflok J, et al. Use of Convexity in Ostomy Care. Journal of Wound, Ostomy and Continence Nursing, 2017, 44 (1): 55-62.

［38］Colwell JC, Kupsick PT, Mcnichol LL. Outcome Criteria for Discharging the Patient With a New Ostomy From Home Health Care: A WOCN Society Consensus Conference. Journal of Wound Ostomy & Continence Nursing Official Publication of the Wound Ostomy & Continence Nurses Society, 2016, 43 (3): 269-273.

［39］Colwell JC, Mcnichol L, Boarini J. North America Wound, Ostomy, and Continence and Enterostomal

Therapy Nurses Current Ostomy Care Practice Related to Peristomal Skin Issues. J Wound Ostomy Continence Nurs, 2017, 44（3）: 257-261.

［40］Søren M, et al. Peristomal Skin Complications Are Common, Expensive, and Difficult to Manage: A Population Based Cost Modeling Study. PLoS ONE, 2012, 7（5）: e37813.

［41］吴玉琴, 等. 硝酸银棒点灼治疗造口周围肉芽增生一例报道. 护士进修杂志, 2013, 28（11）: 1033-1034.

［42］Colwell JC, et al. A randomized controlled trial determining variances in ostomy skin conditions and the economic impact（advocate trial）. Journal of Wound, Ostomy and Continence Nursing, 2018, 45（1）: 37-42.

［43］谭书锷, 肖云翔. 回肠膀胱造口静脉曲张出血的诊治特点分析. 中华泌尿外科杂志, 2013, 34（6）: 459-461.

［44］Cressey BD, et al. Stoma care products represent a common and previously underreported source of peristomal contact dermatitis. Contact Dermatitis, 2017, 76（1）: 27-33.

四、泌尿造口术后健康宣教

（一）衣着

泌尿造口术后对穿衣没有特殊的要求，建议以柔软、舒适、宽松为原则，可以根据个人的舒适度和喜好调整。避免穿紧身内裤，以免摩擦或压迫造口导致尿液引流不畅。腰带应松紧适度，避开造口位置[1-5]。

（二）饮食

泌尿造口术后饮食无特殊限制，以均衡为原则。建议多食新鲜蔬菜水果，补充维生素C，提高尿液酸性，预防泌尿系统感染。建议患者每日液体摄入量在1800～2700ml。心功能及肾功能异常者应该遵循医师及造口师的意见[1-2,6-7]。

（三）沐浴

沐浴方式建议选择淋浴，淋浴时可佩戴或取下造口用品。佩戴造口用品淋浴时，可用防水塑料薄膜覆盖在造口袋处，淋浴后使用柔软的毛巾或纸巾擦干造口袋外层水珠。取下造口用品淋浴时，水压勿过大，水温勿过高，避免喷头直接冲洗造口处，以免损伤造口肠黏膜。清洁造口周围皮肤时，清水即可，肥皂或浴液也可以使用，但需冲洗干净。切勿使用油性肥皂清洁及润肤乳涂抹造口周围皮肤[1-5]。

（四）活动锻炼

泌尿造口术后不限制造口患者参加体育活动，但在进行一些接触性运动时，需做好特殊防护，防止严重撞击对造口造成损伤或导致造口用品脱落。一些医师会劝阻患者避免进行接触性运动，防止上述问题发生。但这些问题可以通过特殊的防护来克服，如佩戴造口腹带等[1-2,5]。

游泳时应注意以下几点：

1.使用防水胶带或纸胶带粘住造口底盘边缘作为保护皮肤的屏障。

2.建议选择带有内衬的、连体的、有图案的较深色泳衣为佳。因纯色或浅色游泳衣浸湿后容易显现造口袋外形。

3.在下水前需排空造口袋内尿液。

4.游泳时间避免过长，以免过度疲劳。

（五）工作

泌尿造口术后体力恢复后，即可从事正常工作。尽量避免重体力劳动，以免腹压增高导致造口旁疝或造口脱垂。如需从事重体力劳动，可佩戴造口腹带支撑腹壁[1-2,8]。

回归工作后应注意以下几点：

1.准备一套造口更换用品及替换衣物以便不时之需。

2.久坐时尽量选择宽松舒适的衣物。

3.活动较多的工作应佩戴造口腹带。

（六）旅游

泌尿造口术后患者体力恢复后，可以参加任意形式的旅游，如露营、乘坐汽车、邮轮、飞机等，在旅游时应注意以下几点[1-2,5]：

1.在整个旅行中，需要携带充足的造口用品。

2.在旅游时，注意生活饮用水卫生，避免食用不洁食物，预防腹泻发生。

3.乘汽车旅行时，适度调节安全带松紧度，以免损伤造口。建议将造口用品放置在凉爽通风处，避免放置在后备箱内。

4.乘坐飞机时，应至少随身携带两套造口更换用品，造口底盘需提前裁剪好备用。可准备相关医疗证明，以便海关查验。

（七）社交

造口本身并不会影响患者的社交关系，而是患者的自身态度决定了是否能回归到正常的社交关系中。由于身体的改变，患者会出现沮丧、情绪低落等不良情绪，患者需要时间去适应这一改变。当患者的家属和朋友询问这个手术时，患者可以给予一个简单的解释就是做了腹部手术或者膀胱被切除、被替换了，以一种自然的方式讨论手术和展示泌尿造口将消除其家属和朋友可能有的误解，他们会像患者一样接受这个造口。鼓励患者以积极的态度去面对身体的改变，多参加一般的社会活动，多与他人沟通交往[1-2,8]。

（八）性及亲密关系

性行为是人类正常的生理活动，泌尿造口术后体力恢复后，即可尝试恢复性生活。患者的态度是重新建立性表达和亲密接触的关键因素。泌尿造口术后会影响男性的性功能，男性可能会出现勃起和保持勃起困难、性交疼痛及逆行射精等问题，如果问题持续存在可咨询相关医师指导，如药物治疗或假体置入。对于女性患者而言，由于手术切除了部分阴道，会使得阴道过小或过紧，发生阴道干涩等问题从而出现性交痛，可以使用润滑剂或更换体位来缓解。亲密的身体接触及性生活不会损伤造口，选择合适的体位可以减轻对造口的压力。性生活前应排空造口袋、保持造口袋清洁，可使用配有过滤片的造口用品减少异味。造口术后的女性在备孕前须遵循医师的意见[9]。

参 考 文 献

［1］United Ostomy Associations of America. Urostomy Guide.［EB/OL］. https：//www.ostomy.org/.2018.3.
［2］United Ostomy Associations of America. New Ostomy Patient Guide.［EB/OL］. https：//www.ostomy.org/.2018.5.
［3］胡爱玲. 泌尿造口护理与康复指南. 北京：人民卫生出版社，2017：42-52.
［4］郑美春. 回肠造口护理与康复指南. 北京：人民卫生出版社，2017：53-67.
［5］丁炎明. 中国肠造口护理指导意见. 北京：中华护理学会造口、伤口、失禁护理专业委员会，2013：14-16.
［6］United Ostomy Associations of America. Ostomy Nutrition Guid.［EB/OL］. https：//www.ostomy.org/.2018.1.
［7］王翠玲，薛平，李建英. 造口伤口失禁临床护理实务. 太原：山西科学技术出版社，2018：46-48.
［8］American cancer society. urostomy: a guide.［EB/OL］. https：//www.cancer.org/.2014.2.
［9］United Ostomy Associations of America. Intimacy After Ostomy Surgery Guide.［EB/OL］. https：//www.ostomy.org/.2018.3.

五、造口患者留取标本方法及流程

（一）操作目的

从造口获取未污染的尿液样本进行实验室分析。

（二）概述

泌尿造口中留取的尿液标本中通常含有细菌，应确保在标本采集过程中不受外界污染。一般通过泌尿造口采集尿标本需要几分钟的时间，因为回盲管仅仅作为尿液的通道，并不具备存储功能。

一项小型随机对照试验表明，通过清洁导管插入术直接从造口获得的样本、通过让尿液滴入无菌样本杯中获得的样本以及从清洁的尿路造口袋获得的样本的尿培养结果之间没有显著性差异（Vaarala，2018年）[1]。由于研究样本量较小，还需要进一步的临床研究去验证。

推荐意见	推荐等级
不能直接从现有的尿路造口袋或床边引流袋中留取尿培养的标本[2]	推荐等级ⅠB
专家认为，从泌尿造口中获取尿液样本的最佳方法是无菌导管插入术或清洁接液收集法[3]	推荐等级ⅠB

（三）造口袋准备

应用一件式造口袋患者：完全移除泌尿造口袋系统，收集样本，并放置新的造口袋。

应用两件式造口袋患者，可以选择以下选项之一。

·从底盘上取下泌尿造口袋，收集样本，并更换造口袋。

·完全移除泌尿造口底盘与造口袋，收集样本，并更换新产品。

（四）留取尿标本操作流程

1.应用导尿管时

（1）物品准备

1）清洁溶液。按照医疗机构的规定，在导管插入前应用消毒剂或生理盐水或无菌水还需要进一步研究，推荐的一些解决方案是：倍司汀、氯己定、肥皂水[4]。

2）无菌纱布。

3）用于引流的直导管。费勒和劳伦斯（1994年）建议使用16Fr，允许黏液排出的导管[2]。

4）润滑剂。

5）带盖子、标签的无菌样品容器。

6）无菌手套。

7）新的造口袋或造口底盘及袋子。

8）柔软的纸巾和（或）抹布进行清洁。

（2）操作流程

1）向患者解释程序。

2）洗手、戴口罩，根据情况选择穿着隔离衣或防水围裙。

3）戴清洁手套。

4）如果需要的话，在造口下面垫上毛巾或吸水垫以保护隐私和吸收尿液。

5）使用无菌技术打开导尿包，并保持无菌状态。

6）移除造口袋或造口底盘及袋子，并按照垃圾分类原则进行处置。

7）洗手。

8）戴无菌手套，留取标本过程中遵循无菌技术操作原则。

9）用清洁溶液浸湿的棉球清洁造口，从造口开口向外旋转涂擦。

10）用无菌纱布擦干造口黏膜及周围皮肤。

11）将导管的开口端放入标本容器。

12）用少量润滑剂润滑导管前端。轻轻地将导管尖端插入造口，插入长度不超过2～3in（5.0～7.5cm）。切勿用力，如果检测到阻力，旋转导管，直至其滑入。

13）将导管固定到位，直到尿液开始滴落。收集5～10ml尿液后取出导尿管。收集足够量的尿液可能需要5～15分钟。

14）清洁并干燥造口和周围皮肤。

15）安装新的造口底盘及袋子。

16）按照规定处理垃圾。

2.清洁接液收集法

（1）物品准备

1）清洁溶液。按照医疗机构的规定，留取标本前使用消毒剂或生理盐水或无菌水还需要进一步研究，推荐的一些解决方案是：倍他司汀、氯己定、肥皂水[4]。

2）无菌纱布。

3）带盖子、标签的无菌样品容器。

4）无菌手套。

5）新的造口袋或造口底盘及袋子。

6）柔软的纸巾和（或）抹布进行清洁。

（2）操作流程

1）向患者解释程序。

2）洗手、戴口罩，根据情况选择穿着隔离衣或

防水围裙。

3）戴清洁手套。

4）如果需要的话，在造口下面垫上毛巾或吸水垫以保护隐私和吸收尿液。

5）使用无菌技术打开无菌包，并保持无菌状态。

6）移除造口袋或造口底盘及袋子，并按照垃圾分类原则进行处置。

7）洗手。

8）戴无菌手套，留取标本过程中遵循无菌技术操作原则。

9）用清洁溶液浸湿的棉球清洁造口，从造口开口向外旋转涂擦。

10）用无菌纱布擦干造口黏膜及周围皮肤。

11）将最初的几滴尿液滴到无菌纱布上并丢弃。

12）将无菌容器放在造口下面，收集5～10ml尿液。收集足够量的尿液可能需要5～15分钟。

13）清洁并干燥造口和周围皮肤。

14）安装新的造口底盘及袋子。

15）按照规定处理垃圾。

3.泌尿造口存在支架时

（1）物品准备

1）清洁溶液。按照医疗机构的规定，留取标本前使用消毒剂或生理盐水或无菌水还需要进一步研究，推荐的一些解决方案是：倍司汀、氯己定、肥皂水[1]。

2）无菌纱布。

3）带盖子、标签的无菌样品容器。

4）无菌手套。

5）新的造口袋或造口底盘及袋子。

6）柔软的纸巾和（或）抹布进行清洁。

（2）操作流程

1）向患者解释程序。

2）洗手、戴口罩，根据情况选择穿着隔离衣或防水围裙。

3）戴清洁手套。

4）如果需要的话，在造口下面垫上毛巾或吸水垫以保护隐私和吸收尿液。

5）使用无菌技术打开无菌包，并保持无菌状态。

6）移除造口袋或造口底盘及袋子，并按照垃圾分类原则进行处置。支架不接触造口的地方可能有黏液，用一块干纱布轻轻擦掉黏液，不要移动支架。

7）洗手。

8）戴无菌手套，留取标本过程中遵循无菌技术操作原则。

9）用清洁溶液浸湿的棉球清洁支架的外侧。

10）用清洁溶液浸湿的棉球清洁造口，从造口开口向外旋转涂擦。

11）用无菌纱布吸干支架。

12）将最初的几滴尿液滴到无菌纱布上并丢弃。

13）将无菌容器放在造口下面，收集5～10ml尿液。收集足够量的尿液可能需要5～15分钟。当有支架时，不能用插入导管的方法留取标本。

14）清洁并干燥造口和周围皮肤。

15）安装新的造口底盘及袋子。

16）按照规定处理垃圾。

（五）后续处理

将盖子盖在无菌容器上，贴上患者识别标签，注明样本来自泌尿造口，在1小时内将样本运送到实验室。在家庭护理环境中，如果1小时内无法运送标本，请冷藏标本并在24小时内运送[5]。

书写护理记录：操作的时间；获得的尿液的量、颜色、透明度和气味；以及患者对操作的反应。向患者或陪护人员的说明。

参 考 文 献

[1] Gould CV, et al. Guideline for prevention of catheter-associated urinary tract infections. Retrieved November 9, 2011, from https://www. cdc. gov/infectioncontrol/guidelines/CAUTI/index. html.

[2] Faller NA, Lawrence KG. Obtaining a urine specimen from a conduit urostomy. AJN The American Journal of Nursing, 1994, 94（1）: 37.

[3] R. Felton, et al. Urostomy Specimen of Urine Technique of Collection. British Journal of Urology, 1993, 72: 255-261.

[4] Mt. Laurel, NJ. Wound, Ostomy and Continence Nurses Society. Catheterization of an Ileal or Colon Conduit Stoma: Best Practice for Clinicians, 2018.

[5] Markku H. Vaarala. Urinary sample collection methods in ileal conduit urinary diversion patients: a randomized control trial. Journal of Wound, Ostomy and Continence Nursing, 2018, 45（1）: 59-62.

六、造口护理用具的选择及使用方法

（一）造口护理用具的选择的基本原则

1.选择造口用具时考虑以下因素：造口类型，造口种类和部位，腹部轮廓，生活方式，个人喜好，视力和手的灵活度[1]。

2.选择一套无渗漏、能保护造口周围的皮肤，可使用到预期时间的造口用具[1]。

3.造口用具选择的要求：安全，一定时间内不脱落、不渗漏；不会引起皮肤问题；隐蔽、无异味、无声音；舒适、柔软、清洁、方便[2]。

4.推荐使用具有抗反流装置的泌尿造口袋[3]。

5.推荐使用造口评估工具，以协助选择合适的造口袋和造口附件[4]。

6.专科护士经过全面个性化的评估后才能根据患者造口情况选择或者调整造口产品。

7.必要时考虑使用造口附件，提高粘胶密封效果和（或）保护造口周围皮肤，以预防相关并发症[5]。

（二）造口底盘的选择

1.评估造口周围身体形态，对患者平躺、坐位和站位进行评估，必须以坐位为准，选择恰当的造口用品。评估维度包括腹壁形态、皮肤皱褶、排泄口最低黏膜高度、排泄物渗漏情况等[5,6]。

（1）造口周围身体形态为平坦，若造口高于皮肤，选择平面底盘；若造口平齐皮肤，选择微凸底盘；若造口回缩，选择凸面底盘。

（2）造口周围身体形态为隆起，若造口高于皮肤，选择平面底盘；若造口平齐皮肤，选择平面底盘；若造口回缩，选择微凸底盘。

（3）造口周围身体形态为内陷，若造口高于皮肤，选择平面底盘；若造口平齐皮肤，选择微凸底盘；若造口回缩，选择凸面底盘。

2.造口高度不够或造口周围腹壁或皮肤情况不理想、用平面达不到理想或预期的佩戴时间时，可选择使用凸面造口袋[5]。

3.保证抬高足够黏膜高度的情况下，从尽量柔软的凸面开始用，不适用才考虑用更深更硬的凸面。软凸到微凸到深凸的柔软程度依次减弱[7]。

4.造口周围静脉曲张，不可还纳的造口脱垂，禁止使用凸面底盘；底盘下压力性损伤、造口旁坏疽性脓皮病、造口旁疝谨慎使用凸面底盘[5,7,8-10]。

5.尿路造口，尤其输尿管皮肤造口，推荐使用凸面底盘[11]。

6.泌尿造口处的尿液排出量可作为使用凸面底盘的指标，以预防和管理漏尿。造口黏膜凸出皮肤的高度可作为使用凸面底盘的指标。造口周围区域坚硬，倾向于选择软凸造口底盘，造口周围区域柔软，倾向于选择硬凸造口底盘[11]。

7.双层粘胶造口底盘与普通粘胶相比，具有强黏着力、抗腐蚀性、柔韧性、强吸收性、易揭除性等特性，能解决尿液渗漏及造口周围皮肤问题。双层粘胶增强型底盘其独特的水胶体结构，具有较强的吸湿性，可保持皮肤干燥，更适合泌尿造口[12]。

（三）造口袋的选择

1.术后早期推荐选择二件式透明造口袋，便于观察及清洁黏液。后期回肠代膀胱肠黏液分泌减少，也可选用一件式泌尿造口袋[2,13]。

2.预防泌尿造口患者的尿路感染，推荐使用具有抗反流装置的泌尿造口袋[3]。

3.非粘贴型泌尿造口袋可重复使用，但必须借助腰带，密闭性差，易泄漏，易出现皮肤问题，不建议使用非粘贴型泌尿造口袋[13]。

（四）常见泌尿造口辅助用品的选择

1.困扰泌尿造口人最主要的问题是皮肤问题和渗漏，渗漏会导致造口周围皮肤问题，影响底盘佩戴，形成恶性循环，使用附件产品可以有效减少皮肤并发症，提高造口人的生活质量[14]。

2.皮肤保护粉：主要成分为羧甲基纤维素钠，有较强的吸收能力，可通过吸收造口排泄物，使造口周围皮肤保持干爽，从而减轻排泄物对皮肤的刺激。

3.皮肤保护膜：分为含酒精和不含酒精两类，主要成分为异丙醇，是一种多聚溶液，喷洒或涂擦于皮肤后形成一种薄膜，帮助皮肤免受排出物的刺激。当造口周围皮肤有破损时，只能使用不含酒精的皮肤保护膜[13]。

4.防漏产品（防漏膏、防漏条、可塑贴环）：用于造口周围皮肤凹陷、皱褶、缝隙的填充，防止渗漏。

5.黏胶祛除剂/擦纸：用于清除皮肤残留黏胶，减少反复擦拭导致的皮肤损伤。

6.造口腰带：用于固定底盘，减少外力对底盘的影响，延长造口袋的使用寿命。

7.弹力胶贴：用于加固底盘，防止翘边或位移。

8.造口护肤粉联合皮肤保护膜除保护造口周围皮肤外，也可用于治疗造口周围刺激性皮炎[15]。

9.腰带可以帮助加压，在3点和9点方向提供支撑，固定底盘，减少外力对底盘的影响；腰带扣和皮肤之间垫上纸巾或纱布，可以减少腰带对皮肤的摩擦，提高舒适度[2,6,16-18]。

10.使用凸面底盘时，可用腰带来加强压力，营造更好的密闭环境；对于平面造口底盘，可通过使用防漏产品来创建类似凸面底盘的作用[19,20]。

11.当使用凸面底盘时，可联合使用有防漏作用的附件（如防漏膏、可塑贴环或防漏条），在保证一定支撑性的同时增加底盘的灵活性，提高患者的舒适度和依从性[7]。

12.在身体运动和活动过程中，底盘易出现松动，可选择使用弹力胶贴和造口腰带。

13.造口周围皮肤受到浸渍或发红，可使用造口护肤粉和皮肤保护膜。

14.造口易出现渗漏，同时皮肤有皱褶和折叠，可使用可塑贴环/防漏膏和弹力胶贴。

15.造口佩戴和揭除困难或疼痛时，可使用黏胶祛除剂/擦纸和皮肤保护膜。

（五）造口护理用具的使用方法

1. ARC造口袋更换流程（表27-1）

表27-1　ARC造口袋更换流程

佩戴 Apply	1.用生理盐水/温水清洗造口及周围皮肤，保持皮肤的清洁和干燥	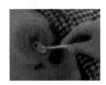
	2.用造口测量尺测量造口的大小、形状，在造口底盘上绘线标记	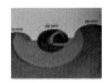
	3.沿记号线修剪造口底盘，底盘的开口与造口黏膜之间保持1～2mm空隙	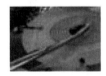
	4.撕去粘贴面上的膜，按照造口位置由下而上粘贴底盘，使底盘完全贴合皮肤	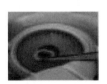
	5.关闭造口袋开口，将造口袋连接环的底部与底盘扣紧，用手掌轻柔按压造口袋处1～3分钟	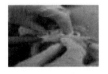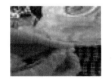

续表

揭除 Remove	在确认锁扣被打开后，由上而下轻柔撕离已用的底盘和造口袋，并观察内容物	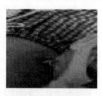
检查 Check	检查底盘黏胶及造口周围皮肤的情况	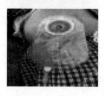

2.二件式造口袋更换操作流程

【目的】

保持造口周围皮肤的清洁；帮助患者掌握护理造口的方法。

【操作准备】

（1）环境要求：温度适宜、相对独立、光线充足、注意遮挡。

（2）用物准备：造口袋、造口底盘、生理盐水或温水、造口测量尺、纱布或柔软的纸巾、治疗巾、剪刀、记号笔、手套、垃圾袋，必要时备换药碗（棉球、弯盘、治疗碗或镊子）、造口护肤粉、防漏膏等附属产品。

【操作流程】

（1）核对、解释、评估患者

1）评估患者的病情、意识、自理能力、合作程度、心理状态、家庭支持程度、经济状况。

2）了解患者或家属对造口护理方法和知识的掌握程度。

3）检查造口袋更换日期，观察造口底盘粘胶融化程度；辨别造口类型、功能状态及有无并发症，评估周围皮肤情况。

（2）洗手，备齐用物至床旁，核对患者，向患者做好解释，取得配合。

（3）安置体位：协助患者取舒适卧位，使用屏风遮挡，保护患者隐私，注意保暖。

（4）撤弃底盘及造口袋：铺治疗巾，由上而下轻柔撕离已用的底盘和造口袋，并观察内容物。回肠代膀胱者，用手轻压造口周围，尽量排空回肠代膀胱的尿液后再撕离，用干净棉球堵住造口处，防止尿液浸湿皮肤；输尿管皮肤造口者，解除过程中，使用无菌镊子轻轻拉着管道，防止管道污染，造成逆行性感染。

（5）评估周围皮肤及造口的情况：使用造口周围皮肤评估工具（DET）对造口周围皮肤进行评估，并根据AMI造口周围皮肤护理指南针对性地进行干预，做好评分结果的记录[21]。

（6）清洁皮肤：用温水或生理盐水由外至内清洁造口及周围皮肤，不可来回擦拭，再用柔软的干纸巾由外至内沿同一个方向擦干。

（7）测量造口：用造口测量尺测量造口的大小、形状，在造口底盘上绘线标记。

（8）修剪底盘：沿记号线修剪造口底盘，底盘的开口与造口黏膜之间保持1～2mm空隙。剪裁后，用手指绕几圈，去除剪裁过程留下的粘胶残余物，防止不规则的粘胶造成黏膜出血或拉扯管道。

（9）粘贴造口底盘：撕去粘贴面上的膜，按照造口位置由下而上粘贴底盘，使底盘完全贴合皮肤；必要时使用防漏产品，量要适宜。

（10）接造口袋：关闭造口袋开口，将造口袋连接环的底部与底盘扣紧，用手掌轻柔按压造口袋处1～3分钟。（回肠代膀胱者，亦可先将底盘与造口袋连接备好，取出堵住造口的棉球，再黏贴）。

（11）协助患者整理衣服并恢复舒适体位；整理用物，洗手。

（12）指导患者及其家属。

（13）引导患者参与造口的自我管理，告知患者及其家属更换造口袋的详细步骤，选择清晨进食前（或更换前1～2小时不饮水/少饮水）进行更换造口袋。

1）告知患者及其家属如何采用造口周围皮肤评估工具进行监测，及造口并发症的预防和护理方法。

2）告知造口袋中尿液1/3～1/2满时及时排放，以防逆流感染[22]。

3）夜间时，可用引流袋与造口袋开口连接，及时排空造口袋内尿液。

4）告知患者避免做增加腹压的运动，以免形成造口旁疝。

备注：一件式造口袋的操作流程同本流程中的1～8步和第11～12步。

【注意事项】[13]

（1）造口底盘的剪裁不可过大过小，理想的底盘开口应比造口尺寸大1～2mm。过大会导致皮肤受尿液浸渍刺激发生皮炎，过小会影响造口血液循环。

（2）造口周围皮肤不建议使用消毒水清洁，大多数消毒水会使造口周围皮肤过于干燥而容易受损，可用擦手纸/柔软的纸巾配合温水或生理盐水使用。

（3）剥离造口底盘时动作宜轻柔，一手按住皮肤，另一手慢慢从底盘两侧由上至下剥离，遇到难以取下时，不可强行剥离，可使用黏胶祛除剂或温水将底盘浸湿后协助剥离。

（4）揭除后的造口底盘应注意观察浸湿程度，如底盘与皮肤接触面浸白范围超过1/2以上，则适当缩短造口底盘更换时间，根据实际情况增加更换频率或调整底盘类型。

（5）一件式造口袋不可重复使用，两件式造口袋，造口袋可以重复使用，清洗宜使用清水或温和清洗剂，如沐浴露或洗手液等；不宜使用刺激性强的清洗剂，如洗衣粉等。

（6）根据造口情况，可搭配使用造口辅助用品，使用前阅读产品说明书或咨询造口治疗师。

3.造口用品保存　造口用品宜储存于阴凉干燥的地方，不能放置在阳光直射下保存，不可放置在冰箱等低温内保存，严禁重物压迫造口护理用品，不宜大批量购买长期存放。

参 考 文 献

［1］Wound，Ostomy and Continence Nurses Society；Guideline Development Task Force. WOCN Society Clinical Guideline. Journal of Wound，Ostomy and Continence Nursing，2018，45（1）：50-59.

［2］中华人民共和国卫生部. 临床护理实践指南. 北京：人民军医出版社，2011，270-272.

［3］Ratliff Catherine R. Early Peristomal Skin Complications ReportedByWOCN Nurses. J Wound Ostomy Continence Nuts，2010，37（5）：505-510.

［4］Nichols TR，et al. WCET inter national ostomy guideline. Journal of the world council of Enterostomal therapists，2012，32（1）：s11-16.

［5］Hoeflok J，et al. Use of convexity in ostomy care. Journal of Wound Ostomy & Continence Nursing，2017，44（1）：55-62.

［6］Gray M，et al. Peristomal moisture-associated skin damage in adults with fecal ostomies：a comprehensive review and consensus. Journal of Wound Ostomy & Continence Nursing Official Publication of the Wound Ostomy & Continence Nurses Society，2013，40（4）：389-399.

［7］Rolstad BS，Boarini J. Principles and techniques in the use of convexity. Ostomy/wound Management，1996，42（1）：24-26.

［8］Ratliff CR，et al. Descriptive study of peristomal complications. Journal of Wound Ostomy & Continence Nursing Official Publication of the Wound Ostomy & Continence Nurses Society，2007，34（2）：127-128.

［9］Colwell JC，et al. MASD part 3：peristomal moisture-associated dermatitis and periwound moisture-associated dermatitis：a consensus. Journal of Wound Ostomy & Continence Nursing Official Publication of the Wound Ostomy & Continence Nurses Society，2011，38（5）：541-553.

［10］Lyon CC，et al. Parastomal pyoderma gangrenosum：clinical features and management. Journal of the American Academy of Dermatology，2000，42（6）：992-1002.

［11］Hoeflok J，et al. Use of convexity in ostomy care. Journal of Wound Ostomy & Continence Nursing，2017，44（1）：55-62.

［12］李卫平，等. 双层粘胶造口袋在肠代膀胱泌尿造口中的使用效果. 当代护士，2018，11（25）：108-110.

［13］胡爱玲，泌尿造口护理与康复指南，北京：人民卫生出版社，2017：17-21.

［14］Neil N，et al. A cost-utility model of care for peristomal skin complications. Journal of Wound Ostomy & Continence Nursing，2016，43（1）：62-68.

［15］胡爱玲，郑美春，李伟娟. 现代伤口与肠造口临床护理实践. 北京：中国协和医科大学出版社，2010：317.

［16］Kruse TM，Størling ZM. Considering the benefits of a new stoma appliance：a clinical trial. British Journal of Nursing，2015，24（22）：S12，S14-S18.

［17］Boyd K，et al. Use of convex appliances. Nursing Standard，2004，18（20）：37-38.

［18］Cronin E. A guide to the appropriate use of convex stoma care products. Gastrointestinal Nursing，2008，6（2）：12-16.

［19］孙学珍，等. 凸面底盘和腰带加压用于结肠造口早期皮肤黏膜分离. 护理学杂志，2011，26（10）：31-32.

［20］Lindholm E，et al. Ostomy-related compli-cations after emergent abdominal surgery：a 2-year follow-up study. J Wound Ostomy Continencen Nurs，2013，40（6）：603-610.

［21］Martins L，Tavernelli K，Serrano JLC. Introducing a peristomal skin assessment too. Wcetj，2008，28（7）：8.

［22］丁炎明. 造口护理学. 北京：人民卫生出版社，2017：11.

七、造口周围皮肤评估工具

造口周围皮肤并发症的风险是一个持续的过程，发生率为16%～77%[1,2]。据统计，造口患者平均在术后2年内会出现某种类型的造口周围皮肤并发症，行动能力受损或手术效果不佳的患者发生风险会增加到75%[3]。超过1/3的造口患者因皮肤问题寻求造口护士的帮助，对于造口护士而言，使用同一评估工具监测、追踪患者皮肤问题非常重要，不仅能在临床实践中追踪治愈并发症的结果，还能以此为基准监测其他研究者的结果。

建议使用以下几种造口周围皮肤评估工具对造口患者造口周围皮肤进行评分。

（一）DET评分内容及标准（推荐级别ⅠA）

造口周围皮肤评估工具OST是由一个国际造口护士小组与康乐保公司合作编制而成，该工具包括DET评分（表27-2）及AIM护理指南两部分，Jemec[4]等对OST进行信效度检验，结果表明评定者信效度高，不同国籍评定者间系数K＝0.84。

表27-2　DET评分及标准

项目	受影响的面积	得分	严重程度	得分
D-颜色改变	没有颜色改变	0	没有颜色改变	0
	<25%	1	有颜色改变	1
	25%～50%	2	有颜色改变,并伴有并发症	2
	>50%	3	（疼痛、发亮、皮肤硬化、发热、痒、烧灼感）	
E-浸渍/溃疡	没有浸渍/溃疡	0	没有浸渍/溃疡	0
	<25%	1	损失只到表皮层	1
	25%～50%	2	损失到表皮层和真皮层伴有	2
	>50%	3	并发症（渗出、出血或溃疡）	
T-组织增生	没有组织增生	0	没有组织增生	0
	25%～50%	2	增生组织高于皮肤水平,伴有	2
	>50%	3	并发症状（渗出、出血或溃疡）	

（二）SACS工具（推荐级别ⅠB）

SACS工具（表27-3）由Bosio[5]等于2003年进行一项前瞻性研究，创建的一种可以对皮肤损伤进行解释和监测的评估工具。Beitz[6]等用横断面混合方法研究设计了一个包含30条目的工具，使用4级Likert评分法对11种不同评估工具的内容效度进行验证，

结果显示SACS工具的内容效度指数为0.94。

表27-3　造口周围皮肤问题研究工具-SACS工具

损伤位置 损伤类型	T_1: 左上象限 （12点至3点）	T_2: 左下象限 （3点至6点）	T_3: 右下象限 （6点至9点）	T_4: 右上象限 （9点至12点）	T_5: 所有象限
L_1: 充血性损伤（造口周围皮肤发红但皮肤完整）					
L_2: 侵蚀性损伤（皮肤完整性破坏但未累及皮下组织）					
L_3: 溃疡性损伤（损伤累及皮下组织，全层皮肤缺失）					
L_4: 溃疡性损伤（全层皮肤缺失，伴失活或坏死组织，坏死、纤维化）					
L_x: 增生性损伤（皮肤出现异常增生，如增生、肉芽肿、赘生物）					

（三）ABCD-造口评估表（ABCD-Stoma）（推荐级别ⅡB）

该工具的评分结果表示为：A＿B＿C＿：＿（A、B、C三个部分）：D＿。由日本创伤、伤口及失禁管理学会开发，2011年在日本创伤、造口相关研讨会对该工具的信效度进行了验证，结果显示组内相关系数为0.754[7]。该工具具有较好的操作性，但该工具主要在日本境内使用，尚未发现在其他地区使用的报到，因此，其适用性、有效性有待进一步验证[8]（表27-4）。

表27-4　ABCD-造口评估表

皮肤损伤	急性损伤								慢性损伤
	红斑			糜烂			水/脓疱		溃疡/组织增生
皮肤分布	1分	2分	3分	1分	2分	3分	1分	2分	3分	15分

A（Adjacent, A）相邻部：
从造口到造口底盘之间的部分

B（Barrier, B）底盘部：
粘贴造口底盘的部位

C（Circumscribing, C）外部：
医用胶带、造口袋等附属品接触的范围

D（Discoloration, D）：	没有颜色改变	色素沉着	色素脱失
同时评估A、B、C三个区域的皮肤颜色变化	0分	P（Pigmentation）	H（Hypopigmentation）

参 考 文 献

［1］Colwell JC，Mcnichol L，Boarini J．North America Wound，Ostomy，and Continence and Enterostomal Therapy Nurses Current Ostomy Care Practice Related to Peristomal Skin Issues．J Wound Ostomy Continence Nurs，2017，44（3）：257-261．

［2］Pittman J，Kozell K，Gray M．Should WOC nurses measure health-related quality of life in patients undergoing intestinal ostomy surgery? J Wound Ostomy Continence Nurs，2009，36：254-265．

［3］Nastro P，et al．Complications of intestinal stomas，Br J Surg，2010，97：1885-1889．

［4］Jemec GB，et al．The ostomy skin tool：Tracking peristomal skin changes in ostomy patients：validation of the ostomy skin tool．British Journal of Dermatology，2011，164（2）：330-335．

［5］Bosio G，et al．Studio osservazionale multi-centrico sulle alterazioni cutanee post-enterostomie，Classificazione delle alterazioni peristomali．G Chri，2006，7（27）：251-254．

［6］Beitz J，et al．Content validation of a standardized algorithm for ostomy care．Ostomy Wound Management，2010，56（10）：22-38．

［7］Jepanese Society of wound ostomy and continence management．ABCD-stoma ケ ア．（2012-10-12）．http：//www.jwocm.org/medical/stoma/sbcdstoma/．

［8］王蒙蒙，冯尘尘，程静霞．造口周围皮肤评估工具的研究进展．护士进修杂志，2018，33（18）：1656-1658．

八、泌尿造口的护理管理

（一）围术期造口管理

1.术前造口定位　见本章"一（三）"。

2.术前造口袋试佩戴　建议术前一天给予患者造口袋试佩戴，并将造口袋中装适量水，让患者提前适应与接受造口，必要时采用同病教育，减轻患者术后形象改变引起的焦虑并增强对手术信心，积极面对手术。

3.术后造口护理表单呈报　在护理系统"造口专科登记表"中填写患者一般资料（包括床号、姓名、住院号、诊断、联系方式、通讯地址）、造口专科登记（包括：手术名称、术后造口数、造口类型、造口位置、造口形状、造口周围皮肤等）。

4.造口的护理　见本章"一（六）"。

5.患者或家属掌握护理造口的方法　出院前对患者或家属进行系统的造口护理指导（观察造口乳头颜色、造口周围皮肤、尿液颜色及每日2次的造口护理），使患者及照顾者接受并主动参与护理[1]；直至患者出院前患者或家属自己独立完成更换造口袋流程，出院当天让患者加入并关注病区的造口微信平台。

（二）造口延续管理

1.电话随访与咨询　由伤口造口治疗师或专科工作5年以上责任护士定期进行电话随访，建议随访时间为出院后第1周、1个月、3个月各随访1次，每次访问时间20～30分钟。随访内容包括造口护理、并发症的防治、饮食指导、日常生活指导、心理社交指导、家庭康复锻炼等[2]。如果患者出现并发症、自我护理能力水平低时，进行家庭访视[3]。

2.造口专科门诊　告知患者定期到造口专科门诊进行复诊，造口治疗师评估患者造口护理情况，评价造口相关知识和技能的掌握程度。给予患者心理疏导，缓解不良情绪。

3.造口患者联谊会　建议每年开展造口患者联谊会1～2次，由造口治疗师或专科工作5年以上责任护士组织并邀请医护人员、造口患者、家属、社会志愿者共同参与。内容包括：利用图片、视频和操作示范等讲解造口护理知识，介绍造口用品用法，演示造口护理技巧；邀请具有丰富造口护理经验的患者现身说教，分享自我护理经验；医师对造口患者进行体检，解答患者及家属的疑问；对居家护理问题比较多的造口患者开展结对帮扶模式，实行"一对一"的帮助[4]。

4.搭建延续护理网络平台　病区建立造口微信平台，指导患者关注微信平台，定期为患者推送造口护理知识和护理新进展，不断提高其自我护理和管理的能力[5]。成立造口之家微信交流群，指导患者加入微信交流群，提供网络咨询，为患者提供随时随地的交流平台，更好地满足造口患者的护理需求。

5.世界造口日　围绕"世界造口日"进行相关主题活动，鼓励造口患者及其家属参加造口日的相关活动。"世界造口日"是由国际造口协会于1993年所倡议并得到世界卫生组织认可，让世界造口人和造口工作者加强联系和交流，对全社会进行造口知识宣传，每3年举行1次，每年10月的第1个星期六[6]。

参 考 文 献

[1] 罗宝嘉，覃惠英，郑美春. 永久性结肠造口患者社会关系质量与希望水平的相关性研究. 中华护理杂志，2014，49（2）：138-142.

[2] 王艳，等. 永久性结肠造口患者社交状况及其影响因素分析. 中国护理管理，2017，17（10）：1427-1431.

[3] 孙颖，等. 延续护理在肠造口患者居家护理中的应用效果. 中华现代护理杂志，2016，22（6）：795-798.

[4] 瞿春华，等. 尿流改道腹壁造口术后患者延续护理的研究现状. 护理研究，2017，31（26）：3221-3223.

[5] 造口治疗师主导的延续护理对肠造口患者生活质量的影响. 医院管理论坛，2018，35（12）：73.

[6] 喻德洪，我国肠造口康复治疗的现状与展望. 大肠肛门病外科杂志，2002，8（4）：200.

尿失禁护理指南

一、概述

尿失禁（urinary incontinence，UI）是一个影响到患者及其家庭成员心理、社会和卫生的重要健康问题。全球约有20亿人口遭受尿失禁的困扰。UI主要包括压力性（stress urinary incontinence，SUI）、急迫性（urge urinary incontinence，UUI）、混合性（mixed urinary incontinence，MUI）3种类型，最常见的是SUI[1]。国际尿控协会定义尿失禁是一种可以经过客观证实的，不自主的经尿道漏尿现象，并因此给患者带来社交活动和个人卫生方面的困扰[2]。研究证实女性群体尿失禁的患病率远远高于男性群体，女性患病高峰年龄为50～54岁[3]。男性尿失禁常是前列腺增大的结果，或者由于手术或前列腺癌放疗导致控尿机制损伤引起。相比之下女性尿失禁通常与膀胱或盆底肌肉功能障碍有关，这种功能障碍通常发生在怀孕或分娩期间或绝经期[4]。

尿失禁可以从很多方面影响患者生活质量，如社会、心理、家庭、职业、身体和性功能等方面，尿失禁因类型差异对影响患者生活质量及性功能方面具有很大的差异，急迫性尿失禁对患者的生活质量影响最大，而压力性尿失禁和混合性尿失禁对患者性功能方面影响最大[5,6]。

参考文献

[1] Mallett VT. Female urinary incontinence: what the epidemiologic data tell us. International Journal of Fertility&Womens Medicine, 2005, 50 (1): 12-17.

[2] Abrams P, et al. The standardisation of terminology of lower urinary tract function: report from the Standardisation Sub-committee of the International Continence Society. Neurourol Urodyn, 2002, 21 (2): 167-178.

[3] Akkus Y, Pinar G. Evaluation of the prevalence, type, severity, and risk factors of urinary incontinence and its impact on quality of life among women in Turkey. Int Urogynecol J, 2016, 27 (6): 887-893.

[4] Yoshitaka Aoki, et al. Urinary incontinence in women. Nat Rev Dis Primers, 2017, 16 (3): 17097.

[5] Ozkan S, et al. Quality of life and sexual function of women with urinary incontinence. Jpn J Nurs Sci, 2011, 8 (1): 11-19.

[6] Gil KM, et al. Distress and quality of life characteristics associated with seeking surgical treatment for stress urinary incontinence. Health Qual Life Outcomes, 2009, 7: 8.

1.指南制定的目的和意义　本指南由来自国内三甲医院的尿失禁护理专家小组共同制定，旨在为临床问题提供合理实用的循证指导，为临床实践提供评估和处理建议[1]。但必须强调的是，临床指南提供了专家可获得的最佳证据，但是遵循指南建议不一定产生最佳结果。在为个体患者做护理决策时，无法取代临床专业知识，指南的意义在于指导决策，实际中应将个人价值观、偏好及患者的个人情况纳入考虑[2]。

2.指南制定的依据　本指南以循证医学为基础，参考《欧洲泌尿外科学会2019年成人尿失禁指南》[3]《欧洲泌尿外科学会2018年尿失禁评估及非手术治疗指南》[4]《欧洲泌尿外科学会2015尿失禁临床指南》[5]《美国妇产科医师学会2015女性尿失禁指南》[6]《伤口造口失禁护理学会2018成人失禁患者穿着吸收性产品的评估、选择、应用和评价专家共识》[7]，检索PubMed、中国知网和万方近10年的文献，同时广泛征询全国泌尿外科护理同仁的意见和建议制定。

3.指南内容　本指南包含尿失禁分类、评估、非手术治疗的管理、药物管理、手术护理、护理用具、特殊人群尿失禁护理以及尿失禁护理门诊和疾病管理8个部分。

4.证据分级及证据推荐级别　根据循证医学原则，参照欧洲泌尿外科学会改良的循证医学牛津中心证据级别标准[8,9]，将参考文献分为以下证据级别及推荐标准（表28-1，表28-2）。

表28-1　证据级别（Level of evidence，LE）

级别	证据类型
1a	来自多个随机对照研究meta分析*的证据
1b	来自至少一个随机研究的证据
2a	来自一个设计合理的非随机对照研究的证据
2b	来自至少一个其他类型的设计合理的准实验研究**的证据
3	来自设计合理的非实验性研究的证据，如比较研究、相关研究和病例报告
4	来自专家委员会的报告、意见或权威专家的临床经验的证据

*meta分析即"荟萃分析"，是指用统计学方法对收集的多个研究资料进行分析和概括，以提供量化的平均效果来回答研究的问题

**准实验研究是指在无须随机地安排被试时，运用原始群体，在较为自然的情况下进行实验处理的研究方法

表28-2　推荐等级（Grade of recommendation，GR）

等级	推荐性质
强烈推荐	基于高品质的临床研究，受到一致的推荐，包括至少一个随机试验
推荐	基于高品质的临床研究，但没有随机的临床试验的支持
可选择	缺乏直接的高品质的临床研究的支持

参 考 文 献

[1] Thüroff JW, et al. EAU guidelines on urinary incontinence. Eur Urol, 2011, 59（3）：387-400.

[2] Stöhrer M, et al. EAU guidelines on neurogenic lower urinary tract dysfunction. Eur Urol, 2009, 56（1）：81-88.

[3] Burkhard FC, et al. EAU Guidelines on Urinary Incontinence in Adults. European Association of Urology, 2019.

[4] Nambiar AK, et al. EAU Guidelines on Assessment and Nonsurgical Management of Urinary Incontinence. Eur Urol, 2018, 73（4）：596-609.

[5] Lucas MG, et al. Guidelines on Urinary Incontinence. European Association of Urology, 2015.

[6] Committee on Practice Bulletins-Gynecology and the American Urogynecologic Society. Urinary Incontinence in Women. Obstetrics & Gynecology, 2015, 126（5）：e66-e81.

[7] Mikel Gray, et al. Assessment, selection, use, and evaluation of bodyworn absorbent products for adults with incontinence. J Wound Ostomy Continence Nurs, 2018, 45（3）：243-264.

[8] Gordon H Guyatt, et al. Grade: an emerging consensus on rating quality of evidence and strength of recommendations. BMJ, 2008, 336（7650）：924-926.

[9] David Atkins, et al. Systems for grading the quality of evidence and the strength of recommendations I: Critical appraisal of existing approaches The GRADE Working Group. BMC Health Serv Res, 2004, 4：38.

二、定义和分类

国际尿控协会（International Continence Society, ICS）将尿失禁定义为"任何尿液不自主地流出"。尿失禁的定义描述了患者或其护理者观察到的任何尿液不自主流出的漏尿症状，此外，尿失禁还可以根据体征及尿流动力学表现进一步分类，分为压力性尿失禁、急迫性尿失禁、混合性尿失禁及充溢性尿失禁四大类[1-2]。

1.压力性尿失禁　压力性尿失禁的症状是患者在用力、咳嗽或打喷嚏时出现不自主漏尿。体征是在用力、打喷嚏或咳嗽时观察到尿液从尿道口不自主地同步流出。压力性尿失禁的尿流动力学定义为在逼尿肌无收缩情况下，伴随着腹压增高出现的尿液不自主漏出。有许多因素都与压力性尿失禁的发生有关，其中包括年龄、生育、盆腔手术史、家庭史、便秘和吸烟等。

2.急迫性尿失禁　急迫性尿失禁的症状是伴随尿急或紧随其后出现不自主漏尿。体征是观察到伴随尿急或紧随其后从尿道出现不自主漏尿。逼尿肌过度活动引起的尿失禁在尿流动力学检查时可以观察到与逼尿肌不自主收缩有关的漏尿。

引起急迫性尿失禁的主要原因是逼尿肌过度活动。ICS将逼尿肌过度活动定义为膀胱充盈期间出现自发或诱发的逼尿肌不自主收缩。

3.混合性尿失禁　混合性尿失禁指既有尿急等急

迫性尿失禁成分，又有用力，打喷嚏或咳嗽引起的不自主的漏尿等压力性尿失禁的成分。

4.充溢性尿失禁 充溢性尿失禁过去被定义为"任何的与膀胱过度扩张有关的尿失禁"，但是ICS不再推荐这个诊断，除非可以得到病理生理学的验证（例如膀胱尿道口梗阻或者逼尿肌收缩力下降）。

参 考 文 献

[1] 廖利民，付光. 尿失禁诊断治疗学. 北京：人民军医出版社，2012.
[2] 那彦群，孙光. 中国泌尿外科疾病诊断治疗指南. 北京：人民卫生出版社，2009.

三、评估

（一）病史和体格检查

在缺乏高级证据的情况下，详细的病史采集和彻底的体格检查是尿失禁护理的基础。病史采集应包含尿失禁的类型、时间和严重程度，排尿情况和尿液的相关检查。评估时应将尿失禁分类为压力性尿失禁、急迫性尿失禁或混合性尿失禁[1]。（推荐等级：强烈推荐）

腹部检查排除尿潴留和盆腔肿块，会阴检查包括外生殖器、阴道或直肠检查、盆底收缩情况、皮肤感觉，女性应评估雌激素状态、有无盆腔脏器脱垂[1]。当患者出现疼痛、血尿、复发性尿路感染、盆腔手术（特别是前列腺手术）或放疗、持续性渗漏、排尿困难和疑似神经系统疾病时需要将患者进行专科转诊治疗[2]。（推荐等级：强烈推荐）

（二）问卷调查

虽然一些问卷调查可以用于区别尿失禁的类型，对症状改变敏感，可用于量化治疗结果，但是没有证据显示问卷调查能够提高尿失禁的护理，但问卷调查可有助于量化症状[3,4]。当需要标准化评估时使用经过验证且合适的问卷。（推荐等级：强烈推荐）

EAU2019尿失禁指南中将尿失禁的问卷调查分为以下几类：症状相关的生活质量测量、患者治疗满意度测量、目标达标测量、UI分类筛选量表、症状评估量表、急迫感影响测量、性功能和排尿症状评估、治疗依从性测量等，相关问卷可在以下网址获得：www.iciq.net/modules，www.pfizerpcoa.com/disease-area/urology。这其中最常用的尿失禁调查问卷为国际

尿失禁咨询委员会尿失禁问卷表简表（ICI-Q-SF）[2]。到目前为止，没有一份调查问卷能够满足评估尿失禁患者的所有要求。护士必须评估现有的工具，单独或组合使用以便评估和检测治疗效果[5]。

证据总结	证据级别
经过验证的症状评分量表有助于尿失禁的筛选和分类	3
经过验证的症状评分量表可测量尿失禁的严重程度	3
一般健康状况问卷能够测量当前的健康状况和治疗后的改变	3

（三）排尿日记

测量下尿路症状频率和严重程度时评估和管理下尿路功能障碍包括尿失禁在内的一个重要步骤。排尿日记是量化尿失禁症状的半客观方法，如尿失禁的频率[6]。同时排尿日记还可以量化尿流动力学改变，例如排尿量和24小时或夜间总尿量[7]，还可以辅助诊断患者是否合并有膀胱过度活动症和多尿症[8]。排尿日记的数据与标准症状评估之间存在密切关联[9,10]。在尿失禁患者中使用排尿日记可测量24小时和夜间尿量、日/夜排尿频率、平均排尿量、急迫程度和尿失禁情况[11]。但是对于严重的尿失禁患者，排尿日记可能不能准确报告24小时排尿情况，可能低于实际的膀胱总容量[2]。

证据总结	证据级别
3～7天排尿日记能够客观测量平均排尿量、日/夜排尿频率和尿失禁发作频率	2b
排尿日记对症状变化敏感，是评估治疗效果的可靠方法	2b

推荐意见	推荐等级
尿失禁患者需记录排尿日记	强烈推荐
排尿日记记录持续时间至少为3天	强烈推荐

（四）尿检和尿路感染

当尿检表明尿路感染、蛋白尿、血尿或糖尿时需要进一步评估[12]。尿检中亚硝酸盐和白细胞可以将尿失禁患者可靠地诊断有无尿路感染，如有尿路感染必

要时需进行尿培养[13]（证据等级：1a）。尿路感染可能会引起或加重尿失禁的症状，在进一步评估尿失禁之前需要治疗尿路感染[14]（证据等级：3）。无症状的菌尿不会导致尿失禁，治疗无症状的菌尿不能改善已有尿失禁的居家老年人的症状[15]（证据等级：2b）。

推荐意见	推荐等级
尿失禁患者行尿液分析是初步评估的一部分	强烈推荐
如果尿失禁患者出现症状性尿路感染，则治疗后需对患者再次评估	强烈推荐
对于无症状性菌尿的老年无须进行常规治疗	强烈推荐

（五）残余尿量

残余尿量是指排尿后残留在膀胱中的尿量。残余尿多表明排尿效率差，这可能与尿路感染、上尿路扩张和肾功能不全有关[2]。当伴有膀胱出口梗阻和逼尿肌收缩功能差时残余尿量会增加。残余尿量可以通过一次性导尿或超声测量测得[16]。大多数研究没有将残余尿量纳入尿失禁患者的评估中，但是一些研究也包含了女性尿失禁患者和成人下尿路功能障碍患者，以及神经源性尿失禁儿童和成人。一般来说，残余尿测定谨慎地用于非神经源性尿失禁的成年人[17-19]。在没有明显下尿路功能障碍或盆腔器官疾病的围绝经期和绝经后女性中，95%的女性残余尿＜100ml[20]。在压力性尿失禁女性患者中，16%的患者残余尿＞100ml。在急迫性尿失禁女性患者中10%的患者残余尿量＞100ml[21]。下尿路功能障碍患者残余尿量较多，但残余尿多不是尿失禁的危险因素，除了男性膀胱出口梗阻引起的充溢性尿失禁[1]。（证据等级：2b）

推荐意见	推荐等级
测量残余尿量时使用超声测量	强烈推荐
当尿失禁患者有排尿症状时需测量残余尿量	强烈推荐
复杂性尿失禁患者需评估残余尿量	强烈推荐
当患者接受能够引起或加重排尿功能异常治疗时需监测残余尿量，包括压力性尿失禁手术	强烈推荐

（六）尿流动力学

尿流动力学检查能够对下尿路症状进行客观评估，但尿流动力检查的同期重复存在差异，训练有素的操作者使用适当的仪器进行操作对结果至关重要[22]。尿道闭合压的测量与尿失禁的严重程度相关[23]，Valsalva漏尿点压无法可靠地评估选择手术治疗的女性压力性尿失禁患者尿失禁严重程度[24]。尿流动力诊断的准确性根据其与尿失禁与失禁严重程度相关性来评估，正常健康人也有可能出现尿流动力结果异常[25]。经过尿流动力检查后增加药物使用或避免手术可能，但是没有证据显示尿流动力学检查改变治疗的结果[26]。临床诊断压力性尿失禁与尿动力结合临床诊断的压力性尿失禁患者进行对比发现，虽然尿流动力学改变了56%的女性的临床诊断，但尿失禁水平或其他结果并没有显著差异[27]。尿失禁手术前存在逼尿肌过度活动与术后急迫性尿失禁发生显著相关，但不能预测术后效果[28]。尿流动力学检查能区分失禁的原因，但其预测男性失禁手术结果的能力尚不确定[29]。

证据总结	证据级别
大多数尿流动力参数显示某个时期的变化，这限制了尿动力的临床实用性	3
测量尿道功能的不同方法具有良好的重测信度，但与其他尿流动力测试或失禁严重程度无显著相关	3
有限的证据证明动态尿流动力在诊断压力性尿失禁或逼尿肌过度活动比常规尿流动力学更敏感	2
病史和尿流动力结果可能存在不一致	3
尿流动力学结果可影响尿失禁的治疗选择，但不影响压力性尿失禁的非手术治疗和药物治疗结果	1a
无合并症的压力性尿失禁女性患者术前尿流动力检查并不能改善手术的结果	1b
尿道功能测试与尿失禁手术成功与否没有显著相关	3
术前逼尿肌过度活动与女性尿道中段悬吊手术成败没有显著相关	3
术前逼尿肌过度活动可能与术后持续的急迫尿意有关	3
没有证据显示尿流动力学结果能够预测男性前列腺切除术后尿失禁的治疗效果	4

推荐意见（仅针对神经功能完好的成年尿失禁患者）	推荐等级
按照国际尿控协会描述的"尿流动力技术规范"标准对尿失禁患者进行尿动力学检查[30]： 尝试再现患者的症状 检查质控记录 基于临床问题，对结果进行解释 注意同一患者可能存在生理变异	强烈推荐
治疗非复杂性压力性尿失禁时，无须常规进行尿流动力学检查	强烈推荐

推荐意见（仅针对神经功能完好的成年尿失禁患者）	推荐等级
如果尿流动力学检查结果可能改变侵入性治疗的选择，则可进行尿动力学检查	推荐
不使用尿道压力分布图或漏尿点压力测定对尿失禁严重程度进行分级	强烈推荐

（右上角标注：续表）

证据总结	证据级别
超声和影像学检查可以用于测量膀胱颈和尿道移动性，尽管没有证据表明尿失禁患者具有临床获益	2b
没有证据表明膀胱（逼尿肌）壁厚度测量在尿失禁管理中时有用的	3

推荐意见	推荐等级
无须将上尿路或下尿路常规影像学作为尿失禁评估的一部分	强烈推荐

（七）尿垫试验

尿失禁患者行尿垫试验具有临床评估的有效性[31]。使用标准化运动方案的1小时尿垫显示出良好的特异性，但对压力性尿失禁和混合性尿失禁症状的敏感性较差。使用24小时尿垫试验更具可重复性，但难以根据活动水平进行标准化[32]。尽管术后早期行尿垫试验能够预测远期男性前列腺切除术后的尿失禁[33]，但是尿垫试验对于量化尿失禁严重程度和预测治疗效果尚不确定[34]。

证据总结	证据级别
尿垫试验能够准确诊断尿失禁	2a
膀胱容量和激发程度的标准化提高了可重复性	2b
对于基于家庭的测试，24小时尿垫试验足以平衡诊断准确性和患者依从性	2a
尿垫试验中漏尿量的变化可用于测量治疗效果	2a

推荐意见	推荐等级
使用持续时间和方案标准化的尿垫试验	强烈推荐
当需对尿失禁进行量化时使用尿垫试验	强烈推荐

（八）超声和影像学检查

超声和影像学检查能够显示尿失禁患者的解剖学异常，作为研究工具，在治疗前后被用于研究中枢神经系统、膀胱和盆底肌肉的解剖学、症状和功能之间的关系[1]。磁共振提供骨盆结构的成像，但在简单的尿失禁患者中缺乏临床效用的证据[35]。中段吊带术后超声成像与临床结果有一定的相关性[36]。成像检查能够显示女性尿失禁患者和男性前列腺切除术后患者的尿道体积和尿道长度，但与治疗结果无显著相关[2,37]。膀胱/逼尿肌厚度的测定能诊断男性膀胱出口梗阻和女性逼尿肌过度活动，但标准化较差[1]。

参考文献

[1] Nambiar AK，et al. EAU Guidelines on Assessment and Nonsurgical Management of Urinary Incontinence. Eur Urol，2018，73（4）：596-609.

[2] F. C. Burkhard，et al. EAU Guidelines on Urinary Incontinence in Adults. European Association of Urology，2019.

[3] Farrell SA，et al. Women's ability to assess their urinary incontinence type using the QUID as an educational tool. Int Urogynecol J，2013，24：759-762.

[4] Hess R，et al. Long-term efficacy and safety of questionnaire-based initiation of urgency urinary incontinence treatment. Am J Obstet Gynecol，2013，209：244. e1-9.

[5] Shy M，et al. Objective Evaluation of Overactive Bladder：Which Surveys Should I Use? Curr Bladder Dysfunct Rep，2013，8：45.

[6] Bright E，Cotterill N，Drake M，Abrams P. Developing and validating the International Consultation on Incontinence Questionnaire bladder diary. Eur Urol，2014，66：294-300.

[7] Papatsoris，AG，et al. Urinary and erectile dysfunction in multiple system atrophy（MSA）. Neurourol Urodyn，2008，27：22.

[8] Brown JS，et al. Measurement characteristics of a voiding diary for use by men and women with overactive bladder. Urology，2003，61：802.

[9] Fayyad AM，et al. Urine production and bladder diary measurements in women with type 2 diabetes mellitus and their relation to lower urinary tract symptoms and voiding dysfunction. Neurourol Urodyn，2010，29：354.

[10] Stav K，et al. Women overestimate daytime urinary frequency：the importance of the bladder diary. J Urol，2009，181：2176.

[11] Bright E，et al. Developing and validating the

International Consultation on Incontinence Questionnaire bladder diary. Eur Urol, 2014, 66: 294-300.

［12］Gravas S, et al, EAU Guidelines on the management of Non-Neurogenice Male LUTS. EAU Guidelines Office Arnhem, 2018, 6.

［13］Buchsbaum GM, et al. Utility of urine reagent strip in screening women with incontinence for urinary tract infection. Int Urogynecol J Pelvic Floor Dysfunct, 2004, 15: 391.

［14］Moore EE, et al. Urinary incontinence and urinary tract infection: temporal relationships in postmenopausal women. Obstet Gynecol, 2008, 111: 317-323.

［15］Ouslander JG, et al. Does eradicating bacteriuria affect the severity of chronic urinary incontinence in nursing home residents? Ann Intern Med, 1995, 122: 749-754.

［16］Goode PS, et al. Measurement of postvoid residual urine with portable transabdominal bladder ultrasound scanner and urethral catheterization. Int Urogynecol J Pelvic Floor Dysfunct, 2000, 11: 296.

［17］Ouslander JG, et al. Use of a portable ultrasound device to measure post-void residual volume among incontinent nursing home residents. J Am Geriatr Soc, 1994, 42: 1189-1192.

［18］Stoller ML, Millard RJ. The accuracy of a catheterized residual urine. J Urol, 1989, 141: 15-16.

［19］Griffiths DJ, et al. Variability of postvoid residual urine volume in the elderly. Urol Res, 1996, 24: 23-26.

［20］Gehrich A, et al. Establishing a mean postvoid residual volume in asymptomatic perimenopausal and postmenopausal women. Obstet Gynecol, 2007, 110: 827.

［21］Tseng LH, et al. Postvoid residual urine in women with stress incontinence. Neurourol Urodyn, 2008, 27: 48.

［22］MacLachlan LS, Rovner ES. Good urodynamic practice: keys to performing a quality UDS study. Urol Clin North Am, 2014, 41: 363-373, vii.

［23］Schick E, et al. Predictive value of maximum urethral closure pressure, urethral hypermobility and urethral incompetence in the diagnosis of clinically significant female genuine stress incontinence. J Urol, 2004, 171: 1871.

［24］Albo ME, et al. Burch colposuspension versus fascial sling to reduce urinary stress incontinence. N Engl J Med, 2007, 356: 2143.

［25］van Leijsen SA, et al. The correlation between clinical and urodynamic diagnosis in classifying the type of urinary incontinence in women. A systematic review of the literature. Neurourol Urodyn, 2011, 30 (4): 495-502.

［26］Glazener CM, Lapitan MC. Urodynamic studies for management of urinary incontinence in children and adults. Cochrane Database Syst Rev, 2012 Jan 18; 1: CD003195.

［27］Sirls LT, et al. The effect of urodynamic testing on clinical diagnosis, treatment plan and outcomes in women undergoing stress urinary incontinence surgery. J Urol, 2013, 189 (1): 204-209.

［28］Nager CW, et al. Baseline urodynamic predictors of treatment failure 1 year after mid urethral sling surgery. J Urol, 2011, 186 (2): 597-603.

［29］Thiel DD, et al. Do clinical or urodynamic parameters predict artificial urinary sphincter outcome in post-radical prostatectomy incontinence? Urology, 2007, 69 (2): 315-319.

［30］Rosier PFWM, et al. International Continence Society Good Urodynamic Practices and Terms 2016: Urodynamics, uroflowmetry, cystometry, and pressure-flow study. Neurourol Urodyn, 2017, 36 (5): 1243-1260.

［31］Krhut J, et al. Pad weight testing in the evaluation of urinary incontinence. Neurourol Urodyn, 2014, 33 (5): 507-510.

［32］Painter V, Karantanis E, Moore KH. Does patient activity level affect 24-hr pad test results in stress-incontinent women? Neurourol Urodyn, 2012, 31 (1): 143-147.

［33］Sato Y, et al. Simple and reliable predictor of urinary continence after radical prostatectomy: serial measurement of urine loss ratio after catheter removal. Int J Urol, 2014, 21 (7): 647-651.

［34］Richter HE, et al. Demographic and clinical predictors of treatment failure one year after midurethral sling surgery. Obstet Gynecol, 2011, 117 (4): 913-921.

［35］Woodfield CA, et al. Imaging pelvic floor disorders: trend toward comprehensive MRI. AJR Am J Roentgenol, 2010, 194: 1640-1649.

［36］Shek KL, Chantarasorn V, Dietz HP. The urethral motion profile before and after suburethral sling placement. J Urol, 2010, 183: 1450-1454.

［37］Morgan DM, et al. Urethral sphincter morphology and function with and without stress incontinence. J Urol, 2009, 182: 203-209.

四、非手术治疗的管理

（一）生活方式的调节

1.减少咖啡因的摄入　咖啡因是一种黄嘌呤生物碱化合物，是世界上最常食用的兴奋剂之一[1]。不仅存在于咖啡中，还存在于绿茶、碳酸饮料、软饮料、巧克力中，同样也包含在各种各样的药物中，包括食欲抑制剂、利尿药、镇痛药等。许多研究报道了咖啡

/咖啡因与尿失禁风险之间的关系。然而，目前的流行病学证据不一致。

（1）有研究结果支持高的咖啡因摄入量（≥204mg/d）和尿失禁的关联。患任何类型尿失禁的女性都应该减少咖啡因摄入量[2]。

（2）长期咖啡因摄入或咖啡因摄入的长期变化与尿失禁的进展无关[3]。

（3）鉴于已发表研究的证据，咖啡因摄入对尿失禁和膀胱过度活动症的影响尚不清楚。这可能与不同类型的茶和咖啡中不同浓度的咖啡因有关，也可能因为可乐和巧克力中存在不同的咖啡因水平[4]。

尽管缺乏证据和相互矛盾的观点，许多临床指南包括国际尿失禁协会，国家健康和保健医学研究所（英国）（NICE）和欧洲泌尿学会（EAU）仍普遍建议减少患有泌尿症状的女性的咖啡因[5,6]。

证据总结	证据级别
减少咖啡因的摄入并不能改善压力性尿失禁	2
减少咖啡因摄入可以改善尿频和尿急症状	2

2.体育锻炼 规律定期地进行体育锻炼可以加强盆底肌肉组织，并可能降低发生尿失禁的风险，尤其是压力性尿失禁。然而，高强度体育锻炼也可能加剧尿失禁的程度。

（1）女运动员可能会在剧烈的体育运动中经历尿失禁，但在日常活动期间不会[7,8]。

（2）剧烈体育锻炼并不会使女性在晚年更容易患上尿失禁。

（3）中等强度的运动可以降低中老年女性尿失禁的发生率，但具体机制并不清楚。久坐不动的生活方式有尿失禁的风险[9]。

证据总结	证据级别
女运动员可能会在剧烈的体育活动中体验到压力性尿失禁，但不会在日常活动中体验到压力性尿失禁	3
剧烈体育锻炼并不会使女性在晚年更容易患上尿失禁	3
中等强度的运动可以降低中老年女性尿失禁的发生率	2b

3.液体摄入 液体摄入量的改变，特别是限制，是缓解尿失禁患者症状的常用策略。医疗保健专业人员给予的液体摄入建议应基于24小时液体摄入量和尿量的测定。从一般健康的角度来看，应该建议液体摄入量应足以避免口渴，并保证24小时尿量。

（1）减少液体摄入可以显著降低逼尿肌过度活动和压力性尿失禁患者的排尿频率，尿急和尿失禁发作频率[10]。

（2）液体总摄入量减少25%，患者尿频、尿急、夜尿症状显著减少，因此推荐控制液体总摄入量作为女性尿失禁重要的非侵入性的措施[11]。

证据总结	证据级别
液体摄入改变是否对压力性尿失禁有影响，存在着相互矛盾的证据	2

4.肥胖和减重[11-17] 肥胖，特别腹部肥胖是女性压力性尿失禁重要的独立危险因素。有证据表明压力性尿失禁和急迫性尿失禁的患病率随着体重指数的增加而成比例增加。降低体重对预防和治疗尿失禁都是有显著意义。

（1）鼓励患有任何类型尿失禁的肥胖女性减肥。

（2）肥胖可引起腹压增高，进而导致膀胱内压增高、尿道向下移位。持续腹压增高可导致盆底肌的张力增加，导致膀胱和尿道的血供减少，损害部分支配膀胱和尿道的神经，导致盆底、尿道的障碍。

（3）肥胖患者多伴有血脂异常，高血脂往往造成血液流变学改变，进而影响局部血液流动，损伤尿道周围神经，也是造成尿道括约肌功能改变的可能因素之一。

（4）体重指数每增加1个单位，患压力性尿失禁的风险升高1.109倍。

（5）中度压力性尿失禁的肥胖患者通过节食、运动等方式减肥后，每周漏尿次数减少60%。

（6）对于男性患者，还没有明确的证据支持减重对控制漏尿的发生有所帮助。

证据总结	证据级别
肥胖是女性压力性尿失禁的危险因素	1b
超重和肥胖女性应用非手术减肥可以改善压力性尿失禁	1a
手术减肥可以改善肥胖女性的压力性尿失禁	1b
肥胖女性减肥可以改善压力性尿失禁	1b
肥胖成人糖尿病患者的体重减轻可降低患压力性尿失禁的风险	1b

5.吸烟[14,18-21] 吸烟是一种全球普遍的公共卫生

问题，吸烟是盆底功能障碍包括尿失禁的危险因素之一。大量研究表明，吸烟，特别是每天＞20根，会增加压力性尿失禁的严重程度。

（1）吸烟可干扰胶原合成，吸烟者咳嗽时对膀胱的加压更大，即使原本吸烟者的尿道括约肌功能更强，吸烟造成的剧烈咳嗽及尼古丁造成的危害也可加速解剖及压力传导的缺陷。

（2）吸烟可引起慢性咳嗽导致腹压升高，从而增加尿失禁的发病或加重其原有的症状。

（3）被动吸烟会增加压力性尿失禁的发病风险，并且随被动吸烟量增多，压力性尿失禁发生危险性也随之增加。

证据总结	证据级别
没有证据表明戒烟会改善压力性尿失禁症状	4

6.生活方式调节的证据推荐

推荐意见	推荐等级
鼓励患有任何类型尿失禁的肥胖女性减肥，并保持减重效果	强烈推荐
建议患有尿失禁的成年人减少咖啡因的摄入可以改善尿急和尿频的症状，但不能改善尿失禁	推荐
应建议患者改变异常高或异常低的液体摄入量	可选择
吸烟的尿失禁患者应根据医疗保健人员给出的建议进行戒烟	强烈推荐

参 考 文 献

［1］Nuhu AA. Bioactive micronutrients in coffee: recent analytical approaches for characterization and quantification. ISRN nutrition, 2014.

［2］Gleason JL, et al. Caffeine and urinary incontinence in US women. International urogynecology journal, 2013, 24（2）: 295-302.

［3］Townsend MK, Resnick NM, Grodstein F. Caffeine intake and risk of urinary incontinence progression among women. Obstetrics and gynecology, 2012, 119（5）: 950.

［4］Robinson D, et al. Are we justified in suggesting change to caffeine, alcohol, and carbonated drink intake in lower urinary tract disease? Report from the ICI - RS 2015. Neurourology and urodynamics, 2017, 36（4）: 876-881.

［5］Gonthier A, et al. Urinary incontinence in women: management in primary care. Revue Médicale Suisse, 2008, 4（181）: 2572-2574.

［6］Syan R, Brucker BM. Guideline of guidelines: urinary incontinence. BJU International, 2016, 117（1）: 20-33.

［7］Nygaard IE, et al. Urinary incontinence in elite nulliparous athletes. Obstet Gynecol, 1994, 84（2）: 183-187.

［8］Fader M, et al. Sheaths for urinary incontinence: a randomized crossover trial. BJU international, 2001, 88（4）: 367-372.

［9］Faleiro DJA, et al. Association of physical activity with urinary incontinence in older women: a systematic review. Journal of Aging and Physical Activity, 2019, 13: 1-26.

［10］Swithinbank L, Hashim H, Abrams P. The effect of fluid intake on urinary symptoms in women. Journal of Urology, 2005, 174（1）: 187-189.

［11］Hashim H, Abrams P. How should patients with an overactive bladder manipulate their fluid intake?. British Journal of Urology International, 2010, 102（1）: 62-66.

［12］Ravittinghoff J. Urinary incontinence in elderly women: Findings from the health, aging, and body composition study. Dkgest of the World Latest Medical Information, 2005, 104（2）: 301-307.

［13］Han MO, Nan YL, Park HS. Abdominal obesity is associated with stress urinary incontinence in Korean women. International Urogynecology Journal, 2006, 17（1）: 35-39.

［14］Fuganti PE, Gowdy JM, Santiago NC. Obesity and smoking: are they modulators of cough intravesical peak pressure in stress urinary incontinence?. International Brazilian Journal of Urology, 2011, 37（4）: 528-533.

［15］Park S, Baek KA. Association of general obesity and abdominal obesity with the prevalence of urinary incontinence in women: cross-sectional secondary data analysis. Iranian Journal of Public Health, 2018, 47（6）: 830-837.

［16］Osborn DJ, et al. Obesity and female stress urinary incontinence. Urology, 2013, 82（4）: 759-763.

［17］Li D, et al. Predictors of urinary incontinence between abdominal obesity and non-obese male adults. Postgraduate Medicine, 2017, 129（7）: 747-755.

［18］Bump RC, Mcclish DM. Cigarette smoking and pure genuine stress incontinence of urine: A comparison of risk factors and determinants between smokers and nonsmokers. American Journal of Obstetrics & Gynecology, 1994, 170（2）: 579-582.

［19］Nusbaum ML, et al. Smoke alarm: a review of the

clinical impact of smoking on women. Primary Care Update for Ob/gyns, 2000, 7 (5): 207-214.

[20] Tampakoudis P, et al. Cigarette smoking and urinary incontinence in women—a new calculative method of estimating the exposure to smoke. Eur J Obstet Gynecol Reprod Biol, 1995, 63 (1): 27-30.

[21] Hannestad YS, et al. Are smoking and other lifestyle factors associated with female urinary incontinence? The Norwegian EPINCONT Study. Bjog An International Journal of Obstetrics & Gynaecology, 2003, 110 (3): 247-254.

（二）行为和物理治疗

1.定时排尿　定时排尿（timed voiding）是以固定的时间间隔排尿来管理尿失禁患者的方法[1]。也可以称为计划排尿、规律排尿，通过规律排尿，减少尿失禁次数，还可以保持患者会阴部皮肤清洁、干燥。

（1）不推荐无法独立如厕的成年人采用定时排尿来治疗尿失禁[1]。

（2）现有的研究无法确定行为干预、定时排尿、盆底肌锻炼哪种是辅助治疗卒中后尿失禁的最佳方法[2]。

（3）儿童在接受全方位治疗（full spectrum therapy，FST，包括遗尿报警、能动性训练、定期排尿与饮水的学习与训练）时配合盆底肌锻炼与否不影响其遗尿结局、遗尿时间、最大量与复发率[3,4]。

（4）虽然定时排尿在实践中广泛应用，但仍缺乏高级别的证据支持[5]。

2.膀胱训练　膀胱训练（bladder training）是通过增加两次排尿的间期，来辅助治疗尿失禁的常用方法。它包括患者教育，正强化以及计划排尿。膀胱训练适用于认知能力和身体能力无障碍的人群[6,7]。

（1）有限证据表明膀胱训练可能有助于尿失禁的治疗，但这一结论试验的规模较小，而且有较大的置信区间[6]。

（2）虽然由于术语的混乱影响了研究结果，但总的来说，膀胱训练与定期排尿能够减少尿失禁次数[7]。

（3）非手术的女性尿失禁患者中，膀胱训练的结果优于盆底肌训练[8]。

（4）对老年女性患者进行为期6～8周的膀胱训练配合凯格尔运动，是有效治疗老年女性尿失禁的方法[9]。

（5）膀胱训练中加入抗胆碱能药物能有效改善尿失禁症状[10]。

3.盆底肌训练　盆底肌训练（pelvic floor muscle training，PFMT）是最常见的治疗压力性尿失禁的物理疗法。生物反馈与电刺激是常见的PFMT辅助治疗方式，有证据显示PFMT结合生物反馈与电刺激辅助治疗能够提高疗效[11,12]。

（1）PFMT能够有效治疗压力性尿失禁和混合性尿失禁，并减轻急迫性尿失禁的症状，PFMT联合生物反馈对急迫性尿失禁也同样有效[13]。但尚缺乏足够的证据支持PFMT对减轻尿失禁的频次及夜尿症的有效性，且具体实施方案存在较大差异性[14]。

（2）PFMT治疗的成功与否取决于个体对正常肌群（盆底肌和肛提肌）的识别和区分能力、对肌肉的有效收缩和对干预的依从性[15]。

（3）怀孕期间进行会阴部锻炼可降低产后尿失禁的发生率[16]；PFMT可以预防初产妇在产后6个月内发生尿失禁并有效缓解产后尿失禁，包括产后持续尿失禁妇女的症状[17]。

（4）任何形式的PFMT都需要提高锻炼频率，部分PFMT锻炼指导的个体化措施，其效果尚不明确，如带回家的材料、提醒电话以及运动效果反馈等[18]。

（5）PFMT在高危人群中的疗效更好，包括妊娠早期膀胱颈活动过度的女性，有巨大儿、结缔组织疾病、肥胖和使用产钳助产的女性，在普通女性中开展产后PFMT的意义不大，但是为产后有尿失禁高危风险者提供个体化PFMT则具有更高的价值[13,17,18]。

4.经皮神经电刺激　经皮神经电刺激（transcutaneous electrical nerve stimulation，TENS）作为神经电刺激的主要应用方式，是通过在身体相应部位表面放置双电极，将特定低压低频脉冲电流输入人体给予温和刺激治疗相应疾病[19]。

（1）经皮穴位电刺激联合膀胱功能训练能减少脊髓损伤后神经源性膀胱患者24小时尿失禁次数及24小时排尿次数[20]。

（2）经皮穿刺阴部神经电刺激治联合托特罗定治疗女性膀胱过度活动症3个月后，其24小时尿失禁次数及膀胱过度活动评分量表得分均优于单纯使用托特罗定组[21]。

（3）经皮胫神经电刺激可在一定程度上改善神经源性膀胱状态，提升患者生存质量，但仍需高质量大样本的临床试验进一步证明，且传统电刺激方法如骶神经根电刺激技术等需要长时间地进行电极置入，创伤性大且不良反应明显[22]。

5.行为和物理治疗的证据推荐

推荐意见	推荐等级	证据级别
定时排尿应基于系统的临床评估与诊断	强烈推荐	2a
膀胱训练可用于治疗尿失禁;配合盆底肌训练或抗胆碱能药物更有效	强烈推荐	2a
建议使用PFMT治疗女性尿失禁	强烈推荐	1b
建议使用PFMT预防女性产后尿失禁	强烈推荐	1b
PFMT对40～50岁女性尿失禁患者尤为有效,因此这个年龄段的患者是使用PFMT治疗UI的重点目标人群	强烈推荐	1b
PFMT结合生物反馈和电刺激能够有效治疗尿失禁	推荐	1b
高危人群应着重考虑使用PFMT降低尿失禁的发生,包括经历过分娩困难的产后妇女(如使用产钳助产)及存在健康问题的妇女,包括肥胖和结缔组织疾病。尚没有足够证据确定PFMT训练的最佳方式和持续时间,因此要根据临床实际情况做出判断	强烈推荐	1b
经皮胫神经电刺激可在一定程度上改善神经源性膀胱状态	推荐	2a
所有尿失禁的患者都应该进行评估,包括完整的病史、体格检查及尿失禁分类	强烈推荐	1b
尿失禁患者出现疼痛、血尿、尿路感染,盆腔手术或放射治疗后持续渗漏,排尿困难或疑似神经系统疾病时应转诊给适当的专家	强烈推荐	1b
生活方式干预、盆底肌肉训练、膀胱训练或行为疗法应是非手术治疗尿失禁的首选方法,当症状不能改善或依赖时,可考虑采取其他干预措施	强烈推荐	1b
建议在照顾有尿失禁的老年人时,应以患者虚弱程度为导向,而不是以年龄为导向。应该征求老年人的意见及偏好,以及尽可能根据他们的偏好量身定制治疗方案	推荐	1b
建议护理人员、家庭成员为老年人提供尿失禁管理教育	强烈推荐	1b

(三)混合性尿失禁的非手术治疗护理

混合性尿失禁(Mixed Urinary incontinence,MUI)是指患者除了压力性尿失禁,还有尿急和(或)急迫性尿失禁的症状。它是最常见的尿失禁,也最常见于女性。由于两种尿失禁的相互影响,使膀胱尿道功能障碍复杂,其治疗也更加困难[23]。

1.混合性尿失禁的治疗与护理应包含完整的病史采集及系统的体格检查[24,25]。

(1)病史的记录应包括储尿、排尿及排尿后症状、类型和症状的严重程度和困扰程度。

(2)体格检查应包括一般状况的评估(即精神状况、肥胖、身体状况、活动能力),腹部检查,盆腔检查,盆腔肿块及盆腔肌肉功能检查,咳嗽应激试验,重点神经学检查、必要时对男性进行直肠指诊。

(3)最初检查还应包括尿液检查与3～7天排尿日记,以及残余尿的检查。

(4)尿垫试验可以不作为常规评估,除非需要量化尿失禁。

(5)尿流动力学检查可以用于辅助诊断病史与体格检查不能确诊的情况,或者是非手术治疗失败时。

(6)上、下尿路成像不作为评估尿失禁的常规检查。

2.混合性尿失禁非手术治疗过程中如出现下列症状应紧急转诊:50岁以上妇女镜下血尿,肉眼血尿,复发或持续性尿路感染合并血尿的妇女年龄在40岁以上,并怀疑恶性肿瘤。对于持续性膀胱或尿道疼痛的女性也应考虑转诊,临床良性盆腔肿块,伴随大便失禁,疑似神经系统疾病,排尿困难,疑似泌尿生殖道瘘等[26]。

3.可采用相应问卷(如ICIQ,BFLUTS,I-QOL,SUIQQ,UISS,SEAPI-QMM,ISI)标准化评估和评估治疗反应[26]。

4.混合性尿失禁的治疗,应先干预主要症状。

5.生活方式的干预:限制咖啡及液体的摄入、减肥、戒烟是尿失禁可选的干预手段。

6.盆底肌肉训练是前列腺切除术后尿失禁的首选治疗方法,但在训练前,应先评估盆底肌肉功能,术前生物反馈辅助行为训练可以缩短术后恢复尿失禁的严重程度。

7.电刺激和(或)生物反馈可用于那些不能主动收缩盆底肌肉的妇女,可以增加效果并鼓励她们坚持治疗。

8.在选用治疗方法前,充分考虑老年人需求,不建议采用一刀切的治疗策略[27]。

9.咨询老年患者、主要照护者对尿控的喜好及过去经验,作为非手术治疗的参考。

10.对于体弱的老年患者的尿失禁的非手术治疗应为跨学科、个体化的策略,应包括个体干预、药物治疗等方式。

11. 6周以上的膀胱训练可以作为混合性尿失禁的首选方法。

参 考 文 献

［1］Ostaszkiewicz J, Johnston L, Roe B. Timed voiding for the management of urinary incontinence in adults. Cochrane Database Syst Rev, 2004（1）: 1-3.

［2］Thomas LH, et al. Treatment of urinary incontinence after stroke in adults. Cochrane Database Syst Rev, 2008（1）: 1-3.

［3］Stafne SN, et al. Does regular exercise including pelvic floor muscle training prevent urinary and anal incontinence during pregnancy? A randomised controlled trial. BJOG, 2012 Sep, 119（10）: 1270-1280.

［4］Van Kampen M, et al. I. Influence of pelvic floor muscle exercises on full spectrum therapy for nocturnal enuresis. J Urol, 2009 Oct, 182（4 Suppl）: 2067-2071.

［5］Jamison J, Maguire S, McCann J. Catheter policies for management of long term voiding problems in adults with neurogenic bladder disorders. Cochrane Database Syst Rev, 2013, 11: CD004375.

［6］SA, Roe B, et al. Bladder training for urinary incontinence in adults. Cochrane Database Syst Rev, 2004, 1.

［7］Roe B, et al. Systematic reviews of bladder training and voiding programmes in adults: a synopsis of findings from data analysis and outcomes using metastudy techniques. J Adv Nurs, 2007, 57（1）: 15-31.

［8］Shamliyan TA, et al. Wilt TJ. Systematic review: randomized, controlled trials of nonsurgical treatments for urinary incontinence in women. Ann Intern Med, 2008, 18, 148（6）: 459-473.

［9］Aslan E, et al. Bladder training and kegel exercises for women with urinary complaints living in a rest home. Gerontology, 2008, 54（4）: 224-231.

［10］Rai BP, et al. Anticholinergic drugs versus nondrug active therapies for nonneurogenic overactive bladder syndrome in adults. Cochrane Database Syst Rev, 2012: 12.

［11］Dumoulin, C, Hay-Smith J. Pelvic floor muscletraining versus no treatment, or inactive control treatments, for urinaryincontinence in women. The Cochrane Library, 2010: 1.

［12］Herderschee R, et al. Feedback or biofeedback to augment pelvic floor muscle training for urinaryincontinence in women（Review）. The Cochrane Library, 2011: 7.

［13］Hay-Smith EJC, et al. Pelvic floor muscle training forurinary incontinence in women. Cochrane Database Syst Rev, 2001（1）: 1-3.

［14］Hay-Smith EJC, et al. Comparisons of approaches to pelvic floor muscle training for urinary incontinence in women（Review）. The Cochrane Library, 2011: 12.

［15］Johnson VY. How the principles of exercise physiology influence pelvic floormuscle training. J Wound Ostomy Continence Nurs, 2001 May, 28（3）: 150-155.

［16］Lemos A, et al. Doperineal exercises during pregnancy prevent the development of urinaryincontinence: a systematic review. Int J Urol, 2008, 15（10）: 875-880.

［17］Boyle, R, et al. Pelvic floor muscle trainingfor prevention and treatment of urinary and faecal incontinence in antenataland postnatal women. The Cochrane Library, 2012: 10.

［18］Haddow G, Watts R, Robertson J. Effectiveness of a pelvic floor muscleexercise program on urinary incontinence following childbirth. Int J Evid BasedHealthcare, 2005（3）: 103-146.

［19］Meyler WJ, et al. Clinical evaluation of pain treatment with electrostimulation: a study on TENS in patients with different pain syndromes. Clin J Pain, 1994, 10（1）: 22-27.

［20］钟诚, 陶敏. 经皮穴位电刺激联合膀胱功能训练对脊髓损伤后神经源性膀胱排尿功能的影响. 中国中医药现代远程教育, 2018, 16（22）: 140-142.

［21］王文志, 姚勇, 项小天. 经皮穿刺阴部神经电刺激治疗女性膀胱过度活动症的疗效观察. 中国全科医学, 2018, 16（9）: 1487-1489.

［22］刘家庆, 张泓, 刘桐言. 经皮胫神经电刺激治疗神经源性膀胱功能障碍的系统评价. 中国康复医学杂志, 2018, 33（12）: 1451-1456.

［23］朱兰, 等. 女性盆底学. 2版. 北京: 人民卫生出版社, 2014: 86-90.

［24］Lucas M, et al. Guidelines on urinary incontinence. 2015; European Association of Urology. Accessed 05/06/2017. Available from: http://uroweb. org/wp-content/uploads/20-Urinary-Incontinence_LR1. pdf.

［25］Bettez M, et al. 2012 Update: Guidelines for adult urinary incontinence collaborative consensus document for the Canadian Urological Association. Can Urol Assoc J, 2012, 6（5）: 354-363.

［26］National Collaborating Centre for Women's and Children's Health. Urinary incontinence in women: the management of urinary incontinence in women. 2013; National Institute for Health and Care Excellence, United Kingdom. Accessed 05/06/2017. Available from: https://www.nice.org.uk/guidance/cg171/evidence/urinary-incontinence-in-women-fullguideline-1915811653.

[27] Wagg A, et al. Urinary Incontinencein frail elderly persons: report from the 5th International Consultation on Incontinence. Neurourol Urodyn, 2015, 34: 398-406.

五、药物管理

（一）急迫性尿失禁用药

药物治疗是治疗因逼尿肌过度活动引起的尿急和急迫性尿失禁（膀胱过度活动症）的主要方法。治疗急迫性尿失禁的药物主要包括M受体拮抗剂、β肾上腺素能受体激动剂类药物、去氨加压素类药物等。现将截至2019年3月用于治疗急迫性尿失禁的药物及推荐等级列举如下。

1. M受体拮抗剂

（1）原理：M受体拮抗剂通过同乙酰胆碱相互竞争结合M受体而起作用[1]。在人类逼尿肌中，M_3受体的主要激活途径是经L-型钙通道的钙离子内流[2]，以及通过激活Rho激酶来抑制肌球蛋白轻链磷酸酯酶，从而使收缩结构对钙离子敏感性增加[3]。M受体阻滞剂主要是在储尿期发挥作用，在储尿期乙酰胆碱的分泌量很少，其能够有效地同乙酰胆碱竞争结合胆碱能受体[4]。

（2）常用药物及用法

1）索利那新（强烈推荐）：为新型高选择性膀胱M_3受体阻断剂，主要通过肝脏代谢消除，也有一些药物经尿液排泄[5]。用法：5 mg或10 mg，每日1次[6,7]。严重肾损害者（肌酐清除率＜30 ml/min），每日用量不应超过5 mg；中度肝损害者应减量，1日用量不超过5 mg；重度肝损害者不推荐使用[8]。

2）托特罗定（强烈推荐）：为叔胺类药，能够被快速吸收，可被肝酶CYP迅速代谢，主要的活性5-羟甲基代谢产物（5-hydroxymethyl metabolite，5-HMT）具有与其母体化合物类似的药理学作用，促进了托特罗定的治疗效果[9]。用法：2 mg或4 mg，每日1次。

（3）疗效：大多数M受体阻滞剂在口服1～2周起效，维持服用4～8周可达最佳效果，能显著减少24小时内尿急和急迫性尿失禁发生的平均次数，减少24小时内平均排尿次数和增加每次排尿的平均排尿量。

（4）不良反应：抗胆碱能受体药常见不良反应有口干、便秘、视物模糊等，这些不良反应是由于唾液腺、肠道平滑肌、眼睛中的M_3受体被阻滞有关。其他不良反应是由于M_1、M_2受体被阻滞，中枢神经系统分布有M_1受体，当M_1受体被阻断时会引起失忆、注意力下降等症状。心血管系统有M_2受体存在，因此当其被阻滞时会引起心悸和心动过速等症状。选择性M_3受体阻滞剂理论上有很好的疗效，并且会减少由于阻滞其他胆碱能受体亚型发生的相关不良事件。M受体阻断药主要的应用禁忌证为青光眼[10]。

2. β₃肾上腺素能受体激动剂类药物

（1）原理：目前认为，$β_3$-AR激动剂主要是通过作用于储尿期逼尿肌上的$β_3$-AR来抑制自主收缩[11]，从而介导增加膀胱顺应性和延迟排尿反射。$β_3$-AR激动剂抑制自主性收缩的分子机制是通过激活第二信使环磷酸腺苷（cAMP），cAMP再激活PKA，PKA能磷酸化细胞内关键的靶蛋白，最终导致平滑肌松弛。同时$β_3$-AR激动剂也能直接作用于尿路上皮和传入神经的$β_3$-AR[12]，抑制储尿期逼尿肌的自主收缩，从而延迟排尿反射的启动，最终缓解急迫性尿失禁。与M受体拮抗剂不同，$β_3$-AR激动剂在增加膀胱容量和减少排尿次数的同时并不影响排尿期的压力和残余尿量[13]。

（2）常用药物及用法：米拉贝隆（强烈推荐）是目前唯一国内上市的$β_3$-AR激动剂。RCT研究证实了其能安全、有效地治疗急迫性尿失禁。用法：50mg，口服，每日1次[14,15]。

（3）疗效：米拉贝隆口服2～4周起效，4～8周可达最佳效果，能显著减少24小时内尿急和急迫性尿失禁发生的平均次数，减少24小时内平均排尿次数和增加每次排尿的平均排尿量。

（4）不良反应：$β_3$-AR除存在于膀胱外，还广泛分布于脂肪组织、心血管系统、前列腺、胃肠道等，因此$β_3$-AR激动剂在治疗急迫性尿失禁的同时，会产生如高血压、鼻咽炎、尿路感染、头痛等不良反应，其中最需关注的是心血管不良反应。目前认为$β_3$-AR激动剂能直接引起血管舒张，理论上会导致血压降低。但临床研究发现，无论是健康人群还是急迫性尿失禁患者，治疗剂量的米拉贝隆可使血压升高0.5～1mmHg（1mmHg＝0.133kPa），这种不良反应在停药后是可逆的[16]。

（二）压力性尿失禁用药

主要作用原理在于增加尿道闭合压，提高尿道关闭功能，目前常用的药物有以下几种。

1. 度洛西汀（推荐）

（1）原理：度洛西汀（Duloxetine）是5-羟色胺

及去甲肾上腺素的再摄取抑制剂，它作用于骶髓的Onuf核团，阻断5-羟色胺及去甲肾上腺素的再摄取，升高二者的局部浓度，兴奋此处的生殖神经元，进而提高尿道括约肌的收缩力，增加尿道关闭压，减少漏尿[17]。

（2）用法：口服每次40mg，每日2次，需维持治疗至少3个月（证据等级2a）。3个月后应进行合理评估（尿垫试验及心理测评），观察患者压力性尿失禁症状缓解情况及心理卫生情况，评估是否需要继续服药或改为其他治疗方式。

（3）疗效：多在4周内起效，可改善压力性尿失禁症状，结合盆底肌训练可获得更好的疗效。

（4）不良反应：恶心、呕吐较常见，其他副作用有口干、便秘、乏力、头晕、失眠等。

2.盐酸米多君（可选择）

（1）原理：选择性激活膀胱颈和后尿道的α_1受体，使平滑肌收缩，尿道阻力增加[18]。

（2）用法：常用药为盐酸米多君，口服每次2.5mg，每天3次。口服1个月后进行评估，评估内容包括尿垫试验及血压，观察患者尿失禁改善情况并评估心血管相关不良事件风险。因副作用较大，不建议长期使用。

（3）疗效：可改善压力性尿失禁症状，结合使用雌激素或盆底肌训练可获得更好的疗效。

（4）不良反应：血压升高、恶心、口干、便秘、心悸、头痛、肢端发冷，严重者可发作脑卒中。

（三）混合型尿失禁用药

混合型尿失禁需判断以哪种类型尿失禁为主，针对急迫性及压力性尿失禁药物治疗参照本章节急迫性尿失禁用药和压力性尿失禁用药。

（四）激素药物管理

雌激素治疗压力性尿失禁（推荐）

（1）原理：刺激尿道上皮生长；增加尿道黏膜静脉丛血供；影响膀胱尿道旁结缔组织的功能；增加支持盆底结构肌肉的张力；增加α肾上腺素受体的数量和敏感性，提高α肾上腺素受体激动剂的治疗效果[19]。

（2）用法：口服雌激素不能减少尿失禁，且有诱发和加重尿失禁的风险。对绝经后患者应选择阴道局部使用雌激素，雌激素推荐涂抹于阴道前壁，用药的剂量和时间仍有待进一步研究，但有研究建议用法为每日1~2次，1个月为1个治疗周期，在治疗2个月

后评估患者生活质量评分（Qol）及尿垫试验是否改善，确定治疗效果。

（3）疗效：阴道局部使用雌激素可改善压力性尿失禁症状，配合盆底肌训练、选择性α_1-肾上腺素受体激动剂可提高疗效。

（4）不良反应：长期应用增加子宫内膜癌、卵巢癌、乳腺癌和心血管病的风险。

（五）充溢性尿失禁用药

充溢性尿失禁主要治疗与护理为解决患者原发病，缓解膀胱出口梗阻及尿道梗阻，具体用药以治疗前列腺增生及女性膀胱逼尿肌括约肌协同失调为例。

1.α受体阻滞剂（强烈推荐）

（1）原理：α受体阻滞剂是通过阻滞分布在前列腺和膀胱颈部平滑肌表面的肾上腺素能受体，松弛平滑肌，达到缓解膀胱出口动力性梗阻的作用。

（2）用法：α受体阻滞剂适用于有下尿路症状的充溢性尿失禁患者。推荐坦索洛辛、多沙唑嗪、阿夫唑嗪和特拉唑嗪用于充溢性尿失禁的药物治疗。可以选择萘哌地尔应用于充溢性尿失禁的治疗。不推荐哌唑嗪（Prazosin）及非选择性α受体阻滞剂酚苄明治疗充溢性尿失禁。

（3）疗效：各种α_1受体阻滞剂能显著改善患者的症状，使症状评分平均改善30%~40%、最大尿流率提高16%~25%。α受体阻滞剂治疗后48小时即可出现症状改善，但采用IPSS评估症状改善应在用药4~6周后进行。连续使用α受体阻滞剂1个月无明显症状改善则不应继续使用。α受体阻滞剂长期使用能够维持稳定的疗效。充溢性尿失禁患者的基线前列腺体积和血清PSA水平不影响α受体阻滞剂的疗效，同时α受体阻滞剂也不影响前列腺体积和血清PSA水平。临床研究的结果显示急性尿潴留充溢性尿失禁患者接受α受体阻滞剂治疗后成功拔除尿管的机会明显高于安慰剂治疗。

（4）不良反应：常见副作用包括头晕、头痛、无力、困倦、直立性低血压、逆行射精等，体位性低血压更容易发生在老年及高血压患者中。

2.5α-还原酶抑制剂（可选择）

（1）原理：5α-还原酶抑制剂通过抑制体内睾酮向双氢睾酮的转变，进而降低前列腺内双氢睾酮的含量，达到缩小前列腺体积、改善排尿困难的治疗目的。目前在我国国内应用的5α-还原酶抑制剂为非那雄胺（Finasteride）[20]。

（2）用法：非那雄胺适用于治疗有前列腺体积增

大伴下尿路症状的充溢性尿失禁患者。对于具有充溢性尿失禁临床进展高危性的患者，非那雄胺可用于防止充溢性尿失禁的临床进展，如发生尿潴留应接受手术治疗。应该告知患者如果不接受治疗可能出现充溢性尿失禁临床进展的危险，同时也应充分考虑非那雄胺治疗带来的副作用和较长的疗程。

（3）疗效：多项大规模随机临床试验的结果证实了非那雄胺的疗效，缩小前列腺体积达20%～30%，改善患者的症状评分约15%，提高尿流率1.3～1.6ml/s，并能将充溢性尿失禁患者发生急性尿潴留和手术干预需要的风险降低50%左右。研究表明非那雄胺对前列腺体积较大和（或）血清PSA水平较高的患者治疗效果更好。非那雄胺的长期疗效已得到证实，随机对照试验的结果显示使用非那雄胺6个月后获得最大疗效。持续药物治疗6年疗效持续稳定[21]。

（4）不良反应：非那雄胺最常见的副作用包括勃起功能障碍、射精异常、性欲低下和其他如男性乳房女性化、乳腺痛等。

参 考 文 献

[1] Cavkaytar S, et al. Effect of home-based Kegel exercises on quality of life in women with stress and mixed urinary incontinence. Journal of Obstetrics & Gynaecology, 2015, 35（4）: 407-410.

[2] Wesnes SL, Lose G. Preventing urinary incontinence during pregnancy and postpartum: a review. International Urogynecology Journal, 2013, 24（6）: 889-899.

[3] Fitz FF, et al. Biofeedback for the treatment of female pelvic floor muscle dysfunction: a systematic review and meta-analysis. International Urogynecology Journal, 2012, 23（11）: 1495-1516.

[4] Price N, Dawood R, Jackson SR. Pelvic floor exercise for urinary incontinence: A systematic literature review. Maturitas, 2010, 67（4）: 309-315.

[5] Fritel, X, et al. Diagnosis and management of adult female stress urinary incontinence: guidelines for clinical practice from the French College of Gynaecologists and Obstetricians. European Journal of Obstetrics and Gynecology, 2010, 5（3）: 195-202.

[6] Moen MD, et al. Pelvic floor muscle function in women presenting with pelvic floor disorders. International Urogynecology Journal, 2009, 20（7）: 843-846.

[7] Moen MD, et al. Pelvic floor muscle function in women presenting with pelvic floor disorders. Int Urogynecol J Pelvic Floor Dysfunct, 2009, 20（7）: 843-846.

[8] Talasz H, et al. Evaluation of pelvic floor muscle function in a random group of adult women in Austria. International Urogynecology Journal, 2008, 19（1）: 131-135.

[9] Khan Z, Rizvi J. Non-surgical management of urinary stress incontinence. Reviews in Gynaecological Practice, 2005, 5（4）: 237-242.

[10] Minassian VA, Drutz HP, Al-Badr. Urinary incontinence as a worldwide problem. International Journal of Gynecology and Obstetrics, 2003, 82（3）: 327-338.

[11] Snooks SJ, et al. Risk factors in childbirth causing damage to the pelvic floor innervation. International Journal of Colorectal Disease, 1986, 1（1）: 20-24.

[12] Xu DJ, et al. The mediating effect of 'bothersome' urinary incontinence on help - seeking intentions among community - dwelling women. J Adv Nurs, 2015, 71（2）: 315-325.

[13] Fritel X, et al. The individual determinants of care - seeking among middle - aged women reporting urinary incontinence: Analysis of a 2273 - woman cohort. Neurourol. Urodynam, 2014, 33（7）: 1116-1122.

[14] Pakgohar M, et al. Quality of life（QoL）and help-seeking in postmenopausal women with urinary incontinence（UI）: A population based study. Archives of Gerontology and Geriatrics, 2014, 59（2）: 403-407.

[15] Stangel - Wojcikiewicz K, et al. Autologous muscle - derived cells for the treatment of female stress urinary incontinence: A 2 - year follow - up of a polish investigation. Neurourol. Urodynam, 2014, 33（3）: 324-330.

[16] Elbiss HM, Osman N, Hammad FT. Social impact and healthcare-seeking behavior among women with urinary incontinence in the United Arab Emirates. International Journal of Gynecology and Obstetrics, 2013, 122（2）: 136-139.

[17] Carr LK, et al. Autologous Muscle Derived Cell Therapy for Stress Urinary Incontinence: A Prospective, Dose Ranging Study. The Journal of Urology, 2013, 189（2）: 595-601.

[18] Palmer MH, et al. Sociocultural and environmental influences on bladder health. International Journal of Clinical Practice, 2012, 66（12）: 1132-1138.

[19] Davis NF, et al. Evaluation of Endoscopic Laser Excision of Polypropylene Mesh/Sutures Following Anti-Incontinence Procedures. The Journal of Urology, 2012, 188（5）: 1828-1833.

[20] Visser E, et al. Systematic screening for urinary incontinence in older women: Who could benefit from it?. Scandinavian Journal of Primary Health Care,

2012, 30（1）：21-28.

［21］Apostolidis A, de Nunzio C, Tubaro A. What determines whether a patient with LUTS seeks treatment?: ICI - RS 2011. Neurourol Urodyn, 2012, 31（3）：365-369.

六、手术护理

（一）尿失禁的一般手术护理

1. 术前护理

（1）术前评估：评估患者双下肢活动范围、残余尿以及患者外阴皮肤是否存在尿布疹、失禁相关性皮炎等外阴皮肤问题，并根据患者情况给出个体化的护理指导建议。指导并协助患者完成排尿日记、尿垫试验。具体内容可参考尿失禁的评估。女性患者评估阴道手术史、盆腔手术史、耻骨后手术史。

（2）心理准备[1]：建议与患者建立良好的护患关系，对患者给予同情、理解、关心、帮助。部分尿失禁患者会出现烦躁、窘迫及自卑情绪，护理人员应结合各自患者的自身情况，对患者进行个体化的心理疏导（推荐）。

（3）皮肤准备：在患者准备接受手术前一晚（或更早时候），应使用抗菌/非抗菌肥皂或消毒剂进行淋浴[2]，用肥皂和水清洗手术区域皮肤[3]（强烈推荐）。

最新证据表明，不应使用剃刀刮除拟行手术部位的毛发，必须备皮时可使用推剪刀或脱毛剂[4,5]（强烈推荐）。

若患者存在尿布疹、失禁相关性皮炎等外阴皮肤问题，术前应积极治疗由尿失禁引起的尿布疹、皮炎等问题（推荐）。

（4）肠道准备：女性压力性尿失禁相关手术并不涉及胃肠道操作，因此对胃肠道影响较小。因此，不推荐术前常规行机械性肠道准备[6]（强烈推荐）。

（5）术前禁食禁饮时间及口服碳水化合物饮品：不建议术前长时间的禁食禁饮，推荐术前无胃肠动力障碍或肠梗阻的患者，麻醉前8小时禁食高脂、高蛋白食物，麻醉前6小时禁食固体食物，麻醉前2小时可口服300 ml以内的清流质[7-10]（强烈推荐）。

（6）预防性抗血栓形成[11]：建议护士术前协助医师采用合适的工具评估静脉血栓风险，共同选择制定合理的预防性抗血栓方案（强烈推荐）。

（7）预防性抗生素使用：预防性使用抗菌药物须遵循已发表的临床实践指南，且应选择合理的给药时机，以保证手术切开时药物在血清和组织中达到杀菌浓度[12,13]（强烈推荐）。

（8）术前宣教[7]：指导患者学会床上翻身、下床以及有效深呼吸咳嗽的方法，患者术前不留置导尿管，术后需要留置尿管，而对于拟行尿道旁填充物注射术的患者，告知患者术后不留置导尿管，但可能需要间歇导尿，告知患者相关注意事项（推荐）。

2. 术后护理

（1）体位：建议患者清醒、生命体征平稳的情况下，硬膜外麻醉术后患者提倡采取垫枕自由位；若无特殊医嘱或麻醉师交班时有明确要求，微创蛛网膜下腔麻醉患者术后可予垫枕平卧位，时间依然为6小时；全麻患者术后未清醒，则去枕平卧，头偏向一侧，苏醒后可选择高半卧位。体位安置要合理，定时翻身，避免压疮的发生[14-20]（强烈推荐）。

（2）病情观察：严密观察并记录患者生命体征变化，包括体温、血压、脉搏、呼吸；观察伤口有无出血、渗血、红、肿、热、痛发生。女性患者术后注意观察阴道有无出血（推荐）。

（3）导尿管的护理：妥善固定导尿管并保持尿通畅，观察尿液颜色、性状、量；每日做好尿道口的清洁护理；术后活动、翻身时要避免引流管打折、受压、扭曲、滑落等（详细内容见留置尿管护理）；导尿管一般隔日拔除，遵医嘱拔除患者尿管，询问患者首次排尿后的症状缓解情况，有无残余尿（推荐）。

（4）会阴皮肤护理：观察会阴部伤口，定时换药，防止感染；对于尿失禁所致的皮炎及尿布疹需要积极治疗（推荐）。

（5）术后早期活动[7]：术后6小时患者可进行床上翻身，尽早进行踝泵运动，术后第1天可下床活动（强烈推荐）。

（6）饮食指导[7]：患者第1天可开始正常饮食，指导患者进食清淡、易消化饮食，禁食辛辣、刺激食物；指导患者多饮水，每日2000ml以上，进食粗纤维食物，保持大便通畅，避免用力排便造成腹压增高（推荐）。

（7）术后评估：评估残余尿量，导尿管拔除后应详尽了解患者的排尿情况，患者蹲位排尿易受悬吊线牵张，改为坐位排尿可明显减轻悬吊术后排尿困难的发生。B超残余尿测定，＜50ml可出院。拔除后不能排尿或残余尿＞50ml，建议重新留置导尿管，1周后拔除，多数患者3周后恢复。详见尿失禁评估（推荐）。

参考文献

[1] 丁莉，等. 普里西特干预模式对女性尿失禁患者性功能的影响研究. 中华护理杂志，2016，51（08）：1004-1008.

[2] Berrios-Torres SI, et al. Centers for Disease Control and Prevention Guideline for the Prevention of Surgical Site Infection, 2017. JAMA Surg, 2017, 152（8）：784-791.

[3] Leaper DJ, Edmiston CE. World Health Organization：global guidelines for the prevention of surgical site infection. J Hosp Infect, 2017, 95（2）：135-136.

[4] Anderson DJ, et al. Strategies to prevent surgical site infections in acute care hospitals：2014 update. Infect Control Hosp Epidemiol, 2014, 35（Suppl 2）：S66-88.

[5] Seropian R, Reynolds BM. Wound infections after preoperative depilatory versus razor preparation. Am J Surg, 1971, 121（3）：251-254.

[6] Guenaga KF, Matos D, Wille-Jorgensen P. Mechanical bowel preparation for elective colorectal surgery. Cochrane Database Syst Rev, 2011（9）：CD001544.

[7] 陈凛，等. 加速康复外科中国专家共识及路径管理指南（2018版）. 中国实用外科杂志，2018，38（01）：1-20.

[8] Perrone F, et al. Effects of preoperative feeding with a whey protein plus carbohydrate drink on the acute phase response and insulin resistance. A randomized trial. Nutr J, 2011, 10：66.

[9] Sugi M, et al. Introduction of an enhanced recovery after surgery protocol for robot-assisted laparoscopic radical prostatectomy. Urol Int, 2017, 99（2）：194-200.

[10] Smith I, et al. Perioperative fasting in adults and children：guidelines from the European Society of Anaesthesiology. Eur J Anaesthesiol, 2011, 28（8）：556-569.

[11] Gould MK, et al. Prevention of VTE in nonorthopedic surgical patients：Antithrombotic Therapy and Prevention of Thrombosis, 9th ed：American College of Chest Physicians Evidence-Based Clinical Practice Guidelines. Chest, 2012, 141（2 Suppl）：e227S-e277S.

[12] American College of Obstetricians and Gynecologists Women's Health Care Physicians；Committee on Gynecologic Practice. Committee Opinion No. 571：Solutions for surgical preparation of the vagina. Obstet Gynecol, 2013, 122（3）：718-720.

[13] Van Kasteren ME, et al. Antibiotic prophylaxis and the risk of surgical site infections following total hip arthroplasty：timely administration is the most important factor. Clin Infect Dis, 2007, 44（7）：921-927.

[14] 荣德明，等. 限制性和非限制性体位对术后患者康复的影响. 护理学报，2010，17（23）：45-47.

[15] 吴国友，等. 硬脊膜外麻醉术后的舒适体位研究. 广西医学，2010，32（02）：243-244.

[16] 景彩丽，等. 临床护士对全身麻醉术后体位护理认识的调查. 护理研究，2013，27（06）：502-503.

[17] Arevalo-Rodriguez I, et al. Posture and fluids for preventing post-dural puncture headache. Cochrane Database Syst Rev, 2016, 3：Cd009199.

[18] Arevalo-Rodriguez I, et al. Posture and fluids for preventing post-dural puncture headache. Cochrane Database Syst Rev, 2013（7）：Cd009199.

[19] Thoennissen J, et al. Does bed rest after cervical or lumbar puncture prevent headache? A systematic review and meta-analysis. CMAJ, 2001, 165（10）：1311-1316.

[20] 李乐之，路潜. 外科护理学实践与学习指导. 北京：人民卫生出版社，2012.

（二）女性尿失禁的手术护理

当非手术治疗或药物治疗压力性尿失禁不满意时，应当考虑手术治疗。常见的手术类型包括无张力尿道中段吊带术、单切口尿道中段吊带术、传统吊带术和尿道旁注射术。既往曾经广泛使用的阴道壁悬吊术（如Burch术）虽然手术疗效稳定，并发症不多，但因创伤较大，目前使用越来越少。

1. 术前护理　术前评估、心理准备、皮肤准备、肠道准备、术前禁食禁饮时间及口服碳水化合物饮品、预防性抗血栓形成、预防性抗生素使用、术前宣教详见尿失禁的一般手术护理。

阴道冲洗的准备：对于有阴道切口或者使用经阴道器械的手术，我们推荐进行阴道无菌准备（强烈推荐），术前3天使用500mg/L稀释PVP-I溶液进行阴道冲洗，经期或阴道有血性分泌物慎用，碘过敏患者可选择生理盐水或氯己定进行阴道冲洗[1-10]（强烈推荐）。

2. 术后护理　术后患者体位、病情观察、导尿管护理、会阴皮肤护理、术后早期活动、饮食指导、术后评估详见尿失禁的一般手术护理。

阴道伤口的护理：所有的患者术后均要阴道填塞碘仿纱条或其他压迫纱布，目前碘仿纱条浓度、长度、留置时间并无统一标准，一般放置250mg/L的稀释碘仿纱条1～2根，目的是压迫止血和保持阴道清洁无菌状态，一般术后24～48小时拔除[11]，拔除后即可开始规律阴道坐浴（推荐）。

（1）并发症护理

1）尿潴留：暂时性尿潴留在吊带术后相当常见[12,13]，耻骨后尿道中段悬吊术后报道的排尿障碍发生率为19.7%～47%[14,15]。经闭孔悬吊术后排尿功能障碍的发生率为4%～11%[16,17]，我们在实践中将膀胱排空不全定义为残余尿量大于150ml。可继续留置尿管，每3～4天做一次排尿试验直至排尿后残余尿量小于150ml。或进行间歇导尿，患者每次排尿后自行导尿，并在排尿日记中记录排尿后残余尿量。当排尿后残余尿量始终小于150ml时，停止导尿，做好尿管护理，详见尿失禁护理用具章节（推荐）。

2）疼痛综合征：在TVT-E术后2～3周，多数患者在直立时会出现腹部切口上方一侧或两侧疼痛。疼痛特点是当外展或内收腿部时腹股沟区疼痛，常发生在肌肉的深部而不是表浅的皮肤部位。患者通常在术后马上就能感受到这种疼痛，建议做好相应的观察、记录，指导患者缓解疼痛的方法，并告知患者随着时间推移会有所改善[17]（强烈推荐）。

3）盆腔血肿：如出现下腹部或腹股沟胀痛不适，行走疼痛，可行盆腔B超或盆腔CT明确诊断，确诊后，及时切开引流。

4）伤口感染：如体温升高、伤口红肿、渗出，应及时行血、尿常规检查，遵医嘱应用抗生素治疗，保持伤口清洁干燥，每日予以伤口换药，观察伤口愈合情况。

5）膀胱穿孔：如发生血尿，盆腔内积液，应给予留置尿管，观察尿液颜色、性质变化。

（2）出院前健康教育（推荐）

1）术后穿刺部位的护理：耻骨上穿刺点或大腿根部穿刺点，需要注意与医师沟通是否需要拆线、伤口换药及患者疼痛的处理。

2）会阴部护理：经常清洗会阴部，勤换尿布。

3）坐浴：患者阴道填塞碘仿纱条或其他压迫纱布拔除后即可开始即可开始规律坐浴。指导患者可使用硼酸粉、高锰酸钾溶液等坐浴用品，阴道伤口愈合期间建议每日2次，一次10～15分钟，阴道伤口愈合后（术后10～14天后）建议一日一次。

4）饮食指导：鼓励患者多食高蛋白、高维生素、高纤维、易消化的饮食，多吃新鲜蔬菜和水果，保持排便通畅。多饮水，每日2000ml以上，达到内冲洗的目的，防止尿路感染及促使排尿功能早日康复。保持适当的体重，避免肥胖引起的腹内压增加。

5）活动指导

①患者出院两周后恢复正常活动，5～6周避免用力的活动，术后3～4周避免性生活。

②避免长时间站立，下蹲动作，避免增加腹压的行为方式。

6）康复训练技术：手术治疗后应积极进行康复功能训练，详见尿失禁非手术治疗的管理中的行为和物理治疗。

7）尿垫使用：术后仍有尿失禁情况的患者应该继续使用尿垫或纸尿裤，详见尿失禁护理用具。

8）吊带侵蚀：吊带侵蚀可发生在阴道、尿道和膀胱等部位，阴道吊带侵蚀最常见，表现为阴道排液、出血、腹股沟区放射性疼痛和性交疼痛。注意观察观察是否出现相关情况。

9）建议定期到医院复查。

（3）术后随访（推荐）：推荐术后6周内至少进行1次随访，主要了解并记录近期并发症[18]，压力性尿失禁术后近期并发症常见有出血、血肿形成、感染、膀胱尿道损伤、尿生殖道瘘、神经损伤和排空障碍、大腿内侧疼痛等。6周以后主要了解和记录远期并发症及手术疗效。远期并发症有：新发尿急、继发泌尿生殖器官脱垂、耻骨上疼痛、性交痛、尿失禁复发、慢性尿潴留及吊带侵蚀等[18]。

在随访的内容和指标上，高度推荐连续72小时排尿日记和1小时尿垫试验；推荐国际尿失禁咨询委员会尿失禁问卷简表（ICI-Q-SF），指标包括尿失禁次数和量、生活质量评分等[19]；可选尿动力学检查，尤其是无创检查，如尿流率；B超测定剩余尿量。

通过以上随访的内容和指标，了解患者排尿情况；是否有残余尿量；术后1、3、6个月是否仍有压力性尿失禁症状及尿垫是否需要佩戴、是否可排干净尿、穿刺路径是否遗留疼痛等；并指导患者定期到医院复查。

参 考 文 献

[1] American College of Obstetricians and Gynecologists Women's Health Care Physicians；Committee on Gynecologic Practice. Committee Opinion No. 571：Solutions for surgical preparation of the vagina. Obstet Gynecol, 2013, 122（3）：718-720.

[2] Haas DM, Morgan S, Contreras K. Vaginal preparation with antiseptic solution before cesarean section for preventing postoperative infections. Cochrane Database Syst Rev, 2014（12）：Cd007892.

[3] 中华人民共和国卫生部. WS/T 367-2012医疗机构消毒技术规范. 2012：12-15.

[4] Shippey SH, Malan TK. Desquamating vaginal mucosa from chlorhexidine gluconate. Obstetrics and gynecology, 2004, 103（5 Pt 2）：1048-1050.

[5] Culligan PJ, et al. A randomized trial that compared

povidone iodine and chlorhexidine as antiseptics for vaginal hysterectomy. American journal of obstetrics and gynecology, 2005, 192（2）：422-425.

［6］Biggar RJ, et al. Perinatal intervention trial in Africa：effect of a birth canal cleansing intervention to prevent HIV transmission. Lancet, 1996, 347（9016）：1647-1650.

［7］Rouse DJ, et al. Chlorhexidine vaginal irrigation for the prevention of peripartal infection：a placebo-controlled randomized clinical trial. American journal of obstetrics and gynecology, 1997, 176（3）：617-622.

［8］Saleem S, et al. Chlorhexidine vaginal and infant wipes to reduce perinatal mortality and morbidity：a randomized controlled trial. Obstetrics and gynecology, 2010, 115（6）：1225-1232.

［9］Amstey MS, Jones AP. Preparation of the vagina for surgery. A comparison of povidone-iodine and saline solution. JAMA, 1981, 245（8）：839-841.

［10］Lewis LA, et al. Preoperative vaginal preparation with baby shampoo compared with povidone-iodine before gynecologic procedures. Journal of minimally invasive gynecology, 2007, 14（6）：736-739.

［11］吴阶平. 吴阶平泌尿外科学. 济南：山东科学技术出版社, 2004.

［12］Morgan TO, et al. Pubovaginal sling：4-YEAR outcome analysis and quality of life assessment. J Urol, 2000, 163（6）：1845-1848.

［13］Klutke C, et al. Urinary retention after tension-free vaginal tape procedure：incidence and treatment. Urology, 2001, 58（5）：697-701.

［14］Foster RT, et al. A randomized, controlled trial evaluating 2 techniques of postoperative bladder testing after transvaginal surgery. American journal of obstetrics and gynecology, 2007, 197（6）：627.e621-624.

［15］Abouassaly R, et al. Complications of tension-free vaginal tape surgery：a multi-institutional review. BJU international, 2004, 94（1）：110-113.

［16］Morey AF, et al. Transobturator versus transabdominal mid urethral slings：a multi-institutional comparison of obstructive voiding complications. J Urol, 2006, 175（3 Pt 1）：1014-1017.

［17］Ogah J, Cody JD, Rogerson L. Minimally invasive synthetic suburethral sling operations for stress urinary incontinence in women. Cochrane Database Syst Rev, 2009（4）：CD006375.

［18］Radley SC, et al. Effect of methoxamine on maximum urethral pressure in women with genuine stress incontinence：a placebo-controlled, double-blind crossover study. Neurourol Urodyn, 2001, 20（1）：43-52.

［19］Dmochowski RR, et al. Duloxetine versus placebo for the treatment of North American women with stress urinary incontinence. J Urol, 2003, 170（4 Pt 1）：1259-1263.

（三）男性压力性尿失禁的手术护理

男性尿失禁是后尿道狭窄行尿道成形术后和前列腺切除术后，尤其是前列腺癌行根治性前列腺切除术后常见的并发症，自然情况下男性罕见发生压力性尿失禁，目前，全球约有2260万名男性受到了尿失禁的困扰，其中单纯压力性尿失禁患者占到了12.5%左右[1]。文献报道前列腺切除术后尿失禁的发生率从经尿道前列腺电切术后的1%到根治性前列腺切除术后的2% ～ 57%[2-4]。

男性压力性尿失禁首选非手术治疗，主要包括生活方式调整、盆底锻炼、生物反馈辅助、电刺激以及口服药物等。在非手术治疗一段时间（通常6 ～ 12个月）之后无缓解的患者，推荐其行手术治疗。最常用的治疗措施有经尿道填充物、会阴吊带术及人工尿道括约肌。

尿道旁移植物注射治疗适用于前列腺切除术后轻度压力性尿失禁患者，一些观察性研究已发现，注射胶原治疗良性前列腺增生所致的尿失禁或前列腺切除后的尿失禁有一定程度的有效性[5,6]。在男性中，通常需要多次注射（最多达4次）才能获得满意的效果，疗效一般持续1年或更短，此时需再次注射。报道的成功率为36% ～ 69%，但是仅少数男性在该治疗后完全不漏尿[7]。

目前关于会阴吊带术治疗男性患者的长期疗效资料有限。国际尿失禁咨询委员会（International Consultation on Incontinence，ICI）和英国国家健康和临床研究所（National Institute for Health and Clinical Excellence，NICE）的结论认为，目前证据支持吊带术治疗男性前列腺切除术后压力性尿失禁是安全有效的[7,8]。近年来多种新式的微创吊带手术被用于治疗不同类型的男性压力性尿失禁，取得了不错的疗效。对于前列腺切除术后的患者而言，研究表明伴有轻度至中度尿失禁，且前期未行放射线治疗的患者使用吊带手术治疗可以取得最好的疗效。

多年来人工尿道括约肌一直被认为是严重压力性尿失禁男性最有效的长期治疗手段。人工尿道括约肌（artificial urinary sphincter，AUS）置入术已成为治疗各种中重度尿失禁及各种括约肌功能受损所导致真性尿失禁的金标准[9]。与任何其他的治疗方式相比，AUS 的治疗成功率仍是最高的，可以达到 90%，即便是长期疗效也十分理想。同时年龄因素并不是 AUS 置入术的禁忌指征，有研究显示即便是在 75 岁以上的人群中，该手术的成功率依旧很高[10-14]。EAU 指南的推荐群体主要为根治性前列腺切除术后的老年患者[15]，同时，有文献统计从 1985—2005 年接受 AUS 置入术的患者，发现多为前列腺术后所致的尿失禁，占 39% ～ 69%[16,17]。

1. 术前护理　详见尿失禁的一般手术护理。

2. 术后护理　术后患者体位，病情观察，尿管的护理，会阴皮肤的护理，术后早期活动，饮食指导，术后评估详见尿失禁的一般手术护理。

（1）心理护理：尿失禁患者因不能自主控制排尿，常常会出现焦虑、抑郁等不良情绪。护理人员要注意适当加强对尿失禁患者的心理护理，调整患者焦虑、紧张情绪，尤其在术后开始使用人工装置进行排尿时要多让患者进行放松训练，以恢复自主排尿，避免因紧张、焦虑等导致心因性尿失禁[18]。人工尿道括约肌置入术（AUS）后的患者术后第 1 天拔除导尿管后，告知患者漏尿为正常现象，避免引起患者的焦虑情绪（弱推荐）。

（2）并发症护理：会阴吊带术术后并发症护理详见女性尿失禁的并发症护理，人工尿道约肌置入术后的并发症护理如下。

1）感染：其临床表现大多数为阴囊的红斑或者控制泵周围的硬结，在感染初期，表浅的蜂窝织炎一般可以通过口服或者静脉输注抗生素来控制，但是一旦其累及任一部件往往会导致整套装置的取出[19]（强推荐）。

2）尿道侵蚀：行人工尿道括约肌置入的患者，对患者控制泵装置周围皮肤的腐蚀进行密切监测，一旦出现问题需及时联系主治医师进行处理，在发生侵蚀之后如何处理，是留置尿管待其愈合还是行手术修复目前还没有统一的标准。

3）尿道萎缩：尿道萎缩常导致术后尿失禁复发，多发生于袖套部位，常继发于尿道周围和尿道组织间的长时间机械压迫，以及尿道周围瘢痕组织及尿道的手术损伤，在发生尿道萎缩后均应在行外科干预之前行膀胱镜检进一步明确患者的病因，以针对性的采取治疗措施。一旦出现尿道萎缩，行修复手术是较为必要的，而具体应采取哪种修复手术则依据患者具体情况而定[19,20]（强烈推荐）。

4）机械故障：发生装置故障的时间一般晚于出现尿道萎缩、袖套侵蚀以及感染等其他并发症的时间，其一旦出现，可取出发生故障的部件，重新植入新部件。

（3）出院前健康宣教：吊带术后健康宣教详见女性尿失禁的健康宣教，AUS 置入术后饮食、活动详见尿失禁的一般手术护理康复计划和指导方法如下。

1）为 AUS 置入术后的患者制订详细的康复计划，即拔除所有引流管后，开始逐渐培养患者区分便意和尿意的不同感觉及意识，同时进行排尿功能训练，包括提肛训练和腹肌训练。提肛训练：使肛门括约肌得到锻炼，有利于肛门控尿，方法是吸气收缩肛门 2 ～ 3 秒，然后缓慢放松，共 5 ～ 10 次，每日 2 次，3 天后吸气缩肛时间延长至 3 ～ 5 秒，共 10 ～ 15 次，每日 2 次。腹肌训练：当膀胱胀满即有尿感时，利用腹肌的收缩，使其压力增高而引起排尿，嘱患者腹式呼吸，吸气时收缩腹肌坚持 2 ～ 3 秒，呼气时缓慢放松，共 5 ～ 10 次，每日 2 次，3 天后收缩腹肌 3 ～ 5 秒，然后缓慢放松。共 10 ～ 15 次，每日 2 次，做完后以无不适感觉为宜，站立、平卧位均可。清晨指导患者多饮水，当膀胱有轻微坠胀时，即应排尿。术后 2 周内存贮尿液不易过多（100 ～ 200ml 为宜），排尿间隔不易过长，应在 1.5 ～ 2 小时。在此期间，严格记录排尿时间、次数、每次尿量并根据患者的具体情况调整康复计划。排尿功能训练至患者控尿、排尿功能良好为止[21]（弱推荐）。

2）指导患者正确使用人工尿道括约肌装置。患者想要排尿时，只要来回挤压控制泵数次，抽空袖套内液体就可以排空膀胱，在几分钟内液体会自动流回袖带（首次使用需在医师的指导下）。终身禁止骑自行车及直接坐或骑于硬物上，以免因阴囊皮肤太薄使装置损坏。告诫患者注意事项：①术后 6 周开始使用装置。由于术后尿道愈合需要时间，故医师会让人工尿道括约肌在术后 6 周内暂时失效，在这段时间内，尿失禁会依然存在，每天仍需要换 1 ～ 2 片尿垫。②若出现尿频、尿急、尿痛等尿路刺激症状或因排尿不畅需要导尿时，应来医院做尿培养或尿常规检查，避免硬性导尿管导尿。③使用过程若出现机械故障，表现为膀胱无法排空或泵失控。若出现假体迁移或脱出，表现为通过阴囊皮肤可见组件或找不到控制泵，无法使用假体。应及时来院就诊，找医师解决。④告诫患者术后出现尿失禁现象，可能是由于在手术安装过程中管道裁剪长度不恰当、连接管堵塞、扭结造成的，若出现尿外溢、控制泵关闭不全等情况应及时来院检查（弱推荐）。

参考文献

[1] CordonBH, Singla N, Singla AK. Artificial urinary sphincters for male stress urinary incontinence: current perspectives. MedDevices (Auckl), 2016, 9: 175-183.

[2] Mebust WK, et al. Transurethral prostatectomy: immediate and postoperative complications. Cooperative study of 13 participating institutions evaluating 3 885 patients. J Urol, 2002, 167 (1): 5-9.

[3] Goluboff ET, et al. Urinary continence after radical prostatectomy: the Columbia experience. J Urol, 1998, 159 (4): 1276-1280.

[4] Lepor H, Kaci L. The impact of open radical retropubic prostatectomy on continence and lower urinary tract symptoms: a prospective assessment using validated self-administered outcome instruments. J Urol, 2004, 171 (3): 12.

[5] Smith DN, et al. Collagen injection therapy for post-prostatectomy incontinence. J Urol, 1998, 160: 364.

[6] Westney OL, et al. Transurethral collagen injections for male intrinsic sphincter deficiency: the University of Texas-Houston experience. J Urol, 2005, 174: 994.

[7] Herschorn S, et al. Surgical treatment of stress incontinence in men. Neurourol Urodyn, 2010, 29: 179.

[8] Suberethral synthetic sling insertion for stress urinary incontinence in men. National Institute for Health and Clinical Excellence. http://guidance.nice.org.uk/IPG256 (Accessed on September 28, 2011).

[9] 廖利民. 前列腺术后尿失禁及其防治. 临床泌尿外科杂志, 2008, 24 (2): 81-84.

[10] Cornu JN, et al. Mid-term evaluation of the transobturator male sling for post-prostatectomy incontinence: focus on prognostic factors. BJU Int, 2011, 108 (2): 236-240.

[11] Bauer RM, et al. Mid-term results for the retroluminar transobturator sling suspension for stress urinary incontinence after prostatectomy. BJU Int, 2011, 108 (1): 94-98.

[12] Gousse AE, et al. Artificial urinary sphincter for post-radical prostatectomy urinary incontinence: long-term subjective results. J Urol, 2001, 166: 1755-1758.

[13] Kim SP, et al. Long-term durability and functional outcomes among patients with artificial urinary sphincters: a 10-year retrospective review from the University of Michigan. J Urol, 2008, 179: 1912-1916.

[14] Haab F, et al. Quality of life and continence assessment of the artificial urinary sphincter in men with minimum 3.

5 years of follow up. J Urol, 1997, 158: 435-439.

[15] HerschornS, et al. Surgical treatment of stress incontinence in men. Neurourol Urodyn, 2010, 29 (1): 179-190.

[16] Lee R, et al. Temporal trends in adoption of and indications for the artificial urinary sphincter. J Urol, 2009, 181 (6): 2622-2627.

[17] Elliott DS, Barrett DM. Mayo clinic long-term analysis of the functional durability of the AMS800 artificial urinary sphincter: a review of 323 cases. J Urol, 1998, 159 (4): 1.

[18] 何庆伟. 4例人工尿道括约肌治疗真性尿失禁的护理. 中华护理杂志, 2007, 42 (6): 506-507.

[19] Yafi FA, et al. Contemporary Review of Artificial Urinary Sphincters for Male Stress Urinary Incontinence. Sex Med Rev, 2016, 4 (2): 157-166.

[20] Cordon BH, Singla N, Singla AK, Artificial urinary sphincters for male stress urinary incontinence: current perspectives. Med Devices (Auckl), 2016, 9: 175-183.

[21] 杨艳. 人工尿道括约肌治疗真性尿失禁的护理. 当代医学, 2014, 20 (8): 123-124.

(四)难治性逼尿肌过度活动的手术护理

一小部分OAB患者通过行为治疗及药物治疗等的疗效不好。难治性逼尿肌过度活动的患者应联合应用抗胆碱药物和丙米嗪进行治疗。当药物治疗达到了最大耐受剂量,仍无法获得满意的可控性,则可供选择的方案是神经调节或外科重建(如膀胱扩大、尿流改道)。此外对于难治性神经源性逼尿肌过度活动的患者可选择A型肉毒杆菌毒素(Botox-A)注射和辣椒辣素类似物RTX(resiniferatoxin)灌注。在一个设计良好的随机对照试验中,A型肉毒杆菌毒素(Botox-A)注射已被证明对难治性神经源性逼尿肌过度活动是有效的[1]。有研究显示在神经源性逼尿肌过度活动的患者中,Botox-A注射的疗效优于辣椒辣素类似物RTX(resiniferatoxin)灌注的疗效。

1.术前护理 术前评估、预防性抗血栓形成、预防性抗生素使用详见尿失禁的一般手术护理。

(1)心理准备[2]:应建立良好的护患关系,对患者给予同情、理解、关心、帮助。部分尿失禁患者会出现烦躁、窘迫及自卑情绪,有些患者对治疗期望值过高,希望较快出现排尿障碍改善的效果,对于拟行骶神经电极置入术的治疗效果在很大程度上取决于患者对治疗的期望和依从性,因此建议护理人员应结合各自患者的自身情况,对患者进行个体化的心理疏导

（推荐）。

（2）皮肤准备：对于拟行膀胱扩大术、尿流改道术以及骶神经电极置入术的患者，在患者准备接受手术前一晚（或更早时候），应使用抗菌/非抗菌肥皂或消毒剂进行淋浴[3]，用肥皂和水清洗手术区域皮肤[4]。最新证据表明，不应使用剃刀刮除拟行手术部位的毛发，必须备皮时可使用推剪刀或脱毛剂[5,6]（强烈推荐）。若患者存在尿布疹、失禁相关性皮炎等外阴皮肤问题，术前应积极治疗由尿失禁引起的尿布疹、皮炎等问题（弱推荐）。A型肉毒杆菌毒素（Botox-A）注射、辣椒辣素类似物RTX（resiniferatoxin）灌注不需要进行皮肤准备（推荐）。

（3）肠道准备：对于拟行膀胱扩大术、尿流改道术的患者，建议根据具体情况选择术前肠道准备的方式，行机械性肠道准备时应联合口服抗生素[7,8]（强烈推荐）。

（4）术前禁食禁饮时间及口服碳水化合物饮品：对于拟行膀胱扩大术、尿流改道术，不建议术前长时间的禁食禁饮，术前无胃肠动力障碍或肠梗阻的患者，术前3天低渣半流质饮食，术前1天开始进流食，麻醉前8小时禁食高脂高蛋白食物，麻醉前6小时禁食固体食物，麻醉前2小时可口服300 ml以内的清流质。但对于有胃排空障碍或胃肠梗阻的患者，需要延长禁食时间，且术前需要行胃肠减压[9-12]（强烈推荐）。

（5）预防性抗生素使用：预防性使用抗菌药物须遵循已发表的临床实践指南，且应选择合理的给药时机，以保证手术切开时药物在血清和组织中达到杀菌浓度[13,14]（强烈推荐）。（现有手术部位感染相关指南建议：应在切皮前60分钟内给予抗菌药物预防感染[4,15]；也有研究提示在0～30分钟给药预防作用优于30～60分钟[16,17]。）

（6）造口定位：对于拟行尿流改道术，需要留置造口的患者，建议造口治疗师、主管医师、患者，通过规范化的定位方法，权衡平卧位、坐位和站立位利弊，以及方便患者日后护理，为患者初定一个造口位置。具体内容详见造口护理章节（推荐）。

（7）术前宣教[9]：指导患者学会床上翻身、下床以及有效深呼吸咳嗽的方法，患者术前不留置尿管，术后需要留置尿管以及各种引流管，告知患者留置管路的必要性、重要性。应用宣传画册、图片或造口模具等，满足不同层次患者的需求，使患者了解相关造口手术的知识，增加对相关知识的感性认识，降低患者不愉快的程度，使患者身心处于良好状态（推荐）。

2.术后护理　术后患者体位、病情观察、尿管护理、术后早期活动等详见尿失禁的一般手术护理。

（1）引流管护理：妥善固定各种引流管并保持尿通畅，及时更换松脱的敷料、胶布和缝线等；确保管路位置合理，留有足够长度，避免过分牵拉管路导致的脱管；加强高危患者、高危时段（如夜间）的巡视，检查管道位置、固定牢固情况、外露刻度、约束情况，及时发现脱管危险因素，并进行交接班；操作时，尽量多人合作；加强宣教，提高患者及家属的管路自护能力；尽早拔除可以拔除的管路。观察引流液颜色、性状、量；术后活动、翻身时要避免引流管打折、受压、扭曲、滑落等（推荐）。

（2）胃肠减压[18]：在尿流改道术后常见并发症为瘫性肠梗阻，因此建议通过鼻胃管或在手术时行胃造口术进行胃肠减压，胃肠减压一直持续到拔管为止。对某些多次进行过腹部手术、预计可能有长时间肠梗阻的患者，可能最好通过胃造口进行减压处理（可选择）。

（3）饮食指导：建议术前应常规进行营养风险筛查并积极行营养支持治疗。术后待肠功能恢复尽快逐步恢复正常饮食，口服辅助营养是重要的营养补充方法[19]（强烈推荐）。

（4）伤口护理：建议做好伤口护理，2～3天换药，观察伤口有无渗血、渗液，对于骶神经电极植入术患者，还需观察伤口有无异物反应（推荐）。

（5）膀胱冲洗：术后保证膀胱导尿管通畅，应每日用生理盐水冲洗膀胱，根据冲洗出的黏液性状、量来确定膀胱冲洗持续时间（推荐）。

（6）造口护理：对于行尿流改道术、留有造口的患者，应做好造口护理，详见造口护理指南章节。

（7）并发症护理：患者术后可能出现感染、出血、吻合口瘘、电解质紊乱及造口相关并发症（详见造口护理指南），注意观察，做好相关护理。

（8）出院前健康教育（推荐）

1）饮食指导：鼓励患者多食高蛋白、高维生素、高纤维、易消化的饮食，多吃新鲜蔬菜和水果，保持排便通畅。多饮水，每日2000ml以上，达到内冲洗的目的，防止尿路感染及促使排尿功能早日康复。保持适当的体重，避免肥胖引起的腹内压增加。

2）导尿及间歇性排尿：详见留置导尿管护理及尿失禁护理用具章节

3）造口护理：指导患者及其家属学会造口日常护理，如造口颜色的观察、造口相关并发症，以及造口底盘和造口的更换等。详见造口护理指南章节。

4）活动指导：①术后多休息，骶神经电极置入术患者还应注意避免扭腰、伸腰、举重物等。患者出院两周后恢复正常活动，3个月内避免用力的活动，术后4～6个月避免性生活。②避免长时间站立，下蹲动作，避免增加腹压的行为方式。③骶神经电极置入术可能会导致患者步态的改变，需观察和注意术后是否存在步态改变的情况。

5）建议定期到医院复查。

（9）术后随访（强烈推荐）

1）排尿情况。

2）是否有残余尿量。

3）造口情况。

参 考 文 献

[1] Subak LL, et al. Weight loss: a novel and effective treatment for urinary incontinence. J Urol, 2005, 174（1）: 190-195.

[2] 丁莉, 等. 普里西特干预模式对女性尿失禁患者性功能的影响研究. 中华护理杂志, 2016, 51（08）: 1004-1008.

[3] Berrios-Torres SI, et al. Centers for disease control and prevention guideline for the prevention of surgical site infection, 2017. JAMA Surg, 2017, 152（8）: 784-791.

[4] Leaper DJ, Edmiston CE. World Health Organization: global guidelines for the prevention of surgical site infection. J Hosp Infect, 2017, 95（2）: 135-136.

[5] Anderson DJ, et al. Strategies to prevent surgical site infections in acute care hospitals: 2014 update. Infect Control Hosp Epidemiol, 2014, 35 Suppl 2: S66-88.

[6] Seropian R, Reynolds BM. Wound infections after preoperative depilatory versus razor preparation. Am J Surg, 1971, 121（3）: 251-254.

[7] Guenaga KF, Matos D, Wille-Jorgensen P. Mechanical bowel preparation for elective colorectal surgery. Cochrane Database Syst Rev, 2011, 9: CD001544.

[8] Cannon JA, et al. Preoperative oral antibiotics reduce surgical site infection following elective colorectal resections. Diseases of the colon and rectum, 2012, 55（11）: 1160-1166.

[9] 陈凛, 等. 加速康复外科中国专家共识及路径管理指南（2018版）. 中国实用外科杂志, 2018, 38（1）: 1-20.

[10] Perrone F, et al. Effects of preoperative feeding with a whey protein plus carbohydrate drink on the acute phase response and insulin resistance. A randomized trial. Nutr J, 2011, 10: 66.

[11] Sugi M, et al. Introduction of an enhanced recovery after surgery protocol for robot-assisted laparoscopic radical prostatectomy. Urol Int, 2017, 99（2）: 194-200.

[12] Smith I, et al. Perioperative fasting in adults and children: guidelines from the European Society of Anaesthesiology. Eur J Anaesthesiol, 2011; 28（8）: 556-569.

[13] ACOG practice bulletin No. 104: antibiotic prophylaxis for gynecologic procedures. Obstetrics and gynecology, 2009, 113（5）: 1180-1189.

[14] ACOG Practice Bulletin No. 195: Prevention of Infection After Gynecologic Procedures. Obstetrics and gynecology, 2018, 131（6）: e172-e189.

[15] Anderson DJ, et al. Strategies to prevent surgical site infections in acute care hospitals: 2014 update. Infect Control Hosp Epidemiol, 2014, 35（6）: 605-627.

[16] Steinberg JP, et al. Timing of antimicrobial prophylaxis and the risk of surgical site infections: results from the Trial to Reduce Antimicrobial Prophylaxis Errors. Ann Surg, 2009, 250（1）: 10-16.

[17] van Kasteren ME, et al. Antibiotic prophylaxis and the risk of surgical site infections following total hip arthroplasty: timely administration is the most important factor. Clin Infect Dis, 2007, 44（7）: 921-927.

[18] 郭应禄, 周利群. 坎贝尔-沃尔什泌尿外科学（第3卷）. 北京: 北京大学医学出版社, 2009: 2077-2078.

[19] Soop M, et al. Randomized clinical trial of the effects of immediate enteral nutrition on metabolic responses to major colorectal surgery in an enhanced recovery protocol. The British journal of surgery, 2004, 91（9）: 1138-1145.

（五）混合性尿失禁的手术护理

在具有压力性与急迫性尿失禁混合症状的患者中，诊断为真性压力性尿失禁（GSI）的可能性为30%～60%，对这类患者的最初治疗必须是保守性的，治疗目标最有可能的尿失禁类型或两者结合治疗[1]。

对于压力性和急迫性尿失禁并存的女性患者，如果压力性尿失禁是主要问题，成功治疗压力性尿失禁可以改善或治愈60%～93%患者的急迫性尿失禁症状[2]。

手术方式同女性尿失禁的手术护理，具体参考女性尿失禁的手术护理部分，但是又有部分区别。

1.术前心理护理　压力性尿失禁手术多不影响急迫性尿失禁，有些病例也确实在手术后开始发作，因此在进行压力尿失禁手术之前有必要说明有加重急迫性症状的可能[1]（推荐）。

2.术后饮食指导　鼓励患者多食高蛋白、高维生素、高纤维、易消化的饮食，多吃新鲜蔬菜和水果，保持排便通畅。制订饮水计划，每日1800～2000ml，配合行为治疗，促使排尿功能早日康复。

3.术后药物指导　对于压力性尿失禁占主导地位

的混合性尿失禁，手术治疗后应积极的配合急迫性尿失禁用药，详见混合性尿失禁的药物管理。

4. 术后康复训练技术　对于压力性尿失禁占主导地位的混合性尿失禁，手术治疗后应积极的配合急迫性尿失禁的康复训练，详见尿失禁非手术治疗的管理中的行为和物理治疗。

对于压力性和急迫性尿失禁并存的女性患者，如果不能区分哪种尿失禁为主要问题，首先需要非手术治疗急迫性尿失禁，待症状好转后，积极治疗压力性尿失禁情况。包括：

（1）术前行为治疗：详见尿失禁非手术治疗的管理中的行为和物理治疗。

（2）术前药物指导：详见混合性尿失禁的药物管理。

（3）其余部分同上。

对于压力性和急迫性尿失禁并存的女性患者，如果急性尿失禁是主要问题，对这类患者的治疗必须是保守性的。具体详见尿失禁行为治疗和药物指导部分。

参 考 文 献

［1］吴阶平. 吴阶平泌尿外科学. 济南：山东科学技术出版社，2004：1370.

［2］郭应禄，周利群. 坎贝尔-沃尔什泌尿外科学（第3卷）. 北京：北京大学医学出版社，2009：238.

（六）老年尿失禁的手术护理

在过去的一个世纪里，人类的平均寿命翻了一番，预计到2050年，老年人将占世界人口的21.1%[1]，作为老年综合征的一种，尿失禁长期影响老年人的生活质量，在急症护理中影响了6.4%～43%的老年人[2]，在长期护理中影响了43%～77%的老年人[3]。长期尿失禁造成了老年人肛周/会阴处皮肤问题、功能丧失、低自尊状态、社会孤立等问题。根据老年患者尿失禁的类型，给予相应的治疗和干预措施包括生活方式、行为和物理疗法以及外科手术（梗阻的患者，行经尿道前列腺电切术或其他方法等）[4]。

1. 术前护理详见尿失禁的一般手术护理。

2. 术后护理详见尿失禁的一般手术护理，需额外指出的是通过促进排尿的干预措施［prompted voiding（PV）interventions］，每隔1～2小时提醒患者留意自身状况，有无尿液，是否出现了尿失禁的状况，在中国香港的一项随机对照实验中，已被证实是有效

的，在中国Brady的研究中也被提及，NICE指出，尿失禁的最佳实践指南应包括盆底锻炼、定时如厕、习惯性排尿、行为训练和排尿日记等[5-7]。具体内容详见尿失禁的非手术治疗的管理章节（强烈推荐）。

参 考 文 献

［1］Admi H, et al. From research to reality：Minimizing the effects of hospitalization on older adults. Rambam Maimonides Med J，2015，6（2）：e0017.

［2］Wu JM, et al. Urinary, fecal, and dual incontinence in older U. S. Adults. J Am Geriatr Soc，2015，63（5）：947-953.

［3］Offermans MP, et al. Prevalence of urinary incontinence and associated risk factors in nursing home residents：a systematic review. Neurourol Urodyn，2009，28（4）：288-294.

［4］Christina S, Adrian W. Urinary incontinence in older adults. Medicine，2017，45（1）：23-27.

［5］Lai CKY, Wan X. Using prompted voiding to manage urinary incontinence in nursing homes：can it be sustained?. J Am Med Dir Assoc，2017，18（6）：509-514.

［6］Brady MC, et al. Caring for continence in stroke care settings：a qualitative study of patients' and staff perspectives on the implementation of a new continence care intervention. Clin Rehabil，2016，30（5）：481-494.

［7］Cowie MR. National Institute for Health and Care Excellence. Eur Heart J，2015，36（4）：195.

七、特殊人群尿失禁的护理指南

（一）神经源性尿失禁的护理指南

神经源性尿失禁（neurogenic incontinence）是一类由于神经控制系统出现紊乱而导致的膀胱和（或）尿道功能障碍，进而产生一系列储尿功能障碍伴或不伴有排尿功能障碍及一系列并发症的疾病总称[1,2]。

1. 评估

（1）一般情况评估：了解患者年龄、生活习惯、烟酒嗜好、婚姻状况、饮食习惯、排尿习惯、睡眠情况、生活环境、文化习俗、宗教习惯、饮水量、排便环境、活动情况、认知能力、社会经济条件（可选择）[2-7]。

（2）既往史：有无神经系统疾病，遗传性及先天性病史、代谢性疾病史、外伤史、治疗史、手术史、

感染史、用药史等，尿失禁发生的时间、原因、程度、性质、病程，妊娠史，有无其他慢性疾病等（推荐）[2-7]。

（3）症状与体征：①评估患者尿失禁的程度、排尿次数、排尿症状、每次尿量、有无血尿、膀胱刺激症状、尿潴留、肾积水、肾功能受损以及其他合并症（强烈推荐）。②评估患者精神、意识状态、营养情况（可选择）[2-7]。

（4）辅助检查（详见尿失禁的评估）：神经源性尿失禁还应包括神经系统检查以及电生理检查结果（包括感觉测试、腰骶部反射和盆底/肛门括约肌的随意收缩）（强烈推荐）[2-7]。

（5）心理-社会状况评估：评估患者心理健康状态；患者与家属是否了解该病的治疗方法及自我护理方法（可选择）[2-7]。

2. 护理策略

（1）心理疏导：神经源性尿失禁治疗周期较长，治疗后症状改善不明显，患者及其家属生活质量及社交活动会受到很大的影响，需采取相应的措施预防限制性或逃避性行为出现（推荐）[2,8,9]。

（2）正确记录排尿日记（详见尿失禁的评估中排尿日记）：指导患者正确记录排尿日记，根据排尿时间计算出排尿间期，提高患者的自我管理能力（推荐）[2,8,10]。

（3）行为训练的护理（详见尿失禁的非手术治疗的管理行为和物理治疗行为训练）：行为训练是通过患者的主观意识活动和功能锻炼来改善膀胱的储尿和排尿功能，从而达到下尿路功能的部分恢复。行为训练应参照排尿日记、液体摄入量、膀胱容量、残余尿量及尿流动力学检查结果等指标制订，是神经源性尿失禁非手术治疗的第一个措施（强烈推荐）[2,11-14]。

（4）盆底肌训练的护理（详见尿失禁的非手术治疗的管理中行为和物理治疗盆底肌训练）（强烈推荐）[2,13-18]。

（5）清洁性间歇导尿的护理：清洁性间歇导尿能有效管理患者的残余尿，需做好患者的评估与选择，针对不同患者的膀胱安全容量（安全容量是指膀胱在储尿过程中期膀胱内压力低于40cmH2O时的膀胱容量）决定具体的导尿次数（强烈推荐）[2,19-21]。

（6）留置导尿管的护理：一般不推荐长期留置尿管，选择长期留置尿管的患者应每年至少进行一次尿流动力学、肾功能及上、下尿路影像学检查；导尿管应尽早拔除，防止尿路感染和结石的发生。低压性膀胱输尿管反流、严重的双肾积水、伴有膀胱输尿管反流的急性重症肾盂肾炎的患者严禁夹闭尿管（推荐）[2,22]。

（7）耻骨上膀胱造瘘的护理：做好膀胱造瘘管的常规护理外，对永久性造瘘者，应每4～6周在无菌条件下更换导管（推荐）[2,19]。

（8）使用外部集尿器的护理：指导正确的使用方法（可选择）[2,4-6]。

（9）肠道膀胱扩大术患者的护理（详见尿失禁的手术护理难治性逼尿肌过度活动的手术护理）（强烈推荐）[2,18]。

1）保持管道通畅是防止发生吻合口瘘的关键措施之一，需严格记录出入量以及控制冲洗的速度、冲洗的管道走向。

2）尿量是手术后肾功能是否受影响的重要观察目标：要防止血凝块、肠黏液堵塞尿管和（或）膀胱造瘘管而出现的尿量减少的假象。

3）术后膀胱冲洗的时机的选择：根据肠黏液分泌的多少决定膀胱冲洗的速度与时间，以不堵管为宜。双J管未拔除前行膀胱冲洗时压力要小，避免肠黏液反流到肾脏，引起发热或急性肾盂肾炎。

4）间歇导尿时机的选择：术后间歇导尿应在膀胱造瘘和双J管拔除并行尿流动力学检查后进行。间歇导尿的次数应根据膀胱安全容量和饮水量决定。

5）随访：由于须终身间歇导尿，必须进行终身随访，随访的时间为每3个月监测尿常规、尿培养及肾功能；6～12个月行影像尿动力学检查及MRI，以后可以1～2年随访1次。

（10）膀胱注射治疗患者的护理：做好患者心理支持；正确记录排尿日记；观察毒副反应，提升患者的自我管理能力（推荐）[2,9,22-27]。

（11）骶神经刺激治疗的护理（详见尿失禁的非手术治疗的管理中行为和物理治疗经皮神经电刺激）：骶神经刺激，通过短脉冲刺激电流连续施加于特定的骶神经，干扰异常的骶神经反射弧，不仅对排尿异常有调节作用，同时对排便障碍亦有效。术后2周、3个月、6个月各随访1次，之后每6个月1次（强烈推荐）[2,28]。

（12）口服药物的管理（详见尿失禁药物管理）：及时观察用药后的不良反应（推荐）[2,29,30]。

（13）并发症的预防及随访

1）并发症[2]

①尿路感染：常表现为肌肉痉挛加重、出现自主神经反射亢进、高热、血尿、尿液恶臭和尿液浑浊，尿常规检查异常（白细胞增加、有脓细胞）等，严重者可危及生命。

②尿路结石：出现血尿、腰腹痛、尿常规检查异常、超声检查可发现结石。

③膀胱输尿管反流：膀胱变形、输尿管弯曲、肾脏积水扩张。

④肾衰竭：脊髓损伤后，排尿问题处理不及时或不正确将会导致急性或慢性肾衰竭。

2）预防措施（推荐）[2,4-6]：在没有确定下尿路病理生理状态的情况下，严禁挤压腹部排尿，叩击腹部或挤压、牵拉尿道强行排尿，容易引起肾积水和肾衰竭。避免长期留置导尿管，脊髓损伤患者病情稳定后应尽早开始间歇导尿。定期行尿流动力学检查，根据检查结果选择安全的排尿方法。

3）随访（强烈推荐）[2,4-6]：定期随访是及早发现神经源性尿失禁的必要手段，能及时调整治疗方案，保护上尿路，保护患者生命安全。每3个月行泌尿系统超声检查和肾功能检查；每6～12个月行尿流动力学检查，检查结果是指导正确排尿的重要依据。定期检查尿常规和尿培养，若出现发热、尿液浑浊、有臭味时，应及时给予用药指导。做好会阴部皮肤护理，避免发生压疮，失禁性皮炎等皮肤问题。

3.健康教育[2,4-6,8,11]　神经源性尿失禁排尿问题可能伴随终身，其健康教育关系到各种治疗方案的实施，指导患者接受正确的膀胱管理理念是健康教育的重点。

（1）神经源性尿失禁患者，需先行尿流动力学检查确定其安全容量，在其安全容量范围内进行导尿，每次导尿量不超过其膀胱的安全容量，保护上尿路（强烈推荐）。

（2）间歇导尿次数按病情而定，一般每日4～6次，每次相隔4～6小时（早上起床时、午餐前、晚饭前及睡前），夜间有需要时可再导尿一次。切勿放弃或自行更改导尿次数（因膀胱过度膨胀会导致泌尿系感染），按医护人员提供的安全容量排放尿液（强烈推荐）。

（3）选用合适的导尿材料及导尿方式（强烈推荐）。

（4）保持每日进水量为1500～2000ml，尽量日间饮水，睡前3小时勿饮水；多吃新鲜果蔬，保持大便通畅（推荐）。

（5）注意个人卫生，保持会阴部清洁干燥（可选择）。

参 考 文 献

[1] Gajewski JB, et al. An International Continence Society （ICS）report on the terminology for adult neurogenic lower urinary tract dysfunction（ANLUTD）. Neurourol Urodyn, 2018, 37: 1152-1161.

[2] B. Blok（Chair）, et al. European Association of Urology Guidelines on Neuro-Urology: The 2019 Update. European Urology, 2019, 75（5）: 706-758.

[3] Glynis Collis Pellatt, Tracey Geddis. Neurogenic continence. Part 2: neurogenic bladder management. British Journal of Nursing, 20008, 17（14）: 904, 906, 908-913.

[4] 丁炎明. 失禁护理理论与实践. 北京：人民卫生出版社，2016: 57-72.

[5] 丁炎明. 失禁护理学. 北京：人民卫生出版社，2017: 35-40.

[6] 叶锦，等. 失禁管理手册. 北京：人民卫生出版社，2011: 215-240.

[7] 孟青，等. 神经源性尿失禁的综合护理干预. 中国实用神经疾病杂志，2017, 20（5）: 123-125.

[8] Ulrike Hohenfellner. Psychosomatic urology: how to treat chronic urological diseases. Aktuelle Urologie, 2019 50（2）: 184-189.

[9] 奉琴，等. 肉毒素A注射治疗神经源性逼尿肌过度反射患者的围术期护理. 实用临床医药杂志，2018, 22（12）: 98-101.

[10] Pellatt GC. Promoting male urinary continence. Br J Nurs, 2012, 21（9）: S5-6, S8, S10-1.

[11] Hajebrahimi S, et al. Management of neurogenic bladder in patients with Parkinson's disease: A systematic review. Neurourol Urodyn, 2019, 38（1）: 31-62.

[12] Woodward Sue. Managing urinary incontinence in people with neurological disorders. Part 2: interventions. British Journal of Neuroscience Nursing, 2013, 9（2）: 63-70.

[13] 周立群. 个体化康复护理对脑卒中后神经源性尿失禁患者膀胱功能及精神的影响研究. 检验医学与临床，2018, 15（4）: 566-567, 576.

[14] 郭春英，赵文，刘桓. 康复训练护理对脑卒中首次发病后神经源性尿失禁患者膀胱功能的影响. 实用临床医药杂志，2017, 21（8）: 21-23.

[15] Dutta Monika, Kaur Ramandeep. Care of Patients with Incontinence, Bladder Training, Catheterization. Clinical Neurosciences & Critical Care Nursing, 2014, 335-350.

[16] 李玉敏，等. 膀胱肌肉训练对脑卒中后神经源性尿失禁的影响. 河北医科大学学报，2018, 39（5）: 568-571.

[17] 贾海飞，刘修恒，杨文斌. 生物反馈盆底肌肉训练治疗男性获得性尿失禁的体会. 国际泌尿系统杂志，2016, 36（3）: 385-388.

[18] 李泸平，等. 膀胱扩大术联合康复训练治疗反射亢进型神经源性膀胱. 中国修复重建外科杂志，2016, 30

（2）：224-228.

［19］Woodward Sue，Steggal Martin，Tinhunu Juliana．Clean intermittent self-catheterisation：improving quality of life. British Journal of Nursing，2013，22（9）：1212-1218.

［20］Alison Bardsley. Identifying potential problems with intermittent self-catheterisation in patients with neurological conditions. British Journal of Neuroscience Nursing，2016，12（6）：278-287.

［21］Ralf Böthig，Veronika Geng，Ines Kurze．Management and implementation of intermittent catheterization in neurogenic lower urinary tract dysfunction. International Journal of Urological Nursing，2017，11（3）：173-181.

［22］乔秋阁，等. 过程决策程序图在脑卒中后神经源性尿失禁女性患者留置尿管中的应用. 中华现代护理杂志，2016，22（30）：4394-4399.

［23］Waleed Al Taweel，Khalil Mohammed Alzyoud. The effect of spinal cord-injury level on the outcome of neurogenic bladder treatment using OnabotulinumtoxinA. Urology Annals，2015，7（3）：320-324.

［24］Angie Rantell. The role of botulinum toxin A in the management of neurogenic lower urinary tract symptoms. British Journal of Neuroscience Nursing，2014，10（6）：299-303.

［25］Chrysoula Belai，Maria Zania，Polixeni Liamopoulou. The innovative therapeutic application of botulinum toxin type A in urology patients. Ellīniko Periodiko tīs Nosīleutikīs Epistīmīs，2016，9（2）：6-12.

［26］刘静，等. 肉毒素逼尿肌注射治疗神经源性逼尿肌过度活动的效果观察. 护理研究，2018，32（2）：297-299.

［27］付光，等. 不同剂量A型肉毒素经尿道膀胱壁注射治疗脊髓损伤患者神经源性尿失禁的疗效对比. 中华医学杂志，2015，48：3920-3923.

［28］Schieferdecker S，et al. A retrospective case series of high-frequency spinal cord stimulation（HF10-SCS）in neurogenic bladder incontinence. Oper Neurosurg（Hagerstown），2019，17（1）：14-20.

［29］Winge K. Lower urinary tract dysfunction in patients with parkinsonism and other neurodegenerative disorders. Handb Clin Neurol，2015，130：335-356.

［30］Serati Maurizio，et al. Systematic review of combination drug therapy for non-neurogenic lower urinary tract symptoms. European Urology，2019，75（1）：129-168.

（二）小儿尿失禁的护理指南

小儿尿失禁（Pediatric incontinence）是指小儿由于心理性、解剖性、神经源性疾病或神经功能障碍而丧失了膀胱正常贮尿和在合适时间、地点下随意志将膀胱内尿液排空的能力，进而产生一系列尿失禁症状及并发症的总称。随年龄增长，儿童体格及神经系统逐渐发育成熟，排尿控尿能力逐渐提高，尿失禁发生率逐渐降低，2～3岁儿童白天控制排尿的功能逐渐发育并成熟，而夜间控制排尿的功能则在3～5岁逐渐发育成熟，在排除先天性泌尿系畸形后在3岁以后方可诊断为功能性尿失禁或日间尿失禁，5岁以后方可诊断为夜间尿失禁或遗尿[1,2]。

1.评估

（1）病史及家族史：小儿尿失禁发生的时间、年龄、性别；生长发育情况；家族近亲是否有尿失禁病史，患儿的排尿习惯；小儿疾病史、用药史、外伤史；有无心理应激等；小儿生活习惯、饮食习惯、排尿习惯、睡眠情况、生活环境、文化习俗、宗教习惯；有无胎儿窘迫、缺氧、产伤、产前肾积水、羊水过少等产科史（强烈推荐）[2-8,14]。

（2）症状与体征：①评估小儿排尿频率、时间、最大排尿量、漏尿量；排尿是否连续；有无血尿、膀胱刺激症状、有无尿潴留、肾积水、肾功能受损以及其他合并症。②检查孩子的背部和下肢，是否有脊椎神经问题，如隐性脊柱裂等，检查外生殖器、会阴部情况及腰、腹部体征。③观察膀胱容量、肌肉活动和排尿情况；患儿的尿线和尿程，是否有排尿中断，两次排尿期间内裤是否能保持干燥，是否能感觉到膀胱胀满等（强烈推荐）[2-8,14]。

（3）辅助检查（详见尿失禁的评估）（强烈推荐）[2-8,14]。

（4）心理-社会状况：评估患儿排尿的主观感受及心理状态，患儿社会定位、自我认可和自信程度，家属是否了解该病的治疗方法及自我护理方法（可选择）[2,14]。

2.护理策略

（1）心理疏导：需培养患儿适应家庭生活和恢复社交活动，做好正确社会定位和自我认可（强烈推荐）[2,9,22]。

（2）生活指导：指导正确的饮食、规律排尿，正确的排尿姿势，养成良好的排尿习惯（推荐）[2,10]。

（3）家属指导：指导家属谅解并给予适当的支持、辅导、关心和鼓励患儿，在患儿没有遗尿的日子给予嘉奖和鼓励，同时为患儿详细记录排尿日记了解患儿的排尿频密程度及治疗进展（推荐）[2]。

（4）口服药物管理（详见尿失禁药物管理）：注

意观察用药后的不良反应（推荐）[2,11]。

（5）正确记录排尿日记（详见尿失禁的评估中排尿日记）：协助并指导患者正确记录排尿日记，根据排尿时间计算出排尿间期，提高升治疗效果（强烈推荐）[2,12,13]。

（6）行为训练的护理（详见尿失禁的非手术治疗的管理中行为和物理治疗行为训练）：依据患儿的认知情况，制定符合患儿的行为训练计划；训练开始前，记录排尿日记，了解患儿排尿习惯，需测量排尿量，漏尿严重者可以采用尿垫试验记录尿量，记录3天后，可开始膀胱行为训练（强烈推荐）[2,15,16,19]。

（7）盆底肌肉训练的护理（详见尿失禁的非手术治疗的管理中行为和物理治疗盆底肌训练）（推荐）[2,15,16,19]。

（8）清洁性间歇导尿的护理：清洁性间歇导尿能有效管理患儿的残余尿液，改善上尿路功能。需制订符合患儿自身情况的间歇导尿计划，选择合适的导尿用品；做好患儿的评估与选择，针对不同患儿的膀胱安全容量（安全容量是指膀胱在储尿过程中期膀胱内压力低于40cmH$_2$O时的膀胱容量）决定具体的导尿次数；定时随访，对导尿方案给予适时调整（强烈推荐）[2,17]。

（9）手术治疗的护理（详见尿失禁的手术护理）（推荐）[2,18]。

3.健康教育

（1）多食新鲜蔬菜水果，预防便秘（强烈推荐）[2,20,21]。

（2）鼓励大龄患儿自行清洗和更换尿湿的床单及睡衣，并给予鼓励及关怀，训练其责任感，调动患儿主观能动性（强烈推荐）[2,20,21]。

（3）进行个体化的心理辅导，帮助患儿正确面对尿失禁（推荐）[2,20,21]。

（4）神经源性膀胱患儿，指导患儿及其家长根据尿动力学检查结果选择安全的排尿方式，间歇导尿的患儿一定要接受饮水量的控制并严格按照指导的方法去做，勿停止导尿或自行更改导尿次数，需在医师或护士的指导下进行，进行长期随访（强烈推荐）[2,20,21]。

参 考 文 献

［1］Wright, Anne J. Daytime urinary incontinence: a chronic and comorbid condition of childhood/Incontinência urinária diurnal: uma doença crônica e comorbidade infantile. J Pediatr, 2016, 9（2）: 106-108.

［2］C. Radmayr（Chair）, et al. European Association of Urology Guidelines on Neuro-Urology: The 2019 Update. European Urology, 2019, 75（5）: 1098-1254.

［3］文建国. 排尿异常的诊断和治疗. 中华小儿外科杂志, 2014, 35（9）: 641-642.

［4］高红英, 吴玉斌. 膀胱过度活动症诊治进展. 中国实用儿科杂志, 2016, 31（5）: 379-385.

［5］张德迎, 林涛. 小儿尿失禁诊断与治疗. 中国实用儿科杂志, 2015, 30（4）: 258-261.

［6］Nadia Boudaoud, et al. Management of refractory overactive bladder in children by transcutaneous posterior tibial nerve stimulation: A controlled study. Journal of Pediatric Urology, 2015, 11（3）: 138e1-10.

［7］Zhang Yanyan, Xia Xiyan, Zhuang Xuewei. Effect of quantitative assessment-based nursing intervention on the bowel function and life quality of patients with neurogenic bowel dysfunction after spinal cord injury. Journal of Clinical Nursing, 2018, 27（5-6）: e1146-e1151.

［8］Bremer J, et al. Medical quality standards for selected urological aids and devices: Consensus for patients with neurogenic urinary bladder dysfunction. UROLOGE, 2018, 57（2）: 155-162.

［9］邢栋, 等. 婴幼儿与学龄前儿童排尿异常的诊断与治疗进展. 临床小儿外科杂志, 2018, 17（7）: 489-491.

［10］申州, 等. 尿失禁分次排尿持续尿滴沥. 中国小儿急救杂志, 2012, 19（3）: 330-332.

［11］孙小兵, 罗添华, 吕丽丽. 神经性膀胱的评价和治疗. 临床小儿外科杂志, 2015, 14（3）: 183-197.

［12］刘小荣, 付情. 小儿神经源性膀胱诊断与治疗. 中国实用儿科杂志, 2015, 30（4）: 253-257.

［13］陈燕, 等. 儿童膀胱直肠功能障碍诊断治疗进展. 中华小儿外科杂志, 2015, 36（6）: 477-480.

［14］Guerrero Tinoco, et al. Evaluation and management of children with lower urinary tract symptoms（LUTS）. Iatreia, 2018, 31（1）: 51-64.

［15］Valles-Antuña C, et al. Transcutaneous stimulation of the posterior tibial nerve for treating refractory urge incontinence of idiopathic and neurogenic origin. Actas Urol Esp, 2017, 41（7）: 465-470.

［16］Laís Fumincelli, et al. Quality of life of intermittent urinary catheterization users and their caregivers: a scoping review. Worldviews on Evidence-based Nursing, 2017, 14（4）: 324-333.

［17］Phé V, et al. Desmopressin for treating nocturia in patients with multiple sclerosis: A systematic review: A report from the Neuro-Urology Promotion Committee of the International Continence Society（ICS）. Neurourol Urodyn, 2019, 38（2）: 563-571.

［18］张跃, 等. 膀胱颈成形术治疗原发性尿失禁患儿的疗效观察. 临床泌尿外科杂志, 2016, 31（4）: 360-363.

［19］王汴云，郑磊，李胜云. 儿童反射亢进型神经源性尿失禁86例围术期管理及康复训练体会. 郑州大学学报（医学版），2005，40（2）：375-376.

［20］丁炎明. 失禁护理理论与实践. 北京：人民卫生出版社，2016：73-77.

［21］丁炎明. 失禁护理学. 北京：人民卫生出版社，2017：50-56.

［22］张萍，王淼，王雪婷. 神经源性膀胱功能障碍儿童抑郁状况的调查. 中华小儿外科杂志，2015，36（9）：711-713.

（三）老年性尿失禁的护理指南

老年性尿失禁（senile incontinence）指由于膀胱不能维持正常的控尿功能，尿液不自主地从尿道口溢出或流出的一种老年性疾病，其主要病因是随着年龄的增长，神经和内分泌系统功能下降，控尿能力下降，尿道括约肌松弛，从而导致尿失禁[1-3]。

1.评估

（1）一般情况[3-11]：了解年龄、文化程度、性别、婚姻状况、认知能力、生活习惯、烟酒嗜好、饮食习惯、排尿习惯、睡眠情况、社会经济条件、生活环境、文化习俗、宗教信仰、日常生活能力（包括进食、活动、修饰、如厕、沐浴、平地行走、上下楼梯、穿衣、排尿和排便控制能力）（可选择）。

（2）既往史：产生尿失禁的相关病史，如神经系统疾病，老年性痴呆、脑卒中、脊髓疾病、糖尿病等；泌尿系统疾病感染、膀胱容量减少、前列腺增生、阴道前壁膨出、逼尿肌过度活动症；尿失禁发生的时间、原因、程度、性质、病程，有无其他慢性疾病，既往手术史、外伤史、用药史等（强烈推荐）[3-11]。

（3）症状与体征：①评估患者尿失禁排尿次数、时间、每次尿量，有无血尿、膀胱刺激症状、有无尿潴留、肾积水、肾功能受损以及其他合并症。②评估患者精神及意识状态、活动能力。③观察膀胱容量、肌肉活动和排尿情况，尿线、尿程，是否有排尿中断；检查外生殖器、会阴部情况及腰、腹部体征（强烈推荐）[3-11]。

（4）排尿日记（详见尿失禁的评估）（强烈推荐）[3-11]。

（5）体格检查：老年男性行直肠指检了解肛门括约肌张力、球海绵体肌反射、前列腺大小和质地。老年女性行外生殖器检查了解有无阴道前后壁膨出、子宫下垂、萎缩性阴道炎等。压力性尿失禁患者可行咳嗽诱发试验、膀胱颈抬举试验、棉签试验了解尿失禁严重程度（强烈推荐）[3-11]。

（6）辅助检查（详见尿失禁的评估）（强烈推荐）[3-11]。

（7）心理-社会状况：可采用焦虑评价量表（SAS）、抑郁评价量表（SDS）、女性下尿路症状国际尿失禁标准问卷（ICIQ-FLUTS）、生活质量问卷、健康状态评定评估患者心理状态及生活质量（强烈推荐）[3-11]。

2.护理策略

（1）心理管理：预防老年性尿失禁患者因自理能力下降，行动迟缓，活动能力减弱，失去自尊和信心（强烈推荐）[3]。

（2）健康管理：习惯再训练，制定定时排尿时间表定时排尿或提示排尿，避免刺激行为；提高老年人的知识水平与自我保健意识；有效的功能锻炼，教授改善尿失禁的技巧；消除环境干扰，鼓励运动；指导患者及家属采用合适的器具接尿，养成定时排尿的习惯（强烈推荐）[3,12,13]。

（3）饮食/饮水管理：在病情许可的情况下，多饮水，多吃新鲜蔬菜、水果等粗纤维食物（强烈推荐）[3,12,13]。

（4）功能锻炼（详见尿失禁的非手术治疗的管理中行为和物理治疗排尿训练、膀胱训练、盆底肌训练）：根据患者实际情况制订合理的训练计划，进行正确有效的指导（强烈推荐）[3,14,15]。

（5）获取家庭-社会系统支持：家庭关系是影响身心健康的重要支持系统，与情绪、心理活动关系密切，鼓励患者积极融入社会生活（强烈推荐）[3,16,17]。

（6）皮肤护理：预防会阴部皮肤红肿、湿疹、外阴糜烂等，避免引起失禁性皮炎（强烈推荐）[3,17-19]。

（7）用药的护理（详见尿失禁药物管理）：注意观察用药后的不良反应（推荐）[3]。

（8）正确记录排尿日记（详见尿失禁的评估排尿日记）（强烈推荐）[3]。

（9）手术的护理（详见老年尿失禁的手术护理）（推荐）[3]。

3.健康教育

（1）饮水指导：避免自行减少饮水量，尽量在日间完成摄入计划，夜间相对限制饮水（可选择）[3,20]。

（2）夜间排尿安排在翻身前，避免体位改变引起尿液外漏影响睡眠，正确使用接尿器具（推荐）[3,20]。

（3）指导做有效的功能训练，增强尿道括约肌作用（强烈推荐）[3,20]。

（4）减少环境对尿失禁患者的刺激，保护患者隐私，积极参加社交活动（可选择）。

（5）指导老年人正确认识生理的变化（推荐）[3,20]。

（6）多吃新鲜蔬菜水果，预防便秘，避免剧烈咳嗽、过度肥胖、活动（强烈推荐）[3,20]。

（7）正确记录排尿日记，定期随访接受专业指导（强烈推荐）[3,20]。

（8）排尿习惯再训练，养成良好的生活习惯及健康的生活方式（强烈推荐）[3,20]。

（9）鼓励做一些力所能及的家务，体现自身价值（可选择）[3,20]。

参考文献

［1］廖利民，付光. 尿失禁诊断治疗学. 北京：人民军医出版社，2011：428-439.

［2］张嘉鹏，陈佩仪，赵子煜. 电针治疗老年性尿失禁临床研究的Meta分析. 护理研究，2018，32（7）：1082-1087.

［3］FC Burkhard（Chair），et al. European Association of Urology Guidelines on Urinary Incontinence in Adults：The 2019 Update. European Urology，2019，75（5）：606-704.

［4］韩小花，等. 老年综合评估及干预在改善老年糖尿病合并老年综合征患者生活质量中的作用. 中国药物与临床，2016，16（11）：1631-1632.

［5］阮清伟，马骋，保志军. 老年综合征概述. 老年医学与保健，2016，22（1）：61-62.

［6］张威，等. 骶神经调节术一期体验治疗效果的影响因素分析. 中华泌尿外科杂志，2018，39（9）：694-697.

［7］周丹，等. 老年女性盆底功能障碍疾病的盆底肌力检测特点. 中华老年医学杂志，2017，36（4）：439-442.

［8］杨阳，谢静燕. 老年女性盆底手术治疗的相关进展. 实用老年医学，2016，30（4）：275-278.

［9］丁强，邹鲁佳. 老年性下尿路功能障碍防治现状. 老年医学与保健，2015，21（4）：197-199.

［10］叶锦，等. 失禁管理手册. 北京：人民卫生出版社，2011：241-258.

［11］Kumar S Aswini. Examination of Geriatric Patients. Clinical Medicine：A Textbook of Clinical Methods and Laboratory Investigations，2013：547-552.

［12］陈江萍. 老年性尿失禁临床护理与健康教育. 中国继续医学教育，2015，7（17）：229-230.

［13］Josling Megan. A review of behavioural gerontology and dementia related interventions. Studies in Arts and Humanities，2015，1（2）：39-51.

［14］田小娟，刘霞. 个性化护理在老年盆底功能障碍性疾病手术患者中的应用与研究. 北京医学，2018，40（1）：84-86.

［15］刘跃华，何桂香，李艳群. 老年尿失禁非药物疗法研究进展. 中国老年学杂志，2015，30（19）：5652-5654.

［16］瞿强，徐燕，余波. 老年尿失禁患者回归社区和家庭后的康复护理现状. 实用老年医学，2016，30（8）：632-735.

［17］朱文，蒋琪霞. 老年失禁相关性皮炎的护理进展. 护理研究，2016，30（12）：4496-4498.

［18］黎艳，付丽，胡美燕. 老年女性尿失禁患者的生活质量及其影响因素. 中国老年学杂志，2016，36（12）：2995-2996.

［19］Yates Ann. Preventing skin damage and incontinence-associated dermatitis in older people. British Journal of Nursing，2018，27（2）：76-77.

［20］李霞，等. 跨理论模型在社区老年尿失禁患者行为疗法健康教育中的应用. 中华现代护理杂志，2016，22（25）：3586-3588.

八、尿失禁的护理用具

随着医疗水平的提高，尿失禁患者能够接受的治疗方法也越来越多，如手术治疗、药物治疗、生物治疗等。尽管有诸多适用于尿失禁患者的治疗手段，但是并不是所有的尿失禁患者都能够得到彻底的治愈。患者在尿失禁治愈过程中或者在尿失禁恢复过程中需要借助相关尿失禁护理用具进行患者尿失禁的管理。近年来，伴随着人们生活水平的提高，越来越多的尿失禁患者需要通过更为个性化的失禁产品满足自身需求，以期提高自身的生活质量。临床上可供患者选择辅助尿失禁管理的护理器具越来越多，产品也越来越人性化。临床上可供尿失禁患者选择使用的主要分为收集性、吸湿性、阻碍性及导入性失禁护理用具。

临床上适用于尿失禁护理用品多种多样，在选择使用时需要评估患者的失禁类型及程度、自理能力、经济情况等因素。理想的尿失禁护理用具应该满足以下条件：①能够根据患者尿失禁情况完全收集尿液。②穿戴舒适便捷，操作简易，容易更换或清洗。③隐蔽性好，能够尽可能掩盖和控制不良气味。④经济实惠，易于获取。

（一）收集性用具

收集性护理用具因其在使用过程中的无创性而被尿失禁患者广泛应用。市场上用于尿失禁患者的收集性护理用品琳琅满目，主要可分为外用接尿产品、尿袋、尿套等。

1. 外用接尿产品

（1）传统外用接尿产品：此类护理产品具有价格低廉，经济实用等优点，如尿壶（盆）。主要适用于清醒且对排尿具有一定控制能力的患者（证据级别3，强烈推荐）。对于卧床的女性患者使用此类护理产品时需掌握一定的护理要点，具体操作要领为女性患者在使用尿盆时，仰卧，屈膝关节，用力使臀部离开床面，做"架桥动作"（家属可在一旁协助），趁臀部离开床面的间隙将尿盆垫至患者臀下。无论男、女患者在使用尿壶（盆）进行排尿过程中，均需注意隐私的保护。除上述护理用品外，保鲜袋也被男性患者运用于尿液的收集，传统操作方法为将保鲜袋的开口打开，留出中间符合患者阴茎大小的开口，将阴茎置入袋内，再把袋口两端分别系一活结（系活结时注意松紧适宜，避免因过紧导致阴茎血行障碍）（证据级别4，可选择）。虽在临床使用过程中，此类方法也不断得以改善，但因其并发症较多，如极易引起会阴部皮肤的皮炎以及操作不当可导致阴茎血运障碍或保鲜袋的滑脱，近年来已被临床逐步弃用。

（2）新型外用接尿产品：此类护理产品主要由接尿囊、接尿囊的柔性固定带、储尿袋和接尿囊与储尿袋之间的尿液传输管组成。且根据男女患者不同的生理结构上的差异而设计出不同型号的产品。此类护理产品适用范围较广，对于中重度的尿失禁患者均可使用（证据级别2b，可选择）。部分厂家的接尿囊上存在孔径设计，使接尿囊内皮肤可与空气接触，同时接尿囊材质采用了医用硅胶，避免了在接触皮肤过程中造成的皮肤过敏现象。接尿囊与尿液传输管处可存在单向阀门，避免了尿液向接尿囊中反流。

2. 尿袋

（1）一次性普通尿袋：一次性普通尿袋优点在于价格低廉。但因其易导致尿液回流、使用周期较短，已逐步被其他类型尿袋所取代。

（2）抗反流式尿袋：临床常用的抗反流引流袋主要由接头、输尿管腔、截流夹、挂绳或挂管、袋体和排液阀组成。抗反流引流袋优点在于内置抗反流阀设计，可有效避免逆行感染，使用周期较长，临床上更换周期主要为1周左右（证据级别1b，强烈推荐）。

（3）精密型尿袋：临床上主要应用的尿袋，无论是普通一次性尿袋还是抗反流尿袋，在收集尿液量上均存在一定的误差。精密型尿袋能够精密测量尿液量，主要适用于需要精确测量尿液的患者，常见于在ICU患者中的应用（证据级别1b，强烈推荐）。

3. 尿套　是一种医用的排尿装置，由乳胶、塑胶或硅胶材料制成。主要适用于男性患者，佩戴于男性阴茎部位，存在排液口设计，可方便排放及收集尿液。主要适用于各种原因引起的无意识排尿及小便不能自理等男性尿失禁人群。其优点在于相比于留置尿管而言，减少了导管相关性尿路感染的发生率，而对比于采用吸湿性护理用具，其降低了的皮肤损伤问题（证据级别1b，强烈推荐）。尿套存在不同规格、尺寸、型号，方便患者选择及使用。

（1）种类：尿套根据材质不同可分为按照材质，可分为乳胶、塑胶及硅胶型尿套。在使用前可进行过敏试验，根据患者体质选择合适的材质的尿套产品。尿套按照规格种类，分为自粘型（一件式）尿套及黏胶型（二件式）尿套。对于自黏型尿套其优点在于易于展开尿套，操作方便；黏胶型尿套优点在于黏条可黏贴于不同皮肤部位，防止相同部位的皮肤损伤。

（2）使用操作流程：清洁阴茎表面皮肤→使用尿套测量尺测量自然状态下的阴茎最宽的部位，选取合适尺寸大小的尿套→取出尿套，将尿套放置在阴茎头上，使阴茎头与出管口保持1公分间距→手慢慢朝身体方向拉动推展带，将尿套平稳均匀展开→轻轻按压尿套使其与阴茎完全而紧密的贴合（证据级别4，可选择）。

（3）使用注意事项：①如阴茎尺寸介于两个尺寸之间，选择较小尺寸的尿套（证据级别4，强烈推荐）；②阴茎的表面皮肤需要清洁并保持干爽，清洁后不要涂抹润肤类的产品以避免降低尿套与皮肤的黏合度（证据级别4，强烈推荐）；③如果体毛旺盛，在使用尿套前，需要修剪体毛（证据级别4，强烈推荐）；④在使用尿套时，阴茎应处于自然未勃起状态且确保包皮没有被拉回（证据级别4，强烈推荐）。

（二）吸湿性用具

尿失禁患者所采用的吸湿性护理用具主要包括一次性护理垫（也称为一次性看护垫）和一次性成人纸尿裤（也称尿不湿），是目前尿失禁患者最常使用的护理用具。对于此类护理用具其优点：操作方便、使用简单，对于长期卧床的失禁患者可减少更换床单的频率，降低工作量；同时因为此类护理用具具有一定的吸湿作用，可以在一定程度上缩小尿液潮湿范围，降低尿液对皮肤的损害。此类护理用具的缺点：因此类护理用具无法将尿液与正常皮肤隔离，易导致皮炎的发生；此类护理用多为一次性用品具，需频繁更换，给患者带来一定的经济压力；同时由于尿液存在的特殊气味，会给佩戴此类护理用具的患者造成自卑、内疚等负面情绪。

1.适应证 一次性护理垫主要适用于恢复期的尿失禁患者、轻度尿失禁患者。一次性纸尿裤主要适用于恢复期尿失禁患者、中度尿失禁患者以及不愿行其他治疗手段（如留置尿管）的重度尿失禁患者。

2.吸湿性护理用具的操作技术

（1）吸湿性护理用具的选择

1）吸湿性护理用具选择的原则：吸湿性护理器具使用的类型应该根据患者尿失禁的严重程度进行选择。理想的吸湿性护理用具应该满足以下条件：①高吸收性，且吸收速度快；②低回渗性；③低侧漏性。

2）吸湿性护理用具主要成分及作用：吸湿性护理用具吸收尿液量大小及回渗尿液程度主要取决于吸收芯层，常见吸收芯层的主要由高吸水性脂（super Absorbent polymer，SAP）及绒毛浆（fluff pulp）两大重要的原料组成。而在一次性纸尿裤中常存在导流层，此层是防止尿液侧漏的主要结构，导流层是置于表面包覆层与吸收芯层之间的一层特殊的非织造材料，是能够有效地帮助液体从表面层包覆材料向内快速传导并往纵向扩散分布，从而使液体很快离开使用者的肌肤，均匀地被芯层吸收，不致纸尿裤由于集中吸液而导致局部变厚，阻碍后续尿液被SAP吸收[1]。

3）不同吸湿性护理用具的区别：①一次性护理垫（又称看护垫），此类吸湿性护理用具由外层包覆材料、吸收芯层和防漏底层等组成。吸收尿液量不如一次性成人纸尿裤。由于透气性较差，患者在使用过程中易出现皮肤瘙痒、灼痛等不适情况。②一次性纸尿裤（又称尿不湿），此类吸湿性护理用具主要由表面包覆层、导流层、吸收芯层以及防漏底层构成，其中吸收芯层为最主要的组成成分。相比于一次性护理垫，此类吸湿性护理用具有吸收量大、贴身不宜移位、防侧漏能力强、干爽性高等优点。大多数一次性纸尿裤外观存在尿湿显示线，便于观察纸尿裤吸收尿液的程度，以便及时进行更换。

（2）吸湿性护理用具使用的操作流程（以一次性纸尿裤为例）：清洁患者皮肤→取出一次性纸尿裤，区分正反面，对折拉松，使纸尿裤呈凹槽弧形→患者取合适体位（卧位或者直立位均可），纸尿裤从患者正面穿过患者胯下，拉至前后等高（前后对齐肚脐和脊椎）→将后片妥帖包覆患者臀部，前片中部自然贴合胯下，呈凹槽弧形→适当拉紧两侧胶带并粘贴（证据级别4，强烈推荐）。

3.使用过程中常见并发症及护理措施

（1）皮炎：是使用此类护理用具常见的一种并发症，多由尿液持续刺激，使正常皮肤破坏导致。对于此类并发症应采取的护理措施：①应避免皮肤长期受到尿液刺激，对于吸收趋于饱和的吸湿性护理用具应及时更换并做皮肤清洁，皮肤清洁剂优选与皮肤pH相近的产品[2]（证据级别1b，强烈推荐）。皮肤清洁过程中，以擦拭为主避免用力过度（证据级别1b，强烈推荐）。清洗过后可适度使皮肤与空气相接触（证据级别1b，强烈推荐）。②可选择适当的皮肤保护剂保护皮肤（证据级别1b，强烈推荐）。国内临床常见的皮肤保护剂主要分为六类：粉剂类、油剂类、膏剂类、液体类、抗生素类及无痛皮肤保护膜[3]。因不同皮肤保护剂存在自身优缺点，可根据患者的实际情况选择合适的皮肤保护剂。③做好患者及家属的健康教育工作，避免皮炎现象的发生及出现此类并发症的简单处理方法（证据级别2b，强烈推荐）。

（2）焦虑、自卑、内疚等不适心理：对于存在此类不良情绪的患者可做好心理护理，协助患者家属做好患者家庭支持工作。指导患者掌握使用此类护理产品时常见的问题，树立患者疾病康复及自我护理的信心和能力。

（三）阻碍性用具

在众多尿失禁护理用具中，阻碍性护理用具在我国使用较少。常见的阻碍性护理用具根据性别不同可分为男、女两种类型。常见男性阻碍性护理用具为阴茎夹，女性阻碍性护理用具为尿道塞和子宫托。其优势在于可使患者保持更干爽的状态，对于特定的尿失禁患者而言，此种护理装置比吸湿性护理用具更具吸引力。

1.适应证 此类护理用具适用于特定的尿失禁类型患者。女性阻碍性护理用具常应用于压力性尿失禁患者，男性阻碍性护理用具常应用于手术后出现暂时性尿失禁的患者，如前列腺增生术后、全膀胱切除＋原位新膀胱术后。

2.常见的阻碍性护理用具

（1）尿道塞：尿道塞是指通过封塞住尿道口，如利用护理装置覆盖在女性尿道出口或者填塞入尿道内，进而避免尿液的漏出。尿道塞较适用于压力性尿失禁的患者，患者可在进行腹压增加的动作（如进行体力劳作或者运动）导致尿失禁前置入尿道塞，在结束腹压增加的动作后取出（证据级别1b，强烈推荐）。其缺点是一次性使用，使用成本较高，在使用过程中对患者无菌操作技术要求较高，使用不当易导致泌尿系统感染。在使用置入式尿道塞时还要注意防止尿道塞掉入膀胱内或者从尿道口脱出情况的发生。

（2）子宫托：子宫托是指可持续使用的放置在阴道内，用于治疗女性盆底功能障碍的医疗器具，主要适用于女性压力性尿失禁患者。临床常见的子宫托可分为支撑型和填充型两大类。子宫托作为治疗女性压力性尿失禁的一种非手术治疗手段，置入后能够减小膀胱后尿道之间的角度，减轻膀胱颈的下降，增加尿道长度和尿流阻力，能够取得较好控尿效果[4]。子宫托材料及形状近年来不断变化革新，新型硅胶子宫托因具有质地柔软、取放方便、易于清洁消毒、无明显气味等优点而受到关注。而运用新技术制造个体化的子宫托，让更多患者能够自主管理子宫托。子宫托在临床使用过程可出现一些并发症，如感染（阴道分泌物增多、异味等），损伤（阴道黏膜受损、阴道出血等），排尿困难等。对于较轻的阴道损伤，患者可通过选择合适大小的子宫托同时掌握正确放置方法及部位预防和缓解症状。对于较轻的阴道感染的患者可局部补充雌激素治疗，增强阴道抗感染能力（证据级别3，强烈推荐）。为减少并发症的发生，可根据子宫托的材质选择不同的取出频率（1次/天或1次/周），同时对于自主能力差的患者做好随访指导工作。

（3）阴茎夹：阴茎夹主要适用于尿失禁恢复期出现尿液滴沥以及急迫性尿失禁的男性患者。其作用机制是利用机械控尿的原理，起到部分替代尿道括约肌的作用。其操作简单，技术要求较低。使用过程时指导患者用阴茎夹夹住阴茎的根部，根据患者实际情况定时开放阴茎夹，每次开放阴茎夹排尿后需休息5～10分钟再次夹闭阴茎夹，避免因长时间使用阴茎夹造成阴茎水肿的发生[5]。使用阴茎夹过程中需要注意使用阴茎夹的持续时间，避免因长时间使用阴茎夹造成膀胱过度膨隆，甚至肾功能的损伤。

（四）导尿

导尿术是指在严格无菌操作的条件下，将导尿管经尿道插入到膀胱内，引流出尿液的方法，可分为一次性导尿术和留置导尿术，是临床普遍使用的操作项目之一。相关临床证据表明，尿路感染（UTI）在院内感染发生率上占40%，其中尿路感染中约80%与导尿管相关。除此之外，导尿还会引起其他相关并发症，如漏尿、血尿、疼痛等。因此如何做好导尿管的维护，仍为当今临床护理管理的重点。

1.适应证[6-9] 具有临床意义的尿潴留或膀胱出口梗阻的患者；尿失禁患者；需要精确测量尿液的患者；不能自主收集或不愿收集尿液的患者；需要长

时间卧床或被迫体位的患者；外科手术时的围术期使用。

2.操作技术

（1）导尿管的选择

1）常见导尿管类型：按照有无气囊临床上常见的导尿管可分为无气囊导尿管和气囊导尿管（又称为球囊尿管或Foley管）。普通无气囊导尿管不可用作留置使用，仅在特定的时机下使用，如尿流动力学相关检查（证据级别3，强烈推荐）。临床使用最多的导尿管为气囊导尿管，此种类型的导管除用于留置导尿外，也被应用于临床其他治疗，如特定部位的引流、压迫止血等[10]。

2）导尿管的材质：临床上使用的导尿管有聚氯乙烯（polyvinyl chloride，PVC）、乳胶类（包括硅化乳胶导管）、硅橡胶类等，以乳胶类及硅橡胶类为主。临床常见乳胶导尿管推荐留置时间为1周左右，硅化乳胶导尿管推荐留置时间2周左右，全硅橡胶导尿管推荐留置时间为1个月左右（证据级别3，强烈推荐）。

3）导尿管的管腔：临床常见的导尿管主要分为双腔导尿管及三腔导尿管，以双腔导尿管多见。三腔导尿管主要适用于膀胱冲洗系统及需行膀胱药物注射治疗中。

4）导尿管的涂层：近年来对留置尿管所致的泌尿系感染的研究中发现，导致导尿管相关尿路感染的主要原因是留置导尿管表面形成细菌生物膜，使抗菌药物不能到达靶细菌，进而导致泌尿系相关感染的发生[11]。导尿管材料上加相关涂层材料，减少细菌的耐药性，成为新型导尿管的发展方向。常见的导尿管涂层有银涂层导尿管、抗菌药物涂层（如加替沙星）导尿管、其他涂层［如S-nitroso-Nacetyl-D-penicillamine（SNAP）］导尿管[12]。

5）导尿管前端的选择：临床上常见的导尿管前端类型分为以下两种：①直头导管前端：该种类型的导管头部呈软圆形易弯曲，其近端较直，侧面有引流用的孔眼，一般出于舒适度考虑都是磨光的，可适用于范围较广（证据级别1b，强烈推荐）。②弯头导管前端：该种类型的导管头部是一个略弯略硬的锥形头，配有数个引流开口。相比于普通直头导尿管，此类导尿管可轻松穿过梗阻区域，主要适用于尿道狭窄或者前列腺增生的患者（证据级别1b，强烈推荐）。

6）导尿管管径的选择：临床常见的导尿管尺寸为6～24Fr（Fr即French，为常见标度，1mm = 3Fr）。临床上可根据患者的年龄及性别选择不同型号的导尿管，小儿常选择6～10Fr型号导尿管，男性常选择12～16 Fr型号导尿管，女性常选择14～18 Fr型号导尿管，三腔导尿管型号较粗，常见为20～24 Fr型号（证据级别4，强烈推荐）。导尿管选择管径大小应粗细合适，太大易造成尿道黏膜损伤，较小易导致尿液外渗，以能足够引流但又能最大限度降低创伤风险为原则。

（2）置管后的正确维护：留置尿管置入过程中应严格遵循无菌操作原则（具体操作流程参照留置导尿护理指南）。留置导尿管后正确的管道维护注意事项如下：

1）保持引流系统的密闭性。如果在护理操作中违背了无菌操作原则、引流装置断开或发生尿液漏出时，需在无菌操作下更换无菌的导尿管及引流装置（证据级别1b，强烈推荐）。

2）需保持引流系统的通畅性。在日常护理及患者活动中应避免导尿管扭曲、受压或者折叠；集尿袋始终保持低于膀胱水平，同时避免接触地面（证据级别1b，强烈推荐）。

3）导尿管的更换应参照临床指征。在发生尿路感染、导尿管梗阻或者密闭的引流装置开放时才进行留置尿管的更换（证据级别2b，强烈推荐）。临床不应常规使用抗生素来预防导尿管相关性尿路感染（证据级别1b，强烈推荐）。

（3）置管前后异常现象的处理

1）置管困难：①男性患者因为尿道生理性解剖的特点，在置管过程中易出现置管困难。具体处理方法可采取插管时稍提起阴茎，使之与腹壁成60°，嘱患者张口呼吸，将尿管轻轻插入尿道，遇到阻力时可通过提阴茎的手配合，增加一定力量，并嘱患者深呼吸，缓缓进入（证据级别3，强烈推荐）。②对于因前列腺增生等其他原因引起尿道狭窄所导致的置管困难，可在置管前做好患者的心理护理，置管时管道充分润滑，必要时更换弯头导尿管，亦或借助金属导丝带管插入（证据级别3，强烈推荐）。

2）拔管困难：主要由导尿管因素（如质量较差、出现老化、气囊故障等）、气囊注入的生理盐水结晶、套囊效应引起。可采取的护理措施：①灭菌注射用水替代生理盐水，避免气囊内生理盐水结晶堵塞气囊出口（证据级别3，强烈推荐）。②缓慢、被动抽出液体，抽出后再往气囊内注入0.5～1ml水，避免套囊效应发生（证据级别3，强烈推荐）。③刺破气囊，借助金属线刺破气囊，必要时可采取B超引导下选取路线最短、损伤最小途径刺破水囊（证据级别3，可选择）。

3.常见并发症的处理

（1）导尿管伴随性尿路感染（CA-UTI）：CA-UTI是留置导尿管最常见的并发症。主要是由置管时间不合理延长、操作过程中无菌观念不强、导尿管选择不当、破坏导尿装置的密闭性以及不合理使用抗生素导致二次感染引起。在护理过程中应该注意以下几点：①应做好留置尿管的风险管理，做好留置及拔除尿管指征的把控，限制不必要留置尿管以及尽早拔除有拔管指征的尿导管（证据级别1b，强烈推荐）。②尽量选择留置导尿的替代方案（证据级别1b，强烈推荐）。③置管过程中严格无菌操作，按照正确的操作流程置管（证据级别1b，强烈推荐）。④做好引流系统密闭性的管理，尽量减少破坏引流密闭性的护理操作（证据级别1b，强烈推荐）。⑤做好尿道管口周围的会阴部的护理，必要时可在尿道口周围的导尿管表面涂抹抗菌剂（证据级别1b，强烈推荐）。⑥根据患者的病情指导患者多饮水，同时做好患者留置导尿管日常维护的指导（证据级别1b，强烈推荐）。

（2）出血：主要是由操作时尿道损伤及泌尿系统疾病病变、置入深度及水囊注水量不足导致尿管在尿道内摩擦、留置导尿管后未能妥善固定引起。在临床护理过程中要注意：排除是否为疾病本身引起血尿；置管时选取合适大小的导尿管；气囊注水量充分，避免尿管滑入尿道后的过度活动造成尿道黏膜损伤；充分的置管深度；妥善固定引流管及尿袋，做好健康教育。

（3）其他相关并发症

1）疼痛：多由导尿管尺寸选择不合适、膀胱痉挛引起。根据患者情况选择合适管径大小的尿管，同时做好膀胱痉挛的处理（证据级别2b，强烈推荐）。

2）溢尿：多由膀胱痉挛、所选导尿管尺寸偏小引起。对于尿管尺寸不合适导致的溢尿应及时更换管径稍粗的尿管（证据级别4，可选择）。

3）拔管后的排尿异常：常见的有尿潴留和尿失禁。对尿潴留患者指导其进行协助排尿的功能训练，如诱导排尿，同时做好心理护理（证据级别2b，强烈推荐）。对尿失禁患者进行心理指导，协助患者选取合适的失禁用品，指导患者行功能训练（证据级别1b，强烈推荐）。

（五）清洁间歇导尿

间歇性导尿术（intermittent catheterization，IC）是指不将导尿管留置于膀胱内，仅在需要时插入膀胱，排空后即拔除。IC是被国际尿控协会认定为协助神经源性膀胱患者（neurogenic bladder，NB）排空膀胱的"金标准"[13]（证据级别1a，强烈推荐）。IC分为无菌性间歇导尿（sterile Intermittent catheterization，SIC）和清洁间歇导尿（clean Intermittent catheterization，CIC）[14]。其中CIC因操作简便、无菌要求较低，可在家庭及社区进行操作，近年来在国内外被广泛应用于排尿异常患者的管理中。

1. 适应证

（1）神经系统功能障碍导致的排尿异常：如脊髓损伤、脊髓硬化症、脊髓肿瘤等导致的排尿困难。

（2）非神经系统功能导致的排尿异常：如前列腺增生、膀胱内梗阻、原位新膀胱术后导致的排尿异常。

（3）辅助相关检查：如尿流动力学的测定、获取尿液样本。

2. 操作技术

（1）清洁间歇性导尿管的选择

1）导管选择的原则：无菌、生物相容性好、柔软易弯曲且具有高保形性、对机体创伤性小、方便取用。

2）导管前端的选择：不同类型的导管可存在不同类型的前端，以适用于不同类型的患者。临床上常见的导管前端类型分为以下几种：①直头导管前端：该种类型的导管头部呈软圆形易弯曲，其近端较直，可适用于男性、女性、儿童（证据级别4，强烈推荐）。②弯头导管前端：该种类型的导管头部是一个略弯的锥形头，配有1～3个引流开口。主要适用于尿道狭窄或者前列腺梗阻的患者（证据级别4，强烈推荐）。③软头导管前端：该种类型的导管前端设计为易弯曲圆形结构，可穿过结构或者梗阻程度不同的尿道，同时减少置管时带来的尿道损伤。可适用于所有患者（证据级别4，强烈推荐）。④尖头导管前端：该种类型的导管头部是由尖头构造组成，尖头端可压挤，末端易弯曲。应用于遇到梗阻和尿道扩张时（证据级别4，强烈推荐）。

3）导管尺寸的选择：所选择导管的最佳尺寸以能满足自由引流但又能最大限度降低创伤风险为原则[2]。成年女性用的尺寸一般为10～14F，成年男性为12～14F，治疗狭窄采用的尺寸更大（证据级别4，强烈推荐）。

4）导管润滑的选择：①非亲水涂层导管：对于此种类型的导管，为降低在置管过程中导管与尿道黏膜之间的摩擦力，需要使用外用润滑剂。②亲水涂层导管：亲水性涂层导管表面有一层聚合物涂层（成分常为聚乙烯吡咯烷酮），涂层具有吸水性并能将10倍于其自身重量的水结合到导管上，使整个插拔过程都有润滑作用。亲水涂层导管因可提高间歇性导尿操作过程中的便捷性和舒适度，被越来越多的患者使用（证据级别1b，强烈推荐）。

（2）清洁间歇性导尿的操作流程：用物准备完善（女性患者可备一面镜子）→环境符合隐私要求→清洁会阴部、尿道口及操作者双手→根据导管类型选择合适的润滑方式并润滑→将导管缓慢轻柔地插入患者尿道中（此步女性患者可依赖镜子找到尿道口），深度为女性插入4～6cm，男性插入20～22cm，见尿流出再进入1～2cm→待无尿液流出时可通过改变体位、增加腹压或轻压膀胱区，使尿液流尽→拔除导管（缓慢拔出导管，以促使膀胱内尿液完全排出）→撤除用物，测量尿量，洗手，记录（证据级别4，强烈推荐）。

（3）清洁间歇性导尿的时机和频率

1）清洁间歇性导尿的时机：开展清洁间歇导尿的时机推荐在病情基本稳定、无须大量输液、饮水规律、无尿路感染的情况下开始（证据级别4，强烈推荐）。

2）清洁间歇性导尿的间隔时间：CIC间隔时间的确立，应建立在饮水、排尿规律的基础上。CIC的间隔时间取决于膀胱内的残余尿量，一般为4～6小时，每日导尿次数不超过6次。伴随着导出残余尿量的减少，可逐步延长间隔时间。当每次导出的残余尿量少于100ml时，可停止间歇性导尿（证据级别4，强烈推荐）。

（4）清洁间歇性导尿时的异常情况及处理方法

1）导出尿量异常：对于导出尿量大于3000ml/d，需评估患者的液体摄入量。对于每次导出尿量大于500ml时，除要评估患者的液体摄入量外，还需重新评估患者的导尿频率。

2）频率的异常：对于导尿需求次数大于6次/日的患者，除要评估患者的液体摄入量外，还需重新评估患者是否存在膀胱过度症状，必要时可酌情使用抗胆碱能药物。

3）置、拔管过程的异常：如在置管过程中遇到阻力，应先暂停导管置入5～10秒，将导管稍稍外拔后，再缓慢插入。如在拔管过程中遇到阻力，可能是尿道痉挛引起，应等待数分钟后再拔管。男性患者在置管的过程中，当导管通过尿道内外口狭窄及生理性弯曲部位时可存在阻力增大的现象，可通过上提阴茎及缓慢深呼吸的方法帮助导管的插入（证据级别4，强烈推荐）。

3.常见并发症的预防及护理

（1）感染：是CIC最常见的并发症，主要可由不良的导尿技术、操作前双手清洁不充分、导管在插入前受到外界污染物污染、膀胱过度充盈等原因导致。对于感染预防主要的护理措施可指导患者选择亲水性涂层导尿管、对患者进行手卫生技术的指导教育、根据患者的体重指导患者摄入足量的水分、指导患者掌握合适的间歇性导尿时机及频率[2]（证据级别4，强烈推荐）。

（2）泌尿生殖道并发症：为CIC常见的并发症，以男性患者多见。主要表现为尿道损伤、尿道狭窄。多由插管前润滑不充分，暴力插管导致。为防止尿道损伤及尿道狭窄的发生，在插管前应充分润滑导管，最好使用亲水型导管；在插管过程中，掌握插管技巧，动作轻柔。对于存在尿道狭窄的患者可采用间歇性尿道扩张术治疗[2]（证据级别4，强烈推荐）。

（3）疼痛：多由导管选择不合适、插管前润滑不充分导致。在插管前评估导管管径，选择以满足自由引流的最小管径导管，置管前充分润滑导管（证据级别4，强烈推荐）。

4.其他注意事项

（1）在患者开始进行CIC之前，学会教会患者按计划饮水，保证饮水量在24小时内均衡的摄入，每日饮水量控制在1500～2000ml。教会患者建立并记录排尿日记，以便于随访和跟踪（证据级别4，强烈推荐）。

（2）指导患者严格按照饮水计划，同时参考排尿日记进行导尿间隔时间的选择，切忌有膀胱过度充盈时再去导尿（证据级别4，强烈推荐）。

（3）当出现血尿，导管置入、拔除困难，置管时疼痛难忍并持续加重，泌尿系统感染等情况时，指导患者及时就医。

参 考 文 献

[1] 赵中平. 纸尿裤市场潜力与发展方向. 中国纸业，2017，38（11）：61-69.

[2] Nix D, Ermer-Seltun J. A review of perineal skin care protocols and skin barrier product use. Ostomy Wound Manage, 2004, 50（12）：59-67.

[3] 袁秀群，孟晓红，杨艳. 失禁性皮炎护理的研究进展. 解放军护理杂志，2017，34（9）：51-55.

[4] Komesu YM, et al. Restoration of continence by

pessaries: magnetic resonance imaging assessment of mechanism of action. Am J Obstet Gynecol, 2008, 198（5）：563. el563. e6.

[5] 全翔凤，等. 阴茎夹在原位膀胱术后尿失禁男性患者中的应用效果. 护理研究，2015，29（11）：4157.

[6] Akhtar MS, et al. Is bladder catheterization really necessary before laparoscopy?. Br J Obstet Gynaecol, 1985, 92（11）：1176-1178.

[7] Chaudhuri P, Vengadasalam D. Urinary tract infection following abdominal delivery-second thought on indwelling catheter. Singapore Med J, 1983, 24（4）：224-226.

[8] McMurdo ME, et al. A cost-effectiveness study of the management of intractable uri nary incontinence by urinary catheterisation or incontinence pads. J Epidemiol Community Health, 1992, 46（3）：222-226.

[9] Geraniotis E, Koff SA, Enrile B. The prophylactic use of clean intermittent cat heterization in the treatment of infants and young children with myelomeningocele and neurogenic bladder dysfunction. J Urol, 1988, 139（1）：85-86.

[10] 侯宪红. 气囊导尿管临床应用进展. 中国实用护理杂志，2008，24（08）：66-68.

[11] Saini H, Chhibber S, Harjai K. Antimicrobial and antifouling efficacy of urinary catheters impregnated with a combination of macrolide and fluoroquinolone antibiotics against Pseudomonas aeruginosa. Biofouling, 2016, 32（5）：511-522.

[12] 周小婷，等. 涂层导尿管的研究进展. 中国医疗设备，2018，33（10）：119-122.

[13] European Association of Urology. Guidelines on Neuro-Urology（2015）[EB/OL]，2015-03. https：//uroweb. org/guideline/neuro-urology/.

[14] European Association of Urology Nurses. Catheterisation：urethral intermittent in adults（2013）[EB/OL]，2013-03. https：//nurses. uroweb. org/ guideline/catheterisation-urethral-intermittent-in-adults/.

九、护理门诊+疾病管理

（一）尿失禁护理门诊设置

1.背景　法国、德国、西班牙和英国的一项针对女性尿失禁的大型跨小区邮件调查发现，尽管可以轻松获得医师专业服务，但许多女性更愿意接受专科护士的尿失禁治疗。经过适当培训的专科护士能够为女性提供优质的尿失禁护理。在其他研究中，女性对专科护士提供的护理感到满意[1]。在美国，专科护士提供尿失禁和大便失禁的老年人的医疗保健[2-4]。Drennan及其同事[5]采访了32位护理人员，了解他们管理患有尿失禁和痴呆症的老年人的策略。他们建议专业人员，尤其是初级保健人员，应更积极主动地向患者询问上厕所习惯，以确定有利的策略来处理尿失禁，尤其需要考虑专家角色，职责和协议来提供适当的推荐并确保良好的协作。

加拿大尿失禁基金会将失禁护理定义为"所有方法旨在预防，改善和（或）管理尿失禁"（http：//www.canadiancontinence.ca/pdf/en_dec2000vol_1.pdf）。一份关于全球护理服务的报告指出，尿失禁服务分散，不一致，存在很大差异。报告的结论是，需要无障碍的护理和多学科团队合作[6]。为响应此报告，设计了尿失禁服务规范，即最佳控制服务规范（OCSS）[7]。规范包括：①病例检测；②专家评估和处理；③病例协调；④护理人员支持；⑤社区支持；⑥遏制不必要产品的使用；⑦技术的使用。

2.尿失禁护理门诊设置　由护士领导的尿失禁诊所在全世界都很常见[8]。尽管存在许多与文化相关的差异，但也有一些关键因素可以预测优质护理内容，其中包括确定和招募合适的患者，改善获得护理的机会，加强与初级保健提供者的接触，使用经过充分培训的团队，开发统化的转介，以及努力采用基于证据的做法，包括指南和治疗方案。

护理门诊为患者在提供最佳健康和持续护理方面有着重要作用。护理门诊的标准化定义如下：

1.护理门诊是一种正式的，有条理的医疗保健服务模式。

2.护士应具备高级护理实践能力。

3.护士至少80%的工作参与［独立和（或）与其他医疗团队成员相互合作］。

4.由多学科团队提供支持，并可以转介给其他医疗保健专业人员。

5.关键干预措施是护理疗法。

6.关键指标包括症状控制，并发症预防和护理满意度。

（二）尿失禁护理门诊护士角色

1.护士协助医师提供服务模式　这种模式是发达国家最常见的模式，在一个提供医疗或手术治疗的中心由顾问或专科医师（即泌尿科医师、妇科医师或泌尿妇科医师）主导，由护士协助医师提供服务。

2.专科护士或顾问模式　专科护士或顾问模式作为传统医学模型是有效的[9]。失禁专科护士能够整合患者的服务，对患者进行评估后指导患者转诊。英国的失禁护理开业护士（CNP）对患者进行尿动力学检测后能够将有问题的患者进行筛选并初步治疗。护士评估并指定女性接受适当的非手术治疗，从而缩短尿动力学和专家评估的等待时间[10]。

在中国失禁专科护士对LUTS患者进行专业指导后，提高了患者的自我效能，患者的LUTS严重程度和生活质量得到显著改善，因专科护士对患者进行非药物治疗，使LUTS患者就诊次数下降，服用药物显著减少[11]。中国香港引入顾问专科护士模式后，护理服务质量提高，患者满意度得到提升[12]。

3.多学科资源和转介中心模式　作为服务模式的多学科诊所已被证明可提供全面的失禁护理。多学科服务最初应侧重于逐步评估和管理的方法。这不一定限于高等教育中心，也可以在有专业知识的提供者的情况下纳入当地的社区护理[13]。

证据总结	证据级别
服务提供模式的有效性	4

推荐意见	推荐等级
护理服务模型应基于最佳服务规范的原则	可选择
非医师护理模式（护理，执业护士，物理治疗，医师助理等）需要更加重视	推荐
尽管理论很多，但越来越多的证据表明，临床医师和护士（社区，急症护理和长期护理）的实践并不是始终如一。应制定实施模型，说明如何将理论转化为实践	推荐

（三）尿失禁护理门诊工作内容

1.从病例检测到初始评估和治疗的诊治途径　病例检测是指患者向医疗保健提供者揭示其失禁相关问题的第一个接触点。病例检测可以通过初级保健专业人员或专科医师的一般病史，社区/医院护理人员的偶然发现或通过系统的筛查计划而获得。每条检测途径都代表着一个可能的护理切入点。根据技能和经验，那些检测病例的医疗保健专业人员要么自己进行评估，要么参考初步评估和治疗。将所有可能的病例检测途径与适当的评估和治疗联系起来的转介途径对于确保患者得到及时有效的护理非常重要。寻求医疗保健的初期经验不佳可能会使患者望而却步，同时加强个人和文化信仰，让尿失禁作为真正的医疗问题。适当的转介将取决于遵守转介指南，以确保获得所需信息，并促使转介临床医师在转介前尝试正确的循证方法，或安排必要的检查以支持转介。

2.初步评估和治疗　这是指对失禁患者的初次就诊的临床评估和治疗。我们建议不需要通过医师进行初步评估和治疗。初步评估和治疗可以由尿失禁专科护士主导。具有必要培训的护士能够比初级保健医师更有效地管理和治疗尿失禁。许多初级保健医师不了解临床指南或因各种原因难以坚持，而护士还能够独立分类和管理大部分转介接受专科护理的患者。有证据表明患者很欣赏护士提供的良好沟通技巧，因此建议护理专家应提供基本的尿失禁护理。

3.病例协调　病例协调对于提供"以患者为中心"的护理非常重要，并确保患者不会"落后于医疗服务提供者之间的差距"。专科护士可以沿着护理路径和跨组织界别帮助患者。单一联系点可以协调参与提供护理的多个机构，以确保所有以下内容顺利及时地提供，通过最大限度地减少提供的重叠，提高护理质量并降低成本：

·初步管理和调查。

·专科护理。

·为患者和护理人员提供有关疾病管理的信息和建议。

·适当使用失禁产品的信息和建议。

·相关的社会护理干预措施，例如正式看护人访问的频率增加（如果有的话）。

4.自我照顾和照顾者支持　患者及其护理人员希望至少了解情况，并且可能更愿意在治疗决策中发挥积极作用。专科护士的存在可与患者讨论他们的选择。对接触尿失禁患者的护理人员进行培训，并教导他们适当的使用产品处理尿失禁。

5.专家评估和治疗　这是指由医学专家（如泌尿科医师，妇科医师，结肠直肠外科医师，老年医师及护理人员）以及其他专业培训（如物理治疗师）的医疗保健专业人员治疗尿失禁。理想情况下，这种规定应与提供初步评估和治疗的规定分开，以避免过于依赖专家来处理更直接的病例。然而，重要的是通过专科护士与服务的其他组成部分进行整合，并在开发服务方面进行合作，专家应在临床治疗，培训和最佳实践的传播中发挥关键作用。

6.失禁产品的使用　在许多国家，患者因失禁产品供应不足而得不到应有的失禁护理。产品评估的国际标准（ISO 15621：2011）[19]建议考虑的因素分为3类：

·与用户相关的因素：生活质量，独立性或协助性，失禁性质，最终用户特征，活动，个人需求，处理产品。

·产品相关因素：免于泄漏，无异味，皮肤健康，舒适和贴合，自由裁量。

·与使用有关的因素：人体工程学，护理人员的需求，提供的信息，处置设施，洗衣设施，可持续性和环境，产品安全，成本。

应使用标准化评估工具来减少供应的变化。然后可以定期重新评估每位患者的需求，以确保有效和令人满意地使用产品。为了使患者、正式和非正式护理人员能够就失禁产品做出明智的决定，应向患者提供有关可用产品范围和选择时要考虑的因素的信息，以满足患者和护理人员的需求。

（四）尿失禁的疾病管理

尿失禁的疾病管理方案见表28-3。

表28-3　尿失禁疾病管理方案

诊断	问题	干预方法	评估和实践结果
压力性尿失禁	在咳嗽、打喷嚏、大笑、运动时不自主尿漏	评估失禁水平并量身定制治疗方案 骨盆底肌肉运动训练，缓慢和快速进行收缩骨盆底肌肉训练[18] 当腹压增加时建议收缩骨盆底肌肉，例如咳嗽或打喷嚏 膀胱训练和行为矫正疗法[17] 限制饮食中的膀胱刺激物，减轻体重，戒烟，压力管理[15,16] 使用吸水性尿失禁产品[14]	患者是否遵守行为矫正疗法 评估收缩时骨盆底肌肉力量水平，使用生物反馈仪器检查评估是否正确进行肌肉收缩 评估患者对失禁治疗方案的依从性 调查问卷：ICI-Q-SF 如果非手术治疗失败，请咨询泌尿科医师

诊断	问题	干预方法	评估和实践结果
急迫性尿失禁 +/-过度活跃膀胱症	不自觉的尿液漏出，与强烈的排尿欲望有关	评估失禁水平并制定个性化治疗方案 骨盆底肌肉运动训练，缓慢和快速进行收缩骨盆底肌肉训练 膀胱训练和行为矫正疗法 饮食建议 控制体重，戒烟，压力管理，使用吸水性尿失禁产品	评估患者对进行盆底运动治疗方案的依从性 评估收缩时骨盆底肌力量水平，使用生物反馈仪器检查评估是否正确肌肉收缩 抑制急迫症状的程度 提高控制水平 加强对患者的健康教育 调查问卷：ICI-Q-SF 如果非手术治疗失败，请咨询泌尿科医师
混合性尿失禁	无意识的尿液漏处，与强烈的排尿欲望以及咳嗽，打喷嚏，大笑，运动锻炼有关	评估失禁水平并制定个性化治疗方案 骨盆底肌肉运动训练，缓慢和快速进行收缩骨盆底肌肉训练 膀胱训练和行为矫正疗法 饮食建议 控制体重，戒烟，压力管理 使用吸水性尿失禁产品	评估患者对进行盆底运动治疗方案的依从性 评估收缩时骨盆底肌力量水平，使用生物反馈仪器检查评估是否正确肌肉收缩 抑制急迫症状的程度 提高节制水平 加强患者进行的培训计划 调查问卷：ICI-Q-SF 如果非手术治疗失败，请咨询泌尿科医师
充溢性尿失禁	尿液漏出及尿频	间歇清洁导尿 +/-留置尿道导尿 +/-膀胱造瘘 液体管理 饮食建议 肠道管理	患者/护理人员遵守清洁的间歇性导尿术 患者的导尿技术达标，患者和（或）护理人员有信心独立完成 如出现插入导尿管引起不适、尿路感染、血尿等情况请咨询泌尿科医师进一步治疗
尿道狭窄	间歇性排尿，小便缓慢，+/-无显著残余尿	自我尿道扩张 制定个性化治疗方案	患者自我尿道扩张的依从性 扩张技术 尿流速度 导管插入的耐受度 尿路感染，血尿，尿潴留
尿潴留并进行间歇清洁导尿	不能完全排尿，伴有大量残留尿液，多有尿路感染，结石形成，尿失禁和上尿路损伤	根据患者的个人能力和家庭环境，制订清洁间歇导尿的教育计划 使患者完全掌握间歇清洁导尿技术 如有需要，请向社工寻求经济援助	独立执行 插入导尿管引起的不适 自我排尿量 尿路感染 漏尿量 血尿的存在和严重程度 如有不适请咨询泌尿科医师进一步排查
排尿后漏尿	排尿后尿液漏出几滴	教导男性患者尿道按压技术或在女性患者教导双重排尿技术	排尿后无尿液漏出
时常感觉小便急迫感	体积小，排尿频率低，+/-夜尿症	液体管理和生活方式调整 膀胱训练和延迟排尿的行为矫正治疗 +/-减轻体重，压力管理 加强培训方案/行为修改	患者遵守行为矫正疗法 治疗方案的有效性，降低急迫性和尿频的程度 排尿日记 尿流率 适当的鼓励和评估 如果行为治疗失败，请咨询泌尿科医师

参 考 文 献

［1］O'Donnell M, Viktrup L, Hunskaar S. The role of general practitioners in the initial management of women with urinary incontinence in France, Germany, Spain and the UK. Eur J Gen Pract, 2007, 13: 20-26.

［2］Laurant M, et al. Substitution of doctors by nurses in primary care. Cochrane Database Syst Rev, 2005, 18（2）: CD001271.

［3］Festen L, Duggan P, Coates D. Improved quality of life in women treated for urinary incontinence by an authorised continence nurse practitioner. Int Urogynecol J Pelvic Floor Dysfunct, 2008, 19（4）: 567-571.

［4］Jeffery S, Doumouchtsis SK, Fynes M. Patient satisfaction with nurse-led telephone follow-up in women with lower urinary tract symptoms. J Telemed Telecare, 2007, 13: 369-373.

［5］Drennan VM, Cole L, Iliffe S. A taboo within a stigma? a qualitative study of managing incontinence with people with dementia living at home. BMC Geriatr, 2011, 11: 75.

［6］Milne JL, Moore KN. An exploratory study of continence care services worldwide. Int J Nurs Stud, 2003, 40（3）: 235-247.

［7］Wagg AS, et al. Developing an internationally-applicable service specification for continence care: systematic review, evidence synthesis and expert consensus. PLoS One, 2014, 9（8）: e104129.

［8］Chin WY, Lam CL, Lo SV. Quality of care of nurse-led and allied health personnel-led primary care clinics. Hong Kong Med J, 2011, 17（3）: 217-230.

［9］Farrell SA, et al. Two models for delivery of women's continence care: the step-wise continence team versus the traditional medical model. J Obstet Gynaecol Can, 2009, 31（3）: 247-253.

［10］Matharu GS, et al. Continence nurse treatment of women's urinary symptoms. Br J Nurs, 2004, 13（3）: 140-143.

［11］Choi EP, et al. Evaluation of the effectiveness of nurse-led continence care treatments for Chinese primary care patients with lower urinary tract symptoms. PLoS One, 2015, 10（6）: e0129875.

［12］Lee DT, et al. The impact on patient health and service outcomes of introducing nurse consultants: a historically matched controlled study. BMC Health Serv Res, 2013, 13: 431.

［13］Chatoor D, Soligo M, Emmanuel A. Organising a clinical service for patients with pelvic floor disorders. Best Pract Res Clin Gastroenterol, 2009, 23（4）: 611-620.

［14］Brazzelli M, et al. Absorbent products for containing urinary and/or fecal incontinence in adults. J Wound Ostomy Continence Nurs, 2002, 29: 45.

［15］Hannestad YS, et al. Are smoking and other lifestyle factors associated with female urinary incontinence? The Norwegian EPINCONT Study. BJOG, 2003, 110: 247.

［16］Hunskaar SA systematic review of overweight and obesity as risk factors and targets for clinical intervention for urinary incontinence in women. Neurourol Urodyn, 2008, 27: 749.

［17］Sherburn M, et al. Incontinence improves in older women after intensive pelvic floor muscle training: an assessor-blinded randomized controlled trial. Neurourol Urodyn, 2011, 30: 317.

［18］Imamura M, et al. Systematic review and economic modelling of the effectiveness and costeffectiveness of non-surgical treatments for women with stress urinary incontinence. Health Technol Assess, 2010, 14: 1.

［19］ISO 15621: 2011Urine-Absorbing Aids-General Guideline on Evaluation［EB/OL］.[2020-2-28]http://www.iso.org/standard/50762.html.

十、附录

附录1 国际尿失禁咨询委员会尿失禁问卷表简表（ICI-Q-SF）

许多患者时常漏尿，该表将用于调查尿失禁的发生率和尿失禁对患者的影响程度。仔细回想你近4周来的症状，尽可能回答以下问题。

1.您的出生日期：　　　　　　　　　　　　　　　　　　　年　　　月　　　日

2.性别（在空格处打√）　　　　　　　　　　　　　　　男　　　　　　女

3.您漏尿的次数？
（在一空格内打√）

从来不漏尿 　 0

1周约漏尿1次或经常不到1次 　 1

1周漏尿2次或3次 　 2

每天约漏尿1次 　 3

1天漏尿数次 　 4

一直漏尿 　 5

4.我们想知道您认为自己漏尿的量是多少？
在通常情况下，您的漏尿量是多少（不管您是否使用了防护用品）
（在一空格内打√）

不漏尿 　 0

少量漏尿 　 2

中等量漏尿 　 4

大量漏尿 　 6

5.总体上看，漏尿对您日常生活影响程度如何？

请在0（表示没有影响）～10（表示有很大影响）之间的某个数字上画圈

0　1　2　3　4　5　6　7　8　9　10

没有影响　　　　　　　　　　　　　　　　　　　　　　　有很大影响

ICI-Q-SF评分（把第3、4、5个问题的分数相加）：

6.什么时候发生漏尿？
（请在与您情况相符合的那些空格打✔）

从不漏尿	☐
未能到达厕所就会有尿液漏出	☐
在咳嗽或打喷嚏时漏尿	☐
在睡着时漏尿	☐
在活动或体育运动时漏尿	☐
在小便完和穿好衣服时漏尿	☐
在没有明显理由的情况下漏尿	☐
在所有时间内漏尿	☐

非常感谢您回答以上的问题!

附录2 24小时排尿日记

排尿		尿急	漏尿?	备注	饮水（时间、类型和量）
时间（时：分）	尿量（ml）	（0～5分）	（ml）		
早上6：00					
中午12：00					

续表

排尿		尿急 （0～5分）	漏尿？ （ml）	备注	饮水（时间、类型和量）
时间（时：分）	尿量（ml）				
下午18：00					
午夜24：00					

全天液体摄入总量：_____ml　　全天排尿总量：_____ml　　全天排尿次数：_____次

夜尿次数：_____次　　尿失禁次数：_____次　　导尿次数：_____次

全天导尿总量：_____ml　　全天平均排尿量：_____ml　　全天更换尿垫：_____片

附录3　1小时尿垫试验

姓名：_____　　年龄：_____岁　　日期：_____　　诊断：_____

尿垫试验指一定时间内，被试者在主观抑制排尿的前提下，通过进行某些特定的运动后出现的尿液漏出而造成的尿垫重量增加的现象。临床上主要用诊断压力性尿失禁。目前常用1小时尿垫试验，操作流程如下：

物品准备：干燥尿垫/卫生巾（自备）；电子称

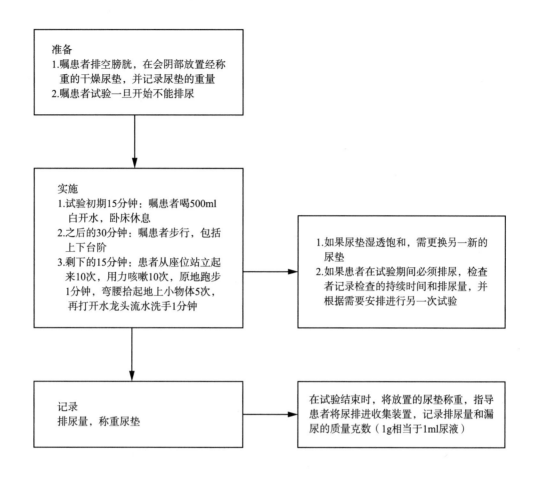

结果判断：尿垫增重_____g

①尿垫增重＞1g为阳性；
②尿垫增重＞2g时注意有无称重误差、出汗和阴道分泌物；
③尿垫增重＜1g提示基本干燥或实验误差。

轻度尿失禁：1小时漏尿≤1g
中度尿失禁：1g＜1小时漏尿＜10g
重度尿失禁：10g≤1小时漏尿＜50g
极重度尿失禁：1小时漏尿≥50g
注意事项：重量等于1g也许是由于称重误差、出汗或阴道分泌物；大便失禁应该被考虑和纠正。